H. Schilcher S. Kammerer

Leitfaden Phytotherapie

Leitfaden
Phytotherapie

Autoren:	Prof. Dr. Heinz Schilcher, München Dr. Susanne Kammerer, Kirchheim
Unter Mitarbeit von:	Daniela Volkmann (Kapitel 7 und 12)
Lektorat:	Dr. med. Stefanie Gräfin v. Pfeil, Jena

2. Auflage

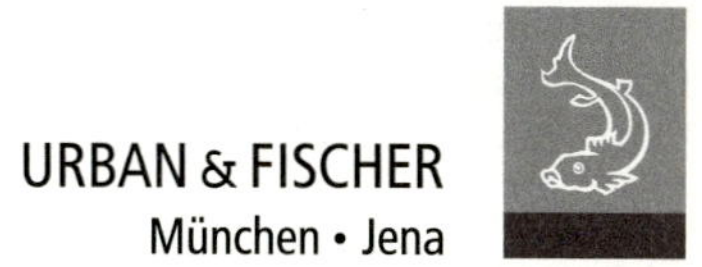

Zuschriften und Kritik an:
Urban & Fischer, Lektorat Ganzheitsmedizin, Karlstraße 45, 80333 München

Wichtiger Hinweis für den Benutzer

Die Erkenntnisse in der Medizin unterliegen laufendem Wandel durch Forschung und klinische Erfahrungen. Die Autoren dieses Werkes haben große Sorgfalt darauf verwendet, daß die in diesem Werk gemachten therapeutischen Angaben (insbesondere hinsichtlich Indikation, Dosierung und unerwünschten Wirkungen) dem derzeitigen Wissensstand entsprechen. Das entbindet den Nutzer dieses Werkes aber nicht von der Verpflichtung, anhand der Beipackzettel und der Fachinformation § 11 AMG 76 zu verschreibender Präparate zu überprüfen, ob die dort gemachten Angaben von denen in diesem Buch abweichen und seine Verordnung in eigener Verantwortung zu treffen.

Bibliografische Information Der Deutschen Bibliothek

Die Deutsche Bibliothek verzeichnet diese Publikation in der Deutschen Nationalbibliografie; detaillierte bibliografische Daten sind im Internet über http://dnb.ddb.de abrufbar.

ISBN 3-437-55341-0

2. Auflage April 2003

Lektorat: Dr. med. Stefanie Gräfin v. Pfeil, Jena
Redaktion: Dr. med. Bettina Gräfin v. Bernstorff, Berlin
Layout: Birgit Dahl, München
Herstellung: Marion Kraus, München
Satz: abc.Mediaservice GmbH, Buchloe
Fotos: s. Abbildungsnachweis
Druck und Bindung: Appl Aprinta GmbH, Wemding
Umschlaggestaltung: X-Design, Idee & Konzept, München
Umschlagillustration: Christian Weiß, München
Gedruckt auf 65 g Argenta Seidenmatt

Aktuelle Informationen finden Sie im Internet unter der Adresse:
Urban & Fischer: http://www.urbanfischer.de

Geleitwort

Wenn bereits zwei Jahre nach Erscheinen des *„Leitfaden Phytotherapie“* die vom Verlag Urban & Fischer vorausschauend ungewöhnlich große erste Auflage vergriffen ist und damit eine Neuauflage notwendig wird, so spricht das für sich selbst. Inhalt und Aufmachung des *„Leitfaden Phytotherapie“* haben offenbar einen breiten Kreis von Interessierten sowohl in den Heilberufen als auch im Kreise der gesundheitsbewußten Verbraucher gefunden.

Der *„Leitfaden“* ist eine Fundgrube, deren Schätze für eine schulmedizinische Therapiestrategie bereits nach kurzer Einarbeitung in die Systematik des Buches rasch sichtbar werden. Von besonderer Bedeutung für die Praxis sind die zahlreichen wissenschaftlich abgesicherten individuellen Rezepturen.

Die besondere Stärke des *„Leitfaden Phytotherapie“* liegt in einer geglückten Verknüpfung der für eine therapeutische Nutzung der jeweiligen Arzneipflanze notwendigen wissenschaftlichen Grundlagen mit pragmatisch-didaktisch geschickter Mischung und Darstellung von Hinweisen zu Indikation, differentialtherapeutischen Erwägungen und sachgerechter Dosierung, aber auch einer dringend gebotenen Erwähnung von möglichen unerwünschten Begleitwirkungen. All dies liegt im Trend der modernen Trias: Qualität, Sicherheit, Wirksamkeit; berechtigte Forderungen, die jedoch nicht sehr häufig in so guter Weise wie in diesem *„Leitfaden“* erfüllt werden.

In der knappen Darstellung des Wesentlichen liegt der besondere Reiz dieses Buchs und erklärt wohl die Akzeptanz und die Brauchbarkeit für die Praxis in den Heilberufen, aber auch gleichermaßen bei Apothekern und offenbar selbst bei einer breiteren Laien-Öffentlichkeit.

Den Autoren gelingt es, eben durch die Objektivität der Arzneipflanzen-Darstellungen eine begrüßenswerte Transparenz zu erzielen, d.h. daß der sachkundige Leser in der Lage ist, die mitgeteilten Fakten nachzuvollziehen. Die Charakterisierung der einzelnen Arzneipflanzen wird durch die Originalzitate aus den Monographien der Kommission E und vor allem aus den sehr aktuellen Monographien der ESCOP bereichert.

Trotz des raschen Erscheinens einer 2. Auflage gibt es durch die Neuaufnahme von Arzneipflanzen-Profilen und ebenso von neuen klinischen Untersuchungsergebnissen Gründe genug zum Erwerb der neuen Auflage, auch wenn die Erstauflage bereits mit Erfolg benutzt wird – oder gerade dann! Dem Verlag Urban & Fischer gebührt Lob für mustergültige Aufmachung, den Autoren Anerkennung für die rasche Integration neuer Befunde und deren kritische Bewertung.

Eine breit angelegte Auswahl-Liste von Phyto-Arzneispezialitäten sowie ein – den Nutzen des *„Leitfadens“* erhöhender – ausführlicher Index erleichtern den Gebrauch und führen zur raschen Orientierung.

Der *„Leitfaden Phytotherapie“* verdient eine weite Verbreitung, um zugleich damit auch zu einer Objektivität in der praktischen Anwendung von Phytopharmaka – international: Herbal Medicinal Products (HMP) – beizutragen.

Münster/Exeter,
Februar 2003 — Prof. em. Dr. med. Dr. h.c. mult. Fritz H. Kemper

Vorwort zur 2. Auflage

Auf der bewährten Grundlage der ersten Auflage, die breite Anerkennung und große Zustimmung erfahren hat, mußte die vorliegende zweite Auflage lediglich aktualisiert und um mehrere praxisorientierte interessante Informationen und wissenschaftliche Daten erweitert werden. Das Grundkonzept, eine Symbiose aus der bis ins Detail vorgegebenen praktischen Anwendung von Phytopharmaka auf wissenschaftlicher Basis (Monographien der Sachverständigenkommission E und der European Scientific Cooperative on Phytotherapy, ESCOP, neuere experimentelle und klinische Studien nach GCP usw.) und der Berücksichtigung der Erfahrungsheilkunde im Sinne der „experience based medicine", wurde beibehalten.

Bei den Pflanzenprofilen (Kapitel 2) findet der Leser neue interessante Monographien, z.B. Propolis, Rizinusöl, Rotkleeblätter, Teebaumöl, Umckaloabowurzel u.a., und, soweit bisher veröffentlicht, die Angaben zur Anwendung und Dosierung der ESCOP-Monographien im englischen Originaltext. Diese Ergänzung ermöglicht einen sehr schnellen Vergleich der Indikationen und Dosierungen der Monographien der Kommission E mit denen der ESCOP.

Aufgrund einiger zwischenzeitlich bekannt gewordener unerwünschter Neben- und Wechselwirkungen wurden einige Pflanzenprofile aktualisiert und um jüngste experimentelle und klinische Studienergebnisse ergänzt.

Bei den Anwendungsgebieten kam ein Kapitel über „Phytopharmaka bei Tumorerkrankungen" (Kapitel 13.3) neu hinzu. Auch mehrere neue Drogen wurden aufgenommen.

Die Auswahl der empfohlenen Fertigarzneimittel wurden unter dem Aspekt des Entwurfes der Positivliste (d.h. die meisten empfohlenen Fertigarzneimittel dürften in einer künftigen Positivliste enthalten sein) und unter Berücksichtigung von Namensänderungen und neuen Zulassungen aktualisiert.

Auch in das Glossar haben weitere Begriffe Eingang gefunden, wie z.B. „Aut-idem-Regelung" oder „Phyto-SERMs".

Die Beibehaltung der Kästen für klinische Studien, Warnhinweise, Tips und volksheilkundliche Anwendung sowie das nunmehr größere Format sollen dem Leser eine schnelle Information vermitteln.

Die Autoren bedanken sich bei allen Mitarbeitern des Urban & Fischer Verlages, die an der Entstehung und Betreuung unseres Leitfadens beteiligt waren, für die gute Zusammenarbeit während der letzten beiden Jahre, und ganz besonders bei Frau Dr. Stefanie Gräfin von Pfeil, die als verantwortliche Lektorin wieder mit zahlreichen Anregungen äußerst konstruktiv zum Gelingen der zweiten Auflage beigetragen hat.

Sehr herzlich bedanken sich die Autoren bei Herrn Prof. Dr. med. h.c. mult. Fritz H. Kemper, dem Direktor des ESCOOP-Scientific board und langjährigen 1. Vorsitzenden der Deutschen Gesellschaft für Phytotherapie, für das sachkundige Geleitwort.

München, Februar 2002

Heinz Schilcher
Susanne Kammerer

Kleine Bedienungsanleitung

Der Praxisleitfaden orientiert sich an den praktischen Problemen des Therapeuten. Daher haben wir bei den einzelnen Krankheitsbildern größtenteils auf ausführliche und lange theoretische Grundlagen wie z.B. die Pathophysiologie verzichtet, aber umso mehr Wert auf den Stellenwert der Phytotherapie innerhalb schulmedizinischer Therapiestrategien und die phytotherapeutische Differentialtherapie gelegt. Insbesondere letztere ist ein Aspekt, der in den vorhandenen Handbüchern kaum eine Berücksichtigung erfährt.

Es werden viele gebräuchliche Abkürzungen verwendet (☞ Abkürzungsverzeichnis S. IX). Spezialbegriffe aus der Phytotherapie sind im Glossar (☞ 14.1) erläutert.

Die einzelnen Kapitel des Klinikleitfadens sind folgendermaßen gegliedert:

- **Kapitel 1:** Behandelt **Grundlagen** der Phytotherapie wie Qualitätskriterien, juristische Aspekte, Möglichkeiten und Grenzen der Phytotherapie sowie Anleitungen und Hinweise zu der in der Phytotherapie bedeutsamen individuellen ärztlichen **Rezeptur**.
- **Kapitel 2:** Die einzelnen Arzneidrogen und ihre Wirkungen werden in Form von Profilen besprochen. Sie beruhen in den meisten Fällen auf den von der **Kommission E erstellten Positiv-Monographien**, die um aktuelle wissenschaftliche Ergebnisse erweitert wurden. Die wirksamkeits*mit*bestimmenden Pflanzeninhaltsstoffe, die sich für eine Standardisierung eignen würden, sind deutlich hervorgehoben. Von ganz besonderer Bedeutung ist der Abschnitt „Wirkmechanismen“, in dem nach gründlicher Durchsicht der Literatur die Effekte bzw. Wirksamkeit erklärt werden. Zusätzlich finden sich die verabschiedeten **Kombinations-Monographien** sowie eine Tabelle mit den **negativ verabschiedeten Drogen**. Für letztere stehen in der Regel Fertigarzneimittel nicht mehr zur Verfügung. Die in die Pflanzenprofile aufgenommenen Darreichungsformen und Dosierungen sind wörtlich aus den Monographien der Kommission E übernommen. Die im einzelnen tatsächlich praktizierten Darreichungsformen und Dosierungen können und müssen in den Indikationskapiteln 3–13 bzw. bei den beispielhaft empfohlenen Fertigarzneimitteln und individuellen Rezepturen nachgelesen werden.
- **Kapitel 3 bis 13:** Die **Indikationen** (= Krankheiten), bei denen der Einsatz von Phytopharmaka möglich oder sinnvoll ist, werden nach Organsystemen geordnet abgehandelt. Es finden sich Informationen zu den Arzneipflanzen, die für die Verordnung wesentlich sind wie Darreichungsform, Fertigarzneimittel und Kombinationen mit anderen Phytopharmaka.
- **Kapitel 14:** Hier findet der Leser neben dem **Glossar** Informationen zu weiterführender **Literatur** in Form von Büchern und Zeitschriften, **Internetadressen** (z.B. mit phytotherapeutischen Datenbanken oder von entsprechenden Gesellschaften) sowie die Adressen von **Fachgesellschaften**. Abschließend werden auch die Voraussetzungen zum Erlangen der **Zusatzbezeichnung „Naturheilverfahren“** erörtert.
- **Index:** Ausführliches **Sachverzeichnis** und Liste aller **Präparate** (mit Herstellern).
- In allen Kapiteln gibt es vier verschiedene Arten von Kästen:

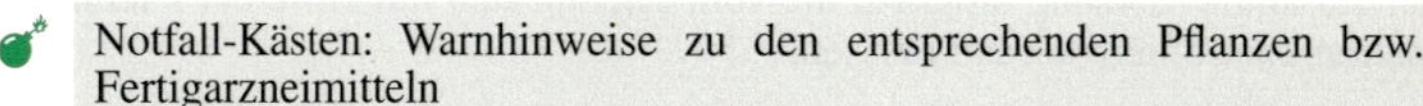
Notfall-Kästen: Warnhinweise zu den entsprechenden Pflanzen bzw. Fertigarzneimitteln

 Tip-Kästen: wertvolle Hinweise zur richtigen Anwendung der Arzneipflanze, aber auch zur sachgerechten Lagerung oder zu pharmazeutischen Qualitätsmerkmalen

Studienkästen: Vorstellung aktueller klinischer Studien, die zu der entsprechenden Arzneipflanze bzw. Fertigarzneimitteln vorliegen

Volksheilkunde-Kästen: Darstellung volksheilkundlicher und/oder historischer Anwendungen der Arzneidroge

Die **Liste an Fertigarzneimitteln**, die in den einzelnen Indikations-Kapiteln genannt bzw. besprochen werden (Fertigarzneimittel, Kombinationen mit anderen Phytopharmaka), ist nur beispielhaft, bedeutet keine Werbung für die Produkte und erhebt nicht den Anspruch, sämtliche für die Verordnung geeignete Fertigarzneimittel zu nennen. Die beispielhaften Empfehlungen basieren allerdings auf der gut 30jährigen engen Zusammenarbeit des Erst-Autors mit zahlreichen Ärztinnen und Ärzten, welche die Zusatzbezeichnung „Arzt für Naturheilverfahren" besitzen, auf eigenen experimentellen Untersuchungen, auf der Mitarbeit in zahlreichen klinischen Studien, auf der kritischen Auswertung des wissenschaftlichen Erkenntnismaterials jüngeren Datums sowie auf der Miteinbeziehung des wissenschaftlichen Erkenntnismaterials, das der Kommission E und ESCOP bei der Erstellung der Drogen- Monographien vorlag. Es ist nicht auszuschließen, daß Fertigarzneimittel empfohlen werden, die nach dem Druck der 2. Auflage zwischenzeitlich aus dem Verkehr genommen wurden, weil sie die arzneimittelrechtliche Hürde der Nachzulassung nicht geschafft haben, obwohl es sich um Präparate handelt, die sich in der ärztlichen Verordnung bewährt haben.

Besondere Bedeutung wird in dem Praxisleitfaden Phytotherapie den **Kombinationsfertigarzneimitteln** bzw. fixen Kombinationen ganz allgemein beigemessen, da fixe Kombinationen für die Phytotherapie sehr typisch sind. Bei der Auswahl der Kombinationspräparate wurden neben der Erfahrung v.a. die Bewertungskriterien der Kommission E herangezogen. D.h. berücksichtigt wurden nur Kombinationen mit einer niedrigen Anzahl an Kombinationspartnern, die unter Berücksichtigung einer Nutzen-Risiko-Abwägung auch Plausibilitätsgründe für die einzelnen Kombinationspartner erkennen ließen.

Die meisten von uns genannten Fertigarzneimittel sollten/müßten die Kriterien für eine **Erstattung** durch die gesetzlichen und privaten Krankenkassen erfüllen, sofern der medizinische Nutzen nicht ausschließlich an GCP-Studien gemessen wird und bei der Anwendung eines Phytopharmakons mit guter pharmazeutischer Qualität auch die ärztliche Erfahrung eine gewichtige Rolle spielt. Mit wenigen Ausnahmen stehen die empfohlenen Fertigarzneimittel im Entwurf der **Positivliste vom September 2002** und sind damit erstattungsfähig.

Die Autoren haben sich um größte Sorgfalt bemüht. Dennoch sollten die angegebenen Arzneimitteldosierungen vor Anwendung sorgfältig überprüft werden. Im Bereich der Fertigarzneimittel sind laufend Änderungen, z.B. auch der Zusammensetzung möglich, die vom Therapeuten mit Hilfe der Fachinformation kontrolliert werden müssen.

Abkürzungsverzeichnis

Lateinische Abkürzungen, die beim Rezeptieren verwendet werden, ☞ hintere Umschlaginnenseite bzw. Tab. 1.3.

AMG 76	2. Arzneimittelgesetz, das im September 1976 verkündet wurde und am 1. Januar 1978 in Kraft getreten ist
Amp.	Ampullen
BfArM	Bundesinstitut für Arzneimittel und Medizinprodukte, seit November 1999 in Bonn, früher in Berlin
ca.	circa
DAB	Deutsches Arzneibuch, das zur Zeit gültige
DAC	Deutscher Arzneimittel-Codex 1986
DEV	Drogen-Extrakt-Verhältnis
d.h.	das heißt
DRF	Deutsche Rezepturformeln
Drg.	Dragee
EBM	Evidence-based-Medicine
EL	Eßlöffel
Erg.-B. 6	Ergänzungsbuch zum Deutschen Arzneibuch, 6. Ausgabe
Erw.	Erwachsene
evtl.	eventuell
Filmtbl.	Filmtablette
GCP-Richtlinie	Good Clinical Practice, Richtlinie zur Prüfung von Arzneimitteln auf Wirksamkeit
Helv. 6	Schweizer Arzneibuch, 6. Auflage
IPSS	International Prostate Symptom Score
Jugendl.	Jugendliche
Kdr.	Kinder
Kleinkdr.	Kleinkinder
Kps.	Kapseln
L.	Linné, Carl von (1707–1778); schwedischer Botaniker und Arzt, schuf das noch heute gültige Pflanzensystem und führte die binäre Nomenklatur ein, d.h. lat. Doppelbezeichnung aus Gattungs- und Artname
lat.	lateinisch
Lsg.	Lösung
max.	maximal
Min.	Minuten
mind.	mindestens
Mio.	Millionen
MSE	Meerschweinchen-Einheit, zur biologischen Prüfung von herzwirksamen Glykosiden
NRF	Neues Rezeptur Formularium
NSAR	nichtsteroidale Antirheumatika
ÖAB	Österreichisches Arzneibuch
Ph.Eur.	Europäisches Arzneibuch
Ph.Helv.VII	Schweizer Arzneibuch
SGB V	V. Sozialgesetzbuch
Schulkdr.	Schulkinder

Sek.	Sekunden
Sgl.	Säugling
s.l.	sensu latiore (= im weiteren Sinne innerhalb einer botanischen Gattung)
s.o.	siehe oben
stdl.	stündlich
Std.	Stunde
s.u.	siehe unten
syn.	synonym, andere Bezeichnung für die gleiche Pflanze bzw. das gleiche Objekt
Tbl.	Tablette
TCM	Traditionelle chinesische Medizin
tgl.	täglich
TL	Teelöffel
Tr.	Tropfen
u.a.	unter anderem
v.a.	vor allem
VHK	Volksheilkunde
z.T.	zum Teil

Abbildungsnachweis

Fotos im Textteil

M222: Heinz Schilcher, Immenstadt/Allgäu
O126: Thomas Schöpke, Salzgitter
O128: Rudolf Bauer, Graz (Österreich)
O129: Max Wichtl, Mödling (Österreich)
O165: Christiane und Werner v. Wulffen, Jena
O225: Stefanie Gräfin und Albrecht Graf v. Pfeil, Jena
O357: Ute Massinger, Schrobenhausen
U112: W. Schoenenberger GmbH & Co., Magstadt
U113: Kneipp-Werke, Würzburg
U115: Thiemann Arzneimittel GmbH, Waltrop
U116: Pharmasan, Freiburg/Brsg.
U149: Bayer AG, Leverkusen
U155: W. Spitzner Arzneimittelfabrik GmbH, Ettlingen
U224: Sertürner Arzneimittel GmbH, Berlin

Kapitelanfangsfotos

Kapitel 1 und 4: **O357**
Kapitel 2, 3, 5–14: **O225**

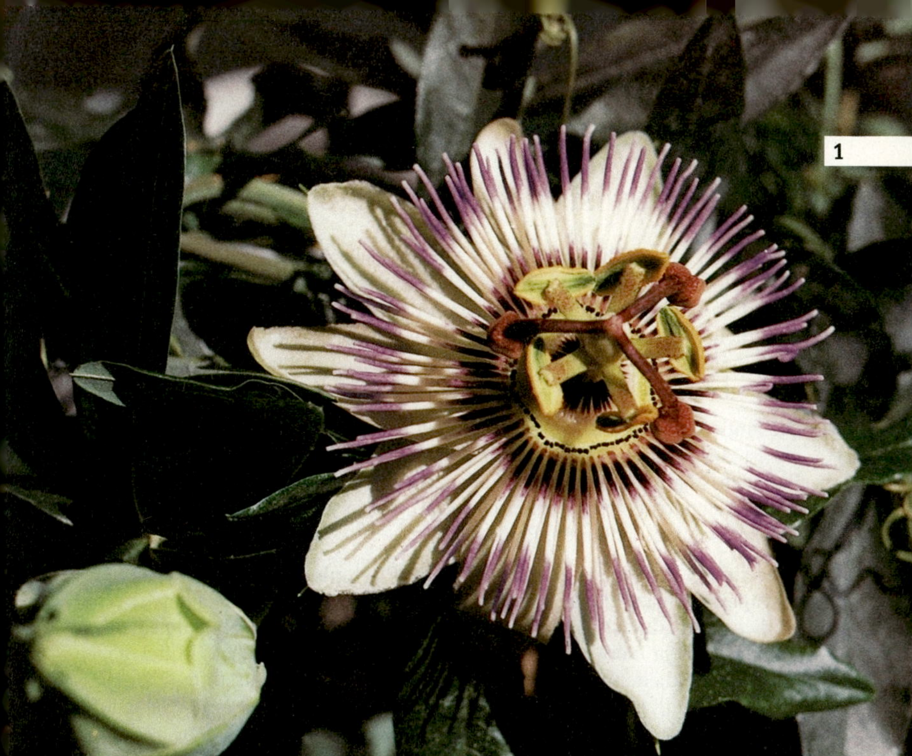

Einführung und Grundlegendes zur Phytotherapie

1

Inhalt

1

1.1 Was ist moderne Phytotherapie?

Der Begriff **„Phytotherapie“** wurde von dem französischen Arzt Henri Leclerc (1870–1955) in die medizinische Wissenschaft eingeführt, als naturwissenschaftlich orientierte Fortsetzung der bis dahin praktizierten vornaturwissenschaftlichen „Kräuter-Medizin“. In Deutschland bekanntgemacht wurde die moderne Phytotherapie durch die 1. Ausgabe des „Lehrbuch für Phytotherapie“ von Prof. Dr. med. R. F. Weiß im Jahre 1943.

Die amtliche nationale wie auch EU-**Definition** lautet sinngemäß: Phytotherapie ist die Heilung, Linderung und Vorbeugung von Krankheiten bis hin zu Befindensstörungen durch Arzneipflanzen, deren Teile (z.B. Blüten, Wurzeln) oder Bestandteile (z.B. ätherische Öle) sowie deren Zubereitungen (z.B. Trockenextrakte, Tinkturen, Preßsäfte).

Arzneimittel der Phytotherapie werden als **Phytopharmaka** oder syn. **Phytotherapeutika** bezeichnet. Seit 2000 ist die offizielle EU-Bezeichung **„herbal medicinal products“**. Der viele Jahre benutzte Begriff der „Phytomedicines“ soll nicht mehr verwendet werden, weil man darunter auch Mittel gegen Pflanzenkrankheiten verstehen kann. Isolierte Pflanzeninhaltsstoffe (z.B. Digitoxin, Atropin, Reserpin etc.) oder nachgeahmte synthetisierte Naturstoffe gelten nicht als Phytopharmaka im Sinne der Arzneimittelbehörden.

Moderne Phytotherapie ist keine „Alternativ-Medizin“, sondern Teil der heutigen **naturwissenschaftlich orientierten Schulmedizin**, auch wenn die Phytotherapie arzneimittelrechtlich zu den „besonderen Therapierichtungen“ nach § 25 Abs. 7 AMG 76 zählt. Letztere Einstufung ist nur für die erleichterte Zulassung von Phytopharmaka von Bedeutung. Die Phytotherapie verfolgt ein naturwissenschaftliches, kausal oder symptomatisches Therapieprinzip und basiert auf wissenschaftlichen Erkenntnissen. Sie unterscheidet sich grundsätzlich von Homöopathie und Anthroposophie, die Therapeutika nicht nach naturwissenschaftlichen Grundsätzen anwenden. Im Unterschied zur schulmedizinischen Pharmakotherapie werden in der Phytotherapie nur Wirkstoffe verwendet, die aus Pflanzen(teilen) oder deren Zubereitungen bestehen. Diese **rationalen Phytopharmaka** (☞ 1.3.1) unterliegen denselben Zulassungskriterien wie chemisch-synthetische Arzneimittel (☞ 1.4) und sollten von den Krankenkassen erstattet werden. Richtigerweise handelt es sich also um **„besondere Arzneimittel“**.

Zwei andere Gruppen stellen die **alternativen bzw. emotionalen und transkulturellen Phytopharmaka** dar (☞ 1.4). Dazu zählen Ayurveda-Arzneimittel, Bachblüten-Essenzen, Arzneimittel der Hildegard von Bingen-Medizin, Orthomolekularen Medizin, Paracelsus-Medizin und Traditionellen Chinesischen Medizin, die in diesem Praxisleitfaden nicht behandelt werden, obwohl sie von Ärzten und Heilpraktikern verordnet werden. Gleiches gilt für die **traditionell angewendeten Phytopharmaka** nach § 109 a (☞ 1.3.1), die für die Nachzulassung keine wissenschaftlichen Unterlagen bzw. Minimalunterlagen zur Wirksamkeit vorlegen müssen. Ihre Anwendung muß lediglich risikolos sein.

Nach Meinung der Bundesoberbehörde, dem Bundesinstitut für Arzneimittel und Medizinprodukte in Bonn (BfArM), sind **Kombinationen** mit homöopathischen Tinkturen, auch wenn sie pflanzlicher Natur sind, oder mit Organextrakten **keine** Phytopharmaka im arzneimittelrechtlichen Sinne. Da eine homöopathische pflanzliche Urtinktur stofflich in den meisten Fällen mit einer allopathischen Tinktur vergleichbar ist, kann man aus medizinischer bzw. pharmakologischer Sicht eine solche Kombination durchaus auch als „echtes" Phytopharmakon ansehen. Ebenso kontrovers kann man diskutieren, ob isolierte Naturstoffgemische (z.B. Escin, Phytosterolgemisch aus Hypoxis rooperi, Valepotriate als Gemisch, Silymarin u.a. Naturstoffgemische) nicht auch zu den Phytopharmaka gezählt werden müssen.

1.2 Stoffliche Zusammensetzung eines Phytopharmakons

Ein Phytopharmakon besteht in der Regel aus einem komplexen Gemisch mehrerer Pflanzeninhaltsstoffe, wobei arzneimittelrechtlich die **Gesamtheit** der Inhaltsstoffe der wirksame Bestandteil gemäß § 10 AMG 76 ist. Aus pharmazeutischen Qualitätsgründen und zum Zweck einer Standardisierung bzw. Normierung ist es demnach sinnvoll, folgende Unterteilungen der **Inhaltsstoffe** vorzunehmen:

- Hauptinhaltsstoffe (= Effektoren), die eindeutig für die klinische Wirksamkeit *allein* verantwortlich sind (z.B. Anthranoide in Sennesblättern, Atropin in Tollkirschblättern)
- Hauptinhaltsstoffe mit nur wirksamkeits*mit*bestimmendem Charakter (z.B. (-)-α-Bisabolol und Chamazulen in Kamillenblüten)
- Nebenwirkstoffe (= Leitsubstanzen), die evtl. zur phytochemischen *Identifizierung* bzw. zur Charakterisierung herangezogen werden können (z.B. Viridiflorol in ätherischem Pfefferminzöl)
- Begleitstoffe (= Koeffektoren), die nicht unmittelbar an der Wirkung beteiligt sind, aber die *Pharmakokinetik* der wirksamkeits*mit*bestimmenden Inhaltsstoffe positiv oder auch negativ beeinflussen können (z.B. Saponine in Digitalisblättern)
- Gerüststoffe zum *Aufbau* der Pflanzenzelle und für die Stabilität der Pflanze, die aus Stoffen des Primärstoffwechsels (Zellulose, Hemizellulose etc.) bestehen.

Wirksamkeits*mit*bestimmende Inhaltsstoffe sind dadurch charakterisiert, daß sie aufgrund experimenteller Ergebnisse einen Beitrag zur Wirksamkeit leisten können bzw. diese plausibel erscheinen lassen.

Die Grundvoraussetzung für die **Reproduzierbarkeit** der Wirksamkeit des betreffenden Phytopharmakons ist eine **Standardisierung** der jeweiligen Arzneipflanzenzubereitung, worunter man den genau einzuhaltenden Herstellungsvorgang von der Qualität der Ausgangsdroge bis zum endgültig verabreichten Extrakt von Charge zu Charge versteht. Wenn dabei ein konstanter **Mindestgehalt** oder besser Bereich für wirksamkeitsmitbestimmende Inhaltsstoffe (z.B. (-)-α-Bisabolol und Chamazulen in Kamillenblütenzubereitungen) und ein **Höchstgehalt** an unerwünschten Begleitstoffen (z.B. Ginkgolsäuren in Ginkgoblätterzubereitungen) garantiert werden können, dann ist die Standardisierung optimal und garantiert aus phytochemischer Sicht eine reproduzierbare

Wirksamkeit. Die Qualitätssicherung kann dabei u.a. anhand von **Leitsubstanzen** vorgenommen werden (☞ Abb. 1.1). Solche **Fertigarzneimittel**, die diese optimale Standardisierungsanforderungen erfüllen, sind im Verkehr. Sie müssen allerdings bei den pharmazeutischen Unternehmen nachgefragt bzw. in den Fachinformationen nach § 11 a AMG nachgelesen werden.

Da der Gesamtextrakt der wirksame Bestandteil ist, dürfen nach Meinung des BfArM die qualitäts- und wirksamkeitsmitbestimmenden Inhaltsstoffe auf dem Etikett bzw. auf der Faltschachtel nicht deklariert werden. Eine rasche Qualitätsbewertung, die für Arzt und Apotheker vonnöten wäre, ist dadurch leider nicht möglich. Im Leitfaden werden bei mehreren wichtigen Fertigarzneimitteln die Gehalte an wirksamkeits*mit*bestimmenden Inhaltsstoffen genannt, sofern solche Angaben in den Fachinformationen nach §11a AMG gefunden wurden. Bei den meisten Fachinformationen fehlen jedoch leider solche Angaben, was sehr zu bedauern ist.

1.3 Vertragsärztliche Verordnungs- und Erstattungsfähigkeit

1.3.1 Erstattungsfähigkeit von Phytopharmaka

Die im Verkehr befindlichen pflanzlichen Arzneimittel können zur Zeit in **Deutschland** in **5** qualitativ bzw. gesetzlich unterschiedliche Arzneimittelgruppen eingeteilt werden, wobei die einzelnen **Kategorien** für den Versorgungsanspruch des Kassenpatienten von entscheidender Bedeutung sind. In der **EU** wird es künftig vermutlich nur **2 Kategorien** geben.

Nicht erstattungsfähig

- **Traditionell angewendete Phytopharmaka** nach § 109a AMG sind nicht erstattungsfähig (= die 1. EU-Kategorie). Diese Gruppe pflanzlicher Arzneimittel dient nicht zur Linderung oder Heilung von Krankheiten, sondern nur zur Vorbeugung sowie Unterstützung oder Förderung von therapeutischen Maßnahmen. Der **Wirksamkeitsbeleg** ist lediglich durch das bloße Inverkehrbringen des betreffenden Arzneimittels vor dem Inkrafttreten des 2. AMG 1976 erbracht, die **Unbedenklichkeit** muß allerdings garantiert sein. Als qualitative Mindestanforderung gelten 10 % der in den Monographien der Kommission E vorgegebenen Dosierungen. Neben dem Vermerk „Traditionell angewendet bei/zur ...“ muß bei den meisten Präparaten zusätzlich der Hinweis „Diese Angabe beruht ausschließlich auf Überlieferung und langjähriger Erfahrung“ auf den Verkaufsverpackungen stehen. Aufgrund des wesentlich geringeren Wirkstoffgehalts und der häufig niedrigeren Qualität – gilt nicht für alle § 109a-Präparate – sind die traditionell angewendeten Phytopharmaka in der Regel billiger und werden in erster Linie **außerhalb der Apotheke** vertrieben. Eine Aufklärung durch den Arzt wäre in manchen Fällen angebracht. Z.B. lautet für die traditionell angewandten Johanniskrautpräparate das Anwendungsgebiet lediglich „Zur Besserung des Befindens bei nervlicher Belastung“ und unterscheidet sich damit extrem von den hochdosierten apothekenpflichtigen Johanniskrautpräparaten mit den Anwendungs-

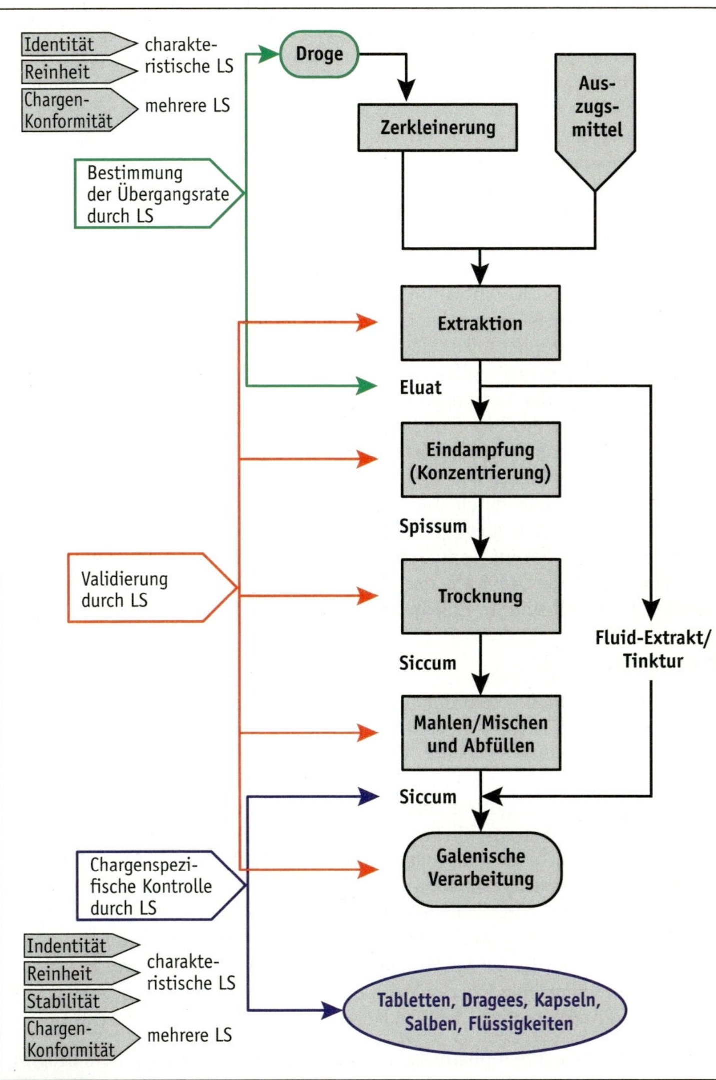

Abb. 1.1 Leitsubstanzen (LS) und ihre Bedeutung für die Qualitätssicherung bei der Herstellung von Phytopharmaka. Eine Leitsubstanz im Sinne von Schilcher (1977), z. B. das Harpagosid in der Teufelskrallenwurzel oder (-)-α-Bisabolol in Kamillenblüten, kann zur Bestimmung der Übergangsrate von der Ausgangsdroge in das Extraktionsmedium, zur Validierung der folgenden Verfahrensschritte bis schließlich zur chargenspezifischen Kontrolle des Endprodukts verwendet werden. Die Leitsubstanzen sind im optimalen Fall gleichzeitig wirksamkeits-*mit*bestimmende Inhaltsstoffe.

1

gebieten „Psychovegetative Störungen, depressive Verstimmungszustände, Angst und/oder nervöser Unruhe".
Die traditionell angewendeten pflanzlichen Arzneimittel werden innerhalb der Europäischen Union durch die Richtlinie 2001/83/EG, veröffentlicht im Amtsblatt der Europäischen Union C126E/263 vom 28. Mai 2002, geregelt. Die Bezeichnung innerhalb der **EU** lautet **„Traditionelles pflanzliches Arzneimittel"**. Für das vereinfachte **Registrierungsverfahren** – nicht zu verwechseln mit dem aufwendigen Zulassungsverfahren – genügen der Nachweis der traditionellen Verwendung, daß das Produkt unter den festgelegten Anwendungsbedingungen unschädlich ist und daß die pharmakologischen Wirkungen oder die Wirksamkeit des Arzneimittels aufgrund langjähriger Anwendung (mind. 30 Jahre im Verkehr sind in der Diskussion) und Erfahrung plausibel sind.

- Arzneimittel, die aus **negativ monographierten** Drogen hergestellt werden (☞ Tab. 2.5), und Kombinationspräparate, von denen ein Kombinationspartner eine Negativ-Monographie besitzt, sind nicht erstattungsfähig.
- Diejenigen Phytopharmaka, die nach § 34 Abs. 1 und 3 V. Sozialgesetzbuch (SGB V) bzw. gemäß Ziffern 17.1 und 17.2 der Arzneimittelrichtlinie vom 23.08.1994 aus der Leistungspflicht der gesetzlichen Krankenkassen ausgeschlossen sind, sind ebenso nicht erstattungsfähig. Diese Arzneimittel werden in der sogenannten **Negativ-Liste**, die am 30. Juni 2001 von der **Positiv-Liste** abgelöst werden sollte (☞ 1.4), namentlich genannt. Die Einschränkungen sind in erster Linie durch das Wirtschaftlichkeitsgebot und weniger durch qualitative Kriterien geprägt. Bislang existiert jedoch nur ein Entwurf der Positivliste. In diesem Leitfaden werden die im Entwurf genannten Phytopharmaka bei der Auswahl der empfohlenen Fertigarzneimittel bereits berücksichtigt und sind im Präparateverzeichnis (☞ S. 956) gekennzeichnet.

Erstattungsfähig

Eine vertragsärztliche Verordnungsfähigkeit besitzen alle **rationalen Phytopharmaka** (= die 2. EU-Kategorie) aufgrund der §§ 2, 11, 12, 23, 27, 31, 33a, 34, 35, 70, 92 und 93 SGB V, das eine Differenzierung nach Art des Arzneimittels, ob chemisch-synthetisch oder pflanzlich, für den Versorgungsanspruch nicht kennt. Unter rationalen Phytopharmaka – und nur solche werden im Leitfaden bei den anschließenden konkreten Präparate- und Rezepturempfehlungen genannt – versteht man zunächst die **nach dem 2. Arzneimittelgesetz** nach- oder neuzugelassenen Phytopharmaka. Im Oktober 2002 waren es 1573 Phyto-Mono- und 342 Phyto-Kombinationspräparate, hinzu kommen noch 143 Standardzulassungen. Diese qualitativ hochwertige Kategorie pflanzlicher Arzneimittel ist an der **Zulassungsnummer** (Zul.-Nr. bzw. EU-Nr.) zu erkennen im Unterschied zu den nach dem 1. Arzneimittelgesetz (AMG 1961) registrierten Arzneimitteln, die eine Registrier-Nummer (Reg.-Nr.) tragen.

Zu den rationalen Phytopharmaka zählen auch alle **monographiekonformen bzw. -angeglichenen** Phytopharmaka, die sich zur Zeit im **Nachzulassungsverfahren** befinden. Dies dürften rund weitere 2000 Phytopharmaka sein. Laut 10. AMG-Novelle müssen diese Arzneimittel und diejenigen, die keine Nachzulassung im Sinne des 2. AMG beabsichtigen, die **Kennzeichnung** tragen: „Dieses Arzneimittel ist nach den gesetzlichen Übergangsvorschriften im Verkehr. Die behördliche Prüfung auf pharmazeutische Qualität, Wirksamkeit und Unbedenklichkeit ist noch nicht abgeschlossen." Diese neue Kennzeichnung soll den Verbraucher, Arzt und Apotheker über den aktuellen Zulassungsstatus informieren und Transparenz im Arzneimittelmarkt schafften.

Allen monographiekonformen und zur Zeit mit einer Zul.-Nr. oder Reg.-Nr. versehenen pflanzlichen Fertigarzneimitteln, die über **produktspezifische** eigene klinische und/oder pharmakologische Studien verfügen, sollte in der Verordnung der Vorzug gegeben werden, da sie in der Regel den Forderungen der Evidence-based-Medicine (EBM) entsprechen und damit auch die Zustimmung der kassenärztlichen Prüfstellen erhalten sollten bzw. müßten.

Unterschiedliche Bewertung

Meist eine Ablehnung erfahren die folgenden Phytopharmakagruppen durch die gesetzlichen und privaten Krankenkassen, die man im strengeren Sinne nicht zu den rationalen Phytopharmaka zählen kann:

- Die **nicht monographiekonformen** bzw. -angeglichenen pflanzlichen Arzneimittel, die von der nationalen 2004-Regelung Gebrauch machen wollen. Es handelt sich um Arzneimittel, die aus den unterschiedlichsten Gründen keine Nachzulassung nach dem 2. AMG 1976 beantragt haben und bis Ende 2004 als fiktiv zugelassene Arzneimittel im Verkehr bleiben dürfen. Diese deutsche Sonderregelung entspricht nicht denen der Arzneimittelrichtlinien EWG 75/318 der Europäischen Union. Von der 2004-Regelung wird in erster Linie für Kombinationspräparate Gebrauch gemacht, da viele Pharmazeutische Unternehmen die Kosten für den Wirksamkeitsnachweis jedes einzelnen Kombinationspartners nicht aufbringen können.

Weitere **nicht monographiekonforme** Phytotherapeutika sind:

- Ayurveda-Arzneimittel
- Bachblüten-Essenzen
- Hildegard von Bingen-Medizin-Arzneimittel
- Arzneimittel der Orthomolekularen Medizin
- Arzneimittel der Paracelsus-Medizin
- Arzneimittel der Traditionellen Chinesischen Medizin.

Ohne eine wissenschaftliche Wertung dieser Phytotherapie-Arzneimittel vornehmen zu wollen, muß jedoch auf Folgendes Wichtiges hingewiesen werden:

1. Die beispielhaft aufgelisteten 6 Phytopharmakagruppen bedürfen einer **ausführlichen Schulung** und sind im Unterschied zu einer naturwissenschaftlich orientierten rationalen Phytotherapie durch das alleinige Studium von einschlägigen Handbüchern kaum ordnungsgemäß anzuwenden.

2. Ein **Austausch** der in diesem Leitfaden Phytotherapie besprochenen Drogen durch TCM-Drogen ist – mit sehr wenigen Ausnahmen – **nicht möglich**.

3. Solange die Arzneimittel dieser Phytopharmakagruppen **nach dem 2. AMG nicht zugelassen** bzw. im deutschen oder europäischen Arzneibuch aufgenommen sind, **haftet der Verordner** für die Wirksamkeit und Unbedenklichkeit der betreffenden Droge bzw. Drogenzubereitung. Der abgebende **Apotheker** haftet für die Qualität der betreffenden Droge. Die im 2. AMG enthaltene Gefährdungshaftung nach § 84 greift bei diesen Phytopharmakagruppen nicht.

1

1.3.2 Bemerkungen zu den beispielhaft empfohlenen Fertigarzneimitteln

Die im Leitfaden aufgenommene und von der Praxis ausdrücklich gewünschte konkrete **Empfehlung geeigneter Fertigarzneimittel** kann selbstverständlich nicht vollständig sein. Die Auswahl erfolgte nicht willkürlich, sondern wurde nach ganz bestimmten Kriterien vorgenommen.

Die Grundvoraussetzung war, mit wenig begründbaren Ausnahmen, die **Monographiekonformität** gemäß den Monographien der Sachverständigen-Kommission E beim BfArM und von der ESCOP.

Besondere Berücksichtigung erfuhren diejenigen Fertigarzneimittel, die nach dem 2. AMG zugelassen sind – zu erkennen an der Zulassungsnummer **Zul.-Nr.** – und von denen **produktspezifische** experimentelle und/oder klinische **Studien** zur Wirksamkeit und Unbedenklichkeit vorliegen. Berücksichtigt wurden dabei die gesamten Möglichkeiten des Wirksamkeitsnachweises nach den sechs Ebenen des Wirksamkeitsbelegs bei Arzneimitteln gemäß Empfehlungen der WHO/EU 1999, des US-Amts für Gesundheitspolitik und Forschung 1992 sowie der EMEA ad hoc working group of herbal medicinal products 1998. Berücksichtigt wurde auch die Richtlinie 1999/83/EG der Europäischen Gemeinschaft.

Weitere Kriterien waren **pharmazeutische Aspekte**, z.B. uns bekannte oder in den Fachinformationen nach § 11a AMG nachzulesende Maßnahmen zur phytochemischen **Standardisierung**. Damit sichergestellt wird, daß das betreffende Phytopharmakon Charge für Charge die gleiche stoffliche Zusammensetzung besitzt, ist die Festlegung auf konstante Mindestgehalte an wirksamkeits*mit*bestimmenden Inhaltsstoffen eine mögliche geeignete Standardisierungmaßnahme. Unsere Qualitätskriterien für pflanzliche Fertigarzneimittel bzw. für Arzneipflanzenzubereitungen allgemein wurden bereits 1984 formuliert, besitzen in einigen pharmazeutischen Unternehmen eine lange praktizierte Erfahrungszeit und sind z.T. detaillierter und konkreter formuliert als die 17 Jahre später geforderten nahezu identischen Qualitätskriterien des **Komitee Forschung Naturmedizin e.V.** (KFN).

Von großer Bedeutung für unsere aktuelle Qualitätsbewertung (2002) war letztlich auch die kontrovers diskutierte **Erfahrung in der Praxis** der Verordner. Dies betrifft insbesondere die für die Phytotherapie typischen Kombinationspräparate, auch wenn sie noch keine Nachzulassung im Sinne des 2. AMG erhalten haben. Die rund 30jährige Erfahrungspraxis, die dem Praxisleitfaden Phytotherapie zugrunde liegt, basiert auf den kritischen Beurteilungen zahlreicher Anwender, die sich in den Weiterbildungskursen für die Zusatzbezeichnung Naturheilverfahren zu den einzelnen Phytopharmaka äußerten, sowie auf Ausführungen, die in zahlreichen interdisziplinären wissenschaftlichen Fortbildungsveranstaltungen unterschiedlicher Fachgesellschaften vorgetragen worden sind. Auch wenn die Kriterien der **evidenzbasierten Medizin** aus wissenschaftlicher Sicht Vorrang besitzen, darf die naturwissenschaftlich orientierte Erfahrung seitens der Anwenders nicht völlig außer acht gelassen werden. Eine Synthese aus beiden Bewertungsmöglichkeiten dient im Sinne von „Salus aegroti suprema lex“ (Das Wohl des Patienten ist oberstes Gebot) mit Sicherheit mehr dem Wohle des Patienten und hilft dem Gesundheitswesen auch gleichermaßen mehr als eine dogmatisch ausgerichtete, rein theoretische Qualitätsbewertung. Eine kritische Qualitätsbeurteilung wird von den Autoren sehr befürwortet und mit der Empfehlungsliste geeigneter Phytopharmaka nunmehr konkret praktiziert, da die publizierten Transparenzkriterien im Rahmen eines Modellvorhabens (BARMER-Ersatzkasse zusammen mit dem Bundesverband der Pharma-Industrie) anhand der unterschiedlichen DEV-Daten (Verhältnis von Droge zu Extrakt) wenig über die tatsächliche Qualität aussagen und mehr oder weniger lediglich die Spanne der möglichen DEV-Verhältnisse aufzeigen, mit denen der Arzt wenig anfangen kann.

Wir haben uns um größte Sorgfalt bemüht. Dennoch müssen die von uns angegebenen Arzneimitteldosierungen ständig überprüft werden. Keine noch so sorgfältig verfaßte Publikation kann die klinische Erfahrung des einzelnen Anwenders ersetzen.

1.4 Gesetzliche Basis der Phytotherapie

Im Sinne des Grundgesetzes und unter Berücksichtigung des Wissenschaftspluralismus, auch wenn dieser nicht generell akzeptiert wird, und der ärztlichen Therapiefreiheit ist die **Phytotherapie** eine **gesetzlich anerkannte** medikamentöse Therapiemaßnahme. Definitionsgemäß ent-spricht ein Phytopharmakon gemäß §§ 2 und 3 AMG 76 einem chemisch-synthetischen Arzneimittel und unterliegt auch den gleichen Qualitätsanforderungen. In der Definition als Arzneimittel sowie hinsichtlich der Anforderungen an Qualität, Wirksamkeit und Unbedenklichkeit unterscheiden sich die pflanzlichen Arzneimittel nach nationalem deutschen Recht sehr deutlich von Nahrungsergänzungsmitteln, biological nutritives und anderen Bezeichnungen pflanzlicher Zubereitungen, die vor allem in den USA, aber auch in einigen europäischen Ländern im Verkehr sind. Diese Gruppe an pflanzlichen Zubereitungen unterscheidet sich in ihren Werbeaussagen häufig so „intelligent“, daß sie vom Laien bzw. vom Patienten nicht als Lebensmittel wahrgenommen wird und schadet der wissenschaftlichen Akzeptanz der Phytotherapie enorm.

Die **arzneimittelrechtliche Basis** für die rationalen Phytopharmaka stellen die Zulassungsunterlagen nach **§ 22 AMG 76** dar, die in gleicher Weise auch für die chemisch-synthetischen Arzneimittel gelten. Als einzige Sonderregelung gilt für die in der europäischen Phytotherapie bekannten Arzneipflanzen, daß anstelle eigener, produktspezifischer Ergebnisse nach Abs. 2 Nr. 2 (= pharmakologische und toxikologische Prüfungen) und Nr. 3 (= klinische Prüfung) auch die aktualisierten Monographien einer **Sachverständigen-Kommission** (☞ s.u.) vorgelegt werden können.

Die **Verordnung zu Lasten der gesetzlichen Krankenkassen** regelt im Grundsatz das 5. Sozialgesetzbuch (SGB V) mit seinen gleichzeitigen Einschränkungen nach § 34 Abs. 1 und 3 sowie §§ 35 und 92. Im SGB V steht: „Die Verordnung von Arzneimitteln der besonderen Therapierichtungen Phytotherapie, Homöopathie und Anthroposophie ist nicht ausgeschlossen. Bei ihrer Verordnung ist der besonderen Wirkungsweise dieser Arzneimittel Rechnung zu tragen.“ Die Einschränkungen nach dem Wirtschaftlichkeitsgebot nimmt der Bundesausschuß der Ärzte und Krankenkassen über eine Verordnung von Arzneimitteln in der vertragsärztlichen Versorgung vor (= Arzneimittel-Richtlinie = AMR). Die im Entwurf vorliegende AMR April 1999 sieht in den Ziffern 6 und 8 mehrere Ausschlüsse für Arzneimittelgruppen vor, wovon die Phytopharmaka am meisten betroffen sind. Ziffer 9 dagegen gestattet die Verordnung mehrerer Phytopharmaka (z.B. Antidementiva, Lebertherapeutika, Prostatamittel, Venentherapeutika, Antidepressiva u.a.), wenn der Arzt die ausreichende Notwendigkeit dokumentiert (= Dokumentationspflicht). Eine erstattungsfähige Verordnung ist dann angezeigt, wenn allgemeine nicht medikamentöse Maßnahmen, wie z.B. Kostumstellung, Bewegungstherapie, Kompressionsstrümpfe, nicht zum gewünschten therapeutischen Erfolg führen.

Die zur Diskussion gestellte **Positiv-Liste** soll nach den Vorstellungen des Gesundheitsministeriums (= GKV-Gesundheitsreform 2000) durch eine weitere völlig neue Institution erstellt werden. Verantwortlich dafür ist das „Institut für die Arzneimittelverordnung in der gesetzlichen Krankenversicherung", das direkt beim Bundesministerium für Gesundheit angesiedelt ist. Die neue Kommission besteht aus 9 Sachverständigen, darunter jeweils einem Experten für Phytotherapie, Homöopathie und Anthroposophie. Die Arzneimittel der drei besonderen Therapierichtungen sollen in einem Anhang zur Positivliste aufgelistet werden.

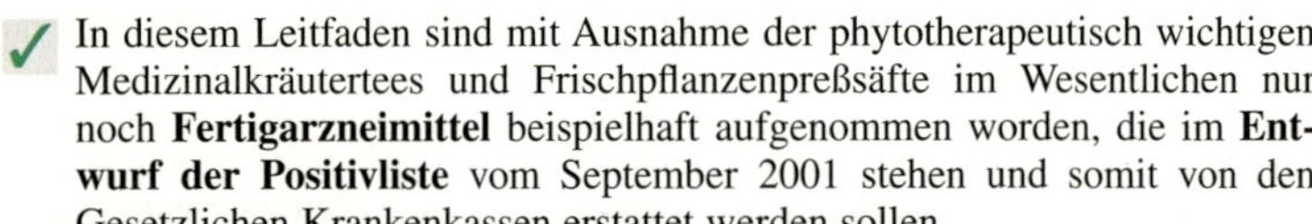

In diesem Leitfaden sind mit Ausnahme der phytotherapeutisch wichtigen Medizinalkräutertees und Frischpflanzenpreßsäfte im Wesentlichen nur noch **Fertigarzneimittel** beispielhaft aufgenommen worden, die im **Entwurf der Positivliste** vom September 2001 stehen und somit von den Gesetzlichen Krankenkassen erstattet werden sollen.
Anlage 2, Ziffer 5 der Verordnung zur Änderung der Verordnung über unwirtschaftliche Arzneimittel in der Gesetzlichen Krankenversicherung vom 16. November 2000 schließt mehrere pflanzliche Rohstoffe von der Erstattung aus. Diese Drogen sind im Leitfaden bereits berücksichtigt worden.

Monographien der Kommission E

Bei der **Kommission E** handelt es sich gemäß § 25 (7) AMG 76 um 24 Sachverständige, die eine besondere Kenntnis – wissenschaftliche oder/und praktische – über die „phytotherapeutische Therapierichtung und Stoffgruppe" vorweisen müssen. Die Experten werden aufgrund von Vorschlägen der Fachgesellschaften alle 3 Jahre vom Bundesminister für Gesundheit neu berufen. Von größter wissenschaftlicher und v.a. praktischer Bedeutung dürfte die wohl weltweit einzigartige **interdisziplinäre Zusammensetzung** der Kommission sein. Vertreten sind **7** verschiedene Disziplinen, die im Gesundheitswesen involviert sind. Im einzelnen handelt es sich um Experten der klinischen sowie experimentellen Pharmakologie, Toxikologie, Biometrie, Pharmazeutischen Biologie sowie um Anwender (Ärzte und Heilpraktiker). Mindestens 50 % der Kommissionsmitglieder müssen Anwender in Praxen bzw. Krankenhäusern/Kurkliniken sein.

In den Jahren 1978–1995, in denen die Kommission E sowohl als Aufbereitungs- als auch als Zulassungs-Kommission tätig war, wurde von ihr das weltweit vorhandene wissenschaftliche Erkenntnismaterial von **378 Drogen** und Drogenzubereitungen bewertet. Das Ergebnis der Sachdiskussion, in die sich auch Fachgesellschaften oder einzelne Wissenschaftler einschalten konnten, wurde in **Positiv-** oder **Negativ-Monographien**, die im Bundesanzeiger veröffentlich wurden, niedergelegt. Bei 133 Drogen bzw. Drogenzubereitungen entschied sich die Kommission für Negativ-Monographien (☞ Tab. 2.5), weil entweder das wissenschaftliche Erkenntnismaterial für die in Anspruch genommenen Anwendungsgebiete im naturwissenschaftlichen Sinne nicht ausreichend war oder weil ein größeres Risiko gegenüber dem Nutzen vorlag. Der interne Begriff der sog. „Null-Monographien" wird im ☞ Kapitel 2.3 näher erläutert.

Eine internationale wissenschaftliche Bestätigung erfahren die Monographien der Kommission E seit 1992 durch die **ESCOP-Monographien** (European Scientific Cooperative on Phytotherapy) bzw. seit 1998 durch die **WHO-Drogenmonographien**. Sowohl die 80 verabschiedeten bzw. in Bearbeitung befindlichen ESCOP-Monographien als auch die bisher verabschiedeten 40 WHO-Monographien bestätigen die in den E-Monographien fixierten Anwendungsgebiete, Nebenwirkungen und Dosierungen.

1.5 Möglichkeiten und Grenzen einer modernen rationalen Phytotherapie

1.5.1 Möglichkeiten

Phytopharmaka sind – von einigen wenigen Ausnahmen abgesehen, wie z.B. die Behandlung der Knollenblätterpilzvergiftung mit Silybinin aus den Früchten der Mariendistel – keine Arzneimittel der Akut- und Notfallmedizin und nicht für die alleinige Behandlung schwerer Erkrankungen oder von Stoffwechselstörungen wie Diabetes mellitus geeignet. Pflanzliche Arzneimittel spielen in der Klinik eine wesentlich geringere Rolle als in den Praxen der niedergelassenen Allgemein- und Fachärzte.

Phytopharmaka sind vorrangig indiziert zur
- **alleinigen** Therapie bei leichten bis mittelschweren Erkrankungen und insbesondere bei funktionell bedingten und chronischen Erkrankungen (z.B. chronische Obstipation)
- **alleinigen** Therapie bei Befindlichkeitsstörungen (z.B. Katarrhe der oberen Luftwege, dyspeptischen Beschwerden, Reizmagen, Prostatahyperplasie, allgemeinen Unruhezuständen, Colon irritabile)
- **adjuvanten** Therapie bei degenerativen Erkrankungen, ferner in Kombination mit Antibiotika und chemisch-synthetischen Arzneimitteln wie Zytostatika, bei schweren Erkrankungen, Infektionskrankheiten und in der Notfallmedizin
- **Rezidivprophylaxe** nach bestimmten Infektionserkrankungen, z.B. nach Infektionen im Urogenitaltrakt
- Nachbehandlung in der **Rekonvaleszenz**.

Die Phytotherapie zählt neben Ernährung, Bewegungs-, Hydro- und Ordnungstherapie zu den 5 Grundsäulen der klassischen Naturheilverfahren. Die stoffliche Besonderheit verleiht vielen Phytopharmaka ein klinisch und pharmakologisch nachgewiesenes **breiteres therapeutisches** und **pharmakologisches Wirkungsprofil**. Sie beeinflussen beispielsweise sowohl die Befindens- als auch die Befundsebene und wirken ganz im Sinne der therapeutischen Strategien der Ganzheitsmedizin. Häufig können Phytopharmaka sowohl symptomatisch als auch kausal wirken.

1

Auch für die Therapie mit Phytopharmaka gilt, daß exakte Indikationsstellung, adäquate Dosierung und Beachtung von Kontraindikationen sowie Wechselwirkungen mit anderen Arzneimitteln für den Therapieerfolg absolut unerläßlich sind. Der Vorteil aber gegenüber chemisch-synthetischen Medikamenten besteht in einer größeren therapeutischen Breite, geringeren Nebenwirkungen und selteneren Interaktionen und damit einem erhöhten Sicherheitspotential.

Die Hoffnung, pflanzliche Arzneimittel für die rund 5000 selten auftretenden Krankheiten (Rare Diseases) im Sinne der Verordnung für Orphan Drugs („Waisenarzneimittel") der Europäischen Union vom 22. Januar 2000 zu finden, hat sich bislang leider noch nicht erfüllt. Entgegen anders lautender Werbeaussagen existierten für die zwar selten auftretenden, aber schwer verlaufenden Krankheiten keine Phytopharmaka mit ausreichender oder gar lebensrettender Wirksamkeit.

1.5.2 Grenzen

Die **Grenzen** der Phytotherapie liegen in der

- Verwendung bzw. Applikation **qualitativ ungeeigneter** bzw. nicht-rationaler Phytopharmaka, verbunden mit einer Unterdosierung
- **falschen Applikation** von Phytopharmaka, z.B. mentholhaltige Zubereitungen in die Nase eines Sgl., bzw. **falschen Applikationsdauer**, z.B. capsaicinhaltige Zubereitungen länger als 8 Wochen
- **fehlerhaften Abwägung** des **Nutzen-Risiko-Verhältnisses** und der Überschätzung der Wirksamkeit bei gleichzeitiger Unterschätzung des Schweregrades der Krankheit
- **Unkenntnis** von unerwünschten **Nebenwirkungen**, z.B. dem Auftreten möglicher Allergien
- **Unkenntnis** von möglichen **Interaktionen** mit anderen Arzneimitteln. Die in Schweden bereits geforderten „Updates on Natural Product-drug Interactions" will demnächst auch das BfArM fordern.

Auf die Grenzen der Phytotherapie wird im vorliegenden Leitfaden ganz bewußt am jeweiligen Beginn eines Kapitels bzw. im Kapitel Pflanzenprofile (☞ Kap. 2) hingewiesen.

1.6 Zubereitung und Darreichungsformen von Phytopharmaka

1.6.1 Zubereitung von Arzneipflanzen

Herkunft

Von den rund 400 in der europäischen Phytotherapie genutzten Drogen stammen etwa

- 50 % aus **Wildsammlungen** (z.B. Teufelskrallenwurzel, Arnikablüten, Birkenblätter usw.), wenn die Pflanzen natürlich reichlich vorkommen. Das Pflanzenmaterial kann dabei sehr heterogen sein.
- 40 % aus **Arzneipflanzenkulturen** (z.B. Kamillenblüten, Baldrianwurzel, Leinsamen usw.), wenn ein großer Bedarf an qualitativ hochwertigen Drogen

besteht oder die Pflanzen unter Naturschutz stehen. Obwohl der **kontrollierte Anbau** teuer ist, werden immer mehr Arzneipflanzen in Kultur genommen, da das Pflanzenmaterial exakt definiert und homogen ist, Verwechslungen und Verfälschungen beinahe ausgeschlossen sowie Verunreinigungen und unkontrollierte Rückstände von Pflanzenschutzmitteln minimiert sind (z.B. Johanniskraut, echtes Goldrutenkraut, Weidenrinde usw.). Durch gezielte **Züchtungsmaßnahmen** bekommt man ferner Arzneipflanzen, die höhere Konzentrationen an wirksamkeitsmitbestimmenden Inhaltsstoffen besitzen (z.B. höherer Gehalt an (-)-α-Bisabolol und Chamazulen in Kamillenblüten oder an Rutin in Buchweizenkraut usw.).
- 10 % werden **sowohl wild gesammelt als auch kultiviert** (z.B. Johanniskraut, Weidenrinde, Weißdornblätter mit Blüten usw.).

Nach Schilcher (1984) beginnt die Standardisierung eines Phytopharmakons „bereits auf dem Feld", was zwischenzeitlich von mehreren pharmazeutischen Unternehmen praktiziert wird.

Ernte, Trocknung, Lagerung und Weiterverarbeitung

Wirkstoffreiche Drogen müssen
- zum richtigen Zeitpunkt **geerntet** werden, der von Tageszeit und Wachstumsphase der Pflanze abhängig ist (z.B. Pfefferminzblätter oder Echinaceakraut während der Blütezeit).
- sorgfältig **getrocknet** werden, wobei u.a. direktes Sonnenlicht zu vermeiden ist und die Trocknungstemperaturen je nach Droge zwischen 40 °C und 80 °C liegen soll.
- trocken, kühl und lichtgeschützt **gelagert** werden.

Zur Weiterverarbeitung werden die getrockneten Ganzpflanzen in speziellen **Schneideanlagen** zu Quadratschnitten (ca. 4 x 4 mm) oder Feinschnitten (ca. 0,5–1 mm) verarbeitet. Die geschnittenen Drogen (concis-Drogen) werden in Windsicht- und Siebanlagen von anhaftenden Erdpartikeln und weiteren Verunreinigungen befreit und im sauberen Zustand entweder direkt zu Teemischungen verarbeitet oder es werden daraus Tinkturen bzw. Extrakte hergestellt.

Phytopharmaka können entweder direkt als **ganze oder zerkleinerte Droge** eingenommen (z.B. Kürbissamen, Leinsamen, Wacholderbeeren etc.) oder als **flüssige, halbfeste** und **trockene Darreichungsformen** appliziert werden. **Parenteral** verabreichte Phytopharmaka kommen vor, spielen jedoch eine untergeordnete Rolle. Im folgenden soll die **Weiterverarbeitung** von Phytopharmaka dargestellt werden (☞ Abb. 1.2).

1.6.2 Flüssige Darreichungsformen

Frischpflanzenzubereitungen

- **Frischpflanzenpreßsäfte** werden durch Auspressen von frisch geernteten Pflanzen(teilen) gewonnen und enthalten nicht nur die wasserlöslichen Inhaltsstoffe der Pflanze in optimaler Konzentration, sondern auch bis zu 30 % die wasserunlöslichen. Sie sind, obwohl sie dadurch phytochemisch mit zu den besten Arzneipflanzenzubereitungen zählen, ärztlicherseits relativ wenig bekannt, möglicherweise weil sie gemäß § 44 Abs. 2 AMG 76 eine größere

1

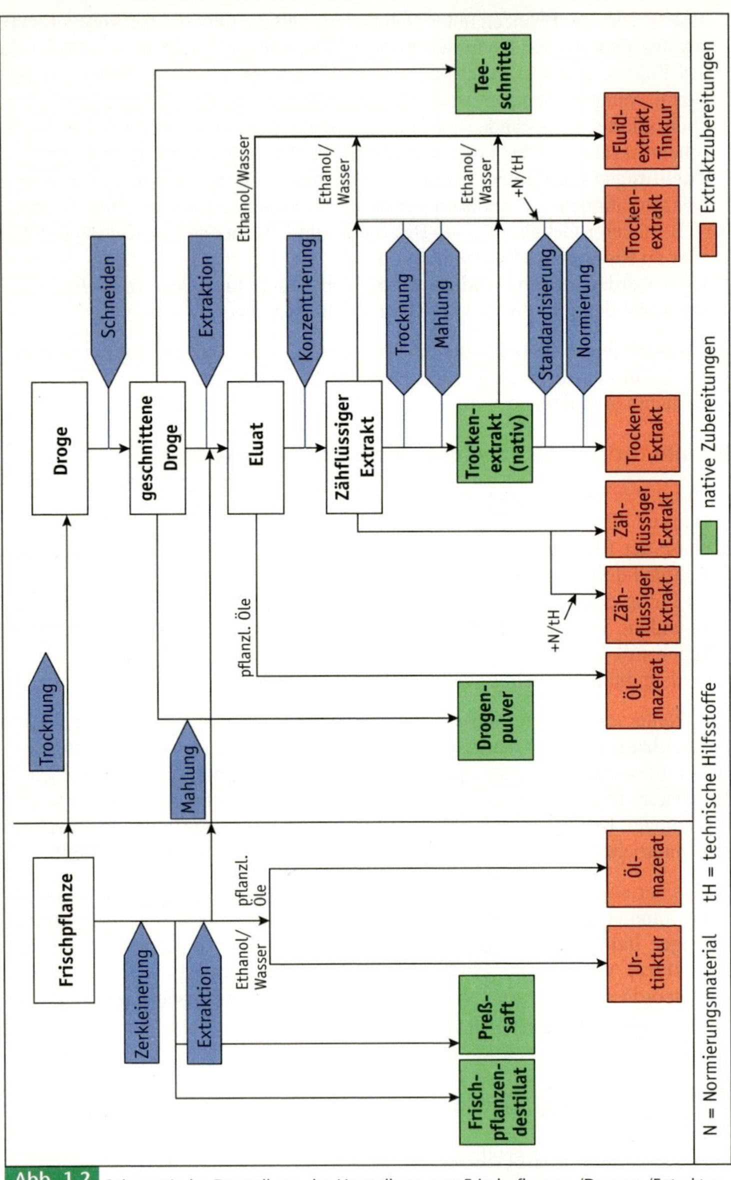

Abb. 1.2 Schematische Darstellung der Herstellung von Frischpflanzen-/Drogen-/Extraktzubereitungen und ihre Abgrenzung nach F. Gaedcke. Definitionsgemäß entsteht aus der genuinen Frischpflanze durch Trocknen die Droge. Mit Ausnahme der Herstellung von Frischpflanzenpreßsäften und -destillaten erfolgen die weiteren Herstellungsschritte wie Zerkleinern, Extraktion, Verdampfen bzw. Konzentrierung, Trocknung, Mahlung etc. von der Droge aus. Die angegebenen Endprodukte werden zum Teil noch zu gebrauchsfertigen galenischen Zubereitungen (Tbl., Drg., Kps.) weiterverarbeitet.

Bedeutung außerhalb der Apotheke besitzen. Ihre Wirksamkeit ist typisch für die sogenannten „mite"-Phytopharmaka. Sie sollten bei der Verordnung pflanzlicher Arzneimittel innerhalb der Naturheilverfahren einen höheren Stellenwert erlangen.

- **Frischpflanzendestillate** werden durch Wasserdampfdestillation von frischen Pflanzen gewonnen und enthalten v.a. die wasserdampfflüchtigen Inhaltsstoffe, die auch die Wirksamkeit bestimmen. Auch sie sind ärztlicherseits relativ wenig bekannt.
- **Ethanolisch-wäßrige Frischpflanzenauszüge** spielen in erster Linie in der Homöopathie und Spagyrik eine große Rolle.
- **Ölige bzw. fettige Frischpflanzenauszüge** werden gewonnen, indem den frisch zerkleinerten Pflanzenteilen die fettlöslichen Bestandteile mit Pflanzenöl bei Raumtemperatur entzogen werden. Sie wurden speziell von Sebastian Kneipp empfohlen und sind in mehreren Kneipp-Arzneien enthalten.

Teezubereitungen

Dazu wird die Droge grob bis fein geschnitten (Blüten, Blätter, Kraut) bzw. pulverisiert (Rinden, Wurzeln, Holz). Da der Wirkstoffgehalt im fertigen Tee und damit die Wirksamkeit von der Zubereitungsart des Tees abhängen, müssen Zerkleinerungsgrad der Droge, Verhältnis von Droge und Wasser (= Auszugsmittel) sowie Temperatur und Einwirkzeit des Wassers sorgfältig **beachtet** werden. Z.B. wird der Gehalt an Gesamt-Hypericinen in einem Johanniskrauttee deutlich reduziert, wenn die Temperatur des Wassers länger als 5 Min. ca. 90 °C beträgt.

Die optimale Teezubereitung führt man mit **speziellen Kräutertee-Tassen** durch, die aus Porzellan oder Steingut hergestellt sind, einen Siebeinsatz zum einfachen und schnellen Abseihen haben und einen Deckel zum Abdecken während des Ausziehens mit kochendem Wasser besitzen, damit der Verlust an flüchtigen Bestandteilen möglichst gering ist.

Gesüßt werden die Tees am besten mit Honig (v.a. Husten- und Erkältungstees), falls geschmacklich akzeptabel, sollen Medizinal-Tees jedoch ungesüßt getrunken werden (v.a. Magen-, Darm-, Gallen-, Lebertees).

- **Kräuter-Teezubereitungen**, Auszüge mit Wasser als Aufguß (Infus), Abkochung (Dekokt) oder Kaltansatz (Mazerat) sind galenische „Urformen" der Phytopharmaka und sollten in der ärztlichen Verordnung als individuelle Rezepturen wieder mehr an Bedeutung gewinnen, zumal sie in der Regel von den Krankenkassen erstattet werden.
  - **Aufguß (Infus):** Hergestellt durch Übergießen der Droge mit kochendem Wasser und anschließendem Ziehenlassen. V.a. bei fein zerkleinerten Pflanzenteilen sowie flüchtigen und thermolabilen Inhaltsstoffen geeignet.
  - **Abkochung (Dekokt):** Hergestellt durch Aufkochen der Droge mit Wasser und anschließendem Ziehenlassen bei leichtem Kochen. Bei „harten" Drogen (Rinden, Hölzer) und schwer löslichen Inhaltsstoffen geeignet.
  - **Kaltansatz (Mazerat):** Hergestellt durch mehrstündiges Stehenlassen der Droge in kaltem Wasser bei Raumtemperatur. Wegen der möglichen Kontamination mit Keimen vor Verwendung kurz aufkochen. Bei Drogen geeignet, bei denen durch heißes Wasser unerwünschte Inhaltsstoffe in den Tee übergehen oder die verkleistern würden (z.B. Muzilaginosa mit ihrem hohen Anteil an Pektinen und Stärke wie Eibischwurzeln).

1

- **Tassenfertige Instanttees** (lösliche Pulver- oder Agglomeratgranulate) sind wegen der raschen Zubereitungsmöglichkeit und des guten Geschmacks bei Patienten recht beliebt, aber wegen des zum Teil hohen Anteils an Trägersubstanzen – bei Agglomeratgranulat-Tees bis zu 96 % Weißzucker – mit Sicherheit nicht die Kräuterzubereitung der ersten Wahl. Der Extraktanteil liegt bei den empfehlenswerten Instanttees bei rund 50 %. Nur solche Präparate werden im Leitfaden Phytotherapie empfohlen.
- **Filterbeuteltees** können wie die Instanttees gut dosiert und schnell zubereitet werden und geben die wasserlöslichen wirksamkeitsmitbestimmenden Inhaltsstoffe gut frei. Nach Ansicht mehrerer Autoren handelt es sich bei den Filtertees um eine empfehlenswerte Darreichungsform, die den Instanttees vorzuziehen ist, sofern die abgepackten Drogen Arzneibuchqualität besitzen.

Extrakte

Flüssige Auszüge mit verschiedenen Extraktionsmedien aus Drogen. Sie können **flüssig** sein (Tinkturen, Fluidextrakte; s.u.), oder das Extraktionsmittel wird stufenweise abgedampft. Dabei entsteht zunächst ein zähflüssiger Extrakt (**Spissum-Extrakt** ☞ 1.6.2). Wird das Extraktionsmedium vollständig bis auf eine Restfeuchtigkeit von ca. 4 % entfernt, wird der Trockenextrakt erhalten (**Siccum-Extrakt** ☞ 1.6.3).

- **Auszüge mit Ethanol bzw. Ethanol-Wassergemischen** sind gemäß Arzneibuchherstellungsvorschrift als Tinkturen (Tincturae) oder Fluidextrakte (Extracta fluida) im Verkehr und dem Patienten als „Tropfen" bekannt. Ärztlicherseits muß darauf geachtet werden, daß „Tropfen" als Extraktionsmittel Ethanol enthalten, wobei der Gehalt zwischen 20 und 60 Vol.% liegen kann. Daher ist als Kontraindikation zu beachten, daß diese nicht von Alkoholikern oder Patienten mit Lebererkrankungen angewendet werden dürfen. Ethanol ist ein wichtiges Extraktionsmedium, um sowohl wasserlösliche als auch alkohollösliche wirksamkeitsmitbestimmende Inhaltsstoffe in Lösung zu bringen. Tinkturen und Fluidextrakte sind aus pharmazeutischer Sicht empfehlenswerte Zubereitungen, insbesondere wenn sie auf bestimmte Wirkstoffe standardisiert sind (z.B. auf Thymol im Thymian-Fluidextrakt).
  - **Tinktur (Tinctura):** Werden aus 1 Teil Droge und 5 bzw. 10 Teilen Extraktionsmittel hergestellt, was dann mit 1:5 bzw. 1:10 angegeben wird. Tinkturen müssen evtl. vor Gebrauch verdünnt werden.
  - **Fluidextrakt (Extractum fluidum):** Werden auf 1 Teil Droge und 1 Teil Extraktionsmittel eingestellt und sind damit höher konzentriert als Tinkturen. Vorher erfolgt mit soviel Extraktionsmittel eine erschöpfende Extraktion, bis ca. 90 % der wirksamkeitsmitbestimmenden Inhaltsstoffe herausgelöst sind. Die Extraktionslösung wird anschließend abdestilliert, bis das Verhältnis 1:1 erhalten wird.
- **Auszüge mit Südwein** bzw. mit dem sogenannten Likörwein werden zur Herstellung von **Tonika** verwendet. Diese Arzneipflanzen-Tonika enthalten ca. 16 Vol.% Alkohol und sind auch als **Medizinalweine** (Vina medicata), z.B. Rosmarin- oder Kondurangowein, im Verkehr.
- **Alkoholische Destillate** enthalten die aus der jeweiligen Droge abdestillierten ätherischen Öle und müssen Ethanolgehalte von mind. 40 Vol.% besitzen, damit die ätherischen Öle klar gelöst bleiben. Diese Destillate werden auch „Geiste" genannt, z.B. Melissengeist mit einem Alkoholgehalt über 70 Vol.%.

1

1.6.3 Halbfeste Darreichungsformen

Zähflüssige Extrakte bzw. Dickextrakte (Spissum-Extrakte) werden in wenigen Einzelfällen direkt eingenommen, z.B. Hefeextrakt, Süßholzwurzeldicksaft, Wacholderbeerdicksaft, meist aber weiterverarbeitet zu medizinischen Bädern, Gelen, Weichgelatinekapseln, Pastillen, Salben, Sirupe oder Suppositorien. Auch zähflüssige Extrakte können auf bestimmte wirksamkeitsmitbestimmende Inhaltsstoffe standardisiert bzw. normiert werden, z.B. Mindest- und Höchstgehalt an Glycyrrhizin im Süßholzwurzeldicksaft.

1.6.4 Trockene Darreichungsformen

Werden Drogen zerkleinert bzw. pulverisiert, entstehen **Zubereitungsformen**, die zu Dragees, Granulaten, Hartgelatinekapseln, Pastillen, Pellets, Tabletten oder Filmtabletten weiterverarbeitet werden können. Die gleiche Weiterverarbeitung kann auch mit Trockenextrakten (Siccum-Extrakten) erfolgen.

Qualitative Parameter

Die Qualität eines Trockenextrakts ist abhängig von dem

- **Verhältnis** von der Ausgangsdroge zum nativen Extrakt, bezeichnet als **DEV** (Drogen-Extrakt-Verhältnis). Ein hoch konzentrierter Kürbiskernsamenextrakt hat z.B. einen DEV von 20:1, d.h. aus 20 kg Kürbissamen wird 1 kg Trockenextrakt erhalten, der dann reich an Phytosterolen und anderen wirksamkeitsmitbestimmenden Inhaltsstoffen ist. Letzteres ist von entscheidender Bedeutung für die Wirksamkeit, aber die Angaben des DEV und Extraktionsmittels sind lediglich qualitative Teilparameter und müssen nicht zwingend mit der Wirksamkeit korrelieren.
- **Extraktionsmittel**, mit dem extrahiert wird, z.B. Wasser, Ethanol-Wasser oder lipophile Lösungsmittel wie Hexan. Die inhaltliche Zusammensetzung des Trockenextrakts hängt in erster Linie von der Polarität des Extraktionsmediums ab. Bei empfehlenswerten Phytopharmaka ist das Extraktionsmittel deklariert, so daß sich Arzt und Apotheker ein Bild machen können, ob hydrophile und lipophile wirksamkeitsmitbestimmende Inhaltsstoffe vorhanden sein können.
- **Extraktionsverfahren**, das nicht nur für die Extraktgesamtausbeute mitentscheidend ist, sondern auch für die qualitative Zusammensetzung des Extrakts. Die möglichen unterschiedlichen Extraktionsverfahren (☞ 14.2.1: Bauer, Frömming und Führer: Pharmazeutische Technologie. Wissenschaftliche Verlagsgesellschaft, Stuttgart) können einen relativ großen Einfluß auf den Gehalt an wirksamkeit*mit*bestimmenden Inhaltsstoffen haben.
- **Trocknungsverfahren**, das maßgeblich an der inhaltlichen Qualität des Trokkenextrakts mitbeteiligt ist, z.B. schonend oder weniger schonend vorgenommen, da zunächst der flüssige Drogenauszug eingeengt und zum Trocknen gebracht wird. Das schonendste Trocknungsverfahren ist die Gefriertrocknung, gefolgt von der Vakuum-Bandtrocknung und der Sprühtrocknung.

1

1.6.5 Parenteral verabreichte Phytopharmaka

Werden je nach Droge und Indikation intravenös (i.v.), intramuskulär (i.m.), subkutan (s.c.) und im Sonderfall für Legalon® SIL bei Knollenblättervergiftung als Infusion appliziert. Es gelten selbstverständlich die völlig gleichen sterilen Herstellungsvorschriften wie für chemisch-synthetische Parenteralia.

1.7 Rezeptur von Arzneitees

Die individuelle Verordnung eines Medizinaltees war nicht nur in der vornaturwissenschaftlichen Zeit die am häufigsten genutzte phytotherapeutische Maßnahme, sondern gehört auch heute noch durchaus zu einer rationalen Phytotherapie, sofern einige Regeln eingehalten werden. Insbesondere individuell rezeptierte Arzneiteemischungen (= Species) besitzen beim Patienten nicht nur einen hohen Grad der Compliance, sondern bekräftigen auch das Vertrauensverhältnis zwischen Arzt und Patienten. Eine Arzneiteeverschreibung kann zu einer positiven Änderung der Situationseinschätzung führen, weil bei der Einnahme einer Kräutertee-Zubereitung neben den pharmakologischen Effekten sensorische bzw. organoleptische Wirkungen wie Geruch, Geschmack, angenehmes Wärmegefühl etc. hinzukommen. Das sorgfältige Zubereiten des Teeaufgusses oder der -abkochung und das schluckweise über den Tag verteilte Trinken können eine Art „Entspannung" für den Patienten darstellen.

■ Rezeptur-Grundregeln

Folgende Grundregeln müssen bei der Verordnung (Praescriptio) und der Einnahme (Ordinatio) eingehalten werden:

- Die Verordnung darf nur **monographie-konforme Drogen** enthalten.
- Die Drogen müssen **Arzneibuch-Qualität** (= DAB-Qualität) besitzen.
- Eine **Arzneitee-Mischung** darf nur aus 4 bis max. 8 Drogen bestehen und zwar aus den Grund- bzw. Basis-Mitteln (Remedium cardinale), Begleitdrogen (Remedium adjuvans), Geschmacks- und das Aussehen verbessernde Drogen (Remedium corrigens) und falls notwendig, z.B. wenn die Rezeptur Früchte enthält, Stabilisierungs- bzw. Fülldrogen (Remedium constituens).
  Als praktischer Hinweis sei an die älteren Rezepturen im Deutschen Arzneibuch 6. Ausgabe (DAB 6), DRF bzw. NRF-Formeln und an die Species der Standardzulassungen erinnert. Die entsprechenden Rezepturen sind beim Apotheker zu erfragen bzw. im Leitfaden nachzulesen.
- Rezepturanweisungen sollten in **lateinischer Sprache** in abgekürzter Form erfolgen, da damit für den Apotheker eine eindeutige Zuordnung gemäß Arzneibuch gewährleistet ist (☞ Tab. 1.3).
- Es müssen Angaben hinsichtlich der Menge bzw. Mengenverhältnisse der einzelnen Rezepturbestandteile gemacht werden.
- Neben der quantitativen Zusammensetzung muß noch die **Beschaffenheit** der einzelnen Drogen angegeben werden, z.B. ganz (= totus, tot.), geschnitten (= concis, conc.), gequetscht (= contusus, cont.).
- In der **Gebrauchsanweisung** (= Signatur) muß der Patient genau angewiesen werden, wie er den Medizinaltee zubereiten und einnehmen/trinken soll.

Rezepturanweisungen in deutscher und lateinischer Sprache		
Lateinische Abkürzung	**Lateinische Anweisung**	**Deutsche Anweisung**
aa	ana partes aequales	zu gleichen Teilen
add.	adde	füge hinzu
aqu.	aqua	Wasser
aut simil.	aut similia	oder Ähnliches
c.	cum	mit
conc.	concisus	geschnitten
cont.	contusus	gequetscht
cort.	cortex/cortices	Rinde/Rinden
d.	da	gib
decoct.	decoctum	Dekokt
D.S.	da signa	gib und bezeichne
extract.	extractum	Extrakt
f.	fiat	mache, fertige an
flor.	flos/flores	Blüte/Blüten
fol.	folium/folia	Blatt/Blätter
fruct.	fructus/fructus	Frucht/Früchte
gtt.	gutta/guttae	Tropfen
herb.	herba/herbae	Kraut/Kräuter
inf.	infunde bzw. infusum	mache einen Aufguß bzw. Aufguß
m.	misce	mische
macer.	maceratio	Mazeration
m. f. spec.	misce fiat species	mische und fertige einen Tee an
m. f. tinct.	misce fiat tinctura	mische und fertige eine Tinktur
m. f. ungt.	misce fiat unguentum	mische und fertige eine Salbe an
p.c.	post cenam	nach dem Essen
pulv.	pulvis, pulveratus	Pulver, gepulvert
quan. sat.	quantum satis	genügend Menge an
rad.	radix/radices	Wurzel/Wurzeln
rhiz.	rhizoma/rhizomae	Wurzelstock/Wurzelstök-ke
rp.	recipe	nimm
s.	signa	bezeichne
sol.	solutio	Lösung

Forts. ➡

1

Rezepturanweisungen in deutscher und lateinischer Sprache		
Lateinische Abkürzung	**Lateinische Anweisung**	**Deutsche Anweisung**
spec.	species	Tee
spir	spiritus	Spiritus
supp.	suppositorium	Zäpfchen
tal. dos.	tales doses	solche Mengen
tinct.	tinctura	Tinktur
tot.	totus	ganz
ungt.	unguentum	Salbe

Tab. 1.3

Rezepturbeispiel

Das folgende Beispiel für den Magen-Darm-Tee gemäß Standardzulassung Nr. 2029.99.99 zeigt die genaue Verordnung eines Medizinaltees:

Nomen Aegroti (Name des Patienten): Name Patient

Invocatio (Anweisung): Rp. (Recipe = Nimm)

Praescriptio (Verordnung):

Valerianae radix conc.
(geschnittene Baldrianwurzeln) 25,0 g

Carvi fructus cont.
(gequetschte Kümmelfrüchte) 25,0 g

Menthae piperitae folium conc.
(geschnittene Pfefferminzblätter) 25,0 g

Matricariae flos tot.
(ganze Kamillenblüten)25,0 g

Subscriptio (Vorschrift, Herstellungsanweisung): M. f. spec. stomach. (Misce fiat species stomachicae = Mische einen Magen-Darm-Tee)

Signatura (Anwendungsvorschrift): Magen- und Darmtee – 1 EL Teemischung wird mit ca. 150 ml siedendem Wasser übergossen, bedeckt etwa 10 Min. ziehen gelassen und durch ein Teesieb abgeseiht. Mehrmals tgl. 1 Tasse frisch bereiteten Tee körperwarm zwischen den Mahlzeiten trinken.

Inscriptio Nomen Medici (Unterschrift des Arztes): Unterschrift des Verordners

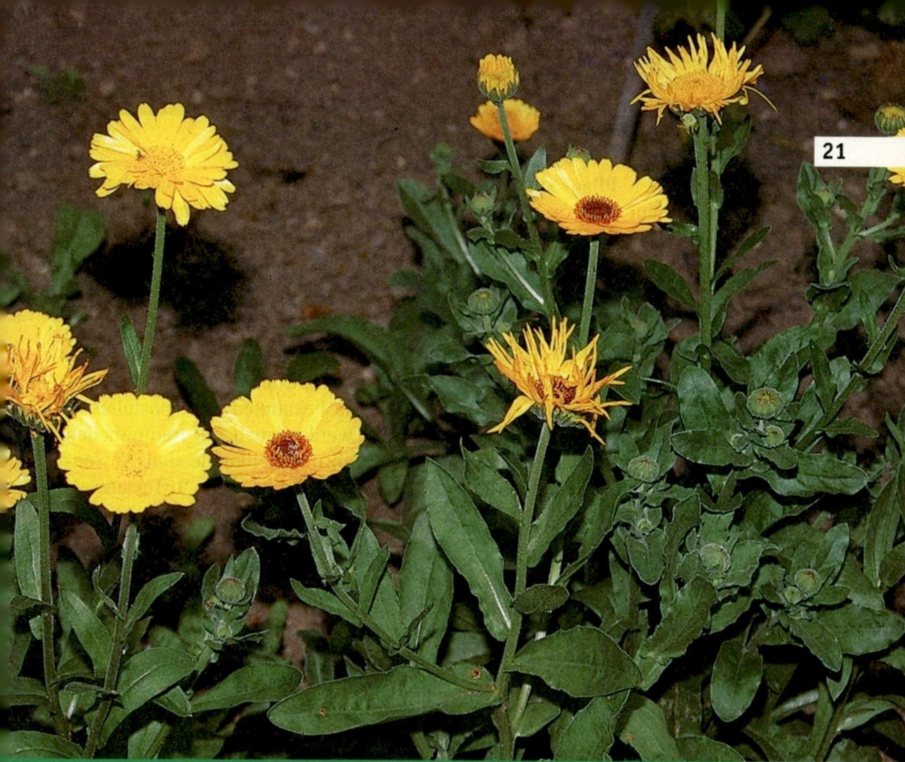

Pflanzenprofile

2

Inhalt

Die vorliegenden Pflanzenprofile basieren – bis auf wenige praxisrelevante Ausnahmen – auf den von der **Kommission E** des ehemaligen Bundesgesundheitsamtes erstellten **Positiv-Monographien**, die zusätzlich durch wissenschaftliches Erkenntnismaterial ergänzt wurden, das erst nach der Veröffentlichung der Monographien veröffentlicht worden ist. Die Pflanzenprofile entsprechen somit dem derzeit aktuellen wissenschaftlichen Erkenntnisstand.

Über die originalen E-Monographien **hinausgehend** werden die **wirksamkeits-*mit*bestimmenden Inhaltsstoffe** der Drogen ausführlich besprochen, ferner werden als wichtige zusätzliche Information die bekannten bzw. postulierten **Wirkmechanismen** erläutert. In Einzelfällen werden auch die traditionellen Anwendungsgebiete, Indikationen aus der Erfahrungsheilkunde und Anwendungsbeobachtungen genannt (Überschrift „weitere Indikationen"). Textabweichungen bzw. **Ergänzungen** zu den Originaltexten sind *kursiv* gesetzt.

Bei der **Kommission E** handelt es sich um eine vom Ministerium für Jugend, Familie und Gesundheit eingesetzte Sachverständigenkommission beim Bundesinstitut für Arzneimittel und Medizinprodukte (BfArM), die als Zulassungs- und Aufbereitungskommission das weltweite wissenschaftliche Erkenntnismaterial über Arzneipflanzen und Arzneipflanzenzubereitungen in Monographien aufbereitet hat (☞ 1.4). Diese Kommission ließ nur Indikationsgebiete zu, die gut dokumentiert und daher wissenschaftlich vertretbar sind.

Von einem zweiten wissenschaftlichen Gremium, der **European Scientific Cooperative on Phytotherapy (ESCOP)**, werden zur Zeit ähnliche Monographien erstellt, die gegenüber den Monographien der Kommission E **aktualisiert** sind. Die Adresse des ESCOP-Sekretariats lautet: ESCOP Secretariat, Gandy Street, EXETER, Devon, EX4 3LS, United Kingdom, Tel.: +44 1392 424626, Fax: +44 1392 424864, e-mail: secretariat@escop.com, Website: www.escop.com. Dort können die bisher verabschiedeten kompletten Monographien käuflich erworben werden, die sich noch über die Angaben im Leitfaden hinaus sehr ausführlich mit den jeweiligen Drogen, unter Angabe der Literatur, beschäftigen. Die bisher publizierten bzw. in Bearbeitung befindlichen 80 ESCOP-Monographien bestätigen international nicht nur die von der Kommission E veröffentlichten Anwendungsgebiete, sondern auch die Nebenwirkungen und Dosierungen (☞ Therapeutic indications und Dosage in den Pflanzenprofilen im Kap. 2). Gleiches gilt für die bisher verabschiedeten 40 Monographien der **WHO**.

In Kap. 2.3 sind die von der Kommission E **negativ verabschiedeten Drogen** aufgelistet inklusive der **Gründe** für die Ablehnung einer Positiv-Monographie. In der Liste befinden sich nicht nur Drogen, die in der **Selbstmedikation** eine relativ große Rolle spielen, z.B. Augentrostkraut, Römische Kamille oder Basilikumöl, sondern auch Drogen, die in der **Erfahrungsheilkunde** eine große Wertschätzung besitzen, z.B. Ammi-visnaga-Früchte, Besenginsterblüten, Buccoblätter, Oleanderblätter. Der erfahrene Phytotherapeut wird nach wie vor Drogen der Gruppe 1 (= Null-Monographien) als freie Rezeptur verordnen, auch wenn von diesen Drogen nach dem 2. AMG keine Fertigarzneimittel mehr existieren, weil die Nachzulassung versagt wurde. Drogen der Gruppe 1 wären es allerdings wert, daß sie einer wissenschaftlichen Nachuntersuchung unterzogen werden.

2.1 Einzelpflanzen

▶ Adoniskraut (Adonidis herba)

Wirksamkeitsbestimmende Inhaltsstoffe: Herzwirksame Glykoside (z.B. Adonitoxin, Cymarin), Flavonoide.

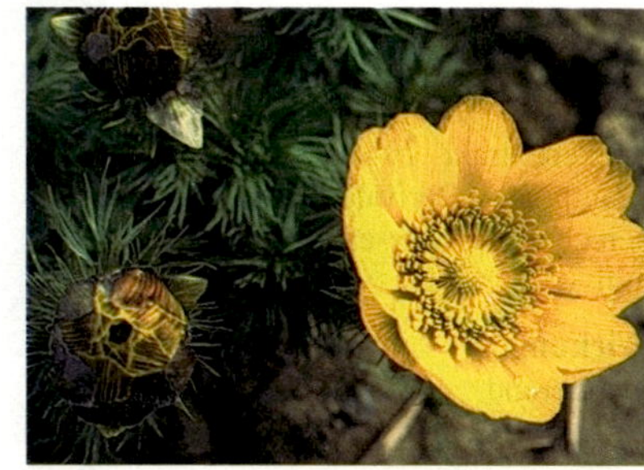

Frühlings-Adonisröschen (Adonis vernalis L.) [U224]

Wirkungen:
- positiv inotrop
- venentonisierend (im Tierversuch)
- *zentral sedierend*

Wirkmechanismus: Digitaloid-Droge ☞ 4.1.1

Indikationen (nach Kommission E):
- leicht eingeschränkte Herzleistung (Herzinsuffizienz Stadium I–II nach NYHA), v.a. bei nervöser Begleitsymptomatik ☞ 4.3.1

Weitere Indikationen in der Erfahrungsheilkunde:
- funktionelle, noch nicht digitalisbedürftige Herzbeschwerden und Kreislauflabilität mit nervöser Begleitsymptomatik ☞ 4.3.1

Kontraindikationen: Therapie mit Digitalisglykosiden, Kaliummangelzustände.

Nebenwirkungen: Keine bekannt. Bei Überdosierung typische Zeichen einer Digitalis-Intoxikation wie Übelkeit, Erbrechen, Herzrhythmusstörungen.

Interaktionen: Wirkungssteigerung bei gleichzeitiger Gabe von Chinidin, Calcium, Saluretika, Laxanzien und bei Langzeittherapie mit Glukokortikoiden.

Dosierung: Mittlere Tagesdosis 0,6 g eingestelltes Adonispulver (DAB), max. Einzeldosis 1,0 g, max. Tagesdosis 3,0 g; Zubereitungen entsprechend.

Darreichungsform: Zerkleinerte Droge sowie deren Zubereitungen zum Einnehmen.

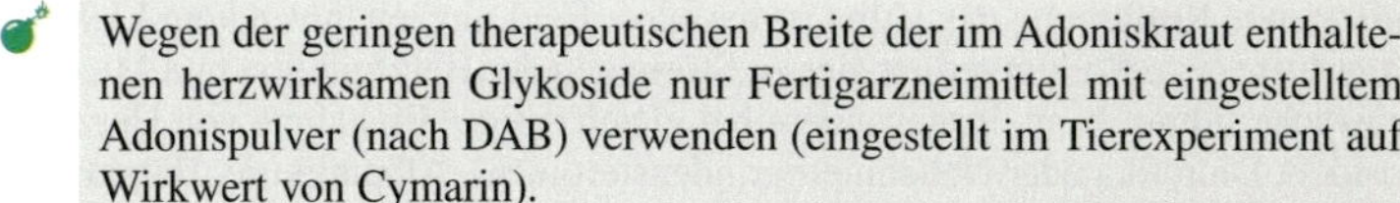

Wegen der geringen therapeutischen Breite der im Adoniskraut enthaltenen herzwirksamen Glykoside nur Fertigarzneimittel mit eingestelltem Adonispulver (nach DAB) verwenden (eingestellt im Tierexperiment auf Wirkwert von Cymarin).

✓ Da sich Adoniskraut nur schwer kultivieren läßt, stammt die seltene und in Deutschland geschützte Pflanze ausschließlich aus Wildbeständen. Dies ist einerseits aus Sicht des Naturschutzes ein Problem, andererseits erschwert es die Herstellung standardisierter Produkte, da der Gehalt der beiden Hauptglykoside Adonitoxin und Cymarin je nach Standort und Erntezeitpunkt starken Schwankungen unterliegt.

2
A

▸ Aloe-Extrakt (Extractum aloes, Curaçao-Aloe, Kap-Aloe)

Wirksamkeitsbestimmende Inhaltsstoffe: Anthranoide (überwiegend vom Aloe-Emodin-Typ), d.h. Anthrachinone und ihre Oxidationsformen. Curacao-Aloe muß mind. 28,0 %, Kap-Aloe mind. 18 %, eingestellter Aloetrockenextrakt 19–21 % Hydroxyanthracen-Derivate enthalten, berechnet als wasserfreies Barbaloin.

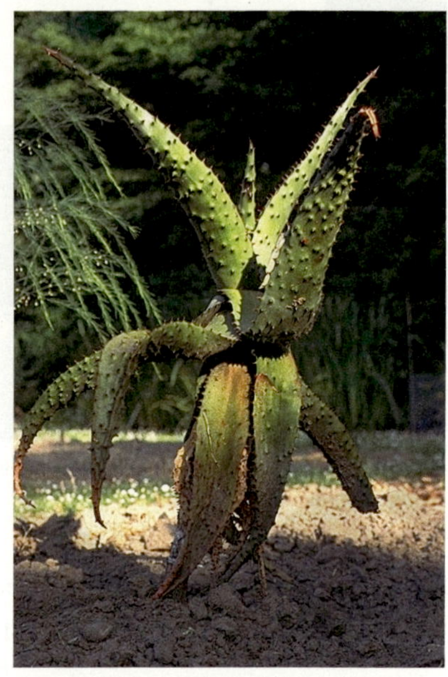

Kap-Aloe (Aloe barbadensis MILLER und Aloe capensis MILLER) [U224]

Wirkungen:
- laxierend
- peristaltikanregend
- *antiabsorbtiv*
- *hydragog*
- *antiulzerogen*
- *choleretisch (in kleinen Mengen; als Bitterstoffdroge)*

Wirkmechanismus: Anthranoiddroge ☞ 7.1.8

Indikationen (nach Kommission E):
- Obstipation ☞ 7.10.1

Weitere Indikationen aufgrund klinischer Erfahrungen:
- Erkrankungen, bei denen eine leichte Defäkation erwünscht ist (z.B. Analfissur, Hämorrhoiden, nach rektal-analen operativen Eingriffen) ☞ 7.10.1

Kontraindikationen: Ileus, akut entzündliche Darmerkrankungen, Morbus Crohn, Colitis ulcerosa, Appendizitis, abdominelle Schmerzen unbekannter Ursache, Kdr. unter 12 Jahren, Schwangerschaft (wegen der abortiven Wirkung), Stillzeit, *während der Menstruation, Entzündungen im Unterleib (wegen Verstärkung der Durchblutung im Beckenbereich).*

Nebenwirkungen: In Einzelfällen krampfartige Magen-Darm-Beschwerden; in diesem Fall ist eine Dosisreduktion erforderlich. Eine während der Behandlung auftretende Rotfärbung des Urins ist harmlos. Bei Langzeitanwendung Elektrolytverluste (v.a. Kaliumverlust, der zu Störungen der Herzfunktion und Muskelschwäche führen kann, insbesondere bei gleichzeitiger Einnahme von Herzglykosiden, Diuretika oder Nebennierenrindensteroiden), Albuminurie, Hämaturie, Pseudomelanosis coli (harmlos, bildet sich in der Regel nach Absetzen der Droge zurück).

Interaktionen: Bei Langzeitanwendung durch Kaliummangel Verstärkung der Wirkung von Herzglykosiden sowie Beeinflussung der Wirkung von Antiarrhythmika möglich. Kaliumverluste können durch Kombination mit Thiaziddiuretika, Nebennierenrindensteroide und Süßholzwurzel verstärkt werden. *Die Wirkung kann durch Metallsalze verstärkt werden.*

Dosierung: Tagesdosis 20–30 mg Hydroxyanthracenderivate, berechnet als wasserfreies Aloin. Die individuell richtige Dosierung ist die geringste, die erforderlich ist, um einen weichgeformten Stuhl zu erhalten.

Darreichungsform: Aloe-Pulver, wäßrig-ethanolische Trocken-, Dick- und Fluidextrakte sowie methanolische Trockenextrakte zum Einnehmen.

Anwendungsdauer: Aloe ist ein die Darmschleimhaut reizendes Abführmittel und darf daher nicht länger als 1–2 Wochen eingenommen werden. Daueranwendung kann zu einer Verstärkung der Darmträgheit führen.

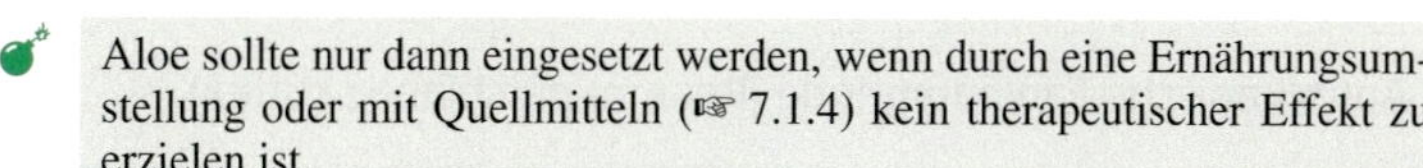

Aloe sollte nur dann eingesetzt werden, wenn durch eine Ernährungsumstellung oder mit Quellmitteln (☞ 7.1.4) kein therapeutischer Effekt zu erzielen ist.

✓ Am günstigsten sind standardisierte alkoholische Trockenextrakte, die wenige Emodine (Aglyka) enthalten, die für die unerwünschten Nebenwirkungen verantwortlich sind, oder ein Gemisch isolierter Anthranoid-Glykoside. Die Arzneibuch-Aloetinktur wirkt milder als Aloe-Pulver oder Aloe-Trockenextrakt.

In der Laienpresse wird Aloe vera als „Wundermittel" für zahlreiche Beschwerden angepriesen, meist ohne genaue Angaben der Stammpflanze sowie der galenischen Zubereitung. Ursprünglich handelte es sich bei Aloe vera um eine Unterart der Arzneibuch-Aloe, die Aloe barbadensis L. var. littoralis KÖNIG ex BAK, eine Aloeart mit etwas niedrigerem Anthranoidgehalt. Heute verwendet man Aloe vera synonym für Aloe barbadensis MILLER und wäre damit arzneimittelrechtlich an die Indikation der Monographie der Kommission E gebunden, die lediglich das Anwendungsgebiet „Obstipation" ausweist.

Aloe vera-Saft ist als Nahrungsergänzungsmittel und Aloe vera-Gel als Kosmetikum im Verkehr. Beide Zubereitungen dürfen laut Arzneimittel- und Lebensmittelgesetz keine krankheitsbezogene Aussage auf den Etiketten tragen. Aloe vera-„Gel" ist keine exakte Gel-Zubereitung laut den Herstellungsvorschriften der Pharmazeutischen Technologie, sondern der konservierte Saft, der entweder auf das 10- oder 40fache eingedickt worden ist und aufgrund des hohen Gehalts an Heteropolysacchariden und der physikalischen Eigenschaften als „Gel" bezeichnet wird.

Für die Wirksamkeit topisch applizierter Aloe vera-Gel-Produkte bei entzündlichen Hauterkrankungen, Wunden, Verbrennungen, Sonnenbrand, Erfrierungen, Akne und Insektenstichen finden sich Hinweise in mehreren neueren klinischen Studien, die v.a. in den USA und Thailand durchgeführt worden sind. Hier konnte eine Beschleunigung der Wundheilung auch histologisch im Sinn einer rascheren Epithelialisierung nachgewiesen werden. Leider ist keine phytochemische Charakteristik des verwendeten „Gels" angegeben. Als Wirkprinzip werden noch nicht näher definierte Polysaccharide, darunter eine Carboxypeptidase, vermutet. Zahlreiche weitere Anwendungsgebiete der traditionellen Medizin in China, Malaysia, Indonesien und Ägypten erscheinen nicht belegt zu sein.

Wenn der Gehalt an laxierenden Anthranoiden (z.B. Aloin) nicht deklariert ist, muß von einer inneren Anwendung von Aloe-vera-Zubereitungen abgeraten werden, da Aloin ein sehr starkes Abführmittel ist.

ESCOP-Monographie Cape Aloes (Aloe capensis)

- **Therapeutic indications:** For short term use in cases of occasional constipation.
- **Dosage:** The correct individual dosage is the smallest required to produce a comfortable soft-formed motion. *Adults and children over 10 years:* Preparations equivalent to 10–30 mg of hydroxyanthracene derivatives, calculated as barbaloin, to be taken once daily at night. *Elderly:* Dose as for adults. Not recommended for use in children under 10 years of age. The pharmaceutical form must allow lower dosages.

▶ Amerikanische Faulbaumrinde (Rhamni purshianae cortex)

Wirksamkeitsbestimmende Inhaltsstoffe: Anthranoide (überwiegend vom Aloe-Emodin-Typ neben solchen vom Chrysophanol- und Physcion-Typ).

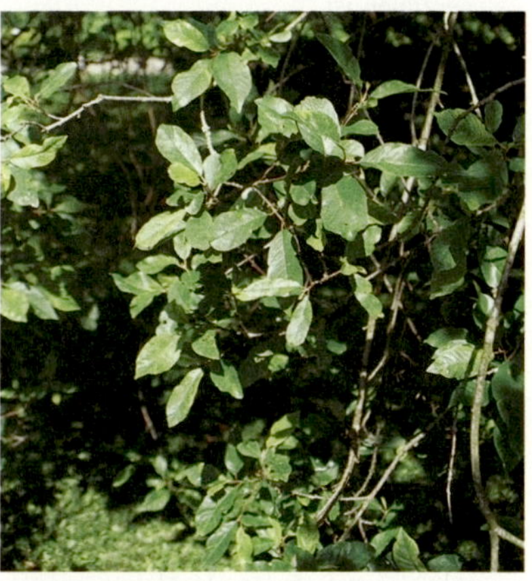

Amerikanischer Faulbaum (Rhamnus purshiana D. C., syn. Frangula purshiana (D. C.) A. GRAY ex J. C. COOPER) [O225]

Wirkungen:
- laxierend
- antiabsorbtiv
- hydragog

Wirkmechanismus: Anthranoiddroge ☞ 7.1.8

Indikationen (nach Kommission E):
- Obstipation ☞ 7.10.1

Kontraindikationen: Ileus jeder Genese, akut entzündliche Darmerkrankungen, Morbus Crohn, Colitis ulcerosa, Appendizitis, abdominelle Schmerzen unbekannter Ursache, Kdr. unter 12 Jahren, Schwangerschaft, Stillzeit (aufgrund unzureichender toxikologischer Untersuchungen).

Nebenwirkungen: In Einzelfällen krampfartige Magen-Darm-Beschwerden → Dosisreduktion. Bei Langzeitanwendung Elektrolytverluste (besonders Kaliumverluste) mit dadurch möglicher Muskelschwäche und Störungen der Herzfunktion, insbesondere bei gleichzeitiger Einnahme von Herzglykosiden, Diuretika und Nebennierenrindensteroiden, Albuminurie, Hämaturie, Pseudomelanosis coli (bildet sich in der Regel nach Absetzen der Droge zurück).

Interaktionen: Bei Langzeitanwendung durch Kaliummangel Verstärkung der Wirkung von Herzglykosiden und Beeinflussung der Wirkung von Antiarrhythmika möglich. Kaliumverluste können durch Kombination mit Thiaziddiuretika, Nebennierenrindensteroiden und Süßholzwurzel verstärkt werden.

Dosierung: 20–30 mg Hydroxyanthracenderivate/Tag, berechnet als Cascarosid A. Die individuell richtige Dosierung ist die geringste, die erforderlich ist, um einen weichgeformten Stuhl zu erhalten. Die Darreichungsform sollte auch eine geringere als die übliche Tagesdosis erlauben.

2
A

Darreichungsform: Geschnittene Droge, Drogenpulver oder Trockenextrakte für Aufgüsse, Abkochungen, Kaltmazerate oder Elixiere. Flüssige und feste Darreichungsformen ausschließlich zur Einnahme.

Anwendungsdauer: Amerikanische Faulbaumrinde ist ein die Darmschleimhaut reizendes Abführmittel und darf daher nicht länger als 1–2 Wochen eingenommen werden. Daueranwendung kann zu einer Verstärkung der Darmträgheit führen.

Amerikanische Faulbaumrinde sollte nur dann eingesetzt werden, wenn durch eine Ernährungsumstellung oder mit Quellmitteln (☞ 7.1.4) kein therapeutischer Effekt zu erzielen ist.

ESCOP-Monographie Cascara (Rhamni purshianae cortex)

- **Therapeutic indications:** For short term use in cases of occasional constipation.
- **Dosage:** The correct individual dosage is the smallest required to produce a comfortable soft-formed motion. *Adults and children over 10 years:* Bark: 0.3–1 g in a single daily dose. Infusion: 1.5–2 g of bark in 150 ml of hot water. Preparations equivalent to 20–30 mg hydroxyanthracene derivatives, calculated as cascaroside A daily. *Elderly:* Dose as for adults. Not recommended for use in children under 10 years of age. The pharmaceutical form must allow lower dosages.

▶ Ammi-visnaga-Früchte (Ammeos visnagae fructus)

Wegen der Nebenwirkungen wurde die 1986 zunächst positiv verabschiedete Monographie 1994 in eine Negativ-Monographie (☞ Tab. 2.5) umgewandelt.

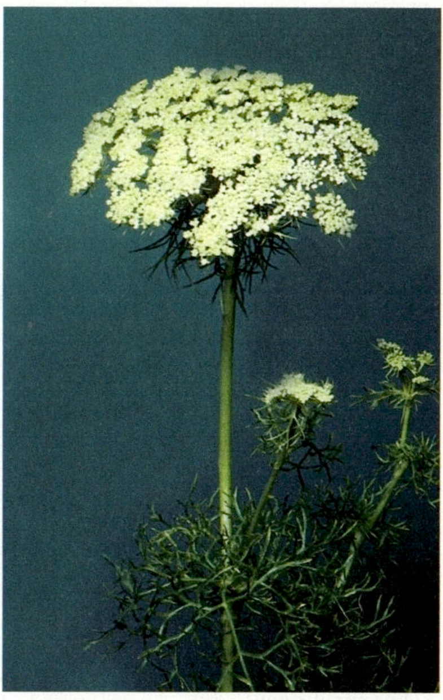

Zahnstocher-Ammei (Ammi visnaga L. LAMARCK) [M222]

Wirksamkeitsmitbestimmende Inhaltsstoffe: Furanochromone (Khellin, Visnagin), Pyranocumarine (Visnadin, Samidin, Dihydrosamidin).

Wirkungen:

- Steigerung der Koronar- und Myokarddurchblutung
- leicht positiv inotrop
- spasmolytisch auf die glatte Muskulatur

Wirkmechanismus: Diskutiert wird eine Verminderung des Kaliumionenausstroms im Sinne eines Kaliumkanalblockers.

Indikationen (nach Kommission E): Keine.

2
A

Beanspruchte Indikationen:
- leichte stenokardische Beschwerden ☞ 4.6
- adjuvant bei leichten Formen obstruktiv bedingter Atemwegsbeschwerden
- adjuvant bei der postoperativen Behandlung von Harnsteinerkrankungen
- paroxysmale Tachykardie
- Extrasystolen
- Altersherz mit Hypertonie
- krampfartige Beschwerden des Unterleibs

Kontraindikationen: Keine bekannt.

Nebenwirkungen: In Einzelfällen pseudoallergische Reaktionen, reversibler cholestatischer Ikterus. Khellin macht die Haut lichtempfindlicher. Nach hohen Dosen Khellin (100 mg/Tag) sind im Plasma reversible erhöhte Aktivitäten der Leber-Transaminasen und der γ-GT beobachtet worden.

Interaktionen: Keine bekannt.

Dosierung: Mittlere Tagesdosis entsprechend 20 mg γ-Pyrone, berechnet als Khellin.

Darreichungsform: Zerkleinerte Droge sowie andere galenische Zubereitungen zum Einnehmen.

Während der Anwendung von Ammi-visnaga-Früchten sollte auf längere Sonnenbäder und intensive UV-Bestrahlung verzichtet werden, da das in der Droge enthaltene Khellin die Haut lichtempfindlicher macht.

▶ Ananas (Ananas comosus) ☞ Bromelain

▶ Andornkraut (Marrubii herba)

Wirksamkeitsmitbestimmende Inhaltsstoffe: Bitterstoffe, Gerbstoffe.

Wirkungen:
- choleretisch

Wirkmechanismus: Amarum (Bitterstoffdroge) ☞ 7.1.1

Indikationen (nach Kommission E):
- Appetitlosigkeit ☞ 7.4.1
- dyspeptische Beschwerden wie Völlegefühl, Blähungen ☞ 7.5.1
- Katarrhe der Luftwege ☞ 6.7.1

Kontraindikationen: Keine bekannt.

Nebenwirkungen: Keine bekannt.

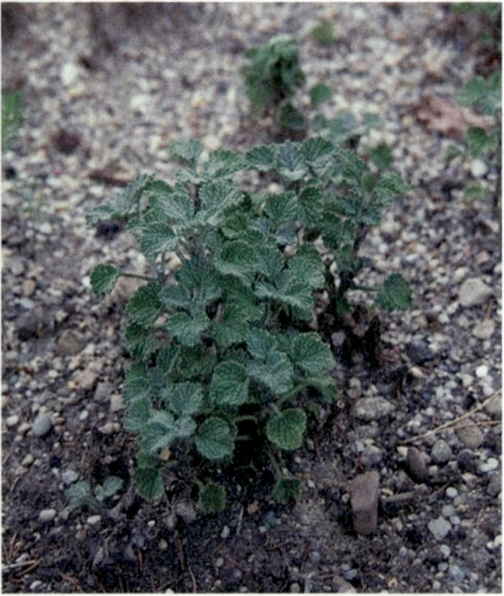

Gewöhnlicher Andorn (Marrubium vulgare L.) [O225]

Interaktionen: Keine bekannt.

Dosierung: Tagesdosis 4,5 g Droge, 2–6 EL Preßsaft; Zubereitungen entsprechen.

Darreichungsform: Zerkleinerte Droge, Frischpflanzenpreßsaft sowie andere galenische Zubereitungen zum Einnehmen.

✓ Andorn ist eine typische Arzneipflanze der Erfahrungsheilkunde, von der keine jüngeren klinischen Studien vorliegen. Da die Droge aber keine Nebenwirkungen hat, sollte sie der Phytotherapie erhalten bleiben.

▶ Angelikawurzel (Angelicae radix)

Wirksamkeitsmitbestimmende Inhaltsstoffe: Ätherisches Öl (0,5–1 %) mit Pentadecanolid, Furanocumarine (darunter Bergapten, Imperatorin, Angelicin, Xanthotoxin u. a.).

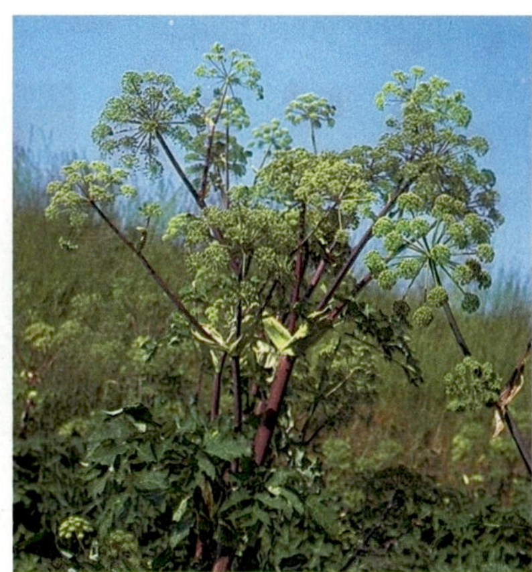

Echte Engelwurz (Angelica archangelica L.) [U224]

Wirkungen:
- spasmolytisch
- cholagog
- Förderung der Magensaftsekretion
- *leicht karminativ*

Wirkmechanismus: Aromatikum (Ätherisch-Öl-Droge) ☞ 7.1.2. Das ätherische Öl und die Cumarinderivate regen die Sekretion von Verdauungssäften im Mund und Magen an, die bereits beim Kontakt der Geschmacksknospen am Zungengrund stimuliert wird → nicht nur die Speicheldrüsen werden direkt, sondern über den N. vagus werden auch die Magensaft- und Gallensaftsekretion reflektorisch angeregt.

Indikationen (nach Kommission E):
- Appetitlosigkeit ☞ 7.4.1
- dyspeptische Beschwerden wie leichte Magen-Darm-Krämpfe, Völlegefühl, Blähungen ☞ 7.5.1

Kontraindikationen: Keine bekannt.

Nebenwirkungen: Die in der Droge enthaltenen Furanocumarine machen die Haut lichtempfindlicher und können in Zusammenhang mit UV-Bestrahlung zu Hautentzündungen führen.

Interaktionen: Keine bekannt.

Dosierung: Tagesdosis 4,5 g Droge, 1,5–3 g Fluidextrakt (1 : 1), 1,5 g Tinktur (1 : 5), 10–20 Tr. ätherisches Öl; Zubereitungen entsprechend.

Darreichungsform: Zerkleinerte Droge sowie andere galenische Zubereitungen zum Einnehmen.

2

A

Während der Anwendung von Angelikawurzelzubereitungen sollte auf längere Sonnenbäder oder intensive UV-Bestrahlung verzichtet werden, da durch die in der Droge enthaltenen Furanocumarine die Haut lichtempfindlicher wird und dadurch photoallergische bzw. phototoxische Kontaktekzeme möglich sind.
Beim Ernten von Angelikawurzel sind daher Handschuhe zu tragen.

✓ Die europäische Angelikawurzel kann nicht gegen die Angelikawurzel der TCM (Baizki) von den Stammpflanzen A. dahurica und A. taiwaniana ausgetauscht werden, da diese andere Wirkungen und Inhaltsstoffe haben.

▶ Anisfrüchte (Anisi fructus)

Wirksamkeitsmitbestimmende Inhaltsstoffe: Ätherisches Öl (mit dem Hauptinhaltsstoff trans-Anethol), 2–3 % Estragol, das mit Anethol isomer ist.

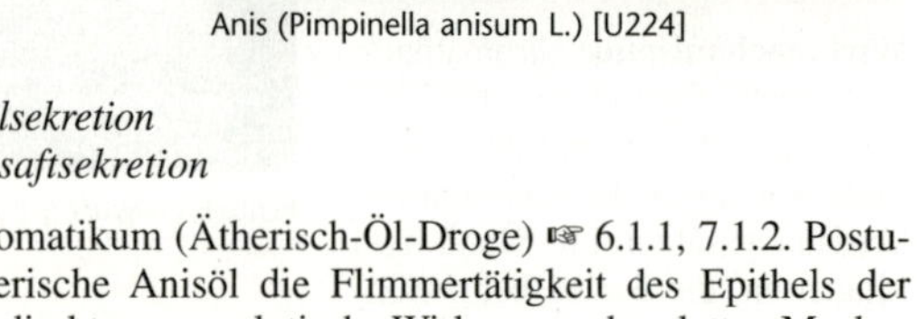

Anis (Pimpinella anisum L.) [U224]

Wirkungen:
- expektorierend
- schwach spasmolytisch
- antibakteriell (Anisöl wirkt 3,5 mal stärker bakterizid als Phenol)
- *karminativ*
- *Steigerung der Speichelsekretion*
- *Steigerung der Magensaftsekretion*

Wirkmechanismus: Aromatikum (Ätherisch-Öl-Droge) ☞ 6.1.1, 7.1.2. Postuliert wird, daß das ätherische Anisöl die Flimmertätigkeit des Epithels der Atemwege fördert. Eine direkte spasmolytische Wirkung an der glatten Muskulatur des Magen-Darm-Trakts ist experimentell nachgewiesen.

Indikationen (nach Kommission E):
- dyspeptische Beschwerden (innere Anwendung) ☞ 7.5.1
- Katarrhe der Luftwege (innere und äußere Anwendung) ☞ 6.2.2, 6.7.1

Kontraindikationen: Allergie gegen Anis und Anethol.

Nebenwirkungen: Gelegentlich allergische Reaktionen der Haut, der Atemwege (CAVE bei allergischem Asthma bronchiale) und des Gastrointestinaltrakts.

Interaktionen: Keine bekannt.

Dosierung: Bei innerer Anwendung mittlere Tagesdosis 3,0 g Droge, 0,3 g ätherisches Öl (10–12 Tr.); Zubereitungen entsprechend. Bei äußerer Anwendung Zubereitungen mit 5–10 % ätherischem Öl, *z.B. gelöst in Oliven- oder Erdnußöl.*

Darreichungsform: Zerkleinerte Droge für Aufgüsse sowie andere galenische Zubereitungen zum Einnehmen oder zur Inhalation. *Für die oben genannten Indikationen reicht kräftiges Würzen nur für dyspeptische Beschwerden aus, z.B. beim Sauerkraut.*

Bei unsachgemäßer Lagerung, d.h. bei längerem Stehen des ätherischen Öls an der Luft und unter Lichteinfluß, Selbstkondensation von Anethol zum sogenannten „Photoanethol“, was für eine östrogenartige Wirkung verantwortlich sein soll.

✓ Anisfrüchte unmittelbar vor der Verwendung anstoßen (quetschen), da sich das ätherische Öl in sogenannten Sekreträumen innerhalb der Frucht befindet und nur bei zerkleinerten bzw. angestoßenen Anisfrüchten in das Extraktionsmedium (Wasser, Ethanol) übergehen kann.
In experimentellen Studien zeigte Anis eine etwas schwächere spasmolytische Wirkung als Fenchel und Kümmel.

ESCOP-Monographie Aniseed (Anisi fructus)

- **Therapeutic indications:** Dyspeptic complaints such as mild spasmodic gastro-intestinal complaints, bloating, flatulence. Catarrh of the upper respiratory tract.
- **Dosage:** *Adult single dose:* 1–5 g of crushed fruits in 150 ml water as infusion or similar preparation several times daily. *Elderly:* Dose as for adults. *Children*: Mean daily dose: 0–1 year of age, 1.0 g of crushed fruits as infusion or other ethanol-free dosage form; 1–4 years of age, 2.0 g; above 4 years of age, the adult dose.

▶ Arnikablüten (Arnicae flos)

Wirksamkeitsmitbestimmende Inhaltsstoffe: Sesquiterpenlactone vom Helenanolid-Typ (vorwiegend Esterderivate von Helenalin und 11,13-Dihydrohelenalin), 16 Flavonoidaglyka, 17 Flavonoidglykoside, ätherisches Öl (mit Thymol, Thymolderivaten), Phenolcarbonsäuren (Chlorogensäure, Cynarin, Kaffeesäure), Cumarine (Umbelliferon, Scopoletin).

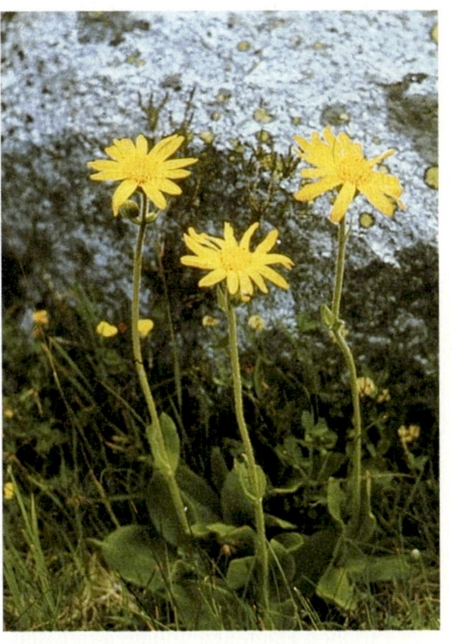

Arnika, syn. Bergwohlverleih (Arnica montana L.) [M222]

Wirkungen:

- antiphlogistisch
- analgetisch bei Entzündungen
- antiseptisch (v.a. gegen grampositive Keime)
- *antimykotisch (gegen verschiedene Dermatophyten)*
- *hyperämisierend*
- *haut- und schleimhautreizend*

Wirkmechanismus: Aromatikum (Ätherisch-Öl-Droge) ☞ 7.1.2, 12.1.1

- antiphlogistische Wirkung durch
  - Hemmung der Leukozyten-Chemotaxis und -wanderung

2

A

– Hemmung der Freisetzung von Entzündungsmediatoren
– Hemmung der Thrombozytenaggregation
– Hemmung der Histaminfreisetzung aus Mastzellen*
– Hemmung der Serotoninfreisetzung aus Thrombozyten*
– Hemmung der Freisetzung und Aktivität lysosomaler Enzyme*
– Hemmung der oxidativen Phosphorylierung (ATP-Synthese in den neutrophilen Granulozyten des Menschen)*
– Erhöhung der cAMP-Spiegel in den neutrophilen Granulozyten bei Nagern*
– Aktivitätsverminderung der Phospholipase A_2 in Thrombozyten → verminderte Freisetzung von Entzündungsmetaboliten*

(* diese Reaktionen auf molekularer Ebene im Entzündungsablauf wurden bei in-vitro-Studien festgestellt)

Indikationen (nach Kommission E):

- Verletzungs- und Unfallfolgen (z.B. Hämatom, Prellung, Quetschung, Distorsion, Frakturödem) ☞ 5.6.2, 10.5.1
- rheumatische Muskel- und Gelenkbeschwerden ☞ 10.4.2
- Entzündungen der Mund- und Rachenschleimhaut ☞ 7.2.2
- Furunkulose ☞ 12.5.2
- Entzündungen als Folge von Insektenstichen ☞ 12.17.1
- Oberflächenphlebitis ☞ 5.3.2

Weitere Indikationen aufgrund klinischer Studien:

- venöse Insuffizienz mit Stauungszeichen im Stadium I–II ☞ 5.3.2

Kontraindikationen: Bekannte Allergie gegen Arnika und andere Korbblütler (Beifußkraut, Benediktenkraut, Kamille, Ringelblume, Schafgarbe) wegen Kreuzallergien.

Nebenwirkungen: Bei längerer Anwendung Ekzeme, bei Anwendung auf geschädigter Haut, z.B. bei Verletzungen oder Ulcus cruris, relativ häufig ödematöse Dermatitis mit Bläschenbildung. Bei unsachgemäßer und/oder hochkonzentrierter Anwendung durch den Wirkstoff Helenalin auch primär toxisch bedingte Hautreaktionen mit Bläschenbildung bis zur Nekrotisierung möglich.

Interaktionen: Keine bekannt.

Dosierung: Für einen Aufguß 2 g Droge auf 100 ml Wasser. Für Umschläge Tinktur 3–10fach mit Wasser verdünnt. Für Mundspülungen Tinktur 10fach verdünnt. Für Salben max. 20–25 % Tinktur. Für „Arnika-Öl“ Auszug aus 1 Teil Droge und 3 Teilen fettem Pflanzenöl. Salben mit max. 15 % fettem „Arnika-Öl“.

Darreichungsform: Ganze oder geschnittene Droge, Drogenpulver für Aufgüsse, flüssige und halbfeste Darreichungsformen zur äußerlichen Anwendung.

Unverdünnt Arnikatinktur nur zu kleinflächigen Pinselungen anwenden. Bei Behandlung großflächiger Hautbezirke mit unverdünnter Tinktur können Hautentzündungen mit Bläschenbildung auftreten.
Wegen einer möglichen arrhythmogenen Wirkung von Arnikaextrakten gilt heute die innerliche Anwendung als obsolet und wird nur in der Homöopathie ab D4 eingesetzt.

✓ Allergien gegen Arnika sind im Vergleich zu anderen Pflanzen relativ häufig. Arnikablüten aus Portugal und Spanien enthalten hauptsächlich das Sesquiterpenlacton Dihydrohelenalin, das im Gegensatz zu Helenalin seltener eine Kontaktdermatitis auslöst. Diese Arnikaspezies wird z.B. zur Herstellung der Kneipp® Arnika Salbe S verwendet, weshalb Allergien nach Anwendung dieser Salbe extrem selten sind.

ESCOP-Monographie Arnica Flower (Arnicae flos)
- **Therapeutic indications: External use:** Treatment of bruises, sprains and inflammation caused by insect bites; gingivitis and aphthous ulcers; symptomatic treatment of rheumatic complaints.
- **Dosage: External use:** Ointments, creams, gels or compresses made with 5–25 % V/V tinctures, 5–25 % V/V fluid extracts, diluted tincture (1:3–1:10), similarly diluted fluid extracts or a decoction of 2.0 g dried Arnica flower in 100 ml water.

▶ Artischockenblätter (Cynarae folium)

Wirksamkeitsmitbestimmende Inhaltsstoffe: Bis 1,45 % Caffeoylchinasäurederivate (darunter Cynarin 0,02–0,7 %), bis zu 6 % Bitterstoffe (wie Cynaropikrin), 0,1–1 % Flavonoide (darunter Luteolin-7-glykosid, Scolymosid, Cynarosid). Das Cynarin ist ein Veresterungsprodukt, das bei der Aufbereitung der frischen Pflanze aus der 1,5-Dicaffeoylchinasäure entsteht.

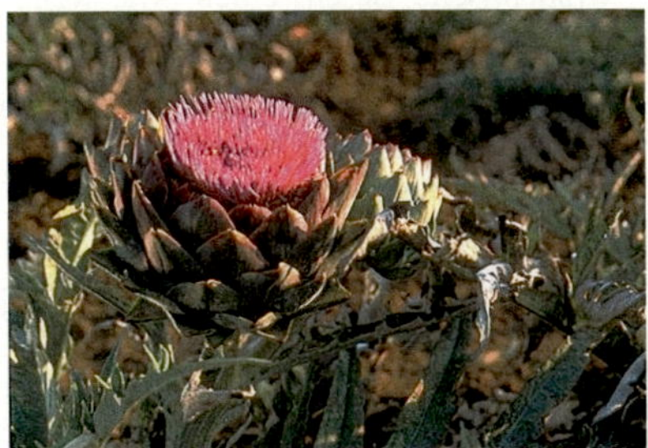

Echte Artischocke (Cynara scolymus L.) [U224]

Wirkungen:
- choleretisch
- *cholekinetisch*
- *leberregenerierend*
- *antihepatotoxisch*
- *evtl. hepatoprotektiv*
- *anregend auf die exokrine Pankreasfunktion*
- *lipid-, triglyzeridsenkend und Hemmung der Cholesterinbiosynthese (senkt Triglyzeride, Gesamtcholesterin und LDL-Cholesterin bei Hyperlipidämie)*
- *antiphlogistisch*
- *antioxidativ*
- *spasmolytisch*

Wirkmechanismus: Amarum (Bitterstoffdroge) ☞ 7.1.1
- cholesterinsenkend:
  - Steigerung des Galleflusses und der Galleproduktion → Cholesterinelimination ↑ → Verminderung des intrahepatischen Cholesteringehalts → Gesamtcholesterin ↓
  - Hemmung des Einbaus von Acetat in die Fraktion der nicht-verseifbaren Lipide → Cholesterin ↓

  - Senkung des Gesamtcholesterins und des Gehalts an β-Lipoproteinen bei günstigem β/α-Lipoproteinquotient
  - Auflösung von bestehenden Cholesterinablagerungen
- hepatoprotektiv: v.a. durch den Wirkstoff Cynarin
  - antioxidativ → Hemmung der t-BHP-induzierten Malondialdehyd (MDA)-Produktion → Reduktion des radikalinduzierten Absterbens von Hepatozyten → zellmembranprotektive Wirkung gegenüber exogenen Noxen
  - Steigerung der Durchblutung in der Leber und Mobilisierung von Energiereserven
  - Stimulation der Zellteilung der Hepatozyten
  - Steigerung des RNS-Gehalts in den Hepatozyten
  - Steigerung der doppelkernigen Hepatozyten
- normalisierend auf die Fettverdauung: Förderung der Cholerese → Verbesserung der Fettverdauung durch vermehrte Ausschüttung von Gallenflüssigkeit
- peristaltikanregend: durch den gesteigerten Gallenfluß

Indikationen (nach Kommission E):
- dyspeptische Beschwerden (v.a. wenn sie auf Störungen des Leber-Galle-Systems zurückzuführen sind) ☞ 7.3.1, 7.5.1, 7.12.1

Weitere Indikationen aufgrund experimenteller und klinischer Studien:
- Appetitlosigkeit ☞ 7.4.1
- Hypercholesterinämie
- Leberprotektion ☞ 7.13.1
- (prä-)arteriosklerotische Krankheitsbilder
- vorbeugend gegen Gallensteinrezidive ☞ 7.12.1

Kontraindikationen: Bekannte Allergien gegen Artischocken und andere Korbblütler, Verschluß der Gallenwege. Bei Gallensteinleiden, *v.a. wenn es sich um kleine Steine handelt,* nur nach Rücksprache mit einem Arzt anwenden.

Nebenwirkungen: Keine bekannt.

Interaktionen: Keine bekannt.

Dosierung: Mittlere Tagesdosis 6 g Droge (ca. 1320 mg wäßriger Trockenextrakt bzw. mind. 300 mg Trockenextrakt in der Einzeldosis); Zubereitungen entsprechend.

Darreichungsform: Getrocknete, zerkleinerte Droge, Frischpflanzenpreßsaft sowie andere galenische Zubereitungen zum Einnehmen. *Artischocken als Gemüse besitzen nicht die gleiche klinische Wirksamkeit wie die pharmazeutischen Zubereitungen, da bei dieser Aufbereitung dem Artischockengemüse im Gegensatz zum Artischocken-Frischpflanzenpreßsaft ein großer Teil der wirksamkeitsmitbestimmenden Inhaltsstoffe, insbesondere die geschmacklich unerwünschten Bitterstoffe, entzogen wird.*

▶ Bärentraubenblätter (Uvae ursi folium)

Wirksamkeitsmitbestimmende Inhaltsstoffe: Mind. 6 % Hydrochinonglykoside (darunter Arbutin 4–12 % und Methylarbutin), Flavonoide, Gerbstoffe vom Gallussäuretyp (10–20 %), organische Säuren, Monotropein.

Wirkungen:
- bakteriostatisch

Wirkmechanismus: Harnwegsdesinfiziens ☞ 8.1.2
- das Hydrochinonglykosid Arbutin wird im Körper metabolisiert und im Darmtrakt zu dem Phenol Hydrochinon hydrolysiert, das desinifizierend wirkt, wenn
  - pro Tag mind. 400–700 mg Arbutin zugeführt werden, da sonst zu wenig Hydrochinon bzw. Hydrochinonkonjugat entsteht
  - der Harn alkalisch reagiert, d.h. der Harn muß evtl. durch Natriumhydrogencarbonat alkalisiert werden (dies wird jedoch kontrovers diskutiert)
- experimentell wirken Bärentraubenblätterzubereitungen gegen Citrobacter, Enterobacter, E. coli-Spezies, Klebsiella, Proteus, Pseudomonas und Staphylococcus-Spezies, wobei offensichtlich die Gallussäure bzw. die Gallussäureester sehr wesentlich mitbeteiligt sind

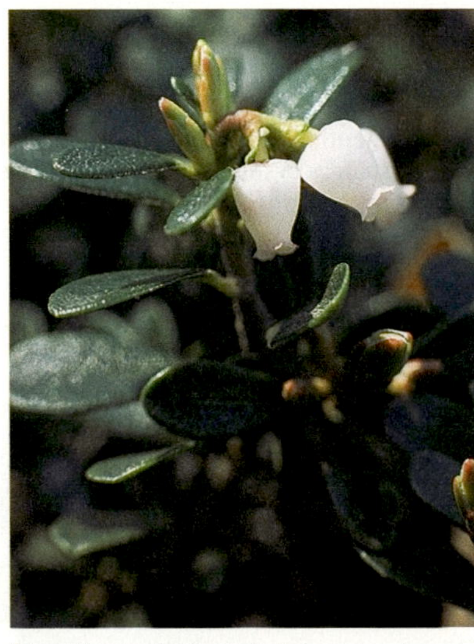
Echte Bärentraube (Arctostaphylos uva ursi L. Sprengel) [U224]

Indikationen (nach Kommission E):
- entzündliche Erkrankungen der ableitenden Harnwege ☞ 8.2.1

Kontraindikationen: Schwangerschaft, Stillzeit, Kdr. unter 12 Jahren.

Nebenwirkungen: Bei magenempfindlichen Patienten Übelkeit, Erbrechen (aufgrund des hohen Gerbstoffgehalts von 20 %).

Interaktionen: Nicht zusammen mit Mitteln einnehmen, die zur Bildung eines sauren Harns führen, da dies die antimikrobielle Wirkung der Bärentraubenblätter vermindern kann.

Dosierung: Einzeldosis 3 g Droge auf 150 ml Wasser als Aufguß oder Kaltmazerat bzw. 100–210 mg Hydrochinon-Derivate, berechnet als wasserfreies Arbutin. Tagesdosis bis zu 4 x tgl. 3 g Droge bzw. 400–840 mg Hydrochinon-Derivate, berechnet als wasserfreies Arbutin. *Am besten die gesamte Tagesmenge als Kaltmazerat ansetzen, da der Tee so magenverträglicher wird und eine über den Tag verteilte Einnahme gewährleistet wird.*

Darreichungsform: Kleingeschnittene Droge, Drogenpulver für Aufgüsse oder Kaltmazerate, Extrakte und feste Darreichungsformen zum Einnehmen.

Anwendungsdauer: Arbutinhaltige Arzneimittel sollen aufgrund theoretischer Risikoüberlegungen bei der Selbstmedikation ohne ärztlichen Rat nicht länger als jeweils 1 Woche und max. 5 x/Jahr eingenommen werden.

✓ Die bakteriostatische Wirkung ist bei alkalischem pH-Wert des Harns eher gesichert. Den Harn daher ggf. mit Natriumhydrogencarbonat alkalisieren.

ESCOP-Monographie Bearberry Leaf (Uvae ursi folium)

- **Therapeutic indications:** Uncomplicated infections of the lower urinary tract, such as cystitis, when antibiotic treatment is not considered essential.
- **Dosage:** *Adults:* Cold water infusion of the crude drug corresponding to 400–800 mg arbutin per day, divided into 2–3 doses. Preparations accordingly. *Children:* Not recommended.

▶ Baldrianwurzel (Valerianae radix)

Wirksamkeitsmitbestimmende Inhaltsstoffe: Ätherisches Öl mit Mono- und Sesquiterterpenen (Valerensäuren), in Spuren Valepotriate bzw. deren Abbauprodukte in den Zubereitungen, Aminosäuren.

Wirkungen:

- beruhigend
- Förderung der Schlafbereitschaft
- *konzentrations- und leistungsfördernd*
- *spasmolytisch (Valerensäure)*
- *muskelrelaxierend (Valerensäure)*

Durch klinische Studien gesichert sind eine

- *Abnahme der zentralen Hyperreaktivität*
- *Verkürzung der Einschlafzeit*
- *Verbesserung der Schlafqualität mit Verminderung des nächtlichen Aufwachens*
- *Verbesserung der Tagesbefindlichkeit (nach 2–4wöchiger Therapie)*

Wirkmechanismus: Aromatikum (Ätherisch-Öl-Droge) ☞ 7.1.2. Vermutlich greifen Wirkstoffe des Baldrians an GABA-Benzodiazepinrezeptoren und an Adenosinrezeptoren an. Einer anderen Untersuchung zufolge beeinflussen Wirkstoffe des Baldrians die Stoffwechselaktivität der Nervenzelle. Valerensäure hemmt den Abbau des inhibierenden Neuro-

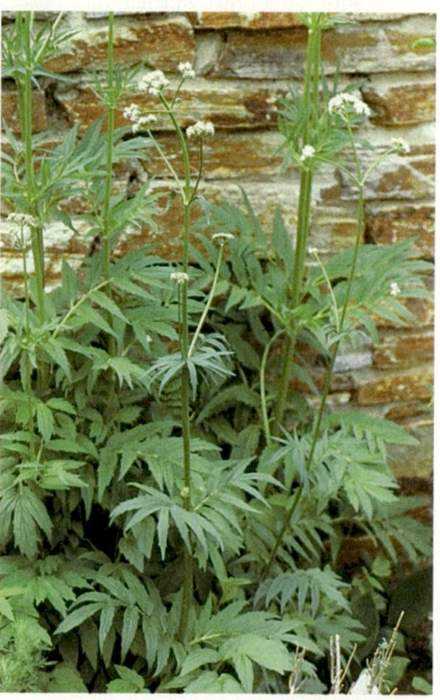

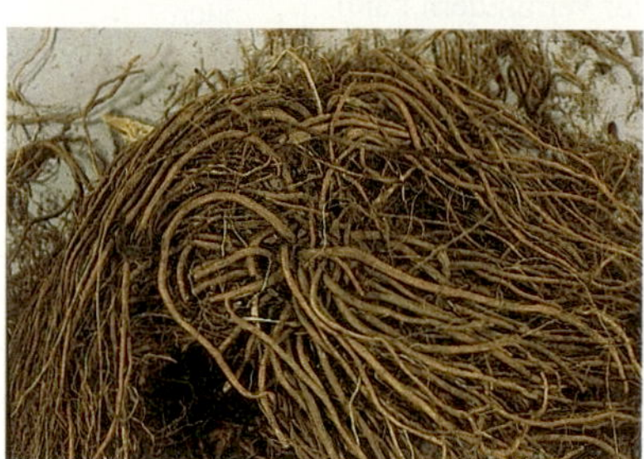

Echter Baldrian (Valeriana officinalis L.) [M222]

transmitters γ-Amino-Buttersäure. In einer neueren Untersuchung wurde durch Baldrianextrakt die Ausschüttung von γ-Amino-Buttersäure erhöht und die Wiederaufnahme gehemmt.

Indikationen (nach Kommission E):
- Unruhezustände ☞ 3.3.1
- nervös bedingte Einschlafstörungen ☞ 3.2.1, 3.2.2

Weitere Indikationen in der Erfahrungsheilkunde:
- adjuvant bei Gastritis, nervösem Reizmagen, Magenkrämpfen ☞ 7.5.1, 7.7.1
- adjuvant bei Reizblase
- adjuvant bei Enuresis nocturna ☞ 3.6.1

Kontraindikationen: Keine bekannt.

Nebenwirkungen: Keine bekannt.

Interaktionen: Keine bekannt.

Dosierung: Als Infus 2–3 g Droge pro Tasse 1–mehrmals tgl. Als Tinktur ½–1 TL (1–3 ml) 1–mehrmals tgl. Extrakte entsprechend 2–3 g Droge 1–mehrmals tgl. Bei äußerer Anwendung 100 g Droge für 1 Vollbad. Zubereitungen entsprechend. *Nach jüngsten klinischen Studien beträgt die optimale Dosierung bei Schlafstörungen 600 mg ethanolisch-wäßriger Trockenextrakt/Tag.*

Darreichungsform: Bei innerer Anwendung als Pflanzenpreßsaft, Tinktur, Extrakte und andere galenische Zubereitungen. Bei äußerer Anwendung als Badezusatz.

Die traditionelle Anwendung von Baldriantropfen (Baldriantinktur) von 10–20 Tr. auf einem Würfel Zucker ist häufig eine deutliche Unterdosierung und kann zu paradoxen Reaktionen führen. Richtig ist eine Dosierung von ½–1 TL (2–3 ml) Baldriantropfen.

Valepotriate, die Hauptinhaltsstoffe im indischen und mexikanischen Baldrian, und deren Abbauprodukte sind in Baldriantee nicht und in der Tinktur nur in Spuren enthalten. Das experimentell diskutierte mutagene Potential der Valepotriate kommt daher beim Tee und der Tinktur nicht zum Tragen bzw. kann vernachlässigt werden.

ESCOP-Monographie Valerian Root (Valerianae radix)
- **Therapeutic indications:** Tenseness, restlessness and irritability, with difficulty in falling asleep.
- **Dosage:** *Adults:* Single dose, 2–3 g of the drug (e.g. as a tea infusion) or equivalent dry extracts, or 1–3 ml of tincture (1:5, ethanol 70 % V/V). For tenseness, restlessness and irritability, up to 3 times daily. As an aid to sleep, a single dose half to one hour before bedtime, with an earlier dose during the evening if necessary. *Children from 3–12 years*: Under medical supervision only. Proportion of adult dose according to body weight, as tea infusion or dry extract.

▶ Ballonrebenkraut (Cardiospermi herba)

Ist von der Kommission E nicht bearbeitet worden, besitzt jedoch eine positive Monographie der Kommission D (Kommission für Homöopathika). Aufgrund seiner Bedeutung als Urtinktur in der Dermatologie, wobei homöopathische Urtinkturen mit allopathischen Zubereitungen phytochemisch vergleichbar sind, wurde ein Pflanzenprofil im Sinne und Aufbau der Kommission-E-Monographien erstellt.

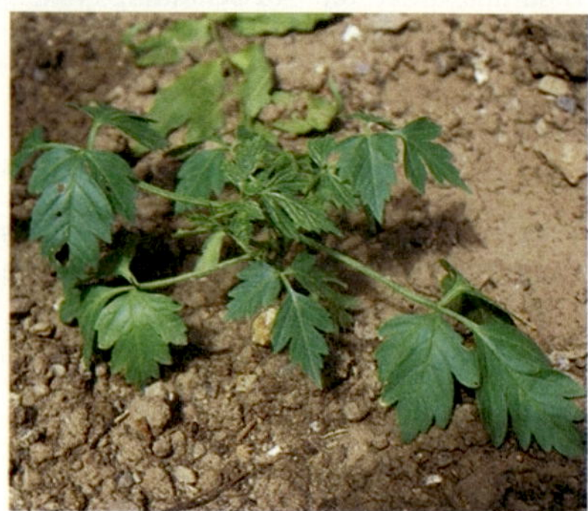

Herzsame (Cardiospermum halicacabum L.) [O225]

Wirksamkeitsmitbestimmende Inhaltstoffe: Halicarsäure, pflanzliche Sterine (Phytosterole: β-Sitosterin, Campesterin, Stigmasterin), Saponine (Triterpenglycoside), Tannine (hydrolisierbare Gerbstoffe), Alkaloide, Quebrachit (Zuckeralkohol), Flavonoide, pentazyclische Triterpene (Glutinon, β-Amyrenon, β-Amyrin).

Wirkungen:
- antiphlogistisch
- juckreizlindernd
- feuchtigkeitsspendend

Wirkmechanismus: Vermutlich durch Eingreifen in die Arachidonsäurekaskade und Reduzierung der Entstehung von Entzündungsmediatoren. Dabei spielen im Verlauf der chronischen Entzündung v.a. Leukotriene eine entscheidende Rolle (☞ Abb. 2.1). Die Aktivität des Schlüsselenzyms der Arachidonsäurekaskade, die Phospholipase A_2, wird über den intrazellulären Calciumgehalt reguliert. Es wird angenommen, daß die Phytosterole die Öffnung der Ionenkanäle und damit einen massiven Calciumeinstrom in die Zelle reduzieren und so die Aktivität des Enzyms verringern → Normalisierung der Synthese von Arachidonsäure und damit der Entzündungsmetaboliten. Die Bildung von Prostaglandinen und Leukotrienen wird dabei im Gegensatz zu Kortikosteroiden und NSAR nicht vollständig unterdrückt und dies erklärt vermutlich das Ausbleiben der bekannten Nebenwirkungen.

Indikationen (nach Kommission E): Keine.

Indikationen (nach Kommission D):
- Dermatitis ☞ 12.12.2
- Pruritus ☞ 12.4.1
- Intervallbehandlung bei Neurodermitis ☞ 12.13.2
- allergisches Kontaktekzem, kumulativ-toxisches Kontaktekzem ☞ 12.12.2
- seborrhoisches, mikrobielles, Exsikkations-, Stauungsekzem ☞ 12.12.2
- Insektenstich ☞ 12.17.1

Kontraindikationen: Keine bekannt.

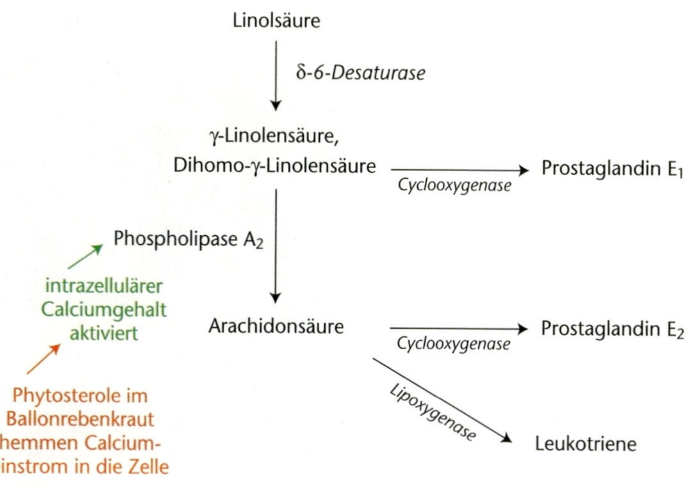

Abb. 2.1 Wirkmechanismus von Ballonrebenkraut. Bei Neurodermitis liegt ein Defizit der δ-6-Desaturase vor.

Nebenwirkungen: Keine bekannt, insbesondere kein Hinweis auf allergische oder toxische Reaktionen.

Interaktionen: Keine bekannt.

Dosierung: Zubereitungen aus 10%iger homöopathischer Urtinktur. Die Salbe mehrmals tgl. dünn auftragen.

Darreichungsform: Die oberirdischen Teile der blühenden Pflanze als homöopathische Ausgangspflanze zur Herstellung der Urtinktur. Die Zubereitung als Salbe entspricht einer allopathischen Salbe, da die homöopathischen Urtinkturen mit allopathischen Arzneibuchtinkturen phytochemisch (!) vergleichbar sind.

 Die Pflanze, die ihre Heimat in den tropisch-subtropischen Gebieten hat, wird inzwischen auch in den Weinanbaugebieten Süddeutschlands, in Botanischen Gärten und Arzneipflanzenkulturen angebaut.

▶ Bartflechten (Usneae species)

Wirksamkeitsmitbestimmende Inhaltsstoffe: Flechtensäuren, Polyketide vom Orsellinsäure- und Acylphloroglucin-Typ, darunter Usninsäure als Hauptinhaltsstoff.

Wirkungen:
- antimikrobiell
- *immunmodulierend*

Wirkmechanismus: Prinzipien der klassischen Keimhemmung, nachgewiesen in Tieraufzuchtexperimenten.

2
B

Indikationen (nach Kommission E):
- leichte Schleimhautentzündungen im Mund- und Rachenbereich ☞ 7.2.1

Kontraindikationen:
Keine bekannt.

Nebenwirkungen:
Keine bekannt.

Interaktionen: Keine bekannt.

Dosierung: Lutschtabletten mit Zubereitungen entsprechend 100 mg Droge; 3–6 x tgl. 1 Lutschtbl.

Darreichungsform: Drogenzubereitungen für Lutschtabletten sowie vergleichbare, feste Darreichungsformen.

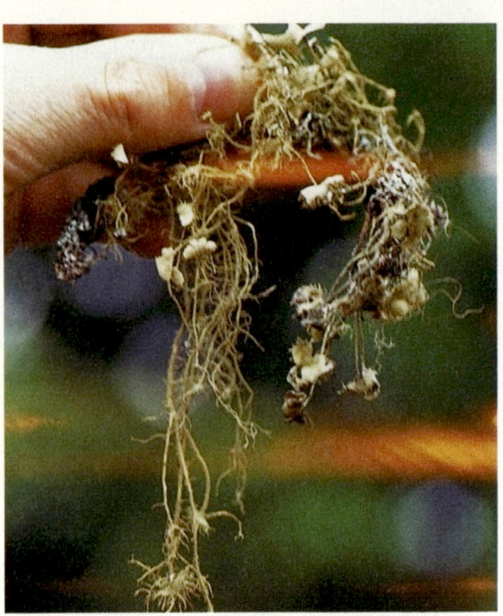

Bartflechte (Usnea barbata L. WIGGERS emend. MOT., Usnea florida L. FRIES, Usnea hirta L. HOFFMANN, Usnea plicata L. FRIES) [M222]

▶ Bauernsenf, bitterer (Iberis amara totalis)

Wurde von der Kommission E als Monodroge nicht bearbeitet, da die Droge heute nur noch in Kombinations-Phytopharmaka verwendet wird.

Wirksamkeitsmitbestimmende Inhaltsstoffe: Glukosinolate (darunter Glukoiberin, Glukocheirolin, Glukoibervirin), Flavonoidglykoside, in Spuren Cucurbitacine E, K, I und J, Amine (darunter (R)-3-Methylsulphinyl-n-propylamin).

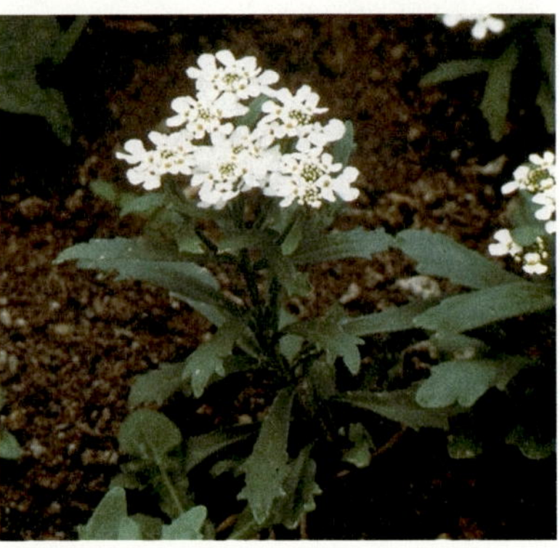

Bitterer Bauernsenf, syn. Bittere Schleifenblume (Iberis amara L.) [M222]

Wirkungen:
- spasmolytisch
- tonisierend auf die glatte Muskulatur des Magens und Dünndarms
- antiinflammatorisch
- antiulzerogen

Wirkmechanismus:
- antiulzerogen: Reduktion der Säuresekretion und der Leukotrien-Konzentration bei gleichzeitiger Steigerung der Muzinsekretion und der Prostaglandin-E_2-Konzentration

- Hemmung der Histamin- und cAMP-stimulierten Säuresekretion, möglicherweise durch Hemmung der H^+-K^+-ATPase oder Verstärkung des Rückstroms sezernierter Protonen aus den sekretorischen Kanälen ins Zytosol

Indikationen (nach Kommission E): Keine.

Indikationen aufgrund experimenteller und klinischer Studien:
- motilitätsbedingte Magen-Darm-Störungen mit Spasmen ☞ 7.5.1
- funktionelle Dyspepsie ☞ S. 562
- Nun-ulcer-Gastritis ☞ 7.7.1
- Colon irritabile ☞ 7.9.1

Traditionelle Indikationen:
- Weichteilrheumatismus (äußere Anwendung)
- Reizmagen (innere Anwendung) ☞ 7.5.1
- Völlegefühl (innere Anwendung) ☞ 7.5.1

Kontraindikationen: Keine bekannt.

Nebenwirkungen: Keine bekannt bei einem Gehalt von max. 200 µg Gesamt-Cucurbitacine und 150 µg Glukoiberin in 1 ml Frischpflanzenauszug. Dies entspricht im Fertigarzneimittel Iberogast® einer Tagesdosis von ca. 0,65 µg Cucurbitacine.

Interaktionen: Keine bekannt.

Dosierung: Tagesdosis 0,45–0,90 ml ethanolisch-wäßriger Frischpflanzenauszug aus der gesamten Pflanze.

Darreichungsform: Wäßrig-ethanolischer Frischpflanzenauszug in Kombination mit anderen pflanzlichen Magen-Darm-Mitteln wie Kamillenblüten, Pfefferminzblättern, Süßholzwurzel u.a. zum Einnehmen.

▶ Beinwellwurzel/-kraut/-blätter (Symphyti radix/- herba/- folium)

Wirksamkeitsmitbestimmende Inhaltsstoffe: Reichlich Schleimstoffe (Fructane), bis 1,5 % Allantoin, 4–6 % Gerbstoffe, Rosmarinsäure, Cholin. Beinwell enthält auch je nach Herkunft und Anbausorte geringe Mengen bis Spuren von Pyrrolizidinalkaloiden. Allantoin stammt aus dem Purinstoffwechsel und wird im Stickstoffpool der Pflanze akkumuliert.

Wirkungen:
- antiphlogistisch
- Förderung der Kallusbildung
- antimitotisch
- *abschwellend*
- *Förderung der Wundheilung (Allantoin)*
- *Förderung der Granulation (Allantoin)*
- *Verflüssigung des Wundsekrets (Allantoin)*
- *wundreinigend*
- *lokal reizmildernd*

2 B

Wirkmechanismus:
- keimhemmend: Gerbstoffdroge ☞ 12.1.1
- Förderung der Hämatomresorption:
  - Cholin reduziert den Austritt von Gewebsflüssigkeit und damit die Ausbildung von Ödemen → raschere Hämatomresorption
  - Cholin fördert die Durchblutung → Mehrdurchblutung des verletzten Gewebes → schnellere Hämatomresorption
- wundheilungsfördernd: Allantoin fördert zusammen mit den Schleimstoffen die Zellneubildung (auch Kallusbildung) und damit die Gewebsregeneration
- wundreinigend: Allantoin bewirkt evtl. auf osmotischem Weg einen Flüssigkeitsabstrom aus der Wundfläche → Ausspülung von Keimen und Bakterientoxinen

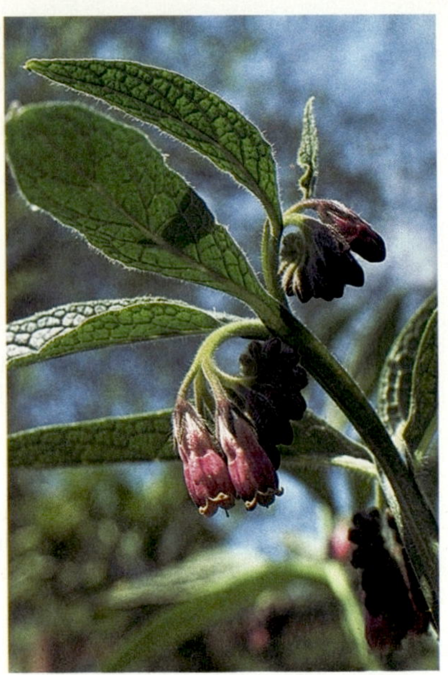

Gemeiner Beinwell (Symphytum officinale L.) [U224]

Indikationen (nach Kommission E):
- Prellungen, Zerrungen, Verstauchungen (äußere Anwendung) ☞ 10.5.1

Weitere Indikationen in der Erfahrungsheilkunde und aufgrund von Anwendungsbeobachtungen:
- schlecht heilende Frakturen
- Muskelkater
- Sehnen-, Sehenscheiden- und Schleimbeutelentzündung
- Blut- und Reizerguß ☞ 10.5.1
- Nagelbettentzündung
- Furunkel
- Thrombophlebitis
- Lymphknotenschwellungen bei fieberhaftem Infekt

Kontraindikationen: Aufgrund der Spuren von Pyrrolizidin-Alkaloiden Schwangerschaft, *Stillzeit, Kdr. unter 2 Jahren*. Nur auf intakter Haut anwenden.

Nebenwirkungen: Keine bekannt.

Interaktionen: Keine bekannt.

Dosierung: Salben oder andere Zubereitungen zur äußeren Anwendung mit 5–20 % getrockneter Droge; Zubereitungen entsprechend. Die pro Tag applizierte Dosis darf nicht mehr als 100 µg Pyrrolizidinalkaloide mit 1,2-ungesättigtem Necingerüst einschließlich ihrer N-oxide enthalten.

Darreichungsform: Zerkleinerte Droge, ethanolisch-wäßrige Extrakte, Frischpflanzenpreßsaft für halbfeste Zubereitungen und Kataplasmen sowie andere galenische Zubereitungen zur äußeren Anwendung.

Anwendungsdauer: Nicht länger als 4–6 Wochen/Jahr, da in sehr geringen Mengen hepatotoxische Pyrrolizidinalkaloide enthalten sein können. Obwohl diese bei topischer Anwendung nicht in den Blutkreislauf gelangen, wurden die Anwendungsdauer und die tgl. Applikationsmenge durch die Kommission E vorsorglich eingeschränkt.

✓ Da die enthaltenen Schleimstoffe Wärme gut speichern, eignen sich Beinwellwurzelpasten speziell für Packungen und Umschläge.

▶ Belladonnablätter/-wurzel (Belladonnae folium/-radix)

☞ Tollkirschblätter/-wurzel

▶ Benediktenkraut (Cnici benedicti herba)

Wirksamkeitsmitbestimmende Inhaltsstoffe: 0,25 % Bitterstoffe (wie Cnicin), Lignanlactone, 0,3 % ätherisches Öl, Flavonoide. Die Droge sollte einen Bitterwert von mind. 800 besitzen.

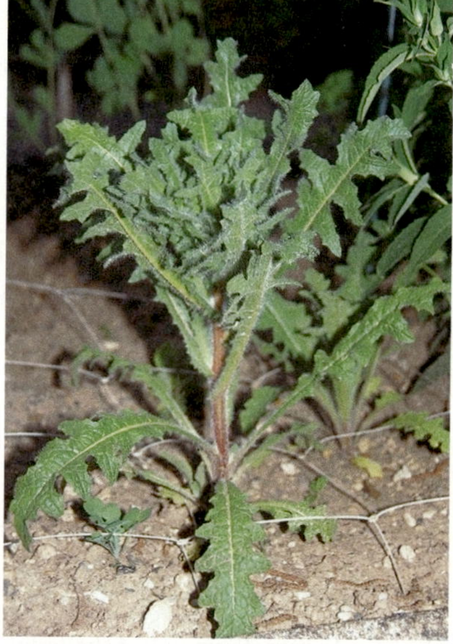

Benedikten-Kraut (Cnicus benedictus L.) [O225]

Wirkungen:
- Förderung der Speichelsekretion
- Förderung der Magensaftsekretion
- *bakteriostatisch auf Staphylococcus aureus und faecalis*

Wirkmechanismus: Amarum (Bitterstoffdroge) ☞ 7.1.1

Indikationen (nach Kommission E):
- Appetitlosigkeit ☞ 7.4.1
- dyspeptische Beschwerden ☞ 7.5.1

Kontraindikationen: Allergie gegenüber Benediktenkraut oder anderen Korbblütlern (Kreuzallergien mit Arnika, Beifuß, Kamille, Ringelblume, Schafgarbe).

Nebenwirkungen: Allergische Reaktionen möglich.

Interaktionen: Keine bekannt.

Dosierung: Mittlere Tagesdosis 4–6 g Droge; Zubereitungen entsprechend.

Darreichungsform: Zerkleinerte Droge und Trockenextrakte für Aufgüsse; bitterschmeckende galenische Zubereitungen zum Einnehmen.

2

B

▶ Bergenienblätter (Bergeniae folium)

Wurden von der Kommission E nicht bearbeitet und werden nur in der Volksmedizin verwendet, aber eine interessante Droge aufgrund des sehr hohen Arbutingehalts.

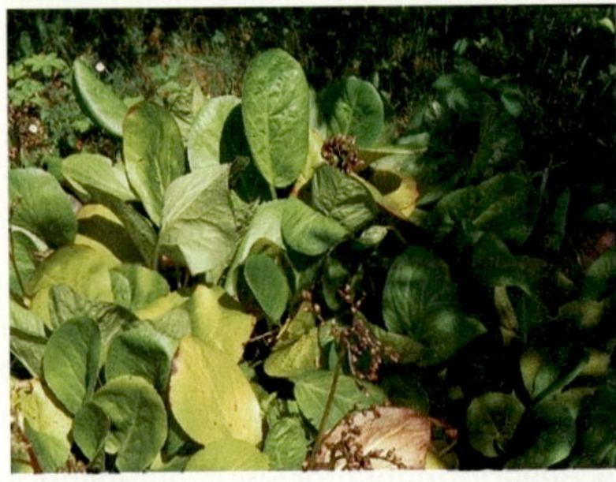

Dickblatt-Bergenie (Bergenia crassifolia L. FRITSCH) [O225]

Wirksamkeitsmitbestimmende Inhaltsstoffe: 12–20 % Arbutin, bis zu 22 % Gerbstoffe (vornehmlich Gallotannine), Flavonoide.

Wirkungen:
- harndesinfizierend (Arbutin)

Wirkmechanismus: Harnwegsdesinfiziens ☞ 8.1.2

Indikationen (nach Kommission E): Keine.

Volksmedizinische Indikation:
- entzündliche Erkrankungen der ableitenden Harnwege ☞ 8.2.1

Kontraindikationen: Keine bekannt.

Nebenwirkungen: Keine bekannt.

Interaktionen: Keine bekannt.

Dosierung: Kaltmazerat aus 2–3 TL pro Tasse, mehrmals tgl. 1 Tasse trinken.

Darreichungsform: Zerkleinerte Droge für Teezubereitungen (Kaltmazerat/Kaltansatz).

In manchen Gegenden, v.a. in den Alpen, ist der Tee als „Tschagorischer Tee“ sehr bekannt. Die Bergenienblätter enthalten zwar mehr harndesinfizierendes Arbutin als die Bärentraubenblätter, sind ihnen aber wegen ihres herben und adstringierenden Geschmacks nicht überlegen.

▶ Besenginsterkraut (Cytisi scoparii herba)

Wirksamkeitsbestimmende Inhaltsstoffe: Chinolizidin-Alkaloide (Hauptalkaloid ist Spartein, bis zu 90 %).

Wirkungen:
- *antiarrhythmisch*
- *leicht negativ inotrop*
- *Erhöhung des venösen Drucks*

Wirkmechanismus: Die Chinolizidin-Alkaloide des Besenginsterkrauts, v.a. das Hauptalkaloid Spartein, hemmen den Natriumtransport durch die Zellmembran → Reduktion einer gesteigerten Erregbarkeit des Reizleitungssystems im Herzen

Indikationen (nach Kommission E):
- funktionelle Herz- und Kreislaufbeschwerden ☞ 4.7.1

Kontraindikationen: Keine bekannt. *Hypertonie, Schwangerschaft.*

Nebenwirkungen: Keine bekannt. *Vereinzelt Kopfschmerzen, Schwindel, Mydriasis.*

Interaktionen: Aufgrund des Tyramingehalts der Droge kann es bei gleichzeitiger Behandlung mit MAO-Hemmstoffen zu einer Blutdruckkrise kommen.

Dosierung: Wäßrig-ethanolische Auszüge entsprechend einer Tagesdosis von 1–1,5 g Droge. Die Zubereitungen enthalten max. 1 mg/ml Spartein.

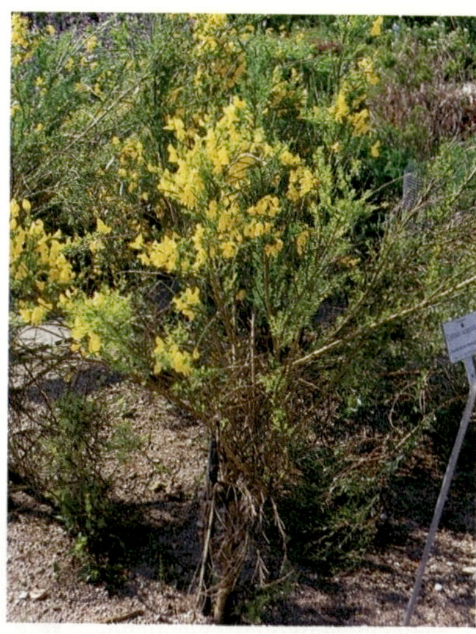
Besenginster (Cytisus scoparius L. LINK) [O225]

Darreichungsform: Standardisierte wäßrig-ethanolische Auszüge zum Einnehmen.

▶ Bibernellwurzel (Pimpinellae radix)

Wirksamkeitsmitbestimmende Inhaltsstoffe: 0,1–0,6 % ätherisches Öl, Saponine, Cumarine, Furanocumarine, Caffeoylchinasäuren.

Wirkungen:
- *sekretomotorisch*
- *sekretolytisch*

Wirkmechanismus: Die serösen Drüsen werden durch den Gesamtextrakt selektiv stimuliert, die Funktion der mukösen Drüsen wird gehemmt → Sekretverflüssigung

Indikationen (nach Kommission E):
- Katarrhe der oberen Luftwege ☞ 6.7.1

Kontraindikationen: Keine bekannt.

Nebenwirkungen: Keine bekannt.

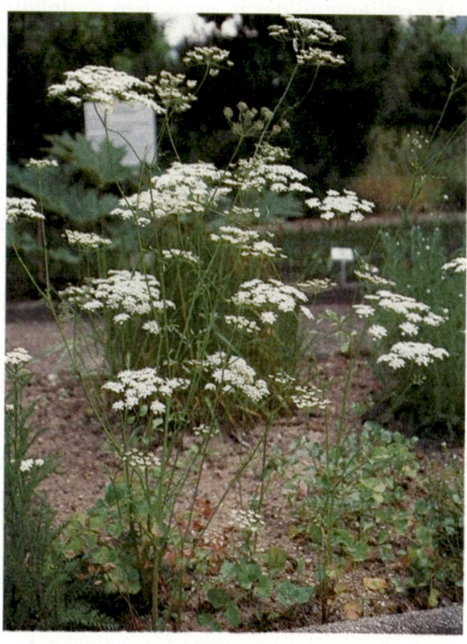
Kleine Bibernelle (Pimpinella saxifraga L., Pimpinella major L. HUDSON sine latiore) [O225]

Interaktionen: Keine bekannt.

Dosierung: Tagesdosis 6–12 g Droge, 6–15 ml Tinktur (1:5); Zubereitungen entsprechend.

Darreichungsform: Zerkleinerte Droge für Teeaufgüsse sowie andere galenische Zubereitungen zum Einnehmen.

▸ Bilsenkrautblätter (Hyoscyami folium)

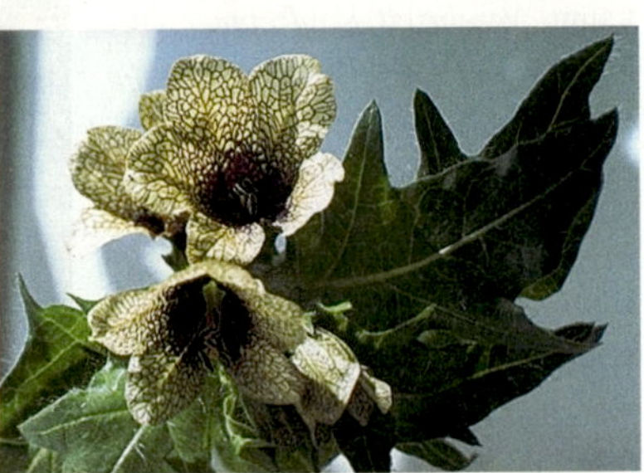
Schwarzes Bilsenkraut (Hyoscyams niger L.) [U224]

Wirksamkeitsbestimmende Inhaltsstoffe: Mind. 0,05 % Tropan-Gesamtalkaloide (v.a. L-Hyoscyamin, Scopolamin) berechnet als L-Hyoscyamin.

Wirkungen:
- spasmolytisch auf die glatte Muskulatur, v.a. im Bereich des Gastrointestinaltrakts
- parasympathikolytisch/anticholinerg
- zentral sedierend

Wirkmechanismus: Spasmolytisch wirksame Alkaloiddroge ☞ 7.1.5
- parasympathikolytisch bzw. anticholinerg: Hyoscyamuszubereitungen wirken als Antagonist des Acetylcholins über eine kompetitive Hemmung des neuromuskulären Transmitters Acetylcholin am Rezeptor; der Antagonismus betrifft die muskarinähnliche Wirkung des Acetylcholins (keine Wirkung an Ganglien und der motorischen Endplatte) →
  - periphere, auf das vegetative Nervensystem und die glatte Muskulatur gerichtete Wirkungen → Erschlaffung glattmuskulärer Organe und Aufhebung spastischer Zustände, v.a. im Bereich des Gastrointestinaltrakts und der Gallenwege
  - Reduktion der Säuresekretion im Magen über den N. vagus
  - zentralnervöse Wirkungen → Auflösung von zentralnervös bedingtem muskulärem Tremor und muskulärer Rigidität

Indikationen (nach Kommission E):
- Spasmen im Bereich des Gastrointestinaltrakts ☞ 7.6.1

Weitere Indikationen in der Erfahrungsheilkunde:
- nervöse Herzbeschwerden (aufgrund des Einflusses auf das zentrale und vegetative Nervensystem)

Kontraindikationen: Tachykarde Arrhythmien, Prostataadenom mit Restharnbildung, Engwinkelglaukom, akutes Lungenödem, mechanische Stenose im Bereich des Gastrointestinaltrakts, Megakolon.

Nebenwirkungen: Mundtrockenheit, Akkommodationsstörungen, Tachykardie, Miktionsstörungen.

Interaktionen: Verstärkung der anticholinergen Wirkung durch trizyklische Antidepressiva, Amantadin, Antihistaminika, Phenothiazine, Procainamid, Chinidin.

Dosierung: Mittlere Einzeldosis 0,5 g eingestelltes Hyoscyamuspulver gemäß DAB entsprechend 0,25–0,35 mg Gesamtalkaloide, berechnet als Hyoscyamin. Größte Einzeldosis 1,0 g eingestelltes Hyoscyamuspulver entsprechend 0,5–0,7 mg Gesamtalkaloide, berechnet als Hyoscyamin. Größte Tagesdosis 3,0 g eingestelltes Hyoscyamuspulver entsprechend 1,5–2,1 mg Gesamtalkaloide, berechnet als Hyoscyamin.

Darreichungsform: Eingestelltes Hyoscyamuspulver sowie galenische Zubereitungen zum Einnehmen. *Die Monographie „Eingestelltes Hyoscyamuspulver" wurde im Europäischen Arzneibuch im Jahre 2001 gestrichen und steht damit auch nicht mehr im gültigen DAB. In der Regel ist das „eingestellte Hyoscyamuspulver" aber in Apotheken noch vorrätig.*

▶ Birkenblätter (Betulae folium)

Wirksamkeitsmitbestimmende Inhaltsstoffe: Mind. 1,5 % Flavonoide (berechnet als Hyperosid, bezogen auf die getrocknete Droge), Phenolcarbonsäuren, Triterpenester vom Dammarantyp (Betulinsäure, Betulinol), Gerbstoffe, ätherisches Öl.

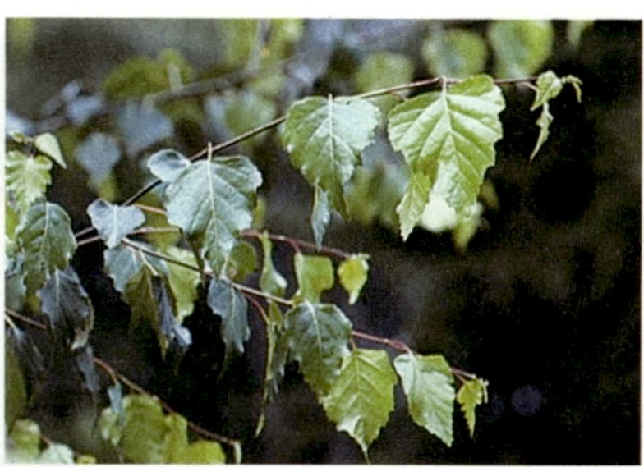

Hänge-Birke, Moor-Birke (Betula pendula ROTH, syn. Betula verrucosa EHRHART, und Betula pubescens EHRHART) [M222]

Wirkungen:
- diuretisch (aquaretisch)

Wirkmechanismus: Aquaretikum ☞ 8.1.1. Hemmung von Metallopeptidasen, insbesondere durch Betulinsäure und Betulinol.

Indikationen (nach Kommission E):
- Durchspülungstherapie bei bakteriellen und entzündlichen Erkrankungen der ableitenden Harnwege und bei Nierengrieß ☞ 8.2.1
- adjuvant bei rheumatischen Beschwerden ☞ 10.4.1

Kontraindikationen: Keine Durchspülungstherapie bei Ödemen infolge Herz- oder Niereninsuffizienz.

Nebenwirkungen: Keine bekannt.

Interaktionen: Keine bekannt.

Dosierung: Mittlere Tagesdosis mehrmals 2–3 g Droge *(insgesamt 6–10 g Droge)*; Zubereitungen entsprechend.

Darreichungsform: Zerkleinerte Droge oder Trockenextrakte für Aufgüsse sowie andere galenische Zubereitungen und Frischpflanzenpreßsäfte zum Einnehmen.

Bei einer Durchspülungstherapie muß auf eine ausreichende Flüssigkeitszufuhr von mind. 2 l/Tag geachtet werden.

✓ Da die Tagesdosis mind. 150–200 mg Gesamtflavonoide enthalten soll, sind Präparate mit garantiertem Flavonoidgehalt zu bevorzugen. Frischpflanzenpreßsäfte sind sehr geeignet, da sie bis zu 2 % Flavonoide enthalten.

ESCOP-Monographie Birch Leaf (Betulae folium)
- **Therapeutic indications:** Irrigation of the urinary tract, especially in cases of inflammation and renal gravel, and as an adjuvant in treatment of bacterial infections of the urinary tract.
- **Dosage:** An infusion of 2–3 g dried material 2–3 times per day; preparations accordingly. Tincture (1:10): 2 ml 3 times daily. Fresh juice: 15 ml 3 times daily.

▶ Birnenblätter (Pyri communis folium)

Wurden von der Kommission E nicht bearbeitet, besitzen jedoch eine relativ große Bedeutung in der Volksmedizin.

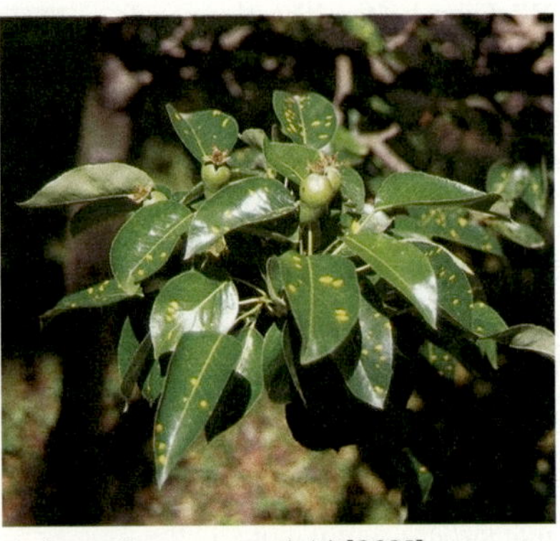

Birnbaum (Pyrus communis L.) [O225]

Wirksamkeitsmitbestimmende Inhaltsstoffe: 2–5 % Arbutin, bis zu 8 % Lamiaceen-Gerbstoffe (z.B. Chlorogensäure, Rosmarinsäure), Phloretin.

Wirkungen:
- harndesinfizierend (Arbutin)
- schwach adstringierend (Lamiaceen-Gerbstoffe)
- schwach keimhemmend (Phloretin)

Wirkmechanismus: Harnwegsdesinfiziens ☞ 8.1.2

Indikationen (nach Kommission E): Keine.

Volksmedizinische Indikation:
- entzündliche Erkrankungen der ableitenden Harnwege ☞ 8.2.1

Kontraindikationen: Keine bekannt.

Nebenwirkungen: Keine bekannt.

Interaktionen: Keine bekannt.

Dosierung: Teeaufguß oder Teeabkochung aus mehrmals tgl. 1 EL geschnittener Droge auf 1 Tasse Wasser.

Darreichungsform: Zerkleinerte Droge für Teezubereitungen.

▶ Bitterkleeblätter (Menyanthidis folium)

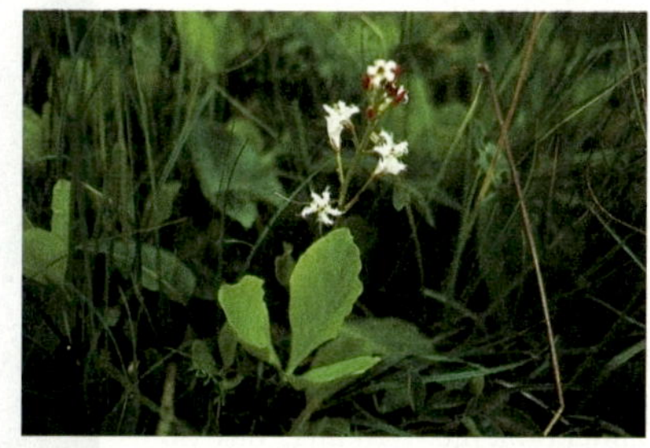
Bitterklee, syn. Fieberklee (Menyanthes trifoliata L.) [M222]

Wirksamkeitsmitbestimmende Inhaltsstoffe: Dimere glykosidische Iridoid-Bitterstoffe, ätherisches Öl, Gerbstoffe, Flavonoide. Der Bitterwert muß laut DAC mind. 3000 betragen.

Wirkungen:
- Förderung der Magensaftsekretion
- Förderung der Speichelsekretion

Wirkmechanismus: Amarum (Bitterstoffdroge) ☞ 7.1.1

Indikationen (nach Kommission E):
- Appetitlosigkeit ☞ 7.4.1
- dyspeptische Beschwerden ☞ 7.5.1

Kontraindikationen: Keine bekannt.

Nebenwirkungen: Keine bekannt.

Interaktionen: Keine bekannt.

Dosierung: Tagesdosis 1,5–3 g Droge; Zubereitungen mit entsprechendem Bitterwert.

Darreichungsform: Zerkleinerte Droge für Aufgüsse sowie andere bitter schmeckende Zubereitungen zum Einnehmen.

Die Droge ist weniger bitter und schwächer wirksam als Enzianwurzel und Tausendgüldenkraut und wird v.a. in Kombinationen (z.B. mit Angelika-, Enzianwurzel, Condurangorinde) verwendet.

▶ Bittersüßstengel (Dulcamarae stipites)

Wirksamkeitsmitbestimmende Inhaltsstoffe: 0,07–0,4 % Steroidalkaloidglykoside mit anticholinerger Wirkung (Solasodin, Soladulcidin, Tomatidenol), Steroidsaponine, Gerbstoffe. In Europa werden drei Chemo-Varietäten mit unterschiedlicher Zusammensetzung der Steroidalkaloide in den Blättern und Stengeln unterschieden.

Wirkungen:
- adstringierend
- antimikrobiell
- schleimhautreizend
- anticholinerg (Steroidalkaloide)
- antiphlogistisch (Solasodin)
- *juckreizlindernd (Gerbstoffe)*
- *antiallergisch*
- *kortisonähnlich*
- *antimykotisch*

- *sekretionshemmend (v.a. Talg- und Schweißdrüsen)*
- *gewebeverdichtend (ektodermale Oberhaut)*
- *Hemmung der Kapillarpermeabilität*
- *mild oberflächenanästhesierend*
- *immunmodulierend (Steroidsaponine)*

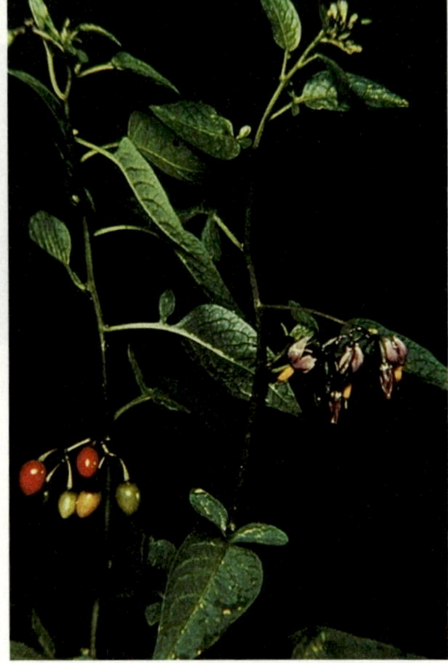

Bittersüßer Nachtschatten (Solanum dulcamara L.) [M222]

Wirkmechanismus: Die Steroidalkaloidglykoside besitzen eine anticholinerge Wirkung, das Solasodin, die Steroidsaponine und Gerbstoffe wirken durch Hemmung der Cyclooxygenase antiphlogistisch.

Indikationen (nach Kommission E):

- adjuvant bei chronischem Ekzem ☞ 12.12.1, 12.12.2, 12.13.1, 12.13.2

Kontraindikationen: Keine bekannt.

Nebenwirkungen: Keine bekannt.

Interaktionen: Keine bekannt.

Dosierung: Bei innerer Anwendung Tagesdosis 1–3 g Droge; Zubereitungen entsprechend. Bei äußerer Anwendung Aufgüsse oder Abkochungen entsprechend 1–2 g Droge auf ca. 250 ml Wasser.

Darreichungsform: Zerkleinerte Droge für Teeaufgüsse sowie andere galenische Zubereitungen zum Einnehmen sowie für Umschläge und Waschungen.

Bei den **grünen, unreifen Beeren** besteht aufgrund der hohen Konzentration an giftigen Steroidalkaloiden **Vergiftungsgefahr** v.a. für Kdr. Bereits 30–40 unreife Beeren können tödlich sein. Die toxischen Alkaloide wirken zytolytisch, anticholinerg, hämolytisch und können neurologische Störungen wie Halluzinationen, Stumpfsinnigkeit, Platzangst, Ruhelosigkeit, Schwindel, Sprachstörungen, Krämpfe, Erbrechen und Durchfall hervorrufen. Die **roten, reifen Beeren** dagegen sind nahezu alkaloidfrei und damit **ungiftig**.
Standardisierte Zubereitungen aus Bittersüßstengeln sind aufgrund des wesentlich niedrigeren Steroidalkaloidgehalts bei bestimmungsgemäßem Gebrauch ebenso unbedenklich.
Beim Erw. ist die perorale Aufnahme von 20 mg Steroidalkaloidglykosiden unbedenklich, erst die Dosis von 2–5 mg/kg KG ist toxisch, eine Dosis von 3–6 mg/kg KG möglicherweise tödlich. Das entspräche 25 g getrockneten Bittersüßstengeln.

✓ Empfehlenswert sind nur standardisierte Auszüge mit einem Mindestgehalt an bestimmten basischen und neutralen Steroidsaponinen, damit die wirksamkeitsmitbestimmenden Inhaltsstoffe in reproduzierbarer Menge Charge für Charge vorhanden sind.

▶ Blutwurz (Tormentillae rhizoma) ☞ Tormentillwurzelstock

▶ Bockshornsamen (Foenugraeci semen)

Wirksamkeitsmitbestimmende Inhaltsstoffe: Ca. 30 % Schleimstoffe, bis zu 3 % Steroidsaponine (u.a. Foenugraecin, das nach Hydrolyse Diosgenin liefert), Bitterstoffe (Trigofoenoside A-G), wenig ätherisches Öl mit dem geruchgebenden 3-Hydroxy-4,5-dimethyl-2(5H)-furanon. Diosgenin ist ein wichtiger Ausgangsstoff für die Partialsynthese von Steroidhormonen.

Griechischer Bocks-Hornklee (Trigonella foenum-graecum L.) [M222]

Wirkungen:
- *appetitanregend (innere Anwendung)*
- *antiphlogistisch (äußere Anwendung)*

Wirkmechanismus: Bisher nicht erforscht.

Indikationen (nach Kommission E):
- Appetitlosigkeit (innere Anwendung) ☞ 7.4
- lokale Entzündungen (äußere Anwendung als Breiumschlag) ☞ 12.12

Kontraindikationen: Keine bekannt.

Nebenwirkungen: Bei wiederholter äußerer Anwendung unerwünschte Hautreaktionen.

Interaktionen: Keine bekannt.

Dosierung: Bei innerer Anwendung Tagesdosis 6 g Droge; Zubereitungen entsprechend. Bei äußerer Anwendung 50 g gepulverte Droge für ¼ l Wasser.

Darreichungsform: Zerkleinerte Droge sowie andere galenische Zubereitungen zum Einnehmen. 50 g gepulverte Droge mit ¼ l Wasser 5 Min. kochen und als feucht-warmen Breiumschlag äußerlich anwenden.

✓ Bockshornsamenpulver ist auch Bestandteil des Curry-Gewürzes und ist ein beliebtes Gewürz in der indischen Küche.

2
B

▶ Boldoblätter (Boldo folium)

Wirksamkeitsmitbestimmende Inhaltsstoffe: 0,25–0,5 % Isochinolin-Alkaloide mit Boldin (Aporphinalkaloid) als Hauptalkaloid, Flavonoide, 2–3 % ätherisches Öl (Askaridol).

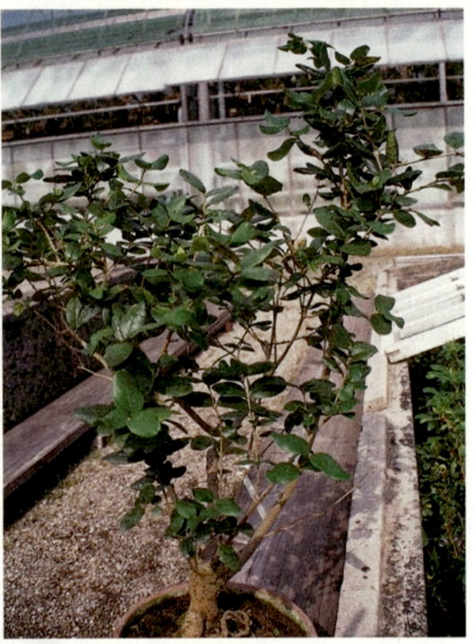
Boldostrauch (Peumus boldus MOLINA) [O225]

Wirkungen:
- spasmolytisch
- choleretisch
- Steigerung der Magensaftsekretion
- *antiphlogistisch*
- *cholekinetisch*
- *antioxidativ*

Wirkmechanismus: Spasmolytisch wirksame Alkaloiddroge ☞ 7.1.5
- spasmolytisch: Boldin vermindert als Sympatholytikum die Ansprechbarkeit der vasodilatorischen und vasokonstriktorischen Nervenendigungen

Indikationen (nach Kommission E):
- leichte krampfartige Magen-Darm-Beschwerden ☞ 7.6.1
- dyspeptische Beschwerden, v.a. infolge mangelnder Gallenbildung ☞ 7.5.1, 7.12.1

Kontraindikationen: Verschluß der Gallenwege, schwere Lebererkrankungen, Schwangerschaft (wegen des Askaridolgehalts). Bei Gallensteinleiden nur nach Rücksprache mit einem Arzt anwenden.

Nebenwirkungen: Keine bekannt.

Interaktionen: Keine bekannt.

Dosierung: Mittlere Tagesdosis 3 g Droge; Zubereitungen entsprechend.

Darreichungsform: Zerkleinerte Droge für Aufgüsse sowie andere, praktisch askaridolfreie Zubereitungen zum Einnehmen.

Bei Askaridol wurde eine neurotoxische Wirkung beobachtet. Deshalb dürfen aufgrund des Askaridolgehalts das reine ätherische Boldo-Öl sowie Destillate aus Boldoblättern nicht verwendet werden.

ESCOP-Monographie Boldo (Boldo folium)
- **Therapeutic indications:** Minor hepatobiliary dysfunction. Symptomatic treatment of mild digestive disturbances; as an adjuvant in constipation.
- **Dosage:** Daily dose: 2–5 g of the drug as a tea infusion. 0.2–0.6 g of the crude drug or equivalent hydroethanolic extract. Tincture (1:5, ethanol 80 % V/V): single dose 1–3 ml. Fluid extract (ethanol 80 % V/V): single dose 0.5–1 ml.

▶ Borretschsamenöl (Oleum boraginis semen)

Ist von der Kommission E nicht bearbeitet worden, besitzt aber aufgrund experimenteller und klinischer Studien in der Phytotherapie sowie in der Diätetik eine Bedeutung bei der Behebung des δ-6-Desaturase-Defekts bei der Neurodermitis.

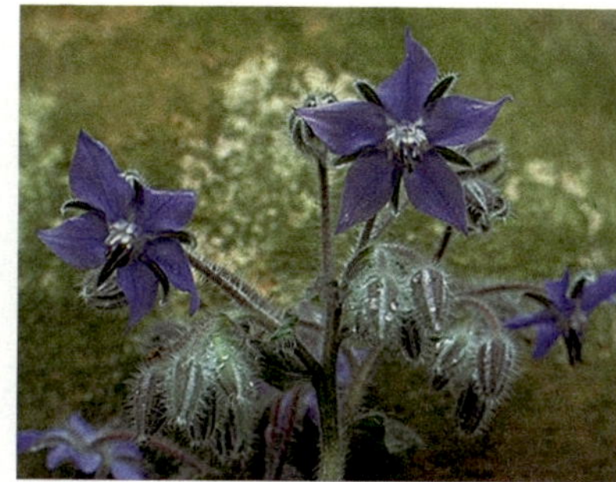

Borretsch, syn. Gurkenkraut (Borago officinalis L.) [U224]

Wirksamkeitsbestimmende Inhaltsstoffe: Langkettige, essentielle ungesättigte Fettsäuren (Linolsäure, γ-Linolensäure).

Wirkungen:
- antiphlogistisch
- immunmodulierend

Wirkungseintritt: Sichtbare Wirkung erst nach ca. 4–12 Wochen.

Wirkmechanismus: Linolsäure und γ-Linolensäure sind Vorstufen der Arachidonsäure, aus der die Prostaglandine E_1 und E_2 gebildet werden. Diese fördern die Reifung und Differenzierung der T-Lymphozyten und hemmen die Bildung von IgE in den B-Lymphozyten. Zusätzlich hat Prostaglandin E_1 eine antiinflammatorische Wirkung und ist ein Gegenspieler des entzündungsfördernden Leukotriens B_4. Nach Einnahme von Borretschsamenöl soll es außerdem zu einem Ausgleich des δ-6-Desaturase-Defekts kommen, der u.a. für die Pathogenese der Neurodermitis mitverantwortlich gemacht wird.

Indikationen (nach Kommission E): Keine.

Erfahrungsheilkundliche Indikation und aufgrund von Anwendungsbeobachtungen:
- Neurodermitis (innere und äußere Anwendung) ☞ 12.13.1, 12.13.2

Kontraindikationen: Keine bekannt.

Nebenwirkungen: Keine bekannt.

Interaktionen: Keine bekannt.

Dosierung: Therapeutischer Effekt ab 240–320 mg/Tag.

Darreichungsform: Orale (in Form von Weichgelatinekps.) und topische Anwendung. Topische Anwendung bei trockener Haut bzw. zur allgemeinen Hautpflege direkt als fettes Öl oder als Creme.

▶ Brennesselkraut/-blätter (Urticae herba/- folium)

Wirksamkeitsmitbestimmende Inhaltsstoffe: Ungesättigte Fettsäuren, Caffeoylchinasäuren (darunter die selten vorkommende Caffeoyläpfelsäure), Mineralsalze (v.a. Calcium-, Kaliumsalze), Kieselsäure. In den sogenannten Brennhaaren der Blätter biogene Amine (wie Histamin, Serotonin).

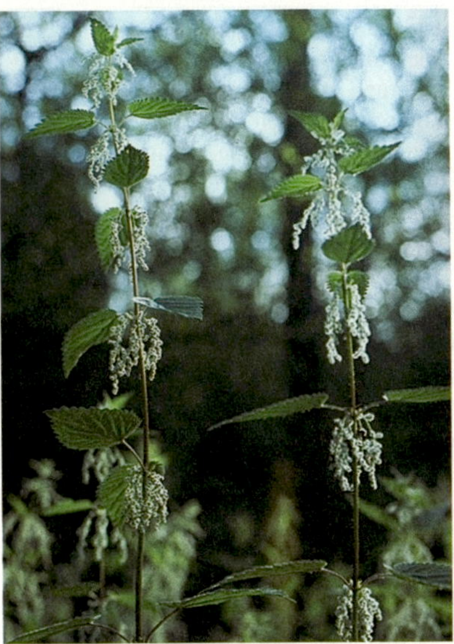

Große Brennessel, Kleine Brennessel, syn. Garten-Brennessel (Urtica dioica L., Urtica urens L.) [U224]

Wirkungen:

- *diuretisch (aquaretisch)*
- *antiphlogistisch (Caffeoyläpfelsäure, ungesättigte Fettsäuren)*
- *die von Madaus erwähnte zunächst hypo-, dann hyperglykämische Wirkung konnte durch jüngere Studien nicht bestätigt werden und ist auch nicht als Nebenwirkung einzustufen*

Wirkmechanismus: Die Wirkung geht nicht allein auf Caffeolyläpfelsäure zurück, da der Gesamtextrakt eine stärkere Wirkung zeigt als die Reinsubstanz Caffeolyläpfelsäure.

- diuretisch:
  Aquaretikum ☞ 8.1.1
  - verstärkte Wasserdiurese (Aquarese) beruht auf dem hohen Gehalt an Mineralstoffen (v.a. Kalium) der Droge → osmotische Wirkung. Sie kommt nur in Kombination mit einer ausreichenden Flüssigkeitszufuhr zur Geltung.
- antiphlogistisch:
  - Caffeoyläpfelsäure und die lipophile Fraktion mit selten vorkommenden ungesättigten Fettsäuren hemmen dosisabhängig die 5-α-Lipoxygenase-abhängige Leukotriensynthese und die Cyclooxygenase-abhängige Prostaglandinsynthese → Hemmung der Infiltration immunkompetenter Zellen in entzündetes Gewebe und deren Aktivität, z.B. der Zytokinexpression → positive Beeinflussung chronisch-entzündlicher Prozesse
  - Brennesselkrautextrakt hemmt die Sekretion der proentzündlichen Mediatoren Tumor-Nekrose-Faktor-α und Interleukin-1β

Indikationen (nach Kommission E):

- adjuvant bei rheumatischen Beschwerden (innere und äußere Anwendung) ☞ 10.4.1, 10.4.2
- Durchspülungstherapie bei entzündlichen Erkrankungen der ableitenden Harnwege (innere Anwendung) ☞ 8.2.1
- vorbeugend und zur Behandlung bei Nierengrieß (innere Anwendung) ☞ 8.4.1

Weitere Indikationen aufgrund jüngerer klinischer Studien:

- Arthrose ☞ 10.3.1

Kontraindikationen: Ödeme infolge eingeschränkter Herz- und Nierentätigkeit.

Nebenwirkungen: Keine bekannt.

Interaktionen: Keine bekannt.

Dosierung: Mittlere Tagesdosis 8–12 g Droge; Zubereitungen entsprechend.

Darreichungsform: Zerkleinerte Droge für Aufgüsse sowie andere galenische Zubereitungen zum Einnehmen. Als Brennnesselspiritus zur äußeren Anwendung.

Bei einer Durchspülungstherapie muß auf eine ausreichende Flüssigkeitszufuhr von mind. 2 l/Tag geachtet werden.

✓ Die Droge darf nur Stengel von max. 3 mm Durchmesser enthalten, sonst weist sie einen zu geringen Anteil an wirksamkeitsmitbestimmenden Inhaltsstoffen, insbesondere an Kaliumsalzen, auf, die sich nur in den Blattanteilen befinden. Standardisierten Fertigarzneimitteln ist daher der Vorzug zu geben.

ESCOP-Monographie Nettle Leaf/- Herb (Urticae folium/- herba)

- **Therapeutic indications:** Adjuvant treatment of rheumatic conditions. Irrigation in inflammatory conditions of lower urinary tract.
- **Dosage:** *Adult dose:* 3–5 g of the drug as an infusion up to 3 times daily; 0.77 g extract (7:1) twice daily; tincture 1:5 (25 % ethanol) 2–6 ml 3 times daily; 10–15 ml of fresh juice up to 3 times daily.

▶ Brennesselwurzel (Urticae radix)

Wirksamkeitsmitbestimmende Inhaltsstoffe: δ-5-Sterole in freier und glykosidisch gebundener Form, 3-β-Sitosterin in freier und glykosidischer Form, Cumarin (Scopoletin), Urtica-dioica-Agglutinine, Lignane, Polysaccharide.

Wirkungen:

- Erhöhung des Miktionsvolumens
- Erhöhung des max. Harnflusses
- Erniedrigung der Restharnmenge
- *antikongestiv*
- *antiinflammatorisch*
- *immunmodulierend*

Wirkmechanismus: Der therapeutische Effekt beruht wie bei allen pflanzlichen Prostatamitteln in erster Linie auf der antikonge-

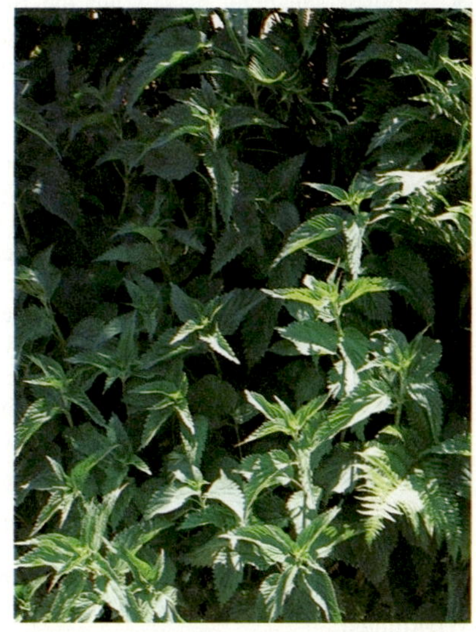

Große Brennessel, Kleine Brennessel, syn. Garten-Brennessel (Urtica dioica L., Urtica urens L.) [O225]

stiven Wirkung und konsekutiver Besserung der Symptome und nicht auf einer Prostata-Volumenverkleinerung.
- Interaktion mit dem wichtigsten Transportprotein von Dihydrotestosteron (DHT), dem Sexualhormon bindenden Globulin (SHBG)→ verminderte Bildung von DHT
- Einfluß auf epidermale Wachstumsfaktoren → Verzögerung der Hyperplasie
- prostatotrope Wirkung der lipophilen Fraktion: Hemmung der 5-α-Reduktase und der 3α- und 3β-Hydroxysteroid-Dehydrogenasen → Beeinflussung der Synthese von Dihydrotestosteron

• antiinflammatorisch:
  - Hemmung der Aromatase in in-vitro-Studien, speziell durch die Urtica dioica-Agglutinine, der menschlichen Leukozyten-Elastase und der Komplementaktivierung

Indikationen (nach Kommission E):
• Miktionsbeschwerden bei Prostataadenom (Stadium I-II) ☞ 8.5.1

Kontraindikationen: Keine bekannt.

Nebenwirkungen: Gelegentlich leichte Magen-Darm-Beschwerden.

Interaktionen: Keine bekannt.

Dosierung: Tagesdosis 4–6 g Droge; Zubereitungen entsprechend. *Experimentelle und klinische Studien zeigen, daß für eine wirksame Therapie polare Extrakte (z.B. 20%ige methanolisch-wäßrige), die u.a. die Polysaccharide in hoher Konzentration enthalten, notwendig sind.*

Darreichungsform: Zerkleinerte Droge für Aufgüsse sowie andere galenische Zubereitungen zum Einnehmen.

Brennesselwurzel bessert nur die Beschwerden bei einer vergrößerten Prostata, ohne die Vergrößerung zu beheben. In regelmäßigen Abständen muß daher ein Arzt aufgesucht werden, der den Verlauf der Grundkrankheit überwacht.

Die Droge eignet sich gut zur Langzeitanwendung, da Nebenwirkungen auch bei längerer Einnahmedauer bisher nicht beschrieben wurden.

ESCOP-Monographie Nettle Root (Urticae radix)
• **Therapeutic indications:** Symptomatic treatment of micturition disorders (nocturia, pollakisuria, dysuria, urine retention) in benign prostatic hyperplasia (BPH) of stages I and II as defined by Alken.
• **Dosage:** Daily dose: 4–6 g of the drug as an infusion; 600–1200 mg of a dried extract preparation (5:1, 20 % methanol); 1.5–7.5 ml fluid extract (1:1, 45 % ethanol), or 5 ml ethanolic extract (1:5, 40 % ethanol).

▸ Brombeerblätter (Rubi fruticosi folium)

Wirksamkeitsmitbestimmende Inhaltsstoffe: Gerbstoffe, Flavonoide.

Wirkungen:
• adstringierend

Wirkmechanismus: Gerbstoffdroge (Adstringens) ☞ 7.1.7

Indikationen (nach Kommission E):
- unspezifische, akute Durchfallerkrankungen ☞ 7.11.1
- leichte Entzündungen im Bereich der Mund- und Rachenschleimhaut ☞ 7.2.2

Kontraindikationen:
Keine bekannt.

Nebenwirkungen:
Keine bekannt.

Interaktionen: Keine bekannt.

Dosierung: Tagesdosis 4,5 g Droge; Zubereitungen entsprechend.

Darreichungsform: Zerkleinerte Droge für Teeaufgüsse sowie andere Zubereitungen zum Einnehmen sowie für Mundspülungen.

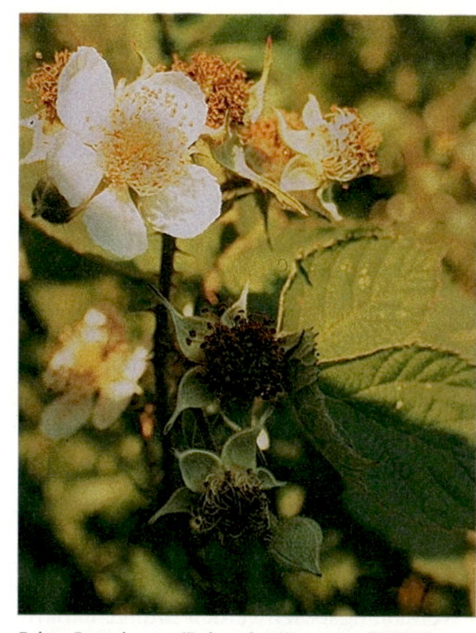

Echte Brombeere (Rubus fruticosus L.) [U224]

Die fermentierten Brombeerblätter sind aus geschmacklichen Gründen ein beliebter coffeinfreier Ersatz (und damit ohne anregende Wirkung) für schwarzen Tee und sind häufiger Bestandteil sogenannter „Haustees".

▶ Bromelain aus der Ananas (Bromelainum der Ananas comosus)

Wirksamkeitsbestimmende Inhaltsstoffe: Bromelain (ein Gemisch aus Bromelain A und B der proteolytisch wirksamen Enzyme aus der Ananas, dessen pH-Optimum zwischen 6 und 7,5 liegt).

Wirkungen:
- ödemhemmend (im Tierversuch)
- Verlängerung der Prothrombin- und Blutungszeit
- Hemmung der Thrombozytenaggregation
- *verdauungsfördernd*
- *indirekt antiphlogistisch über immunmodulierende Reaktionsmechanismen*
- *Förderung der Wundheilung*

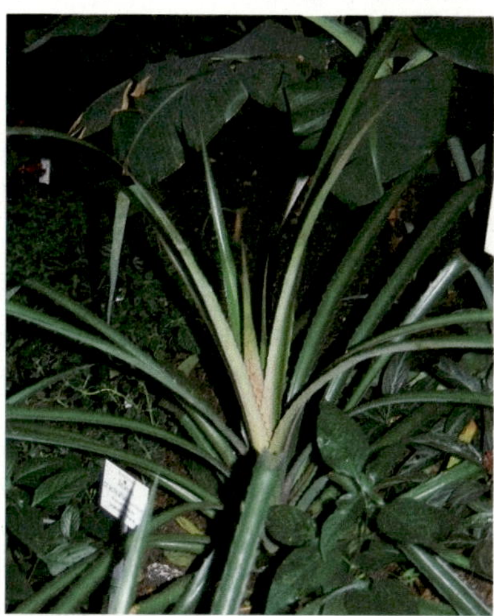

Ananas (Ananas comosus L. MERRILL) [O225]

2 B

Wirkmechanismus:
- enzymatische Wirkung auf Nahrungsmittel: Bromelaine sind Thiolproteasen. Die freie Thiolgruppe der im Molekül vorhandenen Aminosäure Cystein ist für die Wirkung essentiell. Vorwiegend Peptidbindungen, an denen basische Aminosäuren beteiligt sind, werden gespalten. Der Proteinabbau führt zu kleinen Fragmenten bis zu einzelnen Aminosäuren. Bromelaine entsprechen in ihrer Wirkung der von Pankreasenzymen, von denen sie sich nur hinsichtlich der Wirkintensität, Substratspezifität und des pH-Wirkungsoptimums (zwischen 6 und 7,5 → werden erst im Darm aktiv) unterscheiden.
- antiphlogistisch: Die enterale Resorption von Bromelain wurde nachgewiesen. Man nimmt an, daß Bromelain bzw. dessen Metaboliten Immunkomplexe und aggregierte Immunglobuline entweder über einen direkten Abbau oder über eine Aktivierung des phagozytären Systems auflösen können. Auch eine Hemmung der Prostaglandinsynthese wird diskutiert.

Indikationen (nach Kommission E):
- akute postoperative und posttraumatische Schwellungszustände, v. a. der Nase und Nasennebenhöhlen ☞ 5.6.1

Weitere Indikationen in der Erfahrungsheilkunde:
- Verdauungsbeschwerden infolge exokriner Pankreasinsuffizienz ☞ 7.5.1
- traumatisches Ödem ☞ 5.6.1

Kontraindikationen: Überempfindlichkeit gegen Bromelain, *Blutungsneigung*.

Nebenwirkungen: Gelegentlich Magenbeschwerden, Durchfall, allergische Reaktionen.

Interaktionen: Eine Verstärkung der Blutungsneigung bei gleichzeitiger Therapie mit Antikoagulanzien oder Thrombozytenaggregationshemmstoffen ist nicht auszuschließen. Die Plasma- und Urinspiegel von Tetrazyklinen werden bei gleichzeitiger Einnahme von Bromelain erhöht.

Dosierung: Tagesdosis 80–320 mg Rohbromelain (200–800 FIP-Einheiten) in 2–3 Einzeldosen.

Darreichungsform: Feste Arzneiformen zum Einnehmen. *Das Essen von frischer Ananas ist nicht ausreichend.*

Anwendungsdauer: 8–10 Tage (Vorsichtsmaßnahme, da Langzeitstudien fehlen); in kontrollierten Fällen ist die Anwendung über längere Zeit möglich.

▶ Brunnenkressekraut (Nasturtii herba)

Wirksamkeitsmitbestimmende Inhaltsstoffe: Senfölglykoside (Glucosinolate) und je nach Zubereitung freies Senföl. Frisches Brunnenkressekraut enthält 80 mg/100 g Ascorbinsäure.

Wirkungen:
- *keimhemmend (grampositive und gramnegative Erreger)*
- *harndesinfizierend*

Wirkmechanismus: Harnwegsdesinfiziens ☞ 8.1.2

Indikationen (nach Kommission E):
- Katarrhe der Luftwege ☞ 6.7.1

Weitere Indikation in der Erfahrungsheilkunde und aufgrund von Anwendungsbeobachtungen:
- entzündliche Erkrankungen der ableitenden Harnwege ☞ 8.2.1

Kontraindikationen: Magen- und Darmulzera, entzündliche Nierenerkrankungen, Kdr. unter 4 Jahren.

Nebenwirkungen: In seltenen Fällen Magen-Darm-Beschwerden.

Interaktionen: Keine bekannt.

Dosierung: Tagesdosis 4–6 g Droge, 20–30 g frisches Kraut oder 60–150 g Frischpflanzenpreßsaft; Zubereitungen entsprechend.

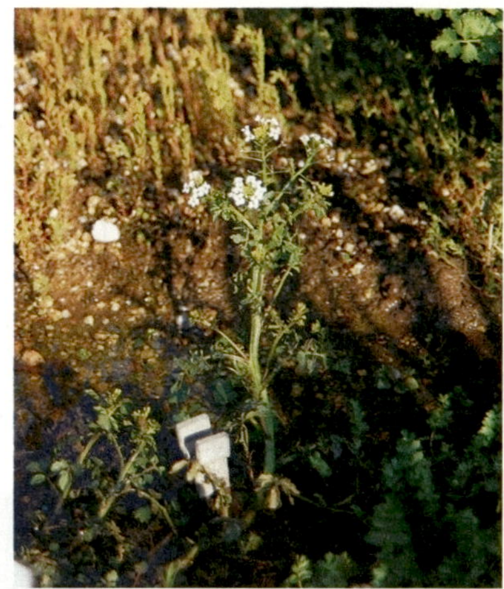

Echte Brunnenkresse (Nasturtium officinale R. BROWN) [O225]

Darreichungsform: Zerkleinerte Droge, Frischpflanzenpreßsaft sowie andere galenische Zubereitungen zum Einnehmen.

Anwendungsdauer: Nicht länger als 6 Wochen anwenden, v.a. wenn die Zubereitung freies Senföl enthält, da die Metabolite des Senfölglykoside schleimhautreizende Effekte besitzen.

▶ Buccoblätter (Barosmae folium)

Buccostrauch (Barosma betulina BARTL)

> Erhielten eine Negativ-Monographie (☞ Tab. 2.5), werden nur in der Volksmedizin verwendet. Aufgrund des Gehalts an ätherischem Öl ist eine schwache Wirkung plausibel.

Wirksamkeitsmitbestimmende Inhaltsstoffe: Rund 2 % ätherisches Öl mit Diosphenol (syn. Bucco- bzw. Barosmacampher), Isomenthon, Menthon, Limonen, Flavonoide, Schleimstoffe.

Wirkungen:
- *schwach bakteriostatisch*

Wirkmechanismus: Harnwegsdesinfiziens ☞ 8.1.2

Indikationen (nach Kommission E): Keine.

Beanspruchte Indikationen in der Erfahrungsheilkunde und Volksmedizin:
- Entzündungen und Infektionen der Nieren und Harnwege ☞ 8.2.1
- Reizblase

Kontraindikationen: Keine bekannt.

2

B

Nebenwirkungen: Das ätherische Öl kann in hoher Dosierung und bei nicht bestimmungsgemäßem Gebrauch zu Reizerscheinungen führen. Berichte über toxische Nebenwirkungen liegen nicht vor.

Interaktionen: Keine bekannt.

Dosierung: Als Teeaufguß mehrmals tgl. mit 1 EL geschnittener Droge.

Darreichungsform: Zerkleinerte Droge als Teeaufguß.

✓ Wegen ihres fruchtigen Aromas sind Buccoblätter ein sinnvolles Geschmackskorrigens in Blasen- und Nierentees, weil sie gleichzeitig schwache therapeutische Effekte besitzen.

▶ Buchweizenkraut (Fagopyri herba)

Wurde von der Kommission E aus zeitlichen Gründen nicht mehr bearbeitet. Ist aber von höchstem medizinischen Interesse, weil es sich um ein neues und modernes Phytopharmakon handelt. Die Wirksamkeit von standardisierten Buchweizenkrautzubereitungen erklärt sich nicht nur phytochemisch durch den hohen Rutingehalt von 4–9 %, sondern ist auch bei Mikrozirkulationsstörungen experimentell und bei der chronisch venösen Insuffizienz klinisch eindeutig nachgewiesen.

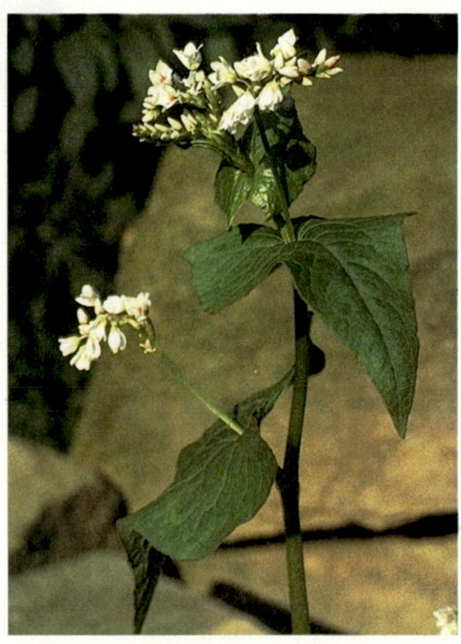

Echter Buchweizen (Fagopyrum esculentum MOENCH) [U224]

Wirksamkeitsmitbestimmende Inhaltsstoffe: Im Durchschnitt bis zu 6 % Flavonoide (darunter zu 90 % Rutin bei kontrolliertem Anbau ausgewählter Sorten), Kaffeesäurederivate, Phenylcarbonsäurederivate.

Wirkungen:
- Verbesserung der Mikrozirkulation in Kapillaren und Venolen
- Normalisierung des Flüssigkeits- und Stoffaustauschs der Kapillaren und Venolen
- antioxidativ

Wirkmechanismus: Durch den Wirkstoff Rutin Hemmung der Hyaluronidase → dichtet die Gefäßwände ab, reduziert so eine unphysiologische Hyperpermeabilität und Kapillarfragilität

Indikationen (nach Kommission E): Keine.

2
C

Erfahrungsheilkundliche Indikationen (in England) und aufgrund klinischer Studien:

- chronisch venöse Insuffizienz Stadium I-II ☞ 5.3.1
- Mikrozirkulationsstörungen ☞ 5.2.1
- Arterioskleroseprophylaxe ☞ 4.6

Kontraindikationen: Bislang keine bekannt.

Nebenwirkungen: In sehr seltenen Fällen Kopfschmerzen und Photosensibilisierung nach intensiver Sonneneinstrahlung möglich.

Interaktionen: Keine bekannt.

Dosierung: Mind. 150 mg Rutin tgl. in gut bioverfügbarer Form, was derzeit nur mit dem Präparat Fagorutin Buchweizen-Tabletten und -Tee erreicht werden kann.

Darreichungsform: Die Aufnahme ist nur in Form von Fertigarzneimitteln sinnvoll, da ein standardisierter Gehalt an Rutin Voraussetzung des Therapieerfolgs ist.

> Aufgrund der Ergebnisse einer rund 20jährigen interdisziplinären Forschungsaktivität und insbesondere aufgrund der überzeugenden pharmakologischen und klinischen Untersuchungsergebnisse wurde das bislang in der Phytotherapie mehr oder weniger unbekannte Buchweizenkraut von der Universität Würzburg zur Arzneipflanze des Jahres 1999 erklärt.

▶ Campher (Camphora)

Wirksamkeitsbestimmende Inhaltsstoffe: Natürlicher Campher (D(+)-Campher = 1R, 4R-2-Bornanon), von dem mind. die Hälfte in Form des (1R)-Isomeren vorliegt. Natürlicher Campher enthält in Spuren noch Cineol, Borneol, Eugenol u.a. Monoterpene und ist damit ein Phytopharmakon. Neben dem natürlichen Campher ist im DAB auch der partial-synthetische DL-Campher, ein Racemat, aufgenommen.

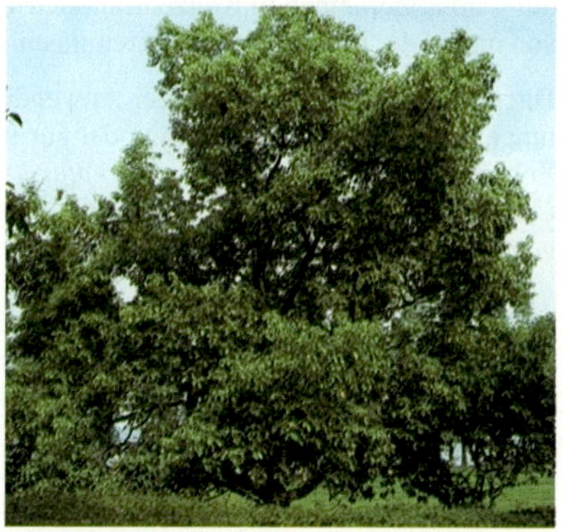

Campherbaum (Cinnamomum camphora L. SIEBOLD) [M222]

Wirkungen:

- bronchosekretolytisch (äußere Anwendung)
- hyperämisierend (äußere Anwendung)
- kreislauftonisierend (innere Anwendung)
- atemanaleptisch (innere Anwendung)
- bronchospasmolytisch (innere Anwendung)

2

C

Wirkmechanismus: Aromatikum (Ätherisch-Öl-Droge) ☞ 6.1.1, 10.1.1
- kreislauftonisierend und bronchospasmolytisch:
  - zentrale Stimulation von Atem- und Vasomotorenzentrum
  - direkte Erregung der Thermorezeptoren in der Nasenschleimhaut, wobei die Erregung über den N. trigeminus weitergeleitet wird
  - nach inhalativer Aufnahme im Larynx Erregungsweiterleitung über afferente Nerven
  - Depolarisation von Kälterezeptoren durch eine Hemmung des Calcium-Einstroms in die Zelle

Indikationen (nach Kommission E):
- Muskelrheumatismus (äußere Anwendung) ☞ 10.2.1, 10.4.2
- Herzbeschwerden (äußere Anwendung) ☞ 4.3.2
- hypotone Kreislaufregulationsstörungen (innere Anwendung) ☞ 4.5.1, 4.5.2
- Katarrhe der Luftwege (innere und äußere Anwendung) ☞ 6.2.2, 6.7.2

Weitere Indikation in der Erfahrungsheilkunde:
- stumpfe Verletzungen ☞ 10.5.1

Kontraindikationen: Bei äußerer Anwendung geschädigte Haut, z.B. bei Verbrennungen. Bei Sgl. und Kleinkdr. nicht im Bereich des Gesichts, speziell der Nase, auftragen, da es zum sogenannten Kratschmer-Reflex (Glottiskrampf) mit Atemdepression bis zur Erstickung kommen kann. Bei sachgemäßer Anwendung besteht diese Gefahr nicht.

Nebenwirkungen: Kontaktekzeme.

Interaktionen: Keine bekannt.

Dosierung: Bei innerer Anwendung mittlere Tagesdosis 30–300 mg. *Die Einzeldosis soll 10–20 mg betragen.* Bei äußerer Applikation je nach Anwendung im allgemeinen in Konzentrationen von max. 25 %, bei Sgl. und Kleinkdr. von max. 5 %, in halbfesten Zubereitungen 10–20 %, in Campherspiritus 1–10 %.

Darreichungsform: Bei innerer Anwendung in flüssigen oder festen Zubereitungen. Bei lokaler Anwendung oder zur Inhalation in flüssigen oder halbfesten Zubereitungen. *Die einfachste Rezeptur und verordnungsfähige Zubereitung ist Campherspiritus (Spiritus camphoratus nach DAB). Damit können Einreibungen durchgeführt werden (Camphergehalt 9,5–10,5 %).*

Die aufgetretenen Intoxikationsfälle nach oraler Aufnahme von Campher resultieren ausschließlich auf der akziedentellen oder suizidalen Einnahme äußerlich anzuwendender Präparate, die Campher in hohen Konzentrationen (bis 20 %) enthalten. Die min. Letaldosis für Kleinkdr. liegt bei 1 g p.o., für Erw. dürfte sie bei ca. 20 g liegen. Eine klinisch signifikante Toxizität manifestiert sich nicht unter einer Dosis von 30 mg/kg KG und ist ungewöhnlich unter 50 mg/kg KG bei Erw.
Die Applikation campherhaltiger Externa auf geschädigter Haut (z.B. bei Verbrennungen) kann toxische Symptome hervorrufen, ebenso das wiederholte großflächige, also von Brust und Rücken, Einreiben von Sgl. mit campherhaltigen Expektoranzien.

▶ Cayennepfefferfrüchte (Capsici fructus acer)

Wirksamkeitsmitbestimmende Inhaltsstoffe: 0,3–1 % Capsaicinoide (darunter als Hauptkomponente das Capsaicin), Carotinoide, Flavonoide, fettes Öl.

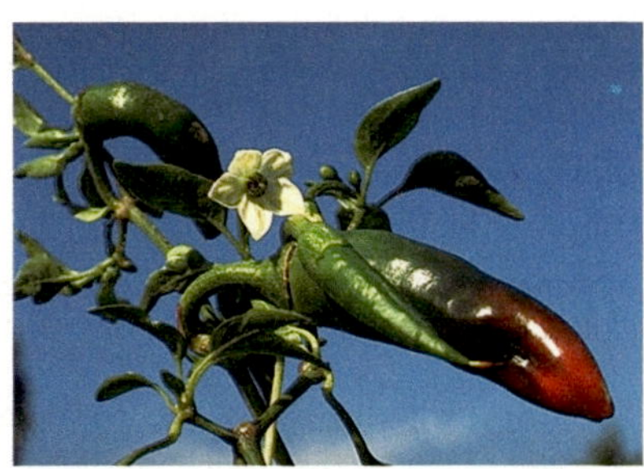

Scharfer Paprika, syn. Cayennepfeffer (Capsicum frutescens L. s.l.) [U224]

Wirkungen:
- lokal hyperämisierend
- lokal nervenschädigend
- *lokal analgetisch*
- *antiphlogistisch*
- *kortisonähnlich*
- *juckreizlindernd*

Wirkmechanismus:
- analgetisch, juckreizlindernd: Nach der lokalen Anwendung von Capsaicin werden vermehrt Substanz P und andere Neurotransmitter ausgeschüttet → Erythem, initial kurzzeitig vermehrtes Schmerz- und Wärmegefühl. Nach dieser anfänglichen Erregungsphase Hemmung des Transportes der Substanz P im afferenten Axon und Blockierung der Synthese im Spinalganglion → Dämpfung von Juckreiz und Schmerzempfinden. Dieser Effekt wird auch als „Counter-irritant-Effekt“ bezeichnet. Durch Entleerung der nicht-myelinisierten Nervenendfasern an Neuropeptiden (Substanz P und Somatostatin) kann man sich eine selektive schmerzlindernde Wirkung erklären. Capsaicin wirkt auch selektiv an den nicht-myelinisierten dünnen afferenten nozizeptiven C-Fasern mit initialer Stimulation und nachfolgender Desensitivierung.
- antiphlogistisch: Entspeicherung von Neuropeptiden → Unterdrückung der sogenannten neurogenen Entzündungsreaktionen. Darüber hinaus hemmt Capsaicin die Cyclooxygenase.

Indikationen (nach Kommission E):
- schmerzhafter Muskelhartspann im Schulter-Arm-Bereich sowie im Bereich der Wirbelsäule bei Erw. und Schulkdr. ☞ 10.2.1

Weitere Indikationen aufgrund jüngerer klinischer Studien: (äußere Anwendung)
- Arthrose ☞ 10.3.2
- Erkrankungen des rheumatischen Formenkreises ☞ 10.4.2
- Psoriasis vulgaris ☞ 12.14.1
- Pruritus ☞ 12.4.1, 12.15.1
- diabetische Polyneuropathie
- Postzoster-Neuralgie ☞ 11.4.1, 12.7.1

Kontraindikationen: Anwendung auf geschädigter Haut, Schleimhäuten, Überempfindlichkeit gegen Paprika-Zubereitungen.

Nebenwirkungen: In seltenen Fällen Überempfindlichkeitsreaktionen (urtikarielles Exanthem). Bei längerer Anwendung am gleichen Applikationsort (über 6 Wochen oder in hoher Dosierung bzw. als Pflaster schon nach 4 Tagen) Schädigung sensibler Nerven, *pustulöse Dermatitis bis hin zu Blasen- und Geschwürsbildung möglich.*

2
C

Interaktionen: Keine bekannt. Keine zusätzliche Wärmeanwendung.

Dosierung: In halbfesten Zubereitungen entsprechend 0,02–0,05 % Capsaicinoide, in flüssigen Zubereitungen entsprechend 0,005–0,01 % Capsaicinoide, in Pflastern entsprechend 10–40 µg Capsaicinoide/cm^2.

Darreichungsform: Zubereitungen aus Paprika ausschließlich zur äußeren Anwendung.

Anwendungsdauer: Nicht länger als 2 Tage. Vor einer erneuten Anwendung am gleichen Applikationsort muß ein Zeitraum von 14 Tagen abgewartet werden.

Capsaicinhaltige Zubereitungen reizen selbst in geringen Mengen die Schleimhäute sehr stark und erzeugen ein schmerzhaftes Brennen, weshalb Kontakt mit Schleimhäuten und v.a. den Augen unbedingt zu vermeiden ist.
Bei längerer Anwendung am gleichen Applikationsort soll es laut Monographie zu einer Schädigung sensibler Nerven kommen. Daher wird von der Kommission E eine Anwendungsdauer von nur 2 Tagen empfohlen. Die neueren klinischen Studien über den Zeitraum von 4–9 Wochen zeigten jedoch keine irreversible Neurotoxizität. Unerwünschte Nebenwirkungen sind offensichtlich nur bei Capsicaindosierungen von über 0,075 % sowie bei Pflastern oder Okklusivverbänden zu erwarten, nicht dagegen, wenn Salben oder Cremes mit einem Capsaicingehalt nicht über 0,075 % 2–3 x tgl. dünn auf die Haut aufgetragen werden.

✓ Vom Capsaicin-armen Paprika von der Stammpflanze Capsicum annuum L. existiert keine Monographie der Kommission E, da der „Gemüsepaprika“ medizinisch nicht verwendet wird. Allerdings ist er ein phytaminreiches Lebensmittel.

▸ Chinarinde (Cinchonae cortex)

Wirksamkeitsmitbestimmende Inhaltsstoffe: 5–15 % bitterschmeckende China-Alkaloide (mind. 30 % und max. 60 % vom Typ des Chinins), Catechingerbstoffe, Bitterstoffe vom Triterpentyp.

Wirkungen:
- Förderung der Magensaftsekretion
- Förderung der Speichelsekretion
- *tonisierend auf den Gesamtorganismus, v.a. in der Rekonvaleszenz*

Wirkmechanismus: Amarum (Bitterstoffdroge) ☞ 7.1.1

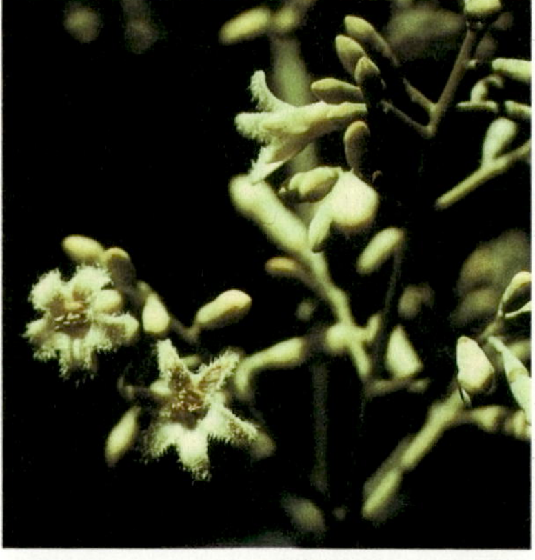

Chinabaum zur Gewinnung der „Industrie“-Chinarinde (Cinchona ledgeriana MOENS ex TRIMEN) [O129]

Indikationen (nach Kommission E):
- Appetitlosigkeit ☞ 7.4.1
- dyspeptische Beschwerden wie Blähungen, Völlegefühl ☞ 7.5.1

Kontraindikationen: Schwangerschaft, Überempfindlichkeit gegen Chinchona-ALkaloide wie Chinin oder Chinidin.

Nebenwirkungen: Gelegentlich Überempfindlichkeitsreaktionen wie Hautallergien oder Fieber, selten erhöhte Blutungsneigung durch Thrombozytopenie. Während der Behandlung Sensibilisierung auf Chinin oder Chinidin möglich.

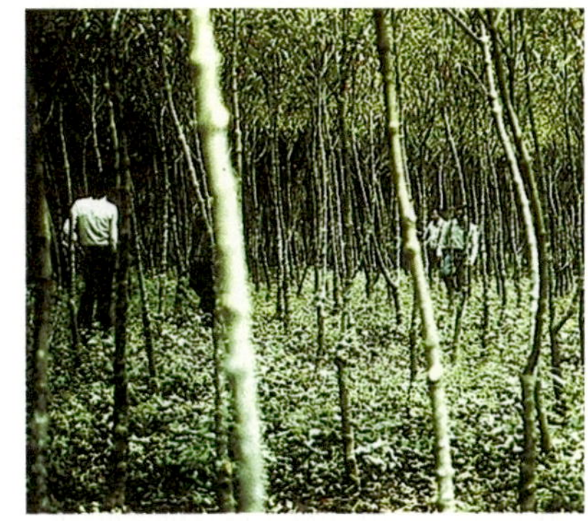

Chinarinde (Cinchona ledgeriana MOENS ex TRIMEN) und Cinchona pubescens VAHL [O129]

Interaktionen: Wirkungsverstärkung von Antikoagulanzien.

Dosierung: Tagesdosis 1–3 g Droge, 0,6–3 g Chinafluidextrakt mit 4–5 % Gesamtalkaloiden, 0,15–0,6 g Chinaextrakt mit 15–20 % Gesamtalkaloiden; Zubereitungen mit entsprechendem Bitterwert.

Darreichungsform: Zerkleinerte Droge sowie andere bitterschmeckende galenische Zubereitungen zum Einnehmen.

▶ Cimicifugawurzelstock (Cimicifugae racemosae rhizoma)

Wirksamkeitsmitbestimmende Inhaltsstoffe: Triterpenglykoside (Actein, Cimicifugosid), Phenolcarbonsäuren, je nach Extraktionsmittel Formononetin (= Isoflavon).

Wirkungen:
- östrogenartig (ohne chemisch ein Östrogen zu sein)
- Bindung an Östrogenrezeptoren (Konkurrenz mit Estradiol und daher die Bezeichnung „Phyto-SERMs", s.u.)
- *osteoprotektiv (aufgrund experimenteller Daten, die mit dem Spezialextrakt BNO 1095 [Agnucaston®] durchgeführt wurden); klinische Studien liegen noch nicht vor*

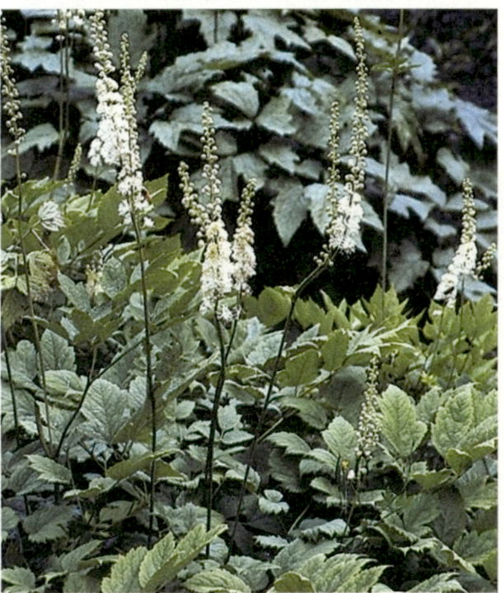

Juli-Silberkerze (Cimicifuga racemosa L. NUTTAL) [M222]

Wirkmechanismus: Dämpfung des hypothalamischen LHRH-Pulsgenerators, damit verbunden eine Senkung pulsatiler LH-Sekretion und Hemmung der Aktivität hypothalamischer Temperatur- und Herz-Kreislauf-regulierender Nervenzellen, dadurch Hemmung von aufsteigenden Hitzewallungen und tachykarden Anfällen.

- osteoprotektiv: Wohl aufgrund der Phytoestrogene. Günstiger Einfluß auf metabolische Knochenprozesse gemessen am Osteocalcin und an Kollagenabbauprodukten „Cross-laps".

Indikationen (nach Kommission E):

- prämenstruelle und dysmenorrhoische sowie klimakterisch bedingte neurovegetative Beschwerden ☞ 9.5.1, 9.7.1

Kontraindikationen: Keine bekannt. *Bei Patientinnen mit Mammakarzinom engmaschige Nachsorgeuntersuchungen in 2–3 monatigen Abständen, da noch keine Langzeitstudien vorliegen.*

Nebenwirkungen: Gelegentlich Magenbeschwerden.

Interaktionen: Keine bekannt.

Dosierung: Auszüge mit Ethanol 40–60 % entsprechend einer Tagesdosis von 40 mg Droge.

Darreichungsform: Galenische Zubereitungen zum Einnehmen. *Bei der Einnahme von standardisierten Fertigarzneimitteln ist die Wirksamkeit am besten reproduzierbar.*

Anwendungsdauer: Vorerst nicht länger als 6 Monate wegen fehlender Langzeitstudien.

 Die Bezeichnung „Phytoöstrogene" für die enthaltenen Inhaltsstoffe ist verwirrend, weil die Cimicifuga-Inhaltsstoffe chemisch völlig anders aussehen als Sexualhormone. Die bessere und exaktere Bezeichnung ist „Phyto-SERMs" (Selective estrogen receptor modulators), wie sie Prof. Wuttke vorschlägt. Damit kommt klarer zum Ausdruck, daß die Cimicifuga-Inhaltsstoffe einen östrogenähnlichen Wirkmechanismus aufweisen ohne dabei die chemische Struktur der Östrogene zu haben.

▸ Condurangorinde (Condurango cortex)

Condurangostrauch (Marsdenia condurango REICHBACH fil.)

Wirksamkeitsmitbestimmende Inhaltsstoffe: 1–3 % Bitterstoffe (darunter mind. 1,8 % Condurangin), Kaffeesäurederivate, Cumarinderivate. Die Droge sollte einen Bitterwert von 600–800 erreichen.

Wirkungen:

- Anregung der Speichelsekretion
- Anregung der Magensaftsekretion
- *appetitanregend*

Wirkmechanismus: Amarum (Bitterstoffdroge) ☞ 7.1.1

Indikationen (nach Kommission E):

- Appetitlosigkeit ☞ 7.4.1

Weitere Indikation in der Erfahrungsheilkunde und Volksmedizin:
- dyspeptische Beschwerden

Kontraindikationen: Keine bekannt.

Nebenwirkungen: Keine bekannt.

Interaktionen: Keine bekannt.

Dosierung: Tagesdosis 2–4 g Droge, wäßriger Extrakt (entsprechend EB6) 0,2–0,5 g, Extrakt (entsprechend EB6) 0,2–0,5 g, Tinktur (entsprechend EB6) 2–5 g, Fluidextrakt (entsprechend Helv VI) 2–4 g.

Darreichungsform: Zerkleinerte Droge für Aufgüsse sowie andere bitterschmeckende Zubereitungen zum Einnehmen, *v.a. als Condurango-Wein.*

▶ Curcumawurzelstock (Curcumae longae rhizoma)

Wirksamkeitsmitbestimmende Inhaltsstoffe: 2–7 % ätherisches Öl (vorwiegend aus Sesquiterpenen bestehend), mind. 3 % Dicinnamoylmethan-Derivate (berechnet als Curcumin), Ferulasäure (Baustein des Curcumins und Desmethoxycurcumins), Kaffeesäure, Kaffeesäurederivate.

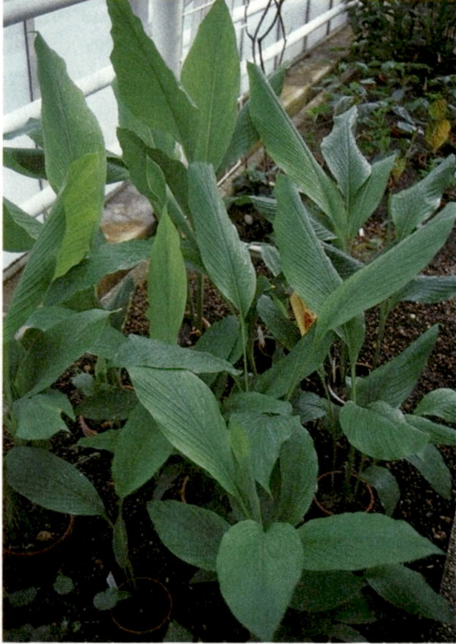

Gelbwurz (Curcuma longa L., syn. Curcuma domestica VALETON) [O225]

Wirkungen:
- choleretisch
- cholekinetisch
- antiphlogistisch
- *spasmolytisch*

Neuesten Untersuchungen zufolge haben Curcuminoide Radikalfängereigenschaften und wirken auch
- *antioxidativ*
- *hepatoprotektiv*
- *antihepatotoxisch*
- *antiviral*
- *tumorhemmend (bislang nur in experimentellen Studien nachgewiesen)*

Wirkmechanismus: Aromatikum (Ätherisch-Öl-Droge) ☞ 7.1.2. Vermutlich sind nicht die Curcuminoide selbst, sondern die aus ihnen im Magen-Darm-Trakt freigesetzten Zimtsäurebausteine die eigentlichen Wirkstoffe.
- antioxidativ: Bildung eines resonanzstabilisierten Phenoxyradikals (v.a. aus dem Curcumin, das mehrere zur phenolischen Hydroxygruppe orthoständige Methoxygruppen trägt)
- antiviral: Curcumin, der Hauptinhaltsstoff, interagiert mit dem aktiven Zentrum der HIV-1-Integrase → Hemmung der HIV-Integrase → Hemmung der HIV-Replikation

2 D

Indikationen (nach Kommission E):
- dyspeptische Beschwerden ☞ 7.5.1, 7.12.1

Kontraindikationen: Verschluß der Gallenwege. Bei Gallensteinleiden, *v. a. bei kleineren Steinen,* nur nach Rücksprache mit einem Arzt anwenden.

Nebenwirkungen: Keine bekannt.

Interaktionen: Keine bekannt.

Dosierung: Mittlere Tagesdosis 1,5–3 g Droge; Zubereitungen entsprechend.

Darreichungsform: Zerkleinerte Drogen sowie andere galenische Zubereitungen zur inneren Anwendung. *Die Verwendung als Gewürz ist sinnvoll und v. a. in der Geriatrie zu empfehlen. Dies ist dabei mehr eine präventive Maßnahme, um kurative Effekte zu erzielen, ist die Dosierung in der Regel nicht ausreichend.*

Curcumapulver ist Hauptbestandteil im Gewürzgemisch Curry und wird zur Gewinnung des Lebensmittelfarbstoffs Curcumin verwendet.
Curcuma ist auch zur Langzeitbehandlung geeignet. In Indonesien ist es üblich, anstelle von Kaffee oder Schwarzem Tee eine Curcuma-Teezubereitung als tägliches Getränk zu trinken. Die Wirkstoffe sind in einer Teezubereitung in überraschend hoher Konzentration enthalten. Dies wird als Ursache dafür angesehen, daß dort weit weniger Gallen- und Lebererkrankungen als in Europa auftreten.

ESCOP-Monographie Tumeric (Curcumae longae rhizoma)
- **Therapeutic indications:** Symptomatic treatment of mild digestive disturbances and minor hepatobiliary dysfunction.
- **Dosage:** *Adults:* Average daily dosage of powdered crude drug or corresponding extracts equivalent to 1.5–3 g of the drug. *Elderly:* Dose as for adults. *Children over 4 years of age:* According to body weight and/or age.

▸ Dillfrüchte (Anethi fructus)

Wirksamkeitsmitbestimmende Inhaltsstoffe: Carvonreiches ätherisches Öl, Cumarinderivate.

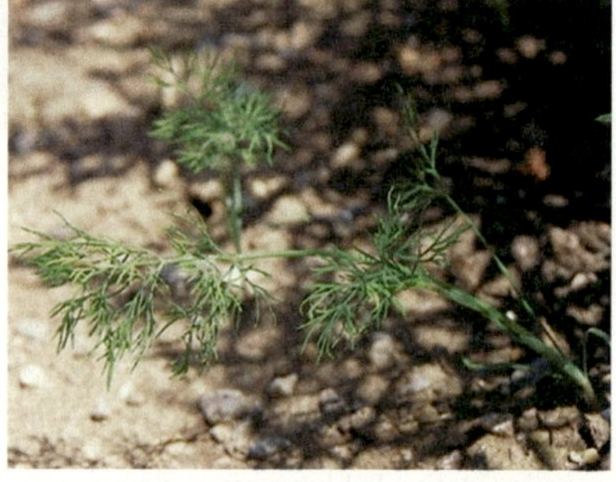

Echter Dill (Anethum graveolens L.) [O225]

Wirkungen:
- spasmolytisch
- bakteriostatisch

Wirkmechanismus: Aromatikum (Ätherisch-Öl-Droge) ☞ 7.1.2. Das ätherische Öl wirkt direkt spasmolytisch an der glatten Muskulatur des Gastrointestinaltrakts.

Indikationen (nach Kommission E):
- dyspeptische Beschwerden ☞ 7.5.1

Kontraindikationen: Keine bekannt.

Nebenwirkungen: Keine bekannt.

Interaktionen: Keine bekannt.

Dosierung: Mittlere Tagesdosis 3 g Droge bzw. 0,1–0,3 g ätherisches Öl; Zubereitungen entsprechend.

Darreichungsform: Ganzdroge für Aufgüsse sowie andere galenische Zubereitungen zum Einnehmen. *Als Gewürz nur als diätetische präventive Maßnahme geeignet.*

✓ Die spasmolytische und bakteriostatische Wirkung ist wesentlich schwächer als die von Kümmelzubereitungen. Die in Laienmedien behauptete cholesterinsenkende Wirkung ist wissenschaftlich nicht nachgewiesen.

▶ Echinacea-pallida-Wurzel (Echinaceae pallidae radix)

Wirksamkeitsmitbestimmende Inhaltsstoffe: Langkettige Ketoalkene und Ketoalkenine, Kaffeesäurederivate (darunter ca. 1 % Echinacosid), Polysaccharide unbekannter Struktur.

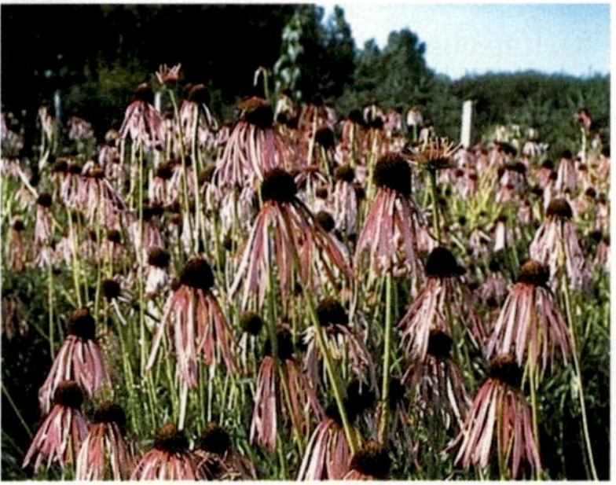

Blaßfarbene Kegelblume (Echinacea pallida (NUTT.) NUTT.) [O128]

Wirkungen:
- Steigerung der Phagozytoserate (im Experiment um 23 %)
- *immunmodulierend*
- *antiviral*

Wirkmechanismus: Unspezifische Stimulation der zellvermittelten Abwehr, d.h. u.a. der Makrophagen-, Granulozyten- und Leukozyten-Aktivität

Indikationen (nach Kommission E):
- adjuvant bei grippeartigen Infekten ☞ 13.2.1

Kontraindikationen: Progrediente Systemerkrankungen (Tuberkulose, Leukosen, Kollagenosen, multiple Sklerose, AIDS-Erkrankung, HIV-Infektion), Autoimmunerkrankungen.

Nebenwirkungen: Keine bekannt.

Interaktionen: Keine bekannt.

Dosierung: Tagesdosis Tinktur (1:5) mit 50 % Ethanol aus nativem Trockenextrakt (50 % Ethanol 7–11:1) entsprechend 900 mg Droge. Angaben zur Dosierung bei Kindern liegen nicht vor.

Darreichungsform: Flüssige Darreichungsformen zum Einnehmen.

Anwendungsdauer: Nicht länger als 8 Wochen, da keine Langzeitstudien vorliegen.

2
E

▶ Efeublätter (Hederae helicis folium)

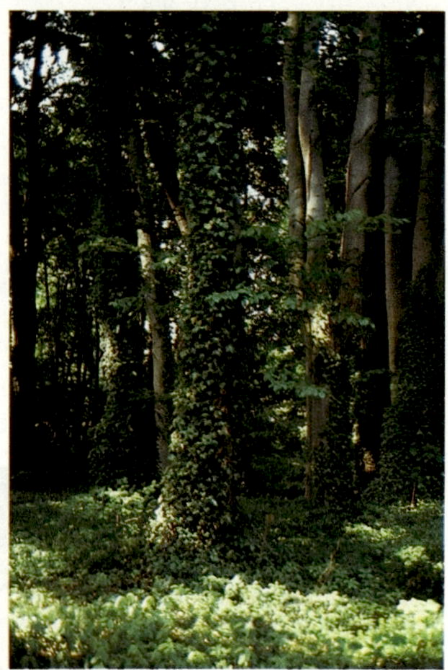
Efeu (Hedera helix L.) [M222]

Wirksamkeitsmitbestimmende Inhaltsstoffe: 2,5–6 % Triterpensaponine (darunter das Hauptsaponin Hederasaponin C, ein Triterpen-Bidesmosid, und α-Hederin), Flavonoide, Polyacetylene, Chlorogensäure-Ester.

Wirkungen:
- expektorierend (Saponine)
- spasmolytisch (in erster Linie α-Hederin, auch Flavonoide und Chlorogensäure-Ester)
- haut- und schleimhautreizend (Saponine)
- *sekretolytisch (Saponine)*

Wirkmechanismus:
Saponindroge ☞ 6.1.3

Indikationen (nach Kommission E):
- Katarrhe der Luftwege ☞ 6.7.1
- symptomatische Behandlung chronisch-entzündlicher Bronchialerkrankungen ☞ 6.7.1

Weitere Indikationen in der Erfahrungsheilkunde und aufgrund von Anwendungsbeobachtungen:
- Reizhusten, Krampfhusten
- adjuvant bei Pertussis zum erleichterten Abhusten des zähflüssigen Schleims ☞ 6.8.1

Kontraindikationen: Keine bekannt.

Nebenwirkungen: Keine bekannt. *In Einzelfällen und v.a. bei höherer Dosierung lokale Schleimhautreizungen, Benommenheit, Tachykardie, Kopfschmerzen, Übelkeit, Erbrechen, seltener Diarrhoe.*

Interaktionen: Keine bekannt.

Dosierung: Mittlere Tagesdosis 0,3 g Droge; Zubereitungen entsprechend. *Diese Dosierungsempfehlung ist eher an der unteren Grenze orientiert und ergab sich aus der Erfahrung mit Efeublätter-Tee.*

Darreichungsform: Zerkleinerte Droge sowie andere galenische Zubereitungen zum Einnehmen. *Wegen der geringen Tagesdosis ist die Einnahme nur in Form von standardisierten Fertigarzneimitteln sinnvoll.*

ESCOP-Monographie Ivy Leaf (Hedera helicis folium)
- **Therapeutic indications:** Cough particulary when associated with hypersecretion of viscous mucus; as an adjuvant treatment of inflammatory bronchial diseases.

- **Dosage: Oral use: Ethanolic preparations:** *Adults:* 250–420 mg. *Children 4–12 years:* 150–210 mg. *Children 1–4 years:* 50–150 mg. *Children 0–1 year:* 20–50 mg. **Ethanol-free preparations** (based on ethanolic dry extract): *Adults:* 300–945 mg. *Children 4–12 years:* 200–630 mg. *Children 1–4 years:* 150–300 mg. *Children 0–1 year:* 50–200 mg. **Rectal use:** *Children 4–10 years:* Suppositories containing 960 mg dried ethanolic extract.

▶ Eibischwurzel/-blätter (Althaeae radix/- folium)

Wirksamkeitsmitbestimmende Inhaltsstoffe: Schleimstoffe (bis zu 15 % Membranschleim in den Wurzeln), in den Blättern zusätzlich bis 0,2 % ätherisches Öl und Flavonoide.

Wirkungen:
- reizlindernd
- Hemmung der mukoziliaren Aktivität
- Steigerung der Phagozytose
- *schleimhautprotektiv*
- *vagusreizdämpfend*

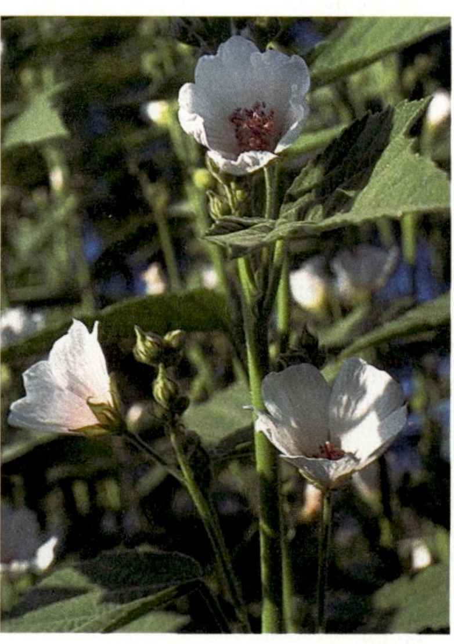

Echter Eibisch (Althaea officinalis L.) [U224]

Wirkmechanismus: Schleimstoffdroge ☞ 6.1.2, 7.1.4. Im Bereich von Pharynx, Larynx und Trachea finden sich sehr empfindliche Hustenrezeptoren, die v.a. auf mechanische Reize bzw. kalten Luftzug reagieren. Der Eibischschleim bildet eine schützende Schicht, die die Reizeinwirkungen von der Schleimhaut fern hält → Hemmung der Auslösung des Hustens. Die Wirkung auf Trachea und Bronchien wird kontrovers diskutiert.

Indikationen (nach Kommission E):
- Schleimhautentzündungen im Mund- und Rachenraum ☞ 7.2.2
- trockener Reizhusten ☞ 6.7.1
- leichte Entzündung der Magenschleimhaut ☞ 7.7

Kontraindikationen: Keine bekannt.

Nebenwirkungen: Keine bekannt.

Interaktionen: Die Resorption anderer, gleichzeitig eingenommener Medikamente kann verzögert werden.

Dosierung: Tagesdosis 6 g Wurzeln, 5 g Blätter; Zubereitungen entsprechend. Einzeldosis Eibischsirup 10 g.

Darreichungsform: Zerkleinerte Droge für wäßrige Auszüge sowie andere galenische Zubereitungen zum Einnehmen.

2

E

Diabetiker müssen den Zuckergehalt des Eibischsirups (nach Angabe des Herstellers) berücksichtigen.
Eibischwurzeln nicht heiß als Teeaufguß oder Abkochung ansetzen, da wegen des hohen Anteils an Stärke und Pektin durch die Hitze eine sehr dickflüssige, zähe Schleimzubereitung entsteht. Die Schleimstoffe sind in Wasser ohne Erwärmen gut löslich.

ESCOP-Monographie Marshmallow Root (Althaeae radix)
- **Therapeutic indications:** Dry cough; irritations of the oral, pharyngeal or gastric mucosa.
- **Dosage:** *Adult single dose:* For dry cough and oral or pharyngeal irritation, 0.5–3 g of the drug as an aqueous cold macerate, or 2–8 ml syrup, repeated if required up to a daily dose equivalent to 15 g of the drug. For gastrointestinal irritation, 3–5 g as an aqueous cold macerate up to 3 times daily.

▶ Eichenrinde (Quercus cortex)

Wirksamkeitsmitbestimmende Inhaltsstoffe: 8–20 % Catechingerbstoffe, Flavonoide (darunter Quercetin-Derivate).

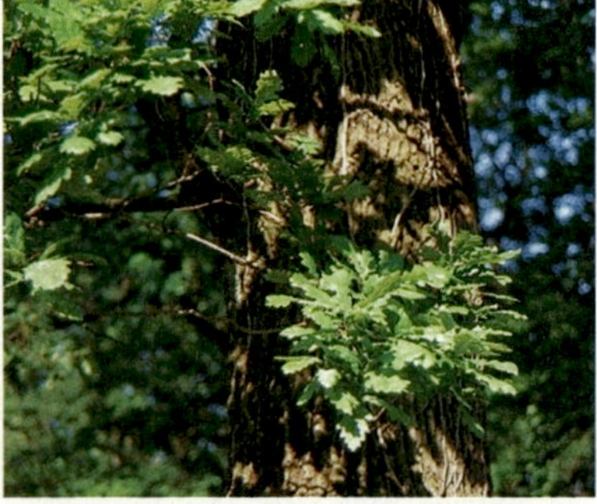

Stiel-Eiche, Trauben-Eiche, (Quercus robur L., Quercus petraea (MATTUSCHKA) LIEBLEIN) [O225]

Wirkungen:
- adstringierend
- virustatisch
- *leicht antiphlogistisch (Quercetin-Derivate)*
- *sekretionshemmend*
- *gewebeverdichtend*
- *Hemmung der Kapillarpermeabilität*
- *juckreizlindernd*
- *mild oberflächenanästhesierend*

Wirkmechanismus: Gerbstoffdroge (Adstringens) ☞ 7.1.7, 12.1.2

Indikationen (nach Kommission E):
- entzündliche Hauterkrankungen (äußere Anwendung) ☞ 12.12.2, 12.13.2, 12.16.1, 12.19.2
- unspezifische, akute Durchfallerkrankungen (innere Anwendung) ☞ 7.11.1
- lokale Behandlung leichter Entzündungen im Mund- und Rachenbereich sowie im Genital- und Analbereich (innere Anwendung) ☞ 9.9.1, 9.13.1

Kontraindikationen: Bei innerer Anwendung keine bekannt. Bei äußerer Anwendung großflächige Hautschäden. Vollbäder nicht anwenden bei nässenden, großflächigen Ekzemen und Hautverletzungen, fieberhaften und infektiösen Erkrankungen, Herzinsuffizienz Stadium III und IV nach NYHA, Hypertonie Stadium IV (WHO).

Nebenwirkungen: Keine bekannt.

Interaktionen: Bei innerer Anwendung möglicherweise verringerte oder verhinderte Resorption von Alkaloiden und anderen basischen Arzneistoffen.

Dosierung: Bei innerer Anwendung Tagesdosis 3 g Droge; Zubereitungen entsprechend. Für Spülungen, Umschläge und Gurgellösungen 20 g Droge auf 1 l Wasser; Zubereitungen entsprechend. Für Voll- und Teilbäder 5 g Droge auf 1 l Wasser; Zubereitungen entsprechend.

Darreichungsform: Zerkleinerte Droge für Abkochungen sowie andere galenische Zubereitungen zur Einnahme und lokalen Anwendung.

Anwendungsdauer: Nicht länger als 2–3 Wochen wegen der gerbenden und austrocknenden Wirkung.

✓ Wegen des meist unangenehm adstringierenden Geschmacks von Teezubereitungen sind Fertigarzneimittel als Tbl. oder Kps. vorzuziehen.

▶ Eleutherococcus-senticosus-Wurzel (Eleutherococci senticosi radix) ☞ Taigawurzel

▶ Engelwurz (Angelicae radix) ☞ Angelikawurzel

▶ Enzianwurzel (Gentianae radix)

Wirksamkeitsmitbestimmende Inhaltsstoffe: 2–3 % Bitterstoffe (darunter Amarogentin, Gentiopikrosid), 5–8 % bitterschmekkende Gentiobiose (Disaccharid). Das Amarogentin ist mit einem Bitterwert von rund 58 Mio. einer der bitterschmeckendsten Naturstoffe. Die Droge muß einen Bitterwert von mind. 10 000 besitzen (höchster Bitterwert aller einheimischen Bitterstoffdrogen).

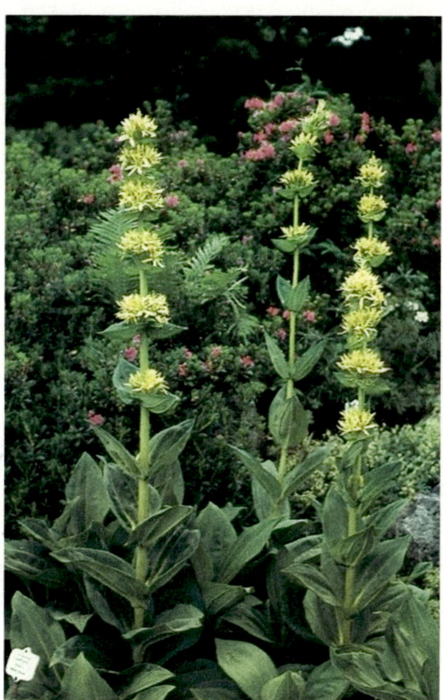

Gelber Enzian (Gentiana lutea L.) [M222]

Wirkungen:
- Anregung der Speichelsekretion
- Anregung der Magensaftsekretion
- Steigerung der Bronchialsekretmenge (im Tierexperiment)
- *appetitanregend*
- *hyperämisierend an den Schleimhäuten*
- *Beschleunigung der Magenentleerung*
- *motilitätssteigernd (im Dünndarm)*

2

E

- *Steigerung der Pankreassaftsekretion*
- *choleretisch*
- *indirekt antipyretisch (aus der Erfahrungsheilkunde bekannt)*
- *tonisierend/roborierend*
- *immunmodulierend*

Wirkmechanismus:
- Amarum (Bitterstoffdroge) ☞ 7.1.1
- allgemein tonisierende und roborierende Wirkung: spezifische Steigerung der Erregbarkeit des Sympathikus sowohl muskulär als auch nervös
- Immunmodulation: Gentiopikrosid → regulierende Wirkung auf das gastrointestinale Immunsystem (in Untersuchungen Senkung des sIgA bei unterschiedlichsten entzündlichen Magen-Darm-Erkrankungen)

Indikationen (nach Kommission E):
- Appetitlosigkeit ☞ 7.4.1
- dyspeptische Beschwerden wie Völlegefühl, Blähungen ☞ 7.5.1

Weitere Indikationen in der Erfahrungsheilkunde und Volksmedizin: Die folgenden Indikationen sind nur z. T. wissenschaftlich durch Anwendungsbeobachtungen ausreichend abgesichert.
- Achylie
- Atonie ☞ 7.5.1
- Anorexia nervosa
- Aerophagie
- postinfektiöse „Magenschwäche“ ☞ 7.5.1
- Subazidität des Magens ☞ 7.5.1
- leichte Pankreassekretionsstörung ☞ 7.5.1
- besonders geeignet für Patienten mit körperlichen oder seelischen Schwächezuständen, für Rekonvaleszenten, nach längeren Infektionskrankheiten, bei chronisch Magen-Darm-Kranken und Langzeitkranken mit funktioneller Verdauungsschwäche

Kontraindikationen: Magen- und Zwölffingerdarmgeschwüre.

Nebenwirkungen: Bei besonders disponierten Personen gelegentliches Auftreten von Kopfschmerzen.

Interaktionen: Keine bekannt.

Dosierung: Tagesdosis 2–4 g Droge, 1–3 g Tinktur (entsprechend EB6), 2–4 g Fluidextrakt (entsprechend EB6).

Darreichungsform: Zerkleinerte Droge und Trockenextrakte für Aufgüsse und andere bitterschmeckende Darreichungsformen zur oralen Anwendung.

Nur die getrocknete Droge verwenden, da der Genuß der frischen Enzianwurzel zu heftiger Übelkeit und rauschartigen Zuständen führen kann.

Die Droge erreicht den höchsten Bitterwert aller einheimischen Bitterstoffdrogen und ist ein „reines Amarum“, da weitere Inhaltsstoffe die Wirksamkeit nicht mitbeeinflussen.
Volksmedizinisch werden auch die weniger bitter schmeckenden Blätter verwendet.

ESCOP-Monographie Gentian Root (Gentianae radix)

- **Therapeutic indications:** Anorexia e.g. after illness; dyspepsia.
- **Dosage:** *Adult single dose:* 0.1–2 g of drug in 150 ml of water in infusion, decoction or maceration, up to 3 times daily. Tincture (1:5, ethanol 45–70 % V/V): Average single dose of 1 ml, up to 3 times daily. Hydroethanolic extracts of equivalent bitterness value. *Elderly:* Dose as for adults. *Children:* Proportion of adult dose according to age or body weight, in ethanol-free dosage forms. The dosage may be adjusted according to the bitterness sensitivity of the individual.

▶ Ephedrakraut (Ephedrae herba) ☞ Meerträubelkraut

▶ Erdrauchkraut (Fumariae herba)

Wirksamkeitsmitbestimmende Inhaltsstoffe: Ca. 1 % Benzylisochinolinalkaloide, Flavonglykoside, Kaffeesäurederivate (darunter ca. 1,2 % Kaffeesäure-Äpfelsäureester).

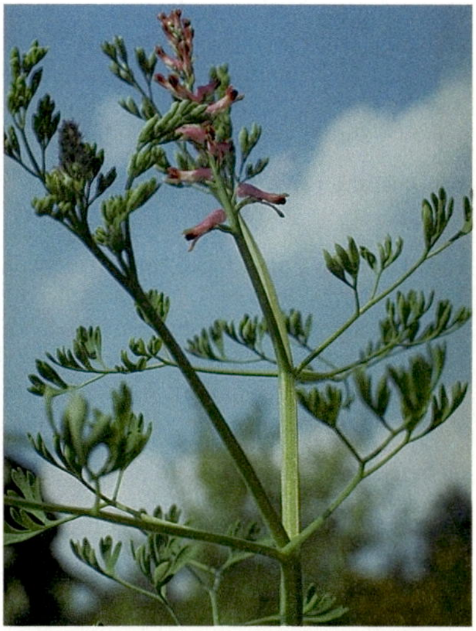

Wirkungen:

- leicht spasmolytisch (speziell im oberen Verdauungstrakt)
- *antiphlogistisch*
- *cholekinetisch*

Wirkmechanismus: Spasmolytisch wirksame Alkaloiddroge ☞ 7.5.1. Im Tierversuch wird die durch Natrium-Dehydrocholat ausgelöste Cholerese vollständig antagonisiert. Die spasmolytische Wirkung entspricht ca. 1 % der Papaverinwirkung.

Gemeiner Erdrauch (Fumaria officinalis L.) [U224]

Indikationen (nach Kommission E):

- krampfartige Beschwerden im Bereich der Gallenblase und der Gallenwege sowie des Gastrointestinaltrakts ☞ 7.6.1, 7.12.1

Kontraindikationen: Keine bekannt.

Nebenwirkungen: Keine bekannt.

Interaktionen: Keine bekannt.

Dosierung: Mittlere Tagesdosis 6 g Droge; Zubereitungen entsprechen.

Darreichungsform: Zerkleinerte Droge und deren galenische Zubereitungen zum Einnehmen.

2

E

▶ Eukalyptusblätter (Eucalypti folium)

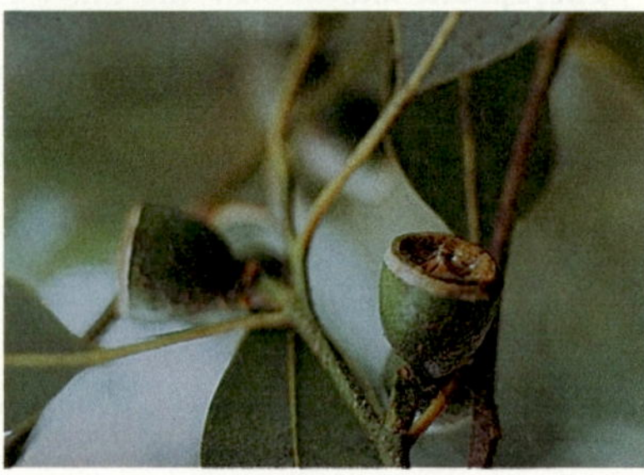

Gewöhnlicher Fieberbaum (Eucalyptus globulus LA BILLARDIÈRE) [U224]

Wirksamkeitsmitbestimmende Inhaltsstoffe: 1,5–3,5 % ätherisches Öl (mit 70–80 % 1,8-Cineol), Gerbstoffe, Flavonoide.

Wirkungen:
- sekretomotorisch
- expektorierend
- schwach spasmolytisch

Wirkmechanismus: Aromatikum (Ätherisch-Öl-Droge) ☞ 6.1.1. Nach inhalativer Aufnahme im Larynx Erregungsweiterleitung über afferente Nerven und direkte Erregung der Thermorezeptoren in der Nasenschleimhaut, wobei die Erregung über den N. trigeminus weitergeleitet wird → Verbesserung der mukoziliären Aktivität durch Stimulation des Flimmerepithels. Depolarisation der Kälterezeptoren durch eine Hemmung des Calcium-Einstroms in die Zelle.

Indikationen (nach Kommission E):
- Erkältungskrankheiten der Luftwege ☞ 6.7.1

Kontraindikationen: Bei innerer Anwendung entzündliche Erkrankungen im Magen-Darm-Bereich, im Bereich der Gallenwege, schwere Lebererkrankungen. Eukalyptus-Zubereitungen bei Sgl. und Kleinkdr. nicht im Bereich des Gesichts, speziell der Nase; auftragen, da es zum sogenannten Kratschmer-Reflex (Glottiskrampf) mit Atemdepression bis zur Erstickung kommen kann. Bei sachgemäßer Anwendung besteht diese Gefahr nicht.

Nebenwirkungen: In seltenen Fällen nach innerer Anwendung Übelkeit, Erbrechen, Durchfall.

Interaktionen: Induktion des fremdstoffabbauenden Enzymsystems in der Leber. Die Wirkung anderer Arzneimittel kann deshalb abgeschwächt und/oder verkürzt werden.

Dosierung: Bei innerer Anwendung mittlere Tagesdosis 4–6 g Droge; Zubereitungen entsprechend. Tagesdosis Tinktur (entsprechend EB6) 3–9 g.

Darreichungsform: Zerkleinerte Droge für Aufgüsse sowie andere galenische Zubereitungen zur inneren und äußeren Anwendung.

▶ Eukalyptusöl (Eucalypti aetheroleum)

Wirksamkeitsbestimmende Inhaltsstoffe: Ätherisches Öl mit dem Hauptwirkstoff 1,8-Cineol (mind. 70 %; syn. Eucalyptol), kleine Mengen an Monoterpenen, wie α-Pinen und p-Cymen.

Wirkungen:
- sekretomotorisch
- expektorierend
- schwach spasmolytisch

- lokal schwach hyperämisierend
- *antiphlogistisch*

Wirkmechanismus: Aromatikum (Ätherisch-Öl-Droge) ☞ 6.1.1, 10.1.1. Nach inhalativer Aufnahme im Larynx Erregungsweiterleitung über afferente Nerven und direkte Erregung der Thermorezeptoren in der Nasenschleimhaut, wobei die Erregung über den N. trigeminus weitergeleitet wird → Verbesserung der mukoziliären Aktivität durch Stimulation des Flimmerepithels. Depolarisation der Kälterezeptoren durch eine Hemmung des Calcium-Einstroms in die Zelle.

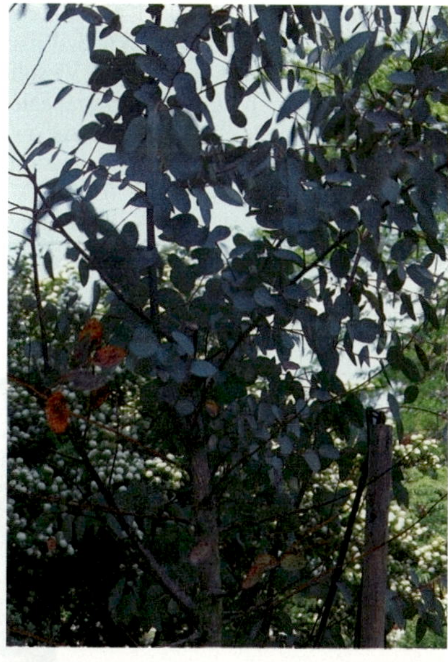

Gewöhnlicher Fieberbaum und andere Eukalyptusarten (Eukalyptus globulus LA BILLARDIÈRE, Eucalyptus fructicetorum F. VON MUELLER, syn. Eucalyptus polybractea R. T. BAKER, Eucalyptus smithii R. T. BAKER) [O225]

Indikationen (nach Kommission E):
- Erkältungskrankheiten der Luftwege (innere und äußere Anwendung) ☞ 6.2.2, 6.7.1, 6.7.2
- rheumatische Beschwerden (äußere Anwendung) ☞ 10.2.1

Kontraindikationen: Bei innerer Anwendung entzündliche Erkrankungen im Magen-Darm-Bereich, im Bereich der Gallenwege, schwere Lebererkrankungen. Bei äußerer Anwendung bei Sgl. und Kleinkdr. nicht im Bereich des Gesichts, speziell der Nase, auftragen, da es zum sogenannten Kratschmer-Reflex (Glottiskrampf) mit Atemdepression bis zur Erstickung kommen kann. Bei sachgemäßer Anwendung besteht diese Gefahr nicht.

Nebenwirkungen: In seltenen Fällen nach innerer Anwendung Übelkeit, Erbrechen, Durchfall.

Interaktionen: Induktion des fremdstoffabbauenden Enzymsystems in der Leber. Die Wirkung anderer Arzneimittel kann deshalb abgeschwächt und/oder verkürzt werden.

Dosierung: Bei innerer Anwendung mittlere Tagesdosis 0,3–0,6 g Eukalyptusöl *am besten in Weichgelatinekps.*; Zubereitungen entsprechend. Bei äußerer Anwendung 5–20%ige ölige und halbfeste Zubereitungen bzw. 5–10%ige wäßrig-ethanolische Zubereitungen. Vom ätherischen Öl einige Tropfen einreiben.

Darreichungsform: Ätherisches Öl sowie dessen galenische Zubereitungen zur inneren und äußeren Anwendung.

ESCOP-Monographie Eucalyptus Oil (Eucalypti aetheroleum)
- **Therapeutic indications: Internal use:** Symptomatic relief of catarrh of the upper respiratory tract. **External use:** Rheumatic complaints, symptomatic relief of catarrh of the upper respiratory tract.

2 F

- **Dosage: Internal use:** 0.05–0.2 ml once, 0.3–0.6 ml daily. In capsules: 100–200 mg, 2–5 times daily. **External use:** By inhalation: 12 drops per 150 ml of boiling water. As a 1.7 % (V/V) solution: 1 tablespoon per quart of warm water (approx. 1 litre), may be repeated up to 3 times daily. As a liniment: containing 25 % (V/V) of oil. As an ointment: containing 1.3 % (V/W); adults and children from 2–12 years, to be put on as a thick layer, up to 3 times daily. As a lozenge: 0.2–15.0 mg dissolved slowly in the mouth, repeated every ½-1 hour. As a mouthwash: 0.91 mg/ml solution, 20 ml as a gargle twice daily.

▸ Faulbaumrinde (Frangulae cortex)

Wirksamkeitsbestimmende Inhaltstoffe: Anthranoide (überwiegend vom Emodin-, Physcion- und Chrysophanol-Typ), Hauptwirkstoffe sind die Glucofranguline A und B. Die Rinde sollte mind. 6 % Hydroxyanthracen-Derivate, berechnet als Glucofrangulin A enthalten.

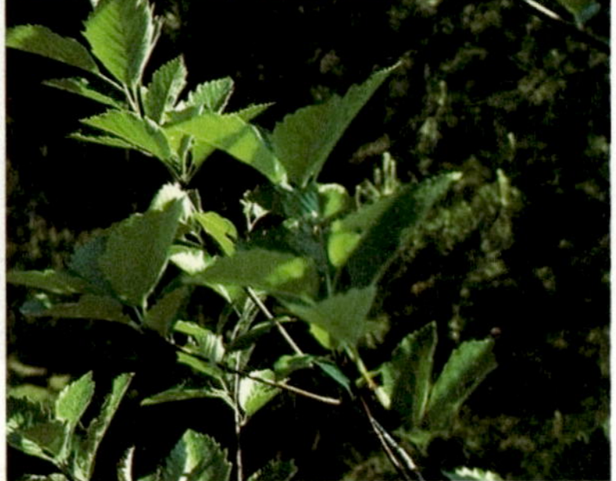

Faulbaum (Rhamnus frangula L., syn. Frangula alnus MILLER) [M222]

Wirkungen:
- laxierend
- antiabsorbtiv
- hydragog

Wirkungseintritt: Nach ca. 8–10 Stunden.

Wirkmechanismus: Anthranoiddroge ☞ 7.1.8

Indikationen (nach Kommission E):
- Obstipation ☞ 7.10.1

Weitere Indikationen in der Erfahrungsheilkunde und aufgrund von Anwendungsbeobachtungen:
- Erkrankungen, bei denen eine leichte Defäkation erwünscht ist (Analfissur, Hämorrhoiden, nach rektal-analen operativen Eingriffen) ☞ 7.10.1

Kontraindikationen: Ileus jeder Genese, akut entzündliche Darmerkrankungen, Morbus Crohn, Colitis ulcerosa, Appendizitis, abdominelle Schmerzen unbekannter Ursache, Kdr. unter 12 Jahren, Schwangerschaft, Stillzeit (aufgrund unzureichender toxikologischer Untersuchungen).

Nebenwirkungen: In Einzelfällen krampfartige Magen-Darm-Beschwerden → Dosisreduktion. Bei Langzeitanwendung Elektrolytverluste (besonders Kaliumverluste) mit dadurch möglicher Muskelschwäche und Störungen der Herzfunktion, insbesondere bei gleichzeitiger Einnahme von Herzglykosiden, Diuretika und Nebennierenrindensteroiden, Albuminurie, Hämaturie, Pseudomelanosis coli (bildet sich in der Regel nach Absetzen der Droge zurück).

Interaktionen: Bei Langzeitanwendung durch Kaliummangel Verstärkung der Wirkung von Herzglykosiden und Beeinflussung der Wirkung von Antiarrhyth-

2
F

mika möglich. Kaliumverluste können durch Kombination mit Thiaziddiuretika, Nebennierenrindensteroiden und Süßholzwurzel verstärkt werden.

Dosierung: 20–30 mg Hydroxyanthrocenderivate/Tag, berechnet als Glucofrangulin A. Die individuell richtige Dosierung ist die geringste, die erforderlich ist, um einen weichgeformten Stuhl zu erhalten. Die Darreichungsform sollte auch eine geringere als die übliche Tagesdosis erlauben.

Darreichungsform: Geschnittene Droge, Drogenpulver oder Trockenextrakte für Aufgüsse, Abkochungen, Kaltmazerate oder Elixiere. Flüssige und feste Darreichungsformen ausschließlich zur Einnahme.

Anwendungsdauer: Faulbaumrinde ist ein die Darmschleimhaut reizendes Abführmittel und darf daher nicht länger als 1–2 Wochen eingenommen werden. Daueranwendung kann zu einer Verstärkung der Darmträgheit führen.

Faulbaumrinde sollte nur dann eingesetzt werden, wenn durch eine Ernährungsumstellung oder mit Quellmitteln (☞ 7.1.4) kein therapeutischer Effekt zu erzielen ist.
Faulbaumrinde enthält in frischem Zustand darmschleimhautreizende Anthrone und muß daher vor Verwendung mind. 1 Jahr gelagert oder unter Luftzutritt und Erwärmen künstlich gealtert werden. Bei Gebrauch der frischen Droge kann starkes Erbrechen, evtl. mit Spasmen einhergehend, ausgelöst werden.

ESCOP-Monographie Frangula Bark (Frangulae cortex)

- **Therapeutic indications:** For short term treatment of occasional constipation.
- **Dosage:** The correct individual dose is the smallest required to produce a comfortable soft-formed motion. *Adults:* Preparations equivalent to 15–25 mg of glucofrangulins, calculated as glucofrangulin A, to be taken once daily at night. *Elderly:* Dose as for adults. Not recommended for use in children. The pharmaceutical form must allow lower dosages.

▶ Feldstiefmütterchenkraut (Violae tricoloris herba)

☞ Stiefmütterchenkraut

▶ Fenchelfrüchte (Foeniculi fructus)

Wirksamkeitsmitbestimmende Inhaltsstoffe: Mind. 4 % ätherisches Öl (mit 50–70 % trans-Anethol und 12–18 % Fenchon), max. 5 % Estragol, ca. 20 % fettes Öl, ca. 20 % Proteine, Flavonoide.

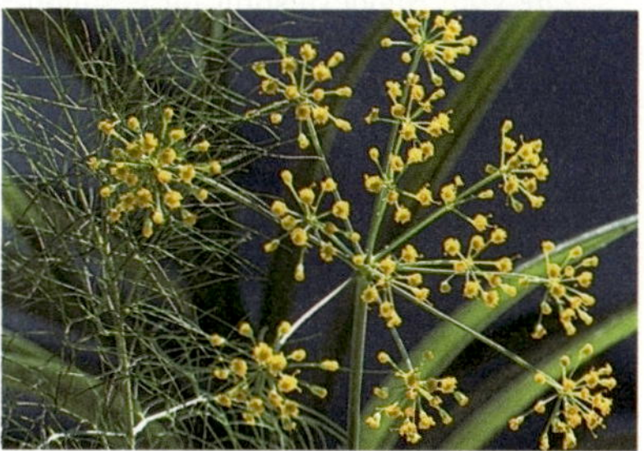

Fenchel (Foeniculum vulgare MILLER var. vulgare (MILLER) THELLUNG) [U224]

Wirkungen:

- Förderung der Magen-Darm-Motilität
- spasmolytisch (in höherer Konzentration)

2
F

- sekretolytisch (experimentell)
- Erhöhung der mukoziliären Aktivität
- *karminativ*
- *antimikrobiell (Anethol, Fenchon)*
- *appetitanregend*
- *Steigerung der Magensaftsekretion*

Wirkmechanismus: Aromatikum (Ätherisch-Öl-Droge) ☞ 6.1.1, 7.1.2
- spasmolytisch: Hemmung der Calciummobilisierung, evtl. direkte Hemmung des Calcium Einstroms in die Zellen der glatten Muskulatur des Gastrointestinaltrakts

Indikationen (nach Kommission E):
- dyspeptische Beschwerden wie leichte krampfartige Magen-Darm-Beschwerden, Völlegefühl, Blähungen ☞ 7.5.1
- Katarrhe der oberen Luftwege (bei Kdr. Fenchelhonig, -sirup) ☞ 6.7.1

Weitere Indikationen in der Erfahrungsheilkunde und Volksmedizin:
- Appetitlosigkeit
- Säuglingsdyspepsie mit Durchfall

Kontraindikationen: Als Teezubereitung keine bekannt. Bei anderen Zubereitungen Schwangerschaft *(Schwangere und Sgl. dürfen nur Teeaufgüsse oder Zubereitungen mit dem in 5–7 g Droge vergleichbarem Anteil an ätherischem Öl zu sich nehmen, ☞ Fenchelöl).*

Nebenwirkungen: In Einzelfällen allergische Reaktionen der Haut und der Atemwege.

Interaktionen: Keine bekannt.

Dosierung: Tagesdosis 5–7 g Droge, 10–20 g Fenchelsirup (entsprechend EB6) oder Fenchelhonig (entsprechend EB6), 5–7,5 g zusammengesetzte Fencheltinktur (entsprechend EB6); Zubereitungen entsprechend.

Darreichungsform: Zerkleinerte Droge für Teeaufgüsse, teeähnliche Produkte sowie andere galenische Zubereitungen zum Einnehmen.

✓ **Fenchelfrüchte** unmittelbar vor der Verwendung anstoßen (quetschen), da sich das ätherische Öl in sogenannten Sekreträumen innerhalb der Frucht befindet und nur bei zerkleinerten bzw. angestoßenen Fenchelfrüchten in das Extraktionsmedium (Wasser, Ethanol) übergehen kann.
Die vom Bundesinstitut für gesundheitlichen Verbraucherschutz empfohlene Zurückhaltung bei der Einnahme von **Fencheltees** über einen längeren Zeitraum, z.B. als Tee für Sgl. und Kdr., basiert auf toxikologischen Ergebnissen mit reinem isolierten Estragol und nicht auf Untersuchungen mit Fencheltee. Erbgut verändernde Wirkungen wurden bisher nur mit reinem isolierten Estragol festgestellt. Fenchelfrüchte enthalten ca. 4 % ätherisches Öl und dieses kann max. 5 % Estragol enthalten. Bei einer Tagesdosierung von ca. 5 g Fenchelfrüchten werden mit einer Fenchelteezubereitung max. 0,1 mg Estragol aufgenommen. Da dies eine sehr geringe Menge ist, konnten die mit isoliertem Estragol im AMES-Test bei Mäusen beobachteten Erbgut veränderten Wirkungen mit Fencheltees bisher weder beim Menschen noch im Experiment festgestellt werden.

ESCOP-Monographie Fennel (Foeniculi fructus)

- **Therapeutic indications:** Dyspeptic complaints such as mild, spasmodic gastro-intestinal complaints, bloating, flatulence. Catarrh of the upper respiratory tract. Fennel syrup, fennel honey: Catarrh of the upper respiratory tract in children.
- **Dosage: Drug:** *Adults and children from 10 years:* Daily dose 5–7 g drug as an infusion or similar preparation, corresponding to drug content. *Children from 4–10 years:* 4–6 g. *Children from 1–4 years:* 3–5 g. *Children up to 1 year:* 2–4 g. **Fennel syrup and fennel honey:** *Adults and children from 10 years:* Daily dose 10–20 g. *Children from 4–10 years:* 6–10 g. *Children from 1–4 years:* 3–6 g.

▶ Fenchelöl (Foeniculi aetheroleum)

Wirksamkeitsbestimmende Inhaltsstoffe: Hauptbestandteile sind zusammen 62–88 % Anethol und Fenchon, max. 5 % Estragol.

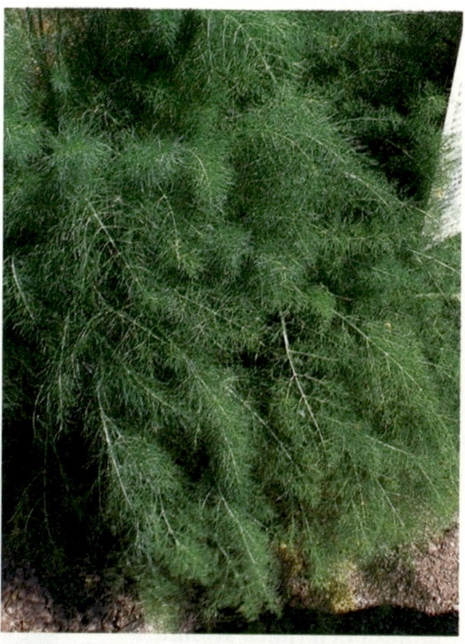

Fenchel (Foeniculum vulgare MILLER var. vulgare (MILLER) THELLUNG) [O225]

Wirkungen:

- Förderung der Magen-Darm-Motilität
- spasmolytisch in höherer Dosierung
- sekretolytisch (experimentell)
- antimikrobiell in vitro (13 mal stärker bakterizid als Phenol)
- *karminativ*

Wirkmechanismus: Aromatikum (Ätherisch-Öl-Droge) ☞ 6.1.1

- spasmolytisch: Hemmung der Calciummobilisierung, evtl. direkte Hemmung des Calcium-Einstroms in die Zellen der glatten Muskulatur des Gastrointestinaltrakts

Indikationen (nach Kommission E):

- dyspeptische Beschwerden wie leichte, krampfartige Magen-Darm-Beschwerden, Völlegefühl, Blähungen ☞ 7.5.1
- Katarrhe der oberen Luftwege (bei Kdr. Fenchelhonig) ☞ 6.7.1

Kontraindikationen: Für Fenchelhonig keine bekannt. Für reines Fenchelöl Schwangerschaft, Sgl., Kleinkdr. *(aus theoretischen Sicherheitsgründen). Bei Estragol-freiem Fenchelöl dürften die theoretischen Sicherheitsgründe nicht notwendig sein.*

Nebenwirkungen: In Einzelfällen allergische Reaktionen der Haut und Atemwege.

Interaktionen: Keine bekannt.

Dosierung: Tagesdosis 0,1–0,6 ml, entsprechend 0,1–0,6 g Droge; Zubereitungen entsprechend. Fenchelhonig mit 0,5 % Fenchelöl 10–20 g; Zubereitungen entsprechend.

Darreichungsform: Ätherisches Öl sowie galenische Zubereitungen zum Einnehmen.

Anwendungsdauer: Fenchelöl sollte ohne Rücksprache mit dem Arzt oder Apotheker nicht über länger als 2 Wochen eingenommen werden, da zum einen keine Langzeitstudien vorliegen und zum anderen von reinem isolierten Estragol – nicht vom ätherischen Fenchelöl – Hinweise auf genotoxische Nebenwirkungen im AMES-Test existieren (☞ S. 80).

Bei Einnahme von Fenchelhonig müssen Diabetiker den Zuckergehalt nach Angaben des Herstellers beachten.

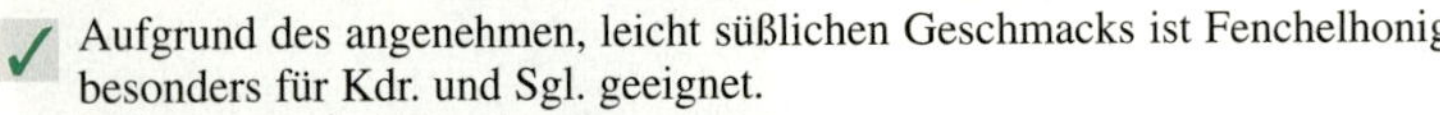

Aufgrund des angenehmen, leicht süßlichen Geschmacks ist Fenchelhonig besonders für Kdr. und Sgl. geeignet.

▸ Fichtennadelöl (Piceae aetheroleum)

Wirksamkeitsbestimmende Inhaltsstoffe: Ätherisches Öl (mit 20–45 % Bornylacetat, 1–8 % Borneol), weitere ungesättigte Terpenkohlenwasserstoffen.

Wirkungen:
- sekretolytisch
- hyperämisierend
- schwach antiseptisch

Wirkmechanismus: Aromatikum (Ätherisch-Öl-Droge) ☞ 6.1.1, 10.1.1

Indikationen (nach Kommission E):
- katarrhalische Erkrankungen der oberen und unteren Luftwege (äußere und innere Anwendung) ☞ 6.2.2, 6.7.1
- rheumatische und neuralgische Beschwerden (äußere Anwendung) ☞ 10.2.1, 11.4.1

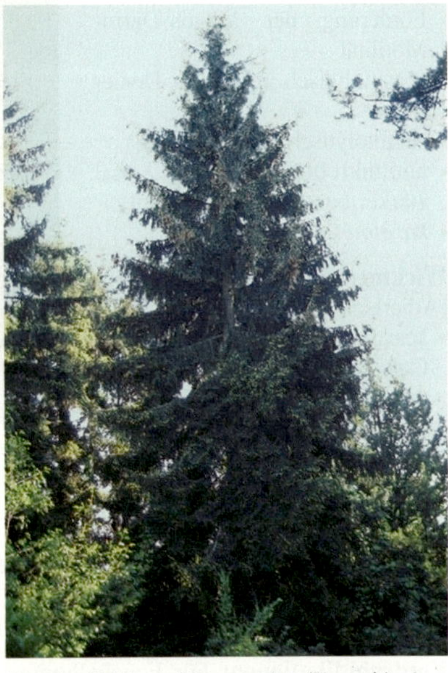

Gemeine Fichte und Tannenarten (Picea abies L. KARSTEN, syn. Picea excelsa (LAMARCK) LINK, Abies alba MILLER, Abies sachalinensis (Fr. SCHMIDT) MASTERS, Abies sibirica LEDEBOUR) [O225]

Kontraindikationen: Asthma bronchiale, Keuchhusten.

Nebenwirkungen: An Haut und Schleimhäuten verstärkte Reizerscheinungen, Bronchospasmen können verstärkt werden, *bei falscher Applikation oder Überdosierung.*

Interaktionen: Keine bekannt.

Dosierung: Zur Inhalation werden einige Tr. in heißes Wasser gegeben und die Dämpfe eingeatmet. Bei äußerer Anwendung einige Tr. an den betroffenen Bezirken einreiben, in flüssigen und halbfesten Zubereitungen 10–15%ig.

Darreichungsform: Einreibungen in Form von alkoholischen Lösungen, Salben, Gelen, Emulsionen, Ölen, als Inhalat.

▶ Fichtenspitzen, frische (Piceae turiones recentes)

Wirksamkeitsmitbestimmende Inhaltsstoffe: Ätherisches Öl (mit Bornylacetat, Borneol), weitere ungesättigte Terpenkohlenwasserstoffen, Flavonoide.

Wirkungen:
- sekretolytisch
- schwach antiseptisch
- durchblutungsfördernd

Wirkmechanismus: Aromatikum (Ätherisch-Öl-Droge) ☞ 6.1.1

Indikationen (nach Kommission E):
- Katarrhe der Luftwege (innere Anwendung) ☞ 6.7.1
- leichte Muskel- und Nervenschmerzen (äußere Anwendung) ☞ 10.2

Kontraindikationen: Keine bekannt.

Nebenwirkungen: Keine bekannt.

Interaktionen: Keine bekannt.

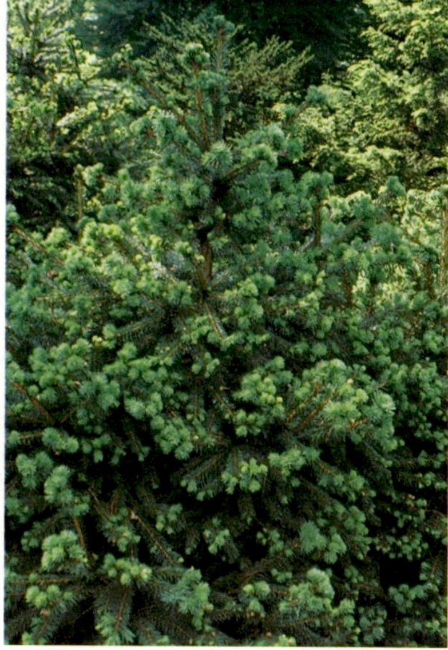

Gemeine Fichte, Edel-Tanne, syn. Weiß-Tanne (Picea abies L. KARSTEN, Abies alba MILLER, syn. Abies pectinata (LAMARCK) DE CANDOLLE) [O225]

Dosierung: Bei innerer Anwendung mittlere Tagesdosis Zubereitungen entsprechend 5–6 g Droge. Bei äußerer Anwendung in Bädern entsprechend 200–300 g Droge für 1 Vollbad.

Darreichungsform: Galenische Zubereitungen zur inneren und äußeren Anwendung.

> In der Volksmedizin wird aus geschmacklichen Gründen, aber auch wegen einer Verstärkung der Wirksamkeit der ausgepreßte Fichtenspitzensaft mit Honig gemischt.

2
F

▶ Flohsamen (Psyllii semen)

Wirksamkeitsbestimmende Inhaltsstoffe: 10–12 % unverdauliche Schleimstoffe, die in der Epidermis der Samenschale lokalisiert sind. Quellungszahl mind. 10.

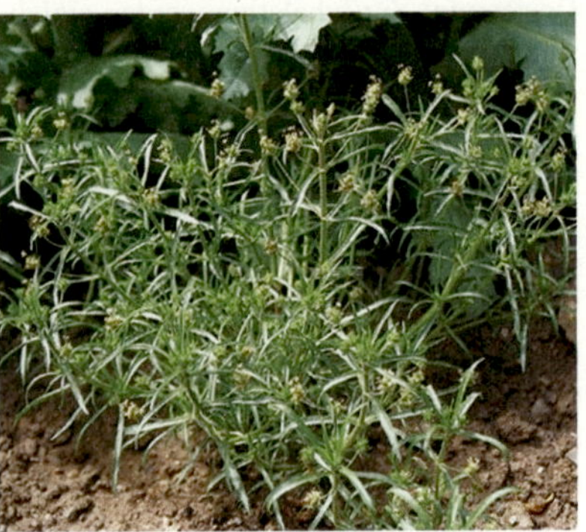
Flohkraut, Sand-Wegerich (Plantago psyllium L., syn. Plantago afra L., Plantago arenaria WALDSTEIN et KITAIBEL, syn. Plantago indica L.) [O225]

Wirkungen:
- Regulation der Darmperistaltik
- *antiphlogistisch*
- *reizlindernd*
- *lipidsenkend*
- *Senkung des Blutzuckerspiegels (experimentell nachgewiesen)*
- *evtl. antikarzinogen*

Wirkungseintritt: Oft erst nach 1 Woche kontinuierlicher Einnahme.

Wirkmechanismus: Füll- und Quellstoffdroge ☞ 7.1.4
- regulierend auf die Darmperistaltik bei Obstipation: unbehinderte Passage der Flohsamen bis in den Dickdarm → Polysaccharide in den Epidermiszellen von Flohsamen haben eine sehr hohe Wasserbindungskapazität → Einlagerung von Wasser in die Polysaccharide der Flohsamen-Epidermis → Volumenzunahme bis auf das 10–15fache → erhöhter Füllungsdruck → Dehnungsreflex in der Darmwand auf den Plexus myentericus (Auerbach-Plexus) → Auslösung der Darmperistaltik durch Kontraktion der Ringmuskulatur
- regulierend auf die Darmperistaltik bei Diarrhoe:
  - unbehinderte Passage der Flohsamen bis in den Dickdarm → Polysaccharide in den Epidermiszellen von Flohsamen haben eine sehr hohe Wasserbindungskapazität → Bindung der überschüssigen Flüssigkeit im Darm → Konsistenzsteigerung des Stuhls
  - bei entzündlichen Darmerkrankungen Bindung der Bakterientoxine durch die Schleimpolysaccharide und Schutz der Darmschleimhaut vor weiteren Schädigungen → Rückgang der Stuhlfrequenz und Verlangsamung der Darmpassage (nachgewiesen in 4 kontrollierten klinischen Studien)
- lipidsenkend und blutzuckerspiegelsenkend: Gallensäuren und Cholesterin (v.a. LDL) werden an die Polysaccharide (= Schleim) gebunden und mit dem Stuhl ausgeschieden und damit aus dem enterohepatischen Kreislauf entfernt. Nach neueren Studien Senkung des Gesamtcholesterins um 5–15 %. Der gleiche Reaktionsmechanismus gilt für die, allerdings nur schwach ausgeprägte blutzuckersenkende Wirkung.
- antikarzinogen (präventiv):
  - kürzere Verweildauer und Verdünnung des Stuhls im Darm → verkürzte Kontaktzeit der Karzinogene mit der Darmschleimhaut
  - verminderte bakterielle Umwandlung von primären in sekundäre Gallensäuren (gelten als Prokarzinogene)
  - Bindung von Karzinogenen an die Ballaststoffe (hypothetisch)

- kolonprotektiv: teilweiser Abbau der Ballaststoffe durch Darmbakterien zu kurzkettigen, leicht flüchtigen Fettsäuren, die von den Kolonschleimhaut resorbiert werden
- Vermehrung der Bakterienflora durch Schaffung eines sanierten Darmmilieus

Indikationen (nach Kommission E):
- habituelle Obstipation ☞ 7.10.1
- Colon irritabile ☞ 7.9.1

Weitere Indikationen aufgrund klinischer Studien:
- unspezifische und entzündliche Diarrhoe
- Divertikulose
- chronisch entzündliche Darmerkrankungen (symptomatische Therapie bei Morbus Crohn) ☞ 7.11.1
- Konsistenzsteigerung des Stuhls bei Anus praeter oder Kurzdarmsyndrom ☞ 7.11.1
- alle Erkrankungen, bei denen eine leichte Defäkation erwünscht ist (Hämorrhoiden, Analfissur, nach anal-rektalen Eingriffen) ☞ 7.10.1
- adjuvant bei Hyperlipidämie

Kontraindikationen: Stenosen der Speiseröhre und des Magen-Darm-Trakts, *gleichzeitige Therapie mit Cumarinen, schwer einstellbarer Diabetes mellitus, Kdr. unter 12 Jahren (wegen unzureichender Erfahrungen).*

Nebenwirkungen: Selten allergische Reaktionen, speziell bei pulverisierter Droge und flüssigen Zubereitungen.

Interaktionen: Keine bekannt. *Mögliche Beeinträchtigung der Resorption anderer Medikamente, v.a. Interaktion mit Phenprocoumon (z.B. Marcumar®), Antidiabetika und herzwirksamen Glykosiden.*

Dosierung: Tagesdosis 10–30 g Droge; Zubereitungen entsprechend.

Darreichungsform: Ganze oder zerkleinerte Droge, andere galenische Zubereitungen zur inneren Anwendung.

Die Flohsamen müssen mit ausreichend Flüssigkeit, mind. im Verhältnis 1:10, eingenommen werden.
Andere Medikamente erst nach einem Zeitraum von mind. 30 Min., besser noch 60 Min. einnehmen, da durch den Flohsamen-Schleim eine ausreichende Resorption verhindert werden kann.
Nicht zusammen mit Milch einnehmen, da diese nicht in die Schleimstoffe eingelagert wird und somit zu keiner Quellung führt.
Bei insulinpflichtigen Diabetikern kann eine Reduzierung der Insulindosis notwendig werden.

✓ Zur Behandlung der chronischen Obstipation die Flohsamen nicht vorquellen lassen, da die Volumenzunahme erst im Darm erfolgen soll, damit ein optimaler Dehnungsreiz entsteht.
Zahnprothesenträger müssen die Flohsamen nach der Einnahme sorgfältig hinunterspülen, um zu verhindern, daß sich einzelne Flohsamen in der Prothese verfangen und dort quellen. ➡

Flohsamenschalen (sogenannte Psyllium husks) sind noch wirksamer als ganzer Flohsamen (Erhöhung der Wasserbindungskapazität auf das 40fache).

Andere Ballaststoffe (Weizenkleie, Haferkleie) werden bei langer Verweilzeit im Darm durch Bakterien zu kurzkettigen Fettsäuren und Monosacchariden abgebaut und resorbiert. Dadurch können tgl. bis zu 450 Kalorien aufgenommen werden. Flohsamen hingegen werden von Dickdarmbakterien kaum abgebaut, führen zu keiner unerwünschten Gewichtszunahme und erzeugen keine Blähungen.

ESCOP-Monographie Psyllium Seed (Psyllii semen)

- **Therapeutic indications:** Constipation; conditions in which easy defecation with soft motions is desirable, e.g. anal fissures, haemorrhoids, after rectal surgery and in pregnancy. Short term symptomatic treatment of diarrhoea.
- **Dosage:** *Adult daily dose:* As a laxative, 10–30 g of the seeds or equivalent preparations; in cases of diarrhoea, up to 40 g. *Elderly:* Dose as for adults. *Children 6–12 years:* As a laxative, half the adult dose. *Children under 6 years:* To be treated under medical supervision only.

▶ Frauenmantelkraut (Alchemillae herba)

Wirksamkeitsmitbestimmende Inhaltsstoffe: 6–8 % Gerbstoffe (u.a. mit den Ellagitanninen Agrimoniin und Laevigatin), ca. 2 % Flavonoide.

Wirkungen:

- adstringierend

Wirkmechanismus: Gerbstoffdroge (Adstringens) ☞ 7.1.7

Indikationen (nach Kommission E):

- leichte unspezifische Durchfallerkrankungen ☞ 7.11.1

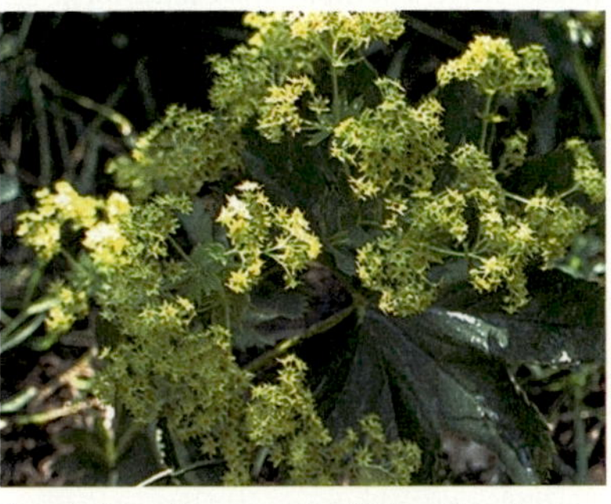

Gewöhnlicher Frauenmantel (Alchemilla vulgaris L.) [U224]

Kontraindikationen: Keine bekannt.

Nebenwirkungen: Keine bekannt.

Interaktionen: Keine bekannt.

Dosierung: Mittlere Tagesdosis 5–10 g Droge, Zubereitungen entsprechend.

Darreichungsform: Zerkleinerte Droge für Aufgüsse und Abkochungen sowie andere galenische Zubereitungen zum Einnehmen.

> In der Volksheilkunde wird Frauenmantelkraut auch bei Dysmenorrhoe und klimakterischen Beschwerden eingesetzt. Diese Indikationen sind von der Kommission E in ihrer Monographie jedoch nicht aufgenommen worden.

▶ Fußblattwurzelstock/-harz (Podophylli peltati rhizoma/- resina)

Wirksamkeitsbestimmende Inhaltsstoffe: Mind. 4 % Lignane vom Aryltetralin-Typ mit den Hauptkomponenten Podophyllotoxin (20 %) und α-, β-Peltatin (5–10 %).

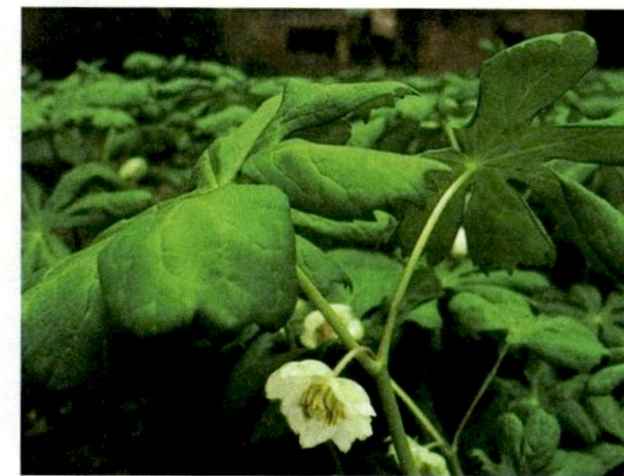

Fußblatt (Podophyllum peltatum L.) [M222]

Wirkungen:
- *zytostatisch*
- *antimitotisch*
- *virustatisch*

Wirkmechanismus: Starkes Mitosegift, enthält den Mitosehemmer Podophyllotoxin und wird den pflanzlichen Zytostatika zugerechnet.

Indikationen (nach Kommission E):
- Entfernung spitzer Kondylome (äußere Anwendung) ☞ 12.8.1

Weitere Indikationen in der Erfahrungsheilkunde und aufgrund klinischer Erfahrungen:
- Entfernung von Verrucae vulgares ☞ 12.8.1
- onkologische Erkrankungen ☞ 13.3.1

Kontraindikationen: Schwangerschaft, *Stillzeit, Kdr. unter 12 Jahren, Immunschwäche, rezidivierende Herpesinfektionen, positive Luesserologie, offene Wunden, blutende oder entzündete Kondylome und Warzen.*

Nebenwirkungen: Keine bekannt.

Interaktionen: Keine bekannt. *Alkoholkonsum während der Therapie führt zu massiver und gefährlicher Wirkungsverstärkung des Alkohols.*

Dosierung: 1–2 x wöchentlich eine 5–25%ige alkoholische Lösung des Harzes oder eine 5–25%ige Suspension des Harzes in Öl oder Salben auf die Kondylome auftragen.

Darreichungsform: Getrocknete Droge zur Gewinnung des Harzes ausschließlich zur äußeren Anwendung.

> Auch bei äußerer Anwendung sind ernsthafte Vergiftungen möglich, deshalb darf die behandelte Hautfläche 25 cm^2 nicht überschreiten. Auf sorgfältige Abdeckung der angrenzenden Hautpartien ist zu achten (z.B. mit einer Fettcreme). Nicht in die Augen bringen.

▶ Gänsefingerkraut (Potentillae anserinae herba)

Wirksamkeitsmitbestimmende Inhaltsstoffe: 5–10 % Gerbstoffe (überwiegend Ellagitannine), berechnet als Gallussäure, Tormentosid, Flavonoide, Anthocyane, Phytosterole.

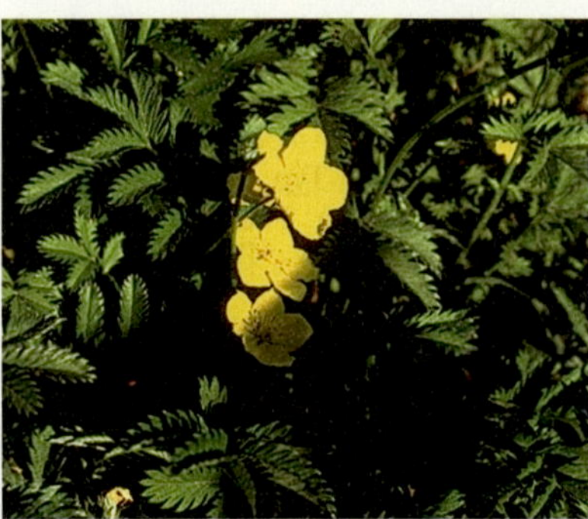
Gänse-Fingerkraut (Potentilla anserina L.) [U224]

Wirkungen:
- adstringierend
- ausgeprägte Tonussteigerung und Kontraktionsfrequenzsteigerung beim isolierten Uterus (im Tierversuch)

Wirkmechanismus: Gerbstoffdroge (Adstringens) ☞ 7.1.7

Indikationen (nach Kommission E):
- leichte dysmenorrhoische Beschwerden ☞ 9.3.1
- adjuvant bei leichten, unspezifischen, akuten Durchfallerkrankungen ☞ 7.11.1
- leichte Entzündungen der Mund- und Rachenschleimhaut ☞ 7.2.2

Kontraindikationen: Keine bekannt.

Nebenwirkungen: Beschwerden bei Reizmagen können verstärkt werden.

Interaktionen: Keine bekannt.

Dosierung: Tagesdosis 4–6 g Droge; Zubereitungen entsprechend.

Darreichungsform: Zerkleinerte Droge für Aufgüsse und Abkochungen, gepulverte Droge sowie andere galenische Zubereitungen zur inneren Anwendung.

Gänsefingerkraut hat im Vergleich zu anderen Gerbstoffdrogen eine eher schwache adstringierende Wirkung und die Wirksamkeit als sog. „Krampfkraut“ wird in der Volksmedizin überschätzt.

▸ Galgantwurzelstock (Galangae rhizoma)

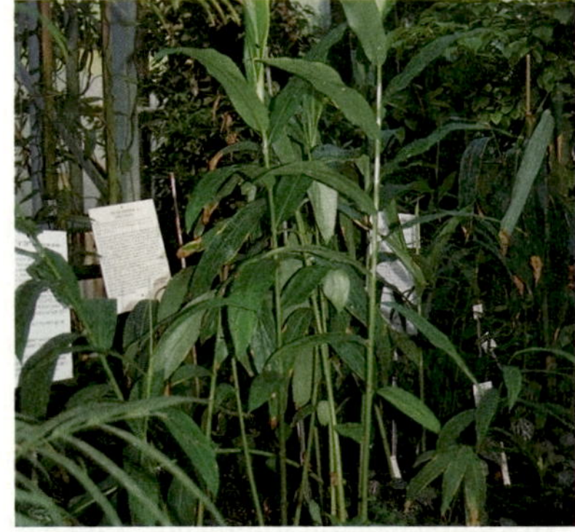
Echter Galgant (Alpinia officinarum L. HANCE) [O225]

Wirksamkeitsmitbestimmende Inhaltsstoffe: 0,5–1 % ätherisches Öl, Scharfstoffe, die sich aus verschiedenen Diarylheptanoiden und Phenylalkanonen zusammensetzen, Flavonoide.

Wirkungen:
- spasmolytisch
- antiphlogistisch
- antibakteriell

Wirkmechanismus: Aromatikum (Ätherisch-Öl-Droge) ☞ 7.1.2. Antiphlogistische Wirkung durch Hemmung der Prostaglandinsynthese.

Indikationen (nach Kommission E):
- dyspeptische Beschwerden ☞ 7.5.1
- Appetitlosigkeit ☞ 7.4.1

Weitere Indikationen in der „Hildegard-Medizin":
- schmerzhaftes Oberbauchsyndrom vom Typ eines Roemheld-Komplexes
- leichte Gallenkoliken ☞ 7.12.1

Kontraindikationen: Keine bekannt.

Nebenwirkungen: Keine bekannt.

Interaktionen: Keine bekannt.

Dosierung: Tagesdosis 2–4 g Droge bzw. 2–4 g Tinktur (entsprechend EB6); Zubereitungen entsprechend.

Darreichungsform: Zerkleinerte Droge, Drogenpulver sowie andere galenische Zubereitungen zum Einnehmen.

✓ Der Galantwurzelstock besitzt in der Hildegard-Medizin einen herausragenden Stellenwert.

▶ Gartenbohnenhülsen, samenfreie (Phaseoli fructus sine semine)

Wirksamkeitsmitbestimmende Inhaltsstoffe: Flavonoide, Phaseolin und strukturverwandte Phytoalexine, Kieselsäure.

Wirkungen:
- schwach diuretisch (aquaretisch)

Wirkmechanismus: Aquaretikum ☞ 8.1.1

Indikationen (nach Kommission E):
- adjuvant bei dysurischen Beschwerden ☞ 8.2.1

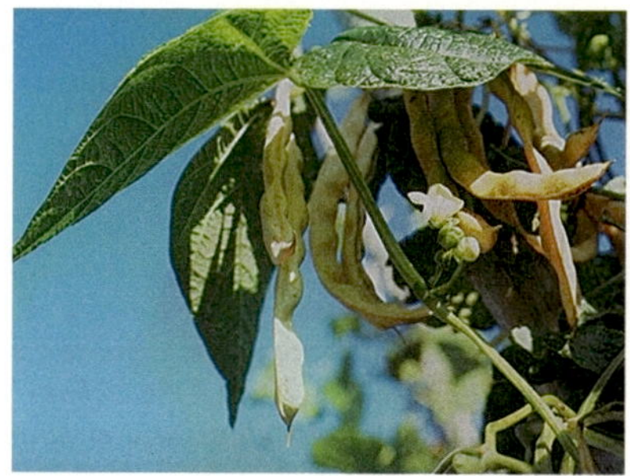

Gartenbohne (Phaseolus vulgaris L.) [U224]

Kontraindikationen: Keine bekannt.

Nebenwirkungen: Keine bekannt.

Interaktionen: Keine bekannt.

Dosierung: Tagesdosis 5–15 g Droge; Zubereitungen entsprechend.

Darreichungsform: Zerkleinerte Droge für Abkochungen sowie andere galenische Zubereitungen zum Einnehmen.

▶ Gelbwurz, javanische (Curcumae xanthorrhizae rhizoma)

Wirksamkeitsmitbestimmende Inhaltsstoffe: 3–12 % ätherisches Öl (vorwiegend aus Sesquiterpenen bestehend, darunter Xanthorrhizol und β-Curcumen), Dicinnamoylmethan-Derivate (Curcuminoide), Ferulasäure (Baustein des

2
G

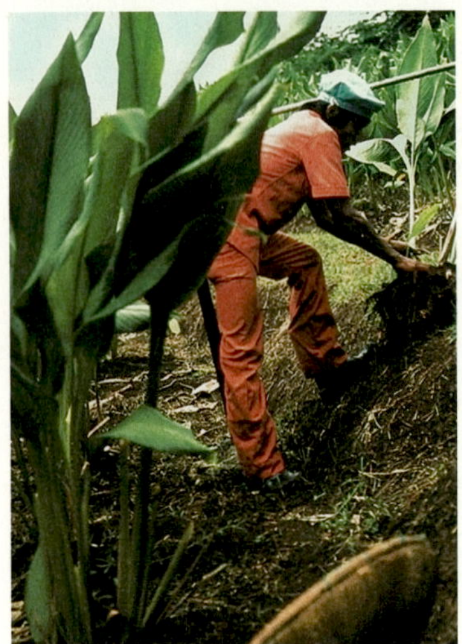
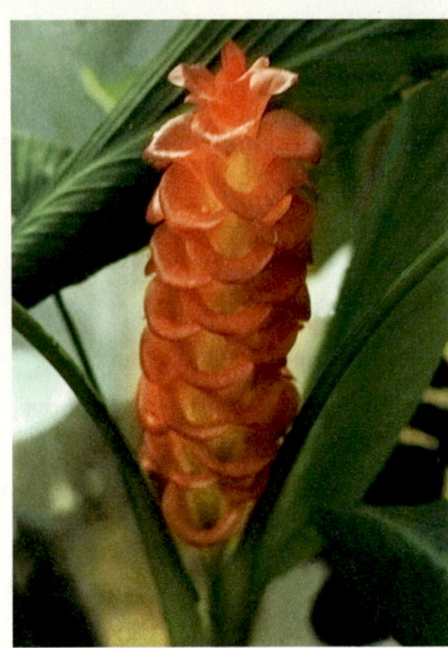

Javanische Gelbwurz, syn. Temoe Lawak (Curcuma xanthorrhiza ROXBURGH, syn. Curcuma xanthorrhiza D. DIETRICH) [M222]

Curcumins und Desmethoxycurcumins), Kaffeesäurederivate. Xanthorrhizol ist eine typische Leitsubstanz (☞ 1.2) für Gelbwurz.

Wirkungen:
- choleretisch
- *cholekinetisch*
- *antiphlogistisch*
- *antibakteriell (gramnegative Keime)*

Neuesten Untersuchungen nach werden von den Curcuminoiden, speziell vom Curcumin, folgende weitere Eigenschaften angenommen, die vermutlich durch die Radikalfängereigenschaften zu erklären sind:
- *hepatoprotektiv*
- *antioxidativ*
- *antiviral*
- *tumorhemmend (in experimentellen Studien)*

Wirkmechanismus: Aromatikum (Ätherisch-Öl-Droge) ☞ 7.1.2. Curcuminoide (Desmethoxycurcumin und Curcumin) →
- antioxidativ: Bildung eines resonanzstabilisierten Phenoxyradikals (besonders aus dem Curcumin, das mehrere zur phenolischen Hydroxygruppe orthoständige Methoxygruppen trägt)
- antiviral: Curcumin interagiert mit dem aktiven Zentrum der HIV-1-Integrase → Hemmung der HIV-Integrase → Hemmung der HIV-Replikation

Indikationen (nach Kommission E):
- dyspeptische Beschwerden ☞ 7.5.1

Weitere Indikationen in der Erfahrungsheilkunde:
- entzündliche Erkrankungen der Gallenblase und der Gallenwege ☞ 7.12.1

Kontraindikationen: Verschluß der Gallenwege. Bei Gallensteinleiden nur nach Rücksprache mit einem Arzt anwenden.

Nebenwirkungen: Bei längerer Anwendung Magenbeschwerden.

Interaktionen: Keine bekannt.

Dosierung: Mittlere Tagesdosis 2 g Droge; Zubereitungen entsprechend.

Darreichungsform: Zerkleinerte Droge für Aufgüsse sowie andere galenische Zubereitungen zum Einnehmen.

✓ Der Gesamtextrakt und der wäßrige Extrakt wirken stärker choleretisch als das isolierte ätherische Öl.
Die standardisierte Tinktur oder der standardisierte Trockenextrakt haben einen angenehmeren Geschmack als der Tee.
In Indonesien ist der „Gelbwurztee“ ein übliches tgl. Getränk. Nach Meinung von Gastroenterologen ist dessen tgl. Einnahme dafür verantwortlich, daß weit weniger Gallen- und Lebererkrankungen als in Europa vorkommen.

▸ Gewürznelken (Caryophylli flos)

Wirksamkeitsmitbestimmende Inhaltsstoffe: Mind. 14 % ätherisches Öl (mit 85–95 % Eugenol als Hauptkomponente), Flavonoide, Phenolcarbonsäuren, kleine Mengen an Phytosterolen.

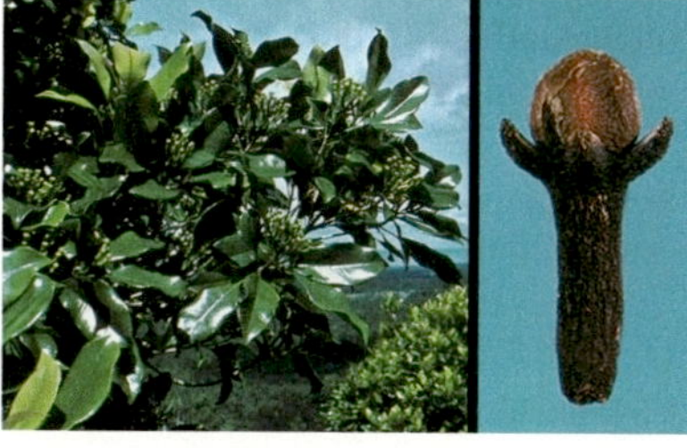

Gewürznelkenbaum (Syzygium aromaticum L. MERRILL et L. M. PERRY, syn. Jambosa caryophyllus (SPRENGEL) NIEDENZU, Eugenia caryophyllata THUNBERG) [M222]

Wirkungen:
- antiseptisch
- antibakteriell
- antifungal
- antiviral
- lokalanästhetisch
- spasmolytisch

Wirkmechanismus: Aromatikum (Ätherisch-Öl-Droge) ☞ 7.1.2, 12.1.1

Indikationen (nach Kommission E):
- entzündliche Veränderungen der Mund- und Rachenschleimhaut ☞ 7.2.2
- lokale Schmerzstillung in der Zahnheilkunde ☞ 7.2.2

Weitere Indikationen in der Volksmedizin:
- Insektenstiche ☞ 12.17.1
- Dermatosen
- Akne des Jugendl.

Kontraindikationen: Keine bekannt.

Nebenwirkungen: In konzentrierter Form gewebereizend.

Interaktionen: Keine bekannt.

2
G

Dosierung: In Mundwässern entsprechend 1–5 % ätherisches Öl. In der Zahnheilkunde unverdünntes ätherisches Öl *oder spezielle Zahntropfen mit bis zu 30 % ätherischem Öl.*

Darreichungsform: Drogenpulver, ganze oder zerkleinerte Droge zur Gewinnung des ätherischen Öls sowie andere galenische Zubereitungen zur lokalen Anwendung. *Als Gewürz wird nur der geschmacksverbessernde Effekt genutzt.*

▶ Gewürzsumachwurzelrinde (Rhois aromaticae radicis cortex)

Wurde von der Kommission E nicht bearbeitet, da sie nur in wenigen Kombinations-Fertigarzneimitteln enthalten ist. Sie wird in Nordamerika volksmedizinisch genutzt und jüngere wissenschaftliche Untersuchungen weisen sie als sehr interessantes Phytopharmakon aus.

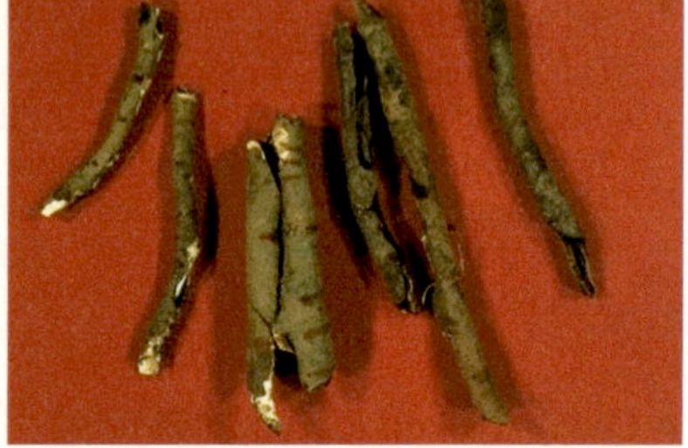

Gewürzsumachbaum (Rhois aromatica L., syn. Rhus canadensis L.) [M222]

Wirksamkeitsmitbestimmende Inhaltsstoffe: Gallussäurederivate, Orcin-β-D-glucosid, ätherisches Öl.

Wirkungen:
- keimhemmend (Gallussäurederivate, ätherisches Öl)
- mittelstark bakteriostatisch (Orcin-β-D-glucosid)
- antiphlogistisch

Wirkmechanismus: Harnwegsdesinfiziens ☞ 8.1.2

Indikationen (nach Kommission E): Keine.

Volksmedizinische Indikationen:
- Reizblase
- entzündliche Erkrankungen der ableitenden Harnwege ☞ 8.2.1

Kontraindikationen: Keine bekannt.

Nebenwirkungen: Keine bekannt.

Interaktionen: Keine bekannt.

Dosierung: 3 x tgl. 1 TL zerkleinerte Droge pro Tasse als Teeabkochung oder 3 x tgl. 1800–3600 mg wäßriger Trockenextrakt (DEV 5–8:1).

Darreichungsform: Nur als Kombinationspartner in Fertigpräparaten, keine Verordnung als Droge möglich, da die Droge in der Regel in Apotheken nicht erhältlich ist.

▶ Ginkgoblätter, Trockenextrakt (35–67:1) extrahiert mit Aceton-Wasser (Ginkgo bilobae folium)

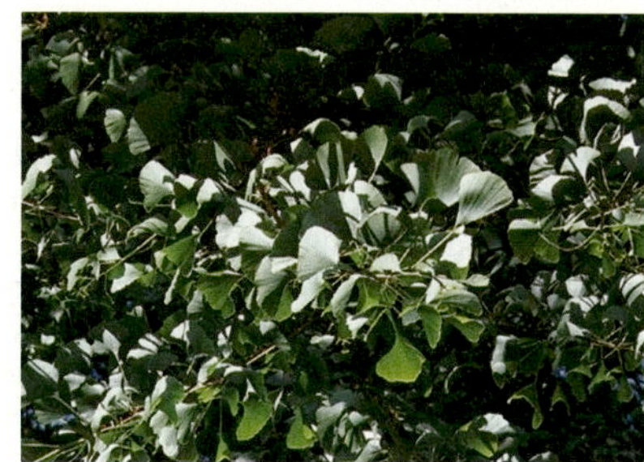
Ginkgo, syn. Silberbaum (Ginkgo biloba L.) [O225]

Wirksamkeitsmitbestimmende Inhaltsstoffe: 5–7 % Terpenlaktone (davon 2,8–3,4 % Ginkgolide A, B, C), 22–27 % Flavonglykoside (bestimmt als Quercetin), 4–10 % Proanthocyanidine, 0,4–2 % Biflavone, 2,6–3,2 % Bilobalid (Sesquiterpe), 1–2 % Ginkgolsäuren (Monographieanforderung ist ≤ 5 ppm im Extrakt).

Wirkungen: sämtliche experimentell und/oder klinisch nachgewiesen

- Steigerung der Hypoxietoleranz, v.a. des Hirngewebes
- Hemmung der Entwicklung eines traumatisch oder toxisch bedingten Hirnödems und Beschleunigung seiner Rückbildung
- Verminderung des Retinaödems und von Netzhautzell-Läsionen
- Steigerung der Gedächtnisleistung und des Lernvermögens
- Förderung der Kompensation von Gleichgewichtsstörungen
- Förderung der Durchblutung, v.a. im Bereich der Mikrozirkulation
- Verbesserung der Fließeigenschaften des Bluts
- Inaktivierung toxischer Sauerstoffradikale
- Hemmung der Plätchenaggregation und -adhäsivität
- neuroprotektive Wirkung
- *EEG-Veränderungen im Sinne einer erhöhten Vigilanz*
- *Hemmung der Erythrozytenaggregation*
- *Hemmung der Leukozyteninfiltration*
- *Verhinderung der erhöhten Gefäßpermeabilität → keine vermehrte zelluläre Freisetzung von Kallikrein, Prostaglandinen, Histamin und Calcium*
- *antiischämisch auch im Gewebe*
- *Verminderung der Schwankamplituden bei vestibulärem Schwindel (= Drehschwindel)*

Wirkmechanismus:

- Wirkungen im Gehirn:
  - Aktivierung der Astrozyten → vermutlich Beschleunigung von Phagozytoseprozessen im zerebralen Gewebe
  - schnellere Reabsorption eines Hirnödems und Beschleunigung der Reparationsvorgänge der Astroglia
  - allgemein antioxidative Eigenschaften als Radikalfänger
  - Protektion gegenüber postischämischen Gehirnschädigungen (Ginkgolide)
  - Steigerung der Hypoxietoleranz, evtl. durch Antagonismus des plättchenaktivierenden Faktors (Ginkgolide)
  - Hemmung der altersbedingten Reduktion von muskarinergen Cholinrezeptoren und α_2-Adrenozeptoren sowie Förderung der Cholinaufnahme im Hippokampus
  - Förderung der Sauerstoff-, Glukoseaufnahme und -verwertung

  - reparative Wirkung auf die altersbedingte Abnahme der Rezeptoren-Dichte für verschiedene Neurotransmitter-Systeme
- Wirkungen an den Gefäßen:
  - Antagonismus gegenüber dem plättchenaktivierenden Faktor (Ginkgolide sind PAF-Antagonisten) → Thrombozytenhemmung und Erniedrigung der Kapillarpermeabilität
  - Hemmung der Lipidperoxidation → Regulierung des Thromboxan-Prostacyclingleichgewichts zugunsten der Prostacyclinsynthese. Prostacyclin vermindert den Gefäßtonus und wirkt der Thrombozytenaggregation entgegen, wogegen Thromboxan die Thrombozytenaggregation fördert. Durch den relativen Überschuß an Thromboxan A wird die Adenylatcyclase gehemmt, was zu einer erniedrigten cAMP-Konzentration führt. Eine hohe Konzentration an cAMP fördert die Formstabilität von Thrombozyten, eine niedrige begünstigt dagegen die Thrombozytenaggregation.
  - Hämolyseschutz der Erythrozyten durch Membranstabilisierung
  - Senkung der Kapillarpermeabilität

Indikationen (nach Kommission E):
- symptomatische Behandlung von hirnorganisch bedingten Leistungsstörungen im Rahmen eines therapeutischen Gesamtkonzepts beim dementiellen Syndrom; zur primären Zielgruppe gehören dementielle Syndrome bei primär degenerativer Demenz, vaskuläre Demenz und Mischformen aus beiden ☞ 11.2.1
- Verbesserung der schmerzfreien Gehstrecke bei peripherer arterieller Verschlußkrankheit im Stadium II nach Fontaine (Claudicatio intermittens) im Rahmen physikalisch-therapeutischer Maßnahmen (v.a. Gehtraining) ☞ 5.2.1
- Schwindel ☞ 11.6.1
- Tinnitus ☞ 11.7.1

Weitere Indikationen aufgrund klinischer Studien:
- Verbesserung der peripheren Durchblutung bei funktionellen Herzbeschwerden ☞ 4.2.1

Kontraindikationen: Überempfindlichkeit gegenüber Ginkgo-biloba-Zubereitungen.

Nebenwirkungen: Sehr selten leichte Magen-Darm-Beschwerden, Kopfschmerzen, allergische Hautreaktionen.

Interaktionen: Keine bekannt. *Die Arzneimittelkommission der deutschen Ärzteschaft empfiehlt bei Patienten mit Von-Willebrand-Jürgens-Syndrom und vor Operationen eine gezielte und gründliche Gerinnungsanamnese zu erheben, wenn Ginkgo-Präparate eingenommen wurden. Ferner die Patienten vor der Verordnung von Acetylsalicylsäure oder anderen blutgerinnungshemmenden Arzneimitteln befragen, ob sie zur Selbstmedikation Ginkgo-Präparate einnehmen. Der Hinweis der Arzneimittelkommission basiert mit Stand vom 21. Mai 2002 vorerst lediglich auf 20 Verdachtsfällen und konnte in klinischen Studien, auch bei gleichzeitiger Einnahme von Ginkgo-Präparaten und ASS (tgl. 500 mg) nicht beobachtet bzw. bestätigt werden. Dennoch zur vorsorglichen Risikoabwehr Ginkgo-Präparate vor Operationen absetzen.*

Dosierung: Bei der Behandlung des dementiellen Syndroms 120–240 mg, ansonsten 120–160 mg nativer Trockenextrakt in 2–3 Einzeldosen.

Darreichungsform: In flüssigen oder festen Darreichungsformen zum Einnehmen. *Eine Anwendung ist nur in Form von Fertigpräparaten mit standardisierten Extrakten, die mind. 25 % Ginkgo-Flavonglykoside und mind. 6 % Terpenlactone (Ginkgolide) enthalten, sinnvoll.*

Anwendungsdauer: Beim dementiellen Syndrom: Die Behandlungsdauer richtet sich nach der Schwere des Krankheitsbildes und soll mind. 8 Wochen betragen. Nach einer Behandlungsdauer von 3 Monaten ist zu überprüfen, ob die Weiterführung der Behandlung noch gerechtfertigt ist. Bei pAVK: Die Besserung der Gehstreckenleistung setzt eine Behandlungsdauer von mind. 6 Wochen voraus. Bei Schwindel und Tinnitus: Die Anwendung über einen längeren Zeitraum als 6–8 Wochen bringt keine therapeutischen Vorteile.

ESCOP-Monographie Ginkgo Leaf (Ginkgo bilobae folium) ☞ S. 998

▶ Ginsengwurzel (Ginseng radix)

Wirksamkeitsmitbestimmende Inhaltsstoffe: Mind. 1,5 % Ginsenoside (bislang 11 Einzelverbindungen identifiziert), berechnet als Ginsenosid Rg1, ätherisches Öl, Phytosterole, Peptidoglykane.

Asiatischer Ginseng (Panax ginseng C. A. MEYER) [M222]

Wirkungen:

- Erhöhung der Belastbarkeit gegenüber chemischen Noxen, Immobilisation, Kälte und Wärme (experimentell)
- *rasche Erholung nach Noxen (z.B. Röntgenstrahlen), erkennbar durch einen rascheren Anstieg der Thrombozytenzahl, eine beschleunigten Erhöhung der hämatopoetischen Stammzellen und Megakaryozyten (experimentell)*

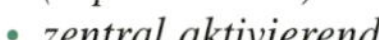

- *zentral aktivierend*
- *Erhöhung der Hirnrindentätigkeit*
- *Erhöhung der Konzentration und Aufmerksamkeit*
- *schnellere postoperative Rekonvaleszenz*
- *Verbesserung der aeroben Arbeitskapazität, der Serumlaktat-Konzentration und der Herzfrequenz nach Belastung bei Sportlern*
- *Verbesserung der Lungenfunktion bei Patienten mit chronischen Atemwegserkrankungen*
- *Beeinflussung der Hypothalamus-Hypophysen-Nebennierenrinde und -Gonaden-Achse und damit gewisse Antistreß-Wirkung*
- *Unterstützung der physiologischen Darmflora („Darmsanierung")*
- *antioxidative Wirkung*
- *anabol*
- *evtl. Senkung der Blutfettwerte (in offenen Studien)*
- *evtl. blutzuckerspiegelsenkend (experimentell)*
- *evtl. antikarzinogene Wirkung (experimentell)*

2
G

- *evtl. blutzuckerspiegelsenkend (im Experiment senkten 100 bzw. 200 mg Ginseng-Extrakt nach 8 Wochen Einnahmedauer den Nüchtern-Blutzucker um 20 mg% = 1 mmol/l)*

Wirkmechanismus:
- zentral aktivierend: Erhöhung der kortikalen Dopamin-, Noradrenalin-, Serotoninspiegel und des cAMP
- tonisierend: vermehrte aerobe Glukosoxidation des Gehirns bei gleichzeitiger Senkung des Lactat-Pyruvat-Quotienten
- Stimulation der T-Helfer-Zellen und der B-Lymphozyten
- Vermehrung der körpereigenen Interferon-Produktion

Indikationen (nach Kommission E):
- als Tonikum zur Stärkung und Kräftigung bei Müdigkeits-, Schwächegefühl, nachlassender Leistungs- und Konzentrationsfähigkeit ☞ 13.1.1
- Rekonvaleszenz ☞ 13.1.1

Kontraindikationen: Keine bekannt.

Nebenwirkungen: Keine bekannt.

Interaktionen: Keine bekannt.

Dosierung: Tagesdosis 1–2 g Droge; Zubereitungen entsprechend. *Die Tagesmenge an Ginsenoiden muß mind. 10 mg betragen.*

Darreichungsform: Zerkleinerte Droge für Teeaufgüsse, Drogenpulver sowie galenische Zubereitungen zum Einnehmen.

Anwendungsdauer: In der Regel nicht länger als 3 Monate wegen fehlender Langzeitstudien im Sinne einer rationalen Phytotherapie. Eine erneute Anwendung ist nach 2–3 Monaten möglich.

Billigere Ginseng-Fertigpräparate sind in der Regel unterdosiert, v.a. wenn sie als Nahrungsergänzungsmittel in den Verkehr gebracht werden.

Extrakte, die über einen hohen Gehalt an Ginsenoiden hinaus weitere Ginsenginhaltsstoffe mit konstanten Mindestgehalten enthalten, sind besonders hochwertig.

Roter Ginseng, der zur Konservierung mit gespanntem Wasserdampf behandelt wird, ist in der Regel dem weißen Ginseng qualitativ nicht überlegen. Nach der Wasserdampfbehandlung nehmen die vorher weißen Wurzeln eine hornartige Struktur und rötliche Farbe an.

Ginseng gehört zu den bedeutendsten Heilmitteln der traditionellen chinesischen TCM. Er wird dort zur Aktivierung der Lebensenergie (Qi) eingesetzt. Nach Erfahrungen in der TCM sollten während der Therapie mit Ginseng keine coffeinhaltigen Getränke eingenommen werden. Die sehr gute Verträglichkeit bestätigte sich in der Anwendung seit Tausenden von Jahren in Asien und auch in neueren europäischen Studien.

▶ Glockenbilsenkrautwurzelstock (Scopoliae rhizoma)

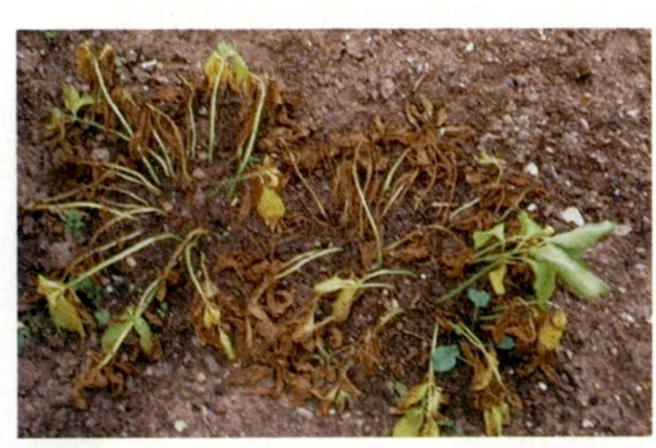
Glockenbilsenkraut (Scopolia carniolica JACQUIN) [O225]

Wirksamkeitsbestimmende Inhaltsstoffe: 0,3–0,8 % Tropan-Alkaloide (darunter bis 0,4 % L-Hyoscyamin, in Spuren Scopolamin).

Wirkungen:
- parasympathikolytisch/anticholinerg
- spasmolytisch
- positiv chronotrop
- positiv dromotrop

Wirkmechanismus:
Miktionsbeeinflussende Arzneipflanze ☞ 8.1.3, spasmolytisch wirksame Alkaloiddroge ☞ 7.1.5. Parasympathikolytikum/Anticholinergikum:
- periphere, auf das vegetative Nervensystem und die glatte Muskulatur gerichtete Wirkung; dieser Antagonismus betrifft v.a. die muskarinähnliche Wirkung → Erschlaffung der glatten Muskulatur und Aufhebung spastischer Zustände, v.a. im Bereich des Gastrointestinaltrakts und der Gallenwege
- zentralnervöse Wirkung → Auflösung von zentralnervös bedingtem muskulärem Tremor und muskulärer Rigidität

Indikationen (nach Kommission E):
- Spasmen des Magen-Darm-Trakts, der Gallenwege bei Erw. und Schulkdr. ☞ 7.6.1
- Spasmen der ableitenden Harnwege bei Erw. und Schulkdr. ☞ 8.3.1

Weitere Indikation in der Erfahrungsheilkunde:
- Meteorismus

Kontraindikationen: Tachykardien, Prostataadenom mit Restharnbildung, Engwinkelglaukom, mechanische Stenosen im Bereich des Magen-Darm-Trakts, Megakolon.

Nebenwirkungen: Mundtrockenheit, Abnahme der Schweißsekretion, Akkommodationsstörungen, Hautrötung, Wärmestau, Tachykardie, Miktionsbeschwerden, Auslösung eines Glaukomanfalls.

Interaktionen: Verstärkung der anticholinergen Wirkung bei gleichzeitiger Gabe von trizyklischen Antidepressiva, Amantadin, Chinidin.

Dosierung: Mittlere Einzeldosis entsprechend 0,25 mg Gesamtalkaloide, berechnet als L-Hyoscyamin. Max. Einzeldosis entsprechend 1 mg Gesamtalkaloide, berechnet als L-Hyoscyamin. Max. Tagesdosis entsprechend 3 mg Gesamtalkaloide, berechnet als L-Hyoscyamin.

Darreichungsform: Geschnittene Droge, Drogenpulver sowie andere galenische Zubereitungen zum Einnehmen.

Als Monodroge obsolet (eine sachliche Begründung dafür gibt es nicht). Die Droge ist nur in Kombinationsarzneimitteln mit anderen Spasmolytika enthalten.

2
G

▶ Goldrutenkraut (Solidaginis herba), Echtes Goldrutenkraut (Solidaginis virgaureae herba)

Wirksamkeitsmitbestimmende Inhaltsstoffe: Je nach Solidago-Spezies 1–3 % Flavonoide, Saponine, Phenylglykoside, Gerbstoffe, ätherisches Öl. Leicarposid und Virgaureosid sind 2 Leitsubstanzen für die echte Goldrute und gleichzeitig bedeutend für die Wirksamkeit.

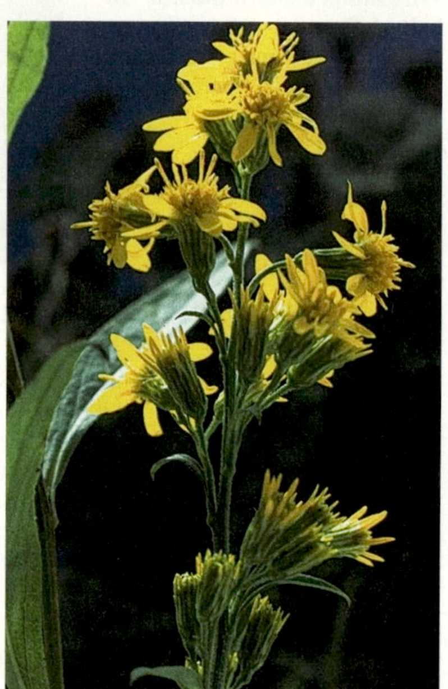

Echte Goldrute (Solidago virgaurea L.), Riesengoldrute (Solidago gigantea WILLDENOW, syn. Solidago serotina AITON, Kanadische Goldrute (Solidago canadensis L.) [U224]

Wirkungen:
- diuretisch (aquaretisch)
- schwach spasmolytisch
- antiphlogistisch
- *antibakteriell*

Wirkmechanismus: Aquaretikum ☞ 8.1.1

Indikationen (nach Kommission E):
- Durchspülungstherapie bei entzündlichen Erkrankungen der ableitenden Harnwege ☞ 8.2.1
- vorbeugend bei Harnsteinen und Nierengrieß ☞ 8.4.1

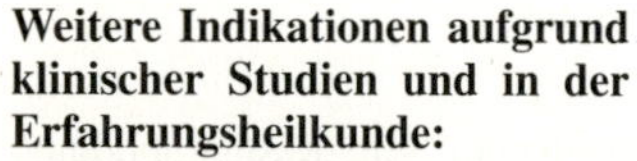

Weitere Indikationen aufgrund klinischer Studien und in der Erfahrungsheilkunde:
- Reizblase ☞ 8.3.1
- adjuvant bei rheumatischen Beschwerden ☞ 10.4.1

Kontraindikationen: Ödeme infolge eingeschränkter Herz- oder Nierentätigkeit.

Nebenwirkungen: Keine bekannt.

Interaktionen: Keine bekannt.

Dosierung: Tagesdosis 6–12 g Droge; Zubereitungen entsprechend.

Darreichungsform: Zerkleinerte Droge für Aufgüsse sowie andere galenische Zubereitungen zum Einnehmen.

Bei einer Durchspülungstherapie muß auf eine ausreichende Flüssigkeitszufuhr von mind. 2 l/Tag geachtet werden.

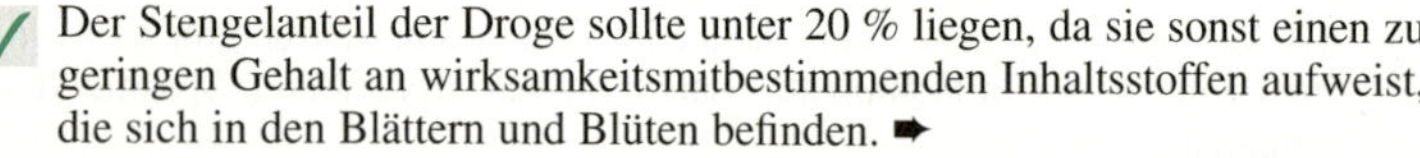

✓ Der Stengelanteil der Droge sollte unter 20 % liegen, da sie sonst einen zu geringen Gehalt an wirksamkeitsmitbestimmenden Inhaltsstoffen aufweist, die sich in den Blättern und Blüten befinden. ➡

Das in der Phytotherapie ursprünglich verwendete Echte Goldrutenkraut (Solidaginis virgaureae herba), das mehr oder weniger aus ökonomischen Gründen Mitte der 60iger Jahre von dem Goldrutenkraut (Solidaginis herba) abgelöst wurde, ist pharmakologisch und klinisch intensiver untersucht worden als Solidaginis herba und sollte bevorzugt werden.

ESCOP-Monographie Golden Rod (Solidaginis virgaureae herba)
- **Therapeutic indications:** Irrigation of the urinary tract, especially in cases of inflammation and renal gravel, and as an adjuvant in treatment of bacterial infections of the urinary tract.
- **Dosage:** An infusion of 3–4 g dried material in 150 ml water 2–3 times daily; preparations accordingly.

▶ Gräserpollenextrakte, mit dem Hauptbestandteil Roggenpollen (Pollinis siccum extractum) ☞ Roggenpollen

▶ Grindeliakraut (Grindeliae herba)

Wirksamkeitsmitbestimmende Inhaltsstoffe: Ätherisches Öl, ca. 20 % Harz (mit Grindeliasäure und Oxygrindeliasäure), Bitterstoffe.

Wirkungen:
- antibakteriell (in vitro) (Grindeliasäure)
- *expektorierend*
- *leicht spasmolytisch*

Wirkmechanismus: Aromatikum (Ätherisch-Öl-Droge) ☞ 6.1.1

Indikationen (nach Kommission E):
- Katarrhe der oberen Luftwege ☞ 6.7.1

Kontraindikationen: Keine bekannt.

Nebenwirkungen: In seltenen Fällen Magenschleimhautreizungen.

Interaktionen: Keine bekannt.

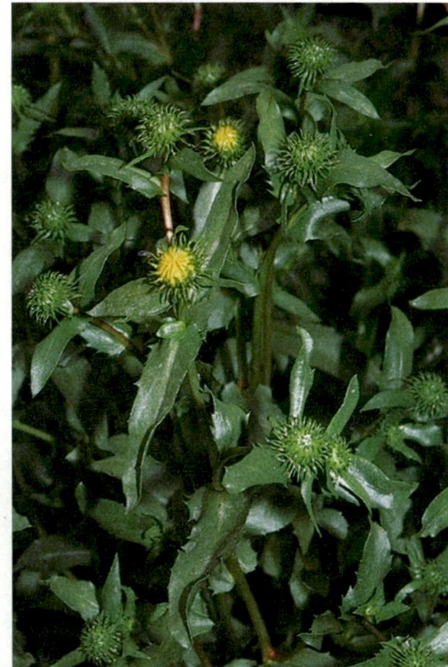

Grindelia (Grindelia robusta NUTTAL, Grindelia squarrosa (PURSH) DUNAL) [O225]

Dosierung: Tagesdosis 4–6 g Droge, 3–6 g Grindeliafluidextrakt (entsprechend EB6), 1,5–3 ml Tinktur (1:10 oder 1:5, Ethanol 60–80 %); Zubereitungen entsprechend.

Darreichungsform: Zerkleinerte Droge für Teeaufgüsse sowie andere galenische Zubereitungen zum Einnehmen.

▶ Guajakholz (Guajaci lignum)

Wirksamkeitsmitbestimmende Inhaltsstoffe: Harz, Saponine, 12–15 % Lignane (darunter α-Guajaconsäure und Guajaretsäure), ätherisches Öl mit Guajazulen, Triterpene, Phytosterole.

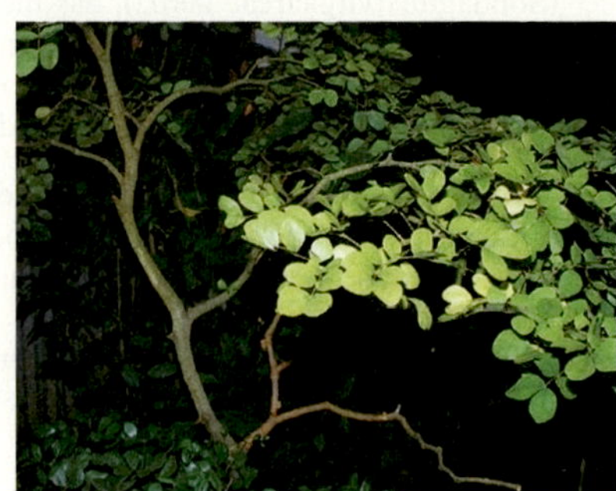

Pockholz (Guajacum officinale L., Guajacum sanctum L.) [O225]

Wirkungen:
- *antiphlogistisch*
- *spasmolytisch*
- *diuretisch (aquaretisch)*

Wirkmechanismus:
- antiphlogistisch: Hemmung der Cyclooxygenase durch die Lignane und Guajazulen

Indikationen (nach Kommission E):
- adjuvant bei rheumatischen Beschwerden ☞ 10.4.1

Kontraindikationen: Keine bekannt.

Nebenwirkungen: Keine bekannt.

Interaktionen: Keine bekannt.

Dosierung: Mittlere Tagesdosis 4,5 g Droge, *für die aquaretische Wirkung 6–12 g Droge*; Zubereitungen entsprechen.

Darreichungsform: Zerkleinerte Droge für Abkochungen sowie andere galenische Zubereitungen zum Einnehmen.

▶ Haferstroh (Avenae stramentum)

Wirksamkeitsmitbestimmende Inhaltsstoffe: Kieselsäure (in der Asche 55–75 %), Flavonoide, Triterpensaponine.

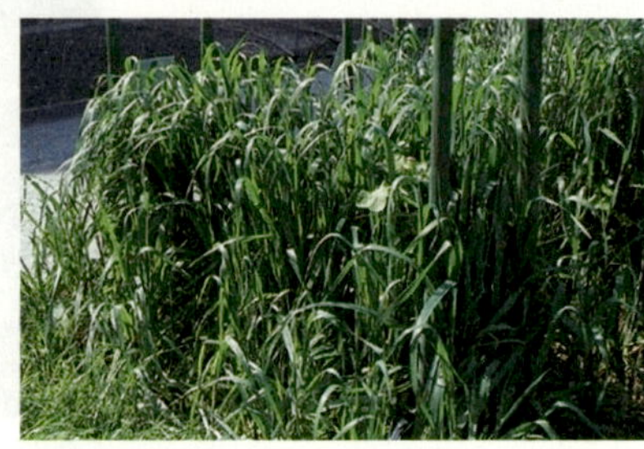

Saat-Hafer (Avena sativa L.) [O225]

Wirkungen:
- *antiphlogistisch*
- *adstringierend*

Wirkmechanismus: Unbekannt.

Indikationen (nach Kommission E):
- entzündliche und seborrhoische Hauterkrankungen, speziell mit Juckreiz ☞ 12.12.2

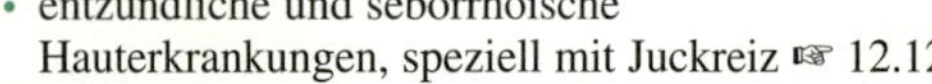

Weitere Indikationen in der Erfahrungsheilkunde:
- nässende Dermatosen ☞ 12.12.2
- adjuvant bei Neurodermitis ☞ 12.13.2

Kontraindikationen: Keine bekannt.

Nebenwirkungen: Keine bekannt.

Interaktionen: Keine bekannt.

Dosierung: 100 g Droge für 1 Vollbad; Zubereitungen entsprechend.

Darreichungsform: Zerkleinerte Droge, Abkochungen aus zerkleinerter Droge und andere galenische Zubereitungen als Badezusatz.

▶ Hamamelisblätter/-rinde (Hamamelidis folium/- cortex)

☞ Zauberstrauchblätter/-rinde, virginische

▶ Harongarinde/-blätter (Harunganae madagascariensis cortex/- folium)

Wirksamkeitsbestimmende Inhaltsstoffe: Rinde: Ca. 0,1 % 1,8-Dihydroxyanthracen-Derivate (darunter Harunganin, Madagascin). Blätter: Dimere 1,8-Dihydroxyanthracen-Derivate wie Hypericin und Pseudohypericin.

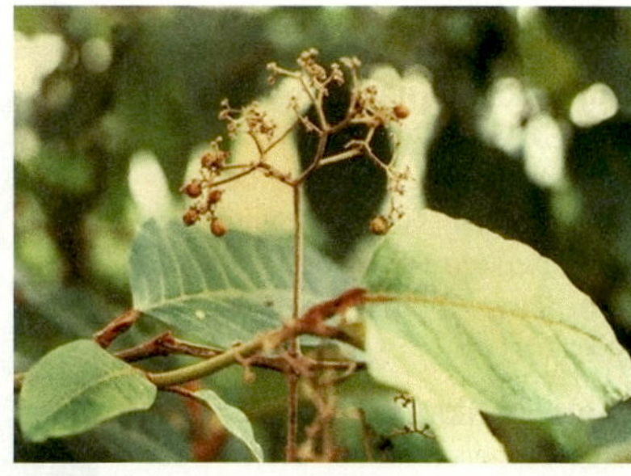

Harongastrauch, syn. Harunganastrauch (Haronga madagascariensis LAMARCK ex POIRET) [M222]

Wirkungen:
- Stimulierung der exokrinen Pankreasfunktion
- Anregung der Magensaftsekretion
- choleretisch
- cholekinetisch
- *karminativ*

Wirkmechanismus: Amarum ☞ 7.1.1

Indikationen (nach Kommission E):
- dyspeptische Beschwerden ☞ 7.5.1
- leichte exokrine Pankreasinsuffizienz ☞ 7.5.1

Weitere Indikation aufgrund von Anwendungsbeobachtungen:
- funktionelle Störungen der Magen-, Pankreas-, Leber- und Gallefunktion

Kontraindikationen: Akute Pankreatitis, akute Schübe einer chronisch rezidivierenden Pankreatitis, schwere Leberfunktionsstörrung, Gallensteinleiden, Verschluß der Gallenwege, Gallenblasenempyem, Ileus.

Nebenwirkungen: Insbesondere bei hellhäutigen Patienten Photosensibilisierung aufgrund des Gehalts an Hypericin und Pseudo-Hypericin möglich.

Interaktionen: Keine bekannt.

Dosierung: Mittlere Tagesdosis 7,5–15 mg eines wäßrig-alkoholischen Trockenextrakts, entsprechend 25–50 mg Droge. Andere Zubereitungen entsprechend.

Darreichungsform: Zubereitungen aus Harongarinde mit -blättern zum Einnehmen.

Anwendungsdauer: Zubereitungen aus Harongarinde mit -blättern sollen aufgrund fehlender Langzeitstudien nicht länger als 2 Monate angewendet werden.

▶ Hauhechelwurzel (Ononidis radix)

Wirksamkeitsmitbestimmende Inhaltsstoffe: Isoflavonoide (Ononin), Flavonoide, geringe Mengen ätherisches Öl, Triterpene (darunter α-Onocerin).

Wirkungen:
- diuretisch (aquaretisch)

Wirkmechanismus: Aquaretikum ☞ 8.1.1

Indikationen (nach Kommission E):
- Durchspülungstherapie bei entzündlichen Erkrankungen der ableitenden Harnwege ☞ 8.2.1
- vorbeugend bei Nierengrieß ☞ 8.4.1

Kontraindikationen: Ödeme infolge eingeschränkter Herz- oder Nierentätigkeit.

Nebenwirkungen:
Keine bekannt.

Dornige Hauhechel (Ononis spinosa L.) [M222]

Interaktionen: Keine bekannt.

Dosierung: Tagesdosis 6–12 g Droge, Zubereitungen entsprechend.

Darreichungsform: Zerkleinerte Droge für Aufgüsse sowie andere galenische Zubereitungen zum Einnehmen.

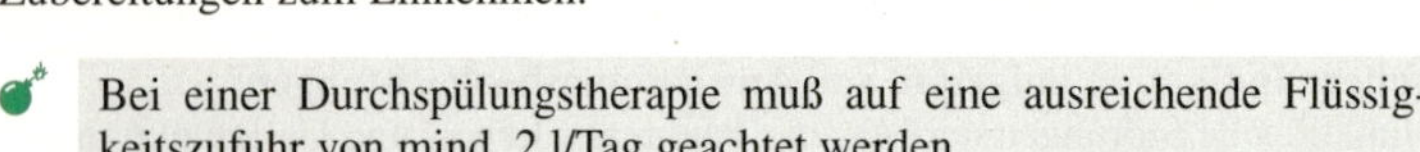
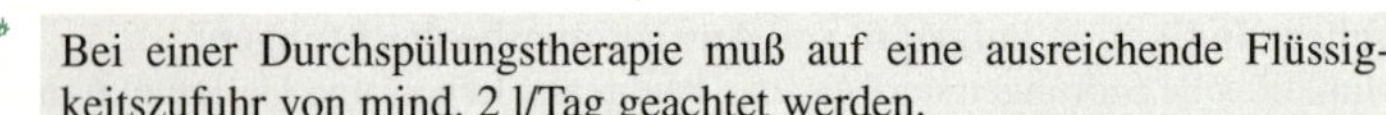

Bei einer Durchspülungstherapie muß auf eine ausreichende Flüssigkeitszufuhr von mind. 2 l/Tag geachtet werden.

ESCOP-Monographie Restharrow Root (Ononidis radix)
- **Therapeutic indications:** Irrigation of the urinary tract, especially in cases of inflammation and renal gravel, and as an adjuvant in treatment of bacterial infections of the urinary tract.
- **Dosage:** *Adults:* An infusion of 2–3 g dried material 2–3 times per day; preparations accordingly.

▶ Hefe, medizinische (Faex medicinalis) ☞ Medizinische Hefe

▶ Heidelbeerfrüchte (Myrtilli fructus)

Wirksamkeitsmitbestimmende Inhaltsstoffe: Catechin-Gerbstoffe (bis zu 10 %), Anthocyane, Flavonglykoside, Fruchtsäuren.

Wirkungen:
- adstringierend
- *antiseptisch*
- *antiemetisch*

Wirkmechanismus: Gerbstoffdroge (Adstringens) ☞ 7.1.7

Indikationen (nach Kommission E):
- unspezifische akute Durchfallerkrankungen ☞ 7.11.1
- leichte Entzündungen der Mund- und Rachenschleimhaut ☞ 7.2.2

Kontraindikationen: Keine bekannt.

Nebenwirkungen: Keine bekannt.

Interaktionen: Keine bekannt.

Dosierung: Tagesdosis 20–60 g Droge, zur lokalen Anwendung als 10%iges Dekokt; Zubereitungen entsprechend.

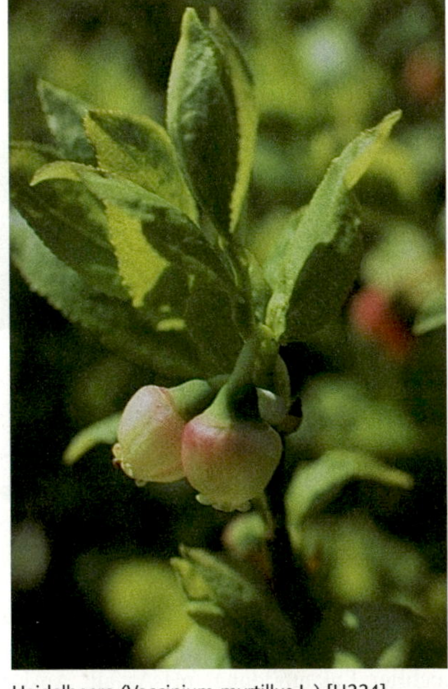

Heidelbeere (Vaccinium myrtillus L.) [U224]

Darreichungsform: Getrocknete Droge für Abkochungen sowie andere galenische Zubereitungen zum Einnehmen sowie zur lokalen Anwendung.

Nur die getrockneten Heidelbeerfrüchte verwenden, da die frischen aufgrund des Saftgehalts zusammen mit den Fruchtsäuren durchfallerzeugend wirken.

✓ Wegen des guten Geschmacks besonders für Kdr. geeignet.
Bei der Teezubereitung am besten die ganze Tagesdosis von 20–60 g Heidelbeerfrüchten auf einmal zubereiten, in eine Thermoskanne abfüllen und über den Tag verteilt trinken, damit eine kontinuierliche, über den ganzen Tag verteilte Applikation der Gerbstoffe erfolgt.

ESCOP-Monographie Bilberry (Myrtilli fructus)
- **Therapeutic indications: Internal use:** Extracts enriched in anthocyanins: symptomatic treatment of problems related to varicose veins, such as painful and heavy legs. Dried bilberry: supportive treatment of acute, non specific diarrhoea. **External use:** Topical treatment of mild inflammation of the mucous membranes of the mouth and throat.

- **Dosage: Internal use:** Standardised extract containing 36 % anthocyanosides: 320 or 480 mg/day. Dried bilberry: 20–60 g daily. **External use:** Decoction 10 %.

▸ Herbstzeitlosensamen/-knollen/-blüten (Colchici semen/- tuber/- flos)

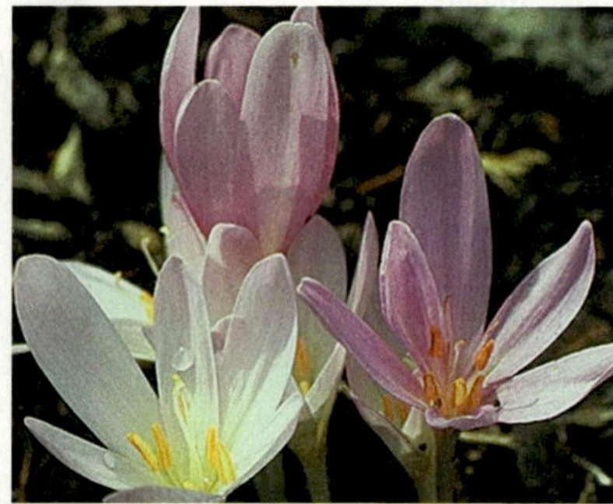
Herbstzeitlose (Colchicum autumnale L.) [U224]

Wirksamkeitsbestimmende Inhaltsstoffe: Ca. 20 Colchicin-Alkaloide mit dem Hauptalkaloid Colchicin (mind. 0,4 %).

Wirkungen:
- antichemotaktisch
- antiphlogistisch
- mitosehemmend

Wirkmechanismus: Colchicin hemmt die Ausbildung von Mikrotubuli und deren Funktionen, indem es reversibel an die für deren Aufbau benötigten α,β-Tubulindimere gebunden wird → Behinderungen im interzellulären Stofftransport, in der Abgabe lysosomaler Enzyme durch Exozytose und in der Zellteilung → die zum akuten Gichtanfall führende Reaktionskette mit vermehrter Laktatbildung, pH-Abfall, Auskristallisation von Harnsäure, Zerfall von Leukozyten wird unterbrochen

Indikationen (nach Kommission E):
- akuter Gichtanfall ☞ 10.6.1
- familiäres Mittelmeerfieber

Weitere Indikationen aufgrund klinischer Erfahrungen:
- onkologische Erkrankungen ☞ 13.3.1

Kontraindikationen: Schwangerschaft. Vorsicht bei alten und geschwächten Patienten, Herz-, Nieren- oder gastrointestinalen Erkrankungen.

Nebenwirkungen: Durchfall, Übelkeit, Erbrechen, Bauchschmerzen, Leukopenie. Bei längerer Anwendung Hautveränderungen, Agranulozytose, aplastische Anämie, Myopathie, Alopezie.

Interaktionen: Keine bekannt.

Dosierung: Im akuten Anfall oral als Initialdosis entsprechend 1 mg Colchicin, gefolgt von 0,5–1,5 mg alle 1–2 Std. bis zum Abklingen der Schmerzen. Die Tagesgesamtdosis soll 8 mg Colchicin nicht überschreiten. Zur Anfallsprophylaxe und Therapie des familiären Mittelmeerfiebers orale Zubereitungen entsprechend 0,5–1,5 mg Colchicin tgl.

Darreichungsform: Zerkleinerte Droge, Frischpflanzenpreßsaft sowie andere galenische Zubereitungen mit exakt eingestelltem Colchicingehalt zum Einnehmen.

Anwendungsdauer: Keine Wiederholung der Behandlung des Gichtanfalls innerhalb von 3 Tagen mit Colchicin aufgrund dessen toxikologischen Eigenschaften.

Colchicin ist stark toxisch (Letaldosis bei Erw. ca. 20 mg) und kann bereits in therapeutischen Dosen (mehrmals tgl. 0,5 mg) zu auffälligen Nebenwirkungen führen.
Bei der Dauertherapie des familiären Mittelmeerfiebers mit Colchicum-Zubereitungen ist eine laufende Kontrolle des Blutbilds sowie der Leber- und Nierenfunktion erforderlich.

▶ Herzgespannkraut (Leonuri cardiacae herba)

Wirksamkeitsmitbestimmende Inhaltsstoffe: Iridoide (Ajugol, Galiridosid, Ajugosid), Diterpene, Triterpene, Phenylpropansäureesterglykoside, Betaine (v.a. Stachydrin, Betonicin), 5–9 % Gerbstoffe unbekannter Zusammensetzung.

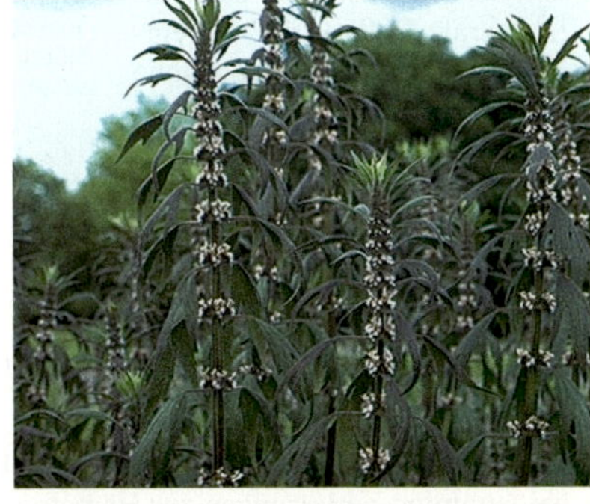

Herzgespann, syn. Echter Löwenschwanz (Leonurus cardiaca L.) [U224]

Wirkungen:
- *leicht negativ chronotrop*
- *schwach blutdrucksenkend*
- *sedativ*

Wirkmechanismus: Unbekannt.

Indikationen (nach Kommission E):
- nervöse Herzbeschwerden, auch adjuvant im Rahmen einer Hyperthyreose ☞ 4.2.1

Kontraindikationen: Keine bekannt.

Nebenwirkungen: Keine bekannt.

Interaktionen: Keine bekannt.

Dosierung: Mittlere Tagesdosis 4,5 g Droge; Zubereitungen entsprechend.

Darreichungsform: Zerkleinerte Droge für Aufgüsse sowie andere galenische Zubereitungen zum Einnehmen. *Die Einzelverordnung ist nicht mehr üblich, doch das Herzgespannkraut findet sich in einigen Kombinationspräparaten.*

▶ Heublumen (Graminis flos)

Wirksamkeitsmitbestimmende Inhaltsstoffe: Unterschiedlich je nach Erntestandort. Cumaringlykoside und Furanocumarine als Geruchsstoffe, ätherische Öle, Gerbstoffe. Der Cumaringehalt ist in erster Linie davon abhängig, ob neben den Gräserblüten auch über 10 % Blüten von Kleearten vorhanden sind.

2 H

Wirkungen:
- lokal hyperämisierend (wird schon allein durch lokale Anwendung der feucht-heißen Kompresse erzielt und durch die vorhandenen ätherischen Öle, Cumarine und Furanocumarine verstärkt)
- Beeinflussung innerer Organe über kutiviszerale Reflexe

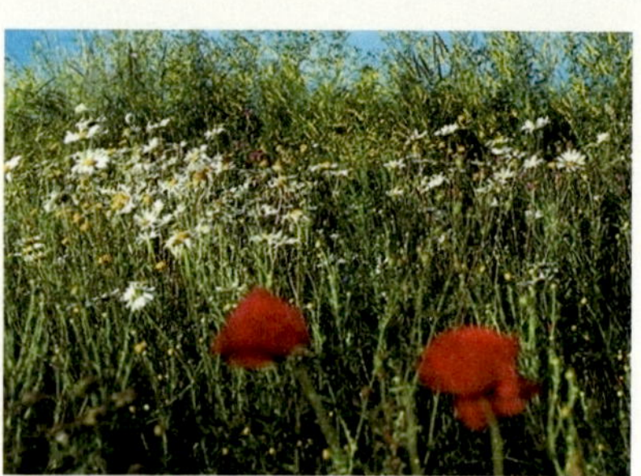

Süßgräserblüten, durch Absieben von Heu, am besten „Bergheu", gewonnen (Poaceen-Arten, darunter v.a. Gemeines Rauchgras, Wiesen-Schwingel, Lieschgras, Fuchsschwanzgras sowie Blüten von Kleearten und anderen blühenden Wiesenpflanzen) [U113]

Wirkmechanismus:
- antiphlogistisch: Cumarine und ätherisches Öl wirken über kutiviszerale Reflexe auf die entzündeten Gelenke im Sinne einer Gegenreizung organ-assoziierter Hautregionen (Head-Zonen)
- analgetisch: über die zugeordneten spinalen Neurone

Indikationen (nach Kommission E):
- degenerative Erkrankungen des rheumatischen Formenkreises (lokale Wärmetherapie) ☞ 10.3.2

Weitere Indikation in der Erfahrungsheilkunde:
- bei stumpfen Verletzungen zur Hämatomresorption ☞ 10.5.1

Kontraindikationen: Offene Verletzungen, akute rheumatische Schübe, akute Entzündungen.

Nebenwirkungen: In sehr seltenen Fällen allergische Hautreaktionen, *Pollinosis*.

Interaktionen: Keine bekannt.

Dosierung: 1–2 x tgl. als feucht-heiße Kompresse äußerlich anwenden.

Darreichungsform: Der etwa 42 °C warme Heublumensack wird direkt auf die zu behandelnde Stelle gelegt, zur Umgebung hin abgedeckt und 40–50 Min. lang liegengelassen. Der Inhalt eines Heublumensacks sollte aus hygienischen Gründen nur 1 x verwendet werden.

▶ Hirtentäschelkraut (Bursae pastoris herba)

Wirksamkeitsmitbestimmende Inhaltsstoffe: Flavonoide, Phenylcarbonsäuren, biogene Amine, (darunter Acetylcholin, Tyramin).

Wirkungen:
- blutdrucksenkend (nur bei parenteraler Anwendung in niedriger Dosierung)
- blutdrucksteigernd (nur bei parenteraler Anwendung in höherer Dosierung)
- positiv inotrop
- positiv chronotrop

- Steigerung der Uteruskontraktion
- *lokal hämostyptisch*

Wirkmechanismus: Eine gesicherte Erklärung der klinisch beobachteten Wirksamkeit existiert zur Zeit nicht.

Indikationen (nach Kommission E):
- leichte Menorrhagie (innere Anwendung) ☞ 9.2.1
- leichte Metrorrhagie (innere Anwendung) ☞ 9.2.1
- Nasenbluten (lokale innere Anwendung)
- oberflächliche, blutende Hautverletzungen (äußere Anwendung) ☞ 12.18.1

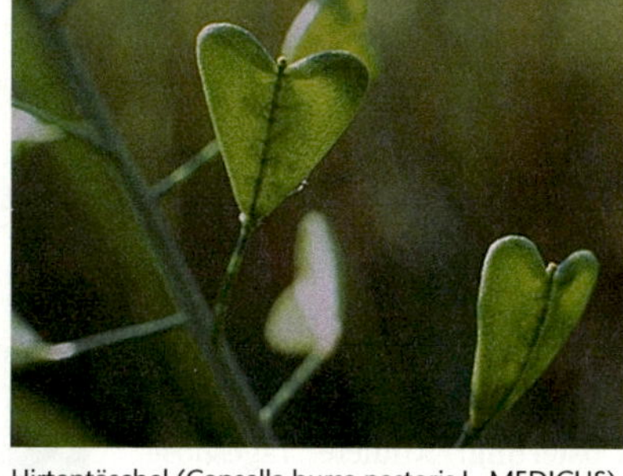

Hirtentäschel (Capsella bursa pastoris L. MEDICUS) [U224]

Kontraindikationen: Keine bekannt.

Nebenwirkungen: Keine bekannt.

Interaktionen: Keine bekannt.

Dosierung: Mittlere Tagesdosis 10–15 g Droge; Zubereitungen entsprechend. Tagesdosis Fluidextrakt (entsprechend EB6) 5–8 g. Für die lokale Anwendung 3–5 g Droge auf 150 ml Aufguß.

Darreichungsform: Zerkleinerte Droge für Aufgüsse sowie andere galenische Zubereitungen zum Einnehmen und zur lokalen Anwendung.

Tinktur frisch zubereiten und die Droge trocken lagern, da ca. 3 Monate nach Zubereitung der Tinktur oder bei feuchter Lagerung der Droge eine Umwandlung der wirksamen proteinogenen Amine in pharmakologisch unwirksame Metabolite stattfindet.

✓ Hirtentäschelkraut dient als lokales Hämostyptikum bei Nasenbluten und ist ein Ersatz für die früher verwendeten Senecio-(Kreuzkraut-)Präparate.
Die in der Erfahrungsheilkunde und Volksmedizin praktizierte Verwendung von Hirtentäschelkraut als Mutterkornersatz hat sich in der modernen Phytotherapie nicht bewährt.

▶ Hohlzahnkraut (Galeopsidis herba)

Wirksamkeitsmitbestimmende Inhaltsstoffe: Ca. 5 % Lamiaceen-Gerbstoffe, Saponine, Iridoide (darunter Harpagid), Flavonoide, bis 1 % Kieselsäure.

Wirkungen:
- *adstringierend*
- *expektorierend*

Wirkmechanismus: Unbekannt.

Indikationen (nach Kommission E):
- leichte Katarrhe der Luftwege ☞ 6.7.1

Kontraindikationen:
Keine bekannt.

Nebenwirkungen:
Keine bekannt.

Interaktionen: Keine bekannt.

Dosierung: Mittlere Tagesdosis 6 g Droge; Zubereitungen entsprechend.

Darreichungsform: Zerkleinerte Droge für Aufgüsse sowie andere galenische Zubereitungen zum Einnehmen.

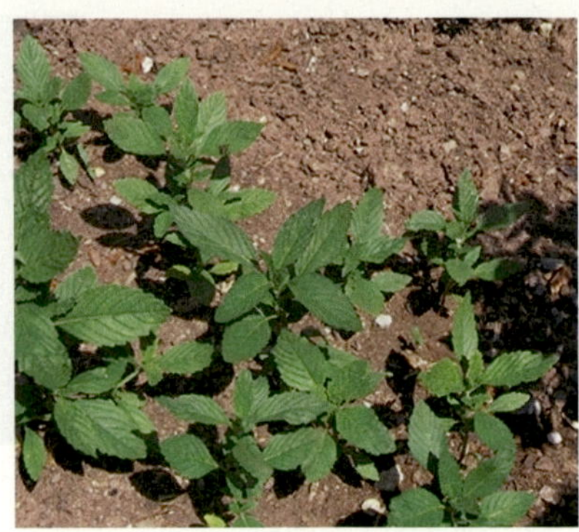

Gelber Hohlzahn (Galeopsis segetum NEKKER, syn. Galeopsis ochroleuca LAMARCK) [O225]

▶ Holunderblüten (Sambuci flos)

Wirksamkeitsmitbestimmende Inhaltsstoffe: Bis zu 3,5 % Flavonoide (darunter v.a. Rutin), Hydroxyphenylcarbonsäuren, Triterpene, bis 0,2 % ätherisches Öl, Phytosterine, Schleimstoffe.

Wirkungen:
- schweißtreibend
- Steigerung der Bronchialsekretion

Wirkmechanismus: Unbekannt.

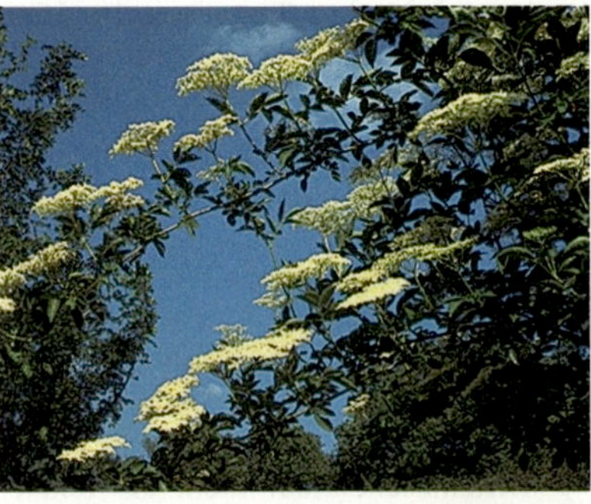

Schwarzer Holunder (Sambucus nigra L.) [U224]

Indikationen (nach Kommission E):
- Erkältungskrankheiten ☞ 6.2.1

Kontraindikationen: Keine bekannt.

Nebenwirkungen: Keine bekannt.

Interaktionen: Keine bekannt.

Dosierung: Mittlere Tagesdosis 10–15 g Droge; Zubereitungen entsprechend.

Darreichungsform: Zerkleinerte Droge sowie andere galenische Zubereitungen für Teeaufgüsse; mehrmals tgl. 1–2 Tassen Teeaufguß möglichst heiß trinken.

▶ Hopfenzapfen (Lupuli strobulus)

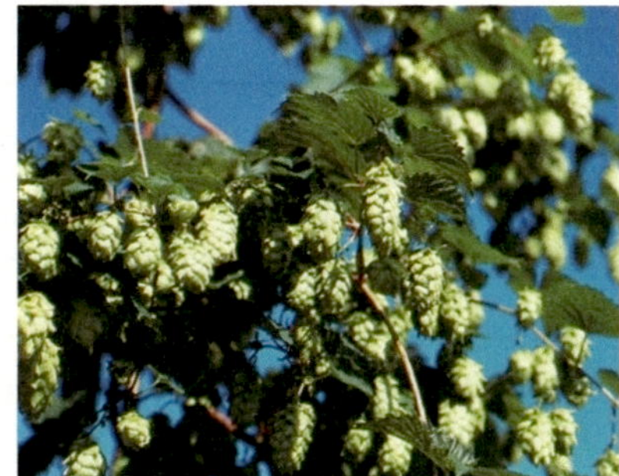
Hopfen (Humulus lupulus L.) [M222]

Wirksamkeitsmitbestimmende Inhaltsstoffe: 15–30 % Harz (mit den instabilen Bitterstoffen Humulon, Lupulon und den daraus entstehenden Verbindungen wie 2-Methyl-3-buten-ol), Proanthocyanidine und Phenolsäuren, 0,5–1,5 % Flavonoide (darunter Quercetin-, Kaempferolglykoside sowie als Hauptbestandteile die Chalkone Xanthohumol, Desmethylxanthohumol und Dehydrocycloxanthohumol), mind. 0,35 % ätherisches Öl (mit den Hauptbestandteilen Myrcen, α-, β-Caryophyllen, Farnesen).

Wirkungen:
- sedativ
- schlaffördernd
- *appetitanregend*
- *Förderung der Speichelsekretion*
- *Förderung der Magensaftsekretion*
- *antibakteriell*
- *krebshemmend (im Experiment)*

Wirkmechanismus: Amarum-Aromatikum ☞ 7.1.3. Möglicherweise wird der sedierende Wirkstoff 2-Methyl-3-buten-ol erst im Körper aus den Bitterstoffen Humulon und Lupulon freigesetzt. Das sedativ wirksame Methylbutenol entsteht außerdem bei der Lagerung und ist bereits bei niedrigen Temperaturen flüchtig.

Indikationen (nach Kommission E):
- Unruhe und Angstzustände ☞ 3.3.1, 3.3.2
- Schlafstörungen ☞ 3.2.1, 3.2.2

Weitere Indikationen in der Erfahrungsheilkunde und Volksmedizin:
- Reizblase
- Enuresis nocturna
- Appetitlosigkeit
- nervöse Gastropathien ☞ 7.5.1

Kontraindikationen: Keine bekannt.

Nebenwirkungen: Keine bekannt.

Interaktionen: Keine bekannt.

Dosierung: Einzeldosis 0,5 g Droge.

Darreichungsform: Geschnittene Droge, Drogenpulver oder Trockenextraktpulver für Aufgüsse und Abkochungen oder andere Zubereitungen. Flüssige und feste Darreichungsformen zur innerlichen Anwendung.

✓ Aus geschmacklichen Gründen wird reiner Hopfentee nicht so gerne getrunken. Daher am besten mit anderen sedativ wirkenden Drogen wie Melissenblättern, Lavendelblüten oder Passionsblumenkraut mischen.

> Bei längerer Lagerung entsteht aus Humulon und Lupulon autooxidativ 2-Methyl-3-buten-ol. Diese Verbindung wirkt im Tierversuch stark beruhigend, ist bereits bei niedrigen Temperaturen flüchtig und erklärt möglicherweise die in manchen Gegenden bewährte Anwendung von Hopfenkissen bei unruhigen Sgl. und Kleinkdr.

ESCOP-Monographie Hops (Lupuli strobulus)

- **Therapeutic indications:** Nervous tension, excitability, restlessness and sleep disturbances and lack of appetite.
- **Dosage:** Ca. 0.5 g of the drug as an infusion or 1–2 ml of the tincture (1:5), once or several times daily; other equivalent preparations.

ESCOP-Monographie Hop strobile (Lupuli flos)

- **Therapeutic indications:** Tenseness, restlessness and difficulty in falling asleep.
- **Dosage:** *Adults:* 0.5 g of the drug as an infusion 2–4 times daily, or 1–2 ml of tincture (1:5, 60 Vol. % ethanol) 1–3 times daily; or equivalent preparations. Combination with other herbal sedatives may be beneficial.

▶ Huflattichblätter (Farfarae folium)

Wirksamkeitsmitbestimmende Inhaltsstoffe: 6–10 % saure Schleimpolysaccharide, Inulin, ca. 5 % Gerbstoffe, wechselnde Mengen (von nicht nachweisbar bis 0,015 %) an hepatotoxischen Pyrrolizidinalkaloiden mit einem 1,2-ungesättigten Necingerüst und deren N-Oxide (z.B. Tussilagin, Senkirkin).

Wirkungen:

- *reizlindernd*
- *antiphlogistisch*

Wirkmechanismus: Schleimstoffdroge ☞ 6.1.2. Im Bereich von Pharynx, Larynx und Trachea finden sich sehr empfindliche Hustenrezeptoren, die v.a. auf mechanische Reize bzw. kalten Luftzug reagieren. Der Huflattichschleim bildet eine schützende Schicht, die die Reizeinwirkungen von der Schleimhaut fern hält

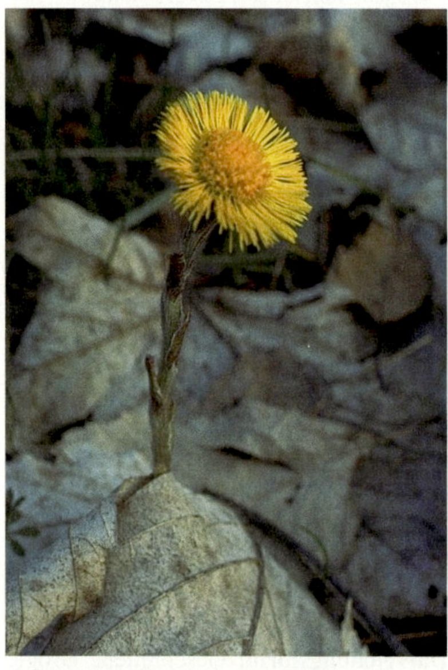

Huflattich (Tussilago farfara L.) [U224]

→ Hemmung der Auslösung des Hustens. Die Wirkung auf Trachea und Bronchien wird kontrovers diskutiert.

Indikationen (nach Kommission E):
- akute Katarrhe der Luftwege mit Husten und Heiserkeit ☞ 6.7.1
- akute, leichte Entzündungen der Mund- und Rachenschleimhaut ☞ 7.2

Kontraindikationen: Schwangerschaft, Stillzeit, *Kdr. (aufgrund grundsätzlicher Vorsichtsmaßnahmen, konkrete Verdachtsfälle liegen nicht vor).*

Nebenwirkungen: Keine bekannt.

Interaktionen: Keine bekannt.

Dosierung: Tagesdosis 4,5–6 g Droge; Zubereitungen entsprechend. Die Tagesdosis von Huflattichtee (aus der Droge) und von Teemischungen darf nicht mehr als 1 µg, die Tagesdosis von Extrakten und Frischpflanzenpreßsaft nicht mehr als 1 µg Pyrrolizidinalkaloide mit 1,2-ungesättigtem Necingerüst einschließlich ihrer N-Oxide enthalten. *Dies betrifft v. a. den Gehalt an Senkirkin.*

Darreichungsform: Zerkleinerte Droge für Aufgüsse, Frischpflanzenpreßsaft oder andere galenische Zubereitungen zum Einnehmen.

Anwendungsdauer: Nicht länger als 4–6 Wochen/Jahr.

✓ Durch intensive Züchtungsforschung ist es gelungen, Huflattichblätter zu produzieren, die frei von Pyrrolizidinalkaloiden mit 1,2-ungesättigtem Necingerüst sind. Diese Huflattich-Zuchtsorte wird zur Herstellung eines Frischpflanzenpreßsafts verwendet. Die geforderte 1 µg-PA-Tagesdosis kann mit diesem Preßsaft eingehalten werden.

▶ Hyoscyamusblätter (Hyoscyami folium) ☞ Bilsenkrautblätter

▶ Hypoxis-rooperi-Wurzel (Hypoxis rooperi radix)

Wurde von der Kommission E nicht bearbeitet. Ist eine Arzneipflanze der afrikanischen Volksmedizin und wird seit Ende der 60er Jahre als Rohstoff zur Gewinnung eines Phytosterolgemisches zur Anwendung bei der Prostatahyperplasie verwendet.

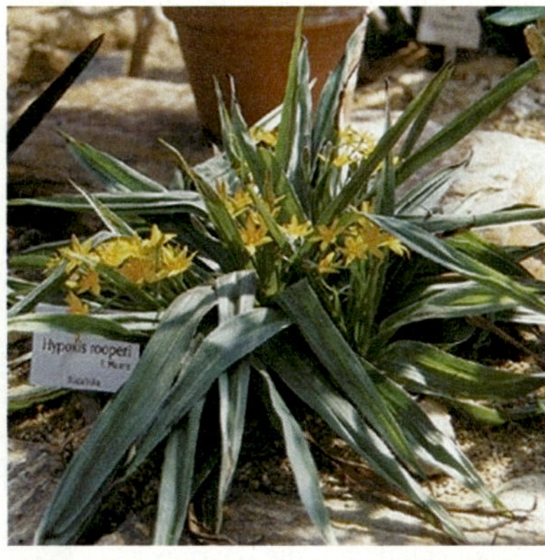

Afrikanische Hypoxis (Hypoxis rooperi MOORE) [O225]

Wirksamkeitsmitbestimmende Inhaltsstoffe: Phytosterolgemisch mit der Hauptkomponente β-Sitosterol, β-Sitosteringlukosid, Campesterol, Ergosterol und weitere unbekannte Phytosterole, ca. 4 % Norlignane (oxidativ verknüpfte 2 C_6-C_3-Einheiten).

2

I

Wirkungen:
- antikongestiv
- antiphlogistisch
- antiexsudativ

Wirkmechanismus: Miktionsbeeinflussende Arzneipflanze ☞ 8.1.3. Das Hypoxis-rooperi-Phytosterolgemisch senkt die Leukotrien- und Prostaglandinbiosynthese und erniedrigt die Spiegel von PG_2 und $PGF_{2\alpha}$ im hyperplastischen Prostatagewebe. Auch Wachstumsfaktoren werden beeinflußt (schwache Steigerung von TGF-1β).

Indikationen (nach Kommission E): Keine.

Indikation aufgrund afrikanischer Volksmedizin und europäischer klinischer Studien:
- Prostataadenom (Stadium I-II; experimentell und klinisch nachgewiesen) ☞ 8.5.1

Kontraindikationen: Keine bekannt.

Nebenwirkungen: Keine bekannt.

Interaktionen: Keine bekannt.

Dosierung: 50–100 mg Phytosterolgemisch tgl.

Darreichungsform: Einsatz ist nur in Form von Fertigpräparaten möglich, da die Droge im Handel nicht erhältlich ist und nur der isolierte Phytosterolextrakt medizinisch verwendet wird.

▶ Indische Flohsamen/- Flohsamenschalen (Plantaginis ovatae semen/- testa)

Wirksamkeitsbestimmende Inhaltsstoffe: Unverdauliche Schleimstoffe (v.a. hochverzweigte, sauer reagierende Arabinoxylane), Stärke.

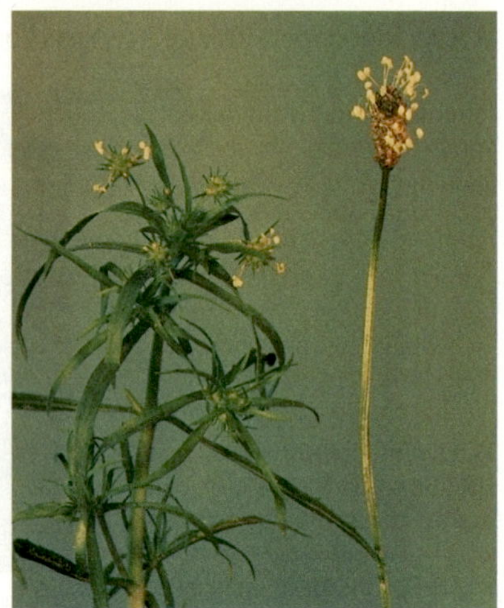

Indischer Wegerich (Plantago ovata FORSSKAL, syn. Plantago isphagula ROXBURGH) [M222]

Wirkungen:
- Verlängerung der Transitzeit des Darminhalts durch Wasserbindung bei Diarrhoe
- Verkürzung der Transitzeit durch Zunahme des Stuhlvolumens bei Obstipation
- Senkung des Serum-Cholesterol-Spiegels

Wirkmechanismus: Füll- und Quellstoffdroge ☞ 7.1.4
- regulierend auf die Darmperistaltik bei Obstipation: unbehinderte Passage der Flohsamen bis in den Dickdarm → Polysac-

2
I

charide in den Epidermiszellen von Flohsamen haben eine sehr hohe Wasserbindungskapazität → Einlagerung von Wasser in die Polysaccharide der Epidermis → Volumenzunahme bis auf das 10–15fache → erhöhter Füllungsdruck → Dehnungsreflex in der Darmwand auf den Plexus myentericus (Auerbach-Plexus) → Auslösung der Darmperistaltik

- regulierend auf die Darmperistaltik bei Diarrhoe:
  - unbehinderte Passage der Flohsamen bis in den Dickdarm → Polysaccharide in den Epidermiszellen von Flohsamen haben eine sehr hohe Wasserbindungskapazität → Bindung der überschüssigen Flüssigkeit im Darm → Konsistenzsteigerung des Stuhls
  - bei entzündlichen Darmerkrankungen Bindung der Bakterientoxine durch die Schleimpolysaccharide und Schutz der Darmschleimhaut vor weiteren Schädigungen → Rückgang der Stuhlfrequenz und Verlangsamung der Darmpassage
- cholesterinsenkend: Gallensäuren und Cholesterin (v.a. LDL) werden an die Polysaccharide (= Schleim) gebunden und mit dem Stuhl ausgeschieden und damit aus dem enterohepatischen Kreislauf entfernt. Nach neueren Studien Senkung des Gesamtcholesterins um 5–15 %. Der gleiche Reaktionsmechanismus gilt für die, allerdings nur schwach ausgeprägte blutzuckersenkende Wirkung.

Indikationen (nach Kommission E):

- habituelle Obstipation ☞ 7.10.1
- Erkrankungen, bei denen eine erleichterte Darmentleerung mit weichem Stuhl erwünscht ist (z.B. Analfissuren, Hämorrhoiden, nach rektal-analen operativen Eingriffen, in der Schwangerschaft) ☞ 7.10.1
- adjuvant bei Durchfällen unterschiedlicher Genese ☞ 7.11.1
- Colon irritabile ☞ 7.9.1

Kontraindikationen: Krankhafte Verengungen im Magen-Darm-Trakt, drohender oder bestehender Ileus, schwer einstellbarer Diabetes mellitus.

Nebenwirkungen: In Einzelfällen Überempfindlichkeitsreaktionen.

Interaktionen: Die Resorption von gleichzeitig eingenommenen Medikamenten kann verzögert werden, *insbesondere kann eine Marcumar®-Einstellung verändert werden.*

Dosierung: Tagesdosis 12–40 g Flohsamen, 4–20 g Flohsamenschalen; Zubereitungen entsprechend.

Darreichungsformen: Ganzdroge oder grob zerkleinerte Droge sowie andere galenische Zubereitungen zum Einnehmen.

Indische Flohsamen müssen mit ausreichend Flüssigkeit, mind. im Verhältnis 1:10, eingenommen werden.
Andere Medikamente erst nach einem Zeitraum von mind. 30 Min., besser noch 60 Min. einnehmen, da durch den Flohsamen-Schleim eine ausreichende Resorption verhindert werden kann.
Nicht zusammen mit Milch einnehmen, da diese nicht in die Schleimstoffe eingelagert wird und somit zu keiner Quellung führt.
Bei insulinpflichtigen Diabetikern kann eine Reduzierung der Insulindosis notwendig werden.

✓ Zur Behandlung der chronischen Obstipation die Flohsamen nicht vorquellen lassen, da die Volumenzunahme erst im Darm erfolgen soll, damit ein optimaler Dehnungsreiz entsteht.
Zahnprothesenträger müssen die Flohsamen nach der Einnahme sorgfältig hinunterspülen, um zu verhindern, daß sich einzelne Flohsamen in der Prothese verfangen und dort quellen.
Flohsamenschalen (sogenannte Psyllium husks) sind noch wirksamer als ganzer Flohsamen (Erhöhung der Wasserbindungskapazität auf das 40fache).
Andere Ballaststoffe (Weizenkleie, Haferkleie) werden bei langer Verweilzeit im Darm durch Bakterien zu kurzkettigen Fettsäuren und Monosacchariden abgebaut und resorbiert. Dadurch können tgl. bis zu 450 Kalorien aufgenommen werden. Flohsamen hingegen werden von Dickdarmbakterien kaum abgebaut, führen zu keiner unerwünschten Gewichtszunahme und erzeugen keine Blähungen.

ESCOP-Monographie Ispaghula (Plantaginis ovatae semen)

- **Therapeutic indications:** Habitual constipation; conditions in which easy defecation with soft motions is desired, e.g. anal fissures, haemorrhoids, after rectal surgery and in pregnancy. For conditioning of the intestine in irregular motions: irritable bowel syndrome, diverticulosis under medical supervision. To maintain normal bowel functions in fibre deficient diets. Short term symptomatic treatment of nonspecific diarrhoea.
- **Dosage:** *Adult daily dose:* As a laxative, 7–30 g of the seeds or equivalent preparations; in cases of diarrhoea, up to 40 g. *Children 6–12 years:* Half the adult dose. *Children under 6 years:* To be treated under medical supervision only.

ESCOP-Monographie Ispaghula Husk/Blond Psyllium Husk (Plantaginis ovatae testa)

- **Therapeutic indications:** Relief of constipation and maintenance of bowel regularity. Cases where normalisation of stool consistency is desirable, for instance in the presence of haemorrhoids or in colostomy. Irritable bowel syndrome and diverticular disease under medical supervision. Symptomatic short-term treatment of nonspecific diarrhoea. As an adjunct to a low fat diet in the treatment of mild to moderate hypercholesterolaemia.
- **Dosage:** *Adults and children over 12 years*: Approx. 3.5 g ispaghula husk 1–3 times daily depending on the need and response. *Children 6–12 years:* Half the adult dose. *Children under 6 years:* To be treated under medical supervision only.
- **Special dosage instructions:** The standard dose may be doubled in irritable bowel syndrome. For the treatment of hypercholesterolaemia approx. 10 g ispaghula husk should be given daily in 2 or 3 doses. It is possible to vary the dose between 2.5 and 30 g per day but adequate fluid intake (min. 10 times the amount of ispaghula husk) must always be ensured.

▶ Ingwerwurzelstock (Zingiberis rhizoma)

Wirksamkeitsmitbestimmende Inhaltsstoffe: 2,5–3 % ätherisches Öl (mit Citral, Neral, Zingiberen, Zingiberol), nichtflüchtige Scharfstoffe (wie Gingerole), mehrere Diarylheptanoide (z.B. Gingerenon). Für den Geruch ist hauptsächlich Zingiberol, für den scharfen Geschmack das (6)-Gingerol, ein Phenylpropanderivat, verantwortlich.

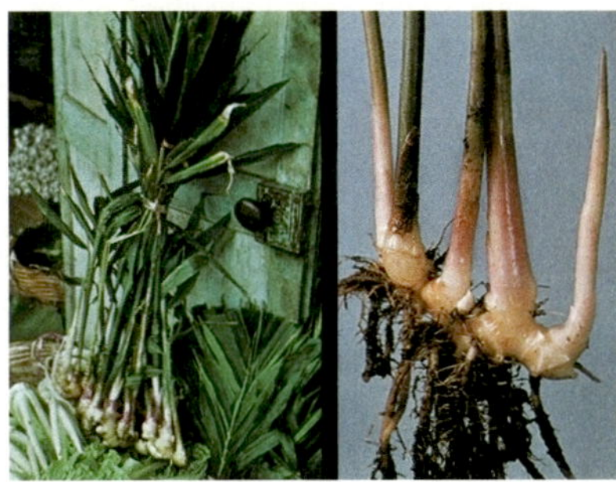

Ingwer (Zingiber officinale ROSCOE) [M222]

Wirkungen:
- antiemetisch
- positiv inotrop
- Förderung der Speichelsekretion
- Förderung der Magensaftsekretion
- cholagog
- spasmolytisch (im Tierversuch)
- Steigerung von Tonus und Peristaltik des Darms

Wirkmechanismus: Aromatikum (Ätherisch-Öl-Droge) ☞ 7.1.2
- zentrale Wirkung/antiemetisch: (6)-Shogaol und Gingerole zeigen Serotonin-antagonistische Wirkungen, dämpfen autonome Zentren des ZNS, zeigen jedoch keinen direkten Einfluß auf das Vestibularsystem. Die kleinen Moleküle könnten problemlos die Blut-Hirn-Schranke überwinden.
- Förderung der Speichel- und Magensaftsekretion: Scharfstoffe erregen reflektorisch die Wärmerezeptoren in der Mundschleimhaut bei oraler Einnahme. Aus der chinesischen Medizin liegen experimentelle Untersuchungen vor, die bei Hunden mit einer Ösophagusfistel nach Gabe eines Ingwerdekoktes einen biphasischen Verlauf der Magensaftsekretion feststellten.

Indikationen (nach Kommission E):
- dyspeptische Beschwerden ☞ 7.3.1, 7.5.1
- Verhütung der Symptome der Reisekrankheit ☞ 11.5.1

Weitere Indikationen in der Erfahrungsheilkunde:
- Appetitlosigkeit ☞ 7.4.1

Kontraindikationen: Schwangerschaftserbrechen.

Nebenwirkungen: Keine bekannt.

Interaktionen: Keine bekannt.

Dosierung: Tagesdosis 2–4 g Droge; Zubereitungen entsprechend.

Darreichungsform: Zerkleinerte Droge und Trockenextrakte für Aufgüsse sowie andere galenische Zubereitungen zum Einnehmen. *Das Essen von Ingwerstäbchen reicht im allgemeinen nicht aus.*

2
I

Aus Sicherheitsgründen nicht bei Schwangerschaftserbrechen anwenden, auch wenn diese Indikation in der TCM empfohlen wird, da für diese Anwendung bislang weder kontrollierte Studien noch dokumentierte Anwendungsbeobachtungen vorliegen. Im Gegensatz dazu sind die Indikationen der Kommission E und Erfahrungsheilkunde durch 19 klinische Studien abgesichert.

ESCOP-Monographie Ginger (Zingiberis rhizoma)
- **Therapeutic indications:** Prophylaxis of the nausea and vomiting of motion sickness and as a postoperative antiemetic for minor day-case surgical procedures.
- **Dosage:** *For adults and children over 6 years:* 0.5–2 g of the powdered drug daily in single or divided doses.

▶ Isländisches Moos (Lichen islandicus)

Wirksamkeitsmitbestimmende Inhaltsstoffe: Etwa 50 % wasserlösliche Schleimstoffe (mit den Hauptkomponenten Lichenin und Isolichenin), Usninsäure, bitterschmeckende Flechtensäuren (wie Cetrarsäure, Fumarprotocetrarsäure).

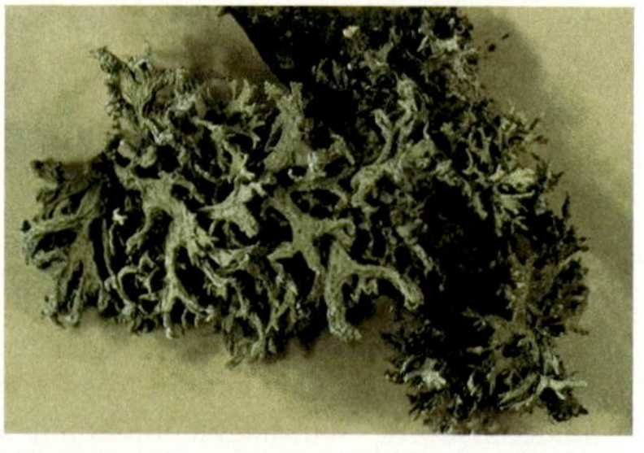
Isländisches Moos (Cetraria islandica L. ACHARIUS sine latiore) [M222]

Wirkungen:
- reizlindernd
- schwach antimikrobiell
- *appetitanregend (Flechtensäuren)*
- *antiphlogistisch (Usninsäure)*

Wirkmechanismus: Schleimstoffdroge ☞ 6.1.2, 7.1.4, Amarum (Bitterstoffdroge) ☞ 7.1.1, Füll- und Quellstoffdroge ☞ 7.1.4. Die reizlindernde Wirkung erklärt sich durch den hohen Gehalt an wasserlöslichen Polysacchariden → abdeckender Schutzfilm.

Indikationen (nach Kommission E):
- Schleimhautreizungen im Mund- und Rachenraum ☞ 6.6.1, 7.2.1, 7.2.2
- trockener Reizhusten ☞ 6.7.1
- Appetitlosigkeit ☞ 7.4.1

Kontraindikationen: Keine bekannt.

Nebenwirkungen: Keine bekannt.

Interaktionen: Keine bekannt.

Dosierung: Tagesdosis 4–6 g Droge; Zubereitungen entsprechend.

Darreichungsform: Bei Anwendung bei Schleimhautreizungen im Mund- und Rachenraum und trockenem Reizhusten zerkleinerte Droge für Aufgüsse sowie andere galenische Zubereitungen *v. a. als Pastillen* zum Einnehmen. Bei Appetitlosigkeit zerkleinerte Droge vorzugsweise für Kaltmazerate sowie andere bitterschmeckende Zubereitungen zum Einnehmen.

ESCOP-Monographie Iceland Moss (Lichen islandicus)
- **Therapeutic indications:** Dry cough, irritation or inflammation of the upper respiratory tract, lack of appetite, dyspepsia.
- **Dosage: For upper respiratory tract ailments:** *Adult daily dose:* 3–8 g of the drug as a decoction or equivalent liquid preparation taken in small amounts as required; equivalent solid preparations, e.g. pastilles. **As a bitter:** *Adult single dose:* 1–2 g of the drug as a cold macerate, infusion, tincture or other bitter-tasting preparation. *Elderly:* Dose as for adults. *Children 1–10 years:* Proportion of adult dose according to age and body weight.

▶ Johannisbeerblätter, schwarze (Ribis nigri folium)

Wurden von der Kommission E nicht bearbeitet, da kein Monopräparat im Verkehr war. Pharmakologische Studien machen die Droge interessant und sollten zu weiteren klinischen Untersuchungen animieren. Von klinischer Bedeutung könnte die experimentell nachgewiesene hypotensive Wirkung sein.

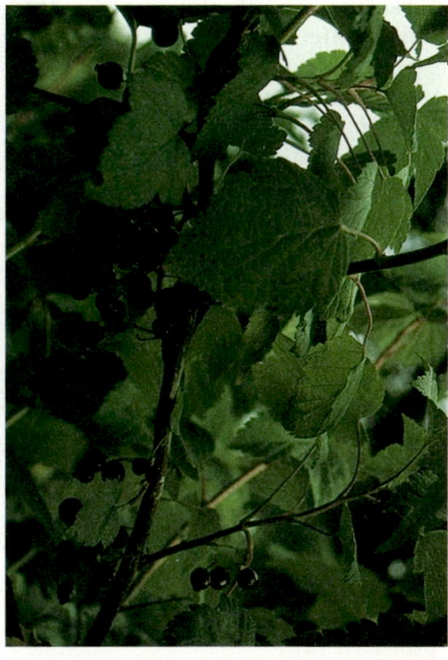

Schwarze Johannisbeere (Ribes nigrum L.) [M222]

Wirksamkeitsmitbestimmende Inhaltsstoffe: Flavonoide (u.a. Quercetin-, Kämpferolderivate, Isorhamnetinglykoside), ätherisches Öl, Anthocyane, Diterpene.

Wirkungen:
- diuretisch (aquaretisch)
- schwach saluretisch
- hypotensiv (im Tierexperiment)

Wirkmechanismus: Aquaretikum ☞ 8.1.1

Indikationen (nach Kommission E): Keine.

Volksmedizinische Indikationen:
- Erhöhung der Harnmenge im Rahmen einer Durchspülungstherapie bei bakteriellen und entzündlichen Erkrankungen der ableitenden Harnwege und bei Nierengrieß (vorbeugend) ☞ 8.2.1

Kontraindikationen: Keine bekannt.

Nebenwirkungen: Keine bekannt.

Interaktionen: Keine bekannt.

Dosierung: Zubereitung als Teeaufguß aus mehrmals tgl. 1 gehäuftem TL Droge.

2
J

Darreichungsform: Zerkleinerte Droge für Teezubereitungen.

Johannisbeerblätter haben einen angenehmen Geschmack, deshalb ist es sinnvoll, mit anderen aquaretisch wirksamen Drogen wie echtem Goldrutenkraut, Birkenblättern u.a. einen wohlschmeckenden Blasen-Nierentee herzustellen.

ESCOP-Monographie Blackcurrent Leaf (Ribis nigri folium)
- **Therapeutic indications:** Adjuvant in the treatment of rheumatic conditions.
- **Dosage:** *Adults:* Infusion (20–50 g/l, infused for 15 min): 250–500 ml daily. Fluid extract (1:1): 5 ml twice daily, taken before meals. *Elderly:* Dose as for adults.

▶ Johanniskraut (Hyperici herba)

Wirksamkeitsmitbestimmende Inhaltsstoffe: 0,1–0,3 % Gesamthypericine (u.a. Hypericin, Pseudohypericin, Protohypericin, Protopseudohypericin), 2–4 % Phloroglucinderivate (darunter Hyperforin), 2–4 % Flavonoide, Biflavonoide (wie Biapigenin, Amentoflavon), 6–15 % Gerbstoffe, kleine Mengen an Xanthonen, wenig ätherisches Öl.

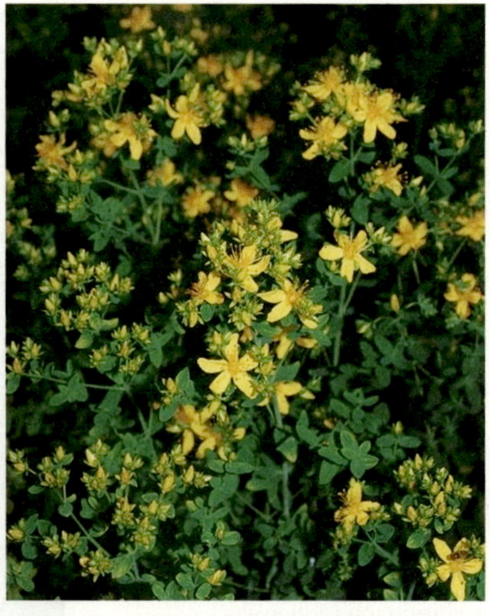
Echtes Johanniskraut (Hypericum perforatum L.) [O225]

Wirkungen:
- mild antidepressiv
- antiphlogistisch (ölige Zubereitungen)
- *wundheilungsfördernd (ölige Zubereitungen)*
- *durchblutungsfördernd (ölige Zubereitungen)*
- *antibakteriell (ölige Zubereitungen)*

Wirkmechanismus: Aromatikum (Ätherisch-Öl-Droge) ☞ 12.1.1
- folgende Mechanismen der antidepressiven Wirkung werden aufgrund experimenteller Studien derzeit diskutiert:
  - Vermehrung der Neurotransmittermenge
  - Hemmung des Enzyms Catechol-O-Methyltransferase durch den Gesamtextrakt
  - Hemmung des Enzmys Monoaminooxidase vom Serotonintyp (nach neueren Untersuchungen ist diese Wirkung den Flavonoiden und einem Xanthon zuzuschreiben)
  - Modulation der Zytokinin-Expression
  - Förderung und Verstärkung der Lichtutilisation
  - hormonale Effekte (z.B. Verminderung des Cortisolanstiegs bei Streß)
  - Beeinflussung der Rezeptorbindungen (glutaminerge Rezeptoren, GABA-A und GABA-B-Rezeptoren) im ZNS

2
J

– Beeinflussung des Serotonin-Melatoninstoffwechsels (Steigerung der Melatoninsekretion)
– Hemmung der präsynaptischen Serotonin-, Dopamin- und Noradrenalin-Wiederaufnahme
– Reduzierung der Anzahl an β-Adrenorezeptoren in Astrozytenzellen

Indikationen (nach Kommission E):
- psychovegetative Störungen (innere Anwendung) ☞ 9.7.1
- depressive Verstimmungszustände (innere Anwendung) ☞ 3.5.1, 9.7.1
- Angstzustände (innere Anwendung) ☞ 3.4.1
- nervöse Unruhe (innere Anwendung) ☞ 3.3
- dyspeptische Beschwerden (ölige Zubereitungen; innere Anwendung) ☞ 7.5
- Behandlung und Nachbehandlung von scharfen und stumpfen Verletzungen, Verbrennungen 1. Grades (ölige Zubereitungen; äußere Anwendung) ☞ 10.5.1, 12.16.1, 12.18.1
- Behandlung und Nachbehandlung von Myalgien (ölige Zubereitungen; äußere Anwendung) ☞ 10.2.1

Weitere Indikationen in der Erfahrungsheilkunde:
- Reizblase
- Enuresis nocturna

Kontraindikationen: Keine bekannt. *Schwere depressive Episoden, Applikation von Ciclosporin. Die Interaktionen müssen beachtet werden.*

Nebenwirkungen: Insbesondere bei hellhäutigen Personen Photosensibilisierung möglich, daher eine starke Sonnenbestrahlung oder intensive UV-Bestrahlung während der Behandlung vermeiden. *Ob diese Nebenwirkungen dosisabhängig sind und auch bei niedrigen Dosierungen (z.B. Tagesdosis 2–3 g Johanniskraut-Tee oder 20 ml Frischpflanzenpreßsaft) und beim fetten Johanniskrautöl auftreten, ist derzeit noch nicht bekannt.*

Interaktionen: Bis 2000 keine bekannt. *Seit 2000: In Einzelfällen wurde eine Abschwächung der Wirksamkeit von folgenden Arzneimitteln festgestellt: Antikoagulanzien vom Cumarintyp, Ciclosporin, Digoxin, Indinavir, Camptothecin und andere Proteaseinhibitoren bzw. Non-Nucleoside reverse Transcriptase-Inhibitoren in der Anti-HIV-Behandlung, Nefazodon, Amitriptylin, Nortriptilin, Paroxetin, Dertralin, oralen Kontrazeptiva (?), Theophyllin. Bei gleichzeitiger Einnahme zentral dämpfender Antidepressiva kann deren Wirksamkeit verstärkt werden. Diese Wechselwirkungen wurden bislang nur bei einer Tagesdosis von 900 mg hyperforinreichen Johanniskrautextrakten beobachtet. Ob diese Interaktionen dosisabhängig sind, ist noch nicht abschließend geklärt. Jüngere Studien (Juni 2000) weisen darauf hin, daß gewisse Interaktionen, z.B. die mit Digoxin, dosisabhängig sind und daher bei den traditionell relativ niedrigen Dosierungen auch nicht beobachtet werden konnten. Erst ab einer Einnahme von 2 g Johanniskrautpulver mit einem höhere Hyperforingehalt oder 300 mg Trockenextrakt mit über 3 % Hyperforin kann es zu einer Absenkung der Digoxin-Konzentration im Serum kommen, die aber nach Meinung von Experten klinisch nicht relevant ist und keiner besonderen, über das übliche Maß hinausgehenden Überwachung des Patienten bei einer Digoxin-Dauerbehandlung bedarf. Digoxin-, wie auch Marcumar®-Patienten sollten bei einer Selbstmedikation mit Johanniskrautpräparaten ihren behandelnden Arzt davon informieren, zumal der exakte „no effect level" bislang (Ende 2002) noch nicht bekannt ist.*

Dosierung: Mittlere Tagesdosis für innere Anwendung 2–4 g Droge oder 0,2–1 mg Gesamthypericin in anderen Darreichungsformen. *Präparate sollten bei einer diagnostizierten Depression in einer Konzentration von 900 mg Gesamtextrakt pro Tag verabreicht werden, bei leichteren depressiven Verstimmungen sind auch 300–600 mg Trockenextrakt pro Tag ausreichend.*

Darreichungsform: Geschnittene Droge, Drogenpulver, flüssige und feste Zubereitungen zur oralen Anwendung. Flüssige und halbfeste Zubereitungen zur äußeren Anwendung. Mit fetten Ölen hergestellte Präparationen zur äußerlichen und innerlichen Anwendung.

Bisher wurde die aus der Tiermedizin beim Abweiden von Johanniskraut bekannte Photosensibilisierung beim Menschen nach der Einnahme von Johanniskrautpräparaten sehr selten beobachtet, da die hier zur Anwendung kommende Menge an Gesamthypericin vermutlich zu gering ist. Dennoch sollte als Vorsichtsmaßnahme eine intensive UV-Bestrahlung während der Behandlung vermieden werden.
Während der Einnahme von Johanniskrautextraten die Augen vor intensivem Sonnenlicht schützen, da es zur Kataraktbildung kommen kann (mögliche Reaktion mit den Linsenproteinen).

✓ Johanniskrautzubereitungen sind, wie klinische Studien zeigen, auch für Kdr. unter 12 Jahren geeignet (☞ Kap. 3).
Neuere Untersuchungen zeigen, daß die antidepressive Wirkung nicht ausschließlich auf die Hypericine, sondern gleichermaßen auf die Flavonoide, (darunter das Rutin), das Hyperforin und evtl. auch die Xanthone zurückzuführen ist. Dennoch ist es sinnvoll, die Hypericine als Leitsubstanzen zu verwenden, da ein Extrakt, der reich an Hypericinen ist, aus einem qualitativ hochwertigem Rohstoff gewonnen wird, der auch die anderen wirksamkeitsmitbestimmenden Stoffe in einem hohen Anteil mitenthält. Qualitativ hochwertige Johanniskrautpräparate sind daher sowohl auf einen definierten Gesamtextraktgehalt als auch auf Hypericinmengen standardisiert und garantieren Mindestwerte mehrerer Inhaltsstoffe bei jeder Produktionscharge. Das DEV-Verhältnis ist für die Wirksamkeit von untergeordneter Bedeutung, wie bereits seit 1969 bekannt ist.

ESCOP-Monographie St.John's Wort (Hyperici herba)

- **Therapeutic indications: Preparations based on hydroalcoholic extracts (50–60 % ethanol or 80 % methanol) and tinctures (49–50 % ethanol):** Episodes of mild depressive disorders or mild to moderate depressive episodes in accordance with ICD-10 categories F32.0, F32.1, F33.0, F33.1. **Other preparations:** Mild depression, support of emotional balance.
- **Dosage: Preparations based on hydroalcoholic extracts (50–60% ethanol or 80% methanol):** *Adults and children from 12 years:* 450–1050 mg daily of hydroalcoholic dry extracts with drug-to-extract ratios of 2.5–5:1, 4–7:1 or 5–7:1. **Herbal tinctures and teas:** 3–4.5 ml daily of tincture (1:5, ethanol 60 % V/V). 2.4 g of the drug daily for tea infusions. *Elderly:* Dose as for adults. *Children from 6–12 years:* Under medical supervision only. Half the adult dose. *Duration of administration:* No restriction. If symptoms persist for more than 4–6 weeks, seek medical advice.

2
K

Classification of severity of depression based on ICD-10 criteria
- **Mild depressive episode** (F32.0/F33.0): Mild first manifestation or mild recurrent of at least two target symptoms and at least two associated symptoms
- **Moderate depressive episode** (F32.1/F33.1): Two or three target signs and at least three or four associated symptoms (first manifestation or recurrent episode)
- **Severe depressive episode** (F32.2/F33.2/F32.3/F33.3): All three target signs and at least four associated symptoms some particularly pronounced (first manifestation or recurrent without or with psychotic symptoms)

Diagnostic features of depressive disorders according to ICD-10 Chapter V Primary Care Version
- **Target signs:** low or sad mood, loss of interest or pleasure, fatigue or loss of energy
- **Associated symptoms:** disturbed sleep, feelings of guilt and unworthiness, reduced self-esteem and self-confidence, poor concentration, disturbed appetite, decreased libido, suicidal thoughts or acts, agitation or slowing of movement or speech, weight loss
- Symptoms of anxiety or nervousness are also frequently present

▶ Kaffeekohle (Coffeae carbo)

Wirksamkeitsbestimmende Inhaltsstoffe: Pflanzenkohle, durch Rösten und anschließendem Vermahlen der grünen, getrockneten Früchte von Coffea arabica und anderen Coffea-Arten hergestellt.

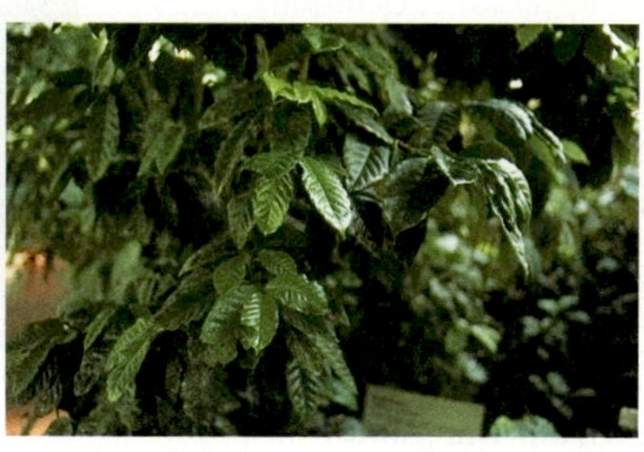

Kaffeestrauch (Coffea arabica L. sine latiore, Coffea liberica BULL ex HIERN, Coffea canephora PIERRE ex FROEHNER und andere Coffea-Arten) [M222]

Wirkungen:
- absorbierend
- adstringierend

Wirkmechanismus:
- absorbierend: große Oberfläche → Bindung von Toxinen, organischen Verbindungen und Gärungsprodukten → Reduktion der ursächlichen Auslöser der Diarrhoe, der pathogenen Keime
- adstringierend: durch Sekretionshemmung → Verminderung der Sekretion

Indikationen (nach Kommission E):
- unspezifische akute Durchfallerkrankungen ☞ 7.11.1
- leichte Entzündungen der Mund- und Rachenschleimhaut (lokale Therapie) ☞ 7.2

Kontraindikationen: Keine bekannt.

Nebenwirkungen: Keine bekannt. *Bei zu hoher Menge und/oder zu langer Anwendung können auch wichtige Nahrungsbestandteile (z.B. Vitamine oder Arzneistoffe wie Alkaloide) irreversibel gebunden werden.*

Interaktionen: Aufgrund des Absorptionsvermögens eventuell beeinträchtigte Resorption anderer, gleichzeitig verabreichter Arzneimittel.

Dosierung: Mittlere Tagesdosis 9 g; Zubereitungen entsprechend.

Darreichungsform: Gemahlene Kaffeekohle sowie deren Zubereitungen zum Einnehmen sowie zur lokalen Anwendung.

▶ Kalmuswurzelstock (Calami rhizoma)

> Wurde von der Kommission E aus unerklärlichen Gründen nicht bearbeitet. Ist eine wichtige Droge sowohl in der ärztlichen Phytotherapie als auch in der Volksmedizin.

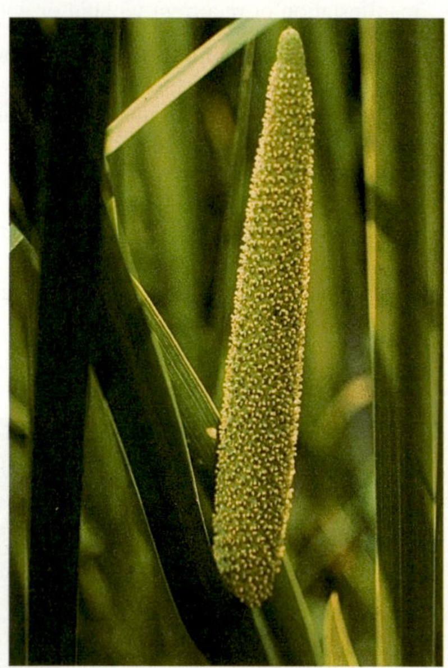
Kalmus (Acorus calamus L.) [U224]

Wirksamkeitsmitbestimmende Inhaltsstoffe: 2–6 % ätherische Öle mit Mono- und Sesquiterpen sowie Phenylpropanen, aromatische Bitterstoffe (wie Acorin), Schleimstoffe, Gerbstoffe.

Wirkungen:
- sekretanregend
- tonisierend
- reizlindend
- appetitanregend
- spasmolytisch
- adstringierend
- durchblutungsfördernd

Wirkmechanismus:
- reizlindernd: aufgrund des Schleimgehalts der Droge (Schleimstoffdroge ☞ 7.1.4)
- sekretionsfördernd: aufgrund des Gehalts an ätherischem Öl und Bitterstoffen (Amarum-Aromatikum ☞ 7.1.3)

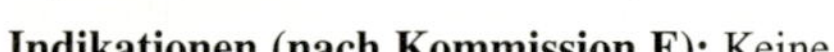

Indikationen (nach Kommission E): Keine.

Indikationen aus der Erfahrungsheilkunde und Volksmedizin:
- Appetitlosigkeit ☞ 7.4.1
- Motilitätsstörungen des Gastrointestinaltrakts ☞ 7.5.1
- Gastritis ☞ 7.7.1
- Hyperchlorhydrie
- Koliken des Gastrointestinaltrakts
- Meteorismus, Völlegefühl, nervöser Reizmagen ☞ 7.5.1
- adjuvant bei Anorexia nervosa
- Hypotonie

Kontraindikationen: Keine bekannt.

Nebenwirkungen: Keine bekannt.

Interaktionen: Keine bekannt.

Dosierung: Als Teezubereitung vor den Mahlzeiten 1 TL geschnittene Droge mit 1 Tasse kochendem Wasser überbrühen oder 10–20 Tr. der Tinktur vor oder unmittelbar nach den Mahlzeiten einnehmen.

Darreichungsform: Die Droge sollte mind. 3–4 % ätherisches Öl enthalten.

> Der bei uns kultivierte nordamerikanische diploide, β-asaronfreie Kalmus ist durch den tetraploiden indischen Kalmus mit seinem hohen β-Asarongehalt (im Tierexperiment kanzerogen) in Verruf geraten und wurde unberechtigterweise von der Kommission E nicht bearbeitet. Indischer Kalmus der tetraploiden Acorus calamus-Art, die sogenannte „Jammu-Qualität“, enthält über 80 % β-Asaron und darf wegen des kanzerogenen Effekts nicht verwendet werden. Die Verordnung einer Arzneibuchware, die den diploiden Kalmus garantiert, ist daher äußerst wichtig und ohne Risiko.

✓ Besonders empfehlenswert bei Appetitlosigkeit asthenischer, neuropathischer, junger Mädchen. Auch bei Appetitlosigkeit infolge Karzinomerkrankungen wirksam.

▶ Kamillenblüten (Matricariae flos)

Wirksamkeitsmitbestimmende Inhaltsstoffe: 0,3–1,4 % ätherisches Öl (mit den Hauptbestandteilen (-)-α-Bisabolol = Levomenol, Bisabololoxide A und B = Bisabolane, Matricin bzw. Chamazulen, β-Farnesen), über 15 Flavonderivate (darunter Apigenin, Apigenin-7-glucosid), Schleimstoffe, Cumarine.

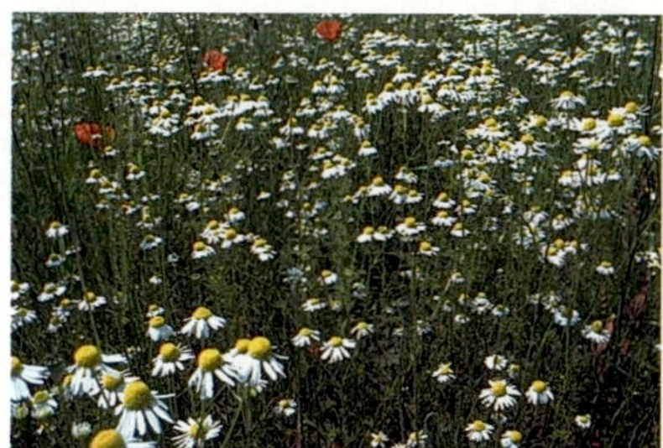

Echte Kamille (Matricaria recutita L. RAUSCHERT, syn. Chamomilla recutita L. RAUSCHERT) [U224]

Inhaltsstoffe abhängig von der Extraktionsart: Alkoholische Extrakte enthalten je nach Alkoholgehalt bis zu 2,9 % Flavonoide und bis zu 0,3 % ätherische Öle. In einem wäßrigen Teeaufguß sind Schleimstoffe, Flavonoide und max. nur 0,02 % ätherisches Öl enthalten.

Wirkungen:
- antiphlogistisch
- spasmolytisch
- wundheilungsfördernd
- desodorierend
- antibakteriell (vorwiegend gegenüber grampositiven Keimen wirksam wie Staphylococcus aureus und Streptokokken, weniger gegenüber gramnegativen Keimen, kaum wirksam gegen E. coli und Pseudomonas aeruginosa)

2
K

- bakterientoxinhemmend
- Anregung des Hautstoffwechsels
- *antimykotisch (schwache Wirkung auf Candida albicans und Dermatophyten)*
- *ulkusprotektiv ((-)-α -Bisabolol)*
- *karminativ durch Spasmolyse (Flavonderivate)*
- *immunstimulierend (Schleimstoffe)*
- *wirksam gegen Helicobacter pylori (im Experiment)*

Wirkmechanismus: Aromatikum (Ätherisch-Öl-Droge) ☞ 6.1.1, 7.1.2, 12.1.1, Flavonoiddroge ☞ 7.1.6.
- antiphlogistisch: (-)-α-Bisabolol und Chamazulen hemmen die Cyclooxygenase und Lipoxygenase der Arachidonsäurekaskade (☞ Abb. 2.2)
- ulkusprotektiv (am Streß-Ulkusmodell der Ratte): (-)-α-Bisabolol
  - reduziert konzentrationsabhängig die proteolytische Aktivität von Pepsin im Magen
  - hemmt die Pepsinsekretion im Magen → verhindert dosisabhängig die Ausbildung eines Ulkus und beschleunigt die Ulkusheilung
- spasmolytisch: Hemmung der Calciummobilisierung, evtl. direkte Hemmung des Calciumeinstroms in die Zellen der glatten Muskulatur des Magen-Darm-Trakts. Wirkung ca. ⅓-½ der spasmolytischen Stärke von Papaverin.

Indikationen (nach Kommission E):
- Haut- und Schleimhautentzündungen (äußere Anwendung) ☞ 12.12.2
- bakterielle Hauterkrankungen einschließlich der Mundhöhle und des Zahnfleisches (äußere Anwendung) ☞ 7.2.1
- entzündliche Erkrankungen und Reizzustände der Luftwege (Inhalationen) ☞ 6.4.1
- Erkrankungen im Anal- und Genitalbereich (Bäder, Spülungen) ☞ 9.9.1, 12.19.1, 12.19.2
- gastrointestinale Spasmen (innere Anwendung) ☞ 7.5.1, 7.6.1
- entzündliche Erkrankungen des Gastrointestinaltrakts (innere Anwendung) ☞ 7.7.1, 7.8.1

Weitere Indikationen aufgrund klinischer Studien und in der Erfahrungsheilkunde:
- Wundbehandlung (oberflächliche Hautverletzungen, Ulcus cruris, Dekubitus, Pflege der Mamille während Schwangerschaft und Stillzeit, Intertrigo, akute nässende Dermatosen, Nachbehandlung von Operationswunden, Spülbehandlung großflächiger Wunden, unterminierter Wundränder, von Gewebetaschen, Fistelgängen sowie infizierten Wunden, nach Dermabrasio und Dermashaving, Verbrennungen bis 2. Grades, Nachbehandlung bei Radiatio, Dermatitis solaris, Frostbeulen, Nachbehandlung nach Eingriffen in der Mundhöhle) (äußere Anwendung) ☞ 12.12.2, 12.13.2, 12.16.1, 12.18.1
- Dysmenorrhoe ☞ 9.3.2
- Sebostase ☞ 12.2.1
- adjuvant bei Candida-Infektionen der Mundhöhle und des Genitalbereiches (äußere Anwendung) ☞ 12.9.1, 12.10.1

Kontraindikationen: Keine bekannt. *Die Anwendung am Auge wird lediglich aus Gründen hygienischer Vorsichtsmaßnahmen im allgemeinen nicht empfohlen. Gegen aseptische bzw. keimfreie Kamillenzubereitungen ist nichts einzuwenden.*

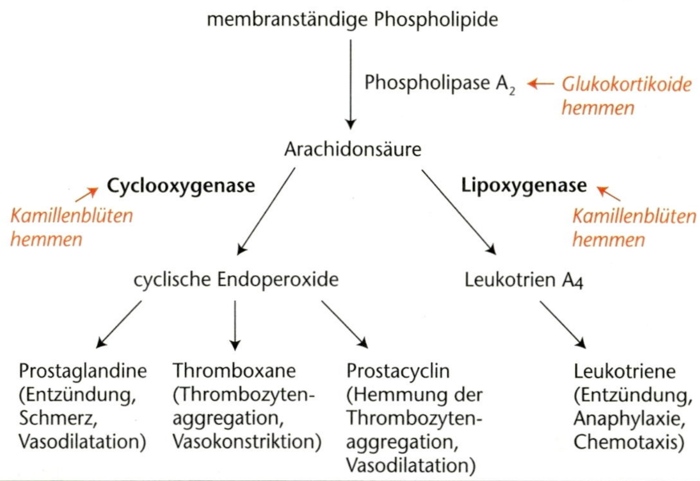

Abb. 2.2 Arachidonsäurekaskade. Wirkmechanismus der Entzündungshemmung von Kamillenblütenzubereitung.

Nebenwirkungen: Keine bekannt. *In Studien sind eine äußerst geringe allergene Potenz und sehr selten unerwünschten Nebenwirkungen beobachtet worden. Möglich ist natürlich eine Pollinosis beim Umgang mit unverarbeiteten Kamillenblüten bzw. bei der Ernte von Kamillenblüten. Allergische Reaktionen sind meist Folge von Verunreinigungen mit ähnlich aussehenden Anthemis-Arten, z.B. der Hundskamille (Anthemis cotula), v.a. bei selbst gesammelten Blüten, oder eine Kreuzallergie durch andere Korbblütler, v.a. Beifuß. Bei der echten Kamille ist das allergenauslösende Sesquiterpenlacton Anthecotulid nicht oder nur in Spuren nachweisbar. Eine Konjunktivitis kann bei der Anwendung von keimfreien Kamillenzubereitungen ausgeschlossen werden. In der Weltliteratur wird von angeblich 3 vorgefallenen anaphylaktischen Schocks berichtet, die kontrovers diskutiert und eher für unwahrscheinlich angesehen werden. Abgesehen davon, daß in den 3 Fällen nicht 100%ig die Kausalität bewiesen ist, stehen den 3 angeblichen Fällen mind. mehrere Milliarden Anwendungen gegenüber, insbesondere tgl. als Kamillentee. Wichtig ist eine exakte Diagnose, ob eine Pollinosis durch Kamillenblüten-Pollen, eine Allergie vom Typ IV durch das selten vorhandene Anthecotulid oder eine Allergie vom Typ I durch das Kamillenblüteneiweiß ausgelöst wird.*

Interaktionen: Keine bekannt.

Dosierung: 1 EL Kamillenblüten (ca. 3 g) wird mit heißem Wasser (ca. 150 ml) übergossen, zugedeckt und nach 5–10 Min. durch ein Teesieb filtriert. Bei Erkrankungen im Magen-Darm-Bereich wird 3–4 x tgl. 1 Tasse frisch bereiteter Tee zwischen den Mahlzeiten getrunken. Bei Entzündungen der Schleimhaut im Mund- und Rachenbereich wird mit dem frisch bereiteten Tee mehrmals tgl. gespült oder gegurgelt. Bei äußerer Anwendung 3–10%ige Aufgüsse für Umschläge und Spülungen, als Badezusatz 50 g Droge auf 10 l Wasser, halbfeste Zubereitungen mit Zubereitungen entsprechend 3–10 % Droge.

2

K

Darreichungsform: Flüssige und feste Darreichungsformen zur äußeren und inneren Anwendung.

✓ Tees aus frischen Kamillenblüten zeichnen sich durch einen besonders aromatischen Geschmack aus. Tinkturen aus frischen Kamillenblüten werden geschmacklich weniger akzeptiert.
Spezialkamillensorten aus deutschen Anbaugebieten gelten als besonders hochwertig und übertreffen z.T. die Importware. Gehalt an ätherischem Öl bei der deutschen Zucht-Kamille 0,6–1,3 %, bei der ungarischen meist nur 0,3–0,6 %.
Eine deutlich niedrigere Qualität besitzt die sogenannte Lebensmittelkamille in Filterbeuteln, da diese in der Regel keine zerkleinerten Kamillenblüten, sondern Kamillenkraut mit einem geringen Anteil an Kamillenblüten enthalten.

ESCOP-Monographie Matricaria Flower (Matricariae flos)

- **Therapeutic indications: Internal use:** Symptomatic treatment of gastrointestinal complaints such as minor spasms, epigastric distension, flatulence and belching. **External use:** Minor inflammation and irritations of skin and mucosa, including the oral cavity and the gums (washes), the respiratory tract (inhalation) and the anal (haemorrhoids) and genital area (baths, ointments).
- **Dosage: Internal use:** *Adults:* 3 g of the drug/150 ml of water as a tea infusion 3–4 times daily. Fluid extract (ethanol 45–60 %): single dose 1–4 ml. Dry extract: 50–300 mg 3 times daily. *Children:* Proportion of adult dose according to body weight and/or age. **External use:** For compresses, rinses or gargles, 3–10 % m/V infusion or 1 % v/v fluid extract or 5 % v/v tincture. For baths 5 g of the drug per litre of water or 0.8 g/l of alcoholic extract. For solid and semi-solid preparations hydroalcoholic extracts corresponding to 3–10 % m/m of the drug. For vapour inhalation 10–20 ml of the alcoholic extract per litre of hot water.

▶ Kapuzinerkressenkraut (Tropaeoli maji herba)

Davon wurde lediglich eine positive Stoffcharakteristik anstelle einer Mono-Monographie verabschiedet, da zum Zeitpunkt der Monographie-Verabschiedung kein Monopräparat, sondern nur noch Kombinationspräparate im Verkehr waren.

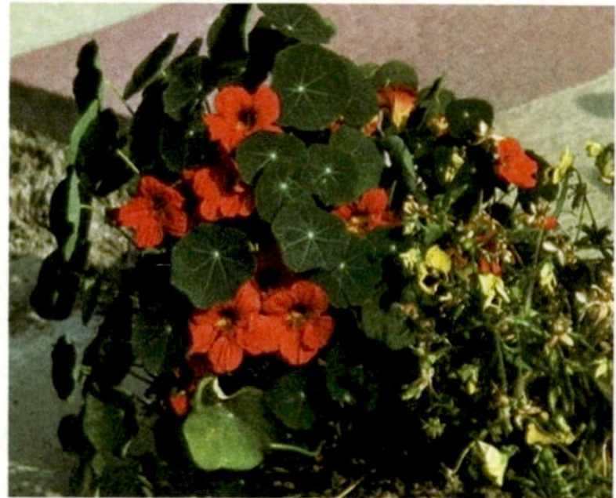

Große Kapuzinerkresse (Tropaeolum majus L.) [M222]

Wirksamkeitsbestimmende Inhaltsstoffe: Senfölglukoside (z.B. Glukotropaeolin), aus denen durch enzymatische Spaltung Benzylsenföl (Benzylisothiocyanat) entsteht.

Wirkungen:
- bakteriostatisch (bei grampositiven und gramnegativen Bakterien)
- virustatisch
- antimykotisch
- hyperämisierend

Wirkmechanismus: Harnwegsdesinfiziens ☞ 8.1.2

Indikationen (nach Kommission E):
- adjuvant bei Infekten der ableitenden Harnwege ☞ 8.2.1
- adjuvant bei Katarrhen der Luftwege ☞ 6.7.1
- adjuvant bei leichten Muskelschmerzen ☞ 10.2

Kontraindikationen: Magen- und Darmulzera, Nierenerkrankungen, Sgl., Kleinkdr.

Nebenwirkungen: Verursacht durch das freie Benzylsenföl. Evtl. Haut- und Schleimhautirritationen, Magen-Darm-Beschwerden, flüchtiges urtikarielles Exanthem (1 Fallbericht liegt dazu vor). Wirkt beim Aufbringen auf die Haut als Kontaktallergen. Bei Überdosierung Albuminurie (vermutlich durch Schädigung des Glomerulum- und Tubulussystems).

Interaktionen: Keine bekannt.

Dosierung: Tagesdosis 3 x ca. 15 mg Benzylsenföl, *verabreicht in magensaftresistenten Weichgelatinekps.* Die Dosierung in Kombinationen ist von dem jeweiligen Beitrag der Droge in den einzelnen Kombinationen abhängig, der jeweils präparatespezifisch belegt werden muß.

Darreichungsform: *Als Kapuzinerkressentinktur (1:10, Tagesdosis 90–250 Tr.) oder in Form von Fertigarzneimitteln.*

Anwendungsdauer: Kapuzinerkressenkraut ist durch das frei werdende Senföl eine die Schleimhaut reizende Droge und darf nicht länger als 4–6 Wochen angewendet werden.

Benzylsenfölpräparate werden relativ gut vertragen, wenn sie nach dem Essen in magensaftunlöslichen Weichgelatinekps. eingenommen werden. Während der Therapie sollte kein Alkohol getrunken werden, da die Alkoholtoleranz durch Benzylsenföl verringert wird.

▸ Kardamomenfrüchte (Cardamomi fructus)

Wirksamkeitsbestimmende Inhaltsstoffe: 4–9 % ätherisches Öl (mit vorwiegend 1,8-Cineol 26–41 %, α-Terpineol bis 34 % und Terpinylacetat bis 7 %).

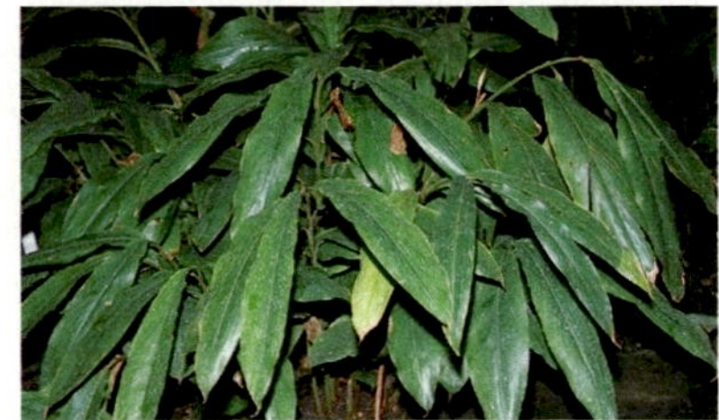

Malabar-Kardamome (Elettaria cardamomum L. MATON) [O225]

Wirkungen:
- cholagog
- virustatisch

Wirkmechanismus: Aromatikum (Ätherisch-Öl-Droge) ☞ 7.1.2

Indikationen (nach Kommission E):
- dyspeptische Beschwerden, *v.a. bei Blähungen* ☞ 7.5.1

Kontraindikationen: Bei Gallensteinleiden nur nach Rücksprache mit einem Arzt anwenden.

Nebenwirkungen: Keine bekannt.

Interaktionen: Keine bekannt.

Dosierung: Mittlere Tagesdosis 1,5 g Droge. Für die Tinktur (entsprechend EB6) Tagesdosis 1–2 g. Zubereitungen entsprechend.

Darreichungsform: Zerkleinerte Samen sowie andere galenische Zubereitungen zur inneren Anwendung.

In der Volksmedizin werden die ganzen Kardamomenfrüchte bei üblem Mundgeruch und zum Überdecken von Alkoholgeruch gekaut.

Kava-Kava-Wurzelstock (Piperis methystici rhizoma)

Das BfArM hat am 14. Juni 2002 gemäß § 69 AMG, Abs. 1 die Zulassung von Kava-Kava-Extrakt- und Kavain-haltigen Arzneimitteln widerrufen. Dies gilt auch für die lose verkaufte Kava-Kava-Wurzel. Damit steht Kava-Kava für eine Therapie vorerst nicht mehr zur Verfügung.

Obwohl in Ozeanien Kava-Kava-Zubereitungen seit 1500 Jahren als Kultgetränke ständig verwendet werden, in den USA Kava-Kava-Präparate mit einem Jahresumsatz von rund 15 Millionen US $ an 9. Stelle der Dietary-supplements-Produkte stehen und 1997 in den USA ein Safety-Report erstellt worden war, wurde lediglich von den in der E-Monographie aufgenommenen unerwünschten Nebenwirkungen berichtet. Die im Jahre 2001 bekannt gewordenen 32 Fälle mit der unerwünschten Nebenwirkung der Hepatotoxizität (davon 6 Fälle mit irreversiblen Leberversagen, von denen 4 Patienten lebertransplantiert wurden) überraschten nicht nur die Fachwelt, sondern veranlaßten auch das BfArM zur Überlegung, 22 Kava-Kava-Präparaten die Zulassung zu versagen bzw. sämtliche Präparate aus dem Verkehr zu ziehen.

Eine Untersuchung der Universität Münster ergab jedoch, daß von den ursprünglich 32 Verdachtsfällen nach Abzug von Mehrfachmeldungen und Fällen mit unwahrscheinlicher, bzw. zweifelhafter Kausalität (z.B. lag bei einem Fall mit Leberversagen gleichzeitig ein langfristiger, schwerer Alkoholabusus vor) bei lediglich 4 Fällen eine Kausalität mit der Einnahme von Kava-Kava-Präparaten herzustellen war. Nur bei einem dieser Fälle wurde Kava-Kava in der empfohlenen, monographiekonformen Dosierung eingesetzt, die übrigen 3 Patienten wurden mit der 3–4fachen Menge behandelt. Eine genaue Analyse aller mit Kava-Kava in Zusammenhang aufgetretenen Nebenwirkungen findet sich im Internet unter www.uni-muenster.de/Chemie/PB/Kava/analyse.html. Es handelt sich offensichtlich um einen fakultativen Schädigungstyp mit entweder toxisch-metabolischen oder ➡

allergisch-immunologischen Mechanismen und zwar nur bei Kavapyron-Tagesdosierungen über 120 mg/Tag.
Die weit verbreitete rituelle Anwendung im Sinne einer extrem breit angelegten Anwendungserfahrung und die Tatsache, daß lebertoxische Nebenwirkungen nie Gegenstand ethno-pharmakologischer Überlieferungen waren, sind zwar letztlich kein endgültiger naturwissenschaftlicher Beweis für die Nichtexistenz möglicher Leberschädigungen, dürfen aber bei der Bewertung von Nebenwirkungsrisiken nicht außer acht gelassen werden.
Unabhängig von der Entscheidung des BfArM werden von der Kommission E und vom Zentralverband der Ärzte für Naturheilverfahren eine Verschreibungspflicht, eine Tages-Dosisbeschränkung auf max. 120 mg Kavapyrone, eine zeitlich begrenzte Einnahme von max. 2 Monaten und die Bestimmung der Leberwerte vor und nach Einnahme von Kava-Kava-Präparaten empfohlen. Beide Institutionen befürworten eindeutig, daß Kava-Kava-Präparate im Verkehr bleiben. Da für Kava-Kava keine phytotherapeutische Alternative existiert und bei vielen Fällen der gemeldeten Nebenwirkungen die Kausalität zweifelhaft ist, müssen Kava-Kava-Präparate der Phytotherapie auf jeden Fall erhalten bleiben.

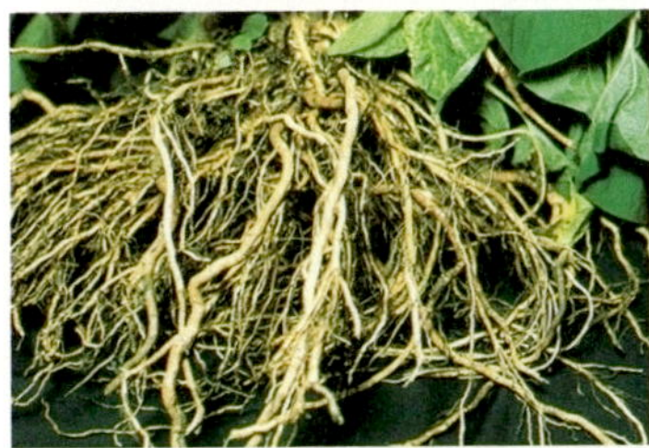

Rauschpfeffer (Piper methysticum G. FORSTER) [M222]

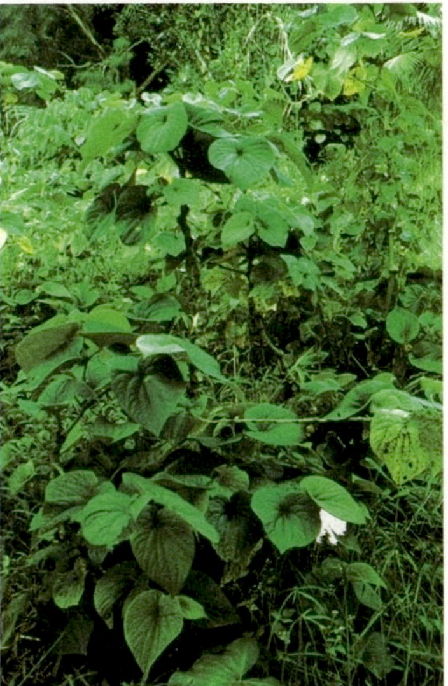

Wirksamkeitsmitbestimmende Inhaltsstoffe: Rund 5 % Kava-Pyrone (Kava-Lactone, darunter Kavain, Dihydrokavain, Methysticin, Yangonin u.a.), Flavonoide, geringe Mengen ätherisches Öl.

Wirkungen:
- anxiolytisch
- narkosepotenzierend (sedierend) (im Tierversuch)
- antikonvulsiv (im Tierversuch)
- spasmolytisch (im Tierversuch)
- zentral muskelrelaxierend (im Tierversuch)

In klinischen Studien bewirkte ein Kava-Kava-Spezialextrakt
- *eine Verbesserung der zerebralen Informationsverarbeitung (mit Verringerung der Reaktionszeit, Verbesserung der Gedächtnisleistung und Steigerung der Aufmerksamkeit)*

- *eine Verbesserung des Schlafprofils (Verkürzung der Einschlafphase, Verlängerung der Tiefschlafphase ohne Beeinflussung des REM-Schlafs und erhöhter Schutz vor Weckreizen)*
- *eine Verbesserung von Frequenzmustern im EEG wie diejenige von anderen Anxiolytika*
- *eine Hebung der Stimmungslage ohne sedierende Effekte.*

Wirkmechanismus: Vermutlich interagiert der Kava-Kava-Extrakt mit GABA-Rezeptoren, da nach Verordnung des Extrakts die Anzahl der hochaffinen GABA-Bindungsstellen signifikant erhöht werden, v.a. in Hirnarealen, die als Zentren für Stimmungen und Gefühle wie Angst und Furcht gelten (Corpora amygdala im limbischen System). Durch Dämpfung des limbischen Systems wird dabei die emotionale Erregbarkeit gedämpft. Das neurophysiologische Wirkprofil von Kava-Kava deckt sich allerdings weder mit dem von trizyklischen Antidepressiva noch mit dem der Benzodiazepine. Die Besonderheit von Kava-Extrakt ist, daß im Gegensatz zu Benzodiazepinen trotz der sedierenden und anxiolytischen Wirkung die Konzentrationsfähigkeit und kognitiven Fähigkeiten voll erhalten bleiben, einer Untersuchung zufolge sogar die zerebrale Informationsverarbeitung gesteigert wird.

Indikationen (nach Kommission E):
- nervöse Angst-, Spannungs- und Unruhezustände ☞ 3.4.1, 9.7.1

Weitere Indikationen in der Erfahrungsheilkunde:
- Reizblase
- Enuresis nocturna

Kontraindikationen: Schwangerschaft, Stillzeit, endogene Depressionen.

Nebenwirkungen: Keine bekannt. Hinweis: Bei länger dauernder Einnahme vorübergehende Gelbfärbung der Haut und Hautanhangsgebilde; in diesem Fall ist von einer weiteren Einnahme des Medikaments abzusehen. In seltenen Fällen allergische Hautreaktionen, Akkomodationsstörungen, Pupillenerweiterungen, Störungen des okulomotorischen Gleichgewichts. Das Arzneimittel kann auch bei bestimmungsgemäßem Gebrauch die Sehleistung und das Konzentrationsvermögen im Straßenverkehr oder bei der Bedienung von Maschinen beeinflussen.

Interaktionen: Eine Wirkungsverstärkung von zentral wirksamen Substanzen wie Alkohol, Barbituraten und Psychopharmaka ist möglich.

Dosierung: Droge und Zubereitungen entsprechend 60–120 mg Kavapyronen.

Darreichungsform: Zerkleinerte Droge sowie andere galenische Zubereitungen zum Einnehmen. *Die Einnahme ist nur in Form von standardisierten Fertigpräparaten sinnvoll.*

Anwendungsdauer: Ohne ärztlichen Rat nicht länger als 3 Monate.

Endogene Depressionen sind eine Kontraindikation, da die Patienten durch die Wirkung von Kava-Kava den „Mut“ zum Selbstmord aufbringen könnten.

In Polynesien wird der Kava-Kava-Trank als ritualer „Stimmungsaufheller“ und „Mutmacher“ bei Festen getrunken.

ESCOP-Monographie Kava-Kava (Piperis methystici rhizoma) ☞ S. 998

▶ Kegelblumenwurzel, blaßfarbene (Echinaceae pallidae radix)

☞ Echinacea-pallida-Wurzel

▶ Kegelblumenkraut, purpurfarbenes (Echinaceae purpureae herba)

☞ Sonnenhutkraut, purpurfarbenes

▶ Keuschlammfrüchte (Agni casti fructus)

Wirksamkeitsmitbestimmende Inhaltsstoffe: Bizyklische Diterpene des Labdan- und Clerodan-Typs, darunter Rotundifuran, Iridoidglykoside wie Agnusid und Aucubin, lipophile Flavonoide, darunter Casticin und Penduletin, hydrophile Flavonoide wie Orientin, Luterlin-7-glykosid und Isovitexin, Triglyceride mit α-Linolen-, Öl- und Linolsäure, ätherisches Öl mit 4-Terpineol, α-Pinen und Sesquiterpenen β-Caryophyllen, Germacren B u.a. Die Inhaltsstoffe können als „Phyto-SERMs“ (Selective estorgen receptor modulators) bezeichnet werden.

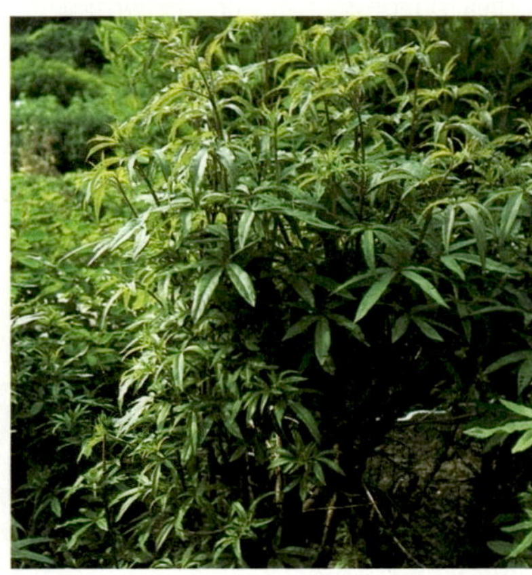

Mönchspfeffer (Vitex agnus-castus L.) [M222]

Wirkungen:
- *Hemmung der Prolaktinsekretion (in vitro)*
- *zentralnervöse Komponente durch Einfluß auf die Katecholaminausschüttung → dopaminerge WirkungHemmung der Laktation (tierexperimentell)*

Wirkmechanismus: Vermutet wird ein dopaminerges Wirkprinzip, bei dem selektiv Dopamin-2-Rezeptoren an laktotropen Zellen stimuliert werden.

Indikationen (nach Kommission E):
- Regeltempoanomalien ☞ 9.2.1
- prämenstruelles Syndrom ☞ 9.5.1
- Mastodynie ☞ 9.6.1

Weitere Indikationen aufgrund von Anwendungbeobachtungen und in der Erfahrungsheilkunde:
- klimakterische Beschwerden
- Menstruationsstörungen infolge primärer und sekundärer Gelbkörperinsuffizienz ☞ 9.4.1, 9.10.1
- Abstillen ☞ 9.14.1

Kontraindikationen: Schwangerschaft, Stillzeit.

Nebenwirkungen: Gelegentlich juckende, urtikarielle Exantheme.

Interaktionen: Keine bekannt. Aufgrund der dopaminergen Wirkung der Droge könnte eine wechselseitige Wirkungsabschwächung bei Gabe von Dopamin-Rezeptor-Antagonisten auftreten.

Dosierung: Tagesdosis 30–40 mg Droge in Form wäßrig-alkoholischer Auszüge.

Darreichungsform: Wäßrig-alkoholische Auszüge (50–70 %) aus den zerkleinerten Früchten als Flüssig- oder Trockenextrakt zum Einnehmen. *Die Einnahme ist nur in Form von standardisierten Fertigpräparaten sinnvoll.*

ESCOP-Monographie Agnus castus (Agni casti fructus)
- **Therapeutic indications:** Premenstrual syndrome (PMS) including symptoms such as mastodynia or mastalgia. Cycle disorders such as polymenorrhea, oligomenorrhea or amenorrhea.
- **Dosage:** Preparations equivalent to 30–40 mg of the drug daily, up to 240 mg of the drug in patients suffering from PMS. Duration of administration: Long-term therapy for a minimum of 3 months may be advisable.

▶ Kiefernnadelöl (Pini aetheroleum)

Wirksamkeitsbestimmende Inhaltsstoffe: Ätherisches Öl (mit Monoterpenen, darunter 10–50 % α-Pinen, 10–25 % β-Pinen, 15–60 % β-Phellandren, bis 12 % Camphen u.a.).

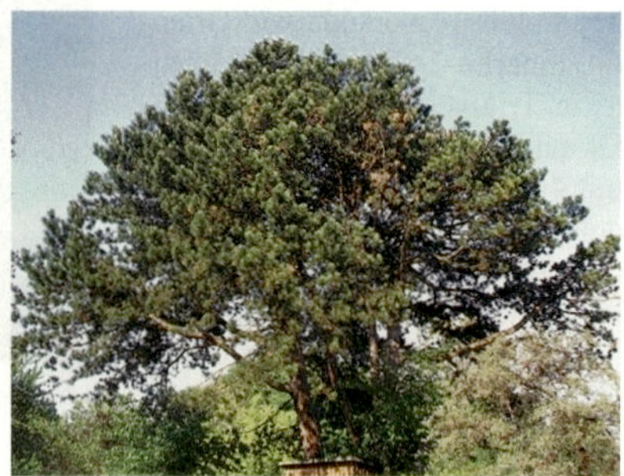

Wald-Kiefer, Berg-Kiefer, Österreichische Schwarz-Kiefer, Meer-Kiefer (Pinus sylvestris L., Pinus mugo ssp. pumilio (HAENKE) FRANCO, Pinus nigra ARNOLD, Pinus pinaster SOLAND) [O225]

Wirkungen:
- sekretolytisch
- hyperämisierend
- schwach antiseptisch

Wirkmechanismus: Aromatikum (Ätherisch-Öl-Droge) ☞ 6.1.1, 10.1.1
- sekretolytisch: Absorption und direkte Wirkung auf die Sekretionsdrüsen sowie reflektorische Stimulation der Bronchialsekretion über den N. vagus

Indikationen (nach Kommission E):
- katarrhalische Erkrankungen der oberen und unteren Luftwege (innere und äußere Anwendung) ☞ 6.2.2, 6.7.1, 6.7.2
- rheumatische Beschwerden (äußere Anwendung) ☞ 10.2.1
- neuralgiforme Beschwerden (äußere Anwendung) ☞ 11.4.1

Kontraindikationen: Asthma bronchiale, Keuchhusten.

Nebenwirkungen: An Haut und Schleimhäuten verstärkte Reizerscheinungen, Bronchospasmen können verstärkt werden *bei zu hoher Dosierung (z.B. über 12 Tr. pro Inhalation).*

Interaktionen: Keine bekannt.

Dosierung: Zur Inhalation werden einige Tr. in heißes Wasser gegeben und die Dämpfe eingeatmet. Bei äußerer Anwendung einige Tr. an den betroffenen Bezirken einreiben, in flüssigen und halbfesten Zubereitungen 10–15%ig.

Darreichungsform: Einreibungen in Form von alkoholischen Lösungen, Salben, Gelen, Emulsionen, Ölen, als Inhalat.

▶ Kiefernsprossen (Pini turiones)

Wirksamkeitsmitbestimmende Inhaltsstoffe: Ätherisches Öl (darunter 10–50 % α-Pinen, 10–25 % β-Pinen, 15–60 % β-Phellandren, bis 12 % Camphen u.a.), Harze, Flavonoide.

Wirkungen:
- sekretolytisch
- schwach antiseptisch
- durchblutungsfördernd

Wirkmechanismus: Aromatikum (Ätherisch-Öl-Droge) ☞ 6.1.1, 10.1.1
- sekretolytisch: Absorption und direkte Wirkung auf die Sekretionsdrüsen sowie reflektorische Stimulation der Bronchialsekretion über den N. vagus

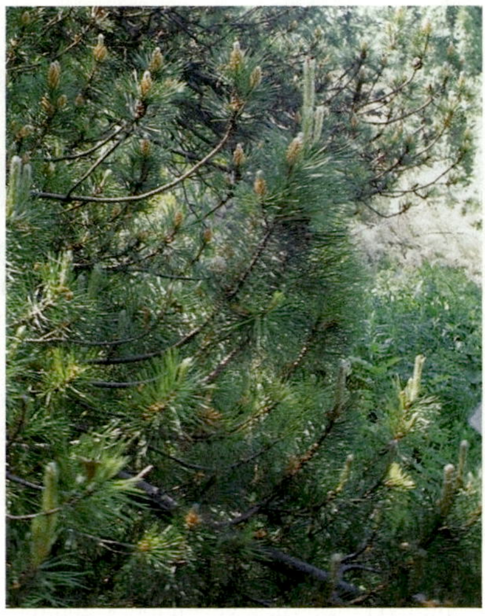

Wald-Kiefer (Pinus sylvestris L.) [O225]

Indikationen (nach Kommission E):
- katarrhalische Erkrankungen der oberen und unteren Luftwege (innere Anwendung) ☞ 6.7.1
- leichte Muskel- und Nervenschmerzen (äußere Anwendung) ☞ 10.2.1

Kontraindikationen: Keine bekannt.

Nebenwirkungen: Keine bekannt.

Interaktionen: Keine bekannt.

Dosierung: Mittlere Tagesdosis mehrmals tgl. 2–3 g Droge; Zubereitungen entsprechend. Für Einreibungen flüssige oder halbfeste Zubereitungen mit Extrakten entsprechend 20–50 % Droge.

Darreichungsform: Bei innerer Anwendung zerkleinerte Droge für Teeaufgüsse, als Sirup, Tinktur. Bei äußerer Anwendung alkoholische Lösungen, in Ölen oder Salben.

2

K

▶ Knoblauchzwiebel (Allii sativi bulbus)

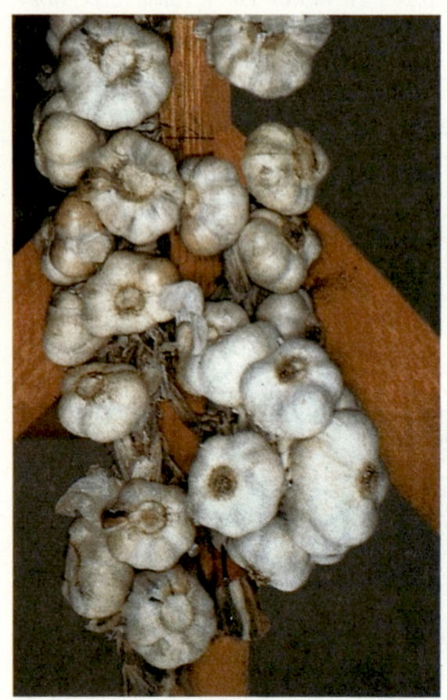
Knoblauch (Allium sativum L.) [M222]

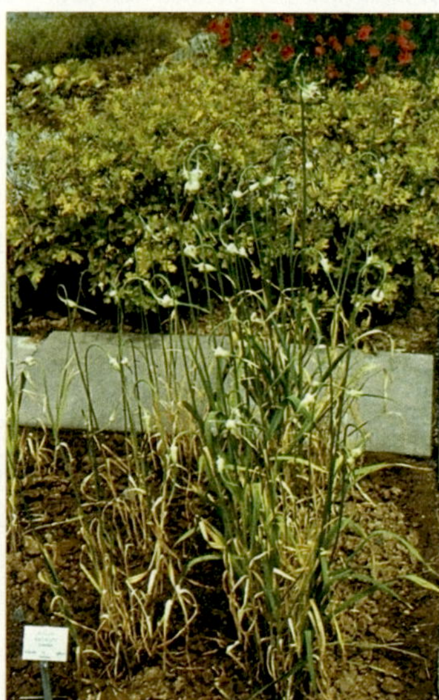
Knoblauch-Pflanze (Allium sativum L.) [M222]

Wirksamkeitsmitbestimmende Inhaltsstoffe: In der frischen ganzen Zwiebel ca. 1 % geruchloses Alliin, in der zerkleinerten Zwiebel dessen Abbauprodukte (z.B. Allicin), 0,1–0,3 % wasserdampfflüchtiges „Lauchöl“ (= Sulfide, v.a. Di-, Tri- und Polysulfide), Vitamine, Cholin, Adenosin, γ-Glutamylpeptide.

Wirkungen:
- antibakteriell (grampositive und gramnegative Bakterien)
- antimykotisch (u.a. gegenüber Candida-Species)
- lipidsenkend
- Hemmung der Thrombozytenaggregation
- Verlängerung der Blutungs- und Gerinnungszeit
- Steigerung der fibrinolytischen Aktivität
- *vasodilatativ*
- *mild antihypertensiv*
- *Hemmung des Aflatoxinwachstums*
- *Vorbeugung von Arteriosklerose*
- *antioxidativ*

Wirkmechanismus:
- vasodilatativ: Beeinflussung der Kalium- und Calciumkanäle in der Gefäßwand
- Blockierung der Sulfhydrylgruppen in Proteinen

Indikationen (nach Kommission E):
- adjuvant bei Erhöhung der Blutfettwerte ☞ 4.6.1
- zur Vorbeugung altersbedingter Gefäßveränderungen ☞ 4.6.1

Weitere Indikationen in der Erfahrungsheilkunde und Volksmedizin:
- adjuvant bei Hypertonie ☞ 4.4.1
- Verbesserung der Vigilanz
- Anregung der Funktion im Gastrointestinaltrakt

Kontraindikationen: Keine bekannt.

Nebenwirkungen: Selten Magen-Darm-Beschwerden, allergische Reaktionen. Veränderung des Geruchs von Haut und Atemluft, die von den Patienten unterschiedlich akzeptiert werden.

Interaktionen: Keine bekannt. *Eine Interaktion mit dem Proteasehemmer Saquinavir wurde bei einem Knoblauchpräparat (GarliPure) festgestellt und kontrovers diskutiert. Auch existieren Hinweise einer eventuellen Interaktion mit Antikoagulantien, so daß dies bei der Bestimmung des Quick- bzw. INR-Wertes mit berücksichtigt werden sollte, wenn die Gerinnungswerte nahrungsunabhängig stark schwanken.*

Dosierung: Mittlere Tagesdosis 4 g frische Knoblauchzwiebel. *Einzeldosis ca. 1 g frischer Knoblauch.* Zubereitungen entsprechend. *Dosierungen nach Angabe der Hersteller, sinnvoll ist jedoch eine Tagesdosierung von 900 mg schonend getrocknetem Knoblauchpulver.*

Darreichungsform: Zerkleinerte Droge und deren Zubereitungen zum Einnehmen. *Aus der frischen oder getrockneten Droge werden Pulver, Ölmazerate und Destillate gewonnen, die phytochemisch sehr unterschiedlich sind und nicht miteinander verglichen werden können. Die wissenschaftlich höher eingestuften klinischen Studien wurden mit gefriergetrocknetem Pulver durchgeführt.*

ESCOP-Monographie Garlic (Allii sativi bulbus)
- **Therapeutic indications:** Prophylaxis of atherosclerosis. Treatment of elevated blood lipid levels insufficiently influenced by diet. Improvement of the circulation in peripheral arterial vascular disease. Upper respiratory tract infections and catarrhal conditions.
- **Dosage: Prophylaxis of atherosclerosis:** *Adults:* The equivalent of 6–10 mg of alliin (approx. 3–5 mg of allicin) daily, typically contained in 1 clove of garlic or in 0.5–1.0 g of dried garlic powder, or in other preparations. **Upper respiratory tract infections:** *Adults:* 2–4 g of dried bulb or 2–4 ml of tincture (1:5, 45 % ethanol), 3 times daily.

▶ Königskerzenblüten (Verbasci flos) ☞ Wollblumen

▶ Kolasamen (Colae semen)

Wirksamkeitsmitbestimmende Inhaltsstoffe: Mind. 1,5 % Methylxanthine (1,5–3 % Coffein, ca. 0,1 % Theobromin), bis 0,4 % Catechingerbstoffe.

Wirkungen: Alle im Tierexperiment nachgewiesen
- analeptisch
- Stimulation der Magensäureproduktion
- lipolytisch
- motilitätssteigernd

2 K

- diuretisch (aquaretisch)
- positiv chronotrop

Wirkmechanismus:
- die Methylxanthine (Coffein, Theobromin)
  - blockieren die Adenosin-Rezeptoren bereits in vergleichsweise niedrigen Dosierungen → Senkung des Sympathikotonus
  - setzen in höheren Dosierungen (≥ 250 mg/Tag) Calcium aus interzellulären Speichern im Zytoplasma frei → Kontraktion der glatten und Skelettmuskulatur
- diuretisch (aquaretisch): Erhöhung der glomerulären Filtrationsrate durch gesteigerte Durchblutung und Hemmung der Natrium-Rückresorption

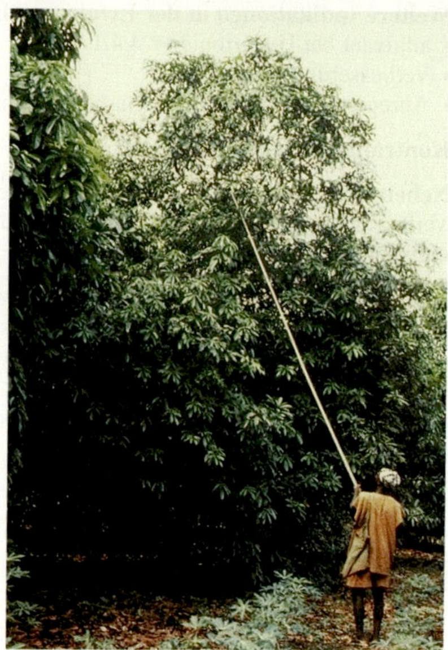
Kolabaum (Cola nitida (VENTENAT) SCHOTT et ENDLICHER) [M222]

Indikationen (nach Kommission E):
- geistige und körperliche Ermüdung ☞ 13.1.1

Kontraindikationen: Ulcus ventriculi et duodeni.

Nebenwirkungen: Einschlafstörungen, Übererregbarkeit, nervöse Unruhezustände, Magenbeschwerden.

Interaktionen: Wirkungsverstärkung durch psychoanaleptisch wirksame Arzneimittel und coffeinhaltige Getränke.

Dosierung: Tagesdosis 2–6 g Kolasamen (Erg.-B.6), 0,25–0,75 g Kola-Extrakt (Erg.-B.6), 2,5–7,5 g Kola-Fluidextrakt (Erg.-B.6), 10–30 g Kola-Tinktur (Erg.-B.6), 60–180 g Kolawein (Vinum Colae, Erg.-B.6).

Darreichungsform: Drogenpulver sowie andere galenische Zubereitungen zum Einnehmen.

▶ Korianderfrüchte (Coriandri fructus)

Wirksamkeitsmitbestimmende Inhaltsstoffe: Bis zu 1 % ätherisches Öl (mit 60–70 % D-(+)-Linalool und weiteren Monoterpenen), 20 % fettes Öl, 15 % Eiweiß, Kaffeesäurederivate.

Wirkungen:
- *Förderung der Magensaftsekretion*
- *appetitanregend*
- *karminativ*
- *leicht spasmolytisch*

Wirkmechanismus: Aromatikum (Ätherisch-Öl-Droge) ☞ 7.1.2

Indikationen (nach Kommission E):
- dyspeptische Beschwerden ☞ 7.5.1
- Appetitlosigkeit ☞ 7.4

Kontraindikationen: Keine bekannt.

Nebenwirkungen: Keine bekannt.

Interaktionen: Keine bekannt.

Dosierung: Mittlere Tagesdosis 3 g Droge; Zubereitungen entsprechend.

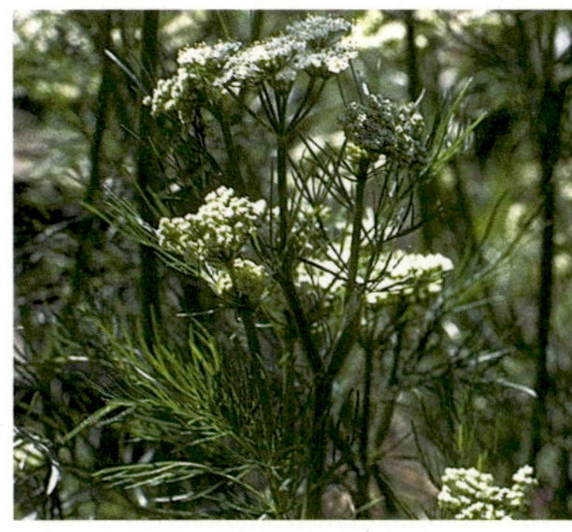

Koriander (Coriandrum sativum L. var. vulgare, syn. var. macrocarpum, ALEFELD, Coriandrum sativum L. var. microcarpum DE CANDOLLE) [U224]

Darreichungsform: Zerquetschte und pulverisierte Droge sowie andere galenische Zubereitungen zum Einnehmen.

✓ Korianderfrüchte unmittelbar vor der Verwendung anstoßen (quetschen), da sich das ätherische Öl in sogenannten Sekreträumen innerhalb der Frucht befindet und nur bei zerkleinerten bzw. angestoßenen Früchten in das Extraktionsmedium (Wasser, Ethanol) übergehen kann.
Koriander ist schwächer karminativ wirksam als Kümmel und Fenchel, besitzt aber einen angenehmen aromatischen Geschmack und wird in erster Linie in Kombination verwendet, z.B. im Species carminativae DAB 6.

▶ Kreuzdornbeeren (Rhamni cathartici fructus)

Wirksamkeitsbestimmende Inhaltsstoffe: Anthranoide (überwiegend vom Emodin-Typ).

Wirkungen:
- laxierend
- peristaltikanregend
- *antiabsorbtiv*
- *hydragog*

Wirkmechanismus: Anthranoiddroge ☞ 7.1.8

Indikationen (nach Kommission E):
- Obstipation ☞ 7.10.1

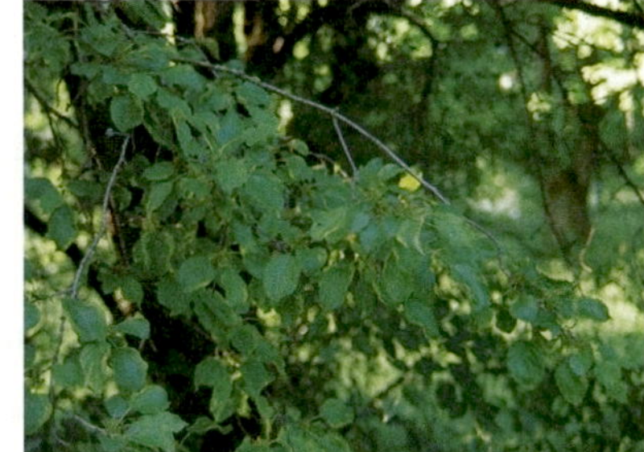

Echter Puriger-Kreuzdorn (Rhamnus cathartica L.) [O225]

Weitere Indikationen in der Erfahrungsheilkunde:
- Erkrankungen, bei denen eine leichte Defäkation erwünscht ist, wie bei Analfissuren, Hämorrhoiden, nach rektal-analen operativen Eingriffen sowie zur Vorbereitung diagnostischer Eingriffe im Magen-Darm-Trakt ☞ 7.10.1

Kontraindikationen: Ileus jeder Genese, akute entzündliche Darmerkrankungen, Morbus Crohn, Colitis ulcerosa, Appendizitis, abdominelle Schmerzen unbekannter Ursache, Kdr. unter 12 Jahren, Schwangerschaft, Stillzeit (aufgrund unzureichender toxikologischer Untersuchungen).

Nebenwirkungen: In Einzelfällen krampfartige Magen-Darm-Beschwerden → Dosisreduktion. Bei Langzeitanwendung Albuminurie, Hämaturie, Elektrolytverluste (v.a. Kaliumverluste) mit dadurch möglicher Muskelschwäche und Störungen der Herzfunktion, insbesondere bei gleichzeitiger Einnahme von Herzglykosiden, Diuretika und Nebennierenrindensteroiden. Eine Melanosis coli bildet sich in der Regel nach Absetzen der Droge zurück.

Interaktionen: Bei Langzeitanwendung durch Kaliummangel Verstärkung der Wirkung von Herzglykosiden sowie Beeinflussung der Wirkung von Antiarrhythmika möglich. Kaliumverluste können durch Thiaziddiuretika, Nebennierenrindensteroide und Süßholzwurzel verstärkt werden.

Dosierung: Tagesdosis 20–30 mg Hydroxyanthracen-Derivate, berechnet als Glucofrangulin A. Die individuell richtige Dosierung ist die geringste, die erforderlich ist, um einen weichgeformten Stuhl zu erzeugen.

Darreichungsformen: Zerkleinerte Droge für Aufgüsse, Abkochungen, Kaltmazerate oder Elixiere. Flüssige und feste Darreichungsformen ausschließlich zur Einnahme. Die Darreichungsform sollte auch eine geringere als die übliche Tagesdosis erlauben.

Anwendungsdauer: Kreuzdornbeeren sind ein die Darmschleimhaut reizendes Abführmittel und dürfen daher nicht länger als 1–2 Wochen eingenommen werden, da ansonsten die Darmträgheit verstärkt werden kann.

> Kreuzdornbeeren sollten nur dann eingesetzt werden, wenn durch eine Ernährungsumstellung oder mit Quellmitteln (☞ 7.1.4) kein therapeutischer Effekt zu erzielen ist.
> Da die Wirkung oft schwer zu regulieren ist, kann die Anwendung von Kreuzdornbeeren nur eingeschränkt empfohlen werden. Schon bei mäßig hohen Dosen können heftige Reaktionen mit Erbrechen und krampfartigen Bauchschmerzen auftreten. Insbesondere die Anwendung als Teeaufguß kann nicht mehr empfohlen werden, da es dabei zu heftigem Bauchgrimmen kommen kann.

▶ Kümmelfrüchte/-öl (Carvi fructus/- aetheroleum)

Wirksamkeitsbestimmende Inhaltsstoffe: 3–7 % ätherisches Öl mit 50–65 % (D)-(+)-Carvon und anderen Monoterpenen wie (+)-Limonen (bis zu 45 %).

Wirkungen:
- spasmolytisch
- antimikrobiell
- *Förderung der Magensaftsekretion*
- *karminativ*
- *durchblutungsfördernd (Magen-Darm-Schleimhaut)*
- *appetitanregend*

Wirkmechanismus: Aromatikum (Ätherisch-Öl-Droge) ☞ 7.1.2

- spasmolytisch: Hemmung der Calciummobilisierung, evtl. direkte Hemmung des Calciumeinstroms in die Zellen der glatten Muskulatur des Magen-Darm-Trakts

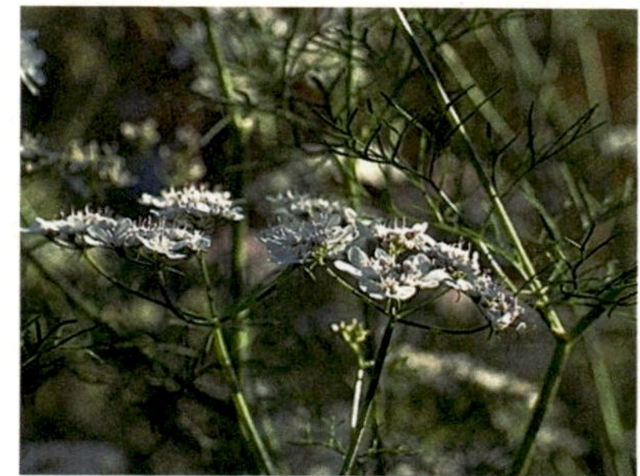

Wiesen-Kümmel (Carum carvi L.) [U224]

Indikationen (nach Kommission E):

- dyspeptische Beschwerden wie leichte krampfartige Beschwerden im Magen-Darm-Bereich, Blähungen und Völlegefühl ☞ 7.5.1

Kontraindikationen: Keine bekannt.

Nebenwirkungen: Keine bekannt. *Bei Überdosierung zentrale Erregung, Schwindel, Bewußtseinsstörung möglich.*

Interaktionen: Keine bekannt.

Dosierung: Tagesdosis 1,5–6 g Droge bzw. 3–6 Tr. ätherisches Kümmelöl; Zubereitungen entsprechend.

Darreichungsform: Frisch zerkleinerte Droge für Aufgüsse sowie andere galenische Zubereitungen zum Einnehmen. Ätherisches Öl sowie dessen galenische Zubereitungen zum Einnehmen. *Ganze Früchte zum Kauen. Das ätherische Öl kann auch in 10%iger Lsg. (z.B. in Olivenöl) auf die Bauchhaut, insbesondere bei Sgl. und Kleinkdr., eingerieben bzw. einmassiert werden. In der Regel werden beim üblichen Würzen die therapeutischen Dosen nicht erreicht, je nach verwendeter Menge können die genannten Wirkungen jedoch durchaus auftreten.*

✓ Kümmelfrüchte unmittelbar vor der Verwendung anstoßen (quetschen), da sich das ätherische Öl in sogenannten Sekreträumen innerhalb der Frucht befindet und nur bei zerkleinerten bzw. angestoßenen Früchten in das Extraktionsmedium (Wasser, Ethanol) übergehen kann.
Kümmel gehört zu den stärkeren Karminativa und ist stärker wirksam als Fenchel und Anis.
Kümmelöl ist Bestandteil des Vier-Winde-Öls, das v.a. von Hebammen bei Sgl. und Kleinkdr., die unter Blähungen und Bauchschmerzen leiden, empfohlen wird. Das Vier-Winde-Öl vorsichtig um den Nabel herum einmassieren.
Durch Kauen von Kümmelfrüchten kann übler Mundgeruch gemindert werden.

ESCOP-Monographie Caraway (Carvi fructus)

- **Therapeutic indications: Internal use:** Spasmodic gastro-intestinal complaints, flatulence. Flatulent colic of infants. Roemheld's syndrome. **External use:** Flatulent colic of infants.

2

K

- **Dosage: Drug: Internal use:** *Adults and children over 10 years:* 1–5 g caraway is crushed directly before use, covered with 150 ml of boiling water and left for 10–15 minutes covered. A cup of warm tea is taken 4 times daily between meals. Other equivalent preparations. *Children from 4–10 years:* 1.0–4.0 g of caraway daily. *Children from 1–4 years:* 1.0–2.0 g of caraway daily or 1 teaspoonful of infusion in the bottle. *Children up to 1 year:* 1.0 g of caraway daily or 1 teaspoonful of infusion in the bottle. **Caraway oil for flatulent colic of children: Internal use:** 0.05–0.2 ml as caraway water. **External use:** 10 % in a carrier oil, for example olive oil.

▶ Kürbissamen (Cucurbitae peponis semen)

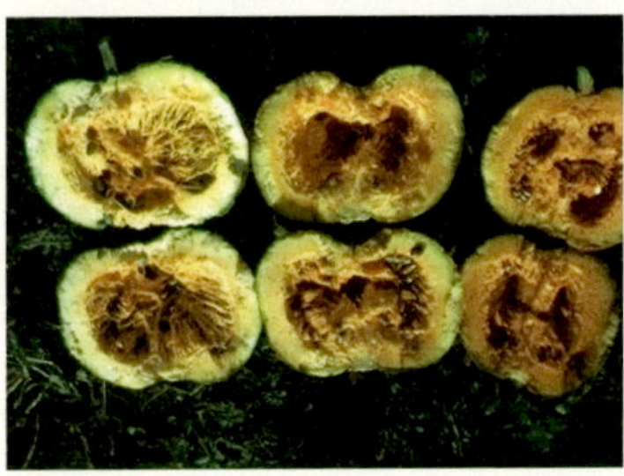
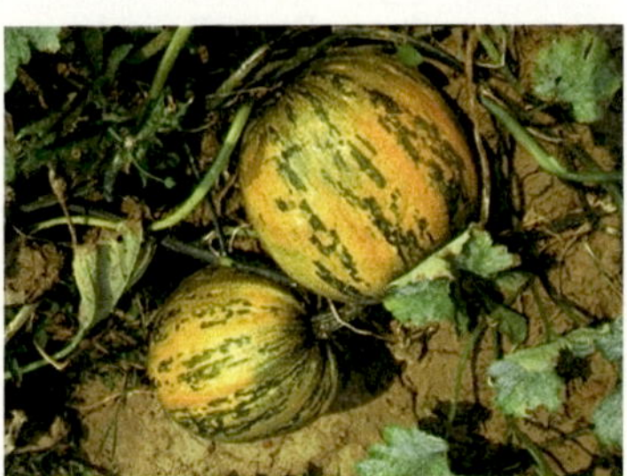

Gewöhnlicher Kürbis (Cucurbita pepo L.) [M222]

Wirksamkeitsmitbestimmende Inhaltsstoffe: δ-7-Phytosterole in freier und glykosidisch gebundener Form, β- und γ-Tocopherol, Mineralstoffe (z.B. Selen), fettes Öl mit bis zu 64 % Linolsäure, 25 verschiedene Aminosäuren (darunter Cucurbitin).

Wirkungen:

- *prostatotrop über endokrine Wirkmechanismen (Hemmung der 5-α-Reduktase und der Bindung von DHT an zelluläre Rezeptoren)*
- *antiphlogistisch und antikongestiv im Prostatagewebe*
- *diuretisch (aquaretisch)*
- *antimikrobiell (experimentell nachgewiesen)*
- *antioxidativ*
- *blasenkräftigend (Stärkung des Detrusors)*

Wirkmechanismus: Miktionsbeeinflussende Arzneipflanze ☞ 8.1.3, Tab. 2.3

Indikationen (nach Kommission E):

- Reizblase ☞ 8.3.1
- Miktionsbeschwerden bei Prostataadenom (Stadium I–II nach Alken) ☞ 8.5.1

Weitere Indikationen aufgrund klinischer Studien:

- Enuresis nocturna et diurna ☞ 3.6.1

Kontraindikationen: Keine bekannt.

Nebenwirkungen: Keine bekannt.

Interaktionen: Keine bekannt.

2
K

Inhaltsstoffe und deren Wirkmechanismen von Kürbissamen	
Bestandteil	**Wirkmechanismus**
δ-7-Sterole in freier und glykosidisch gebundener Form	Hemmung der Bindung von Dihydrotestosteron (DHT) an zelluläre Rezeptoren Reduktion von DHT im Prostatagewebe Normalisierung prostatischer Stoffwechselparameter
Selen	Antiphlogistisch durch Radikalfänger-Eigenschaften
Linolsäure	Vorläufer von Prostaglandin E_2 und $F_{2\alpha}$, die eine Rolle bei der Regulation von Detrusor-Sphinkter-Interaktionen spielen
Carotinoide	Sauerstoffradikalfänger
Magnesiumsalze	Verbesserung neuromuskulärer Funktionen
Tocopherole	Kräftigung von Bindegewebe und Muskulatur

Tab. 2.3

Dosierung: Mittlere Tagesdosis 10 g Samen; Zubereitungen entsprechend.

Darreichungsform: Ganze oder grob zerkleinerte Samen sowie andere galenische Zubereitungen zum Einnehmen.

Kürbissamen bessern nur die Beschwerden bei einer vergrößerten Prostata, ohne die Vergrößerung zu beheben. Daher muß in regelmäßigen ein Arzt zur Kontrolle aufgesucht werden.

✓ Zur therapeutischen Anwendung empfiehlt sich ausschließlich der Einsatz von Spezialzüchtungen (Cucurbita pepo L. convar. citrullinina GREB. var. styriaca GREB. in Form der Granufink Kürbiskerne), da sonst keine ausreichenden Wirkstoffkonzentrationen erreicht werden und die einzelnen im Handel befindlichen Kürbissorten sich deutlich im Spektrum der wirksamkeitsmitbestimmenden Inhaltsstoffe unterscheiden. Dies ist in erster Linie der Grund für die kontroverse Diskussion zur Wirksamkeit von Kürbissamen.

Kürbis ist die am längsten verwendete Droge zur symptomatischen Behandlung der Prostatahyperplasie und eignet sich gut zur Langzeitanwendung, da Nebenwirkungen auch bei längerer Einnahmedauer bisher nicht beschrieben wurden und Kürbissamen bzw. Kürbiskernöl auch eine diätetische Bedeutung besitzen.

▶ Lärchenterpentin (Terebinthina Laricina)

Wirksamkeitsmitbestimmende Inhaltsstoffe: Ca. 20 % ätherisches Öl mit verschiedenen Terpenderivaten (darunter α-Pinen, Borneol), 50–65 % Harzsäuren.

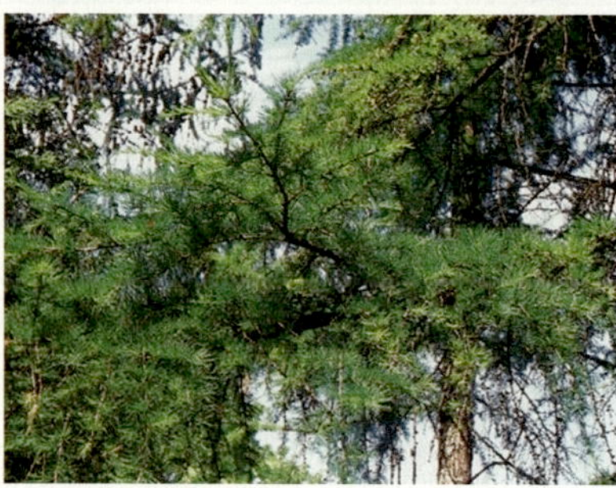

Europäische Lärche (Larix decidua MILLER) [O225]

Wirkungen:
- hyperämisierend
- antiseptisch
- *bronchosekretolytisch (Inhalation)*

Wirkmechanismus: Aromatikum (Ätherisch-Öl-Droge) ☞ 6.1.1, 12.1.1
- sekretolytisch: Absorption und direkte Wirkung auf die Sekretionsdrüsen sowie reflektorische Stimulation der Bronchialsekretion über den N. vagus

Indikationen (nach Kommission E):
- rheumatische Beschwerden ☞ 10.4
- neuralgische Beschwerden ☞ 11.4
- katarrhalische Erkrankungen der Luftwege ☞ 6.2.2
- Furunkel ☞ 12.5.2

Kontraindikationen: Überempfindlichkeit gegenüber ätherischen Ölen. Bei Inhalation akute Entzündungen der Atmungsorgane.

Nebenwirkungen: Bei topischer Applikation allergische Hautreaktionen möglich.

Interaktionen: Keine bekannt.

Dosierung: Bei äußerer Anwendung in flüssigen und halbfesten Zubereitungen 10–20%ig.

Darreichungsform: Einreibungen in Form von Salben, Gelen, Emulsionen und Ölen.

▶ Lavendelblüten (Lavandulae flos)

Wirksamkeitsmitbestimmende Inhaltsstoffe: Mind. 1,5 % ätherisches Öl (mit den Hauptbestandteilen Linalylacetat, Linalool, Campher, β-Ocimen, 1,8-Cineol), ca. 12 % Lamiaceen-Gerbstoffe (darunter Rosmarinsäure).

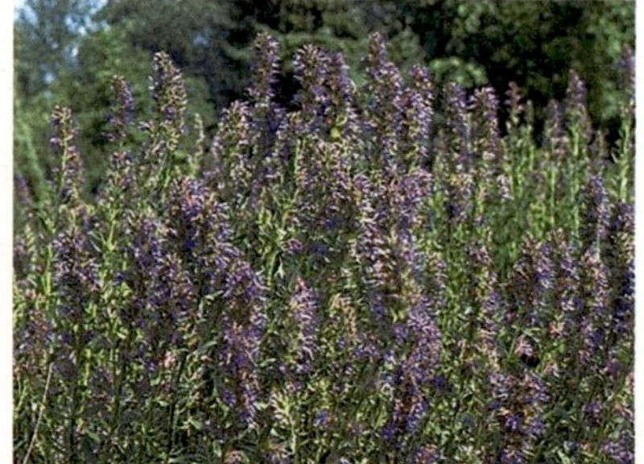

Lavendel (Lavandula angustifolia MILLER) [U224]

Wirkungen:
- sedativ (innere Anwendung)
- karminativ (innere Anwendung)
- *cholagog*
- *äußerlich hyperämisierend*

Wirkmechanismus: Aromatikum (Ätherisch-Öl-Droge) ☞ 7.1.2

Indikationen (nach Kommission E):
- Unruhezustände (innere Anwendung) ☞ 3.3.1, 3.3.2
- Einschlafstörungen (innere Anwendung) ☞ 3.2.1., 3.2.2.
- funktionelle Oberbauchbeschwerden (nervöser Reizmagen, Roemheld-Syndrom, Meteorismus, nervöse Darmbeschwerden) (innere Anwendung) ☞ 7.5.1
- funktionelle Kreislaufstörungen (Bäder) ☞ 4.5.2

Weitere Indikationen in der Erfahrungsheilkunde und Volksmedizin:
- Beruhigung von Sgl. und Kleinkdr. (Inhalationen) ☞ 3.3.2

Kontraindikationen: Keine bekannt.

Nebenwirkungen: Keine bekannt.

Interaktionen: Keine bekannt.

Dosierung: Bei innerer Anwendung: Als Tee 1–2 TL Droge pro Tasse. Als Lavendelöl 1–4 Tr. (ca. 20–80 mg) z.B. auf einem Stück Würfelzucker. Bei äußerer Anwendung als Badezusatz 20–100 g Droge auf 20 l Wasser.

Darreichungsform: Als Droge zur Zubereitung eines Teeaufgusses, als Extrakt sowie als Badezusatz.

✓ Kombinationen mit anderen beruhigend und/oder karminativ wirksamen Drogen wie Passionsblumenkraut oder Baldrianwurzel können sinnvoll sein. Ätherisches Lavendelöl ist außerdem ein gutes Repellent; entweder direkt oder in 70%igem Ethanol 1:1 gelöst anwenden.
Von Aromatherapeuten wird ätherisches Lavendelöl mit großem Erfolg zur Behandlung von klein- bis mittelflächigen Wunden eingesetzt und von Hebammen in der Geburtshilfe.

In der französischen Volksmedizin werden bei unruhigen Sgl. und Kleinkdr. gebundene Lavendelsträußchen oder Lavendelblütenduftsäckchen in deren Nähe aufgehängt. Vermutlich beruhigt die inhalative Aufnahme von Linalylazetat.

▶ Lebensbaumtriebspitzen, abendländische (Thujae summitates)

Wurde von der Kommission E nicht bearbeitet, besitzt jedoch eine positive Monographie der Kommission D (Kommission für Homöopathika). Wichtige Droge in der Volksmedizin.

Wirksamkeitsmitbestimmende Inhaltsstoffe: Ätherisches Öl mit α- und β-Thujon, Desoxypodophyllotoxin, Gerbstoffe, Harze, Thujin, Thujugin.

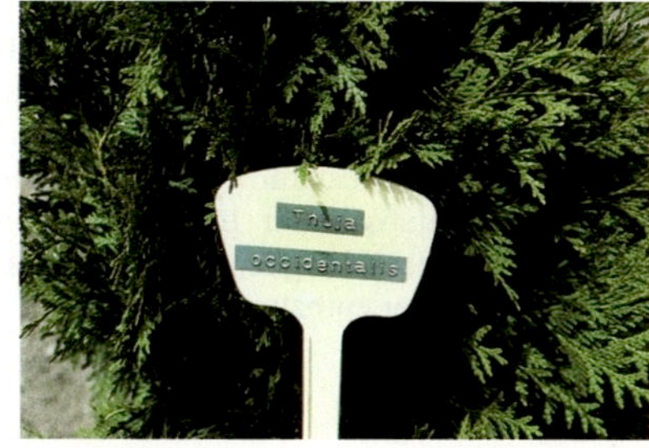

Morgenländischer Lebensbaum (Thuja occidentalis L.) [M222]

2
L

Wirkungen:
- virustatisch (vermutlich durch α- und β-Thujon, Desoxypodophyllotoxin)
- immunmodulierend (experimentell nachgewiesen)

Wirkmechanismus: Aromatikum (Ätherisch-Öl-Droge) ☞ 12.1.1

Indikationen (nach Kommission E): Keine.

Indikationen in der Erfahrungsheilkunde und Volksmedizin:
- Warzen ☞ 12.8.1
- Stärkung der Immunabwehr

Kontraindikationen: Nephritis, Schwangerschaft, Stillzeit, Kdr. unter 12 Jahren.

Nebenwirkungen: Bei höherer Dosierung und bei oraler Aufnahme höherer Dosen (z.B. ≥ 4 mg in 1 ml) klonisch-tonische Krämpfe, degenerative Veränderungen von Leber und Niere möglich.

Interaktionen: Keine bekannt.

Dosierung: Mehrmals tgl. 1 ml zur äußerlichen Pinselung. Innerliche Anwendung in Kombinationspräparaten.

Darreichungsform: Die alkoholische Tinktur zur Pinselung.

✓ Die Behandlung hat nur bei kleinen Warzen Aussicht auf Erfolg, bei großen ist die Wirksamkeit nicht ausreichend.

▶ Leinsamen (Lini semen)

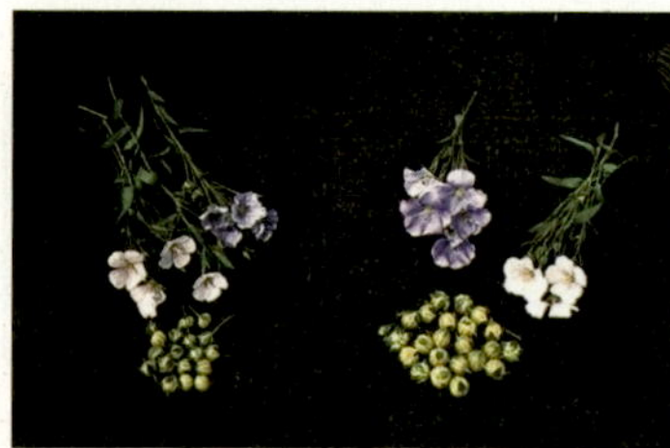

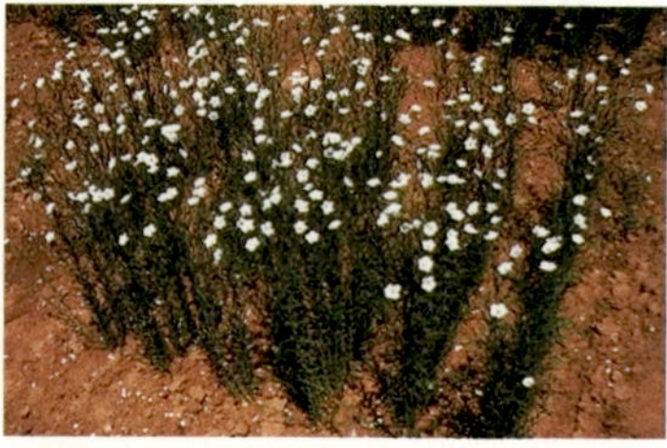

Saat-Lein, syn. Flachs (Linum usitatissimum L.) [M222]

Wirksamkeitsmitbestimmende Inhaltsstoffe: Ca. 25 % Ballaststoffe (bestehend aus 10 % schwer verdaulichen Polysacchariden, Hemizellulose, Zellulose, Lignin), 30–45 % fettes Öl (darunter 52–76 % Linol- und Linolensäureester), 25 % Eiweiß, Linustatin bzw. Linamarin (= cyanogene Glykoside), LUTI (= Linum usitatissimum trypsin inhibitor). Die Droge sollte ausreichend Schleim, d.h. nach Möglichkeit die Quellzahl 6 erreichen, und mind. 52–76 % Linolensäureester enthalten.

Wirkungen:
- peristaltikanregend
- laxierend
- schleimhautprotektiv

Wirkmechanismus: Füll- und Quellstoffdroge ☞ 7.1.4
- regulierend auf die Darmperistaltik bei Obstipation: unbehinderte Passage der Leinsamen bis in den Dickdarm → Polysaccharide in den Epidermiszellen von Leinsamen haben eine sehr hohe Wasserbindungskapazität → Einlagerung von Wasser in die Polysaccharide der Leinsamen-Epidermis → Volumenzunahme bis auf das 4–8fache → erhöhter Füllungsdruck → Dehnungsreflex in der Darmwand auf den Plexus myentericus (Auerbach-Plexus) → Auslösung der Darmperistaltik durch Kontraktion der Ringmuskulatur
- regulierend auf die Darmperistaltik bei Diarrhoe:
  - unbehinderte Passage der Leinsamen bis in den Dickdarm → Polysaccharide in den Epidermiszellen von Leinsamen haben eine sehr hohe Wasserbindungskapazität → Bindung der überschüssigen Flüssigkeit im Darm → Konsistenzsteigerung des Stuhls
  - bei entzündlichen Darmerkrankungen Bindung der Bakterientoxine durch die Schleimpolysaccharide und Schutz der Darmschleimhaut vor weiteren Schädigungen → Rückgang der Stuhlfrequenz und Verlangsamung der Darmpassage
- antikarzinogen (präventiv):
  - kürzere Verweildauer und Verdünnung des Stuhls im Darm → verkürzte Kontaktzeit der Karzinogene mit der Darmschleimhaut
  - verminderte bakterielle Umwandlung von primären in sekundäre Gallensäuren (gelten als Prokarzinogene)
  - Bindung von Karzinogenen an die Ballaststoffe (hypothetisch)
- kolonprotektiv: teilweiser Abbau der Ballaststoffe durch Darmbakterien zu kurzkettigen, leicht flüchtigen Fettsäuren, die von den Kolonschleimhaut resorbiert werden
- Vermehrung der Bakterienflora durch Schaffung eines sanierten Darmmilieus

Indikationen (nach Kommission E):
- habituelle Obstipation (innere Anwendung) ☞ 7.10.1
- durch Abführmittel geschädigtes Kolon (innere Anwendung) ☞ 7.10.1
- Colon irritabile (innere Anwendung) ☞ 7.9.1
- Divertikulitis (innere Anwendung)
- bei Gastritis und Enteritis als Schleimzubereitung (innere Anwendung) ☞ 7.7.1, 7.8.1
- bei lokalen Entzündungen (äußere Anwendung als Kataplasma) ☞ 12.12

Weitere Indikationen in der Erfahrungsheilkunde:
- funktionelle Oberbauchbeschwerden
- neuro-vegetativer Reizmagen (Leinsamenschleim)

Kontraindikationen: Ileus jeder Genese.

Nebenwirkungen: Bei Beachtung der Dosierungsanleitung, v.a. bei gleichzeitiger Aufnahme einer ausreichenden Flüssigkeitsmenge (1:10), keine bekannt.

Interaktionen: Wie bei jedem Muzilaginosum ist eine verminderte Resorption anderer Arzneistoffe möglich.

Dosierung: Bei innerer Anwendung 2–3 x tgl. 1 EL unzerkleinerten oder „aufgeschlossenen" (= nicht geschroteten) Leinsamen zusammen mit jeweils ca. 150 ml Flüssigkeit einnehmen bzw. 2–3 EL eines geschroteten bzw. zerkleinerten Leinsamens zur Zubereitung eines Leinsamenschleims. *Tages-*

dosis 45 g. Dosierung für Kdr. laut einer Empfehlung von ca. 100 Kinderärzten: 1–4 Jahre 2–3 x tgl. 2–4 g, 4–10 Jahre 2–3 x tgl. 3–6 g, 10–15 Jahre 2–3 x tgl. 6–10 g. Höhere Dosierungen, die mit reichlich Flüssigkeit verabreicht werden, haben in der Regel keine unerwünschten Nebenwirkungen. Bei äußerer Anwendung 30–50 g Leinsamenmehl als feucht-heißes Kataplasma bzw. als feucht-heiße Kompresse.

Darreichungsform: Bei innerer Anwendung als ganzer Samen, als geschroteter Samen, als „aufgebrochener" Samen bzw. als sogenannter „aufgeschlossener" Samen, bei dem lediglich Cuticula und Schleimepidermis angequetscht sind (sogenanntes Linusit-Verfahren), als Leinsamenschleimzubereitung und andere galenische Darreichungsformen. Bei äußerer Anwendung als Leinsamenmehl bzw. Leinsamenexpeller.

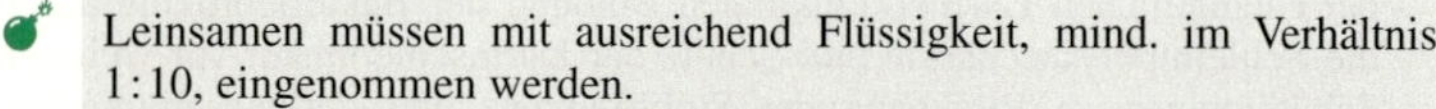

Leinsamen müssen mit ausreichend Flüssigkeit, mind. im Verhältnis 1:10, eingenommen werden.
Andere Medikamente erst nach einem Zeitraum von mind. 30 Min., besser noch 60 Min. einnehmen, da durch den Leinsamen-Schleim eine ausreichende Resorption verhindert werden kann.
Nicht zusammen mit Milch einnehmen, da diese nicht in die Schleimstoffe eingelagert wird und somit zu keiner Quellung führt.
Bei insulinpflichtigen Diabetikern kann eine Reduzierung der Insulindosis notwendig werden.

✓ Goldfarbene Samen (spezielle Züchtung nur für humanmedizinische Verwendung) sind aufgrund der höheren Quellungszahl und anderen Qualitätsmerkmalen den braunen Samen sowohl in ihrer Wirksamkeit als auch geschmacklich überlegen.
Durch Leinsamen besteht keine potentielle Vergiftungsmöglichkeit mit Blausäure. Zwar spaltet das Enzym Linamarase die in Leinsamen enthaltenen cyanogenen Glykoside Linustatin und Neolinustatin in Blausäure und Zucker. In mehreren toxikologischen und klinischen Untersuchungen (u.a. bei Einnahme von 110 g Leinsamen als Einzeldosis) konnte nachgewiesen werden, daß im sauren Milieu des Magens keine Blausäure entsteht, da das für die Glykosidspaltung verantwortliche Enzym durch die Magensäure inaktiviert wird.
Zur Behandlung der chronischen Obstipation die Leinsamen nicht vorquellen lassen, da die Volumenzunahme erst im Darm erfolgen soll, damit ein optimaler Dehnungsreiz entsteht.
Zahnprothesenträger müssen die Leinsamen nach der Einnahme sorgfältig hinunterspülen, um zu verhindern, daß sich einzelne Leinsamen in der Prothese verfangen und dort quellen.

ESCOP-Monographie Linseed (Lini semen)

- **Therapeutic indications: Internal use:** Constipation. Irritable bowel syndrome. Diverticular disease. Symptomatic short-term treatment of gastritis and enteritis. **External use:** Painful skin inflammations.
- **Dosage:** *Adults and children over 12 years:* **Internal use:** As a laxative: 5 g whole, fine-cracked or freshly crushed seeds; soaked in water and taken with a glassful of liquid 3 times daily. The effect starts 18–24 hours later. As a demulcent for gastritis and/or enteritis: For a mucilaginous preparation soak

5–10 g whole linseed in 150 ml water, strain after 20–30 minutes. **External use:** 30–50 g crushed or powdered seed (may be de-fatted) as a warm poultice or warm compress. *Children from 6–12 years:* Half the adult dose. *Children under 6 years:* To be treated under medical supervision only.

▶ Liebstöckelwurzel (Levistici radix)

Wirksamkeitsmitbestimmende Inhaltsstoffe: 0,4–1,7 % ätherisches Öl mit dem Hauptinhaltsstoff Ligustilid (24–62 %), Cumarinderivate, Furanocumarine (Bergapten, Psoralen), Phenolcarbonsäuren, chemo- und thermolabiles Polyacetylen (+)-Falcarindiol.

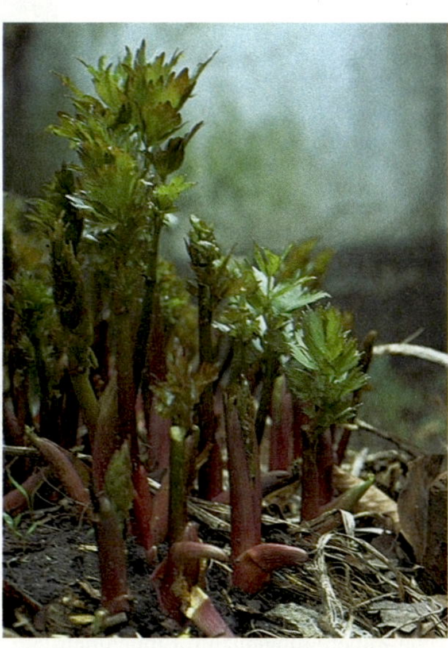

Maggi-Pflanze (Levisticum officinale KOCH) [U224]

Wirkungen:
- spasmolytisch
- *diuretisch (aquaretisch)*
- *karminativ*

Wirkmechanismus: Aquaretikum ☞ 8.1.1

Indikationen (nach Kommission E):
- Durchspülungstherapie bei entzündlichen Erkrankungen der ableitenden Harnwege ☞ 8.2.1
- vorbeugend bei Nierengrieß ☞ 8.4.1

Kontraindikationen: Akute entzündliche Erkrankungen des Nierenparenchyms, Ödeme infolge eingeschränkter Herz- oder Nierenfunktion.

Nebenwirkungen: Keine bekannt. Wegen photosensibilisierender Eigenschaften sollte bei längerer Anwendung von Liebstöckelwurzel auf eine intensive UV-Bestrahlung sowie intensives Sonnenbaden verzichtet werden.

Interaktionen: Keine bekannt.

Dosierung: Tagesdosis 4–8 g Droge; Zubereitungen entsprechend.

Darreichungsform: Zerkleinerte Droge sowie andere galenische Zubereitungen zum Einnehmen.

Bei einer Durchspülungstherapie muß auf eine ausreichende Flüssigkeitszufuhr von mind. 2 l/Tag geachtet werden.
Bei längerer Anwendung sollte auf UV-Bestrahlung sowie intensives Sonnenbaden wegen des Gehalts an Furanocumarinen mit den photosensibilisierenden Eigenschaften verzichtet werden.

2
L

▸ Lindenblüten (Tiliae flos)

Wirksamkeitsmitbestimmende Inhaltsstoffe: Ca. 1% Flavonoide, ca. 10 % Schleimstoffe (Polysaccharide), ca. 2 % Gerbstoffe, ätherisches Öl, Kaffeesäurederivate.

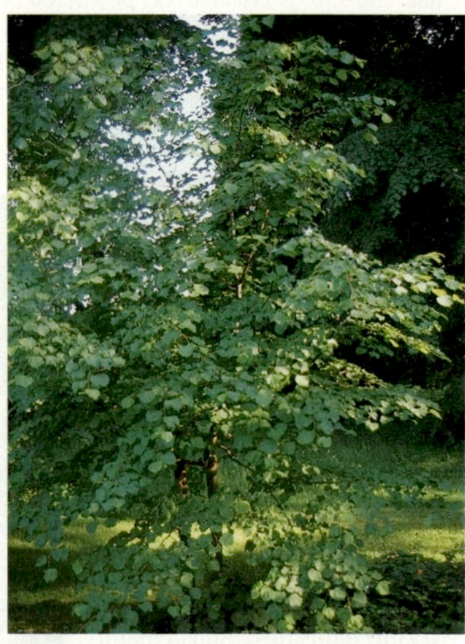
Winter-Linde, Sommer-Linde (Tilia cordata MILLER, Tilia platyphyllos SCOPOLI) [O225]

Wirkungen:
- diaphoretisch
- *reizlindernd*
- *expektorierend*

Wirkmechanismus: Unbekannt.

Indikationen (nach Kommission E):
- Erkältungskrankheiten ☞ 6.2.1
- trockener Reizhusten ☞ 6.7.1

Kontraindikationen: Keine bekannt.

Nebenwirkungen: Keine bekannt.

Interaktionen: Keine bekannt.

Dosierung: Tagesdosis 2–4 g Droge; Zubereitungen entsprechend.

Darreichungsform: Zerkleinerte Droge für Teeaufgüsse sowie andere galenische Zubereitungen zum Einnehmen.

Arzneibuch-Lindenblüten werden relativ häufig mit den Blüten der Silberlinde (Tilia tormentosa MOENCH) verfälscht, weil die Silberlinde als Alleebaum häufiger vorkommt als die Sommer- oder Winterlinde. Die Verfälschungen besitzen nicht nur einen abweichenden Geruch und Geschmack, sondern sind auch aus arzneilicher Sicht minderwertig.

▸ Löwenzahnwurzel mit -kraut (Taraxaci radix cum herba)

Wirksamkeitsmitbestimmende Inhaltsstoffe: Bitterstoffe (Lactucopikrin = Taraxacin, Eudesmolide, Germacronolide = Sesquiterpene), Triterpene (z.B. Taraxasterol), Phytosterole, Flavonoide, Phenylcarbonsäuren.

Wirkungen:
- choleretisch
- diuretisch (aquaretisch)
- appetitanregend
- *Steigerung der Magensaftsekretion*
- *antiphlogistisch*
- *spasmolytisch*
- *stoffwechselanregend*

Wirkmechanismus: Amarum (Bitterstoffdroge) ☞ 7.1.1, Aquaretikum ☞ 8.1.1.

Indikationen (nach Kommission E):
- Störungen des Galleflusses ☞ 7.12.1
- Anregung der Diurese ☞ 8.2
- Appetitlosigkeit ☞ 7.4
- dyspeptische Beschwerden wie Völlegefühl und Blähungen ☞ 7.5.1

Kontraindikationen: Verschluß der Gallenwege, Gallenblasenempyem, Ileus. Bei Gallensteinleiden nur nach Rücksprache mit dem behandelnden Arzt anwenden.

Nebenwirkungen: Wie bei allen bitterstoffhaltigen Drogen superazide Magenbeschwerden möglich. Nach dem Kontakt mit dem Milchsaft wurden selten Kontaktallergien, bedingt durch Sesquiterpenlaktone, beobachtet.

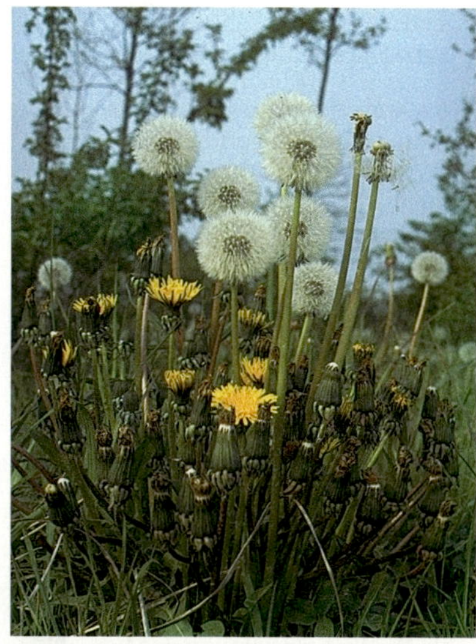

Gemeiner oder Wiesen-Löwenzahn (Taraxacum officinale G. H. WEBER ex WIGGERS s. l.) [U224]

Interaktionen: Keine bekannt.

Dosierung: Als Aufguß 1 EL der geschnittenen Droge auf 1 Tasse Wasser geben. Als Abkochung 3–4 g geschnittenen oder gepulverte Droge auf 1 Tasse Wasser. Als Tinktur 3 x tgl. 10–15 Tr. *Als Frischpflanzenpreßsaft 3 x tgl. ca. 20 ml.*

Darreichungsform: In flüssigen und festen Darreichungsformen zur oralen Anwendung.

Wegen der diuretischen Wirkung empfiehlt es sich, Löwenzahn-Präparate nicht abends einzunehmen.

ESCOP-Monographie Dandelion Leaf (Taraxaci herba)
- **Therapeutic indications:** As an adjunct to treatments where enhanced urinary output is desirable, for example, rheumatism and the prevention of renal gravel.
- **Dosage:** *Adults:* 4–10 g of the drug or as an infusion, 3 times daily; 2–5 ml of tincture (1:5, ethanol 25 % V/V), 3 times daily; 5–10 ml of juice from fresh leaf, twice daily.

ESCOP-Monographie Dandelion Root (Taraxaci radix)
- **Therapeutic indications:** Restoration of hepatic and biliary function, dyspepsia, loss of appetite.
- **Dosage:** *Adults:* 3–5 g of the drug or 5–10 ml of the tincture (1:5, ethanol 25 % V/V) 3 times daily.

2

M

▶ Mädesüßblüten/-kraut (Spiraeae ulmariae flos/- herba, syn. Filipendulae ulmariae flos/- herba)

Wirksamkeitsmitbestimmende Inhaltsstoffe: Ätherisches Öl (mit ca. 75 % Salicylaldehyd), Phenylglykoside (Glykoside des Salicylaldehyds und des Salicylsäuremethylesters), Benzylalkohol, bis zu 5 % Flavonoide (darunter Spiraeosid und weitere Quercetinderivate), Gerbstoffe.

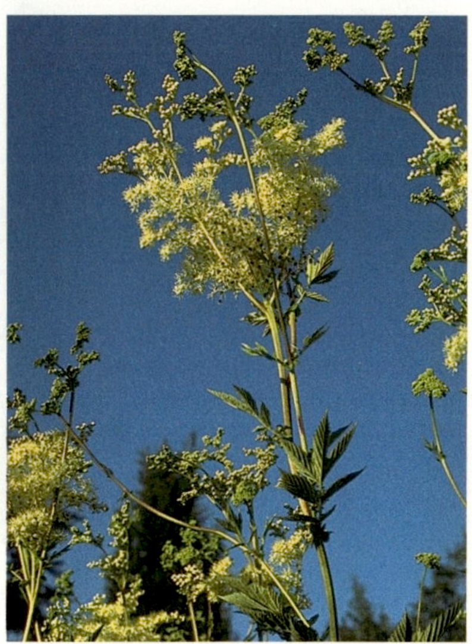

Mädesüß, syn. Spierstaude (Filipendula ulmaria L. MAXIMOWICZ, syn. Spiraea ulmaria L.) [U224]

Wirkungen:
- *antiphlogistisch*
- *adstringierend*
- *antipyretisch*

Wirkmechanismus:
- antiphlogistisch, antipyretisch: aus dem Salicylsäurealdehyd als Prodrug entsteht durch Metabolisierung in der Leber Salicylsäure → hemmt die Cyclooxygenase

Indikationen (nach Kommission E):
- adjuvant bei Erkältungskrankheiten  6.2.1

Kontraindikationen: Bekannte Salicylatüberempfindlichkeit (aufgrund der enthaltenen Salicylate).

Nebenwirkungen: Keine bekannt.

Interaktionen: Keine bekannt.

Dosierung: Tagesdosis 2,5–3,5 g Mädesüßblüten bzw. 4–5 g Mädesüßkraut; Zubereitungen entsprechend.

Darreichungsform: Zerkleinerte Droge und andere galenische Zubereitungen für Teeaufgüsse. Mehrmals tgl. 1 Tasse Teeaufguß möglichst heiß trinken.

✓ Die Mädesüßblüten haben eine stärkere Wirkung als das Mädesüßkraut, da sie wesentlich mehr Salicylaldehyd und Salicylsäuremethylester enthalten.

ESCOP-Monographie Meadowsweet (Spiraeae ulmariae herba)
- **Therapeutic indications:** As a supportive therapy for colds. Also used to enhance the renal elimination of water, although published scientific evidence does not adequately support this indication.
- **Dosage:** Unless otherwise prescribed, the daily dosage as a tea infusion is: *Adults:* 2–6 g drug daily. *Children from 1–4 years:* 1–2 g drug daily. *Children from 4–10 years:* 2–3 g drug daily. *Children from 10–16 years:* Adult dose.

▶ Mäusedornwurzelstock (Rusci aculeati rhizoma)

Wirksamkeitsmitbestimmende Inhaltsstoffe: 4–6 % Steroidsaponine (darunter das Spirostanolglykosid Ruscin und das Furostanolglykosid Ruscosid), Phytosterole, Triterpene.

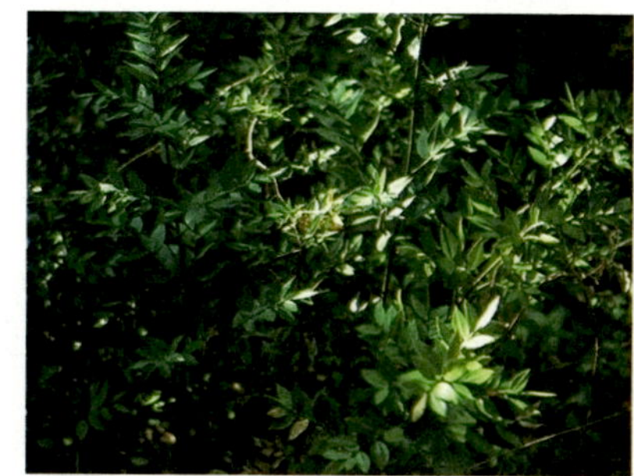

Stechender Mäusedorn (Ruscus aculeatus L.) [M222]

Wirkungen:

- Erhöhung des Venentonus
- kapillarabdichtend
- antiphlogistisch
- diuretisch (aquaretisch)
- *α-sympathomimetische und indirekt sympathomimetische Wirkungen*

Wirkmechanismus: Ruscin und Ruscosid wirken ähnlich wie β-Aescin in Roßkastanienextrakt

- antiexsudativ: Ruscin erniedrigt die im Blut von Venenkranken stark erhöhte Konzentration von lysosomalen Enzymen, die Gefäßwände im Kapillarbereich schädigen und zum Abbau von Gerüstsubstanz im Kollagen (Glykokalyx) der Venenwände führen → höhere Durchlässigkeit für Flüssigkeit und Eiweißstoffe in der Endstrombahn wird durch Ruscin und Ruscosid reduziert. Diese verhindern die Enzymfreisetzung, indem sie die Membran der Lysosomen stabilisieren.
- venentonisierend: durch Ruscin in hohen Dosen durch Angriff an spezifischen Endothelrezeptoren.

Indikationen (nach Kommission E):

- adjuvant bei chronisch venöser Insuffizienz (v. a. bei Schmerzen, Schweregefühl in den Beinen, nächtlichen Wadenkrämpfen, Juckreiz, Schwellung) ☞ 5.3.1, 5.3.2, 5.5.1, 5.5.2
- adjuvant bei Hämorrhoiden (v. a. bei Juckreiz, Brennen) ☞ 12.19.1, 12.19.2

Kontraindikationen: Keine bekannt.

Nebenwirkungen: Gelegentlich Magenbeschwerden, Übelkeit.

Interaktionen: Keine bekannt.

Dosierung: Tagesdosis nativer Gesamtextrakt entsprechend 7–11 mg Gesamtruscogeninen (bestimmt als Summe von Neoruscogenin und Ruscogenin nach fermentativer oder Säure-Hydrolyse).

Darreichungsform: Extrakte sowie deren Zubereitungen zum Einnehmen. *Die Droge kann nur in Form von standardisierten Fertigarzneimitteln mit einem standardisierten Mindestgehalt an Steroidsaponinen eingenommen werden.*

✓ Die Therapie sollte aufgrund der ärztlichen Erfahrungen über mehrere Monate erfolgen.
Mäusedornwurzelextrakt ist zwar nicht so gründlich untersucht wie Roßkastanienextrakt, aufgrund seiner besseren Magenverträglichkeit ist er aber eine echte und wissenschaftlich vertretbare Alternative für Patienten, ➡

die auf die Einnahme von Roßkastanienextrakten mit Übelkeit bzw. Magenbeschwerden reagieren (zumal für Mäusedornwurzelextrakte klinische Studien existieren).

ESCOP-Monographie Butcher's Broom (Rusci aculaeti rhizoma) ☞ S. 998

▸ Mahonienrinde (Mahoniae aquifolii cortex)

> Wurde von der Kommission E nicht bearbeitet, da es sich um eine in der Homöopathie genutzte Arzneipflanze handelt. Die im Verkehr befindliche Creme und Salbe enthalten 10 % Urtinktur. Dies bedeutet, daß phytochemisch ein allopathisches Arzneimittel vorliegt, auch wenn arzneimittelrechtlich das Präparat zu den homöopathischen Arzneimitteln zählt.

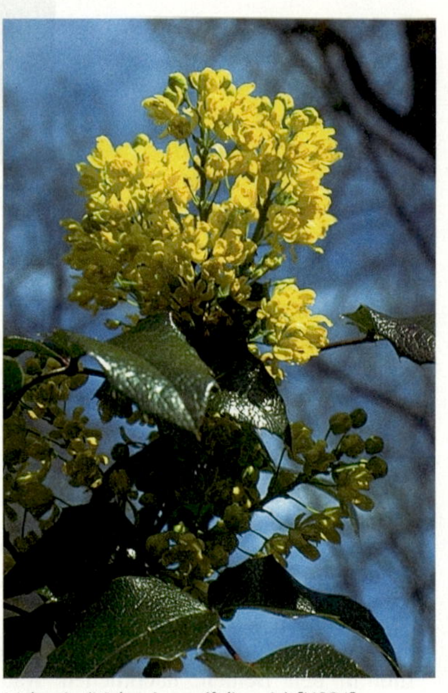

Mahonie (Mahonia aquifolium L.) [U224]

Wirksamkeitsbestimmende Inhaltsstoffe: Bisbenzylisochinolin-Alkaloide, Protoberberin-Alkaloide (wie Berberin), Aporphin-Alkakoide.

Wirkungen:
- antiphlogistisch
- antiproliferativ
- antibakteriell
- antiseborrhoisch
- regulierend auf die Talgdrüsentätigkeit
- mitosehemmend
- keratolytisch

Wirkmechanismus:
- antiproliferativ:
  - Komplexbildung von Berberin mit der DNA → Veränderungen in der räumlichen Struktur der DNA → Hemmung der Mitose sowie der RNA- und Proteinsynthese
  - Hemmung von Lipid- und Glukosestoffwechsel
  - Berberin ist ein Antagonist des Calmodulin (wird in erhöhten Mengen in Psoriasisläsionen gefunden), reguliert den intrazellulären Calciumstoffwechsel, beeinflußt damit die Regulation von Zellwachstum und Zellvermehrung
- antiseborrhoisch: evtl. durch Hemmung der Lipidsynthese
- antiphlogistisch:
  - Hemmung der Lipoxygenase und Cyclooxygenase
  - Hemmung der Histaminausschüttung aus Mastzellen

  - Hemmung der Leukozyteninfiltration
  - Hemmung der Prostaglandinsynthese in Monozyten und neutrophilen Granulozyten
  - Hemmung der Ausschüttung von Entzündungsmediatoren aus Lymphozyten
  - Hemmung der Arachidonsäurefreisetzung aus der Zellmembran → Reduktion von Entzündungsmediatoren
  - Radikalfänger
- antibakteriell: bereits 1 % Urtinktur ist gegen alle Propionibacterium-acnes-Stämme wirksam

Indikationen (nach Kommission E): Keine.

Homöopathische Indikationen und aufgrund klinischer Studien im Sinne der Allopathie:
- leichte bis mittelschwere Psoriasis ☞ 12.14.1
- Seborrhoe ☞ 12.3.1
- Acne vulgaris ☞ 12.11.2

Kontraindikationen: Keine bekannt.

Nebenwirkungen: Zu Beginn der Behandlung leichte Hautrötung oder Brennen möglich. Die Beschwerden klingen nach kurzer Zeit spontan ab. Selten allergische Hautreaktionen.

Interaktionen: Keine bekannt.

Dosierung: Mahonia aquifolium homöopathische Urtinktur oral. Cremes mit Urtinktur in 10%iger Lsg., standardisiert auf einen Gehalt an Berberin von 1 %. Die Zubereitungen sind phytochemisch allopathischen Darreichungsformen adäquat. *Eine perkutane Resorption ist nachgewiesen.*

Darreichungsform: Zur äußerlichen Anwendung in Cremes und Salben mit 10 % Mahonienrinden-Urtinktur.

▶ Maiglöckchenkraut (Convallariae herba)

Wirksamkeitsbestimmende Inhaltsstoffe: Herzwirksame Glykoside (mit den Hauptglykosiden Convallatoxin, Convallatoxol u.a. Cardenoliden).

Wirkungen:
- positiv inotrop auf das Arbeitsmyokard
- Ökonomisierung der Herzarbeit
- Senkung des gesteigerten linksventrikulären enddiastolischen Drucks
- Senkung des pathologisch erhöhten Venendrucks
- venentonisierend
- diuretisch (aquaretisch)
- natriuretisch
- kaliuretisch

Wirkmechanismus: Digitaloid-Droge ☞ 4.1.1

Indikationen (nach Kommission E):
- leichte Herzinsuffizienz (bei Belastung; NYHA-Stadium II) ☞ 4.3.1, 5.4.1
- Altersherz ☞ 4.3.1
- chronisches Cor pulmonale

Kontraindikationen: Therapie mit Digitalisglykosiden, Kaliummangelzustände.

Nebenwirkungen: Übelkeit, Erbrechen, Herzrhythmusstörungen.

Interaktionen: Wirkungs- und damit auch Nebenwirkungssteigerung bei gleichzeitiger Gabe von Chinidin, Calcium, Laxanzien, bei Langzeittherapie mit Glukokortikoiden.

Dosierung: Mittlere Tagesdosis 0,6 g eingestelltes Maiglöckchenpulver (= Pulvis normatus DAB); Zubereitungen entsprechend.

Darreichungsform: Zerkleinerte Droge sowie deren galenische Zubereitungen zum Einnehmen.

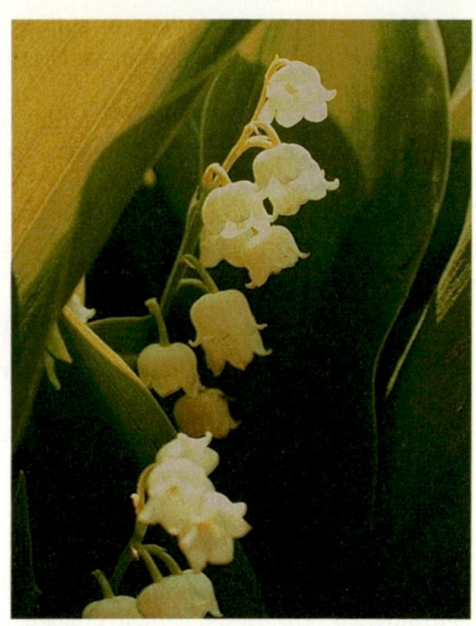

Maiglöckchen (Convallaria majalis L.) [U224]

Wegen der geringen therapeutischer Breite nur Fertigarzneimittel und Kombinationspräparate mit eingestelltem Maiglöckchenpulver (DAB) verwenden (eingestellt auf Wirkwert von Convallatoxin).

▶ Malvenblätter/-blüten (Malvae folium/-flos)

Wirksamkeitsbestimmende Inhaltsstoffe: Ca. 8 % Schleimstoffe (Hauptkomponenten sind saure Polysaccharide).

Wirkungen:
- reizlindernd

Wirkmechanismus: Schleimstoffdroge ☞ 6.1.2, 7.1.4

Indikationen (nach Kommission E):
- Schleimhautreizungen im Mund- und Rachenraum ☞ 7.2.2
- trockener Reizhusten ☞ 6.7.1

Weitere Indikationen in der Volksmedizin:
- Gastritis ☞ 7.7.1
- Reizmagen (in Österreich in Form des „Käsepappel-Tees")

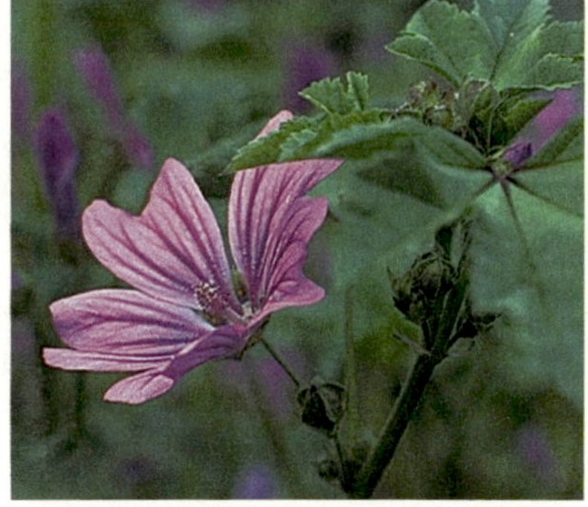

Wilde Malve, Weg-Malve, Mauritius-Malve (Malva sylvestris L., Malva neglecta WALLROTH, Malva sylvestris L. ssp. Mauritiana L. ASCHERSON et GRAEBNER) [U224]

Kontraindikationen: Keine bekannt.

Nebenwirkungen: Keine bekannt.

Interaktionen: Keine bekannt.

Dosierung: Tagesdosis 5 g Droge; Zubereitungen entsprechend.

Darreichungsform: Zerkleinerte Droge für Aufgüsse sowie andere galenische Zubereitungen zum Einnehmen.

▶ Manna (Manna)

Blumen-Esche, syn. Mannaesche (Fraxinus ornus L.)

Wirksamkeitsbestimmende Inhaltsstoffe: Im Gastrointestinaltrakt kaum resorbierbarer Zuckeralkohol D-Mannitol (syn. Mannit) zu 70–90 %, seltener Zucker Stachyose.

Wirkungen:
- laxierend

Wirkmechanismus: Mannitol ist nicht vergärbar und wird im Gastrintestinaltrakt nicht resorbiert → Zuckeralkohol gelangt unverändert ins Kolon und wird dort zum größten Teil in kurzkettige Fettsäuren (wie Essig-, Milch-, Buttersäure) abgebaut → diese Säuren retinieren osmotisch Wasser, vermehren den Darminhalt und stimulieren über einen Dehnungsreiz die Darmperistaltik, wahrscheinlich tragen sie auch zur Vermehrung der physiologischen Darmflora bei → vermehrte Faeces-Masse und dadurch Darmregulation

Indikationen (nach Kommission E):
- Obstipation ☞ 7.10.1
- Erkrankungen, bei denen eine erleichterte Darmentleerung mit weichem Stuhl erwünscht ist (z.B. bei Analfissuren, Hämorrhoiden, nach rektal-analen Eingriffen) ☞ 7.10.1

Kontraindikationen: Ileus.

Nebenwirkungen: Bei empfindlichen Personen Übelkeit, Blähungen.

Interaktionen: Keine bekannt.

Dosierung: Tagesdosis für Erw. 20–30 g Droge, für Kdr. 2–16 g Droge; Zubereitungen entsprechend.

Darreichungsform: Zerkleinerte Droge sowie andere galenische Zubereitungen zum Einnehmen, *v.a. in Kombination mit Feigen.*

▶ Mariendistelfrüchte (Cardui mariae fructus)

(☞ auch Silymarin, Naturstoffgemisch)

Wirksamkeitsmitbestimmende Inhaltsstoffe: Silymarin (Naturstoff-Komplex, bestehend aus den 3 Flavanonolderivaten Silybin, syn. Silybinin, Silydianin, Silychristin), ca. 26 % fettes Öl mit mehrfach ungesättigten Fettsäuren.

2 M

Wirkungen:

- antagonistisch gegenüber zahlreichen Leberschädigungsmodellen
- *antiphlogistisch (Silybin)*
- *antifibrotisch (Silybin)*

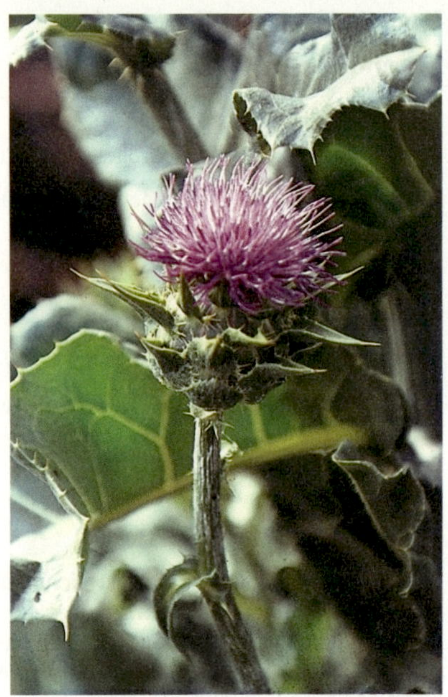

Mariendistel (Silybum marianum L. GAERTNER) [M222]

Wirkmechanismus: Flavonoiddroge ☞ 7.1.6

- antihepatotoxisch und regenerationsfördernd: Silymarin antagonisiert die schädigende Wirkung von hepatotoxischen Stoffen, erhöht die Regenerationsfähigkeit von Hepatozyten und ermöglicht eine schnellere Reparation eingetretener zellulär-struktureller Schäden durch Membranstabilisierung: Silybinin bindet an Membran-Proteine der Hepatozyten → verhindert dadurch antagonistisch das Eindringen hepatotoxischer Verbindungen (z.B. Lanthanide, Tetrachlorkohlenstoff, Galactosamin, Thioacetamid, die Gifte des Knollenblätterpilzes Phalloidin und Amanitin sowie des hepatotoxischen Kaltblütlervirus FV_3)
- Erhöhung der Regenerationsfähigkeit von Hepatozyten: Silymarin stimuliert die Aktivität der nukleolären Polymerase A → vermehrte und schnellere Bildung von ribosomaler RNA → schnellere und gesteigerte Eiweißsyntheserate → erhöhte Regenerationsfähigkeit der Hepatozyten
- Schutz bei Knollenblätterpilzvergiftung: Silybinin-dihydrogensuccinat als Infusion verabreicht verdrängt kompetitiv die Toxine des Knollenblätterpilzes (Phalloidin und Amanitin) von der RNA-Polymerase der Leberzellen → Schutz der Hepatozyten (die blockierte RNA-Polymerase würde ansonsten innerhalb von 12–24 Std. zum Zelltod führen)

Indikationen (nach Kommission E):

- dyspeptische Beschwerden (Droge) ☞ 7.5
- adjuvant bei chronisch-entzündlichen Lebererkrankungen (Zubereitungen; gemeint ist das ☞ Silymaringemisch) ☞ 7.12.1, 7.13.1
- adjuvant bei Leberzirrhose (Zubereitungen; gemeint ist das ☞ Silymaringemisch) ☞ 7.13.1

Weitere Indikation in der Erfahrungsheilkunde:

- Fettleber ☞ 7.13.1

Kontraindikationen: Keine bekannt.

Nebenwirkungen: Vereinzelt leicht laxierende Wirkung der Zubereitungen.

Interaktionen: Keine bekannt.

Dosierung: Mittlere Tagesdosis 12–15 g Droge. Zubereitungen entsprechend 200–400 mg Silymarin, berechnet als Silybinin.

Darreichungsform: Zerkleinerte Droge für Aufgüsse und andere galenische Zubereitungen zum Einnehmen.

✓ Damit die wirksamen Flavanonolderivate in die Teezubereitung übergehen, müssen die Früchte vor der Herstellung eines Teeaufgusses oder Dekokts vorher zerkleinert werden. Es muß allerdings deutlich darauf hingewiesen werden, daß ein Teeauszug aus den zerkleinerten Früchten nicht die gleiche Wirksamkeit besitzt wie das konzentrierte Silymaringemisch. Die Monographie unterscheidet daher zwischen Droge und Zubereitungen (= Silymaringemisch).
Teeauszüge aus Mariendistelfrüchten besitzen einen faden, fettigen Geschmack. Dieser kann durch 5 % Fenchelfrüchte entsprechend verbessert werden.

▶ Mateblätter (Mate folium)

Wirksamkeitsmitbestimmende Inhaltsstoffe: 0,4–1,7 % Coffein (zur Hälfte an Gerbstoffe gebunden), bis 0,45 % Theobromin, 4–16 % Gerbstoffe.

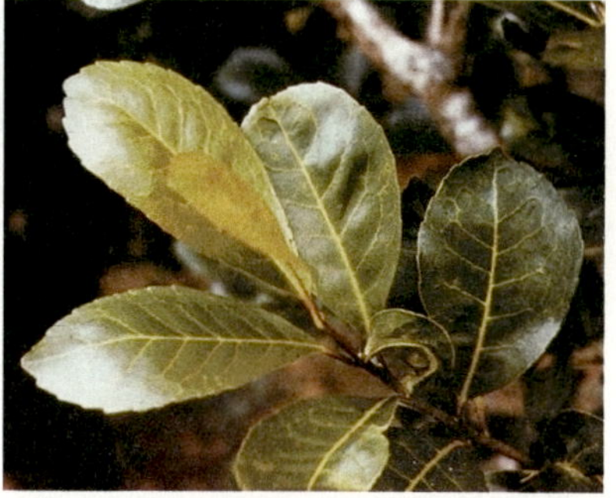

Matebaum, syn. Stechpalme (Ilex paraguariensis DE SAINT-HILAIRE) [M222]

Wirkungen:
- analeptisch
- diuretisch (aquaretisch)
- positiv inotrop
- positiv chronotrop
- glykogenolytisch
- lipolytisch

Wirkmechanismus:
- die Methylxanthine (Coffein, Theobromin)
  - blockieren die Adenosin-Rezeptoren bereits in vergleichsweise niedrigen Dosierungen → Senkung des Sympathikotonus
  - setzen in höheren Dosierungen (≥ 250 mg/Tag) Calcium aus interzellulären Speichern im Zytoplasma frei → Kontraktion der glatten und Skelettmuskulatur
- diuretisch: Erhöhung der glomerulären Filtrationsrate durch Steigerung der Durchblutung in den Glomerula und Hemmung der Natrium-Rückresorption

Indikationen (nach Kommission E):
- geistige und körperliche Ermüdung ☞ 13.1.1

Kontraindikationen: Keine bekannt.

Nebenwirkungen: Keine bekannt.

Interaktionen: Keine bekannt.

Dosierung: Mittlere Tagesdosis 3 g Droge; Zubereitungen entsprechend.

Darreichungsform: Zerkleinerte Droge für Aufgüsse, Drogenpulver für andere galenische Zubereitungen zum Einnehmen.

▸ Medizinische Hefe (Faex medicinalis)

Wirksamkeitsmitbestimmende Inhaltsstoffe: Vitamine (speziell der B-Gruppe), Glucane, Mannane, 2–3 % Lipide, Phytosterole, Proteine.

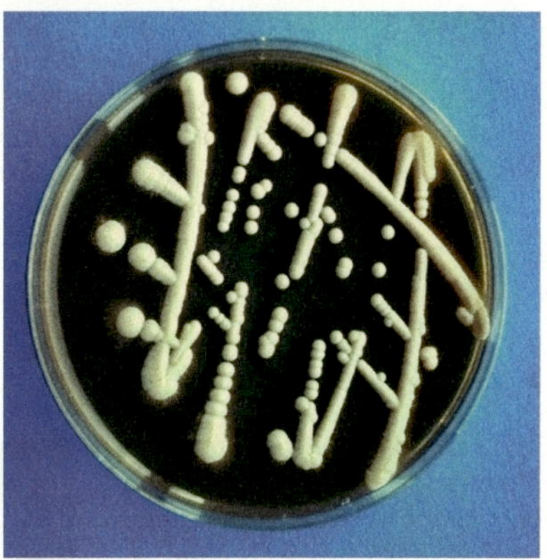

Bäckerhefe, syn. Bierhefe (Saccharomyces cerevisiae MEYEN und/oder Futterhefe (Candida utilis (HENNEBERG) RODDEN et KREYER VAN REY) [U149]

Wirkungen:
- antibakteriell
- phagozytosestimulierend

Wirkmechanismus:
- antibakteriell: Wachstumshemmung verschiedener Keime in vitro durch Bindung der Fimbrien auf der Oberfläche der Bakterien nachgewiesen
- phagozytosestimulierend: experimentell wurde eine Erhöhung der sekretorischen Immunglobuline (sIgA) im Gastrointestinaltrakt nachgewiesen

Indikationen (nach Kommission E):
- Appetitlosigkeit ☞ 7.4
- adjuvant bei chronischen Formen von Akne und Furunkulose ☞ 12.5.1, 12.11.1

Weitere Indikationen in der Erfahrungsheilkunde und Volksmedizin:
- Vitamin-B-Mangelerscheinungen, z. B. in der Schwangerschaft
- Diarrhoe (nur species HANSEN CBS 5926)

Kontraindikationen: Keine bekannt.

Nebenwirkungen: Bei empfindlichen Patienten in Einzelfällen migräneartige Kopfschmerzen. Die Einnahme von gärfähiger Hefe kann Blähungen verursachen.

Interaktionen: Bei gleichzeitiger Einnahme von Monooxydase-Hemmstoffen Blutdruckerhöhung möglich.

Dosierung: Mittlere Tagesdosis 6 g; Zubereitungen entsprechend. *Bei Vitamin-B-Mangel 10–20 g tgl.*

Darreichungsform: Medizinische Hefe sowie galenische Zubereitungen zum Einnehmen.

✓ Medizinische Hefe enthält neben hohen Mengen an B-Vitaminen auch noch kohlehydratspaltende Enzyme und kann mithelfen, Vitamin-B-Mangelerscheinungen und eine Verdauungsinsuffizienz auszugleichen.

▸ Meerrettichwurzel (Armoraciae rusticanae radix)

Wirksamkeitsmitbestimmende Inhaltsstoffe: Frische Wurzel: Glucosinolate mit Sinigrin, Glukonasturtiin. Getrocknete Wurzel: Nach hydrolytischer Spaltung durch Myrosinase 0,1–1,4 % flüchtiges Senföl, bestehend aus Allylsenföl (ca. 90 %) und Phenylethylensenföl.

Wirkungen:
- antimikrobiell (v.a. gegenüber Bacillus subtilis, Escherichia coli, Staphylococcus aureus)
- hyperämisierend

Wirkmechanismus: Harnwegsdesinfiziens ☞ 8.1.2

Indikationen (nach Kommission E):
- Katarrhe der Luftwege (innere und äußere Anwendung) ☞ 6.7
- adjuvant bei Infektionen der ableitenden Harnwege (innere Anwendung) ☞ 8.2.1
- hyperämisierende Behandlung bei leichten Muskelschmerzen (äußere Anwendung) ☞ 10.2.1

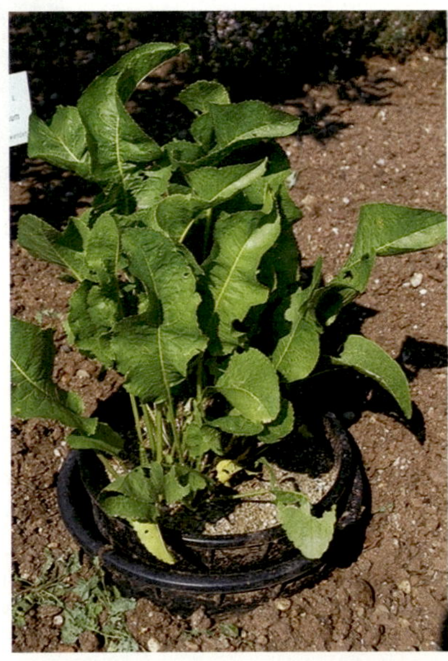

Meerrettich (Armoracia rusticana PH. GAERTNER, MEYER et SCHERBIUS, syn. Cochlearia armoracia L.) [O225]

Weitere Indikationen in der Volksmedizin:
- Verdauungsförderung
- adjuvant bei Leber- und Galleerkrankungen

Kontraindikationen: Bei innerer Anwendung Magen- und Darmulzera, Nephritiden, Kdr. unter 4 Jahren.

Nebenwirkungen: Bei innerer Anwendung Magen-Darm-Beschwerden.

Interaktionen: Keine bekannt.

Dosierung: Bei innerer Anwendung mittlere Tagesdosis 20 g frische Wurzel; Zubereitungen entsprechend. Bei äußerer Anwendung Zubereitungen mit max. 2 % Senfölen.

Darreichungsform: Frische oder getrocknete zerkleinerte Droge, Frischpflanzenpreßsaft sowie andere galenische Zubereitungen zum Einnehmen oder zur äußeren Anwendung.

2
M

▶ Meerträubelkraut (Ephedrae herba)

Wirksamkeitsbestimmende Inhaltsstoffe: 1–2 % Alkaloide (mit dem Hauptalkaloid L-Ephedrin).

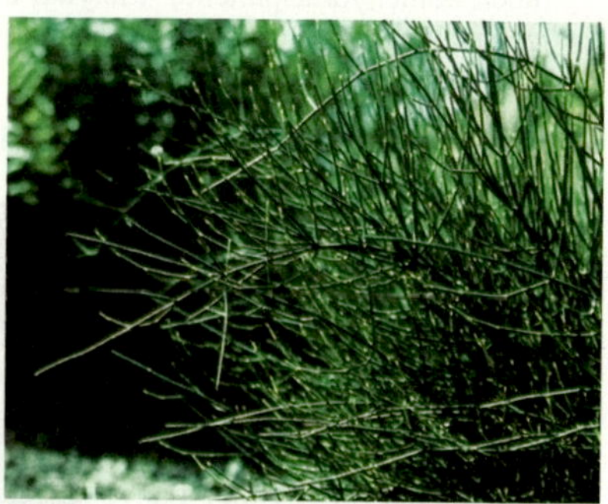

Meerträubel, syn. Ma Huang (Ephedra sinica STAPF, Ephedra shennungiana TANG) [M222]

Wirkungen:
- antitussiv (im Tierversuch)
- indirekt sympathomimetisch
- zentral stimulierend
- *direkte α- und β-adrenerge Wirkung*

Wirkmechanismus: Indirekt sympathomimetische Wirkung durch Freisetzung von Noradrenalin aus den synaptischen Speichern und direkte α- und β-adrenerge Wirkung.

Indikationen (nach Kommission E):
- Atemwegserkrankungen mit leichtem Bronchospasmus bei Erw. und Schulkdr. ☞ 6.3

Kontraindikationen: Angst- und Unruhezustände, arterielle Hypertonie, Engwinkelglaukom, Hirndurchblutungsstörungen, Prostataadenom mit Restharnbildung, Phäochromozytom, Thyreotoxikose.

Nebenwirkungen: Schlaflosigkeit, motorische Unruhe, Reizbarkeit, Kopfschmerzen, Übelkeit, Erbrechen, Miktionsstörungen, Tachykardie, in höherer Dosierung drastischer Blutdruckanstieg, Herzrhythmusstörungen, Entwicklung einer Abhängigkeit.

Interaktionen: In Kombination mit Herzglykosiden oder Halothan Herzrhythmusstörungen, mit Guanethidin Verstärkung der sympathomimetischen Wirkung, mit MAO-Hemmstoffen Potenzierung der sympathomimetischen Wirkung von Ephedrin, mit Secale-Alkaloid-Derivaten oder Oxytocin Entwicklung von Bluthochdruck.

Dosierung: Einzeldosis für Erw. Drogenzubereitungen entsprechend 15–30 mg Gesamtalkaloide, berechnet als Ephedrin, für Kdr. 0,5 mg Gesamtalkaloide/kg KG. Max. Tagesdosis für Erw. Drogenzubereitungen entsprechend 300 mg Gesamtalkaloide, berechnet als Ephedrin, für Kdr. 2 mg Gesamtalkaloide/kg KG.

Darreichungsform: Zerkleinerte Droge sowie andere galenische Zubereitungen zum Einnehmen.

Anwendungsdauer: Wegen der Gefahr der Tachyphylaxie und der Gewöhnung sind Ephedrakraut-Zubereitungen nur kurzfristig (einige Tage lang) anzuwenden.

Ephedrinhaltige Arzneimittel sind Bestandteil der Doping-Liste des IOC und des deutschen Sportbunds.

▶ Meerzwiebel (Scillae bulbus)

Wirksamkeitsbestimmende Inhaltsstoffe: Bis 0,2 % herzwirksame Glykoside vom Bufadienolidtyp (Hauptglykoside sind Scillaren A und Proscillaridin A), Flavonoide, Anthocyane.

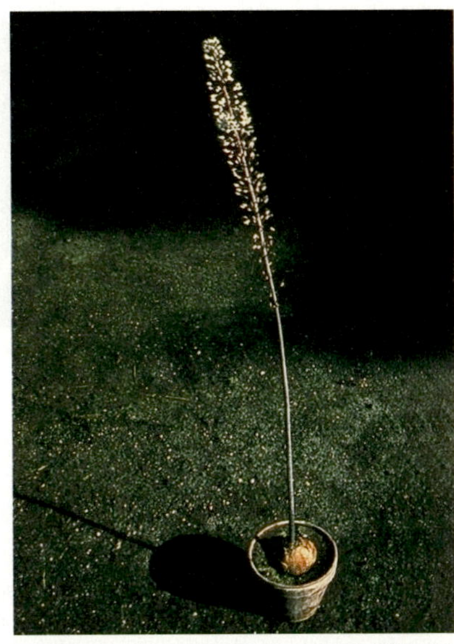

Meerzwiebel (Urginea maritima L. BAKER) [M222]

Wirkungen:
- positiv inotrop
- negativ chronotrop
- Ökonomisierung der Herzarbeit
- Senkung des gesteigerten linksventrikulären enddiastolischen Drucks
- Senkung des pathologisch erhöhten Venendrucks

Wirkmechanismus: Digitaloid-Droge ☞ 4.1.1

Indikationen (nach Kommission E):
- leichtere Formen der Herzinsuffizienz (auch bei verminderter Nierenleistung) ☞ 4.3.1

Weitere Indikationen in der Erfahrungsheilkunde und aufgrund von Anwendungsbeobachtungen:
- digitalisrefraktäre Fälle der Herzinsuffizienz (Stadium II nach NYHA) ☞ 4.3.1
- bradykarde Formen der Herzinsuffizienz (wegen des fehlenden Einflusses auf die Herzfrequenz geeignet) ☞ 4.3.1
- Ödeme ☞ 5.4.1

Kontraindikationen: Therapie mit Digitalisglykosiden, Kaliummangelzustände.

Nebenwirkungen: Übelkeit, Erbrechen, Magenbeschwerden, Durchfälle, unregelmäßiger Puls.

Interaktionen: Wirkungs- und damit auch Nebenwirkungssteigerung bei gleichzeitiger Gabe von Chinidin, Saluretika, Laxanzien und bei Langzeittherapie mit Glukokortikoiden.

Dosierung: Mittlere Tagesdosis 0,1–0,5 g eingestelltes Meerzwiebelpulver DAB; Zubereitungen entsprechend.

Darreichungsform: Zerkleinerte Droge sowie andere galenische Zubereitungen zur inneren Anwendung. *Wegen geringer therapeutischer Breite nur Fertigarzneimittel und Kombinationspräparate verwenden (eingestellt auf Wirkwert von Proscillaridin).*

2

M

▶ Melissenblätter (Melissae folium)

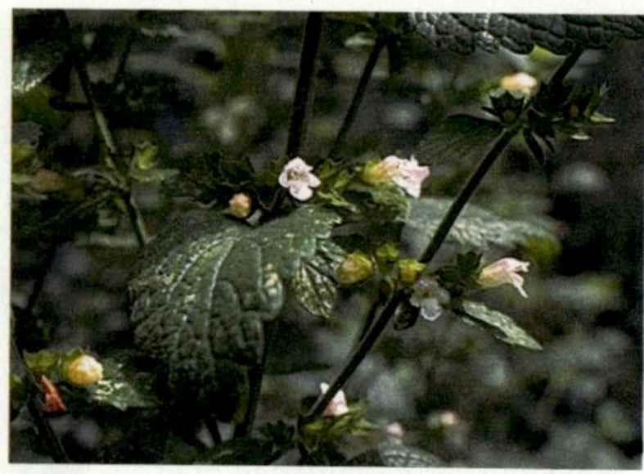

Zitronen-Melisse (Melissa officinalis L.) [U224]

Wirksamkeitsmitbestimmende Inhaltsstoffe: Mind. 0,05 % ätherisches Öl (Hochleistungsstämme enthalten bis zu 0,8 % ätherisches Öl). Hauptbestandteile des ätherischen Öls sind innerhalb der 78 beschriebenen Komponenten Citral (im Mittel 51 %) und Citronellal (im Mittel 8 %). Ca. 4 % Gerbstoffe vom Typ der Rosmarinsäure, Triterpensäuren, Phenylcarbonsäuren, Flavonoide.

Wirkungen:
- beruhigend
- karminativ
- *spasmolytisch*
- *schwach antibakteriell (ätherisches Melissenöl)*
- *virustatisch*

Wirkmechanismus: Aromatikum (Ätherisch-Öl-Droge) ☞ 7.1.2, 12.1.1
- virustatisch: vermutlich binden die Phenolcarbonsäuren, darunter die Rosmarinsäure, bzw. die sogenannten „Lamiaceen-Gerbstoffe" der Melisse an die Virusproteine und an die Proteine der Zellmembran → Verhinderung der Virusabsorption in die Zelle

Indikationen (nach Kommission E):
- funktionelle Magen-Darm-Beschwerden ☞ 7.5.1
- nervös bedingte Einschlafstörungen *(wird neuerdings vom BfArM kontrovers diskutiert, wenn in der Zubereitung ätherisches Öl fehlt)* ☞ 3.2.1, 3.2.2

Weitere Indikation aufgrund klinischer Studien und in der Erfahrungsheilkunde:
- Herpes-simplex-Infektionen ☞ 12.6.1

Kontraindikationen: Keine bekannt.

Nebenwirkungen: Keine bekannt.

Interaktionen: Keine bekannt.

Dosierung: 1,5–4,5 g Droge auf 1 Tasse als Aufguß mehrmals tgl. nach Bedarf.

Darreichungsform: Geschnittene Droge, Drogenpulver, Flüssig-Extrakt oder Trocken-Extrakt für Aufgüsse und andere galenische Zubereitungen. Zerkleinerte Droge sowie deren Zubereitungen zum Einnehmen. *Für die virustatische Therapie ist Melissentee nicht ausreichend, man verwendet einen auf einen konstanten Mindestgehalt an Lamiaceen-Gerbstoffe (berechnet als Rosmarinsäure) standardisierten Extrakt, der in einer Creme verarbeitet wird.*

Kombinationen mit anderen beruhigend und/oder karminativ wirksamen Drogen wie Baldrianwurzel oder Passionsblumenkraut können sinnvoll sein. Besonders geeignet sind alkoholische Zubereitung, da nur dann entsprechende Konzentrationen an ätherischem Öl vorliegen. ➡

Ein Melissentee aus frischen Blättern ist geschmacklich einem Tee aus getrockneten Blättern vorzuziehen.

ESCOP-Monographie Melissa Leaf (Melissae folium)

- **Therapeutic indications: Internal use:** Tenseness, restlessness and irritability; symptomatic treatment of digestive disorders such as minor spasms. **External use:** Herpes labialis (cold sores).
- **Dosage: Oral administration:** 2–3 g of the drug as infusion, 2–3 times daily. Tincture 1:5 in 45 % alcohol: 2–6 ml 3 times daily. Other preparations to be used accordingly. **Topical application:** Cream containing 1 % of a lyophilised aqueous extract (70:1) 2–4 times daily.

▶ Melonenbaumfrüchte (Caricae papayae fructus) ☞ Papain

▶ Minzöl (Menthae arvensis aetheroleum)

Wirksamkeitsbestimmende Inhaltsstoffe: Ätherisches Öl (bestehend aus mind. 42 % freien Alkoholen, berechnet als Menthol), mind. 25 % und max. 40 % Ketone (berechnet als Menthon), mind. 3 % und max. 17 % Ester (berechnet als Menthylacetat). Das Arzneibuch-Minzöl ist durch 9 Monoterpen-Derivate gaschromatographisch charakterisiert.

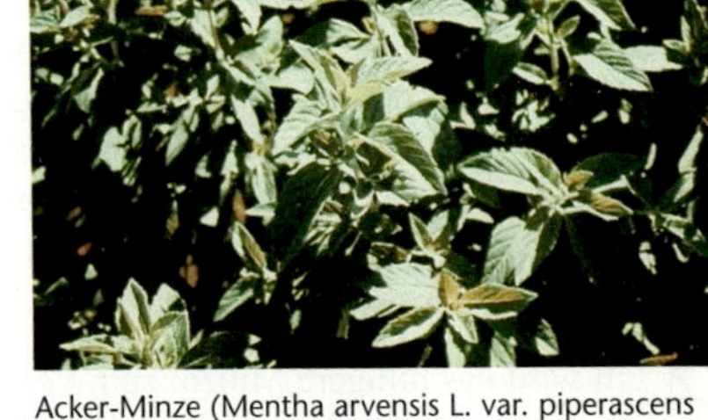

Acker-Minze (Mentha arvensis L. var. piperascens HOLMES ex CHRISTY) [M222]

Wirkungen:

- karminativ
- cholagog
- antibakteriell
- sekretolytisch
- kühlend
- *spasmolytisch*
- *beruhigend auf Hautnerven*
- *juckreizstillend*
- *lokal anästhesierend*
- *analgetisch*
- *hyperämisierend*

Wirkmechanismus: Aromatikum (ätherisches Öl) ☞ 6.1.1, 7.1.2, 10.1.1, 12.1.1

- analgetisch: über kältesensitive A-δ-Fasern vermittelter zentral inhibitorischer Effekt
- spasmolytisch: Menthol → Blockierung der Calciumkanäle im Magen-Darm-Trakt → verminderter Calciumeinstrom in die Zellen → direkt spasmolytische Wirkung an der glatten Muskulatur des Magen-Darm-Trakts

Indikationen (nach Kommission E):

- Meteorismus (innere Anwendung) ☞ 7.5.1
- funktionelle Magen-, Darm, und Gallenbeschwerden (innere Anwendung) ☞ 7.5.1, 7.12.1

- Katarrhe der oberen Luftwege (innere und äußere Anwendung, Nasensalben) ☞ 6.2.2, 6.7.1
- Myalgien (äußere Anwendung) ☞ 10.2.1
- neuralgiforme Beschwerden (äußere Anwendung) ☞ 11.4.1

Weitere Indikationen in der Erfahrungsheilkunde:
- Pruritus, juckende Dermatosen ☞ 12.4.1

Kontraindikationen: Bei innerer Anwendung Gallensteinleiden, Verschluß der Gallenwege, Gallenblasenentzündungen, schwere Leberschäden. *Bei äußerer Anwendung nicht direkt auf Schleimhäute oder verletzte Haut auftragen, nicht in die Augen bringen.* Bei Sgl. und Kleinkdr. nicht im Bereich des Gesichts, besonders der Nase, auftragen, da es zum sogenannten Kratschmer-Reflex (Glottiskrampf) mit Atemdepression bis zur Erstickung kommen kann. Bei sachgemäßer Anwendung besteht diese Gefahr nicht.

Nebenwirkungen: Keine bekannt. *Bei äußerer Anwendung Hautreizungen. Bei innerer Anwendung bei empfindlichen Personen Magenbeschwerden.*

Interaktionen: Keine bekannt.

Dosierung: Bei innerer Anwendung mittlere Tagesdosis 3–6 Tr., zur Inhalation 3–4 Tr. in heißes Wasser geben. Bei äußerer Anwendung einige Tr. auf die betroffene Hautpartie auftragen, in halbfesten und öligen Zubereitungen 5–20 %, in wäßrig-ethanolischen Zubereitungen 5–10 %, in Nasensalben 1–5 % ätherisches Öl; Zubereitungen entsprechend.

Darreichungsform: Ätherisches Öl sowie galenische Zubereitungen zur inneren und äußeren Anwendung.

✓ Oft wird das billigere Minzöl zum Verschneiden des teureren Pfefferminzöls verwendet. Die Verfälschung kann mittels Gaschromatographie nachgewiesen oder bei entsprechender Erfahrung auch „mit der Nase“ festgestellt werden.

▸ Mistelkraut (Visci albi herba)

Wirksamkeitsmitbestimmende Inhaltsstoffe: Lectine (= Glykoproteine mit spezifischem Bindungsvermögen für bestimmte Zucker und Zelloberflächen, darunter die spezifischen Mistellektine ML I, ML II und ML III), Polypeptide (sogenannte Viscotoxine), Flavonoide, Lignane (darunter das Syringeninglucosid), Kaffeesäurederivate, biogene Amine, Kohlenhydrate (v.a. als konjugierte Glykoproteine und Glykolipide). Die neue Bezeichnung für ML I lautet VAA-I (= Viscum album-Agglutinin).

Wirkungen:
- bei intrakutaner Injektion entstehen lokale Entzündungen, die bis zur Nekrose fortschreiten können
- zytostatisch (im Tierversuch)
- unspezifisch immunstimulierend (im Tierversuch)
- blutdrucksenkend (unzureichend wissenschaftlich abgesichert)
- *Besserung des Allgemeinbefindens von Tumorpatienten (Zunahme von Appetit, Gewicht, Normalisierung von Schlaf, Wärmeempfinden, bessere Leistungsfähigkeit)*

- *Besserung der psychischen Befindlichkeit von Tumorpatienten (Stimmungslage, Lebensmut, Initiativfähigkeit) und dadurch Erhöhung der Lebensqualität*
- *Linderung tumorbedingter Schmerzen*
- *Steigerung der körpereigenen Abwehr mit Reduktion der Infektanfälligkeit*
- *Hemmung der Metastasenbildung (im Tierexperiment)*

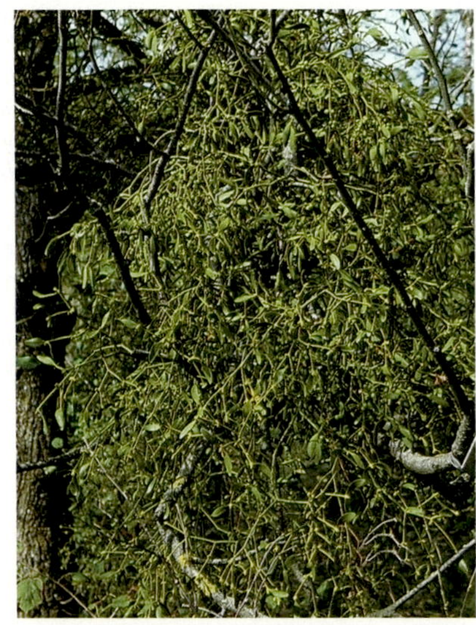

Mistel (Viscum album L.) [M222]

Wirkmechanismus: Das Mistellektin ML I (VAA-I) wird als wichtiger Inhaltsstoff diskutiert. Wie andere Lektine bindet es an spezifische Zuckerstrukturen an Zellen. Lektin I bindet speziell an Galaktose. Die Zucker kommen sowohl auf Immunzellen als auch auf Tumorzellen und normalen Körperzellen vor.

- zytostatisch und immunstimulierend: auf Tumorzellen entfaltet ML I in mehrfacher Hinsicht eine Wirkung
  - direkte Agglutination der Tumorzelle
  - Wirkung auf Immunzellen, die durch Ausschüttung von Zytokinen die Tumorzelle bekämpfen und/oder Interleukine produzieren und damit über einen zweiten Reaktionsmechanismus auf Tumorzellen hemmend wirken
  - Makrophagen, T-Helfer-Zellen und natürliche Killerzellen werden durch Mistel-Lektine aktiviert → Misteltherapie ist eine Form der endogenen Zytokintherapie
  - ML I (VAA-I) ist in die Klasse der „biological response modifier“ einzuordnen und ist in der Lage, die Sekretion von TNF α, Interleukin-1 (IL 1), Interleukin-2 (IL 2), des Interleukin-2-Rezeptors (CD 25) und z.T. auch Interleukin-6 (IL 6) zu steigern
  - ML I (VAA-I) stimuliert die Phagozytose von Granulozyten und die Produktion großer granlulärer T-Lymphozyten
  - Freisetzung von Endorphinen
- Viscotoxine inhibieren das Tumorwachstum in vitro. Diese immuninduzierte Zytotoxizität scheint z.T. über eine Inhibierung von Suppressor-Zellen zustande zu kommen. Daneben wird eine direkt zytotoxische Aktivität vermittelt.
- Beeinflussung des psychoneuroimmunen Systems: es ist möglich, daß dies durch Freisetzung von Zytokinen und b-Endorphin vermittelt wird

Indikationen (nach Kommission E):

- degenerativ-entzündliche Gelenkerkrankungen (durch Auslösung kutiviszeraler Reflexe nach Setzen lokaler Entzündungen durch intrakutane Injektionen) ☞ 10.3
- Palliativtherapie im Sinne einer unspezifischen Reiztherapie bei malignen Tumoren ☞ 9.15.1, 13.3.2

2

M

Kontraindikationen: Eiweißüberempfindlichkeit, chronisch-progrediente Infektionen (z.B. Tuberkulose), *bekannte Allergien auf Mistelzubereitungen, akut entzündliche bzw. hochfieberhafte Erkrankungen, aktive Tuberkulose, Hyperthyreose mit nicht ausgeglichener Stoffwechsellage, primäre Hirn- und Rückenmarkstumoren (strenge Indikationsstellung und besonders vorsichtige Dosissteigerung wegen der theoretischen Möglichkeit einer Hirndrucksteigerung), Schwangerschaft.*

Nebenwirkungen: Bei parenteraler Anwendung Schüttelfrost, Fieber, Kopfschmerzen, pektanginöse Beschwerden, orthostatische Kreislaufstörungen, allergische Reaktionen, *entzündliche Reizerscheinungen der Venen, subkutane Knotenbildung am Injektionsort, Lymphknotenschwellungen und Aktivierung von Entzündungen, Symptome einer Hirndruckerhöhung bei Hirn- und Rückenmarkstumoren.*

Interaktionen: Keine bekannt. *Vorsichtshalber aber nicht mit anderen Immunstimulantien kombinieren.*

Dosierung: Nach Angaben des Herstellers.

Darreichungsform: Frischpflanze, Schnitt- oder Pulverdroge zur Herstellung von Injektionslösungen.

✓ Bei der parenteralen Misteltherapie ist zu unterscheiden, ob ein anthroposophisches oder ein allopathisches phytotherapeutisches Mistelpräparat appliziert wird. Die einzelnen Fertigarzneimittel unterscheiden sich nicht nur in den verwendeten Viscum-Arten, sondern vor allem im Spektrum der wirksamkeitsmitbestimmenden Inhaltsstoffe, v.a. an dem konstanten Mindestgehalt an ML I (VAA I). Ärztlicherseits muß man sich entscheiden, ob man einem Lectin-standardisierten Mistelpräparat mit jüngeren klinischen Studien den Vorzug gibt oder einem anthroposophischen Präparat mit langjähriger Erfahrung. Beide Standpunkte werden kontrovers diskutiert.

▸ Mönchspfefferfrüchte (Agni casti fructus) ☞ Keuschlammfrüchte

▸ Myrrhe (Myrrha)

Wirksamkeitsmitbestimmende Inhaltsstoffe: Ätherisches Öl (mit typischen Furanosesquiterpenen und Monoterpenen wie α-Pinen), Proteine (darunter ein 4-Methyl-glucuronogalactan-Protein), Kohlenhydrate (als Gummianteil).

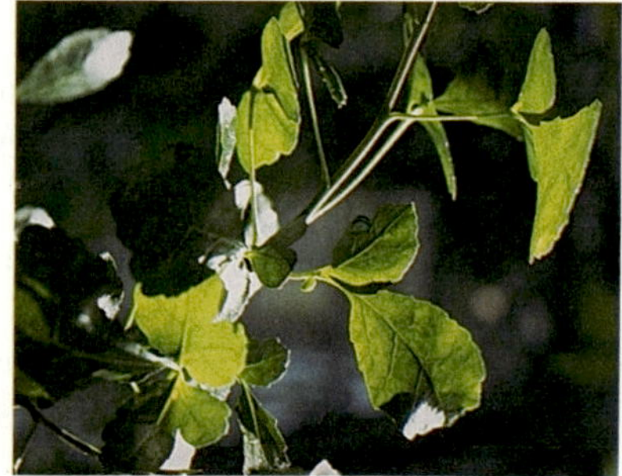

Myrrhenstrauch (Commiphora molmol ENGLER und andere Commiphora-Arten) [U224]

Wirkungen:
- adstringierend
- *desinfizierend*
- *granulationsfördernd*

Wirkmechanismus: Aromatikum (Ätherisch-Öl-Droge) ☞ 7.1.2, exakter Wirkmechanismus nicht untersucht.

Indikationen (nach Kommission E):
- leichte Entzündungen der Mund- und Rachenschleimhaut ☞ 7.2.2

Kontraindikationen: Keine bekannt.

Nebenwirkungen:
Keine bekannt.

Interaktionen: Keine bekannt.

Dosierung: Myrrhentinktur: 2–3 x tgl. mit der unverdünnten Tinktur betupfen bzw. zum Spülen oder Gurgeln 5–10 Tr. in ein Glas Wasser geben. In Zahnpulvern entsprechend 10 % gepulverte Droge.

Darreichungsform: Gepulverte Droge, Myrrhentinktur sowie andere galenische Zubereitungen zur lokalen Anwendung.

ESCOP-Monographie Myrrh (Myrrha)
- **Therapeutic indications:** Topical treatment of gingivitis, stomatitis (aphtous ulcers), pharyngitis, tonsillitis, minor skin inflammations, minor wounds and abrasions.
- **Dosage:** *Adults:* As a gargle or mouthwash 1–5 ml of tincture (1:5, ethanol 90 % V/V) in a glass of water several times daily. For use on skin: dab 2–3 times daily with diluted/undiluted tincture (1:5, ethanol 90 % V/V). *Elderly:* As for adults. *Children:* As for adults except using only diluted tinctures.

▶ Nachtkerzenöl (Oleum oenotherae semen)

Wurde von der Kommission E nicht bearbeitet. Wegen der großen Bedeutung in der Diätetik als Quelle für mehrfach ungesättigte Fettsäuren sowie in der Behandlung der Neurodermitis wurde ein Pflanzenprofil erstellt.

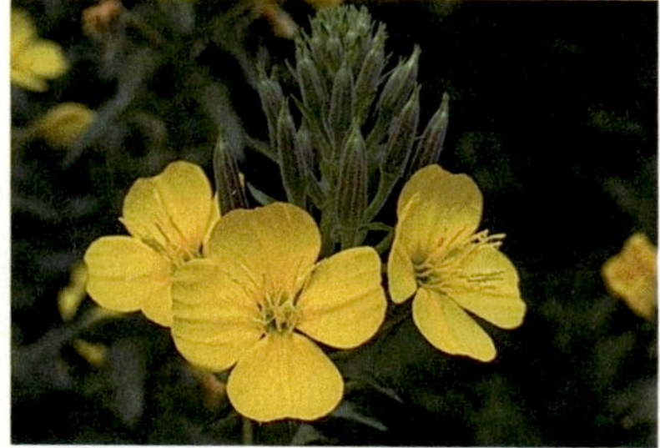

Gewöhnliche Nachtkerze (Oenothera biennis L.) [U224]

Wirksamkeitsbestimmende Inhaltsstoffe: Fettes Öl mit 60–80 % Linolsäure, 8–14 % γ-Linolensäure.

Wirkungen:
- antiphlogistisch
- immunmodulierend

Wirkungseintritt: Sichtbare Wirkung erst nach ca. 4–12 Wochen.

Wirkmechanismus: Linolsäure und γ-Linolensäure sind Vorstufen der Arachidonsäure, aus der die Prostaglandine E_1 und E_2 gebildet werden. Diese fördern die Reifung und Differenzierung der T-Lymphozyten und hemmen die Bildung von IgE in den B-Lymphozyten. Zusätzlich hat Prostaglandin E_1 eine antiinflammatorische Wirkung und ist ein Gegenspieler des entzündungsfördernden Leukotriens B_4. Nach Einnahme von Nachtkerzenöl soll es außerdem zu einem Ausgleich des δ-6-Desaturase-Defekts kommen, der u.a. für die Pathogenese der Neurodermitis mitverantwortlich gemacht wird.

Indikationen (nach Kommission E): Keine.

Erfahrungsheilkundliche Indikationen:
- Neurodermitis (innere und äußere Anwendung) ☞ 12.13.1
- prämenstruelles Syndrom
- Säuglingshautpflege

Kontraindikationen: Bei innerer Anwendung Sgl. und Kleinkdr. unter 1 Jahr.

Nebenwirkungen: Bei innerer Anwendung gelegentlich Übelkeit, Verdauungsstörungen, Hautausschläge, Kopfschmerzen.

Interaktionen: Bei innerer Anwendung Auslösung von bislang nicht erkannten Temporallappenanfällen bei Patienten, die mit Pharmaka behandelt werden, die potentiell Anfälle auslösen können (z.B. Phenothiazine).

Dosierung: Therapeutischer Effekt erst ab 240–320 mg γ-Linolensäure/Tag bei oraler Anwendung.

Darreichungsform: Orale Anwendung in Form von Weichgelatinekps., bei topischer Anwendung das fette Öl direkt dünn auftragen *oder in Form von Cremes („Hartmann"-Hautpflege).*

▶ Nachtschattenstengel (Dulcamarae stipites) ☞ Bittersüßstengel

▶ Naturstoffgemisch Silymarin (Wirkstoffkonzentrat aus Cardui mariae fructus) ☞ Silymarin, Naturstoffgemisch

▶ Niauliöl (Niauli aetheroleum)

Niauli-Baum (Melaleuca viridiflora SOLANDER ex GAERTNER)

Wirksamkeitsbestimmende Inhaltsstoffe: 35–60 % Cineol, Nerolidol, α-Terpineol und dessen Valeriansäureester.

Wirkungen:
- antibakteriell
- hyperämisierend
- *antiphlogistisch*

Wirkmechanismus: Aromatikum (Ätherisch-Öl-Droge) ☞ 6.1.1

Indikationen (nach Kommission E):
- Katarrhe der oberen Luftwege ☞ 6.7.2

Kontraindikationen: Bei innerer Anwendung entzündliche Erkrankungen im Magen-Darm-Bereich, im Bereich der Gallenwege, schwere Lebererkrankungen. Bei äußerer Anwendung bei Sgl. und Kleinkdr. nicht im Bereich des Gesichts, speziell der Nase, auftragen.

Nebenwirkungen: In seltenen Fällen nach Einnahme Übelkeit, Erbrechen, Durchfall.

Interaktionen: Cineol bewirkt eine Induktion des fremdstoffabbauenden Enzymsystems der Leber; die Wirkung anderer Arzneimittel kann deshalb abgeschwächt und/oder verkürzt werden.

Dosierung: Bei innerer Anwendung Einzeldosis 0,2 g ätherisches Öl, Tagesdosis 0,2–2 g ätherisches Öl, ölige Nasentropfen 2–5 % in Öl-in-Wasser-Emulsion. Bei äußerer Anwendung ölige Zubereitungen 10–30%ig, *zur Inhalation 5–10 Tr. in 200 ml kochendes Wasser.*

Darreichungsform: Ätherisches Öl direkt sowie andere galenische Zubereitungen zum Einnehmen sowie zur äußerlichen Anwendung *und zur Inhalation.*

▶ Odermennigkraut (Agrimoniae herba)

Wirksamkeitsmitbestimmende Inhaltsstoffe: 4–10 % Catechingerbstoffe, Flavonoide.

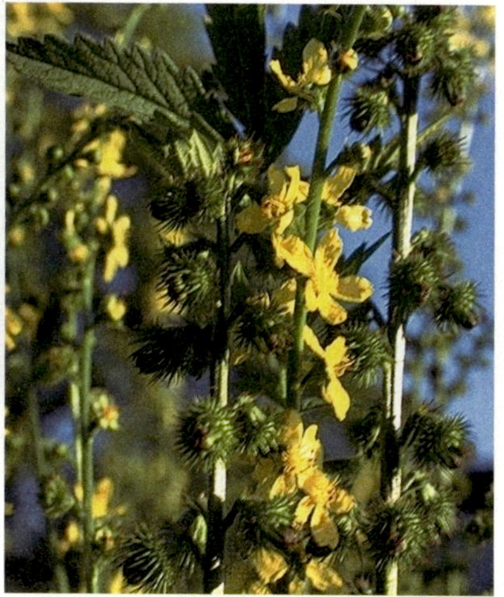

Gewöhnlicher oder Kleiner Odermennig und Großer Odermennig (Agrimonia eupatoria L. und Agrimonia procera WALLROTH) [U224]

Wirkungen:
- adstringierend
- *antiphlogistisch*
- *sekretionshemmend (im Bereich des Mund- und Rachenraums sowie Darms)*
- *gewebeverdichtend (Epidermis)*
- *bakteriostatisch*
- *juckreizstillend*
- *mild oberflächenanästhesierend*

Wirkmechanismus: Gerbstoffdroge (Adstringens) ☞ 7.1.7, 12.1.2

Indikationen (nach Kommission E):
- leichte unspezifische, akute Durchfallerkrankungen (innere Anwendung) ☞ 7.11.1
- Entzündungen der Mund- und Rachenschleimhaut (innere Anwendung) ☞ 7.2.2
- leichte, oberflächliche Entzündung der Haut (äußere Anwendung) ☞ 12.12.2

Kontraindikationen: Keine bekannt.

Nebenwirkungen: Keine bekannt.

Interaktionen: Keine bekannt. *Bei innerer Anwendung mögliche Resorptionshemmung oder -verzögerung anderer gleichzeitig eingenommener Medikamente.*

Dosierung: Bei Einnahme Tagesdosis 3–6 g Droge, Zubereitungen entsprechend. Bei äußerer Anwendung mehrmals tgl. Umschläge mit einem 10%igen Dekokt.

Darreichungsform: Kleingeschnittene oder gepulverte Droge für Aufgüsse und andere galenische Zubereitungen zur inneren und lokalen Anwendung.

▶ Oleanderblätter (Oleandri folium)

Erhielten aufgrund eines nicht ausreichenden Wirksamkeitsnachweises eine Negativ-Monographie (☞ Tab. 2.5). Kritisiert wurde v.a. die mangelhafte Korrelation zwischen dem Gehalt einzelner herzwirksamer Glykoside und dem experimentell nachgewiesenen Wirkwert der Droge. Dies erschwert eine exakte Normierung der Zubereitungen. Das Vorhandensein von rund 1 % herzwirksamen Glykosiden (Cardenolide) macht allerdings die frühere Anwendung als beliebtes und zugleich bewährtes „Herzmittel" plausibel.

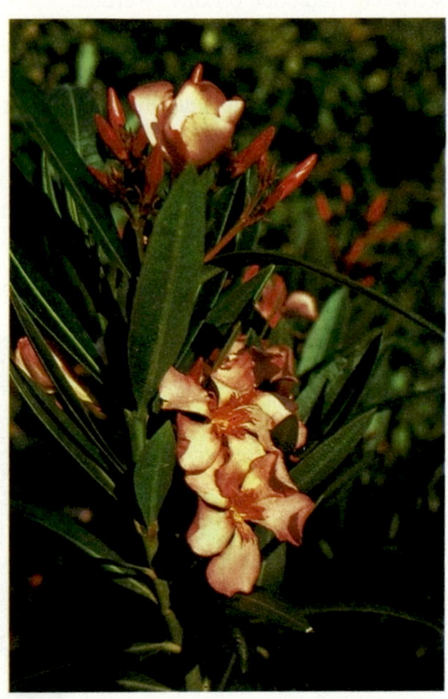

Gemeiner Oleander (Nerium oleander L.) [M222]

Wirksamkeitsbestimmende Inhaltsstoffe: Ca. 1 % herzwirksame Glykoside (Cardenolide) mit dem Hauptglykosid Oleandrin.

Wirkungen:
- positiv inotrop
- negativ chronotrop

Wirkmechanismus: Ähnlicher Wirkungsmechanismus wie bei isolierten Digitalisglykosiden ☞ 4.1.1

Indikationen (nach Kommission E): Keine.

Beanspruchte Indikationen:
- funktionelle Herzstörungen
- Hauterkrankungen

Weitere Indikationen aufgrund von Anwendungsbeobachtungen:
- Herzinsuffizienz
  NYHA II ☞ 4.3.1

Kontraindikationen: Kaliummangel, Therapie mit synthetischen herzwirksamen Glykosiden.

Nebenwirkungen: Bei Überdosierung typische Zeichen einer Digitalis-Intoxikation wie Übelkeit, Erbrechen, Herzrhythmusstörungen.

Interaktionen: Wirkungssteigerung bei gleichzeitiger Gabe von Saluretika mit Kaliumverlust und bei Kaliumverlust in Folge von Laxanzienabusus.

Dosierung: 0,5–1 mg Gesamtglykoside oder 25–100 MSE Trockenextrakt, verarbeitet in Drg. oder Tbl., bis zu 3 x tgl.

Darreichungsform: Anwendung nur in Form von Kombinationspräparaten als Tr. oder Drg. *Früher ethanolisch-wäßrige Auszüge im Verkehr.*

▶ Orangenschalen (Citri sinensis pericarpium)

Wirksamkeitsmitbestimmende Inhaltsstoffe: Ätherisches Öl, bitterschmeckende Flavonoide (wie Naringin, Neohesperidin). Die Droge sollte einen Bitterwert von mind. 600 erreichen.

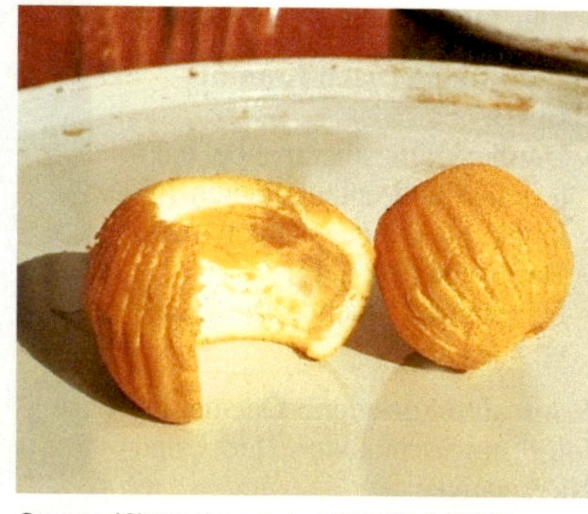

Orange (Citrus sinensis L. OSBECK) [M222]

Wirkungen:
- appetitanregend

Wirkmechanismus: Amarum-Aromatikum ☞ 7.1.1, 7.1.3

Indikationen (nach Kommission E):
- Appetitlosigkeit ☞ 7.4.1

Kontraindikationen: Keine bekannt.

Nebenwirkungen: Keine bekannt.

Interaktionen: Keine bekannt.

Dosierung: Tagesdosis 10–15 g Droge; Zubereitungen mit entsprechendem Bitterwert.

Darreichungsform: Zerkleinerte Droge für Teeaufgüsse sowie andere, bitterschmeckende galenische Zubereitungen zum Einnehmen.

✓ Die Droge ist wegen des guten Geschmacks besonders für Kdr. und zur Geschmacksverbesserung in Teemischungen geeignet.
Die Droge ist austauschbar mit Pomeranzenschalen (Aurantii pericarpium), einer anderen Citrusart mit nahezu identischem Geschmack und gleichen Inhaltsstoffen.

▶ Orthosiphonblätter (Orthosiphonis folium) (= Indischer Nierentee)

Wirksamkeitsmitbestimmende Inhaltsstoffe: Lipophile Flavone (z.B. Sinensetin, Scutellareintetramethylether, Eupatorin), ätherisches Öl (mit überwiegend Sesquiterpenen), ca. 3 % Kaliumsalze.

Wirkungen:
- diuretisch (aquaretisch)
- schwach spasmolytisch
- *antiphlogistisch (experimentell)*

2 P

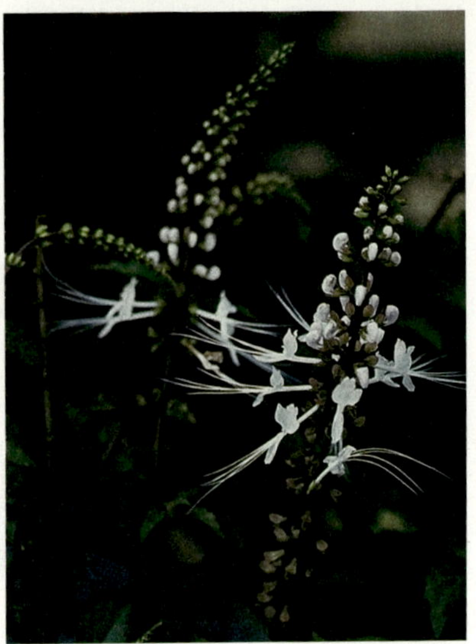
Katzenbart, syn. Koemis Koetjing (Orthosiphon spicatus (THUNBERG) BAKER, syn.Orthosiphon stamineus BENTHAM) [M222]

Wirkmechanismus:
- diuretisch (aquaretisch): Aquaretikum ☞ 8.1.1. Wirkung beruht möglicherweise auf dem relativ hohen Kaliumgehalt.
- spasmolytisch: dieser Effekt an der glatten Muskulatur ist durch die Flavonoide und das ätherische Öl möglich

Indikationen (nach Kommission E):
- Durchspülungstherapie bei bakteriellen und entzündlichen Erkrankungen der ableitenden Harnwege ☞ 8.2.1
- Nierengrieß (auch vorbeugend) ☞ 8.4.1

Kontraindikationen: Ödeme infolge eingeschränkter Herz- und Nierentätigkeit.

Nebenwirkungen:
Keine bekannt.

Interaktionen: Keine bekannt.

Dosierung: Tagesdosis 6–12 g Droge; Zubereitungen entsprechend.

Darreichungsform: Zerkleinerte Droge für Aufgüsse sowie andere galenische Zubereitungen zum Einnehmen.

Bei einer Durchspülungstherapie muß auf eine ausreichende Flüssigkeitszufuhr von mind. 2 l/Tag geachtet werden.

ESCOP-Monographie Java Tea (Orthosiphonis folium)
- **Therapeutic indications:** Irrigation of the urinary tract, especially in cases of inflammation and renal gravel, and as an adjuvant in treatment of bacterial infections of the urinary tract.
- **Dosage:** An infusion of 2–3 g dried material in 150 ml water 2–3 times per day; preparation accordingly.

▶ Papain (Papainum crudum) aus Melonenbaumfrüchten (Caricae papayae fructus)

Rohpapain (nicht aufgereinigtes und auf FIP-Einheiten standardisiertes Papain) erhielt aufgrund möglicher Risiken eine Negativ-Monographie (☞ Tab. 2.5). Der Beitrag zur Wirksamkeit verschiedener Kombinationen, die bei Entzündungen, Ödemen und Schwellungen nach Traumata sowie Operationen angewendet werden, muß präparatespezifisch belegt werden. ➡

Die Verwendung von Rein-Papain als proteolytisches Enzym bei Verdauungsinsuffizienz ist unumstritten und von dieser Monographie nicht betroffen.

Wirksamkeitsbestimmende Inhaltsstoffe: Rohpapain (ein Gemisch proteolytischer Enzyme, dessen pH-Optimum bei 5–6,5 liegt und das neben Papain noch Chymopapain A und B und Papayapeptidase A enthält).

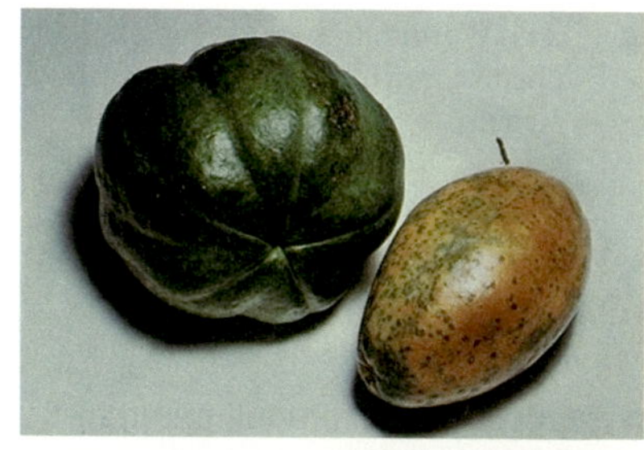

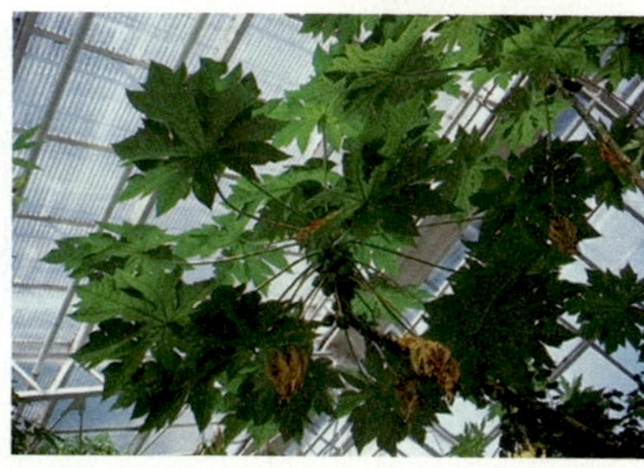

Melonenbaum-, Papayafrüchte, Melonenbaum (Carica papaya L.) [M222, O225]

Wirkungen:

- proteolytisch und damit verdauungsfördernd
- ödemabbauend

Kontrovers diskutiert werden folgende Wirkungen:

- analgetisch
- antiphlogistisch
- fibrinolytisch

Wirkmechanismus:

- proteolytisch: Papain spaltet Peptidbindungen, an denen basische Aminosäuren beteiligt sind und entspricht in seiner Wirkung der von Pankreasenzymen, von denen es sich allerdings hinsichtlich Wirkintensität, Substratspezifität und pH-Wirkungsoptimum unterscheidet. Je nach Qualität spaltet Papain das 35–250fache seines Gewichts an Hühnereiweiß.

Indikationen (nach Kommission E): Keine.

Beanspruchte Indikationen:

- Verdauungsbeschwerden als Folge exokriner Pankreasinsuffizienz (als Enzympräparat; diese Indikation ist unumstritten!) ☞ 7.5.1
- traumatische und postoperative Ödeme (kontrovers diskutiert)
- Hautunreinheiten (in der Kosmetik)

Kontraindikationen: Gerinnungsstörungen, Blutungsneigung, Schwangerschaft (embryotoxisch, teratogen, abortiv).

Nebenwirkungen: In seltenen Fällen allergische Reaktionen bis hin zum Asthmaanfall. Aufgrund des gesteigerten Fibrinolyse evtl. Verstärkung der Blutungsneigung bei Gerinnungsstörungen.

Interaktionen: Evtl. Verstärkung der Wirkung von Antikoagulanzien.

Dosierung: Ca. 50 mg Papain zu jeder Mahlzeit bei Verdauungsbeschwerden, mehrmals tgl. 230 mg Papain bei Ödemen.

Darreichungsformen: Papain sollte nur noch als Fertigarzneimittel mit gereinigtem Papain, das auf internationale Enzymeinheiten (FIP-Einheiten) eingestellt ist, in Form von magensaftresistenten Tbl., Drg. oder Kps. verordnet werden. *Der Verzehr von Papayafrüchten ist nicht ausreichend; sie sind ein Lebensmittel.*

Als Wurmmittel wird Papain kaum noch verwendet, da wirksamere chemisch-synthetischen Medikamente, z.B. Mebendazol, zur Verfügung stehen.

▶ Papayafrüchte (Caricae papayae fructus) ☞ Papain aus Melonenbaumfrüchten

▶ Pappelknospen (Populi gemma)

Wirksamkeitsmitbestimmende Inhaltsstoffe: Salicylalkoholderivate (Phenylglykoside, darunter Salicin, Salicortin, Populin u.a.), ätherisches Öl (mit (+)-Bisabolol, α- und β-Caryophyllen, Cadinen u.a.), Flavonoide.

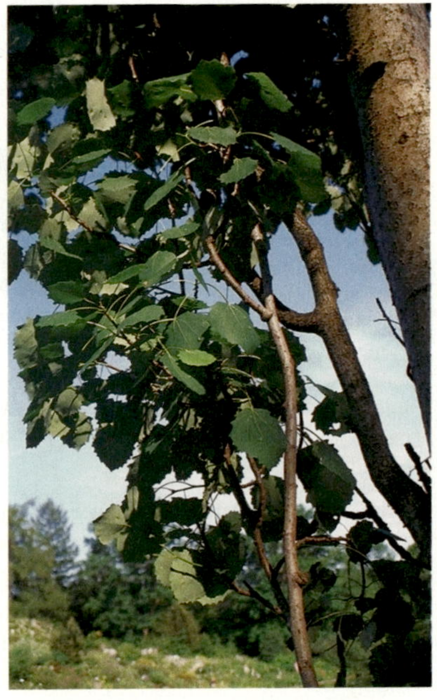

Zitter-Pappel, Silber-Pappel (Populus Arten, v.a. Populus tremula L. und Populus alba L.) [O225]

Wirkungen:
- antibakteriell
- Förderung der Wundheilung
- *antiphlogistisch*

Wirkmechanismus: Die pharmakologisch aktiven Salicylsäurederivate liegen als Prodrug vor, die erst im Körper zur wirksamen Salicylsäure metabolisiert werden. Die bessere Magenverträglichkeit und die geringeren Nebenwirkungen von Salicin gegenüber Acetylsalicylsäure beruhen darauf, daß die mukoprotektive Cyclooxygenase nicht gehemmt wird und damit die von der Acetylsalicylsäure bekannten Magen-Mikroblutungen nicht auftreten. Außerdem passieren die Salicylsäurederivate den Magen und Darm als Prodrug und werden erst in der Leber zur pharmakologisch aktiven Salicylsäure metabolisiert.

Indikationen (nach Kommission E):
- oberflächliche Hautverletzungen ☞ 12.18.1
- äußere Hämorrhoiden ☞ 12.19.1, 12.19.2
- Frostbeulen ☞ 12.18.1
- Sonnenbrand ☞ 12.16

Kontraindikationen: Überempfindlichkeit gegen Pappelknospen, Propolis, Perubalsam, Salicylate.

Nebenwirkungen: Gelegentlich allergische Hautreaktionen.

Interaktionen: Keine bekannt.

Dosierung: Halbfeste Zubereitungen entsprechend 20–30 % Drogenanteil.

Darreichungsform: Halbfeste Drogenzubereitungen zum Auftragen auf die Haut.

✓ Zubereitungen aus Pappelknospen spielen in der Tiermedizin als pflanzliche Antiphlogistika z.B. in Form der „Grünen Eutersalbe" eine relativ große Rolle.

▸ Pappelrinde/-blätter (Populi cortex/- folium)

Erhielten eine Negativ-Monographie im Sinne einer „Null-Monographie" (☞ Tab. 2.5), weil in dem vorhandenen wissenschaftlichen Erkenntnismaterial die Wirksamkeit nicht ausreichend belegt werden konnte. In der Erfahrungsheilkunde besitzen Pappelrinde und -blätter eine relativ große Bedeutung, die aufgrund des Gehalts an Salicylalkoholderivaten und ätherischem Öl auch plausibel ist.

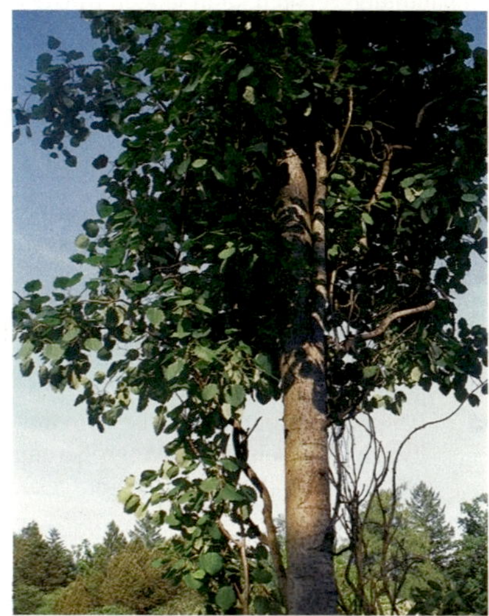

Zitter-Pappel (Populus-Arten, v.a. Populus tremula L.) [O225]

Wirksamkeitsmitbestimmende Inhaltsstoffe: Salicylalkoholderivate (Phenylglykoside, darunter Salicin, Salicortin, Populin u.a.), ätherisches Öl (mit (+)-Bisabolol, α- und β-Caryophyllen, Cadinen u.a.), Flavonoide. In der Rinde von Populus tremula wurden bis zu 10 % Gesamtsalicin nachgewiesen. Dieser hohe Gehalt an Phenylglykosiden ist weder in den Knospen noch in den Blättern enthalten.

Wirkungen:
- analgetisch
- antiödematös
- antiphlogistisch
- antibakteriell

Wirkmechanismus: Die pharmakologisch aktiven Salicylsäurederivate liegen als Prodrug vor, die erst im Körper zur wirksamen Salicylsäure metabolisiert werden. Die bessere Magenverträglichkeit und die geringeren Nebenwirkungen von Salicin gegenüber Acetylsalicylsäure beruhen darauf, daß die mukoprotektive Cyclooxygenase nicht gehemmt wird und damit die von der Acetylsalicylsäure bekannten Magen-Mikroblutungen nicht auftreten. Außerdem passieren die Salicylsäurederivate den Magen und Darm als Prodrug und werden erst in der Leber zur pharmakologisch aktiven Salicylsäure metabolisiert.

Indikationen (nach Kommission E): Keine.

Beanspruchte Indikationen:
- benigne Prostatahyperplasie Stadium I–II
- Miktionsbeschwerden
- Schmerzen
- rheumatische Beschwerden ☞ 10.4.1

Kontraindikationen: Überempfindlichkeit gegen Salicylate. Evtl. die Kontraindikationen für Salicylate wie Blutungsneigung und Asthma bronchiale. Ein Behandlungsversuch kann jedoch trotzdem unternommen werden.

Nebenwirkungen: Sehr selten Überempfindlichkeitsreaktionen. Die für Salicylate typischen Nebenwirkungen wurden bei Pappelzubereitungen bislang nicht beobachtet (evtl. wegen des niedrigeren Konzentrationsgehalts).

Interaktionen: Keine bekannt.

Dosierung: In 2 Kombinationspräparaten wird die Droge bei rheumatischen Beschwerden 3–4 x tgl. 130 mg, bei weiteren 2 Präparaten bei Prostatabeschwerden 2–4 x tgl. 60 mg dosiert.

Darreichungsform: Pappelrinde ist heute ausschließlich Bestandteil von Kombinationspräparaten.

Pappelrinde und -blätter bessern nur die Beschwerden bei einer Prostatahyperplasie, ohne die Vergrößerung zu beheben. In regelmäßigen Abständen muß daher ein Arzt aufgesucht werden.

▶ Paprikafrüchte, scharfe (Capsici fructus acer)

☞ Cayennepfefferfrüchte

▶ Passionsblumenkraut (Passiflorae herba)

Wirksamkeitsmitbestimmende Inhaltsstoffe: Bis 2,5 % Flavonoide (Glykosylflavone, z.B. Isovitexinglucosid), Maltol, Cumarinderivate, geringe Mengen ätherisches Öl, die in der Literatur stets zitierten Harman-Alkaloide kommen entweder nicht oder bestenfalls in Spuren (unter 0,01 ppm) vor.

Wirkungen:
- motilitätshemmend (im Tierexperiment)
- *Hemmung der lokomotorischen Aktivität*
- *schwach antikonvulsiv*
- *anxiolytisch*

Wirkmechanismus:

- Hemmung der lokomotorischen Aktivität: Papaverinähnlicher Spasmolyseeffekt. Evtl. binden Inhaltsstoffe von Passionsblumenkraut an zentralen und peripheren Benzodiazepin-Rezeptoren.

Indikationen (nach Kommission E):

- nervöse Unruhezustände ☞ 3.3.1

Kontraindikationen: Keine bekannt.

Nebenwirkungen: Keine bekannt.

Interaktionen: Keine bekannt.

Dosierung: Tagesdosis 4–8 g Droge; Zubereitungen entsprechend.

Darreichungsform: Zerkleinerte Droge für Aufgüsse sowie andere galenische Zubereitungen zur inneren Anwendung.

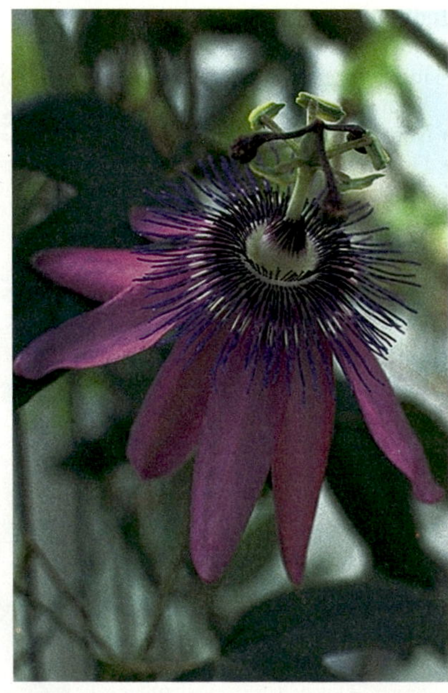

Passionsblume (Passiflora incarnata L.) [U224]

ESCOP-Monographie Passiflora (Passiflorae herba)

- **Therapeutic indications:** Tenseness, restlessness and irritability with difficulty in falling asleep.
- **Dosage:** *Adult single dose:* 3–4 times daily: 0.5–2 g of the drug; 2.5 g of drug as infusion; 1–4 ml of tincture (1:8); other equivalent preparations. *Elderly:* Dose as for adults. *Children from 3–12 years:* Under medical supervision only. Proportion of adult dose according to body weight.

▶ Perubalsam (Balsamum peruvianum)

Wirksamkeitsmitbestimmende Inhaltsstoffe: 50–70 % eines Estergemisches (hauptsächlich von Benzylestern der Benzoe- und Zimtsäure), Vanillin, Benzylbenzoat, Benzylcinnamat, Sesquiterpenalkohole (β-Nerolidol, Farnesol).

Wirkungen:

- antibakteriell-antiseptisch (Benzylester)
- granulationsfördernd
- antiparasitär (v.a. gegen Krätzmilbe)
- *antiphlogistisch*

Wirkmechanismus: Noch nicht erforscht.

2

P

Indikationen (nach Kommission E):
- infizierte und schlecht heilende Wunden ☞ 12.18.1
- Verbrennungen ☞ 12.18.1
- Dekubitus ☞ 12.18.1
- Frostbeulen ☞ 12.18.1
- Ulcus cruris ☞ 12.18.1
- Prothesendruckstellen ☞ 12.18.1
- Hämorrhoiden ☞ 12.19

Kontraindikationen: Ausgeprägte allergische Disposition wegen der relativ hohen allergischen Potenz der Zimtsäureester, die in reichlichen Mengen *(bis zu 15 %)* vorhanden sind.

Nebenwirkungen: Allergische Hautreaktionen *(allergisches Risiko liegt bei 2–3 %, meist Kontaktallergien vom Typ IV, aber auch vom Sofortyp). Bei gleichzeitiger Anwendung von Propolis-Zubereitungen ist das Allergie-Risiko erhöht, so daß von einer gleichzeitigen topischen Applikation beider Rohstoffe abgeraten werden muß. Bei Applikationen auf zu große Hautflächen nach Verbrennungen Nierenschäden möglich.*

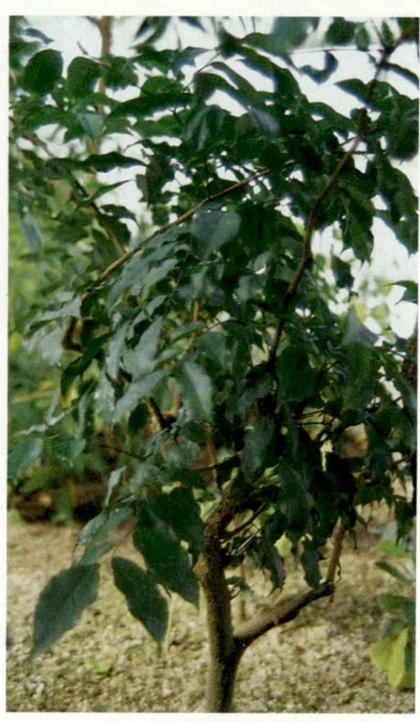
Perubalsambaum (Myroxylon balsamum L. HARMS var. pereira (ROYLE) HARMS) [O225]

Interaktionen: Keine bekannt. *Bei gleichzeitiger Anwendung von Propolis-Zubereitungen ist das Allergie-Risiko erhöht, so daß von einer gleichzeitigen topischen Applikation beider Rohstoffe abgeraten werden muß.*

Dosierung: Galenische Zubereitungen mit 5–20 % Perubalsam, bei großflächiger Anwendung mit max. 10 %.

Darreichungsform: Galenische Zubereitungen zur äußeren Anwendung.

Anwendungsdauer: Nicht länger als 1 Woche.

 Gehört zu den häufigsten Kontaktallergenen in der täglichen Praxis.

 Wird wegen des Gehalts an Vanillin und Zimtsäureester in der Kosmetikindustrie häufig als Duftstoff und in der Lebensmittelindustrie zur Aromatisierung eingesetzt.

2
P

▶ Pestwurzwurzelstock (Petasitidis rhizoma)

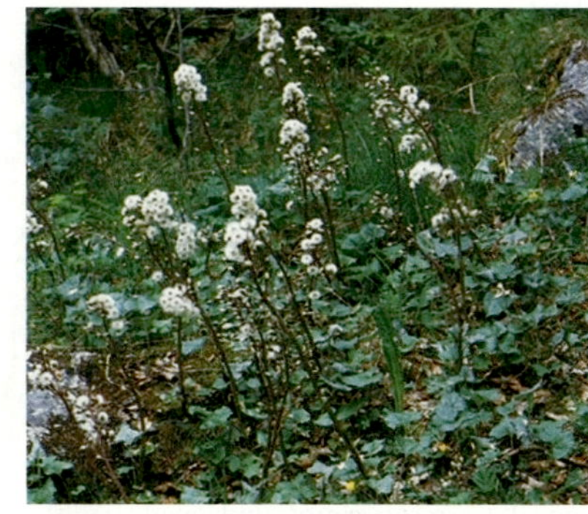

Gewöhnliche Pestwurz (Petasites hybridus L. PH. GÄRTN., B. MEY. Et SCHERB.) [M222]

Wirksamkeitsmitbestimmende Inhaltsstoffe: Sesquiterpene (wie Petasin, Neopetasin, Isopetasin), Schleimstoffe, unerwünschte Pyrrolizidinalkaloide mit 1,2 ungesättigtem Necingerüst und deren N-Oxide *(sind durch spezielle Züchtungs- und Extraktionsmaßnahmen in Fertigarzneimitteln max. in Mengen unter der Nachweisgrenze von 0,1 ppm enthalten und stellen damit kein toxikologisches Risiko dar).*

Wirkungen:
- spasmolytisch
- *analgetisch*
- *Hemmung der Leukotriensynthese*
- *antiphlogistisch*
- *Synthesehemmung des COX-2-Enzyms*

Wirkmechanismus: Bislang nicht bekannt.

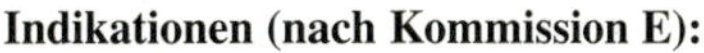

Indikationen (nach Kommission E):
- adjuvant bei akuten krampfartigen Schmerzen im Bereich der ableitenden Harnwege, v.a. bei Steinleiden ☞ 8.4

Weitere Indikationen aufgrund klinischer Studien:
- Migräne ☞ 11.3
- Heuschnupfen

Kontraindikationen: Schwangerschaft, Stillzeit.

Nebenwirkungen: Keine bekannt.

Interaktionen: Keine bekannt.

Dosierung: Tagesdosis 4,5–7 g Droge; Zubereitungen entsprechend. Die Tagesdosis darf nicht mehr als 1 µg Pyrrolizidinalkaloide mit 1,2 ungesättigtem Necingerüst einschließlich ihrer N-Oxide enthalten.

Darreichungsformen: Mit Ethanol oder lipophilen Lösungsmitteln *bzw. mittels CO_2-Extraktion* gewonnene Extrakte sowie deren galenische Zubereitungen zum Einnehmen.

Anwendungsdauer: Nicht länger als 4–6 Wochen pro Jahr laut Kommission E, *da zum Zeitpunkt der Monographie-Verabschiedung noch keine pyrrolizidinfreien Extrakte zur Verfügung standen. Diese zeitliche Einschränkung entfällt bei pyrrolizidinfreien Extrakten, die aufgrund jüngerer klinischer Studien auch bei längerer Anwendung gut vertragen werden.*

2
P

▶ Petersilienkraut/-wurzel (Petroselini herba/- radix)

Wirksamkeitsmitbestimmende Inhaltsstoffe: In der Wurzel bis 0,7 % ätherisches Öl (mit Apiol, Myristicin), Furanocumarine (Bergapten, Isoimperatorin). Im Kraut bis 1,2 % ätherisches Öl (mit Apiol, Myristicin). Kraut und Wurzeln enthalten ferner Terpene, Flavonoide, Polyine. Wichtige geruchsgebende Bestandteile sind Phthalide (darunter das Z-Ligustilid). Es sollen nur Petersilien-Kulturrassen verwendet werden, die arm an Apiol sind, weil dieses zu Herzrhythmusstörungen und Aborten führen kann.

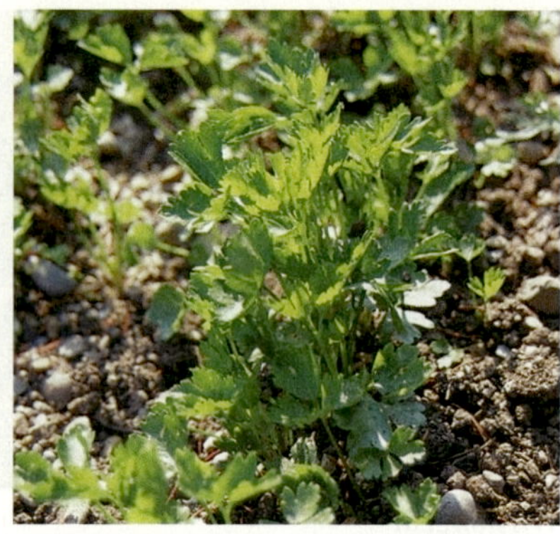

Petersilie (Petroselinum crispum (MILLER) NYMAN ex A. W. HILL) [O225]

Wirkungen:
- *diuretisch (aquaretisch)*
- *tonussteigernd*
- *kontraktionsfördernd am Uterus*

Wirkmechanismus: Aquaretikum ☞ 8.1.1

Indikationen (nach Kommission E):
- Durchspülungstherapie bei Erkrankungen der ableitenden Harnwege ☞ 8.2.1
- Nierengrieß (auch vorbeugend) ☞ 8.4

Kontraindikationen: Schwangerschaft, entzündliche Nierenerkrankungen, Ödeme infolge eingeschränkter Herz- oder Nierentätigkeit.

Nebenwirkungen: Selten allergische Haut- oder Schleimhautreaktionen. Bei hellhäutigen Personen sind phototoxische Reaktionen durch die Furanocumarine möglich.

Interaktionen: Keine bekannt.

Dosierung: Tagesdosis 6 g Droge; Zubereitungen entsprechend.

Darreichungsform: Zerkleinerte Droge für Aufgüsse sowie andere galenische Zubereitungen mit vergleichbar geringem Gehalt an ätherischem Öl zum Einnehmen. *Wird Petersilienkraut als Küchengewürz genutzt, wird eine therapeutische Dosis in der Regel nicht erreicht.*

Bei einer Durchspülungstherapie muß auf eine ausreichende Flüssigkeitszufuhr von mind. 2 l/Tag geachtet werden.
Nur das lipophile ätherische Wurzelöl enthält die photosensibilisierenden Furanocumarine. Daher ist diese Reaktion bei Einnahme der alkoholischen Tinktur möglich, nicht aber bei der Teezubereitung. Das reine destillierte ätherische Wurzelöl sollte aus toxikologischen Gründen nicht mehr angewendet werden.

▶ Pfefferminzblätter (Menthae piperitae folium)

Wirksamkeitsmitbestimmende Inhaltsstoffe: 0,5–4 % (mind. 1,2 %) ätherisches Öl (mit Menthol, Menthon, Menthofuran und anderen Monoterpenen), Flavonoide, bis 4,5 % Lamiaceen-Gerbstoffe (darunter Rosmarinsäure). Der Gehalt an Inhaltsstoffen variiert je nach Anbaugebiet, Sorte, Erntezeitpunkt und Herkunft z.T. erheblich. Die Anwendung standardisierter Präparate wird daher ausdrücklich empfohlen und die Droge muß Arzneibuchqualität besitzen, d.h. der Stengelanteil darf nicht über 5 % liegen.

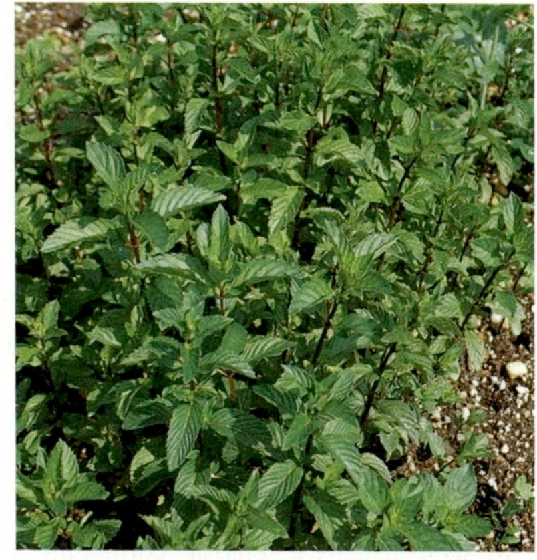

Echte Pfeffer-Minze (Mentha x piperita L.) [O225]

Wirkungen:
- spasmolytisch
- choleretisch
- karminativ
- *Förderung der Magensaftsekretion*
- *beschleunigend auf die Magenentleerung*
- *appetitanregend*
- *adstringierend*

Wirkmechanismus:
- spasmolytisch: Menthol → Blockierung der Calciumkanäle im Magen-Darm-Trakt → verminderter Calciumeinstrom in die Zellen (Calcium-antagonistischer Effekt) → direkt spasmolytische Wirkung an der glatten Muskulatur des Magen-Darm-Trakts
- karminativ: Senkung des Tonus des unteren Ösophagussphinkters → erleichterter Abgang aufgestauter Luft

Indikationen (nach Kommission E):
- krampfartige Beschwerden im Magen-Darm-Bereich und der Gallenblase und -wege ☞ 7.12.1

Weitere Indikationen in der Erfahrungsheilkunde und Volksmedizin:
- Übelkeit, Brechreiz, Erbrechen ☞ 7.3.1
- Meteorismus ☞ 7.5.1

Kontraindikationen: Bei Gallensteinleiden nur nach Rücksprache mit einem Arzt anwenden.

Nebenwirkungen: Keine bekannt.

Interaktionen: Keine bekannt.

Dosierung: Mittlere Tagesdosis 3–6 g Droge, 5–15 g Tinktur (entsprechend EB6); Zubereitungen entsprechend.

Darreichungsform: Zerkleinerte Droge für Aufgüsse, Auszüge aus Pfefferminzblättern zur inneren Anwendung.

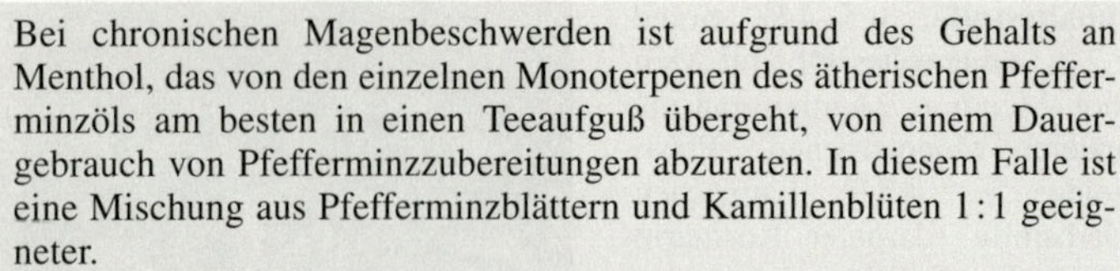

Bei chronischen Magenbeschwerden ist aufgrund des Gehalts an Menthol, das von den einzelnen Monoterpenen des ätherischen Pfefferminzöls am besten in einen Teeaufguß übergeht, von einem Dauergebrauch von Pfefferminzzubereitungen abzuraten. In diesem Falle ist eine Mischung aus Pfefferminzblättern und Kamillenblüten 1 : 1 geeigneter.

✓ Pfefferminzblätter, wie alle Ätherisch-Öl-Drogen, lichtgeschützt, aber nicht in Kunststoffbehältern aufbewahren, da die Weichmacher im Plastikmaterial ätherisches Öl absorbieren können und dadurch die Wirkung gemindert wird.

ESCOP-Monographie Peppermint Leaf (Menthae piperitae folium)

- **Therapeutic indications:** Symptomatic treatment of digestive disorders such as dyspepsia (e.g. spastic complaints of the upper gastrointestinal tract), flatulence, gastritis, enteritis.
- **Dosage:** *Adults:* As infusion, 1.5–3 g of the drug to 150 ml water, 3 times daily. Tincture (1:5, 45 % ethanol), 2–3 ml, 3 times daily. *Elderly:* Dose as for adults. *Children from 4–12 years:* Proportion of adult dose according to body weight or age, in ethanol-free dosage forms.

▶ Pfefferminzöl (Menthae piperitae aetheroleum)

Wirksamkeitsbestimmende Inhaltsstoffe: Durch Wasserdampf gewonnenes ätherisches Öl, bestehend aus mind. 44 % freien Alkoholen (wie Menthol), mind. 15–max. 32 % Ketonen (wie Menthon), 3–10 % Estern (wie Menthylacetat). Die Zusammensetzung des Pfefferminzöls variiert je nach Anbaugebiet, Sorte, Erntezeitpunkt und Herkunft. Es sollte daher nur Arzneibuch-Pfefferminzöl angewendet werden, das auch auf Organochlor-Pestizidrückstände geprüft worden ist. Das Arzneibuch charakterisiert das Pfefferminzöl durch die Minimal- und Maximalwerte von 9 Monoterpenen, wobei die erlaubte Spanne zwischen diesen Werten zu großzügig sein dürfte. Aus Kostengründen wird Pfefferminzöl oft mit dem billigeren Minzöl verschnitten.

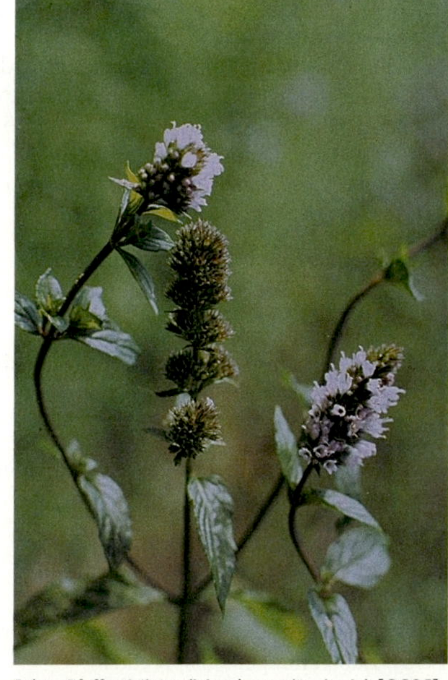

Echte Pfeffer-Minze (Mentha x piperita L.) [O225]

Wirkungen:
- spasmolytisch
- karminativ
- cholagog
- antibakteriell
- sekretolytisch
- kühlend
- *beschleunigend auf die Magenentleerung*
- *lokal anästhesierend*
- *hyperämisierend*

Wirkmechanismus: Aromatikum (ätherisches Öl) ☞ 6.1.1, 7.1.2, 10.1.1
- spasmolytisch: Menthol → Blockierung der Calcium-Kanäle im Magen-Darm-Trakt → verminderter Calciumeinstrom in die Zellen (Calcium-antagonistischer Effekt) → direkt spasmolytische Wirkung an der glatten Muskulatur des Magen-Darm-Trakts
- karminativ: Senkung des Tonus des unteren Ösophagussphinkters → erleichterter Abgang aufgestauter Luft
- analgetisch: Anregung der Kälterezeptoren in der Haut → Weiterleitung des Kältereizes → Blockade der Schmerzleitung. Der Rückgang der Schmerzwahrnehmung wird vermutlich durch zentral-stimulierende Eigenschaften des Pfefferminzöls unterstützt.

Indikationen (nach Kommission E):
- krampfartige Beschwerden im oberen Gastrointestinaltrakt und der Gallenwege (innere Anwendung) ☞ 7.12.1
- Colon irritabile (innere Anwendung) ☞ 7.9.1
- Katarrhe der oberen Luftwege (innere und äußere Anwendung, Nasensalben) ☞ 6.2.2, 6.7.1
- Mundschleimhautentzündungen (innere Anwendung) ☞ 7.2
- Myalgien (äußere Anwendung) ☞ 10.2
- neuralgiforme Beschwerden (äußere Anwendung) ☞ 11.4.1

Weitere Indikationen aufgrund klinischer Studien:
- Kopfschmerzen, v.a. Spannungskopfschmerz und Migräne ☞ 11.3.2
- Pruritus ☞ 12.4.1
- stumpfe Verletzungen ☞ 10.5.1

Kontraindikationen: Verschluß der Gallenwege, Gallenblasenentzündungen, schwere Leberschäden. Bei Gallensteinleiden nur nach Rücksprache mit einem Arzt anwenden *bzw. unter Berücksichtigung des Risikos eines Steinabgangs und eines evtl. Verschlusses der Gallenwege*. Bei Sgl. und Kleinkdr. nicht im Bereich des Gesichts, speziell der Nase, anwenden, da es zum sogenannten Kratschmer-Reflex (Glottiskrampf) mit Atemdepression bis zur Erstickung kommen kann. Bei sachgemäßer Anwendung besteht diese Gefahr nicht.

Nebenwirkungen: Bei empfindlichen Patienten Magenbeschwerden.

Interaktionen: Keine bekannt.

Dosierung: Bei innerer Anwendung mittlere Tagesdosis 6–12 Tr., zur Inhalation 3–5 Tr. in heißes Wasser geben. Bei Colon irritabile mittlere Einzeldosis 0,2 ml *(ca. 180 mg)*, mittlere Tagesdosis 0,6 ml in magensaftresistenter Umhüllung. Bei äußerer Anwendung einige Tr. in die betroffene Hautpartie einreiben, in halbfesten und öligen Zubereitungen 5–20 %, in wäßrig-ethanolischen Zubereitungen 5–10 %, in Nasensalben 1–5 % ätherisches Öl. Zubereitungen entsprechend.

Darreichungsform: Ätherische Öl sowie galenische Zubereitungen zur inneren und äußeren Anwendung.

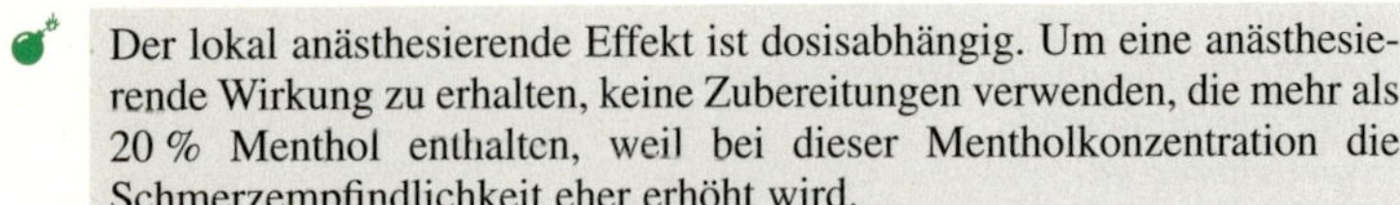
Der lokal anästhesierende Effekt ist dosisabhängig. Um eine anästhesierende Wirkung zu erhalten, keine Zubereitungen verwenden, die mehr als 20 % Menthol enthalten, weil bei dieser Mentholkonzentration die Schmerzempfindlichkeit eher erhöht wird.

✓ Pfefferminzlikör (Pfefferminzöl gelöst in Ethanol 50 % plus Zuckersirup) kann den unangenehmen Mundgeruch nach Knoblauchgenuß mindern bzw. überdecken. Gleiches gilt auch für die Pfefferminzplätzchen (Menthae piperitae rotulae).

ESCOP-Monographie Peppermint Oil (Menthae piperitae aetheroleum)

- **Therapeutic indications: Internal use:** Symptomatic treatment of digestive disorders, such as flatulence, irritable bowel syndrome, symptomatic treatment of coughs and colds. **External use:** Relief of coughs and colds; symptomatic relief of rheumatic complaints, tension-type headache, pruritus, urticaria and pain in irritable skin conditions.
- **Dosage:** *Adults:* **Internal use:** For digestive disorders: 0.2–0.4 ml 3 times daily in dilute preparations or in emulsion. For irritable bowel syndrome: 0.2–0.4 ml, 3 times daily in enteric-coated capsules. As an inhalation (for coughs and colds): 3–4 drops added to hot water. **External use:** In dilute liquid or semi-solid preparations as an anaesthetic or antipruritic (equivalent to 0.1–1.0 % m/m menthol), or as a counter-irritant and analgesic (equivalent to 1.25–16 % m/m menthol), rubbed onto the affected area. Tension-type headache: As a 10 % solution rubbed onto the skin of forehead and temples. *Elderly:* Dose as for adults. *Children from 4–16 years:* **Internal use:** For digestive disorders: Proportion of adult dose according to their body weight. **External use:** *Children from 4–10 years:* Semi-solid preparations containing 2–10 % peppermint oil. 5–15 % *Children from 10–16 years:* peppermint oil. *Children from 4–10 years:* Ethanolic preparations containing 2–4 % peppermint oil. *Children from 10–16 years:* 3–6 % peppermint oil. Special warnings and special precautions for use: Direct application of peppermint oil preparation to the nasal area or chest of babies and small children must be avoided because of the risk laryngeal and bronchial spasms.

▶ Pflanzenteere (Pices)

Wurden von der Kommission E nicht bearbeitet. Da sie aber in der Dermatologie nach wie vor eine Rolle spielen, wurde ein Profil erstellt.

Wirksamkeitsmitbestimmende Inhaltsstoffe: Phenole, Kreosole, Naphthalin-Verbindungen. Verwendet werden v.a. die Pflanzenteere der Birke (Pix Betulina), der Buche (Pix Fagi), des Wacholders (Pix Juniperi) sowie aus dem Holz verschiedener Nadelhölzer (Pix Liquida).

Wirkungen:
- antimikrobiell
- antiphlogistisch
- juckreizstillend
- antiakanthotisch (bis 10 Tage, dann keratoplastisch)
- antiekzematös
- antiinfiltrativ
- proliferationshemmend
- in den oberen Hautschichten zellteilungshemmend
- talgdrüsenaktivitätshemmend

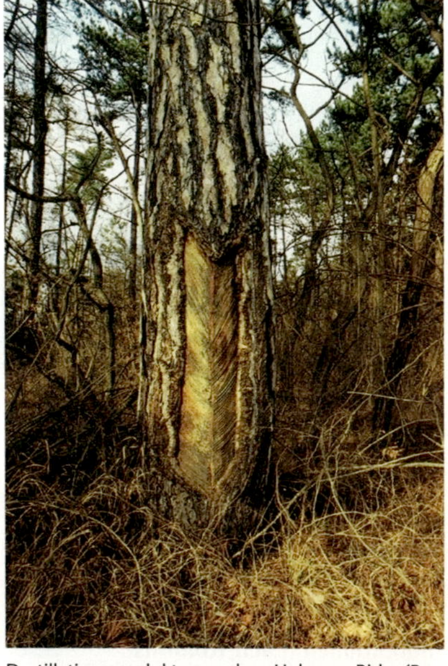

Destillationsprodukte aus dem Holz von Birke (Betula pendula ROTH, Betula pubescens ERH.), Buche (Fagus sylvatica L.), Gemeinem Wacholder (Juniperus communis L.), Fichte (Picea abies KARSTEN), Kiefer (Pinus sylvestris L.) u. a. Nadelhölzer [O165]

Wirkmechanismus: Die Wirkmechanismen für die vielschichtigen Effekte sind im einzelnen noch nicht geklärt. Sicher sind eine direkte Hemmung der Aktivität der Talgdrüsen sowie eine Hemmung der Leukotrien-Biosynthese und des platelet derived growth factors (PDGF). Die Einflüsse auf Interaktionen zwischen den T-Lymphozyten und den Keratozyten sind noch nicht abschließend geklärt.

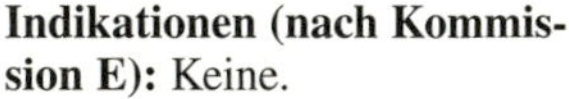

Indikationen (nach Kommission E): Keine.

Erfahrungsheilkundliche Indikationen sowie aufgrund klinischer Studien:
- subakute und chronische Ekzeme
- Psoriasis ☞ 12.14.1

Kontraindikationen: Exsudative oder pustulöse Form der Psoriasis, Sgl., Schwangerschaft, Stillzeit, Patienten mit Xeroderma pigmentosum, Nävus-Dysplasie-Syndrom, Basalzellnävus-Syndrom. Beschränkte Anwendung im Genital-, Skrotal-, Inguinal-, Perineal-, Axillarbereich, bei Kleinkdr.

Nebenwirkungen: Bei großflächiger Anwendung Gefahr der Nierenschädigung, unangenehmer Geruch, Verschmutzung der Wäsche, Kontaktallergien, Teerfollikulitis, selten phototoxische Reaktionen.

Interaktionen: UV-Licht (Phototoxizität).

Dosierung: 10–20%ige Zubereitungen 1 x tgl. dünn auftragen.

Darreichungsform: Individuelle Rezepturen als Teer-Schüttelmixtur nach der NRF-Arbeitsvorschrift bzw. als ethanolhaltige Zinkoxidschüttelmixtur, weiß (NRF) oder als 10–20%ige Suspensionsalbe, eingearbeitet in die DAB hydrophile Salbengrundlage.

Zum Abwaschen keine Syndets verwenden, da dabei die Haut zu stark entfettet wird.

✓ Im Gegensatz zu Steinkohleteer sind Pflanzenteere frei von den relativ toxischen Pyridinbasen und Anthracenderivaten und damit risikoärmer.

▸ Podophyllumwurzelstock/-harz (Podophylli peltati rhizoma/- resina)

☞ Fußblattwurzelstock/-harz

▸ Pollen (= Blütenpollen)

Wirksamkeitsmitbestimmende Inhaltsstoffe: Flavonoide, Phytosterole, mehrfach ungesättigte Fettsäuren, Kohlenhydrate, ätherisches Öl in Spuren, B-Vitamine.

Wirkungen:
- appetitanregend
- *roborierend*

Wirkmechanismus: Nicht bekannt. Postuliert wird eine Immunstimulation.

Indikationen (nach Kommission E):
- als Roborans zur Kräftigung bei Schwächezuständen ☞ 13.1.1
- Appetitlosigkeit ☞ 7.4

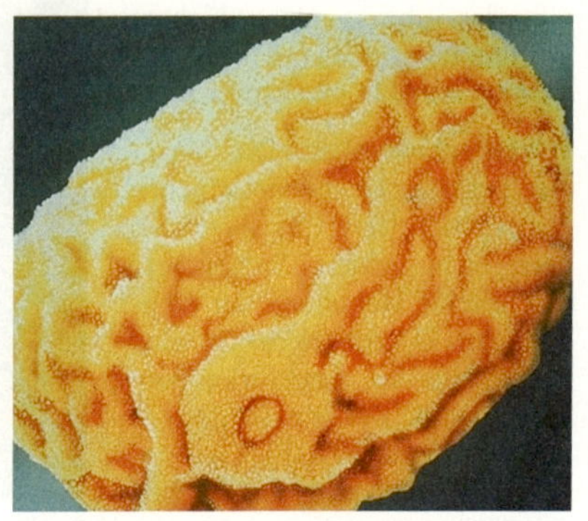

Mischpollen verschiedener Blütenpflanzen, der von Bienen gesammelt wird. Besteht in der Regel aus 20–40 verschiedenen Blütenpollen. [M222]

Kontraindikationen: Pollenallergie (Pollinosis).

Nebenwirkungen: Selten Magen-Darm-Beschwerden.

Interaktionen: Keine bekannt.

Dosierung: Tagesdosis 30–40 g Droge; Zubereitungen entsprechend. Tagesdosis von sogenannten aufgeschlossenen, mikronisierten Pollen (≤ 10 µm) 3–4 g Droge; Zubereitungen entsprechend.

Darreichungsformen: Pollen sowie andere Darreichungsformen zum Einnehmen.

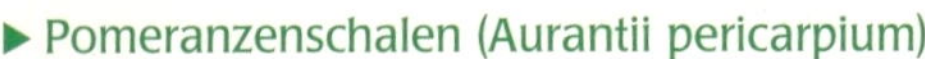

▸ Pomeranzenschalen (Aurantii pericarpium)

Wirksamkeitsmitbestimmende Inhaltsstoffe: Bis zu 2 % ätherisches Öl (mit Limonen als Hauptbestandteil), Bitterstoffe, bitterschmeckende Flavonoide (wie Naringenin und Neohesperidin), Furanocumarine. Die Droge muß laut DAB einen Bitterwert von mind. 600 erreichen und mind. 1 % ätherisches Öl enthalten.

Wirkungen:
- *appetitanregend*
- *Steigerung der Magensaftsekretion*
- *leicht spasmolytisch*

Wirkmechanismus: Amarum-Aromatikum ☞ 7.1.3, Flavonoiddroge ☞ 7.1.6

Indikationen (nach Kommission E):
- Appetitlosigkeit ☞ 7.4.1
- dyspeptische Beschwerden ☞ 7.5.1

Kontraindikationen: Keine bekannt.

Nebenwirkungen: Photosensibilisierung, insbesondere bei hellhäutigen Personen, aufgrund der Furanocumarine.

Interaktionen: Keine bekannt.

Dosierung: Mittlere Tagesdosis 4–6 g Droge, 2–3 g Tinktur (entsprechend DAB7), 1–2 g Trokkenextrakt (entsprechend EB6); Zubereitungen entsprechend.

Darreichungsform: Zerkleinerte Droge für Aufgüsse, andere bitterschmekkende galenische Zubereitungen zum Einnehmen.

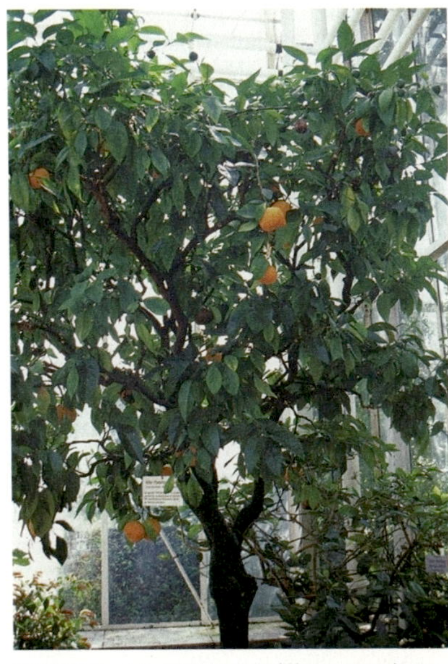

Pomeranze, syn. Bitterorange (Citrus aurantium L. subspecies aurantium, syn. Citrus aurantium L. subspecies amara ENGLER) [O225]

✓ Pomeranzenschalen sind ein typisches „mite-Phytopharmakon" und eignen sich besonders gut in der Pädiatrie, in Kombinationsarzneimitteln und hervorragend als Geschmackskorrigens.
Pomeranzenschalen, denen im sog. Agrumenverfahren das ätherische Öl entzogen wurde, sind minderwertig und geschmacklich gut zu erkennen.

▶ Preiselbeerblätter (Vitis idaeae folium)

Wurden von der Kommission E nicht bearbeitet, da sie nur in der Volksmedizin wegen ihres besseren Geschmacks als Alternative zu Bärentraubenblättern verwendet werden. Eine Wirksamkeit ist aufgrund des enthaltenen Arbutins und der Gerbstoffe plausibel.

Wirksamkeitsmitbestimmende Inhaltsstoffe: 2–5 % Arbutin, 5–8 % Gerbstoffe, Flavonoide.

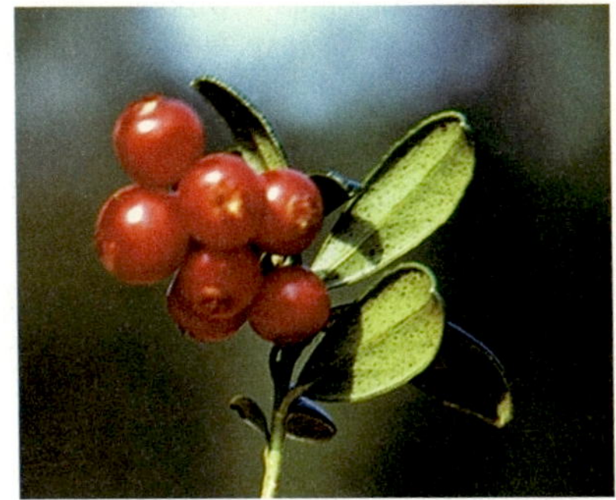

Preiselbeere (Vaccinium vitis-idaea L.) [M222]

2 P

Wirkungen:
- harndesinfizierend (Arbutin)

Wirkmechanismus: Harnwegsdesinfiziens ☞ 8.1.2

Indikationen (nach Kommission E): Keine.

Volksmedizinische Indikationen:
- entzündliche Erkrankungen der ableitenden Harnwege ☞ 8.2.1

Kontraindikationen: Keine bekannt.

Nebenwirkungen: Keine bekannt.

Interaktionen: Keine bekannt.

Dosierung: Teeaufguß aus 3–4 EL zerkleinerter Droge bis zu 5 x tgl.

Darreichungsform: Zerkleinerte Droge für Teezubereitungen.

> Preiselbeerblätter sind ein beliebter Bestandteil von volksmedizinisch genutzten Blasen- und Nierentees, v.a. wegen ihres im Vergleich zu Bärentraubenblättern besseren Geschmacks.

▶ Primelwurzel (Primulae radix)

Wirksamkeitsmitbestimmende Inhaltsstoffe: 3–12 % Triterpensaponine (darunter Primulasäure A), Methylester der Salicylsäure (u.a. Primulaverin), Flavonoide.

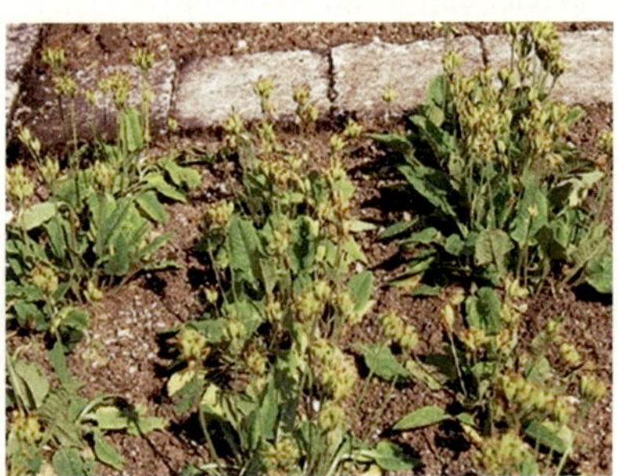

Wiesen-Schlüsselblume, Hohe oder Wald-Schlüsselblume (Primula veris L., Primula elatior L. HILL.) [O225]

Wirkungen:
- sekretolytisch
- expektorierend (Saponine)

Wirkmechanismus: Saponindroge ☞ 6.1.3. Methylester der Salicylsäure hemmen die Cyclooxygenase. Saponine wirken über den N. vagus expektorierend.

Indikationen (nach Kommission E):
- Katarrhe der Luftwege ☞ 6.7.1

Kontraindikationen: Bekannte Allergie gegen Primeln.

Nebenwirkungen: Vereinzelt Magenbeschwerden, Übelkeit.

Interaktionen: Keine bekannt.

Dosierung: Tagesdosis 0,5–1,5 g Droge, 1,5–3 g Tinktur (entsprechend ÖAB9); Zubereitungen entsprechend.

Darreichungsform: Zerkleinerte Droge für Aufgüsse und Kaltmazerate sowie andere galenische Zubereitungen zum Einnehmen.

✓ In der Pädiatrie sind die Schlüsselblumenblüten den Primelwurzeln wegen des besseren Geschmacks und der geringeren Reizwirkung auf den Magen vorzuziehen.

ESCOP-Monographie Primula Root (Primulae radix)

- **Therapeutic indications:** Productive cough; catarrh of the respiratory tract, chronic bronchitis.
- **Dosage:** *Adult daily dose:* 1–10 g of the drug as a decoction or equivalent preparation, taken in small amounts as necessary. *Elderly:* Dose as for adults. *Children from 4–10 years:* 0.5–1-0 g daily. *Children from 10–16 years:* 0.5–1.5 g daily.

▶ Propolis (Kittharz der Honigbienen, Apis mellifera)

Wurde von der Kommission E nicht bearbeitet. Propolis besitzt allerdings in der Volksmedizin und Erfahrungsheilkunde der osteuropäischen Länder sowie auch in der ärztlichen Naturheilkunde eine derart große Bedeutung, daß ein Pflanzenprofil erstellt wurde.

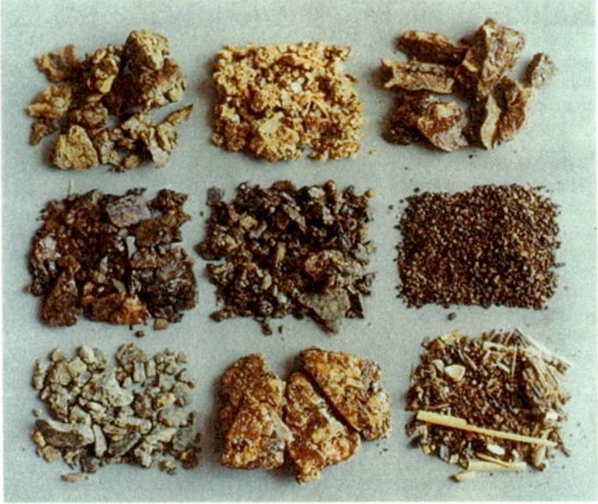

Propolis, von Bienen (Apis mellifera L.) gesammelte pflanzliche Exsudate von Knospen und Blättern verschiedener Bäume, v.a. Pappel, Birke, Robinie, Kastanie, Weide [M222]

Wirksamkeitsmitbestimmende Inhaltsstoffe: Je nach Herkunft und Sammelzeitpunkt besteht die harzartige Masse aus 3–50 % phenylsubstituierten Carbonsäuren, wie Benzoesäure, p-Cumarsäure, 3,4-Dimethoxyzimtsäure, Ferulasäure, Isoferulasäure, Kaffeesäure, Zimtsäure (identifiziert sind etwa 100 Polyphenole), 1,2–29 % (im Mittel ca. 5 %) Flavonoide, darunter Galangin, Apigenin, Kämpferol, Quercetin, Pinobanksin, Pinobanksin-5-methylester, 0,1–8 % ätherische Öle, darunter Caryophyllen, Cineol, Farnesol, Geraniol, Zimtalkohol, Zimtaldehyd, Zimtsäure-ethylester, 3–5 % Fettsäuren, wie Caprunsäure, Laurinsäure, Myristinsäure, Palmitinsäure, Stearinsäure, 2–20 % Polysaccharide, bis zu 5 % Blütenpollen.

Wirkungen:

- antimikrobiell (gegen grampositive und gramnegative Keime sowie Dermatophyten)
- antiviral
- zytostatisch
- antiphlogistisch
- adstringierend
- lokalanästhetisch

- spasmolytisch
- choleretisch
- granulationsfördernd
- immunstimulierend

Wirkmechanismus:
- antimikrobiell: die Zellteilung bei Mikroorganismen wird unterbunden, das Zytoplasma und die Zellwand der Bakterien werden zerstört (partielle Bakteriolyse), die Proteinbiosynthese in den Bakterien wird gehemmt; dieser Wirkmechanismus ist von ganz wenigen Naturstoffen in dieser Form bekannt und experimentell nachgewiesen
- antiphlogistisch: durch Hemmung der Cyclooxygenase und/oder der Lipoxygenase sowie der Leukotrien-B4-Bildung; diskutiert wird auch eine durch Entzündungs-Mediatorstoffe verursachte Verringerung der Leukozytenmigration und Zellproliferation
- immunstimulierend: Steigerung der Lymphozytenproliferation und deutliche Erhöhung der IgM-Titer, Freisetzung von Interleukin 1

Indikationen (nach Kommission E): Keine.

Erfahrungsheilkundliche und volksmedizinische Indikationen sowie aufgrund experimenteller und klinischer Studien:
- banaler Infekt des Respirationstrakts (innere Anwendung) ☞ 6.2.1
- Rhinitis, Rhinosinusitis (innere Anwendung) ☞ 6.3
- adjuvant bei Tonsillitis in Kombination mit Antibiotika (innere Anwendung) ☞ 6.5.1
- Pharyngitis, Laryngitis (innere Anwendung) ☞ 6.6.1
- Aktivierung des Immunsystems ☞ 13.2.1
- banaler bakteriell bedingter Infekt des Urogenitaltrakts (innere Anwendung)
- Erkrankungen des Mund- und Rachenraums wie Parodontose, Stomatitis, Glossitis, Gingivitis und zur Zahnhygiene ☞ 7.2.2
- Herpes simplex ☞ 12.6.1
- Schnitt-, Schürfwunden, Verbrennungen, gestörte Narbenbildung, Keloidbildung (äußere Anwendung) ☞ 12.18.1
- Follikulitis, Furunkel, Karbunkel (äußere Anwendung) ☞ 12.5.2
- Acne vulgaris (äußere Anwendung) ☞ 12.11.2
- Mykosen (äußere Anwendung)

Kontraindikationen: Bei innerer Anwendung keine bekannt. Bei äußerer Anwendung: Atopiker, Imker-Propolis-Allergiker, bekannte Allergien gegen Perubalsam, Pappelknospen-, Zimtrindenzubereitungen, bekannte Allergien gegenüber 1,1-Dimethylallyl-Kaffeesäureester.

Nebenwirkungen: Je nach Propolis-Herkunft, Gehalt an Kaffeesäure- und Zimtsäurederivaten sowie individueller Allergiedisposition kann bei äußerer Anwendung das Allergie-Risiko vom Typ IV zwischen 0,1 und 3 % liegen. Bei der Durchführung eines präventiven Epikutantests könnte bei einer ärztlichen Verordnung das Allergierisiko sogar vermieden werden, so daß nur noch bei einer kosmetischen Anwendung, die sich zwangsläufig durch die arzneimittelrechtliche Versagung von Propolisprodukten durch das BfArM ergibt, das Allergierisiko bestehen würde.

Interaktionen: Kreuzallergien mit Korbblütlern sind möglich.

Dosierung: Bei innerer Anwendung bei akuten Beschwerden bis 5 x tgl. 20–30 Tr. einer ethanolischen Propolistinktur, bei chronischen Leiden bis 3 x tgl. 10 Tr. Als Mundspülung 10–15 Tr. einer Propolistinktur auf 1 Glas Wasser. Bei Erkrankungen des Respirationstrakts 1–2 g Propolis bis 3 x tgl. kauen. Bei äußerer Anwendung 10–20%ige Propolissalbe 1–2 x tgl. auf die betroffenen Hautareale auftragen oder 1 x tgl. einen Umschlag mit 30–50 Tr. Propolis-Tinktur.

Darreichungsform: Gereinigtes Propolisharz direkt zum Kauen, ethanolische Propolistinktur oder ethanolische Propolistrockenextrakte verarbeitet in Tbl., Drg. und Kps. zur inneren Anwendung. Salben, Gele, Linimente und Tinkturen zur äußeren Anwendung.

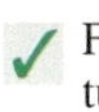

Für reproduzierbare therapeutische Effekte standardisierte Propoliszubereitungen anwenden, die als Minimalforderung Jahr für Jahr aus dem Rohstoff der gleichen Herkunft hergestellt werden und mit denen der Verordner gute Erfahrungen sammeln konnte. Ein optimales Propolis-Fertigarzneimittel enthält mind. 5 % Gesamt-Flavonoide, mind. 6 % phenylsubstituierte Gesamtcarbonsäuren, max. 0,3 % 4-Hydroxyacetophenon, max. 0,05 % Zimtaldehyd und max. 5 % fremde Bestandteile wie Blütenpollen und ist auf Pestizidrückstände, v.a. auf Mittel zur Bekämpfung der „Bienenmilbe", geprüft.

▶ Purpursonnenhutkraut (Echinaceae purpureae herba)

☞ Sonnenhutkraut

▶ Queckenwurzelstock (Graminis rhizoma)

Wirksamkeitsmitbestimmende Inhaltsstoffe: Ätherisches Öl (mit Thymol, Carvacrol, Carvon), Saponine, 3–8 % Triticin (ein dem Inulin verwandtes Polysaccharid), p-Hydroxyzimtsäurealkylester, 36 % freie Fettsäuren im Wasserdampfdestillat.

Wirkungen:
- antimikrobiell
- *diuretisch (aquaretisch)*

Wirkmechanismus:
Aquaretikum ☞ 8.1.1

Indikationen (nach Kommission E):
- Durchspülung bei entzündlichen Infekten der ableitenden Harnwege ☞ 8.2.1
- vorbeugend bei Nierengrieß ☞ 8.4

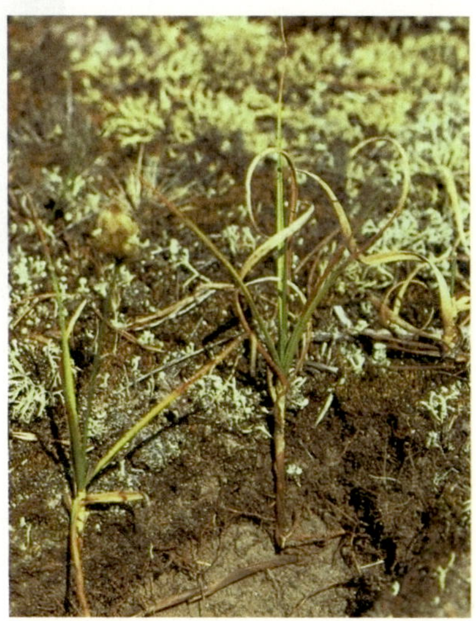

Gemeine Quecke (Agropyron repens L. P. de BEAUVOIS) [M222]

2 Q

Weitere Indikationen in der Erfahrungsheilkunde:
- Bronchialkatarrhe
- benigne Prostatahyperplasie Stadium I–II

Kontraindikationen:
Keine Durchspülungstherapie bei Ödemen infolge eingeschränkter Herz- oder Nierenfunktion.

Nebenwirkungen: Keine bekannt.

Interaktionen: Keine bekannt.

Dosierung: Tagesdosis 6–9 g Droge; Zubereitungen entsprechend.

Darreichungsform: Zerkleinerte Droge für Abkochungen sowie andere galenische Zubereitungen zum Einnehmen.

Bei einer Durchspülungstherapie muß auf eine ausreichende Flüssigkeitszufuhr von mind. 2 l/Tag geachtet werden.

▶ Quendelkraut (Serpylli herba)

Wirksamkeitsmitbestimmende Inhaltsstoffe: Ätherisches Öl (mit 20–40 % Carvacrol, 1,5–2 % Thymol), 3 % Lamiaceen-Gerbstoffe, Flavonoide.

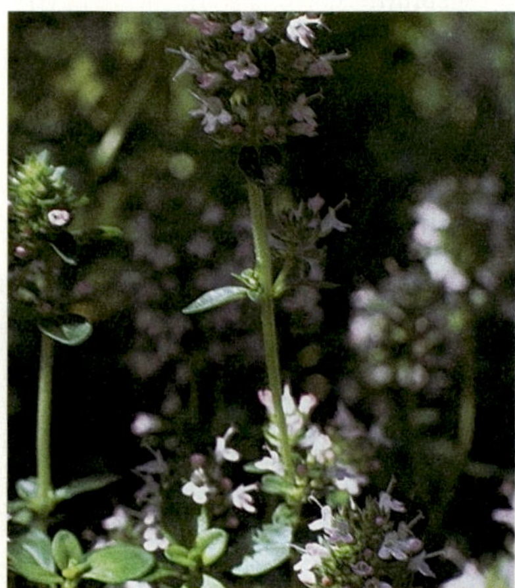

Quendel, syn. Feldthymian (Thymus serpyllum L.) [U224]

Wirkungen:
- antimikrobiell
- spasmolytisch
- *sekretomotorisch*
- *bronchospasmolytisch*

Wirkmechanismus: Aromatikum (Ätherisch-Öl-Droge) ☞ 6.1.1

Indikationen (nach Kommission E):
- Katarrhe der oberen Luftwege ☞ 6.7.1

Kontraindikationen:
Keine bekannt.

Nebenwirkungen: Keine bekannt.

Interaktionen: Keine bekannt.

Dosierung: Tagesdosis 4–6 g Droge; Zubereitungen entsprechend.

Darreichungsform: Zerkleinerte Droge für Aufgüsse sowie andere Zubereitungen zum Einnehmen.

Wird aus geschmacklichen Gründen in der Pädiatrie gegenüber Thymian bevorzugt.

2
R

▶ Ratanhiawurzel (Ratanhiae radix)

Ratanhia (Krameria triandra RUIZ et PAVON)

Wirksamkeitsbestimmende Inhaltsstoffe: Mind. 10 % Gerbstoffe (vorwiegend Catechingerbstoffe).

Wirkungen:
- adstringierend (Catechingerbstoffe)

Wirkmechanismus: Gerbstoffdroge (Adstringens) ☞ 7.1.7

Indikationen (nach Kommission E):
- leichte Entzündungen der Mund- und Rachenschleimhaut (lokale Anwendung) ☞ 7.2.2

Kontraindikationen: Keine bekannt.

Nebenwirkungen: Selten allergische Schleimhautreaktionen.

Interaktionen: Keine bekannt.

Dosierung: Etwa 1 g zerkleinerte Droge auf 1 Tasse Wasser als Abkochung oder 5–10 Tr. Tinktur auf 1 Glas Wasser 2–3 x tgl. Unverdünnte Tinktur als Pinselung 2–3 x tgl. Zubereitungen entsprechend.

Darreichungsform: Zerkleinerte Droge für Abkochungen sowie andere galenische Zubereitungen zur lokalen Anwendung.

Anwendungsdauer: Ohne ärztlichen Rat nicht länger als 2 Wochen aufgrund fehlender Langzeituntersuchungen.

▶ Rauwolfiawurzel (Rauwolfiae radix)

Wirksamkeitsbestimmende Inhaltsstoffe: Mind. 1 % Gesamtalkaloide (berechnet als Reserpin) wie Reserpin, Rescinamin, Deserpidin, Ajmalin, Raubasin, Serpentin.

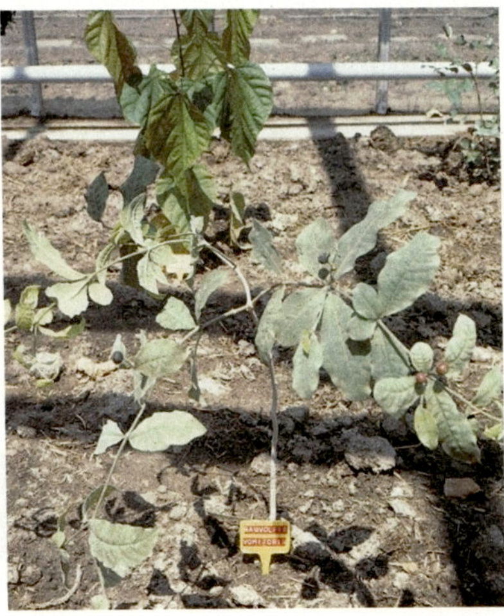

Schlangenwurzel (Rauwolfia serpentia L. BENTHAM ex KURZ) [M222]

Wirkungen:
- sympathikolytisch
- blutdrucksenkend
- sedierend

Wirkmechanismus: Reserpin hebt Speichervermögen der Speichergranula für Katecholamine auf → diese stehen nicht mehr zur Erregung der Adrenozeptoren bereit → Senkung des peripheren Gefäßwiderstands und länger anhaltende Blutdrucksenkung beim Hypertoniker

Indikationen (nach Kommission E):
- leichte, essentielle Hypertonie (Grenzwerthypertonie), v.a. bei erhöhtem Sympathikotonus mit z.B. Sinustachykardie, Angst, Spannungszuständen, psychomotorischer Unruhe, sofern diätetische Maßnahmen allein nicht ausreichen ☞ 4.4.1

Kontraindikationen: Depression, Ulcus ventriculi und duodeni, Phäochromozytom, Schwanger-schaft, Stillzeit.

Nebenwirkungen: Verstopfte Nase, depressive Verstimmung, Müdigkeit, Potenzstörungen.

Interaktionen: Mit Digitalisglykosiden Bradykardie, mit Neuroleptika und Barbituraten gegenseitige Wirkungsverstärkung, mit Levodopa Wirkungsabschwächung, aber unerwünschte extrapyramidalmotorische Symptome können verstärkt werden, mit Sympathomimetika initial erhebliche Blutdruckerhöhung.

Dosierung: Mittlere Tagesdosis 600 mg Droge entsprechend 6 mg Gesamtalkaloiden.

Darreichungsform: Zerkleinerte Droge, Drogenpulver sowie andere galenische Zubereitungen mit genau eingestelltem Alkaloidgehalt zur inneren Anwendung.

Rauwolfiawurzel kann auch bei bestimmungsgemäßem Gebrauch das Reaktionsvermögen so weit verändern, daß die Fähigkeit zur aktiven Teilnahme am Straßenverkehr oder zum Bedienen von Maschinen beeinträchtigt wird. Dies gilt in verstärktem Maße im Zusammenwirken mit Alkohol. Eine ärztliche Verordnung ist bei Patienten vertretbar, die ein pflanzliches Antihypertonikum wünschen.

▶ Rettichwurzel, schwarze (Rhaphani sativi radix)

Wirksamkeitsmitbestimmende Inhaltsstoffe: Senfölglykoside (Glukosinolate, darunter Raphanid), nach enzymatischer Spaltung entsteht wasserdampfflüchtiges Senföl, wenig ätherisches Öl.

Wirkungen:
- sekretionsfördernd im oberen Gastrointestinaltrakt
- motilitätsfördernd
- antimikrobiell
- *cholagog*

Wirkmechanismus: reflektorische Anregung der Verdauungssäfte im Mund und Magen

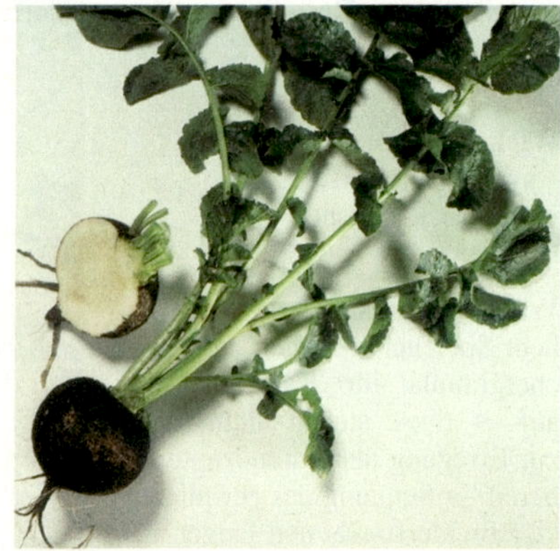

Garten-Rettich (Raphanus sativus L. var. niger (MILLER) S.KERNER, Raphanus sativus L.asp. niger (MILLER) DE CANDOLLE var. albus DE CANDOLLE) [U112]

Indikationen (nach Kommission E):
- dyspeptische Beschwerden, insbesondere infolge von Dyskinesien der Gallenwege ☞ 7.5.1, 7.12.1
- Katarrhe der oberen Luftwege ☞ 6.7.1

Kontraindikationen: Cholelithiasis.

Nebenwirkungen: Keine bekannt.

Interaktionen: Keine bekannt.

Dosierung: Mittlere Tagesdosis 50–100 ml Preßsaft.

Darreichungsform: Frischpflanzenpreßsaft zum Einnehmen.

Anwendungsdauer: Als Frischpflanzenpreßsaft kurmäßig nur 4–6 Wochen anwenden, keinesfalls über 6 Wochen ohne einige Tage Pause dazwischen, da das freigesetzte Senföl zu einer Reizung der Magenschleimhaut führen kann.

> Rettich wird nicht von allen Patienten gleich gut vertragen. Aus der Erfahrungsheilkunde wird berichtet, daß der Rettich bei pyknischen Konstitutionstypen am besten wirkt.

▶ Rhabarberwurzel (Rhei radix)

Wirksamkeitsmitbestimmende Inhaltsstoffe: Nach DAB mind. 2,5 % Anthranoide vom O-Glykosidtyp (hauptsächlich vom Rhein- und Physcion-Typ), Catechingerbstoffe, Gallotannine, Pektine, bis zu 3 % Flavonoide, ca. 5 % Gallotannine.

Wirkungen:
- laxierend (in der Einzeldosierung ab 1,0 g)
- *antidiarrhoisch (in der Einzeldosierung von 0,1–0,3 g)*
- *antiabsorbtiv*
- *hydragog*

Wirkungseintritt: Nach 6–10 Std.

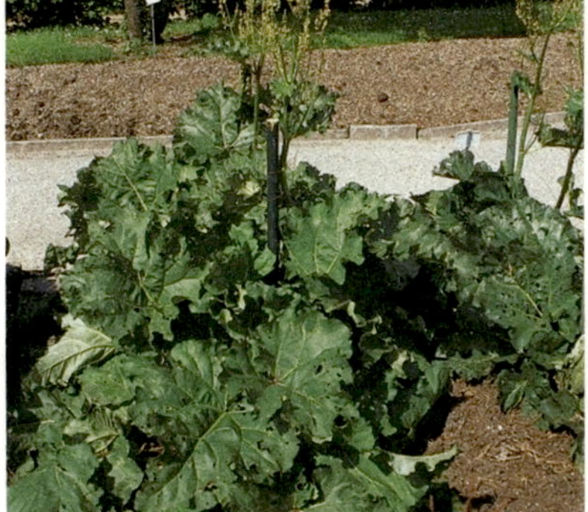

Rhabarber (Rheum palmatum L., Rheum officinale BAILLON) [O225]

Wirkmechanismus: Anthranoiddroge ☞ 7.1.8

Indikationen (nach Kommission E):
- Obstipation ☞ 7.10.1

Weitere Indikationen in der Erfahrungsheilkunde und aufgrund von Anwendungsbeobachtungen:
- Erkrankungen, bei denen eine leichte Defäkation erwünscht ist, wie bei Analfissuren, Hämorrhoiden, nach rektal-analen operativen Eingriffen ☞ 7.10.1

2
R

Kontraindikationen: Ileus jeder Genese, akute entzündliche Darmerkrankungen, Morbus Crohn, Colitis ulcerosa, Appendizitis, abdominelle Schmerzen unbekannter Ursache, Kdr. unter 12 Jahren, Schwangerschaft, Stillzeit (aufgrund unzureichender toxikologischer und klinischer Untersuchungen).

Nebenwirkungen: In Einzelfällen krampfartige Magen-Darm-Beschwerden → Dosisreduktion. Bei Langzeitanwendung Albuminurie, Hämaturie, Elektrolytverluste (v.a. Kaliumverluste) mit dadurch möglicher Muskelschwäche und Störungen der Herzfunktion, insbesondere bei gleichzeitiger Einnahme von Herzglykosiden, Diuretika und Nebennierenrindensteroiden. Eine Melanosis coli bildet sich in der Regel nach Absetzen der Droge zurück.

Interaktionen: Bei Langzeitanwendung durch Kaliummangel Verstärkung der Wirkung von Herzglykosiden sowie Beeinflussung der Wirkung von Antiarrhythmika möglich. Kaliumverluste können durch Thiaziddiuretika, Nebennierenrindensteroide und Süßholzwurzel verstärkt werden.

Dosierung: Tagesdosis 20–30 mg Hydroxyanthracen-Derivate, berechnet als Rhein. Die individuell richtige Dosierung ist die geringste, die erforderlich ist, um einen weichgeformten Stuhl zu erhalten.

Darreichungsform: Geschnittene Droge, Drogenpulver oder Trockenextrakte für Aufgüsse, Abkochungen, Kaltmazerate, Elixiere. Flüssige oder feste Darreichungsformen zur Einnahme. Die Darreichungsform sollte auch eine geringere als die übliche Tagesdosis erlauben.

Anwendungsdauer: Rhabarberwurzel ist ein die Darmschleimhaut reizendes Abführmittel und darf daher nicht länger als 1–2 Wochen eingenommen werden. Daueranwendung kann zu einer Verstärkung der Darmträgheit führen.

Rhabarberwurzel sollte nur dann eingesetzt werden, wenn durch eine Ernährungsumstellung oder mit Quellmitteln (☞ 7.1.4) kein therapeutischer Effekt zu erzielen ist.
Gerbstoffreiche Rheum-Zubereitungen mit geringem Anthranoidgehalt können umgekehrt auch stopfend wirken, da in kleineren Dosen (0,1–0,3 g) nicht die abführende, sondern die adstringierende bzw. stopfende Wirkung der Gerbstoffe im Vordergrund steht.

Rhabarber ist ein relativ mild wirkendes Anthranoidlaxans.
Der unangenehme Geschmack kann durch Zumischen von Zimt, Ingwer, Kardamom oder Pfefferminze gemildert werden.
Der **Rhapontikrhabarber** besitzt keine E-Monographie und wird deshalb auch nicht besprochen, da Zulassungen von Fertigarzneimitteln nach dem 2. AMG eher unwahrscheinlich sind.

ESCOP-Monographie Rhubarb (Rhei radix)

- **Therapeutic indications:** For short term use in cases of occasional constipation.
- **Dosage:** The correct individual dose is the smallest required to produce a comfortable soft-formed motion. *Adults and children over 10 years:* Drug or preparations equivalent to 15–50 mg of hydroxyanthracene derivates daily, calculated as rhein, to be taken preferably in 1 dose at night. Not recommen-

ded for use in children under 10 years. The pharmaceutical form must allow lower dosages. Special warnings and special precautions for use: As for all laxatives, rhubarb should not be given when any undiagnosed acute or persistent abdominal symptoms are present.

▶ Ringelblumenblüten (Calendulae flos)

Wirksamkeitsmitbestimmende Inhaltsstoffe: 2–10 % Triterpenglykoside als Saponoside A-F und Triterpenaglyka, Flavonoide, Carotinoide (darunter Lutein als Hauptkomponente), Triterpenalkohole (z.B. Faradiol), Polysaccharide, ätherisches Öl mit α-Cadinol.

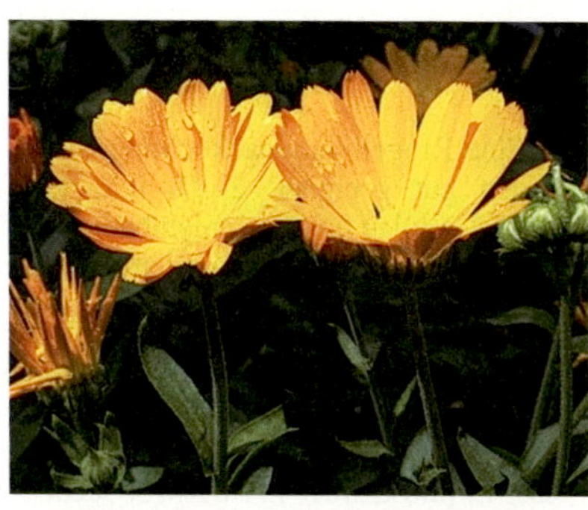

Garten-Ringelblume (Calendula officinalis L.) [U224]

Wirkungen:
- antiphlogistisch
- wundheilungsfördernd
- granulationsfördernd
- *antiödematös*
- *antibakteriell*
- *fungistatisch*
- *virustatisch*

Wirkmechanismus: Noch nicht abschließend geklärt. Vermutet wird u.a. eine Wirkung der Carotinoide und deren Abbauprodukte, die chemisch dem Vitamin A nahestehen und granulationsfördernde Eigenschaften besitzen. Von den Flavonoiden wird eine antiödematöse und antiphlogistische Wirkung, von den Saponinen eine antiödematöse Wirkung angenommen. In experimentellen Studien wurden hochsignifikante Wundheilungseffekte nachgewiesen mit einer Verkürzung der Epithelialisierungsphase und positiven Effekten bei der Kollagenreifung.

Indikationen (nach Kommission E):
- entzündliche Veränderungen der Mund- und Rachenschleimhaut ☞ 7.2.2
- Wunden, auch mit schlechter Heilungstendenz, Ulcus cruris (äußere Anwendung) ☞ 12.18.1

Kontraindikationen: Keine bekannt. *Bei Atopikern und Allergikern wegen der gelegentlichen Allergien (Korbblütlerallergien) mit Vorsicht anzuwenden.*

Nebenwirkungen: Keine bekannt. *Allergische Reaktionen (bekannte Korbblütler-Kontaktdermatitis), v.a. mit Zubereitungen, bei denen auch die Kelchblätter mit verarbeitet werden.*

Interaktionen: Keine bekannt.

Dosierung: 1–2 g Droge auf 1 Tasse Wasser (150 ml) oder 1–2 TL (2–4 ml) Tinktur auf ¼–½ l Wasser oder als Zubereitung in Salben entsprechend 2–5 g Droge in 100 g Salbe.

Darreichungsformen: Zerkleinerte Droge zur Bereitung von Aufgüssen sowie andere galenische Zubereitungen zur lokalen Anwendung.

2
R

Vorsicht mit selbst hergestellten Produkten, bei denen die Ringelblumen-Wirkstoffe mit Schweineschmalz oder Hammeltalg extrahiert werden. Durch oxidativ veränderte Fettsäuren kann es zu Hautreizungen (v.a. bei Neurodermitikern) kommen. Zudem wird häufig keine Ringelblumen-Arzneibuchqualität zur Extraktion verwendet.
Bei chronischen Unterschenkelgeschwüren wegen der Allergiegefahr nicht uneingeschränkt empfehlenswert, und wenn dann nur Zubereitungen aus den Blütenblättern ohne Kelch (Calendulae flos sine calycibus).

✓ Eine Ringelblumenabkochung ist zur Reinigung von verschmutzten Wunden gut geeignet. 2 TL (ca. 1,6 g) Ringelblumenblüten **ohne Kelch** (Calendulae flos sine calycibus) mit 150 ml kochendem Wasser übergießen, 10 Min. ziehen lassen und abseihen.

ESCOP-Monographie Calendula Flower (Calendulae flos)
- **Therapeutic indications:** Inflammations of the skin and mucosa, as an aid to wound healing.
- **Dosage:** Infusion for topical application: 1–2 g/150 ml. Tincture for external use: Liquid extract 1:1 in 40 % alcohol or tincture 1:5 in 90 % alcohol. For the treatment of wounds the tincture is applied as such; for compresses the tincture is usually diluted at least 1:3 with freshly boiled water. Ointment: 2–5 %.

▸ Rizinusöl (Ricini oleum)

Wurde von der Kommission E aus zeitlichen Gründen nicht mehr bearbeitet. Wegen seiner bedeutenden Rolle in der Phytotherapie wurde eine Monographie im Stil der E-Monographien angefertigt

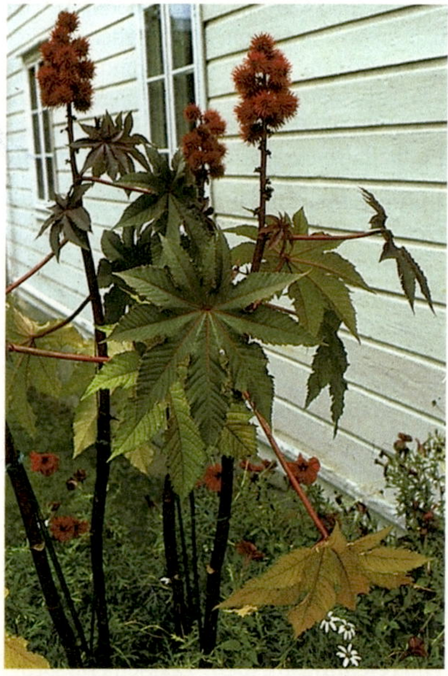
Rizinuspflanze (Ricinus communis L.) [M222]

Wirksamkeitsmitbestimmende Inhaltsstoffe: Fettes Öl bestehend aus mind. 80 % Tririzinolein, in dem die Rizinolsäure (12-Hydroxyölsäure) mit Glyzerin verestert ist, Ölsäure, Linolsäure, Palmitinsäure, Stearinsäure. Das außerordentlich toxische Lectin Ricin und das ebenfalls giftige Pyridin-Alkaloid Ricinin, die im Rizinussamen enthalten sind (bei oraler Aufnahme können 6 Samen für Kdr. bzw. 15–20 Samen für Erw. tödlich sein), dürfen im Rizinusöl nicht enthalten sein. Mittels Kaltpressung und anschließender Wasserdampfbehandlung werden Ricin und Ricinin zu 100 % entfernt und deren Abwesenheit durch eine Arzneibuchprüfung sichergestellt.

Wirkungen:
- laxierend (Dünndarm erregendes Laxans)
- antiabsorbtiv
- hydragog

Wirkmechanismus: In Gegenwart von Gallenflüssigkeit wird durch Lipasen Rizinolsäure aus dem Glyzerid freigesetzt, die dann über die Freisetzung von Prostaglandin E2, eine Verstärkung der Aktivität der NO-Synthetase und Hemmung der Adeninnukleotid-Transferase die Darmmotorik anregt. Prostaglandine der E-Reihe hemmen die Resorption und steigern die Sekretion von Wasser und Elektrolyten im Darm von Menschen und Versuchstieren. Rizinolsäure ist somit hauptverantwortlich für die antiabsorptive und hydragoge Wirkung des Rizinusöls.

Indikationen (nach Kommission E): Keine.

Erfahrungsheilkundliche und volksmedizinische Indikationen:
- akute und habituelle Obstipation (niedrig dosiert = 5–10 ml) ☞ 7.10.1
- Erkrankungen, bei denen eine zuverlässige Entleerung des Darmes erwünscht ist, wie nach rektal-analen Eingriffen oder Wurmkuren (hoch dosiert = 30–55 ml)

Kontraindikationen: Ileus jeder Art, akute entzündliche Darmerkrankungen, Morbus Crohn, Colitis ulcerosa, Schwangerschaft, da durch Freisetzung von Prostaglandin E2 in den Blutgefäßen durch resorbierte Rizinolsäure Kontraktionen des graviden Uterus ausgelöst werden können.

Nebenwirkungen: In Einzelfällen sehr selten krampfartige Magen-Darm-Beschwerden.

Interaktionen: Arzneimittel mit einer geringen therapeutischen Wirksamkeit, z.B. herzwirksame Glykoside, Marcumar®, dürfen nicht gleichzeitig bzw. erst nach der Darmentleerung eingenommen werden.

Dosierung: 1–2 EL voll bzw. 4–6 g in Kps. unter Berücksichtigung, daß bei höherer Dosierung die Stuhlentleerung innerhalb von 2–4 Std. und bei niedriger Dosierung nach 6–8 Std. erfolgt. Kdr. bis 2 Jahre tgl. 1–5 ml, Kdr. ab 2 Jahren 5–15 ml Rizinusöl.

Darreichungsform: Direkt, evtl. geschmacklich verbessert mit Himbeersirup oder abgefüllt in Weichgelatinekps.

Anwendungsdauer: Nicht länger als 1–2 Wochen anwenden. Bei einer längeren Anwendung kann es zu Elektrolytverlusten kommen.

✓ Der Vorteil von Rizinusöl, v.a. von Rizinusölkps., ist die individuelle Dosierbarkeit (z.B. von 1 g bis 50 g).
Wegen seiner besonderen physikalischen und chemischen Eigenschaften (u.a. löslich in Alkohol) besitzt Rizinusöl eine relativ große Bedeutung in der Kosmetik und ist z.B. in Haarbrillantien, Haarwässern und Hautpflegemitteln enthalten.

2

R

▶ Roggenpollenextrakt (Pollinis siccum extractum)

Wurde von der Kommission E zwar noch im Jahr 1995 mit einem positiven Votum verabschiedet, aber nicht mehr im Bundesanzeiger veröffentlicht.

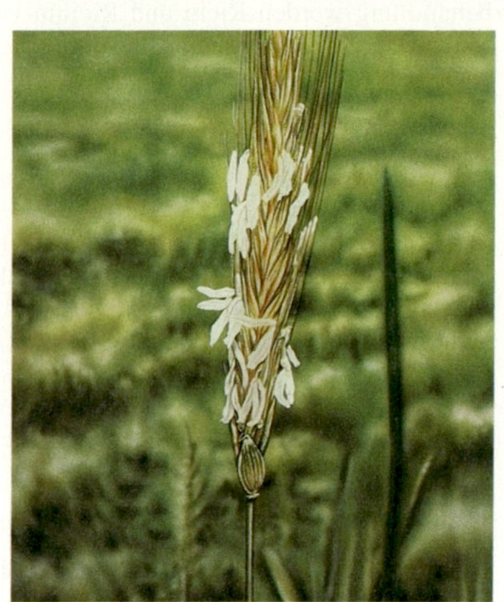

Roggen. Genau genommen handelt es sich um einen Pollenextrakt, der aus über 90 % Roggenpollen, Secale cereale L., und max. 10 % Pollen von Wiesen-Lieschgras und Mais besteht und nicht von Bienen gesammelt, sondern mit Hilfe eines Art Staubsaugers geerntet wird. [M222]

Wirksamkeitsmitbestimmende Inhaltsstoffe: α-Aminosäuren, Phytosterole, Kohlenhydrate, Fettsäuren und deren Ester.

Wirkungen:
- antikongestiv
- antiphlogistisch
- spasmolytisch
- Verbesserung des Detrusor-Auslaß-Synergismus

Wirkungseintritt: Erst nach 3–6 Monaten deutliche Wirksamkeit, daher das Präparat mind. so lange einnehmen.

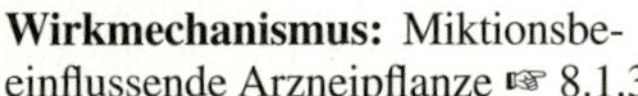

Wirkmechanismus: Miktionsbeeinflussende Arzneipflanze ☞ 8.1.3

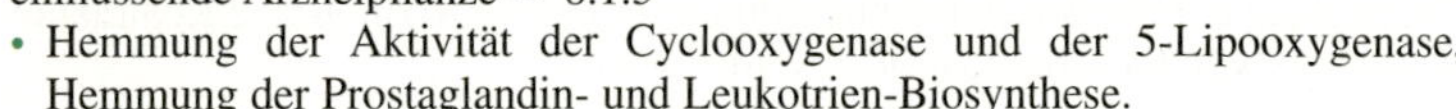

- Hemmung der Aktivität der Cyclooxygenase und der 5-Lipooxygenase, Hemmung der Prostaglandin- und Leukotrien-Biosynthese.
- lipophile Fraktion: Hemmung der 5-α-Reduktase und der 3α- und 3β-Hydroxysteroid-Dehydrogenasen. Beeinflussung der Synthese von Dihydrotestosteron.

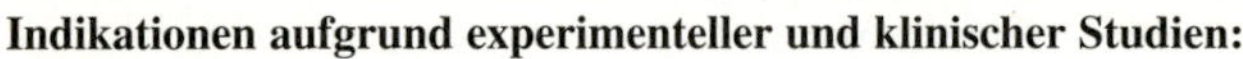

Indikationen aufgrund experimenteller und klinischer Studien:
- Miktionsbeschwerden bei Prostataadenom (Stadium I–II nach Alken) ☞ 8.5.1

Weitere Indikationen aufgrund klinischer Studien:
- abakterielle Prostatitis ☞ 8.6.1

Kontraindikationen: Keine bekannt.

Nebenwirkungen: Sehr selten leichte Magen-Darm-Beschwerden oder allergische Hautreaktionen.

Interaktionen: Keine bekannt.

Dosierung: Tagesdosis 80–120 mg hydrophiler und lipophiler Total-Extrakt in 2–3 Einzeldosen.

Darreichungsform: Nur als Fertigarzneimittel in Form von Kps.

Das Medikament bessert nur die Beschwerden einer vergrößerten Prostata, ohne die Vergrößerung aufzuheben. Deshalb muß in regelmäßigen Abständen der Verlauf der Erkrankung durch den Arzt kontrolliert werden.

2
R

▶ Rosenblüten (Rosae flos)

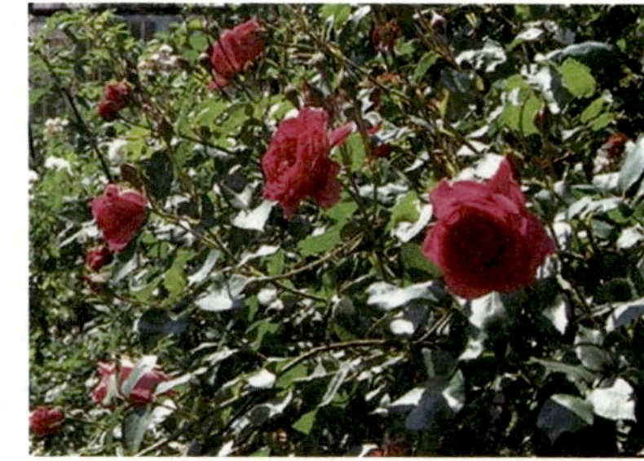
Essig-Rose, Hundertblättrige Rose (Rosa gallica L., Rosa centifolia L.) [O225]

Wirksamkeitsmitbestimmende Inhaltsstoffe: Ätherisches Öl mit Geraniol, Nerol, L(-)-Citronellol, Gerbstoffe.

Wirkungen:
- adstringierend
- *antiphlogistisch*

Wirkmechanismus: Gerbstoffdroge (Adstringens) ☞ 7.1.7, Aromatikum (Ätherisch-Öl-Droge) ☞ 7.1.2

Indikationen (nach Kommission E):
- leichte Entzündungen im Bereich der Mund- und Rachenschleimhaut ☞ 7.2.2

Weitere Indikationen in der Erfahrungsheilkunde:
- zur Geburtserleichterung als Geburtsmassageöl; Rosenöl (die „Königin der Düfte") wird dazu in Jojobaöl (auch als Jojobawachs bezeichnet) gelöst (klinische Studien existieren nicht und das Wirksamkeitsprofil wird in der nicht-ärztlichen Literatur überzogen dargestellt)

Kontraindikationen: Keine bekannt.

Nebenwirkungen: Keine bekannt.

Interaktionen: Keine bekannt.

Dosierung: 1–2 g Droge auf 1 Tasse (200 ml) Teeaufguß.

Darreichungsform: Zerkleinerte Droge für Teeaufgüsse sowie andere galenische Zubereitungen zu Mundspülungen *sowie ätherisches Rosenöl direkt oder in fettem Öl gelöst.*

▶ Rosmarinblätter (Rosmarini folium)

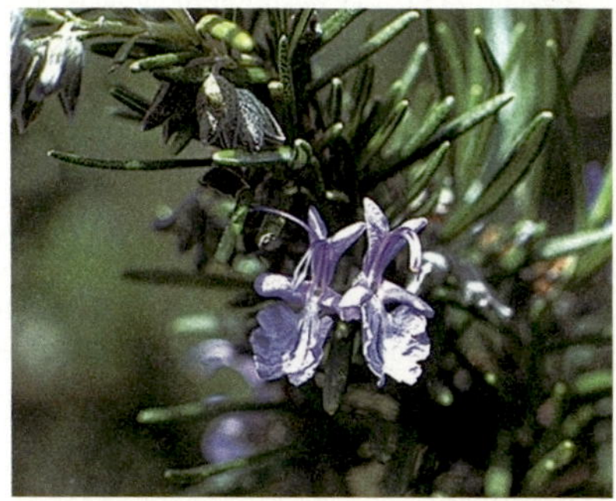
Rosmarin (Rosmarinus officinalis L.) [U224]

Wirksamkeitsmitbestimmende Inhaltsstoffe: 1,0–2,5 % ätherisches Öl (mit den Hauptkomponenten 1,8-Cineol, Campher, Borneol, α-Pinen), ca. 3 % Lamiaceen-Gerbstoffe mit Rosmarinsäure, bittere Diterpenphenole (Picrosalvin, syn. Carnosolsäure), Triterpensäuren.

Wirkungen:
- spasmolytisch an den Gallenwegen und am Dünndarm (experimentell)
- positiv inotrop (experimentell)

2
R

- Steigerung des Koronardurchflusses (experimentell)
- hautreizend (bei äußerer Anwendung)
- durchblutungsfördernd (bei äußerer Anwendung)

Wirkmechanismus: Aromatikum (Ätherisch-Öl-Droge) ☞ 7.1.2, 10.1.1. Rosmarinsäure hemmt die Prostaglandinsynthetase.

Indikationen (nach Kommission E):
- dyspeptische Beschwerden (innere Anwendung) ☞ 7.5.1
- adjuvant bei rheumatischen Erkrankungen (äußere Anwendung) ☞ 10.2.1
- Kreislaufbeschwerden (äußere Anwendung) ☞ 4.5.1, 4.5.2

Weitere Indikationen in der Erfahrungsheilkunde:
- koronare Herzkrankheit ☞ 4.6.2
- Steigerung des Appetits und der Magensaftsekretion
- in der Rekonvaleszenz

Kontraindikationen: Keine bekannt.

Nebenwirkungen: Keine bekannt.

Interaktionen: Keine bekannt.

Dosierung: Bei innerer Anwendung Tagesdosis 4–6 g Droge, 10–20 Tr. ätherisches Öl; Zubereitungen entsprechend. Bei äußerer Anwendung 50 g Droge auf ein Vollbad, 6–10 % ätherisches Öl in halbfesten und flüssigen Zubereitungen, andere Zubereitungen entsprechend.

Darreichungsform: Zerkleinerte Droge für Aufgüsse; Drogenpulver, Trockenextrakte, *ätherisches Rosmarinöl* und andere galenische Zubereitungen zur inneren und äußeren Anwendung. *Rosmarin besitzt als appetitanregendes und verdauungsförderndes Gewürz in der französischen und italienischen Küche eine große Rolle.*

ESCOP-Monographie Rosemary (Rosmarini folium)
- **Therapeutic indications: Internal use:** Improvement of hepatic and biliary function and in dyspeptic complaints. **External use:** Adjuvant therapy in rheumatic conditions and peripheral circulatory disorders. Promotion of wound healing and as a mild antiseptic.
- **Dosage:** *Adults:* **Internal use:** Infusion: 2–4 g of rosemary daily. Fluid extract (1:1, 45 % ethanol V/V): 1.5–3 ml daily. Tincture (1:5, 70 % ethanol): 3–8.5 ml daily. **External use:** Ethanolic extract (1:20). Essential oil (2 % V/V) in ethanol, as an antiseptic. 1 litre of a decoction (1:20) added to bath water (twice weekly).

▶ Roßkastaniensamen (Hippocastani semen)

Wirksamkeitsmitbestimmende Inhaltsstoffe: 3–10 % eines sauren komplexen Triterpensaponingemisches (bezeichnet als Aescin = Escin) bestehend aus mehr als 30 Saponinglykosiden, Flavonoide, Phytosterole, fettes Öl, Proteine mit einem Erythrozyten-agglutinierenden 33 KD-Lektin.

Wirkungen:
- antiexsudativ
- gefäßabdichtend

- ödemprotektiv
- venentonisierend

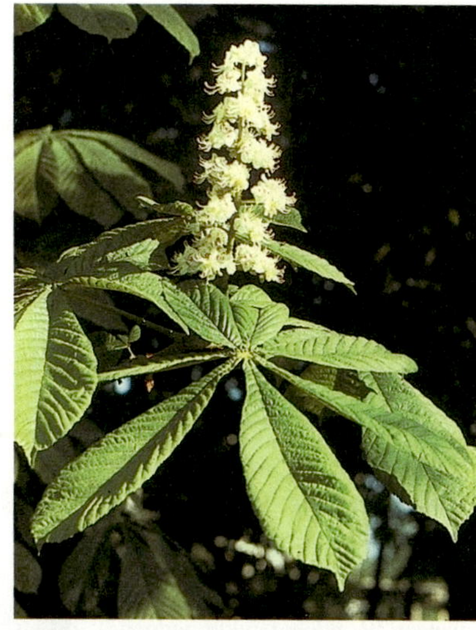

Roßkastanie (Aesculus hippocastanum L.) [M222]

Wirkmechanismus: Hauptwirkstoff ist β-Aescin, dessen Wirkmechanismus noch nicht abschließend geklärt ist.

- antiexsudativ: Aescin erniedrigt die im Blut von Venenkranken stark erhöhte Konzentration von lysosomalen Enzymen, die Gefäßwände im Kapillarbereich schädigen und zum Abbau von Gerüstsubstanz im Kollagen (Glykokalyx) der Venenwände führen → höhere Durchlässigkeit für Flüssigkeit und Eiweißstoffe in der Endstrombahn wird durch Aescin reduziert. Aescin verhindert die Enzymfreisetzung, indem es die Membran der Lysosomen stabilisiert.
- gefäßabdichtend: Aescin normalisiert in der Anfangsphase einer Entzündung die gestörte Gefäßpermeabilität bzw. mindert die Gefäßfragilität
- venentonisierend: durch Aescin in hohen Dosen durch Angriff an spezifischen Endothelrezeptoren. Für die venentonisierende Wirkung sind mit Sicherheit noch weitere Stoffe im Extrakt mitverantwortlich, z.B. die Flavonoide und Proteine.

Indikationen (nach Kommission E):

- chronisch venöse Insuffizienz (Schmerzen und Schweregefühl in den Beinen, Wadenkrämpfe, Juckreiz, Beinschwellungen) ☞ 5.3.1, 5.3.2

Weitere Indikationen aufgrund klinischer Studien:

- Varikosis und postthrombotisches Syndrom ☞ 5.3.1, 5.3.2
- trophische Veränderungen der Haut, z.B. beim Ulcus cruris ☞ 5.3.1, 5.3.2
- posttraumatische und postoperative Weichteilschwellungen ☞ 5.6.1, 5.6.2
- Präventivmaßnahme bei langen Flugreisen (sogenannte „Lufthansastudie") ☞ 5.6.2
- Hämatomresorption ☞ 10.5.1

Kontraindikationen: Keine bekannt.

Nebenwirkungen: Bei innerer Anwendung in Einzelfällen Juckreiz, Übelkeit, Magenbeschwerden.

Interaktionen: Keine bekannt.

Dosierung: Tagesdosis 100 mg Aescin.

Darreichungsform: 2 x tgl. 250–312,5 mg *ethanolisch-wäßriger* Extrakt in retardierter Darreichungsform. *Empfehlenswert bei innerer Anwendung ist die Einnahme in Form von standardisierten Fertigarzneimitteln, da hier die in der*

Monographie empfohlene Tagesdosis erreicht wird. Alternativ kann auch reines Aescin, in gut penetrierender Salbengrundlage eingearbeitet, verwendet werden.

ESCOP-Monographie Horse-chestnut Seed (Hippocastani semen)

- **Therapeutic indications:** Chronic venous insufficiency, varicosis.
- **Dosage:** *Adults:* Daily dose: Drug or hydroalcoholic extract containing 50–150 mg of triterpene glycosides (calculated as aescin), usually in divided doses. *Elderly:* Dose as for adults. *Children:* Not recommended for children.

▶ Rotkleeblätter (Trifolii pratensis folium)

Wurden von der Kommission E nicht bearbeitet, da bis 1995 kein ausreichendes wissenschaftliches Erkenntnismaterial vorlag und die Rotkleeblätter auch in der Volksmedizin keine Rolle spielen. Neuere experimentelle und klinische Studien weisen Rotkleeextrakte jedoch als interessante Phytopharmaka aus, weshalb ein Pflanzenprofil erstellt wurde.

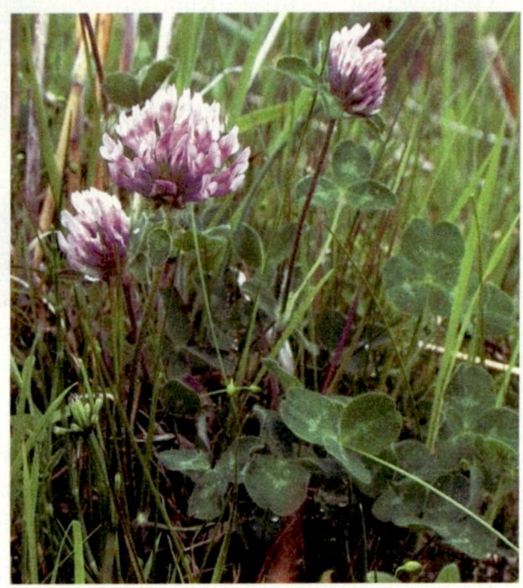

Rotklee bzw. Wiesenklee (Trifolium pratense) [O126]

Wirksamkeitsmitbestimmende Inhaltsstoffe: Sog. Phytoöstrogene (Phyto-SERMs) vom Typ der Isoflavone, am wichtigsten sind Genistein, Daidzein, Formononetin und Biochanin A, organische Säuren wie α-Ketoglucar-, Benztrauben- und Ascorbinsäure, Galactosyldiglyceride. Zusätzlich vermutlich weitere pharmakologisch aktive, noch nicht identifizierte Wirkstoffe, da die Summe der spezifischen östrogenartigen Aktivität der einzelnen Isoflavone geringer ist als die des Gesamtextraktes.

Wirkungen:

- östrogenartig
- antiöstrogen (in hohen Dosen)
- antioxidativ
- evtl. leicht cholesterinsenkend
- Erhöhung die Dehnbarkeit der Arterien
- vermutlich kanzeroprotektive Wirkung

Wirkmechanismus:

- östrogenartig: Aufgrund ihrer strukturellen Teil-Ähnlichkeit zum endogenen Substrat 17-β-Östradiol binden die Phytoöstrogene am Östrogenrezeptor. Bisher wurden zwei Subtypen des Östrogenrezeptors, α und β, identifiziert. Isoflavone binden v.a. am Subtyp β und können daher als selektive Östrogen-Rezeptor-Modulatoren (Selective estrogen receptor modulators = „SERMs“) bezeichnet werden. Die β-Rezeptoren finden sich an Herz, Knochen und Gehirn. Daher wird vermutet (der endgültige Beweis steht

2002 noch aus), daß auch die Phytoöstrogene wie die synthetischen Hormone bei Frauen in der Menopause eine kardioprotektive Wirkung aufweisen und vor Osteoporose schützen. Auch die Metabolite des Rotklees weisen eine östrogenartige Wirkung auf.

- kanzeroprotektiv: Die Isoflavone hemmen die Enzyme Tyrosinkinase und DNA-Topoisomerase. Dadurch wirken sie zumindest experimentell kanzeroprotektiv, weil das Enzym Tyrosinkinase die Zellproliferation durch Wirkung auf die Wachstumsfaktor-stimulierte Signaltransduktion stimuliert. Experimentell hemmt besonders Genistein die Zellproliferation von humanen Melanom- und Leukämiezellen.
- antioxidativ: Einerseits durch Hemmung der Superoxid-Anionenbildung, andererseits induziert Genistein die Aktivität der Enzyme Katalase, Superoxiddismutase und Glutathionperoxidase, die als Radikalfänger fungieren.

Indikationen (nach Kommission E): Keine.

Indikationen aufgrund von jüngeren Anwendungsbeobachtungen, klinischen Erfahrungen und experimentellen Studien:
- klimakterische Beschwerden ☞ 9.7.1

Kontraindikationen: Keine bekannt.

Nebenwirkungen: Leichte Übelkeit, sehr selten Urtikaria.

Interaktionen: Keine bekannt.

Dosierung: Die empfehlenswerte mittlere Tagesdosis beträgt 40 mg Rotklee-Extrakt in Form von standardisierten, d.h. auf Phyto-SERMs eingestellten, Fertigarzneimitteln.

Darreichungsform: Die Einnahme ist aufgrund der entgegengesetzten, antiöstrogenen Wirkung bei sehr hohen Dosen nur in Form von Fertigarzneimitteln mit standardisiertem Gehalt an wirksamkeitsmitbestimmenden Inhaltsstoffen sinnvoll.

▶ Ruhrkrautblüten (Helichrysi flos)

Wirksamkeitsmitbestimmende Inhaltsstoffe: Flavonoide, Phtalide, Phenolcarbonsäuren, Phytosterole.

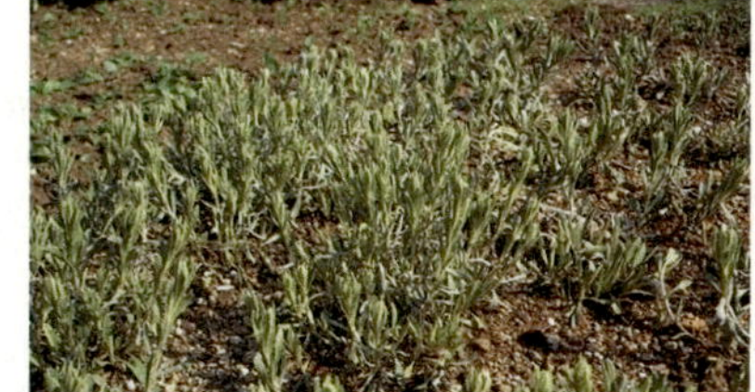

Sand-Strohblume (Helichrysum arenarium L. MOENCH) [O225]

Wirkungen:
- schwach choleretisch

Wirkmechanismus: Noch nicht erforscht.

Indikationen (nach Kommission E):
- dyspeptische Beschwerden ☞ 7.5

Kontraindikationen: Verschluß der Gallenwege. Bei Gallensteinleiden nur nach Rücksprache mit einem Arzt anwenden.

Nebenwirkungen: Keine bekannt.

Interaktionen: Keine bekannt.

Dosierung: Mittlere Tagesdosis 3 g Droge; Zubereitungen entsprechend.

Darreichungsform: Zerkleinerte Droge für Aufgüsse sowie andere galenische Zubereitungen zum Einnehmen.

✓ Wegen ihrer schwachen Wirkung ist die Anwendung von Ruhrkrautblüten nur in Kombination mit anderen pflanzlichen Cholagoga wie Gelbwurzelstock, Artischockenblättern sinnvoll. Wird daher häufig als sinnvolle, da selbst wirksam, Schönungsdroge in Teemischungen verwendet.

▶ Sabalfrüchte (Sabal fructus) ☞ Sägepalmenfrüchte

▶ Saccharomyces cerevisiae HANSEN = S. boulardii CBS 5926 ☞ Trockenhefe

▶ Sägepalmenfrüchte (Sabal fructus)

Wirksamkeitsmitbestimmende Inhaltsstoffe: C_8- bis C_{16}-gesättigte Fettsäuren, Fettsäureethylester, Fettalkohole, Hydroxyfettsäuren, γ-Linolensäure, δ-7- und δ-5-Phytosterole, Gibberelinsäure, wasserlösliche Polysaccharide.

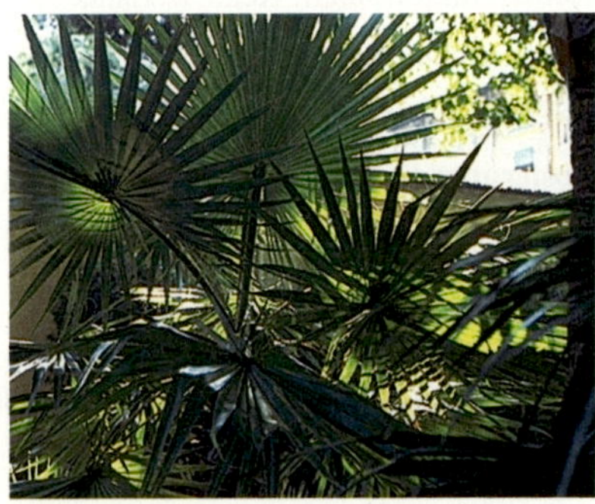

Sägepalme (Serenoa repens (BARTRAM) SMALL, syn. Sabal serrulata (MICHAUX) NUTALL ex SCHULTES) [U224]

Wirkungen:
- antiandrogen (Hexan-Extrakt)
- antiexsudativ (wäßriger Extrakt)
- *antiödematös*
- *antiinflammatorisch*
- *antiproliferativ*
- *antikongestiv*

Wirkmechanismus: Miktionsbeeinflussende Arzneipflanze ☞ 8.1.3. Besserung der Symptome bei Prostatahyperplasie durch
- experimentell nachgewiesene prostatotrope Wirkung wie Hemmung der 5-α-Reduktase und Aromatase, Einfluß auf die Rezeptorbindung von Androgenen
- Aktivitätssteigerung der 3-α-Hydroxysteroid-Oxidoreduktase (HSOR), die den Abbau des biologisch hochaktiven Dihydroxy-Testosterons in das bedeutend schwächere Androstandiol bewirkt
- gesteigerte Aktivität der 3-α-HSOR → Metabolisierung der Prostaglandine → Dekongestion der Prostata
- Abnahme der hoch- und niedrigaffinen Östrogenbindungsstellen im Zellkern
- Hemmung der Leukotriene B_4- und Thromboxan B_2-Synthese, Hemmung der Cyclooxygenase und 5-Lipoxygenase durch den lipophilen Extrakt

Indikationen (nach Kommission E):
- Miktionsbeschwerden bei benigner Prostatahyperplasie (Stadium I–II) ☞ 8.5.1

Kontraindikationen: Keine bekannt.

Nebenwirkungen: Selten Magenbeschwerden.

Interaktionen: Keine bekannt.

Dosierung: Tagesdosis 1–2 g Droge oder *besser* 320 mg mit lipophilen Lösungsmitteln (z.B. Hexan oder Ethanol 90 %) extrahierbare Bestandteile; andere Zubereitungen entsprechend.

Darreichungsform: Zerkleinerte Droge sowie andere galenische Zubereitungen zum Einnehmen.

Da nur die Beschwerden bei einer vergrößerten Prostata gebessert werden, ohne die Vergrößerung zu beheben, muß in regelmäßigen Abständen ein Arzt aufgesucht werden.

✓ Die Sägepalmenfrüchte sind als Droge in der Regel in Apotheken nicht erhältlich und stehen nur der Industrie zu Herstellung von Fertigarzneimitteln zur Verfügung.

▶ Salbeiblätter (Salviae folium)

Wirksamkeitsmitbestimmende Inhaltsstoffe: 1–2,5 % ätherisches Öl (mit den Hauptkomponenten α- und β-Thujon, Cineol, Campher), bis 8 % Lamiaceen-Gerbstoffe (darunter Rosmarinsäure), Diterpen-Bitterstoffe (darunter Pikrosalvin, syn. Carnosol), Triterpene, Steroide, 1–3 % Flavonoide. Die Droge muß einen Bitterwert von mind. 1000 erreichen.

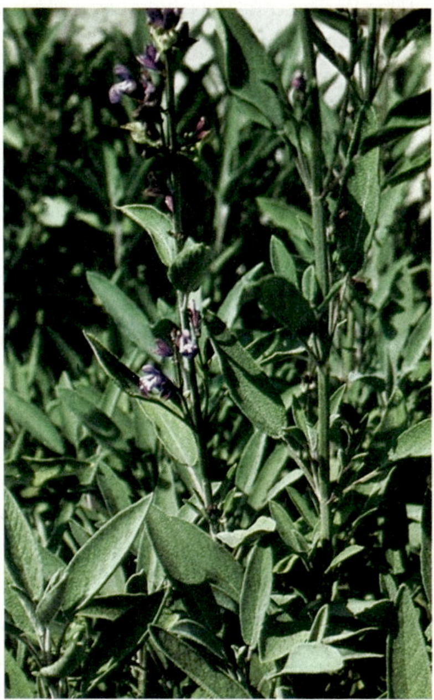

Garten-Salbei; syn. Dalmatinischer Salbei (Salvia officinalis L.) [M222]

Wirkungen:
- antibakteriell
- fungistatisch
- virustatisch
- adstringierend
- sekretionsfördernd
- schweißhemmend
- *antiphlogistisch*
- *antioxidativ*

Wirkmechanismus: Amarum-Aromatikum ☞ 6.1.1, 7.1.3, Gerbstoffdroge (Adstringens) ☞ 7.1.7. Die antioxidative Wirkung ist abhängig vom Gehalt der phenolischen Komponenten (Flavonoide, Hydroxyzimtsäuren etc.).

Indikationen (nach Kommission E):
- Entzündungen der Mund- und Rachenschleimhaut (äußere Anwendung) ☞ 6.6.1, 7.2.1, 7.2.2
- dyspeptische Beschwerden (innere Anwendung) ☞ 7.5.1
- vermehrte Schweißsekretion (innere Anwendung)

Indikation aufgrund experimenteller Studien:
- Herpes simplex ☞ 12.6.1

Kontraindikationen: Schwangerschaft (reines ätherisches Öl und alkoholische Extrakte wegen des Gehalts an α- und β-Thujon).

Nebenwirkungen: Bei längerdauernder Einnahme von alkoholischen Extrakten oder des reinen ätherischen Öls epileptiforme Krämpfe. *Keine Nebenwirkungen bei externer Anwendung oder Einnahme wäßriger Zubereitungen (Teeaufguß, Frischpflanzenpreßsaft), da diese nur Spuren der Thujone enthalten.*

Interaktionen: Keine bekannt.

Dosierung: Bei innerer Anwendung Tagesdosis 4–6 g Droge, 0,1–0,3 g ätherisches Öl, 2,5–7,5 g Tinktur (entsprechend EB6), 1,5–3 g Fluidextrakt (entsprechend EB6). Zum Gurgeln und Spülen 2,5 g Droge bzw. 2–3 Tr. des ätherischen Öls auf 100 ml Wasser als Aufguß bzw. 5 g alkoholischer Auszug auf 1 Glas Wasser. Zur Pinselung unverdünnter alkoholischer Auszug.

Darreichungsform: Geschnittene Droge für Aufgüsse, alkoholische Auszüge und Destillate zum Gurgeln, Spülen und zu Pinselungen sowie zur inneren Anwendung und als Frischpflanzenpreßsaft.

Anwendungsdauer: Als Vorsichtsmaßnahme nicht länger als 4 Wochen.

Wegen des hohen Thujongehalts dürfen alkoholische Zubereitungen innerlich nicht in höherer Dosierung (max. 3 x tgl. 40 Tr.) und nicht länger als 4 Wochen angewendet werden.

ESCOP-Monographie Sage Leaf (Salviae folium)
- **Therapeutic indications:** Inflammations and infections of the mouth and throat such as stomatitis, gingivitis and pharyngitis; hyperhidrosis.
- **Dosage: Topical:** An infusion (3 g/150 ml) of the drug as a mouthwash and gargle. **Oral** (in hyperhidrosis): Tincture: (1:10) in 55 % alcohol, 75 drops daily. Infusion: 1–1.5 g dried herb in 150 ml water, once or several times daily. Extract: 160 mg dried aqueous extract corresponding to 880 mg drug 3 times daily.

▶ Sandelholz, weißes (Santali albi lignum)

Sandelholzbaum (Santalum album L.)

Wirksamkeitsmitbestimmende Inhaltsstoffe: Ätherisches Öl (mit den Sesquiterpenalkoholen α- und β-Santalol), Triterpene, Phytosterole.

Wirkungen:
- antibakteriell
- spasmolytisch

Wirkmechanismus: Harnwegsdesinfiziens ☞ 8.1.2

Indikationen (nach Kommission E):
- adjuvant bei Infekten der ableitenden Harnwege ☞ 8.2.1

Kontraindikationen: Nierenparenchymerkrankungen.

Nebenwirkungen: Übelkeit, gelegentlich Hautjucken.

Interaktionen: Bei bestimmungsgemäßem Gebrauch keine bekannt.

Dosierung: Tagesdosis 1–1,5 g ätherisches Öl *am besten in dünndarmlöslichen Kps.*, 10–20 g Droge; Zubereitungen entsprechend.

Darreichungsform: Zerkleinerte Droge für Abkochungen sowie andere galenische Zubereitungen zum Einnehmen. Isoliertes Sandelholzöl sollte in magensaftresistenter Umhüllung (Weichgelatinekps.) verabreicht werden.

Anwendungsdauer: Ohne Rücksprache mit dem Arzt nicht länger als 6 Wochen, da bei längerer Anwendung nierentoxische Wirkungen auftreten können.

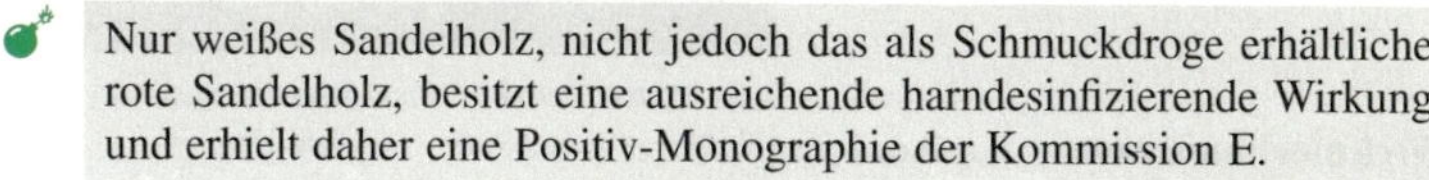
Nur weißes Sandelholz, nicht jedoch das als Schmuckdroge erhältliche rote Sandelholz, besitzt eine ausreichende harndesinfizierende Wirkung und erhielt daher eine Positiv-Monographie der Kommission E.

✓ Sandelholz wird meist in Kombination mit anderen harntreibenden oder harndesinfizierenden Drogen wie Hauhechelwurzel, Orthosiphonblättern oder Bärentraubenblättern verwendet.

▶ Sanikelkraut (Saniculae herba)

Wirksamkeitsmitbestimmende Inhaltsstoffe: Saponine, Lamiaceen-Gerbstoffe (mit Rosmarinsäure).

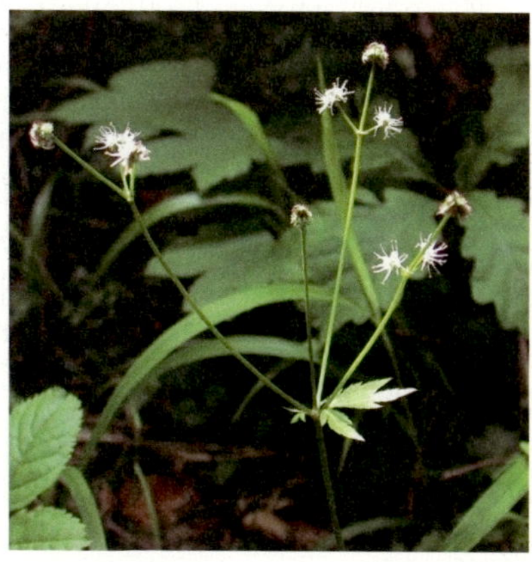
Wald-Sanikel (Sanicula europea L.) [O126]

Wirkungen:
- *antibakteriell*
- *expektorierend*
- *adstringierend*

Wirkmechanismus: Saponindroge ☞ 6.1.3. Noch nicht näher erforscht.

Indikationen (nach Kommission E):
- leichte Katarrhe der Luftwege ☞ 6.7.1

Kontraindikationen: Keine bekannt.

Nebenwirkungen: Keine bekannt.

Interaktionen: Keine bekannt.

2
S

Dosierung: Tagesdosis 4–6 g Droge; Zubereitungen entsprechend.

Darreichungsform: Zerkleinerte Droge für Abkochungen sowie andere galenische Zubereitungen zum Einnehmen.

▶ Schachtelhalmkraut (Equiseti herba)

Wirksamkeitsmitbestimmende Inhaltsstoffe: Bis 10 % Kieselsäure und Flavonoide (Quercetin- und Kämpferolglykoside). Saponine (Equisetonin) sollen nach jüngeren Untersuchungen nicht vorkommen.

Wirkungen:
- schwach diuretisch (aquaretisch)
- *bindegewebsfestigend*
- *hautstoffwechselanregend*

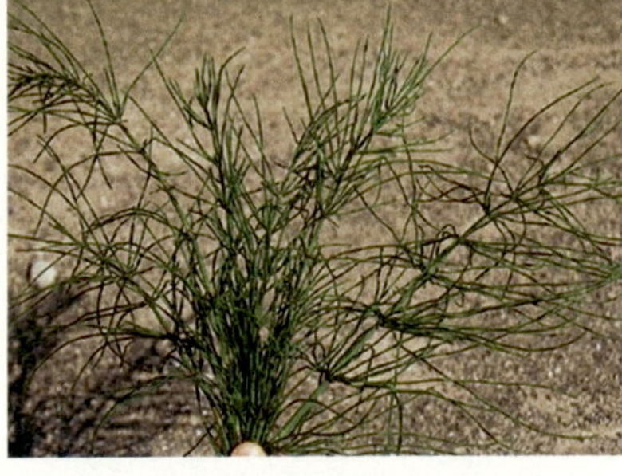

Acker-Schachtelhalm (Equisetum arvense L.) [O225]

Wirkmechanismus: Aquaretikum ☞ 8.1.1

Indikationen (nach Kommission E):
- posttraumatisches und statisches Ödem (innere Anwendung) ☞ 5.6.1, 5.6.2
- Durchspülungstherapie bei bakteriellen und entzündlichen Erkrankungen der ableitenden Harnwege (innere Anwendung) ☞ 8.2.1
- Nierengrieß (innere Anwendung) ☞ 8.4.1
- adjuvant bei schlecht heilenden Wunden (äußere Anwendung) ☞ 12.18.1

Weitere Indikationen in der Erfahrungsheilkunde und Volksmedizin:
- leichte Katarrhe der oberen Luftwege ☞ 6.7.1
- Wundbehandlung (äußere und innere Anwendung)
- Blähungen
- Diarrhoe
- Infektionen mit Parainfluenza-Viren

Kontraindikationen: Bei innerer Anwendung Ödeme infolge eingeschränkter Herz- oder Nierentätigkeit. Bei äußerer Anwendung keine bekannt.

Nebenwirkungen: Keine bekannt.

Interaktionen: Keine bekannt.

Dosierung: Bei innerer Anwendung mittlere Tagesdosis 6 g Droge; Zubereitungen entsprechend. Bei äußerer Anwendung für Umschläge 10 g Droge auf 1 l Wasser.

Darreichungsform: Bei innerer Anwendung zerkleinerte Droge für Infuse sowie andere galenische Zubereitungen *(z. B. Frischpflanzenpreßsaft)* zum

Einnehmen. Bei äußerer Anwendung zerkleinerte Droge für Dekokte sowie andere galenische Zubereitungen.

Bei einer Durchspülungstherapie muß auf eine ausreichende Flüssigkeitszufuhr von mind. 2 l/Tag geachtet werden.

▶ Schafgarbenkraut/-blüten (Millefolii herba/- flos)

Wirksamkeitsmitbestimmende Inhaltsstoffe: Ätherisches Öl mit 1.8-Cineol, Caryophyllen und Proazulene (darunter Achillicin), bitterschmeckende Sesquiterpenalkohole, Flavonoide, Phenolcarbonsäuren, Polyacetylene (z.B. cis-, trans-Matricariaester). Bei wildgesammelten Drogen liegen große Unterschiede in den Azulengehalten vor. Bei guten Drogen beträgt der Azulengehalt 25 % des Anteils im ätherischen Öl, schlechte Drogen sind azulenfrei. Der Bitterwert der Droge muß laut DAB bei 3000 liegen.

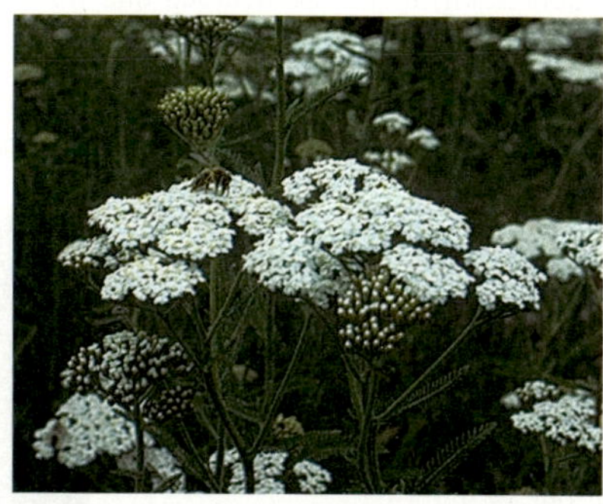

Wiesen-Schafgarbe (Achillea millefolium L. s. l.) [U224]

Wirkungen:
- choleretisch
- antibakteriell
- adstringierend
- spasmolytisch
- *antiphlogistisch (alkoholische Zubereitungen)*
- *sekretionsanregend*
- *appetitanregend*

Wirkmechanismus: Amarum (Bitterstoffdroge) ☞ 7.1.1

Indikationen (nach Kommission E):
- Appetitlosigkeit (innere Anwendung) ☞ 7.4.1
- dyspeptische Beschwerden wie leichte krampfartige Beschwerden im Magen-Darm-Bereich (innere Anwendung) ☞ 7.5.1
- Pelvipathia vegetativa (schmerzhafte Krampfzustände psychovegetativen Ursprungs im kleinen Becken der Frau (Sitzbäder) ☞ 9.3.2

Weitere Indikationen in der Erfahrungsheilkunde:
- Vulvitis, Kolpitis ☞ 9.9.1
- chronisch entzündliche Lebererkrankungen ☞ 7.12.1
- Entzündungen der Schleimhäute des Magen-Darm-Trakts (innere Anwendung) ☞ 7.7.1

Kontraindikationen: Überempfindlichkeit gegen Schafgarbe oder andere Korbblütler.

Nebenwirkungen: Keine bekannt. *Selten Kontaktallergie (Schafgarbendermatitis).*

Interaktionen: Keine bekannt.

Dosierung: Tagesdosis bei Einnahme 4,5 g Schafgarbenkraut, 3 TL Frischpflanzenpreßsaft, 3 g Schafgarbenblüten; Zubereitungen entsprechend. Für Sitzbäder 100 g Schafgarbenkraut auf 20 l Wasser.

Darreichungsform: Zerkleinerte Droge für Aufgüsse sowie andere galenische Zubereitungen zum Einnehmen und für Sitzbäder, Frischpflanzenpreßsaft zum Einnehmen.

▶ Schlehdornfrüchte (Pruni spinosae fructus)

Wirksamkeitsmitbestimmende Inhaltsstoffe: Gerbstoffe, Proanthocyanidine, Zucker.

Wirkungen:
- adstringierend

Wirkmechanismus: Gerbstoffdroge ☞ 7.1.7

Indikationen (nach Kommission E):
- leichte Entzündungen der Mund- und Rachenschleimhaut ☞ 7.2

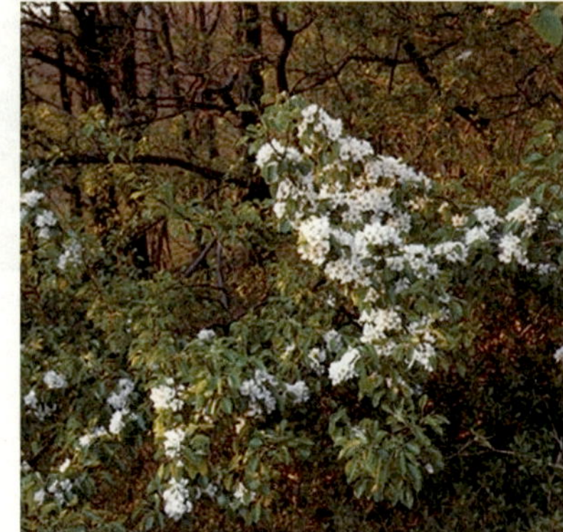

Schwarzdorn, syn. Schlehe (Prunus spinosa L.) [M222]

Kontraindikationen: Keine bekannt.

Nebenwirkungen: Keine bekannt.

Interaktionen: Keine bekannt.

Dosierung: Tagesdosis 2–4 g Droge; Zubereitungen entsprechend.

Darreichungsform: Zerkleinerte Droge für Teeaufgüsse sowie andere galenische Zubereitungen für Mundspülungen.

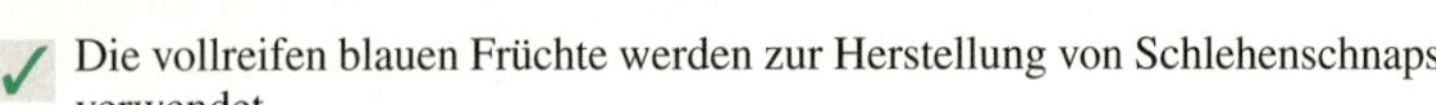

✓ Die vollreifen blauen Früchte werden zur Herstellung von Schlehenschnaps verwendet.

▶ Schleifenblume, bittere (Iberis amara) ☞ Bauernsenf, bitterer

▶ Schlüsselblumenblüten (Primulae flos)

Wirksamkeitsmitbestimmende Inhaltsstoffe: Saponine (darunter Priverogin-B-Derivate in Primula veris, Protoprimulagenin-A-Derivate in Primula elatior), Flavonoide, ätherisches Öl.

Wirkungen:
- sekretolytisch
- expektorierend

Wirkmechanismus: Saponindroge ☞ 6.1.3

Indikationen (nach Kommission E):
- Katarrhe der Luftwege ☞ 6.7.1

Kontraindikationen: Bekannte Allergie gegen Primeln.

Nebenwirkungen: Vereinzelt Magenbeschwerden, Übelkeit.

Interaktionen: Keine bekannt.

Dosierung: Tagesdosis 2–4 g Droge, 2,5–7,5 g Tinktur (entsprechend EB6).

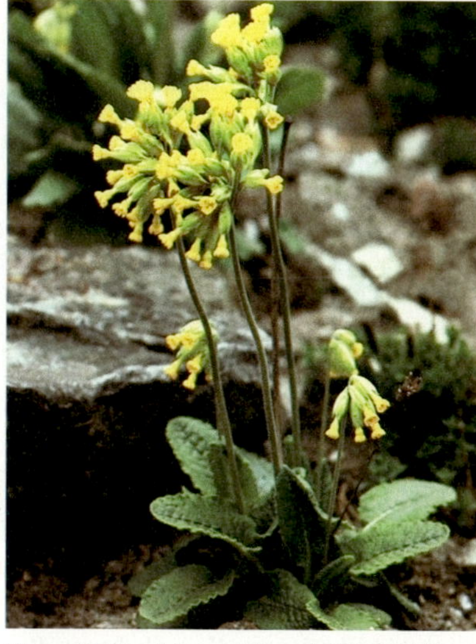

Wiesen-Schlüsselblume, Hohe oder Wald-Schlüsselblume (Primula veris L., Primula elatior L. HILL) [M222]

Darreichungsform: Zerkleinerte Droge für Aufgüsse sowie andere galenische Zubereitungen zum Einnehmen.

✓ Die Blüten müssen samt der Kelchblätter verwendet werden, da sich v.a. darin die wirksamkeitsmitbestimmenden Inhaltsstoffe befinden.
In der Pädiatrie sind die Schlüsselblumenblüten den Primelwurzeln wegen des besseren Geschmacks und der geringeren Reizwirkung auf den Magen vorzuziehen.
Aus Kostengründen ist die Einzelverordnung eher ungewöhnlich, doch Schlüsselblumenblüten sind sowohl als Wirkstoff- als auch als Schmuckdroge in Kombinationsarzeimitteln und Teemischungen sinnvoll.

▶ Schöllkraut (Chelidonii herba)

Wirksamkeitsbestimmende Inhaltsstoffe: Mind. 0,6 % und max. bis zu 1 % Alkaloide dreier verschiedener Heterocyclen-Typen (Benzophenanthridine wie Chelidonin, Protoberberine wie Coptisin und Berberin, Protopin-Typ wie Protopin). Das Hauptalkaloid in der Krautdroge ist Coptisin und nicht Chelidonin, auf das in den Gehaltsbestimmungen in der Regel bezug genommen wird.

Wirkungen:
- leicht spasmolytisch am oberen Verdauungstrakt (Coptisin, Protopin, Chelidonin)
- *antiphlogistisch*

- *cholekinetisch (Berberin)*
- *choleretisch (Berberin)*
- *leicht analgetisch (Chelidonin, Coptisin)*
- *zentral sedierend (Chelidonin, Coptisin)*

Wirkmechanismus: Spasmolytisch wirksame Alkaloiddroge ☞ 7.1.5. Chelidonin und Coptisin wirken ähnlich wie Papaverin – wenn auch etwas schwächer – spasmolytisch mit direktem Angriffspunkt an der glatten Muskulatur.

Indikationen (nach Kommission E):

- krampfartige Beschwerden im Bereich der Gallenwege und des Magen-Darm-Trakts ☞ 7.6.1, 7.12.1

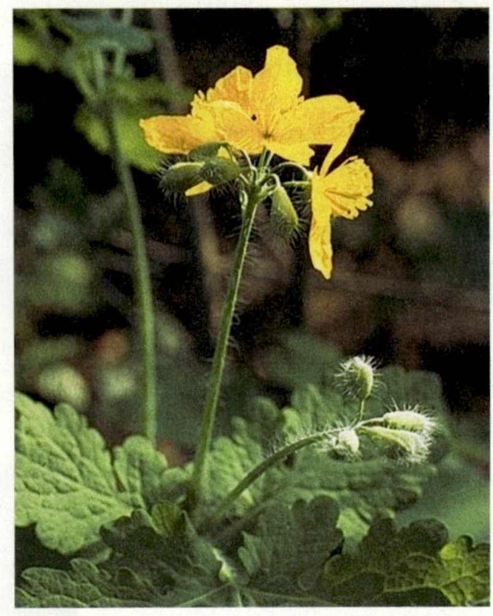

Schöllkraut (Chelidonium majus L.) [U224]

Kontraindikationen: Keine bekannt. *Bestehende oder anamnestisch bekannte Lebererkrankungen, gleichzeitige Anwendung hepatotoxischer Stoffe, Schwangerschaft, Stillzeit, Kdr. unter 12 Jahren (wegen zur Zeit noch nicht ausreichender toxikologischer Untersuchungen). Bei Gallensteinleiden bzw. Verschluß der Gallenwege nur unter ärztlicher Kontrolle anwenden.*

Nebenwirkungen: Keine bekannt. *Der in 60 UAW-Meldungen mitgeteilte Anstieg von Leberenzymaktivitäten und Anstieg des Serumbilirubins, bis hin zur arzneimittelbedingten Gelbsucht (medikamentös-toxische Hepatitis) bildete sich nach Absetzen des Arzneimittels zurück und ist möglicherweise auf eine zu hohe Alkaloid-Tagesdosierung von über 20 mg Gesamtalkaloiden sowie auf erhöhte Mengen von Sanguinarin und Chelerythrin im Extrakt bzw. in den Fertigarzneimitteln zurückzuführen. Beide Alkaloide sind in größeren Mengen nicht im Kraut, sondern in den Schöllkrautwurzeln enthalten. Auch dürfte bei den meisten berichteten Fällen der Zeitpunkt der Applikation, nämlich im floriden Stadium einer Leber- bzw. Gallenwegsentzündung, falsch gewesen sein. Eine Ablehnung durch verschiedene Institutionen, u. a. das BfArM, ist zur Zeit (2002) nicht ausreichend begründet.*

Interaktionen: Keine bekannt.

Dosierung: Mittlere Tagesdosis 2–5 g Droge bzw. 12–20 mg Gesamtalkaloide, berechnet als Chelidonin. *In flüssigen oder festen Extrakten 8–15 mg Gesamtalkaloide, berechnet als Chelidonin, z. B. 30–45 Tr. Tinktur (1:10).*

Darreichungsform: Geschnittene Droge, Drogenpulver oder standardisierte Trockenextrakte für flüssige und feste Darreichungsformen zur inneren Anwendung.

Da Schöllkrautzubereitungen phytochemisch exakt definiert sein sollten (Gesamtalkaloidgehalt plus Aufschlüsselung des Alkaloidspektrums), sind selbst hergestellte Teeaufgüsse aus der geschnittenen Droge nicht mehr zu vertreten.
Die wirksame Dosis für reines, isoliertes Chelidoninhydrochlorid wird bzw. wurde in vielen Kombinationspräparaten zwar nicht erreicht. Sie kann aber in Extrakten niedriger sein, da die übrigen Alkaloide, insbesondere das Coptisin, zu einer additiven und synergistischen Wirksamkeit verhelfen. Eine rein formale Bezugnahme auf Chelidonin, das Hauptalkaloid in der Schöllkrautwurzel, ist mit Sicherheit klinisch nicht notwendig und erfolgte nur, weil das Arzneibuch den Gesamtinhalt der Alkaloide fälschlicherweise auf Chelidonin bezieht.
Bei Einnahme länger als 4 Wochen sollten die Leberfunktionswerte (Transaminasen) kontrolliert werden, um eine Hepatitis nicht zu übersehen. Ferner müssen die genannten Kontraindikationen sorgfältig beachtet werden.

✓ Die Droge verliert nach einer Lagerzeit von wenigen Monaten ihre volle spasmolytische Wirkung. Deshalb müssen alkoholische Auszüge oder Trockenextrakte in Form von kontrollierten standardisierten Fertigarzneimitteln verwendet werden. Gut spasmolytisch und cholagog wirken auch frische Zubereitungen, z.B. Frischpflanzenpreßsäfte, in den ersten Monaten nach ihrer Herstellung. Diese können sehr gut individuell dosiert werden.

▶ Seifenwurzel, rote (Saponariae rubrae radix)

Wirksamkeitsbestimmende Inhaltsstoffe: 2–5 % Saponine, ein Gemisch verschiedener Triterpenglykoside.

Wirkungen:
- expektorierend
- zelltoxisch in hoher Dosierung

Wirkmechanismus: Saponindroge ☞ 6.1.3. Expektorierend durch eine Reizung der Magenschleimhaut, reflektorischer Reaktionsmechanismus über den N. vagus.

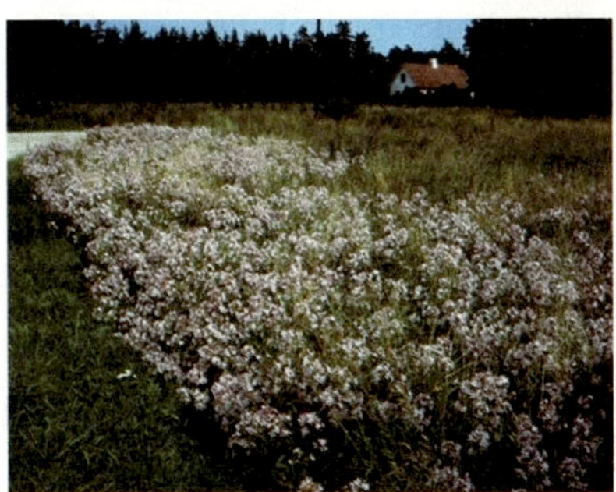
Echtes Seifenkraut (Saponaria officinalis L.) [M222]

Indikationen (nach Kommission E):
- Katarrhe der oberen Luftwege ☞ 6.7.1

Kontraindikationen: Keine bekannt.

Nebenwirkungen: In seltenen Fällen Magenreizungen.

Interaktionen: Keine bekannt.

Dosierung: Tagesdosis 1,5 g Droge; Zubereitungen entsprechend.

Darreichungsform: Zerkleinerte Droge für Teeaufgüsse sowie andere galenische Zubereitungen zum Einnehmen.

▶ Seifenwurzel, weiße (Gypsophilae radix)

Wirksamkeitsmitbestimmende Inhaltsstoffe: Bis zu 20 % Saponine, ein Gemisch verschiedener Triterpensaponine (darunter Gypsosid A). Das aufgereinigte Saponingemisch wird auch als „Gypsophila-Saponin" in Fertigarzneimitteln eingesetzt.

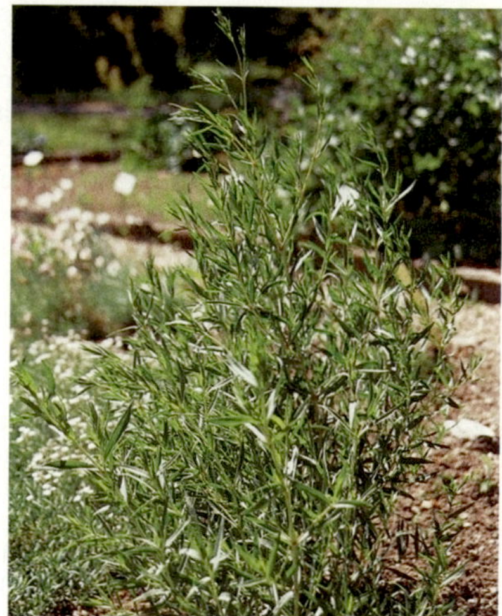

Gipskraut-Arten, Schleier-Gipskraut (Gypsophila-Arten, speziell Gypsophila paniculata L.) [O225]

Wirkungen:
- schleimhautreizend
- zelltoxisch (nur in hoher Dosierung)
- *expektorierend*

Wirkmechanismus: Saponindroge ☞ 6.1.3. Expektorierend durch eine Reizung der Magenschleimhaut, reflektorischer Reaktionsmechanismus über den N. vagus.

Indikationen (nach Kommission E):
- Katarrhe der oberen Luftwege ☞ 6.7.1

Kontraindikationen: Keine bekannt.

Nebenwirkungen: In seltenen Fällen Magenschleimhautreizungen.

Interaktionen: Keine bekannt.

Dosierung: Tagesdosis 30–150 mg Droge, 3–15 mg Gypsophila-Saponin; Zubereitungen entsprechend.

Darreichungsform: Zerkleinerte Droge für Teeaufgüsse, *isoliertes* Gypsophila-Saponin sowie andere galenische Zubereitungen zum Einnehmen.

▶ Senegawurzel (Polygalae radix, syn. Senegae radix)

Klapperschlangenwurzel (Polygala senega L. und Polygala tenuifolia WILLD.)

Wirksamkeitsmitbestimmende Inhaltsstoffe: 6–10 % Saponine (Triterpenglykoside, darunter Senegin), Methylsalicylat und dessen Glucosid sowie Xanthonderivate.

Wirkungen:
- sekretolytisch
- expektorierend

Wirkmechanismus: Saponindroge ☞ 6.1.3
- sekretolytisch: vermutlich über den gastropulmonalen Reflex, d.h. über eine reflektorische Reizung des N. vagus in der Magenschleimhaut

Indikationen (nach Kommission E):
- Katarrhe der oberen Luftwege ☞ 6.7.1

Kontraindikationen: Keine bekannt.

Nebenwirkungen: Bei längerer Anwendung Magen-Darm-Reizungen.

Interaktionen: Keine bekannt.

Dosierung: Tagesdosis 1,5–3 g Droge, 1,5–3 g Fluidextrakt (entsprechend EB6), 2,5–7,5 g Tinktur (entsprechend EB6); Zubereitungen entsprechend.

Darreichungsform: Zerkleinerte Droge für Abkochungen sowie andere galenische Zubereitungen zum Einnehmen.

ESCOP-Monographie Senega Root (Polygalae radix)
- **Therapeutic indications:** Productive cough; catarrh of the respiratory tract; chronic bronchitis.
- **Dosage:** *Adults*: Daily dose, taken in small amounts as necessary: 1.5–3 g of the drug in hydroethanolic preparations (liquid extracts, tinctures) or solid dosage forms. 2.5–5 g of the drug in aqueous preparations (e.g. decoctions); other equivalent preparations. *Elderly:* Dose as for adults. *Children:* Proportion of adult dose according to age and body weight, in alcohol-free preparations.

▶ Senfsamen, weißer (Sinapis albae semen), syn. Erucae semen DAC.

Wirksamkeitsmitbestimmende Inhaltsstoffe: Senfölglykoside (Glucosinolate, darunter Sinalbin), nach enzymatischer Spaltung entsteht in Konzentrationen von 1,2–3,4 % freies Senföl (darunter das scharf schmeckende nicht flüchtige 4-Hydroxybenzylsenföl).

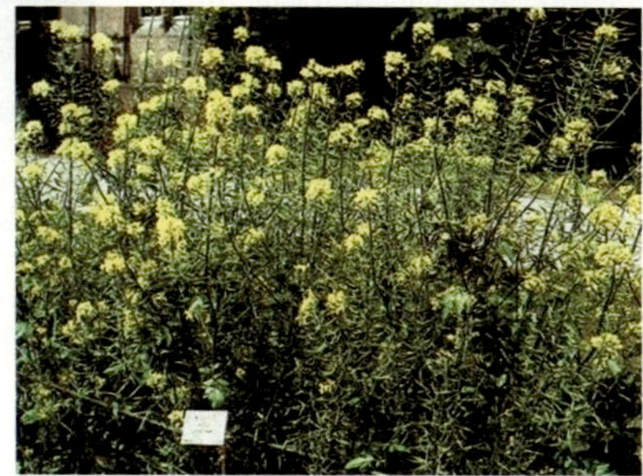

Weißer Senf (Sinapis alba L.) [M222]

Wirkungen:
- hautreizend
- bakteriostatisch
- *antiphlogistisch*
- *analgetisch*

Wirkmechanismus: Bei der Breiaufbereitung entsteht aus dem geruchlosen Sinalbin (syn. Sinigrin) das hautreizende Benzylsenföl, das über den „Counterirritant-Effekt" für die antiphlogistische Allgemeinwirkung und die Schmerzhemmung verantwortlich ist.

Indikationen (nach Kommission E):
- Katarrhe der Luftwege (Breiumschläge) ☞ 6.2.2
- chronisch degenerative Gelenkerkrankungen (Breiumschläge) ☞ 10.3.2
- Weichteilrheumatismus (Breiumschläge) ☞ 10.2.1

Weitere Indikationen in der Erfahrungsheilkunde:
- Neuralgien ☞ 11.4.1

Kontraindikationen: Kdr. unter 6 Jahren, Nierenerkrankungen (da Senföle durch die Haut resorbiert werden und das Nierenepithel reizen können).

Nebenwirkungen: Bei zu langer Anwendung Haut- und Nervenschäden.

Interaktionen: Keine bekannt.

Dosierung: Nur äußere Anwendung, 4 EL Pulverdroge werden unmittelbar vor der Anwendung mit warmem Wasser bis zu einer breiartigen Konsistenz angerührt. *Tagesdosis 60–240 g Droge.*

Darreichungsform: Zerkleinerte Droge für Breiumschläge zur äußeren Anwendung. Die Umschläge werden bei Kdr. ca. 5–10 Min., bei Erw. 10–15 Min. auf der Haut belassen. Bei empfindlicher Haut ist die Anwendungszeit individuell zu verkürzen. *Man beginnt dabei mit 3 Min. und kontrolliert dann die Hautrötung. Die Anwendung kann bis max. 4 x tgl. erfolgen. Ferner auch als Senfpflaster (Charta sinapisata).*

Anwendungsdauer: Bis zu 2 Wochen. Eine längere Anwendung kann zur unerwünschten Reizung des Nierenepithels führen.

▶ Sennesblätter/-früchte (Sennae folium/- fructus)

Wirksamkeitsbestimmende Inhaltsstoffe: Bei den Blättern über 3 %, bei den Alexandriner-Sennesfrüchten bis zu 5 % Anthranoide (überwiegend vom Bianthron-Typ = Sennoside A, B, C, D, E, F, weniger vom Emodin- und Aloe-Emodin-Typ).

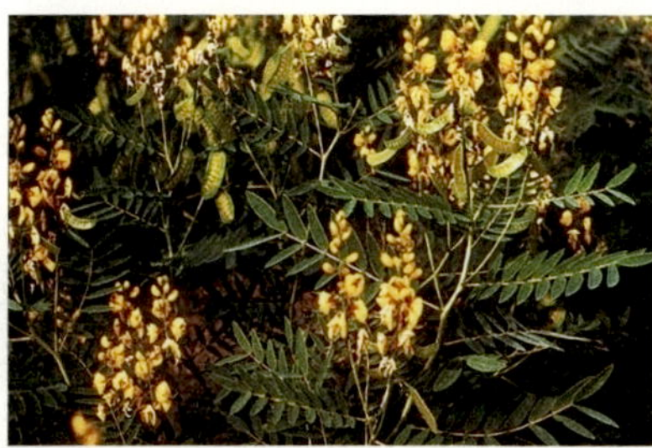

Alexandriner Sennespflanze, Tinnevelly Sennespflanze (Cassia senna L., syn. Cassia acutifolia DEL., Cassia angustifolia VAHL) [M222]

Wirkungen:
- laxierend
- peristaltikanregend
- *antiabsorbtiv*
- *hydragog*

Wirkungseintritt: Nach 8–10 Std., d.h. die Nachtruhe mitberücksichtigen bei der Wahl des Einnahmezeitpunkts.

Wirkmechanismus: Anthranoiddroge ☞ 7.1.8

Indikationen (nach Kommission E):
- Obstipation ☞ 7.10.1

Weitere Indikationen in der Erfahrungsheilkunde und aufgrund von Anwendungsbeobachtungen:
- Erkrankungen, bei denen eine leichte Defäkation mit weichem Stuhl erwünscht ist, wie bei Analfissuren, Hämorrhoiden, nach rektal-analen operativen Eingriffen ☞ 7.10.1
- Reinigung des Darmes vor Röntgenuntersuchungen sowie vor und nach operativen Eingriffen im Bauchraum ☞ 7.10.1

Kontraindikationen: Ileus jeder Genese, akute entzündliche Darmerkrankungen, Morbus Crohn, Colitis ulcerosa, Appendizitis, abdominelle Schmerzen unbekannter Ursache, Kdr. unter 12 Jahren, Schwangerschaft und Stillzeit (wegen unzureichender toxikologischer Untersuchungen und aufgrund der Anregung der Durchblutung im kleinen Becken; geringe Mengen aktiver Metaboliten, z.B. Rhein, gehen in die Muttermilch über, eine laxierende Wirkung beim Sgl. wurde aber nicht beobachtet).

Nebenwirkungen: In Einzelfällen krampfartige Magen-Darm-Beschwerden → Dosisreduktion. Bei Langzeitanwendung Albuminurie, Hämaturie, Elektrolytverluste (v.a. Kaliumverluste) mit dadurch möglicher Muskelschwäche und Störungen der Herzfunktion, insbesondere bei gleichzeitiger Einnahme von Herzglykosiden, Diuretika und Nebennierenrindensteroiden. Eine Melanosis coli bildet sich in der Regel nach Absetzen der Droge zurück.

Interaktionen: Bei Langzeitanwendung durch Kaliummangel Verstärkung der Wirkung von Herzglykosiden und Beeinflussung der Wirkung von Antiarrhythmika möglich. Die Kaliumverluste können durch Thiaziddiuretika, Nebennierenrindensteroide und Süßholzwurzel verstärkt werden.

Dosierung: Tagesdosis 20–30 mg Hydroxyanthracen-Derivate, berechnet als Sennosid B. Die individuell richtige Dosierung ist die geringste, die erforderlich ist, um einen weichgeformten Stuhl zu erhalten.

Darreichungsform: Geschnittene Droge, Drogenpulver oder Trockenextrakte für Aufgüsse, Abkochungen oder Kaltmazerate. Flüssige oder feste Darreichungsformen zur Einnahme. Die Darreichungsform sollte auch eine geringer als die übliche Tagesdosis erlauben.

Anwendungsdauer: Sennesblätter und -früchte zählen zu den Darmschleimhaut reizenden Abführmittel und dürfen daher nicht länger als 1–2 Wochen eingenommen werden. Daueranwendung kann zu einer Verstärkung der Darmträgheit führen.

Sennesblätter und -früchte sollten nur dann eingesetzt werden, wenn durch eine Ernährungsumstellung oder mit Quellmitteln (☞ 7.1.4) kein therapeutischer Effekt zu erzielen ist.

✓ Sennesfrüchte (syn. Sennesschoten) haben aufgrund des geringeren Gehaltes an freien Emodinen eine etwas mildere Wirkung als die Blätter, obwohl der Gehalt an laxierenden Sennosid-Glykosiden höher liegen kann. Daher werden die Sennesfrüchte auch als „Mutterblätter" bezeichnet.
Der Teeaufguß mit kochendem Wasser hat gegenüber einem Kaltansatz wegen der besseren Extraktion der Wirkstoffe häufiger unerwünschte Begleiterscheinungen („Bauchgrimmen"). Kaltauszüge sind daher besser verträglich und dem heißen Teeaufguß vorzuziehen. Bei auftretenden Leibschmerzen ist die erste Maßnahme lediglich eine Dosisreduktion.

ESCOP-Monographie Senna Leaf (Sennae folium), Alexandrian Senna Pods (Sennae fructus acutifoliae) und Tinnevelly Senna Pods (Sennae fructus angustifoliae)

- **Therapeutic indications:** For short term use in cases of occasional constipation.

- **Dosage:** The correct individual dose is the smallest required to produce a comfortable soft-formed motion. *Adults and children over 10 years:* Preparations equivalent to 15–30 mg of hydroxyanthracene derivates, calculated as sennosides B, to be taken once daily at night. *Elderly:* Dose as for adults. Not recommended for use in children under 10 years. The pharmaceutical form must allow lower dosages.

▶ Sibirischer Ginseng (Eleutherococci radix) ☞ Taigawurzel

▶ Silymarin, Naturstoffgemisch (Wirkstoffkonzentrat aus Cardui mariae fructus)

Ist von der Kommission E in der Monographie „Mariendistelfrüchte (Cardui mariae fructus)" integriert, die Erstellung eines eigenen Profils erschien jedoch sinnvoll.

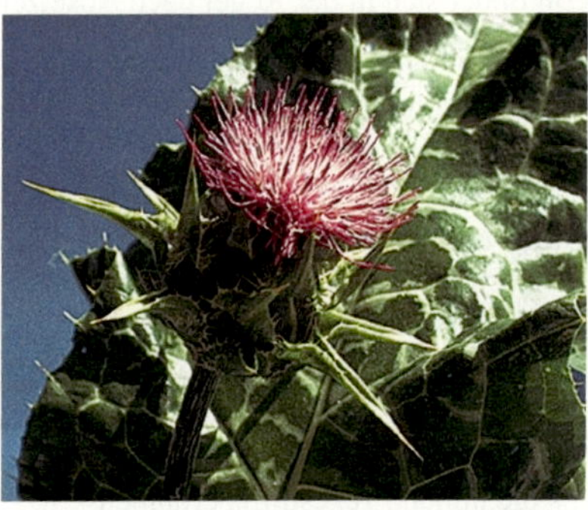
Mariendistel (Silybum marianum L. GAERTNER) [U224]

Wirksamkeitsmitbestimmende Inhaltsstoffe: Aus den Mariendistelfrüchten isolierter bzw. angereicherter Flavanonolkomplex Silymarin, bestehend aus 3 isomeren Flavanonderivaten. Hauptbestandteil ist Silybin (Silybinin). Bei oraler Applikation wird dieses zwischen 20 und 50 % resorbiert und zu 80 % mit der Galle ausgeschieden. Die weiteren Flavanonolderivate sind Silychristin und Silydianin.

Wirkungen:
- antihepatotoxisch
- leberprotektiv
- regenerationsfördernd auf Hepatozyten
- membranstabilisierend auf Hepatozyten
- cholezystokinetisch
- antioxidativ
- immunmodulierend
- hemmend auf die Lipidoxydation
- hemmend auf die Prostaglandinsynthese

Wirkmechanismus:
- antihepatotoxisch und regenerationsfördernd: Silymarin antagonisiert die schädigende Wirkung von hepatotoxischen Stoffen, erhöht die Regenerationsfähigkeit von Hepatozyten und ermöglicht eine schnellere Reparation eingetretener zellulär-struktureller Schäden durch Membranstabilisierung: Silybinin bindet an Membran-Proteine der Hepatozyten → verhindert dadurch antagonistisch das Eindringen hepatotoxischer Verbindungen (z.B. Lanthanide, Tetrachlorkohlenstoff, Galactosamin, Thioacetamid, die Gifte des

Knollenblätterpilzes Phalloidin und Amanitin sowie des hepatotoxischen Kaltblütlervirus FV_3).

- Erhöhung der Regenerationsfähigkeit von Hepatozyten: Silymarin stimuliert die Aktivität der nukleolären Polymerase A → vermehrte und schnellere Bildung von ribosomaler RNA → schnellere und gesteigerte Eiweißsyntheserate → erhöhte Regenerationsfähigkeit der Hepatozyten
- Schutz bei Knollenblätterpilzvergiftung: Silybinin-dihydrogensuccinat als Infusion verabreicht verdrängt kompetetiv die Toxine des Knollenblätterpilzes (Phalloidin und Amanitin) von der RNA-Polymerase der Leberzellen → Schutz der Hepatozyten (die blockierte RNA-Polymerase würde ansonsten innerhalb von 12–24 Std. zum Zelltod führen)

Indikationen (nach Kommission E):

- toxische Leberschäden ☞ 7.13.1
- adjuvant bei chronisch entzündlichen Lebererkrankungen ☞ 7.13.1
- Leberzirrhose ☞ 7.13.1

Weitere Indikationen aufgrund experimenteller und klinischer Studien: ☞ 7.13.1

- chronisch persistierende Hepatitis, chronische Cholangitis und anderen cholangitischen Leberstörungen
- akute Hepatitis
- alkoholbedingte Fettleber
- als Antidot in Form des löslichen Silybinin-Succinates bei Knollenblätterpilzvergiftungen (als Infusion)

Kontraindikationen: Keine bekannt.

Nebenwirkungen: Vereinzelt leicht laxierende Wirkung.

Interaktionen: Keine bekannt.

Dosierung: Als Initialdosis sollten tgl. ca. 400 mg Silymarin, als Erhaltungsdosis tgl. mind. 200 mg Silymarin eingenommen werden.

Darreichungsform: Silymarin-Komplex verarbeitet in Kps. oder Drg. in Mengen von 70 mg, 140 mg oder 200 mg.

In mehreren Studien mit hochdosiertem Silymarin-Komplex bei toxischen Leberschädigungen durch Alkohol, Psychopharmaka, Narkosemittel, Antiepileptika sowie bei Leberzirrhose konnte die Wirksamkeit von Silymarin signifikant belegt werden. Nachgewiesen werden konnten:

- eine Besserung der subjektiven Beschwerden
- eine Besserung der Leberfunktionswerte (GOT, GPT, γ-GT)
- eine Erhöhung der pathologisch erniedrigten Lymphozyten-Transformationsfähigkeit
- eine Erhöhung der Superoxid-Dismutase-Aktivität
- eine Senkung pathologisch erhöhter Werte von Prokollagen-3-Peptid
- antioxidative Aktivitäten
- immunmodulierende Aktivitäten.

2 S

▶ Sojaphospholipide (Lecithinum ex soja)

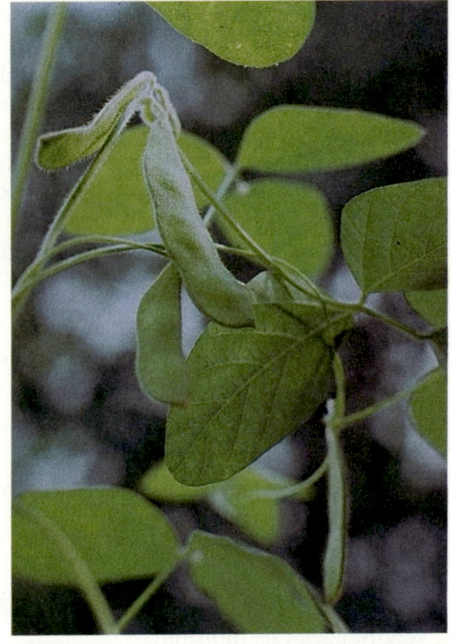
Sojabohne (Samen von Glycine max. L. MERRILL) [U224]

Wirksamkeitsbestimmende Inhaltsstoffe: Phospholipidgemisch bzw. angereicherter Extrakt mit 73–79 % 3-sn-(Phosphatidyl)-cholin, Phosphatidylethanolamin, Phosphatidylinosit. 3-sn-(Phosphatidyl)-cholin ist der Hauptinhaltsstoff. Cholin-phosphorsäurediglyceridester natürlicher Herkunft enthalten überwiegend ungesättigte Fettsäuren, v.a. ca. 70 % Linolsäure, 6–8 % Linolensäure, max. 7 % Phosphatidylethanolamin, < 0,5 % Phosphatidylinosid, 6–12 % Ölsäure, 0,2–0,5 % Vitamin E.

Wirkungen:
- lipidsenkend
- hepatoprotektiv

Wirkmechanismus: Phospholipide sind integraler Bestandteil von Biomembranen und an zahlreichen membranabhängigen Stoffwechselprozessen beteiligt. Phospholipide → Abbau im Darm → Lyso-Phosphatidylcholin → Absorption → Integration in die körpereigenen Phospholipide →
- hepatoprotektiv: Durch die beschleunigte Regeneration und Stabilisierung von Zellmembranen
  - Prophylaxe von Leberparenchymschädigungen bzw. beschleunigte Regeneration geschädigter Hepatozyten
  - Normalisierung eines pathologisch veränderten α-β-Lipoproteinmusters durch Hemmung der Lipidperoxydation und der Kollagensynthese
  - Steigerung der biochemischen Leistungsfähigkeit: cis-Bindung der mehrfach ungesättigten Fettsäuren → verhindert eine parallele Ausrichtung der Kohlenwasserstoffketten der Membranphospholipide → Auflockerung der Packungsdichte der mizellären Phospholipidstruktur → höhere transmembranöse Austauschgeschwindigkeit

Indikationen (nach Kommission E):
- leichtere Fettstoffwechselstörungen, v.a. Hypercholesterinämien, sofern diätetische Maßnahmen allein nicht ausreichen
- Verbesserung des subjektiven Beschwerdebilds bei Appetitlosigkeit, Druckgefühl im rechten Oberbauch bei toxisch-nutritiven Leberschäden und chronischer Hepatitis ☞ 7.13.1

Weitere Indikationen aufgrund klinischer Studien:
- Prophylaxe von Gallensteinen
- akute und chronische Hepatopathie

Kontraindikationen: Keine bekannt.

Nebenwirkungen: Selten gastrointestinale Beschwerden in Form von Magenbeschwerden, weichem Stuhl und Diarrhoe.

Interaktionen: Keine bekannt.

Dosierung: Tagesdosis 1,5–2,7 g Phospholipide aus Sojabohnen mit 73–79 % (3-sn Phospatidyl)-cholin.

Darreichungsform: Zubereitungen aus Sojalecithin zum Einnehmen. *Nur als Fertigarzneimittel anwendbar, als sogenannte EPL-Substanzen, abgefüllt in Kps.*

▶ Sonnenhutkraut, purpurfarbenes (Echinaceae purpureae herba)

Wirksamkeitsmitbestimmende Inhaltsstoffe: 1,2–3,1 % Cichoriensäure (O-Dicaffeoylweinsäure), Polysaccharide (darunter das sogenannte PS 1), Polyacytylene, Alkamide (z.B. Isobutylamid), Flavonoide, bis 0,32 % ätherisches Öl.

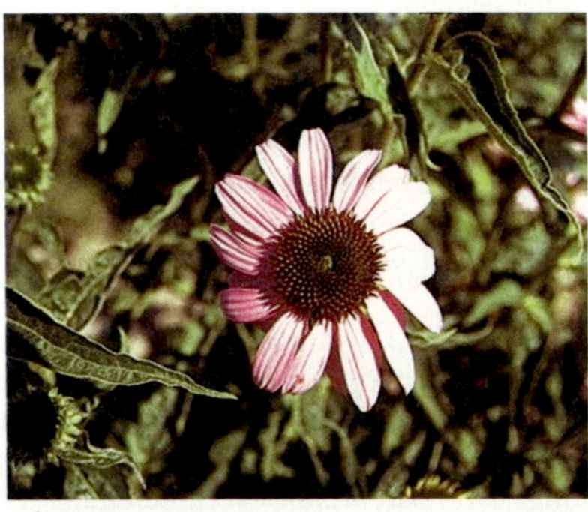

Purpur-Rudbeckia (Echinacea purpurea L. MOENCH) [M222]

Wirkungen:
- Steigerung der Leukozytenzahl
- Aktivierung der Phagozytoseleistung der Granulozyten
- fiebererzeugend
- *keimhemmend (äußere Anwendung)*
- *antiviral (äußere Anwendung)*
- *antiphlogistisch (äußere Anwendung)*
- *granulationsfördernd (äußere Anwendung)*
- *wundheilungsfördernd (äußere Anwendung)*
- *epithelialisierungsfördernd (äußere Anwendung)*

Wirkmechanismus:
- Aktivierung des Immunsystems:
  - Steigerung der Phagozytoserate von Granulozyten und Makrophagen
  - Erhöhung der Produktion von T-Helferzellen
  - Erhöhung der Produktion von Zytokinen wie Interleukin-1 und -6 sowie von Tumornekrosefaktor
- wundheilungsfördernd: Vermutet wird eine lokale Anregung der in der Haut befindlichen Makrophagen und Granulozyten und damit eine Steigerung der Phagozytoseleistung, der Bildung von Wachstumsfaktoren und der Freisetzung von Zytokinen → Verstärkung der Immunantwort. Vermutlich aktivieren die Kaffeesäurederivate darüber hinaus die Fibroblasten (→ Bildung von Granulationsgewebe mit anschließender Epithelialisierung) und hemmen das Enzym Hyaluronidase und damit die Ausbreitung von entzündlichen Prozessen im Gewebe (→ Vermeidung von Sekundärinfektionen).
- antiphlogistisch: eine Hemmung der Cyclooxygenase wird diskutiert

Indikationen (nach Kommission E):
- adjuvant bei rezidivierenden Infekten im Bereich der Atemwege (innere Anwendung) ☞ 13.2.1
- adjuvant bei rezidivierenden Infekten im Bereich der ableitenden Harnwege (innere Anwendung) ☞ 13.2.1
- schlecht heilende, oberflächliche Wunden (äußere Anwendung) ☞ 12.18.1

Weitere Indikationen aufgrund von Anwendungsbeobachtungen und experimentellen Studien:
- Herpes simplex ☞ 12.6.1
- adjuvant bei onkologischen Erkrankungen ☞ 13.3.2

Kontraindikationen: Bei innerer Anwendung progrediente Systemerkrankungen (wie Tuberkulose, Leukosen, Kollagenosen, multiple Sklerose), Neigung zu Allergien v.a. gegen Korbblütler, Schwangerschaft. Bei äußerer Anwendung keine bekannt.

Nebenwirkungen: Bei Diabetes mellitus kann sich bei parenteraler Gabe die Stoffwechsellage verschlechtern. Bei parenteraler Anwendung dosisabhängig Schüttelfrost, kurzfristige Fieberreaktionen, Übelkeit, Erbrechen, in Einzelfällen allergische Reaktionen vom Soforttyp. Bei äußerer Anwendung keine bekannt.

Interaktionen: Keine bekannt.

Dosierung: Bei innerer Anwendung Tagesdosis 6–9 ml Preßsaft aus dem blühenden oberirdischen Teil der Pflanze; Zubereitungen entsprechend. Bei parenteraler Anwendung individuell entsprechend Art und Schwere des Krankheitsbildes sowie der speziellen Eigenschafen der jeweiligen Zubereitung. Die parenterale Verabreichung erfordert, speziell bei Kindern, ein abgestuftes Dosierungsschema, das vom Hersteller der jeweiligen Zubereitung entsprechend belegt werden muß. Bei äußerer Anwendung halbfeste Zubereitungen mit mind. 15 % Preßsaft. *Umschläge unverdünnt oder verdünnt (1 : 3–5).*

Darreichungsform: Frischpflanzenpreßsaft sowie dessen galenische Zubereitungen *und ethanolisch-wäßrige Trockenextrakte* zur inneren und äußeren Anwendung.

Anwendungsdauer: Bei parenteraler Anwendung nicht länger als 2–3 Wochen. Zubereitungen zur inneren Einnahme und äußeren Anwendung nicht länger als 8 Wochen, da eine ständige Immunstimulation auch zu einer Immunsuppression führen kann. *Nach jüngeren Auflagen des BfArM soll die Anwendungsdauer nicht länger als 2 Wochen betragen und danach muß eine Pause von 2 Wochen folgen.*

ESCOP-Monographie Purple Coneflower Root (Echinaceae purpureae radix)
- **Therapeutic indications: Internal use:** Adjuvant therapy and prophylaxis of recurrent infections of the upper respiratory tract (common cold).
- **Dosage:** *Adults:* 3 x 60 drops of a tincture (1:5, ethanol 55 % V/V) daily (equivalent to 3 x 300 mg of crude drug). *Children:* According to body weight and/or age.

▶ Sonnentaukraut (Droserae herba)

Wirksamkeitsmitbestimmende Inhaltsstoffe: 0,14–0,22 % 1,4-Naphthochinonderivate (v.a. 7-Methyljuglon neben Plumbagin und Droseron), Flavonoide, Schleimstoffe.

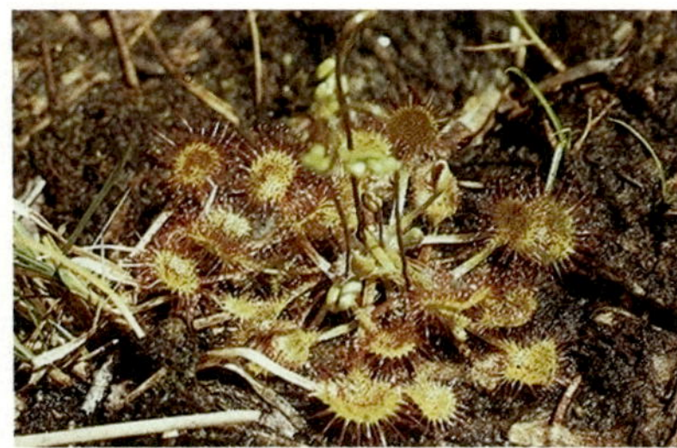

Rundblättriger Sonnentau, Marokkanischer Sonnentau, Langblättriger Sonnentau, Mittlerer Sonnentau (Drosera rotundifolia L., Drosera ramentacea BURCH. ex HARV. et SOND., Drosera longifolia L. p.p., Drosera intermedia HAYNE) [M222]

Wirkungen:
- bronchospasmolytisch
- antitussiv
- *antibakteriell*

Wirkmechanismus:
- bronchospasmolytisch: durch Acetylcholin und Histamin ausgelöste Spasmen der glatten Muskulatur werden gelöst

Indikationen (nach Kommission E):
- Krampf- und Reizhusten ☞ 6.8.1

Weitere Indikationen in der Erfahrungsheilkunde und aufgrund von Anwendungsbeobachtungen:
- schlecht heilende, oberflächliche Wunden (äußere Anwendung)

Kontraindikationen: Keine bekannt.

Nebenwirkungen: Keine bekannt, auch keine genotoxischen im AMES-Test.

Interaktionen: Keine bekannt.

Dosierung: Mittlere Tagesdosis 3 g Droge. *Diese Dosierung dürfte zumindest für Teezubereitungen zu niedrig sein. Notwendig sind für die zur Zeit im Verkehr befindlichen Drosera-Arten 3–10 g (je nach Naphthochinongehalt).*

Darreichungsform: Flüssige (insbesondere als Frischpflanzenpreßsaft) und feste Darreichungsformen zu äußeren und inneren Anwendung.

▶ Spargelwurzelstock (Asparagi rhizoma)

Wirksamkeitsmitbestimmende Inhaltsstoffe: Saponine vom Furostanol- und Spirostanoltyp (z.B. Asparagoside A, B, D und G, Diosgenin, Yamogenin), Inulin-artige Fructane (z.B. Asparagose, Asparogosin), Aminosäuren (darunter v.a. Asparaginsäure, Arginin), Proteine, Mineralstoffe (darunter überdurchschnittliche Mengen an Kaliumsalzen).

Wirkungen:
- diuretisch (aquaretisch) (im Tierexperiment)
- schwach blutdrucksenkend (Senkung des systolischen Blutdrucks bis zu 15 mmHg)

Wirkmechanismus: Aquaretikum ☞ 8.1.1. 1 Pfund frischer Spargel zeigt deutliche aquaretische Effekte.

2

S

Indikationen (nach Kommission E):
- Durchspülungstherapie bei entzündlichen Erkrankungen der ableitenden Harnwege ☞ 8.2
- vorbeugend bei Nierengrieß ☞ 8.4.1

Weitere Indikationen aufgrund von Anwendungsbeobachtungen:
- unterstützend bei einer Gewichtsabnahme bei einer energiebilanzierten Diät durch Aquarese
- unterstützende Therapie bei kontrollierter Grenzwerthypertonie
- unterstützende Therapie bei chronisch venöser Insuffizienz (CVI Stadium I-II)

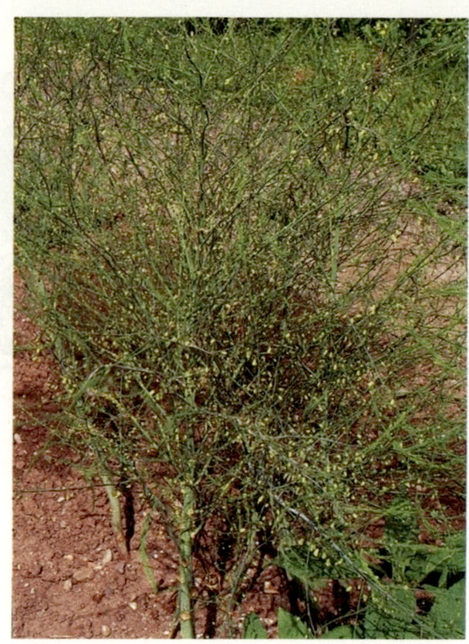
Gemüse-Spargel (Asparagus officinalis L.) [O225]

Kontraindikationen: Entzündliche Nierenerkrankungen. Keine Durchspülungstherapie bei Ödemen infolge eingeschränkter Herz- oder Nierenfunktion.

Nebenwirkungen: In sehr seltenen Fällen allergische Hautreaktionen. *Dabei handelt es sich um eine Kontaktdermatitis, die nur bei Spargelbauern und -stechern beobachtet werden konnte.*

Interaktionen: Keine bekannt.

Dosierung: Tagesdosis 45–60 g frische Droge; Zubereitungen entsprechend. *Die von der Kommission E vorgeschlagene sehr hohe Tagesdosierung basiert auf den Erfahrungswerten, die mit Spargel als Gemüse bzw. Salat gemacht wurden. In einer klinischen Anwendungsbeobachtung wurde festgestellt, daß 2000–2800 mg getrocknetes Spargelpulver, verabreicht in Filmtbl., zu einer ausreichenden Aquarese führen.*

Darreichungsform: Zerkleinerte Droge für Teeaufgüsse sowie andere galenische Zubereitungen, *z.B. Filmtbl. oder Kps.,* zum Einnehmen. *Da Spargelwurzelstock als concis-Droge oder Drogenpulver in der Regel in der Apotheke nicht erhältlich ist, ist man auf die Verordnung entsprechender Fertigarzneimittel angewiesen.*

Bei einer Durchspülungstherapie muß auf eine ausreichende Flüssigkeitszufuhr von mind. 2 l/Tag geachtet werden.

Ein additiver Effekt tritt laut Anwendungsbeobachtungen bei einer Kombination mit Petersilien- und/oder Liebstöckelwurzel auf.

2
S

▶ Spitzwegerichkraut (Plantaginis lanceolatae herba)

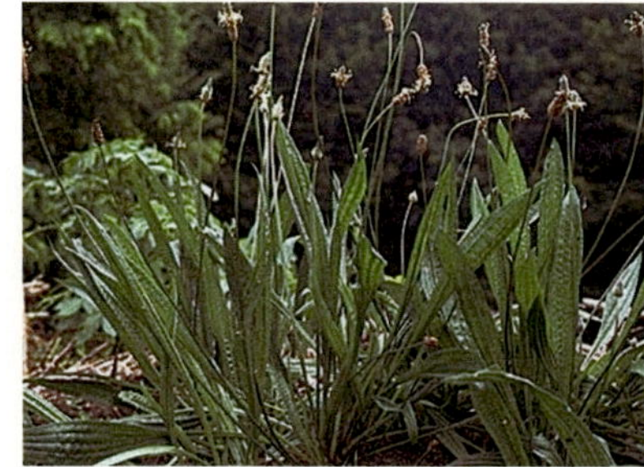
Spitz-Wegerich (Plantago lanceolata L.) [U224]

Wirksamkeitsmitbestimmende Inhaltsstoffe: 2–3 % Iridoidglykoside (wie Aucubin, Catalpol), 3–8 % Phenylethanoide (darunter Acteosid), 2–6 % Schleimstoffe, Gerbstoffe, Flavonoide, Kaffesäurederivate.

Wirkungen:
- reizmildernd (Schleimstoffe)
- adstringierend (Gerbstoffe)
- antibakteriell (Iridoide)
- *antiphlogistisch*
- *wundheilungsfördernd*
- *evtl. stimulierend auf die Interferonbildung*

Wirkmechanismus: Schleimstoffdroge ☞ 6.1.2, Gerbstoffdroge (Adstringens) ☞ 12.1.2

Indikationen (nach Kommission E):
- Katarrhe der Luftwege (innere Anwendung) ☞ 6.7.1
- entzündliche Veränderungen der Mund- und Rachenschleimhaut (innere Anwendung) ☞ 7.6.1
- entzündliche Veränderungen der Haut (äußere Anwendung) ☞ 12.12.2

Weitere Indikationen in der Volksmedizin und Erfahrungsheilkunde:
- Schleimhautdefekte ☞ 12.18.1
- Hautverletzungen, zur ersten Wundversorgung ☞ 12.18.1
- Insektenstiche

Kontraindikationen: Keine bekannt.

Nebenwirkungen: Keine bekannt.

Interaktionen: Keine bekannt.

Dosierung: Mittlere Tagesdosis 3–6 g Droge; Zubereitungen entsprechend.

Darreichungsform: Zerkleinerte Droge sowie andere galenische Zubereitungen, *v.a. Fluidextrakte und Frischpflanzenpreßsaft,* zur inneren und äußeren Anwendung.

Wenn die frisch geernteten Blätter zu langsam getrocknet oder die getrockneten Blätter feucht gelagert werden, kann es zu einer Polymerisierung der Iridoide und dadurch zu einem Verlust der antibakteriellen Wirkung kommen. Die Polymerisation ist an der Braunverfärbung der Droge zu erkennen. In Fluidextrakten tritt sie in der Regel nicht auf und damit ist auch nicht mit einer Minderung der Wirksamkeit zu rechnen.

In der Volksmedizin werden mit großem Erfolg frische, gesäuberte Spitzwegerichblätter zur ersten Wundversorgung auf die offene Wunde gelegt und ständig durch frische Blätter ersetzt.

ESCOP-Monographie Plantain herb (Plantaginis lanceolatae herba) ☞ S. 998

▸ Steinkleekraut (Meliloti herba)

Wirksamkeitsmitbestimmende Inhaltsstoffe: Cumarinderivate in Form der Glykoside (z.B. Melilotosid, Melilotin u.a.), flüchtiges freies Cumarin oder 3,4-Dihydrocumarin, Flavonoide, Saponine vom Typ des Soyasaogenols und Melilotigenins.

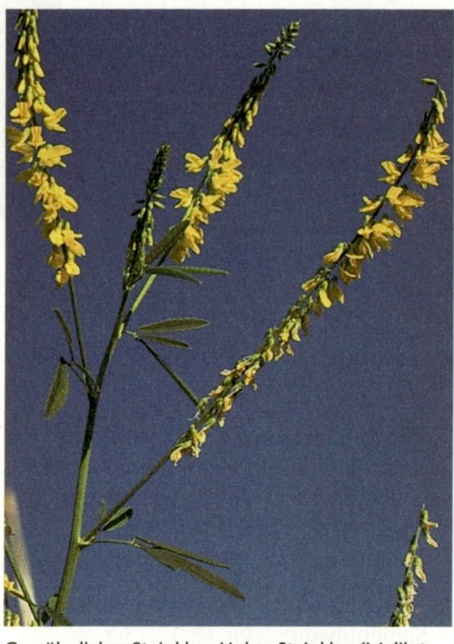

Gewöhnlicher Steinklee, Hoher Steinklee (Melilotus officinalis L. PALLAS, Melilotus altissimus THUILLIER) [U224]

Wirkungen:
- antiödematös bei entzündlichen Ödemen und Stauungsödemen
- Beschleunigung der Wundheilung (im Tierversuch)

Wirkmechanismus:
- antiexsudativ: durch Zunahme des venösen Rückflusses, v.a. durch Verbesserung des Lymphflusses

Indikationen (nach Kommission E):
- chronisch venöse Insuffizienz (v.a. bei Schmerzen, Schweregefühl in den Beinen, nächtlichen Wadenkrämpfen, Juckreiz, Schwellung) (innere Anwendung) ☞ 5.3.1, 5.3.2
- adjuvant bei Thrombophlebitis (innere Anwendung) ☞ 5.3.1, 5.3.2
- adjuvant beim postthrombotischen Syndrom (innere Anwendung) ☞ 5.3.1, 5.3.2
- adjuvant bei Hämorrhoiden (innere Anwendung) ☞ 12.19
- adjuvant bei Lymphstauungen (innere Anwendung) ☞ 5.6.1, 5.6.2
- Prellungen, Verstauchungen, oberflächliche Blutergüsse (äußere Anwendung) ☞ 10.5.1

Kontraindikationen: Keine bekannt.

Nebenwirkungen: In seltenen Fällen Kopfschmerzen.

Interaktionen: Keine bekannt.

Dosierung: Mittlere Tagesdosis Droge oder die jeweilige Menge einer Zubereitung zum Einnehmen entsprechend 3–30 mg Cumarin. Bei parenteraler Anwendung entsprechend 1–7,5 mg Cumarin. Die wirksame Dosierung in fixen Kombinationen zur äußeren Anwendung muß präparatespezifisch belegt werden.

Darreichungsform: Zerkleinerte Droge zur Bereitung von Aufgüssen sowie andere galenische Zubereitungen zum Einnehmen. Flüssige Darreichungsformen zur parenteralen Anwendung. Salben, Linimente, Kataplasmen und Kräuterkissen zur äußeren, Salben und Zäpfchen zur rektalen Anwendung. *Die Herstellung eines einfachen Steinkleetees ist zwar möglich, doch kann eine reproduzierbare Wirkung aufgrund des von Charge zu Charge schwankenden Cumarin-Gehalts nicht garantiert werden. Empfehlenswert ist daher die Einnahme in Form von Fertigarzneimitteln mit einem standardisierten Mindestgehalt an Cumarinen.*

ESCOP-Monographie Melilotus (Meliloti herba)
- **Therapeutic indications:** Symptomatic treatment of problems related to varicose veins, such as painful and heavy legs, night cramp in the legs, itching and swelling.
- **Dosage:** Drug or preparation corresponding to 3–30 mg coumarin daily.

▶ Sternanisfrüchte (Anisi stellati fructus)

Wirksamkeitsmitbestimmende Inhaltsstoffe: 5–8 % ätherisches Öl (mit 80–90 % trans-Anethol, Limonen, α-Pinen, Linalool), fettes Öl, Gerbstoffe.

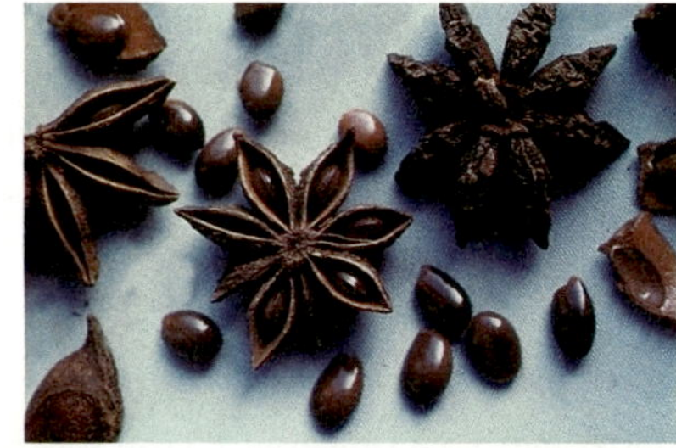
Sternanis (Illicum verum HOOKER filius) [M222]

Wirkungen:
- bronchosekretolytisch
- spasmolytisch im Magen-Darm-Trakt
- *antibakteriell*
- *karminativ*
- *Förderung der Speichelsekretion*
- *Förderung der Magensaftsekretion*

Wirkmechanismus: Aromatikum (Ätherisch-Öl-Droge) ☞ 6.1.1, 7.1.2

Indikationen (nach Kommission E):
- Katarrhe der Luftwege ☞ 6.7.1
- dyspeptische Beschwerden ☞ 7.5.1

Kontraindikationen: Keine bekannt.

Nebenwirkungen: Keine bekannt.

Interaktionen: Keine bekannt

Dosierung: Mittlere Tagesdosis 3 g Droge oder 0,3 g ätherisches Öl *(12 Tr.)*; Zubereitungen entsprechend.

Darreichungsform: Unmittelbar vor der Verwendung zerkleinerte Droge sowie andere galenische Zubereitungen zum Einnehmen, *v.a. als ethanolisch-wäßrige Tinktur.*

Sternanis wird vorwiegend als Aromatikum in der Lebensmittelindustrie, z.B. bei der Herstellung von Kräuterlikörs, und als Gewürz, z.B. in der Weihnachtsbäckerei, verwendet und weniger als arzneilich genutzte Droge.

2

S

▶ Stiefmütterchenkraut (Violae tricoloris herba)

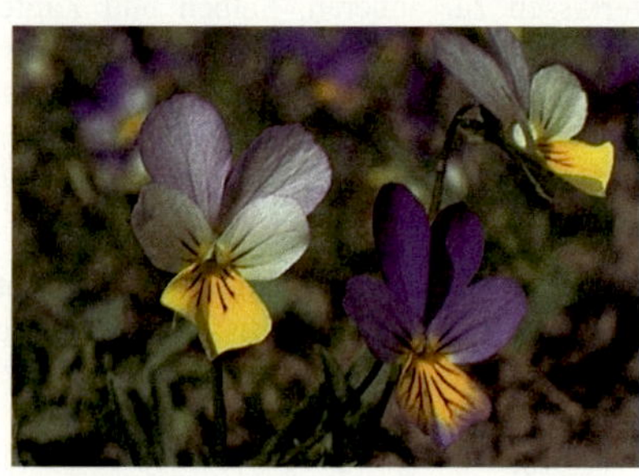

Wildes Stiefmütterchen (Viola tricolor L. subsp. vulgaris (KOCH) OBORNY und subsp. arvensis (MURRAY) GAUDIN) [U224]

Wirksamkeitsmitbestimmende Inhaltsstoffe: Flavonoide, Methylsalicylglykosid, Phenolcarbonsäuren, ca. 10 % Schleimstoffe, Saponine.

Wirkungen:
- *antiphlogistisch*
- *antioxidativ*
- *kortisonähnlich*

Wirkmechanismus: Sind im einzelnen noch nicht bekannt.

Indikationen (nach Kommission E):
- leichte seborrhoische Hauterkrankungen (äußere Anwendung) ☞ 12.3.1
- Milchschorf der Kdr. (äußere Anwendung) ☞ 12.12.2

Weitere Indikation in der Erfahrungsheilkunde:
- Windeldermatitis ☞ 12.10.1

Kontraindikationen: Keine bekannt.

Nebenwirkungen: Keine bekannt.

Interaktionen: Keine bekannt.

Dosierung: 1,5 g Droge auf 1 Tasse Wasser als Teeaufguß 3 x tgl.; Zubereitungen entsprechend. *Für ein Sitzbad 2–3 EL Stiefmütterchenkraut mit 1 l kochendem Wasser übergießen und nach ca. 15 Min. abseihen. Diesen Sud in das Badewasser geben.*

Darreichungsform: Zerkleinerte Droge für Aufgüsse oder Abkochungen sowie andere galenische Zubereitungen zur äußeren Anwendung.

> In der Volksmedizin wird der Stiefmütterchentee bei Sgl. auch zur Nahrungszubereitung anstelle von Wasser verwendet oder mit Milch gemischt. Ob dies mehr aus hygienischen Gründen oder aufgrund positiver präventiver und kurativer Erfahrungen erfolgt, konnte aus den vorliegenden Berichten nicht analysiert werden.

▶ Süßholzwurzel (Liquiritiae radix)

Wirksamkeitsmitbestimmende Inhaltsstoffe: 2–15 % Triterpensaponine (darunter die Kalium- und Calciumsalze der Glycyrrhizinsäure), 0,65–2 % Flavonoide (darunter Isoliquiritigenin, Liquiritin), Isoflavone, Cumarine, Phytosterole, ca. 10 % Polysaccharide.

Wirkungen:
- beschleunigend auf die Abheilung von Magenulzera
- sekretolytisch (im Tierversuch)

- expektorierend (im Tierversuch)
- spasmolytisch (im Tierversuch)
- *antiphlogistisch*
- *schleimhautprotektiv*

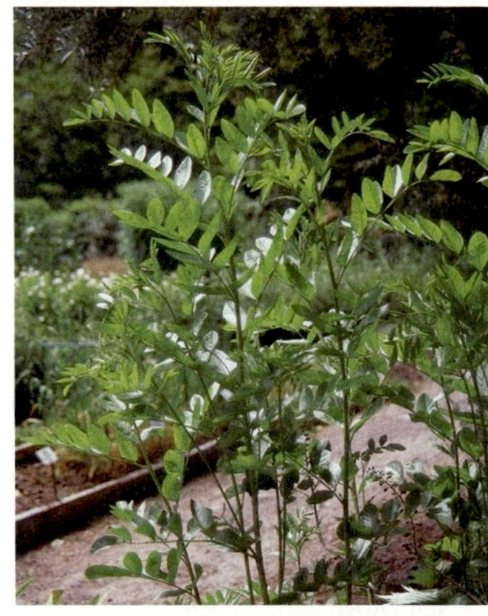

Süßholz (Glycyrrhiza glabra L.) [O225]

Wirkmechanismus: Saponindroge ☞ 6.1.3, Flavonoiddroge ☞ 7.1.6

- antiphlogistisch: Glycyrrhizin →
  - Hemmung der Prostaglandinsynthese und selektive Hemmung der Lipoxygenase
  - Hemmung des Kortikoidabbaus in der Leber (indirekt kortikoide Wirkung) → erhöhter Kortikoidspiegel → Entzündungshemmung
  - in vitro komplementinhibitorische Wirkung
- schleimhautprotektiv: Glycyrrhizin bzw. das Aglykon Glycyrrhizinsäure →
  - Normalisierung der gestörten Schleimzusammensetzung bei der Ulkuskrankheit → Beschleunigung der Abheilung von Magengeschwüren
  - Hemmung des Prostaglandinabbaus → lokale Erhöhung der Prostaglandinkonzentration in die Magenschleimhaut → Erhöhung der Schleimsekretion (ohne Erhöhung der Säurekonzentration)

Indikationen (nach Kommission E):

- Katarrhe der oberen Atemwege ☞ 6.7.1
- Ulcus ventriculi oder duodeni ☞ 7.8.1

Weitere Indikationen in der Erfahrungsheilkunde und aufgrund von klinischen Studien:

- Sodbrennen und säurebedingte Magenbeschwerden (Succus Liquiritiae zusammen mit Calciumcarbonat und leichtem Magnesiumoxid als mild wirkendes Arzneimittel gemäß § 109 a AMG 76 = traditionell angewendete Arzneimittel)
- produktiver Husten

Kontraindikationen: Cholestatische Lebererkrankungen, Leberzirrhose, arterielle Hypertonie, Hypokaliämie, schwere Niereninsuffizienz, Schwangerschaft.

Nebenwirkungen: Bei längerer Anwendung und höherer Dosierung *(Tagesdosis über 600 mg Glycyrrhizin)* können mineralokortikoide Effekte in Form einer Natrium- und Wasserretention, Kaliumverlust mit Hochdruck, Ödeme und Hypokaliämie, in seltenen Fällen auch Myoglobinurie auftreten.

Interaktionen: Kaliumverluste durch andere Arzneimittel, z.B. Thiazid- und Schleifendiuretika, können verstärkt werden. Durch Kaliumverlust nimmt die Empfindlichkeit gegenüber Digitalisglykosiden zu.

Dosierung: Mittlere Tagesdosis 5–15 g Droge entsprechend 200–600 mg Glycyrrhizin. Mittlere Tagesdosis Succus liquiritiae 0,5–1 g bei Katarrhen der oberen Luftwege, 1,5–3 g bei Ulcus ventriculi oder duodeni. Zubereitungen entsprechend.

Darreichungsform: Klein geschnittene Droge, Drogenpulver, Trockenextrakte für Aufgüsse, Abkochungen, flüssige und feste Formen zur oralen Anwendung (Succus liquiritae).

Anwendungsdauer: Ohne ärztlichen Rat wegen der Gefahr einer Hypokaliämie nicht länger als 4–6 Wochen anwenden.

Die Tagesdosis von 15 g Süßholzwurzel bzw. ein Gehalt von 600 mg Glycyrrhizin darf auf keinen Fall überschritten werden. Bei der Verwendung als Geschmackskorrigens bis zu einer max. Tagesdosis von 100 mg Glycyrrhizin bestehen keine Einwände. In **Lakritze** ist ein Gehalt von 200 mg Glycyrrhizin/100 g erlaubt, wobei nicht mehr als 50 g tgl. verzehrt werden sollen. Als Lebensmittel sollte besser deglycyrrhizierte Lakritze verwendet werden.

Geschälte Süßholzwurzel ist aus geschmacklichen Gründen der ungeschälten Droge vorzuziehen.

ESCOP-Monographie Liquorice Root (Liquiritiae radix)
- **Therapeutic indications:** Adjuvant therapy of gastric and duodenal ulcers and gastritis. Coughs and bronchial catarrh, as an expectorant.
- **Dosage: Gastric and duodenal ulcers and gastritis:** *Adult* daily dose, taken in divided doses: 5–15 g of cuted liquorice root, equivalent to 200–600 mg of glycyrrhizinic acid; equivalent aqueous preparations or 5–15 ml of standardized liquorice ethanolic liquid extract Ph.Europ. (containing 4 g of glycyrrhizinic acid per 100 ml and 52–65 % V/V of ethanol. **Coughs and bronchial catarrh:** *Adult* daily dose, taken in divided doses when required: 1.5–5 g of cuted liquorice root, equivalent to 60–200 mg of glycyrrhizin; equivalent aqueous preparations or 1.5–5 ml of standardized liquorice ethanolic liquid extract Ph.Europ. (containing 4 g of glycyrrhizinic acid per 100 ml and 52–65 % V/V of ethanol). *Elderly:* Dose as for adults. *Children for years and older:* As an expectorant only, proportion of adult dose according to age or body weight.

▶ Syzygiumrinde (Syzygii cumini cortex)

Wirksamkeitsmitbestimmende Inhaltsstoffe: Gerbstoffe vom Typ der Gallussäure und Ellagitannine, Phytosterole (u.a. β-Sitosterin).

Wirkungen:
- adstringierend
- *leicht antiphlogistisch*
- *sekretionshemmend*
- *gewebeverdichtend*
- *kapillarpermeabilitätshemmend*
- *juckreizstillend*
- *mild oberflächenanästhesierend*

Wirkmechanismus: Gerbstoffdroge (Adstringens) ☞ 7.1.7, 12.1.2

Indikationen (nach Kommission E):
- unspezifische, akute Durchfallerkrankungen (innere Anwendung) ☞ 7.11.1
- leichte Entzündungen der Mund- und Rachenschleimhaut (lokale Anwendung) ☞ 7.2.2
- leichte, oberflächliche Entzündungen der Haut (äußere Anwendung) ☞ 12.12.2

Kontraindikationen:
Keine bekannt.

Nebenwirkungen:
Keine bekannt.

Interaktionen: Keine bekannt.

Dosierung: Mittlere Tagesdosis 3–6 g Droge; Zubereitungen entsprechend.

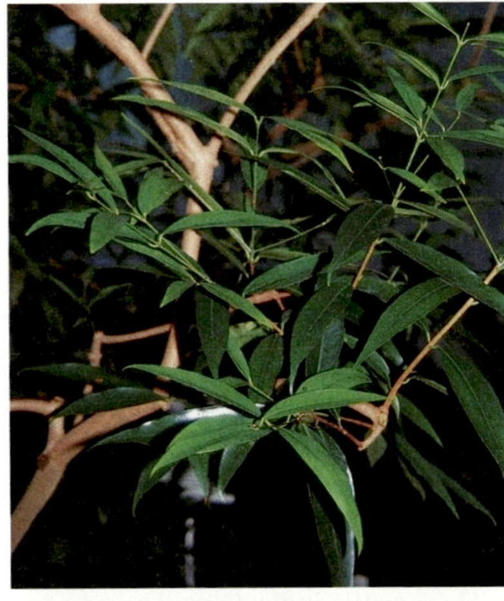

Jambulbaum (Syzygium cumini L. SKEELS, syn. Syzygium jambolana (LAM.) DE CANDOLLE) [O225]

Darreichungsform: Zerkleinerte Droge für Abkochungen sowie andere galenische Zubereitungen zur inneren und äußeren Anwendung.

▶ Taigawurzel (Eleutherococci radix)

Wirksamkeitsmitbestimmende Inhaltsstoffe: Einfache Phenylpropanderivate, Lignane, Cumarinderivate, β-Sitosterolglucosid, Polysaccharide. Die Bezeichnung Eleutheroside ist nicht gleichzusetzen mit den Ginsenosiden und ist ein Gemisch chemisch unterschiedlicher Verbindungen. Die Bezeichnung „Russischer Ginseng" ist aus phytochemischer Sicht schlecht, da andere Inhaltsstoffe als im Ginseng vorliegen.

Wirkungen:
- Steigerung der Zahl der T-Lymphozyten
- *adaptogen*

Wirkmechanismus: Durch die Erhöhung der Anzahl der T-Lymphozyten wird bei gesunden Probanden das Immunsystem stimuliert. Die Adrenalinausschüttung wird gesenkt.

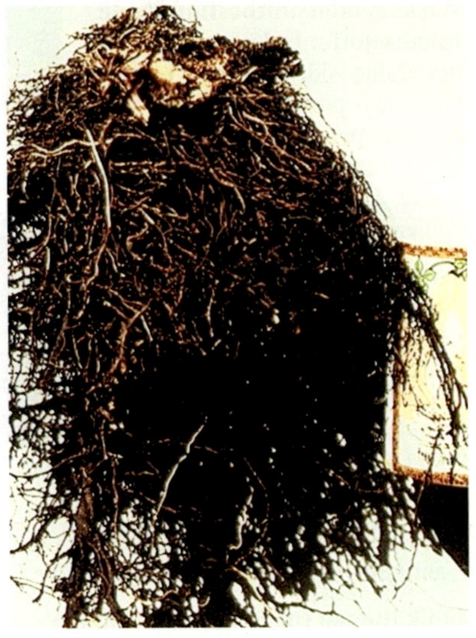

Eleutherokokkuswurzel, syn. Russischer Ginseng (Eleutherococcus-senticosus RUPRECHT et MAXIMOVICH) [M222]

Indikationen (nach Kommission E):
- Müdigkeits- und Schwächegefühl ☞ 13.1.1
- nachlassende Leistungs- und Konzentrationsfähigkeit ☞ 13.1.1
- Rekonvaleszenz ☞ 13.2.1

Kontraindikationen: Bluthochdruck *(dokumentierte Fälle existieren nicht).*

Nebenwirkungen: Keine bekannt.

Interaktionen: Keine bekannt.

Dosierung: Tagesdosis 2–3 g Droge; Zubereitungen entsprechend.

Darreichungsform: Als Drogenpulver, zerkleinerte Droge für Teeaufgüsse sowie wäßrig-alkoholische Auszüge zum Einnehmen.

Anwendungsdauer: Aufgrund fehlender Langzeitstudien *und mehr oder weniger* aus theoretischen Sicherheitsgründen nicht länger als 3 Monate. Eine erneute Anwendung ist nach ca. 2 Monaten möglich.

ESCOP-Monographie Eleutherococcus (Eleutherococci radix)
- **Therapeutic indications:** Decreased mental and physical capacities such as weakness, exhaustion, tiredness and loss of concentration as well as during convalescence.
- **Dosage:** 1–2 ml fluid extract (40 % ethanol V/V 1:1) 1–3 times daily. Dry extract (40 % ethanol V/V 14–25:1) 65–195 mg daily. Other preparations corresponding to 2–3 g dried root and rhizome.

▶ Taubnesselblüten, weiße (Lamii albi flos)

Wirksamkeitsmitbestimmende Inhaltsstoffe: Iridoid- und Secoiridoidglucoside (darunter Lamalbid, Caryoptosid, Albosid A und B), Triterpensaponine, Phenolcarbonsäuren (darunter Rosmarinsäure), Gerbstoffe, Flavonoide, Schleimstoffe.

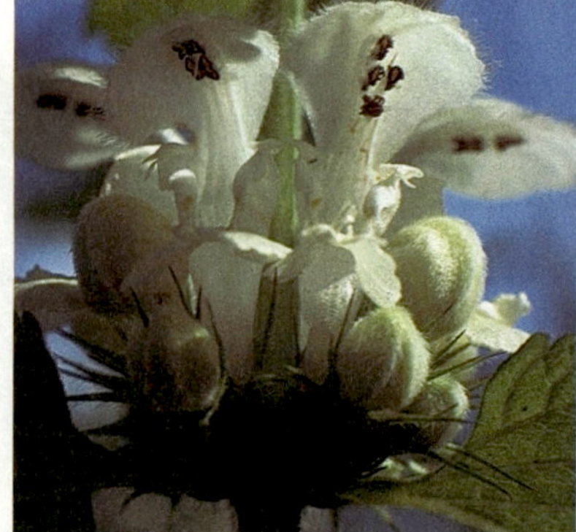

Weiße Taubnessel (Lamium album L.) [U224]

Wirkungen:
- *adstringierend*
- *antiphlogistisch*
- *sekretionshemmend*
- *gewebeverdichtend*
- *kapillarpermeabilitätshemmend*
- *juckreizstillend*
- *mild oberflächenanästhesierend*

Wirkmechanismus: Gerbstoffdroge (Adstringens) ☞ 7.1.7
- antiphlogistisch: Iridoide hemmen die Cyclooxygenase

Indikationen (nach Kommission E):
- Katarrhe der oberen Luftwege (innere Anwendung) ☞ 6.7
- leichte Entzündungen der Mund- und Rachenschleimhaut (innere Anwendung) ☞ 7.2.2

- unspezifischer Fluor albus (innere Anwendung, äußere Anwendung als Sitzbad) ☞ 9.8.1
- leichte, oberflächliche Entzündungen der Haut (äußere Anwendung) ☞ 12.12.2

Kontraindikationen: Keine bekannt.

Nebenwirkungen: Keine bekannt.

Interaktionen: Keine bekannt.

Dosierung: Bei innerer Anwendung mittlere Tagesdosis 3 g Droge. Bei äußerer Anwendung 5 g Droge für ein Sitzbad; Zubereitungen entsprechend.

Darreichungsform: Droge für Aufgüsse sowie andere galenische Zubereitungen zum Einnehmen, für Spülungen, Sitzbäder und feuchte Umschläge.

▶ Tausendgüldenkraut (Centaurii herba)

Wirksamkeitsmitbestimmende Inhaltsstoffe: Secoiridoid-Bitterstoffe (Gentiopikrosid, Swerosid und v.a. Swertiamarin), Phenylcarbonsäuren, Xanthonderivate, Flavonoide. Die Droge muß laut DAB einen Bitterwert von mind. 2000 erreichen.

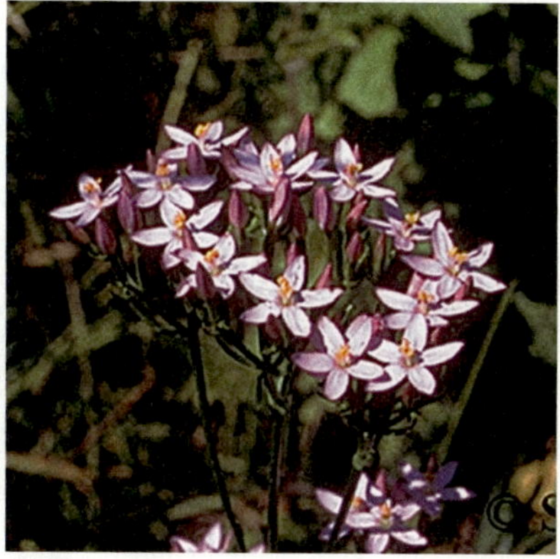

Echtes Tausendgüldenkraut (Centaurium minus MOENCH, syn. Centaurium umbellatum GILIBERT, Centaurium erythraea L. PERSOON) [U224]

Wirkungen:
- Steigerung der Magensaftsekretion
- *stimulierend auf alle an der Verdauung beteiligten Drüsen und Organe*
- *appetitanregend*
- *tonisierend*

Wirkmechanismus: Amarum (Bitterstoffdroge) ☞ 7.1.1

Indikationen (nach Kommission E):
- Appetitlosigkeit ☞ 7.4.1
- dyspeptische Beschwerden ☞ 7.5.1

Kontraindikationen: Keine bekannt.

Nebenwirkungen: Keine bekannt.

Interaktionen: Keine bekannt.

Dosierung: Mittlere Tagesdosis 6 g Droge, Tagesdosis Extrakt (entsprechend EB6) 1–2 g; Zubereitungen entsprechend.

Darreichungsform: Zerkleinerte Droge für Aufgüsse sowie andere bitterschmeckende Zubereitungen zum Einnehmen.

2

T

✓ Bei mehrfachem Aufkochen reduziert sich der bittere Geschmack (Bitterstoffe sind hitzelabil) und damit auch der therapeutische Effekt. Damit kann in Einzelfällen allerdings die Compliance erhöht werden, wenn der Teeauszug zu bitter schmeckt.
Zeigen Handelsdrogen nicht die erwartete Wirksamkeit, liegt eine minderwertige Handelsqualität vor. Dies trifft zu, wenn der Stengelanteil über 15 % liegt.

ESCOP-Monographie Centaury (Centaurii herba)

- **Therapeutic indications:** Dyspeptic complaints; lack of appetite.
- **Dosage:** *Adults:* 1–4 g as maceration, infusion or decoction in 150 ml up to 3 times daily; 2–4 ml of liquid extract (1:1 with ethanol 25 % V/V) up to 3 times daily; tincture (5:1 with ethanol 70 % V/V): 2–5 g daily. *Elderly:* Dose as for adults. *Children:* Proportion of adult dose according to body weight and/or age, in ethanol-free dosage forms. The dosage may be adjusted according to the bitterness sensitivity of the individual.

▶ Teebaumöl, australisches (Melaleucae alternifoliae aetheroleum)

Wurde von der Kommission E nicht bearbeitet, weil es sich um ein in der europäischen Phytotherapie nicht gebräuchliches ätherisches Öl handelt. In Deutschland sind Teebaumzubereitungen nicht als Arzneimittel, sondern als Kosmetika im Verkehr. Da seitens der Dermatologie allerdings großes Interesse an Teebaumöl besteht, wurde ein Pflanzenprofil erstellt.

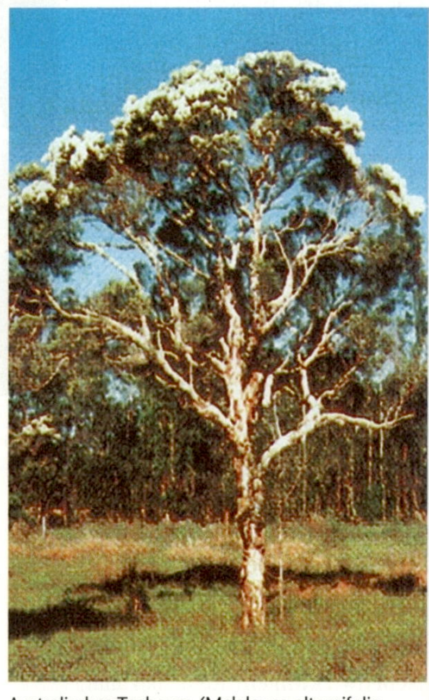
Australischer Teebaum (Melaleuca alternifolia CHEEL) [M222]

Wirksamkeitsmitbestimmende Inhaltsstoffe: Hauptbestandteil ist Terpinen-4-ol (bei guter Qualität mindestens 40 %), β-Terpinen (10–28 %), a-Terpinen (5–13 %), Cineol (max. 15 %, bei guter Qualität max. 3 %), a-Terpineol (1,5–8 %), a- und ß-Pinen, Myrcen, a-Phellandren, Linalool, verschiedene Sesquiterpene (z.B. Viridifloren, Cadinen), weitere Monoterpene.

Wirkungen:

- antiinflammatorisch
- antibakteriell (z.B. gegen Staphylococcus aureus, Moraxella catarrhalis)
- antimykotisch (z.B. gegen Candida albicans, Dermatophyten)
- virustatisch (z.B. gegen Herpesviren)

2
T

Wirkmechanismus:
- antiinflammatorisch: Terpinen-4-ol hemmt die von Lipopolysachcharid-aktivierten Monozyten gebildeten proinflammatorischen Zytokine TNF-α, IL-1 β, IL-8, IL-10 (um 50 %), PGE 2 (um 30 %)
- antimykotisch: Die Bildung eines Pseudomycels, des pathogenetisch entscheidenden Schritts bei der Candidamykose, wird unterbunden. Herpesviren werden vor oder während der Adsorption gehemmt, nach Penetration der Viren in die Wirtszelle hat Teebaumöl keine Wirkung mehr.

Indikationen:
- Acne vulgaris (leicht bis mittelschwer) ☞ 12.11.2
- Follikulitis, Furunkel, Karbunkel ☞ 12.5.2
- Herpes simplex ☞ 12.6.1
- Mykosen ☞ 12.9.1
- Warzen ☞ 12.8.1
- Verbrennungen, Wunddesinfektion ☞ 12.18.1
- Erkältungskrankheiten
- Muskelzerrungen ☞ 10.2.1

Kontraindikationen: Überempfindlichkeit gegen Teebaumöl.

Nebenwirkungen: Allergische Hautreaktionen. Unverträglichkeitsreaktionen treten häufiger bei „gealtertem" (oxidiertem), d.h. zu lange oder falsch gelagerten, Teebaumöl auf.

Interaktionen: Keine bekannt.

Dosierung: Wenige Tr. direkt bzw. in 5%igen halbfesten Zubereitungen 1–2 x tgl. auftragen.

Darreichungsform: Als reines ätherisches Öl bzw. als Teebaumöl-Zubereitungen in Form von Gels und Cremes. Für unreine Haut sind „Pickelstifte" mit Teebaumöl im Handel.

Vor Anwendung auf der Haut bei allergisch disponierten Personen zunächst an einer kaum sichtbaren Stelle etwas Teebaumöl auftragen und nach 24 und 48 Std. kontrollieren, ob eine Rötung aufgetreten ist. Bei einer Hautrötung von der Verwendung absehen.
Je nach Herkunft und Qualität des Teebaumöls kann die Allergiequote zwischen 1 und 5 % liegen. Daher nur Teebaumöle von gesicherter hoher Qualität verwenden (Apothekenqualität).

✓ Zur Erzielung reproduzierbarer therapeutischer Effekte ist die konstante Anwendung phytochemisch genau definierter Teebaumöle notwendig. Zu empfehlen sind Teebaumöl gemäß „Internationalem Standard ISO 4730" und „Australischem Standard 2782–1985". Diese Qualitäten sind reich an Terpinen-4-ol (mind. 40 %) und arm an Cineol (max. 3 %). Es sind zahlreiche Verfälschungen auf dem Markt, bei denen das Öl nicht aus Melaleuca alternifolia, sondern aus anderen Melaleuca-Arten gewonnen wird. Z.T. sind die Öle auch mit Organochlorpestiziden kontaminiert.
Teebaumöl luftdicht verschlossen und dunkel aufbewahren, da sich bei Sauerstoff- und Sonnenlichteinwirkung unerwünschte Reaktionsprodukte bilden, die allergische Reaktionen auslösen können.

2 T

▶ Teeblätter, schwarze und grüne (Theae nigrae folium und Theae viridis folium)

Wurden von der Kommission E nicht bearbeitet, da sowohl fermentierter schwarzer Tee als auch unfermentierter grüner Tee vorwiegend als Lebensmittel verwendet werden. Beide Tees werden aber in den letzten Jahren immer mehr auch arzneilich angewendet, weshalb ein Pflanzenprofil erstellt wurde.

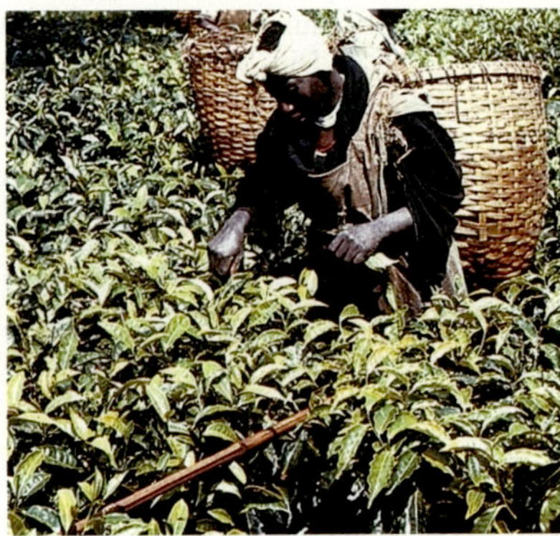

Teestrauch (Camelia sinensis L. O. KUNTZE, syn. Thea sinensis L.) [M222]

Wirksamkeitsmitbestimmende Inhaltsstoffe: Je nach Herkunft, Aufbereitung und Alter der Teeblätter 2,5–4,5 % Purinalkaloide (Methylxanthine), darunter Coffein, syn. Teein, als Hauptinhaltsstoff sowie geringe Mengen Theophyllin und Theobromin, 10–25 % Gerbstoffe als Catechin, Epicatechin, Epigallocatechin, Gallocatechin, ferner Triterpensaponine vom Oleanantyp, 0,5–1 % ätherisches Öl, bestehend aus rund 300 Verbindungen, darunter Linalool, Geraniol und (Z)-3-Hexen-1-ol, Flavonoide, reichlich Mineralstoffe wie Kalium- und Magnesiumsalze.

Wirkungen:
- zentral anregend (die stimulierende Wirkung einer Tasse Tee ist geringer als die einer Tasse Kaffee, weil ein Teil des Coffeins an die Gerbstoffe gebunden ist)
- diuretisch (aquaretisch)
- kardiotonisch (Förderung der Koronardurchblutung)
- antidiarrhoisch
- antioxidativ
- adstringierend (v.a. bei äußerer Anwendung)
- antiphlogistisch (v.a. bei äußerer Anwendung)

Wirkmechanismus:
- die Purinalkaloide (Methylxanthine), v.a. das Coffein,
  - blockieren die Adenosin-Rezeptoren bereits in niedrigen Dosierungen → Senkung des Sympathikotonus
  - setzen in höheren Dosierungen (≥ 250 mg/Tag Methylxanthine) Calcium aus intrazellulären Speichern im Zytoplasma frei → Kontraktion der glatten und Skelettmuskulatur
- diuretisch (aquaretisch): Aquaretikum durch Flavonoide, Polyphenole und ätherisches Öl ☞ 8.1.1. Hemmung der Natrium-Rückresorption.
- antioxidativ: Bindung freier Radikale durch Polyphenole und Flavonoide
- antidiarrhoisch: Gerbstoffdroge (Adstringens) ☞ 7.1.7
- antiphlogistisch: Gerbstoffdroge (Adstringens) bei äußerer Anwendung durch die Catechin-Gerbstoffe ☞ 12.1.2

Indikationen (nach Kommission E): Keine.

Erfahrungsheilkundliche und volksmedizinische Indikationen sowie aufgrund von klinischen Anwendungsbeobachtungen:
- Anregung bei geistiger und körperlicher Ermüdung (innere Anwendung) ☞ 13.1.1
- unspezifische Diarrhoe, chronische funktionelle Diarrhoe (innere Anwendung) ☞ 7.11.1
- Säuglingsdyspepsie mit Durchfall (innere Anwendung) ☞ 7.11.1
- Urolithiasis (innere Anwendung) ☞ 8.4
- Arterioskleroseprophylaxe (innere Anwendung) ☞ 4.6.1
- Dermatitis (akut entzündliche, akut nässende Verlaufsform), subakutes und chronisches Ekzem (äußere Anwendung) ☞ 12.12.2
- Sonnenbrand (äußere Anwendung) ☞ 12.16.1
- Neurodermitis (klinische Studien existieren dazu nicht)
- Pruritus (klinische Studien existieren dazu nicht)

Kontraindikationen: Keine bekannt.

Nebenwirkungen: Bei schwarzem oder grünem Tee, der zur optimalen Extraktion der Gerbstoffe ca. 10 Min. gekocht wurde, können bei empfindlichen Patienten Magenbeschwerden auftreten.

Interaktionen: Bei gerbstoffreichen schwarzen oder grünen Teezubereitungen ist theoretisch eine Beeinflussung der Resorption von Arzneistoffen denkbar. Arzneimittel mit geringer therapeutischer Breite und genauen Dosierungsvorgaben (z.B. herzwirksame Glykoside) nicht gleichzeitig einnehmen.

Dosierung: Zur Anregung 3 x tgl. 1 TL schwarzen oder ½ TL grünen Tee. Zur Behandlung bei Diarrhoe bis 5 x tgl. 1 TL schwarzen oder ½ TL grünen Tee.

Darreichungsform: Zerkleinerte Droge für wäßrige Aufgüsse. Zur Anregung und zur Steigerung der Harnausscheidung nur kurz aufbrühen. Als Antidiarrhoikum bis 15 Min. ziehen lassen bzw. ca. 10 Min. auf kleiner Flamme kochen, damit die Gerbstoffe optimal extrahiert werden.

▶ Teere (Pices) ☞ Pflanzenteere

▶ Terpentinöl, gereinigtes (Terebinthinae aetheroleum rectificatum)

Wirksamkeitsbestimmende Inhaltsstoffe: Ätherisches Öl (Monoterpene, darunter 73–85 % α-Pinen, 13–22 % β-Pinen, ca. 5 % Caren, Bornylacetat, Limonen, 7,4 Terpinolen).

Wirkungen:
- hyperämisierend
- antiseptisch
- Verminderung der Bronchialsekretion

Wirkmechanismus: Aromatikum (ätherisches Öl) ☞ 6.1.1, 10.1.1

Indikationen (nach Kommission E):
- chronische Erkrankungen der Bronchien mit starker Sekretion (innere und äußere Anwendung) ☞ 6.7.2
- rheumatische, neuralgische Beschwerden (äußere Anwendung) ☞ 10.2.1, 11.4.1

2 T

Kontraindikationen: Überempfindlichkeit gegenüber ätherischen Ölen. Bei Inhalation akute Entzündungen der Atmungsorgane.

Nebenwirkungen: Bei äußerer großflächiger Anwendung Vergiftungserscheinungen möglich, z.B. Nieren- und ZNS-Schäden (aufgrund des hohen Gehalts an α- und β-Pinen).

Interaktionen: Keine bekannt.

Dosierung: Zur Inhalation werden einige *(3–5)* Tr. in heißes Wasser gegeben und die Dämpfe eingeatmet. Bei äußerer Anwendung einige Tr. an den betroffenen Bezirken einreiben, in flüssigen und halbfesten Zubereitungen 10–50%ig.

Darreichungsform: Einreibungen in Form von Salben, Gelen, Emulsionen, Ölen; als Pflaster und Inhalat.

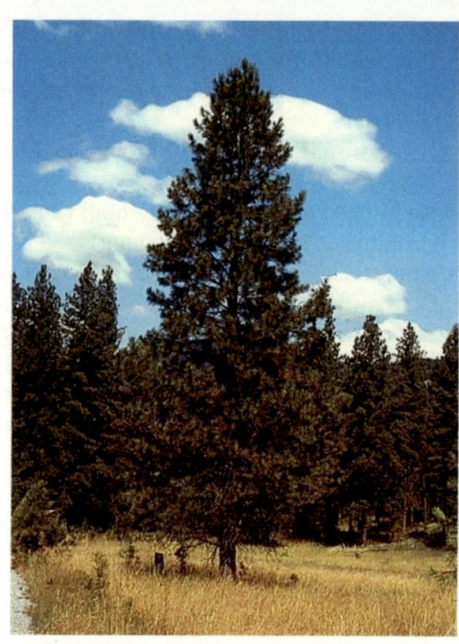

Kiefern-Arten, Pechkiefer, Seestrandkiefer (Terpentin von Pinus-Arten, besonders Pinus palustris MILLER, syn. Pinus australis MICHAUX filius, Pinus pinaster AITON) [O165]

Streng darauf achten, für arzneiliche Zwecke nur gereinigtes (= rektifiziertes) Terpentinöl zu verwenden.

▶ Teufelskrallenwurzel, südafrikanische (Harpagophyti radix)

Wirksamkeitsmitbestimmende Inhaltsstoffe: Bitterstoffe vom Iridoidtyp (darunter 0,1–2,0 % Harpagosid als Hauptinhaltsstoff, ferner Procumbid), Phenylethanolderivate wie Verbascosid und Isoacteosid, freie Zimtsäure, Flavonoide, darunter Kämpferol-, Luteolinderivate. Die sekundäre Speicherwurzel hat einen Bitterwert von 5000–12000 und zählt damit zu den bittersten Drogen.

Wirkungen:

- appetitanregend
- choleretisch
- antiphlogistisch
- schwach analgetisch
- *Anregung der Magensaftsekretion*

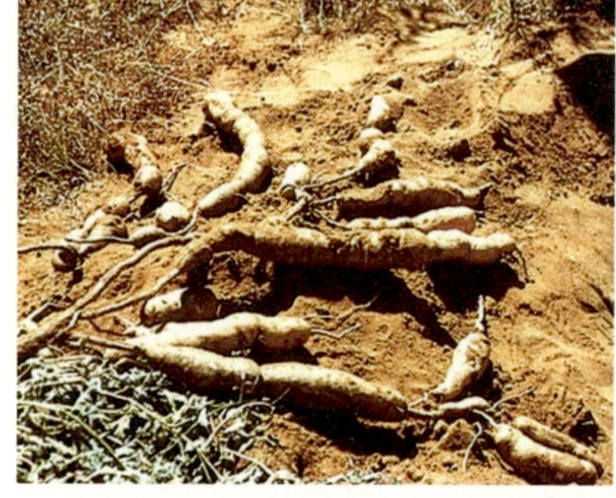

Südafrikanische Teufelskralle (Harpagophytum procumbens (BURCHELL) DE CANDOLLE) [M222]

Wirkmechanismus: Amarum (Bitterstoffdroge) ☞ 7.1.1. Experimentell ist eine Hemmung bestimmter entzündungsauslösender Prostaglandine nachgewiesen worden. Interessant sind v.a. die Inhibition von Interleukin-2 und die selektive Hemmung der Lipooxygenase und damit der Leukotrien-Biosynthese. Welcher Inhaltsstoff dafür verantwortlich ist, ist noch nicht bekannt. Nachgewiesen wurde außerdem die Hemmung der Kollagenase-Aktivität, also eine Aktivitätshemmung der kollagenzerstörenden Enzyme. Experimentell wurde auch eine Hemmung der MMP-Synthese (Matrix-Metallo-Proteinase) von artikulären Zellen beobachtet. Beide experimentellen Ergebnisse machen die Wirksamkeit bei Arthrose plausibel.

Indikationen (nach Kommission E):
- Appetitlosigkeit ☞ 7.4.1
- dyspeptische Beschwerden ☞ 7.5.1
- adjuvant bei degenerativen Erkrankungen des Bewegungsapparats ☞ 10.3.1

Weitere Indikationen aufgrund jüngerer klinischer Studien:
- durch Spondylosen bedingte Kreuzschmerzen ☞ 10.3.1
- chronisch-entzündliche Polyarthritis
- Weichteilrheumatismus
- Neuralgien
- Kopfschmerzen ☞ 11.3.1

Kontraindikationen: Magen- und Zwölffingerdarmgeschwüre. Bei Gallensteinleiden nur nach Rücksprache mit einem Arzt einnehmen.

Nebenwirkungen: Keine bekannt. *Bisher ist die Nebenwirkungsrate allerdings erst über einen Zeitraum von 3 Monaten beobachtet worden.*

Interaktionen: Keine bekannt.

Dosierung: Tagesdosis bei Appetitlosigkeit 1,5 g Zubereitungen mit entsprechendem Bitterwert, ansonsten 4,5 g Droge; Zubereitungen entsprechend.

Darreichungsform: Zerkleinerte Droge *(der sekundären Speicherwurzeln)* für Aufgüsse sowie andere Zubereitungen zum Einnehmen. *Am besten sind Fertigarzneimittel mit standardisierten ethanolisch-wäßrigen Trockenextrakten in Mengen von 800–2400 mg Trockenextrakt tgl., entsprechend 50–100 mg Harpagosid, geeignet.*

Aus den vorliegenden Studien ist deutlich ersichtlich, daß akut entzündliche Beschwerden schlechter als chronische Gelenkentzündungen auf eine Therapie mit Teufelskrallenwurzel ansprechen.
Ein auf Harpagosid standardisierter Gesamtextrakt ist stärker wirksam als reines isoliertes Harpagosid. Dennoch ist Harpagosid eine wichtige wirksamkeitsmitbestimmende Leitsubstanz, auf die standardisiert werden sollte.

ESCOP-Monographie Devil's Claw (Harpagophyti radix)
- **Therapeutic indications:** Painful arthrosis, tendinitis, relief of back pain, loss of appetite and dyspepsia.
- **Dosage: Painful arthrosis or tendinitis:** *Adult* daily dose: 1–3 g of the drug or equivalent aqueous or hydroalcoholic extracts; 4.5–9 g in decoction. *Relief of back pain: Adult* daily dose: 4.5–9 g of the drug as dried extract equivalent to 30–100 mg harpagoside. **Loss of appetite or dyspeptic complaints:** *Adult* dose: 0.5 g in decoction, 3 times daily, or preparations with equivalent

bitterness value; tincture (1:10, 25 % ethanol) 3 ml. *Elderly:* Dose as for adults. Not recommended for use in children.

▸ Thujatriebspitzen (Thujae summitates) ☞ Lebensbaum, abendländischer (Triebspitzen)

▸ Thymiankraut (Thymi herba)

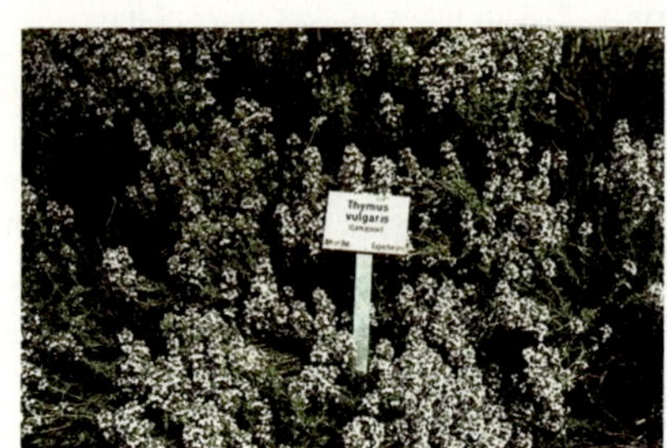

Echter Thymian, Spanischer Thymian (Thymus vulgaris L., Thymus zygis L.) [M222]

Wirksamkeitsmitbestimmende Inhaltsstoffe: Mind. 1,2 % ätherisches Öl (mit 20–25 % Thymol und 3–10 % isomeres Carvacrol als Hauptinhaltsstoffe), Lamiaceen-Gerbstoffe mit Rosmarinsäure, Flavonoide (darunter Thymonin, 8-Methoxycirsilineol), Triterpene.

Wirkungen:
- bronchospasmolytisch
- expektorierend
- antibakteriell
- *Anregung der Speichelsekretion*
- *Anregung der Magensaftsekretion*
- *antiviral*

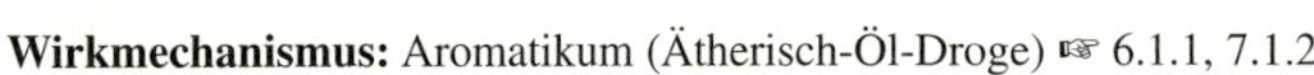

Wirkmechanismus: Aromatikum (Ätherisch-Öl-Droge) ☞ 6.1.1, 7.1.2
- antibakteriell, antiphlogistisch: Thymol und Carvacrol hemmen die Cyclooxygenase und besitzen starke keimhemmende Effekte (Thymol ist 20 mal stärker keimhemmend als Phenol)
- sekretomotorisch: ätherisches Thymianöl steigert durch Bildung seröser Interziliarflüssigkeit die Transportfunktion der Zilienbewegung in den Bronchien

Indikationen (nach Kommission E):
- Symptome der Bronchitis und des Keuchhustens ☞ 6.7.1, 6.8.1
- Katarrhe der oberen Luftwege ☞ 6.7.1

Weitere Indikationen in der Volksmedizin und Erfahrungsheilkunde:
- Völlegefühl und Blähungen
- Appetitlosigkeit
- Entzündungen im Mundbereich (Spülung) ☞ 7.2.2
- adjuvant bei rheumatischen Beschwerden (Bad)

Kontraindikationen: Keine bekannt.

Nebenwirkungen: Keine bekannt.

Interaktionen: Keine bekannt.

Dosierung: 1–2 g Droge auf 1 Tasse als Aufguß mehrmals tgl. nach Bedarf. 1–3 x tgl. 1–2 g Fluidextrakt. Für Umschläge 5%iger Aufguß.

Darreichungsform: Geschnittene Droge, Drogenpulver, Flüssigextrakt oder Trockenextrakt für Aufgüsse und andere galenische Zubereitungen. Flüssige und feste Darreichungsformen zu inneren und äußeren Anwendung. *Thymiankraut ist ein wichtiges Gewürz in der französischen Küche. Eine Anwendung als Gewürz genügt, um präventiv die Speichel- und Magensaftsekretion anzuregen.*

✓ Thymol zählt mit dem Phenolfaktor 20 zu den am stärksten antibakteriell und antiviral wirksamen Einzelkomponenten ätherischer Öle und wurde früher zur Konservierung von Urin bei Harnuntersuchungen verwendet.

ESCOP-Monographie Thym (Thymi herba)
- **Therapeutic indications:** Catarrh of the upper respiratory tract, bronchial catarrh and pertussis. Stomatitis and halitosis.
- **Dosage: Internal use: Herb:** *Adults and children from 1 year:* 1–2 g of the dried herb or the equivalent amount of fresh herb as an infusion several times a day. *Children up to 1 year:* 0.5–1 g. **Fluid extract:** *Adults and children:* Dosage to be calculated according to the dosage of the herb. Tincture (1:10, 70 % ethanol): 40 drops up to 3 times daily. Other preparations accordingly. **Topical use:** A 5 % infusion as a gargle or mouth-wash.

▶ Tollkirschblätter/-wurzel (Belladonnae folium/- radix)

Wirksamkeitsbestimmende Inhaltsstoffe: Mind. 0,3 % (in den Blättern) bzw. mind. 0,5 % (in den Wurzeln) bis max. 2 % Atropa-Alkaloide (wie S-(-)-Hyoscyamin, Atropin, Scopolamin).

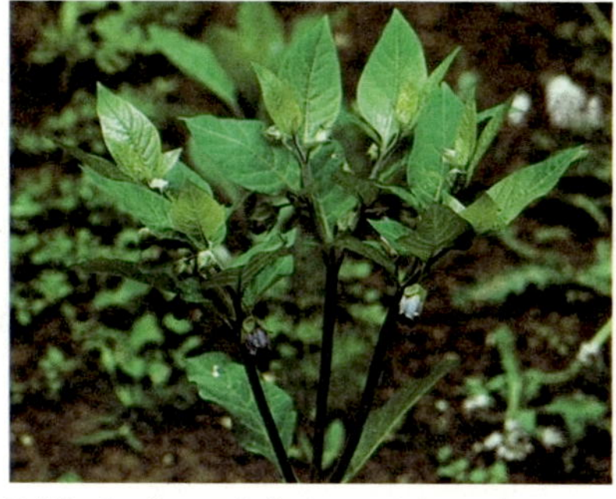

Tollkirsche (Atropa belladonna L.) [M222]

Wirkungen:
- parasympatholytisch/anticholinerg
- spasmolytisch, v.a. im Bereich des Magen-Darm-Trakts und der Gallenwege
- positiv dromotrop
- positiv chronotrop
- *antiemetisch*

Wirkmechanismus: Spasmolytisch wirksame Alkaloiddroge ☞ 7.1.5
- parasympathikolytisch bzw. anticholinerg: Belladonna-Alkaloide, v.a. Atropin, wirken als Antagonist des Acetylcholins über eine kompetitive Hemmung des neuromuskulären Transmitters Acetylcholin am Rezeptor; der Antagonismus betrifft v.a. die muskarinähnliche Wirkung des Acetylcholins →
  - periphere, auf das vegetative Nervensystem und die glatte Muskulatur gerichtete Wirkungen → Erschlaffung glattmuskulärer Organe und Aufhebung spastischer Zustände, v.a. im Bereich des Gastrointestinaltrakts und der Gallenwege
  - Reduktion der Säuresekretion im Magen über den N. vagus und Reduktion der Speichelsekretion
  - zentralnervöse Wirkungen → Auflösung von zentralnervös bedingtem muskulärem Tremor und muskulärer Rigidität

Indikationen (nach Kommission E):
- Spasmen und kolikartige Schmerzen des Gastrointestinaltrakts und der Gallenwege ☞ 7.6.1

Weitere Indikationen in der Erfahrungsheilkunde:
- Kinetosen ☞ 11.5.1
- nervöse Herzbeschwerden

Kontraindikationen: Tachykarde Arrhythmien, Prostataadenom mit Restharnbildung, Engwinkelglaukom, akutes Lungenödem, mechanische Stenosen im Bereich des Magen-Darm-Trakts, Megakolon.

Nebenwirkungen: Mundtrockenheit, Abnahme der Schweißdrüsensekretion, Akkomodationsstörungen, Hautrötung und -trockenheit, Wärmestau, Tachykardie, Miktionsbeschwerden, Halluzinationen, Krampfzustände (v.a. bei Überdosierung).

Interaktionen: Verstärkung der anticholinergen Wirkung durch trizyklische Antidepressiva, Amantadin und Chinidin.

Dosierung:
- Belladonnae pulvis normatus: Mittlere Einzeldosis 0,05–0,1 g. Max. Einzeldosis 0,2 g, entsprechend 0,6 mg Gesamtalkaloide, berechnet als L-Hyoscyamin. Max. Tagesdosis 0,6 g, entsprechend 1,8 mg Gesamtalkaloide, berechnet als L-Hyoscyamin.
- Belladonnae radix: Mittlere Einzeldosis 0,05 g. Max. Einzeldosis 0,1 g, entsprechend 0,5 mg Gesamtalkaloide, berechnet als L-Hyoscyamin. Max. Tagesdosis 0,3 g, entsprechend 1,5 mg Gesamtalkaloide, berechnet als L-Hyoscyamin.
- Belladonnaextrakt: Mittlere Einzeldosis 0,01 g. Max. Einzeldosis 0,05 g, entsprechend 0,73 mg Gesamtalkaloide, berechnet als L-Hyoscyamin. Max. Tagesdosis 0,15 g, entsprechend 2,2 mg Gesamtalkaloide, berechnet als L-Hyoscyamin.

Darreichungsform: In flüssigen und festen Darreichungsformen zur inneren Anwendung.

Zubereitungen der Tollkirsche gehören zu den „Forte-Phytopharmaka" der pflanzlichen Magen-Darm-Mittel und sollten erst angewendet werden, wenn andere Mittel keine ausreichende Wirkung zeigen. Ein Einsatz soll nur bei schmerzhaften, krampfartigen Beschwerden erfolgen. Der Vorteil gegenüber chemisch-synthetischen Spasmolytika liegt in der einfacheren individuellen Dosierung (z.B. 3–15 Tr. Tinktur).

Bei Anzeichen von Mundtrockenheit, leichtem Flimmern vor den Augen, Lichtscheu oder Pupillenerweiterung muß die Dosis bei flüssigen Belladonnazubereitungen um 2–4 Tr. reduziert werden.
Da die Resorption des Hauptwirkstoffs L-Hyoscyamin durch die in den Tollkirschblättern und -wurzeln gleichzeitig enthaltenen Flavonoid-Glykoside beschleunigt bzw. verbessert wird, ist der Gesamtextrakt wirksamer als isoliertes Hyoscyamin bzw. Atropin, d.h. die Alkaloiddosierung kann bei gleicher Wirksamkeit gegenüber isolierten Reinalkaloiden niedriger sein.

▶ Tolubalsam (Balsamum tolutanum)

Wirksamkeitsmitbestimmende Inhaltsstoffe: 80 % Harz mit Benzoesäure, Zimtsäure, Benzylbenzoat, Benzylcinnamat und 1,5–3 % ätherisches Öl.

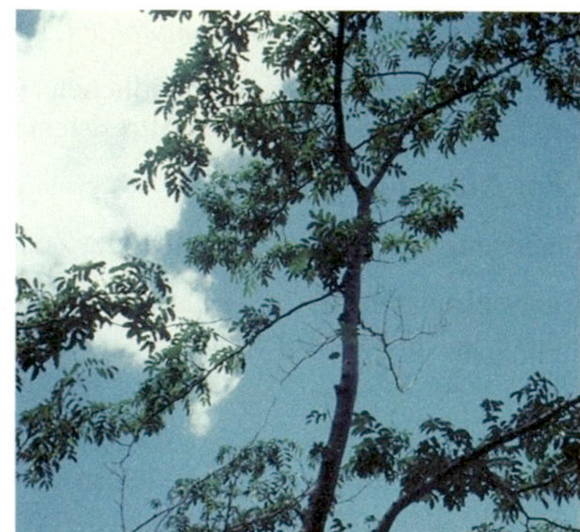

Tolubalsambaum (Myroxylon balsamum L. var. balsamum HARMS, syn. Myroxylon balsamum var. genuinum (BAILL.) HARMS) [M222]

Wirkung:
- *antimikrobiell (Benzoesäure)*
- *expektorierend*

Wirkmechanismus:
Noch nicht erforscht.

Indikationen (nach Kommission E):
- Katarrhe der Luftwege ☞ 6.7

Kontraindikationen:
Keine bekannt.

Nebenwirkungen:
Keine bekannt. *Kontaktallergien vom Typ IV können wegen der ähnlichen Zusammensetzung wie der des Perubalsams in gleichem Ausmaß (ca. 2%) vorkommen.*

Interaktionen: Keine bekannt.

Dosierung: Mittlere Tagesdosis 0,6 g Droge; Zubereitungen entsprechend.

Darreichungsform: Zubereitungen zum Einnehmen (Hustensäfte, Hustenpastillen).

▶ Tormentillwurzelstock (Tormentillae rhizoma)

Wirksamkeitsmitbestimmende Inhaltsstoffe: 15–20 % kondensierte Catechingerbstoffe, geringere Mengen an Ellagittanninen, das Triterpensäureglucosid Tormentosid als Leitsubstanz, Phenolcarbonsäuren.

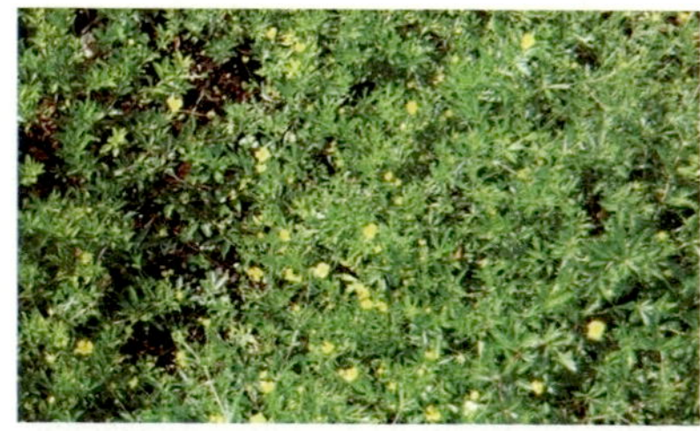

Blutwurz (Potentilla erecta L. RAEUSCHEL, syn. Potentilla tormentilla NEKKER) [O225]

Wirkungen:
- adstringierend

Wirkmechanismus: Gerbstoffdroge (Adstringens) ☞ 7.1.7

Indikationen (nach Kommission E):
- unspezifische, akute Durchfallerkrankungen ☞ 7.11.1
- leichte Schleimhautentzündungen im Mund- und Rachenraum ☞ 7.2.2

Weitere Indikationen aufgrund von Anwendungsbeobachtungen:
- akute und subakute Kolitis und Enterokolitis

Kontraindikationen: Keine bekannt. *Kdr. unter 12 Jahren, Schwangerschaft, Stillzeit (wegen nicht ausreichender klinischer Daten wird die Verwendung für diese Personengruppe nicht empfohlen).*

Nebenwirkungen: Bei empfindlichen Patienten Magenbeschwerden (kann durch Ausweichen auf magensaftresistente Kps. gemildert werden).

Interaktionen: Keine bekannt.

Dosierung: Tagesdosis 4–6 g Droge; Zubereitungen entsprechend.

Darreichungsform: Zerkleinerte Droge für Abkochungen und Aufgüsse sowie andere galenische Zubereitungen zum Einnehmen und zur lokalen Anwendung.

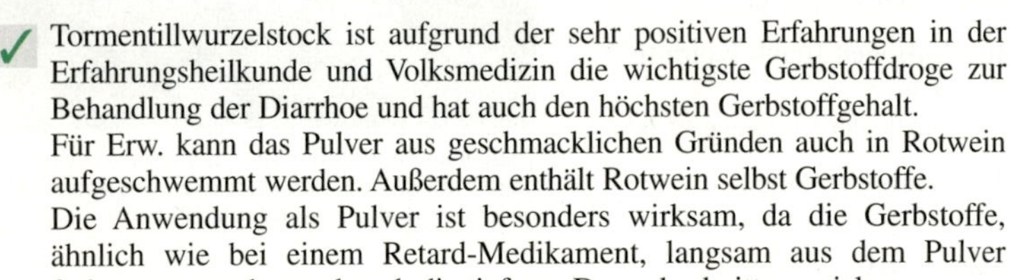
✓ Tormentillwurzelstock ist aufgrund der sehr positiven Erfahrungen in der Erfahrungsheilkunde und Volksmedizin die wichtigste Gerbstoffdroge zur Behandlung der Diarrhoe und hat auch den höchsten Gerbstoffgehalt.
Für Erw. kann das Pulver aus geschmacklichen Gründen auch in Rotwein aufgeschwemmt werden. Außerdem enthält Rotwein selbst Gerbstoffe.
Die Anwendung als Pulver ist besonders wirksam, da die Gerbstoffe, ähnlich wie bei einem Retard-Medikament, langsam aus dem Pulver freigesetzt werden und auch die tieferen Darmabschnitte erreichen.

▶ Traubensilberkerzenwurzelstock (Cimicifugae racemosae rhizoma)

☞ Cimicifugawurzelstock

▶ Trockenhefe aus Saccharomyces cerevisiae HANSEN CBS 5926 (Syn. Saccharomyces boulardii)

Wirksamkeitsbestimmende Inhaltsstoffe: Lebensfähige Zellen von Saccharomyces cerevisiae HANSEN CBS 5926 (mind. 1,8 x 10^{10} lebensfähige Hefezellen in 1 g Lyophilisat). Die Wirksamkeit ist an die Lebensfähigkeit der Hefezellen gebunden sowie die Anzahl der lebensfähigen Hefezellen.

Wirkungen:
- *antisekretorisch*
- *antidiarrhoisch*
- *toxinneutralisierend*
- *enzymsubstitutiv*
- *immunstimulierend*
- *phagozytosestimulierend*

Wirkmechanismus: ☞ Tab. 2.4. Saccharomyces boulardii →
- Wachstumshemmung pathologischer Keime:
  - Mannosestrukturen auf der Oberfläche von Saccharomyces → binden fimbrientragende pathogene Bakterien (Bakterien mit Fimbrien vom Typ 1) → Agglutinationsphänomene → Wachstumshemmung (ohne Angaben zur Konzentrationsabhängigkeit der Wachstumshemmung nachgewiesen für Proteus mirabilis, Proteus vulgaris, Salmonella typhi, Salmonella typhimurium, Pseudomonas aeruginosa, Staphylococcus aureus, Escherichia coli, bestimmte Shigellen, Clostridium difficile, Candida albicans)

- durch die Synthese bakterizid wirkender Substanzen
- Abtötung pathologischer Keime:
  - eine Zellschädigung pathogener Keime bis zum Zelluntergang wurde in vitro und in vivo nachgewiesen für Proteus vulgaris, Proteus mirabilis, Salmonella typhi, Salmonella typhimurium, Staphylococcus aureus, Pseudomonas aeruginosa, atypische Shigellen, Escherichia coli, Clostridium difficile, Klebsiella, Candida albicans, Candida kruzei, Candida pseudotropicalis, Torulopsis gropengiesseri
  - durch die Synthese bakterizid wirkender Substanzen

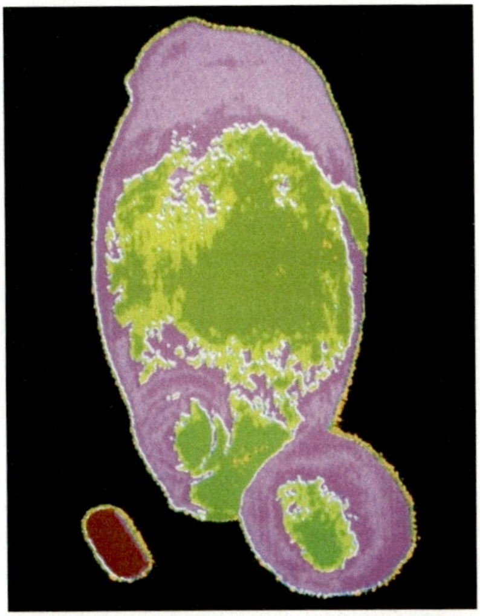

HANSEN-Hefe (Saccharomyces cerevisiae HANSEN CBS 5926, Syn. Saccharomyces boulardii) [U115]

- toxinneutralisierend:
  - Enterotoxine mit dem Zuckerbaustein Mannose für die Bindung an die Rezeptoren der Darmepithelzellen binden an Saccharomyces → Toxine werden neutralisiert
  - die Toxinrezeptorenbindung für Toxine von Clostridium difficile werden inhibiert (Reduktion der Toxine A und B um den Faktor 100–1000)
  - Saccharomyces hemmt die durchfallerzeugende Wirkung von ETEC (enterotoxische Escherichia coli), EHEC (enterohämorrhagische Escherichia coli) und Salmonella typhimurium DT 104
- antisekretorisch:
  - die durchfallerzeugende Wirkung von Choleratoxin wird durch Hemmung des toxininduzierten Natrium-und Wassereinstroms in das Darmlumen neutralisiert
  - der PG E2- und PG I2-induzierte serosamukosale Chloridtransport in das Darmlumen wird durch Steigerung des absorptiven Chloridtransports und Induktion der Chloridresorption im Jejunum und Colon descendens umgekehrt, evtl. über eine Hemmung der Adenylatcyclase
- Aktivitätserhöhung der Disaccharidasen: Die Aktivität der darmmembranständigen Disaccharidasen (Saccharase, Lactase, Maltase) wird durch Optimierung des Darmmilieus (pH-Veränderung) deutlich erhöht. Nachgewiesen wurde eine hohe Saccharaseaktivität und eine geringe Isomaltaseaktivität von Saccharomyces boulardii.
- immunstimulierend (Aktivierung der Abwehrleistung):
  - sIgA (sekretorisches IgA) im Gastrointestinaltrakt von Tieren wird deutlich erhöht → Verstärkung des „antibody painting“
  - Steigerung der Phagozytoseleistung
  - Hefezellen werden vom Körper als fremd erkannt und induzieren eine erhöhte Abwehrbereitschaft im Körper gegenüber anderen Keimen (Paraimmunität)

2 T

- Regeneration und Stabilisierung der physiologischen Darmflora:
  - Verhinderung der Ansiedlung und Vermehrung exogener pathogener Keime (kurativ und präventiv), z.B. Candida albicans, Shigellen, Proteus, Pseudomonas
  - Förderung des Wachstums der physiologischen Darmsymbionten, z.B. Laktobakterien, Bifidusbakterien und Colibakterien

Wirkmechanismen von Trockenhefe aus Saccharomyces cerevisiae HANSEN CBS 5926 (Syn. Saccharomyces boulardii)

antisekretorisch	antibakteriell	enzymatisch (Beseitigung der Maldigestion)	immunologisch
• Steigerung des absorptiven Chloridtransports • Inhibierung der toxininduzierten Chloridsekretion	• Synthese von antibakteriell wirkenden Substanzen • Bindung und Agglutination von Erregern • Abbau von Toxinen	• Stimulation der Enzymaktivität in der Darmmukosa • Substitution von Enzymen (Disaccharidasen)	• Erhöhung des sIgA • Aktivierung des Komplementsystems • Anregung der Phagozytose

Tab. 2.4

Indikationen (nach Kommission E):
- symptomatische Behandlung akuter Durchfallerkrankungen ☞ 7.11.1
- vorbeugende und symptomatische Behandlung von Reisediarrhoe und Diarrhoe unter Sondenernährung ☞ 7.11.1
- adjuvant bei chronischen Formen der Akne ☞ 12.11

Weitere Indikationen aufgrund klinischer Studien:
- Antibiotika- und chemotherapeutikainduzierte Diarrhoe, HIV-induzierte Diarrhoe ☞ 7.11.1
- dyspeptische Beschwerden
- Enteritis, Kolitis
- Dysbiose des Darms ☞ 7.11.1
- adjuvant bei Morbus Crohn
- evtl. als Enzymsubstitution bei angeborenem Saccharase-Isomaltasemangel ☞ 7.11.1

Kontraindikationen: Überempfindlichkeit gegen *Bäcker-*, *Bier-*Hefe. Sgl. und Kleinkdr. *(unter 2 Jahren)* sind von einer Selbstmedikation auszuschließen. *Der Grund dafür ist die Gefahr der Verschleppung ernsthafter Enteritiden mit Elektrolytverlust und Exsikkose bei Nichtkonsultation eines Arztes. Es gibt 7 Studien mit Perenterol® bei mehreren tausend Sgl. und Kleinkdr. im Alter von wenigen Monaten bis über 10 Jahre mit Beweis für die gute Verträglichkeit, weshalb eine ärztliche Verordnung vertretbar ist.*

Nebenwirkungen: Selten Blähungen. In Einzelfällen Unverträglichkeitsreaktionen in Form von Juckreiz, Urtikaria, lokalem oder generalisiertem Exanthem, Quincke-Ödem, *Anaphylaxie*.

Interaktionen: Gleichzeitige Einnahme von Antimykotika beeinträchtigt die Wirkung von Saccharomyces boulardii. Bei gleichzeitiger Einnahme von MAO-Hemmern evtl. Blutdruckerhöhung. *In jüngeren Untersuchungen konnte festgestellt werden, daß der Tryptamingehalt in Perenterol® unter der kritischen Grenze liegt und ein Hinweis auf eine Interaktion mit MAO-Hemmern daher nicht notwendig ist.*

Dosierung: Tagesdosis Erw. und Kdr. ab 2 Jahren: Zur Prophylaxe von Reisediarrhöe, beginnend 5 Tage vor Abreise, 250–500 mg tgl. Zur Therapie von Diarrhoen 250–500 mg tgl. Bei sondennahrungsbedingter Diarrhoe sind jeweils 500 mg/l Nährlösung zu geben. Bei Akne 750 mg tgl.

Darreichungsform: Lyophilisat in Kapselform zum Einnehmen sowie als Zusatz zur Sondenernährung.

✓ Die Behandlung sollte noch einige Tage nach Sistieren der Diarrhoe fortgesetzt werden.
Werden während einer Therapie mit Saccharomyces cerevisiae HANSEN CBS 5926, syn. Saccharomyces boulardii, mikrobiologische Stuhluntersuchungen durchgeführt, so muß die Einnahme dem Untersuchungslabor mitgeteilt werden, da sonst falsch positive Befunde erstellt werden könnten. Saccharomyces cerevisiae HANSEN CBS 5926 (Syn. Saccharomyces boulardii) enthält hohe Mengen an B-Vitaminen und kann mithelfen, Vitamin-B-Mangelerscheinungen auszugleichen.

▶ Tschagorischer Tee ☞ Bergenienblätter

▶ Umckaloabowurzel, afrikanische (Pelargonii sidoides radix)

Die Wurzel der in Südafrika heimischen Pflanze aus der Familie der Geraniengewächse wurde bislang von nationalen und internationalen Arzneibüchern noch nicht monographiert. Es gibt auch keine Monographie der Kommission E. Aufgrund sehr erfolgversprechender jüngerer klinischer und experimenteller Studien mit einem aus der Droge hergestellten Fertigarzneimittel wurde diese Monographie verfaßt. In Südafrika besitzt die Droge in der traditionellen Medizin einen hohen Stellenwert.

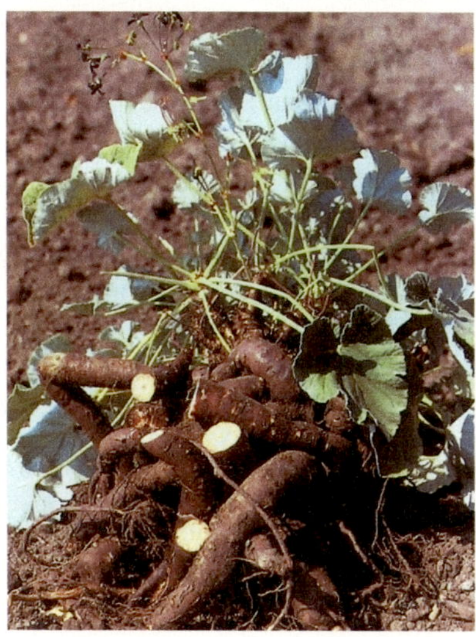

Afrikanische Umckaloabowurzel (Pelargonium sidoides D.C.) [U155]

Wirksamkeitsmitbestimmende Inhaltsstoffe: 0.5 % Cumarine, die in den Positionen 5, 6, 7 und

8 einfach oder mehrfach hydroxyliert und/oder methoxyliert sein können (= hochoxygenierte Cumarine), Phenolcarbonsäuren, Polyphenole (enthalten v.a. die monomeren Bausteine Catechin, Gallocatechin), daneben auch Gallussäure, Gallussäuremethylester, Flavonoide, Kieselsäurederivate.

Wirkungen:
- antibakteriell (gegen grampositive und gramnegative Keime)
- antiviral
- antiphlogistisch
- antioxidativ

Wirkmechanismus: Ist noch nicht mit letzter Sicherheit bekannt. Für die beschriebenen Wirkungen wird u.a. eine unspezifische Stimulation der Immunabwehr verantwortlich gemacht. Extrakte und einzelne Inhaltsstoffe von P. sidoides zeigten in verschiedenen in vitro-Testmodellen zytokin-induzierende und zytoprotektive Eigenschaften, was ein Beweis für die Aktivierung von Makrophagen ist. Auf transkriptioneller Ebene konnte die Expression von Zytokin-mRNS aufgezeigt werden. Ferner wird eine Verhinderung der Adhäsion von Krankheitserregern an der Zielzelle diskutiert, wobei möglicherweise auch eine lokale Wirkung vorhanden ist.

Indikationen (nach Kommission E): Keine.

Volksmedizinische Indikationen und aufgrund experimenteller und jüngerer klinscher Studien:
- akute und chronische Bronchitis ☞ 6.7.1
- Rhinopharyngitis ☞ 6.6.1
- Tonsillitis ☞ 6.5.1
- Sinusitis ☞ 6.4.2

Kontraindikationen: Schwangerschaft, Stillzeit, erhöhte Blutungsneigung, schwere Leber- und Nierenerkrankungen, da keine ausreichenden Erfahrungen vorliegen.

Nebenwirkungen: Keine bekannt.

Interaktionen: Bei gleichzeitiger Gabe von Antikoagulantien vom Cumarintyp ist eine Verstärkung der blutgerinnungshemmenden Wirkung aufgrund des Cumaringehaltes in der Droge möglich.

Dosierung: Erw. und Kdr. über 12 Jahre 3 x tgl. 30 Tr., Kdr. von 6–12 Jahren 3 x tgl. 20 Tr., Kdr. unter 6 Jahre 3 x tgl. 10 Tr. (bezieht sich auf das einzige vorhandene Handelspräparat).

Darreichungsform: Nur in Form eines Fertigarzneimittels (Umckaloabo®-Tropfen) mit einem ethanolisch-wäßrigen Auszug (1:10).

Die experimentellen und klinischen Studien, auf denen die Aussagen zu den Wurzeln von Pelargonium sidoides D.C. beruhen, wurden nur mit dem Fertigarzneimittel Umckaloabo-Tropfen® bzw. dem dort enthaltenen Extrakt (EPs 7630) durchgeführt und gelten daher nur für diesen Spezialextrakt.

▶ Uzarawurzel (Uzarae radix)

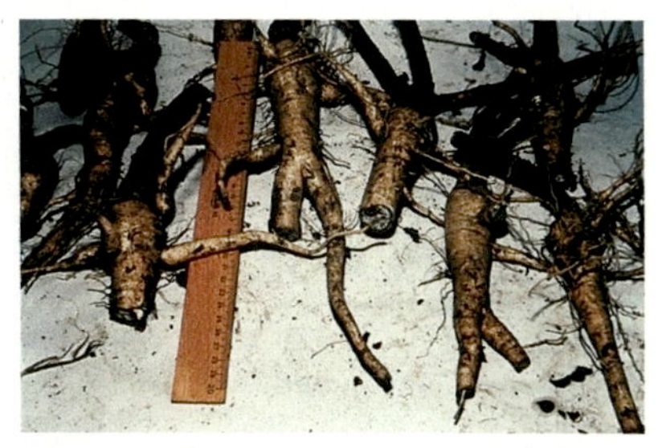

Uzara (Xysmalobium undulatum L. R. BROWN) [M222]

Wirksamkeitsmitbestimmende Inhaltsstoffe: Gerbstoffe, Glykoside mit Cardenolidgrundgerüst (darunter Uzarin, Xysmalorin), Flavonoide.

Wirkungen:
- motilitätshemmend
- digitalisartige Wirkung am Herzen (in einer Tagesdosis über 90 mg Gesamtglykoside)
- *spasmolytisch*
- *antiemetisch*

Wirkmechanismus:
- Gerbstoffdroge (Adstringens) ☞ 7.1.7
- Stimulierung der natürlichen Hemmechanismen im Magen-Darm-Trakt über den N. vagus:
  - Erhöhung der Empfindlichkeit der sympathischen Nervenendigungen für Adrenalin
  - Anregung der N. splanchnici → Motilitäts- und Sekretionshemmung
  - Verengung der Blutgefäße im Intestinum

Die Darmtätigkeit wird lediglich gedämpft, der Tonus bleibt erhalten. Durch Herabsetzung der Reizschwelle werden Krampf- und Tenesmenneigung vermindert. Die beschleunigte Passage wird verlangsamt, die Selbstreinigungsfunktion der Darms jedoch nicht abrupt unterbrochen. Die Wirkung der Uzarawurzel ist ausgewogen, da physiologische Mechanismen unterstützt werden und die Darmflora geschont wird.

Indikationen (nach Kommission E):
- unspezifische, akute Durchfallerkrankungen ☞ 7.11.1

Kontraindikationen: Gleichzeitige Therapie mit herzwirksamen Glykosiden.

Nebenwirkungen: Keine bekannt.

Interaktionen: Keine bekannt.

Dosierung: Erw. initiale Einzeldosis entsprechend 1 g Droge bzw. 75 mg Gesamtglykoside, Tagesdosis entsprechend 45–90 mg Gesamtglykoside, berechnet als Uzarin.

Darreichungsform: Drogenauszüge mit Ethanol/Wasser-Gemischen oder Trockenextrakte, hergestellt mit Methanol/Wasser-Gemischen zum Einnehmen.

Da die Uzarawurzel neben den Gerbstoffen auch noch herzwirksame Glykoside (mit Cardenolidgrundstruktur) enthält, muß die angegebene Dosierung streng eingehalten werden. Daher sollten nur standardisierte Fertigarzneimittel verabreicht werden.

2
V

▶ Vogelknöterichkraut (Polygoni avicularis herba)

Wirksamkeitsmitbestimmende Inhaltsstoffe: Ca. 3,6 % Gallotannin-Catechin-Gerbstoffe, bis 1 % Flavonoide (darunter Avicularin), ca. 1% Kieselsäure, Schleimstoffe, Phenolcarbonsäuren.

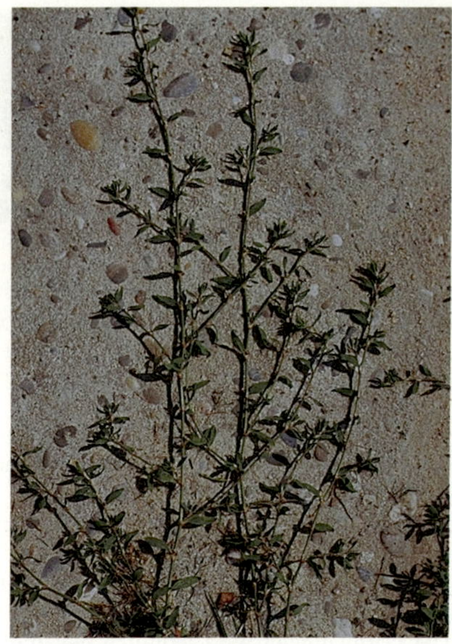

Vogel-Knöterich (Polygonum aviculare L.) [U224]

Wirkungen:
- adstringierend
- ACE-Hemmung in vitro

Wirkmechanismus: Gerbstoffdroge ☞ 7.1.7. Hemmung des Angiotensin-Converting-Enzyms bis zu 94 % in vitro und der Cyclooxygenase.

Indikationen (nach Kommission E):
- leichte Katarrhe der Luftwege ☞ 6.7.1
- entzündliche Veränderungen der Mund- und Rachenschleimhaut ☞ 7.2

Kontraindikationen: Keine bekannt.

Nebenwirkungen: Keine bekannt.

Interaktionen: Keine bekannt.

Dosierung: Tagesdosis 4–6 g Droge; Zubereitungen entsprechend.

Darreichungsform: Zerkleinerte Droge für Abkochungen sowie andere galenische Zubereitungen zum Einnehmen und zur lokalen Anwendung.

▶ Wacholderbeeren (Juniperi fructus)

Wirksamkeitsmitbestimmende Inhaltsstoffe: Ätherisches Öl (mit den Monoterpen-Kohlenwasserstoffen α- und β-Pinen, Myrcen, Sabinen, Thujen, Limonen sowie den Sesquiterpenkohlenwasserstoffen Caryophyllen, Cadinen, Elemen, 5–10 % Terpenalkohol Terpinen-4-ol), Flavonglykoside, Gerbstoffe, Zucker, harzartige und wachsartige Bestandteile, Leukoanthocyanidine.

Wirkungen:
- diuretisch (aquaretisch)
- spasmolytisch an der glatten Muskulatur
- *motilitätsfördernd*
- *sekretionsfördernd*

Wirkmechanismus: Aquaretikum ☞ 8.1.1, Aromatikum (Ätherisch-Öl-Droge) ☞ 7.1.4

- diuretisch (aquaretisch): über eine Reizung und der damit verbundenen Mehrdurchblutung des Nierenparenchyms. Terpinen-4-ol wirkt auch als isolierte Substanz aquaretisch im Tierversuch.
- spasmolytisch: wahrscheinlich direkte Wirkung auf die Kontraktion der glatten Muskulatur

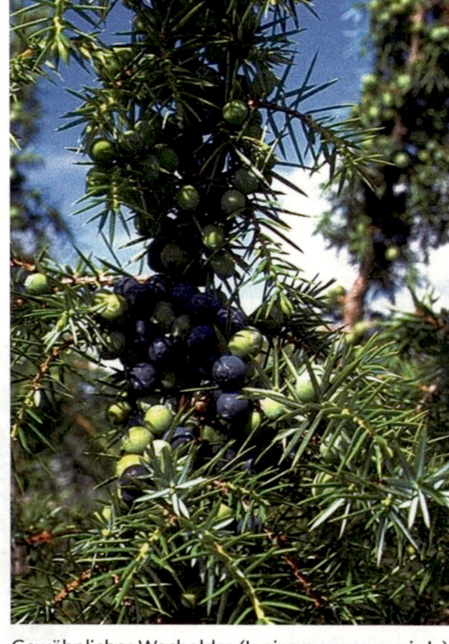

Gewöhnlicher Wacholder (Juniperus communis L.) [U224]

Indikationen (nach Kommission E):

- dyspeptische Beschwerden ☞ 7.5.1

Weitere Indikationen in der Erfahrungsheilkunde und Volksmedizin:

- Durchspülungstherapie bei bakteriellen und entzündlichen Erkrankungen der ableitenden Harnwege ☞ 8.2.1
- zur Entwässerung während der sogenannten „Frühjahrskur"
- rheumatische Beschwerden, Muskelverspannungen (ätherisches Wacholderbeeröl, äußere Anwendung)

Kontraindikationen: Schwangerschaft, entzündliche Nierenerkrankungen.

Nebenwirkungen: Bei längerdauernder Anwendung oder bei Überdosierung (über 150 mg ätherisches Wacholderöl tgl.) Nierenschäden möglich *(v.a. wenn pharmazeutisch ungeeignete Qualität verwendet wird).*

Interaktionen: Keine bekannt.

Dosierung: Tagesdosis 2 g bis max. 10 g der getrockneten Wacholderbeeren, entsprechend 20–100 mg ätherisches Öl.

Darreichungsform: Ganze, gequetschte oder gepulverte Droge für Aufgüsse und Abkochungen, alkoholische Extrakte und weinige Auszüge. Reines ätherisches Öl in Weichgelatinekps. Flüssige und feste Darreichungsformen ausschließlich zur oralen Anwendung, *flüssige auch zur äußeren Anwendung*.

Anwendungsdauer: Sollte vorsichtshalber auf 4–6 Wochen befristet werden. Grundsätzlich wäre dies nicht notwendig, wenn stets Wacholderöl mit dem Nieren-Irritationsfaktor (Verhältnis Terpinen-4-ol zu Gesamtpinenen) 1:5 oder 1:6 eingenommen würde.

Für die innere Anwendung sind Terpinen-4-ol-reiche und pinenarme Öle zu bevorzugen, da Monoterpene vom Typ der α- und β-Pinene die Schleimhäute bzw. das Nierenepithel reizen können und durch ätherisches Öl schlechter bzw. ungeeigneter pharmazeutischer Qualität Nierenepithelschäden entstehen können.

✓ Kombinationen mit anderen pflanzlichen Drogen wie Birkenblättern oder Orthosiphonkraut in Blasen- und Nierentees sowie entsprechenden Zubereitungen sind sinnvoll.

ESCOP-Monographie Juniper Berry (Juniperi fructus)
- **Therapeutic indications:** Enhancement of the renal elimination of water, dyspeptic complaints including reduced appetite.
- **Dosage:** *Adults*: 2–3 g dried berries as an infusion in 150 ml of hot water, 3–4 times daily. Tincture (1:5 in ethanol 45 %) 1–2 ml 3 times daily.

▶ Walnußblätter (Juglandis folium)

Wirksamkeitsmitbestimmende Inhaltsstoffe: Ca. 10 % Gerbstoffe vom Typ der Ellagitannine, ca. 3–4 % Flavonoide, Juglon (5-Hydroxy-1,4-naphthochinon), Hydrojuglon, Phenolcarbonsäuren (wie Kaffeesäure, Gallus- oder Salicylsäure u.a.).

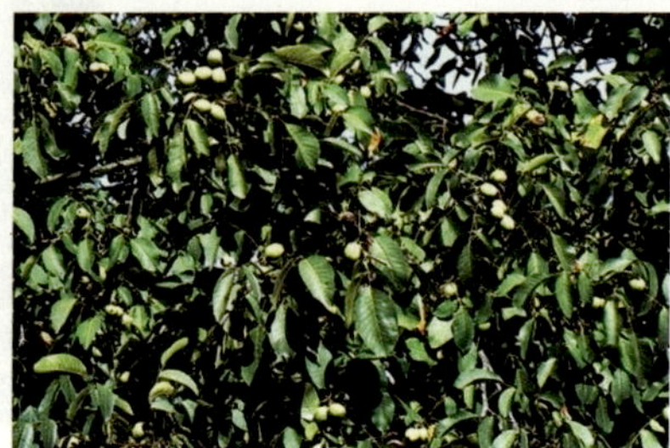

Echte Walnuß (Juglans regia L.) [M222]

Wirkungen:
- adstringierend
- *antiphlogistisch*
- *sekretionshemmend*
- *gewebeverdichtend*
- *kapillarpermeabilitätshemmend*
- *juckreizstillend*
- *mild oberflächenanästhesierend*

Wirkmechanismus: Gerbstoffdroge (Adstringens) ☞ 12.1.2

Indikationen (nach Kommission E):
- leichte, oberflächliche Entzündungen der Haut ☞ 12.12.1, 12.12.2
- Hyperhidrosis, z.B. der Hände und Füße

Weitere Indikationen in der Erfahrungsheilkunde:
- chronische Ekzeme, v.a. bei Kdr. ☞ 12.12.1, 12.12.2

Kontraindikationen: Keine bekannt.

Nebenwirkungen: Keine bekannt.

Interaktionen: Keine bekannt.

Dosierung: Für Umschläge und Teilbäder 2–3 g Droge auf 100 ml Wasser; Zubereitungen entsprechend.

Darreichungsform: Zerkleinerte Droge für Abkochungen sowie andere galenische Zubereitungen zur äußeren Anwendung.

 Wie beim Feldstiefmütterchenkraut können aufgrund der Erfolge in der Erfahrungsheilkunde Zubereitungen aus Walnußblättern nicht nur äußerlich (laut Kommission E), sondern auch innerlich angewandt werden.
Die Wirkung bei chronischen Ekzemen ist nicht so gut reproduzierbar. ➡

Bei kindlichen Ekzemen eignet sich eine Mischung aus Feldstiefmütterchenkraut mit Walnußblättern zu gleichen Teilen zur Herstellung von Bädern, Waschungen und Umschlägen.

▶ Wassernabelkraut (Hydrocotylidis herba)

Wurde von der Kommission E nicht bearbeitet. Da es in der Erfahrungsheilkunde und Volksmedizin keine unwesentliche Rolle spielt und therapeutisch interessant ist, wurde eine Monographie verfaßt.

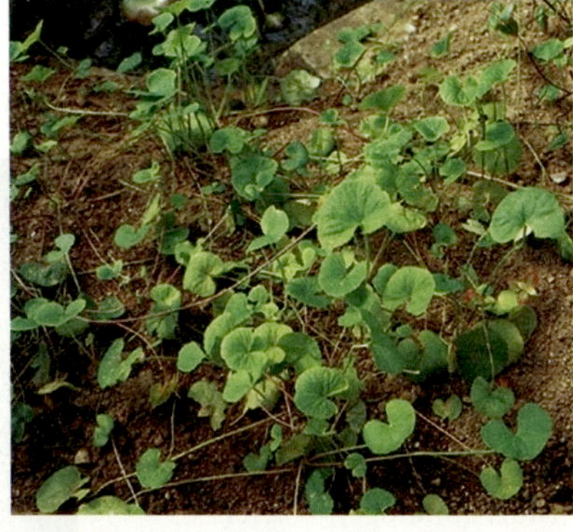

Asiatischer Wassernabel (Centella asiatica L. URB) [O225]

Wirksamkeitsmitbestimmende Inhaltsstoffe: Saponine, die sich von den Triterpensäuren Asiatsäure, Madecassia-Säure und Madiatsäure ableiten. Der Hauptinhaltsstoff ist das Saponin Asiaticosid.

Wirkungen:
- antiphlogistisch
- antibiotisch
- antibakteriell
- antimykotisch
- wundheilungsfördernd
- regulierend auf die Bindegewebsneubildung

Wirkmechanismus:
- regulierend auf die Bindegewebsneubildung: Asiaticosid, Hydroxyasiaticosid und mehrere weitere Triterpensäuren sollen über die Regulation der Fibroblastenaktivität direkt in den Vernarbungsprozeß eingreifen und regulierend auf die Bildung neuen Gewebes einwirken. Die genannten Pflanzeninhaltsstoffe besitzen eine selektive Wirkung auf die Bindegewebsneubildung, eine Hemmung der Kollagenbiosynthese durch Hemmung der Anbindung von Prolin und Alanin an die mRNA wird diskutiert.

Indikationen (nach Kommission E): Keine.

Erfahrungsheilkundliche und volksmedizinische Indikationen:
- Störungen der Wundheilung ☞ 12.18.1
- leichte Verbrennungen ☞ 12.18.1
- Ekzeme ☞ 12.12.1
- Geschwüre ☞ 12.18.1
- hypertrophe Narben ☞ 12.11.2
- adjuvant bei Venen- und Bindegewebserkrankungen

Kontraindikationen: Keine bekannt.

Nebenwirkungen: Keine bekannt.

Interaktionen: Keine bekannt.

Dosierung: 1 x tgl. 1 Teilbad mit einem wäßrigen Aufguß 1:10 oder bis zu 3 x tgl. Umschläge mit ethanolisch-wäßriger Tinktur 1:10.

Darreichungsformen: Wäßriger Aufguß (1:10) oder ethanolisch-wäßrige Tinktur (1:10) zur Herstellung von Teilbädern oder Umschlägen, *Salben mit ethanolisch-wäßriger Tinktur.*

▶ Wegwartenwurzel, gemeine (Cichorii radix)

Wirksamkeitsmitbestimmende Inhaltsstoffe: Bitterstoffe, Cichoriumsäure (Dicaffeeoylweinsäure) als Leitsubstanz, Inulin, Pentosane.

Wirkungen:
- schwach choleretisch

Wirkmechanismus: Amarum (Bitterstoffdroge) ☞ 7.1.1

Indikationen (nach Kommission E):
- Appetitlosigkeit ☞ 7.4.1
- dyspeptische Beschwerden ☞ 7.5.1

Kontraindikationen: Allergie gegenüber Wegwarte und anderen Korbblütlern. Bei Gallensteinleiden nur nach Rücksprache mit einem Arzt anwenden.

Nebenwirkungen: In seltenen Fällen allergische Hautreaktionen.

Interaktionen: Keine bekannt.

Dosierung: Mittlere Tagesdosis 3 g Droge; Zubereitungen entsprechend.

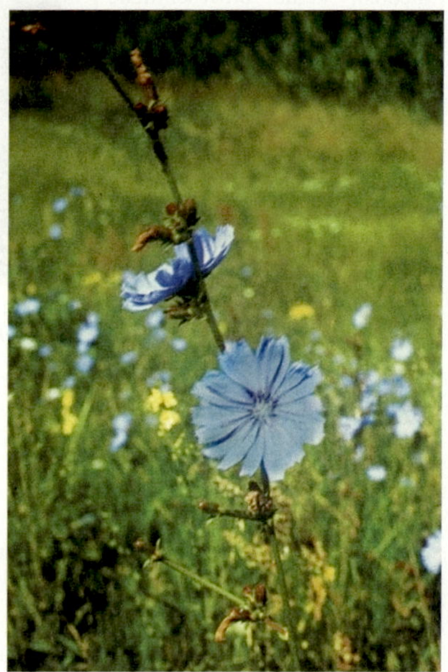

Gemeine Wegwarte (Cichorium intybus L. var. intybus, syn. Cichorium intybus L. var. sylvestre VISIANI) [M222]

Darreichungsform: Zerkleinerte Droge für Aufgüsse sowie andere bitterschmeckende Zubereitungen zum Einnehmen.

Aus der getrockneten und leicht gerösteten Wurzel wird nach dem Vermahlen der Kaffee-Ersatz „Zichorienkaffee" hergestellt, der nicht nur in Kriegszeiten verwendet wurde, sondern auch innerhalb der Naturheilverfahren als koffeinfreies Ersatz-Genußmittel nach wie vor von Bedeutung ist.

▶ Weidenrinde (Salicis cortex)

Wirksamkeitsmitbestimmende Inhaltsstoffe: 1,5–11 % Salicylalkoholderivate (darunter das Salicin als Prodrug, neben Salicortin, Fragilin, Populin, Tremulacin u. a.), Catechingerbstoffe, Kaffeesäurederivate, Flavonoide.

Wirkungen:
- antipyretisch
- antiphlogistisch
- analgetisch

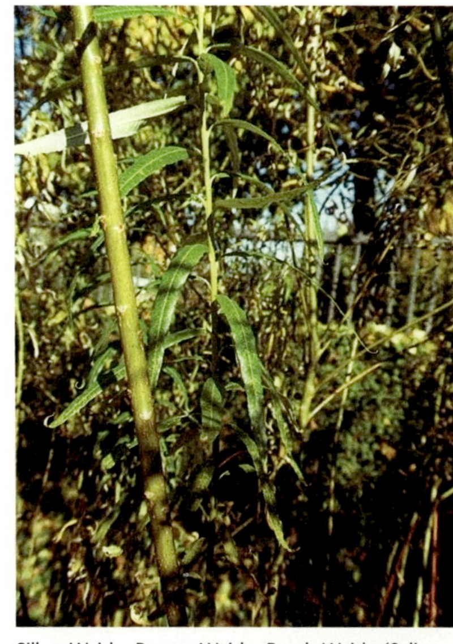

Silber-Weide, Purpur-Weide, Bruch-Weide (Salix alba L., Salix purpurea L., Salix fragilis L.) [M222]

Wirkmechanismus: Das Salicin und die übrigen vorhandenen Salicylate sind Prodrugs, werden nach über 80%iger Resorption zu Salicylsäure in der Leber metabolisiert und hemmen dann die Cyclooxygenase. Die Bildung der Entzündungsprostaglandine E_1 und E_2 wird deutlich erniedrigt, die Thromboxan B_2-Synthese wird allerdings kaum beeinflußt. Für die irreversible Hemmung der Thromboxan B_2-Synthese ist die mobile Acetylgruppe verantwortlich, wie sie in der Acetylsalicylsäure vorliegt. Weidenrindenextrakte bzw. Salicin können daher nicht zur Agglutinationshemmung der Blutplättchen eingesetzt werden und sind keine vollständige Alternative zur Acetylsalicylsäure. Man kann sie höchstens als phytotherapeutische Vorläufer der ASS bezeichnen. Dementsprechend konnten bislang auch nicht die Nebenwirkungen der ASS beobachtet werden, auch wenn solche theoretisch denkbar wären (Hemmung der Prostaglandinsynthese). Möglicherweise treten diese bei der Dosierung, wie sie die Kommission E empfiehlt (max. 120 mg Gesamtsalicin), überhaupt nicht auf.

Im Rahmen einer klinischen Studie mit der doppelten Dosisempfehlung der Kommission E (d.h. Weidenrindenextrakt mit tgl. 240 mg Gesamt-Salicin) wurde untersucht, inwieweit bei dieser erhöhten Salicindosierung Wirkungen auf die Plättchenaggregation auftreten. Die Plättchenaggregation wurde nach Stimulation mit Arachidonsäure, Adenosindiphosphat oder Kollagen geprüft. In der Adenosin- und Arachidonsäure-Gruppe verlängerte sich nach 4wöchiger Einnahme des Weidenrindenextraktes die Plättchenaggregation meßbar. Der Effekt von 100 mg ASS war jedoch wesentlich stärker ausgeprägt, so daß Weidenrindenextrakte keine Alternative zur kardioprotektiven tgl. Einnahme von 100 mg ASS sein dürften. Während der 4wöchigen Einnahme von 240 mg Gesamtsalicin traten keine unerwünschten Nebenwirkungen, wie Mikroblutungen in der Magenschleimhaut, auf, so daß unter ärztlicher Aufsicht kurzfristig auch eine Tagesdosis von 240 mg Gesamtsalicin vertretbar ist. Experimentelle Studien am Rattenpfotenödem und im Hotplate-Test zeigen, daß neben dem

Gesamtsalicin noch weitere Inhaltsstoffe (z.B. Polyphenole) an der Wirksamkeit mit beteiligt sein müssen.

Indikationen (nach Kommission E):
- fieberhafte Erkrankungen ☞ 6.2.1
- rheumatische Beschwerden ☞ 10.4.1
- Kopfschmerzen ☞ 11.3.1

Weiter Indikation in der Erfahrungsheilkunde:
- Arthrose ☞ 10.3.1

Kontraindikationen: Aufgrund der wirksamkeitsbestimmenden Bestandteile wie bei Salicylaten. Bei der Aufbereitung des bisherigen Erkenntnismaterials liegen jedoch keine gesicherten Hinweise für Salicylsäureüberempfindlichkeit vor *(die individuelle Überempfindlichkeit gegenüber Salicylaten liegt bei ca. 0,2 % der Bevölkerung).*

Nebenwirkungen: ☞ Kontraindikationen.

Interaktionen: ☞ Kontraindikationen.

Dosierung: Mittlere Tagesdosis entsprechend 60–120 mg Gesamtsalicin.

Darreichungsform: Flüssige und feste Darreichungsformen zu inneren Anwendung.

✓ Kombinationen mit schweißtreibenden Drogen wie Linden- oder Holunderblüten sind sinnvoll.

ESCOP-Monographie Willow Bark (Salicis cortex)
- **Therapeutic indications:** Feverish conditions; symptomatic treatment of mild rheumatic complaints; relief of pains, including mild headache.
- **Dosage:** *Adult* daily dose: Dried hydroalcoholic or aqueous extracts, tinctures or fluid extracts, equivalent to 60–120 (up to 240) mg of total salicin or 3–6 g of powdered drug as a decoction. *Elderly:* Dose as for adults. *Children:* Dried hydroalcoholic or aqueous extracts equivalent to 30–60 mg (4–10 years old) and 60–120 mg (10–16 years old) of total salicin daily according to body weight and stature.

▶ Weihrauch, Gummiharz des indischen (Boswellia serrata)

Wurde von der Kommission E nicht bearbeitet. Da er aufgrund seiner großen Bedeutung in der indischen Ayurveda-Medizin sowie sehr erfolgversprechender jüngerer experimenteller Studien ein sehr interessantes modernes Phytopharmakon werden kann, wurde eine Monographie verfaßt.

Wirksamkeitsmitbestimmende Inhaltsstoffe: 50–70 % Harz (besteht zur Hälfte aus Boswelliasäuren, u.a. mit 11-Keto-β-Boswelliasäure = KBA, 3-Acetyl-11-Keto-β-Boswelliasäure = AKBA), 4–8 % ätherisches Öl mit Monoterpenen, darunter u.a. Verbenol.

Wirkungen:
- antiphlogistisch
- analgetisch

- immunsuppressiv
- antimikrobiell
- Hemmung der Komplement-Aktivierung (Boswelliasäure)

Wirkmechanismus: Hemmung der Phospholipase-A_2 Aktivität → Blockade der Bildung entzündungsverursachender Prostaglandine und Leukotriene. Boswelliasäuren können die Leukotrien-Biosynthese selektiv in neutrophilen Granulozyten hemmen. Boswelliasäuren sind spezifische Nichtredoxhemmsoffe der 5-Lipoxygenase. Auf das Konkurrenzenzym Cyclooxygenase haben sie keinen Einfluß. In höheren Konzentrationen wird auch die Topoisomerase I gehemmt.

Indikationen (nach Kommission E): Keine.

Ayurvedische Indikationen:
- adjuvant bei chronischer Polyarthritis ☞ 10.4.1
- Remissionsbehandlung bei Colitis ulcerosa und Morbus Crohn

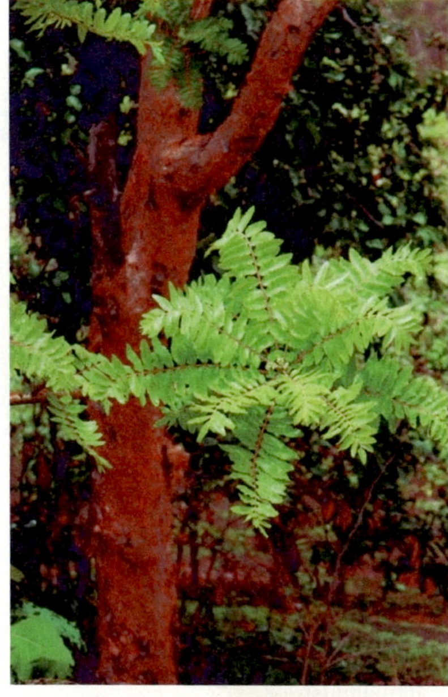

Indischer Salai- bzw. Salaigugul-Baum (Boswellia serrata ROXB. ex COLEBR.) [U116]

Kontraindikationen: Keine bekannt.

Nebenwirkungen: Selten gastrointestinale Beschwerden, allergische Reaktionen.

Interaktionen: Keine bekannt.

Dosierung: 1–3 x tgl. 400 mg standardisierten Weihrauch-Trockenextrakt.

Darreichungsform: Nur in Form standardisierter Fertigarzneimittel mit mind. 400 mg indischem Weihrauch-Trockenextrakt in der Einzeldosis und konstanten Mindestgehalten an Boswelliasäuren (mind. 10 mg KBA und 10 mg AKBA).

✓ Die experimentellen und klinischen Studien reichen derzeit für eine Zulassung nach dem 2. AMG noch nicht aus. Es ist aber erlaubt und möglich, für Patienten Präparate zu verordnen, die in einem anderen Land zugelassen sind. Nach § 73 Abs. 3 AMG 76 dürfen solche Fertigarzneimittel in der Apotheke zwar nicht vorrätig gehalten werden, sondern müssen als individuelle Verordnung für den jeweiligen Patienten beschafft werden.
Die Gesundheitsbehörde von Baden-Württemberg hat das Weihrauchpräparat Ayurmedia H 15 bezüglich seiner Qualität untersuchen lassen und keine Mängel gefunden, die einer Verkehrsfähigkeit entgegenstehen würden.

▶ Weinlaubblätter, rote (Vitis viniferae rubrae folium)

Wurde von der Kommission E nicht bearbeitet, da zum Zeitpunkt der Mongraphieerstellung kein ausreichendes wissenschaftliches Erkenntnismaterial vorlag und rotes Weinlaub in Deutschland keine Bedeutung in der Volksmedizin besitzt. Zwischenzeitlich liegen neuere klinische Studien vor, weshalb ein Pflanzenprofil erstellt wurde.

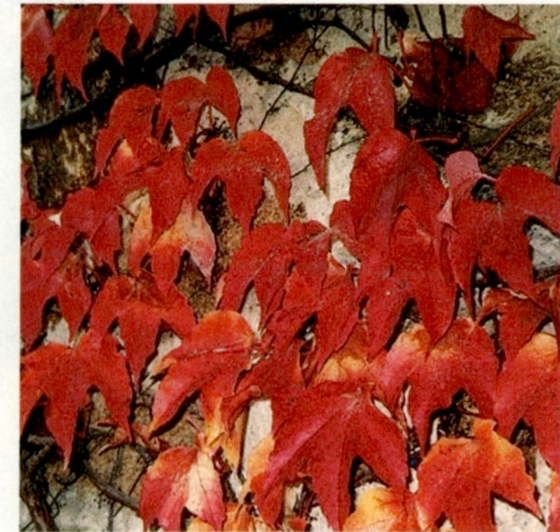

Echter Weinstock, Weinrebe (Vitis vinifera L. ssp. vinifera) [M222]

Wirksamkeitsmitbestimmende Inhaltsstoffe: Bis zu 5 % Flavonoide, v.a. Quercetin-3-O-β-D-Glucuronid, Polyphenole, oligomere Procyanidine.

Wirkungen:
- antiödematös
- antiphlogistisch
- kapillarabdichtend
- Hemmung der Thrombozytenaggregation
- antioxidativ

Wirkmechanismus: Wäßriger Weinlaub-Extrakt bzw. isoliertes Quercetin-3-O-β-D-Glucuronid stabilisieren das Endothel venöser Mikrogefäße, fördern dessen Regeneration nach Entzündungen und verringern die Kapillarpermeabilität.
- antioxidativ: die Wirkung beruht vermutlich auf einer Interaktion der Flavonoide, Polyphenole und Anthocyanoside mit Entzündungsmediatoren aus neutrophilen Granulozyten

Indikationen (nach Kommission E): Keine.

Indikationen aufgrund experimenteller und klinischer Studien:
- chronisch venöse Insuffizienz ☞ 5.3.1

Kontraindikationen: Keine bekannt.

Nebenwirkungen: Keine bekannt.

Interaktionen: Keine bekannt.

Dosierung: Empfohlene Tagesdosis 360 mg ethanolisch-wäßriger Extrakt. Die Dosis kann auf 720 mg Extrakt tgl. gesteigert werden.

Darreichungsform: Empfehlenswert ist die Einnahme eines ethanolisch-wäßrigen Extrakts in Form von standardisierten Fertigarzneimitteln.

▶ Weißdornblätter mit Blüten (Crataegi folium cum flore)

Wirksamkeitsmitbestimmende Inhaltsstoffe: 1–2 % Flavonoide (darunter Hyperosid, Vitexinrhamnosid, Rutin, Vitexin), 0,4–1 % oligomere Procyanidine (kondensierte Flavan-3-ole), biogene Amine, Triterpensäuren, Phenolcarbonsäuren.

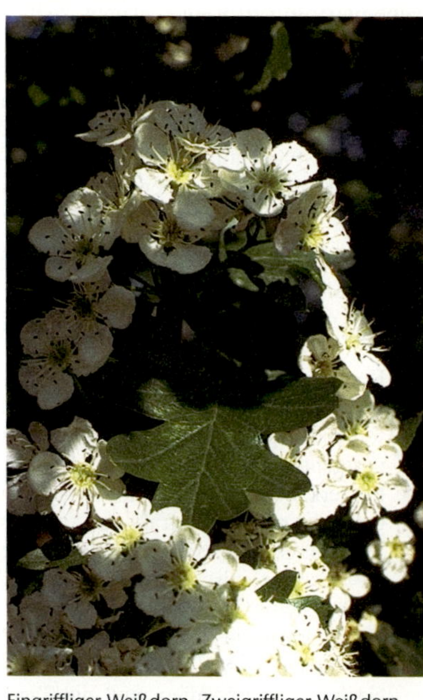

Eingriffliger Weißdorn, Zweigriffliger Weißdorn (Crataegus monogyna JAQUIN emend. LINDMAN, Crataegus laevigata (POIRET) DE CANDOLLE) [U224]

Wirkungen:
- positiv inotrop
- positiv dromotrop
- negativ bathmotrop
- Zunahme der Koronar- und Myokarddurchblutung
- Senkung des peripheren Gefäßwiderstands
- Besserung der subjektiven Beschwerden der Herzinsuffizienz im Stadium II
- Steigerung der Arbeitstoleranz
- Senkung des Druckfrequenzprodukts
- Steigerung der Ejektionsfraktion
- Erhöhung der anaeroben Schwelle
- *Senkung der Nachlast*
- *antiarrhythmisch*

Wirkmechanismus:
- Steigerung des Koronardurchflusses: infolge gefäßdilatierender Eigenschaften mit der Folge einer Verbesserung der Myokarddurchblutung
- Weißdornextrakt wirkt vermutlich ähnlich wie Kalium-Kanal-Öffner. Durch Hyperpolarisation der Membran schließen sich Calcium-Kanäle vom L-Typ in der Membran, es kommt zur Blockade des Calciumeinstroms in die Zelle und Relaxation des Gefäßmuskels. Evtl. auch Besetzung von Komponenten, die über β-Rezeptoren an Koronargefäßen und Arterien der Skelettmuskulatur wirken → bessere Perfusion. Die positiv inotrope Wirkung läßt sich nach genauerer pharmakologischer Analyse als Antagonismus gegenüber einer – durch β-Blocker induzierbaren – negativen Inotropie deuten.

Indikationen (nach Kommission E):
- Herzinsuffizienz im Stadium II nach NYHA ☞ 4.3.1

Weitere Indikationen aufgrund von Anwendungsbeobachtungen und in der Erfahrungsheilkunde:
- funktionelle Herzbeschwerden ☞ 4.2.1
- koronare Herzkrankheit ☞ 4.6.1
- Arterioskleroseprophylaxe ☞ 4.6.1 (jüngere experimentelle und klinische Studien), v.a. die SPICE-Studie
- Herzrhythmusstörungen ☞ 4.7.1

Kontraindikationen: Keine bekannt.

Nebenwirkungen: Keine bekannt, auch nicht bei Überdosierung.

Interaktionen: Keine bekannt.

Dosierung: Tagesdosis 160–900 mg nativer, wäßrig-alkoholischer Auszug (Ethanol 45 % oder Methanol 70 %; Droge-Extrakt-Verhältnis 4–7:1 mit definiertem Flavonoid- oder Procyanidin-Gehalt) entsprechend 30–168,7 mg oligomere Procyanidine, berechnet als Epicatechin oder 3,5–19,8 mg Flavonoide, berechnet als Hyperosid nach DAB in 2 oder 3 Einzeldosen.

Darreichungsform: In flüssigen oder festen Darreichungsformen zum Einnehmen.

Anwendungsdauer: Mind. 6 Wochen, *bzw. prophylaktisch über mehrere Jahre.*

Reproduzierbare therapeutische Effekte sind nur bei der Einnahme von standardisierten Fertigarzneimitteln garantiert, da hier die festgelegte empfohlene Tagesdosis an wirksamkeitsmitbestimmenden Inhaltsstoffen (Mindestgehalt an Procyanidinen und Flavonoiden) gewährleistet wird. Für freiverkäufliche Weißdorn-Präparate wird vom Gesetzgeber kein Mindestgehalt an nativem Extrakt und kein bestimmter Gehalt der Hauptinhaltsstoffe verlangt. Nur wenige nichtapothekenpflichtige Präparate erreichen daher die pharmazeutische Qualität der verordnungsfähigen Crataegus-Präparate (z.B. Kneipp® Weißdorn-Pflanzensaft Sebastianeum®, florabio naturreiner Heilpflanzensaft Weißdorn Preßsaft). Die freiverkäuflichen Weißdornpräparate dienen als § 109 a-Präparate nur der Kräftigung des Herzens.
Nach neueren Studien muß die Tagesdosis mind. 300 mg, besser 900 mg nativen wäßrig-alkoholischen Trockenextrakt betragen, wobei diese kontinuierliche Mindestgehalte an Flavonoiden und Procyaniden garantieren sollte.
Teezubereitungen aus Weißdornblättern mit Blüten sind möglich, doch aufgrund der natürlichen Schwankungsbreite der Droge und der nicht normierbaren Zubereitung ist nur eine Wirkung im Sinn einer allgemeinen Stärkung und Kräftigung des Kreislaufs anzunehmen. Der Tee eignet sich für präventive Maßnahmen in einer Tagesdosis von 5 g Droge.

Die Droge sowie wäßrige, wäßrig-ethanolische, weinige Auszüge und Frischpflanzensaft werden traditionell zur Stärkung und Kräftigung der Herz-Kreislauf-Funktion eingenommen.

ESCOP-Monographie Hawthorn Leaf with Flower (Crataegi folium cum flore)

- **Therapeutic indications: Preparations based on hydroalcoholic extract:** Declining cardiac performance equivalent to stage II of the NYHA. **Herbal tea and other preparations different from above:** Nervous heart complaints. Support of cardiac and circulatory functions.
- **Dosage: Preparations based on a hydroalcoholic extract:** Hydroalcoholic extract (drug/extract ratio = 4–7:1) with defined content of oligomeric procyanidins or flavonoids, 160–900 mg daily. **Herbal tea and other preparations:** 1–1.5 g comminuted drug as an infusion 3–4 times daily. Powder: 2–5 g daily; tincture (Codex Fr. IX): 20 drops 2–3 times daily; fluid

extract (Codex Fr. IX): 0.5–2.0 g daily, 60–120 drops 3 times daily; dry extract (Belg Farm V): 50–300 mg 3 times daily; glycerol macerate: 50 drops 3 times daily.

▶ Wermutkraut (Absinthii herba)

Wirksamkeitsmitbestimmende Inhaltsstoffe: Mind. 0,3 % ätherisches Öl mit α- und β-Thujon, Thujylalkohol, trans-Sabinylacetet und weiteren Mono- und Sesquiterpenen, Sesquiterpenlacton-Bitterstoffe (Absinthin, Anabsinthin, Artabsinthin, Artabsin, Anabsin), Flavone, Ascorbinsäure, Gerbstoffe. Die Droge muß einen Bitterwert von mind. 15000 erreichen. Eine schlechte Handelsqualität ist durch einen zu hohen Stengelanteil charakterisiert.

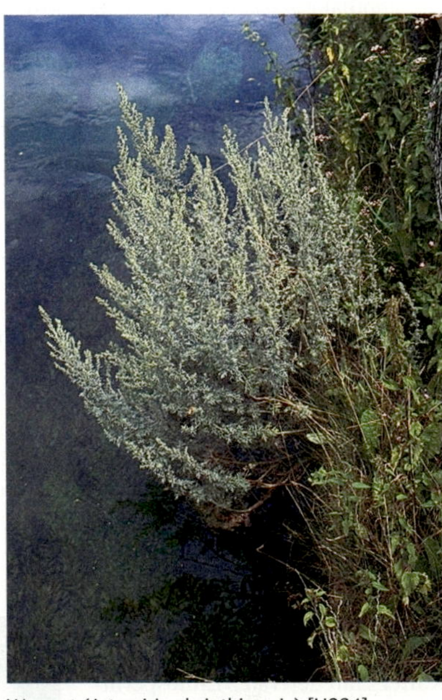
Wermut (Artemisia absinthium L.) [U224]

Wirkungen:
- *anregend und tonisierend auf das ZNS (größere Mengen)*
- *tonisierend auf Magen und Gallenwege*
- *antiphlogistisch*
- *bakteriostatisch*
- *karminativ*
- *choleretisch*
- *spasmolytisch*

Wirkmechanismus: Amarum-Aromatikum ☞ 7.1.3

Indikationen (nach Kommission E):
- Appetitlosigkeit ☞ 7.4.1
- dyspeptische Beschwerden (v.a. solche, die auf einer gestörten Galleproduktion in der Leber und einer gestörten Galleausscheidung aus der Gallenblase beruhen) ☞ 7.5.1
- Dyskinesien der Gallenwege ☞ 7.12.1

Weitere Indikationen in der Erfahrungsheilkunde:
- Achylie
- Magenatonie
- verminderte Magensaftsekretion bei subazider Gastritis
- atonische Zuständen der Gallenblase

Kontraindikationen: Keine bekannt.

Nebenwirkungen: Keine bekannt.

Interaktionen: Keine bekannt.

Dosierung: Mittlere Tagesdosis 2–3 g Droge als wäßriger Auszug.

Darreichungsform: Geschnittene Droge für Aufgüsse und Abkochungen, Drogenpulver, Extrakte oder Tinkturen ausschließlich als flüssige oder feste Darreichungsformen zu oralen Anwendung.

Das **isolierte ätherische Öl** darf aus toxikologischen Gründen **nicht** angewendet werden, da darin bis zu 40 % das Nervengift Thujon enthalten ist, das in dieser Dosierung als Krampfgift wirkt und die Gefahr degenerativer Erscheinungen am ZNS mit Kopfschmerzen, Schwindel, Krämpfe und epilepsieähnliche Zustände droht. Thujonarme Zubereitungen wie wäßrige Auszüge sind unbedenklich (tgl. bis zu 3 Tassen Wermuttee und bis zu 50 Tr. alkoholischer Auszug).

✓ Kombinationen mit anderen Bittermitteln wie Tausendgüldenkraut oder Aromatika wie Angelikawurzel sind sinnvoll.
Durch eine jüngste EU-Regelung darf unverständlicherweise der bislang verbotene Absinth-Schnaps wieder gehandelt werden.

ESCOP-Monographie Worwood (Absinthii herba)
- **Therapeutic indications:** Anorexia, for example after illness; dyspepsia.
- **Dosage:** *Adult* single dose: 1–1.5 g of the drug per 150 ml of water as an infusion or decoction, up to 3 times daily. *Elderly:* Dose as for adults. *Children:* Proportion of adult dose according to body weight. The dosage may be adjusted according to the bitterness sensitivity of the individual.

▶ Wolfstrappkraut (Lycopi herba)

Wirksamkeitsmitbestimmende Inhaltsstoffe: Hydroxyzimt- und Kaffeesäurederivate, Lithospermsäure (ein der Rosmarinsäure verwandtes Depsid), Flavonoide, Fluoride.

Wirkungen:
- antigonadotrop
- antithyreotrop
- Hemmung der peripheren Dejodierung von T4
- Senkung des Prolaktinspiegels

Wirkmechanismus: Wäßrige Extrakte der Droge hemmen den Jodtransport, setzen dadurch präformierte Schilddrüsenhormone frei und wirken so thyreostatisch.

Indikationen (nach Kommission E):
- leichte Formen der Hyperthyreose mit vegetativ-nervösen Störungen
- Mastodynie ☞ 9.6.1

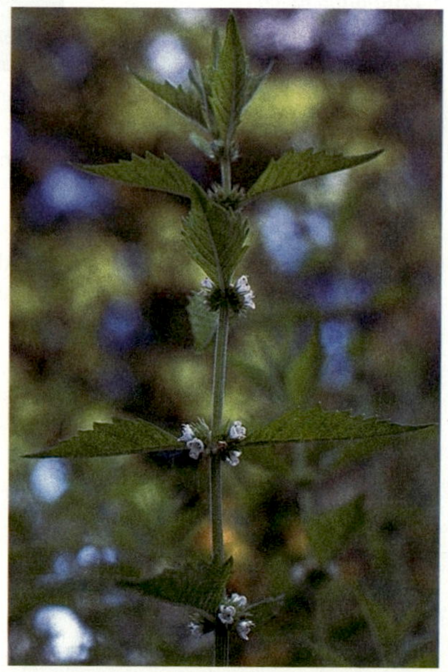
Ufer-Wolfstrapp, Virginischer Wolfstrapp (Lycopus europaeus L., Lycopus virginicus L.) [U224]

Kontraindikationen: Unterfunktion der Schilddrüse, Schilddrüsenvergrößerung ohne Funktionsstörung.

Nebenwirkungen: Bei Langzeittherapie und sehr hoch dosierter Medikation selten Vergrößerungen der Schilddrüse. Bei plötzlichem Absetzen Verstärkung des Beschwerdekomplexes.

Interaktionen: Keine bekannt. Keine gleichzeitige Gabe von Schilddrüsenhormon-Präparaten. Eine Anwendung von Lycopus-Zubereitungen stört die Durchführung einer Schilddrüsendiagnostik mit Radioisotopen.

Dosierung: Tagesdosis von 1–2 g Droge für Teeaufgüsse und wäßrig-ethanolischer Extrakt entsprechend 20 mg Droge. Jeder Patient besitzt seinen eigenen optimalen Schilddrüsenhormonspiegel. Es sind allenfalls nur grobe Anhaltspunkte für die Dosierung bei Schilddrüsenerkrankungen möglich, wobei Lebensalter und Körpergewicht zu berücksichtigen sind.

Darreichungsform: Zerkleinerte Droge, Frischpflanzenpreßsaft sowie andere galenische Zubereitungen *(wie ethanolisch-wäßrige Auszüge)* zum Einnehmen.

Um Reboundphänomene zu verhindern, sollte die Therapie einschleichend begonnen und ausgeschlichen werden.

Nach Erfahrungsberichten ist Wolfstrappkraut auch in der Indikation prämenstruelles und klimakterisches Syndrom wirksam. Jüngere klinische Studien im Sinne von GCP liegen für dieses Anwendungsgebiet allerdings nicht vor. Ein gefriergetrockneter wäßriger Extrakt war in den Experimenten am wirksamsten.

▶ Wollblumen (Verbasci flos)

Wirksamkeitsmitbestimmende Inhaltsstoffe: Ca. 3 % Schleimstoffe, Iridoide (darunter Aucubin), Saponine (darunter Verbascosid), Flavonoide, ca. 11 % Invertzucker.

Wirkungen:
- reizlindernd (Schleimstoffe)
- expektorierend (Saponine)
- antiphlogistisch (Iridoide)

Wirkmechanismus: Schleimstoffdroge ☞ 6.1.2, Saponindroge ☞ 6.1.3

Indikationen (nach Kommission E):
- Katarrhe der Luftwege ☞ 6.7.1

Kontraindikationen: Keine bekannt.

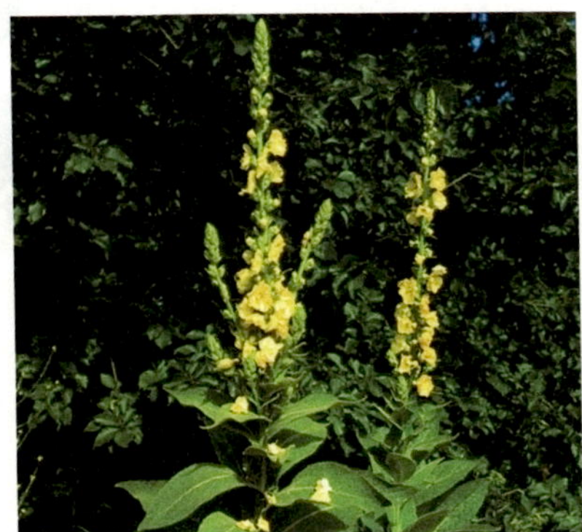

Großblütige Königskerze, Windblumen-Königskerze (Verbascum densiflorum BERTOLONI, Verbascum phlomoides L.) [M222]

Nebenwirkungen: Keine bekannt.

Interaktionen: Keine bekannt.

Dosierung: Tagesdosis 3–4 g Droge; Zubereitungen entsprechend.

Darreichungsform: Zerkleinerte Droge für Aufgüsse sowie andere galenische Zubereitungen zum Einnehmen.

✓ Aufgrund der milden Wirkung und des angenehmen Geschmacks sind Wollblumen zur Anwendung in der Pädiatrie prädestiniert.
Die Droge muß sorgfältig trocken aufbewahrt werden. Falsch aufbewahrte Wollblumen verfärben sich braun bis dunkelbraun oder sind verschimmelt und dürfen dann nicht mehr verwendet werden.

▶ Zauberstrauchblätter/-rinde, virginische (Hamamelidis folium et cortex)

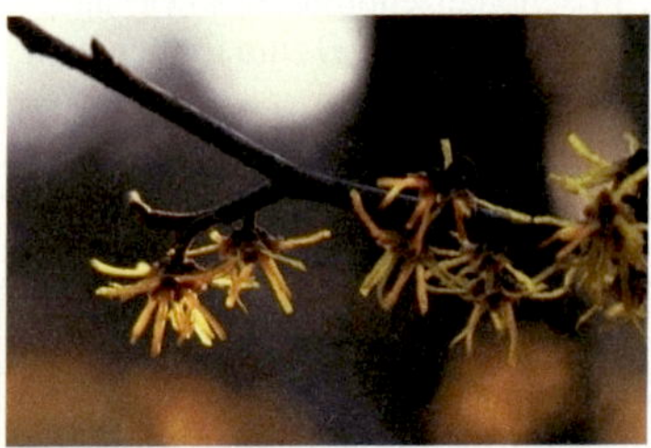

Virginische Zaubernuß (Hamamelis virginiana L.) [M222]

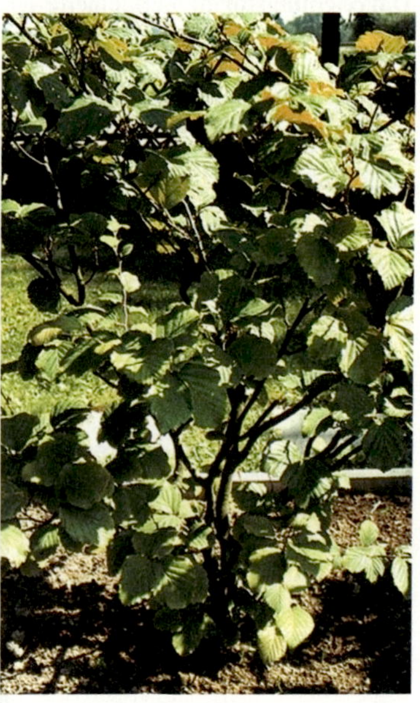

Wirksamkeitsmitbestimmende Inhaltsstoffe: Blätter: 3–8 % Gerbstoffe (v.a. Catechingerbstoffe, geringe Mengen Gallotannine wie z.B. Hamamelitannin), oligomere Proanthocyanidine, Flavonoide, Kaffeesäurederivate, bis 5 % ätherisches Öl. Rinde: 8–12 % Gerbstoffe (v.a. Gallotannine, darunter β- und γ-Hamamelitannin als Hauptkomponenten), freie Gallussäure, Ellagitannin, wenig Catechingerbstoffe. Beide Pflanzenteile enthalten bis 0,5 % ätherisches Öl.

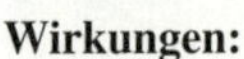

Wirkungen:
- adstringierend
- antiphlogistisch
- lokal hämostyptisch
- *sekretionshemmend*
- *gewebeverdichtend*
- *kapillarpermeabilitätshemmend*
- *mild oberflächenanästhesierend*
- *juckreizstillend*

- *vasokonstriktorisch*
- *wundheilungsfördernd*

Wirkmechanismus:
- Gerbstoffdroge (Adstringens) für ethanolisch-wäßrige Extrakte ☞ 12.1.2, Aromatikum (Ätherisch-Öl-Droge) für Destillate ☞ 12.1.1
- antiphlogistisch:
  - Hamamelistannine → Bildung eines Gerbstoff-Protein-Komplexes und Verringerung der Hautdurchblutung → Verminderung entzündlicher Reaktionen
  - Hamamelistannine → evtl. Hemmung der Cyclooxygenase → reduzierte Bildung von Entzündungsmediatoren
  - evtl. Flavone → verminderte Freisetzung von Histaminen
  - evtl. Flavonglykoside → Radikalfängereigenschaften und damit indirekte antiphlogistische Wirkung

Indikationen (nach Kommission E):
- leichte Hautverletzungen ☞ 12.18.1
- lokale Haut- und Schleimhautentzündungen ☞ 12.12.2
- Hämorrhoiden ☞ 12.19.1, 12.19.2
- Krampfaderbeschwerden

Weitere Indikationen aufgrund von Anwendungsbeobachtungen und in der Erfahrungsheilkunde:
- Dammschnittpflege ☞ 9.13.1
- exfoliative Dermatitiden ☞ 12.12.2
- ekzematöse Hauterkrankungen (Neurodermitis, Dermatitis seborrhoica) ☞ 12.12.2, 12.13.2
- Windeldermatitis ☞ 12.10.1
- Analfissuren
- Entzündungen im Genitalberich, Analekzeme ☞ 9.9.1

Kontraindikationen: Keine bekannt.

Nebenwirkungen: Keine bekannt.

Interaktionen: Keine bekannt.

Dosierung: Bei äußerer Anwendung: Wasserdampfdestillat (Hamameliswasser) unverdünnt oder im Verhältnis 1:3 mit Wasser verdünnt zu Umschlägen, 20–30 % Destillat in halbfesten Zubereitungen. Extraktzubereitungen in halbfesten und flüssigen Zubereitungen entsprechend 5–10 % Droge. Für Dekokte 5–10 g Droge auf 1 Tasse (ca. 250 ml) Wasser zu Umschlägen und Spülungen. Bei innerer Anwendung auf Schleimhäuten: Zäpfchen, die einer Menge von 0,1–1 g Droge entsprechen, 1–3 x tgl. Mehrmals tgl. die einer Menge von 0,1–1 g Droge entsprechende Menge einer Zubereitung anwenden, Hamameliswasser unverdünnt oder mit Wasser verdünnt anwenden.

Darreichungsform: Hamamelisblätter und -rinde: Zerkleinerte Droge oder Drogenauszüge *bzw. Wasserdampfdestillate* zur äußeren und inneren Anwendung. Frische Blätter und Zweige: Wasserdampfdestillat zur äußeren und inneren Anwendung.

Bei Hamamelis-Fertigarzneimitteln, die wäßrige bzw. ethanolisch-wäßrige Auszüge enthalten, sind als wirksamkeitsmitbestimmende Inhaltsstoffe die adstringierenden Gerbstoffe vorherrschend, während Präparate, die das ➡

Wasserdampfdestillat enthalten, gerbstofffrei sind und die Wirksamkeit auf dem Gehalt an ätherischen Ölen beruht. In der Regel bewährt sich eine abwechselnde Anwendung beider Darreichungsformen, da damit die unterschiedlichen Inhaltsstoffe optimal therapeutisch genutzt werden.

ESCOP-Monographie Hamamelis Leaf (Hamamelidis folium)

- **Therapeutic indications: Internal use:** Symptomatic treatment of problems related to varicose veins, such as painful and heavy legs, and of haemorrhoids. **External use:** Bruises, sprains and minor injuries of the skin. Local inflammations of the skin and mucosa. Haemorrhoids. Relief of the symptoms of neurodermitis atopica and feeling of heavy legs.
- **Dosage: Internal use:** *Adults:* 2–3 g of drug as infusion. Liquid extract (1:1, 45 % ethanol), 2–4 ml 3 times daily. **External use:** Extracts in semisolid or liquid preparations, containing 5–10 % of drug. Decoctions, 5–10 g of drug per 250 ml water for compresses or washes. Suppositories containing 200 mg of dried extract, 1–2 per day. Ointment containing 10 % of liquid extract.

ESCOP-Monographie Hamamelis Bark (Hamamelidis cortex)

- **Therapeutic indications: Internal use:** Inflammation of mucous membranes of the oral cavity. Symptomatic short-term treatment of non-specific diarrhoea. **External use:** Haemorrhoids, minor injuries and local inflammations of the skin. Symptomatic treatment of problems related to varicose veins such as painful and heavy legs.
- **Dosage: Internal use:** 2–10 g of drug daily as a decoction used as mouthwash or 2–3 g as a tea. 2–4 ml of a tincture 3 times daily used diluted as a mouthwash. Other preparations: Equivalent of 0.1–1 g of the drug 1–3 times daily. **External use:** Decoction of 5–10 g in 250 ml water. Extracts in semisolid or liquid preparations corresponding to 20–30 % of the drug.

▸ Zimtrinde (Cinnamomi ceylanici cortex)

Wirksamkeitsmitbestimmende Inhaltsstoffe: 0,5–2,5 % ätherisches Öl mit den Hauptkomponenten Zimtaldehyd (65–75 %) und Eugenol (ca. 5 %), Phenolcarbonsäuren, Gerbstoffe.

Wirkungen:

- antibakteriell
- fungistatisch
- motilitätsfördernd
- *Steigerung der Magensaftsekretion*

Wirkmechanismus: Aromatikum (Ätherisch-Öl-Droge) ☞ 7.1.2. Das ätherische Öl der Zimtrinde reizt die Magenschleimhaut → Hyperämisierung → Anregung der Magensaft- und Speichelproduktion

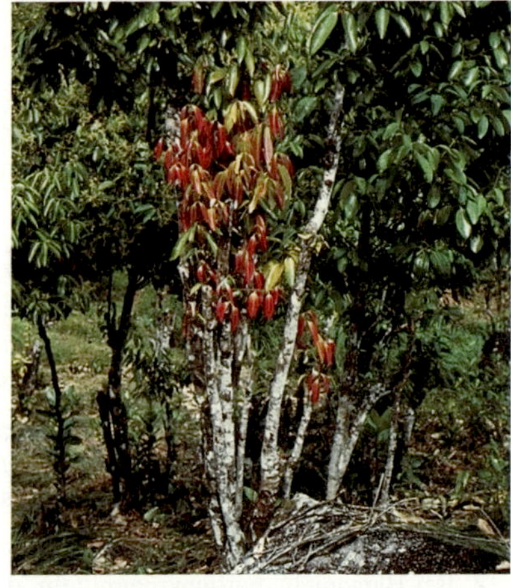

Ceylonzimtbaum (Cinnamomum verum J. S. PRESL, syn. Cinnamomum ceylanicum BLUME) [M222]

Indikationen (nach Kommission E):
- Appetitlosigkeit ☞ 7.4.1
- dyspeptische Beschwerden wie leichte krampfartige Beschwerden im Magen-Darm-Bereich, Völlegefühl, Blähungen ☞ 7.5.1

Kontraindikationen: Überempfindlichkeit gegen Zimt, *Tolu-* oder Perubalsam, Schwangerschaft.

Nebenwirkungen: Häufig allergische Haut- und Schleimhautreaktionen (verursacht durch das Zimtaldehyd und ätherische Zimt-öl), Allergien vom Typ IV.

Interaktionen: Keine bekannt.

Dosierung: Tagesdosis 2–4 g Droge, 0,05–0,2 g ätherisches Öl; Zubereitungen entsprechend.

Darreichungsform: Zerkleinerte Droge für Teeaufgüsse, ätherisches Öl sowie andere galenische Zubereitungen zum Einnehmen. *Auch als Gewürz beliebt, wobei es durchaus zu einer leichten Steigerung der Magensaftsekretion kommen kann. Dieser Gewürzeffekt wird u. a. in der Weihnachtsbäckerei genutzt.*

Aufgrund der relativ häufig auftretenden Zimt-Allergien sollten Zimtrinden-Arzneimittel nicht bei Atopikern gegeben werden.

▶ Zimtrinde, chinesische (Cinnamomi cassiae cortex)

Wirksamkeitsmitbestimmende Inhaltsstoffe: 0,5–2,5 % ätherisches Öl mit 42–68 % Zimtaldehyd und 4–10 % Eugenol, weitere phenolische Terpene und Terpenkohlenwasserstoffe, bis 2 % Gerbstoffe, bis 10 % Polysaccharide.

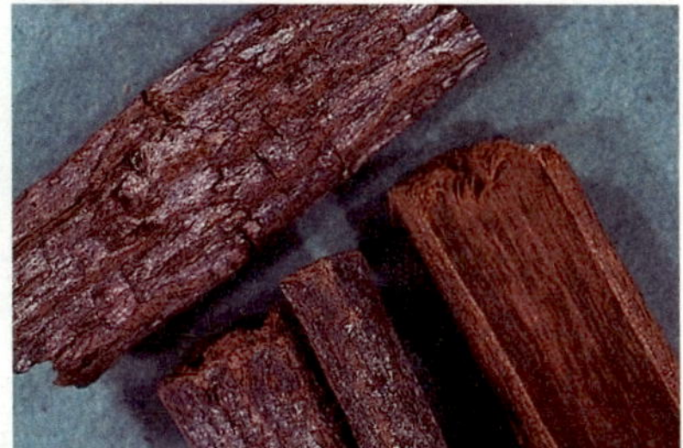

Rinde des chinesischen Zimtbaums (Cinnamomum aromaticum NEES, syn. Cinnamomum cassia BLUME) [M222]

Wirkung:
- antibakteriell
- fungistatisch
- motilitätsfördernd
- *Förderung der Speichelsekretion*
- *Förderung der Magensaftsekretion*

Wirkmechanismus: Aromatikum (Ätherisch-Öl-Droge) ☞ 7.1.2. Das ätherische Öl der Zimtrinde reizt die Magenschleimhaut → Hyperämisierung → Anregung der Magensaft- und Speichelproduktion

Indikationen (nach Kommission E):
- Appetitlosigkeit ☞ 7.4.1
- dyspeptische Beschwerden wie leichte, krampfartige Beschwerden im Magen-Darm-Bereich, Völlegefühl, Blähungen ☞ 7.5.1

Kontraindikationen: Überempfindlichkeit gegen Zimt, *Tolu-* oder Perubalsam, Schwangerschaft.

Nebenwirkungen: Häufig allergische Haut- und Schleimhautreaktionen, *Allergien vom Typ IV.*

Interaktionen: Keine bekannt.

Dosierung: Tagesdosis 2–4 g Droge, 0,05–0,2 g ätherisches Öl; Zubereitungen entsprechend.

Darreichungsform: Zerkleinerte Droge für Teeaufgüsse; ätherisches Öl sowie andere galenische Zubereitungen *(v.a. als ethanolisch-wäßrige Tinkturen, z.B. als Bestandteil der Tinctura aromaticae EB6 oder Cinchona tinctura composita DAB)* zum Einnehmen.

 Der Ceylonzimt hat gegenüber dem chinesischen Zimt ein runderes Aroma.

▶ Zinnkraut (Equiseti herba) ☞ Schachtelhalmkraut

▶ Zwergpalmenfrüchte (Sabalis serrulati fructus) ☞ Sägepalmenfrüchte

▶ Zwiebel (Allii cepae bulbus)

Wirksamkeitsmitbestimmende Inhaltsstoffe: Schwefelhaltige Aminosäuren (z.B. Propylensulfonsäuren, Alliin, Methylalliin, Propylalliin, trans-S-Prop-1-enyl-L-cystein-S-oxid, Cycloallein), ätherisches Öl, Peptide, Flavonoide, Diphenylamin. Bei der Spaltung des Propylalliins entsteht das tränenreizende Thiopropanal-S-oxid.

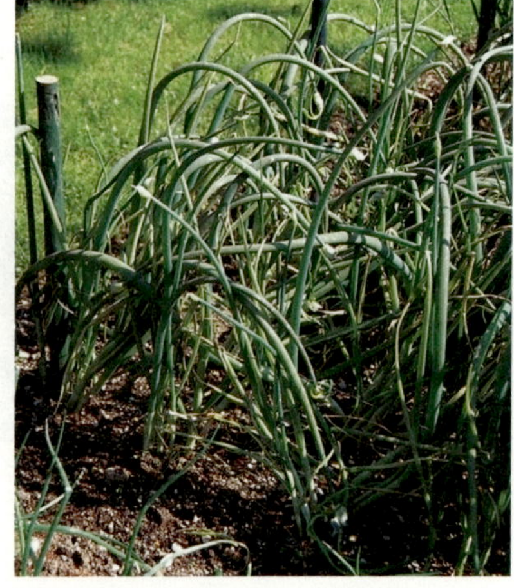

Küchenzwiebel (Allium cepa L.) [O225]

Wirkungen:
- antibakteriell
- lipidsenkend
- blutdrucksenkend
- Hemmung der Thrombozytenaggregation
- *antiasthmatisch*
- *antiarteriosklerotisch*

Wirkmechanismus: In vitro Hemmung der 5-Lipoxygenase sowie PAF-Antagonist (Hemmung des Plättchen aktivierenden Faktors).

Indikationen (nach Kommission E):
- Appetitlosigkeit ☞ 7.4.1
- zur Vorbeugung altersbedingter Gefäßveränderungen ☞ 4.6

Weitere Indikationen in der Volksmedizin:
- Husten bzw. Katarrhe der oberen Atemwege (Zwiebelsaft zusammen mit Milch und Honig)

- Otitis media (Zwiebelscheiben äußerlich als Auflage)
- Erhöhung der Vigilanz (als Gewürz angewendet)

Kontraindikationen: Keine bekannt.

Nebenwirkungen: Keine bekannt.

Interaktionen: Keine bekannt.

Dosierung: Mittlere Tagesdosis 50 g frische Zwiebeln bzw. 20 g getrocknete Droge. Zubereitungen entsprechend.

Darreichungsform: Zerkleinerte Zwiebeln, Preßsaft frischer Zwiebeln sowie andere galenische Zubereitungen zum Einnehmen.

Bei Einnahme von Zwiebelzubereitungen über mehrere Monate dürfen pro Tag max. 35 mg des Inhaltsstoffes Diphenylamin aufgenommen werden. Diphenylamin wirkt in höheren Mengen nierenschädigend.

✓ Auf altersbedingte Gefäßveränderungen hat Knoblauch eine stärkere Wirkung als die Zwiebel, bereitet allerdings größere Geruchsprobleme.
Eine antiallergische Wirksamkeit wird aufgrund experimenteller Studien und einer klinischen Pilotstudie ernsthaft diskutiert.
Eine finnische Kohortenstudie über einen Zeitraum von 26 Jahren läßt vermuten, daß ein tgl. Verzehr von 5 g Zwiebeln zusammen mit einem Apfel bei Frauen tödliche Herzkrankheiten signifikant reduziert.

2

2.1 Fixe Kombinationen mit positiver Monographie der Kommission E bzw. als Muster

Fixe Arzneimittelkombinationen sind in der Phytotherapie nicht nur traditionell gebräuchlich, sondern haben sich auch in der Praxis als ärztliche Rezepturen bewährt. Die Kommission E hat fixe Kombinationen in mehreren Monographien positiv beurteilt, wenn

- additive und/oder synergistische Wirkungen der Kombinationspartner mit gleichen oder verschiedenen Angriffspunkten vorliegen und/oder
- es zu einer überadditiven Wirkung der fixen Kombination gegenüber den einzelnen Komponenten kommt und/oder
- unerwünschte Wirkungen eines Kombinationspartners verringert oder aufgehoben werden können (z.B. durch Dosisreduktion bei gleichsinnig wirkenden Kombinationspartner) und/oder
- die Kombination eine Therapievereinfachung oder Verbesserung der Therapiesicherheit mit sich bringt und/oder
- ein arzneilicher Bestandteil eine oder mehrere der unerwünschten Wirkungen eines anderen Bestandteils relevant mindert oder aufhebt, wenn die unerwünschte Wirkung üblicherweise auftritt.

▶ Fixe Kombination aus Adoniskrautflüssigextrakt, Maiglöckchenkrauttrockenextrakt, Meerzwiebeltrockenextrakt und Oleanderblättertrockenextrakt

Wirkungen: Neuere Untersuchungen, speziell zum Verhalten der Substanz in der Kombination, liegen nicht vor. *Die Wirkung der Kombination, die sich in der Praxis des niedergelassenen Arztes bewährt hat, ist aufgrund der pharmakologischen Einzelwirkungen und des Wissens aus der Erfahrungsheilkunde aber plausibel.*

- positiv inotrop
- negativ chronotrop
- negativ dromotrop
- positiv bathmotrop

Indikationen (nach Kommission E):

- leicht eingeschränkte Herzleistung mit Kreislauflabilität ☞ 4.3.1

Kontraindikationen: Herzinsuffizienz NYHA-Stadien III und IV, Therapie mit Digitalisglykosiden, Digitalisintoxikation, Hypercalcämie, Kaliummangel, Bradykardie, ventrikuläre Tachykardie.

Nebenwirkungen: Übelkeit, Erbrechen, Magenbeschwerden, Durchfälle, unregelmäßiger Puls, Herzrhythmusstörungen.

Interaktionen: Wirkungs- und Nebenwirkungssteigerung bei gleichzeitiger Gabe von Chinidin, Calcium, Saluretika, Laxanzien, bei Langzeittherapie mit Glukokortikoiden.

Dosierung: Tagesdosis für Erw. bei fester, einzeln dosierter Darreichungsform entsprechend 270–540 MSE, bei flüssiger, nicht abgeteilter Darreichungsform entsprechend 310 MSE. Adoniskrautflüssigextrakt mit mind. 0,1 % Gesamtglykosiden berechnet als Cymarin, Maiglöckchenkrauttrockenextrakt mit mind. 0,4 % Gesamtglykosiden berechnet als Convallatoxin, Meerzwiebeltrockenextrakt mit mind. 25 % Gesamtglykosiden berechnet als Proscillaridin A, Oleanderblättertrockenextrakt mit mind. 1 % Gesamtglykosiden berechnet als Oleandrin. Die Extrakte werden im Verhältnis der MSE-Werte von 25:15:25:25 gemischt. Die prozentuale Zusammensetzung ist wie folgt: Für feste, einzeln dosierte Darreichungsformen 25 MSE Adoniskrautflüssigextrakte entsprechend 0,03 mg Gesamtglykoside, berechnet als Cymarin, 15 MSE Maiglöckchenkrauttrockenextrakt entsprechend 0,005 mg Gesamtglykoside, berechnet als Convallatoxin, 25 MSE Meerzwiebeltrockenextrakt entsprechend 0,009 mg Gesamtglykoside, berechnet als Proscillaridin A, 25 MSE Oleanderblättertrockenextrakt entsprechend 0,004 mg Gesamtglykoside, berechnet als Oleandrin. Für flüssige, nicht abgeteilte Darreichungsformen/100 ml 5000 MSE Adoniskrautflüssigextrakte entsprechend 5,99 mg Gesamtglykoside, berechnet als Cymarin, 3125 MSE Maiglöckchenkrauttrockenextrakt entsprechend 0,97 mg Gesamtglykoside, berechnet als Convallatoxin, 5000 MSE Meerzwiebeltrockenextrakt entsprechend 1,73 mg Gesamtglykoside, berechnet als Proscillaridin A, 5000 MSE Oleanderblättertrockenextrakt entsprechend 0,86 mg Gesamtglykoside, berechnet als Oleandrin.

Darreichungsform: Wäßrig-alkoholische Lösungen und feste Darreichungsformen zum Einnehmen, *insbesondere als ethanolisch-wäßrige Tinkturen.*

▶ Fixe Kombination aus Angelikawurzel, Enzianwurzel und Kümmel

Wirkungen: Pharmakologische Untersuchungen zu Wirkungen der fixen Kombination liegen nicht vor. *Die Wirkung der Kombination ist aufgrund der pharmakologischen Einzelwirkungen und des Wissens aus der Erfahrungsheilkunde aber plausibel.*
- karminativ (Angelikawurzel, Enzianwurzel, Kümmel)

Indikationen (nach Kommission E):
- Appetitlosigkeit ☞ 7.4.2
- dyspeptische Beschwerden wie Völlegefühl und Blähungen ☞ 7.5.2
- leichte, krampfartige Beschwerden im Magen-Darm-Bereich ☞ 7.5.2

Kontraindikationen: Magen- und Zwölffingerdarmgeschwüre.

Nebenwirkungen: Bei disponierten Personen gelegentliches Auftreten von Kopfschmerzen. Die in der Angelikawurzel enthaltenen Furanocumarine machen die Haut lichtempfindlicher und können in Zusammenhang mit UV-Bestrahlung zu Hautentzündungen führen. Für die Dauer der Anwendung von Angelikawurzel sollte daher auf längere Sonnenbäder oder intensive UV-Bestrahlung verzichtet werden.

Interaktionen: Keine bekannt.

Dosierung: Kümmel muß in der in der Einzelmonographie angegebenen Menge enthalten sein (Tagesdosis 1,5–6 g Droge oder 3–6 Tr. ätherisches Öl). Angelikawurzel und Enzianwurzel müssen in einer Menge enthalten sein, die jeweils 50–75 % der in den Monographien der Einzelstoffe angegebenen Tagesdosis (Tagesdosis Angelikawurzel 4,5 g Droge, Tagesdosis Enzianwurzel

2–4 g Droge) entspricht. Abweichende Dosierungen müssen präparatespezifisch begründet werden (z. B. durch Vergleich der Bitterwerte).

Darreichungsform: Zerkleinerte Droge für Aufgüsse sowie andere bitter schmeckende Zubereitungen zum Einnehmen, *insbesondere als ethanolisch-wäßrige Tinkturen (1:10).*

▶ Fixe Kombination aus Angelikawurzel, Enzianwurzel und Wermutkraut

Wirkungen: Pharmakologische Untersuchungen zu Wirkungen der fixen Kombination liegen nicht vor. *Die Wirkung der Kombination ist aufgrund der pharmakologischen Einzelwirkungen und des Wissens aus der Erfahrungsheilkunde aber plausibel.*
- appetitanregend (Angelikawurzel, Enzianwurzel, Wermutkraut)
- Förderung der Magensaftsekretion (Angelikawurzel, Enzianwurzel, Wermutkraut)

Indikationen (nach Kommission E):
- Appetitlosigkeit ☞ 7.4.2
- dyspeptische Beschwerden wie Völlegefühl und Blähungen ☞ 7.5.2

Kontraindikationen: Magen- und Zwölffingerdarmgeschwüre.

Nebenwirkungen: Die in der Angelikawurzel enthaltenen Furanocumarine machen die Haut lichtempfindlicher und können in Zusammenhang mit UV-Bestrahlung zu Hautentzündungen führen. Für die Dauer der Anwendung von Angelikawurzel sollte daher auf längere Sonnenbäder oder intensive UV-Bestrahlung verzichtet werden.

Interaktionen: Keine bekannt.

Dosierung: Die einzelnen Kombinationspartner müssen in einer Menge enthalten sein, die jeweils 30–50 % der in den Monographien der Einzelstoffe angegebenen Tagesdosis entspricht (Tagesdosis Angelikawurzel 4,5 g Droge, Tagesdosis Enzianwurzel 2–4 g Droge, Tagesdosis Wermutkraut 5 g Droge). Abweichende Dosierungen müssen präparatespezifisch begründet werden (z. B. durch Vergleich der Bitterwerte).

Darreichungsform: Zerkleinerte Droge für Aufgüsse sowie andere bitter schmeckende galenische Zubereitungen zum Einnehmen, *insbesondere als ethanolisch-wäßrige Tinkturen (1:10).*

▶ Fixe Kombination aus Bärentraubenblättern, Goldrute und Orthosiphonblättern

Wirkungen: Pharmakologische Untersuchungen zu Wirkungen der fixen Kombination liegen nicht vor. *Die Wirkung der Kombination ist aufgrund der pharmakologischen Einzelwirkungen und des Wissens aus der Erfahrungsheilkunde aber plausibel.*
- diuretisch (aquaretisch) (Goldrute, Orthosiphonblätter)
- schwach spasmolytisch (Goldrute, Orthosiphonblätter)
- antiphlogistisch (Goldrute)
- bakteriostatisch in alkalischem Milieu (pH 8) (Bärentraubenblätter)

Indikationen (nach Kommission E):
- adjuvant bei entzündlichen Erkrankungen der ableitenden Harnwege ☞ 8.2.2

Kontraindikationen: Keine Durchspülungstherapie bei Ödemen infolge eingeschränkter Herz- oder Nierentätigkeit.

Nebenwirkungen: Bei magenempfindlichen Patienten und Kdr. Übelkeit, Erbrechen.

Interaktionen: Bärentraubenblätter-Zubereitungen sollen nicht zusammen mit Mitteln gegeben werden, die zur Bildung eines sauren Harns führen.

Dosierung: Bärentraubenblätter müssen in der in der Monographie angegebenen Menge (mittlere Tagesdosis 10 g feingeschnittene Droge, entsprechend einem Arbutingehalt von 400–700 mg) enthalten sein. Die anderen Kombinationspartner müssen in einer Menge enthalten sein, die jeweils 50–75 % der in den Monographien der Einzelstoffe angegebenen Tagesdosis entspricht (Tagesdosis beider Drogen 6–12 g Droge).

Darreichungsform: Zerkleinerte Droge oder Extrakte für Aufgüsse zum Einnehmen. *Die Teemischung wird in Form eines Teeaufgusses oder eines Kaltwassermazerats eingenommen.*

Anwendungsdauer: Ohne Rücksprache mit einem Arzt aufgrund der enthaltenen Bärentraubenblätter (wegen ihres Arbutingehalts und theoretischer Risikoüberlegungen) nicht länger als 14 Tage anwenden.

Bei einer Durchspülungstherapie muß auf eine ausreichende Flüssigkeitszufuhr von mind. 2 l/Tag geachtet werden.

▶ Fixe Kombinationen aus Baldrianwurzel und Hopfenzapfen

Wirkungen: Pharmakologische *und klinische* Untersuchungen der Kombination sowie v.a. der Einzelpartner ergaben Hinweise auf eine beruhigende und schlaffördernde Wirkung.
- sedierend (Baldrianwurzel, Hopfenzapfen)
- schlaffördernd (Baldrianwurzel, Hopfenzapfen)

Indikationen (nach Kommission E):
- nervös bedingte Einschlafstörungen ☞ 3.2.3
- Unruhezustände ☞ 3.3.3

Kontraindikationen: Keine bekannt.

Nebenwirkungen: Keine bekannt.

Interaktionen: Keine bekannt.

Dosierung: Die einzelnen Kombinationspartner müssen in einer Menge enthalten sein, die jeweils 50–75 % der in den Monographien der Einzelstoffe angegebenen Tagesdosis bzw. Einzeldosis entspricht (Tagesdosis Baldrianwurzel bis zu 15 g Droge, Tagesdosis Hopfenzapfen 1 g Droge). Abweichende Dosierungen müssen präparatespezifisch begründet werden.

Darreichungsform: Zerkleinerte Droge für Aufgüsse sowie andere galenische Zubereitungen zum Einnehmen.

2

▶ Fixe Kombination aus Baldrianwurzel, Hopfenzapfen und Melissenblättern in Form eines Musters

Von speziellen Arbeitsgruppen der Kommission E wurden für fixe Kombinationen auch sogenannte **Muster** erstellt, die mehr den Charakter einer Empfehlung und nicht den Rechtsstatus einer Monographie besitzen. Die Muster basieren auf fixen Kombinationen, die zum Zeitpunkt der Bearbeitung als Kombinations-Fertigarzneimittel erhältlich waren und von den Arbeitsgruppen als sinnvoll bewertet wurden.

Wirkungen: Pharmakologische Untersuchungen zu Wirkungen der fixen Kombination liegen nicht vor. Die Wirkung der Kombination ist aufgrund der pharmakologischen Einzelwirkungen und des Wissens aus der Erfahrungsheilkunde aber plausibel.
- sedierend (Baldrianwurzel, Hopfenzapfen, Melissenblätter)

Indikationen:
- nervös bedingte Einschlafstörungen ☞ 3.2.3
- Unruhezustände ☞ 3.3.3

Kontraindikationen: Keine bekannt.

Nebenwirkungen: Keine bekannt.

Interaktionen: Keine bekannt.

Dosierung: Jeder Kombinationspartner muß in Mengen von 30–50 % seiner angegebenen Dosierung in der Einzelmonographie vorhanden sein (Tagesdosis Baldrianwurzel bis zu 15 g Droge, Tagesdosis Hopfenzapfen 1 g Droge, Tagesdosis Melissenblätter mehrmals tgl. 1,5–4,5 g Droge).

Darreichungsform: Zerkleinerte Droge oder Extrakte für Aufgüsse und andere galenische Zubereitungen zum Einnehmen, *insbesondere als ethanolisch-wäßrige Tinkturen (1:10).*

▶ Fixe Kombination aus Baldrianwurzel, Hopfenzapfen und Passionsblumenkraut in Form eines Musters

Von speziellen Arbeitsgruppen der Kommission E wurden für fixe Kombinationen auch sogenannte **Muster** erstellt, die mehr den Charakter einer Empfehlung und nicht den Rechtsstatus einer Monographie besitzen. Die Muster basieren auf fixen Kombinationen, die zum Zeitpunkt der Bearbeitung als Kombinations-Fertigarzneimittel erhältlich waren und von den Arbeitsgruppen als sinnvoll bewertet wurden.

Wirkungen: Pharmakologische Untersuchungen zu Wirkungen der fixen Kombination liegen nicht vor. Die Wirkung der Kombination ist aufgrund der pharmakologischen Einzelwirkungen und des Wissens aus der Erfahrungsheilkunde aber plausibel.
- sedierend (Baldrianwurzel, Hopfenzapfen, Melissenblätter)

Indikationen:
- nervös bedingte Einschlafstörungen ☞ 3.2.3
- Unruhezustände ☞ 3.3.3

Kontraindikationen: Keine bekannt.

Nebenwirkungen: Keine bekannt.

Interaktionen: Keine bekannt.

Dosierung: Die Kombinationspartner müssen in einer Menge von 30–50 % der in den Einzelmonographien angegebenen Tagesdosis vorliegen (Tagesdosis Baldrianwurzel bis zu 15 g Droge, Tagesdosis Hopfenzapfen 1 g Droge, Tagesdosis Passionsblumenkraut 4–8 g Droge).

Darreichungsform: Zerkleinerte Droge oder Extrakte für Aufgüsse und andere galenische Zubereitungen zum Einnehmen, insbesondere als ethanolisch-wäßrige Tinkturen (1:10).

▶ Fixe Kombination aus Birkenblättern, Goldrute und Orthosiphonblättern

Wirkungen: Pharmakologische Untersuchungen zu Wirkungen der fixen Kombination liegen nicht vor. *Die Wirkung der Kombination ist aufgrund der pharmakologischen Einzelwirkungen nicht nur plausibel, sondern auch in klinischen Studien für wirksam befunden worden.*
- diuretisch (aquaretisch) (Birkenblätter, Goldrute, Orthosiphonblätter)
- schwach spasmolytisch (Goldrute, Orthosiphonblätter)
- antiphlogistisch (Goldrute)

Indikationen (nach Kommission E):
- Durchspülung bei entzündlichen Erkrankungen der ableitenden Harnwege ☞ 8.2.2
- vorbeugend bei Nierengrieß ☞ 8.4.2

Kontraindikationen: Keine Durchspülungstherapie bei Ödemen infolge eingeschränkter Herz- oder Nierentätigkeit.

Nebenwirkungen: Keine bekannt.

Interaktionen: Keine bekannt.

Dosierung: Die einzelnen Kombinationspartner müssen in einer Menge enthalten sein, die jeweils 30–50 % der in den Monographien der Einzelstoffe angegebenen Tagesdosis entspricht (Tagesdosis Birkenblätter 6–10 g Droge, Tagesdosis Goldrute und Orthosiphonblätter 6–12 g Droge).

Darreichungsform: Zerkleinerte Droge oder Extrakte für Aufgüsse zum Einnehmen.

✓ Bei einer Durchspülungstherapie muß auf eine ausreichende Flüssigkeitszufuhr von mind. 2 l/Tag geachtet werden.

2

▶ Fixe Kombination aus Campher, Eukalyptusöl und gereinigtem Terpentinöl

Wirkungen: Pharmakologische Untersuchungen zu Wirkungen der fixen Kombination liegen nicht vor. *Die Wirkung der Kombination ist aufgrund der pharmakologischen Einzelwirkungen und des Wissens aus der Erfahrungsheilkunde aber plausibel.*

- hyperämisierend (Campher, Eukalyptusöl, gereinigtes Terpentinöl)
- sekretolytisch (Campher, Eukalyptusöl, gereinigtes Terpentinöl)
- expektorierend (Eukalyptusöl)
- schwach spasmolytisch (Eukalyptusöl)
- antiseptisch (gereinigtes Terpentinöl)
- atemanaleptisch (Campher; innere Anwendung)
- kreislauftonisierend (Campher; innere Anwendung)
- bronchospasmolytisch (Campher; innere Anwendung)

Indikationen (nach Kommission E):

- Katarrhe der Luftwege (Inhalation, äußere Anwendung) ☞ 6.7.3
- Muskel- und Gelenkschmerzen bei nicht-entzündlichen, rheumatischen Erkrankungen (äußere Anwendung) ☞ 10.2.2

Kontraindikationen: Überempfindlichkeit gegenüber ätherischen Ölen. Bei Inhalation akute Lungenentzündung. Bei äußerer Anwendung geschädigte Haut (z.B. bei Verbrennungen). Bei Sgl. und Kleinkdr. sollten campher- und eukalyptushaltige Zubereitungen nicht im Bereich des Gesichts, speziell der Nase, aufgetragen werden.

Nebenwirkungen: Kontaktekzeme, bei äußerer großflächiger Anwendung Vergiftungserscheinungen wie Nieren- und ZNS-Schäden. Bei nicht bestimmungsgemäßem Gebrauch (Verschlucken) können Übelkeit, Erbrechen, Durchfall auftreten.

Interaktionen: Keine bekannt.

Dosierung: Die einzelnen Kombinationspartner müssen in einer Menge enthalten sein, die jeweils 30–50 % der in den Monographien der Einzelstoffe angegebenen Tagesdosis entspricht (Tagesdosis Campher 30–300 mg, Eukalyptusöl 0,3–0,6 g). Zur Dosierung dieser Kombination liegt für die Anwendung bei Sgl. und Kleinkdr. kein ausreichendes Erkenntnismaterial vor.

Darreichungsform: Zur Inhalation werden einige Tr. in heißes Wasser gegeben und die Dämpfe eingeatmet. Bei Erkältungskrankheiten halbfeste oder flüssige Zubereitungen auf Brust und Rücken einreiben. Bei Muskel- und Gelenkschmerzen halbfeste oder flüssige Zubereitungen in den betroffenen Bezirken einreiben.

▶ Fixe Kombination aus Eukalyptusöl und Kiefernnadelöl

Wirkungen: Pharmakologische Untersuchungen zu Wirkungen der fixen Kombination liegen nicht vor. *Die Wirkung der Kombination ist aufgrund der pharmakologischen Einzelwirkungen und des Wissens aus der Erfahrungsheilkunde aber plausibel.*

- hyperämisierend (Eukalyptusöl, Kiefernnadelöl)
- sekretolytisch (Eukalyptusöl, Kiefernnadelöl)

2

- expektorierend (Eukalyptusöl)
- schwach spasmolytisch (Eukalyptusöl)
- schwach antiseptisch (Kiefernnadelöl)

Indikationen (nach Kommission E):
- Katarrhe der Luftwege (Inhalation, äußere Anwendung) ☞ 6.7.3

Kontraindikationen: Asthma bronchiale, Keuchhusten. Bei Sgl. und Kleinkdr. sollten eukalyptushaltige Zubereitungen nicht im Bereich des Gesichts, speziell der Nase, aufgetragen werden.

Nebenwirkungen: An Haut und Schleimhäuten verstärkte Reizerscheinungen, Verstärkung von Bronchospasmen. Bei nicht bestimmungsgemäßem Gebrauch (Verschlucken) können Übelkeit, Erbrechen, Durchfall auftreten.

Interaktionen: Keine bekannt.

Dosierung: Eukalyptusöl und Kiefernnadelöls jeweils 3–10 % in halbfesten Zubereitungen. Mischung der ätherischen Öle jeweils 50 %.

Darreichungsform: Halbfeste Zubereitungen auf Brust oder Rücken einreiben. Zur Inhalation 1–5 g Salbe *bzw. 4–8 cm Salbenstrang* oder 1–5 Tr. des Ätherisch-Öl-Gemisches mit heißem Wasser übergießen und die Dämpfe einatmen oder bei Sgl. und Kleinkdr. 1–5 Tr. auf die Kleidung geben.

▶ Fixe Kombination aus Löwenzahnwurzel mit -kraut, Schöllkraut und Wermutkraut

Wirkungen: Pharmakologische Untersuchungen zu Wirkungen der fixen Kombination liegen nicht vor. *Die Wirkung der Kombination ist aufgrund der pharmakologischen Einzelwirkungen und des Wissens aus der Erfahrungsheilkunde aber plausibel.*
- cholagog (Löwenzahnwurzel mit -kraut, Wermutkraut)
- appetitanregend (Löwenzahnwurzel mit -kraut, Wermutkraut)
- papaverinartig, leicht spasmolytisch am oberen Verdauungstrakt (Schöllkraut)

Indikationen (nach Kommission E):
- dyspeptische Beschwerden, v.a. bei funktionellen Störungen des ableitenden Gallensystems ☞ 7.12.2

Kontraindikationen: Verschluß der Gallenwege, Gallenblasenempyem, Ileus, *erhöhte Leberenzymwerte*. Bei Gallensteinleiden nur nach Rücksprache mit einem Arzt anwenden. *Wegen zur Zeit noch nicht ausreichender toxikologischer Untersuchungen von Schöllkraut Schwangerschaft, Stillzeit, Kdr. unter 12 Jahren.*

Nebenwirkungen: Keine bekannt.

Interaktionen: Keine bekannt.

Dosierung: Schöllkraut muß in der in der Monographie angegebenen Menge enthalten sein (Tagesdosis Schöllkraut 2–4 g Droge). Löwenzahnwurzel mit -kraut und Wermutkraut müssen in einer Menge enthalten sein, die jeweils 50–75 % der in den Monographien der Einzelstoffe angegebenen Tagesdosis entspricht (Tagesdosis Löwenzahnwurzel mit -kraut 3 g Droge, Tagesdosis Wermut 5 g Droge). Abweichende Dosierungen müssen präparatespezifisch begründet werden (z.B. durch Vergleich der Bitterwerte).

Darreichungsform: Flüssige *(insbesondere ethanolisch-wäßrige Tinkturen)* und feste Darreichungsformen zum Einnehmen.

Bei längerer Einnahme (> 5 Wochen) die Leberenzymwerte kontrollieren.

▶ Fixe Kombination aus Pfefferminzblättern, Kamillenblüten und Kümmel

Wirkungen: Pharmakologische Untersuchungen zu Wirkungen der fixen Kombination liegen nicht vor. *Die Wirkung der Kombination ist aufgrund der pharmakologischen Einzelwirkungen und des Wissens aus der Erfahrungsheilkunde aber plausibel.*
- spasmolytisch (Pfefferminzblätter, Kamillenblüten, Kümmel)

Indikationen (nach Kommission E):
- dyspeptische Beschwerden, v.a. mit leichten Krämpfen im Magen-Darm-Bereich, Blähungen, Völlegefühl ☞ 7.5.2

Kontraindikationen: Keine bekannt.

Nebenwirkungen: Keine bekannt.

Interaktionen: Keine bekannt.

Dosierung: Die einzelnen Kombinationspartner müssen in einer Menge enthalten sein, die jeweils 30–50 % der in den Monographien der Einzelstoffe angegebenen Tagesdosis entspricht (Tagesdosis Pfefferminzblätter 3–6 g Droge, Kamillenblüten 9–12 g Droge, Kümmel 1,5–6 g Droge). Abweichende Dosierungen von Primelwurzel und Anis müssen präparatespezifisch begründet werden.

Darreichungsform: Zerkleinerte Droge für Aufgüsse sowie andere galenische Zubereitungen zum Einnehmen, *insbesondere als ethanolisch-wäßrige Tinkturen.*

▶ Fixe Kombination aus Primelwurzel, Eibischwurzel und Anis

Wirkungen: Pharmakologische Untersuchungen zu Wirkungen der fixen Kombination liegen nicht vor. *Die Wirkung der Kombination ist aufgrund der pharmakologischen Einzelwirkungen und des Wissens aus der Erfahrungsheilkunde aber plausibel.*
- expektorierend (Primelwurzel, Anis)
- sekretolytisch (Primelwurzel)
- antibakteriell (Anis)
- schwach spasmolytisch (Anis)
- reizlindernd (Eibischwurzel)
- Hemmung der mukoziliären Aktivität in vitro (Eibischwurzel)

Indikationen (nach Kommission E):
- Katarrhe der oberen Luftwege ☞ 6.7.3
- trockener Reizhusten ☞ 6.7.3

Kontraindikationen: Überempfindlichkeit gegenüber Anis und Anethol.

Nebenwirkungen: Gelegentlich allergische Reaktionen der Haut, der Atemwege und des Gastrointestinaltrakts, vereinzelt Magenbeschwerden und Übelkeit.

2

Interaktionen: Die Resorption anderer, gleichzeitig eingenommener Arzneimittel kann *aufgrund des Eibischschleims* verzögert werden.

Dosierung: Eibischwurzel muß in der in der Monographie angegebenen Menge enthalten sein (Tagesdosis Eibischwurzeln 6 g Droge). Primelwurzel und Anis müssen in einer Menge enthalten sein, die jeweils 50–75 % der in den Monographien der Einzelstoffe angegebenen Tagesdosis entspricht (Tagesdosis Anisfrüchte 3,0 g Droge, Tagesdosis Primelwurzeln 0,5–1,5 g Droge). Abweichende Dosierungen von Primelwurzel und Anis müssen präparatespezifisch begründet werden.

Darreichungsform: Flüssige und feste Darreichungsformen zum Einnehmen.

▶ Fixe Kombination aus Sennesblättern und Indischen Flohsamenschalen

Wirkungen: Pharmakologische Untersuchungen zu Wirkungen der fixen Kombination liegen nicht vor. *Die Wirkung der Kombination ist aufgrund der pharmakologischen Einzelwirkungen und des Wissens aus der Erfahrungsheilkunde nicht nur plausibel, sondern auch nachgewiesen.*
- laxierend (Sennesblätter, Indische Flohsamenschalen)

Indikationen (nach Kommission E):
- Obstipation ☞ 7.10.2

Kontraindikationen: Krankhafte Verengungen im Magen-Darm-Trakt, Ileus, schwer einstellbarer Diabetes mellitus, akut-entzündliche Darmerkrankungen, Morbus Crohn, Colitis ulcerosa, Appendizitis, abdominale Schmerzen unbekannter Ursache, Kdr. unter 12 Jahren, Schwangerschaft und Stillzeit (aufgrund unzureichender toxikologischer Untersuchungen).

Nebenwirkungen: In Einzelfällen Überempfindlichkeitsreaktionen. Bei Langzeitanwendung Albuminurie, Hämaturie, Elektrolytverluste (v.a. Kaliumverluste) mit dadurch möglicher Muskelschwäche und Störungen der Herzfunktion, insbesondere bei gleichzeitiger Einnahme von Herzglykosiden, Diuretika und Nebennierenrindensteroiden. Eine Melanosis coli bildet sich in der Regel nach Absetzen der Sennesblätter zurück.

Interaktionen: Bei Langzeitanwendung durch Kaliummangel Verstärkung der Wirkung von Herzglykosiden und Beeinflussung der Wirkung von Antiarrhythmika möglich. Die Kaliumverluste können durch Thiaziddiuretika, Nebennierenrindensteroide und Süßholzwurzel verstärkt werden.

Dosierung: Die einzelnen Kombinationspartner müssen in einer Menge enthalten sein, die jeweils 50–75 % der in den Monographien der Einzelstoffe angegebenen Tagesdosis entspricht (Tagesdosis Sennesblätter 20–30 mg Hydroxyanthracen-Derivate berechnet als Sennosid B, Indische Flohsamenschalen 4–20 g Droge). Die individuell richtige Dosierung ist die geringste, die erforderlich ist, um einen weichgeformten Stuhl zu erhalten.

Darreichungsform: Feste Darreichungsformen (als Granulat) zum Einnehmen. Die Darreichungsform sollte auch eine geringer als die übliche Tagesdosis erlauben.

Anwendungsdauer: Die Darmschleimhaut reizende Abführmittel dürfen nicht länger als 1–2 Wochen eingenommen werden, da ansonsten die Darmträgheit verstärkt werden kann.

Indische Flohsamen müssen mit ausreichend Flüssigkeit, mind. im Verhältnis 1:10, eingenommen werden, auch in dieser fixen Kombination.
Andere Medikamente erst nach einem Zeitraum von mind. 30 Min., besser noch 60 Min. einnehmen, da durch den Flohsamen-Schleim eine ausreichende Resorption verhindert werden kann.
Nicht zusammen mit Milch einnehmen, da diese in die Schleimstoffe nicht eingelagert wird und somit zu keiner Quellung führt.
Bei insulinpflichtigen Diabetikern kann eine Reduzierung der Insulindosis notwendig werden.
Sennesblätter sollten nur dann eingesetzt werden, wenn durch eine Ernährungsumstellung oder mit Quellmitteln (☞ 7.1.4) kein therapeutischer Effekt zu erzielen ist.

▶ Fixe Kombination aus Sennesblättern, Pfefferminzöl und Kümmelöl

Wirkungen: Pharmakologische Untersuchungen zu Wirkungen der fixen Kombination liegen nicht vor. *Die Wirkung der Kombination ist aufgrund der pharmakologischen Einzelwirkungen und des Wissens aus der Erfahrungsheilkunde aber plausibel.*
- laxierend (Sennesblätter)
- spasmolytisch (Pfefferminzöl, Kümmelöl)

Indikationen (nach Kommission E):
- Obstipation, v.a. mit krampfartigen Beschwerden ☞ 7.10.2

Kontraindikationen: Ileus, akut-entzündliche Darmerkrankungen, Morbus Crohn, Colitis ulcerosa, Appendizitis, abdominale Schmerzen unbekannter Ursache, Kdr. unter 12 Jahren, Schwangerschaft und Stillzeit (aufgrund unzureichender toxikologischer Untersuchungen).

Nebenwirkungen: In Einzelfällen krampfartige Magen-Darm-Beschwerden → Dosisreduktion. Bei Langzeitanwendung Albuminurie, Hämaturie, Elektrolytverluste (v.a. Kaliumverluste) mit dadurch möglicher Muskelschwäche und Störungen der Herzfunktion, insbesondere bei gleichzeitiger Einnahme von Herzglykosiden, Diuretika und Nebennierenrindensteroiden. Eine Melanosis coli bildet sich in der Regel nach Absetzen der Sennesblätter zurück.

Interaktionen: Bei Langzeitanwendung durch Kaliummangel Verstärkung der Wirkung von Herzglykosiden und Beeinflussung der Wirkung von Antiarrhythmika möglich. Die Kaliumverluste können durch Thiaziddiuretika, Nebennierenrindensteroide und Süßholzwurzel verstärkt werden.

Dosierung: Sennesblätter müssen in der in der Monographie angegebenen Menge enthalten sein (Tagesdosis Sennesblätter 20–30 mg Hydroxyanthracen-Derivate berechnet als Sennosid B). Die ätherischen Öle müssen in einer Menge enthalten sein, die jeweils 50–70 % der in den Monographien der Einzelstoffe angegebenen Tagesdosis entspricht (mittlere Einzeldosis Pfefferminzöl 0,2 ml, mittlere Tagesdosis 0,6 ml in magensaftresistenter Umhüllung, Tagesdosis

Kümmelöl 3–6 Tr. bzw. 1,5–6 g Droge). Eine abweichende Dosierung der ätherischen Öle muß präparatespezifisch begründet sein. Die individuell richtige Dosierung ist die geringste, die erforderlich ist, um einen weichgeformten Stuhl zu erhalten.

Darreichungsform: Flüssige und feste Darreichungsformen zum Einnehmen (Granulat, Pellets, Tbl., Drg.). Die Darreichungsform sollte auch eine geringer als die übliche Tagesdosis erlauben.

Anwendungsdauer: Die Darmschleimhaut reizende Abführmittel dürfen nicht länger als 1–2 Wochen eingenommen werden, da ansonsten die Darmträgheit verstärkt werden kann.

Sennesblätter sollten nur dann eingesetzt werden, wenn durch eine Ernährungsumstellung oder mit Quellmitteln (☞ 7.1.4) kein therapeutischer Effekt zu erzielen ist. Dies gilt auch für diese fixe Kombination.

▶ Fixe Kombination aus Süßholzwurzel und Kamillenblüten

Wirkungen: Pharmakologische Untersuchungen zu Wirkungen der fixen Kombination liegen nicht vor. *Die Wirkung der Kombination ist aufgrund der pharmakologischen Einzelwirkungen und des Wissens aus der Erfahrungsheilkunde aber plausibel.*

- spasmolytisch (Süßholzwurzel, Kamillenblüten)
- antiphlogistisch (Kamillenblüten)
- wundheilungsfördernd (Kamillenblüten)
- Beschleunigung der Abheilung von Magenulzera (Glycyrrhizinsäure und dessen Aglykon)

Indikationen (nach Kommission E):

- symptomatische Behandlung bei Reizmagen und unkompliziertem Ulcus ventriculi ☞ 7.5.2, 7.8.2

Kontraindikationen: Bei einer Tagesdosis bis einschließlich 100 mg Glycyrrhizin keine bekannt. Bei einer Tagesdosis ≥ 100 mg Glycyrrhizin cholestatische Lebererkrankungen, Leberzirrhose, Hypertonie, Hypokaliämie, schwere Niereninsuffizienz, Schwangerschaft.

Nebenwirkungen: Bei einer Tagesdosis bis einschließlich 100 mg Glycyrrhizin keine bekannt. Bei einer Tagesdosis ≥ 100 mg Glycyrrhizin: Bei längerer Anwendung und höherer Dosierung mineralokortikoide Effekte in Form einer Natrium- und Wasser-Retention, Kaliumverlust mit Hochdruck, Ödeme und Hypokaliämie mit Muskelschwäche und in seltenen Fällen Myoglobinurie.

Interaktionen: Bei einer Tagesdosis bis einschließlich 100 mg Glycyrrhizin keine bekannt. Kaliumverluste durch andere Arzneimittel, z.B. Thiazid- und Schleifendiuretika, können verstärkt werden. Durch Kaliumverluste nimmt die Empfindlichkeit gegen Digitalisglykoside zu.

Dosierung: Die einzelnen Kombinationspartner müssen in einer Menge enthalten sein, die jeweils 50–75 % der in den Monographien der Einzelstoffe angegebenen Tagesdosis entspricht (Tagesdosis Süßholzwurzel 5–15 g Droge, Tagesdosis Kamillenblüten 9–12 g Droge).

Darreichungsform: Zerkleinerte Droge *zur Herstellung von Trockenextrakten zur Weiterverarbeitung in Tbl. und Magenpulvern* sowie andere galenische Zubereitungen zum Einnehmen, *z.B. als ethanolisch-wäßrige Tinkturen.*

Anwendungsdauer: Ohne ärztlichen Rat aufgrund des Gehalts an Glycyrrhizin und der damit verbundenen möglichen Interaktionen sowie wegen fehlender Langzeitstudien nicht länger als 4–6 Wochen einnehmen.

▶ Fixe Kombination aus Süßholzwurzel, Pfefferminzblättern und Kamillenblüten

Wirkungen: Pharmakologische Untersuchungen zu Wirkungen der fixen Kombination liegen nicht vor. *Die Wirkung der Kombination ist aufgrund der pharmakologischen Einzelwirkungen und des Wissens aus der Erfahrungsheilkunde aber plausibel.*

- spasmolytisch (Süßholzwurzel, Pfefferminzblätter, Kamillenblüten)
- antiphlogistisch (Kamillenblüten)
- wundheilungsfördernd (Kamillenblüten)
- Beschleunigung der Abheilung von Magenulzera (Glycyrrhizinsäure und dessen Aglykon)

Indikationen (nach Kommission E):

- akute und chronische Magenschleimhautentzündungen mit krampfartigen Beschwerden im Magen-Darm-Bereich ☞ 7.7.2

Kontraindikationen: Cholestatische Lebererkrankungen, Leberzirrhose, Hypertonie, Hypokaliämie, schwere Niereninsuffizienz, Schwangerschaft. Bei Gallensteinleiden nicht ohne ärztlichen Rat anwenden.

Nebenwirkungen: Bei einer Tagesdosis ≥ 100 mg Glycyrrhizin: Bei längerer Anwendung und höherer Dosierung mineralokortikoide Effekte in Form einer Natrium- und Wasser-Retention, Kaliumverlust mit Hochdruck, Ödeme und Hypokaliämie mit Muskelschwäche und in seltenen Fällen Myoglobinurie.

Interaktionen: Kaliumverluste durch andere Arzneimittel, z.B. Thiazid- und Schleifendiuretika, können verstärkt werden. Durch Kaliumverluste nimmt die Empfindlichkeit gegen Digitalisglykoside zu.

Dosierung: Süßholzwurzel, Pfefferminzblätter und Kamillenblüten müssen in einer Menge enthalten sein, die jeweils 50–75 % der in den Monographien der Einzelstoffe angegebenen Tagesdosis entspricht (Tagesdosis Süßholzwurzel 5–15 g Droge, Tagesdosis Pfefferminzblätter 3–6 g Droge, Tagesdosis Kamillenblüten 9–12 g Droge). Abweichende Dosierungen müssen präparatespezifisch begründet werden.

Darreichungsform: Flüssige *(z.B. als ethanolisch-wäßrige Tinkturen)* und feste Darreichungsformen zum Einnehmen.

Anwendungsdauer: Ohne ärztlichen Rat aufgrund des Gehalts an Glycyrrhizin und der damit verbundenen möglichen Interaktionen sowie wegen fehlender Langzeitstudien nicht länger als 4–6 Wochen einnehmen.

▶ Fixe Kombination aus Süßholzwurzel, Primelwurzel, Eibischwurzel und Anis

Wirkungen: Pharmakologische Untersuchungen zu Wirkungen der fixen Kombination liegen nicht vor. *Die Wirkung der Kombination ist aufgrund der pharmakologischen Einzelwirkungen und des Wissens aus der Erfahrungsheilkunde aber plausibel.*

- expektorierend (Süßholzwurzel, Primelwurzel, Anis)
- sekretolytisch (Süßholzwurzel, Primelwurzel)
- antibakteriell (Anis)
- schwach spasmolytisch (Anis)
- reizlindernd (Eibischwurzel)
- Hemmung der mukoziliären Aktivität in vitro (Eibischwurzel)

Indikationen (nach Kommission E):

- Katarrhe der oberen Luftwege ☞ 6.7.3
- trockener Reizhusten ☞ 6.7.3

Kontraindikationen: Überempfindlichkeit gegen Anis und Anethol. Bei einer Tagesdosis ≥ 100 mg Glycyrrhizin: Cholestatische Lebererkrankungen, Leberzirrhose, Hypertonie, Hypokaliämie, schwere Niereninsuffizienz, Schwangerschaft.

Nebenwirkungen: Bei einer Tagesdosis ≤ 100 mg Glycyrrhizin: Gelegentlich allergische Reaktionen der Haut, der Atemwege und des Gastrointestinaltrakts. Vereinzelt Magenbeschwerden und Übelkeit. Bei einer Tagesdosis ≥ 100 mg Glycyrrhizin: Bei längerer Anwendung und höherer Dosierung mineralokortikoide Effekte in Form einer Natrium- und Wasser-Retention, Kaliumverlust mit Hochdruck, Ödeme und Hypokaliämie mit Muskelschwäche und in seltenen Fällen Myoglobinurie. Gelegentlich allergische Reaktionen der Haut, der Atemwege und des Gastrointestinaltrakts. Vereinzelt Magenbeschwerden und Übelkeit.

Interaktionen: Die Resorption anderer, gleichzeitig eingenommener Arzneimittel kann *aufgrund des Eibischschleims* verzögert werden. Bei einer Tagesdosis ≥ 100 mg Glycyrrhizin: Kaliumverluste durch andere Arzneimittel, z.B. Thiazid- und Schleifendiuretika, können verstärkt werden. Durch Kaliumverluste nimmt die Empfindlichkeit gegen Digitalisglykoside zu.

Dosierung: Eibischwurzel muß in der in der Monographie angegebenen Menge enthalten sein (Tagesdosis Eibischwurzel 6 g Droge). Süßholzwurzel, Primelwurzel und Anis müssen in einer Menge enthalten sein, die jeweils 30–50 % der in den Monographien der Einzelstoffe angegebenen Tagesdosis entspricht (Tagesdosis Süßholzwurzel 5–15 g Droge, Tagesdosis Primelwurzeln 0,5–1,5 g, Tagesdosis Anisfrüchte 3,0 g Droge). Abweichende Dosierungen der Saponindrogen und der Ätherisch-Öl-Drogen müssen präparatespezifisch begründet werden.

Darreichungsform: Flüssige und feste Darreichungsformen zum Einnehmen.

Anwendungsdauer: Ohne ärztlichen Rat aufgrund des Gehalts an Glycyrrhizin und der damit verbundenen möglichen Interaktionen sowie wegen fehlender Langzeitstudien nicht länger als 4–6 Wochen einnehmen.

2

2.2 Von der Kommission E negativ verabschiedete Drogen

■ Grund der Negativverabschiedung (*)

1: Wirksamkeit nicht (ausreichend) belegt, jedoch keine Risiken. Nach Meinung der Kommission E war das zur Bewertung vorgelegte wissenschaftliche Erkenntnismaterial nicht ausreichend, um das in der Erfahrungsheilkunde und Volksmedizin praktizierte Anwendungsgebiet im naturwissenschaftlichen Sinn bestätigen zu können. Intern wurde diese Gruppe im Unterschied zur Gruppe 2 von Kommissionsmitgliedern als **„Null-Monographie"** bezeichnet, d.h. bei individueller therapeutischer Erfahrung ist eine Anwendung nicht gänzlich ausgeschlossen, da keine Risiken in der Literatur genannt werden. Ein Fertigarzneimittel aus einer Droge mit Negativ-Monographie, auch aus der Gruppe 1, wird von den Krankenkassen nicht erstattet.

2: Bei diesen Drogen waren die Belege für eine Wirksamkeit ebenfalls **nicht (ausreichend)** belegt bei gleichzeitig vorliegenden Berichten über **Risiken** (z.B. Allergien).

3: Eine Wirksamkeit ist (ganz oder teilweise) belegt, es existiert wissenschaftliches Erkenntnismaterial zur Wirksamkeit, aber die Risiken überwiegen den Nutzen, es liegt ein **negatives Nutzen-Risiko-Verhältnis vor.**

4: Diesen Drogen wurde von der Kommission E eine Anwendung nur als **Hilfs-** oder **Schmuckdroge** bzw. **Geschmackskorrigens** zugestanden.

[Schneider G., Hiller K.: Arzneidrogen, Spektrum Verlag, Heidelberg-Berlin, 1999. Nach: Pharmaz. Ztg. 129, 107–113, 1994]

Negativ-Monographien der Kommission E am BfArM

Monographie	*	Anmerkungen
Einzeldrogen		
Alantwurzel (Helenii radix)	2	Allergische Kontaktdermatitis durch Sesquiterpenlactone.
Alpenfrauenmantelkraut (Alchemillae alpinae herba)	1	Die volkstümliche Verwendung bei Frauenerkrankungen ist nicht belegt und aufgrund der Inhaltsstoffe auch nicht plausibel.
Alpenrosenblätter, rostrote (Rhododendri ferruginei folium)	2	Toxische Andromedan-Derivate (Grayanotoxine): bei chronischer Einnahme mögliche Intoxikation durch Hydrochinon (in Droge als Arbutin enthalten).
Ammi-visnaga-Früchte ☞ S. 27 (Ammeos visnagae fructus)	2	Risiken sind pseudoallergische Reaktionen, reversibler cholestatischer Ikterus, Photosensibilisierung.
Angelikafrüchte/-kraut (Angelicae fructus/ - herba)	2	Phototoxische Reaktionen durch Furanocumarine.

Forts. ➡

2

Negativ-Monographien der Kommission E am BfArM		
Monographie	*****	**Anmerkungen**
Augentrostkraut (Euphrasiae herba)	1	Hygienische Gründe lassen insbesondere die Anwendung am Auge nicht zu.
Basilienkraut, syn. Basilikumkraut (Basilici herba)	2	Isoliertes Estragol wirkt nach metabolischer Aktivierung mutagen. Tierexperimentelle Hinweise für kanzerogene Wirkung. Risiken in Schwangerschaft und Stillzeit, bei Sgl., Kleinkdr. und bei Anwendung über einen längeren Zeitraum nicht auszuschließen, Studien fehlen.
Basilikumöl (Basilici aetheroleum)	2	Isoliertes Estragol wirkt nach metabolischer Aktivierung mutagen. Tierexperimentelle Hinweise für kanzerogene Wirkung. Risiken in Schwangerschaft und Stillzeit, bei Sgl., Kleinkdr. und bei Anwendung über einen längeren Zeitraum nicht auszuschließen, Studien fehlen.
Beifußkraut/-wurzel (Artemisiae vulgaris herba/- radix)	2	Abortive Wirkung beschrieben, allergische Reaktionen möglich, zählt zu den potentesten pflanzlichen Allergenen.
Berberitzenfrüchte/ -rinde/-wurzelrinde/ -wurzel (Berberidis fructus/ - cortex/- radicis cortex/ - radix)	3	Bei Einnahme von mehr als 0,5 g Berberin u. a. Nierenreizung, Nephritis und Vergiftungen (mit Todesfolge) möglich.
Besenginsterblüten (Cytisi scoparii flos)	2, 4 (bis 1 %)	Kontraindiziert bei Bluthochdruck. Nicht zusammen mit MAO-Hemmern verabreichen, da es aufgrund des Tyramingehaltes zu einer Blutdruckkrise kommen kann.
Bibernellkraut (Pimpinellae herba)	1	Wirksam ist nur die Wurzel.
Boretschblüten/-kraut (Boraginis flos/ - herba)	2	Wechselnde Mengen Pyrrolizidinalkaloide mit v. a. hepatotoxischer Wirkung enthalten. Tierexperimentell wurde dafür eine kanzerogene Wirkung mit einem genotoxischen Wirkmechanismus nachgewiesen. Dauergebrauch von pyrrolizidinalkaloidhaltigen Pflanzen sollte vermieden werden, gegen Verwendung als Gewürz dürften keine gesundheitlichen Bedenken bestehen.
Brechnußsamen (Strychni semen)	3	Brechnuß-Alkaloide, insbesondere Strychnin, wirken am Zentralnervensystem als Krampfgift (durch erhöhte Krampfbereitschaft können äußere Reize und Substanzen mit zentral erregender Wirkung Krampfanfälle auslösen). Kumulationsgefahr von Strychnin bei Leberfunktionsstörungen. Auch als Bitterstoff und Tonikum ist eine Anwendung nicht mehr vertretbar.

Forts. ➡

2

Negativ-Monographien der Kommission E am BfArM		
Monographie	*	**Anmerkungen**
Brombeerwurzel (Rubi fructicosi radix)	1	Keine Bedeutung in der Phytotherapie.
Bruchkraut (Herniariae herba)	1	
Buccoblätter ☞ S. 59 (Barosmae folium)	1, 4	Ätherisches Öl kann im Magen zu Reizerscheinungen führen.
Cymbopogon-Arten (Citronellgras, Lemongras, westindisches Lemongrasöl, Citronellöl) (Cymbopoginis nardi herba, - citrati herba, - citrati aetheroleum, - winteriani aetheroleum)	1, 4	Als Oleum Melissae indicum (Erg.-B. 6) auf dem freien Markt als Melissenöl-Verfälschung anzutreffen. Häufig verwendet zur sog. „Aroma-Massage".
Damianablätter/-kraut (Turnerae diffusae folium/- herba)	1	Als Potenzmittel (Aphrodisiakum) mit unseriösen Aussagen im Verkehr.
Dillkraut (Anethi herba)	1	Nur als Lebensmittel (Gewürz) von Bedeutung.
Dostenkraut (Origani vulgaris herba)	1	Nur als Lebensmittel (Gewürz) von Bedeutung.
Ebereschenbeeren (Sorbi aucupariae fructus)	1	Frische Ebereschenbeeren enthalten Parasorbinsäure, die zu lokalen Reizerscheinungen führen kann. Beim Trocknen und Kochen wird diese Verbindung weitgehend abgebaut oder zerstört.
Ehrenpreiskraut (Veronicae herba)	1	Droge wäre es wert, näher untersucht zu werden.
Eisenhutknollen/-kraut (Aconiti tuber/- herba)	3	Intoxikationserscheinungen bereits im therapeutischen Dosisbereich möglich (z. B. Parästhesien, Erbrechen, Schwindel, Muskelkrämpfe, Hypothermie, Bradykardie, Herzrhythmusstörungen, zentrale Atemlähmung).
Eisenkraut (Verbenae herba)	1	In einer fixen Kombination zusammen mit Partnern, die eine positive E-Monographie besitzen, vertretbar.
Erdbeerblätter (Fragariae folium)	1, 4	Überempfindlichkeitsreaktionen bei prädisponierten Personen möglich.
Eschenrinde/-blätter (Fraxini cortex/- folium)	1	In einer fixen Kombination zusammen mit Partnern, die eine positive E-Monographie besitzen, vertretbar.
Feigen (Caricae fructus)	1, 4	Geeignet als Lebensmittel mit arzneilicher Wirkung.

Forts. ➡

2

Negativ-Monographien der Kommission E am BfArM		
Monographie	*****	**Anmerkungen**
Fuchskreuzkraut (Senecionis herba)	2	Wechselnde Mengen Pyrrolizidinalkaloide mit v.a. hepatotoxischer Wirkung enthalten. Tierexperimentell wurde dafür eine kanzerogene Wirkung mit einem genotoxischen Wirkmechanismus nachgewiesen. Dauergebrauch von pyrrolizidinalkaloidhaltigen Pflanzen sollte vermieden werden. Die Anwendung eines unwirksamen Mittels bei Diabetes mellitus stellt ein erhebliches gesundheitliches Risiko dar.
Geißrautenkraut (Galegae officinalis herba)	2	Das in der Droge enthaltene Galegin (Isoamylenguanidin) wirkt ähnlich wie die synthetischen Guanidin-Derivate (z.B. Metformin, ein Biguanidin-Derivat) blutzuckersenkend. Eine blutzuckersenkende Wirkung von Geißrautenkraut ist nicht sicher nachgewiesen. Daher ist eine therapeutische Anwendung, insbesondere angesichts der Schwere der Erkrankung und der therapeutischen Alternativen, nicht zu vertreten.
Gelsemiumwurzelstock (Gelsemii rhizoma)	2	Geringe therapeutische Breite. Zahlreiche Vergiftungsfälle, auch mit tödlichem Ausgang, sind aufgetreten.
Ginkgo-biloba-Blätter (Ginkgo folium)	2	Aufgrund des Gehalts an Ginkgolsäuren als potentes Allergen ist ein allergenes Risiko nicht auszuschließen. Gilt nicht für den Trockenextrakt (35–67:1) aus Ginkgo-biloba-Blättern (☞ S. 93), extrahiert mit Aceton-Wasser mit einem Höchstgehalt von 5 ppm Ginkgolsäure.
Goldmohn, kalifornischer (Eschscholtziae herba)	1	Wichtige Pflanze in der Homöopathie, v.a. in der Pädiatrie verwendet.
Haferfrüchte (Avenae fructus)	1	Selten Überempfindlichkeitsreaktionen gegen Hafergluten.
Haferkraut (Avenae herba)	1	Droge müßte näher untersucht werden.
Hagebutten (Rosae pseudofructus cum fructibus)	1, 4	Interessant als Vitamin C-haltiges Lebensmittel.
Hagebuttenkerne (Rosae fructus)	1	Zur Gewinnung des fetten Hagebuttenöls verwendet.
Hagebuttenschalen (Rosae pseudofructus)	1, 4	In Lebensmittel-Füchtetees verwendet.
Heidekraut/-blüten (Callunae vulgaris herba/- flos)	1, 4	Droge müßte näher untersucht werden.

Forts. ➡

2

Negativ-Monographien der Kommission E am BfArM		
Monographie	*	**Anmerkungen**
Heidelbeerblätter (Myrtilli folium)	2	Chronische Vergiftung bei Dauergebrauch von sehr hohen Dosen (> 20 g/Tag).
Hibiskusblüten (Hibisci flos)	1, 4	Arzneibuchdroge und dennoch ein typisches Lebensmittel.
Himbeerblätter (Rubi idaei folium)	1	Interessante Droge, von der die neuesten pharmakologischen Untersuchungen damals noch nicht vorlagen.
Huflattichblüten/-kraut/ -wurzel (Farfarae flos/- herba/ - radix)	2	Wechselnde Mengen Pyrrolizidinalkaloide mit v.a. hepatotoxischer Wirkung enthalten. Tierexperimentell wurde dafür eine kanzerogene Wirkung mit einem genotoxischen Wirkmechanismus nachgewiesen. Dauergebrauch von pyrrolizidinalkaloidhaltigen Pflanzen sollte vermieden werden.
Hundszungenkraut (Cynoglossi herba)	2	Wechselnde Mengen Pyrrolizidinalkaloide mit v.a. hepatotoxischer Wirkung enthalten. Tierexperimentell wurde dafür eine kanzerogene Wirkung mit einem genotoxischen Wirkmechanismus nachgewiesen. Dauergebrauch von pyrrolizidinalkaloidhaltigen Pflanzen sollte vermieden werden.
Immergrünkraut (Vincae minoris herba)	2	Im Tierversuch Blutbildveränderungen wie Leukopenie, Lymphopenie, Erniedrigung des α_1-, α_2- und γ-Globulin-Spiegels vermutlich infolge einer immunsuppressiven Wirkung. Vincamingehalt der Droge gering und starken Schwankungen unterworfen.
Kakaosamen/-schalen (Cacao semen/- testes)	2, 4	Allergische Reaktionen mit Hautmanifestationen und Migräne möglich.
Kamillenblüten, römische (Chamomillae romanae flos)	2, 4 (bis 1 %)	Allergische Reaktionen möglich. Mittelstarke Sensibilisierungspotenz, Häufigkeit eher selten.
Kastanienblätter (Castaneae folium)	1	Als Begleitdroge in Teemischungen gegen Durchfall geeignet.
Katzenpfötchenblüten (Antennariae dioicae flos)	1, 4	Als Begleitdorge in „Lebertees" geeignet.
Kegelblumenkraut, blaßfarbenes (Echinaceae pallidae herba)	1	Die Wurzel besitzt eine Positiv-Monographie ☞ S. 69.
Klatschmohnblüten (Rhoeados flos)	1, 4	Nur als Schmuckdroge sinnvoll.
Klettenwurzel (Bardanae radix)	1	Größere Bedeutung in der Körperpflege (Kosmetikum).

Forts. ➡

2

Negativ-Monographien der Kommission E am BfArM		
Monographie	*	**Anmerkungen**
Königin-der-Nacht-Blüten/-kraut (Selenicerei grandiflori flos/- herba)	1	Verwendung in der Homöopathie.
Koloquinthen (Colocynthidis fructus)	3	Enthalten bis zu 3 % Cucurbitacine. Nach Einnahme starke Reizwirkungen auf die Schleimhäute des Magen-Darm-Trakts bis hin zu blutigen Durchfällen. Teilweise Resorption kann zu Nierenschädigung und einer hämorrhagischen Zystitis führen. Eine abortive Wirkung ist bekannt. Cucurbitacine wirken zytotoxisch und antimitotisch. Anwendung als drastisches Abführmittel nicht mehr vertretbar.
Kornblumenblüten (Cyani flos)	1, 4	Wertvolle Schmuckdroge aufgrund des Anthocyangehalts.
Krappwurzel (Rubiae tinctorum radix)	2	Das enthaltene Lucidin steht im Verdacht, mutagen und kanzerogen zu wirken. Nach den bisher vorliegenden Daten muß davon ausgegangen werden, daß auch Arzneimittel, die Krappwurzel in homöopathischen Verdünnungen enthalten, ein nicht vertretbares kanzerogenes Potential besitzen. Als Lebensmittelfarbstoff ist Krappwurzel nicht zugelassen.
Küchenschellenkraut (Pulsatillae herba)	2	Nach Anwendung von Zubereitungen aus frischen Pflanzen sowie von Protoanemonin heftige Reizerscheinungen an Haut und Schleimhäuten („Hahnenfußdermatitis") möglich. Bei innerer Anwendung hoher Dosen Reizung der Nieren und der ableitenden Harnwege. Protoanemonin wirkt abortiv und teratogen.
Laminariastiele (Laminariae stipites)	2	Gefahr der Hyperthyreose ab einer Dosis von 150 µg Iod/Tag. Selten Überempfindlichkeitsreaktionen.
Leberblümchenkraut (Hepatici nobilis herba)	2	Nach Anwendung von Zubereitungen aus frischen Pflanzen sowie von Protoanemonin heftige Reizerscheinungen an Haut und Schleimhäuten („Hahnenfußdermatitis") möglich. Bei innerer Anwendung hoher Dosen Reizung der Nieren und der ableitenden Harnwege. Protoanemonin wirkt abortiv und teratogen.
Lindenblätter (Tiliae folium)	1, 4	Typische Fülldroge ohne arzneiliche Wirkung, z.B. in Hustentees.
Lindenholz (Tiliae lignum)	1	Die angebliche antirheumatische Wirksamkeit ist nicht belegt.

Forts. ➡

2

Negativ-Monographien der Kommission E am BfArM		
Monographie	*****	**Anmerkungen**
Lindenholzkohle (Tiliae carbo)	1	Obsolet.
Luffaschwamm (Luffa aegyptiaca)	1	Obsolet. Verwendung in der Homöopathie.
Lungenkraut (Pulmonariae herba)	1	
Majorankraut/-öl (Majoranae herba/ - aetheroleum)	2	Majorankraut enthält Arbutin und Hydrochinon in niedrigen Konzentrationen. Hydrochinon ist im Tierversuch kanzerogen. Majoranhaltige Salben nicht bei Sgl. und Kleinkdr. anwenden, da keine ausreichenden Studien vorliegen und nur Erfahrungen aus der Volksmedizin existieren.
Mariendistelkraut (Cardui mariae herba)	1	Verwendet werden die Mariendistelfrüchte (☞ S. 155).
Märzveilchenblüten/ -wurzelstock/-kraut (Violae odoratae flos/ - rhizoma/- herba)	1, 4	Die Untersuchungen älteren Datums bedürfen einer Überprüfung.
Melonenbaumblätter (Caricae papayae folium)	1	Keine „Marketing-Droge".
Melonenbaumfrüchte ☞ S. 172 (Caricae papayae fructus)	1	Nur das daraus gewonnene Enzym Papain ist von arzneilicher Bedeutung.
Mentzelia cordifolia (Anguratae-Magen-Perutee) (Mentzeliae cordifoliae summitates/- stipites/ - radix)	1	Zulassung nach § 109 a AMG.
Mistelbeeren (Visci albi fructus)	2	Vergiftungen von Kdr. nach dem Verzehr von Mistelfrüchten wurden beobachtet.
Mistelstengel (Visci albi stipites)	1	Minderwertiger Anteil von Visci herba, der keine pharmakologisch aktiven Inhaltsstoffe enthält.
Muskatsamen/-blüte (Myristicae semen/ - arillus)	2, 4	Bei Einnahme großer Mengen Bewußtseinsveränderungen bis hin zu intensiven Halluzinationen sowie abortive Wirkung. Das im ätherischen Öl enthaltene Safrol wirkt mutagen und im Tierversuch kanzerogen.
Mutterkorn (Secale cornutum)	3	Extrem unterschiedliches Wirkspektrum der in der Droge enthaltenen Alkaloide, keine sinnvolle kombinierte Anwendung des Gesamtextrakts.

Forts. ➡

Negativ-Monographien der Kommission E am BfArM		
Monographie	*	**Anmerkungen**
Oleanderblätter ☞ S. 170 (Oleandri folium)	2	Mangelhafte Korrelation zwischen dem Gehalt an einzelnen Glykosiden und dem Wirkwert der Droge.
Olivenblätter (Oleae folium)	1	Bedarf neuerer Untersuchungen.
Olivenöl (Olivae oleum)	2	Allergische Hautreaktionen bei topischer Anwendung möglich. Bei systemischer Gabe kann bei Patienten mit Gallensteinen eine Gallenkolik ausgelöst werden.
Pappelrinde/-blätter ☞ S. 175 (Populi cortex/- folium)	1	Sehr selten Überempfindlichkeitsreaktionen (Salicylsäureempfindlichkeit).
Paprika-Arten, capsaicinarme (Capsici fructus)	1	Selten Überempfindlichkeitsreaktionen (urtikarielles Exanthem).
Pestwurz/-blätter (Petasites hybridus/ Petasitidis folium)	2	Wechselnde Mengen Pyrrolizidinalkaloide mit v.a. hepatotoxischer Wirkung enthalten. Tierexperimentell wurde dafür eine kanzerogene Wirkung mit einem genotoxischen Wirkmechanismus nachgewiesen. Dauergebrauch von pyrrolizidinalkaloidhaltigen Pflanzen sollte vermieden werden. Für Pestwurzwurzelstock existiert eine Positiv-Monographie ☞ S. 179.
Petersilienfrüchte (Petroselini fructus)	2	Abortive Wirkung, Reizung oder Schädigung der Nierenepithelien, Herzarrhythmie. Größere Dosen von Petersilien-Apiol können zu Leberverfettung, Abmagerung, ausgedehnten Schleimhautblutungen und hämorrhagisch-entzündlichen Infiltrationen im Magen-Darm-Trakt, Hämolyse, Methämoglobinurie und Anurie führen.
Pfingstrosenblüten/ -wurzel (Paeoniae flos/- radix)	1, 4	Interessante Schmuckdroge.
Pomeranzenblüten (Aurantii flos)	1, 4	Interessant zur Geschmacksverbesserung von Teemischungen.
Potenzholz (Ptychopetali lignum)	1	Als Potenzmittel (Aphrodisiakum) mit unseriösen Aussagen im Verkehr.
Purpursonnenhutwurzel (Echinaceae purpureae radix)	2	Im Unterschied zum blühenden Kraut ist die Wirksamkeit bei den Wurzeln nicht ausreichend belegt. Anwendung parenteraler Zubereitungen aufgrund der Risiken (allergische Reaktionen) nicht vertretbar. Bei Diabetikern kann sich bei parenteraler Gabe die Stoffwechsellage verschlechtern.

Forts. ➡

2

Negativ-Monographien der Kommission E am BfArM		
Monographie	*****	**Anmerkungen**
Rainfarnblüten/-kraut (Chrysanthemi vulgaris flos/- herba)	2	Das thujonhaltige ätherische Öl besitzt neurotoxische Eigenschaften. Bei mißbräuchlicher Verwendung größerer Mengen der Droge oder des ätherischen Öls als Abortivum wurden verschiedene Vergiftungssymptome beobachtet bis hin zu klonisch-tonischen Krämpfen, starker Beschleunigung der Atmung und unregelmäßiger Herztätigkeit sowie Nieren- und Leberschädigung.
Rautenblätter/-kraut (Rutae folium/- herba)	2	Kontaktdermatitis, schwere Leber- und Nierenschäden durch Rautenöl sind dokumentiert. Die in der Droge enthaltenen Furanocumarine wirken phototoxisch und mutagen. Bei der Anwendung als Abortivum wurde über Todesfälle bei Schwangeren berichtet.
Ringelblumenkraut (Calendulae herba)	1	Besser sind die Ringelblumenblüten (☞ S. 197).
Rittersspornblüten (Delphinii flos)	1, 4 (bis 1%)	Die in Rittersporn enthaltenen Alkaloide führen zu Bradykardie, Blutdrucksenkung und Herzstillstand. Fernen wirken sie zentral lähmend und curareartig auf das Atemzentrum.
Roßkastanienblätter/ -rinde/-blüten (Hippocastani folium/ - cortex/- flos)	1	Interessante „Fülldroge" für Venentees.
Safran (Croci stigma)	2	Bis max. 1,5 g/Tag bislang keine Risiken dokumentiert. Schwere Nebenwirkungen bei Anwendung der Droge als Abortivum in hoher Dosierung wurden beobachtet.
Sandelholz, rotes (Santali lignum rubrum)	1	Jüngere Studien fehlen.
Sandriedgraswurzelstock (Caricis rhizoma)	1	Lokale Reizungen durch Saponine.
Sarsaparillewurzel (Sarsaparillae radix)	2	Einnahme führt zu Magenreizung und temporären Nierenschäden. Resorption von gleichzeitig verabreichten Stoffen, z. B. Digitalisglykosiden oder Wismut, wird erhöht. Elimination anderer Stoffe, z. B. Hypnotika, wird beschleunigt; dadurch unkontrollierte Wirkungsverstärkung oder Wirkungsabschwächung gleichzeitig eingenommener Arzneistoffe.
Schlehdornblüten (Pruni spinosae flos)	1, 4	Jüngere Studien fehlen.
Schwertlilienwurzelstock (Iridis rhizoma)	1, 4	Jüngere Studien fehlen.

Forts. ➡

Negativ-Monographien der Kommission E am BfArM		
Monographie	*	**Anmerkungen**
Seifenkraut (Saponariae herba)	2	Haut- und Schleimhautreizung durch Triterpensaponine in höherer Dosierung.
Sellerie/-wurzel/-kraut/-früchte (Apium graveolens/Apii radix/- herba/- fructus)	2	Phototoxische Reaktionen durch Furanocumarine. Allergische Reaktionen bis hin zum anaphylaktischen Schock möglich.
Silberlindenblüten (Tiliae tomentosae flos)	1, 4	Verfälschung der Arzneibuch-Lindenblüten.
Sonnenhutkraut, schmalblättriges (Echinaceae angustifoliae herba)	2	Die Wirksamkeit ist im Unterschied zum purpurfarbenen Sonnenhut nicht ausreichend belegt. Anwendung parenteraler Zubereitungen aufgrund der Risiken (allergische Reaktionen) nicht vertretbar. Bei Diabetikern kann sich bei parenteraler Gabe die Stoffwechsellage verschlechtern.
Sonnenhutwurzel, schmalblättrige (Echinaceae angustifoliae radix)	1	Negative Einstufung wird allerdings wissenschaftlich kontrovers diskutiert.
Spargelkraut (Asparagi herba)	2	Sehr selten allergische Hautreaktionen.
Spinatblätter (Spinaciae folium)	1	Verwendung wegen des angeblich hohen Eisengehaltes, was nicht zutrifft.
Stockmalvenblüten (Malvae arboreae flos)	1, 4	Anthocyanhaltige interessante Schmuckdroge.
Stramoniumblätter/-samen (Stramonii folium/- semen)	3	Vergiftungsfälle mit tödlichem Ausgang aufgrund des Alkaloidgehaltes (L-Hyoscyamin, L-Scopolamin) sind beschrieben. Die Menge der applizierten Alkaloide bei der inhalativen Anwendung der Droge in Räucherpulvern und Asthmazigaretten ist unkalkulierbar. Wegen der rauschauslösenden Wirkung der Droge besteht die Gefahr von Mißbrauch und Abhängigkeit.
Sumpfporstkraut (Ledi palustris herba)	2	Vergiftungen meist infolge mißbräuchlicher Anwendung, z. B. als Abortivum. Das ätherische Öl bewirkt oral aufgenommen eine heftige Reizung des Magen-Darm-Trakts mit Erbrechen und Diarrhoe sowie eine Reizung bzw. Schädigung der Nieren und ableitenden Harnwege, Schweißausbrüche, Muskel- und Gelenkschmerzen, zentrale Erregung mit rauschartigen Zuständen und anschließender Lähmung.
Syzygiumsamen (Syzygii cumini semen)	2	Anwendung bei Diabetes mellitus unter Berücksichtigung anderer gesicherter Therapiemöglichkeiten unvertretbar.

Forts. ➡

2

Negativ-Monographien der Kommission E am BfArM		
Monographie	*	**Anmerkungen**
Tang (Fucus)	2	Oberhalb einer Dosierung von 150 µg Iod/Tag besteht die Gefahr einer Induktion und Verschlimmerung einer Hyperthyreose. Selten Überempfindlichkeitsreaktionen mit schweren Allgemeinreaktionen.
Taubnesselkraut, weißes (Lamii albi herba)	1	Wird durch die geeigneten Blüten (☞ S. 234) ersetzt.
Waldmeisterkraut (Galii odorati herba)	1	Frisches Kraut kann in der Waldmeisterbowle zu Kopfschmerzen führen.
Walnußfruchtschalen (Juglandis fructus cortex)	2	Das in frischen Walnußfruchtschalen enthaltene Naphthochinon-Derivat Juglon wirkt mutagen. Die lokale tgl. Anwendung von juglonhaltigen Zubereitungen aus Walnußrinde wird mit einem gehäuften Auftreten von Zungenkrebs sowie einer Leukoplakie der Lippen in Verbindung gebracht.
Weißdornblätter/-früchte (Crataegi folium/- fructus)	1	Blätter alleine und Früchte sind nicht in der Positiv-Monographie Weißdornblätter mit Blüten (☞ S. 261) enthalten.
Wurmfarnblätter/-kraut/ -wurzelstock (Filicis maris folium/ - herba/- rhizoma)	3	Aufgrund der Risiken (zahlreiche Vergiftungen, auch mit tödlichem Ausgang) kann eine innere Anwendung nicht vertreten werden. Wirksamkeit bei äußerer Anwendung nicht belegt.
Yohimbeerinde (Yohimbehe cortex)	2	Erregungszustände, Tremor, Schlaflosigkeit, Angst, Blutdruckerhöhung, Tachykardie, Übelkeit und Erbrechen sowie Leberschäden möglich.
Ysopkraut/-öl (Hyssopi herba/ -aetheroleum)	1, 4 (Kraut bis 5 %)	Mit Ysopöl Vergiftungen nach Einnahme von 10–30 Tr. (Erw.) bzw. 2–3 Tr. (Kdr.) bekannt, die zu klonischen oder klonisch-tonischen Krämpfen führen.
Zaunrübenwurzel (Bryoniae radix)	3	Droge enthält stark zytotoxisch wirkende Cucurbitacine. Nach Einnahme wurden Schwindel, Erbrechen, heftige Koliken, starke dünnflüssige, z.T. auch blutige Diarrhoe, Nierenschäden, Abort, Erregungszustände und Krämpfe beobachtet. Anwendung als Emetikum und Drastikum obsolet.
Zimtblüten (Cinnamomi flos)	2, 4	Häufig allergische Haut- und Schleimhautreaktionen.
Zitwerwurzelstock (Zedoariae rhizoma)	1	Ayurveda-Droge, zu wenig untersucht.

Forts. ➡

2

Negativ-Monographien der Kommission E am BfArM		
Monographie	*	**Anmerkungen**
Fixe Kombinationen		
Adoniskraut und Maiglöckchenkraut	3	Einzeldrogen positiv beurteilt. Ausreichend begründete Angaben zur Dosierung der Drogen in Kombinationsarzneimitteln sowie zum Verhältnis der Drogen untereinander liegen nicht vor. Aufgrund fehlender Untersuchungen zur Wirksamkeit und Unbedenklichkeit der Fixkombination sind Risiken der Kombination nicht beurteilbar. Den möglichen Risiken steht kein Vorteil der fixen Kombination im Vergleich zu den Einzeldrogen gegenüber.
Adoniskraut und/oder Maiglöckchenkraut und/oder Meerzwiebel und/oder Oleanderblätter mit Ammi-visnaga-Früchten	3	☞ Adoniskraut und Maiglöckchenkraut
Adoniskraut und/oder Maiglöckchenkraut und/oder Meerzwiebel und/oder Oleanderblätter mit Arzneistoffen in homöopathischer Zubereitung	3	☞ Adoniskraut und Maiglöckchenkraut
Adoniskraut und/oder Maiglöckchenkraut und/oder Meerzwiebel und/oder Oleanderblätter mit chemisch definierten Arzneistoffen	3	☞ Adoniskraut und Maiglöckchenkraut
Adoniskraut und/oder Maiglöckchenkraut und/oder Meerzwiebel und/oder Oleanderblätter mit nicht herzglykosidhaltigen Drogen	3	☞ Adoniskraut und Maiglöckchenkraut
Atropa belladonna mit anderen Drogen	3	☞ Atropa belladonna mit chemisch definierten Arzneistoffen
Atropa belladonna mit Arzneistoffen in homöopathischer Zubereitung	3	☞ Atropa belladonna mit chemisch definierten Arzneistoffen. Zudem sind fixe Kombinationen homöopathisch zubereiteter Bestandteile nicht sinnvoll, da grundsätzlich die Therapievorstellungen der Homöopathie mit denen der Phytotherapie nicht übereinstimmen.

Forts. ➡

2

Negativ-Monographien der Kommission E am BfArM		
Monographie	*	**Anmerkungen**
Atropa belladonna mit chemisch definierten Arzneistoffen	3	Die fixe Kombination von Atropa belladonna als Alkaloiddroge mit enger Dosisbegrenzung und hoher Toxizität mit anderen Stoffen (chemisch definierten, homöopathischen Stoffen, anderen pflanzlichen Drogen) ist grundsätzlich nicht anzuraten, da die Kombinationspartner weder zur Wirksamkeit noch zur besseren Verträglichkeit von Atropa-haltigen Arzneimitteln beitragen.

Tab. 2.1

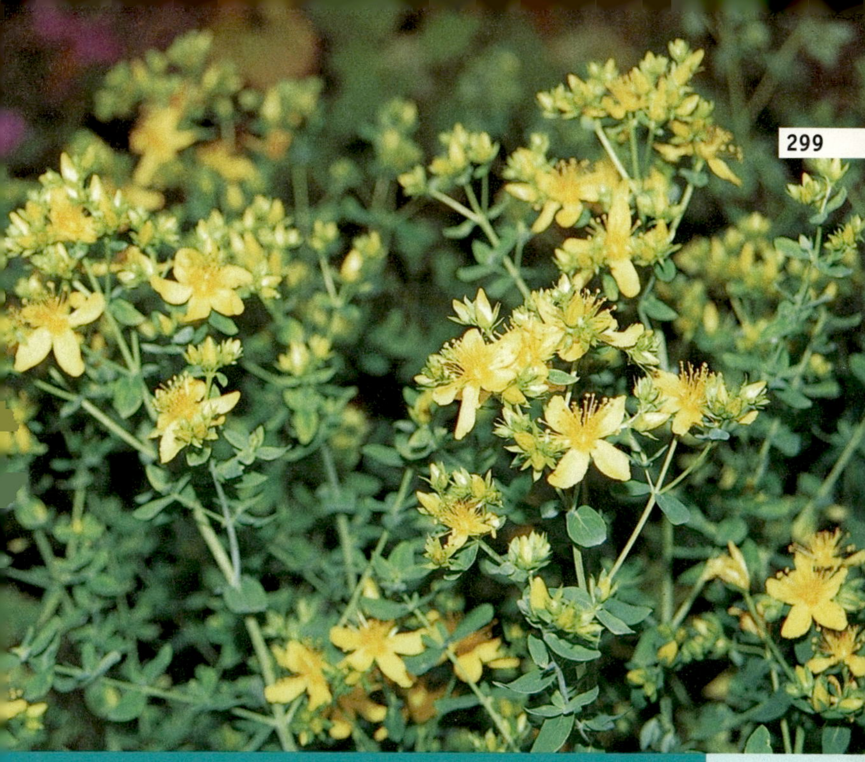

3 Psychische und psychosomatische Erkrankungen

Inhalt

Unter dem Sammelbegriff „pflanzliche Beruhigungsmittel® besitzen die in Tab. 3.1 aufgelisteten Arzneidrogen bereits seit dem Altertum eine relativ große therapeutische Bedeutung. Die erfolgreiche **traditionelle** Anwendung von pflanzliche Sedativa bei nervösen Angst-, Spannungs- und Unruhezuständen, bei Schlafstörungen sowie beim „psychovegetativen Syndrom" macht es verständlich, warum man sich erst in den letzten 20 Jahren um den naturwissenschaftlich orientierten Nachweis der Wirksamkeit anhand kontrollierter Therapiestudien gekümmert hat.

Die jüngeren experimentellen und klinischen Studien zeigen, daß man bei der Therapie mit psychotropen Phytopharmaka detaillierte Kenntnisse über Wirkstärke und -dauer, Wirkungseintritt, Nebenwirkungen und Interaktionen besitzen muß. Auch sollte die unter dem Oberbegriff „Pflanzliche Sedativa" in die Literatur eingegangene Gruppe an pflanzlichen Arzneimitteln in spezifische Anwendungsgebiete unterteilt werden.

Psychotrop wirksame Phytopharmaka besitzen mehr denn je eine große therapeutische Bedeutung zusammen mit Maßnahmen der Entspannungs- und Bewegungstherapie, insbesondere beim sogenannten Burn-out-Syndrom.

■ Unterschiede zwischen psychotropen Phyto- und synthetischen Pharmaka

Wirkstärke und -dauer
Sind von pflanzlichen Psychopharmaka und insbesondere von Schlafmitteln im Vergleich zu synthetischen Pharmaka relativ gering. Sie wirken in erster Linie schlafanstoßend, ohne daß die Schlafphasen negativ beeinflußt werden, und führen weder zu Gewöhnung noch zu Abhängigkeit. Ferner haben sie v.a. keine hypnotischen Eigenschaften.

Wirkungseintritt
Kann bei Phytopharmaka deutlich zeitlich verzögert sein. Z.B. tritt die angstlösende Wirkung von Kava-Kava-Extrakt erst nach einigen Tagen ein. Aus klinischen Studien mit Johanniskrautextrakten ist bekannt, daß erst nach rund 14 Tagen mit einem wahrnehmbaren Wirkungseintritt gerechnet werden kann. Auch bei Baldrianpräparaten tritt bei vielen Patienten (nicht bei allen) die Wirkung erst nach einigen Tagen ein. Die Plazeborate ist sowohl bei chemisch-synthetischen als auch pflanzlichen Psychopharmaka relativ hoch und es besteht diesbezüglich kein signifikanter Unterschied zwischen beiden Arzneimittelgruppen.

Nebenwirkungen
Die gute Verträglichkeit der Phytopharmaka ist der wesentliche Vorteil gegenüber synthetischen Psychopharmaka. Beispielsweise waren bei mehrwöchiger Anwendung Johanniskrautextrakte in einer klinischen Studie ebenso wirksam wie trizyklische Antidepressiva, die Einnahme war aber im Gegensatz zu den chemisch-synthetischen Psychopharmaka mit geringen bzw. mit zu vernachlässigenden Nebenwirkungen verbunden.

Allerdings müssen bei der Einnahme von Johanniskrautpräparaten auch Interaktionen mit anderen Arzneimitteln berücksichtigt werden (☞ S. 118).

Bei den Kava-Kava-Wurzelstockpräparaten, deren Zulassung jedoch im Juni 2002 zurückgenommen wurde, sollten bei einer Einnahme, die vorerst nicht länger als 4 Wochen dauern soll, die Leberlaborwerte vorher bestimmt werden. Bei erhöhten Transaminasewerten sind Kava-Kava-Extrakte kontraindiziert. Auch sollte die max. Tagesdosis von 120 mg Kava-Pyronen nicht überschritten werden, wenn z.B. zugelassene Präparate anderer Länder verordnet werden.

Darreichungsform

Die galenische „Urform" der psychotrop wirksamen Phytopharmaka ist die **Teezubereitung als Aufguß** (Infus). Diese Darreichungsform, z.B. als Baldrian- oder Johanniskraut-Tee, besitzt bei leichteren Unruhezuständen bzw. bei leichten nervösen Mißbefindlichkeiten nach wie vor eine große Bedeutung. Insbesondere auch deshalb, weil bei der Einnahme mehrerer Tassen einer sogenannten „Species nervinae", die aus einer Monodroge oder aus einer fixen Kombination hergestellt wird, die von der Kommission E vorgegebene Tagesdosierung gut erreicht werden kann.

Phytochemisch besser und auch wirksamer, weil sowohl hydrophile als auch lipophile Inhaltsstoffe extrahiert werden, sind in der Regel **ethanolisch-wäßrige Auszüge** in Form von **Tinkturen** (z.B. Baldriantinktur DAB) oder **Trockenextrakten** (z.B. auf mehrere wirksamkeitsmitbestimmende Inhaltsstoffe standardisierter Trockenextrakte aus den Blüten und Blättern von Johanniskraut). Die Trockenextrakte werden zu Tbl., Drg. oder Kps. verarbeitet.

Eine besonders empfehlenswerte Darreichungsform ist bei psychischen und psychosomatischen Erkrankungen die Applikation in Form von **Bädern**. Dies gilt in erster Linie für diejenigen Psycho-Phytopharmaka, die ätherisches Öl enthalten (Baldrianwurzel, Hopfenzapfen, Lavendelblüten, Melissenblätter). Im Sinne der sogenannten Aromatherapie wirken die ätherischen Öle nicht nur inhalativ über die Geruchsempfindung auf das limbische System, wo sie die Stimmung beeinflussen können, sondern sie werden auch über die Haut resorbiert und wirken systemisch auf das ZNS. Dadurch kommt es zu einem dualen Wirkmechanismus der lipophilen und flüchtigen Inhaltsstoffe, die im einzelnen in den Drogenkapiteln sowie in den Pflanzenprofilen genannt werden.

Wirkungen

In Tierexperimenten sind zentral dämpfende, angstlösende, sedative, spasmolytische und muskelrelaxierende Effekte sowie ein benzodiazepinähnlicher Einfluß auf das GABA-System nachgewiesen worden (☞ einzelne Monographien in Kap. 2).

Wie die Auswertung der klinischen Studien ergeben hat, wirken Psycho-Phytopharmaka sowohl **symptomatisch** (z.B. Besserung des Hamilton-Depressions-Scores = HAMD) als auch **kausal** (z.B. Reuptake von Noradrenalin, Serotonin und Dopamin aus dem synaptischen Spalt zurück in das Neuron).

3.1 Arzneipflanzen bei psychischen und psychosomatischen Erkrankungen

Arzneidrogen, die bei psychischen und psychosomatischen Erkrankungen Verwendung finden

Arzneidroge	Indikationen	Bemerkungen
Baldrianwurzel (Valerianae radix)	• Einschlafstörungen ☞ 3.2.1, 3.2.2 • Nervöse Unruhezustände ☞ 3.3.1 • Enuresis nocturna et diurna ☞ 3.6.1	Zubereitungen (Tee, Tinktur etc.) aus dem europäischen Baldrian enthalten keine Valepotriate im Unterschied zu öligen Auszügen aus den Wurzeln des indischen und mexikanischen Baldrians.
Hopfenzapfen (Lupuli strobulus)	• Einschlafstörungen ☞ 3.2.1, 3.2.2 • Nervöse Unruhezustände ☞ 3.3.1, 3.3.2	Verwendet werden die ganzen getrockneten weiblichen Blütenstände (Hopfenzapfen) oder die Hopfendrüsen.
Johanniskraut (Hyperici herba)	• Angststörungen ☞ 3.4.1 • Depression ☞ 3.5.1	Die wirksamkeitsmitbestimmenden Inhaltsstoffe befinden sich in den Blüten und Blättern, nicht in den Stengeln. Eine gute Ausgangsdroge besteht daher nur aus den oberen Pflanzenteilen.
Kava-Kava-Wurzelstock (Piperis methystici rhizoma)	• Angststörungen ☞ 3.4.1	Verwendet werden ethanolisch- oder azetonisch-wäßrige Extrakte aus dem getrockneten und geschälten Wurzelstock.
Kürbissamen (Cucurbitae peponis semen)	• Enuresis nocturna et diurna ☞ 3.6.1	Verwendung finden sollte der spezielle „Medizinal-Kürbis" von der Kultursorte Cucurbita pepo L. convar. citrullinina GREB. var. styriaca GREB.
Lavendelblüten (Lavandulae flos)	• Einschlafstörungen ☞ 3.2.1, 3.2.2 • Nervöse Unruhezustände ☞ 3.3.1, 3.3.2	Wirksam ist das aus den Blüten gewonnene ätherische Öl, insbesondere der Hauptinhaltsstoff Linalylacetat.
Melissenblätter (Melissae folium)	• Einschlafstörungen ☞ 3.2.1, 3.2.2	Wirksamkeit beruht in erster Linie auf dem Vorhandensein von ätherischem Melissenöl.
Passionsblumenkraut (Passiflorae herba)	• Nervöse Unruhezustände ☞ 3.3.1	Bei einer wirksamen Droge beträgt der Stengelanteil max. 10 %.

Tab. 3.1

3

3.2 Schlafstörungen

Einschlafstörung: *Einschlafzeit ≥ 30 Min.* ***Durchschlafstörung:*** *vorzeitiges Aufwachen nach Schlafzeit unter 6 Std. ≥ 3 x/Woche. Die Patienten leiden unter Symptomen wie Tagesmüdigkeit, Unausgeglichenheit, mangelnder Konzentration oder motorischen Störungen. Ursachen können u. a. sein: Schmerzen, Fieber, Atemnot kardialer oder pulmonaler Genese, Nykturie bei Herzinsuffizienz, Hauterkrankungen mit Juckreiz, Hyperthyreose, Schlafapnoe-Syndrom, Restless-legs-Syndrom, Medikamente (z.B. Antihypertensiva, Steroide, Schilddrüsenhormone, Theophyllin), Depressionen, schizophrene Psychosen, Demenz, Morbus Parkinson, Alkohol- oder Drogenmißbrauch, psychoreaktive Ursachen (Sorgen, Angst, Trauer, Streß, ungewohnte Umgebung) oder falsche Schlafhygiene (Schichtarbeit, unregelmäßiges Schlafen). 20–30 % der älteren und 10–15 % der jüngeren Bevölkerung leiden unter Einschlaf- und/oder Durchschlafstörungen.*

Stellenwert der Phytotherapie

Phytopharmaka sind vorwiegend zur Therapie nervös bedingter **Einschlafstörungen** geeignet. Bei Durchschlafstörungen ist die Wirksamkeit unbefriedigend.

Die Verwendung von pflanzlichen Schlafmitteln eignet sich nach Ausschluß möglicher psychiatrischer und organischer Ursachen für die Schlaflosigkeit v.a. bei
- Patienten mit leichteren Schlafstörungen
- älteren Patienten, da bei diesen Reaktionen auf synthetische Arzneimittel schwer vorhersehbar sind
- Patienten mit Schlaflosigkeit, die durch andere Arzneimittel induziert werden, z.B. bei Asthmatikern, die aufgrund einer Kortikoid- oder Theophyllin-Medikation Schlafschwierigkeiten haben. Hier kann die zusätzliche Wirkung einer Arzneipflanzenzubereitung wie der Passionsblume genutzt werden, die gleichzeitig sedativ und spasmolytisch wirkt.

Phytotherapeutika stellen eine sehr gute Alternative zu synthetischen Schlafmitteln dar, da sie zu keiner Abhängigkeit führen und nebenwirkungsarm sind.

Wirkungseintritt

Von Baldrianzubereitungen und anderen pflanzlichen Psychopharmaka können keine Sofortwirkungen wie von typischen synthetischen Schlafmitteln erwartet werden. Der Therapeut sollte den Patienten vor Verordnung aufklären, daß sich Verbesserungen von Schlafqualität und Tagesbefindlichkeit in der Regel erst nach **2–4wöchiger Therapie** zeigen.

Zur Therapie nervös bedingter Einschlafstörungen sollte die Hälfte der Tagesdosis (z.B. 2 Drg. von 4 Drg. Tagesdosis) ca. ½ Std. vor dem Schlafengehen eingenommen werden.

Auch auf eine ausreichende Dosierung muß geachtet werden. Klinische Studien zeigen, daß als Tagesdosis 600–1000 mg ethanolisch-wäßriger Baldrianwurzel-Trockenextrakt notwendig sind.

Wirkmechanismus

Pflanzliche Schlafmittel

- erhöhen die Schlafbereitschaft und normalisieren den physiologischen Schlafablauf
- beeinflussen den natürlichen Schlafrhythmus nicht negativ, stören also nicht die für den erholsamen Schlaf so wichtigen REM-Phasen sowie die Tiefschlafphasen
- haben zwar eine schlafanstoßende Wirkung, aber keine narkotischen Effekte, wie z.B. Barbiturate. Der Vorteil dabei ist, daß man morgens und tagsüber nicht so müde ist. Auch bei Überdosierung tritt kein narkotischer Effekt auf, lediglich die Schlafbereitschaft wird erhöht. Der Schlafanstoß wird über eine leichte Sedierung erzielt, die sich erst nach längerem Einnahme-Zeitraum einstellt (s.o.).

Darreichungsform

Die höchsten Wirkstoffkonzentrationen werden durch **orale** Verabreichung von geeigneten **Fertigarzneimitteln** erreicht.

Jede Therapie der Schlaflosigkeit kann durch die Verordnung eines Schlaf- und Beruhigungs**tees** entweder aus den Einzeldrogen oder, noch besser, aus einer Kombination mehrerer Drogen sowie durch abendliche **Bäder** unterstützt werden.

Phytotherapeutische Differentialtherapie

Die pflanzlichen Beruhigungsmittel lassen sich unterteilen in

- **Tagessedativa**, wie z.B. die Valepotriate im mexikanischen Baldrian oder das schwächer wirksame Passionsblumenkraut. Sie besitzen eine thymoleptische Wirkung und beruhigen, ohne müde zu machen. Man nennt sie daher auch **Äquilanzien**.
- **Nachtsedativa**, wie z.B. Baldrianwurzel, Hopfenzapfen, Lavendelblüten, Melissenblätter. Sie machen müde und fördern die Einschlafbereitschaft, insbesondere wenn die Schlafstörungen nervös bedingt sind. Der Übergang zu den Tagessedativa ist fließend.

Für die Therapie der Schlafstörungen sind die zur Gruppe der **Nachtsedativa** gehörenden Pflanzen geeignet.

V.a. bei Kdr. lassen sich durch **Bauchschmerzen** bedingte Einschlafstörungen gut mit Melissenblättern behandeln, weil diese auch spasmolytisch und karminativ wirken.

Besonders für den Fall, daß Schlafstörungen als Ausdruck einer **depressiven Verstimmung** auftreten, ist die zusätzliche Behandlung mit Johanniskraut angezeigt (☞ 3.5.1).

Schlafstörungen, die im Rahmen von **Angststörungen** auftreten, sind einer Therapie mit Kava-Kava zugänglich (☞ 3.4.1).

Wirkstärke der Drogen, die als Nachtsedativa Verwendung finden	
Arzneidroge	**Stärke der schlafanstoßenden Wirkung**
Baldrianwurzel	++
Hopfenzapfen	++
Lavendelblüten, -öl	+
Melissenblätter, -öl	+

Tab. 3.2

Zusätzliche allgemeine Maßnahmen

Bei Schlafstörungen besitzen verhaltenstherapeutische Ansätze eine sehr große Bedeutung. Dazu zählen u.a.

- Auf Tagesschlaf verzichten, nicht zu früh ins Bett gehen.
- Nicht vor dem Fernseher einschlafen.
- Regelmäßige Bewegung tagsüber, die müde macht.
- Keine anstrengenden körperlichen Aktivitäten, z.B. Sport, kurz vor dem Zubettgehen.
- Kein Alkohol, Nikotin, Koffein in den Abendstunden.
- Nicht zu kurz vor dem Schlafengehen eine leichte, nicht zu üppige und eher kohlenhydratreiche Abendmahlzeiten einnehmen, aber auch nicht hungrig schlafen gehen.
- Immer etwa zur gleichen Zeit ins Bett gehen mit festem „Ritual" (z.B. Umziehen, Zähne putzen, Toilettengang, 10 Min. lesen oder Radio hören).
- Kälte vermeiden und ggf. zweite Decke oder Bettsocken verwenden.
- Entspannungsübungen erlernen.

Zur Anamnese bei jedem Patienten mit Schlafstörungen gehört die Frage nach Medikamenteneinnahme. Hierin liegt ein oft übersehener Grund für hartnäckige Schlafstörungen. Folgende Medikamente können z.B. den Schlaf stören: α-Methyldopa, ACTH, Appetitzügler, β-Blocker, Bronchodilatatoren (Ephedrin, Theophyllin), Calcium-Antagonisten, Kontrazeptiva, Kortikosteroide, Phenytoin, Trizyklische Antidepressiva, Thyroxin, Zytostatika.

3.2.1 Phytopharmaka zur inneren Anwendung

▶ Baldrianwurzel (Valerianae radix) ☞ S. 36

Die traditionelle Anwendung von Baldriantropfen (Baldriantinktur) von 10–20 Tr. auf einem Würfel Zucker ist bei den meisten Patienten eine deutliche Unterdosierung und kann zu paradoxen Reaktionen führen. Richtig ist eine Dosierung von ½–1 TL (2–3 ml) Baldriantropfen.

Darreichungsform: Tagesdosis mehrmals 2–3 g Wurzel-Droge.

- Teezubereitung: 2 TL zerkleinerte Droge (2–3 g) mit 1 Tasse Wasser heiß aufgießen, 5 Min. abgedeckt ziehen lassen und durch ein Teesieb abseihen. ½ Std. vor dem Schlafengehen 1–2 Tassen trinken.
- Tinktur: ½–1 TL Tinktur mehrmals tgl. in etwas Wasser einnehmen.

Fertigarzneimittel: Z.B.
- Baldrian-Dispert® 45 mg Dragees (45 mg Trockenextrakt), Erw. und Kdr. ab 12 Jahren nehmen 1–mehrmals tgl. 2–4 Drg.
- Baldrian-Phyton® Dragees (200 mg Trockenextrakt), Erw. nehmen 1–3 x tgl. 2–3 Drg., Kdr. dem Alter entsprechend weniger.
- Baldurat® überzogene Tabletten (650 mg ethanolischer Trockenextrakt), ½ Std. vor dem Schlafengehen 1 Tbl.
- Euvegal® Balance 500 Filmtabletten (500 mg standardisierter Trockenextrakt), Erw. 1–3 x tgl. 1 Tbl. bei Einschlafstörungen ½–1 Std. vor dem Schlafengehen einnehmen.
- florabio Baldriansaft, zum Einschlafen 1–2 EL nach dem Abendessen bzw. ½ Std. vor dem Schlafengehen einnehmen, für Kdr. 1 EL mit rotem Traubensaft aus geschmacklichen Gründen verdünnen.
- Sedalint® Baldrian Filmtabletten (165 mg Trockenextrakt), ½ Std. vor dem Schlafengehen 3–4 Filmtbl.
- Sedonium® Dragees (300 mg Trockenextrakt), 2 Drg. vor dem Schlafengehen unzerkaut mit etwas Flüssigkeit einnehmen. (☞ **Studie**)
- Valdispert® 125 mg Dragees, bei Schlafstörungen 3–6 Drg. ½ Std. vor dem Schlafengehen einnehmen.

Kombinationen mit anderen Phytopharmaka: Eine Kombination mit anderen sedativ wirkenden Drogen wie Hopfenzapfen, Passionsblumenkraut als Trockenextrakte ist sinnvoll. Z.B.
- Dormarist Schlafkapseln® (zusammen mit Melissenblättern), 1–2 Kps. ½ Std. vor dem Schlafengehen einnehmen.
- Euvegal® Entspannungs- und Einschlafdragees Dragees (zusammen mit Melissenblättern), 2 x tgl. 2 Drg. (☞ **Studie**)
- Euvegal Entspannungs- und Einschlaftropfen, Lösung (zusammen mit Melissenblättern), 4–5 x tgl. 25–40 Tr.
- Hovaletten® N Filmtabletten (zusammen mit Hopfenzapfen), bei nervös bedingten Einschlafstörungen nehmen Erw. 4 Tbl., Jugendl. ab 12 Jahren 3 Tbl., Kdr. ab 3 Jahren 2 Tbl. jeweils am frühen Abend und unmittelbar vor dem Schlafengehen ein.
- Ivel® Schlaf-Dragees Filmtabletten (zusammen mit Hopfenzapfen), 1–2 Filmtbl. 1 Std. vor dem Schlafengehen einnehmen. (☞ **Studie**)
- Psychotonin®-sed. Tinktur zum Einnehmen (zusammen mit Johanniskraut), dieses Präparat eignet sich für Patienten, bei denen Unruhe und Angst in Zusammenhang mit Schlafstörungen auftreten, Erw. und Jugendl. ½ Std. vor dem Schlafengehen 20–30 Tr. einnehmen.
- Sedariston Tropfen plus Flüssigkeit (zusammen mit Johanniskraut, Melissenblättern), Erw. und Jugendl. ½ Std. vor dem Schlafengehen 20 Tr., Kdr. von 5–12 Jahren 7–10 Tr., Kdr. von 2–5 Jahren 4–7 Tr. in Flüssigkeit.
- Selon® Tabletten (zusammen mit Hopfenzapfen), 1–2 Tbl. ½-1 Std. vor dem Schlafengehen.
- Valverde® Baldrian Hopfen bei Einschlafstörungen und zur Beruhigung Filmtabletten (zusammen mit Hopfenzapfen), bei nervös bedingten Einschlafstörungen Erw. 4 Tbl., Jugendl. ab 12 Jahren 3 Tbl. am frühen Abend und unmittelbar vor dem Schlafengehen einnehmen. (☞ **Studie**)
- Visinal®-Beruhigungsdragees STADA (zusammen mit Passionsblumenkraut, Hopfenzapfen), bei nervösen Einschlafstörungen nehmen Erw. 2 Drg. vor dem Schlafengehen.

✓ Aus geschmacklichen Gründen wird reiner Baldriantee nicht so gerne getrunken. Bei Teemischungen zur Beruhigung und bei Schlafstörungen (☞ 3.2.3, 3.2.4) ist die Compliance im allgemeinen besser.
Frischpflanzenpreßsäfte sind vor allem bei Einschlafstörungen von Kindern geeignet. Zur Geschmacksverbesserung empfiehlt es sich, den Baldriansaft mit rotem Traubensaft zu vermischen.
Berichte über die nicht ausreichende Wirksamkeit von Baldrianwurzelextrakt gehen v.a. darauf zurück, daß ungenügend hohe Dosen verwendet wurden. Es sollte darauf geachtet werden, daß nur Fertigarzneimittel eingesetzt werden, deren Einzeldosierungen es erlauben, Extrakt-Tagesdosierungen von 400–600 mg leicht zu erreichen (z.B. Sedonium® oder Baldrian-Phyton®).
Das Präparat Sedonium® enthält mit 300 mg Trockenextrakt den höchsten Gehalt an Badrianwurzeltrockenextrakt aller im Verkehr befindlicher Baldrianpräparate.
Nur der europäische Baldrian (Valeriana officinalis) erhielt eine positive Monographie mit der Indikation als Nachtsedativum. „Exotische" Baldrianarten, wie der mexikanische und indische Baldrian, sind Tagessedativa, die sich nicht zur Therapie von Einschlafstörungen eignen. Die Exoten können, einen ausreichenden Gehalt von Valepotriaten von 30–50 mg/Einzeldosis vorausgesetzt, als Beruhigungsmittel bei Unruhezuständen tagsüber eingesetzt werden (Tagessedativa mit thymoleptischer = konzentrationssteigernder Wirkung).

Die sedativen Effekte von Baldrianwurzelextrakt sind in offenen klinischen Prüfungen und plazebokontrollierten Doppelblindstudien umfangreich dokumentiert. Am Menschen führt Baldrianwurzelextrakt zu einer Abnahme der Hyperreaktivität, Verringerung der Schlaflatenz sowie einer Verbesserung der Schlafqualität mit Verminderung des nächtlichen Aufwachens. Dabei bleibt die Wiedergabe von Traumerlebnissen unbeeinflußt, d.h. Baldrian hat im Gegensatz zu synthetischen Schlafmitteln keinen Einfluß auf die natürliche Physiologie des Schlafs und die für die Erholungseffekte bedeutsamen REM-Phasen. So führte in einer doppelblinden, plazebokontrollierten Studie die Therapie mit einem hochdosierten valepotriatfreien Baldrianextrakt (**Sedonium® Dragees**) bei 121 Patienten mit nicht organisch bedingten Schlafstörungen zu einer deutlichen Besserung der Schlafqualität, des Erholtseins nach dem Schlaf und zur Verbesserung der Gesamtbefindlichkeit.
In einer multizentrischen Anwendungsbeobachtung wurden die Wirksamkeit und Unbedenklichkeit von **Sedonium® Dragees** bei Kindern unter 12 Jahren, die an nervösen Schlafstörungen und/oder nervösen Spannungszuständen litten, geprüft. In 60 % der Fälle beurteilten die Prüfärzte – insgesamt 24 – den Therapieerfolg als sehr gut, in 35 % als gut. Bei 5 % wurden die Beschwerden nicht gebessert. Die Eltern schätzten die Wirksamkeit ähnlich ein. Die Tagesdosierung lag zwischen 1–4 Drg.
In einer randomisierten, doppelblinden klinischen Vergleichsstudie wurden 75 schlafgestörte Patienten 28 Tage lang entweder mit Oxazepam oder einem standardisierten Baldrianwurzel-Trockenextrakt behandelt. Die Schlafqualität verbesserte sich in beiden Gruppen signifikant, in der Oxazepam-Gruppe um 0,73 Punkte, in der Baldrian-Gruppe um 0,83 Punkte. 55 % der Patienten der Baldrian- und 70 % der Oxazepam-Gruppe beurteilten die Wirksamkeit der Medikation als „sehr gut" bis „gut". ➡

3

Wirksame Kombinationen mit Melissenblättern-, Hopfenzapfen- oder Johanniskrautextrakten
In einer randomisierten, doppelblinden und kontrollierten klinischen Untersuchung im Parallelgruppendesign wurden Patienten mit Schlafstörungen nach DSM IV-Kriterien entweder mit einer Hopfen-Baldrian-Kombination (**Valverde**®) oder mit einem Benzodiazepin behandelt. Parameter zur Beurteilung der Wirksamkeit waren Schlaf-, Lebensqualität und Aktivität am Tag (gemessen mit psychometrischen Tests und einem Schlaffragebogen). Diese Parameter wurden zu Beginn der Behandlung, nach zweiwöchiger Therapie und eine Woche nach Ende der Einnahme gemessen. In dieser Studie war die Behandlung mit dem Phytokombinationstherapeutikum derjenigen mit dem Benzodiazepin gleichwertig. Auch der allgemeine Gesundheitszustand der Patienten besserte sich. Unter beiden Regimes traten die Symptome nach Absetzen des Präparats wieder auf. Sowohl unter Therapie mit dem Benzodiazepin als auch mit dem Phytotherapeutikum kam es in je einem Fall zu Magenbeschwerden.
In einer doppelblinden Studie mit der Kombination aus Baldrianwurzel- und Melissenblätterextrakt war das Phytopharmakon (**Euvegal**® **Entspannungs- und Einschlafdragees**) deutlich wirksamer als Plazebo, was die Schlafqualität und das Tagesbefinden betrifft.
In einer prospektiven, offenen Beobachtungsstudie wurden bei 450 niedergelassenen Kinderärzten die Wirksamkeit und Unbedenklichkeit von **Euvegal**® **Entspannungs- und Einschlafdragees** bei einer Dosierung von 2 x tgl. 2 Drg. bei Kdr. unter 12 Jahren geprüft, die unter Unruhezuständen und nervös bedingten Einschlafstörungen litten. In allen erkrankungsrelevanten Symptomen zeigte sich eine signifikante Abnahme des Schweregrades und der Häufigkeit des Auftretens. Insbesondere das zentrale Symptom „Schlafstörung" wurde bei 80,88 % der Patienten deutlich gebessert.
Eine Untersuchung des TÜV Rheinland zeigte, daß die Therapie mit **Ivel**® **Schlaf-Dragees Filmtabletten** bei Patienten mit Unruhe und Einschlafstörungen im Vergleich zu Plazebo auch bei wiederholter Einnahme die psychometrisch gemessene Leistungsfähigkeit nicht beeinträchtigt und zu keinen hangover-Phänomenen führt. Die Fahrtüchtigkeit bleibt also voll erhalten. Auch die Alkoholwirkung wurde durch das Phytopharmakon nicht verstärkt.
In einer offenen Therapiestudie (n = 2462) konnte gezeigt werden, daß die gemeinsame tgl. Einnahme von 1000 mg Baldrianwurzeltrockenextrakt und 600 mg Johanniskrauttrockenextrakt besonders gut wirksam ist.

▶ Hopfenzapfen (Lupuli strobulus) ☞ S. 109

Darreichungsform: Einzeldosis 0,5 g Droge, mehrmals tgl. einnehmen.
- Teezubereitung: 1 TL zerkleinerte Droge mit 1 Tasse kochendem Wasser übergießen, abdecken und nach etwa 10 Min. durch ein Teesieb abseihen. Mittags und abends 1 Tasse trinken.

Fertigarzneimittel: Z.B.
- Nervenruh forte N Dragees, Erw. nehmen zur Förderung des Einschlafens 1–2 Drg. ½–1 Std. vor dem Zubettgehen ein, Kdr. ab 2 Jahren 1 Drg. ½ Std. vor dem Zubettgehen.

3

Kombinationen mit anderen Phytopharmaka: Eine Kombination mit anderen sedativ wirkenden Drogen wie Baldrian, Melisse, Passionsblume ist sinnvoll und wird auch durch die Kommission E in einer Kombinations-Monographie (☞ 3.2.2, 13.2) sowie in 2 Muster-Vorschlägen empfohlen. Fertigkombinationen sind z.B.

- Ardeysedon® N Dragees (zusammen mit Baldrianwurzel), 1–mehrmals tgl. 2 Drg., Kdr. von 4–10 Jahren 1–mehrmals tgl. 1 Drg.
- Hovaletten® N Filmtabletten (zusammen mit Baldrianwurzel), bei nervös bedingten Einschlafstörungen nehmen Erw. 4 Tbl., Jugendl. ab. 12 Jahren 3 Tbl., Kdr. ab 3 Jahren 2 Tbl. jeweils am frühen Abend und unmittelbar vor dem Schlafengehen ein.
- H & S Nerven- und Schlaftee (zusammen mit Baldrianwurzel, Melissen-, Rosmarinblättern), 2–3 x tgl. und vor dem Schlafengehen 1 Tasse Tee trinken.
- Kneipp® Baldrian + Hopfen Dragees (zusammen mit Baldrianwurzel), 1–3 x tgl. 2 Drg. möglichst unzerkaut mit etwas Flüssigkeit einnehmen.
- Luvased® Dragees (zusammen mit Baldrianwurzel), Erw. nehmen abends 2–4 Drg. zur Förderung des Schlafs mit etwas Flüssigkeit ein, Kdr. ab 7 Jahren bis zu 3 x tgl. 1 Drg.
- Moradorm® S Filmtabletten (zusammen mit Baldrianwurzel, Passionsblumenkraut), zur Schlafeinleitung 1–2 Std. vor dem Schlafengehen 1–3 Filmtbl. einnehmen. **(☞ Studie)**
- Vivinox® N Beruhigungsdragees (zusammen mit Baldrianwurzel, Passionsblumenkraut), zur Schlafförderung etwa 1 Std. vor dem Schlafengehen 2–3 Drg.

✓ Nach Empfehlung der Kommission E sollte in Kombinationsarzneimitteln mit Baldrian der Hopfenextrakt in einer Konzentration von 10–65 mg, bei Kombinationen ohne Baldrian von 40–90 mg Trockenextrakt (1:5–7) enthalten sein.

Das Kombinationssedativum Moradorm® S Filmtabletten (aus Hopfenzapfen, Baldrianwurzel, Passionsblumenkraut) ist das zur Zeit am höchsten dosierte Kombinationspräparat.

Die Wirksamkeit von **Moradorm® S Filmtabletten** wurde in einer doppelblinden plazebokontrollierten Studie an 90 Frauen im Alter von 25–29 Jahren u.a. anhand des HAMA-Scores nachgewiesen. Unter der Behandlung mit **Moradorm® S Filmtabletten** nahm dier Summenscore von 34,61 auf 9,61 ab. In der Plazebogruppe ging der Wert von 34,44 auf 20,91 zurück. Die Dosierung betrug morgens 2 sowie mittags und abends je 1 Filmtbl.

▶ Lavendelblüten (Lavandulae flos) ☞ S. 142

Darreichungsform: Tagesdosis 3–5 g Droge.

- Teezubereitung: 1–2 TL Droge mit 1 Tasse Wasser heiß aufgießen, abgedeckt ziehen lassen und nach etwa 5 Min. durch ein Teesieb abseihen. Abends 1–2 Tassen trinken.
- Ätherisches Öl: 1–4 Tr. auf einem Stück Würfelzucker vor dem Schlafengehen einnehmen.

Fertigarzneimittel: Sind nicht erhältlich.

Kombinationen mit anderen Phytopharmaka: Eine Kombination mit anderen sedativ wirkenden Drogen wie Melissenblättern, Hopfenzapfen, Passionsblumenkraut als freie Rezeptur zu gleichen Teilen ist sinnvoll.

> In 2 neueren klinischen Studien konnte gezeigt werden, daß die sedierende Wirkung von ätherischem Lavendelöl sowohl inhalativ als auch bei Applikation über die Haut eintritt. In einer Pilotstudie mit 4 geriatrischen Patienten verlängerte sich nach einer Geruchsbehandlung mit Lavendelöl die Schlafzeit signifikant. Auch die Schlafqualität besserte sich.

▶ Melissenblätter (Melissae folium) ☞ S. 162

Darreichungsform: Tagesdosis 1,5–4,5 g Droge
- Teezubereitung: 2 TL geschnittene Droge (1,5–4,5 g) mit 1 Tasse kochendem Wasser übergießen und 5 Min. abgedeckt ziehen lassen. Abends bzw. mehrmals tgl. 1–2 Tassen trinken.

Fertigarzneimittel: Z.B.
- florabio naturreiner Heilpflanzensaft Melisse Preßsaft, 3–4 x tgl. vor den Mahlzeiten 10 ml (= 1 EL) Preßsaft unverdünnt oder mit etwas Flüssigkeit einnehmen.

Kombinationen mit anderen Phytopharmaka: Eine Kombination mit anderen sedativ wirkenden Drogen wie Baldrianwurzel, Hopfenzapfen, Passionsblumenkraut ist sinnvoll. Z.B.
- Euvegal® Entspannungs- und Einschlafdragees Dragees (zusammen mit Baldrianwurzel), Erw. 2–3 x tgl. 2 Drg., Kdr. 2–3 x tgl. 1 Drg. (☞ **Studie**)
- Euvegal® Entspannungs- und Einschlaftropfen, Lösung (zusammen mit Melissenblättern), 4–5 x tgl. 25–40 Tr.
- Kneipp® Nerven- und Schlaf-Tee N (zusammen mit Baldrianwurzel, Orangenschalen), tagsüber 1–2 Tassen und vor dem Schlafengehen 2 Tassen trinken.
- Pascosedon® Tabletten (zusammen mit Baldrianwurzel, Hopfenzapfen), 1–3 x tgl. 2–3 Tbl.
- Phytonoctu® Filmtabletten, zum Einnehmen (zusammen mit Passionsblumenkraut, Baldrianwurzel), morgens und mittags je 1 Tbl. zur Beruhigung und abends 1 Std. vor dem Schlafengehen 2–3 Tbl. zur Förderung des Schlafs mit etwas Flüssigkeit einnehmen.

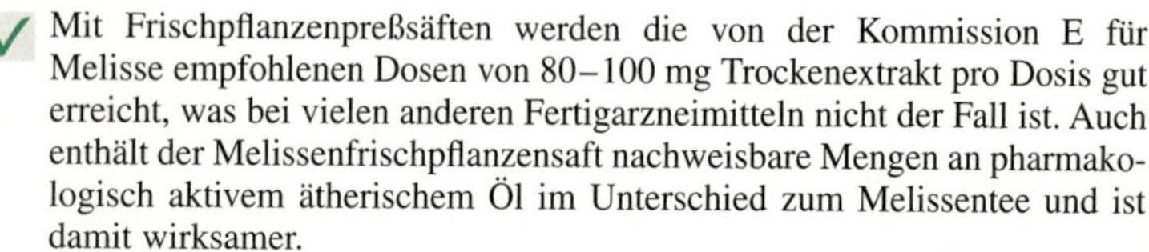
✓ Mit Frischpflanzenpreßsäften werden die von der Kommission E für Melisse empfohlenen Dosen von 80–100 mg Trockenextrakt pro Dosis gut erreicht, was bei vielen anderen Fertigarzneimitteln nicht der Fall ist. Auch enthält der Melissenfrischpflanzensaft nachweisbare Mengen an pharmakologisch aktivem ätherischem Öl im Unterschied zum Melissentee und ist damit wirksamer.

Die diversen „Melissen-Geister" bestehen in vielen Fällen nur zum geringeren Anteil aus dem Destillat von Melissenblättern. Besonders zu ➡

beachten ist der hohe Alkoholgehalt, der bis zu 82 Vol.% Alkohol betragen und zum therapeutischen Einsatz nur bedingt empfohlen werden kann.

Zu Zubereitungen aus Melissenblättern als Monopräparat liegen kaum klinische Studien vor. Besser untersucht ist die Kombination von Melisse mit Baldrian. In einer Anwendungsbeobachtung wurden Wirksamkeit und Verträglichkeit von **Euvegal® Entspannungs- und Einschlafdragees** bei 1395 Patienten mit den Symptomen Ängstlichkeit, Nervosität, Erschöpfung und Schlafstörungen untersucht. Nach 4wöchiger Therapie wurde hinsichtlich dieser Symptome bei 60–70 % der Patienten je nach untersuchtem Zielparameter ein Erfolg erzielt. 82 % der Patienten und 86 % der Ärzte beurteilten die Wirksamkeit als sehr gut. Der gleiche Extrakt wurde in einer Anwendungsbeobachtung an 2395 Patienten geprüft. Schon in der ersten Behandlungswoche besserten sich Ängstlichkeit, Nervosität, Erschöpfung und Schlafstörungen. Nach 4 Wochen waren je nach untersuchtem Zielparameter 62–74 % der Patienten beschwerdefrei.

3.2.2 Phytopharmaka zur äußeren Anwendung

▶ Baldrianwurzel (Valerianae radix) ☞S. 36

Darreichungsform: Einzeldosis 50–100 g Wurzel-Droge für ein Vollbad.
- Vollbad: 100 g zerkleinerte Droge mit 2 l Wasser heiß aufgießen, 10 Min. abgedeckt ziehen lassen, abseihen. Dieser Aufguß reicht für ein Vollbad. ½–1 Std. vor dem Schlafengehen ein Bad nehmen. Badedauer ca. 20 Min.

Fertigarzneimittel: Z.B.
- Silvapin® Baldrianwurzel-Extrakt N, 30 ml Badeextrakt auf 1 Vollbad, ½ Std. vor dem Schlafengehen ein Bad nehmen, Badedauer 10–20 Min.

Kombinationen mit anderen Phytopharmaka: Eine Kombination mit anderen sedativ wirkenden Drogen wie Hopfenzapfen, Melissenblättern ist sinnvoll. Z.B.
- Kneipp® Beruhigungs-Bad spezial flüssiges Badekonzentrat (zusammen mit Citronellöl), 30 ml Badeextrakt auf 1 Vollbad, ½ Std. vor dem Schlafengehen ein Bad nehmen, Badedauer 10–20 Min.

▶ Hopfenzapfen (Lupuli strobulus) ☞S. 109

Darreichungsform: Einzeldosis 20 g Droge für ein Vollbad.
- Vollbad: 20 g Droge mit ca. 400 ml kochendem Wasser übergießen, 10 Min. ziehen lassen und diesen Aufguß dem Badewasser zugeben. ½ Std. vor dem Schlafengehen ein Bad nehmen, Badedauer ca. 20 Min.

Fertigarzneimittel: Sind nicht erhältlich.

Kombinationen mit anderen Phytopharmaka: Eine Kombination mit anderen sedativ wirkenden Drogen wie Baldrian ist sinnvoll. Z.B.
- Leukona®-Beruhigungsbad Badezusatz (zusammen mit Baldrianwurzel), 2–3 x wöchentlich ein Bad (Badedauer: 10–20 Min., Badetemperatur 34–max. 37 °C) nehmen.

In Hopfenanbaugebieten wird traditionell in der Pädiatrie ein „Hopfenkissen“ verwendet. Dazu werden unruhige Sgl. auf ein Kissen, das ca. alle 6 Tage mit neuen Hopfenzapfen gefüllt wird, gebettet. Aufgrund tierexperimenteller Studien ist diese volksmedizinische Anwendung durchaus plausibel.

▶ Lavendelblüten (Lavandulae flos) ☞ S. 142

Darreichungsform: Einzeldosis 100 g Droge für ein Vollbad.
- Vollbad: 100 g Lavendelblüten mit 2 l Wasser überbrühen, 5 Min. ziehen lassen, den Aufguß abseihen und einem Vollbad zugeben. ½–1 Std. vor dem Schlafengehen ein Bad nehmen. Badedauer ca. 20 Min.

Fertigarzneimittel: Z.B.
- Kneipp® Lavendel Ölbad, 20–30 ml für ein Vollbad, ca. ½ Std. vor dem Schlafengehen durchführen.
- Oleum aetheroleum Lavandulae 10 %, ölige Einreibung Weleda, vor dem Schlafengehen den Brust- und Nackenbereich einreiben.
- SCHUPP's Lavendel Ölbad Flüssiger Badezusatz, vor dem Schlafengehen ein Bad nehmen.

Kombinationen mit anderen Phytopharmaka: Eine Kombination mit anderen sedativ wirkenden Drogen wie Melissenblättern ist sinnvoll. Z.B.
- SCHUPP's Heilkräuter Nervenbad (zusammen mit Melissenblättern), vor dem Schlafengehen ein Bad nehmen.

Ätherisches Lavendelöl wird in der Aromatherapie vielfältig eingesetzt, z.B. von Hebammen als Sedativum in der Geburtshilfe.

In 2 neueren klinischen Studien konnte gezeigt werden, daß die sedierende Wirkung von ätherischem Lavendelöl sowohl inhalativ als auch bei Applikation über die Haut eintritt. In einer Pilotstudie mit 4 geriatrischen Patienten verlängerte sich nach einer Geruchsbehandlung mit Lavendelöl die Schlafzeit signifikant. Auch die Schlafqualität besserte sich.

▶ Melissenblätter (Melissae folium) ☞ S. 162

Darreichungsform: Einzeldosis 20 g Droge für ein Vollbad.
- Vollbad: 20 g Droge mit 400 ml kochendem Wasser übergießen, 10 Min. ziehen lassen und diesen Aufguß dem Badewasser zugeben. ½–1 Std. vor dem Schlafengehen ein Bad nehmen. Badedauer ca. 20 Min.

Fertigarzneimittel: Z.B.
- Kneipp® Beruhigungs-Bad spezial flüssiges Badekonzentrat (es wird nicht das echte Melissenöl verwendet, sondern Citronellöl als üblicher Melissenöl-Ersatz), 20–30 ml für ein Vollbad, ca. ½ Std. vor dem Schlafengehen durchführen. (☞ **Studie**)

Kombinationen mit anderen Phytopharmaka: Eine Kombination mit anderen sedativ wirkenden Drogen wie Baldrianwurzel, Hopfenzapfen ist sinnvoll. Z.B.

- Kneipp® Sedativ-Bad (zusammen mit Baldrianöl), 30 ml Badeextrakt auf 1 Vollbad, ½ Std. vor dem Schlafengehen ein Bad nehmen, Badedauer 10–20 Min.

> Zu Zubereitungen aus Melissenblättern als Monopräparat liegen kaum klinische Studien vor. In einer Untersuchung verbesserte sich die subjektiv empfundene Schlafqualität durch Melissebäder **(Kneipp® Beruhigungs-Bad Spezial flüssiges Badekonzentrat)** im Vergleich zu Plazebobädern. Die Bäder enthielten emulgiertes ätherisches Melissenöl mit dem Hauptinhaltsstoff Citronellöl, dessen sedativer Effekt auch im Tierexperiment nachgewiesen werden konnte.

3.2.3 Monographierte fixe Kombinationen

▸ Fixe Kombination aus Baldrianwurzel und Hopfenzapfen ☞ S. 275

Darreichungsform: Z.B. in Form einer individuellen Teerezeptur, die mit dieser Monographie konform ist.

Rp:

Valerianae radix conc. (Baldrianwurzel)	50,0 g
Lupuli strobulus conc. (Hopfenzapfen)	50,0 g

M. f. spec. sedativae
D.S. 1 TL-1 EL Teemischung mit 150 ml kochendem Wasser übergießen, 5–10 Min. ziehen lassen, abseihen und mehrmals tgl. 1 Tasse, ½–1 Std. vor dem Schlafengehen 1–2 Tassen trinken.

▸ Fixe Kombination aus Baldrianwurzel, Hopfenzapfen und Melissenblättern in Form eines Musters ☞ S. 276

Darreichungsform: Z.B. in Form einer individuellen Teerezeptur, die mit dieser Monographie konform ist.

Rp:

Valerianae radix conc. (Baldrianwurzel)	40,0 g (30,0 g)
Lupuli strobulus conc. (Hopfenzapfen)	30,0 g (20,0 g)
Melissae folium conc. (Melissenblätter)	30,0 g (50,0 g)

M. f. spec. sedativae
D.S. 1 EL Teemischung mit 150 ml kochendem Wasser übergießen, 5–10 Min. ziehen lassen, abseihen und 2–4 Tassen über den Tag verteilt, davon 2 Tassen ½–1 Std. vor dem Schlafengehen trinken.

▶ Fixe Kombination aus Baldrianwurzel, Hopfenzapfen und Passionsblumenkraut in Form eines Musters ☞ S. 276

Darreichungsform: Die Kombinationspartner müssen in einer Menge von 30–50 % der in den Monographien der Einzelstoffe angegebenen Tagesdosis vorliegen. Dies gilt z. B. für folgende Teerezeptur:

Rp:

Valerianac radix conc. (Baldrianwurzel)	30,0 g (30,0 g)
Lupuli strobulus conc. (Hopfenzapfen)	30,0 g (20,0 g)
Passiflorae herba conc. (Passionsblumenkraut)	40,0 g (50,0 g)

M. f. spec. sedativae
D.S. 1 EL Teemischung mit 150 ml kochendem Wasser überbrühen, 5–10 Min. ziehen lassen, abseihen und 2–4 Tassen über den Tag verteilt, davon 2 Tassen ½–1 Std. vor dem Schlafengehen trinken.

3.2.4 Bewährte Tee-Rezepturen in der Erfahrungsheilkunde

Alle nachfolgend genannten Teerezepte können bei Einschlafstörungen am besten ca. ½ Std. vor dem Schlafengehen getrunken werden. Geschmacklich werden die Teemischungen wesentlich besser akzeptiert als Teezubereitungen der Einzeldrogen. Die fixen Kombinationen müssen individuell an den einzelnen Patienten erprobt werden, da in der Regel die Patienten unterschiedlich auf die einzelnen Rezepturvorschläge reagieren und diese auch geschmacklich unterschiedlich akzeptieren.

▶ Beruhigungstee I Standardzulassung

Rp:

Valerianae radix conc. (Baldrianwurzel)	40,0 g
Lupuli strobulus conc. (Hopfenzapfen)	20,0 g
Melissae folium conc. (Melissenblätter)	15,0 g
Menthae piperitae folium conc. (Pfefferminzblätter)	15,0 g
Aurantii pericarpium conc. (Pomeranzenschalen)	10,0 g

M. f. spec. sedativae
D.S. 1 gehäuften TL Teemischung mit 1 Tasse kochendem Wasser (ca. 150 ml) übergießen und bedeckt ca. 10 Min. ziehen lassen. Abseihen und tgl. bis zu 5 Tassen frisch bereiteten Tee trinken, v. a. am Abend 2 Tassen ca. ½ Std. vor dem Schlafengehen.

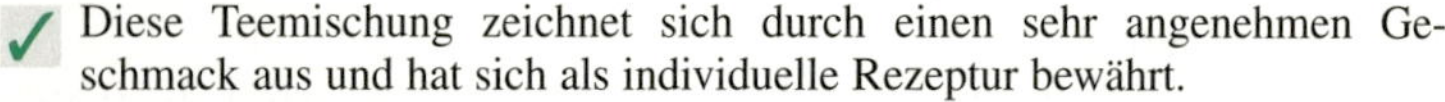

✓ Diese Teemischung zeichnet sich durch einen sehr angenehmen Geschmack aus und hat sich als individuelle Rezeptur bewährt.

3

▶ Fixe Kombination aus Baldrianwurzel, Melissenblättern und Passionsblumenkraut

Rp:

Valerianae radix conc. (Baldrianwurzel)	40,0 g
Passiflorae herba conc. (Passionsblumenkraut)	30,0 g
Melissae folium conc. (Melissenblätter)	30,0 g

M. f. spec. sedativae
D.S. 1 gehäuften TL Teemischung mit 1 Tasse kochendem Wasser (ca. 150 ml) übergießen und bedeckt ca. 10 Min. ziehen lassen. Abseihen und tgl. bis zu 5 Tassen frisch bereiteten Tee trinken, v.a. am Abend 2 Tassen ca. ½ Std. vor dem Schlafengehen.

▶ Fixe Kombination aus Passionsblumenkraut, Lavendelblüten, Melissenblättern und Johanniskraut

Rp:

Passiflorae herba conc. (Passionsblumenkraut)	30,0 g
Lavandulae flos conc. (Lavendelblüten)	30,0 g
Melissae folium conc. (Melissenblätter)	15,0 g
Hyperici herba conc. (Johanniskraut)	10,0 g

M. f. spec. sedativae
D.S. 1 gehäuften TL Teemischung mit 1 Tasse kochendem Wasser (ca. 150 ml) übergießen und bedeckt ca. 10 Min. ziehen lassen. Abseihen und tgl. bis zu 5 Tassen frisch bereiteten Tee über den Tag verteilt trinken.

3.3 Nervöse Unruhezustände

Zustand mit reizbarer Überempfindlichkeit, Überaktivität, Hast, Unruhe, gesteigerter Ermüdbarkeit, evtl. mit die Wirklichkeitsvorstellungen überwuchernder Phantasie. Nervöse Unruhezustände sind oft von somatischen Symptomen begleitet z.B. neurovegetativen Beschwerden (Schwitzen, Hautrötung), Schlafstörungen, Herz-Kreislauf-Beschwerden (Tachykardie, Druck-, Ohnmachtsgefühl, grenzwertige Hypertonie), Magen-Darm-Störungen (Übelkeit, Durchfall, Verstopfung, Völlegefühl).

■ Stellenwert der Phytotherapie

Phytopharmaka eignen sich in der Regel nur zur Therapie **leichter** nervöser Unruhezustände in Kombination mit Entspannungs- und Bewegungstherapie oder autogenem Training.

Phytotherapeutika stellen eine sehr gute Alternative zu synthetischen Sedativa dar, da sie zu keiner Abhängigkeit führen, nebenwirkungsarm sind und tagsüber nicht müde machen und die Fahrtüchtigkeit einschränken.

3

Wirkungseintritt

Bei keiner Droge ist im Vergleich zu chemisch-synthetischen Sedativa eine Sofortwirkung zu erwarten.

Darreichungsform

Es kommen Tbl., Drg., Kps. und ethanolisch-wäßrige Tinkturen (Tr.) in Frage.

Phytotherapeutische Differentialtherapie

Ölige Extrakte aus dem indischen oder mexikanischem Baldrian, die aufgrund eines speziellen Herstellungsverfahrens die instabilen thymoleptisch wirksamen **Valepotriate** enthalten, zählen zu den **Tagessedativa** und eignen sich zum Einsatz bei nervösen Unruhezuständen am Tag.

Bis 1992 waren ca. 30 Valepotriat-Präparate im Verkehr. Da für den mexikanischen und indischen Baldrian keine Monographie von der Kommission E verabschiedet worden ist, wurden mit Ausnahme von Valmane® Dragees alle „exotischen" Baldrianpräparate in Fertigarzneimittel aus dem europäischen bzw. DAB-Baldrian umgewandelt, zum großen Nachteil für Patienten, die unter Unruhe tagsüber leiden.

Bei Baldrianwurzel, Hopfenzapfen, Lavendelblüten und Passionsblumenkraut gibt es einen fließenden **Übergang** vom **Tages- zum Nachtsedativum** (☞ 3.2). Dies bedeutet, daß diese Drogen sowohl bei Unruhezuständen tagsüber als auch bei nervös bedingten Einschlafstörungen verordnet werden können.

Welche von den von der Kommission E vorgeschlagenen Drogen Verwendung findet, muß vom Arzt individuell herausgefunden werden. Exakte differenzierte Aussagen aufgrund klinischer Studien können nicht gemacht werden.

Bei zusätzlichen **Angststörungen** kann auch Kava-Kava (☞ 3.4.1) eingesetzt werden.

Aus geschmacklichen Gründen ist bei kleinen **Kdr.** Passionsblumenkraut besonders gut geeignet.

Johanniskraut, das von der Kommission E u.a. auch die Indikation „nervöse Unruhe" zugebilligt bekam, wird aus praktischen Erwägungen in diesem Kapitel nicht besprochen, da es schwerpunktmäßig bei depressiven Verstimmungszuständen (☞ 3.5.1) eingesetzt werden soll und nur bei fließenden Übergängen von Unruhe zur Depression zusammen mit Baldrianextrakten sinnvoll ist.

Wirkstärke der thymoleptischen Wirkung der Drogen, die als Tagessedativa Verwendung finden

Arzneidroge	Thymoleptische Wirkung
Baldrianwurzel, europäische	+
Hopfenzapfen	+
Passionsblumenkraut	++
Valepotriathaltige Zubereitungen aus mexikanischem und/oder indischem Baldrian	+++

Tab. 3.3

■ Zusätzliche allgemeine Maßnahmen

- Auf eine fleisch- und fettarme Ernährung achten.
- Kombination mit Bewegungstherapie ist sinnvoll.
- Entspannungsübungen, z.B. autogenes Training, erlernen.
- Musiktherapie.

3

3.3.1 Phytopharmaka zur inneren Anwendung

▶ Baldrianwurzel (Valerianae radix) ☞ S. 36

Die traditionelle Anwendung von Baldriantropfen (Baldriantinktur) von 10–20 Tr. auf einem Würfel Zucker ist eine deutliche Unterdosierung und kann zu paradoxen Reaktionen führen. Richtig ist eine Dosierung von ½–1 TL (2–3 ml) Baldriantropfen.

Darreichungsform: Auf Valepotriate standardisierte lipophile Extrakte aus „exotischen“ Baldrianarten als Fertigarzneimittel sind nicht mehr in Verkehr.

Fertigarzneimittel: Z.B.
- Baldurat® überzogene Tabletten (650 mg ethanolischer Trockenextrakt), 1 x tgl. 1 Tbl.
- Valmane® Dragees, Erw. 3 x tgl. 1–2 Drg., bei längerer Behandlungsdauer nach 3–4 Wochen 2 x 1 Drg., Kdr. über 10 Jahre 2–3 x tgl. 1 Drg., Kdr. unter 10 Jahren 1–2 x tgl. 1 Drg. (☞ **Studie**)

Kombinationen mit anderen Phytopharmaka: Eine Kombination mit anderen sedativ wirksamen Drogen wie Hopfenzapfen, Passionsblumenkraut ist sinnvoll. Aus arzneimittelrechtlichen Gründen gibt es kein Kombinationspräparat mit exotischen Baldrianarten. Aus der Erfahrungsheilkunde ist jedoch bekannt, daß bei nervösen Unruhezuständen z.B. auch die nachfolgend aufgeführten Kombinationen mit europäischem Baldrian eingesetzt werden können.
- Dormeasan Kapseln (zusammen mit Hopfenzapfen), 2 x tgl. 1 Kps.
- Luvased® Dragees (zusammen mit Hopfenzapfen), zur Beruhigung morgens und mittags 1–2 Drg., Kdr. ab 7 Jahren bis 3 x tgl. 1 Drg.
- Moradorm® S Filmtabletten (zusammen mit Passionsblumenkraut, Hopfenzapfen), 2 x tgl. 1 Filmtbl. (☞ **Studie**)
- Neurapas® balance Filmtabletten (zusammen mit Johanniskraut-, Passionsblumen-Trockenextrakt), Erw. 1–3 x tgl. 2 Filmtbl., Kdr. von 6–12 Jahren 1–3 x tgl. 1 Filmtbl.
- Pascosedon® Tropfen (zusammen mit Hopfenzapfen, Melissenblättern), 3 x tgl. 20–30 Tr., Kdr. von 6–12 Jahren 20–30 Tr., von 1–6 Jahren 10–20 Tr.
- Selon® Tabletten (zusammen mit Hopfenzapfen-Trockenextrakt), 1–3 x tgl. 1 Tbl.
- Valverde® Baldrian Hopfen bei Einschlafstörungen und zur Beruhigung Filmtabletten (zusammen mit Hopfenzapfen), 3 x tgl. 3 Filmtbl.

✓ Als Rezepturalternative für ein Fertigarzneimittel aus dem thymoleptisch wirksamen mexikanischen oder indischen („exotischen“) Baldrian ist eine Tinktur 1:10 mit Ethanol 60 % denkbar, die vom Apotheker hergestellt werden müßte.

3

Die Eignung von **Valmane® Dragees** als Tagessedativum ist sowohl experimentell als auch klinisch eindeutig abgesichert. In einer Doppelblindstudie wurden bei Patienten mit Symptomen wie innere Unruhe, Gereiztheit, Abgeschlagenheit, vermehrtes Schwitzen sowie Ein- und Durchschlafstörungen **Valmane® Dragees** mit einem definierten Valepotriatgehalt von 50 mg pro Einzelgabe gegen Plazebo getestet. Bei der Behebung der Symptome war das Valepotriatpräparat Plazebo signifikant überlegen. Gleiche Effekte sind mit Baldrianpräparaten aus dem europäischen Baldrian nicht zu erwarten.
Die Wirksamkeit von **Moradorm® S Filmtabletten** wurde in einer doppelblinden plazebokontrollierten Studie an 90 Frauen im Alter von 25–59 Jahren u.a. anhand des HAMA-Scores nachgewiesen. Unter der Behandlung mit **Moradorm® S Filmtabletten** nahm dier Summenscore von 34,61 auf 9,61 ab. In der Plazebogruppe ging der Wert von 34,44 auf 20,91 zurück. Die Dosierung betrug morgens 2 sowie mittags und abends je 1 Filmtbl.

▶ Hopfenzapfen (Lupuli strobulus) ☞ S. 109

Darreichungsform: Einzeldosis 0,5 g Droge.

- Teezubereitung: 1 TL zerkleinerte Droge mit 1 Tasse kochendem Wasser übergießen, abdecken und nach etwa 10 Min. durch ein Teesieb abseihen. Mittags und abends 1 Tasse trinken.

Fertigarzneimittel: Z.B.

- Nervenruh forte N Dragees, Erw. nehmen 2–3 x tgl. 1–2 Drg. morgens und mittags unzerkaut mit etwas Flüssigkeit ein, Kdr. morgens und mittags je 1 Drg.

Kombinationen mit anderen Phytopharmaka: Eine Kombination mit anderen sedativ wirkenden Arzneimitteln wie Baldrianwurzel, Melissenblätter, Passionsblumenkraut ist sinnvoll und wird auch von der Kommission E in einer Kombinations-Monographie sowie in 2 Muster-Vorschlägen empfohlen (☞ 3.3.3). Geeignete Fertigkombinationen sind z.B.

- Ardeysedon® N Dragees (zusammen mit Baldrianwurzel), 1–mehrmals tgl. 2 Drg., Kdr. von 4–10 Jahren 1–mehrmals tgl. 1 Drg.
- Hovaletten® N Filmtabletten (zusammen mit Baldrianwurzel), bei Unruhezuständen nehmen Erw. 3 x tgl. 2–3 Tbl., Jugendl. ab 12 Jahren 3 x tgl. 2 Tbl., Kdr. ab 3 Jahren 1–2 Tbl.
- H & S Nerven- und Schlaftee (zusammen mit Baldrianwurzel, Melissen-, Rosmarinblättern), 2–3 x tgl. 1 Tasse Tee trinken.
- Kneipp® Baldrian + Hopfen Dragees (zusammen mit Baldrianwurzel), 1–3 x tgl. 2 Drg. möglichst unzerkaut mit etwas Flüssigkeit einnehmen.
- Luvased® Dragees (zusammen mit Baldrianwurzel), Erw. nehmen morgens und mittags 1–2 Drg. zur Beruhigung mit etwas Flüssigkeit ein, Kdr. ab 7 Jahren bis zu 3 x tgl. 1 Drg.
- Moradorm®S Filmtabletten (zusammen mit Baldrianwurzel, Passionsblumenkraut), zur Beruhigung 3 x tgl. 1–2 Tbl. (☞ **Studie**)
- Sedacur® forte Beruhigungsdragees (zusammen mit Baldrianwurzel, Melissenblättern), 2–3 x tgl. 1–2 Drg.
- Selon® Tabletten (zusammen mit Baldrianwurzel), 1–3 x tgl. 1 Tbl.

– Vivinox® N Beruhigungsdragees (zusammen mit Baldrianwurzel, Passionsblumenkraut), 3 x tgl. 2 Drg.

✓ Nach Empfehlung der Kommission E sollte in Kombinationsarzneimitteln mit Baldrian der Hopfenextrakt in einer Konzentration von 10–65 mg Trockenextrakt, bei Kombinationen ohne Baldrian sollte der Gehalt an Trockenextrakt zwischen 40 und 90 mg liegen.
Das Kombinationssedativum Moradorm S Filmtabletten (aus Hopfenblüten, Baldrianwurzel, Passionsblumenkraut) ist das am höchsten dosierte Kombinationspräparat.

Die Wirksamkeit von **Moradorm® S Filmtabletten** wurde in einer doppelblinden plazebokontrollierten Studie an 90 Frauen im Alter von 25–59 Jahren u.a. anhand des HAMA-Scores nachgewiesen. Unter der Behandlung mit **Moradorm® S Filmtabletten** nahm dier Summenscore von 34,61 auf 9,61 ab. In der Plazebogruppe ging der Wert von 34,44 auf 20,91 zurück. Die Dosierung betrug morgens 2 sowie mittags und abends je 1 Filmtbl.

▶ Lavendelblüten (Lavandulae flos) ☞ S. 142

Darreichungsform: Tagesdosis 3–5 g Droge.
- Teezubereitung: 1–2 TL Droge mit 1 Tasse Wasser heiß aufgießen, abgedeckt ziehen lassen und nach etwa 5 Min. durch ein Teesieb abseihen. Abends 1–2 Tassen trinken.
- Ätherisches Öl: 1–4 Tr. auf einem Stück Würfelzucker vor dem Schlafengehen einnehmen.

Fertigarzneimittel: Sind nicht erhältlich.

Kombinationen mit anderen Phytopharmaka: Eine Kombination mit anderen sedativ wirkenden Drogen wie Passionsblumenkraut und Melissenblättern ist als freie Rezeptur sinnvoll (☞ 3.2.4).

▶ Passionsblumenkraut (Passiflorae herba) ☞ S. 176

Darreichungsform: Tagesdosis 4–8 g Droge entsprechend ca. 1200 mg Trockenextrakt.
- Teezubereitung: 1 TL zerkleinerte Droge mit 1 Tasse kochendem Wasser übergießen und nach etwa 5 Min. durch ein Teesieb abseihen. 1–2 Tassen vor dem Schlafengehen trinken.

Fertigarzneimittel: Z.B.
- Passiflora Curarina® Tropfen, 3 x tgl. 1 TL Tr. mit etwas Flüssigkeit einnehmen.

Kombinationen mit anderen Phytopharmaka: Eine Kombination mit anderen sedativ wirkenden Drogen wie Baldrianwurzel, Hopfenzapfen, Melissenblättern ist sinnvoll. Z.B.
- Biral® forte Dragees (zusammen mit Baldrianwurzel), Erw. und Kdr. ab 12 Jahren 4–5 Drg. morgens und abends mit reichlich Flüssigkeit nach den Mahlzeiten einnehmen. (☞ **Studie**)

- Moradorm® S Filmtabletten (zusammen mit Baldrianwurzel, Hopfenzapfen), zur Beruhigung 2–3 x tgl. ½ Tbl. (☞ **Studie**)
- Neurapas® balance Filmtabletten (zusammen mit Baldrianwurzel-, Johanniskraut-Trockenextrakt), 1–3 x tgl. 2 Filmtbl.
- Passiorin®-N-Dragees (zusammen mit Weißdornblättern mit Blüten), 3 x tgl. 2–3 Drg., Kdr. 3 x tgl. 1–2 Drg.

3

✓ Die genannten Kombinationsarzneimittel enthalten Passionsblumenkraut in der von der Kommission E für Kombinationen vorgeschlagenen Menge von ca. 140 mg Trockenextrakt.

Mit Ausnahme der Beobachtungen in der Erfahrungsheilkunde (insbesondere in Südamerika) liegen jüngere klinische Studien bezüglich der Wirksamkeit von Passionsblumenkraut als alleinigem Wirkstoff nicht vor. Allerdings konnten Studien mit **Moradorm® S Filmtabletten**, in denen Passionsblumenkraut mit anderen pflanzlichen Sedativa kombiniert wurde, die schlaffördernden Effekte unter Beweis stellen. Bei Studienende waren 82 % der Patienten beschwerdefrei oder die Symptome hatten sich deutlich gebessert.
Die Wirksamkeit von **Moradorm® S Filmtabletten** wurde in einer doppelblinden plazebokontrollierten Studie an 90 Frauen im Alter von 25–59 Jahren u.a. anhand des HAMA-Scores nachgewiesen. Unter der Behandlung mit **Moradorm® S Filmtabletten** nahm dier Summenscore von 34,61 auf 9,61 ab. In der Plazebogruppe ging der Wert von 34,44 auf 20,91 zurück. Die Dosierung betrug morgens 2 sowie mittags und abends je 1 Filmtbl.
In einer zweiten Studie wurden die Effekte einer Kombination von Passionsblumenextrakt und Baldrianwurzel **(Biral® forte Dragees)** im Vergleich zu Chlorpromazin erhoben. Im Verlauf von 6 Wochen kam es bei Patienten mit psychovegetativen Störungen, leichten depressiven Verstimmungen und nervös bedingten Einschlafstörungen zu einer Abnahme der zentralen Hyperreaktivität (ermittelt mittels EEG-Brainmapping).

3.3.2 Phytopharmaka zur äußeren Anwendung

▶ Hopfenzapfen (Lupuli strobulus) ☞ S. 109

Darreichungsform: Einzeldosis 20 g Droge für ein Vollbad.
- Vollbad: 20 g Droge mit ca. 400 ml kochendem Wasser übergießen, 10 Min. ziehen lassen und Auszug dem Badewasser zugeben. Badedauer ca. 20 Min.

Fertigarzneimittel: Sind nicht erhältlich.

Kombinationen mit anderen Phytopharmaka: Eine Kombination mit anderen sedativ wirkenden Drogen wie Baldrianwurzel, Melissenblättern, Passionsblumenkraut ist sinnvoll. Z.B.
- Leukona®-Beruhigungsbad Badezusatz (zusammen mit Baldrianwurzel), 2–3 x wöchentlich ein Bad (Badedauer: 10–20 Min., Badetemperatur 34–max. 37 °C) nehmen.

▶ Lavendelblüten (Lavandulae flos) ☞ S. 142

Darreichungsform: Einzeldosis 100 g Droge für ein Vollbad.
- Vollbad: 100 g Droge mit 2 l Wasser überbrühen, 5 Min. ziehen lassen, den Aufguß abseihen und einem Vollbad zugeben.

Fertigarzneimittel: Z.B.
- Kneipp® Lavendel Ölbad, 20–30 ml für ein Vollbad, ca. ½ Std. vor dem Schlafengehen durchführen.
- Oleum aetheroleum Lavandulae 10 %, ölige Einreibung Weleda, mehrmals tgl. Nacken und Arme einreiben.
- SCHUPP's Lavendel Ölbad Flüssiger Badezusatz, bei nervöser Überforderung ein Bad nehmen.

Kombinationen mit anderen Phytopharmaka: Eine Kombination mit anderen sedativ wirkenden Drogen wie Melissenblättern ist sinnvoll. Z.B.
- SCHUPP's Heilkräuter Nervenbad (zusammen mit Melissenblättern), bei nervöser Überforderung ein Bad nehmen.

In der Volksheilkunde werden Lavendelsträußchen unruhigen Säuglingen in die Wiege gehängt und ähnlich wie bei dem Hopfenkissen nach einigen Tagen immer wieder durch neue Lavendelsträußchen ersetzt. Die Wirksamkeit ist aufgrund jüngerer experimenteller und klinischer Studien plausibel, insbesondere durch das Abdunsten von Linalylacetat.

3.3.3 Monographierte fixe Kombinationen

▶ Fixe Kombination aus Baldrianwurzel und Hopfenzapfen ☞ S. 275

Darreichungsform: Z.B. in Form einer individuellen Teerezeptur, die mit dieser Monographie konform ist.

Rp:

Valerianae radix conc. (Baldrianwurzel)	50,0 g
Lupuli strobulus conc. (Hopfenzapfen)	50,0 g

M. f. spec. sedativae
D.S. 1 TL-1 EL Teemischung mit 150 ml kochendem Wasser übergießen, 5–10 Min. ziehen lassen, abseihen und mehrmals tgl. 1 Tasse, ½–1 Std. vor dem Schlafengehen 1–2 Tassen trinken.

▶ Fixe Kombination aus Baldrianwurzel, Hopfenzapfen und Melissenblättern in Form eines Musters ☞ S. 276

Darreichungsform: Z.B. in Form einer individuellen Teerezeptur, die mit dieser Monographie konform ist.

Rp:

Valerianae radix conc. (Baldrianwurzel)	40,0 g
Lupuli strobulus conc. (Hopfenzapfen)	30,0 g
Melissae folium conc. (Melissenblätter)	30,0 g

M. f. spec. sedativae
D.S. 1 EL Teemischung mit 150 ml kochendem Wasser übergießen, 5–10 Min. ziehen lassen, abseihen und 2–4 Tassen über den Tag verteilt, davon 2 Tassen ½–1 Std. vor dem Schlafengehen trinken.

▶ Fixe Kombination aus Baldrianwurzel, Hopfenzapfen und Passionsblumenkraut in Form eines Musters ☞ S. 276

Darreichungsform: Die Kombinationspartner müssen in einer Menge von 30–50 % der in den Monographien der Einzelstoffe angegebenen Tagesdosis vorliegen. Dies gilt z. B. für folgende Teerezeptur:

Rp:

Valerianae radix conc. (Baldrianwurzel)	30,0 g
Lupuli strobulus conc. (Hopfenzapfen)	30,0 g
Passiflorae herba conc. (Passionsblumenkraut)	40,0 g

M. f. spec. sedativae
D.S. 1 EL Teemischung mit 150 ml kochendem Wasser überbrühen, 5–10 Min. ziehen lassen, abseihen und 2–4 Tassen über den Tag verteilt, davon 2 Tassen ½–1 Std. vor dem Schlafengehen trinken.

3.3.4 Bewährte Tee-Rezepturen in der Erfahrungsheilkunde

Alle nachfolgend genannten Teerezepte können bei nervösen Erregungszuständen getrunken werden. Die Einnahme erfolgt dabei über den Tag verteilt. Geschmacklich werden die Teemischungen besser akzeptiert als die Teezubereitungen der Einzeldrogen. Die folgenden Teerezepturen müssen individuell an den einzelnen Patienten erprobt werden, da in der Regel die Patienten unterschiedlich auf die einzelnen Rezepturvorschläge reagieren und diese auch geschmacklich unterschiedlich akzeptieren.

▶ Beruhigungstee I Standardzulassung

Rp:

Valerianae radix conc. (Baldrianwurzel)	40,0 g
Lupuli strobulus conc. (Hopfenzapfen)	20,0 g
Melissae folium conc. (Melissenblätter)	15,0 g
Menthae piperitae folium conc. (Pfefferminzblätter)	15,0 g
Aurantii pericarpium conc. (Pomeranzenschalen)	10,0 g

M. f. spec. nervinae
D.S. 1 gehäuften TL Teemischung mit 1 Tasse (ca. 150 ml) kochendem Wasser übergießen und bedeckt ca. 10 Min. ziehen lassen. Abseihen und tgl. bis zu 5 Tassen frisch bereiteten Tee über den Tag verteilt trinken.

✓ Diese Teemischung zeichnet sich durch einen sehr angenehmen Geschmack aus und hat sich als individuelle Rezeptur bewährt.

▶ Fixe Kombination aus Baldrianwurzel, Melissenblättern und Passionsblumenkraut

Rp:

Valerianae radix conc. (Baldrianwurzel)	40,0 g
Passiflorae herba conc. (Passionsblumenkraut)	30,0 g
Melissae folium conc. (Melissenblätter)	30,0 g

M. f. spec. nervinae
D.S. 1 gehäuften TL Teemischung mit 1 Tasse Wasser (ca. 150 ml) kochend übergießen und bedeckt ca. 10–15 Min. ziehen lassen. Abseihen und tgl. bis zu 5 Tassen frisch bereiteten Tee trinken.

▶ Fixe Kombination aus Passionsblumenkraut, Lavendelblüten, Melissenblättern und Johanniskraut

Rp:

Lavandulae flos conc. (Lavendelblüten)	30,0 g
Passiflorae herba conc. (Passionsblumenkraut)	30,0 g
Melissae folium conc. (Melissenblätter)	15,0 g
Hyperici herba conc. (Johanniskraut)	10,0 g

M. f. spec. nervinae
D.S. 1 gehäuften TL Teemischung mit 1 Tasse (ca. 150 ml) kochendem Wasser übergießen und bedeckt ca. 10 Min. ziehen lassen. Abseihen und tgl. bis zu 5 Tassen frisch bereiteten Tee über den Tag verteilt trinken.

3.4 Angststörungen

Formen sind: Panikstörung (attackenweise auftretende starke Angst ohne Auslöser mit intensiven vegetativen Begleitsymptomen), generalisierte Angststörung (anhaltende, frei flottierende Angst, die nicht auf Objekte oder Situationen bezogen und mit vegetativer Übererregbarkeit kombiniert ist) und Phobien (anhaltende Angst vor einem spezifischen Objekt bzw. vor bestimmten Situationen). Sie treten wiederholt auf, sind rationalen Erklärungen unzugänglich und können von den Betroffenen nicht mehr kontrolliert werden. Die Symptomatik umfaßt motorische Unruhe, Herzrasen, Atemnot, Erstickungsgefühl, Brustschmerzen, Schwindel, Schweißausbrüche, Zittern, Parästhesien etc. Als Ursache werden im wesentlichen zwei Erklärungsansätze angeführt: Die Psychoanalyse deutet Angst als Ausdruck einer mißlungenen neurotischen Konfliktlösung. Grundlage der Lerntheorie bildet die Vorstellung, daß unangemessene Angst erlernt und durch Umweltreaktionen verstärkt und aufrechterhalten werden kann. Körperliche und psychische Symptome können sich dabei gegenseitig verstärken: Körperliche Angstäquivalente werden vom Kranken als sehr bedrohlich erlebt, dies verstärkt das Angstgefühl, so daß die körperlichen Reaktionen immer stärker werden (Angstkreis). 10–15 % der Bevölkerung leiden an Angst- und Panikerkrankungen, sie sind die häufigsten psychischen Störungen. Nicht diagnostizierte oder unzureichend behandelte Angsterkrankungen haben ein hohes Chronifizierungsrisiko.

Stellenwert der Phytotherapie

Für den **Erfolg** der Phytotherapie bei Angststörungen ist entscheidend, daß

- vor Beginn die Ursache der Angst geklärt wird. Körperliche oder andere psychiatrische Diagnosen (z.B. Schizophrenie) müssen ausgeschlossen werden.
- neben der medikamentösen Therapie auch andere therapeutische Maßnahmen wie Entspannungstechniken oder Psychoanalyse eingesetzt werden.
- die Kontraindikationen, wie endogene Depression mit möglicher Vergrößerung der Suizidgefahr, für die Therapie beachtet werden.

> Für die Therapie **akuter** Angststörungen sind Phytopharmaka nicht geeignet.

Die Phytotherapie eignet sich zur Therapie von **leichten bis mittelschweren Angstzuständen** und besonders bei mittelfristigem bis längerem Einsatz. Durch die Therapie werden nicht nur die Angst, sondern auch Folgezustände der Angst positiv beeinflußt wie z.B.

- Niedergeschlagenheit und Resignation, Merk- und Konzentrationsstörungen, v.a. bei Überforderung
- Reizbarkeit und aggressive Tendenzen
- vegetative Symptome der Angst, wie funktionelle Beschwerden des Magen-Darm- und Urogenitaltrakts.

Ängste, die im Rahmen **klimakterischer Beschwerden** auftreten, lassen sich gut mit Phytopharmaka therapieren. Gleichzeitig werden Hitzewallungen, Schlafstörungen und Schwindel günstig beeinflußt.

Vorteil der Phytopharmaka ist, daß sie entspannend und angstlösend wirken ohne zu sedieren.

Wirkungseintritt

Den Patienten darüber aufklären, daß bis zum Einsetzen der vollständigen Anxiolyse in der Regel mind. 1 Woche vergeht. Diesen daher ermutigen, während dieser „Durststrecke" Geduld zu haben. In Einzelfällen ist auch ein früherer Wirkungseintritt möglich.

Darreichungsform

Teezubereitungen aus dem Kava-Kava-Wurzelstock sind ungeeignet, da damit der notwendige Gehalt an Kavapyronen nicht garantiert werden kann. Der Mindestgehalt von 400 mg Kava-Kava-Trockenextrakt mit 100–120 mg Kavapyronen pro Tag ist für eine ausreichende Anxiolyse erforderlich und wird am besten mit **standardisierten Fertigarzneimitteln** erreicht.

Es empfiehlt sich ein **Wechsel** zwischen einer 3–4wöchigen **Einnahmezeit** und einer **Einnahmepause** von ca. 2 Wochen, da es bei iterierender Gabe zur Wirkungsverstärkung kommt.

Phytotherapeutische Differentialtherapie

Standardisierte Kava-Kava-Wurzelstock-Präparate sind aus der Gruppe der Phyto-Anxiolytika mit Abstand das Medikament der ersten Wahl, aber seit dem 14. Juni 2002 vorerst in Deutschland nicht mehr im Verkehr.

Erst an zweiter Stelle stehen Johanniskrautextrakte bei Angstzuständen in Verbindung mit **depressiven Zuständen** (☞ 3.5).

Für die Anwendung von Kava-Kava bei Kdr. existieren bisher keine Studien.

Wirkstärke der Drogen, die als Anxiolytika Verwendung finden	
Arzneidroge	**anxiolytische Wirkung**
Johanniskraut	+
Kava-Kava-Wurzelstock	+++

Tab. 3.4

Zusätzliche allgemeine Maßnahmen

- Verhaltenstherapie: durch Trainingsprogramme werden z.B. unter zunehmender Konfrontation mit dem angstauslösenden Stimulus die Angstreaktionen verlernt.
- Tiefenpsychologische Psychotherapie: Wenn der Patient fähig ist, die Angst als Symbol für tiefergehende persönliche oder soziale Konflikte zu sehen und diese bearbeiten kann und will.
- Hypnotherapie.

3.4.1 Phytopharmaka zur inneren Anwendung

▶ Johanniskraut (Hyperici herba) ☞ S. 118

Aufgrund der theoretisch möglichen photosensibilisierenden Eigenschaften von Johanniskraut sollte während der Therapie eine intensive Sonnen- bzw. UV-Bestrahlung vermieden werden. Bislang wurde diese aus der Tiermedizin bekannte Nebenwirkung nach der Einnahme von Johanniskrautpräparaten beim Menschen nicht beobachtet.
Absolut kontraindiziert sind Johanniskrautzubereitungen bei gleichzeitiger Einnahme von Ciclosporin oder HIV-Protease-Hemmern, da sie eine Erniedrigung der Medikamenten-Serumspiegel verursachen können. Die Plasmakonzentrationen von Arzneimitteln mit geringer therapeutischer Breite (z.B. Digoxin, Antikonvulsiva) sollten beobachtet werden.
Patienten, bei denen eine „High-Intensity-Therapie" mit Phenprocoumon bzw. Cumarinderivaten indiziert ist, dürfen höher dosierte Johanniskrautextrakte nur unter engmaschiger Kontrolle der Gerinnungswerte verordnet werden, da die Wirksamkeit von Cumarin-Präparaten abgeschwächt werden kann.
Neuere Studien (Juni 2000) lassen den Schluß zu, daß die beobachteten Nebenwirkungen und Interaktionen dosisabhängig sind (abhängig vom Johanniskraut-Gesamtextraktgehalt) und erklären, warum diese bei den niedrigen traditionellen Dosierungen bisher nicht beobachtet worden sind Wegen der postulierten Enzyminduktion des Cytochrom-P-450-Komplexes sind höher dosierte Johanniskraut-Extrakte (über 900 mg Trockenextrakt/Tag) mit möglicherweise höheren Hyperforingehalten (über ➡

40 mg/Tag) kontraindiziert bei Herzklappenträgern, frischem Lungenödem, tiefer Venenthrombose der Beckenetage, Thrombophilie und Herzwandaneurysmen. Für die Interaktion mit anderen Arzneistoffen und die Enzyminduktion des Cytochrom-P-450-Komplexes ist Hyperforin mit Sicherheit nicht allein verantwortlich.

Darreichungsform: Mittlere Tagesdosis bei innerer Anwendung 2–4 g Droge bzw. äthanolisch-wäßriger Extrakt mit 0,2–1 mg Gesamthypericin und ausreichenden Mengen an Hyperforin, Flavonoiden und Xanthonen.

Fertigarzneimittel: Z.B.
- Aristo® 350 Kapseln (350 mg Trockenextrakt mit 0,8 mg Gesamthypericin, ca. 9 mg Hyperforin, ca. 21 mg Gesamtflavonoide), 1–2 x tgl. 1 Kps.
- Esbericum® forte Dragees (250 mg Trockenextrakt mit 0,5 mg Gesamthypericin, 0,2 mg Hyperforin, 15–25 mg Gesamtflavonoiden), 2 x tgl. 1 Drg., Kdr. ab 6 Jahren 1 x tgl. 1 Drg. unzerkaut mit etwas Flüssigkeit während oder nach dem Essen einnehmen.
- Esbericum® Kapseln (0,25 mg Gesamthypericin, 1 mg Hyperforin, 20–25 mg Gesamtflavonoide), 1–2 x tgl. 1–2 Kps., in schweren Fällen 2 x 3 Kps. unzerkaut einnehmen.
- florabio naturreiner Heilpflanzensaft Johanniskraut Preßsaft, 2–3 x tgl. 10 ml (= 0,4–0,9 mg Gesamthypericin).
- Helarium® 425 Hartkapseln (425 mg Trockenextrakt mit 0,75–1,5 mg Hypericin, 12–20 mg Hyperforin, 25–50 mg Flavonoiden), 2 x tgl. 1 Kps. mit etwas Flüssigkeit einnehmen.
- Helarium® Hypericum Dragees (285 mg Trockenextrakt mit 0,7–1,0 mg Hypericin, 9–15 mg Hyperforin, 20–40 mg Flavonoiden), 3 x tgl. 1 Drg. mit etwas Flüssigkeit einnehmen.
- Hyperforat® 250 mg Filmtabletten (250 mg Trockenextrakt mit 0,3–0,9 mg Gesamthypericin, 1,5–10 mg Hyperforin, 3–15 mg Gesamtflavonoiden), 2–3 x tgl. 1 Tbl.
- Hyperforat® Tropfen (in 1 ml Fluidextrakt 0,2 mg Gesamthypericin, 0,2–2 mg Hyperforin, 1–5 mg Flavonoiden), 2–3 x tgl. 20 Tr. vor dem Essen in etwas Flüssigkeit einnehmen.
- Jarsin® 300 Dragees (300 mg Trockenextrakt mit 0,8 mg Gesamthypericin, 20–45 mg Hyperforin, 9–18 mg Gesamtflavonoide), 3 x tgl. 1 Drg.
- Kneipp® Johanniskraut-Pflanzensaft N, 2–3 x tgl. 10 ml (= 0,4–0,9 mg Gesamthypericin).
- Kytta®-Modal Hartkapseln (425 mg Trockenextrakt mit 0,3 mg Gesamthypericin, 2 mg Hyperforin), 1 Kps. morgens und abends.
- Laif® 600 Tabletten (600 mg Trockenextrakt mit 2 mg Gesamthypericin, 11 mg Hyperforin, 30 mg Gesamtflavonoide), 1 x tgl. 1–1½ Tbl.
- Nervei® Kapseln (425 mg Trockenextrakt mit 0,75–1,5 mg Gesamthypericin, 12–20 mg Hyperforin, 25–50 mg Gesamtflavonoide), 1 Kps. morgens und abends.
- Neuroplant 1 x 1 Filmtabletten (600 mg Trockenextrakt mit 0,6–1,8 mg Gesamthypericin, 18–36 mg Hyperforin), 1 x tgl. 1 Filmtbl.
- Neuroplant® 300 Filmtabletten (300 mg Trockenextrakt mit 0,3–0,9 mg Gesamthypericin, 9–18 mg Hyperforin), 2–3 x tgl. 1 Tbl.

– Remotiv® Filmtabletten (250 mg Trockenextrakt mit 0,5 mg Gesamthypericin, max. 1 mg Hyperforin, ca. 18 mg Gesamtflavonoiden), 2 x tgl. 1 Filmtbl.
– Tonizin® 425 mg Hartkapseln (425 mg Trockenextrakt, ohne weitere Angaben), 2 x tgl. 1 Kps.

Kombinationen mit anderen Phytopharmaka: Eine Kombination mit anderen sedativ wirkenden Drogen wie Baldrianwurzel, Hopfenzapfen, Passionsblumenkraut ist sinnvoll. Z.B.
– Psychotonin®-sed. Kapseln zum Einnehmen (zusammen mit Baldrianwurzel), 1–2 x tgl. 1 Kps.
– Psychotonin®-sed. Tinktur zum Einnehmen (zusammen mit Baldrianwurzel), 2–max. 3 x tgl. 20 Tr. in etwas Flüssigkeit. (☞ **Studie**)
– Sedariston® Konzentrat Kapseln (zusammen mit Baldrianwurzelextrakt), Erw. und Kdr. ab 12 Jahren 4 x tgl. 1 Kps., Kdr. ab 6 Jahren 1 Kps. (☞ **Studie**)

Mit dem Kombinationspräparat **Psychotonin®-sed. Tinktur** wurde eine doppelblinde Studie an 40 ängstlichen Patienten, gemessen in einer Standard-Angstskala, im Vergleich zu Plazebo durchgeführt. Durch eine 4wöchige Behandlung mit 3 x 20 Tr. des Phytopharmakons konnte das Angstniveau in den Bereich der Durchschnittsnorm zurückgeführt werden. Noch stärker besserte sich die depressive Symptomatik. Die Verabreichung eines Plazebos hatte dagegen kaum eine Auswirkung.
Mit dem Kombinationspräparat **Sedariston® Konzentrat Kapseln** wurde eine kontrollierte, randomisierte Vergleichsstudie an 100 ambulanten Patienten mit mittelschweren Angstzuständen durchgeführt. Der therapeutische Effekt wurde mit dem von niedrig dosiertem Diazepam (4–8 mg/Tag) während einer 14tägigen Behandlung verglichen. Die Beurteilung der Wirksamkeit erfolgte mit Hilfe von standardisierten internationalen Fremd- und Selbstbeurteilungsskalen. Sowohl was die Wirksamkeit als auch was die Verträglichkeit betrifft war das Phytotherapeutikum dem synthetischen Arzneimittel überlegen.
In einer multizentrischen doppelblinden Vergleichsstudie an 162 depressiven Patienten wurde mit **Sedariston® Konzentrat Kapseln** das Symptom Angst nach 6wöchiger Therapie etwas stärker reduziert als durch eine Therapie mit dem synthetischen Antidepressivum Amitryptilin. Mit diesem Präparat wurde auch eine Studie an 100 ambulanten Patienten mit mittelschweren Angstzuständen durchgeführt. Bei 78 % der Patienten war das Präparat nach 2wöchiger Therapie nach Arzteinschätzung sehr gut wirksam und einer Niedrigdosis Diazepam überlegen.

▶ Kava-Kava-Wurzelstock (Piperis methystici rhizoma) ☞ S. 128

Kava-Kava-Präparate sind **seit dem 14. Juni 2002 vorerst in Deutschland nicht mehr im Verkehr**. Von der Kommission E und vom Zentralverband der Ärzte für Naturheilverfahren sowie von einigen Klinikern (z.B. Prof. Dr. R. Teschke) werden eine Verschreibungspflicht, eine Tages-Dosisbeschränkung auf max. 120 mg Kavapyrone, eine zeitlich begrenzte Einnahme von max. 2 Monaten und die Bestimmung der Leberwerte vor und nach Einnahme von Kava-Kava-Präparaten empfohlen. ➡

Kava-Kava Extrakte dürfen **nicht** bei Patienten mit **endogenen Depressionen** eingesetzt werden, da bei diesen häufig eine erhöhte Suizidalität besteht, die aber meist nicht ausgeführt wird, da die Betroffenen unter einer Antriebshemmung leiden. Durch die vigilanzfördernde Wirkung von Kava-Kava Extrakten ist zu befürchten, daß Patienten den „Mut zum Selbstmord" erlangen.
Ungeeignet ist der Kava-Kava-Extrakt zur Behandlung von akuten Panikstörungen, die der sofortigen Behebung der Angstzustände bedürfen, da eine therapeutisch relevante Anxiolyse durch Kava-Kava erst nach einer Latenzzeit von 1–2 Wochen eintritt. Laut einer klinischen Studie mit Kavasedon® Kapseln soll allerdings die anxiolytische Wirkung schon nach 1 Std. einsetzen. Der Wirkungseintritt ist noch nicht abschließend geklärt (2002).
Bei längerer Einnahme kann es zu einer reversiblen Gelbfärbung der Haut kommen. In diesem Fall ist von einer weiteren Einnahme abzusehen. Das Arzneimittel kann auch bei bestimmungsgemäßem Gebrauch die Sehleistung und das Konzentrations-vermögen im Straßenverkehr oder bei der Bedienung von Maschinen beeinflussen.
Bei Beschwerden wie ungewöhnlicher Müdigkeit, Appetitlosigkeit, Übelkeit oder Ikterus sind Kava-Kava-Extrakte sofort abzusetzen. Die bisher zwar sehr seltenen, aber ernst zu nehmenden bekannt gewordenen Nebenwirkungen deuten auf einen immunallergischen Mechanismus hin. Nach mehrwöchiger Einnahme von 240 mg Kavapyrone kam es bei einem 50jährigen Mann zu einem massiven Anstieg von Bilirubin und Transaminasen (medikamentöse Hepatitis). Diese Nebenwirkungen basieren möglicherweise auf Kavapyronmengen, die deutlich über den Empfehlungen der Kommission E liegen.
Die Bestimmung der Leberwerte ist vor Therapiebeginn und nach 5 Wochen Anwendung zu empfehlen.

Darreichungsform: Die Einnahme ist nur in Form von standardisierten Fertigpräparaten, die mind. 60–120 mg Kavapyrone enthalten, sinnvoll.

Fertigarzneimittel: Bis zum 14. Juni 2002 standen in Deutschland z.B. zur Verfügung:
- Antares® 120 mg Filmtabletten (120 mg Kavapyrone), tgl. 1 Tbl. unzerkaut mit etwas Flüssigkeit nach dem Essen einnehmen. (☞ **Studie**)
- Cefakava® 150 Filmtabletten (35 mg Kavapyrone), 2–4 x tgl. 1 Filmtbl.
- Kavasedon® Kapseln (50 mg Kavapyrone), 1–2 x tgl. 1 Kps. unzerkaut nach dem Essen einnehmen.
- Kavatino® Kapseln (60 mg Kavapyrone), 1–2 x tgl. 1 Kps. unzerkaut mit etwas Flüssigkeit nach dem Essen einnehmen.
- Kavosporal® forte Kapseln (47–52 mg Kavapyrone), morgens und abends 1 Kps., bei längerfristiger Anwendung kann die Dosis auf 1 Kps. pro Tag verringert werden, max. Tagesdosis 3 Kps.
- Laitan 100 Hartkapseln (70 mg Kavapyrone), 1 x tgl. 1 Kps. unzerkaut mit etwas Flüssigkeit einnehmen. (☞ **Studie**)
- Limbao® 120 Kapseln (120 mg Kavapyrone), 1 x tgl. 1 Kps.

Kombinationen mit anderen Phytopharmaka: Eine Kombination mit anderen sedativ wirkenden Drogen wie Johanniskraut ist sinnvoll. Z.B.

– Hewepsychon duo® Tropfen (zusammen mit Johanniskraut), 4 x tgl. 20 Tr. mit wenig Flüssigkeit einnehmen, Kdr. über 1 Jahr nehmen 10 Tr. In akuten Fällen nehmen Erw. 6 x tgl. 50 Tr., Kdr. 3 x 30 Tr.

✓ Im Vergleich zu der synthetisierbaren, optisch inaktiven Reinsubstanz Kavain sind die im Wurzelstock-Extrakt enthaltenen natürlichen, optisch aktiven Kavapyrone deutlich besser bioverfügbar.

3

Kava-Kava-Extrakt wurde in mehreren Studien mit den Präparaten **Laitan 100 Kapseln** und **Antares® 120 mg Filmtabletten** an Patienten mit Angstzuständen sowohl im Vergleich zu Plazebo als auch zu Benzodiazepinen verglichen. Dabei war die anxiolytische Wirkung des Verum signifikant höher als von Plazebo und ab dem 8. Tag der Behandlung ebenso gut wie diejenige der Benzodiazepine (gemessen in der Hamilton-Angst-Skala). Der Kava-Kava-Extrakt wurde gut vertragen, es ergaben sich keine Hinweise auf ein Toleranz-, Sucht-, oder Abhängigkeitspotential.
In einer Studie an 40 Probanden mit **Laitan 100 Kapseln** waren keine negativen Wechselwirkungen zwischen der Einnahme von Kava-Kava und Alkohol zu beobachten. In einer Anwendungsbeobachtung an über 4000 Patienten mit Laitan 100 Kapseln bestätigten sich die anxiolytische Wirksamkeit und gute Verträglichkeit des Kava-Kava-Extrakts.
Die experimentellen und klinischen Studienergebnissen zu Kava-Kava lassen sich wie folgt zusammenfassen:

- Kava-Kava-Extrakte haben eine den Benzodiazepinen (in Niedrigdosis) vergleichbare anxiolytische Wirkung, d.h. sie vermindern Angst-, Spannungs- und Unruhezustände
- Es besteht kein Suchtpotential. Die Vigilanz wird nicht beeinträchtigt.

3.5 Depression

Seelische Störung im Sinne einer gedrückten, pessimistischen Stimmungslage, evtl. mit Angstzuständen, Selbsttötungstendenzen verbunden. Symptome können sein: Verflachen von Emotionen (Gefühl der Gefühllosigkeit), Verlust der affektiven Schwingungsfähigkeit, traurige Verstimmtheit, Antriebsverlust, verlangsamtes Denken, Grübeln, Angst, Hoffnungs- und Ratlosigkeit, Phantasielosigkeit, Vernachlässigung der eigenen Person und/oder der Angehörigen, Appetitlosigkeit, Schlafstörungen, Verlust eines geregelten Tagesablaufs, ubiquitäres Schmerzempfinden, Thoraxdruck, Atemnot, Suizidalität. Oft durch äußere Ereignisse und Situationen ausgelöst, deren Ursachen auf ungelöste Konflikte der Kindheit und Jugend zurückgehen. Ca. 20 % der allgemeinärztlichen Patienten leiden unter depressiven Störungen, meist reaktive, neurotische oder Charakterdepression, seltener endogene Depression. Frauen: Männer = 3:1. Erstmanifestation in der Regel 20.–60. Lebensjahr.

Stellenwert der Phytotherapie

Schwere depressive Episoden stellen eine absolute Kontraindikation für die Phytotherapie dar.

80 % aller Patienten mit Depressionen leiden an einer **leichten bis mittelschweren Form** der Depression und sind einer Therapie mit Phytopharmaka zugänglich.

Phytopharmaka **eignen** sich besonders zur Behandlung bei
- leichten depressiven Episoden ohne oder mit somatischen Symptomen
- rezidivierenden depressiven Störungen mit gegenwärtig leichten Episoden
- larvierter Depression
- Dysthymie
- depressiven Verstimmungen, die im Rahmen des Klimakteriums auftreten.
- Winterdepression
- Trauerreaktion.

Bezüglich Verträglichkeit und Behandlungskosten sind Johanniskrautextrakte synthetischen Arzneimitteln deutlich überlegen und hinsichtlich Wirksamkeit laut neuerer Studienergebnisse ebenbürtig. Hinsichtlich der Responder- und Nonresponderquote gibt es keine Unterschiede zwischen chemisch-synthetischen Antidepressiva und Johanniskrautextrakten.

Phytopharmaka besitzen große **Vorteile**, wenn man die wesentlich geringeren Nebenwirkungen wie Mundtrockenheit, Sedation, innere Unruhe und fehlendes Abhängigkeits- und Gewöhnungspotential als wichtige, für die Patienten relevante Kriterien heranzieht.

Wirkungseintritt

Erst nach 3–5 Wochen kann mit einer zufriedenstellenden Wirksamkeit gerechnet werden. Es gibt Hinweise darauf, daß diese Zeit durch die gleichzeitige Einnahme eines hochdosierten Baldrianpräparats verkürzt werden kann. Tritt keine Besserung oder gar eine Verschlechterung oder Suizidgefährdung ein, müssen synthetische Antidepressiva verabreicht und die Phytopharmaka ausgeschlichen werden.

Wirkungen

Folgender Einfluß von Hypericumextrakt (3 x tgl. 300 mg Johanniskrautextrakt) auf das Schlaf-EEG ist belegt:
- Zunahme der langsamwelligen Aktivität, d.h. Zunahme des Tiefschlafanteils
- keine Reduktion des Wachanteils, d.h. keine Sedierung
- keine Wirkung auf den REM-Schlaf.

Darreichungsform

Zu bevorzugen sind standardisierte Trockenextrakte in Form von Tbl., Drg. und Kps., da Teezubereitungen zu schwach wirksam und zu ungenau dosiert sind.

Phytotherapeutische Differentialtherapie

Bei Depressionen steht innerhalb der Arzneipflanzen **nur Johanniskraut** mit ausreichendem Nachweis der Wirksamkeit zur Verfügung.

Zusätzliche allgemeine Maßnahmen

- Patienten geduldig und schonend während der depressiven Phase führen.
- Versichern, daß Erkrankungsphase wieder abklingen wird.

- Versuche der Aufmunterung oder des Wegdiskutierens der Symptome unterlassen.
- Psychotherapie: Wenn der Patient in der Lage ist, Konflikte zu verarbeiten. Während der depressiven Phase keine Konflikte bearbeiten.

3.5.1 Phytopharmaka zur inneren Anwendung

▶ Johanniskraut (Hyperici herba) ☞ S. 118

Aufgrund der theoretisch möglichen photosensibilisierenden Eigenschaften von Johanniskraut sollte während der Therapie eine intensive Sonnen- bzw. UV-Bestrahlung vermieden werden. Bislang wurde diese aus der Tiermedizin bekannte Nebenwirkung nach der Einnahme von Johanniskrautpräparaten beim Menschen nicht beobachtet.
Absolut kontraindiziert sind Johanniskrautzubereitungen bei gleichzeitiger Einnahme von Ciclosporin oder HIV-Protease-Hemmern, da sie eine Erniedrigung der Medikamenten-Serumspiegel verursachen können. Die Plasmakonzentrationen von Arzneimitteln mit geringer therapeutischer Breite (z. B. Digoxin, Antikonvulsiva) sollten beobachtet werden.
Patienten, bei denen eine „High-Intensity-Therapie“ mit Phenprocoumon bzw. Cumarinderivaten indiziert ist, dürfen höher dosierte Johanniskrautextrakte nur unter engmaschiger Kontrolle der Gerinnungswerte verordnet werden, da die Wirksamkeit von Cumarin-Präparaten abgeschwächt werden kann.
Neuere Studien (Juni 2000) lassen den Schluß zu, daß die beobachteten Nebenwirkungen und Interaktionen dosisabhängig sind (abhängig vom Johanniskraut-Gesamtextraktgehalt) und erklären, warum diese bei den niedrigen traditionellen Dosierungen nicht beobachtet worden sind.
Wegen der postulierten Enzyminduktion des Cytochrom-P-450-Komplexes sind höher dosierte Johanniskraut-Extrakte (über 900 mg Trockenextrakt/Tag) mit möglicherweise höheren Hyperforingehalten (über 40 mg/Tag) kontraindiziert bei Herzklappenträgern, frischem Lungenödem, tiefer Venenthrombose der Beckenetage, Thrombophilie und Herzwandaneurysmen. Für die Interaktion mit anderen Arzneistoffen und die Enzyminduktion des Cytochrom-P-450-Komplexes ist Hyperforin mit Sicherheit nicht allein verantwortlich.

Darreichungsform: Mittlere Tagesdosis bei innerer Anwendung 2–4 g Droge bzw. äthanolisch-wäßriger Extrakt mit 0,2–1 mg Gesamthypericin und ausreichenden Mengen an Hyperforin, Flavonoiden und Xanthonen.
- Teezubereitung: 1–2 g zerkleinerte Droge mit 150 ml kochendem Wasser übergießen, 5–10 Min. ziehen lassen und abseihen. Bis zu 2 Tassen pro Tag, am besten morgens und abends, langsam schluckweise trinken.

Fertigarzneimittel: Z. B.
- Aristo® 350 Kapseln (350 mg Trockenextrakt mit 0,8 mg Gesamthypericin, ca. 9 mg Hyperforin, ca. 21 mg Gesamtflavonoide), 1–2 x tgl. 1 Kps. **(☞ Studie)**

- Esbericum® forte Dragees (250 mg Trockenextrakt mit 0,5 mg Gesamthypericin, 0,2 mg Hyperforin, 15–25 mg Gesamtflavonoiden), 2 x tgl. 1 Drg., Kdr. ab 6 Jahren 1 x tgl. 1 Drg. unzerkaut mit etwas Flüssigkeit während oder nach dem Essen einnehmen.
- Esbericum® Kapseln (0,25 mg Gesamthypericin, 1 mg Hyperforin, 20–25 mg Gesamtflavonoide), 1–2 x tgl. 1–2 Kps., in schweren Fällen 2 x 3 Kps. unzerkaut einnehmen.
- florabio naturreiner Heilpflanzensaft Johanniskraut Preßsaft, 2–3 x tgl. 10 ml (= 0,4–0,9 mg Gesamthypericin).
- Helarium® 425 Hartkapseln (425 mg Trockenextrakt mit 0,75–1,5 mg Hypericin, 12–20 mg Hyperforin, 25–50 mg Flavonoiden), 2 x tgl. 1 Kps. mit etwas Flüssigkeit einnehmen.
- Helarium® Hypericum Dragees (285 mg Trockenextrakt mit 0,7–1,0 mg Gesamthypericin, 9–15 mg Hyperforin, 20–40 mg Flavonoiden), 3 x tgl. 1 Drg. mit etwas Flüssigkeit einnehmen.
- Hyperforat® 250 mg Filmtabletten (250 mg Trockenextrakt mit 0,3–0,9 mg Gesamthypericin, 1,5–10 mg Hyperforin, 3–15 mg Flavonoiden), 2–3 x tgl. 1 Tbl.
- Hyperforat® Tropfen (in 1 ml Fluidextrakt 0,2 mg Gesamthypericin, 0,2–2 mg Hyperforin, 1–5 Flavonoiden), 2–3 x tgl. 20 Tr. vor dem Essen in etwas Flüssigkeit einnehmen. (☞ **Studie**)
- Jarsin® 300 Dragees (300 mg Trockenextrakt mit 0,8 mg Gesamthypericin, 20–45 mg Hyperforin, 9–18 mg Gesamtflavonoide), 3 x tgl. 1 Drg. (☞ **Studie**)
- Kneipp® Johanniskraut-Pflanzensaft N, 2–3 x tgl. 10 ml (= 0,4–0,9 mg Gesamthypericin).
- Kytta®-Modal Hartkapseln (425 mg Trockenextrakt mit 0,3 mg Gesamthypericin, 2 mg Hyperforin), 1 Kps. morgens und abends.
- Laif® 600 Tabletten (600 mg Trockenextrakt mit 2 mg Gesamthypericin, 11 mg Hyperforin, 30 mg Gesamtflavonoide), 1 x tgl. 1–1½ Tbl.
- Neuroplant 1 x 1 Filmtabletten (600 mg Trockenextrakt mit 0,6–1,8 mg Gesamthypericin, 18–36 mg Hyperforin), 1 x tgl. 1 Filmtbl.
- Neuroplant® 300 Filmtabletten (300 mg Trockenextrakt mit 0,3–0,9 mg Gesamthypericin, 9–18 mg Hyperforin), 2–3 x tgl. 1 Tbl. (☞ **Studie**)
- Remotiv® Filmtabletten (250 mg Trockenextrakt mit 0,5 mg Gesamthypericin, max. 1 mg Hyperforin, ca. 18 mg Gesamtflavonoiden), 2 x tgl. 1 Filmtbl. (☞ **Studie**)
- Tonizin® 425 mg Hartkapseln (425 mg Trockenextrakt, ohne weitere Angabe), 2 x tgl. 1 Kps.

Kombinationen mit anderen Phytopharmaka: Eine Kombination mit anderen sedativ wirkenden Drogen wie Baldrianwurzel, Hopfenzapfen, Passionsblumenkraut ist sinnvoll. Z.B.

- Psychotonin®-sed. Kapseln zum Einnehmen (zusammen mit Baldrianwurzel), 1–2 x tgl. 1 Kps. mit Flüssigkeit einnehmen, die Dosis kann bei Bedarf auf 3 Kps. tgl. erhöht werden.
- Psychotonin®-sed. Tinktur zum Einnehmen (zusammen mit Baldrianwurzel), 2 x tgl. 20 Tr., bei stärkeren Beschwerden bis zu 3 x 20 Tr.
- Sedariston® Konzentrat Kapseln (zusammen mit Baldrianwurzel), Erw. morgens und abends 1 Kps., max. 3 Kps. tgl., Schulkdr. morgens oder abends 1 Kps. (☞ **Studie**)

– Sedariston® Tropfen plus Flüssigkeit (zusammen mit Baldrianwurzel, Melissenblättern), Erw. und Jugendl. 3 x tgl. 20 Tr., Kdr. von 5–12 Jahren 3 x tgl. 7–10 Tr., Kdr. von 2–5 Jahren 3 x tgl. 4–7 Tr. vor oder zu den Mahlzeiten in Flüssigkeit einnehmen.

✓ Schlafstörungen, die im Zusammenhang mit einer Depression auftreten, sprechen ebenfalls gut auf Johanniskraut an, insbesondere wenn gleichzeitig ein Baldrianextrakt-Präparat mitverabreicht wird.
Präparate sollten in Mengen von 900 mg Gesamtextrakt pro Tag verabreicht werden, bei leichteren depressiven Verstimmungen sind auch 300–600 mg Extrakt ausreichend. Eine empfehlenswerte Zubereitung im Sinne der klassischen Naturheilverfahren ist der Frischpflanzenpreßsaft, da er auch ausreichende Mengen an Gesamthypericinen und Flavonoiden enthält.

Der Vorteil von Hypericumpräparaten liegt vor allem in deren guter Verträglichkeit. So wurden in keiner klinischen Studie die für trizyklische Antidepressiva typischen Nebenwirkungen wie Schwindel, Kopfschmerzen, hypotone Zustände, Mundtrockenheit, Muskelzuckungen, Erregungszustände, Obstipation u.a. beobachtet, die bereits in geringen Dosen (z.B. bei 30 mg Amitriptylin) auftreten. Ein weiterer Vorteil von Hypericum-Präparaten im Vergleich zu synthetischen Antidepressiva ist, daß die Einnahme mit keinen Einbußen des Reaktionsvermögens verbunden ist, Patienten also voll fahrtüchtig bleiben. Auch gibt es keine Wechselwirkungen mit Alkohol.
Die antidepressive Wirksamkeit von Hypericum-Extrakten ist durch über 20 kontrollierte klinische Studien gut belegt. Bei einer durchschnittlichen Tagesdosis von 900 mg Extrakt waren **Jarsin® 300 Dragees** sowohl gegenüber Plazebo als auch im Vergleich zu synthetischen Standard-Antidepressiva wie Amitriptylin und Maprotilin bei leichten bis mittelschweren Formen der Depression wirksam. Responderraten waren mit 60–75 % ebenso hoch wie bei synthetischen Antidepressiva, die in den Studien allerdings ziemlich niedrig dosiert verabreicht wurden (z.B. Imipramin-neuraxpharm® Filmtabletten und Maprotilin 75 mg/Tag). Die Plazeboeffekte waren bei chemisch-synthetischen Antidepressiva ähnlich hoch wie bei den Johanniskrautpräparaten. Die Wirksamkeit wurde in den Studien mit Hilfe anerkannter psychometrischer Methoden wie der Hamilton-Depressions-Skala (HAMD), der Depressivitäts-Skala (D-S) oder der Clinical-Global-Impressions-Skala (CGI) überprüft. Die Studien wurden überwiegend an Patienten mit leichten depressiven Verstimmungen durchgeführt.
Mit dem Kombinationspräparat **Sedariston® Konzentrat Kapseln** wurde eine multizentrische Doppelblindstudie an 130 Patienten mit dysthymen Störungen durchgeführt. Im Vergleich zu einer Therapie mit dem Antidepressivum Amitriptylin (75 mg/Tag) besserte sich während einer Behandlungsdauer von 6 Wochen in beiden Gruppen die depressive Symptomatik hinsichtlich einer Reduktion von mind. 50 % in der Hamilton-Depressions-Skala bei mehr als 80 % der Patienten. Es bestand kein klinisch relevanter Unterschied zwischen den beiden Therapieregimes. Auch in der Selbstbeurteilungsskala wurden eine Besserung des depressiven Syndroms und der Befindlichkeit dokumentiert. Im Gegensatz zu Amitriptylin war **Sedariston® Konzentrat Kapseln** dagegen deutlich besser verträglich.
In einer experimentellen Studie wurde festgestellt, daß der in **Sedariston® Konzentrat Kapseln** vorhandene Gehalt an Gesamt-Hypericinen nicht zu ➡

einer photosensibilisierenden bzw. phototoxischen Nebenwirkung führt. Mit dem Phytopharmakon **Remotiv®** wurde eine doppelblinde Studie an 324 Patienten mit leichten bis mittelschweren Depressionen, gemessen an der Hamilton-Depressionsskala sowie internationalen Fremd- und Selbstbeurteilungsskalen, im Vergleich zum trizyklischen Antidepressivum Imipramin® durchgeführt. Nach einer 6wöchigen Therapie mit 2 x 250 mg **Remotiv®** bzw. 75 mg Imipramin® sank das Deprssionsniveau von anfangs 22,4 auf 12,0 bzw. beim Imipramin® von 22,1 auf 12,75 Skalenpunkte. Auch die Angstsymptomatik besserte sich. **Remotiv®** ist Imipramin® gegenüber therapeutisch äquivalent. Der Johanniskrautextrakt war allerdings besser verträglich.
In einer 6wöchigen, doppelblinden Vergleichsstudie an 240 Patienten, die unter leichten bis mittelschweren Depressionen litten, wurden die Wirksamkeit und Verträglichkeit von **Remotiv®** im Vergleich zum Serotonin-Wiederaufnahmehemmer Fluoxetin anhand der Hamilton-Depressionsskala sowie internationaler Fremd- und Selbstbeurteilungsskalen untersucht. Die Gabe von tgl. 2 x 250 mg **Remotiv®** bzw. 20 mg Fluoxetin über den Untersuchungszeitraum bewirkte eine Verbesserung der Symptomatik von 19,65 auf 11,54 beim Johanniskrautextrakt bzw. von 19,5 auf 12,20 Skalenpunkte beim Fluoxetin. **Remotiv®** und Fluoxetin besitzen eine vergleichbare Wirkung, bei besserer Verträglichkeit des Johanniskrautpräparats.

Kombination mit Baldrian
In einer Therapiebeobachtung wurden 2462 depressive Patienten mit einer Kombination aus tgl. 500 oder 1000 mg Baldrianextrakt (Euvegal® Balance 500) und 600 mg Johanniskrautextrakt **(Neuroplant® 300 Filmtabletten)** behandelt. Bei der Hälfte der Patienten war eine antidepressive Wirkung bis zum 10. Behandlungstag nachweisbar. Verglichen mit klinischen Prüfungen, die mit der alleinigen Verabreichung von Johanniskraut durchgeführt wurden, ist dies deutlich früher, da es in jenen Studien vor dem 14.–21. Behandlungstag zu keiner signifikanten Behandlungswirkung im Vergleich zum Ausgangswert kam. Insgesamt kam es in der vorliegenden Anwendungsbeobachtung nach durchschnittlich 47 Behandlungstagen zu einer deutlichen Besserung der Erkrankung. Typische depressive Symptome wie Stimmungstief, Erschöpfung, Angst und Schlafstörungen besserten sich sehr gut. Die zusätzliche Gabe von Baldrian erhöht die angstlösende und entspannende Wirkung. Die Wirkung von Baldrian setzt im allgemeinen früher als die von Johanniskraut ein.

Larvierte Depression
Häufig geäußerte körperliche Symptome, die im Zusammenhang mit Depressionen auftreten, sind Herzklopfen, Mattigkeit, Schwächegefühl, Schwindelanfälle, Wetterfühligkeit, Zittern, Atembeschwerden oder Magen-Darm-Beschwerden. Auch bei dieser speziellen Variante der Depression haben sich Johanniskrautextrakte bewährt. In einer multizentrischen Studie wurden 3 x tgl. 300 mg Hypericumextrakt **(Neuroplant® 300 Filmtabletten)** 3250 depressiven Patienten verabreicht. Nach 4wöchiger Therapie sanken nicht nur typische Symptome wie Niedergeschlagenheit (um mehr als 55 %), Ruhelosigkeit (um 47 %) und Einschlafstörungen (um 47 %), sondern auch Magen-Darm-Beschwerden (um 46 %).

Depressionen im Klimakterium
In einer älteren offenen Studie wurden 60 Patientinnen im Klimakterium aufgrund depressiver Stimmungslage behandelt. Sie erhielten entweder ➡

3 x tgl. 20 Tr. **Hyperforat® Tropfen** oder 3 x tgl. 2 mg Diazepam. **Hyperforat® Tropfen** waren mit einer Erfolgsquote von 76 % (Arzt- und Patientenurteil) dem Tranquillizer überlegen. Offensichtlich zeigte auch der relativ niedrig dosierte Johanniskrautextrakt in dieser Studie therapeutische Erfolge.

Saisonale Depressionen
Bei saisonal abhängiger Depression können Hypericumextrakte mit der Lichttherapie kombiniert werden. Darauf weist eine Studie an 20 Patienten hin, die 4 Wochen lang 900 mg Hypericumspezialextrakt Li 160 (Jarsin® 300) erhielten und randomisiert zusätzlich mit therapeutischem Licht (3000 Lux) oder „Plazebo-Licht" (≤ 300 Lux) behandelt wurden. Die Lichttherapie wurde tgl. über 2 Std. durchgeführt. In der Gruppe, die Extrakt und Lichttherapie erhielt, sank der Hamilton-Gesamtscore um 73 %, in der Gruppe mit Hypericumextrakt und Plazebo um 62 %. Offensichtlich kann also der Einfluß von Johanniskraut durch zusätzliche Lichttherapie verstärkt werden. Negative phototoxische Nebenwirkungen wurden bei dieser Studie nicht beobachtet.

Mittelschwere Depressionen
2 Studien wurden mit dem Spezialextrakt Li 160 **(Jarsin® 300)** in einer Dosis von 3 x tgl. 300 mg an Patienten mit mittelgradigen depressiven Verstimmungen (20 Punkte in der Depressionsskala nach Hamilton) durchgeführt. In einer Studie war Johanniskraut signifikant besser wirksam als Plazebo (Senkung in der Hamilton-Skala um 10 Punkte, dagegen nur um 4 Punkte bei Plazebo). In einer zweiten Studie war der Johanniskrautextrakt auch bei mäßiger Depression der Therapie mit Maprotilin (75 mg/Tag) ebenbürtig, jedoch besser verträglich. Mittelschwere depressive Episoden müssen mit ausreichend hoch dosierten Extrakten behandelt werden. Kritikpunkt dieser Studien war ihre Zweiarmigkeit.
In einer doppelblinden Studie aus den USA an Patienten mit mittelschweren Depressionen war die Therapie mit Li 160 Plazebo nicht überlegen. Überraschenderweise führte auch die Therapie mit dem Serotoninwiederaufnahmehemmer Sertralin zu keinem Erfolg. Deshalb könnte das fehlende Ansprechen des Spezialextraktes Li 160 auf Fehlern im Studiendesign beruhen.
Mit dem Präparat **Aristo® 350 Kapseln** liegt seit 2000 eine dreiarmige Studie an 263 Patienten mit mittelschweren Depressionen vor (Prüfung des Johanniskrautextrakts gegen Imipramin und Plazebo). Sie wurden 6–8 Wochen lang entweder mit dem Johanniskrautpräparat, mit den chemisch-synthetischen Imipramin-neuraxpharm® Filmtabletten oder mit Plazebo behandelt. Unter Therapie mit **Aristo® 350 Kapseln** und ebenso mit Imipramin-neuraxpharm® Filmtabletten lagen die Ansprechquoten um 70 %. Darüber hinaus steigerte sich durch die Johanniskraut-Therapie die Lebensqualität der Patienten signifikant. Das Phyto-Antidepressivum war sehr gut verträglich.
In einer zweiten multizentrischen Praxisforschungsstudie in 446 Artzpraxen wurden an 2166 Patienten mit leichten bis mittelschweren Depressionen die Wirksamkeit und die Verträglichkeit des Johannniskraut-Spezialextraktes WS 5572 **(Neuroplant® 300 Filmtabletten)** untersucht. Gegenüber der ersten Anwendungsbeobachtung mit einer Dosierung von 3 x tgl. 300 mg WS 5572-Extrakt betrug in dieser Studie die Dosierung 600 mg bzw. 1200 mg Trockenextrakt tgl. Beide klinischen Studien zeigten neben der guten Verträglichkeit und hohen Responderquote über 80 % nach 30 bzw. 48 Behandlungstagen klinisch relevante positive Effekte. ➡

3

Schwere Depressionen
Bei schweren Depressionen ist die Datenlage noch nicht ausreichend und eine Therapie mit Johanniskrautextrakten kann daher für diese Patienten zur Zeit noch nicht empfohlen werden: Es liegen jedoch Informationen von einer Studie an 209 Patienten mit dem Spezialextrakt Li 160 (**Jarsin® 300**, in einer Dosis von 3 x tgl. 600 mg) vor. In dieser Studie waren sowohl der Johanniskrautextrakt als auch Imipramin-neuraxpharm® Filmtabletten sehr erfolgreich.

Leichte Depressionen verbunden mit nervösen Unruhezuständen bei Kindern unter 12 Jahren
In 35 pädiatrischen Praxen wurden bei Kdr. zwischen 1 und 12 Jahren die Wirksamkeit und die Unbedenklichkeit von Li 160-Extrakt (**Jarsin® 300 Dragees**) in einer Dosis von 300, 600 und 900 mg geprüft. Alle drei Dosierungen wurden gut vertragen. Insbesondere Konzentrationsstörungen, nervöse Unruhe und Schlafstörungen besserten sich zufriedenstellend nach 2 Wochen. Nach 6 Wochen wurde die Wirksamkeit sowohl von den Kinderärzten als auch von den Eltern als gut bis sehr gut beurteilt.

Schnellere Wirksamkeit bei Kombination mit Baldrian
Wegen der Wirklatenz der pflanzlichen Antidepressiva werden zu Beginn der Therapie als Komedikation häufig Benzodiazepine verordnet. In einer Kohortenstudie wurde an 2462 Patienten bei 500 niedergelassenen Allgemeinmedizinern, Internisten und Nervenärzten untersucht, ob depressive Patienten, die mit Johanniskrautextrakt (**Neuroplant® 300 Filmtabletten** 1 x tgl.) behandelt werden, auch von einer zusätzlichen Therapie mit einem hochdosierten Baldrianextrakt (tgl. 1–2 Tbl. **Euvegal® Balance 500**) profitieren. Die Patienten wurden zu Beginn sowie nach 3 und 6 Wochen untersucht. Die Dosis von Baldrian wurde vom Arzt festgelegt. Bis zum dritten Arztbesuch sank der Anteil der Patienten, die zu Beginn der Studie angaben, mäßig bis stark unter „gedrückter Stimmung“ zu leiden, um 86 %. Im Vergleich zu vorausgegangenen Studien, bei denen lediglich Johanniskrautextrakt verabreicht worden war, besserte sich das Symptome „Schlafstörungen“ unter der Kombination stärker: Bis zum 20. Behandlungstag nahm die Symptomatik um 45 % ab, bei Monotherapie mit Johanniskraut dagegen nur um 31 %. Der entscheidende Vorteil der Baldrian-Komedikation mit 500 oder 1000 mg **Euvegal® Balance 500** war eine deutliche und schnellere Besserung der inneren Unruhe, Nervosität, Angstgefühle uns Schlafstörungen. Eine vermehrte Tagesmüdigkeit trat auch bei 1000 mg Baldriangabe nicht auf.

3.6 Enuresis nocturna et diurna

Psychovegetative Blasenstörung mit Einnässen nur nachts (nocturna), nur am Tag (diurna) oder sowohl tagsüber als auch nachts (diurna et nocturna) nach abgeschlossenem 4. Lebensjahr, mind. 1–2 x/Woche. Organische Ursachen wie Harnwegsinfekte, Fehlbildungen, Krampfleiden oder Endokrinopathien müssen ausgeschlossen sein. Bei der primären Enuresis waren die Kinder nie trocken, bei der sekundären tritt das regelmäßige Einnässen nach einem trockenen Intervall (mind. ½ Jahr) wieder auf. Ursachen sind häufig Belastungssituationen für das Kind, familiäre Beziehungsstörungen, Vernachlässigung, Verlust der ungeteilten Aufmerksamkeit (typisch: Geburt eines Geschwisters), zu früher

Beginn des Sauberkeitstrainings, ungeduldige, rigide oder inkonsequente Sauberkeitserziehung, schulische Überforderung, Wohnort-, Kindergarten-, Schulwechsel. Für die primäre Enuresis ist eine Vererbung in einem Teil der Fälle gesichert.

Stellenwert der Phytotherapie

Die Verabreichung von Phytopharmaka ist nur eine **adjuvante**, aber nützliche Therapiemaßnahme innerhalb der Gesamtstrategie bei Enuresis nocturna und diurna. Im Vordergrund stehen die Lösung der psychosozialen Probleme und ein psychosomatisches Training. Daher paßt z.B. die Verabreichung von Kürbissamen in Form gut schmeckender Granulate bestens in ein therapeutisches Gesamtkonzept, da die Kdr. diese Gabe von Kürbissamen nicht als Arzneimittelverabreichung empfinden.

Darreichungsform

Die Phytopharmaka werden **oral** eingenommen. Eine milde Sedierung, z.B. durch Beruhigungs- und Schlaf**tees** (☞ 3.2.3, 3.2.4, 3.3.3, 3.3.4), ist sinnvoll.

Phytotherapeutische Differentialtherapie

Zum Einsatz gelangen mild sedierende Phytopharmaka aus **Baldrianwurzel zusammen mit** den aus der Erfahrungsheilkunde bekannten **Kürbissamen-Spezialzüchtungen**.

Zusätzliche allgemeine Maßnahmen

- Vor dem Schlafengehen keine größere Mengen Flüssigkeit zu sich nehmen, auch keine Milch.
- Mehrmalige Blasenentleerung vor dem Schlafengehen.
- Einstimmen auf nächtliches Wachwerden durch abendliches Gespräch am Bett.
- Kalenderführung über selbständiges Wachwerden und trockene Nächte.
- Bekräftigung durch kleine Belohnungen, die im Toilettenraum deponiert werden.
- Resignation, Schuldgefühle und Schuldzuweisungen bei Kind und Eltern vermeiden.
- Durch Information über Therapiemöglichkeiten und Selbstheilungsquote zuversichtliche und kooperative Einstellung aufbauen.
- Psychotherapie.
- Akupunktur ist in vielen Fällen erfolgreich und ab dem 5. Lebensjahr möglich.

3.6.1 Phytopharmaka zur inneren Anwendung

▶ Baldrianwurzel (Valerianae radix) ☞ S. 36

Darreichungsform:

- Frischpflanzenpreßsaft: Bis zu 3 x tgl. 10 ml einnehmen, geschmacklich kann dieser mit rotem Traubensaft verbessert werden.

Fertigarzneimittel: Sind zur Anwendung bei Enuresis nicht erhältlich.

Kombinationen mit anderen Phytopharmaka: Eine Kombination mit Johanniskraut, Odermennigkraut ist sinnvoll mit der zusätzlichen getrennten Verabreichung von medizinischen Kürbissamen. Z.B.

- Rhoival® Tropfen (zusammen mit Odermennigkraut, Johanniskraut, Goldrutenkraut, Hirtentäschelkraut, Arnikablüten), bei Enuresis nehmen Kdr. 3 x tgl. 5 Tr., ältere Kdr. 3 x tgl. bis zu 12 Tr. ein.

▶ Kürbissamen (Cucurbitae peponis semen) ☞ S. 140

Darreichungsform: Tagesdosis 10 g zerkleinerte Droge, am besten als Granulat der Nahrung (Müsli, Joghurt, Quark etc.) beimischen.

Fertigarzneimittel: Z.B.

- Granu Fink Kürbiskerne, morgens und abends 1–2 gehäufte EL gemahlen oder zerkaut mit Flüssigkeit einnehmen.
- Granu Fink Kürbiskern Granulat, 3 gehäufte EL über den Tag verteilt gut zerkaut einnehmen, am besten der Nahrung (Müsli, Joghurt, Quark etc.) beimischen.
- Prosta Fink® forte Kapseln (enthalten einen Extrakt im Drogenextraktverhältnis 15–25:1), tgl. 1 Kps. vor einer Mahlzeit mit etwas Flüssigkeit langfristig einnehmen.
- Urgenin® Cucurbitae oleum Kapseln (enthalten 583 mg Kürbiskernöl), 3 x tgl. 2 Kps. einnehmen.

Kombinationen mit anderen Phytopharmaka: Eine Kombination mit anderen Drogen wie Baldrianwurzel, Kava-Kava-Wurzelstock, die die multifaktoriell bedingte Enuresis komplex beeinflussen können, ist sinnvoll. Z.B.

- Cysto-Fink N Kapseln (zusammen mit Gewürzsumachwurzelrinde, Hopfenzapfen), 3 x tgl. 1–2 Kps. vor den Mahlzeiten einnehmen.

✓ Nur medizinisch verwendete Spezialzüchtungen von Kürbissamen, die als Fertigarzneimittel im Verkehr sind, in einer Dosierung von 10–15 g/Tag garantieren reproduzierbare therapeutische Effekte. Dies ist bei Kdr. am einfachsten mit dem wohlschmeckenden Fertigarzneimittel Granufink Kürbiskern Granulat möglich.
Kürbiskernsamen eignen sich gut zur Langzeitanwendung, da Nebenwirkungen auch bei längerer Einnahmedauer bisher nicht beschrieben wurden. Ferner hat das fette Kürbissamenöl durch den Gehalt an mehrfach ungesättigten Fettsäuren auch einen gesundheitsfördernden diätetischen Wert.
Hinzu kommt, daß Kdr. die Beimischung von Granufink Kürbiskern Granulat zu den Nahrungsmitteln nicht als „erzwungene" Einnahme eines Arzneimittels empfinden.
Die klinisch geprüfte fixe Kombination der Cysto-Fink Kapseln aus 5 Kombinationspartnern ist nicht mehr im Verkehr. Seit 2002 ist mit den Cysto-Fink N Kapseln eine 3er-Kombination im Verkehr, die sinnvoll zusammengesetzt ist.

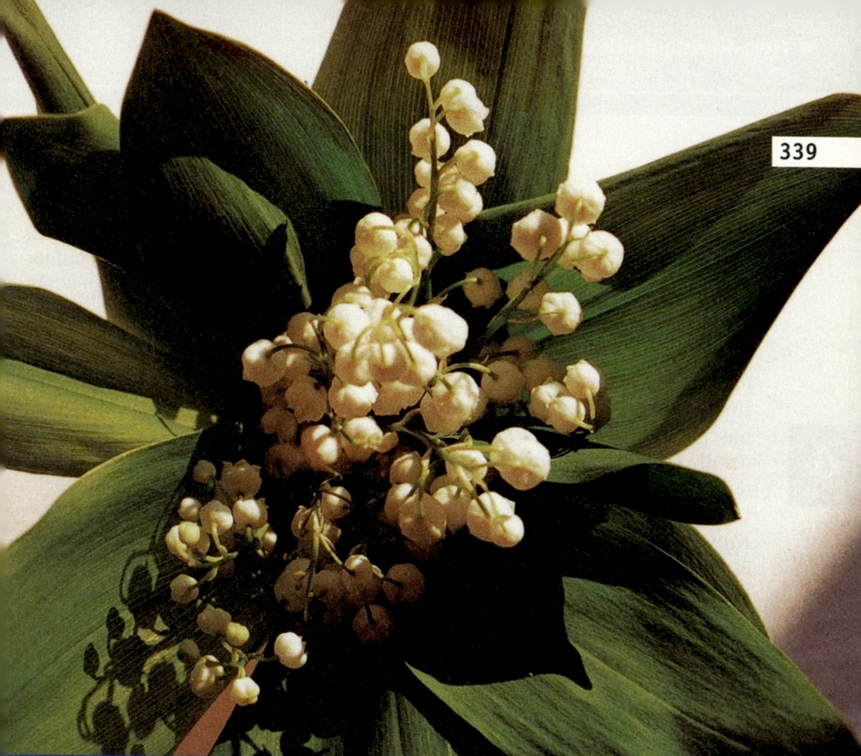

Herz-Kreislauf-Erkrankungen 4

Inhalt

Phytopharmaka besitzen bei der Therapie von Herz-Kreislauf-Erkrankungen eine **lange Tradition**. Nicht erst, seitdem der britische Mediziner und Botaniker William Withering (1741–1799) im Jahr 1778 als erster die arzneiliche Wirkung des Roten Fingerhuts beschrieben und Digitalis-purpurea-Zubereitungen in die Herztherapie eingeführt hat, sondern bereits seit dem Altertum kennt man die kardiotrope Wirksamkeit mehrerer Arzneipflanzen.

Nach dem heutigen Stand der medizinischen Wissenschaft kommen Phytopharmaka nur für einige wenige Indikationen in Frage. Dazu zählen in erster Linie **funktionelle Herzbeschwerden**, insbesondere weil es keine spezifischen chemisch-synthetischen Pharmaka zur Therapie dieses Krankheitsbildes gibt, ferner die **Herzinsuffizienz** in den NYHA-Stadien I und II sowie in eingeschränktem Ausmaß die koronare Herzkrankheit und Herzrhythmusstörungen. Pflanzliche Kardiaka sind v.a. zur **Prävention** und im **Frühstadium** der Herz-Kreislauf-Erkrankungen, insbesondere bei altersbedingten degenerativen Veränderungen am Herzmuskel und den Koronarien – beim sogenannten **Altersherz** – indiziert.

Aufgrund ihrer guten Verträglichkeit und des sehr guten Nutzen-Risiko-Verhältnisses besitzen die pflanzlichen „Herzmittel" eine **hohe Akzeptanz** beim Patienten und eignen sich ganz besonders zur Verordnung in der Allgemeinpraxis, insbesondere bei streßbelasteten Personen.

Unterschiede zwischen Phyto- und synthetischen Pharmaka

Pflanzliche Herzmittel können hinsichtlich Wirkstärke, die schwächer ist, und Wirkungseintritt, der später einsetzt, nicht mit ACE-Hemmern, β-Blockern oder Calciumkanalblockern, z.B. vom Nifedipin-Typ, verglichen werden.

Die Phytopharmaka zeigen andere Nebenwirkungen, die eher zu vernachlässigen sind. Bei den Digitaloid-Drogen beschränken sie sich auf gastrointestinale Beschwerden und Herzrhythmusstörungen.

Darreichungsform

Für die **Digitaloid-Drogen** (☞ 4.1.1) kommen nur Zubereitungen und Darreichungsformen in Frage, die aus sogenannten **eingestellten Drogenpulvern** (pulvis normatus DAB) hergestellt werden. Die Darreichungsformen sind ethanolisch-wäßrige Tinkturen (Tr.), Drg. und Tbl. Teezubereitungen sind aus toxikologischen Gründen nicht mehr vertretbar.

Für die **Nichtdigitaloid-Drogen**, wie Weißdornblätter mit Blüten, sind ethanolisch-wäßrige Auszüge (Tr.), Trockenextrakte verarbeitet in Drg., Tbl. und Kps., Frischpflanzenpreßsäfte und Teeaufgüsse (Infus) möglich. Nach dem Gehalt an wirksamkeitsmitbestimmenden Inhaltsstoffen ergibt sich folgende Reihenfolge bezogen auf die Wirksamkeit: Ethanolisch-wäßrige Trockenextrakte, ethanolisch-wäßrige Tinkturen (Tr.), Frischpflanzenpreßsäfte, Teezubereitungen.

Campher-haltige Zubereitungen werden in Form von **Herzsalben** im Brustbereich eingerieben.

■ Wirkungen

Pflanzliche Herzmittel besitzen klassische **kardiotrope** Wirkungen (z.B. positiv inotrop), wirken aber auch **kausal**, indem sie als Phosphodiesterasehemmer den Calciumeinstrom in die Herzmuskelzelle bei nur mäßig ansteigendem Sauerstoffverbrauch fördern. Da in einigen Fällen, z.B. nach Verabreichung eines Extrakts aus Weißdornblättern mit Blüten, die Refraktärzeit verlängert wird, resultiert auch ein anitarrhythmischer Effekt. Ferner wird eine Stimulation der β_2-Rezeptoren postuliert, wodurch es zu einer Gefäßerweiterung der Koronararterien und der Gefäße der Skelettmuskulatur kommt. Diese Effekte beheben bzw. lindern in erster Linie die Symptome der Herzbeschwerden.

4.1 Arzneipflanzen bei Herz-Kreislauf-Erkrankungen

4.1.1 Digitaloid-Drogen

Haben denselben Wirkmechanismus wie Digitalisglykoside, d.h. sie binden am gleichen Rezeptor wie Digoxin und wirken am Herzen positiv inotrop, negativ chronotrop, negativ dromotrop und positiv bathmotrop. Sie sind jedoch hydrophiler und besitzen daher eine relativ niedrige Resorptionsquote. Durch die höhere und schnellere Abklingquote haben sie eine kürzere Wirkdauer, so daß der Patient nicht so exakt eingestellt werden kann wie bei den Digitalisglykosiden.
Der Einsatz wird trotz ausgezeichneter Erfahrungswerte wissenschaftlich kontrovers diskutiert, v.a. weil eine exakte therapeutische Einstellung der Patienten wegen der geringen therapeutischen Breite und unterschiedlichen Pharmakokinetik Probleme bereiten kann, die von den „Theoretikern" überbewertet wird.

Digitaloid-Drogen, die bei Herzinsuffizienz Verwendung finden

Arzneidroge	Indikationen	Bemerkungen
Adoniskraut (Adonidis herba)	• Herzinsuffizienz ☞ 4.3.1	Wird wild gesammelt, da die Inkulturnahme Probleme bereitet.
Maiglöckchenkraut (Convallariae herba)	• Herzinsuffizienz ☞ 4.3.1	Wildsammlung und Anbau.
Meerzwiebel (Scillae bulbus)	• Herzinsuffizienz ☞ 4.3.1	Die Droge wird gewonnen aus den geschnittenen und getrockneten Schuppen der Zwiebel.
Oleanderblätter (Oleandri folium)	• Herzinsuffizienz ☞ 4.3.1	Die Droge erhielt mangels ausreichender klinischer Studien eine Negativ-Monographie ☞ Tab. 2.5, die Wirksamkeit ist jedoch aufgrund der enthaltenen Inhaltsstoffe plausibel.

Tab. 4.1

4

Wirkungen:

- **positiv inotrop:** Steigerung der Basiskontraktilität der Herzmuskulatur. Daraus resultieren eine höhere Kontraktionsamplitude, ein höheres Schlagvolumen und eine Senkung des enddiastolischen Drucks.
- **negativ chronotrop:** Verlangsamung der Schlagfrequenz des Herzens. Verbunden mit der positiven Inotropie wird damit die Herzarbeit ökonomisiert.
- **negativ dromotrop:** Verzögerung der Erregungsleitung
- **positiv bathmotrop:** Durch Senkung der Reizschwelle Verkürzung der Refraktärphase der Kammermuskulatur und dadurch Förderung der heterotopen Reizbildung. Dies kann zu ventrikulären Extrasystolen und bei toxischen Dosen zu Kammerflimmern führen.
- am gesunden Herzen **Verminderung** der koronaren und myokardialen **Durchblutung**

Wirkmechanismus: Die positiv inotrope Wirkung der herzwirksamen Glykoside ist Folge einer vermehrten Calcium-Freisetzung aus dem sarkoplasmatischen Retikulum während der Kontraktion. Sie kommt über mehrere Schritte zustande, u.a. durch die Hemmung der Natrium-Kalium-ATPase.

Indikationen:

- Herzinsuffizienz NYHA-Stadien I und II ☞ 4.3.1

Kontraindikationen: Therapie mit Digitalisglykosiden (wie Digitoxin, Methyldigoxin bzw. β-Acetyldigoxin).

Nebenwirkungen: Gastrointestinale Beschwerden, Herzrhythmusstörungen.

Interaktionen: Wirkungssteigerung bei gleichzeitiger Gabe von Saluretika, Laxanzien.

4.1.2 Weitere Drogen

Arzneidrogen, die bei Herz-Kreislauf-Erkrankungen Verwendung finden

Arzneidroge	Indikationen	Bemerkungen
Besenginsterkraut (Cytisi scoparii herba)	• Herzrhytmusstörungen ☞ 4.7.1	Zubereitungen müssen auf das Alkaloid (-)-Spartein standardisiert sein.
Campher (Camphora)	• Herzinsuffizienz ☞ 4.3.2 • Arterielle Hypotonie ☞ 4.5.1, 4.5.2	Natürlicher Campher wird im Unterschied zum synthetischen durch Wasserdampfdestillation aus dem Holz des Campherbaums gewonnen.
Ginkgoblätter (Ginkgo bilobae folium)	• Funktionelle Herzbeschwerden ☞ 4.2.1	Nur standardisierte Extrakte sind für die Therapie geeignet.
Herzgespannkraut (Leonuri cardiacae herba)	• Funktionelle Herzbeschwerden ☞ 4.2.1	Jüngere klinische Studien sind nicht vorhanden.

Forts. ➡

Arzneidrogen, die bei Herz-Kreislauf-Erkrankungen Verwendung finden		
Arzneidroge	**Indikationen**	**Bemerkungen**
Knoblauchzwiebel (Allii sativi bulbus)	• Arterielle Hypertonie ☞ 4.4.1 • Koronare Herzkrankheit (KHK) und Arteriosklerose ☞ 4.6.1	Wirksam sind nur Alliin- bzw. Allicin-reiche Kultursorten.
Lavendelblüten bzw. ätherisches Lavendelöl (Lavandulae flos bzw. aetheroleum)	• Arterielle Hypotonie ☞ 4.5.2	Zubereitungen müssen ausreichende Mengen an ätherischem Öl enthalten.
Rauwolfiawurzel (Rauwolfiae radix)	• Arterielle Hypertonie ☞ 4.4.1	Nur Fertigarzneimittel, die auf einen bestimmten Alkaloidgehalt normiert sind, verwenden.
Rosmarinblätter bzw. ätherisches Rosmarinöl (Rosmarini folium bzw. aetheroleum)	• Arterielle Hypotonie ☞ 4.5.1, 4.5.2 • Koronare Herzkrankheit (KHK) und Arteriosklerose ☞ 4.6.2	Zubereitungen müssen einen ausreichenden Gehalt an ätherischem Öl enthalten.
Teeblätter, schwarze und grüne (Theae nigrae folium und Theae viridis folium)	• Arterioskleroseprophylaxe ☞ 4.6.1	Der Gehalt an Polyphenolen (zur Arterioskleroseprophylaxe) bzw. Methylxanthinen (ZNS-anregend) ist von der jeweiligen Zubereitung abhängig.
Weißdornblätter mit Blüten (Crataegi folium cum flore)	• Funktionelle Herzbeschwerden ☞ 4.2.1 • Herzinsuffizienz ☞ 4.3.1 • Koronare Herzkrankheit (KHK) und Arteriosklerose ☞ 4.6.1 • Herzrhythmusstörungen ☞ 4.7.1	Die Monographie schreibt genaue phytochemische Vorgaben vor (Flavonoid- bzw. Procyanidin-Mindestgehalt).

Tab. 4.2

4.2 Funktionelle Herzbeschwerden

Herzbezogene Beschwerden wie thorakale Schmerzen mit Beklemmungsgefühl, Palpitationen (Herzstolpern), Tachykardie und Dyspnoe, die sich somatischhäufig nicht ausreichend erklären lassen. Oft kombiniert mit anderen psychovegetativen Erscheinungen wie Schlafstörungen, innerer Unruhe, Nervosität, Angstgefühlen, Schweißausbrüchen, Erschöpfung, lokalisierten oder generalisierten Schmerzzuständen. Psychische Kausalfaktoren, traumatische Situationen oder Streß spielen oft eine entscheidende Rolle. Diskutiert wird ein bio-psycho-soziales Genesemo-

dell, wobei die oft sehr eindrücklich und offensiv geschilderten Beschwerden als Kanal für die eigentlichen psychischen oder sozialen Probleme benutzt werden. Anhaltspunkte dafür, daß funktionelle Beschwerden die Vorläufer für somatisch faßbare Organerkrankungen sind, liegen bisher nicht vor.

Stellenwert der Phytotherapie

Da keine spezifischen chemisch-synthetischen Pharmaka vorhanden sind, stellen Phytopharmaka eine ideale Therapieoption dar. Funktionelle Herzbeschwerden sind einer Therapie mit Phytopharmaka gut zugänglich und zwar je nach Schweregrad entweder als alleinige oder als adjuvante Therapie.

Darreichungsform

Geeignet sind nur standardisierte Fertigarzneimittel als Tinktur, Trockenextrakt und nur beim Buchweizenkraut auch als Tee mit einem Rutin-Mindestgehalt von 4 %.

Phytotherapeutische Differentialtherapie

Bei funktionellen Herzbeschwerden gibt es drei phytotherapeutische Ansatzpunkte. Verordnet werden zur Förderung der
- **Koronardurchblutung:** Zubereitungen aus Weißdornblättern mit Blüten
- **peripheren Durchblutung:** Präparate aus Ginkgoblättern
- **Kapillardurchblutung:** rutinreiches Buchweizenkraut.

Die Auswahl erfolgt nach genauer Diagnostik, welche Durchblutungsstörung vorliegt.

Bei **nervösen Herzbeschwerden**, gleichzeitig bestehenden **Schlafstörungen** oder **Unruhe** können auch Kombinationen mit pflanzlichen Sedativa wie Baldrianwurzelzubereitungen (☞ 3.2.1, 3.3.1) eingesetzt werden.

Bestehen Herzbeschwerden aufgrund eines **Roemheld-Syndroms** (Druckgefühl im mittleren/linken Oberbauch und funktionelle, reflektorische Herzbeschwerden, evtl. mit Schmerzen bis hin zum Angina-pectoris-ähnlichen Anfall, durch Luft im Magen oder Meteorismus mit Zwerchfellhochstand und Verlagerung des Herzens), werden pflanzliche Karminativa (☞ 7.5.1) eingesetzt, z.B. Kümmel-, Anis-, Fenchelfrüchte.

Zusätzliche allgemeine Maßnahmen

- Glaubhaftigkeit der Beschwerden bestätigen, erklären, daß die wahrscheinlichste Ursache keine schwere Erkrankung ist, sondern eine Störung der Wahrnehmung von Körperprozessen, wie sie unter Streß vorkommen kann.
- Patienten deutlich machen, daß ein aufgrund von mehreren diagnostischen Maßnahmen sich ergebender negativer Befund nicht heißt, daß „er nichts hat" oder die Beschwerden „nur eingebildet sind", sondern bedeutet, daß organische Erkrankungen ausgeschlossen sind.
- Patienten Kenntnisse einer gesunden Lebensführung inklusive Entspannungsübungen und ausreichender körperlicher Bewegung anstelle eines inadäquaten Schonverhaltens vermitteln.
- Patienten nicht durch Überbewerten von Minimalbefunden auf seine Beschwerden fixieren.

- Chronische psychosoziale Belastungen des Patienten als Ursache der Beschwerden mit diesem besprechen und bearbeiten, bei ausreichender Motivation Psychotherapie empfehlen.

✓ Nicht jedes Symptom ist therapiebedürftig; Unwohlsein, Schwäche, gelegentliche Schmerzen sind als „conditio humana" zu begreifen.

4.2.1 Phytopharmaka zur inneren Anwendung

▶ Ginkgoblätter (Ginkgo bilobae folium) ☞ S. 93

Darreichungsform: Eine Anwendung ist nur in Form von Fertigpräparaten mit standardisierten Extrakten, die mind. 22–27 % Ginkgo-Flavonglykoside und mind. 5–7 % Terpenlactone enthalten, sinnvoll. Der Gehalt an Ginkgolsäuren muß zur Vermeidung unerwünschter allergischer Nebenwirkungen unter 5 ppm liegen.

Fertigarzneimittel: Mit folgenden angeführten Präparaten werden z.B. die laut Kommission E empfohlene Tagesdosis sowie ausreichende Mengen an wirksamkeitsmitbestimmenden Inhaltsstoffen gut erreicht.

- Duogink 3000 Dragees (60 mg Trockenextrakt), 2–3 x tgl. 1 Drg.
- Gingium® Filmtabletten (40 mg Trockenextrakt), 3 x tgl. 1–2 Filmtbl.
- Gingium® Lösung (in 1 ml 40 mg Trockenextrakt), 3 x tgl. 20–40 Tr.
- Gingopret® Filmtabletten (40 mg Trockenextrakt), 3 x tgl. 1–2 Filmtbl.
- Gingopret® Lösung (in 1 ml = 20 Tr. 40 mg Trockenextrakt), 3 x tgl. 20–40 Tr.
- Ginkgo 405 Duopharm Dragees (40,5 mg Trockenextrakt), 3 x tgl. 1–2 Drg.
- Kaveri® 50 Filmtabletten (50 mg Trockenextrakt), 3 x tgl. 1 Filmtbl.
- Rökan® Novo 120 mg Filmtabletten (120 mg Trockenextrakt), 2 x tgl. 1 Filmtbl.
- Tebonin® forte 40 mg Filmtabletten (40 mg Trockenextrakt), 3 x tgl. 1–2 Filmtbl.
- Tebonin® forte 40 mg Lösung, 3 x tgl. 40 Tr.
- Tebonin® spezial 80 mg Filmtabletten (80 mg Trockenextrakt), 2–3 x tgl. 1 Filmtbl.
- Tebonin® intens 120 mg Filmtabletten (120 mg Trockenextrakt), 2 x tgl. 1 Filmtbl.

Kombinationen mit anderen Phytopharmaka: Fertigkombinationen sind nicht vorhanden. Eine gleichzeitige Einnahme von durchblutungsfördernden Phytopharmaka wie Weißdorn-Extrakten, Buchweizenkraut ist als individuelle freie Rezeptur empfehlenswert.

▶ Herzgespannkraut (Leonuri cardiacae herba) ☞ S. 105

Darreichungsform: Mittlere Tagesdosis 4,5 g Droge.

- Teezubereitung: 1 TL feingeschnittene Droge mit 1 Tasse kochendem Wasser übergießen und nach etwa 5 Min. durch ein Teesieb abseihen. 2 x tgl. 1 Tasse trinken.

Fertigarzneimittel: Sind nicht erhältlich.

Kombinationen mit anderen Phytopharmaka: Eine Kombination mit anderen pflanzlichen Herzmitteln wie Weißdornbeeren und kreislaufanregenden Drogen wie Mate-Tee, Rosmarinblättern ist sinnvoll. Z.B.

- Kneipp® Herz- und Kreislauf-Tee (zusammen mit Rosmarinblättern, Weißdornbeeren, Johanniskraut, Mate grün), in der Früh und am Nachmittag 2 Tassen Tee trinken.

Herzgespannkraut wird bereits seit dem Mittelalter kultiviert und zur Behandlung nervöser Herzbeschwerden verwendet. Ein Tee kann zwar zubereitet werden, doch üblicherweise findet sich heute das Herzgespannkraut nur in Kombination mit anderen pflanzlichen Kardiaka und Sedativa. Begleitend zur ärztlichen Behandlung ist nichts gegen die Einnahme eines Herzgespannkraut-Tees einzuwenden.

4

▶ Weißdornblätter mit Blüten (Crataegi folium cum flore) ☞ S. 261

Eine längere Einnahmedauer hat sich allgemein bewährt, da eine deutlich wahrnehmbare Wirksamkeit bei Weißdornpräparaten erst nach 5–6 Wochen ihr Optimum erreicht.

Darreichungsform: Therapeutische Erfolge sind nur bei einer Einnahme von standardisierten Fertigarzneimitteln zu erwarten, da nur hier die festgelegte empfohlene Tagesdosis von 160–900 mg nativem wäßrig-alkoholischem Auszug mit der Mindestmenge an oligomeren Prozyanidinen (30–160 mg) und/oder Flavonoiden (4–20 mg) garantiert wird. Präparate mit optimaler pharmazeutischer Qualität berücksichtigen beide wirksamkeitsmitbestimmenden Inhaltsstoffe.

Fertigarzneimittel: Mit folgenden in der ärztlichen Praxis bewährten angeführten Präparaten werden z.B. die von der Kommission E empfohlenen Tagesdosen an Droge und wirksamkeitsmitbestimmenden Inhaltsstoffen gut erreicht.

- Craegium® novo 450 Filmtabletten (450 mg Crataegus-Extrakt), 2 x tgl. 1 Filmtbl.
- Crataegutt® novo 450 Filmtabletten (450 mg Crataegus-Extrakt), 2 x tgl. 1 Filmtbl.
- Crataegutt® Tropfen (in 1 ml = 20 Tr. 94 mg Crataegus-Extrakt), 3 x tgl. 20–40 Tr.
- Faros® 300 mg bzw. 600 mg überzog. Tabletten (300 mg bzw. 600 mg Crataegus-Extrakt), 3 x tgl. 1 Drg. bzw. 1 x tgl. 1½ Drg.
- Orthangin® N forte Kapseln (357–400 mg Crataegus-Extrakt), 1–3 x tgl. 1 Kps.
- Senicor N Kapseln (250 mg Crataegus-Extrakt), 1 x tgl. 1 Kps. nach dem Frühstück einnehmen.
- Steicorton® 450 Tabletten zum Einnehmen (450 mg Crataegus-Extrakt), 2 x tgl. 1 Tbl.

Kombinationen mit anderen Phytopharmaka: Fertigkombinationen sind nicht vorhanden. Eine zeitlich versetzte zusätzliche Gabe von Fertigarzneimitteln aus Ginkgoblättern (z.B. Gingopret®), Buchweizenkraut (z.B. Fagorutin) ist sinnvoll und hat sich in der Praxis bewährt.

4.2.2 Bewährte individuelle Rezeptur

▶ „Herztropfen"

Rp:

Convallariae tinct. DAB (Maiglöckchenkrauttinktur)	10,0 g
Adonidis extract. fluid. DAB (flüssiger Adoniskrautextrakt)	10,0 g
Valerianae extract. fluid. DAB (flüssiger Baldrianwurzelextrakt)	10,0 g
Crataegus homöopathische Urtinktur (Weißdornblätter mit Blüten)	20,0 g

M. f. solutio cardiacae
D.S. 3 x tgl. 20–30 Tr. in Flüssigkeit einnehmen.

4.3 Herzinsuffizienz

Akutes oder chronisches Unvermögen des Herzens, bei Belastung oder schon in Ruhe den für den Stoffwechsel erforderlichen Blutauswurf aufzubringen bzw. den venösen Rückfluß aufzunehmen. Bezeichnet den Zustand des Herzens, in dem die Kompensationsmechanismen nicht mehr zur Aufrechterhaltung eines normalen Herzzeitvolumens ausreichen. Ursachen sind u.a. Erkrankungen des Myokards selbst (z.B. fortgeschrittene koronare Herzkrankheit, abgelaufene Myokardinfarkte, Myokarditis, Kardiomyopathien), mechanische Überlastung (z.B. bei dekompensierter Hypertonie, Aortenstenose, Mitralinsuffizienz), behinderte diastolische Ventrikelfüllung (z.B. bei Mitralstenose). Die Symptome sind Nykturie, Tachykardie, Herzvergrößerung, Pleuraergüsse. Zusätzlich bei Linksherzinsuffizienz bei Rückwärtsversagen Zyanose, Ödeme, Lungenödem, Dyspnoe, Orthopnoe, Asthma cardiale, bei Vorwärtsversagen zerebrale Minderdurchblutung mit Funktionsstörungen, Leistungsminderung. Zusätzlich bei Rechtsherzinsuffizienz sichtbare Venenstauung, Stauungsleber, -gastritis, -nieren. Klinische Schweregrade der Herzinsuffizienz (NYHA-Stadien der **N***ew* **Y***ork* **H***eart* **A***ssociation):*

- *Stadium I: Beschwerdefreiheit, normale körperliche Belastbarkeit*
- *Stadium II: Beschwerden bei stärkerer körperlicher Belastung*
- *Stadium III: Beschwerden schon bei leichter körperlicher Belastung*
- *Stadium IV: Beschwerden in Ruhe.*

Stellenwert der Phytotherapie

Eine Therapie mit Phytopharmaka, auch in Kombination mit chemisch-synthetischen Arzneimitteln, sollte möglichst frühzeitig beginnen und eignet sich lediglich für die **NYHA-Stadien I und II**. In dieser Indikation ist sie dann je nach Patient als alleinige Therapie durchführbar. Sie ist wirksam, gut verträglich und empfiehlt sich wegen des günstigen Nutzen-Risiko-Verhältnisses.

4

4

Bei einer Therapie mit Digitalis-Präparaten wie Digitoxin-Fertigarzneimitteln dürfen pflanzliche Digitaloid-Drogen nicht zusätzlich eingesetzt werden, da die Digitaloid-Drogen den gleichen Reaktionsmechanismus wie Digitoxin oder Digoxin besitzen und es zu einer „Überdigitalisierung“ kommen kann.
Bei unverändertem Fortbestehen der Krankheitssymptome über 6 Wochen oder bei Beinödemen ist eine erneute ärztliche Diagnostik zu empfehlen. Bei Schmerzen in der Herzgegend, die in die Arme, den Oberbauch oder in die Halsgegend ausstrahlen können, oder bei Atemnot ist eine sofortige diagnostische Abklärung zwingend erforderlich.

Darreichungsform

Nur exakt eingestellte, d.h. auf herzwirksame Glykoside **normierte** Fertigarzneimittel als Drg. oder Tr. garantieren reproduzierbare therapeutische Effekte.

Phytotherapeutische Differentialtherapie

Pflanzliche Herzmittel kann man in folgende **Gruppen** unterteilen:

1. **Reine isolierte herzwirksame Glykoside** aus dem purpurfarbenen oder wolligen **Fingerhut** wie **Digitoxin** oder **Digoxin** sowie deren partialsynthetisch veränderte Derivate Acetyl- oder Methyldigoxin, die jedoch keine Phytotherapeutika im eigentlichen Sinn sind, da sie in dieser chemischen Form nicht in der Natur vorkommen
2. Zubereitungen aus **eingestellten Pulvern** der Blätter des purpurfarbenen oder wolligen **Fingerhuts**. Daraus können Infuse hergestellt werden. Das sogenannte pulvis normatus wird laut DAB auf einen genau festgelegten Wirkwert eingestellt, der am Meerschweinchen gegen Digoxin (bei Digitalis lanatae pulvis normatus) bzw. Digitoxin (bei Digitalis purpureae pulvis normatus) ermittelt wird. Diese Zubereitungsform, die verträglicher ist als die Reinglykoside und bei der die herzwirksamen Glykoside über eine bessere Pharmakokinetik verfügen, ist nur dann ärztlich vertretbar und durchführbar, wenn ein Untersuchungslabor zur Verfügung steht, das den exakten Gehalt an herzwirksamen Glykosiden in dem hergestellten Infus bestimmen kann. Fertigarzneimittel dieser Zubereitungsform sind nicht vorhanden.
3. Ethanolisch-wäßrige Arzneipflanzenauszüge aus **Digitaloid-Drogen**, die genaue Gehalte an Digitaloiden neben anderen Inhaltsstoffen enthalten. Zu ihnen hat die Kommission E drei positive Monographien verabschiedet: **Maiglöckchenkraut**, **Adoniskraut** und **Meerzwiebel**. Ferner werden in der Volksheilkunde **Oleanderblätter** mit Erfolg angewendet. Aufgrund der verschiedenen Resorptionsquoten der chemisch unterschiedlichen herzwirksamen Glykoside in den einzelnen Drogen (die niedrigste Resorptionsquote besitzen Convallaria-Glykoside, die höchste Bulbus Scillae-Glykoside) ergibt sich bezüglich Herzwirksamkeit folgende Reihenfolge mit ansteigender Wirksamkeit: Maiglöckchenkraut → Oleanderblätter → Adoniskraut → Meerzwiebel. Daher ist eine individuelle Verordnung je nach Schweregrad und Konstitutionstyp des Patienten möglich.
4. Zubereitungen aus **Weißdornblättern mit Blüten**, die ebenfalls eine positive Monographie der Kommission E erhielten. Weißdornfrüchte und -blüten alleine erhielten keine positive Monographie.

Der wesentliche Unterschied zwischen Digitaloid-Drogen und Weißdornpräparaten besteht in der Wahrnehmung des **Wirksamkeitseintritts** durch den Patienten. Bei **Digitaloid-Drogen** verspürt der Patient nach **wenigen Tagen**, in manchen Fällen sogar bereits am ersten Einnahmetag, die Wirksamkeit. Bei **Weißdornpräparaten** ist in der Regel die erwünscht Wirksamkeit erst nach **Wochen** vorhanden.

Beim sog. **Altersherz** sind laut Erfahrungsheilkunde **Maiglöckchenkrautzubereitungen** die erste Wahl aus der Gruppe der Digitaloiddrogen.

Zusätzliche allgemeine Maßnahmen

- Körperliche und seelische Entlastung herbeiführen, evtl. sedieren.
- Bei Übergewicht Gewicht normalisieren.
- Kochsalzarme (max. 6 g NaCl/Tag), kaliumreiche Diät einhalten, mehrere kleine eiweißreiche Mahlzeiten einnehmen, auf blähende, fettreiche und schwer verdauliche Nahrungsmittel verzichten.
- Nicht mehr als 1,5–2 l/Tag trinken.
- Nikotinverzicht, Einschränkung des Alkoholkonsums.
- Belastung entsprechend der körperlichen Leistungsfähigkeit.
- Stuhl durch möglichst natürliche Maßnahmen (ballaststoffreiche Kost, viel Obst und Gemüse) regulieren.
- Zur unterstützenden, äußeren therapeutischen Maßnahme zählt im Sinne der Aromatherapie das Verdampfen weniger Tr. von ätherischem Rosmarin-, Rosen- oder Nardenöl (von Nardostachys jatamansi). Klinische Studien dazu existieren nicht.
- Durch optimale Schlafbedingungen nächtliche Atemnot verringern: Oberkörper hochlagern, angenehme Raumtemperatur, frische Luft, Dunkelheit, Ruhe, keine schwere Mahlzeit vor dem Schlafengehen.
- Langandauernde Kälteeinwirkung vermeiden, da Kälte zu einer Vasokonstriktion und damit Widerstandserhöhung führt, gegen die das Herz anarbeiten muß.

4.3.1 Phytopharmaka zur inneren Anwendung

▶ Adoniskraut (Adonidis herba) ☞ S. 23

Darreichungsform: Wegen geringer therapeutischer Breite nur Fertigarzneimittel mit eingestelltem Adonispulver (nach DAB) verwenden (eingestellt auf den Wirkwert von Cymarin). Mittlere Tagesdosis 0,6 g Droge.

Fertigarzneimittel: Es sind nur noch Kombinationen mit anderen Digitaloiden erhältlich.

Kombinationen mit anderen Phytopharmaka: Eine Kombination mit anderen Digitaloiden wie Maiglöckchenkraut, Meerzwiebel, Oleanderblättern, Weißdorn ist sinnvoll. Z.B.

- Miroton® forte Dragees (zusammen mit Maiglöckchenkraut, Meerzwiebel, Oleanderblättern, eingestellt auf MSE), 2–3 x tgl. 1 Drg.
- Miroton® Lösung (zusammen mit Maiglöckchenkraut, Meerzwiebel, Oleanderblättern, eingestellt auf MSE), mehrmals tgl. 20–30 Tr. unabhängig von den Mahlzeiten einnehmen.

- Miroton® N forte Dragees (zusammen mit Maiglöckchenkraut, Meerzwiebel, eingestellt auf MSE), 2–3 x tgl. 1 Drg.
- Miroton® N forte Lösung (zusammen mit Maiglöckchenkraut, Meerzwiebel, eingestellt auf MSE), 2–3 x tgl. 20–30 Tr. (1 g Lsg. = 30 Tr.) mit etwas Wasser oder Tee verdünnt einnehmen.

✓ Die Glykosid-Ausscheidung ist nicht so gut wie bei der Meerzwiebel untersucht, erfolgt aber nahezu identisch vorwiegend biliär. Eine Anwendung von Adoniskrautzubereitungen ist daher auch bei eingeschränkter Nierenfunktion möglich.

▶ Maiglöckchenkraut (Convallariae herba) ☞ S. 153

Darreichungsform: Wegen geringer therapeutischer Breite nur Fertigarzneimittel mit eingestelltem Maiglöckchenpulver (nach DAB) verwenden (eingestellt auf Wirkwert von Convallatoxin). Mittlere Tagesdosis 0,6 g.

Fertigarzneimittel: Z.B.
- Convacard® Dragees (1,2 mg native Convallaria-Glykoside), 3 x tgl. 1–2 Drg.
- Valdig® N Bürger Lösung (in 1 g Auszug aus Maiglöckchenkraut standardisiert auf einen Gehalt von 0,65 mg Convallaria-Gesamtglykoside), 3 x tgl. 30 Tr.

Kombinationen mit anderen Phytopharmaka: Eine Kombination mit anderen Digitaloiden wie Adoniskraut, Meerzwiebel, Oleanderblättern ist sinnvoll. Z.B.
- Miroton® forte Dragees (zusammen mit Extrakten aus Adoniskraut, Meerzwiebel, Oleanderblättern, eingestellt auf MSE), 2–3 x tgl. 1 Drg.
- Miroton® N forte Dragees (zusammen mit Extrakten aus Adoniskraut, Meerzwiebel, eingestellt auf MSE), 2–3 x tgl. 1 Drg.

✓ Durch den direkten Angriff am Myokard und den fehlenden Einfluß auf das Reizleitungssystem eignen sich Zubereitungen aus Maiglöckchenkraut besonders zur Therapie von bradykarden und digitalis-refraktären Formen der Herzinsuffizienz.

▶ Meerzwiebel (Scillae bulbus) ☞ S. 161

Darreichungsform: Wegen geringer therapeutischer Breite nur Fertigarzneimittel mit eingestelltem Meerzwiebelpulver (nach DAB) verwenden (eingestellt auf Wirkwert von Proscillaridin). Mittlere Tagesdosis 0,1–0,5 g Droge.

Fertigarzneimittel: Z.B.
- Digitalysat® Bürger Scilla-Digitaloid Lösung (Meerzwiebelextrakt mit 0,18 mg Proscillaridin/ml), 3 x tgl. 10–50 Tr. längerfristig einnehmen.
- Scillase N Kapseln (0,9 mg Meerzwiebelextrakt mit 0,09 mg Gesamtglykosiden), 3 x tgl. 1–2 Kps.
- Talusin® 0,25 mg/–0,5 mg Dragees (reines isoliertes Proscillaridin), bei leichten Formen der Herzinsuffizienz 0,75–2 mg Proscillaridin tgl. einnehmen.

Kombinationen mit anderen Phytopharmaka: Eine Kombination mit anderen Digitaloiden wie Adoniskraut, Maiglöckchenkraut ist sinnvoll. Z.B.
- Miroton® Lösung (zusammen mit Extrakten aus Adoniskraut, Maiglöckchenkraut, Oleanderblättern, eingestellt auf MSE), mehrmals tgl. 20–30 Tr. unabhängig von den Mahlzeiten einnehmen.
- Miroton® N forte Dragees (zusammen mit Extrakten aus Adoniskraut, Maiglöckchenkraut, eingestellt auf MSE), 2–3 x tgl. 1 Drg.

✓ Eine Anwendung ist auch bei eingeschränkter Nierenfunktion möglich, da die Glykoside der Meerzwiebel vorwiegend biliär ausgeschieden werden.

4

▶ Oleanderblätter (Oleandri folium) ☞ S. 170

Darreichungsform: Nur in Form von Kombinationspräparaten.

Fertigarzneimittel: Monopräparate sind nicht mehr im Verkehr.

Kombinationen mit anderen Phytopharmaka: Eine Kombination mit anderen pflanzlichen Kardiaka wie Maiglöckchenkraut, Meerzwiebel ist sinnvoll. Z.B.
- Miroton® Lösung (zusammen mit Extrakten aus Adoniskraut, Maiglöckchenkraut, Meerzwiebel, eingestellt auf MSE), mehrmals tgl. 20–30 Tr. unabhängig von den Mahlzeiten einnehmen.
- Miroton® forte Dragees (zusammen mit Extrakten aus Adoniskraut, Maiglöckchenkraut, Meerzwiebel, eingestellt auf MSE), 2–3 x tgl. 1 Drg.

▶ Weißdornblätter mit Blüten (Crataegi folium cum flore) ☞ S. 261

Darreichungsform: Therapeutische Erfolge sind nur bei einer Einnahme von standardisierten Fertigarzneimitteln zu erwarten, da nur hier die festgelegte empfohlene Tagesdosis von 160–900 mg nativem wäßrig-alkoholischem Auszug mit der Mindestmenge an oligomeren Prozyanidinen (30–160 mg) und/oder Flavonoiden (4–20 mg) garantiert wird.

Fertigarzneimittel: Mit folgenden angeführten Präparaten werden z.B. die von der Kommission E empfohlenen Tagesmengen an Drogen gut erreicht.
- Craegium® 240 Dragees (240 mg Crataegus-Extrakt), 2–3 x tgl. 1 Drg.
- Crataegutt® novo 450 Filmtabletten (450 mg Crataegus-Extrakt), 2 x tgl. 1 Filmtbl. (☞ **Studie**)
- Crataegutt® Tropfen (in 1 ml = 20 Tr. 94 mg Crataegus-Extrakt), 3 x tgl. 20–40 Tr. (☞ **Studie**)
- Faros® 300 mg bzw. 600 mg überzog. Tabletten (300 mg bzw. 600 mg Crataegus-Extrakt), 3 x tgl. 1 Drg. bzw. 1 x tgl. 1½ Drg. (☞ **Studie**)
- Orthangin® N forte Kapseln (357–400 mg Crataegus-Extrakt), 1–3 x tgl. 1 Kps.
- Senicor N Kapseln (250 mg Crataegus-Extrakt), 1 x tgl. 1 Kps. nach dem Frühstück einnehmen.

Kombinationen mit anderen Phytopharmaka: Eine Kombination mit Digitaloid-Drogen wie Maiglöckchenkraut, Adoniskraut ist, wie die Erfahrung zeigt, sinnvoll, auch wenn dies wissenschaftlich kontrovers diskutiert wird. Z.B.
- Convacard® Dragees (zusammen mit Maiglöckchenkraut), 3 x tgl. 1–2 Drg.

- Convastabil® Tropfen (zusammen mit Maiglöckchenkraut), 3 x tgl. 20–30 Tr. in etwas Flüssigkeit einnehmen.
- Oxacant®-forte N Tropfen (zusammen mit Adoniskraut, Kaktusblüten, Maiglöckchenkraut), 3 x tgl. 20–30 Tr.
- Viscorapas® duo Filmtabletten (zusammen mit Maiglöckchenkraut), 3 x tgl. 2 Tbl. mit Flüssigkeit einnehmen.

✓ Digitaloid-Drogen können sehr gut mit Weißdorn kombiniert werden, da die pharmakologischen Angriffspunkte verschieden sind. Bei Weißdorn ist – im Gegensatz zu den Digitaloid-Drogen – der positiv inotrope Effekt mit einer Verlängerung der Refraktärzeit verbunden, was zu keinen arrhythmogenen, sondern rhythmusstabilisierenden Begleitwirkungen führt.
Eine längere Einnahmedauer hat sich allgemein bewährt, da eine deutlich wahrnehmbare Wirksamkeit bei Weißdornpräparaten erst nach 5–6 Wochen ihr Optimum erreicht.
Älteren Menschen ist eine präventive Einnahme von tgl. 450 mg Crataegus-Extrakt zu empfehlen.

Bezüglich der Verbesserung der Arbeitstoleranz des Herzens erwiesen sich standardisierte Weißdornextrakte **(Faros® 300 mg überzog. Tabletten)** einer Studie zufolge in einer Tagesdosis von 600–900 mg dem ACE-Hemmer Captopril in Standarddosierung als gleichwertig.
In einer aktuellen Studie wurde Crataegus auch an Patienten mit schwererer Herzinsuffizienz (NYHA-Stadium III) geprüft. 209 eingeschlossene Patienten erhielten das Phytotherapeutikum oder ein Plazebo zusätzlich zu einer vorbestehenden Diuretika-Therapie. Parameter zur Beurteilung der Wirksamkeit war die max. Belastungsfähigkeit der Patienten, gemessen auf dem Fahrradergometer. Nach einer Behandlungszeit von 16 Wochen führte die tgl. Einnahme von 1800 mg des Spezialextrakts WS 1442 **(Crataegutt® novo 450 Filmtabletten)** zu einer signifikant höheren Belastungsfähigkeit als die Therapie mit 900 mg des Spezialextraktes oder die Behandlung mit Plazebo. Der Weißdornextrakt verringerte die Symptome der Herzinsuffizienz nach Patienteneinschätzung in beiden Dosen deutlicher als das Plazebo. Die Verträglichkeit war gut.
Klinische Erfahrungen zeigen, daß sich Weißdorn gut zur Therapie des „Altersherz" eignet, das erfahrungsgemäß häufig sehr empfindlich auf Digitalispräparate reagiert.
Bekannt ist auch die verbesserte Sauerstoffutilisation bei Bergsteigern, die in mehreren Hochgebirgsexpeditionen nach Einnahme von **Crataegutt® Tropfen** beobachtet werden konnte.
Neue experimentelle und klinische Untersuchungen weisen darauf hin, daß sich Weißdornzubereitungen auch zur Arterioskleroseprophylaxe eignen, wenn sie über einen langen Zeitraum eingenommen werden. Die Studien mit **Crataegutt® novo 450 Filmtabletten** sind für die neu hinzugekommene Indikation noch nicht abgeschlossen. Die Zwischenergebnisse (2002) sind sehr positiv.

▶ Kombinationspräparat: Miroton®

Phytotherapeutisches Kombinationspräparat aus eingestellten Extrakten (eingestellt auf MSE) von Adoniskraut, Maiglöckchenkraut, Meerzwiebel und Oleanderblättern (Miroton®, Lösung oder Miroton® forte, Dragees) bzw. aus Adoniskraut, Maiglöckchenkraut und Meerzwiebel (Miroton® N forte, Dragees).

Bei Digitaloiddrogen sind zur Zeit (2002) noch mehrere Kombinationspräparate im Verkehr, die allerdings die Nachzulassung gemäß 2. AMG noch nicht geschafft haben und diese möglicherweise aufgrund kontrovers zu diskutierender Argumente auch nicht erhalten werden. Eine positive Monographie erhielt nur das Kombinationspräparat Miroton®.

Wirkungen, pharmakologische Daten:

Wirkungen am Herzen von Miroton (↑↑ = deutlicher Anstieg, ↓ = Reduktion, – kein Einfluß)					
myokardiale Inotropie	enddiastolischer Füllungsdruck	enddiastolisches Volumen	Herzfrequenz	Elimination	therapeutische Breite
↑↑	↓	↓	–	renal und hepatisch	groß

Tab. 4.3

Indikationen: Kreislauflabilität, Orthostase-Syndrom, leicht eingeschränkte Herzleistung (besonders bei nervöser Begleitsymptomatik), Altersherz, funktionelle Herzbeschwerden.

Kontraindikationen: Therapie mit Digitalisglykosiden, Herzinsuffizienz NYHA-Stadien III und IV, Digitalisintoxikation, Hyperkalzämie, Kaliummangelzustände, Bradykardie, ventrikuläre Tachykardie.

Nebenwirkungen: Magenbeschwerden, Durchfall, Übelkeit, Erbrechen (zentral ausgelöst), Herzrhythmusstörungen, unregelmäßiger Puls.

Interaktionen: Wirkungsverstärkung bei Laxanzienabusus, Therapie mit Saluretika, hohen oralen Calciumdosen, Langzeittherapie mit Glukokortikoiden.

Dosierung:
- Miroton® forte Dragees (in 1 Drg. 139 MSE Adoniskraut, 83 MSE Maiglöckchenkraut, 139 MSE Oleanderblätter, 139 MSE Meerzwiebel), 2–3 x tgl. 1 Drg. (☞ **Studie**)
- Miroton® Lösung (in 100 g 5000 MSE Adoniskraut, 3125 MSE Maiglöckchenkraut, 5000 MSE Oleanderblätter, 5000 MSE Meerzwiebel), mehrmals tgl. 20–30 Tr. unabhängig von den Mahlzeiten einnehmen. (☞ **Studie**)
- Miroton® N forte Dragees (in 1 Drg. 42,3 mg Adoniskraut, 8,75 mg Maiglöckchenkraut, 0,13 mg Meerzwiebeltrockenextrakt), 2–3 x tgl. 1 Drg. (☞ **Studie**)
- Miroton® N forte Lösung (mit Adoniskraut, Maiglöckchenkraut, Meerzwiebel), 2–3 x tgl. 20–30 Tr. mit etwas Wasser oder Tee verdünnt einnehmen. (☞ **Studie**)

4

In älteren Studien mit dem Kombinationspräparat **Miroton®** wurden die Symptome Belastungsdyspnoe, pulmonale Stauungszeichen, Ödeme an den Extremitäten, Schwindel, Schwächegefühl und Nykturie gebessert sowie die Belastbarkeit gesteigert. In vitro konnte eine Steigerung der myokardialen Kontraktionskraft in einer Konzentration, bei denen Digoxin noch wirkungslos bleibt nachgewiesen werden, vermutlich beruht dies auf einer additiven Wirkung der pflanzlichen Inhaltsstoffe. In den neueren Zubereitungen (Miroton® N forte Dragees und Lösung) ist der Oleanderblätterextrakt lediglich aus arzneimittelrechtlichen Gründen nicht mehr enthalten, obwohl Oleander-Cardenolide ähnlich wirksam sind wie die übrigen Digitaloide.

4.3.2 Herzsalben

Sie sind in der Regel Kombinationspräparate mit dem Hauptbestandteil Campher mit lokal reizenden Eigenschaften und wirken über die Head-Zonen (kutiviszerale Reflexe). Die Externa werden in das dem Herzen zugeordnete Dermatom eingerieben, das etwas handbreit auf Brusthöhe vom Sternum bis zur Axilla reicht.

▶ Campher (Camphora) ☞ S. 61

Darreichungsform: Bei Herzinsuffizienz kann Campher äußerlich in Form von Salben und Linimenten angewendet werden, die 10–20 % und max. 25 % Campher enthalten. Auch eine Einreibung mit Campherspiritus (nach DAB), der 9,5–10,5 % Campher enthält, ist möglich. Mehrmals tgl. damit einreiben.

Fertigarzneimittel: Z.B.
- Pectocor® N Salbe (in 100 g 10 g Campher), 1–3 x tgl. einen 1–2 cm langen Salbenstrang über der Herzgegend einreiben.

Kombinationen mit anderen Phytopharmaka: Eine Kombination mit anderen kreislauftonisierenden und -reizenden Drogen wie Rosmarin, Menthol ist sinnvoll. Z.B.
- Cor-Vel® Truw Herzsalbe (zusammen mit Rosmarinöl, Menthol, Fichtennadelöl), einen 1–2 cm langen Salbenstrang tgl. in der Herzgegend einmassieren.
- Guttacor®-Balsam N (zusammen mit Rosmarinöl), mehrmals tgl. in der Herzgegend einreiben.
- Kneipp® Herzsalbe Unguentum Cardiacum Kneipp® (zusammen mit Rosmarinöl, Levomenthol), mehrmals tgl., bei Bedarf auch öfter, kräftig in der Herzgegend einmassieren.
- Praecordin® S Salbe (zusammen mit Levomenthol, Benzylnicotinat), 3–6 x tgl. einen ca. 2 cm langen Salbenstrang intensiv in der Herzgegend einreiben.

Neuere klinische Studien zeigen, daß Campher eindeutig eine kreislauftonisierende Wirkung besitzt mit Erhöhung des Blutdrucks durch Zunahme des peripheren Widerstands. Die seit langem bekannte kardiovaskuläre Wirkung von Campher konnte anhand kontrollierter Studien eindeutig nachgewiesen werden.

4.4 Arterielle Hypertonie

Erhöhung der Blutdruck-Werte auf ≥ 160/95 mmHg. Grenzwerthypertonie: Blutdruckwerte zwischen 140/90 und 160/95 mmHg. Die mit ≥ 90 % häufigste Form ist die primäre (= essentielle) Hypertonie. Sie ist eine Ausschlußdiagnose, ihre Ursache ist unbekannt. Ursachen der sekundäre Hypertonie sind u.a. renal (bei parenchymatösen Nierenerkrankungen), renovaskulär (bei Nierenarterienstenose), endokrin (bei Conn-, Cushing-Syndrom, adrenogenitales Syndrom (AGS), Hyperthyreose, Phäochromozytom, Akromegalie) oder durch Aortenisthmusstenose bedingt. Die Symptome sind meistens gering und können längere Zeit fehlen. Hinweisend sind Kopfschmerzen, Benommenheit, Sehstörungen, Ohrensausen, Schwindel, Herzklopfen, Nasenbluten, Belastungsdyspnoe, transitorische ischämische Attacken (TIA). 25 % der Bevölkerung sind betroffen.

Stellenwert der Phytotherapie

Da selbst Patienten mit nur grenzwertiger Blutdruckerhöhung ein um 60 % höheres Risiko als Normotone aufweisen, eine Herzinsuffizienz auszubilden, sollten primär chemisch-synthetische Mittel in dieser Indikation eingesetzt werden, da die phytotherapeutischen **Möglichkeiten** eher **bescheiden** sind und daher nur als **adjuvante** Therapie in Frage kommen.

Mit Phytopharmaka kann man mit Ausnahme von Rauwolfiawurzel schwerpunktmäßig nur die **Grenzwerthypertonie** behandeln. Dazu eignen sich standardisierte Knoblauch-Präparate sowie sedierende Arzneipflanzen (Baldrian, Lavendel, Melisse ☞ 3.2.1, 3.3.1).

Darreichungsform

Fertigarzneimittel aus Rauwolfiawurzeln in Form von Tr. oder Drg., die auf einen normierten Gehalt an Gesamtalkaloiden exakt eingestellt sind.

Phytotherapeutische Differentialtherapie

Fertigarzneimittel aus der **Rauwolfiawurzel** (indische Schlangenwurz) mit einem normierten Gehalt an Gesamtalkaloiden besitzen eine deutliche **blutdrucksenkende** Wirkung und hatten bis zur Entwicklung der besser verträglichen und gut steuerbaren modernen chemisch-synthetischen Antihypertensiva (β-Blocker, Calciumkanalblocker, ACE-Hemmer, Angiotensinrezeptor-Antagonisten) eine große Bedeutung in der Therapie der arteriellen Hypertonie. Aufgrund der unerwünschten Nebenwirkungen wie Müdigkeit, verstopfte Nase, depressive Verstimmung sollen standardisierte Rauwolfiawurzelextrakte nur noch dann verordnet werden, wenn der Patient ein „pflanzliches, blutdrucksenkendes Mittel" wünscht. Rauwolfiaextrakte sind auf alle Fälle die bessere „pflanzliche Alternative" zu ungeprüften Drogen der transkulturellen Phytotherapie (z.B. TCM, Ayurveda etc.).

Hypertoniker können adjuvant mit hoch dosiertem **Knoblauchzwiebelpulver**, das **vasodilatativ** wirkt, behandelt werden (Tagesdosis mind. 900 mg gefriergetrocknetes Pulver). Knoblauchpräparate eignen sich als Monotherapie nur zur Therapie der Grenzwerthypertonie.

Zusätzliche allgemeine Maßnahmen

- Gewichtsreduktion.
- Fettreduzierte, kochsalzarme Diät (max. 5–6 g NaCl/Tag) einhalten, dabei auf verstecktes Salz, z.B. in Konserven, Wurst, achten. Als Alternative mit Kräutern würzen.
- Nikotinverzicht, Einschränkung des Alkoholkonsums.
- Auf regelmäßige, ausreichende körperliche Bewegung achten. Ausdauersportarten wie Schwimmen, Radfahren bevorzugen. Krafttraining und isometrische Übungen vermeiden, da diese zu einem Blutdruckanstieg führen können.
- Nach Möglichkeit Streß vermeiden.

4.4.1 Phytopharmaka zur inneren Anwendung

▶ Knoblauchzwiebel (Allii sativi bulbus) ☞ S. 134

Darreichungsform: Mittlere Tagesdosis 4 g frische Knoblauchzwiebel. Aus der Droge werden gefriergetrocknete Pulver, Ölmazerate und Destillate gewonnen. Für eine milde antihypertensive Wirkung sind Präparate mit ausreichender Dosierung (600–1200 mg Knoblauchpulver/Tag) erforderlich.

Fertigarzneimittel: Z.B.

- Carisano® Dragees (200 mg Knoblauchpulver), 3 x tgl. 2 Drg.
- Kneipp® Knoblauch Dragees N (225 mg Knoblauchpulver), 3 x tgl. 2 Drg. unzerkaut, am besten mit Wasser einnehmen.
- Ravalgen aktiv Kapseln (öliger Auszug aus 400 mg Knoblauchzwiebeln), tgl. 4 Kps. unzerkaut während der Mahlzeiten einnehmen.
- Sapec® Dragees (300 mg Knoblauchpulver), 3 x tgl. 1 Drg. (☞ **Studie**)
- Vitagutt® Knoblauch 300 Kapseln (300 mg Knoblauchpulver), 2–3 x tgl. 1 Kps. mit etwas Flüssigkeit vor den Mahlzeiten einnehmen.

Kombinationen mit anderen Phytopharmaka: Für diese Indikation sind keine vorhanden.

Bei Tagesdosen von 900–1200 mg Knoblauchpulver, die für eine effektive Therapie notwendig sind, tritt bei ca. 50 % der Anwender Knoblauchgeruch auf, was in der Regel zu einer eigenmächtigen Dosisreduktion durch die Patienten führt. Auf dieses Problem sollte schon bei der Verordnung hingewiesen werden. Man kann aber versuchen, den Mundgeruch durch Kauen von Kardamomenfrüchten oder durch das Lutschen von Pfefferminzbonbons etwas zu überdecken.

Das am höchsten dosierte Knoblauchpräparat ist Sapec® Dragees mit 300 mg Knoblauchpulver/Drg. Damit ist auch eine mäßige Lipidsenkung möglich.

Eine Metaanalyse von 8 klinischen Studien mit **Sapec® Dragees** (900–1200 mg lyophylisiertes Knoblauchpulver) zeigte bei 4 Studien eine signifikante Reduktion des diastolischen, bei 3 Studien eine des systolischen Blutdrucks. Mit synthetischen Antihypertensiva zeigte sie eine additive Wirkung.

▶ Rauwolfiawurzel (Rauwolfiae radix) ☞ S. 193

Darreichungsform: Empfehlenswert ist die Einnahme in Form von normierten Fertigarzneimitteln mit einem genauen Alkaloidgehalt. Mittlere Tagesdosis 600 mg Droge entsprechend 6 mg Gesamtalkaloide.

Fertigarzneimittel: Z.B.
- Arte Rautin® forte S Dragees (Trockenextrakt aus Rauwolfiawurzeln mit ca. 2 mg Gesamtalkaloiden), 3 x tgl. 1 Drg.
- Arte Rautin® forte S Tropfen (in 1 ml gelöstem Trockenextrakt aus Rauwolfiawurzeln sind ca. 1,26 mg Gesamtalkaloide), 3 x tgl. 30 Tr.

Kombinationen mit anderen Phytopharmaka: Sinnvolle Kombinationen sind bisher nicht bekannt.

4

4.5 Arterielle Hypotonie

Blutdruckwerte ≤ 105/60 mmHg mit Minderperfusion von Organen, sowohl chronisch als auch als orthostatische Dysregulation (beim Aufstehen, nach längerem Stehen) vorkommend. Am häufigsten ist die primäre Form (chronische oder „konstitutionelle" Hypotonie sowie vasovagale Reaktionen als plötzliche Ohnmacht, besonders häufig sind junge Frauen betroffen). Die sekundäre Form ist u.a. kardiovaskulär (z.B. bei Herzinsuffizienz, Lungenembolie, Rhythmusstörungen), endokrin (z.B. bei Morbus Addison, Hypothyreose, Diabetes insipidus), hypovolämisch (bei Exsikkose, Blutungen), medikamentös (z.B. durch Vasodilatatoren, Sympatholytika, Diuretika, Psychopharmaka), durch Immobilisation oder im Gefolge von Infektionskrankheiten bedingt. Die Symptome bestehen v.a. in Minderdurchblutung des Gehirns mit Schwindel, Sehstörungen, Kopfschmerzen, Bewußtseinsverlust (Synkope), Tachykardie, Kaltschweißigkeit, geringer Belastbarkeit, kalten Extremitäten.

Stellenwert der Phytotherapie

Behandlungsbedürftig wird die Hypotonie erst, wenn orthostatische Symptome wie Müdigkeit, Schwindel, Kopfschmerz und Benommenheit vermehrt auftreten. In diesem Fall können Phytotherapeutika, am besten **in Kombination** mit körperlichem Training und hydrotherapeutischen Maßnahmen, eingesetzt werden. Da chemisch-synthetische Arzneimittel besonders in der Langzeitanwendung wenig effektiv sind, sind Phytopharmaka eine nebenwirkungsarme und in vielen Fällen ausreichende therapeutische Alternative.

V.a. die **Phyto-Balneotherapie** ist – auch prophylaktisch angewendet – eine effektive Maßnahme zur Kreislaufanregung.

Ob Phytopharmaka Etilefrin-HCl (z.B. Effortil®) oder Oxilofrin-HCl (z.B. Carnigen®) ersetzen können, muß im Einzelfall entschieden werden.

Darreichungsform

Die ätherischen Öle wirken als sogenannte **Analeptika** reflektorisch über eine Reizung des Riechnervs und der sensiblen Trigeminus-Endigungen auf Atmung und Kreislauf. Seit dem Altertum und v.a. im Mittelalter werden riechende Substanzen in Form von Riechsalz eingesetzt. Heute Einsatz als

- **Bäder** mit entsprechenden pflanzlichen Zusätzen
- **innerlich**, indem 2–5 Tr. der Öle auf einem Stück Zucker gegeben werden, den man langsam im Mund zergehen läßt
- **Einreibungen** der Schläfengegend mit Ätherisch-Öl-Drogen in Form von Cremes oder Balsamen
- wäßrige und wäßrig-alkoholische bzw. weinige **Auszüge** aus Rosmarinblättern.

Phytotherapeutische Differentialtherapie

Für die **akute Ohnmachtsituation** steht nur Campher als zentrales Analeptikum zur Verfügung, für **chronische Kreislaufprobleme** empfehlen sich ätherisches Lavendel- und Rosmarinöl.

Zusätzliche allgemeine Maßnahmen

- Auf ausreichende Flüssigkeitszufuhr achten (Trinkmenge mind. 2 l/Tag).
- Vermehrte Kochsalzzufuhr, z.B. Salzbutterbrot zum Frühstück.
- Körperliches Training durchführen; Ausdauersportarten sind besonders geeignet, z.B. Radfahren, Schwimmen, Laufen, Skilanglauf.
- „Kreislauftraining" durch Hydrotherapie (Wechselduschen, kalte Armbäder, Wassertreten nach Kneipp, kalte Kneipp-Güsse im Wechsel mit warmen), Trockenbürstenmassage vor dem morgendlichen Duschen. Bei längerem Stehen auf den Zehen wippen oder mit überkreuzten Beinen stehen.
- Vermeiden von plötzlichem Aufstehen, v.a. morgens (erst wenige Min. am Bettrand sitzen bleiben) und nach längerer Ruhephase.
- Schlafen mit um 20° angehobenem Oberkörper vermindert die nächtliche Diurese und damit die Orthostasereaktion am Morgen.
- Keine Reisen in Länder mit (sub)tropischem Klima, sondern Reizklima (z.B. Nordsee) bevorzugen.
- Trinken koffeinhaltiger Getränke, z.B. Mate-Tee, Kaffee oder schwarzen Tee, am Morgen. Koffein und Methylxanthine haben einen direkten Einfluß auf pressorische Kreislaufzentren. Die Wirkung hält 1–3 Std. an. In 1 l schwarzem Tee sind je nach Sorte und Zubereitung 150–350 mg Koffein (syn. Teein) enthalten. Der Patient kann ohne Gefahr 5–6 Tassen Tee am Tag trinken. Dazu kommt beim Tee noch die antioxidative Wirkung der Catechine. In 1 l Bohnenkaffee können 350–1100 mg Koffein enthalten sein. In einer Tasse Kaffee sind in der Regel ½–⅓ mehr Koffein enthalten als im Tee. Die Frage der Gewöhnung an Koffein und mögliche negative Auswirkungen bei Koffein-Dauerkonsum wird kontrovers diskutiert. Koffeinhaltige Getränke wirken nur kurzfristig, aber mit Erfolg kreislaufanregend und können langfristig bei einem Konsum von mehr als 5 Tassen/Tag eher zu einer Blutdrucksenkung führen und die eigenständige Gefäßregulation negativ beeinflussen.

4.5.1 Phytopharmaka zur inneren Anwendung

▶ Campher (Camphora) ☞ S. 61

Darreichungsform: Tagesdosis 30–300 mg, gelöst in 70%igem Ethanol. Die Einzeldosis soll 10–20 mg betragen.

- Ethanolische Lösung: 5–10 Tr. auf einem Stück Würfelzucker im Mund zergehen lassen.

Fertigarzneimittel: Sind nicht mehr erhältlich. Obwohl parenteral verabreichtes Oleum camphoratum früher sehr häufig als Analeptikum angewendet wurde, ist es zwischenzeitlich obsolet, da eine große Erfahrung in der Applikation notwendig ist.

Kombinationen mit anderen Phytopharmaka: Eine Kombination mit anderen kreislauftonisierenden und -reizenden Drogen wie Weißdornblättern mit Blüten ist sinnvoll. Z.B.

- Korodin® Herz-Kreislauf-Tropfen (zusammen mit Weißdornblättern mit Blüten), 3 x tgl. 10 Tr. auf einem Stück Zucker einnehmen. (☞ **Studie**)

✓ Korodin Herz-Kreislauf-Tropfen® sind als naturheilkundliche „Notfalltropfen" das wichtigste und bekannteste Kombinationspräparat. Bei Schwächeanfällen und drohendem Kollaps alle 15 Min. 5 Tr. einnehmen.

Die Wirksamkeit von **Korodin Herz-Kreislauf-Tropfen®** ist durch jüngere kontrollierte klinische Studien eindeutig nachgewiesen. Somit steht ein EBM-konformes rationale Phytopharmakon zur Behandlung der orthostatischen Dysregulation zur Verfügung. Die kreislauftonisierende Wirkung mit Erhöhung des Blutdrucks korreliert mit der Zunahme des peripheren Widerstands. In einer doppelblinden, plazebokontrollierten Studie an 10 gesunden Probanden wurden die hämodynamischen Wirkungen von **Korodin Herz-Kreislauf-Tropfen®** untersucht. Die Tropfen führten zu einem Blutdruckanstieg, bedingt durch eine Erhöhung des peripheren Widerstandes.
In einer Studie an 169 herzinsuffizienten Patienten (NYHA II) wurde durch die Therapie mit der Campher-Weißdorn-Kombination (**Korodin Herz-Kreislauf-Tropfen®**) die Arbeitstoleranz des Herzens signifikant stärker verbessert als durch eine Monotherapie mit Weißdorn.

▶ Rosmarinblätter (Rosmarini folium) ☞ S. 201

Darreichungsform: Rosmarinpreßsaft und Rosmarinwein zur inneren Anwendung.

- Frischpflanzenpreßsaft: 2–3 x tgl. 20 ml einnehmen.

Fertigarzneimittel: Z.B.

- Salus® Rosmarinwein, morgens und nachmittags 1 Likörglas trinken.

Kombinationen mit anderen Phytopharmaka: Zur Kreislaufanregung sind Kombinationen mit Campher, Menthol, Lavendel im Sinne der Aromatherapie sinnvoll. Fertigkombinationen sind nicht erhältlich.

4.5.2 Phytopharmaka zur äußeren Anwendung

▶ Campher (Camphora) ☞ S. 61

Darreichungsform:
- Campherspiritus (nach DAB): Enthält 9,5–10,5 % Droge. Mehrmals tgl. damit einreiben.
- Salben und Linimente: Enthalten 10–20 % und max. 25 % Droge. Mehrmals tgl. damit einreiben.

Fertigarzneimittel: Z.B.
- Pectocor® N Salbe (in 100 g 10 g Campher), 1–3 x tgl. einen 1–2 cm langen Salbenstrang in der Herzgegend einreiben.

Kombinationen mit anderen Phytopharmaka: Eine Kombination mit anderen kreislauftonisierenden und -reizenden Drogen wie Rosmarin, Menthol ist sinnvoll. Z.B.
- Cor-Vel® Truw Herzsalbe (zusammen mit Rosmarinöl, Menthol, Fichtennadelöl), einen 1–2 cm langen Salbenstrang tgl. in der Herzgegend einmassieren.
- Kneipp® Herzsalbe Unguentum Cardiacum Kneipp® (zusammen mit Rosmarinöl, Levomenthol), mehrmals tgl., bei Bedarf auch öfter, kräftig in der Herzgegend einmassieren.
- Praecordin® S Salbe (zusammen mit Levomenthol, Benzylnicotinat), 3–6 x tgl. einen ca. 2 cm langen Salbenstrang intensiv an Armen oder Beinen einreiben.

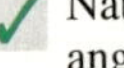

Natürlichem Campher sollte der Vorzug gegeben werden, da der Geruch angenehmer und „runder" ist, was eine bessere Compliance gewährleistet.

▶ Lavendelblüten (Lavandulae flos) ☞ S. 142

Darreichungsform:
- Vollbad: 100 g Droge mit 2 l Wasser überbrühen, 5 Min. ziehen lassen, den Aufguß abseihen und einem Vollbad zugeben. Oder 10–15 Tr. ätherisches Lavendelöl, das man mit Milch oder Sahne emulgiert, zugeben.

Fertigarzneimittel: Z.B.
- Kneipp® Lavendel Ölbad, 20–30 ml für ein Vollbad nehmen, 10–20 Min. bei Bedarf baden.
- Oleum aetheroleum Lavandulae 10 %, ölige Einreibung Weleda, mehrmals tgl. den linken Brustbereich einreiben.

Kombinationen mit anderen Phytopharmaka: Fertigkombinationen sind nicht erhältlich. Eine Kombination mit anderen kreislaufanregenden Drogen wie Campher, Rosmarin ist als Vollbad sinnvoll. Z.B. 10 ml Campherspiritus und ca. 50 g Rosmarinblätter zu Kneipp® Lavendelbad geben.

▶ Rosmarinblätter (Rosmarini folium) ☞ S. 201

Darreichungsform: Halbfeste (Cremes) und flüssige Zubereitungen zur äußeren Anwendung sollen 6–10 % ätherisches Öl enthalten.

- Vollbad: 50 g Droge mit 1 l Wasser überbrühen, bedeckt 30 Min. ziehen lassen, den Aufguß abseihen und einem Vollbad zugeben.

Fertigarzneimittel: Z.B.
- Kneipp® Rosmarin Ölbad, 20–30 ml für ein Vollbad, anschließend eine Ruhepause von ca. 30 Min. einhalten. Bis 3 x wöchentlich ein Rosmarinbad.

Kombinationen mit anderen Phytopharmaka: Zur Kreislaufanregung sind Kombinationen mit Campher, Menthol, Lavendel sinnvoll. Z.B.
- Cor-Vel® Truw Herzsalbe (zusammen mit Campher, Rosmarinöl, Menthol, Fichtennadelöl), einen 1–2 cm langen Salbenstrang tgl. in der Herzgegend einmassieren.
- Guttacor®-Balsam N (zusammen mit Campher), mehrmals tgl. im Herzbereich und dessen Umgebung einmassieren.
- Kneipp® Herzsalbe Unguentum Cardiacum Kneipp® (zusammen mit Campher, Levomenthol), mehrmals tgl., bei Bedarf auch öfter, kräftig in der Herzgegend einmassieren.

4

4.6 Koronare Herzkrankheit (KHK) und Arteriosklerose

Pathophysiologischer Mechanismus der ***KHK*** *ist eine Koronarinsuffizienz, die zu einem Mißverhältnis zwischen O_2-Bedarf und -Angebot im Herzmuskel führt. Ursache ist meist eine stenosierende Arteriosklerose der Herzkranzgefäße. Dabei bilden sich an den Arterienwänden Plaques aus lipidüberladenen Makrophagen. Diese Plaques brechen auf und es bilden sich Thromben, die z.T. verkalken. Risikofaktoren stellen u.a. dar: Familiäre Disposition, männliches Geschlecht, Fettstoffwechselstörungen (Gesamt- und LDL-Cholesterin ↑, HDL-Cholesterin ↓), Rauchen, arterielle Hypertonie, Diabetes mellitus, Übergewicht, Bewegungsmangel, emotionaler Streß. Klinisch äußert sich die KHK typisch als stabile Angina pectoris (AP) mit retrosternalem Schmerz, Druck, Engegefühl von kurzer Dauer ggf. mit Ausstrahlung in Hals, Schulter oder linken Arm. Schweregrade der stabilen AP:*
- *Stadium I: Stumme Ischämie, kein Schmerz*
- *Stadium II: AP bei schwerer Belastung, z.B. Bergsteigen*
- *Stadium III: AP bei mittlerer Belastung, z.B. Laufen zum Bus*
- *Stadium IV: AP bei geringster Belastung, z.B. Ankleiden, oder in Ruhe.*

Von instabiler AP spricht man bei: AP in Ruhe, jeder neu auftretenden AP, zunehmender Dauer/Schwere/Häufigkeit der Anfälle (Crescendo-AP).
Arteriosklerose: *Krankhaft veränderte arterielle Durchblutung von Teilen des Gefäßsystems durch Stenose oder Komplettverschluß, die meist zu Funktionsstörungen von Organen führt. In über 90 % der Fälle sind ausschließlich die unteren Extremitäten befallen (periphere arterielle Verschlußkrankheit = pAVK ☞ 5.2). Andere arteriosklerotisch bedingte Erkrankungen sind z.B. thrombembolische Hirninfarkte bei Carotisstenose oder die renovaskuläre Hypertonie bei Nierenarterienbeteiligung.*

Stellenwert der Phytotherapie

Phytopharmaka eignen sich nur zur **adjuvanten** Therapie einer klinisch manifesten KHK im Stadium I und II und können die chemisch-synthetischen Arzneimittel nicht ersetzen. Die Bedeutung der Phytopharmaka liegt mehr in der Prävention, z.B. in der **Arteriosklerose-Prophylaxe** oder Verhinderung einer **Hyperlipidämie**.

Darreichungsform

Besonders geeignet sind standardisierte Knochblauch-Fertigarzneimittel oder frischer Knoblauch, Weißdorntrockenextrakte als Drg., Tbl. und Kps. und Herzsalben.

Phytotherapeutische Differentialtherapie

Die eingesetzten Phytopharmaka wirken
- antihypoxisch, z.B. standardisierte Weißdornblätter- und -blüten-Extrakte
- koronardilatierend, z.B. standardisierte Weißdornblätter- und -blüten-Extrakte
- spasmolytisch, z.B. Ammi visnaga Früchte
- durchblutungsfördernd, z.B. Rosmarinöl, Campher
- antiatherogen und lipidsenkend, z.B. standardisierte Knoblauchpräparate.

Je nach Therapieziel werden eingesetzt:
- bei **akuter Angina pectoris**: Rosmarinöl, Campher (Anwendung als Herzsalbe)
- zur **Prävention**, im **Initialstadium** der KHK, zur **Langzeittherapie**: Weißdornblätter mit Blüten
- zur **Vorbeugung von Arteriosklerose**: Knoblauch, schwarze bzw. grüne Teeblätter, Buchweizenkraut.

Von der Kommission E werden ferner für diese Indikation noch Buchweizenkraut und Zwiebel genannt. Da aber über diese Drogen keine validen Studien zur Anwendung bei KHK vorliegen, werden diese im folgenden nicht ausführlich genannt.

Ammi-visnaga-Früchte werden in der Erfahrungsheilkunde mit großem Erfolg eingesetzt, besitzen aber eine Negativ-Monographie (☞ Tab. 2.5), weshalb sie hier nicht weiter aufgeführt werden.

Zusätzliche allgemeine Maßnahmen

- Fettaufnahme einschränken: Fettanteil in der Nahrung sollte max. 30 % der Kalorien betragen. Wegen des hohen Fettgehalts auch Vollmilchprodukte reduzieren.
- Aufnahme an gesättigten Fettsäuren einschränken, die in allen tierischen Produkten enthalten sind, dafür mehr ungesättigte Fettsäuren (z.B. erucasäurefreies Rapsöl, Maiskeimöl, Kürbiskernöl), besonders einfach ungesättigte Fettsäuren (z.B. Olivenöl), verwenden.
- Fleischkonsum auf max. 3 x/Woche beschränken, dabei ist mageres Fleisch und Fisch zu verwenden.
- Ideal ist eine mediterrane Kostform: wenig Fleisch, viel Gemüse, Zubereitung mit Olivenöl.
- Bewußte Prophylaxe mittels Phytamin-reicher Kost.
- Alkoholkonsum einschränken, Rauchverbot.

- Abbauen von negativem Streß durch Entspannungsübungen (autogenes Training, progressive Muskelrelaxation).

4.6.1 Phytopharmaka zur inneren Anwendung

▶ Knoblauchzwiebel (Allii sativi bulbus) ☞ S. 134

Darreichungsform: Mittlere Tagesdosis 4 g frische Knoblauchzwiebel. Aus der Droge werden Pulver, Ölmazerate und Destillate gewonnen. Die Dosierung richtet sich dabei nach der jeweiligen Zubereitung. Die klinisch geprüfte beste Darreichungsform ist gefriergetrocknetes Knoblauchtrockenpulver, verarbeitet in Drg. oder Tbl., da das Allicin darin eine gute Stabilität besitzt.

Fertigarzneimittel: Z.B.
- Carisano® Dragees (200 mg Knoblauchzwiebelpulver, standardisiert auf mind. 1000 µg Allicin-Freisetzung), 3 x tgl. 1–2 Drg. unzerkaut mit Flüssigkeit einnehmen.
- Kneipp® Knoblauch Dragees N, 3 x tgl. 2 Drg. unzerkaut, am besten mit Wasser, einnehmen.
- Ravalgen aktiv Kapseln (öliger Auszug aus 400 mg Knoblauchzwiebeln), 4 Kps. tgl. unzerkaut einnehmen.
- Sapec® Dragees (300 mg Knoblauchpulver), 3 x tgl. 1 Drg. (☞ **Studie**)
- Vitagutt® Knoblauch 300 Kapseln, 2–3 x tgl. 1 Kps. mit etwas Flüssigkeit vor den Mahlzeiten einnehmen.

Kombinationen mit anderen Phytopharmaka: Eine Kombination mit anderen gefäßwirksamen Substanzen wie Rutin ist sinnvoll. Entsprechende Präparate werden von den gesetzlichen Krankenkassen allerdings nicht erstattet.

✓ Bei Tagesdosen von 900–1200 mg Knoblauchpulver, die für eine effektive Therapie notwendig sind, tritt bei ca. 50 % der Anwender Knoblauchgeruch auf, was in der Regel zu einer eigenmächtigen Dosisreduktion durch die Patienten führt. Auf dieses Problem sollte schon bei der Verordnung hingewiesen werden. Man kann aber versuchen, den Mundgeruch durch Kauen von Kardamomenfrüchten oder durch das Lutschen von Pfefferminzbonbons etwas zu überdecken.

In 11 Studien führte die Therapie mit 600–900 mg lyophilisiertem Knoblauchpulver-Präparaten (die meisten Studien wurden mit **Sapec® Dragees** durchgeführt) zu einer Senkung des Gesamtcholesterins und der Triglyzeride um ca. 10–12 %, die in den meisten Fällen statistische Signifikanz erreichte. In der größten plazebokontrollierten Studie, in die 261 Patienten eingeschlossen werden konnten, führte die Therapie mit **Sapec® Dragees** zu einer statistisch signifikanten Senkung des Gesamtcholesterins, wobei die Wirkung bei Patienten, die initial sehr hohe Cholesterinspiegel hatten, am ausgeprägtesten war.
In einer Vergleichsstudie wurde über 3 Monate doppelblind die Wirkung eines Fibrats mit derjenigen von **Sapec® Dragees** an 94 Patienten verglichen. Beide Therapieformen waren ebenbürtig, sowohl was die Senkung des Gesamtcholesterins als auch was die Senkung der atherogenen LDL- und ➡

die Steigerung der erwünschten HDL-Cholesterinfraktion betraf. Durch die Verbesserung der Fließeigenschaften des Bluts hat die Therapie auch einen positiven Einfluß bei Patienten mit arteriosklerotisch bedingten Gefäßverschlüssen in den Beinen. Derzeit wird ein große epidemiologische Untersuchung an knapp 3000 Patienten durchgeführt. Ersten Ergebnissen zufolge zeigt sich ein Trend zur Verringerung der Plaquegröße innerhalb des Gesamtkollektivs. In den neueren Studien mit **Sapec® Dragees** konnte diese Wirkung bereits mit einer tgl. Dosis von 600–900 mg Knoblauchpulver (entsprechend 1,8–2,7 g frischem Knoblauch) erreicht werden.
Auch 2 neuere Metaanalysen (es wurden die Studien verschiedener Präparate bewertet) kommen zu dem Schluß, daß Knoblauch einen lipidsenkenden Effekt hat, der um den Plazeboeffekt korrigiert bezüglich des Gesamtcholesterins im Mittel 9 bzw. 12 % beträgt. Die mittlere Senkung der Triglyzeride betrug in einer der Metaanalysen 13 %. Die benötigten Dosen lagen auch hier zwischen 600 und 900 mg, die Behandlungszeiträume umfaßten mind. 4 Wochen. Knoblauch beeinflußt also einen wichtigen Risikofaktor, der für die Arteriosklerose mitverantwortlich ist.

▶ Teeblätter, schwarze und grüne (Theae nigrae folium und Theae viridis folium) ☞ S. 238

Darreichungsform:
- Teeaufguß: 1 TL Droge mit 1 Tasse kochendem Wasser übergießen, 10 Min. ziehen lassen, dann abseihen. Bis zu 3 Tassen tgl. trinken.

Fertigarzneimittel: Nicht im Verkehr. Der im Handel mit überzogenen Wirkungen angepriesene Pu-Erh-Tee ist nichts anderes als Schwarztee, der sich durch ein nicht näher beschriebenes Fermentationsverfahren geschmacklich vom üblichen Schwarztee unterscheidet und kein Arzneimittel ist.

Kombinationen mit anderen Phytopharmaka: Sind nicht im Verkehr.

✓ Den Tee 5–8 Min. ziehen lassen. Je länger man den Tee ziehen läßt, desto schwächer ist die stimulierende Wirkung, aber gleichzeitig steigt der Gehalt an Polyphenolen, die als Radikalfänger und für die Arterioskleroseprophylaxe mitverantwortlich sind.

▶ Weißdornblätter mit Blüten (Crataegi folium cum flore) ☞ S. 261

Darreichungsform: Empfehlenswert ist die Einnahme in Form von standardisierten Fertigarzneimitteln, da hier die festgelegte empfohlene Tagesdosis von 160–900 mg nativem wäßrig-alkoholischem Auszug mit der Mindestmenge an oligomeren Prozyanidinen (30–160 mg) und/oder Flavonoiden (4–20 mg) garantiert wird.

Fertigarzneimittel: Mit folgenden angeführten Präparaten. werden z.B. die von der Kommission E empfohlenen Tagesmengen an Drogen erreicht.
- Craegium® 240 Dragees (240 mg Crataegus-Extrakt), 2–3 x tgl. 1 Drg.
- Crataegutt® novo 450 Filmtabletten (450 mg Crataegus-Extrakt), 2 x tgl. 1 Filmtbl. (☞ **Studie**)

- Crataegutt® Tropfen (in 1 ml = 20 Tr. 94 mg Crataegus-Extrakt), 3 x tgl. 20–40 Tr.
- Faros® 300 mg überzog. Tabletten, 3 x tgl. 1 Drg.
- Orthangin® N forte Kapseln (357–400 mg Crataegus-Extrakt), 1–3 x tgl. 1 Kps.
- Senicor N Kapseln (250 mg Crataegus-Extrakt), 1 x tgl. 1 Kps. nach dem Frühstück einnehmen.

Kombinationen mit anderen Phytopharmaka: Eine Kombination mit anderen pflanzlichen Herzmitteln wie Herzgespannkraut und/oder sedierenden Drogen wie Baldrianwurzel, Melissenblättern ist sinnvoll. Z.B.

- Oxacant®-sedativ Tropfen (zusammen mit Herzgespannkraut, Melissenblättern, Baldrianwurzel), 3 x tgl. 30 Tr.
- Protecor Kapseln (zusammen mit Rutin, Maiskleberhydrolysat), 1–3 Kps. tgl.

✓ Digitaloid-Drogen können sehr gut mit Weißdorn kombiniert werden, da die pharmakologischen Angriffspunkte verschieden sind. Bei Weißdorn ist – im Gegensatz zu den Digitaloid-Drogen – der positiv inotrope Effekt mit einer Verlängerung der Refraktärzeit verbunden, was zu keinen arrhythmogenen, sondern rhythmusstabilisierenden Begleitwirkungen führt.
Eine längere Einnahmedauer hat sich allgemein bewährt, da eine deutlich wahrnehmbare Wirksamkeit bei Weißdornpräparaten erst nach 5–6 Wochen ihr Optimum erreicht.

Neue experimentelle und klinische Untersuchungen weisen darauf hin, daß sich Weißdornzubereitungen auch zur Arterioskleroseprophylaxe eignen, wenn sie über einen langen Zeitraum eingenommen werden. Die Studien mit **Crataegutt® novo 450 Filmtabletten**, die europaweit durchgeführt werden (SPICE-Studie), sind für die neu hinzugekommene Indikation zwar noch nicht abgeschlossen, berechtigen aber zu dem Hinweis.

4.6.2 Herzsalben

Sie sind in der Regel Kombinationspräparate mit lokal reizenden Eigenschaften und wirken über die Head-Zonen (kutiviszerale Reflexe). Die Externa werden in das dem Herzen zugeordnete Dermatom eingerieben, das etwas handbreit auf Brusthöhe vom Sternum bis zur Axilla reicht.
Bisher existieren nur Erfahrungsberichte mit der Cor-Vel® Truw Herzsalbe. Bei der KHK empfehlen sich Salben, die Rosmarin enthalten.

▶ Rosmarinöl (Rosmarini aetheroleum) ☞ Rosmarinblätter S. 202

Darreichungsform: Als Salbe mit 6–10 % ätherischem Öl, mehrmals tgl. einmassieren.

Fertigarzneimittel: Z.B.

- Kneipp® Rosmarin Ölbad, 20–30 ml für ein Vollbad, anschließend eine Ruhepause von ca. 30 Min. einhalten. Bis 3 x wöchentlich ein Rosmarinbad.

Kombinationen mit anderen Phytopharmaka: Eine Kombination mit Campher ist sinnvoll. Z.B.

- Cor-Vel® Truw Herzsalbe (zusammen mit Campher, Menthol, Fichtennadelöl), einen 1–2 cm langen Salbenstrang tgl. in der Herzgegend und bei ausstrahlenden Schmerzen auf der Unterseite des linken Oberarms einmassieren.
- Kneipp® Herzsalbe Unguentum Cardiacum Kneipp® (zusammen mit Campher, Levomenthol), mehrmals tgl., bei Bedarf auch öfter, kräftig in der Herzgegend einmassieren.

4.7 Herzrhythmusstörungen

Störungen der Herzschlagfolge als Ausdruck einer Irritation oder manifesten Schädigung im Bereich des Reizbildungs- oder Reizleitungssystems des Herzens. Ursachen können u.a. sein: KHK, Herzinfarkt, Kardiomyopathien, Herzvitien, Vorhofdilatation, arterielle oder pulmonale Hypertonie, Elektrolytstörungen, Hyperthyreose, Hypoxie, Einnahme von bestimmten Medikamenten (z.B. trizyklische Antidepressiva, herzwirksame Glykoside), Kaffee- oder Alkoholgenuß im Übermaß, psychovegetative Faktoren. Die Symptomatik besteht je nach Art und Ausprägung in Palpitationen, Herzstolpern, subjektiv empfundenem Herzrasen, Atemnot, Angina pectoris, Angst, Schwächegefühl, Schwindel, Seh-, Sprachstörungen, Hypotonie bis hin zum Bewußtseinsverlust (kardiale Synkope, Adams-Stokes-Anfall) und im schwersten Fall Herzkreislaufstillstand.

Einteilung der Herzrhythmusstörungen in:

- *Reizbildungsstörungen, die vom Sinusknoten ausgehen, supraventrikulär (im Vorhof oder AV-Knoten) oder ventrikulär entstehen*
- *Reizleitungsstörungen wie SA-Block, AV-Block, Schenkelblock*
- *Präexzitationssyndrome, z.B. WPW-Syndrom*
- *Kreislaufstillstand bei ventrikulären Tachykardien oder Kammerflimmern.*

Stellenwert der Phytotherapie

Mit Phytotherapeutika können lediglich **psychovegetativ bedingte** Herzrhythmusstörungen therapiert werden. Eine Ausnahme davon bilden die Reinalkaloide Ajmalin und Chinidin, die zu den Antiarrhythmika der Klasse I (Natriumkanal-Blocker) zählen. Sie sind jedoch keine Phytotherapeutika im engeren Sinn.

Besenginster, Ajmalin und Chinidin sind zur **alleinigen** Therapie geeignet, **Weißdornpräparate** werden **adjuvant** zu chemisch-synthetischen Arzneimitteln gegeben.

Darreichungsform

Standardisierte Tinkturen (Tr.) oder Trockenextrakte verarbeitet in Tbl., Drg., Kps.

Phytotherapeutische Differentialtherapie

Eingesetzt werden bei funktionellen Herz- und Kreislaufstörungen standardisierte **Präparate** aus

- Weißdornblättern mit Blüten (adjuvant)

- Besenginsterkraut, aufgrund seiner antiarrhythmischen Wirkung bei leichten Herzrhythmusstörungen zur alleinigen Therapie ausreichend, wenn die pathologisch beschleunigte Reizbildung im Vorhof gehemmt und die gesteigerte Reiz- und Erregbarkeit im Reizleitungssystem gedämpft werden soll. In der Regel wird die Diastole verlangsamt.

Zusätzliche allgemeine Maßnahmen

- Herzgesunde mit ventrikulärer Extrasystolie benötigen grundsätzlich keine antiarrhythmische Behandlung, auch wenn sie unter Symptomen leiden. Wichtig ist die Aufklärung und Beruhigung über die Harmlosigkeit ihrer Störungen.

4.7.1 Phytopharmaka zur inneren Anwendung

▶ Besenginsterkraut (Cytisi scoparii herba) ☞ S. 44

Darreichungsform: Wäßrig-ethanolische Auszüge entsprechend einer Tagesdosis von 1–1,5 g Droge. In der Apotheke hergestellte Tinkturen sind nur dann zu empfehlen, wenn der Alkaloidgehalt in der Apotheke oder einem Untersuchungslabor bestimmt wird.

Fertigarzneimittel: Z.B.
- Cefacor Tropfen oder Filmtabletten (Besenginsterkrauttinktur und -trockenextrakt mit Ethanol 50%ig), 3–4 x tgl. 30 Tr. bzw. 2–3 x tgl. 1 Tbl. einnehmen.
- Repowine® mono Lösung (Fluidextrakt, standardisiert auf 0,1 % Spartein), 3 x tgl. 20 Tr.
- Spartiol® Tropfen (standardisiert auf 1 mg Spartein in 1 ml Spartiol), 3 x tgl. 20–30 Tr. längerfristig einnehmen.

Kombinationen mit anderen Phytopharmaka: Ein allopathisches Kombinationsphytopharmakon ist nicht im Verkehr. Mit dem Fertigarzneimittel Rytmopasc® steht arzneimittelrechtlich ein homöopathisches Herz-Kreislauf-Mittel zur Verfügung, das man jedoch aufgrund der verwendeten homöopathischen Urtinkturen auch als allopathisches Arzneimittel ansehen kann.
- Rytmopasc® Tropfen (zusammen mit Crataegus ∅, Lilium tigrinum ∅, Apocynum ∅, Veratrum viride D2, Gelsemium D2, Glonoinum D3, Cheiranthus cheiri ∅), 3 x tgl. 20–35 Tr. oder 2 x tgl. 50 Tr. (☞ **Studie S. 368**)

▶ Weißdornblätter mit Blüten (Crataegi folium cum flore) ☞ S. 261

Darreichungsform: Empfehlenswert ist die Einnahme in Form von standardisierten Fertigarzneimitteln, da hier die festgelegte empfohlene Tagesdosis von 160–900 mg nativem wäßrig-alkoholischem Auszug mit der Mindestmenge an oligomeren Prozyanidinen (30–160 mg) und/oder Flavonoiden (4–20 mg) garantiert wird.

Fertigarzneimittel: Mit folgenden angeführten Präparate werden z.B. die von der Kommission E empfohlenen Tagesmengen erreicht.
- Craegium® 240 Dragees (240 mg Crataegus-Extrakt), 2–3 x tgl. 1 Drg.

- Crataegutt® novo 450 Filmtabletten (450 mg Crataegus-Extrakt), 2 x tgl. 1 Filmtbl.
- Crataegutt® Tropfen (in 1 ml = 20 Tr. 94 mg Crataegus-Extrakt), 3 x tgl. 20–40 Tr.
- Faros® 300 mg überzog. Tabletten, 3 x tgl. 1 Drg.
- Orthangin® N forte Kapseln (357–400 mg Crataegus-Extrakt), 1–3 x tgl. 1 Kps.
- Senicor N Kapseln (250 mg Crataegus-Extrakt), 1 x tgl. 1 Kps. nach dem Frühstück einnehmen.

Kombinationen mit anderen Phytopharmaka: Eine Kombination mit anderen pflanzlichen Herzmitteln wie Herzgespannkraut und/oder sedierenden Drogen wie Baldrianwurzel, Melissenblättern ist sinnvoll. Z.B.

- Oxacant®-sedativ Tropfen (zusammen mit Herzgespannkraut, Melissenblättern, Baldrianwurzel), 3 x tgl. 20–30 Tr.
- Protecor Kapseln (zusammen mit Rutin, Maiskleberhydrolysat), 1–3 Kps. tgl. einnehmen.
- Rytmopasc® Tropfen (zusammen mit Spartium scoparium ∅, Lilium tigrinum ∅, Apocynum ∅, Veratrum viride D2, Gelsemium D2, Glonoinum D3, Cheiranthus cheiri ∅), 3 x tgl. 20–35 Tr. (☞ **Studie**)

✓ Digitaloid-Drogen können sehr gut mit Weißdorn kombiniert werden, da die pharmakologischen Angriffspunkte verschieden sind. Bei Weißdorn ist – im Gegensatz zu den Digitaloid-Drogen – der positiv inotrope Effekt mit einer Verlängerung der Refraktärzeit verbunden, was zu keinen arrhythmogenen, sondern rhythmusstabilisierenden Begleitwirkungen führt.
Eine längere Einnahmedauer hat sich allgemein bewährt, da eine deutlich wahrnehmbare Wirksamkeit bei Weißdornpräparaten erst nach 5–6 Wochen ihr Optimum erreicht.

Mit dem homöopathischen Herz-Kreislauf-Mittel **Rytmopasc® Tropfen** wurden nach der 1. Anwendungsbeobachtung im Jahr 1984 an 592 Patienten 1996 und 2000 noch 2 weitere mit 59 und 34 Patienten und neuerem Studiendesign durchgeführt. 2000 wurden schließlich die Erfahrungsberichte von 644 Prüfzentren ausgewertet. Die 3 klinischen Studien sowie die Erfahrungsberichte zeigen eine deutliche Besserung der Symptome Herzklopfen, Herzstolpern, Herzstechen, Herzjagen, Schmerzen, Beklemmungsgefühl, Dyspnoe. Die durchschnittliche Dosierung betrug 3 x tgl. 20–30 Tr. Der therapeutische Effekt wird allerdings von Klinikern in Frage gestellt, weil keine Doppelblind-Studien bei der Indikation Herzrhythmusstörungen existieren.

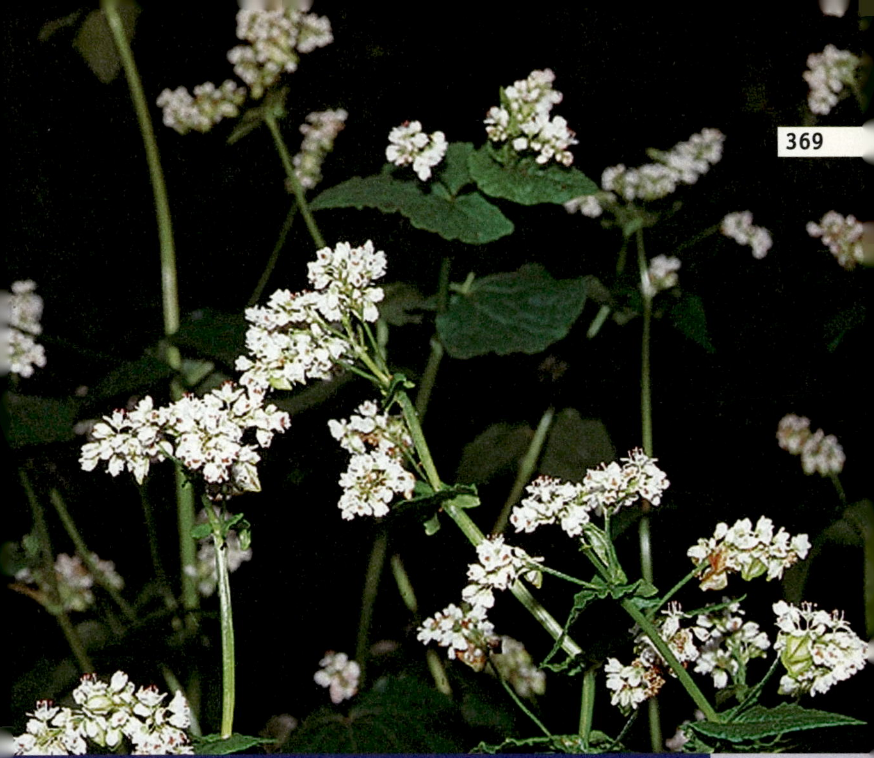

5 Gefäßerkrankungen

Inhalt

Phytopharmaka können **kurativ** und bei Langzeiteinnahme auch **präventiv** auf die Gefäßwände von Arterien, Venen und Kapillaren einwirken. **Zielsetzung** ist, eine erhöhte bzw. unphysiologische Gefäßpermeabilität oder -fragilität, die im Anfangsstadium z.B. an den sogenannten Besenreiser-Varizen zu erkennen ist, zu lindern oder sogar zu beheben. Ferner soll die physiologische Gefäßelastizität erhalten bleiben. Weitere Therapieziele sind eine Gefäßerweiterung, ein Schutz der Gefäßwand vor Ein- und Anlagerungen (Arterioskleroseprophylaxe), eine Förderung der Durchblutung peripherer Gefäße sowie eine Minderung oder Beseitigung von Fettstoffwechselstörungen und eine Reduzierung der Risikofaktoren (Nikotinabusus, Übergewicht, Bewegungsmangel etc.). Phytopharmaka sind somit auch Arzneimittel im Sinne des **Anti-Aging**, wenn man die Feststellung „Der Mensch ist so alt wie seine Gefäße" zugrunde legt.

Ein **pharmakologischer Ansatzpunkt** ist die Hemmung der Hyaluronidase, die durch unphysiologische Lyse der „Gefäßwandkittsubstanz" Hyaluronsäure eine erhöhte Kapillarpermeabilität und Gefäßfragilität verursachen kann. Weitere Wirkmechanismen sind die Verbesserung der Fließeigenschaften des Bluts, Beeinflussung des Lipidstoffwechsels und Einflüsse auf die Gefäßmuskulatur.

Vergleichbare chemisch-synthetische Arzneimittel sind nicht im Verkehr.

Darreichungsform

Für **Präventivmaßnahmen** eignen sich die regelmäßige und langfristige Einnahme von **Teezubereitungen** (z.B. Buchweizenkraut-Tee). Ferner stehen, ebenfalls mehr für Präventivmaßnahmen, **Frischpflanzenpreßsäfte** (z.B. Weißdornblätter-mit-Blüten-Preßsaft, Zwiebel-, Knoblauchsaft) zur Verfügung.

Für **kurative** Zwecke eignen sich besser ethanolisch-wäßrige **Trockenextrakte**, verarbeitet in Tbl., Drg. und Kps. sowie ethanolisch-wäßrige **Tinkturen** (Tr.), die auf wirksamkeitsmitbestimmende Inhaltsstoffe standardisiert sein sollten.

Wirkungen

Phytopharmaka zur Behandlung von Gefäßerkrankungen wirken in erster Linie **symptomatisch**:
- antiexsudativ bzw. antiödematös (z.B. Buchweizenkraut, Roßkastaniensamen, Steinkleekraut)
- antiphlogistisch (z.B. Arnikablüten, Bromelain aus der Ananas).

Ferner wirken einige Drogen bzw. deren wirksamkeitsmitbestimmenden Inhaltsstoffe auch **kausal**:
- gefäßabdichtend (z.B. Buchweizenkraut bzw. Rutin, Roßkastaniensamen bzw. Aescin)
- durchblutungsfördernd (z.B. Ginkgoblätter-Spezialextrakt)
- lipidsenkend (z.B. Knoblauchinhaltsstoffe).

5.1 Arzneipflanzen bei Gefäßerkrankungen

Arzneidrogen, die bei Gefäßerkrankungen Verwendung finden

Arzneidroge	Indikationen	Bemerkungen
Arnikablüten (Arnicae flos)	• Chronisch venöse Insuffizienz (CVI) ☞ 5.3.2 • Lymphödem ☞ 5.6.2	Auf die Möglichkeit der Kontaktdermatitis bei häufiger Anwendung achten.
Bromelain aus der Ananas (Bromelainum der Ananas comosus)	• Lymphödem ☞ 5.6.1	Verwendet wird das aus dem eingedickten Fruchtsaft gewonnene Enzym Bromelain.
Buchweizenkraut (Fagopyri herba)	• Chronisch venöse Insuffizienz (CVI) ☞ 5.3.1 • Periphere arterielle Verschlußkrankheit (pAVK) ☞ 5.2.1	Keine Monographie der Kommission E, doch Wirkung aufgrund des hohen Rutingehalts plausibel.
Ginkgoblätter (Ginkgo bilobae folium)	• Periphere arterielle Verschlußkrankheit (pAVK) ☞ 5.2.1	Nur standardisierte Spezialextrakte garantieren reproduzierbare therapeutische Effekte.
Maiglöckchenkraut (Convallariae herba)	• Generalisiertes Ödem ☞ 5.4.1	Nur Fertigarzneimittel mit normiertem Gehalt an herzwirksamen Glykosiden anwenden.
Mäusedornwurzelstock (Rusci aculeati rhizoma)	• Chronisch venöse Insuffizienz (CVI) ☞ 5.3.1, 5.3.2 • Phlebödem ☞ 5.5.1, 5.5.2	Nur auf Gesamtruscogenine standardisierte Fertigarzneimittel garantieren reproduzierbare therapeutische Effekte.
Roßkastaniensamen (Hippocastani semen)	• Chronisch venöse Insuffizienz (CVI) ☞ 5.3.1, 5.3.2 • Lymphödem ☞ 5.6.1, 5.6.2	Die Verbindung Aescin besteht aus rund 30 Triterpensaponinen, ist keine Reinsubstanz und wird daher mit Recht zu den Phytopharmaka gezählt.
Schachtelhalmkraut (Equiseti herba)	• Lymphödem ☞ 5.6.1, 5.6.2	Kombinationen von innerer und äußerer Anwendung sind sinnvoll.
Steinkleekraut (Meliloti herba)	• Chronisch venöse Insuffizienz (CVI) ☞ 5.3.1, 5.3.2 • Lymphödem ☞ 5.6.1, 5.6.2	Seit 1998 kein Monopräparat im Verkehr. Ersatzweise wird reines isoliertes Cumarin neben dem Steinkleetee angewendet.
Weinlaubblätter, rote (Vitis viniferae rubrae folium)	• Chronisch venöse Insuffizienz (CVI) ☞ 5.3.1	Einnahme nur in Form von standardisierten Fertigarzneimitteln.

Tab. 5.1

5

5.2 Periphere arterielle Verschlußkrankheit (pAVK)

Arterielle Durchblutungsstörung durch Stenosen oder Komplettverschluß. In über 90 % sind ausschließlich die unteren Extremitäten befallen. Hauptrisikofaktoren der Arteriosklerose (der Vorstufe der pAVK) sind Nikotinabusus, arterielle Hypertonie, Fettstoffwechselstörungen, Diabetes mellitus. Andere Ursachen sind u.a. rezidivierende Thrombembolien, Morbus Winiwarter-Buerger. Symptome sind kalte Füße, belastungsabhängige ischämische Beinschmerzen oder Ruheschmerzen Sie treten in der Regel erst ab einer Einengung des Gefäßlumens über 80 % auf, da sich v.a. bei langsamer Progression Kollateralen öffnen.

Einteilung der pAVK nach Fontaine:

- *Stadium I: Beschwerdefreiheit, aber nachweisbare Veränderungen (Stenose, Verschluß)*
- *Stadium II: Claudicatio intermittens; IIa: schmerzfreie Gehstrecke ≥ 200 m, IIb: schmerzfreie Gehstrecke ≤ 200 m*
- *Stadium III: Ruheschmerz*
- *Stadium IV: Ulzerationen, Nekrose, Gangrän.*

Stellenwert der Phytotherapie

Im Stadium I wird lediglich ein Gehtraining durchgeführt. Phytotherapeutika kommen als **alleinige** Therapie in erster Linie im **Stadium IIa** zum Einsatz, Teilerfolge konnten mit ihnen auch im Stadium IIb beobachtet werden. In den Stadien III und IV ist eine Therapie mit chemisch-synthetischen Medikamenten erforderlich.

Darreichungsform

Zu bevorzugen sind **Fertigarzneimittel**, die auf bestimmte Mindestgehalte an wirksamkeitsmitbestimmenden Inhaltsstoffen, wie Rutin oder Ginkgolide, standardisiert sind.

Phytotherapeutische Differentialtherapie

Ginkgoblätter-Spezialextrakte sind die Droge der ersten Wahl. Klinische Studien nach GCP-Richtlinien liegen nur mit standardisierten Ginkgoblätter-Extrakten vor, die bei Patienten mit peripherer arterieller Verschlußkrankheit positive Resultate im Sinne einer erhöhten Gehstrecke zeigten. Damit genügen Ginkgo-Extrakte den Anforderungen der Deutschen Gesellschaft für Angiologie, die von einer vasoaktiven Substanz für diese Indikation 3 kontrollierte Studien mit positivem Ausgang fordert.

Darüber hinaus ist bei pAVK auch die adjuvante Therapie mit Phytopharmaka sinnvoll, die die Mikrozirkulation verbessern, wie z.B. Buchweizenkraut mit einem hohen Rutingehalt.

Am besten zu einer Ginkgo-Spezialextrakt-Therapie noch zusätzlich tgl. 2–3 Tassen Buchweizenkrauttee als Ersatz für Kaffe oder schwarzen Tee trinken.

Zusätzliche allgemeine Maßnahmen

- Enges Schuhwerk vermeiden, sorgfältige Pediküre, möglichst Strümpfe ohne Gummizug verwenden.
- Keine warmen Bäder, Wärmflaschen und andere hyperämisierenden Maßnahmen.
- Nächtliche Tieflagerung der Extremität, v.a. ab Stadium IIb.
- Nikotinkarenz.
- Im Stadium I und II: Tgl. 1–2stündiges Gehtraining. Gehen von 75 % der schmerzfreien Gehstrecke, einige Min. pausieren, weitergehen. Die Kollateralenöffnung wird dadurch angeregt. Dieses Gehtraining ist allerdings nur bei ca. ⅓ der Patienten wegen orthopädischer oder kardiologischer Begleiterkrankungen oder mangelnder Motivation durchführbar.

5.2.1 Phytopharmaka zur inneren Anwendung

▶ Buchweizenkraut (Fagopyri herba) ☞ S. 60

Darreichungsform: Die Aufnahme ist nur in Form von Fertigarzneimitteln zu empfehlen, da ein standardisierter Gehalt an Rutin Voraussetzung des Therapieerfolgs ist. Tgl. müssen mind. 150 mg Rutin in löslicher Form verabreicht werden, was derzeit nur mit dem Präparat Fagorutin erreicht werden kann.

Fertigarzneimittel: Z.B.
- Fagorutin Buchweizen-Tee, 3 x tgl. 1 Tasse Tee vor dem Essen, hergestellt aus 1 Filterbeutel Fagorutin oder einem EL geschnittenem Fagorutintee. (☞ **Studie**)

Kombinationen mit anderen Phytopharmaka: Eine Kombination mit Roßkastanienextrakt oder Mäusedornextrakt ist empfehlenswert, es gibt jedoch keine Fertigkombinationen. Ebenso ist eine Kombination mit dem partialsynthetisch hergestelltem Troxerutin, das gegenüber Rutin eine höhere Bioverfügbarkeit aufweist und dessen Wirkung gut belegt ist, sinnvoll. Z.B.
- Fagorutin Buchweizen-Tabletten (zusammen mit Troxerutin), 3 x tgl. 2 Tbl. vor dem Essen einnehmen. Troxerutin wird besser resorbiert als Rutin. (☞ **Studie**)

✓ Für Patienten, die erblich mit einer Neigung zu pAVK bzw. Gefäßbrüchigkeit und -durchlässigkeit belastet sind oder beruflich viel stehen müssen, eignet sich der Fagorutin-Tee hervorragend als tgl. „Frühstückstee", um frühzeitig beginnende Gefäßerkrankungen zu verhindern.
Die Anwendung sollte über mind. 3 Monate erfolgen, da – wie klinische Studien zeigten – eine gute bis sehr gute Wirksamkeit erst nach 6wöchiger Anwendung eintritt.

In einer multizentrischen Studie wurden 166 Patienten mit Mikrozirkulationsstörungen verschiedener Genese (periphere Durchblutungsstörungen, Venenleiden, Arteriosklerose, Diabetes mellitus) mit **Fagorutin Buchweizen-Tee** und **-Tabletten** behandelt. Bereits nach 6wöchiger Therapie hatte sich der Zustand bei 64 % der Patienten gebessert. ➡

Die Therapie hatte sowohl einen Einfluß auf Symptome wie Schmerzen, Krämpfe und Schweregefühl in den Beinen als auch auf die objektive Beurteilung, wie Messungen der Wade und des Mittelfußes zeigten. Nach 9wöchiger Therapie stieg der Prozentsatz des Therapieerfolgs auf 70 %. Eine höhere Therapiequote konnte allerdings auch nach längerer Einnahme nicht erreicht werden. Dennoch empfiehlt sich eine Dauereinnahme über mind. 3 Monate. Eine Langzeiteinnahme ist möglich.

5

▶ Ginkgoblätter (Ginkgo biloba folium) ☞ S. 93

Darreichungsform: Eine Anwendung ist nur in Form von Fertigpräparaten mit standardisierten Extrakten, die mind. 22–27 % Ginkgo-Flavonglykoside und mind. 5–7 % Terpenlactone enthalten, sinnvoll. Wegen möglicher allergischer Hautreaktionen darf der Gehalt an Ginkgolsäuren in der Tagesdosis nicht über 5 ppm liegen. Bei peripherer arterieller Verschlußkrankheit müssen gemäß Monographie der Kommission E 120–160 mg nativer Trockenextrakt pro Tag verabreicht werden.

Fertigarzneimittel: Mit folgenden angeführten Präparaten wird z.B. die tgl. empfohlene Dosis gut erreicht.

- Duogink 3000 Dragees (60 mg Trockenextrakt), 2–3 x tgl. 1 Drg.
- Gingium® Filmtabletten (40 mg Trockenextrakt), 3 x tgl. 1–2 Filmtbl.
- Gingium® Lösung (in 1 ml = 20 Tr. 40 mg Trockenextrakt), 3 x tgl. 20–40 Tr.
- Gingopret® Lösung oder Filmtabletten (in 1 ml = 20 Tr. 40 mg Trockenextrakt bzw. 40 mg Trockenextrakt pro Filmtbl.), 3 x tgl. 20–40 Tr. bzw. 3 x tgl. 1–2 Filmtbl.
- Kaveri® 40 Tropfen (in 1 ml = 20 Tr. 40 mg Trockenextrakt), 3 x tgl. 20 Tr.
- Kaveri® 50 Filmtabletten (50 mg Trockenextrakt), 3 x tgl. 1 Filmtbl.
- Rökan® Novo 120 mg Filmtabletten (120 mg Trockenextrakt), 2 x tgl. 1 Filmtbl.
- Tebonin® forte 40 mg Filmtabletten (40 mg Trockenextrakt), 3 x tgl. 1–2 Filmtbl. (☞ **Studie**)
- Tebonin® forte 40 mg Lösung, 3 x tgl. 40 Tr.
- Tebonin® spezial 80 mg Filmtabletten (80 mg Trockenextrakt), 2–3 x tgl. 1 Filmtbl.
- Tebonin® intens 120 mg Filmtabletten (120 mg Trockenextrakt), 2 x tgl. 1 Filmtbl.

Kombinationen mit anderen Phytopharmaka: Die gleichzeitige Einnahme anderer gefäßwirksamer Drogen, wie Buchweizenkraut, in Form von Tee ist sinnvoll, es existieren jedoch keine Fertigkombinationen.

✓ Die Besserung der Gehstreckenleistung setzt eine Behandlungsdauer von mind. 6 Wochen mit Ginkgoblätter-Spezialextrakt voraus.

In einer 6monatigen, plazebokontrollierten Doppelblindstudie wurde bei 79 Patienten mit pAVK im Stadium IIb die Wirksamkeit des Ginkgoextrakts Egb 761 (**Tebonin® forte 40 mg Filmtabletten**) geprüft. Unter der Therapie kam es im Vergleich zu Plazebo zu einer signifikanten Zunahme der schmerzfreien Gehstrecke, auch die Schmerzintensität verminderte sich. ➡

In einer 24wöchigen Studie mit **Tebonin® forte 40 mg Filmtabletten** an 111 Patienten nahm die schmerzfreie Gehstrecke durch die Ginkgo-Therapie statistisch signifikant zu.
Eine weitere Studie an 60 Patienten, die in randomisiertem, plazebo-kontrolliertem doppelblinden Design durchgeführt wurde, zeigte, daß durch die Ginkgo-Therapie die Auswirkungen eines physikalischen Trainings verstärkt werden. Selbst bei Patienten, bei denen sich trotz intensiven Gehtrainings die schmerzfreie Gehstrecke nicht verbessern ließ, konnte nach Therapie mit Ginkgo-Extrakten diese verbessert werden. Die Patienten hatten zu Beginn der Studie eine stark eingeschränkte Gehleistung (Gehstrecke zu Beginn der Studie ≤ 150 m), die unter Therapie mit **Tebonin® forte 40 mg Filmtabletten** klinisch relevant zunahm. Zu jedem Untersuchungszeitraum, nämlich nach 8, 16 und 24 Wochen war die Gehleistung in der Ginkgo-Gruppe signifikant besser als unter Therapie mit Plazebo.

5.3 Chronisch venöse Insuffizienz (CVI)

Kombination aus gestörtem venösen Abfluß und trophischen Hautveränderungen, meist aufgrund eines postthrombotischen Syndroms, Klappeninsuffizienz der Vv. perforantes oder angeborener Gefäßfehler. Die Symptome bestehen in zunächst abendlicher Beinschwellung (v.a. bei heißem Wetter) mit prätibialem, perimalleolärem Ödem, dann zunehmender Schwellungsneigung und Hautveränderungen (Hämosiderose = rotbraune Hyperpigmentierung, zyanotische Hautfarbe, Lipodermatosklerose, Ekzem mit Juckreiz, Ulcus crurus venosum, Atrophie blanche = depigmentierte atrophische Hautbezirke, Corona phlebectatica paraplantaris = dunkelblaue Hautvenenerweiterung). Klinische Schweregrade:

- *Stadium I: Ausgeprägte Venenzeichnung (Corona phlebectatica paraplantaris) am Fußinnenrand unterhalb des Innenknöchels mit Ödemen, die sich morgens vollständig zurückgebildet haben, Zyanose und Stauungsflecken.*
- *Stadium II: Hyper- und Depigmentierungen (atrophie blanche), Stauungsdermatitis (rot, schuppig, ggf. nässend), Purpura jaune d'ocre, Dermatosklerose.*
- *Stadium III: Ulcus cruris venosum (floride oder abgeheilt).*

Stellenwert der Phytotherapie

Phytopharmaka können pathologische anatomische Veränderungen nicht mehr rückgängig machen, beeinflussen aber speziell funktionelle Gefäßwandveränderungen und sollten bereits **frühzeitig** eingesetzt werden. Eine alleinige Phytotherapie ist allenfalls im Anfangsstadium, d.h. in den **Stadien I und II**, ausreichend.

Eine Therapie mit Phytopharmaka ist angezeigt bei

- starken subjektiven Beschwerden wie müde, schwere Beine
- CVI im Stadium I, die noch keine dauerhafte Kompression benötigt
- CVI und gleichzeitig bestehender schwerer arterieller Verschlußkrankheit
- Unverträglichkeit von Kompressionsstrümpfen wegen Begleiterkrankungen (z.B. bei Herzinsuffizienz oder allergischen Reaktionen der Haut)
- Problemen beim Anziehen einen Kompressionsstrumpfes oder Anlegen eines Kompressionsverbands

- Patienten, die auf einen OP-Termin warten und bei denen subjektive Beschwerden bis zur OP gemindert werden sollen.

Darreichungsform

Anwendung von standardisierten Zubereitungen, die einen Mindestgehalt an wirksamkeitsmitbestimmenden Inhaltsstoffen garantieren, z.B. Buchweizenkraut- oder Steinkleekraut-**Tee**, ethanolisch-wäßrige **Tinkturen** oder **Trockenextrakte** als Tbl., Drg., Kps.

Phytotherapeutische Differentialtherapie

Innere Anwendung

- Präparate der ersten Wahl sind Fertigarzneimittel mit **Roßkastaniensamenextrakt**.
- **Mäusedornwurzelextrakt** ist nicht so gründlich untersucht wie Roßkastanienextrakt, doch er steht aufgrund seiner besseren Magenverträglichkeit v.a. für Patienten zur Verfügung, die auf die Einnahme von Roßkastanienextrakten mit Übelkeit reagieren, insbesondere wenn diese als Tr. eingenommen werden. Gleiches gilt für den Extrakt aus **roten Weinlaubblättern**.
- Geeignet sind auch Buchweizenkraut- und Steinkleekrauttee als individuelle Teerezeptur v.a. zur adjuvanten Therapie und als standardisierter „Tee" (z.B. Fagorutin-Tee) auch zum kurativen Einsatz.

Äußere Anwendung

Der Stellenwert einer lokalen Therapie bei CVI wird kontrovers diskutiert. Möglicherweise haben diese Mittel nur in Kombination mit einem Kompressionsverband oder -strumpf eine unterstützende therapeutische Wirksamkeit. Topisch angewandte Therapeutika sind bei Patienten jedoch sehr beliebt, sie berichten von einer Symptomlinderung bei „Schwere", Spannungsgefühl sowie Juckreiz in den Beinen. Eine lokale Anwendung von Phytopharmaka sollte auf jeden Fall mit einer inneren Anwendung kombiniert werden. Dies ist plausibel und wird vom Patienten eher wahrgenommen als eine orale Monotherapie.

Roßkastanienextrakte sind die Phytotherapeutika der ersten Wahl. Sie erwiesen sich als topisch gut verträglich und nicht hautreizend. Zweite Wahl sind Arnikablüten- und Mäusedornwurzelstockzubereitungen.

Die äußere Anwendung von Steinkleekraut wird sehr kontrovers diskutiert und wird v.a. in der Erfahrungsheilkunde als Umschlag angewendet.

Zusätzliche allgemeine Maßnahmen

- Kompressionstherapie: Sie ist das A und O in der Behandlung der CVI und muß konsequent und sachgemäß durchgeführt werden. Kompressionsstrümpfe oder elastische Binden sind dazu gut geeignet. Häufig problematisch, weil Patienten die Kompression als unangenehm empfinden. Exakte Aufklärung über Notwendigkeit und permanente Motivation sind daher äußerst wichtig.
- Körperliche Bewegung. Geeignet sind Laufen, Gehen, Fahrradfahren, Skilanglauf. Kein Kraftsport.
- 3S-3L-Regel: **S**tehen und **S**itzen sind **s**chlecht, **l**ieber **l**aufen oder **l**iegen.
- Muskelpumpe aktivieren: z.B. bei längerem Sitzen mit den Füßen wie auf einer alten Nähmaschine wippen.

- Übereinanderschlagen der Beine beim Sitzen vermeiden, keine hohen Absätze tragen.
- Beine häufig hochlegen.
- Physikalische Maßnahmen wie Beingymnastik, Wechselduschen, Wassertreten im kalten Wasser. Keine heißen Anwendungen, keine warmen Vollbäder, keine Sauna.
- Gewichtsreduktion, Nikotinverzicht.

5.3.1 Phytopharmaka zur inneren Anwendung

▶ Buchweizenkraut (Fagopyri herba) ☞ S. 60

Darreichungsform: Mind. 150 mg Rutin tgl. in gut bioverfügbarer Form.

- Teezubereitung: 2 g zerkleinerte Droge mit 150 ml kochendem Wasser übergießen, 10 Min. ziehen lassen, durch ein Teesieb abseihen. Mehrmals tgl. 1 Tasse trinken.

Fertigarzneimittel: Z.B.

- Fagorutin Buchweizen-Tee, 3 x tgl. 1 Tasse Tee vor dem Essen trinken. **(☞ Studie)**

Kombinationen mit anderen Phytopharmaka: Eine Kombination mit Roßkastanienextrakt oder Mäusedornextrakt wäre empfehlenswert, es gibt jedoch keine Fertigkombinationen. Möglich ist eine getrennte zusätzliche Gabe der genannten Extrakte. Ebenso ist eine Kombination mit Troxerutin sinnvoll. Z.B.

- Fagorutin Buchweizen-Tabletten (zusammen mit Troxerutin), 3 x tgl. 2 Tbl. vor dem Essen einnehmen. **(☞ Studie)**

✓ Die Anwendung sollte über mind. 3 Monate erfolgen, da die CVI einer Langzeittherapie bedarf.

> Die Wirksamkeit von **Fagorutin Buchweizen-Tee** und **-Tabletten** ist in 2 klinischen Studien, darunter auch einer plazebokontrollierten Doppelblindstudie, eindeutig bei der Indikation CVI im Stadium I nachgewiesen worden. Die Effekte waren signifikant ($p < 0,05$) und klinisch relevant.
> In einer klinischen Studie konnte mittels Venenverschlußplethysmographie festgestellt werden, daß die gleichzeitige Verabreichung von Troxerutin und 400–800 mg Vitamin E den venösen Blutstrom signifikant verbessert und gleichzeitig die venöse Kapazität senkt.

▶ Mäusedornwurzelstock (Rusci aculeati rhizoma) ☞ S. 151

Darreichungsform: Empfehlenswert ist die Einnahme in Form von Fertigarzneimitteln mit einem standardisierten Mindestgehalt von 7–11 mg Gesamtruscogeninen pro Tag.

Fertigarzneimittel: Z.B.

- Cefadyn® Filmtabletten (in 1 Tbl. 100 mg Trockenextrakt), 2 x tgl. 1 Filmtbl.
- Cefadyn® Tropfen, 2–3 x tgl. 30 Tr.

- Fagorutin Ruscus Kapseln (in 1 Kps. 37 mg Trockenextrakt mit mind. 4,5 mg Gesamtruscogeninen), 2 x tgl. 1 Kps.
- Phlebodril® mono Kapseln (in 1 Kps. 150 mg Trockenextrakt) 2 x tgl. 2 Kps. mit etwas Flüssigkeit zu den Mahlzeiten einnehmen, in schweren Fällen 3 x tgl. 2 Kps.
- Venelbin® ruscus FT Filmtabletten (in 1 Tbl. 30–60 mg Trockenextrakt mit mind. 5 mg Gesamtruscogeninen), 2 x tgl. 1 Filmtbl.

Kombinationen mit anderen Phytopharmaka: Eine Kombination mit Troxerutin, Trimethylhesperidinchalkon aus Zitrusfrüchten wäre sinnvoll, Fertigkombination sind aber nicht erhältlich. Ebenso ist eine Kombination mit Johannisbeersaft sinnvoll. Z.B.

- Venobiase® Brausetabletten (zusammen mit sprühgetrocknetem schwarzen Johannisbeersaft), 3 x tgl. 1 Brausetbl.

✓ Eine Therapie sollte aufgrund ärztlicher Erfahrungen langfristig über mehrere Monate erfolgen.

▶ Roßkastaniensamen (Hippocastani semen) ☞ S. 202

Darreichungsform: Empfehlenswert ist die Einnahme in Form von standardisierten Fertigarzneimitteln, da hier die festgelegte empfohlene Tagesdosis von 2 x tgl. 250–312,5 mg Extrakt in retardierter Darreichungsform mit einem Gesamtaescingehalt von 16–20 % erreicht wird.

Fertigarzneimittel: Mit den angeführten Präparaten wird z.B. die tgl. empfohlene Dosis erreicht.

- Aescorin® forte Kapseln (160–260 mg Roßkastaniensamenextrakt mit 50 mg Aescin), 2–3 x tgl. 1 Filmtbl. unzerkaut vor den Mahlzeiten mit etwas Flüssigkeit einnehmen.
- Noricaven® novo Dragees (200–237 mg Roßkastaniensamenextrakt mit 50 mg Aescin), 1–3 x tgl. 1 Drg. zu den Mahlzeiten mit ausreichend Flüssigkeit einnehmen.
- Venalot® novo Depot Retardkapseln (240–290 mg Roßkastaniensamenextrakt mit 50 mg Aescin), morgens und abends je 1 Kps. einnehmen.
- VENENTABS retard-ratiopharm® Retardtabletten (263 mg Roßkastanienextrakt mit 50 mg Aescin), 2 x tgl. 1 Tbl.
- Venoplant retard S Retardtabletten (263,2 mg Roßkastaniensamenextrakt mit 50 mg Aescin), 2 x tgl. 1 Tbl. (☞ **Studie**)
- Venopyronum® N forte Kapseln (166–250 mg Roßkastanienextrakt mit 40 mg Aescin), 3 x tgl. 1 Kps. unzerkaut nach den Mahlzeiten einnehmen, zur Langzeittherapie 1 x tgl. 1 Kps.
- Venostasin®-retard Retardkapseln (263 mg Roßkastanienextrakt mit 50 mg Aescin) und Tropfen, morgens und abends je 1 Retardkps. unzerkaut vor den Mahlzeiten mit etwas Flüssigkeit einnehmen bzw. 3 x 30 Tr. (☞ **Studie**)

Kombinationen mit anderen Phytopharmaka: Eine Kombination mit anderen durchblutungsfördernden Drogen wie Arnikablüten, Rutin wäre plausibel, Fertigkombinationen sind aber nicht erhältlich.

✓ Eine Behandlung sollte langfristig über mind. 3 Monate erfolgen, da die CVI einer Langzeittherapie bedarf.

In einer Literaturübersicht wurden sämtliche doppelblinde, randomisierte und kontrollierte Studien ausgewertet, in denen die orale Therapie mit Roßkastaniensamenextrakt zur Behandlung der CVI untersucht wurde. In allen Studien war die Therapie mit Roßkastaniensamenextrakt signifikant besser als Plazebo. Symptome wie Schmerzen, Juckreiz und das Gefühl der „schweren, müden Beine" wurden reduziert. Außerdem führte die Behandlung zur Reduktion des Beindurchmessers an Wade und Knöcheln. In den Studien kam es nur selten zu leichten Nebenwirkungen.
In einer Anwendungsbeobachtung an über 5000 Patienten mit CVI zeigte sich, daß sich alle untersuchten Symptome wie Schmerzen, Müdigkeit, Spannungsgefühl, Schwellungen, Juckreiz und die Tendenz zur Ödembildung durch die Therapie erheblich besserten oder sogar verschwanden.
In einer Studie wurde im Verlauf einer 4wöchigen Therapie mit **Venoplant® retard S Retardtabletten** oder Plazebo die transkapilläre Filtration mit Hilfe der Flüssigkeitspletysmographie gemessen. Durch die Einnahme von Roßkastanienextrakt kam es zu einer signifikanten Reduktion der transkapillären Filtration. Dies weist darauf hin, daß Roßkastaniensamenextrakt in erster Linie eine kapillarabdichtende und weniger venentonisierende Wirkung besitzt. Auch in dieser Studie nahmen Schwellungen der Beine durch die Therapie mit dem Verum im Vergleich zu Plazebo deutlich ab.
In humanpharmakologischen Untersuchungen wurde mit retardierten Roßkastanienextrakten (**Venostasin®-retard Retardkapseln**) gegenüber Plazebo eine signifikante Reduktion der transkapillären Filtration und in verschiedenen randomisierten Doppelblindstudien bzw. Cross-over-Studien eine signifikante Besserung von Symptomen der CVI nachgewiesen. Standardisierte Roßkastanienextrakte sind mehr als nur „Edel-Plazebos", sie verhindern v.a. das Fortschreiten der CVI im Stadium I in das Stadium II und sind daher auch aus gesundheitsökonomischer Sicht wertvoll.

5

▶ Steinkleekraut (Meliloti herba) ☞ S. 228

Darreichungsform: Die Herstellung eines einfachen Steinkleetees ist zwar möglich, doch kann eine reproduzierbare Wirkung aufgrund des zu geringen Cumaringehalts nicht angenommen werden. Empfehlenswert ist daher v.a. die Einnahme in Form von Fertigarzneimitteln mit einem standardisierten Mindestgehalt von 3–30 mg Cumarin als mittlere Tagesdosis. Zur parenteralen Anwendung entsprechend 1,0–7,5 mg Cumarin.

- Teezubereitung: 1–2 TL feingeschnittene Droge mit 1 Tasse kochendem Wasser übergießen, 10 Min. ziehen lassen, durch ein Teesieb abseihen. 2–3 x tgl. 1 Tasse trinken.

Fertigarzneimittel: Z.B.

- Meli Rephastasan® Flüssigkeit (Fluidextrakt 1:1 mit Ethanol 30 %), 3 x tgl. 40 Tr.
- Presselin VE Tropfen (Fluidextrakt 1:1 mit Ethanol 50 %), 4 x tgl. 30–40 Tr.

Kombinationen mit anderen Phytopharmaka: Sinnvoll ist eine Kombination mit Mäusedornwurzelstock. Z.B.

- Venalot® N Injektionslösung (mit Cumarin, Rutosid), mittlere Tagesdosis 1–3 Amp. i.v. oder i.m.

▶ Weinlaubblätter, rote (Vitis viniferae rubrae folium) ☞ S. 260

Darreichungsform: Empfehlenswert ist die Einnahme eines wäßrigen Extrakts aus rotem Weinlaub in Form von standardisierten Fertigarzneimitteln. Die empfohlene Tagesdosis entspricht 360 mg Extrakt. Die Dosis kann auf 720 mg Extrakt tgl. gesteigert werden.

Fertigarzneimittel: Z.B.

- Antistax® Venenkapseln Hartkapseln (in 1 Kps. 180 mg Trockenextrakt aus rotem Weinlaub), 2 x tgl. 1 Kps. einnehmen. Ggf. Dosis auf max. 4 Kps. pro Tag steigern. (☞ **Studie**)

Kombinationen mit anderen Phytopharmaka: Sind nicht erhältlich.

In einer doppelblinden, randomisierten Studie wurden Patienten mit CVI im Stadium I–II 12 Wochen lang entweder mit einem Trockenextrakt aus roten Weinlaubblättern (**Antistax® Venenkapseln**) in 2 Dosierungen (180 bzw. 360 mg Trockenextrakt) oder mit Plazebo behandelt. Die Daten von 257 Patienten wurden ausgewertet. Mit 360 mg Weinlaubextrakt reduzierten sich die Unterschenkelödeme innerhalb der Behandlungszeit von 12 Wochen um ca. 42 ml, mit 720 mg um etwa 66 ml. In der Plazebogruppe nahmen die Ödeme dagegen nur um durchschnittlich 34 ml ab. Damit betrug der Unterschied zwischen der Gruppe mit hoher Dosierung des Verums zur Plazebogruppe etwa 50 %. Auch der Umfang der Beine an Wade und Knöcheln nahm ab. Dies entspricht ungefähr dem Effekt, wie er bei einer Kompressionstherapie zu erwarten ist. In der Studie besserten sich auch bei Einnahme des Weinlaubextrakts subjektive Symptome wie müde, schwere Beine, Kribbeln, Spannungsgefühl signifikant (gemessen anhand einer visuellen Analogskala). Die Verträglichkeit war gut.

5.3.2 Phytopharmaka zur äußeren Anwendung

▶ Arnikablüten (Arnicae flos) ☞ S. 31

Unverdünnt Arnikatinktur nur zu kleinflächigen Pinselungen anwenden. Bei Behandlung großflächiger Hautbezirke mit unverdünnter Tinktur können Hautentzündungen mit Bläschenbildung (Kontaktdermatitis) auftreten.
Nicht zur Langzeittherapie geeignet.

Darreichungsform: Salben sollen 10–20 % Arnikatinktur nach DAB, max. jedoch nur 25 % enthalten (entsprechend 5–10 % öliger Auszug, jedoch höchstens 15 % Arnikaöl). Für Umschläge wird die Tinktur 3–10fach mit Wasser verdünnt, alternativ kann ein Aufguß aus der Droge hergestellt werden.

- Umschläge: 2 g Droge mit 100 ml kochendem Wasser übergießen, 10 Min. ziehen lassen, damit mehrmals tgl. Umschläge auf die betroffenen Partien.

Fertigarzneimittel: Z.B.

- arnica-loges® Gel (in 100 g 25 g Arnikatinktur), mehrmals tgl. dünn auftragen.
- Arthrosenex® AR Salbe (in 100 g 5 g öliger Auszug aus Arnikablüten), mehrmals tgl. dünn auftragen.
- Kneipp® Arnika Kühlgel (in 100 g 25 g Arnikatinktur), mehrmals tgl. dünn auftragen. (☞ **Studie**)
- Kneipp® Arnika Salbe S (in 100 g 10 g öliger Auszug aus Arnikablüten), mehrmals tgl. dünn auftragen.

Kombinationen mit anderen Phytopharmaka: Kombinationssalben sind sinnvoll, die außer Arnikaauszug auch Zauberstrauchblätter und -rindenextrakte, Rutosid-Schwefelsäureester-Natriumsalz und Heparin enthalten. Z.B.

- Arnica Kneipp® Salbe (zusammen mit Heparin), morgens und abends mit leichter Streichmassage auf die Haut auftragen. (☞ **Studie**)
- Fagorutin Roßkastanien-Balsam N Emulsion (zusammen mit Levomenthol, Rosenöl, Roßkastaniensamenextrakt, Rutosid), 1–2 x tgl. leicht einmassieren.

In einer plazebokontrollierten, randomisierten, doppelblinden klinischen Prüfung zeigte **Kneipp® Arnika Kühlgel** bei venöser Insuffizienz mit Stauungszeichen nach 3wöchiger Anwendung nicht nur eine signifikante Besserung subjektiver Beschwerden, sondern auch bessere Werte in der Venen-Verschluß-Plethysmographie. Da als Plazebo-Gel ebenfalls ein kühlendes Gel verwendet wurde, ist die positive Wirkung nicht allein der Kühlwirkung oder dem Massageeffekt zuzuschreiben. Der Einsatz für eine unterstützende Therapie erscheint danach gerechtfertigt.
In einer neuen großen Doppelblindstudie wurde die Salbenbehandlung mit **Arnica Kneipp® Salbe**, die auch Heparin (4000 IE/100 g Salbe) enthielt, gegen eine Plazebosalbe und gegen eine Salbe, die nur Heparin enthielt, verglichen. Der Wadenumfang konnte durch die Arnikasalbe signifikant reduziert werden, wobei sich die Kombinationssalbe als deutlich wirksamer als die reine Heparinsalbe erwies.

▶ Mäusedornwurzelstock (Rusci aculeati rhizoma) ☞ S. 151

Darreichungsform: Standardisierter Trockenextrakt verarbeitet in Cremes oder Salben.

Fertigarzneimittel: Sind nicht erhältlich.

Kombinationen mit anderen Phytopharmaka: Eine Kombination mit Troxerutin, Trimethylhesperidinchalkon aus Zitrusfrüchten ist sinnvoll, doch ist keine entsprechende Fertigkombination erhältlich. Ebenso ist eine Kombination mit Steinkleeextrakt sinnvoll. Z.B.

- Phlebodril® N Creme (zusammen mit Steinkleekrautextrakt), 2 x tgl. leicht in die Haut einmassieren.

Eine Therapie sollte aufgrund ärztlicher Erfahrungen langfristig über mehrere Monate erfolgen.

5

▸ Roßkastaniensamen (Hippocastani semen) ☞ S. 202

Darreichungsform: Reines Aescin in gut penetrierender Salbengrundlage eingearbeitet, z.B. 1 g in 100 g Salbe. Mehrmals tgl. dünn auftragen.

Fertigarzneimittel: Mit den angeführten Präparaten wird z.B. die tgl. empfohlene Dosis erreicht.
- Venostasin® N-Salbe (in 1 g 36–42 mg Trockenextrakt aus Roßkastaniensamen entsprechend 7,6 mg Aescin), mehrmals tgl. auf betroffene Hautpartien auftragen. (☞ **Studie**)

Kombinationen mit anderen Phytopharmaka: Eine Kombination mit anderen venenaktiven Drogen wie Arnikablüten, Rutin ist sinnvoll. Z.B.
- Aescorin® N Salbe (zusammen mit Zauberstrauchrindenextrakt), mehrmals tgl. dünn auftragen und leicht einmassieren.
- Fagorutin Roßkastanien-Balsam N Emulsion (zusammen mit Arnikablütenextrakt, Levomenthol, Rosenöl, Rutosid), 1–2 x tgl. leicht einmassieren.
- Venostasin®-Gel (zusammen mit Heparin, Hydroxyethylsalicylat), mehrmals tgl. damit die Beine einreiben. (☞ **Studie**)

✓ Eine Behandlung sollte langfristig über mind. 3 Monate bzw. bis die Beschwerden nicht mehr wahrnehmbar sind, erfolgen, da die CVI einer Langzeittherapie bedarf.

Roßkastanienextrakte wie **Venostasin® N-Salbe** und **Venostasin®-Gel** erwiesen sich bei klinischen Prüfungen als topisch gut verträglich und nicht hautreizend. Bezüglich ihrer Wirksamkeit waren die Präparate einer Heparinsalbe ebenbürtig.

▸ Steinkleekraut (Meliloti herba) ☞ S. 228

Darreichungsform: Umschläge und Trockenextrakt verarbeitet in Cremes oder Salben.
- Umschläge: 1–2 TL feingeschnittene Droge mit 1 Tasse kochend heißem Wasser übergießen, 10 Min. ziehen lassen, durch ein Teesieb abseihen. Damit Mull tränken und 2–3 x tgl. auf die betroffenen Stellen auflegen.

Fertigarzneimittel: Seit Januar 1998 ist kein sinnvolles Monopräparat mehr erhältlich.

Kombinationen mit anderen Phytopharmaka: Sinnvoll ist eine Kombination mit Mäusedornwurzelstockextrakt. Z.B.
- Phlebodril® N Creme (zusammen mit Mäusedornwurzelstockextrakt), 2 x tgl. leicht in die Haut einreiben.

5.4 Generalisiertes Ödem

Umschriebene oder diffuse, meist schmerzlose, Ansammlung von seröser, nicht gerinnender Flüssigkeit im interstitiellen Raum, die aus dem Gefäßsystem ausgetreten ist. Ursachen sind beim generalisierten Ödem z.B. Herz-, Nierenin-

suffizienz oder Hypoproteinämie, beim lokalisierten Ödem venöse Ablußstörungen (☞ Phlebödem 5.5, z.B. beim postthrombotischen Syndrom, bei CVI) oder lymphatische Abflußstörungen (☞ Lymphödem 5.6, z.B. während Schwangerschaft, bei Fehlanlage der Lymphgefäße, Tumorblockade, nach Entzündungen, Radiatio, Lymphknotenentfernung, posttraumatisch). Das venöse Ödem ist weich, bildet beim Eindrücken Dellen, Fuß und Bein sind betroffen. Das Lymphödem ist anfangs weich und bildet beim Eindrücken Dellen, dann ist es hart ohne Dellenbildung. Bei Lokalisation am Fuß sind die Zehen mitbetroffen und quaderförmig angeschwollen.

Stellenwert der Phytotherapie

Bei Ödemen in Folge einer Rechtsherzinsuffizienz im Stadium II ist eine **adjuvante** phytotherapeutische Behandlung möglich und sinnvoll. Als positiven Nebeneffekt besitzen die verwendeten Zubereitungen aus normierten Digitaloid-Drogen eine entwässernde Wirkung.

Darreichungsform

Normierte **Tinkturen** (Tr.) oder **Trockenextrakte** in Form von Tbl. und Drg.

Phytotherapeutische Differentialtherapie

Zum Einsatz kommen in erster Linie die Digitaloid-Drogen Maiglöckchenkraut und Meerzwiebel, die positiv auf die Herzinsuffizienz wirken.

Zusätzliche allgemeine Maßnahmen

☞ 4.3 Herzinsuffizienz

5.4.1 Phytopharmaka zur inneren Anwendung

▶ Maiglöckchenkraut (Convallariae herba) ☞ S. 153

Darreichungsform: Wegen geringer therapeutischer Breite nur Fertigarzneimittel verwenden, die aus eingestelltem Maiglöckchenpulver (nach DAB, Pulvis normatus, eingestellt auf Wirkwert von Convallatoxin) hergestellt werden. Mittlere Tagesdosis 0,6 g.

Fertigarzneimittel: Z.B.
- Convacard® Dragees (1,2 mg native Convallaria-Glykoside), 3 x tgl. 1–2 Drg.
- Valdig® N Bürger Lösung (in 1 g 0,65 mg Convallaria-Glykoside), 3 x tgl. 30 Tr. längerfristig einnehmen, bis sich das Ödem verringert hat.

Kombinationen mit anderen Phytopharmaka: Sind nicht erhältlich.

▶ Meerzwiebel (Scillae bulbus) ☞ S. 161

Darreichungsform: Wegen geringer therapeutischer Breite nur Fertigarzneimittel mit eingestelltem Meerzwiebelpulver (nach DAB) verwenden (eingestellt auf Wirkwert von Proscillaridin). Mittlere Tagesdosis 0,1–0,5 g Droge.

Fertigarzneimittel: Z.B.
- Digitalysat® Bürger Scilla-Digitaloid Lösung (in 100 g 200 mg Meerzwiebelextrakt mit 20 mg Scilla-Gesamtglykosiden entsprechend 0,18 mg Proscillaridin/ml), 3 x tgl. 10–50 Tr. längerfristig einnehmen.
- Scillase N Kapseln (0,9 mg Meerzwiebelextrakt mit 0,09 mg Gesamtglykosiden), 3 x tgl. 1–2 Kps.
- Talusin® 0,25 mg/–0,5 mg Dragees (reines isoliertes Proscillaridin), 0,75–2 mg tgl. einnehmen.

Kombinationen mit anderen Phytopharmaka: Eine Kombination mit anderen Digitaloiden wie Adoniskraut, Maiglöckchenkraut ist sinnvoll. Z.B.
- Miroton® Lösung (zusammen mit Extrakten aus Adoniskraut, Maiglöckchenkraut, Oleanderblättern), mehrmals tgl. 20–30 Tr. unabhängig von den Mahlzeiten einnehmen.
- Miroton® N forte Dragees (zusammen mit Extrakten aus Adoniskraut, Maiglöckchenkraut), 2–3 x tgl. 1 Drg.

✓ Eine Anwendung ist auch bei eingeschränkter Nierenfunktion möglich, da die Glykoside der Meerzwiebel vorwiegend biliär ausgeschieden werden.

5.5 Phlebödem

☞ *5.4 Generalisiertes Ödem*

Stellenwert der Phytotherapie

Phytopharmaka sind als **adjuvante** Therapie zu empfehlen.

Darreichungsform

Standardisierte **Trockenextrakte** in Form von Drg. und Kps.

Phytotherapeutische Differentialtherapie

Aus der Erfahrungsheilkunde ist nur die Anwendung von Mäusedornwurzelstock-Präparaten bekannt. Theoretisch müßten auch Zubereitungen aus Roßkastaniensamen wirksam sein.

Zusätzliche allgemeine Maßnahmen

☞ 5.3 Chronisch venöse Insuffizienz

5.5.1 Phytopharmaka zur inneren Anwendung

▶ Mäusedornwurzelstock (Rusci aculeati rhizoma) ☞ S. 151

Darreichungsform: Empfehlenswert ist die Einnahme in Form von Fertigarzneimitteln mit einem standardisierten Mindestgehalt von 7–11 mg Gesamtruscogeninen pro Tag.

Fertigarzneimittel: Z.B.
- Fagorutin Ruscus Kapseln (in 1 Kps. 37 mg Mäusedornwurzel-Extrakt mit mind. 4,5 mg Gesamtruscogeninen), 2 x tgl. 1 Kps.
- Phlebodril® mono Kapseln (in 1 Kps. 150 mg Trockenextrakt aus Mäusedornwurzelstock), 2 x tgl. 2 Kps. mit etwas Flüssigkeit zu den Mahlzeiten einnehmen, in schweren Fällen 3 x tgl. 2 Kps.

Kombinationen mit anderen Phytopharmaka: Eine Kombination mit Troxerutin, Trimethylhesperidinchalkon aus Zitrusfrüchten ist sinnvoll, doch ist keine entsprechende Fertigkombination erhältlich. Ebenso ist eine Kombination mit sprühgetrocknetem Johannisbeersaftextrakt sinnvoll. Z.B.
- Venobiase® Brausetabletten (zusammen mit sprühgetrocknetem schwarzen Johannisbeersaftextrakt), 3 x tgl. 1 Brausetbl.

✓ Eine Therapie sollte aufgrund ärztlicher Erfahrungen langfristig über mehrere Monate erfolgen.

5.5.2 Phytopharmaka zur äußeren Anwendung

▶ Mäusedornwurzelstock (Rusci aculeati rhizoma) ☞ S. 151

Darreichungsform: Trockenextrakt verarbeitet in Cremes oder Salben.

Fertigarzneimittel: Sind nicht erhältlich.

Kombinationen mit anderen Phytopharmaka: Eine Kombination mit Troxerutin, Trimethylhesperidinchalkon aus Zitrusfrüchten ist sinnvoll, doch ist keine entsprechende Fertigkombination erhältlich. Ebenso ist eine Kombination mit Steinklee sinnvoll. Z.B.
- Phlebodril® N Creme (zusammen mit Steinkleekrautextrakt), 2 x tgl. leicht in die Haut einmassieren.

✓ Eine Therapie sollte aufgrund ärztlicher Erfahrungen langfristig über mehrere Monate erfolgen.

5.6 Lymphödem

☞ *5.4 Generalisiertes Ödem*

Stellenwert der Phytotherapie

Phytopharmaka eignen sich zum **adjuvanten** Einsatz in Kombination mit manueller Lymphdrainage und einer Kompressionstherapie.

Darreichungsform

Frischpflanzenpreßsäfte (Schachtelhalmkraut), ethanolisch-wäßrige **Tinkturen** (Tr.) und **Trockenextrakte** verarbeitet in Tbl., Drg., Kps.

5

Phytotherapeutische Differentialtherapie

Ist das Ödem **entzündlich** bedingt, kommen Arnikablütenauszüge zum Einsatz, die die Entzündung hemmen.

Beim **traumatisch** bedingten oder **postoperativen** Ödem steht die Therapie mit Roßkastaniensamen, Bromelain aus der Ananas, Schachtelhalmkraut und Steinkleekraut im Vordergrund, da sie ödemprotektiv wirken. Wegen der besseren Verträglichkeit kann man, muß man aber nicht, mit Bromelain beginnen und Roßkastaniensamen folgen lassen.

Zusätzliche allgemeine Maßnahmen

- Extremitäten hochlagern.
- Kompressionstherapie: Sie ist das A und O in der Behandlung des Lymphödems und muß konsequent und sachgemäß durchgeführt werden. Kompressionsstrümpfe oder elastische Binden sind dazu gut geeignet. Häufig problematisch, weil Patienten die Kompression als unangenehm empfinden. Exakte Aufklärung über Notwendigkeit und permanente Motivation sind daher äußerst wichtig.
- Physikalische Therapie: Manuelle Lymphdrainage mit anschließender Kompression, entstauende Bewegungstherapie.
- Hitze und Kälte verstärken infolge einer Durchblutungssteigerung das Ödem. Daher heiße Bäder oder Wickel, Sauna, Sonnenbaden, Eispackungen vermeiden.
- Gute Hautpflege beugt Hauteinrissen vor.
- Verletzungsrisiko reduzieren, z.B. Handschuhe und Gummistiefel bei der Gartenarbeit tragen, vorsichtige Maniküre und Pediküre. Kleinere Unfälle unverzüglich behandeln.
- Uhren, Ringe immer am gesunden Arm tragen.
- Keine einschneidenden Kleidungsstücke tragen.
- Posttraumatische Ödeme mit kühlen Auflagen und Anwendungen behandeln.
- 3**S**-3**L**-Regel: **S**tehen und **S**itzen sind **s**chlecht, **l**ieber **l**aufen oder **l**iegen.
- Übereinanderschlagen der Beine beim Sitzen und langes Stehen vermeiden.

Der Erkrankungsverlauf kann leicht durch Erysipelschübe aggraviert werden, da das proteinreiche Ödem einen idealen Nährboden für Streptokocken darstellt. In diesem Fall frühzeitig Antibiotikatherapie einleiten.

5.6.1 Phytopharmaka zur inneren Anwendung

▶ Bromelain aus der Ananas (Bromelainum der Ananas comosus) ☞ S. 57

Darreichungsform: Zur Ödemreduktion ist die Aufnahme von Präparaten mit standardisiertem Wirkstoffgehalt an Bromelain nötig. Die empfohlene Tagesdosis beträgt 80–240 mg Rohbromelain, entsprechend 200–800 FIP-Einheiten.

Fertigarzneimittel: Mit folgenden Fertigpräparaten werden z.B. mit den angegebenen Dosierungen die zur Ödemreduktion nötigen Bromelainmengen gut erreicht.

- Bromelain-POS® magensaftresistente Tabletten (mind. 500 FIP-Einheiten Bromelain), 3 x tgl. 1 Tbl. unzerkaut mit etwas Flüssigkeit ½ Std. vor den Mahlzeiten einnehmen, Dosis kann auf 3 x tgl. 2 Tbl. gesteigert werden.
- Mucozym® magensaftresistente Filmtabletten (800 FIP-Einheiten Bromelain), 1–2 x tgl. 1 Filmtbl. vor der Mahlzeit.
- Proteozym® Dragees, magensaftresistent (45 mg Bromelain = 225 FIP-Einheiten Bromelain), 3 x tgl. 1–2 Drg. unzerkaut vor den Mahlzeiten einnehmen.
- traumanase® forte überzogene, magensaftresistente Tabletten (40 mg Bromelain = 100 FIP-Einheiten Bromelain), Erw. zur Stoßtherapie 3 x tgl. 2 Drg., zur Erhaltungstherapie 3 x tgl. 1 Drg.

Kombinationen mit anderen Pharmaka: Sinnvoll sind Kombinationen mit Papain aus Carica papaya, Rutin, Trypsin. Z.B.

- Phlogenzym® magensaftresistente Filmtabletten (90 mg Bromelain zusammen mit Rutin, Trypsin), 3 x tgl. 2 Filmtbl. Bei schweren Krankheitsverläufen und zur Stoßtherapie vorübergehend bis zu 12 Tbl. tgl. zwischen den Mahlzeiten unzerkaut mit reichlich Flüssigkeit einnehmen.
- Wobenzym® N magensaftresistente Tabletten (zusammen mit Papayafrüchten, Pankreas, Rutosid), 3 x tgl. 2 Tbl., bis 30 Tbl. tgl. in schweren Fällen.

5

▶ Roßkastaniensamen (Hippocastani semen) ☞ S. 202

Darreichungsform: Empfehlenswert ist die Einnahme in Form von standardisierten Fertigarzneimitteln, da hier die festgelegte empfohlene Tagesdosis von 2 x tgl. 250–312,5 mg Extrakt in retardierter Darreichungsform mit einem Gesamtaescingehalt von 16–20 % erreicht wird.

Fertigarzneimittel: Mit den angeführten Präparaten wird z.B. die tgl. empfohlene Dosis erreicht.

- Aescorin® forte Kapseln (160–260 mg Roßkastaniensamenextrakt mit 50 mg Aescin), 2–3 x tgl. 1 Kps. unzerkaut vor den Mahlzeiten mit etwas Flüssigkeit einnehmen.
- Noricaven® novo Dragees (200–237 mg Roßkastaniensamenextrakt mit 50 mg Aescin), 1–3 x tgl. 1 Drg. zu den Mahlzeiten mit ausreichend Flüssigkeit einnehmen.
- Venalot® novo Depot Retardkapseln (240–290 mg Roßkastaniensamenextrakt mit 50 mg Aescin), morgens und abends je 1 Retardkps. einnehmen.
- VENENTABS retard-ratiopharm® Retardtabletten (263 mg Roßkastanienextrakt mit 50 mg Aescin), 2 x tgl. 1 Tbl.
- Venoplant retard S Retardtabletten (263,2 mg Roßkastaniensamenextrakt mit 50 mg Aescin), 2 x tgl. 1 Tbl.
- Venopyronum® N forte Kapseln (166–250 mg Roßkastanienextrakt mit 40 mg Aescin), 3 x tgl. 1 Kps. unzerkaut nach den Mahlzeiten einnehmen, zur Langzeittherapie 1 x tgl. 1 Kps.
- Venostasin®-retard Retardkapseln (263 mg Roßkastanienextrakt mit 50 mg Aescin) und Tropfen, morgens und abends je 1 Retardkps. unzerkaut vor den Mahlzeiten mit etwas Flüssigkeit einnehmen bzw. 3 x 30 Tr. **(☞ Studie)**

Kombinationen mit anderen Phytopharmaka: Eine Kombination mit anderen entzündungshemmenden Drogen wie Zauberstrauchblättern und -rinde und/oder anderen antiexsudativ wirksamen Drogen wie Arnikablüten wäre sinnvoll. Fertigkombinationen sind nicht erhältlich.

✓ Eine Behandlung muß in der Regel langfristig erfolgen, d.h. bis zur Beseitigung oder Linderung der Beschwerden.

In der sogenannten „Lufthansastudie“ erhielten einige Passagiere im Vergleich zu einem Kontrollkollektiv prophylaktisch **Venostasin®-retard Retardkapseln** bei Langstreckenflügen. Die Roßkastanienextrakt-Gruppe zeigte im Vergleich zur unbehandelten Gruppe keine Ödeme im Knöchel- bzw. Beinbereich und klagte über keine Beinschmerzen.

▶ Schachtelhalmkraut (Equiseti herba) ☞ S. 210

Darreichungsform: Mittlere Tagesdosis zur inneren Anwendung 6 g.
- Teezubereitung: 2 TL zerkleinerte Droge mit 1 Tasse kochendem Wasser übergießen, 15 Min. ziehen lassen, durch ein Teesieb abseihen. Mehrmals tgl. 1 Tasse trinken.

Fertigarzneimittel: Z.B.
- Biolavan® Kapseln (225 mg Trockenextrakt), 3 x tgl. 1 Kps.
- florabio naturreiner Heilpflanzensaft Zinnkraut Preßsaft (in 100 ml 100 ml Preßsaft aus frischem Schachtelhalmkraut), 2–3 x tgl. 1 EL.
- Redaxa fit Dragees (272 mg Trockenextrakt), morgens und abends 1–2 Drg. mit viel Flüssigkeit einnehmen.
- Salus® Zinnkraut-Tropfen (in 100 g 20 ml alkoholischer Auszug aus Schachtelhalmkraut), 2–3 x tgl. 10–20 Tr.

Kombinationen mit anderen Phytopharmaka: Eine Kombination mit anderen ödemprotektiv wirksamen Drogen wie Roßkastaniensamen, Mäusedornwurzelstock wäre plausibel. Fertigarzneimittel sind aber nicht erhältlich.

▶ Steinkleekraut (Meliloti herba) ☞ S. 228

Darreichungsform: Die Herstellung eines einfachen Steinkleetees ist zwar möglich, doch kann eine reproduzierbare Wirkung aufgrund des zu geringen Cumaringehalts nicht angenommen werden. Empfehlenswert ist daher v.a. die Einnahme in Form von Fertigarzneimitteln mit einem standardisierten Mindestgehalt von 3–30 mg Cumarin als mittlere Tagesdosis. Zur parenteralen Anwendung entsprechend 1,0–7,5 mg Cumarin.
- Teezubereitung: 1–2 TL feingeschnittene Droge mit 1 Tasse kochend heißem Wasser übergießen, 10 Min. ziehen lassen, durch ein Teesieb abseihen. 2–3 x tgl. 1 Tasse trinken.

Fertigarzneimittel: Seit Januar 1998 ist kein sinnvolles Monopräparat mehr erhältlich.

Kombinationen mit anderen Phytopharmaka: Sinnvoll ist eine Kombination mit Mäusedornwurzelstock. Z.B.

- Phlebodril® N Creme (zusammen mit Mäusedornwurzelstockextrakt), 2 x tgl. leicht in die Haut einreiben.
- Venalot® N Injektionslösung (mit Cumarin, Rutosid), mittlere Tagesdosis 1–3 Amp. i.v. oder i.m.

5.6.2 Phytopharmaka zur äußeren Anwendung

▶ Arnikablüten (Arnicae flos) ☞ S. 31

Unverdünnt Arnikatinktur nur zu kleinflächigen Pinselungen anwenden. Bei Behandlung großflächiger Hautbezirke mit unverdünnter Tinktur können Hautentzündungen mit Bläschenbildung (Kontaktdermatitis) auftreten.
Nicht zur Langzeittherapie geeignet.

Darreichungsform: Salben sollen 10–20 % Arnikatinktur nach DAB, max. jedoch nur 25 % enthalten (entsprechend 5–10 % öliger Auszug, jedoch höchstens 15 % Arnikaöl). Für Umschläge wird die Tinktur 3–10fach mit Wasser verdünnt, alternativ kann ein Aufguß aus der Droge hergestellt werden.
- Umschläge: 2 g Droge mit 100 ml kochendem Wasser übergießen, 10 Min. ziehen lassen, damit mehrmals tgl. Umschläge auf die betroffenen Partien.

Fertigarzneimittel: Z.B.
- arnica-loges® Gel (in 100 g 25 g Arnikatinktur), mehrmals tgl. dünn auftragen.
- Arthrosenex® AR Salbe (in 100 g 5 g öliger Auszug aus Arnikablüten), mehrmals tgl. dünn auftragen.
- Kneipp® Arnika Kühlgel (in 100 g 25 g Arnikatinktur), morgens und abends mit leichter Streichmassage auf die Haut auftragen.
- Kneipp® Arnika Salbe S (in 100 g 10 g öliger Auszug aus Arnikablüten), morgens und abends mit leichter Streichmassage auf die Haut auftragen, auch zu Salbenumschlägen verwenden.

Kombinationen mit anderen Phytopharmaka: Eine Kombination mit anderen antiphlogistischen Phytopharmaka, wie Kamillenblüten ist sinnvoll. Z.B.
- Arnikamill® Salbe (zusammen mit Kamillenblüten-Wasserdampfauszug), mehrmals tgl. dünn auftragen.
- Arnica Kneipp® Salbe (zusammen mit Heparin), morgens und abends mit leichter Streichmassage auf die Haut auftragen

▶ Roßkastaniensamen (Hippocastani semen) ☞ S. 202

Darreichungsform: Trockenextrakt verarbeitet in Cremes oder Salben.

Fertigarzneimittel: Mit den angeführten Präparaten wird z.B. die tgl. empfohlene Dosis erreicht.
- Venostasin® N-Salbe (in 1 g Trockenextrakt aus Roßkastaniensamen entsprechend 7,6 mg Aescin), mehrmals tgl. auf betroffene Hautpartien auftragen. (☞ **Studie**)

Kombinationen mit anderen Phytopharmaka: Eine Kombination mit anderen entzündungshemmenden Drogen wie Zauberstrauchblättern und -rindenextrakten und/oder anderen antiexsudativ wirksamen Drogen wie Arnikablüten ist sinnvoll. Z.B.

- Aescorin® N Salbe (zusammen mit Zauberstrauchrindenextrakt), mehrmals tgl. dünn auftragen und leicht einmassieren.
- Fagorutin Roßkastanien-Balsam N Emulsion (zusammen mit Arnikablütenauszug, Rutosid, Levomenthol, Rosmarinöl), 1–2 x tgl. leicht einmassieren.
- Venostasin®-Gel (zusammen mit Heparin, Hydroxyethylsalicylat), mehrmals tgl. damit die Beine einreiben. (☞ **Studie**)

✓ Eine Behandlung muß in der Regel langfristig erfolgen, d.h. bis zur Beseitigung der Ödeme.

Roßkastanienextrakte wie **Venostasin® N-Salbe** und **Venostasin®-Gel** erwiesen sich bei klinischen Prüfungen als topisch gut verträglich und nicht hautreizend. Bezüglich ihrer Wirksamkeit waren die Präparate einer Heparinsalbe ebenbürtig.

▶ Schachtelhalmkraut (Equiseti herba) ☞ S. 210

Darreichungsform:

- Teilbäder und Umschläge: 2 gehäufte EL Droge auf 1 l Wasser geben und rund 20 Min. auf kleiner Flamme kochen.

Fertigarzneimittel: Sind nicht erhältlich.

Kombinationen mit anderen Phytopharmaka: Fertigarzneimittel sind nicht erhältlich. Eine Kombination mit anderen ödemprotektiv wirksamen Drogen wie Steinkleekraut wäre als freie Rezeptur zu gleichen Teilen denkbar.

▶ Steinkleekraut (Meliloti herba) ☞ S. 228

Darreichungsform: Umschläge und Trockenextrakt verarbeitet in Cremes oder Salben.

- Umschläge: 1–2 TL feingeschnittene Droge mit 1 Tasse kochend heißem Wasser übergießen, 10 Min. ziehen lassen, durch ein Teesieb abseihen. Damit Mull tränken und 2–3 x tgl. auf die geschwollenen Stellen auflegen.

Fertigarzneimittel: Seit Januar 1998 ist kein sinnvolles Monopräparat mehr erhältlich.

Kombinationen mit anderen Phytopharmaka: Sinnvoll ist eine Kombination mit Mäusedornwurzelstock. Z.B.

- Phlebodril® N Creme (zusammen mit Mäusedornwurzelstock), 2 x tgl. leicht in die Haut einreiben.

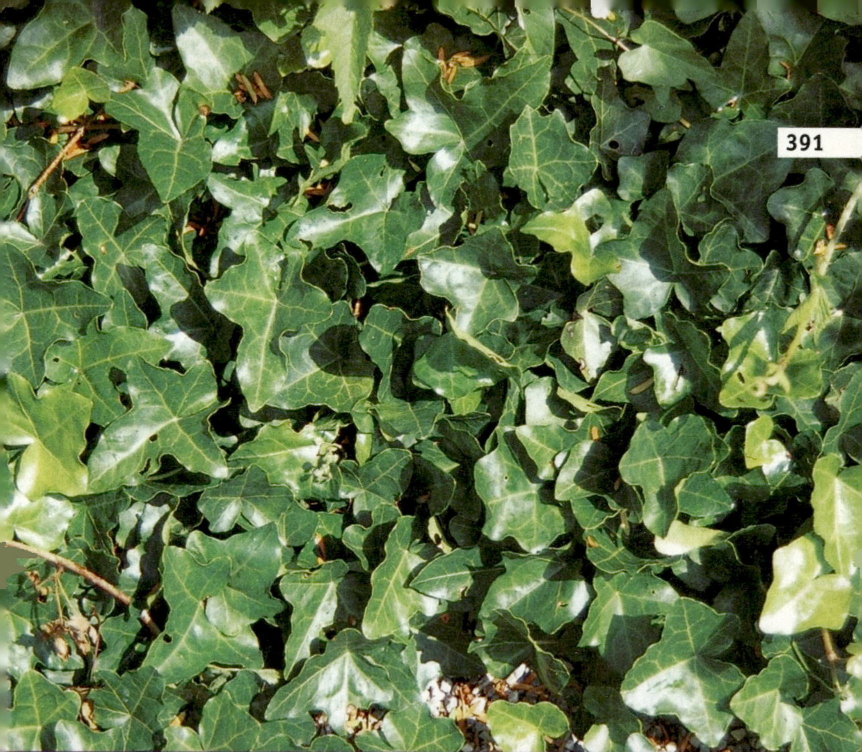

6 Atemwegserkrankungen

Inhalt

Da katarrhalische Erkrankungen der oberen und mittleren Luftwege zu etwa 90 % von Viren, meist aus der Gruppe der Rhinoviren, verursacht werden, steht die Linderung der typischen Symptome wie Halsschmerzen, Heiserkeit, Schnupfen etc. im Vordergrund. Phytopharmaka sind zu diesen Zwecke prädestiniert, während Antibiotika erst dann indiziert sind, wenn eine diagnostizierte bakterielle Sekundärinfektion vorliegt. Auch dann ist aber eine adjuvante Anwendung von Phytopharmaka sinnvoll.

Unterschiede zwischen Phyto- und synthetischen Pharmaka

Pflanzliche Arzneimittel lindern nicht nur die Symptome, sondern sie unterstützen den mukoziliären Reinigungsmechanismus des oberen Respirationstrakts, fördern die Funktion der Schleimhäute der oberen Luftwege, dadurch daß diese besser durchblutet werden, stimulieren den immunspezifischen Abwehrmechanismus, fördern die Sekretverflüssigung, wirken entzündungshemmend und können zu einer Bronchospasmolyse führen. Das respiratorische Sekret schützt das darunterliegende Epithel vor dem Austrocknen und schädlichen Umwelteinflüssen (z.B. bei Smog). Chemisch-synthetische Arzneimittel mit vergleichbarem Wirksamkeitsprofil existieren nicht.

Die bei Atemwegserkrankungen in Frage kommenden pflanzlichen Arzneimittel sind in der Regel nebenwirkungsarm, vergleichsweise zu chemisch-synthetischen Schnupfenmitteln (z.B. α-Sympathomimetika), die zwar stärker und länger anhaltend wirken, aber auch zu einer Rhinitis medicamentosa führen können.

Zur Behandlung von Asthma bronchiale und COPD (Chronic Obstructive Pulmonary Disease) Stufe 3 existieren keine geeigneten Phytopharmaka.

Darreichungsform

Je nach Indikation kommen unterschiedliche Darreichungsformen in Frage. Bei den ersten Anzeichen eines Infekts mit Kratzen im Hals und Störungen des Allgemeinbefindens sind heiße **„Erkältungstees“**, ansteigende Fußbäder mit **Bäderextrakten** (Spissum-Extrakten) und/oder die Einnahme von ethanolisch-wäßrigen Immunmodulatoren (Tr.) angezeigt.

Bei Entzündungen der Nase, der Nasennebenhöhlen oder der Trachealschleimhaut eignet sich besonders die **Inhalation** von ätherischen Ölen.

Zur Linderung von lokalen Entzündungen im Mund- und Rachenraum kommen **Pastillen**, **Lutschtabletten** und **Gurgelwässer** in Frage.

Zur Therapie des trockenen Reizhustens oder produktiven Hustens mit zähem Schleim stehen ethanolisch-wäßrige **Tinkturen**, verarbeitet als Husten-Tr. oder Husten-Sirup, oder **Trockenextrakte**, verarbeitet als Tbl., Drg. und Kps. zur Verfügung. Ebenso spielen **Teezubereitungen** eine ganz große Rolle, da bei dieser Indikation eine reichliche Flüssigkeitszufuhr sehr wichtig ist.

Wirkungen

Phytopharmaka wirken bei der Therapie von Atemwegserkrankungen in erster Linie **symptomatisch**:

- antiphlogistisch (z.B. reines Cineol, Kamillenblütenzubereitungen, Myrtol, Mädesüßkraut und -blütenzubereitungen)

- sekretolytisch und sekretomotorisch zur Verbesserung der Expektoration (z.B. Saponindrogen)
- bronchospasmolytisch (z.B. Campher)
- schleimhautabdeckend und damit auch indirekt antitussiv (z.B. Schleimdrogen).

Darüber hinaus wirken einige Substanzen **kausal**, nämlich
- antibakteriell (z.B. Anisfrüchte, Kamillenöl, Pfefferminzöl, Minzöl, ätherisches Thymianöl)
- virustatisch (z.B. Thymiankraut, Kombinationsarzneimittel Sinupret®, Tonsilgon® N)
- immunstimulierend (z.B. ätherisches Kamillenöl, ethanolisch-wäßrige Kamillenblütenzubereitungen, Eibischwurzel, Sonnentaukraut)
- blockierend auf die Mediatorfreisetzung (z.B. Kombinationsarzneimittel Sinupret®).

6.1 Arzneipflanzen bei Atemwegserkrankungen

6.1.1 Aromatika (Ätherisch-Öl-Drogen)

Leicht flüchtige, stark riechende und alkohollösliche bzw. lipophile Stoffgemische aus einer Vielzahl chemisch sehr heterogener Verbindungen mit meist aromatischem Geruch. Lokalisation in sämtlichen Pflanzenteilen, Menge in einer Arzneipflanze 0,01–8 %. Chemisch sind sie ein Gemisch aus Monoterpenen, Sesquiterpenen, Phenylpropanverbindungen und phenolischen Verbindungen mit einem sehr breiten Wirksamkeitsspektrum. Arzneilich verwendet werden in der Regel die natürlichen ätherischen Öle, nur einige wenige synthetisierte Einzelverbindungen wie Campher, Cineol und Menthol finden medizinische Anwendung. Diese unterscheiden sich von den optisch aktiven natürlichen Verbindungen dadurch, daß bei der Synthese das optisch nicht-aktive Racemat entsteht, und können durch die Bestimmung der optischen Drehung identifiziert werden.
Sind die Basis der Aromatherapie *und können bei verschiedenen Beschwerden innerlich und äußerlich sowie v.a. olfaktorisch eingesetzt werden.*

Aromatika (Ätherisch-Öl-Drogen), die bei Atemwegserkrankungen Verwendung finden

Arzneidroge	Indikationen	Bemerkungen
Anisfrüchte bzw. ätherisches Anisöl (Anisi fructus bzw. aetheroleum)	• Banaler Infekt ☞ 6.2.2 • Husten, Bronchitis (Katarrhe der Luftwege) ☞ 6.7.1	Zur Herstellung eines Teeaufgusses müssen die Früchte vorher angestoßen bzw. gequetscht werden.
Campher (Camphora)	• Banaler Infekt ☞ 6.2.2 • Husten, Bronchitis (Katarrhe der Luftwege) ☞ 6.7.1, 6.7.2	Verwendet wird das Wasserdampfdestillat aus dem Holz zur Gewinnung des natürlichen Camphers.

Forts. ➡

Aromatika (Ätherisch-Öl-Drogen), die bei Atemwegserkrankungen Verwendung finden		
Arzneidroge	**Indikationen**	**Bemerkungen**
Cineol, isoliert	• Banaler Infekt ☞ 6.2.2 • Husten, Bronchitis (Katarrhe der Luftwege) ☞ 6.7.1, 6.7.2	Spezielle Arzneimittelzubereitungen enthalten nur Cineol, den Hauptbestandteil aus ätherischem Eukalyptusöl (70 %).
Eukalyptusblätter (Eucalypti folium)	• Husten, Bronchitis (Katarrhe der Luftwege) ☞ 6.7.1	Nur die sichelförmigen älteren Blätter, die sogenannten Folgeblätter, werden verwendet.
Eukalyptusöl (Eucalypti aetheroleum)	• Banaler Infekt ☞ 6.2.2 • Husten, Bronchitis (Katarrhe der Luftwege) ☞ 6.7.1, 6.7.2	Nur Destillate aus cineolreichen Eukalyptusarten.
Fenchelfrüchte (Foeniculi fructus)	• Husten, Bronchitis (Katarrhe der Luftwege) ☞ 6.7.1	Zur Herstellung eines Teeaufgusses müssen die Früchte vorher angestoßen bzw. gequetscht werden.
Fenchelöl (Foeniculi aetheroleum)	• Husten, Bronchitis (Katarrhe der Luftwege) ☞ 6.7.1	Hauptbestandteil im Fenchelhonig. Nur estragonarmes Öl verwenden.
Fichtennadelöl (Piceae aetheroleum)	• Banaler Infekt ☞ 6.2.2 • Husten, Bronchitis (Katarrhe der Luftwege) ☞ 6.7.1	Je nach Standort unterschiedliche quantitative Zusammensetzung und damit verbunden ein unterschiedlicher Geruch.
Fichtenspitzen, frische (Piceae turiones recentes)	• Husten, Bronchitis (Katarrhe der Luftwege) ☞ 6.7.1	Zubereitungen aus den frischen, ca. 10–15 cm langen Trieben.
Grindeliakraut (Grindeliae herba)	• Husten, Bronchitis (Katarrhe der Luftwege) ☞ 6.7.1	Verwendung vorwiegend in fixen Kombinationen.
Kamillenblüten (Matricariae flos)	• Sinusitis ☞ 6.4.1	Standardisierte Fertigarzneimittel sind selbst hergestellten Zubereitungen vorzuziehen.
Kiefernnadelöl (Pini aetheroleum)	• Banaler Infekt ☞ 6.2.2 • Husten, Bronchitis (Katarrhe der Luftwege) ☞ 6.7.1, 6.7.2	Je nach Standort unterschiedliche quantitative Zusammensetzung und damit verbunden ein unterschiedlicher Geruch.
Kiefernsprossen (Pini turiones)	• Husten, Bronchitis (Katarrhe der Luftwege) ☞ 6.7.1	Zubereitungen aus den frischen oder getrockneten, ca. 3–5 cm langen Trieben.
Lärchenterpentin (Terebinthina Laricina)	• Banaler Infekt ☞ 6.2.2	Durch Anbohren der Stämme gewonnenes Harz.

Forts. ➡

Aromatika (Ätherisch-Öl-Drogen), die bei Atemwegserkrankungen Verwendung finden		
Arzneidroge	**Indikationen**	**Bemerkungen**
Minzöl (Menthae arvensis aetheroleum)	• Banaler Infekt ☞ 6.2.2 • Husten, Bronchitis (Katarrhe der Luftwege) ☞ 6.7.1	Genuines Minzöl mit über 80 % Menthol ist nicht erhältlich, sondern nur auf ca. 45 % Menthol reduziertes (rektifiziertes) Minzöl.
Myrtol (ein Gemisch von Monoterpenen)	• Banaler Infekt ☞ 6.2.2 • Husten, Bronchitis (Katarrhe der Luftwege) ☞ 6.7.1, 6.7.2	Spezielles Kombinations-Destillationspräparat aus ätherischem Eukalyptus- und Citrusöl. Keine chemische Verbindung, sondern ein Terminus technicus.
Niauliöl (Niauli aetheroleum)	• Husten, Bronchitis (Katarrhe der Luftwege) ☞ 6.7.2	Das ätherische Öl ist in der Zusammensetzung und im Geruch dem Eukalyptusöl sehr ähnlich
Pfefferminzöl (Menthae piperitae aetheroleum)	• Banaler Infekt ☞ 6.2.2 • Husten, Bronchitis (Katarrhe der Luftwege) ☞ 6.7.1	Pfefferminzöl ist im Geruch und Geschmack etwas „runder" als Minzöl.
Quendelkraut (Serpylli herba)	• Husten, Bronchitis (Katarrhe der Luftwege) ☞ 6.7.1	Aufgrund des höheren Gehaltes an Cavacrol, das mit Thymol isomer ist, besitzt das Quendelkraut gegenüber Thymiankraut ein runderes Aroma.
Salbeiblätter (Salviae folium)	• Tonsillitis ☞ 6.6.1	Es ist zwischen dalmatinischem Salbei von Salvia officinalis L. und griechischem Salbei von S. triloba L. zu unterscheiden.
Sternanisfrüchte (Anisi stellati fructus)	• Husten, Bronchitis (Katarrhe der Luftwege) ☞ 6.7.1	Im Gehalt des Hauptbestandteils, dem (E)-Anethol, besteht kein Unterschied zu den Anisfrüchten. Die geruchlichen und geschmacklichen Unterschiede basieren auf den unterschiedlichen restlichen 10 % der Komponenten im ätherischen Öl.
Terpentinöl, gereinigtes (Terebinthinae aetheroleum rectificatum)	• Husten, Bronchitis (Katarrhe der Luftwege) ☞ 6.7.1, 6.7.2	Gereinigtes Terpentinöl ist rektifiziertes ätherisches Öl aus dem Terpentin von Pinus-Arten.
Thymiankraut (Thymi herba)	• Husten, Bronchitis (Katarrhe der Luftwege) ☞ 6.7.1 • Pertussis ☞ 6.8.1	Die geeignetste Thymianzubereitung ist der Fluidextrakt (1:1) bzw. das reine Thymianöl.

Tab. 6.1

Ferner werden folgende **nicht-monographierte ätherische Öle** bei Atemwegserkrankungen verwendet:

- **Cajeputöl**, gewonnen aus Melaleuca-Arten, heimisch in Australien
- **Zitronellöl**, gewonnen aus Cymbopoga winterianus JOWITT (= Citronellgras), heimisch in Sri Lanka und Indonesien

Wirkungen bei Atemwegserkrankungen:

- antiphlogistisch
- antibakteriell
- antimykotisch
- bronchospasmolytisch
- expektorierend
- sedativ

Wirkmechanismus: Ätherische Öle wirken in niedrigen Konzentrationen durch Einlagerung in bestimmte Areale der Zellmembran und beeinflussen dort lokalisierte Enzyme, Carrier, Ionenkanäle oder Rezeptoren. Darauf basiert u.a. der keimhemmende Effekt. In mittleren Konzentrationen haben sie membranstabilsierende Effekte. In hohen Konzentrationen kommen unspezifische Effekte durch die Reizwirkung zum Tragen, v.a. bei der Verwendung als Rubefazienzien (verursachen Hautrötung).

Indikationen bei Atemwegserkrankungen:

- banaler Infekt ☞ 6.2.2
- Sinusitis ☞ 6.4.1
- Pharyngitis, Laryngitis, Tracheitis ☞ 6.6.1
- Husten, Bronchitis (Katarrhe der Luftwege) ☞ 6.7.1, 6.7.2
- Pertussis ☞ 6.8.1

Kontraindikationen:

- bei inhalativer Applikation: Asthma bronchiale, Keuchhusten. Bei Sgl. und Kleinkdr. nicht im Bereich des Gesichts, speziell der Nase, auftragen, da es zum sogenannten Kratschmer-Reflex (Glottiskrampf) mit Atemdepression bis zur Erstickung kommen kann.
- bei innerer Anwendung: entzündliche Erkrankungen im Magen-Darm-Bereich, schwere Lebererkrankungen (Ausnahme: ätherisches Kamillenblütenöl).

Nebenwirkungen: Bei einigen ätherischen Ölen in hohen Konzentrationen, bei Überdosierung und v.a. bei mangelnder pharmazeutischer Qualität (z.B. bei unsachgemäßer Lagerung) Reizerscheinungen der Schleimhaut mit Übelkeit, Erbrechen, Durchfall (z.B. reines Fenchelöl). Kreislaufreaktionen, zentrale Erregung oder Sedierung, allergische Reaktionen (bei ätherische Öle aus der Gruppe der Korbblütler, v.a. wenn sie Sesquiterpenlactone enthalten).

Interaktionen: Ätherisches Eukalyptusöl bewirkt eine Induktion des fremdstoffabbauenden Enzymsystems in der Leber. Die Wirkung anderer Arzneimittel kann deshalb abgeschwächt und/oder verkürzt werden.

Darreichungsformen:

- reines Öl zum Inhalieren, zur Raumverdampfung, zum Auftragen auf die Haut und Einreiben
- Alkoholische Lsg. zum Inhalieren, Auftragen auf die Haut und Einreiben
- Kps. zum Einnehmen, am besten magensaftresistent
- Lsg. mit Treibmittel zum Inhalieren

- Pastillen zum Lutschen
- Cremes, Gele und Salben zum Auftragen auf die Haut, Einreiben und Inhalieren
- Ölbäder (ätherisches Öl gelöst in Pflanzenölen oder in Emulgatoren)

Ätherische Öle sind z.T. chemolabil und müssen daher kühl, gut verschlossen, vor Sauerstoff und Licht geschützt, bei einer Temperatur nicht über 20 °C aufbewahrt werden. Ansonsten kann es zur Bildung von Hydroperoxiden und Kondensationsprodukten kommen, die ihrerseits für die Auslösung von Allergien verantwortlich sind.
Ätherisch-Öl-Drogen müssen ebenfalls unter 20 °C und trocken aufbewahrt werden.

✓ Bei der Teezubereitung aus Ätherisch-Öl-Drogen ein verschlossenes Gefäß (am besten eine käuflich erhältliche „Kräuterteetasse") verwenden und die Kondensattropfen am Deckel wieder in den Tee zurücktropfen lassen.

6.1.2 Schleimstoffdrogen

Hydrophile, mit Wasser extrahierbare Kohlenhydrate, die mit Wasser aufquellen und eine zähflüssige (= visköse), abdeckende und einhüllende kolloidale Lösung bilden. Chemisch sind sie Polysaccharide, deren Bausteine Monosaccharide, Glukuron-, Galakturonsäuren, Galakturonorhamnane oder Arabinogalaktane sind. In vielen Fällen sind sie mit Stärke und Pektinen vermengt.

Schleimstoffdrogen, die bei Atemwegserkrankungen Verwendung finden

Arzneidroge	Indikationen	Bemerkungen
Eibischwurzel/-blätter (Althaeae radix/- folium)	• Husten, Bronchitis (Katarrhe der Luftwege) ☞ 6.7.1	Vor Luftfeuchtigkeit geschützt aufbewahren.
Huflattichblätter (Farfarae folium)	• Tonsillitis ☞ 6.6.1 • Husten, Bronchitis (Katarrhe der Luftwege) ☞ 6.7.1	Keine Huflattichblätter aus asiatischer Herkunft verwenden wegen der Gefahr von vorhandenen Pyrrolizidinalkaloiden.
Isländisches Moos (Lichen islandicus)	• Husten, Bronchitis (Katarrhe der Luftwege) ☞ 6.7.1	Beimengungen anderer Flechtenarten sind möglich.
Malvenblätter/-blüten (Malvae folium/- flos)	• Husten, Bronchitis (Katarrhe der Luftwege) ☞ 6.7.1	Vor Luftfeuchtigkeit geschützt aufbewahren.
Spitzwegerichkraut (Plantaginis lanceolatae herba)	• Tonsillitis ☞ 6.6.1 • Husten, Bronchitis (Katarrhe der Luftwege) ☞ 6.7.1	Braun verfärbtes Kraut ist minderwertig, ebenso ein Stengelanteil von über 10 %.
Wollblumen (Verbasci flos)	• Husten, Bronchitis (Katarrhe der Luftwege) ☞ 6.7.1	Äußerst vorsichtig vor Luftfeuchtigkeit geschützt aufbewahren.

Tab. 6.2

Wirkungen bei Atemwegserkrankungen:
- reizlindernd
- antiphlogistisch
- schleimhautprotektiv

Wirkmechanismus: Beruht auf den enthaltenen Pflanzenschleimen, die mit Wasser eine visköse Lösung bilden. Sie decken die Oberfläche der Bronchialschleimhaut als Schutzfilm ab und wirken so reizlindernd und antitussiv. Entzündungen klingen dadurch schneller ab.

Indikationen bei Atemwegserkrankungen:
- Pharyngitis, Laryngitis, Tracheitis ☞ 6.6.1
- Husten, Bronchitis ☞ 6.7.1

Kontraindikationen: Keine bekannt.

Nebenwirkungen: Keine bekannt.

6

Interaktionen: Schleimstoffdrogen nicht zusammen mit Arzneimitteln geringer therapeutischer Breite (z.B. herzwirksamen Glykosiden) einnehmen, da durch die Schleimstoffe die Resorption vermindert werden kann.

6.1.3 Saponindrogen

Naturstoffe mit seifenähnlichen Merkmalen (Sapo = Seife), die die Oberflächenspannung von Wasser herabsetzen können, sowie fette und ätherische Öle emulgieren können. Chemisch sind sie eine sehr heterogene Naturstoffgruppe mit unterschiedlichen Wirkungen, v.a. was die hämolytische Aktivität betrifft.

Saponindrogen, die bei Atemwegserkrankungen Verwendung finden

Arzneidroge	Indikationen	Bemerkungen
Efeublätter (Hederae helicis folium)	• Husten, Bronchitis (Katarrhe der Luftwege) ☞ 6.7.1 • Pertussis ☞ 6.8.1	Nur in Form standardisierter Fertigarzneimittel einnehmen, keine individuellen Teezubereitungen.
Primelwurzel/-blüten (Primulae radix/- flos)	• Husten, Bronchitis (Katarrhe der Luftwege) ☞ 6.7.1	In der Pädiatrie werden die Blüten bevorzugt.
Sanikelkraut (Saniculae herba)	• Husten, Bronchitis (Katarrhe der Luftwege) ☞ 6.7.1	Nur noch in Teemischungen verwendet.
Schlüsselblumenblüten (Primulae flos)	• Husten, Bronchitis (Katarrhe der Luftwege) ☞ 6.7.1	Speziell in der Pädiatrie verwendet.
Seifenwurzel, rote (Saponariae rubrae radix)	• Husten, Bronchitis (Katarrhe der Luftwege) ☞ 6.7.1	Nur in Teemischungen verwendet.
Seifenwurzel, weiße (Gypsophilae radix)	• Husten, Bronchitis (Katarrhe der Luftwege) ☞ 6.7.1	Nur in Teemischungen verwendet.

Forts. ➡

Saponindrogen, die bei Atemwegserkrankungen Verwendung finden		
Arzneidroge	**Indikationen**	**Bemerkungen**
Senegawurzel (Polygalae radix, syn. Senegae radix)	• Husten, Bronchitis (Katarrhe der Luftwege) ☞ 6.7.1	Nur in Teemischungen verwendet.
Süßholzwurzel (Liquiritiae radix)	• Husten, Bronchitis (Katarrhe der Luftwege) ☞ 6.7.1	Aus geschmacklichen Gründen ist die geschälte Süßholzwurzel der ungeschälten vorzuziehen.

Tab. 6.3

Wirkungen:
- sekretolytisch
- sekretomotorisch
- antiphlogistisch
- bakteriostatisch
- antimykotisch
- lokal gewebereizend
- hämolytisch (in höherer Dosierung und abhängig von der chemischen Struktur)
- Senkung der Oberflächenspannung des Sputums
- Steigerung der Tätigkeit des Flimmerepithels

Wirkmechanismus: Alle Saponine, die in höherer Dosis emetisch wirken, können in niedriger Dosis expektorierend wirken, da Irritationen im oberen Verdauungstrakts mit der Sekretion eines dünnflüssigen Sekrets in Becherzellen und Bronchialdrüsen beantwortet werden. Außerdem mindern Saponine auch physikalisch die Schleimviskosität durch Herabsetzung der Oberflächenspannung des Schleims.

Indikationen:
- Husten, Bronchitis ☞ 6.7.1
- Pertussis ☞ 6.8.1

Kontraindikationen: Entzündungen im Magen-Darm-Trakt, Colon irritabile, Reizmagen.

Nebenwirkungen: Bei höheren Dosierungen Brechreiz bis Erbrechen.

Interaktionen: Saponine können resorptionsvermittelnd für schlecht resorbierbare Arzneistoffe und lösungsvermittelnd wirken.

6.1.4 Alkaloide

Überwiegend alkalisch reagierende, stickstoffhaltige, zum Teil kompliziert aufgebaute, niedermolekulare Naturstoffe mit ausgeprägten pharmakologischen Wirkungen. Sie zählen mit wenigen Ausnahmen zu den sogenannten Forte-Phytopharmaka.

Morphin, Codein Noscapin und Papaverin sind Reinsubstanzen, die aus Rohopium isoliert werden und damit keine Phytopharmaka im engeren Sinn sind. Sie sind innerhalb der über 30 Opiumalkaloide die vier therapeutisch wichtigsten Opiuminhaltsstoffe, also des eingetrockneten Milchsafts des Schlafmohns. Für die Therapie bei Erkrankungen der Atemwege sind nur **Codein** und **Noscapin** von Bedeutung. Noscapin ist kein Alkaloid vom Typ des Morphins oder Codeins und besitzt nicht die Nebenwirkungen dieser beiden Schlafmohnalkaloide.

Wirkungen:
- antitussiv (Noscapin < Codein)
- atemdepressiv (Codein)
- sedativ (Codein)

Wirkmechanismus: Codein und Noscapin hemmen zentral, also direkt, das Hustenzentrum.

Indikationen:
- trockener Reizhusten
- evtl. kurzfristig bei Bronchitis, v.a. wenn länger andauernder Husten den nächtlichen Schlaf verhindert

Kontraindikationen: Codein: Asthma bronchiale, Schwangerschaft, Stillzeit. Noscapin: Schwangerschaft, Stillzeit.

6

Nebenwirkungen: Codein: Leichte Suchtgefahr, evtl. Sedation, Verdauungsstörungen, Obstipation.

Interaktionen: Nicht bekannt.

Darreichungsform: Nur in Form von Fertigarzneimitteln.

Fertigarzneimittel als Antitussiva:
– Capval® Dragees (25 mg Noscapin), Erw. und Kdr. ab 12 Jahren bis zu 3 x tgl. 2 Drg., Kdr. von 3–12 Jahren bis zu 3 x tgl. 1 Drg.
– Codipront® mono Retardkapseln oder Saft oder Retard Tropfen (Codein), morgens und abends 1 Kps. bzw. 1 Meßlöffel einnehmen.

Wegen der starken Nebenwirkungen (z.B. emetische Wirkung) und der sehr genauen Einhaltung der Dosierung sollen Zubereitungen der **Brechwurzel (Ipecacuanhae radix)** nach Empfehlung der Kommission E nicht mehr als Hustenmittel, sondern nur noch als Emetikum bei Vergiftungen verwendet werden.

6.1.5 Weitere Drogen

Arzneidrogen, die bei Atemwegserkrankungen Verwendung finden

Arzneidroge	Indikationen	Bemerkungen
Andornkraut (Marrubii herba)	• Husten, Bronchitis (Katarrhe der Luftwege) ☞ 6.7.1	Besitzt große Bedeutung in der Volksmedizin.
Bibernellwurzel (Pimpinellae radix)	• Husten, Bronchitis (Katarrhe der Luftwege) ☞ 6.7.1	Vorwiegend in Hustentee-Mischungen enthalten.
Brunnenkressekraut (Nasturtii herba)	• Husten, Bronchitis (Katarrhe der Luftwege) ☞ 6.7.1	Zählt mit zu den stärksten antimikrobiell wirksamen Drogen.

Forts. ➡

Arzneidrogen, die bei Atemwegserkrankungen Verwendung finden		
Arzneidroge	**Indikationen**	**Bemerkungen**
Hohlzahnkraut (Galeopsidis herba)	• Husten, Bronchitis (Katarrhe der Luftwege) ☞ 6.7.1	Nur in Hustentee-Mischungen enthalten.
Holunderblüten (Sambuci flos)	• Banaler Infekt ☞ 6.2.2	Neben Lindenblüten die wichtigste schweißtreibende Droge.
Kapuzinerkressenkraut (Tropaeoli maji herba)	• Husten, Bronchitis (Katarrhe der Luftwege) ☞ 6.7.1	Starke antimikrobielle Wirksamkeit gegenüber grampositiven und gramnegativen Keimen.
Lindenblüten (Tiliae flos)	• Banaler Infekt ☞ 6.2.2	Auf Verfälschungen mit Blüten der Silberlinde ist zu achten.
Mädesüßblüten/-kraut (Spireae flos/- herba)	• Banaler Infekt ☞ 6.2.1	Neben Weidenrinde die bekannteste Droge mit Salizylsäureglykosiden.
Propolis (Apis mellifera)	• Banaler Infekt ☞ 6.2.1 • Tonsillitis ☞ 6.5.1 • Laryngitis ☞ 6.6.1	Je nach Herkunft und Jahreszeit sehr unterschiedliche Zusammensetzung und damit verbunden allergene Nebenwirkungen.
Rettichwurzel, schwarze (Rhaphani sativi radix)	• Husten, Bronchitis (Katarrhe der Luftwege) ☞ 6.7.1	Senfölglykosid-Droge mit antimikrobieller Wirkung.
Senfsamen, weißer (Sinapis albae semen)	• Banaler Infekt ☞ 6.2.2	Sehr bekannt in der Erfahrungsheilkunde ist das Senfmehlfußbad bei beginnender Erkältung.
Sonnentaukraut (Droserae herba)	• Pertussis ☞ 6.8.1	Bekannteste Droge zur adjuvanten Therapie bei Pertussis.
Tolubalsam (Balsamum tolutanum)	• Husten, Bronchitis (Katarrhe der Luftwege) ☞ 6.7.1	Antimikrobiell wirksamer Balsam mit großer Bedeutung in der Erfahrungsheilkunde.
Umckaloabowurzel, afrikanische (Pelargonii sidoides radix)	• Sinusitis ☞ 6.4.2 • Tonsillitis ☞ 6.5.1 • Rhinopharyngitis ☞ 6.6.1 • Bronchitis ☞ 6.7.1	Traditionelle Arzneipflanze in Südafrika, die Ende der 50er Jahre in Deutschland erstmals angewendet wurde.
Vogelknöterichkraut (Polygoni avicularis herba)	• Husten, Bronchitis (Katarrhe der Luftwege) ☞ 6.7.1	Vorwiegend in der Volksmedizin verwendet.
Weidenrinde (Salicis cortex)	• Banaler Infekt ☞ 6.2.1	Salicin, der Hauptinhaltsstoff in der Weidenrinde, ist nicht identisch mit Acetylsalicylsäure.

Tab. 6.4

6.2 Banaler Infekt

Virale Tröpfcheninfektion mit Inkubationszeit von 1–7 Tagen, begünstigt durch kühles und feuchtes Wetter und Menschenansammlungen in schlecht gelüfteten Räumen. Äußert sich mit wäßrig-schleimiger Rhinitis, Halsschmerzen, Husten, leichter Konjunktivitis, Glieder-, Kopfschmerzen, Mattigkeit, Fieber.

Stellenwert der Phytotherapie

Schulmedizinisch ist keine kausale Therapie möglich. Der phytotherapeutische Ansatz liegt in erster Linie in einer **symptomatischen** Therapie mit Besserung bzw. Linderung des Allgemeinzustands, von Fieber, Glieder-, Muskel-, Hals-, Kopfschmerzen und Husten sowie einer Verkürzung der Krankheitszeit.

Darreichungsform

Geeignet sind zur inneren Anwendung schweißtreibende und fiebersenkende **Teezubereitungen** als sogenannte Schwitzkuren und zur äußerlichen **Erkältungsbäder** (☞ 6.2.3).

Eine **Schwitzkur** sollte möglichst gleich zu Beginn einer Erkältung durchgeführt werden, um durch das Schwitzen indirekt das Fieber zu senken. Dazu soll der Patient einen **Teeaufguß** aus schweißtreibenden Drogen (s.u.) möglichst heiß trinken, sich anschließend in warme Decken hüllen und hinlegen. Zur Verstärkung kann, wenn kein Fieber besteht, im Anschluß ein heißes Bad, am besten mit langsam ansteigender Temperatur genommen werden. Durch das Trinken der heißen Flüssigkeit werden zusätzlich die Schleimhäute der oberen Atemwege befeuchtet. Auf diese Weise gelingt es oft, eine Erkältung noch im Anfangsstadium zum Abklingen zu bringen.

Mit ätherischen Öl-Präparaten, die zu Einreibungen (☞ 6.2.2) bestimmt sind, können auch **Inhalationen** durchgeführt werden. In der Regel wird dabei ein etwa 5–8 cm langer Strang der Salbe in das Inhalationsgefäß gegeben und je nach Inhalationsgefäß werden die ätherischen Öle entweder direkt über die Inhalationsmaske oder unter einem Handtuch eingeatmet.

Phytotherapeutische Differentialtherapie

Eine **schweißtreibende**, d.h. diaphoretische Wirkung haben: Holunderblüten und Lindenblüten.
Drogen, die Salicylsäurederivate enthalten, wirken direkt **antipyretisch**: Mädesüßblüten und -kraut und Weidenrinde.
Antiphlogistisch und lokal anästhetisch wirken: Mädesüßblüten und -kraut.
Keimhemmend, lokal anästhetisch und **antiphlogistisch** wirkt: Propolis.

Es hat sich bewährt, zuerst eine **„Schwitzkur"** mittels Linden- oder Holunderblüten-Tee zu verordnen und an den darauffolgenden Tagen zur endgültigen Fiebersenkung einen Mädesüßblüten- oder Weidenrinden-Tee. Gleichzeitig sollten im Krankenzimmer ätherische Öle verdampft werden.

Weißer Senfsamen fördert die Durchblutung und kann bei frühzeitiger Anwendung den Ausbruch der Erkältung verhindern. Dabei hat sich das **Senfmehlfußbad** besonders bewährt (☞ 6.2.2 Senfsamen).

Imker kauen gerne **Propoliszubereitungen**. Wissenschaftliche Untersuchungen bzw. klinische Untersuchungen dazu existieren noch nicht.

Auch eine Stoßtherapie mit **Immunmodulatoren** (☞ 13.2) kann zu Beginn der Erkältung diese zum Abklingen bringen bzw. gar nicht zum Ausbruch kommen lassen.

Bekämpfung der Symptome **Schnupfen** ☞ 6.3 und **Husten** ☞ 6.7.

Zusätzliche allgemeine Maßnahmen

- Körperliche Schonung, bei Fieber auch Bettruhe, viel Schlaf, frische Luft.
- Viel trinken (mind. 2 l/Tag), am besten heißen Tee oder heiße Fruchtsäfte.
- Physikalische Maßnahmen: Bei Fieber Wadenwickel, bei Frierneigung Fußbäder mit ansteigender Temperatur und auf warme Füße achten.
- Diätetische Maßnahmen wie leichte Kost und heiße Fruchtsäfte, z.B. heißer Holundersaft.

Bei banalen Erkältungskrankheiten müssen schwere Krankheitszustände ausgeschlossen werden, z.B. echte Grippe (Influenza), Pneumonie, Streptokokken-Tonsillopharyngitis, Psittakose.

6

6.2.1 Phytopharmaka zur inneren Anwendung

▶ Holunderblüten (Sambuci flos) ☞ S. 108

Darreichungsform: Mittlere Tagesdosis 10–15 g Droge.
- Teezubereitung: 2 TL Droge mit 1 Tasse kochendem Wasser übergießen und nach etwa 15 Min. abseihen. Mehrmals tgl. 1 Tasse heiß trinken.

Fertigarzneimittel: Sind nicht erhältlich. Holunderblüten können als individuelle „Teeverordnung" in der Apotheke erhalten werden.

Kombinationen mit anderen Phytopharmaka: Eine Kombination mit anderen schweißtreibenden Drogen wie Lindenblüten ist sinnvoll, entsprechend finden sich Holunderblüten als Bestandteil von vielen Teemischungen. Z.B.
- Hevert® Erkältungstee (zusammen mit Malvenblüten, Thymiankraut, Weidenrinde), bis zu 3 x tgl. 1 Tasse trinken.
- Kneipp® Erkältungs-Tee (zusammen mit Lindenblüten, Thymiankraut), mehrmals tgl. 1 Tasse trinken, 1 Filterbeutel mit ca. 150 ml kochendem Wasser übergießen.

▶ Lindenblüten (Tiliae flos) ☞ S. 148

Darreichungsform: Tagesdosis 2–4 g Droge.
- Teezubereitung: 1 TL feingeschnittene Droge mit 1 Tasse heißem Wasser aufgießen, 15 Min. ziehen lassen, anschließend abseihen. Mehrmals tgl. 1 Tasse heiß trinken.

Fertigarzneimittel: Z.B.
- Kneipp® Lindenblüten-Tee im Filterbeutel, mehrmals tgl. 1 Teebeutel mit 1 Tasse kochendem Wasser überbrühen und 10 Min. zugedeckt ziehen lassen.

- Salus Lindenblüten-Tee im Filterbeutel, mehrmals tgl. 1 Teebeutel mit 1 Tasse kochendem Wasser überbrühen und 10 Min. zugedeckt ziehen lassen.
- Sidroga® Lindenblüten-Tee im Filterbeutel, mehrmals tgl. 1 Teebeutel mit 1 Tasse kochendem Wasser überbrühen und 10 Min. zugedeckt ziehen lassen.

Kombinationen mit anderen Phytopharmaka: Eine Kombination mit anderen schweißtreibenden Drogen wie Holunderblüten ist sinnvoll, entsprechend finden sich Lindenblüten in zahlreichen Teemischungen. Z.B.
- Hevert® Husten- und Bronchial-Tee (zusammen mit Anisfrüchten, Malvenblüten, Thymiankraut), mehrmals tgl. 1 Tasse trinken.
- Kneipp® Erkältungs-Tee (zusammen mit Holunderblüten, Thymiankraut), mehrmals tgl. 1 Tasse trinken, 1 Filterbeutel mit ca. 150 ml kochendem Wasser übergießen.

▶ Mädesüßblüten/-kraut (Spiraeae flos/-herba) ☞ S. 150

6

Darreichungsform: 2,5–3,5 g Mädesüßblüten bzw. 4–5 g Mädesüßkraut.
- Teezubereitung: 1 EL geschnittene Droge mit 1 Tasse kochendem Wasser übergießen und nach etwa 10–20 Min. abseihen. Mehrmals tgl. 1 Tasse möglichst heiß trinken.

Fertigarzneimittel: Sind nicht erhältlich. Mädesüßblüten können als individuelle „Teeverordnung" in der Apotheke erhalten werden.

Kombinationen mit anderen Phytopharmaka: Fertigkombinationen sind nicht erhältlich. Eine Kombination mit anderen schweißtreibenden Drogen wie Linden- und Holunderblüten als freie Rezeptur ist sinnvoll, z.B. 4 Teile Lindenblüten und 6 Teile Mädesüßblüten.

▶ Propolis (Kittharz der Honigbienen, Apis mellifera) ☞ S. 189

Darreichungsform: Ethanolisch-wäßrige Urtinktur nach Vorschrift des Homöopathischen Arzneibuchs oder gereinigtes Propolis kauen.

Fertigarzneimitel: Z.B.
- Propolisept Urtinktur, bei akuten Erkältungszuständen stdl. 5–10 Tr., bei chronischen Verlaufsformen und zur Vorbeugung 3 x tgl. 10 Tr.

Kombinationen mit anderen Phytopharmaka: Geeignete Kombinationen sind nicht im Verkehr.

▶ Weidenrinde (Salicis cortex) ☞ S. 257

Darreichungsform: Mittlere Tagesdosis 6–12 g Droge bzw. 60–120 mg Gesamtsalicin.
- Teezubereitung: 1 TL feingeschnittene Droge mit 1 Tasse kochendem Wasser übergießen und nach etwa 20 Min. abseihen. Mehrmals tgl. 1 Tasse heiß trinken.

Fertigarzneimittel: Z.B.
- Assalix® Dragees (390 mg Trockenextrakt aus Weidenrinde mit mind. 60 mg Gesamtsalicin), morgens und abends nach den Mahlzeiten 1–3 Drg.

- Rheumakaps Kapseln zum Einnehmen (480 mg Trockenextrakt aus Weidenrinde mit 12,5 % Salicin, entspricht 60 mg Salicin pro Kps.), 1–2 x tgl. 1 Kps. mit reichlich Flüssigkeit einnehmen.
- Rheumatab Salicis Tabletten (85–97 mg Trockenextrakt aus Weidenrinde), 4 x tgl. 2–4 Tbl.
- Salix Bürger ® Lösung (100 ml gerbstofffreier Extrakt aus Weidenrinde, 100 ml entsprechen 3000 mg Gesamtsalicin berechnet als Salicin pro 100 ml Lsg.), 1 x tgl. 45–90 Tr. oder aufgeteilt auf 2 Portionen einnehmen.

Kombination mit anderen Phytopharmaka: Eine Kombination mit schweißtreibenden Drogen wie Lindenblüten, Holunderblüten ist sinnvoll. Z.B.

- Hevert® Erkältungstee (zusammen mit Holunder-, Malvenblüten, Thymiankraut), mehrmals tgl. 1 Tasse trinken.

✓ Da mit Weidenrindenzubereitungen Salicin aufgenommen wird, dem die Acetylgruppe im Gegensatz zu Acetylsalicylsäure (ASS) fehlt und das als Pro-Drug erst im Darm und der Leber zu Salicylsäure metabolisiert wird, hat der Weidenrindenextrakt im Gegensatz zu ASS keine aggregationshemmenden und damit die Blutgerinnung inhibierenden Eigenschaften. Die von der ASS bekannten Nebenwirkungen wie Mikroblutungen im Magen- und Darmtrakt konnten bislang bei Weidenrindenextrakt mit den von der Kommission E vorgegebenen Salicin-Mengen von 60–120 mg Gesamtsalicin wohl aufgrund des Pro-Drug-Charakters nicht beobachtet werden.

6.2.2 Phytopharmaka zur äußeren Anwendung

Auch die äußerliche Anwendung von Phytopharmaka in Form von ätherischen Ölen als Einreibungen ist möglich. Die Substanzen werden sowohl über die Haut resorbiert als auch mit der Atemluft aufgenommen. Die Einreibung vor dem Schlafengehen lindert das Symptom der verstopften Nase und erleichtert das Einschlafen. Zubereitungen aus den folgenden ätherischen Ölen sollten bei Erw. mehrmals tgl. auf Brust **und** Rücken eingerieben werden, bei Sgl. und Kleinkdr. entweder auf Brust **oder** Rücken.

Aus didaktischen Gründen werden die **Inhalationen** in diesem Kapitel abgehandelt, wohlwissend, daß man nach internationaler Gepflogenheit die Inhalation zur inneren Anwendung zählt. Die in der klassischen **Aromatherapie** übliche sehr niedrige Dosierung ätherischer Öle ist in der Regel nicht ausreichend, um banale Infekte wirksam zu behandeln, da keine ausreichende keimhemmende Wirkung erreicht wird.

▶ Anisöl (Anisi aetheroleum) ☞ Anisfrüchte S. 30

Darreichungsform: Mittlere Tagesdosis 0,3 g isoliertes ätherisches Öl.

- Salben oder Öle: Zubereitungen mit 5–10 % ätherischem Anisöl bis zu 3 x tgl. auf der Brust einreiben.

Fertigarzneimittel: Sind nicht erhältlich. Ätherisches Anisöl kann verordnet werden und ist in Apotheken als Arzneibuchware erhältlich.

Kombinationen mit anderen Phytopharmaka: Sind nicht erhältlich.

▶ Campher (Camphora) ☞ S. 61

> Bei Sgl. und Kleinkdr. nicht im Bereich des Gesichts, speziell der Nase, auftragen, da es zum sogenannten Kratschmer-Reflex (Glottiskrampf) mit Atemdepression bis zur Erstickung kommen kann.

Darreichungsform: Bei Erw. in Salben und Linimenten in Konzentrationen von max. 25 %, bei Kleinkdr. und Sgl. von max. 5 % oder in Form von Campherspiritus (nach DAB), der max. 9,5–10,5 % Campher enthält. Mit diesen Zubereitungen mehrmals tgl. Brust- und Rückenbereich einreiben.
- Camphersalbe: Rp. Unguentum camphoratae NRF (10 % Campher) 100 g.

Fertigarzneimittel: Z.B.
- Camphoderm® N Emulsion (in 100 g 10 g Campher) mehrmals tgl. oder nach Bedarf auf Brust und Rücken auftragen und in die Haut einmassieren; gegebenenfalls mit einem weichen, warmen Tuch abdecken.

Kombinationen mit anderen Phytopharmaka: Eine Kombination mit anderen ätherischen Ölen wie Eukalyptusöl, Fichtennadelöl, Latschenkiefernöl ist sinnvoll. Z.B.
- Angocin® percutan Salbe (zusammen mit Eukalyptusöl, gereinigtem Terpentinöl), mehrmals tgl. einen 2–4 cm langen Salbenstrang auf Brust und Rücken einreiben.
- Thymipin® N Erkältungsbalsam (zusammen mit Thymianfluidextrakt, Eukalyptusöl), 2–3 x tgl. obere Brust- und Rückenpartien mit dem Balsam einreiben und 2–3 Min. lang einmassieren.
- Tumarol®-Creme, -N-Balsam (zusammen mit Eukalyptusöl, Levomenthol), Brust und Rücken morgens und abends mit einem 1–4 cm langen Salbenstrang gut einreiben und mit einem Tuch bedecken.

▶ Eukalyptusöl (Eucalypti aetheroleum) ☞ S. 76

> Bei Sgl. und Kleinkdr. nicht im Bereich des Gesichts, speziell der Nase, auftragen, da es zum sogenannten Kratschmer-Reflex (Glottiskrampf) mit Atemdepression bis zur Erstickung kommen kann.

Darreichungsform: Äußere Anwendung: 5–20%ige ölige (z.B. 20 ml Eukalyptusöl in 100 ml Olivenöl lösen) und halbfeste Zubereitungen, 5–10 % in Salben oder Cremes. Vom ätherischen Eukalyptusöl einige Tr. direkt einreiben.

Fertigarzneimittel: Z.B.
- Bronchodurat® Eucalyptusöl Tropfen, 2–3 Tr. inhalieren oder einreiben bzw. bis zu 10 Tr. in Milch/Sahne emulgiert dem Badewasser zugeben.

Kombinationen mit anderen Phytopharmaka: Eine Kombination mit anderen ätherischen Ölen wie Kiefernnadelöl, Rosmarinöl ist sinnvoll. Z.B.
- Bronchodurat® N-Salbe (zusammen mit Levomenthol), 4 x tgl. einen ca. 5 cm (bei Kdr. je nach Alter 1–3 cm) langen Salbenstrang auf Brust und Rücken einreiben.
- Eucafluid N Lösung zum Einreiben in die Haut (zusammen mit Kiefernnadel-, Pfefferminz-, Rosmarinöl), Brust und Rücken mehrmals tgl. mit

einigen Tr. einreiben oder 3–6 Tr. inhalieren bzw. „schnüffeln" (auf ein Taschentuch tropfen).
- Pinimenthol® Erkältungssalbe (zusammen mit Kiefernnadelöl, Levomenthol), 2–4 x tgl. einen 3–4 cm langen Salbenstrang auf Brust und Rücken verreiben oder leicht einmassieren.
- Tumarol® Kinderbalsam (zusammen mit Kiefernnadelöl), Brust und Rücken morgens und abends mit einem 1–4 cm langen Salbenstrang gut einreiben und mit einem Tuch bedecken.

▶ Fichtennadelöl (Piceae aetheroleum) ☞ S. 82

Darreichungsform: In flüssigen und halbfesten Zubereitungen 10–15%ig.
- Ätherisches Öl: Mit einigen Tr. die Brust einreiben.

Fertigarzneimittel: Z.B.
- AQUASOL-Fichtennadel Lösung, für Inhalationen 4–8 Tr. in 250 ml kochendes Wasser geben.

Kombinationen mit anderen Phytopharmaka: Eine Kombination mit anderen ätherischen Ölen wie Eukalyptusöl, gereinigtem Terpentinöl ist als freie Rezeptur zu gleichen Teilen der drei ätherischen Öle sinnvoll. Fertigkombinationen sind nicht erhältlich.

▶ Kiefernnadelöl (Pini aetheroleum) ☞ S. 132

Darreichungsform: In flüssigen und halbfesten Zubereitungen 10–15%ig.
- Ätherisches Öl: Mit einigen Tr. die Brust einreiben.

Fertigarzneimittel: Sind nicht erhältlich, sondern nur als Rezeptur in der Apotheke.

Kombinationen mit anderen Phytopharmaka: Eine Kombination mit anderen ätherischen Ölen wie Eukalyptusöl, Pfefferminzöl ist sinnvoll. Z.B.
- Babiforton® Inhalat Lösung (zusammen mit Eukalyptus-, Pfefferminzöl), 3–5 x tgl. 3–4 Tr. auf ein Wäschestück tropfen oder im Raum verdampfen.
- Eucafluid N Lösung zum Einreiben in die Haut (zusammen mit Eukalyptus-, Pfefferminz-, Rosmarinöl), Brust und Rücken mehrmals tgl. mit einigen Tr. einreiben oder 3–6 Tr. inhalieren bzw. „schnüffeln" (auf ein Taschentuch tropfen).
- Pinimenthol® Erkältungssalbe (zusammen mit Eukalyptusöl, Levomenthol), 2–4 x tgl. einen 3–4 cm langen Salbenstrang auf Brust und Rücken verreiben oder leicht einmassieren.
- Tumarol® Kinderbalsam (zusammen mit Eukalyptusöl), Brust und Rücken morgens und abends mit einem 1–4 cm langen Salbenstrang gut einreiben und mit einem Tuch bedecken.

▶ Lärchenterpentin (Terebinthina laricina) ☞ S. 142

Darreichungsform: 10–20%ige flüssige und halbfeste Zubereitungen.
- Ätherisches Öl: Mit einigen Tr. die Brust einreiben.

Fertigarzneimittel: Sind nicht erhältlich.

Kombinationen mit anderen Phytopharmaka: Eine Kombination mit gereinigtem Terpentinöl ist sinnvoll. Z.B.
- Ilon-Abszeß-Salbe® (zusammen mit 72 mg gereinigtem Terpentinöl/g Salbe), 2 x tgl. die Brust dünn einreiben.

▶ Minzöl (Menthae arvensis aetheroleum) ☞ S. 163

> Bei Sgl. und Kleinkdr. nicht im Bereich des Gesichts, speziell der Nase, auftragen, da es zum sogenannten Kratschmer-Reflex (Glottiskrampf) mit Atemdepression bis zur Erstickung kommen kann.

Darreichungsform: In halbfesten und öligen Zubereitungen 5–20 %, in wäßrig-ethanolischen Lösungen 5–10 %.
- Ätherisches Öl: Einreibungen mit einigen Tr. des Öls (Rezeptieren als Menthae arvensis aeth. bzw. Minzöl DAB 10,0 g) auf Brust und Rücken.
- Inhalation: 3–4 Tr. in heißes Wasser geben und die Dämpfe einatmen.

Fertigarzneimittel: Z.B.
- Japanöl Ol. Menth. jap. Lösung, 1–3 x tgl. 1–2 Tr. in 1 Glas lauwarmes Wasser geben und in kleinen Schlucken trinken oder auf den Handrücken geben und ablutschen bzw. 1–3 x tgl. 3–4 Tr. in heißes Wasser geben und die Dämpfe einatmen.
- JHP Rödler® Flüssigkeit, 2 x tgl. 2 Tr. in 1 Glas Wasser einnehmen bzw. 2–3 x tgl. 3 Tr. in 1 Glas heißes Wasser geben und inhalieren.
- tetesept Japanische Heilpflanzen Tropfen, 1–3 x tgl. 1–2 Tr. in 1 Glas lauwarmes Wasser geben und in kleinen Schlucken trinken oder auf den Handrücken geben und ablutschen bzw. 3–4 Tr. in heißes Wasser geben und die Dämpfe einatmen.

Kombinationen mit anderen Phytopharmaka: Eine Kombination mit anderen ätherischen Ölen wie Eukalyptusöl, Latschenkiefernöl ist als freie Rezeptur zu gleichen Teilen der drei ätherischen Öle sinnvoll. Fertigkombinationen sind nicht erhältlich.

▶ Pfefferminzöl (Menthae piperitae aetheroleum) ☞ S. 182

> Bei Sgl. und Kleinkdr. nicht im Bereich des Gesichts, speziell der Nase, auftragen, da es zum sogenannten Kratschmer-Reflex (Glottiskrampf) mit Atemdepression bis zur Erstickung kommen kann.

Darreichungsform: In halbfesten und öligen Zubereitungen 5–20 %, in wäßrig-ethanolischen Lösungen 5–10%.
- Ätherisches Öl: Einige Tr. des Öls (Rezeptieren als Menthae piperitae aeth. bzw. Pfefferminzöl DAB 10,0 g) auf Brust und Rücken auftragen.
- Inhalation: 3–4 Tr. in heißes Wasser geben und die Dämpfe einatmen.

Fertigarzneimittel: Z.B.
- China-Oel Destillat, 3–4 Tr. in ca. 300 ml heißes Wasser geben, 2–3 x tgl. inhalieren.

- Inspirol Heilpflanzenöl Lösung, mehrmals tgl. auf die Haut auftragen bzw. 2–3 Tr. in heißes Wasser geben und die Dämpfe einatmen.

Kombinationen mit anderen Phytopharmaka: Eine Kombination mit anderen ätherischen Ölen wie Eukalyptusöl, Rosmarinöl ist als freie Rezeptur zu gleichen Teilen der drei ätherischen Öle sinnvoll. Fertigkombinationen sind nicht erhältlich.

▶ Senfsamen, weißer (Sinapis albae semen) ☞ S. 217

Nur bis zu 2 Wochen anwenden, da eine längere Anwendung zu einer Reizung des Nierenepithels führen kann.

Darreichungsform: Tagesdosis 60–240 g Droge.
- Umschläge: 3–4 EL Droge unmittelbar vor der Anwendung mit warmem Wasser zu einer breiartigen Konsistenz verrühren und auf die Brust auftragen. Die Umschläge bei Erw. 10–15 Min., bei Kdr. 5–10 Min. auf der Haut belassen. Den ersten Wickel allerdings nur 3–4 Min. auf der Haut belassen und die Hautreaktion beobachten. Die Anwendung kann mehrmals tgl., max. 4 x tgl. erfolgen.
- Senfmehlfußbad: 2 EL Senfmehl in einer Fußbadewanne mit ca. 40 °C warmen Wasser versetzen und 10–20 Min. die Füße bis über die Knöchel eintauchen. Nach dem Bad die Füße gründlich mit lauwarmem Wasser abspülen. Eine bewährte Methode innerhalb der Naturheilverfahren.

Fertigarzneimittel: Z.B.
- Sano Senfsamen Kloster-Apotheke Lorch, bis zu 3 x tgl. einen Senfwickel machen, bei Erw. bis ca. 10 Min., bei Kdr. 3–5 Min. auf der Haut belassen. Bei starker Hautrötung den Senfwickel vorzeitig abnehmen.

Kombinationen mit anderen Phytopharmaka: Sinnvolle Kombinationen sind bisher nicht bekannt.

6.2.3 Erkältungsbäder

Wirkmechanismus: Erkältungsbäder wirken einerseits durch den thermischen Reiz, andererseits durch die Zugabe von entsprechenden Drogen, insbesondere von ätherischen Ölen durch deren kutiviszeralen Reiz (Reflex). Ihr Einsatz muß zu Beginn einer Erkältung erfolgen. Dabei
- werden die im Zuge der Erkältung unterkühlten Extremitäten erwärmt
- bewirken die ätherische Öle eine Hyperämisierung der Nasen- und Rachenschleimhaut und dadurch eine Steigerung der zellulären Immunabwehr.

Kontraindikationen: Kleinkdr. unter 3 Jahren, schwere Hypertonie, Herzinsuffizienz (NYHA-Stadien III und IV), bereits bestehendes Fieber, großflächige Hauterkrankungen.

Nebenwirkungen: Keine bekannt.

Interaktionen: Keine bekannt.

Darreichungsform: In Form von Ölbädern mit ätherischen Ölen, Badesalzen mit ätherischen Ölen oder Arzneipflanzenextrakten zusammen mit ätherischen Ölen. Wirkstoffe werden sowohl durch den heißen Dampf inhaliert als auch direkt über die Haut resorbiert.

Wirkstoffe: Zum Einsatz gelangen v.a. ätherische Öle (☞ 6.1.1), z.B. Campher, Eukalyptusöl, Fichtennadelöl, Koniferenöl, Lärchenterpentin, Pfefferminzöl und/oder Menthol.

Bei Erkältungen sind **ansteigende Bäder** besonders empfehlenswert: Beginnend wird in 35–36 °C warmem Wasser gebadet, das durch zulaufendes heißes Wasser auf 38–42 °C erwärmt wird. Die Bäder können als Vollbad oder nur als Fußbad verabreicht werden.

▶ Fertigpräparate zur Durchführung von Erkältungsbädern (z.B.)

- Kneipp® Erkältungsbad spezial Badezusatz (mit Eukalyptusöl, Campher), 1 x tgl. ein Bad nehmen, 20–30 ml für 1 Vollbad.
- Leukona-Eukalpinbad® Badezusatz (mit Eukalyptusöl, Fichtennadelöl), 1 x tgl. ein Bad nehmen, 20–30 ml für 1 Vollbad.
- Melrosum Medizinalbad für Kinder Badezusatz (mit Thymianöl, Kiefernnadelöl), 1 x tgl. ein Bad nehmen, 20–30 ml für 1 Vollbad.
- Pinimenthol® Erkältungsbad (mit Eukalyptusöl, Levomenthol, Campher), 1 x tgl. ein Bad nehmen, 20–30 ml für 1 Vollbad.
- Tussidermil® N Emulsion (mit Eukalyptus-, Fichtennadel-, Thymian-, Fenchel-, Minz-, Rosmarinöl), 1 x tgl. ein Bad nehmen, 20–30 ml für 1 Vollbad.

✓ Ein **Badezusatz** läßt sich auch aus frischen Fichtenspitzen zubereiten. Dazu werden 200–300 g Triebspitzen mit 1 l Wasser heiß aufgebrüht und 5 Min. ziehen gelassen, dann abseihen und den Aufguß in das Vollbad geben.
Badezusätze können auch individuell **rezeptiert** werden: Dazu werden 5–10 % ätherisches Öl vom Apotheker entweder in Texapon N 20 oder N 40 oder in Polysorbat 20 und 80 (1:1) gemischt.
Patienten kann auch empfohlen werden, für ein Vollbad 7–10 Tr. ätherisches Öl (150–220 mg) einem handelsüblichen Schaumbad zuzugeben oder in etwas Sahne zu emuligieren.

6.2.4 Bewährte Tee-Rezepturen in der Erfahrungsheilkunde

▶ Erkältungstee I nach Standardzulassung

Rp:

Tiliae flos conc. (Lindenblüten)	30,0 g
Sambuci flos tot. (Holunderblüten)	30,0 g
Filipendulae flos tot. (Mädesüßblüten)	20,0 g
Cynosbati fruct. conc. (Hagebuttenfrüchte)	20,0 g

M. f. spec. antipyreticae et diaphoreticae
D.S. 1 EL Teemischung mit 1 Tasse kochendem Wasser (ca. 150 ml) übergießen und 10 Min. ziehen lassen. Abseihen und mehrmals tgl. 1 Tasse frisch bereiteten Tee trinken.

▶ Erkältungstee IV nach Standardzulassung

Rp:

Salicis cortex conc. (Weidenrinde)	35,0 g
Sambuci flos tot. (Holunderblüten)	30,0 g
Thymi herba conc. (Thymiankraut)	20,0 g
Cynosbati fructus conc. (Hagebuttenfrüchte)	5,0 g
Liquiritae radix conc. (Süßholzwurzel)	5,0 g
Malvae flos tot. (Malvenblüten)	5,0 g

M. f. spec. antipyreticae et pectoralis
D.S. 1 EL Teemischung mit 1 Tasse kochendem Wasser (ca. 150 ml) übergießen und 10 Min. ziehen lassen. Abseihen und mehrmals tgl. 1 Tasse frisch bereiteten Tee trinken.

▶ Grippe-Tee

Rp:

Salicis cortex conc. (Weidenrinde)	30,0 g
Tiliae flos conc. (Lindenblüten)	40,0 g
Filipendulae flos tot. (Mädesüßblüten)	10,0 g
Matricariae flos tot (Kamillenblüten)	10,0 g
Aurantii pericarpium conc. (Pomeranzenschalen)	10,0 g

M. f. spec. antipyreticae et diaphoreticae
D.S. 1 EL Teemischung mit 1 Tasse kochendem Wasser (ca. 150 ml) übergießen und 10 Min. ziehen lassen. Abseihen und mehrmals tgl. sowie abends vor dem Schlafengehen 1 Tasse trinken.

▶ Schweißtreibender Tee (Species diaphoreticae)

Rp:

Tiliae flos conc. (Lindenblüten)	70,0 g
Filipendulae flos tot. (Mädesüßblüten)	10,0 g
Menthae piperitae folium conc. (Pfefferminzblätter)	15,0 g
Aurantii pericarpium conc. (Pomeranzenschalen)	5,0 g

M. f. spec. diaphoreticae
D.S. 1 EL oder 1–2 TL Teemischung mit 1 Tasse kochendem Wasser (ca. 150 ml) übergießen und 10 Min. ziehen lassen. Abseihen und mehrmals tgl. 1 Tasse möglichst heiß trinken, anschließend in Decken hüllen.

 Diese Teemischung eignet sich aufgrund des guten Geschmacks sehr gut in der Pädiatrie.

▶ Schweißtreibender Tee (Species diaphoreticae Erg.-B.6)

Rp:

Salicis cortex conc. (Weidenrinde)	20,0 g
Betulae folium conc. (Birkenblätter)	20,0 g
Sambuci flos tot. (Holunderblüten)	20,0 g
Tiliae flos conc. (Lindenblüten)	20,0 g
Filipendulae flos tot. (Mädesüßblüten)	10,0 g
Matricariae flos tot. (Kamillenblüten)	5,0 g
Jaborandi folium conc. (Jaborandiblätter)	5,0 g

M. f. spec. diaphoreticae
D.S. 1 EL oder 1–2 TL Teemischung mit 1 Tasse kochendem Wasser (ca. 150 ml) übergießen und 10 Min. ziehen lassen. Abseihen und mehrmals tgl. 1 Tasse möglichst heiß trinken, anschließend in Decken hüllen.

▶ Schweißtreibender Tee (Species diaphoreticae DRF)

Rp:

Sambuci flos tot. (Holunderblüten)	
Tiliae flos conc. (Lindenblüten)	aa 25,0 g

M. f. spec. diaphoreticae
D.S. 1 EL oder 1–2 TL Teemischung mit 1 Tasse kochendem Wasser (ca. 150 ml) übergießen und 10 Min. ziehen lassen. Abseihen und mehrmals tgl. 1 Tasse möglichst heiß trinken, anschließend in Decken hüllen.

▶ Schweißtreibender Tee (Species diaphoreticae nach Meyer Camberg)

Rp:

Tiliae flos conc. (Lindenblüten)	
Sambuci flos tot. (Holunderblüten)	aa 30,0 g
Matricariae flos tot. (Kamillenblüten)	40,0 g

M. f. spec. diaphoreticae Meyer
D.S. 1 EL oder 1–2 TL Teemischung mit 1 Tasse kochendem Wasser (ca. 150 ml) übergießen und 10 Min. ziehen lassen. Abseihen und mehrmals tgl. 1 Tasse möglichst heiß trinken, anschließend in Decken hüllen.

▶ Schweißtreibender Tee (Species diaphoreticae nach dem Schweizer Arzneibuch)

Rp:

Tiliae flos conc. (Lindenblüten)	40,0 g
Sambuci flos tot. (Holunderblüten)	30,0 g
Menthae pip. folium conc. (Pfefferminzblätter)	20,0 g
Jaborandi folium conc. (Jaborandiblätter)	10,0 g

M. f. spec. diaphoreticae
D.S. 1 EL oder 1–2 TL Teemischung mit 1 Tasse kochendem Wasser (ca. 150 ml) übergießen und 10 Min. ziehen lassen. Abseihen und mehrmals tgl. 1 Tasse möglichst heiß trinken, anschließend in Decken hüllen.

6.3 Rhinitis acuta, Rhinosinusitis

Akuter Katarrh der Schleimhaut der Nasenhaupt- und -nebenhöhlen mit Niesreiz, Brennen in Nase und Rachen, Nasensekretion sowie allgemeinem Krankheitsgefühl, meist im Rahmen einer Erkältung auftretend.

Stellenwert der Phytotherapie

Phytopharmaka dienen der Erleichterung bzw. Normalisierung der Atmung und können eine bakterielle Superinfektion aufgrund der nachgewiesenen bakteriostatischen Wirkung mancher Drogen verhindern. Je früher sie eingesetzt werden, desto größer ist der zu erwartende Erfolg. Sie werden **adjuvant** zu Beginn einer Rhinitis evtl. zusammen mit α-Sympathomimetika und nach wenigen Tagen als **alleinige** Therapie eingesetzt.

Phytopharmaka sind im Gegensatz zu chemisch-synthetischen Nasensprays nebenwirkungsarm. Auch wenn sie über einen längeren Zeitraum eingenommen werden, schädigen sie die Nasenschleimhaut nicht und führen zu keiner Rhinitis medicamentosa.

Darreichungsform

Ätherische Öle können mit Hilfe von **Inhalationen** und **Nasensprays** in die Nase verbracht werden, wobei mit Nasensprays höhere Konzentrationen erreicht werden als bei der Inhalation.

Da Präparate, die bei der Rhinitis angewendet werden, die ziliare Aktivität nicht beeinträchtigen dürfen, sollte auf fetthaltige Zubereitungen wie Salben oder Öle verzichtet werden, da sie durch ihre hohe Viskosität die Ziliarbewegung verhindern. Geeignet sind **hydrophile Zubereitungen**, z. B. Lösungen, die als Spray in die Nase appliziert werden.

Phytotherapeutische Differentialtherapie

Zur Anwendung gelangen in erster Linie reine ätherische Öle bzw. Ätherisch-Öl-haltige Zubereitungen.

Zubereitungen aus **Meerträubelkraut** sind obsolet, lediglich reines isoliertes **Ephedrin** wird noch medizinisch verwendet. Bei ephedrinhaltigen Schnupfenmitteln ist zu beachten, daß Ephedrin auf der Doping-Liste steht.

Imker kauen bei Rhinitis und Rhinosinusitis häufig **Propoliszubereitungen**. Wissenschaftliche Untersuchungen bzw. klinische Untersuchungen dazu existieren noch nicht.

Zusätzliche allgemeine Maßnahmen

- Inhalation von Salzlösungen, z.B. Emser Salz 1–3 %, oder Nasenspülungen mit physiologischer Kochsalzlösung (9 g Salz auf 1 l Wasser) oder Meersalzlösung, damit die Schleimhäute feucht gehalten und die Eindickung des Sekrets verhindert werden.
- Reichlich trinken (mind. 2 l/Tag).
- Beim Schlafen Kopf hochlagern, was die Atmung erleichtert.
- Raumluft mit Hilfe eines Ultraschallverdampfers befeuchten, zusammen mit wenigen Tr. Eukalyptusöl oder einem natürlichen „Sauna-Duft".

6.3.1 Inhalationen

Wirkmechanismus: Ätherische Öle, die bei der Rhinitis eingesetzt werden, führen zu einer subjektiven Verbesserung der Nasenluft-Passage und werden vermutlich durch das enthaltene Menthol bzw. Levomenthol als kühlend und nasenerweiternd empfunden. Darüber hinaus wirken ätherische Öle schleimlösend (mukolytisch), indem sie den Abbau saurer Mukopolysaccharide beschleunigen.

Menthol, Campher und Eukalyptusöl
- erregen direkt Thermorezeptoren in der Nasenschleimhaut, wobei die Erregung über den N. trigeminus weitergeleitet wird
- bewirken nach inhalativer Aufnahme im Larynx eine Erregungsweiterleitung über afferente Nerven
- depolarisieren Kälterezeptoren durch eine Hemmung des Calciumeinstroms in die Zelle.

Eine Inhalation mit Kamillenblütenextrakt hat darüber hinaus eine stark antiphlogistische Wirkung.

Der Wirkungsmechanismus unterscheidet sich pharmakologisch von herkömmlichen Schnupfensprays, die α-Sympathomimetika enthalten und durch eine Vasokonstriktion zu einer Abschwellung der Nasenschleimhaut führen.

Kontraindikationen: Asthma bronchiale, Keuchhusten.

Nebenwirkungen: Bei zu hoher Konzentration (z.B. 20 Tr. ätherisches Öl pro Inhalation) Bronchospasmus.

Interaktionen: Ätherisches Eukalyptusöl bewirkt eine Induktion des fremdstoffabbauenden Enzymsystems in der Leber. Die Wirkung anderer Arzneimittel kann deshalb abgeschwächt und/oder verkürzt werden.

Wirkstoffe: Zum Einsatz gelangen ätherische Öle (☞ 6.1.1) wie Eukalyptusöl, Fenchelöl, Kamillenblütenöl, Koniferenöle (aus den Nadeln und dem Harz gewonnene ätherische Öle verschiedener Nadelbäume), Minzöl, Pfefferminzöl und Einzelverbindungen wie Campher, Cineol, isoliertes Menthol.

Vom natürlichen l-Menthol (= Levomenthol) kennt man inzwischen den Rezeptor und hat auch eine Vorstellung über den Reaktionsmechanismus. Daher sollte man bei Rhinitis bevorzugt Zubereitungen mit l-Menthol, also natürlichem Menthol, einsetzen.

Anwendung: Sie erfolgt mit Hilfe der Wasserdampf-Inhalation. Dazu werden 4–8 Tr. ätherisches Öl mit ca. 1 l heißem Wasser überbrüht und die Dämpfe unter einem Handtuch eingeatmet. Ätherische Öle können auch in sogenannten Aromalampen via Raumverdampfung oder durch einfaches Einatmen, z.B. nach Auftröpfeln auf ein Taschentuch, oder mittels eines Inhalierstifts ihre Wirkung entfalten.

✓ Besonders geeignet und ungefährlich für Sgl. und Kleinkdr. ist die Raumvernebelung von ätherischen Ölen mit Aromalampen oder die Wasserdampf-Inhalation mit Hilfe eines Inhalators mit isoliertem Wärmeschutzmantel (beim Apotheker erfragen). Die optimale Applikation ist die Vernebelung mit Hilfe eines Ultraschallverdampfers.

Die ätherischen Öle können entweder einzeln oder gemischt angewendet werden, z.B. in

▶ Inhalatio composita NRF-Rezeptur 4.3

Rp:

Eucalypti aeth. (Eukalyptusöl)	4,5 g
Pini pumiliones aeth. (Latschenkiefernöl)	4,5 g
Menthae pip. aeth. (Pfefferminzöl)	1,0 g

M. f. inhalatio composita
D.S. 4–8 Tr. (bei Kdr. 3–5 Tr.) in 1 l kochendes Wasser geben und die Dämpfe mehrmals tgl. inhalieren.

✓ Die Inhalationslösung sollte in dieser Form auf Kassenrezept verschrieben werden können.

▶ Fertigpräparate zur Inhalation (z.B.)

Bei Sgl. und Kleinkdr. Zubereitungen mit Menthol, Eukalyptusöl oder Campher nicht im Bereich des Gesichts, speziell der Nase auftragen, da es zum sogenannten Kratschmer-Reflex (Glottiskrampf) mit Atemdepression bis zur Erstickung kommen kann.

- Denosol® Erkältungs-Raumspray (Cineol, Levomenthol, Campher, Thymol), 5–10 Sek. im Raum zerstäuben, bis zu 3 x tgl.
- Kamille Spitzner® N Lösung (Kamillenblütenextrakt), mehrmals tgl. ca. 10 ml inhalieren.
- Kamillin Konzentrat Lösung (Kamillenblütenextrakt), mehrmals tgl. ca. 10 ml inhalieren.
- Kamillosan® Konzentrat Lösung (Kamillenblütenextrakt), mehrmals tgl. ca. 10 ml inhalieren. (☞ **Studie**)
- Liniplant® Inhalat Flüssigkeit (Eukalyptus-, Cajeputöl), mehrmals tgl. Kdr. u. Erw. bis zu 8 Tr. in ein Gefäß mit heißem Wasser geben und die Dämpfe einatmen, Sgl. und Kleinkdr. bis zu 5 Tr. auf das Kleidungsstück in der Nähe der Atmungsorgane oder im Raum verdampfen bzw. inhalieren.

- Sanopinwern® Inhalat (Eukalyptus-, Kiefernnadelöl), mehrmals tgl. 1–5 Tr. mit ca. ½ l heißem Wasser übergießen und die Dämpfe einatmen.
- Thymipin® N Erkältungsbalsam (Thymianfluidextrakt, Campher, Eukalyptusöl), mehrmals tgl. eine kleine Menge des Balsams (3–5 cm) in heißem Wasser auflösen und inhalieren.
- Tumarol®-Creme (Eukalyptusöl, Campher, Levomenthol), mehrmals tgl. 5–10 cm in 1–2 l heißes Wasser geben und die Dämpfe unter einem Tuch mehrere Min. lang einatmen.
- Wick® Inhalierstift N Lösung (Levomenthol, Campher), nach Bedarf inhalieren.

> In einer Studie mit 60 Patienten führte die Inhalation von **Kamillosan® Konzentrat Lösung** in verschiedener Konzentration zu einer Besserung der Erkältungsbeschwerden, der max. Effekt wurde 15–45 Min. nach der Inhalation erreicht. Auch die Dauer der Verbesserung war abhängig von der Dosis. Je höher dosiert der Kamillenblütenextrakt (max. Dosierung 25 ml pro Inhalation), desto länger hielt auch die Beschwerdefreiheit an.

6.3.2 Nasensprays

Wirkmechanismus: Abschwellung der Nasenschleimhaut.

Kontraindikationen: Asthma bronchiale, Nasensprays mit ätherischen Ölen nicht bei Sgl. und Kleinkdr. anwenden.

Nebenwirkungen: Keine bekannt.

Interaktionen: Keine bekannt.

Wirkstoffe: Kamillenöl, Eukalyptusöl, Pfefferminzöl, Menthol. Zubereitungen aus Meerträubelkraut werden nicht mehr verwendet, lediglich das reine isolierte Ephedrin ist in einigen Schnupfenmitteln enthalten. Diese Schnupfenmittel stehen allerdings auf der Doping-Liste.

Anwendung: Mehrmals tgl. 1–2 Sprühstöße in jedes Nasenloch.

▶ Fertigpräparate als Nasensprays oder Nasentropfen (z.B.)

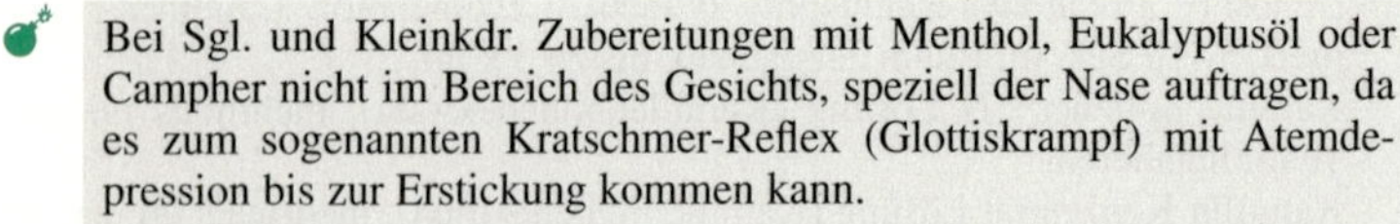

Bei Sgl. und Kleinkdr. Zubereitungen mit Menthol, Eukalyptusöl oder Campher nicht im Bereich des Gesichts, speziell der Nase auftragen, da es zum sogenannten Kratschmer-Reflex (Glottiskrampf) mit Atemdepression bis zur Erstickung kommen kann.

- Kamillan® supra Nasenspray Flüssigkeit (Kamillenblütenfluidextrakt), mehrmals tgl. 1–2 Sprühstöße.
- Soledum® med. Nasentropfen (25g Oleum Chamomillae/100 g extrahiert mit mittelkettigen Triglyceriden), Erw. 3–4 x tgl. 2–3 Tr., Kdr. 1–2 Tr. in jede Nasenöffnung träufeln.
- tetesept SchnupfenSpray (mit ätherischem Eukalyptusöl, Menthol und Pfefferminzöl), alle 3–4 Std. 2 Spraystöße in jede Nasenöffnung geben.

✓ Schnupfensprays, die α-Sympathomimetika wie Oxymetazolin enthalten, können sinnvoll mit ätherischem Pfefferminz- oder Eukalyptusöl kombiniert werden, da dadurch die Oxymetazolinmenge reduziert werden kann. Dies ist vorteilhaft, da α-Sympathomimetika-haltige Nasenspray max. über einen Zeitraum von 5–7 Tage und möglichst gering dosiert angewendet werden dürfen, da sonst die Gefahr einer Überstimulation des Sympathikus besteht und die Dosis durch nachlassende Wirkung erhöht werden muß. Folgen sind irreversible Schädigungen der Nasenschleimhaut (Rhinitis medicamentosa).

6.4 Sinusitis

6

Entzündung der Schleimhaut der Nasennebenhöhlen mit Sekretbildung, häufig bei Schnupfen, begünstigt durch Verlegung der Nasennebenhöhlenostien durch die angeschwollene Nasenschleimhaut. Betrifft oft nur eine Nasennebenhöhle. Begünstigende Faktoren sind Muschelhyperplasie, Septumdeviation, Polyposis nasi, Adenoide. Symptome sind Kopfschmerzen, die beim Bücken, Pressen, Schneuzen zunehmen, Klopfschmerz über der Wange (Kieferhöhle), Nasenwurzel und Stirn (Stirnhöhle), Kopfmitte (Keilbeinhöhle), häufig auch Zahnschmerzen im Oberkieferbereich.

Stellenwert der Phytotherapie

Der Einsatz von Phytopharmaka ist bei **akuter** Sinusitis sinnvoll und zwar je nach Beschwerden als **adjuvante** Therapie zusammen mit α-Sympthomimetika bzw. Antibiotika für kurze Zeit **oder** als **alleinige** Therapiemaßnahme. Diese ermöglichen eine Abschwellung der Schleimhaut, Sekretolyse und Förderung der Sekretomotorik, um einen Sekretstau zu verhindern. Je früher Phytopharmaka eingesetzt werden, desto größer ist der zu erwartende Heilungserfolg und desto geringer ist die Wahrscheinlichkeit, daß eine purulente Verlaufsform durch eine bakterielle Superinfektion auftritt.

Eine **chronische** Sinusitis bedarf dagegen dringend der Abklärung durch den Facharzt und kann nur **adjuvant** mit Phytopharmaka therapiert werden.

Darreichungsform

Geeignet sind Nasenspülungen, Inhalationen, systemische Aufnahme in Form von ethanolisch-wäßrigen Tinkturen (Tr.), Trockenextrakten verarbeitet in Tbl. und Drg. sowie ätherische Öle in Weichgelatinekps.

Phytotherapeutische Differentialtherapie

Die einzelnen Therapieziele werden durch verschiedene Drogen mit unterschiedlichen Angriffspunkten erreicht:
- Sekretolyse, Sekretomotorik, Mukolyse: z.B. Enzianwurzel, Holunderblüten, Schlüsselblumenblüten
- Abschwellung der Nasenschleimhaut: z.B. Pfefferminzöl, Menthol
- Entzündungshemmung: z.B. Kamillenblüten, Ampferkraut, Cineol, Umckaloabowurzel

- Keimhemmung: z.B. Kamillenöl, Cineol, Schlüsselblumenblüten, Umckaloabowurzel
- Virustase: Umckaloabowurzel

Die optimale **Therapiestrategie** ist eine **dreifache**, wobei die unterschiedlichen Wirkmechanismen eine optimale synergistische Wirksamkeit ergeben:
- Nasenspülung
- Inhalation von ätherischem Kamillenöl aus standardisierten Kamillenblüten-Fertigarzneimitteln oder von Gelomyrtol®/ forte (Kps. dazu aufschneiden)
- systemische Behandlung mit Sinupret® Tropfen oder Sinupret® forte Dragees (2 Tage) im Wechsel mit Gelomyrtol® forte Kapseln oder Soledum® Kapseln (1 Tag).

Zusätzliche allgemeine Maßnahmen

- Raumluft befeuchten, Inhalation von Salzlösungen, z.B. Emser Salz 1–3 % oder Nasenspülungen mit physiologischer Kochsalzlösung (9 g Salz auf 1 l Wasser) oder Meersalzlösung, damit die Schleimhäute feucht gehalten und die Eindickung des Sekrets verhindert werden.
- Reichlich trinken (mind. 2 l/Tag).
- Kalte Zugluft meiden.

6.4.1 Inhalationen und Nasenspülungen

▶ Kamillenblüten (Matricariae flos) ☞ S. 123

Darreichungsform: Inhalationen und Rachenspülungen können zwar mit Kamillentee durchgeführt werden, doch reicht für eine effektive Therapie die Konzentration der antiphlogistisch und bakteriostatisch wirksamen Kamillenblüteninhaltsstoffe in der Regel nicht aus. Der „Kamillentee" muß also durch einen alkoholischen Kamillenauszug verstärkt werden.
- Teezubereitung: 1 EL Droge mit 1 Tasse kochendem Wasser übergießen, 5–10 Min. abgedeckt stehen lassen und dann abseihen. Mit diesem Tee mehrmals tgl. Rachenspülungen durchführen. Für eine wirksame Inhalation diesen „Kamillentee" mit 1 EL der unten angeführten Fertigarzneimittel verstärken.

Fertigarzneimittel: Z.B.
- Kamille Spitzner® N Lösung, 1 EL (ca. 15 ml) auf 1 l kochendes Wasser geben und die Dämpfe mehrmals tgl. inhalieren.
- Kamillin Konzentrat Lösung, 1 EL (ca. 15 ml) auf 1 l kochendes Wasser geben und die Dämpfe mehrmals tgl. inhalieren.
- Kamillosan® Konzentrat Lösung, 1 EL (ca. 15 ml) auf 1 l kochendes Wasser geben und die Dämpfe mehrmals tgl. inhalieren.

Kombinationen mit anderen Phytopharmaka: Eine Kombination mit anderen spasmolytisch und antibakteriell wirksamen Drogen wie Minzöl, Pfefferminzöl, Thymianöl ist sinnvoll. Z.B.
- stas® JHP Erkältungs-Tropfen (zusammen mit Minzöl), zur Inhalation 1–3 Tr. in siedendes Wasser geben.

▶ Rezeptur zur Nasenspülung

Rp:

Tinct. Calendulae ∅ (Ringelblüten-Tinktur, homöopathische Urtinktur)	20,0 ml
Tinct. Echinaceae ∅ (Echinacea-Tinktur, homöopathische Urtinktur)	1,0 ml
Phys. Kochsalzlösung	ad 100,0 ml

M. f. tinct. rhinologicae
D.S. 3 x tgl. mit 10–20 ml eine Nasenspülung mit Hilfe eines Gummiballs durchführen.

6.4.2 Phytopharmaka zur inneren Anwendung

▶ Umckaloabowurzel, afrikanische (Pelargonii sidoides radix) ☞ S. 249

Darreichungsform: Ethanolisch-wäßriger Auszug 1:10 in Form eines Fertigarzneimittels.

Fertigarzneimittel: Z.B.
- Umckaloabo® Tropfen, Erw. und Kdr. über 12 Jahre 3 x tgl. 20–30 Tr., Kdr. im Alter von 6–12 Jahren 3 x tgl. 10–20 Tr., Kdr. unter 6 Jahren je nach Alter 3 x tgl. 5–10 Tr. Enthalten 12 Vol.% Ethanol. (☞ **Studie**)

Kombination mit anderen Phytopharmaka: Sind nicht erhältlich.

✓ Umckaloabowurzel ist eine afrikanische Droge, die in keinem Arzneibuch aufgenommen ist und auch keine Monographie der Kommission E besitzt.

In einer multizentrischen, prospektiven, GCP-konformen, offenen Outcome-Studie wurden Wirksamkeit und Verträglichkeit von EPs 7630 (**Umckaloabo® Tropfen**) bei 361 Patienten mit akuter Sinusitis bzw. akuter Exazerbation einer chronisch-rezidivierenden Sinusitis untersucht. Die Remissionsraten der sinusitis-typischen Symptome wie Kopfschmerz, Druckdolenz und eitrige Nasensekretion lagen bei über 90 %. Dementsprechend besserten sich auch das subjektive Wohlbefinden und die gesundheitsbezogene Lebensqualität der Patienten. Die Verträglichkeit des Prüfpräparats wurde in über 94 % der Fälle als sehr gut oder gut bewertet. Über Nebenwirkungen wurde in nur 3,9 % der Fälle berichtet.

▶ Fertigpräparat: Gelomyrtol®/- forte dünndarmlösliche Kapseln

Gelomyrtol® bzw. Gelomyrtol® forte dünndarmlösliche Kapseln (Gesamtmenge 120 bzw. 300 mg Myrtol pro Kps., standardisiert auf mind. 30 bzw. 75 mg Limonen, 30 bzw. 75 mg Cineol und 8 bzw. 20 mg α-Pinen) enthalten ein ätherisches Ölgemisch mit dem Trivialnamen „Myrtol". Myrtol ist ein pflanzliches Destillationspräparat aus ätherischem Eukalyptus- und Citrusöl, das auf die Hauptinhaltsstoffe Cineol, Limonen und α-Pinen standardisiert ist und exakte Mindest- sowie Höchstgehalte an diesen wichtigen Inhaltsstoffen enthält sowie in dünndarmlösliche Weichgelatinekapseln abgefüllt ist.

Wirkungen: Myrtol wirkt
- sekretomotorisch
- sekretolytisch
- mukolytisch
- antioxidativ
- antiphlogistisch
- schleimhautabschwellend
- bronchodilatatorisch
- antimikrobiell

Wirkmechanismus: Myrtol beschleunigt den mukoziliären Transport in der Kieferhöhle, da das ätherische Öl über das Blut rasch in die Kieferhöhle gelangt. Die Resorption von Myrtol im Darm aus den dünndarmlöslichen Kapseln ist gut.

6

Indikationen: Akute und chronische Sinusitis, akute und chronische Bronchitis.

Kontraindikationen: Überempfindlichkeit gegenüber einem der Inhaltsstoffe.

Nebenwirkungen: In Einzelfällen Magen-Darm-Beschwerden. Vorhandene Nieren- und Gallensteine können in Bewegung gesetzt werden. In Einzelfällen Auftreten von Überempfindlichkeitsreaktionen (z.B. Hautausschlag, Gesichtsschwellung, Atemnot oder Kreislaufstörungen).

Interaktionen: Keine bekannt.

Dosierung:
- Gelomyrtol® magensaftresistente Kapseln (120 mg Myrtol), bei akuter Sinusitis 4–5 x tgl. 2 Kps., bei chronischen Krankheitsbildern 3 x tgl. 2 Kps., diese Dosierung auch bei Dauerbehandlung. Kdr. unter 10 Jahren erhalten die Hälfte der angegebenen Erwachsenendosis. (☞ **Studie**)
- Gelomyrtol® forte magensaftresistente Kapseln (300 mg Myrtol), bei akuter Sinusitis 3–4 x tgl. 1 Kps., bei chronischen Krankheitsbildern 2 x tgl. 1 Kps., diese Dosierung auch bei Dauerbehandlung. Kdr. unter 10 Jahren erhalten die Hälfte der angegebenen Erwachsenendosis. (☞ **Studie**)

✓ Gelomyrtol®/- forte dünndarmlösliche Kapseln können auch geöffnet und zur Inhalation verwendet werden.
Die optimale Sinusitistherapie erfolgt mit der abwechselnden Einnahme von Gelomyrtol®/- forte und Sinupret® forte Dragees oder Tropfen, da sich dabei verschiedene Wirkmechanismen und sehr unterschiedliche Wirksubstanzen ergänzen.

In mehreren Studien konnte **Gelomyrtol®** die Zilienaktivität um 28 %, den Sekrettransport um 30 % und die Sekretverflüssigung um 280 % steigern.

Antibiotika eingespart mit Gelomyrtol®
In einer doppelblinden, randomisierten und plazebo-kontrollierte Studie an 331 Patienten mit akuter Sinusitis zeigte sich: 13 % der Patienten, die nur einen Nasenspray einnahmen, benötigten ein Antibiotikum, dagegen nur 7 % der Patienten, die **Gelomyrtol® forte** und Nasenspray einnahmen. ➡

Mit **Gelomyrtol®** wurde eine doppelblinde, randomisierte Studie an 220 Patienten mit akuter Sinusitis durchgeführt. Die Patienten enthielten entweder **Gelomyrtol®** und einen xylometazolinhaltigen Nasenspray oder Plazebo und den Spray. Die Ergebnisse zeigen, daß **Gelomyrtol®** Plazebo deutlich überlegen ist, was die Reduktion Sinusitis-spezifischer Symptome (v.a. bei Kopfschmerzen, Nasensekretion und Sekretviskosität) betrifft. Die Untersucher schließen daraus, daß eine Therapie der akuten Sinusitis nur mit Sekretolytika und abschwellenden Nasentropfen bei komplikationsfreien Erstmanifestationen ausreichend ist, also in diesen Fällen auf ein Antibiotikum verzichtet werden kann. Nach der 6tägigen Therapiephase bestand bei Patienten, die **Gelomyrtol®** eingenommen hatten, weniger häufig die Notwendigkeit einer antibiotischen Therapie als bei der Plazebogruppe. Auch Reinfektionen waren bei diesen Patienten seltener.

Wirksam adjuvant nach Nasennebenhöhlenoperationen
Gelomyrtol® ist auch zur Nachbehandlung von Nasennebenhöhlenoperationen geeignet, da durch die Einnahme reaktive Mukosaschwellungen reduziert werden und physiologische Schleimhautreparationsprozesse unterstützt werden. In dieser Indikation sollte die Therapie 3–4 Wochen fortgeführt werden.
Auch Kdr., die wegen entzündlicher Erkrankungen der Nasennebenhöhlen operiert werden müssen, profitieren von der adjuvanten Therapie mit Myrtol. In einer Anwendungsbeobachtung wurden 80 Kdr. mit **Gelomyrtol®** (Kdr. unter 10 Jahren) bzw. **Gelomyrtol® forte** (Kdr. über 10 Jahre) behandelt. Nach der Operation kam es unter Therapie mit Myrtol zu einer deutlichen Verbesserung klinischer Entzündungssymptome wie Druckschmerzen über den Nervenaustrittspunkten, Kopfschmerzen, Behinderung der Nasenatmung und Klopfschmerz über den Nasennebenhöhlen. Nach 4 Wochen hatte sich bei fast allen Kdr. die Sekretbeschaffenheit normalisiert.

6

▶ Fertigpräparat: Soledum® Kapseln und Soledum® Balsam Lösung z. Einreiben od. Inhalation

Enthalten die natürliche Reinsubstanz Cineol, den Hauptbestandteil des Eukalyptusöls (70 %).

Wirkungen: Cineol wirkt
- mild bronchospasmolytisch
- sekretomotorisch
- antimikrobiell
- antiphlogistisch
- hyperämisierend
- fungizid

Indikationen: Akute, chronische und entzündliche Erkrankungen der Atemwege, grippale Infekte, Erkältungskrankheiten mit Husten und Schnupfen, akute und chronische Bronchitis, Sinusitis.

Kontraindikationen: Soledum® Kapseln: Keine bekannt. Soledum® Balsam Lösung z. Einreiben od. Inhalation: Nicht bei Windpocken oder Masern als

Einreibung verwenden. Bei Kleinkdr. und Sgl. nicht im Bereich des Gesichts, speziell der Nase, auftragen.

Nebenwirkungen: Soledum® Kapseln: Selten Überempfindlichkeitsreaktionen oder Magendruck. Die Lage vorhandener Nieren- oder Gallensteine kann verändert werden. Soledum® Balsam Lösung z. Einreiben od. Inhalation: Selten Überempfindlichkeitsreaktionen.

Interaktionen: Soledum® Kapseln: Cineol bewirkt eine Induktion des fremdstoffabbauenden Enzymsystems in der Leber. Die Wirkung anderer Arzneimittel kann deshalb abgeschwächt und/oder verkürzt werden. Beim Balsam ist diese Interaktion aufgrund der geringeren Cineol-Dosierung wesentlich seltener möglich.

Dosierung:
- Soledum® Kapseln, Erw. und Kdr. über 10 Jahre 2 x tgl. 2 Kps. bis max. 4 x tgl. 2 Kps., Kdr. unter 10 Jahren 3 x tgl. 1 Kps. (☞ **Studie)**
- Soledum® Balsam Lösung z. Einreiben od. Inhalation, Einreibung: 2–4 x tgl. 5–15 Tr. auf Brust und Rücken, bei Sgl. und Kleinkdr. genügen 1–2 x tgl. 5–10 Tr. Inhalation: 15–20 Tr. in einem Inhalator mit ¼ l heißem Wasser übergießen, Bad: als Badezusatz genügen 10–20 Tr. auf ca. 20 l Wasser.

6

Durch die Therapie mit **Soledum® Kapseln** wurde die mukoziliare Clearance bei Patienten mit chronisch obstruktiver Bronchitis signifikant gebessert. Eine jüngste klinische Studie zeigte, daß Cineol signifikante antiphlogistische Effekte besitzt und damit ganz entscheidend in den Circulus vitiosus bei Sinusitis eingreift.
Jüngste klinische Studien mit **Soledum® Kapseln** (3 x tgl. 2 Kps. à 100 mg Cineol) zeigten, daß Cineol nicht nur sekretolytische, -motorische und antibakterielle Wirkungen, sondern auch ein ausgeprägtes antiinflammatorisches Potential besitzt. Es konnte gezeigt werden, daß die Abnahme des Symptomen-Summen-Scores schon nach 4tägiger Therapie mit **Soledum® Kapseln** einen klinisch relevanten und statistisch hoch signifikanten Unterschied zur Therapie mit Plazebo zeigte. Die Wirksamkeit wurde durch die klinisch relevanten Parameter sowohl konfirmatorisch für die Hauptzielparameter als auch exploratorisch für die Nebenzielparameter bewiesen.

▶ Kombinationspräparat: Sinupret®

Phytotherapeutisches Kombinationspräparat aus Extrakten von Enzianwurzel, Schlüsselblumenblüten mit Kelch, Ampferkraut, Holunderblüten und Eisenkraut, das nicht nur aufgrund der langjährigen Erfahrung, sondern auch in erster Linie aufgrund jüngerer experimenteller und GCP-konformer klinischer Studien eine Zulassung nach dem 2. AMG sowohl für die Drg. als auch die Tr. besitzt.

Wirkungen:

Pflanzenextrakte und deren Wirkung in Sinupret®	
Enthaltene Pflanzenextrakte	**Wirkung**
Ampferkraut	antiphlogistisch, immunmodulierend, sekretolytisch
Eisenkraut	antiviral, immunmodulierend, sekretolytisch
Enzianwurzel	sekretolytisch
Holunderblüten	sekretolytisch
Schlüsselblumenblüten mit Kelch	antiviral, sekretolytisch

Tab. 6.5

6

Wirkmechanismus: Die antiphlogistische Wirkung des Präparats beruht auf einer Beeinflussung der PGE_2-Freisetzung durch Ampfer- und Eisenkraut. Zusätzlich stimulieren diese Drogen die Freisetzung von Interleukin-1. Die Zubereitungen aus Enzian, Schlüsselblume und Eisenkraut hemmen beim Versuchstier die durch PAF, Histamin bzw. Ovalbumin ausgelöste Bronchokonstriktion. Extrakte von Eisenkraut und Enzian wirken immunstimulierend, indem sie die Phagozytoseaktivität von Neutrophilen (Enzian) oder die Lymphozytenproliferation (Eisenkraut) stimulieren. Erste Ergebnisse am Versuchstier sprechen dafür, daß Sinupret® auch prophylaktisch als Immunmodulator wirksam ist. Alle Einzeleffekte sind experimentell wissenschaftlich nachgewiesen, ebenso eine gewisse virustatische Wirkung.

Indikationen: Rhinosinusitis, akute und chronische Sinusitis, Bronchitis.

Kontraindikationen: Keine bekannt.

Nebenwirkungen: Selten wurden individuelle Unverträglichkeitsreaktionen beobachtet.

Interaktionen: Keine bekannt.

Dosierung:
- Sinupret® Dragees Bionorica (Enzianwurzel, Holunderblüten, Ampferkraut, Eisenkraut, Schlüsselblumenblüten), Erw. 3 x tgl. 2 Drg., Schulkdr. 3 x tgl. 1 Drg. (☞ **Studie**)
- Sinupret® forte Dragees Bionorica (Enzianwurzel, Holunderblüten, Ampferkraut, Eisenkraut, Schlüsselblumenblüten in doppelter Menge), Erw. und Jugendl. 3 x tgl. 1 Drg.
- Sinupret® Tropfen Bionorica (Enzianwurzel, Holunderblüten, Ampferkraut, Eisenkraut, Schlüsselblumenblüten), Erw. 3 x tgl. 50 Tr., Schulkdr. 3 x tgl. 25 Tr., Kdr. von 2–6 Jahren 3 x tgl. 15 Tr. (☞ **Studie**)

✓ Die optimale Sinusitistherapie erfolgt mit der abwechselnden Einnahme von Sinupret® forte Dragees oder Tropfen und Gelomyrtol®/- forte, da sich dabei verschiedene Wirkmechanismen und sehr unterschiedliche Wirksubstanzen synergistisch ergänzen.

6

Die Gleichwertigkeit zu dem synthetischen Sekretolytikum Ambroxol konnten **Sinupret® Tropfen** in einer Doppelblindstudie an 160 Patienten mit akuter oder exazerbierter chronischer Sinusitis unter Beweis stellen. Auch in einer offenen Vergleichsstudie an 160 Patienten mit akuter Sinusitis war die Therapie mit dem pflanzlichen Sekretolytikum gleich gut wie eine Behandlung mit Acetylcystein. Weitere Studien bestätigten die Wirksamkeit.

Kombination mit Antibiotika und/oder chemisch-synthetischen Nasentropfen

Bei akuter Sinusitis kann durch die zusätzliche Therapie mit **Sinupret® Tropfen und Dragees** neben Antibiotika und abschwellenden Nasentropfen eine raschere Abheilung erreicht werden. Dies zeigte eine Doppelblindstudie an 177 Patienten. Nach 2 Wochen hatte sich der radiologische Befund in der Gruppe, die zusätzlich zur konventionellen Therapie (bestehend aus Tetracyclin und Nasentropfen) **Sinupret®** einnahm, im Vergleich zu der Gruppe, die ein Plazebo einnahm, signifikant verbessert. 64 % dieser Patienten waren o.B. gegenüber nur 36,4 % der Plazebogruppe. Auch der sinogene Kopfschmerz wurde so effektiver bekämpft. Fast doppelt so viele Patienten fühlten sich mit der Begleittherapie besser und besaßen deutlich weniger Kopfschmerzen.

6.5 Tonsillitis

Akute Entzündung der Gaumenmandeln. Zunächst meist viral verursacht, dann bakterielle Superinfektion durch β-hämolysierende Streptokokken, seltener Pneumokokken, Staphylokokken oder Haemophilus influenzae. Geht einher mit Schluckbeschwerden, starken Halsschmerzen, die bis in die Ohren ausstrahlen können, Fieber, vermehrtem Speichelfluß, kloßiger Sprache, Halslymphknotenschwellung.

Stellenwert der Phytotherapie

Die Tonsillitistherapie kann nur **adjuvant** mit Phytotherapeutika unterstützt werden. Dadurch kommt es zur symptomatischen Linderung der Beschwerden, zu einem schnelleren Abklingen der Entzündung und seltener zu Rezidiven.

Wegen der möglichen Komplikationen einer Streptokokkeninfektion wie Tonsillarabszeß sollte bei der eitrigen Tonsillitis nach Abstrich in jedem Fall eine antibiotische Therapie durchgeführt werden.

Darreichungsform

Ethanolisch-wäßrige Tinkturen (Tr.) zur Einnahme und zum Gurgeln, Drogenpulver verarbeitet in Drg.

Phytotherapeutische Differentialtherapie

Neben den Gurgelmitteln, die auch bei der Pharyngitis Verwendung finden (☞ 6.6), und dem Senfmehlfußbad (☞ 6.2.2 Senfsamen) kennt die Erfahrungsheilkunde das Kombinationspräparat (Tonsilgon® N) zur adjuvanten Anwendung bei Tonsillitis.

Eine neue Studie weist darauf hin, daß bei nicht-eitrigen Tonsillitiden der Einsatz eines Fertigarzneimittels aus der afrikanischen Umckaloabowurzel sinnvoll ist.

Imker kauen gerne Propoliszubereitungen. Wissenschaftliche Untersuchungen bzw. klinische Untersuchungen dazu existieren noch nicht.

Zusätzliche allgemeine Maßnahmen

- Weiche oder flüssige Kost essen.
- Milch meiden, da sie verschleimend wirkt, und auf scharf gewürzte Speisen und Obstsäfte verzichten, da diese durch die Schleimhautreizung Schmerzen noch verstärken können.
- Je nach Schwere der Erkrankung Bettruhe einhalten.

6.5.1 Phytopharmaka zur inneren Anwendung

▶ Propolis (Kittharz der Honigbienen, Apis mellifera) ☞ S. 189

Darreichungsform: Ethanolisch-wäßrige Urtinktur nach Vorschrift des Homöopathischen Arzneibuchs oder gereinigtes Propolis kauen.

Fertigarzneimitel: Z.B.
- Propolisept Urtinktur, bei akuten Erkältungszuständen stdl. 5–10 Tr., bei chronischen Verlaufsformen und zur Vorbeugung 3 x tgl. 10 Tr.

Kombinationen mit anderen Phytopharmaka: Geeignete Kombinationen sind nicht im Verkehr.

▶ Umckaloabowurzel, afrikanische (Pelargonii sidoides radix) ☞ S. 249

Darreichungsform: Ethanolisch-wäßriger Auszug 1:10 in Form eines Fertigarzneimittels.

Fertigarzneimittel: Z.B.
- Umckaloabo® Tropfen, bei akuter Tonsillitis Erw. 3 x tgl. 30 Tr., Kdr. im Alter von 6–12 Jahren 3 x tgl. 10–20 Tr., Kdr. unter 6 Jahren je nach Alter 3 x tgl. 5–10 Tr., zur nachfolgenden Behandlung 3 x tgl. 5–20 Tr. je nach Alter. Enthalten 12 Vol.% Ethanol. (☞ **Studie**)

Kombination mit anderen Phytopharmaka: Sind nicht erhältlich.

✓ Umckaloabowurzel ist eine afrikanische Droge, die in keinem Arzneibuch aufgenommen ist und auch keine Monographie der Kommission E besitzt.

6

In einer prospektiven, randomisierten, doppelblinden, plazebokontrollierten Studie wurde die Wirksamkeit der **Umckaloabo® Tropfen** (EPs 7630) bei 143 Kindern mit akuter nicht-streptokokkenbedingter Tonsillopharyngitis untersucht. Als Dosierung waren 3 x tgl. 20 Tr. vorgegeben, die max. Behandlungsdauer betrug 6 Tage. Der Gesamtscore der tonsillitis-typischen Symptome nahm unter der Therapie signifikant ab im Vergleich zu Plazebo ($p < 0,001$). Nach 4tägiger Behandlung waren 90,4 % der Kinder unter Behandlung mit **Umckaloabo® Tropfen** beschwerdefrei bzw. verspürten eine deutliche Besserung, unter Plazebo waren es 27,2 %. In der EPs-Gruppe gab ca. 25 % der Kdr. eine Besserung bereits nach 1–2 Tagen an und über 50 % verspürten einen Wirkungseintritt nach 3–4 Tagen Therapie. Die Kinder in der EPs-Gruppe zeigten eine schnellere Erholung und hatten signifikant weniger Fehltage in der Schule als die in der Plazebo-Gruppe. Unerwünschte Nebenwirkungen wurden bei 1,4 % der Patienten unter EPs 7630 und 20 % unter Plazebo beobachtet. Die Ergebnisse dieser Studie konnten mittlerweile durch 2 weitere plazebokontrollierte Studien bei akuter nicht-streptokokkenbedingter Tonsillopharyngitis bestätigt werden.

In einer prospektiven, randomisierten, offenen Parallelgruppen-Studie wurde die Wirksamkeit von EPs 7630 (**Umckaloabo® Tropfen**) im Vergleich zu einer symptomatischen Therapie (Gurgeln mit Obstessig, Halsumschläge) bei 60 Kindern mit akuter nicht-streptokokkenbedingter Tonsillopharyngitis untersucht. Die Responserate unter EPs 7630 war signifikant höher als in der Gruppe mit symptomatischer Therapie 76,7 % versus 30,0 %, $p < 0,001$). Die Überlegenheit von EPs 7630 zeigte sich auch bei den Remissions- und Besserungsraten der tonsillitis-typischen Einzelsymptome wie Schluckbeschwerden, Halsschmerzen, Speichelfluß, Rötung und Fieber. EPs 7630 wurde von allen Patienten als gut bis sehr gut verträglich beurteilt, die symptomatische Therapie dagegen nur in 63,3 % der Fälle.

Um die Wirksamkeit und Verträglichkeit von EPs 7630 (**Umckaloabo® Tropfen**) bei akuter Tonsillopharyngitis bzw. akuter Exazerbation einer chronisch-rezidivierenden Tonsillopharyngitis beurteilen zu können, wurde eine multizentrische, prospektive, GCP-konforme, offene Outcome-Studie bei 1000 Kindern und Erwachsenen durchgeführt. Nach 7tägiger Behandlung mit EPs 7630 kam es bei über 90 % der Patienten zum Abklingen von Schluckbeschwerden, Halsschmerzen, Speichelfluß, Rötung, Belägen und Fieber. Im Rahmen der anschließenden 6wöchigen Nachbehandlung von 359 Patienten mit akuter Exazerbation einer chronisch-rezidivierenden Tonsillopharyngitis kam es zu einer deutlichen Reduktion der Rezidivhäufigkeit. Insgesamt bewerteten die Patienten die Verträglichkeit in 99 % der Fälle mit gut bzw. sehr gut.

▸ Kombinationspräparat: Tonsilgon® N

Phytotherapeutisches Kombinationspräparat aus Eibischwurzel, Eichenrinde, Kamillenblüten, Löwenzahnkraut, Schachtelhalmkraut, Schafgarbenkraut, Walnußblättern.

Wirkungen:

Pflanzenextrakte und deren Wirkung in Tonsilgon® N	
Enthaltene Pflanzenextrakte	**Wirkung**
Eibischwurzel	immunmodulierend
Eichenrinde	immunmodulierend, adstringierend
Kamillenblüten	immunmodulierend, antiphlogistisch
Löwenzahnkraut	immunmodulierend
Schachtelhalmkraut	immunmodulierend, antiphlogistisch
Schafgarbenkraut	immunmodulierend, antiphlogistisch
Walnußblätter	adstringierend

Tab. 6.6

6

Wirkmechanismus: Polysaccharide aus Kamillenblüten und Eibischwurzeln wirken immunstimulierend durch Steigerung der Phagozytoseaktivität von Makrophagen und Granulozyten. Zusätzlich Zunahme der intrazellulären Abtötung phagozytierter Keime durch die erhöhte Bildung von bakterizid wirksamen Sauerstoffmetaboliten. Eichenrinde zeigt in vitro antivirale Wirkungen, z.B. gegen Influenza-Viren.

Indikationen: Rezidivierende und chronische Atemwegsinfekte, v.a. Tonsillitis.

Kontraindikationen: Bekannte Allergie gegen Korbblütler.

Nebenwirkungen: Keine bekannt.

Interaktionen: Keine bekannt.

Dosierung:
- Bei akuter Symptomatik
  - Tonsilgon® Dragees, Erw. 5–6 x tgl. 2 Drg., Schulkdr. 5–6 x tgl. 1 Drg.
  - Tonsilgon® Tropfen, Erw. 5–6 x tgl. 25 Tr., Schulkdr. 5–6 x tgl. 15 Tr., Kleinkdr. und Sgl. 5–6 x tgl. 5–10 Tr., nach Abklingen der akuten Erscheinungen sollte Tonsilgon® N noch etwa 1 Woche eingenommen werden.
- Nach Abklingen der akuten Erscheinungen
  - Tonsilgon® N Dragees, Erw. 3 x tgl. 2 Drg., Schulkdr. 3 x tgl. 1 Drg.
  - Tonsilgon® N Tropfen, Erw. 3 x tgl. 25 Tr., Schulkdr. 3 x tgl. 15 Tr., Kleinkdr. 3 x tgl. 10 Tr., Sgl. 3 x tgl. 5 Tr.

✓ Aufgrund der guten Verträglichkeit ist das Präparat zur Langzeittherapie geeignet, um Rezidive zu verhindern.

6.6 Pharyngitis, Laryngitis, Tracheitis

Pharyngitis: *Entzündung der Rachenschleimhaut. Zunächst meist viral verursacht, dann bakterielle Superinfektion durch β-hämolysierende Streptokokken. Eine physikalische Primärschädigung durch Rauchen, Aufenthalt in sehr heißen, kalten oder trockenen Räumen ist möglich. Die Symptome sind starke Halsschmerzen, Schluckbeschwerden, Räusperzwang, Fieber, Halslymphknotenschwellung.*

6

Laryngitis: *Kehlkopfentzündung durch virale oder bakterielle Infektion, trockene Luft, Rauchen oder akute Stimmüberlastung. Symptome sind Heiserkeit bis zur Aphonie, evtl. Räusperzwang, Hustenreiz, Schmerzen auf Kehlkopfhöhe.*
Tracheitis: *Viral oder bakteriell bedingte Luftröhrenentzündung, infolge von Rauchen, Inhalation von Reizgasen oder nach Tracheotomie. Symptome sind trockener Reizhusten, brennende retrosternale Schmerzen, selten Auswurf.*

Stellenwert der Phytotherapie

Symptome wie Halsschmerzen, Heiserkeit oder Kratzen im Hals können mit Phytopharmaka aufgrund ihrer antiphlogistischen, antibakteriellen und lokal anästhesierenden Wirkung erfolgreich behandelt werden. Eine Phytotherapie kann **adjuvant** zu chemisch-synthetischen Arzneimitteln **oder allein** angewendet werden.

Jede Heiserkeit, die länger als 3 Wochen andauert, muß diagnostisch abgeklärt werden.

Darreichungsform

Bei Pharyngitis eignen sich:
- **Gurgeln** mit Drogenauszügen aus Salbeiblättern, Kamillenblüten
- schluckweises **Trinken** von Auszügen aus Spitzwegerichkraut, Isländischem Moos in Form eines Frischpflanzenpreßsafts oder Sirups
- **Lutschen** von Pastillen (mit Isländischem Moos) oder Bonbons (mit ätherischem Salbeiblätteröl). Das Lutschen lindert den lokalen Entzündungsreiz, da hierdurch die Schleimhaut feucht gehalten wird.

Phytotherapeutische Differentialtherapie

Je nach Erkrankung werden eingesetzt bei
- **Pharyngitis:** Isländisches Moos, Kamillenblüten, Salbeiblätter, Spitzwegerichkraut, Umckaloabowurzel
- **Laryngitis:** Isländisches Moos, Kamillenblüten, Salbeiblätter, Propolis
- **Tracheitis:** Kamillenblüten, Salbeiblätter

Imker kauen gerne Propoliszubereitungen. Wissenschaftliche Untersuchungen bzw. klinische Untersuchungen dazu existieren noch nicht.

Zusätzliche allgemeine Maßnahmen

- Reichlich trinken (mind. 2 l/Tag).
- Weiche oder flüssige Kost essen.
- Milch meiden, da sie verschleimend wirkt, und auf scharf gewürzte Speisen und Obstsäfte verzichten, da diese durch die Schleimhautreizung Schmerzen noch verstärken können.
- Bei Laryngitis Stimmschonung (kein Flüstern, kein Räuspern), Nikotinkarenz.

6.6.1 Phytopharmaka zur inneren Anwendung

▶ Isländisches Moos (Lichen Islandicus) ☞ S. 116

Darreichungsform: Tagesdosis 4–6 g Droge als Aufguß oder 1,5 g Extrakt.
- Teezubereitung: 1–2 TL feingeschnittene Droge mit 1 Tasse kochendem Wasser übergießen und 10 Min. ziehen lassen. Abseihen und mehrmals tgl. 1 Tasse trinken.

Fertigarzneimittel: Z.B.
- Isla-Moos® Pastillen, mehrmals tgl. 1–2 Pastillen langsam im Mund zergehen lassen.

Kombinationen mit anderen Phytopharmaka: Eine Kombination mit ätherischen Ölen wie Pfefferminzöl, Salbeiextrakt ist sinnvoll. Z.B.
- Cefabronchin® Tropfen (zusammen mit Bibernellwurzel, Eukalyptusblättern, Fenchelfrüchten, Seifenwurzel, Sternanisfrüchten, Thymiankraut), Erw. 2stdl. bis zu 6 x tgl. 20 Tr., Kdr. die Hälfte einnehmen.
- Isla-Mint® Pastillen (zusammen mit Pfefferminzöl), mehrmals tgl. 1–2 Pastillen langsam im Mund zergehen lassen. Im akuten Stadium stdl. 1 Pastille lutschen.
- Freie Rezeptur: 1 TL Salbeiblätter und 1 TL Isländisches Moos mit 1 Tasse kochendem Wasser überbrühen, nach 10 Min. abseihen, die Lösung abkühlen lassen und mit dem körperwarmen Teeauszug gründlich gurgeln.

✓ Pastillen mit Isländischem Moos wirken auch prophylaktisch, wenn die Stimme großen Strapazen ausgesetzt ist, z.B. bei Rednern oder Sängern.

▶ Propolis (Kittharz der Honigbienen, Apis mellifera) ☞ S. 189

Darreichungsform: Ethanolisch-wäßrige Urtinktur nach Vorschrift des Homöopathischen Arzneibuchs oder gereinigtes Propolis kauen.

Fertigarzneimitel: Z.B.
- Propolisept Urtinktur, bei akuten Erkältungszuständen stdl. 5–10 Tr., bei chronischen Verlaufsformen und zur Vorbeugung 3 x tgl. 10 Tr.

Kombinationen mit anderen Phytopharmaka: Geeignete Kombinationen sind nicht im Verkehr.

▶ Salbeiblätter (Salviae folium) ☞ S. 207

Darreichungsform: Tagesdosis 4–6 g Droge oder 0,1–0,3 g ätherisches Öl.
- Aufgüsse zum Gurgeln: 2,5 g Droge oder 2–3 Tr. ätherisches Öl auf 100 ml Wasser (1 Glas) geben und mehrmals tgl. gurgeln.

Fertigarzneimittel: Z.B.
- Salbei Curarina® Tropfen, zum Spülen des Mund- und Rachenraums 1–2 TL mit 1 Glas lauwarmen Wasser verdünnen und alle 2 Std. etwa 1 Min. lang gurgeln.
- Salus® Salbei-Tropfen, ½ TL auf 1 Glas warmes Wasser geben und mehrmals tgl. gurgeln.

– Salvysat® Bürger Lösung, 1 TL auf ½ Glas Wasser geben und mehrere Min. lang intensiv gurgeln, im akuten Stadium alle 2 Std. wiederholen.

Kombinationen mit anderen Phytopharmaka: Eine Kombination mit anderen antibakteriell wirksamen Ätherisch-Öl-Drogen wie Thymian bzw. Thymol (das 20 x stärker keimhemmend als Phenol ist) ist sinnvoll. Z.B.
– Kneipp® Brustkaramellen (zusammen mit Menthol, Anisöl), mehrmals tgl. 1 Karamelle im Mund zergehen lassen.
– Salviathymol® N Flüssigkeit (zusammen mit Eukalyptus-, Pfefferminz-, Zimt-, Nelken-, Fenchel-, Anisöl, Levomenthol, Thymol), zum Gurgeln und Mundspülen bis zu 5 x tgl., nach Bedarf auch öfter, ca. 20 Tr. auf ½ Glas lauwarmes Wasser geben und gurgeln.

✓ Drg. und Bonbons mit ätherischem Salbeiöl wirken auch prophylaktisch, wenn die Stimme Strapazen ausgesetzt ist, z.B. bei Rednern oder Sängern.

▶ Spitzwegerichkraut (Plantaginis lanceolatae herba) ☞ S. 227

Darreichungsform: Mittlere Tagesdosis 3–6 g Droge.
– Teezubereitung: 2 EL feingeschnittene Droge mit 1 Tasse Wasser heiß aufgießen, 5 Min. ziehen lassen. Abseihen und mehrmals tgl. 1 Tasse trinken.

Fertigarzneimittel: Z.B.
– Broncho-Sern® Sirup (Fluidextrakt 1:1 mit Ethanol 20 %), Erw. 3 x tgl. 7,5 ml, Kdr. 3 x tgl. 5 ml.
– florabio naturreiner Heilpflanzensaft Spitzwegerich Preßsaft, nach Bedarf 3–4 x tgl. vor den Mahlzeiten 1 EL Preßsaft unverdünnt oder mit etwas Flüssigkeit einnehmen.
– Kneipp® Hustensaft Spitzwegerich Sirup, Erw. und Schulkdr. nehmen 3 x tgl. 3 EL, Kdr. ab 2 Jahren 3 x tgl. 1 EL.
– Salus Spitzwegerich Hustensaft, alle 2–3 Std. nehmen Erw. 1 EL, Schulkdr. 1 TL, Sgl. ½ TL.
– tetesept Hustentropfen N, Erw. und Schulkdr. 3 x tgl. oder bei Bedarf 1 TL, die Tr. bei Bedarf mit wenig Flüssigkeit verdünnen oder auf Zucker einnehmen.

Kombinationen mit anderen Phytopharmaka: Spitzwegerichkraut eignet sich zur Kombination mit anderen Schleimstoffdrogen wie Eibischwurzel, Isländischem Moos. Z.B.
– Brust-Husten-Tee Stada® N (zusammen mit Fenchelfrüchten, Süßholzwurzel, Thymiankraut), mehrmals tgl. 1 Tasse trinken.
– Kneipp® Husten- und Bronchial-Tee (zusammen mit Fenchelfrüchten, Schlüsselblumenblüten, Thymiankraut), mehrmals tgl. 1 Tasse trinken.

▶ Umckaloabowurzel, afrikanische (Pelargonii sidoides radix) ☞S. 249

Darreichungsform: Ethanolisch-wäßriger Auszug 1:10 in Form eines Fertigarzneimittels.

Fertigarzneimittel: Z.B.
– Umckaloabo® Tropfen, bei akuten Infektionen Erw. und Kdr. über 12 Jahre 3 x tgl. 30 Tr., Kdr. von 6–12 Jahen 3 x tgl. 10–20 Tr., Kdr. unter 6 Jahre je

nach Alter 3 x tgl. 5–10 Tr., zur nachfolgenden Behandlung, v.a. bei chronischem Krankheitsverlauf, 3 x tgl. 10–20 Tr. je nach Alter. Enthalten 12 Vol.% Ethanol. (☞ **Studie**)

Kombination mit anderen Phytopharmaka: Sind nicht erhältlich.

✓ Umckaloabowurzel ist eine afrikanische Droge, die in keinem Arzneibuch aufgenommen ist und auch keine Monographie der Kommission E besitzt.

In einer prospektiven, randomisierten, doppelblinden, plazebokontrollierten Studie wurde die Wirksamkeit der **Umckaloabo® Tropfen** (EPs 7630) bei 143 Kindern mit akuter nicht-streptokokkenbedingter Tonsillopharyngitis untersucht. Als Dosierung waren 3 x tgl. 20 Tr. vorgegeben, die max. Behandlungsdauer betrug 6 Tage. Der Gesamtscore der tonsillitis-typischen Symptome nahm unter der Therapie signifikant ab im Vergleich zu Plazebo ($p < 0{,}001$). Nach 4tägiger Behandlung waren 90,4 % der Kinder unter Behandlung mit **Umckaloabo® Tropfen** beschwerdefrei bzw. verspürten eine deutliche Besserung, unter Plazebo waren es 27,2 %. In der EPs-Gruppe gab ca. 25 % der Kdr. eine Besserung bereits nach 1–2 Tagen an und über 50 % verspürten einen Wirkungseintritt nach 3–4 Tagen Therapie. Die Kinder in der EPs-Gruppe zeigten eine schnellere Erholung und hatten signifikant weniger Fehltage in der Schule als die in der Plazebo-Gruppe. Unerwünschte Nebenwirkungen wurden bei 1,4 % der Patienten unter EPs 7630 und 20 % unter Plazebo beobachtet. Die Ergebnisse dieser Studie konnten mittlerweile durch 2 weitere plazebokontrollierte Studien bei akuter nicht-streptokokkenbedingter Tonsillopharyngitis bestätigt werden.
In einer prospektiven, randomisierten, offenen Parallelgruppen-Studie wurde die Wirksamkeit von EPs 7630 (**Umckaloabo® Tropfen**) im Vergleich zu einer symptomatischen Therapie (Gurgeln mit Obstessig, Halsumschläge) bei 60 Kindern mit akuter nicht-streptokokkenbedingter Tonsillopharyngitis untersucht. Die Responserate unter EPs 7630 war signifikant höher als in der Gruppe mit symptomatischer Therapie 76,7 % versus 30,0 %, $p < 0{,}001$). Die Überlegenheit von EPs 7630 zeigte sich auch bei den Remissions- und Besserungsraten der tonsillitis-typischen Einzelsymptome wie Schluckbeschwerden, Halsschmerzen, Speichelfluß, Rötung und Fieber. EPs 7630 wurde von allen Patienten als gut bis sehr gut verträglich beurteilt, die symptomatische Therapie dagegen nur in 63,3 % der Fälle.
Um die Wirksamkeit und Verträglichkeit von EPs 7630 (**Umckaloabo® Tropfen**) bei akuter Tonsillopharyngitis bzw. akuter Exazerbation einer chronisch-rezidivierenden Tonsillopharyngitis beurteilen zu können, wurde eine multizentrische, prospektive, GCP-konforme, offene Outcomes-Studie bei 1000 Kindern und Erwachsenen durchgeführt. Nach 7tägiger Behandlung mit EPs 7630 kam es bei über 90 % der Patienten zum Abklingen von Schluckbeschwerden, Halsschmerzen, Speichelfluß, Rötung, Belägen und Fieber. Im Rahmen der anschließenden 6wöchigen Nachbehandlung von 359 Patienten mit akuter Exazerbation einer chronisch-rezidivierenden Tonsillopharyngitis kam es zu einer deutlichen Reduktion der Rezidivhäufigkeit. Insgesamt bewerteten die Patienten die Verträglichkeit in 99 % der Fälle mit gut bzw. sehr gut.

6.7 Husten, Bronchitis (Katarrhe der Luftwege)

Akute Bronchitis: *Akute Entzündung der Bronchialschleimhaut, meist im Rahmen eines banalen Infekts, begünstigt durch Feuchtigkeit, Kälte, Rauchen, sonstige inhalative Noxen oder Smog.*
Chronische Bronchitis: *Gemäß Weltgesundheitsorganisation (WHO) „Husten und Auswurf an den meisten Tagen von mindestens drei Monaten zweier aufeinanderfolgender Jahre". Hauptsächlich durch inhalative Noxen (Rauchen, Stäube) bedingt, aber auch durch rauhes Klima im Herbst und Winter, trockenes Innenraumklima und vorbestehende Lungenerkrankungen (Lungenfibrose, Bronchiektasen). Rezidivierende Entzündungen der Bronchialschleimhaut und fortschreitende Zerstörung des Flimmerepithels begünstigen einander. Häufig bakterielle Superinfektionen. Im Laufe von Jahren Übergang in chronisch-obstruktive Bronchitis.*

6

Stellenwert der Phytotherapie

Phytopharmaka werden bei Husten und Bronchitis aufgrund ihrer direkten oder indirekten antitussiven, reizlindernden, antiphlogistischen, bronchospasmolytischen, sekretolytischen und sekretomotorischen Wirkung eingesetzt. Sie wirken in erster Linie symptomatisch und sind vom Wirkmechanismus her nicht vergleichbar mit $ß_2$-Sympathomimetika wie Terbutalin oder Fenoterol.

Bei akuter Bronchitis sollten sie **frühzeitig**, je nach Schweregrad alleine oder adjuvant eingesetzt werden, um Komplikationen zu vermeiden. Auch bei chronischer oder chronisch-obstruktiver Bronchitis ist eine **adjuvante** Therapie mit Phytopharmaka sinnvoll.

Quälender, trockener und **unproduktiver Husten** kann mit pflanzlichen Antitussiva **adjuvant** und mit Noscapin **kurativ** behandelt werden. Diese beeinflussen die Häufigkeit oder Intensität von Hustenstößen durch Unterdrückung des Hustenreflexes.

Produktiver Husten kann mit pflanzlichen Hustenmitteln aufgrund des breiten Wirksamkeitsspektrums in der Regel **alleine** therapiert werden. Das Sekret wird dabei verflüssigt, das Abhusten erleichtert.

Darreichungsform

Husten-Tees stehen in den verschiedenen galenischen Formen zu Verfügung (☞ 1.6.2), die durch ethanolisch-wäßrige Tinkturen (Tr.) verstärkt werden können. **Hustentropfen** können jedoch auch für sich eingenommen werden. Aus geschmacklichen Gründen eignen sich für Kdr. besonders **Hustensäfte** und **Frischpflanzenpreßsäfte**.
Die Wirkstoffgruppe der ätherischen Öle kann über **Inhalation** oder als Tr., Sirupe, Weichgelatinekps. appliziert werden.

Da die für „süß" zuständigen Geschmacksknospen in der Mundschleimhaut parasympathisch sensible Nerven reizen und so die Bronchialsekretion steigern, sollten Hustentees immer **gesüßt** (z.B. mit Honig) getrunken werden.

Phytotherapeutische Differentialtherapie

Eine Unterdrückung des Hustenreflexes erfolgt an **zwei Angriffspunkten**:

1. Dämpfung bzw. Hemmung des Hustenreflexes in der Medulla oblongata und Dämpfung der sensorischen Nerven in den unteren Atemwegen und den Bronchien (Chemorezeptoren) durch **direkte Antitussiva**. Ihre Anwendung sollte nur auf eine kurze Zeit und v.a. auf die Nacht beschränkt werden. Dazu zählen die Alkaloide **Codein** und **Noscapin** (☞ 6.1.4). Sie sind aber keine Phytopharmaka im engeren bzw. arzneimittelrechtlichem Sinn.
2. Blockade sensibler Nerven im Bereich der Atemwege (Mechanorezeptoren) durch Abdecken mit einem Schleimfilm durch Schleimdrogen und Expektoranzien (= **indirekte Antitussiva**). Sie dienen der Bekämpfung von unproduktivem Husten und allgemeinen Reizlinderung.

Bei Bronchitis bzw. Husten werden eingesetzt:

- **Schleimstoffdrogen**, die die gereizte Schleimhaut im Mund- und Rachenraum mit einer Art Schutzfilm, v.a. im Bereich der Epiglottis und des Hypopharynx bis in den Bereich des Larynx, abdecken, reflektorisch die Bronchialschleimsekretion über eine Dämpfung parasympathischer sensibler Nerven in der Magenschleimhaut (N. vagus) hemmen und eine hyperaktive mukoziliare Aktivität im Flimmerepithel mindern. Z.B. Eibischwurzel/-blätter, Huflattichblätter, Isländisches Moos, Malvenblätter/-blüten, Spitzwegerichkraut, Wollblumen.
- **Expektoranzien**, die den Auswurf fördern, indem sie den Bronchialschleim verflüssigen **(Mukolytika)**, die Produktion eines dünnflüssigen Schleims fördern **(Sekretolytika)** und den zähen Schleim verstärkt abtransportieren **(Sekretomotorika)**. Dazu zählen
  - **Ätherisch-Öl-Drogen**, z.B. Anisöl, Campher, Eukalyptusblätter/-öl, Fenchelfrüchte/-öl, Fichtennadelöl, frische Fichtenspitzen, Grindeliakraut, Kiefernnadelöl, Kiefernsprossen, Minzöl, Niauliöl, Pfefferminzöl, Quendelkraut, Sternanisfrüchte, gereinigtes Terpentinöl, Thymiankraut.
  - **Saponindrogen**, z.B. Efeublätter, Hohlzahnkraut, Primelwurzel, Sanikelkraut, Schlüsselblumenblüten, rote und weiße Seifenwurzel, Senegawurzel, Süßholzwurzel.
- **Bronchospasmolytika**, die durch die Krampflösung das Abhusten erleichtern. Z.B. Efeublätter, Huflattichblätter, Lindenblüten, Primelwurzel, Süßholzwurzel, Thymiankraut.
- **Antiphlogistika**, die die Entzündung der Bronchialschleimhaut hemmen. Z.B. Bibernellwurzel, Efeublätter, Isländisches Moos, Spitzwegerichkraut, Süßholzwurzel.
- **Drogen mit keimhemmenden Inhaltsstoffen**, die die Gefahr einer bakteriellen Superinfektion mindern. Z.B. Andornkraut, Brunnenkressekraut, Efeublätter, Kapuzinerkressenkraut, schwarze Rettichwurzel, Thymiankraut, afrikanische Umckaloabowurzel, Vogelknöterichkraut.

Je nach **Therapieziel** werden eingesetzt bei

- **unproduktivem Husten (Reizhusten):** Schleimstoffdrogen, Bronchospasmolytika, Antiphlogistika, keimhemmende Drogen. Der lästige Hustenreiz soll gemildert werden. ☞ S. 434
- **produktivem Husten:** Expektoranzien (ätherische Öle und Saponindrogen), Bronchospasmolytika, Antiphlogistika, keimhemmende Drogen. Durch die

Produktion eines flüssigen Schleims bzw. durch die Verflüssigung des Schleims soll ein Abhusten erleichtert werden. ☞ S. 437

- **nächtlichem Husten:** Alkaloide (Noscapin, wenn das nicht ausreicht Codein)
- **akuter, chronischer Bronchitis:** Expektoranzien (ätherische Öle und Saponindrogen), Antiphlogistika, Bronchospasmolytika, afrikanische Umckaloabowurzel, ☞ S. 452.
- **chronisch-obstruktiver Bronchitis:** Antiphlogistika, Bronchospasmolytika

Meerrettichwurzel, Taubnesselblüten und Tolubalsam erhielten aufgrund des relativ gut dokumentierten wissenschaftlichen Erkenntnismaterials in der Erfahrungsheilkunde eine positive Monographie der Kommission E. Da diese Drogen aber in der Praxis in der Behandlung von Katarrhen der Luftwege kaum eine Rolle spielen, werden sie im folgenden nicht näher besprochen.

Zusätzliche allgemeine Maßnahmen

- Reichlich trinken (mind. 2 l/Tag), damit die Expektoranzien ihre Wirkung voll entfalten können, die Schleimhäute feucht gehalten werden.
- Viel frische Luft, aber keine Unterkühlung.
- Nikotinverzicht, Vermeidung inhalativer Noxen.
- Eine „Hustentechnik" erlernen: langsam ausatmen und mit dem Rest der verbliebenen Atemluft abhusten. Beim langsamen Ausatmen die Hand vor den Mund halten und mit tiefer Stimme brummen. Die dadurch hervorgerufenen Schwingungen im Brustkorb lösen unterstützend tiefer sitzenden Bronchialschleim.

6.7.1 Phytopharmaka zur inneren Anwendung

Unproduktiver Husten (Reizhusten)

▶ Alkaloide

> Alkaloide mit direkter antitussiver Wirkung dürfen bei Bronchitis nur kurzfristig, und wenn kein Sekretstau zu befürchten ist, eingesetzt werden, damit das Abhusten nicht verhindert wird.

Fertigarzneimittel: Z.B.

- Capval® Dragees (25 mg Noscapin), Erw. und Kdr. ab 12 Jahren bis zu 3 x tgl. 2 Drg., Kdr. von 3–12 Jahren bis zu 3 x tgl. 1 Drg.
- Codipront® mono Retardkapseln (30 mg Codein) oder Saft oder Retard Tropfen (200 mg bzw. 2,5 g Codein/100 g), morgens und abends 1 Kps. bzw. 1 Meßlöffel einnehmen.

▶ Eibischwurzel/-blätter (Althaeae radix/-folium) ☞ S. 71

Darreichungsform: Tagesdosis 6 g Wurzeln bzw. 5 g Blätter.

- Teezubereitung: 1 EL Blattdroge oder besser 1 TL Wurzeldroge mit 1 Tasse kaltem Wasser ansetzen und 1–2 Std. unter häufigem Rühren stehenlassen, abseihen, danach schwach anwärmen und mehrmals tgl. 1 Tasse trinken.

Fertigarzneimittel: Z.B.
- Phytohustil® Hustenreizstiller Sirup, bis 6 x tgl. 5 ml bzw. 1 TL einnehmen.

Kombinationen mit anderen Phytopharmaka: Eine Kombination mit anderen Schleimstoffdrogen wie Spitzwegerichkraut oder expektorierenden Drogen wie Thymiankraut, Süßholzwurzel ist sinnvoll. Z.B.
- Em-eukal Husten- und Brusttee (zusammen mit Fenchelfrüchten, -öl, Anisfrüchten, -öl, Süßholzwurzel), mehrmals tgl. 1 TL des Pulvers in 1 Tasse geben, mit heißem Wasser übergießen, umrühren und nach Geschmack süßen.
- Heumann Bronchialtee Solubifix® novo Teeaufgußpulver (zusammen mit Süßholzwurzel, Primelwurzel, Anis-, Thymianöl), mehrmals tgl. 1 Tasse möglichst heiß trinken, dazu 1 TL Pulver unter Umrühren mit heißem Wasser übergießen und nach Belieben süßen.

▶ Huflattichblätter (Farfarae folium) ☞ S. 110

Darreichungsform: Tagesdosis 4,5–6 g Droge. Die Tagesdosis von Huflattichtee (aus der Droge) und von Teemischungen darf nicht mehr als 10 µg, die Tagesdosis von Extrakten und Frischpflanzenpreßsaft nicht mehr als 1 µg Pyrrolizidinalkaloide enthalten.
- Teezubereitung: 1–2 TL feingeschnittene Droge mit 1 Tasse heißem Wasser aufgießen, 5 Min. ziehen lassen, abseihen. Mehrmals tgl. 1 Tasse, evtl. mit Honig gesüßt trinken.

Fertigarzneimittel: Z.B.
- florabio naturreiner Heilpflanzensaft Huflattich Preßsaft, 3 x tgl. 1 EL.

Kombinationen mit anderen Phytopharmaka: Eine Kombination mit anderen Hustenmitteln wie Spitzwegerichkraut, Wollblumen ist als freie Rezeptur sinnvoll (☞ 6.7.5).

▶ Isländisches Moos (Lichen Islandicus) ☞ S. 116

Darreichungsform: Tagesdosis 4–6 g Droge als Aufguß oder 1,5 g Extrakt.
- Teezubereitung: 1–2 TL feingeschnittene Droge mit 1 Tasse kochendem Wasser übergießen und 10 Min. ziehen lassen. Abseihen und mehrmals tgl. 1 Tasse trinken.

Fertigarzneimittel: Z.B.
- Cerivikehl® Tropfen (Isländisches Moos Urtinktur), bei akuten Zuständen alle ½–1 Std. je 5 Tr. einnehmen, bei chronischen Verlaufsformen 1–3 x tgl. 5–10 Tr.
- Isla-Moos® Pastillen, mehrmals tgl. 1–2 Pastillen langsam im Mund zergehen lassen.

Kombinationen mit anderen Phytopharmaka: Eine Kombination mit ätherischen Ölen wie Pfefferminzöl ist sinnvoll. Z.B.
- Cefabronchin® Tropfen (zusammen mit Bibernellwurzel, Eukalyptusblättern, Fenchelfrüchten, Seifenwurzel, Sternanisfrüchten, Thymiankraut), Erw. 2stündlich bis zu 6 x tgl. 20 Tr., Kdr. die Hälfte.

- Isla-Mint® Pastillen (zusammen mit Pfefferminzöl), mehrmals tgl. 1–2 Pastillen langsam im Mund zergehen lassen.
- Salus Bronchialtee Nr. 8 (zusammen mit Thymian-, Vogelknöterichkraut, Primel-, Lindenblüten, Wollblumen), 4–5 x tgl. 1 Tasse heiß trinken.

▶ Lindenblüten (Tiliae flos) ☞ S. 148

Darreichungsform: Tagesdosis 2–4 g Droge.
- Teezubereitung: 1 TL feingeschnittene Droge mit 1 Tasse heißem Wasser aufgießen, 15 Min. ziehen lassen, anschließend durch ein Teesieb abseihen. Mehrmals tgl. 1 Tasse heiß trinken.

Fertigarzneimittel: Z.B.
- Kneipp® oder Salus Lindenblüten-Tee im Filterbeutel, mehrmals tgl. 1 Teebeutel mit 1 Tasse kochendem Wasser überbrühen und 10 Min. zugedeckt ziehen lassen.

Kombinationen mit anderen Phytopharmaka: Eine Kombination mit anderen Drogen wie Holunderblüten ist sinnvoll. Z.B.
- Hevert® Husten- und Bronchial-Tee (zusammen mit Anisfrüchten, Malvenblüten, Thymiankraut), mehrmals tgl. 1 Tasse trinken.
- Kneipp® Erkältungs-Tee (zusammen mit Holunderblüten, Thymiankraut), mehrmals tgl. 1 Tasse trinken, 1 Filterbeutel mit ca. 150 ml kochendem Wasser übergießen.

▶ Malvenblätter/-blüten (Malvae folium/-flos) ☞ S. 154

Darreichungsform: Tagesdosis 5 g Droge.
- Teezubereitung: 1 EL feingeschnittene Blüten oder 2 EL feingeschnittene Blätter mit 1 Tasse kaltem Wasser ansetzen, kurz aufkochen und 10 Min. ziehen lassen, abseihen und mehrmals tgl. 1 Tasse mit Honig gesüßt trinken.

Fertigarzneimittel: Sind nicht erhältlich.

Kombinationen mit anderen Phytopharmaka: Eine Kombination mit Eibischwurzel, Thymian, Huflattich und Spitzwegerich ist sinnvoll. Z.B.
- Hevert® Erkältungstee (zusammen mit Holunderblüten, Thymiankraut, Weidenrinde), mehrmals tgl. 1 Tasse frisch zubereiteten Tee trinken.
- Hevert® Husten- und Bronchial-Tee (zusammen mit Anisfrüchten, Lindenblüten, Thymiankraut), mehrmals tgl. 1 Tasse frisch zubereiteten Tee trinken.

▶ Spitzwegerichkraut (Plantaginis lanceolatae herba) ☞ S. 227

Darreichungsform: Mittlere Tagesdosis 3–6 g Droge.
- Teezubereitung: 2 EL feingeschnittene Droge mit 1 Tasse Wasser heiß aufgießen, 5 Min. ziehen lassen. Abseihen und mehrmals tgl. 1 Tasse trinken.

Fertigarzneimittel: Z.B.
- florabio naturreiner Heilpflanzensaft Spitzwegerich Preßsaft, nach Bedarf 3–4 x tgl. vor den Mahlzeiten 1 EL Preßsaft unverdünnt oder mit etwas Flüssigkeit einnehmen.

– Kneipp® Hustensaft Spitzwegerich Sirup, Erw. und Schulkdr. nehmen 3 x tgl. 3 EL, Kdr. ab 2 Jahren 3 x tgl. 1 EL.
– Kneipp® Spitzwegerich-Pflanzensaft Hustentrost®, Erw. und Kdr. über 12 Jahren 2–3 x tgl. 1 EL (1 EL = 10 ml) nach den Mahlzeiten.

Kombinationen mit anderen Phytopharmaka: Eine Kombination mit anderen Schleimstoffdrogen wie Isländischen Moos ist sinnvoll. Z.B.
– Brust-Husten-Tee Stada® N (zusammen mit Fenchelfrüchten, Süßholzwurzel, Thymiankraut), mehrmals tgl. 1 Tasse trinken.
– Kneipp® Husten- und Bronchial-Tee (zusammen mit Fenchelfrüchten, Schlüsselblumenblüten, Thymiankraut), mehrmals tgl. 1 Tasse trinken.

▶ Wollblumen (Verbasci flos) ☞ S. 265

Darreichungsform: Tagesdosis 3–4 g Droge
– Teezubereitung: 1 EL feingeschnittene Droge mit 1 Tasse kochendem Wasser übergießen oder auch mit kaltem Wasser ansetzen und zum Sieden erhitzen und 10–15 Min. ziehen lassen. Abseihen und mehrmals tgl. 1 Tasse trinken.

6

Fertigarzneimittel: Z.B.
– Eres® N Lösung, Erw. 4–5 x tgl., Schulkdr. 3 x tgl. 2 ml Lsg. (= 40 Tr.), kleine Kdr. entsprechend weniger.

Kombinationen mit anderen Phytopharmaka: Eine Kombination mit anderen Saponindrogen wie Süßholzwurzel oder Schleimstoffdrogen wie Spitzwegerichkraut ist sinnvoll. Z.B.
– Salus Bronchialtee Nr. 8 (zusammen mit Isländischem Moos, Linden-, Primelblüten, Thymian-, Vogelknöterichkraut), 4–5 x tgl. 1 Tasse heiß trinken.

■ Produktiver Husten mit zähflüssigem Sekret

▶ Andornkraut (Marrubii herba) ☞ S. 28

Darreichungsform: Tagesdosis 4,5 g Droge.
– Frischpflanzenpreßsaft: 2–6 El tgl. einnehmen.
– Teezubereitung: 1 TL feingeschnittene Droge mit 1 Tasse kochendem Wasser übergießen, nach 10–20 Min. abseihen. Mehrmals tgl. 1 Tasse Tee mit Honig gesüßt trinken.

Fertigarzneimittel: Z.B.
– Angocin® Bronchialtropfen Flüssigkeit (Andornkraut-Fluidextrakt), 3 x tgl. 50 Tr. in etwas Flüssigkeit vor oder zu den Mahlzeiten einnehmen.

Kombinationen mit anderen Phytopharmaka: Sind nicht erhältlich.

✓ Die Wirksamkeit wird akademisch – nicht in der Praxis – kontrovers diskutiert.

▶ Anisöl (Anisi aetheroleum) ☞ Anisfrüchte S. 30

Darreichungsform: Mittlere Tagesdosis 3,0 g Droge bzw. 0,3 g aus Anisfrüchten gewonnenes ätherisches Öl.

- Ätherisches Anisöl: Ca. 12 Tr. Anisöl (bzw. ca. 300 mg) über den Tag verteilt in lauwarmen Wasser oder Tee einnehmen.
- Teezubereitung: 1 gehäuften TL gequetschten Anis mit 1 Tasse kochendem Wasser übergießen, abdecken und nach 10–15 Min. abseihen. Mehrmals tgl. 1 Tassc trinken.

Fertigarzneimittel: Sind nicht erhältlich.

Kombinationen mit anderen Phytopharmaka: Sind nicht erhältlich.

▶ Bibernellwurzel (Pimpinellae radix) ☞ S. 45

Darreichungsform: Tagesdosis 6–12 g Droge bzw. 6–15 ml ethanolische Bibernelltinktur.

- Teezubereitung: 2 EL möglichst feingeschnittene Droge mit 1 Tasse Wasser kalt ansetzen und kurz aufkochen oder mit kochendem Wasser übergießen und nach einigen Min. abseihen. Mehrmals tgl. 1 Tasse mit Honig gesüßt trinken.

Fertigarzneimittel: Sind nicht erhältlich.

Kombinationen mit anderen Phytopharmaka: Eine Kombination mit anderen Sekretolytika wie Primelwurzel, Thymiankraut ist sinnvoll. Z.B.

- Bronchicum® Elixir N Lösung (zusammen mit Grindeliakraut, Primelwurzel, Quebrachorinde, Thymiankraut), Erw. alle 2–3 Std. bis zu 6 x tgl. 1 TL, Kdr. je nach Alter 2–3 x tgl. ½–1 TL.
- Melrosum Hustensirup N (zusammen mit Grindeliakraut, Primelwurzel, Thymiankraut, Rosenblüten), Erw. 3 x tgl. 1 EL, Jugendl. und ältere Kdr. 3 x tgl. 2 TL, Kleinkdr. 3 x tgl. 1 TL, Sgl. 2–3 x tgl. ½ TL.

▶ Brunnenkressekraut (Nasturtii herba) ☞ S. 58

> Wegen des Gehalts an schleimhautreizenden Senfölglykosiden, aus denen in vivo freies Senföl entstehen kann, sollten Brunnenkressezubereitungen nicht länger als 6 Wochen oder in Mengen über die Monographievorgabe, die ohnehin relativ hoch ist, eingenommen werden.

Darreichungsform: Tagesdosis 4–6 g Droge bzw. 20–30 g frisches Kraut oder 60–150 g Frischpflanzenpreßsaft. Laut Erfahrungsheilkunde sind auch 15–20 g Frischpflanzenpreßsaft ausreichend.

- Frischpflanzenpreßsaft: Erw. 3–4 x tgl. 1 EL, Kdr. über 4 Jahre 2–3 x tgl. 1 TL nach den Mahlzeiten.
- Teezubereitung: 1 TL Droge mit 1 Tasse kochendem Wasser übergießen, 5 Min. ziehen lassen und abseihen. 2–3 x tgl .1 Tasse trinken.

Fertigarzneimittel: Z.B.

- florabio naturreiner Heilpflanzensaft Brunnenkresse Preßsaft, mind. 3 x tgl. vor den Mahlzeiten 20 ml (= 2 EL) Preßsaft unverdünnt oder mit etwas Flüssigkeit einnehmen.

Kombinationen mit anderen Phytopharmaka: Sind nicht erhältlich, freie individuelle Rezepturen sind nicht erprobt.

✓ Frisches Brunnenkressekraut enthält in 100 g 80 mg Ascorbinsäure und gehört damit zu den Vitamin-C-reichsten Nahrungsmitteln.

▶ Efeublätter (Hederae helicis folium) ☞ S. 70

Darreichungsform: Wegen der geringen Tagesdosis von 0,3 g Droge ist eine Anwendung nur in Form von standardisierten Fertigarzneimitteln sinnvoll.

Fertigarzneimittel: Z.B.

- Bronchoforton® Saft, Erw. und Schulkdr. 2–3 x tgl. 1 EL, Sgl. und Kleinkdr. 2–3 x tgl. 1 TL.
- Bronchoforton® Tropfen, Erw. und Schulkdr. 2–3 x tgl. 20 Tr., Kleinkdr. 2–3 x tgl. 15 Tr., Sgl. 2–3 x tgl. 10–15 Tr. unverdünnt oder mit etwas Flüssigkeit einnehmen.
- Cefapulmon® mono Tropfen (Auszug mit 50 % V/V Ethanol 1:5), Erw. 3–5 x tgl. 30 Tr., Kleinkdr. 3 x tgl. 15 Tr. Enthält 47 Vol.% Ethanol.
- Hedelix® Hustensaft, Erw. und Kdr. ab 10 Jahren 3–4 x tgl. 5 ml, Kdr. von 4–10 Jahren 4 x tgl. 2,5 ml, Kdr. von 1–4 Jahren 3 x tgl. 2,5 ml, Kdr. unter 1 Jahr 2 x tgl. 2,5 ml.
- Hetrogalen® Saft (ethanolfrei), 3 x tgl. 1 TL.
- Hetrogalen® Tropfen, 3 x tgl. 10–20 Tr.
- Naranopect P Tropfen, 6 x tgl. 20 Tr., in akuten Fällen stdl. 20 Tr., Kleinkdr. 6 x tgl. 5 Tr. (Präparat enthält ca. 23 Vol.% Alkohol).
- Prospan® akut Husten-Brausetabletten, Erw. und Jugendl. ab 12 Jahren nehmen 2 x tgl. 1 Brausetbl., Kdr. von 4–12 Jahren 3 x tgl. ½ Brausetbl. aufgelöst in 1 Glas Wasser ein. (☞ **Studie**)
- Prospan® Hustensaft Lösung (ethanolfrei), Erw. 3 x tgl. 2–3 TL, Schulkdr. und Jugendl. 3 x tgl. 2 TL, Sgl. und Kleinkdr. 3 x tgl. 1 TL. (☞ **Studie**)
- Prospan® Hustentabletten Filmtabletten, Erw. und Jugendl. 3 x tgl. 2 Tbl. (☞ **Studie**)
- Prospan® Hustentropfen Lösung, Erw. und Schulkdr. nehmen 3–5 x tg. 20 Tr., Kleinkdr. 15 Tr., Sgl. 10–15 Tr. ein. (☞ **Studie**)
- Prospan® Hustenzäpfchen, Schulkdr. 3 x tgl. 1 Zäpfchen, Sgl. und Kleinkdr. 2 x tgl. 1 Zäpfchen. (☞ **Studie**)
- Sinuc® akut Brausetabletten, 2 x tgl. 1 Brausetbl.
- Sinuc® Saft (ethanolfrei), Erw. u. Kdr. 3 x tgl. 2 ml, Kleinkdr. und Sgl. 3 x tgl. 1 ml (☞ **Studie**)
- Sinuc® Tropfen, 3 x tgl. 20 Tr.

Kombinationen mit anderen Phytopharmaka: Eine Kombination mit anderen pflanzlichen Expektoranzien wie Thymiankraut, Primelwurzel ist sinnvoll. Z.B.

- Bronchipret® Saft (zusammen mit Thymiankraut), Kdr. von 2–3 Jahren 20 Tr., bis 12 Monate 10–16 Tr. Enthält 7 Vol.% Ethanol. (☞ **Studie**)

- Bronchipret® Tropfen (zusammen mit Thymiankraut), Erw. 4 x tgl. 50 Tr., Schulkdr. 4 x tgl. 25 Tr. Enthält 19 Vol.% Alkohol. (☞ **Studie**)
- Tussiflorin® forte Tropfen (zusammen mit Primelwurzel, Thymiankraut), 3 x tgl. 15–20 Tr. in etwas Saft oder Wasser einnehmen, in akuten Fällen stdl. 20 Tr. Enthält 50 Vol.% Ethanol. (☞ **Studie**)

✓ Es sind sowohl ethanolhaltige als auch ethanolfreie Efeuzubereitungen im Verkehr, wobei in der Pädiatrie und bei Alkoholabhängigen die ethanolfreien Präparate Vorzug haben sollten. Die Prospan®-Präparate verfügen über die meisten Studien.

In einer doppelblinden Studie wurde **Prospan® Hustensaft** mit Ambroxol an 99 Patienten mit milder oder mäßiger chronischer Bronchitis mit und ohne Atemwegsverlegung untersucht. Die Patienten wurde 4 Wochen lang mit den Sekretolytika behandelt. Durch beide Therapieformen kam es zu einer Erhöhung der Vitalkapazität. In dieser Studie war **Prospan®** Ambroxol gleichwertig.

In weiteren drei klinischen Studien mit **Prospan®** wurde nicht nur die Wirksamkeit, sondern auch die äußerst niedrige Nebenwirkungsquote nachgewiesen. Dies betrifft insbesondere den ethanolfreien **Prospan® Hustensaft**, der anstelle des meist üblichen Ethanolaustauschlösungsmittels Propylenglykol das wesentlich verträglichere Sorbitol enthält (2,5 ml = 1 TL = 0,08 BE). Die **Prospan®-Präparate** werden nicht nur phytochemisch standardisiert, sondern auch biologisch auf einen Mindest-Spasmolyse-Index eingestellt bzw. überprüft, und waren lange Zeit die einzigen klinisch geprüften Efeublätter-Fertigarzneimittel.

In einer kontrollierten Anwendungsbeobachtung mit **Bronchipret®** versus Ambroxol, Bromhexin und NAC konnten nicht nur eine gleiche Wirksamkeit gegenüber den chemisch definierten Vergleichssubstanzen festgestellt werden, sondern auch die Eignung von **Bronchipret® Saft** für Kdr. unter 12 Jahren ermittelt werden.

Die Wirksamkeit von **Tussiflorin® forte Tropfen** wurde in einer Anwendungsbeobachtung an 648 Patienten bestätigt.

In einer weiteren Studie wurden 25 stationär behandelte Kdr. mit chronisch-obstruktiven Atemwegserkrankungen entweder mit **Prospan® Hustensaft** (ohne Alkoholzusatz) oder mit **Prospan® Hustentropfen** (in wäßriger alkoholischer Lösung) nach Herstellerangaben behandelt. Im Rahmen der spirometrischen Untersuchungen wurden vor Beginn der Therapie sowie am 5. und 10. Behandlungstag die Einsekundenkapazität (FEV1), die forcierte Vitalkapazität (FVC), die Vitalkapazität (VC) und die Peakflow-Rate (PEF) jeweils vor der Einnahme der Prüfmedikation und 3 Stunden danach gemessen. Außerdem wurden zu Studienbeginn und abschließend nach 10tägiger Behandlung jeweils 3 Std. nach Einnahme der Medikation bodyplethysmographisch Atemwegswiderstand, intrathorakales Gasvolumen und spezifischer Atemwegswiderstand bestimmt. Ziel der Studie war es, die Vergleichbarkeit beider Medikationen im Sinne einer therapeutischen Äquivalenz zu ermitteln. Als Nebenkriterien galten die Änderungen der Lungenfunktionsparameter. Die spirometrischen Daten verbesserten sich bei Behandlung mit dem Saft ebenso wie mit den alkoholischen Tropfen klinisch relevant und statistisch signifikant. Auch ergaben sich für die objektiven bodyplethysmo- ➡

graphischen Zielparameter unter beiden Therapieformen klinisch relevante und statistisch signifikante Verbesserungen der Lungenfunktion.
Die Untersuchung belegt, daß bei Kdr. mit chronisch-obstruktiven Atemwegserkrankungen Efeu-Extrakt sowohl in wäßrig-ethanolischer **(Prospan® Hustentropfen)** als auch in ethanolfreier **(Prospan® Hustensaft)** Darreichungsform eine gleichermaßen signifikante Verbesserung der Ventilationsstörung erzielt, wobei der alkoholfreie Saft eine etwa 2–3fach höhere Dosierung erfordert, um den gleichen pharmakodynamischen Effekt zu erzielen wie die ethanolischen Prospan® Hustentropfen.
Mit dem alkoholfreien **Sinuc® Saft** wurde eine Anwendungsbeobachtung bei 128 Pädiatern und Allgemeinärzten durchgeführt. Von 372 Patienten mit Infektionen der oberen und/oder unteren Luftwege wurden die Daten ausgewertet. Die Patienten waren im Mittel 5,7 Jahre alt. Zur Beurteilung des Therapieerfolgs wurden zu Beginn und nach Abschluß der Behandlung Stärke, Qualität des Hustenreizes sowie Farbe und Konsistenz des Auswurfs bestimmt. Bei 94,4 % der Patienten beurteilten die Prüfärzte den Erfolg der Therapie als sehr gut oder gut. Der Saft wurde von 99 % der Patienten sehr gut vertragen.

▶ Eukalyptusblätter (Eucalypti folium) ☞ S. 76

Darreichungsform: Mittlere Tagesdosis 4–6 g Droge bei innerer Anwendung.
- Teezubereitung: 2 TL feingeschnittene Droge mit 1 Tasse kochendem Wasser übergießen, abdecken und nach etwa 10 Min. abseihen. Mehrmals tgl. eine Tasse heiß trinken.

Fertigarzneimittel: Sind nicht erhältlich.

Kombinationen mit anderen Phytopharmaka: Eine Kombination mit anderen Expektoranzien wie Thymiankraut, Anisfrüchten ist als freie Rezeptur 1:1:1 sinnvoll.

✓ Eukalyptusblätter sind wesentlich schwächer wirksam als Eukalyptusöl.

▶ Eukalyptusöl (Eucalypti aetheroleum) ☞ S. 76

Darreichungsform: Mittlere Tagesdosis 0,3–0,6 g Eukalyptusöl bei innerer Anwendung.
- Ätherisches Öl: 2–3 Tr. Öl werden auf ein Stück Würfelzucker geträufelt und bei Bedarf mehrmals eingenommen oder abgefüllt in Weichgelatinekps.

Fertigarzneimittel: Z.B.
- Aspecton® Eukaps magensaftresistente Kapseln (100 mg ätherisches Eukalyptusöl), Erw. und Kdr. über 12 Jahre 3 x tgl. 1–2 Kps. vor dem Essen mit reichlich Flüssigkeit einnehmen; nach Aufschneiden der Kps. kann der Inhalt auch zur Inhalation verwendet werden. Bei der oralen Einnahme von 3 Kps. zusätzlich 1 x am besten abends inhalieren, wird die Inhalation 2–3 x tgl. bevorzugt, die orale Einnahme reduzieren.
- EUCALYPTUS-ratiopharm® Erkältungskapseln (150 mg Eukalyptusöl), 3 x tgl. 1 Kps.

- Exeu® Kapseln (200 mg Eukalyptusöl), Erw. und Kdr. über 12 Jahre 2–3 x tgl. 1 Kps. unzerkaut zu den Mahlzeiten.
- Valverde® Eukalyptus bei Erkältung Kapseln (150 mg ätherisches Eukalyptusöl), 3 x tgl. 1 Kps. mit reichlich Flüssigkeit einnehmen.

Kombinationen mit anderen Phytopharmaka: Eine Kombination mit anderen ätherischen Ölen wie Kiefernnadel-, Fichtennadel-, Thymianöl ist sinnvoll. Z.B.
- Babix®-Inhalat N ätherisches Öl (zusammen mit Fichtennadelöl), 2–3 x tgl. bis zu 5 Tr. auf ein Kleidungsstück im Brustbereich geben.
- Transpulmin® Baby Lösung (zusammen mit Kiefernnadelöl), 2–3 x tgl. bis zu 5 Tr. auf ein Kleidungsstück im Brustbereich geben.

✓ Eukalyptusöl ist wesentlich stärker wirksam als Eukalyptusblätter.

▶ Fenchelfrüchte (Foeniculi fructus) ☞ S. 79

6

Darreichungsform: Tagesdosis 5–7 g Droge.
- Teezubereitung: 1 TL frisch gequetschte Droge mit 1 Tasse kochendem Wasser übergießen, abdecken und nach etwa 5 Min. abseihen. Mehrmals tgl. 1–2 Tassen trinken.

Fertigarzneimittel: Z.B.
- Hipp® Fencheltee, 2–3 Tassen tgl.

Kombinationen mit anderen Phytopharmaka: Eine Kombination mit Anisfrüchten, Thymiankraut ist sinnvoll. Z.B.
- Em-eukal Hustentropfen (zusammen mit Anisfrüchten, Eukalyptusblättern, Thymiankraut), Erw. 4–5 x tgl. 15–20 Tr. auf Zucker einnehmen, Kdr. die Hälfte.
- Em-eukal Husten- und Brusttee (zusammen mit Anisfrüchten, Anisöl, Eibisch-, Süßholzwurzel), mehrmals tgl. 1 TL des Pulvers in 1 Tasse geben, mit heißem Wasser übergießen, umrühren und nach Geschmack süßen.
- Kneipp® Husten- und Bronchial-Tee (zusammen mit Schlüsselblumenblüten, Spitzwegerich-, Thymiankraut), mehrmals tgl. möglichst heiß 1 Tasse trinken.

✓ Fenchelfrüchte sind schwächer wirksam als Fenchelöl.
Fenchelfrüchte eignen sich aufgrund des guten Geschmacks besonders für den Einsatz bei Kdr. und als Kombinationspartner in Bronchialteemischungen.
Bei tassenfertigen Fencheltees sollen für Kdr. wegen der Kariesgefahr diejenigen bevorzugt werden, die an Stelle der Kohlenhydrat-Trägersubstanzen Eiweißhydrolysate enthalten (z.B. Hipp®-Fencheltee). Der Gehalt an Estragol, das nur als isolierte Reinsubstanz in experimentellen Studien genotoxische Effekte aufwies, ist in einem „Fencheltee“ zu vernachlässigen.

▶ Fenchelöl (Foeniculi aetheroleum) ☞ S. 81

Darreichungsform: Tagesdosis 0,1–0,6 g Droge.
- Ätherisches Öl: Mehrmals tgl. einige Tr. Fenchelöl auf einem Stück Zucker einnehmen.

- Fenchelhonig: Mehrmals tgl. 1 EL bis zu 1 Likörglas Fenchelhonig vor den Mahlzeiten einnehmen.

Fertigarzneimittel: Z.B.

- Floradix® Fenchelhonig, Schulkdr. mehrmals tgl. 1 EL, Kleinkdr. mehrmals tgl. 1 TL.
- Stern Biene® Fenchelhonig für Kinder, Sirup, Erw. und Kdr. über 12 Jahre tgl. 2–4 TL Fenchelhonig in Flüssigkeit, Kdr. unter 12 Jahren tgl. 1–2 TL Fenchelhonig.

Kombinationen mit anderen Phytopharmaka: Eine Kombination mit anderen ätherischen Ölen wie Anis-, Thymianöl ist sinnvoll. Z.B.

- Infantussin Night Sirup (zusammen mit Anisöl, Eibischwurzel, Thymiankraut), Kdr. und Jugendl. nehmen abends 3–4 TL ein.
- Salviathymol® N Flüssigkeit (zusammen mit Salbeiblättern, Eukalyptus-, Pfefferminz-, Zimt-, Nelken-, Anisöl, Levomenthol, Thymol), bis zu 5 x tgl. ca. 20 Tr. auf ½ Glas lauwarmes Wasser geben und gurgeln.

✓ Fenchelöl ist stärker wirksam als Fenchelfrüchte und besitzt bei der Therapie von Husten und Bronchitis eine größere Bedeutung als die Früchte.
Da keine Langzeitstudien mit ätherischem Fenchelöl existieren, die Einnahme aus theoretischen Überlegungen (unerwünschte Nebenwirkungen, die mit reinem, isolierten Estragol experimentell nachgewiesen wurden, ☞ S. 81) auf 2–3 Wochen einschränken. Dies gilt nur für Präparate mit ätherischem Fenchelöl.

6

▶ Fichtennadelöl (Piceae aetheroleum) ☞ S. 82

Darreichungsform: In flüssigen und halbfesten Zubereitungen 10–15%ig.

- Ätherisches Öl: 3 x tgl. 4 Tr. in etwas Wasser oder auf einem Stück Zucker einnehmen.
- Inhalation: 3 x tgl. einige Tr. in heißes Wasser geben und die Dämpfe einatmen.

Fertigarzneimittel: Sind nicht erhältlich.

Kombinationen mit anderen Phytopharmaka: Eine Kombination mit anderen ätherischen Ölen wie Latschenkiefernöl ist sinnvoll. Fertigkombinationsarzneimittel sind nicht mehr im Verkehr.

▶ Fichtenspitzen, frische (Piceae turiones recentes) ☞ S. 83

Darreichungsform: Mittlere Tagesdosis 5–6 g Droge

- Teezubereitung: 1 TL mit 150 ml kochendem Wasser übergießen, abgedeckt 10 Min. ziehen lassen, abseihen und mehrmals tgl. 1 Tasse warm trinken.

Fertigarzneimittel: Sind nicht erhältlich.

Kombinationen mit anderen Phytopharmaka: Fertigkombinationen sind nicht erhältlich. Eine Kombination mit anderen Ätherisch-Öl-Drogen wie Eukalyptusblättern und Thymiankraut ist als freie Rezeptur zu gleichen Teilen sinnvoll.

▶ Grindeliakraut (Grindeliae herba) ☞ S. 99

Darreichungsform: Tagesdosis 4–6 g Droge, 3–6 g Grindeliafluidextrakt, 1,5–3 ml Tinktur.

- Grindeliasirup mit Fluidextrakt: mehrmals tgl. 1 TL Sirup einnehmen.
- Grindeliatropfen mit Grindeliatinktur: mehrmals tgl. 20 Tr. auf 1 Glas Wasser nach den Mahlzeiten einnehmen.
- Teezubereitung: 1 EL geschnittene Droge mit 1 Tasse kochendem Wasser übergießen, abdecken und nach ca. 10 Min. abseihen. Mehrmals tgl. 1 Tasse heiß trinken.

Fertigarzneimittel: Kein Monopräparat verfügbar, außer als homöopathische Urtinktur oder homöopathische Potenzen.

Kombinationen mit anderen Phytopharmaka: Eine Kombination mit anderen Sekretolytika wie Primelwurzel, Bibernellwurzel ist sinnvoll. Z.B.

- Bronchicum® Elixir N Lösung (zusammen mit Bibernell-, Primelwurzel, Quebrachorinde, Thymiankraut), Erw. alle 2–3 Stunden bis 6 x tgl. 1 TL, Kdr. je nach Alter 2–3 x tgl. ½–1 TL.
- Melrosum Hustensirup N (zusammen mit Bibernell-, Primelwurzel, Thymiankraut, Rosenblüten), Erw. 3 x tgl. 1 EL, Jugendl. und ältere Kdr. 3 x tgl. 2 TL, Kleinkdr. 3 x tgl. 1 TL, Sgl. 2–3 x tgl. ½ TL.

▶ Hohlzahnkraut (Galeopsidis herba) ☞ S. 107

Darreichungsform: Mittlere Tagesdosis 6 g Droge.

- Teezubereitung: 1 EL feingeschnittene Droge mit 1 Tasse Wasser aufkochen und nach etwa 10 Min. abseihen. Tgl. 2 Tassen trinken.

Fertigarzneimittel: Sind nicht erhältlich.

Kombinationen mit anderen Phytopharmaka: Eine Kombination mit anderen Sekretolytika wie Primelwurzel ist sinnvoll. Z.B.

- Tussiflorin® Hustentropfen (zusammen mit Vogelknöterich-, Sanikelkraut, Primelwurzel), Erw. 2–6 x tgl. 10–30 Tr., Kdr. 2–6 x tgl. 5–15 Tr. in etwas Wasser einnehmen.

▶ Kiefernnadelöl (Pini aetheroleum) ☞ S. 132

Darreichungsform: In flüssigen und halbfesten Zubereitungen 10–15%ig.

- Ätherisches Öl: 3 x tgl. 4 Tr. in etwas Wasser oder auf einem Stück Zucker einnehmen.
- Inhalation: 3 x tgl. einige Tr. in heißes Wasser geben und die Dämpfe einatmen.

Fertigarzneimittel: Sind nicht erhältlich.

Kombinationen mit anderen Phytopharmaka: Eine Kombination mit anderen ätherischen Ölen wie Eukalyptus-, Pfefferminz-, Rosmarinöl ist sinnvoll. Z.B.

- Babiforton® Inhalat Lösung (zusammen mit Eukalyptusöl, Pfefferminzöl), 3–5 x tgl. 3–4 Tr. auf ein Wäschestück tropfen oder im Raum verdampfen.

– Melrosum Inhalationstropfen für Kinder (zusammen mit Eukalyptusöl), 3–5 Tr. in eine Schüssel geben und mit 1 l heißem Wasser übergießen, die Dämpfe bis zu 3 x tgl. 5–10 Min. inhalieren.

▶ Kiefernsprossen (Pini turiones) ☞ S. 133

Darreichungsform: Mittlere Tagesdosis mehrmals tgl. 2–3 g Droge.
- Teezubereitung: 1 TL zerkleinerte frische oder getrocknete Droge mit 1 Tasse kochendem Wasser übergießen, abdecken und nach etwa 5 Min. abseihen. 3 x tgl. 1 Tasse heiß trinken.

Fertigarzneimittel: Sind nicht erhältlich.

Kombinationen mit anderen Phytopharmaka: Eine Kombination mit anderen Ätherisch-Öl-Drogen wie Eukalyptusöl und Thymiankraut ist sinnvoll. Fertigkombinationen sind nicht erhältlich.

6

▶ Minzöl (Menthae arvensis aetheroleum) ☞ S. 163

Darreichungsform: Zur inneren Anwendung Tagesdosis 3–6 Tr. Minzöl ist in jeder Apotheke als Arzneibuchöl erhältlich.
- Ätherisches Öl: 2 x tgl. 3 Tr. auf einem Stück Zucker einnehmen.
- Inhalation: 3–4 Tr. in heißes Wasser geben und die Dämpfe einatmen.

Fertigarzneimittel: Z.B.
- tetesept Japanische Heilpflanzen Tropfen, 1–3 x tgl. 1–2 Tr. in 1 Glas lauwarmes Wasser geben und in kleinen Schlucken trinken oder auf den Handrücken geben und ablutschen bzw. 3–4 Tr. in heißes Wasser geben und die Dämpfe einatmen.

Kombinationen mit anderen Phytopharmaka: Eine Kombination mit anderen ätherischen Ölen wie Eukalyptusöl wäre sinnvoll. Fertigkombinationen sind nicht erhältlich, können aber rezeptiert werden (z.B. 1:1).

▶ Pfefferminzöl (Menthae piperitae aetheroleum) ☞ S. 182

Darreichungsform: Mittlere Tagesdosis bei innerer Anwendung 6–12 Tr.
- Ätherisches Öl: Rp. Menthae piperitae aeth. bzw. Pfefferminzöl DAB 10,0 g. 3 x tgl. 2–4 Tr. auf einem Stück Zucker oder in etwas angewärmtem Wasser einnehmen.
- Inhalation: 3–4 Tr. in heißes Wasser geben und die Dämpfe einatmen.

Fertigarzneimittel: Z.B.
- China-Oel Destillat, 2–3 x tgl. 3–4 Tr. einnehmen bzw. 3–4 Tr. in ca. 300 ml heißes Wasser geben und 2–3 x tgl. inhalieren.
- Inspirol Heilpflanzenöl Lösung, 2–3 Tr. in heißes Wasser geben und die Dämpfe einatmen bzw. mehrmals tgl. 5–10 Tr. auf den Handrücken auftragen und einatmen (schnüffeln).

Kombinationen mit anderen Phytopharmaka: Eine Kombination mit anderen ätherischen Ölen wie Eukalyptusöl ist sinnvoll. Z.B.

– Bronchoforton® Kapseln (zusammen mit Anis-, Eukalyptusöl), 3 x tgl. 1 Kps. ½ Std. vor dem Essen unzerkaut mit einem kalten Getränk einnehmen.
– Optipect® N Tropfen (zusammen mit Campher, Levomenthol), Erw. und Jugendl. nehmen 3–4 x tgl. 15–20 Tr., Schulkdr. 10–12 Tr., Kdr. von 2–5 Jahren 2–4 x tgl. 6–8 Tr.

▶ Primelwurzel (Primulae radix) ☞ S. 188

Darreichungsform: Tagesdosis 0,5–1,5 g Droge.
– Teezubereitung: ¼ TL feingeschnittene oder grobgepulverte Wurzel mit 1 Tasse kaltem Wasser ansetzen, zum Sieden erhitzen und 5 Min. ziehen lassen, dann durch ein Teesieb abseihen. Alle 2–3 Std. 1 Tasse mit Honig gesüßt trinken.

Fertigarzneimittel: Sind nicht im Verkehr, aber als Teeverordnung in der Apotheke erhältlich.

Kombinationen mit anderen Phytopharmaka: Eine Kombination mit Eibischwurzel, Anis Sonnentaukraut, Süßholzwurzel, Thymian ist sinnvoll. Z.B.
– Bronchicum® Elixir N Lösung (zusammen mit Bibernellwurzel, Grindelia-, Thymiankraut, Quebrachorinde), Erw. alle 2–3 Std. bis zu 6 x tgl. 1 TL, Kdr. je nach Alter 2–3 x tgl. ½–1 TL.
– Bronchipret® TP Filmtabletten (zusammen mit Thymiankraut), Erw. 3 x tgl. 1 Filmtbl.
– Melrosum Hustensirup N (zusammen mit Bibernellwurzel, Grindeliakraut, Rosenblüten Thymiankraut), Erw. 3 x tgl. 1 EL, Jugendl. und ältere Kdr. 3 x tgl. 2 TL, Kleinkdr. 3 x tgl. 1 TL, Sgl. 2–3 x tgl. ½ TL einnehmen.
– Sinuforton® Kapseln (zusammen mit Anisöl, Thymiankraut), 3 x tgl. 1 Kps. vor den Mahlzeiten unzerkaut mit etwas Flüssigkeit einnehmen.
– Sinuforton® Saft (zusammen mit Thymiankraut), Erw. 3 x tgl. 1 TL, Schulkdr. 2 x tgl. 1 TL, Sgl. und Kleinkdr. 1–2 x tgl. 1 TL.
– Sinupret® Dragees Bionorica (zusammen mit Enzianwurzel, Holunderblüten, Ampfer-, Eisenkraut, Schlüsselblumenblüten), Erw. 3 x tgl. 2 Drg., Schulkdr. 3 x tgl. 1 Drg.
– Sinupret® forte Dragees Bionorica (zusammen mit Enzianwurzel, Holunderblüten, Ampfer-, Eisenkraut), Erw. und Jugendl. 3 x tgl. 1 Drg.
– Sinupret® Tropfen Bionorica (zusammen mit Enzianwurzel, Holunderblüten, Ampfer-, Eisenkraut, Schlüsselblumenblüten), Erw. 3 x tgl. 50 Tr., Schulkdr. 3 x tgl. 25 Tr.
– Tussiflorin® forte Tropfen (zusammen mit Efeublättern, Thymiankraut), 3 x tgl. 15–20 Tr. in etwas Saft oder Wasser einnehmen, in akuten Fällen stdl. 20 Tr.

▶ Quendelkraut (Serpylli herba) ☞ S. 192

Darreichungsform: Tagesdosis 4–6 g Droge.
– Teezubereitung: 2 TL feingeschnittene Droge mit 1 Tasse Wasser heiß aufgießen, 5 Min. abgedeckt ziehen lassen, dann abseihen. Mehrmals tgl. 1 Tasse warm trinken.

Fertigarzneimittel: Sind nicht erhältlich.

Kombinationen mit anderen Phytopharmaka: Eine Kombination mit anderen Expektoranzien wie Schlüsselblumenblüten, Thymiankraut ist sinnvoll. Z.B.

- Infantussin Day Tropfen (zusammen mit Schlüsselblumenblüten, Thymiankraut), Jugendl. 3–4 x tgl. 20 Tr., Kdr. 3 x tgl. 8–10 Tr.

▶ Sanikelkraut (Saniculae herba) ☞ S. 209

Darreichungsform: Tagesdosis 4–6 g Droge.

- Teezubereitung: 1 TL geschnittene Droge mit 1 Tasse kochendem Wasser übergießen und nach ca. 10 Min. abseihen. Mehrmals tgl. 1 Tasse heiß trinken.

Fertigarzneimittel: Sind nicht erhältlich.

Kombinationen mit anderen Phytopharmaka: Eine Kombination mit anderen Expektoranzien wie Primelwurzel ist sinnvoll. Z.B.

- Tussiflorin® Hustensaft (zusammen mit Vogelknöterich-, Hohlzahnkraut, Primelwurzel), Erw. 3–6 x tgl. 1 TL-1 EL, Kdr. 3–6 x tgl. 1 TL.
- Tussiflorin® Hustentropfen (zusammen mit Vogelknöterich-, Hohlzahnkraut, Primelwurzel), Erw. 2–6 x tgl. 10–30 Tr., Kdr. 2–6 x tgl. 5–15 Tr. in etwas Wasser einnehmen.

▶ Schlüsselblumenblüten (Primulae flos) ☞ S. 212

Darreichungsform: Tagesdosis 2–4 g Droge, 2,5–7,5 g Tinktur.

- Teezubereitung: 1 TL feingeschnittene Droge mit 1 Tasse Wasser heiß übergießen und nach etwa 5 Min. abseihen. Mehrmals tgl. 1 Tasse trinken.

Fertigarzneimittel: Sind nicht im Verkehr, aber als Teeverordnung in der Apotheke erhältlich.

Kombinationen mit anderen Phytopharmaka: Eine Kombination mit anderen pflanzlichen Expektoranzien wie Thymiankraut, Spitzwegerichkraut ist sinnvoll. Z.B.

- Galama Arzneitee Nr. 7 Bronchial und Husten (zusammen mit Fenchelfrüchten, Hibiskusblüten, Thymiankraut, Pfefferminzblättern, Vogelknöterichkraut), 3 x tgl. 1 EL Tee auf 1 Tasse mit kochendem Wasser überbrühen oder 4 x tgl. 1 Filterbeutel auf 1 Tasse heißem Wasser.
- Kneipp® Husten- und Bronchial-Tee (zusammen mit Fenchelfrüchten, Thymian-, Spitzwegerichkraut), mehrmals tgl. möglichst heiß 1 Tasse trinken.

✓ Wegen des guten Geschmacks und der damit verbundenen besseren Compliance eignen sich in der Kinderheilkunde Schlüsselblumenblüten besser als Primelwurzeln.
Schlüsselblumenblüten wirken schwächer als Primelwurzeln; eine Einzelverordnung ist daher nur für Kdr. sinnvoll.

▶ Seifenwurzel, rote (Saponariae rubrae radix) ☞ S. 215

Darreichungsform: Tagesdosis 1,5 g Droge, entsprechend 3–15 mg Saponingemisch bzw. ca. 0,4 g Droge (= ½ TL) pro Tasse.

- Teezubereitung: ½ TL feingeschnittene Droge mit 1 Tasse Wasser aufkochen und abseihen. Bis 4 x tgl. 1 Tasse Tee warm mit Honig gesüßt trinken.

Fertigarzneimittel: Sind nicht erhältlich.

Kombinationen mit anderen Phytopharmaka: Fertigkombinationen sind nicht erhältlich. Eine Kombination mit anderen Sekretolytika wie Süßholzwurzel ist als individuelle freie Rezeptur 1:1 sinnvoll.

▶ Seifenwurzel, weiße (Gypsophilae radix) ☞ S. 216

Darreichungsform: Tagesdosis 30–150 mg Droge, entsprechend 3–15 mg Gypsophila-Saponine.

- Teezubereitung: 1 TL feingeschnittene Droge mit 1 Tasse Wasser kochen, 5 Min. ziehen lassen und abseihen. Mehrmals tgl. 1 Tasse Tee mit Honig gesüßt trinken.

Fertigarzneimittel: Z.B.

- Aspectonetten® N Lutschtabletten (in 1 Lutschtbl. 2 mg Gysophila-Saponingemisch), Erw. und Jugendl. lutschen 2–7 Tbl. tgl., Kdr. von 4–12 Jahren 1–3 Tbl. tgl.

Kombinationen mit anderen Phytopharmaka: Eine Kombination mit anderen Sekretolytika wie Thymiankraut ist sinnvoll. Z.B.

- Bronchicum® Tropfen N (zusammen mit Thymiankraut, Quebrachorinde), Erw. und Jugendl. 3–5 x tgl. 20–30 Tr., Schulkdr. 20 Tr., Kdr. je nach Alter bis zu 15 Tr. auf Zucker oder in heißem Tee einnehmen.

▶ Senegawurzel (Polygalae radix, syn. Senegae radix) ☞ S. 216

Darreichungsform: Tagesdosis 1,5–3 g Droge oder Fluidextrakt.

- Fluidextrakt: mehrmals tgl. 1 TL auf 1 Tasse Wasser verdünnt einnehmen.
- Teezubereitung: 1 TL feingeschnittene Droge mit 1 Tasse kochendem Wasser übergießen und nach etwa 10 Min. abseihen. Mehrmals tgl. 1 Tasse heiß trinken.

Fertigarzneimittel: Sind nicht erhältlich.

Kombinationen mit anderen Phytopharmaka: Sind nicht erhältlich.

▶ Sternanisfrüchte (Anisi stellati fructus) ☞ S. 229

Darreichungsform: Mittlere Tagesdosis 3 g Droge bzw. 0,3 g ätherisches Öl.

- Ätherisches Öl: Ca. 3 Tr. Öl auf einem Stück Zucker 3 x tgl. langsam im Mund zergehen lassen.
- Teezubereitung: 1 TL grob gepulverte Droge mit 1 Tasse kochendem Wasser übergießen, abdecken und nach etwa 10 Min. abseihen. Mehrmals tgl. 1 Tasse heiß trinken.

Fertigarzneimittel: Sind nicht erhältlich.

Kombinationen mit anderen Phytopharmaka: Eine Kombination mit anderen Sekretolytika wie Thymiankraut, Bibernellwurzel ist sinnvoll. Z.B.
- Cefabronchin® Tropfen (zusammen mit Bibernellwurzel, Eukalyptusblättern, Fenchelfrüchten, Isländischem Moos, Seifenwurzel, Thymiankraut), Erw. bis zu 6 x tgl. 20 Tr., Kdr. die Hälfte.
- Makatussin® Tropfen (zusammen mit Thymianfluidextrakt), Erw. und Jugendl. 3 x tgl. 30 Tr., Kdr. von 2–5 Jahren 3 x tgl. 10 Tr., Kdr. von 6–14 Jahren 3 x tgl. 20 Tr.

▶ Süßholzwurzel (Liquiritiae radix) ☞ S. 230

Wegen der Gefahr einer Hypokaliämie nicht länger als 4–6 Wochen anwenden.

Darreichungsform: Mittlere Tagesdosis 5–15 g Droge bzw. 200–300 mg Glycyrrhizin enthaltende Zubereitungen.
- Succus Liquiritiae DAB (Süßholzdicksaft): mehrmals tgl. 0,5–1 g.

Fertigarzneimittel: Z.B.
- Lakriment® Neu Bronchial-Pastillen (93–130 mg Süßholzwurzel-Trockenextrakt), Erw. und Jugendl. 3 x tgl. 1–2 Pastillen langsam im Mund zergehen lassen.

Kombinationen mit anderen Phytopharmaka: Eine Kombination mit anderen Expektoranzien wie Fenchelfrüchten, Thymiankraut ist sinnvoll. Z.B.
- Brust-Husten-Tee Stada® N (zusammen mit Fenchelfrüchten, Spitzwegerich-, Thymiankraut), mehrmals tgl. 1 Tasse trinken.
- Em-eukal Husten- und Brusttee (zusammen mit Eibischwurzel, Fenchelfrüchten, -öl, Anisfrüchten, -öl), mehrmals tgl. 1 TL des Pulvers in 1 Tasse geben, mit heißem Wasser übergießen, umrühren und nach Geschmack süßen.

▶ Thymiankraut (Thymi herba) ☞ S. 242

Darreichungsform: Tagesdosis 10 g Droge mit 0,03 % Phenolen, berechnet als Thymol. Für Kdr. existiert eine altersabhängige Dosierung, die in einer empirischen Untersuchung in 110 Kinderarztpraxen ermittelt wurde.
- Fluidextrakt DAB: mehrmals tgl. ½ TL mit etwas Wasser verdünnt einnehmen.
- Teezubereitung: 2 TL feingeschnittene Droge mit 1 Tasse kochendem Wasser übergießen, abdecken und nach etwa 5 Min. abseihen. Mehrmals tgl. 1 Tasse heiß trinken.
- Tinktur (1:10): Mehrmals tgl. 5–10 Tr. in etwas Wasser oder auf einem Stück Zucker einnehmen.

Fertigarzneimittel: Z.B.
- Aspecton® Hustensaft bzw. Hustentropfen (entalkoholisierter Thymianfluidextrakt), Erw. 1–3 x tgl. 10 ml Saft bzw. 30–60 Tr., Kdr. von 4–10 Jahren

1–3 x tgl. 5 ml Saft bzw. 15–40 Tr., Kdr. von 1–4 Jahren 2 x tgl. 5 ml Saft bzw. 1–3 x tgl. 8–30 Tr. (☞ **Studie)**
- Biotuss® Hustensaft Lösung (20 g Thymianfluidextrakt/100 g, 7 Vol. % Ethanol), Erw. 3 x tgl. 1½ Meßlöffel (= 7,5 ml), Kdr. von 6–12 Jahren 3 x tgl. 1 Meßlöffel (= 5 ml), Kdr. unter 6 Jahren 3 x tgl. ½ Meßlöffel (= 2,5 ml).
- Bronchicum® Hustenpastillen (in 1 Pastille 100 mg Thymian- Fluidextrakt 1:1), mehrmals tgl. 1–2 Pastillen langsam im Mund zergehen lassen.
- Bronchipret® Thymian Pastillen (in 1 Pastille 42 mg Thymiantrockenextrakt), mehrmals tgl. 3–4 Pastillen langsam im Mund zergehen lassen.
- florabio naturreiner Heilpflanzensaft Thymian Preßsaft, mehrmals tgl. nach Bedarf 1 EL Preßsaft unverdünnt oder mit etwas warmen Wasser einnehmen, Kdr. ½ -1 TL, bei Bedarf mit Honig süßen.
- Hustagil® Thymian-Hustensaft, Erw. 5 x tgl. 10 ml, Schulkdr. alle 3 Std. 1 EL (ca. 5 ml), Kleinkdr. alle 3 Std. 1 TL (ca. 2,5 ml), bei Bedarf mit Honig süßen. **(☞ Studie)**
- Makatussin® Saft zuckerfrei, Erw. 2–3 x tgl. 1 TL, Kdr. von 6–14 Jahren 1–2 x tgl. 1 TL, Kdr. unter 6 Jahren 1 x tgl. 1 TL.
- Melrosum Hustensirup, Erw., Jugendl. und ältere Kdr. 3 x tgl. 2 TL, Kleinkdr. 3 x tgl. 1 TL.
- Mirfusot® 50 Tropfen, nach Bedarf 1–3 x tgl. Erw. 4–8, Kdr. 2–4 ml einnehmen.
- Pertussin® N Saft, 1–3 x tgl. 1 EL.
- Soledum® Hustentropfen, Erw. und Jugendl. ab 12 Jahren 3–4 x tgl. 30–35 Tr., Kdr. von 6–12 Jahren 3–4 x tgl. 20–25 Tr., Kdr. von 2–6 Jahren 3–4 x tgl. 12 Tr., Sgl. und Kleinkdr. 3–4 x tgl. 6 Tr. unverdünnt auf Zucker oder in etwas Wasser oder Tee einnehmen.
- Thymipin® N Hustensaft, Erw. mehrmals bis zu 6 x tgl. 2,5–5 ml Lsg., Kdr. ab 2 Jahren 2–3 x tgl. 1,0–2,5 ml, Sgl. und Kleinkdr. bis 2 Jahre 2 x tgl. 0,5–1 ml Lsg.
- Thymiverlan® Lösung, Erw. 1–3 x tgl. 3 ml Lsg., Kdr. 1–3 x tgl. 1–2 ml Lsg. unverdünnt oder in Wasser bzw. Tee einnehmen.
- Tussamag Hustensaft N zuckerfrei (in 100 g 9 g Thymian-Fluidextrakt 1:1), Schulkdr. 3–4 x tgl. 1–2 TL, Kleinkdr. 2–3 x tgl. 1 TL.

Kombinationen mit anderen Phytopharmaka: Eine Kombination mit anderen pflanzlichen Expektoranzien wie Efeublättern oder Schleimstoffdrogen wie Eibischwurzeln ist sinnvoll. Z.B.
- Bronchipret® Saft (zusammen mit Efeublättern), Kdr. bis 12 Monate 3 x tgl. 10 Tr., die Dosierung erhöht sich pro Lebensjahr um 3 oder 4 Tr.
- Bronchipret® TP Filmtabletten (zusammen mit Primelwurzel), Erw. 3 x tgl. 1 Filmtbl.
- Bronchipret® Tropfen (zusammen mit Efeublättern), Erw. 4 x tgl. 50 Tr., Schulkdr. 4 x tgl. 25 Tr.
- Expectysat® N Bürger Hustensaft (zusammen mit Primelwurzel), Erw. 5 x tgl. 5 ml, Kdr. über 5 Jahre 2–3 x tgl. 5 ml, Kdr. von 2–5 Jahren 3 x tgl. 2,5 ml, Kleinkdr. bis 2 Jahre 2 x tgl. 2,5 ml.
- Primotussan® T Tropfen (zusammen mit Primelwurzel), Erw. 4–5 x tgl. 30–40 Tr.

✓ Hustagil® Thymian-Hustensaft enthält keinen Weißzucker und nur 3,5 Vol.% Ethanol und ist damit besonders für Kdr. geeignet.

In 2 Anwendungesbeobachtungen wurden die Wirksamkeit und Verträglichkeit von **Aspecton® Hustentropfen** bzw. **-saft** bei Kdr. von 1–12 Jahren bei Bronchitis sowie Entzündungen der oberen Luftwege untersucht. Über 90 % der Prüfärzte beurteilten sowohl die Wirksamkeit als auch die Verträglichkeit als sehr gut bis gut.
In einer Anwendungsbeobachtung bei 154 Kdr. mit **Hustagil® Thymian-Hustensaft** wurde nicht nur bestätigt, daß die empfohlene altersbezogene Dosierung richtig ist, sondern auch daß das Präparat wirksam und sehr gut verträglich ist. Die Wirksamkeit wurde anhand eines Scores mit mehreren klinisch relevanten Parametern ermittelt. Als Prüfparameter dienten Hustenstärke, Hustenqualität, Atemnot, hustenbedingte Durchschlafstörungen und subjektives Allgemeinbefinden. Das Durchschnittsalter betrug 4,4 bis 3,1 Jahre mit einer Spanne von 0,15 bis 14,1 Jahren. Die Dosierung betrug für Kleinkdr. 2,5 ml **Hustagil® Thymian-Hustensaft** alle 3 Std., für Schulkdr. 5,0 ml alle 3 Std.
In einer Anwendungsbeobachtung wurden 100 Kdr. im Alter von 1–16 Jahren, die an einer Infektion der oberen Luftwege erkrankt waren, mit **Hustagil® Thymian-Hustensaft** behandelt. Parameter zur Beurteilung der Wirksamkeit waren Hustenqualität und -stärke, Atemnot, Beeinträchtigung des Allgemeinbefindens und Schlafstörungen. Bereits nach 1wöchiger Behandlung waren die Leitsymptome sehr stark gebessert, bei ca. 50 % der Patienten gänzlich abgeklungen. Der Hustensaft wurde gut vertragen.

▶ Vogelknöterichkraut (Polygonum avicularis herba) ☞ S. 252

Darreichungsform: Tagesdosis 4–6 g Droge.
- Teezubereitung: 1 TL feingeschnittene Droge mit 1 Tasse kochendem Wasser übergießen und nach etwa 5 Min. abseihen. Mehrmals tgl. 1 Tasse heiß trinken.

Fertigarzneimittel: Sind nicht erhältlich.

Kombinationen mit anderen Phytopharmaka: Eine Kombination mit Schlüsselblumenblüten, Sanikelkraut ist sinnvoll. Z.B.
- Galama Arzneitee Nr. 7 Bronchial und Husten (zusammen mit Hibiskusblüten, Fenchelfrüchte, Pfefferminzblätter, Schlüsselblumenblüten, Thymiankraut), 3 x tgl. 1 EL Blatttee auf 1 Tasse mit kochendem Wasser überbrühen oder 4 x tgl. 1 Filterbeutel auf 1 Tasse heißes Wasser.
- Salus Bronchialtee Nr. 8 (zusammen mit Isländischem Moos, Linden-, Primelblüten, Thymian-, Wollblumen), 4–5 x tgl. 1 Tasse heiß trinken.
- Tussiflorin® Hustensaft (zusammen mit Sanikel-, Hohlzahnkraut, Primelwurzel), Erw. 3–6 x tgl. 1 TL-1 EL, Kdr. 3–6 x tgl. 1 TL.
- Tussiflorin® Hustentropfen (zusammen mit Sanikel-, Hohlzahnkraut, Primelwurzel), Erw. 2–6 x tgl. 10–30 Tr., Kdr. 2–6 x tgl. 5–15 Tr. in etwas Wasser einnehmen.

✓ Als Monodroge ist Vogelknöterichkraut schwach wirksam, doch als Kombinationspartner in Bronchialteemischungen aufgrund guter volksheilkundlicher Erfahrung ist es gut geeignet.

6

Bronchitis

▶ Brunnenkressekraut (Nasturtii herba) ☞ S. 58

Wegen des Gehalts an schleimhautreizenden Senfölglykosiden, aus denen in vivo freies Senföl entstehen kann, sollten Brunnenkressezubereitungen nicht länger als 6 Wochen oder in Mengen über die Monographievorgabe, die ohnehin relativ hoch ist, eingenommen werden.

Darreichungsform: Tagesdosis 4–6 g Droge bzw. 20–30 g frisches Kraut oder 60–150 g Frischpflanzenpreßsaft bzw. in der Erfahrungsheilkunde wesentlich weniger (ca. 20 ml).

- Frischpflanzenpreßsaft: Erw. 2–3 x tgl. 1 EL, Kdr. über 4 Jahre 2–3 x tgl. 1 TL nach den Mahlzeiten.
- Teezubereitung: 1 TL Droge mit 1 Tasse kochendem Wasser übergießen, 5 Min. ziehen lassen und abseihen. 2–3 x tgl. 1 Tasse trinken.

Fertigarzneimittel: Z.B.

- florabio naturreiner Heilpflanzensaft Brunnenkresse Preßsaft , mind. 3 x tgl. vor den Mahlzeiten 20 ml (= 2 EL) Preßsaft unverdünnt oder mit etwas Flüssigkeit einnehmen.

Kombinationen mit anderen Phytopharmaka: Sind nicht erhältlich, freie individuelle Rezepturen sind nicht erprobt.

✓ Frisches Brunnenkressekraut enthält in 100 g 80 mg Ascorbinsäure und gehört damit zu den Vitamin-C-reichsten Nahrungsmitteln.

▶ Efeublätter (Hederae helicis folium) ☞ S. 70

Darreichungsform: Wegen der geringen Tagesdosis von 0,3 g Droge für Erw. ist eine Anwendung nur in Form von standardisierten Fertigarzneimitteln sinnvoll. Kindgerechte Dosierungen wurden in einer empirischen Untersuchung in 110 Kinderarztpraxen mit Prospan® Hustentropfen und Prospan® Hustensaft ermittelt. Werden aus der getrockneten Droge ethanolische Zubereitungen (Hustentropfen) hergestellt, sollte die Tagesdosis für den Drogenextrakt für Kdr. von 4–12 Jahren ca. 210 mg, von 1–4 Jahren 50–150 mg und von 0–1 Jahr 20–50 mg betragen. Wird aus der Droge ein alkoholfreier Saft hergestellt, sollte die Tagesdosis des gleichen ethanolischen Drogentrockenextrakts für Kdr. von 4–12 Jahren ca. 630 mg, von 1–4 Jahren 150–315 mg und von 0–1 Jahr ca. 315 mg betragen. Offensichtlich hat Sorbitol, das anstelle von Ethanol im Saft enthalten ist, nicht die gleiche Löslichkeitsvermittlung für alle Inhaltsstoffe wie Ethanol. Für Suppositorien werden für Kdr. von 4–10 Jahren ca. 960 mg Trockenextrakt vorgeschlagen.

Fertigarzneimittel: Z.B.

- Bronchoforton® Saft, Erw. und Schulkdr. 2–3 x tgl. 1 EL, Sgl. und Kleinkdr. 2–3 x tgl. 1 TL.
- Bronchoforton® Tropfen, Erw. und Schulkdr. 2–3 x tgl. 20 Tr., Kleinkdr. 2–3 x tgl. 15 Tr., Sgl. 2–3 x tgl. 10–15 Tr. unverdünnt oder mit etwas Flüssigkeit einnehmen.

- Hedelix® Hustensaft, Erw. und Kdr. ab 10 Jahren 3–4 x tgl. 5 ml, Kdr. von 4–10 Jahren 4 x tgl. 2,5 ml, Kdr. von 1–4 Jahren 3 x tgl. 2,5 ml, Kdr. unter 1 Jahr 2 x tgl. 2,5 ml.
- Naranopect P Tropfen, 6 x tgl. 20 Tr., in akuten Fällen stdl. 20 Tr., Kleinkdr. 6 x tgl. 5 Tr. (Präparat enthält ca. 23 Vol.% Alkohol).
- Prospan® akut Husten-Brausetabletten, Erw. und Jugendl. ab 12 Jahren nehmen 2 x tgl. 1 Brausetbl., Kdr. von 4–12 Jahren 3 x tgl. ½ Brausetbl. aufgelöst in 1 Glas Wasser ein. (☞ **Studie**)
- Prospan® Hustensaft Lösung (ethanolfrei), Erw. 3 x tgl. 2–3 TL, Schulkdr. und Jugendl. 3 x tgl. 2 TL, Sgl. und Kleinkdr. 3 x tgl. 1 TL. (☞ **Studie**)
- Prospan® Hustentabletten Filmtabletten, Erw. und Jugendl. 3 x tgl. 2 Tbl. (☞ **Studie**)
- Prospan® Hustentropfen Lösung, Erw. und Schulkdr. nehmen 3–5 x tg. 20 Tr., Kleinkdr. 15 Tr., Sgl. 10–15 Tr. ein. (☞ **Studie**)
- Prospan® Hustenzäpfchen, Schulkdr. 3 x tgl. 1 Zäpfchen, Sgl. und Kleinkdr. 2 x tgl. 1 Zäpfchen. (☞ **Studie**)
- Sinuc® akut Brausetabletten, 2 x tgl. 1 Brausetbl.
- Sinuc® Saft (ethanolfrei), Erw. u. Kdr. 3 x tgl. 2 ml, Kleinkdr. und Sgl. 3 x tgl. 1 ml (☞ **Studie**)
- Sinuc® Tropfen, 3 x tgl. 20 Tr.

Kombinationen mit anderen Phytopharmaka: Eine Kombination mit anderen pflanzlichen Expektoranzien wie Thymiankraut, Primelwurzel ist sinnvoll. Z.B.

- Bronchipret® Saft (zusammen mit Thymiankraut), Kdr. von 2–3 Jahren 20 Tr., bis 12 Monate 10–16 Tr. Enthält 7 Vol.% Ethanol.
- Bronchipret® Tropfen (zusammen mit Thymiankraut), Erw. 4 x tgl. 50 Tr., Schulkdr. 4 x tgl. 25 Tr. Enthält 19 Vol.% Alkohol.
- Tussiflorin® forte Tropfen (zusammen mit Primelwurzel, Thymiankraut), 3 x tgl. 15–20 Tr. in etwas Saft oder Wasser einnehmen, in akuten Fällen stdl. 20 Tr. Enthält 50 Vol.% Ethanol.

✓ Es sind sowohl ethanolhaltige als auch ethanolfreie Efeuzubereitungen im Verkehr, wobei in der Pädiatrie und bei Alkoholabhängigen die ethanolfreien Präparate Vorzug haben sollten. Die Prospan®-Präparate verfügen über die meisten Studien.

In einer Studie wurde **Prospan® Hustensaft** mit Ambroxol an 99 Patienten mit milder oder mäßiger chronischer Bronchitis mit und ohne Atemwegsverlegung untersucht. Die Patienten wurde 4 Wochen lang mit den Sekretolytika behandelt. Durch beide Therapieformen kam es zu einer Erhöhung der Vitalkapazität. In dieser Studie war **Prospan®** Ambroxol gleichwertig.
In weiteren drei klinischen Studien mit **Prospan®** wurde nicht nur die Wirksamkeit, sondern auch die äußerst niedrige Nebenwirkungsquote nachgewiesen. Dies betrifft insbesondere den ethanolfreien **Prospan® Hustensaft**, der anstelle des meist üblichen Ethanolaustauschlösungsmittels Propylenglykol das wesentlich verträglichere Sorbitol enthält (2,5 ml = 1 TL = 0,08 BE). Die **Prospan®-Präparate** werden nicht nur phytochemisch standardisiert, sondern auch biologisch auf einen Mindest-Spasmolyse-Index eingestellt bzw. überprüft, und waren lange Zeit die einzigen klinisch geprüften Efeublätter-Fertigarzneimittel. ➡

Ferner zeigten die Studien, daß der ethanolfreie Saft gegenüber den ethanolischen Tropfen höher dosiert werden muß.
In einer Studie wurden 25 stationär behandelte Kdr. mit chronisch-obstruktiven Atemwegserkrankungen entweder mit **Prospan® Hustensaft** (ohne Alkoholzusatz) oder mit **Prospan® Hustentropfen** (in wäßriger alkoholischer Lösung) nach Herstellerangaben behandelt. Im Rahmen der spirometrischen Untersuchungen wurden vor Beginn der Therapie sowie am 5. und 10. Behandlungstag die Einsekundenkapazität (FEV1), die forcierte Vitalkapazität (FVC), die Vitalkapazität (VC) und die Peakflow-Rate (PEF) jeweils vor der Einnahme der Prüfmedikation und 3 Stunden danach gemessen. Außerdem wurden zu Studienbeginn und abschließend nach 10tägiger Behandlung jeweils 3 Std. nach Einnahme der Medikation bodyplethysmographisch Atemwegswiderstand, intrathorakales Gasvolumen und spezifischer Atemwegswiderstand bestimmt. Ziel der Studie war es, die Vergleichbarkeit beider Zubereitungen im Sinne einer therapeutischen Äquivalenz zu ermitteln. Als Nebenkriterien galten die Änderungen der Lungenfunktionsparameter. Die spirometrischen Daten verbesserten sich bei Behandlung mit dem Saft ebenso wie mit den alkoholischen Tropfen klinisch relevant und statistisch signifikant. Auch ergaben sich für die objektiven bodyplethysmographischen Zielparameter unter beiden Therapieformen klinisch relevante und statistisch signifikante Verbesserungen der Lungenfunktion. Die Untersuchung belegt, daß bei Kdr. mit chronisch-obstruktiven Atemwegserkrankungen **Prospan®** sowohl in wäßrig-ethanolischer als auch in ethanolfreier Darreichungsform eine gleichermaßen signifikante Verbesserung der Ventilationsstörung erzielt, wobei der **Prospan® Hustensaft** eine etwa 2–3fach höhere Dosierung erfordern, um den gleichen pharmakodynamischen Effekt zu erzielen wie die ethanolische Efeu-Lösung.
Mit dem alkoholfreien **Sinuc® Saft** wurde eine Anwendungsbeobachtung bei 128 Pädiatern und Allgemeinärzten durchgeführt. Von 372 Patienten mit Infektionen der oberen und/oder unteren Luftwege wurden die Daten ausgewertet. Die Patienten waren im Mittel 5,7 Jahre alt. Zur Beurteilung des Therapieerfolgs wurden zu Beginn und nach Abschluß der Behandlung Stärke, Qualität des Hustenreizes sowie Farbe und Konsistenz des Auswurfs bestimmt. Die Entwicklung dieser Symptome wurde abschließend von den Ärzten bewertet: Bei 94,4 % der Patienten beurteilten sie den Erfolg der Therapie als sehr gut oder gut. Der Saft wurde von 99 % der Patienten sehr gut vertragen.

▶ Kapuzinerkressenkraut (Tropaeoli maji herba) ☞ S. 126

Wegen der schleimhautreizenden Effekte der Senfölglykoside darf Kapuzinerkressenkraut nicht länger als 4–6 Wochen eingenommen werden.

Darreichungsform: Tagesdosis 3 x 14,4 mg Benzylsenföl.
- Tinktur (Rp. Tinctura Tropaeoli herb. 1:10 mit Ethanol 50 Vol.% 100,0 g): 3–5 x tgl. 30–50 Tr.

Fertigarzneimittel: Ein Monopräparat ist nicht mehr im Verkehr. Bis 1991 stand das äußerst wirksame Phytopharmakon Tromocaps® Kapseln zur Verfügung. Derzeit wird diskutiert, ob dieses Präparat wieder hergestellt werden soll.

Kombinationen mit anderen Phytopharmaka: Sind nicht erhältlich.

▶ Rettichwurzel, schwarze (Rhaphani sativi radix) ☞ S. 194

Als Frischpflanzenpreßsaft kurmäßig nur 4–6 Wochen anwenden, auf keinen Fall länger als 6 Wochen, ohne dazwischen einige Tage Pause einzulegen, da das freigesetzte Senföl zu einer Reizung der Magenschleimhaut führen kann.

Darreichungsform: Mittlere Tagesdosis 50–100 ml Preßsaft.

- Frischpflanzenpreßsaft: Rettich schälen, zerkleinern oder reiben und mit einer Saftpresse auspressen. 1 mittelgroßer Rettich ergibt ca. ¼ l Saft, das entspricht einer guten Tagesmenge. Mehrmals tgl. 1–2 EL (100–150 ml).

Fertigarzneimittel: Z.B.

- florabio naturreiner Heilpflanzensaft Schwarzrettich Preßsaft, 3 x tgl. 10–20 ml Preßsaft unverdünnt oder mit etwas Flüssigkeit einnehmen.

Kombinationen mit anderen Phytopharmaka: Sind nicht erhältlich.

✓ Wenn man den gepreßten Saft einige Std. im Kühlschrank kühl stellt, verliert er seinen beißenden Geschmack. Anschließend mit Zucker süßen oder Leinsamenschleim zugeben.

6

▶ Umckaloabowurzel, afrikanische (Pelargonii sidoides radix) ☞ S. 249

Darreichungsform: Ethanolisch-wäßriger Auszug 1:10 in Form eines Fertigarzneimittels.

Fertigarzneimittel: Z.B.

- Umckaloabo® Tropfen, Erw. im akuten Stadium 3 x tgl. 20–30 Tr., Kdr. von 6–12 Jahren 3 x tgl. 10–20 Tr., Kdr. ab 6 Monaten 3 x tgl. 5–10 Tr. Enthalten 12 Vol.% Ethanol. (☞ **Studie)**

Kombination mit anderen Phytopharmaka: Sind nicht erhältlich.

✓ Umckaloabowurzel ist eine afrikanische Droge, die in keinem Arzneibuch aufgenommen ist und auch keine Monographie der Kommission E besitzt.

In einer multizentrischen, prospektiven, randomisierten, doppelblinden, plazebokontrollierten Parallelgruppen-Studie wurde die Wirksamkeit von EPs 7630 (**Umckaloabo® Tropfen)** im Vergleich zu Plazebo bei 467 Patienten mit akuter Bronchitis untersucht. Hauptzielkriterium war die Veränderung des Gesamtscores der 5 bronchitis-typischen Symptome unter EPs 7630 im Vergleich zu Plazebo am Tag 7. Nach 7tägiger Behandlung nahm der Gesamtscore in der EPs-Gruppe um 5,9 ± 4,2 Punkte ab ($p < 0{,}001$). Der Therapieerfolg unter EPs 7630 wurde von ca. 80 % der Patienten als beschwerdefrei bzw. deutlich gebessert beurteilt im Vergleich zu 40 % unter Plazebo. Bei 39 % der Patienten in der Plazebo-Gruppe waren die Beschwerden unverändert oder hatten sich sogar verschlechtert. Nach max. 7 Tagen waren in der EPs-Gruppe nur noch 16 % der Patienten arbeitsunfähig im ➨

Vergleich zu 43 % in der Plazebo-Gruppe. Patienten, die mit EPs 7630 behandelt wurden, hatten insgesamt eine deutlich kürzere Krankheitsdauer, d.h. sie waren ca. 2 Tage früher wieder arbeitsfähig. Die Ergebnisse dieser Studie wurden mittlerweile durch 2 weitere plazebokontrollierte Studien bei akuter Bronchitis bestätigt. Die Ergebnisse zeigen, daß EPs 7630 nicht nur die bronchitis-typischen Beschwerden im Vergleich zu Plazebo bessert, sondern auch die Krankheitsdauer und damit die Arbeitsunfähigkeit reduziert. EPs 7630 stellt damit eine wirksame und gut verträgliche Behandlung der akuten Bronchitis in der Praxis dar.

Im Rahmen einer prospektiven, randomisierten, offenen Parallelgruppen-Studie wurde die Wirksamkeit von EPs 7630 (**Umckaloabo® Tropfen**) im Vergleich zu Acetylcystein (ACC) bei 60 Kindern mit akuter Bronchitis untersucht. Die 7tägige Behandlung mit EPs 7630 war ebenso wirksam wie ACC. Der produktive Husten ging jedoch unter EPs 7630 rascher zurück als unter ACC. Die Verträglichkeit wurde in beiden Gruppen als sehr gut oder gut bewertet.

6

In einer multinationalen, prospektiven, GCP-konformen, offenen Outcome-Studie wurden Wirksamkeit und Verträglichkeit von EPs 7630 (**Umckaloabo® Tropfen**) bei akuter Bronchitis bzw. akuter Exazerbation einer chronisch-rezidivierenden Bronchitis bei 1042 Kindern untersucht. Die Patienten erhielten je nach Altersgruppe 3 x tgl. 5, 10 oder 20 Tr. über max. 14 Tage. Die Remissionsraten der bronchitis-typischen Symptome lagen bei über 80 %. Die begleitenden Beschwerden wie Appetitlosigkeit, Erbrechen, Durchfall, Kopfschmerzen und Fieber gingen ebenfalls rasch zurück. Lediglich in 13 Fällen kam es zu unerwünschten Ereignissen wie z.B. Durchfall, Erbrechen oder Unruhe. Die Verträglichkeit wurde überwiegend mit sehr gut oder gut beurteilt.

▶ Fertigpräparat: Gelomyrtol®/-forte dünndarmlösliche Kapseln

Gelomyrtol® bzw. Gelomyrtol® forte dünndarmlösliche Kapseln (Gesamtmenge 120 bzw. 300 mg Myrtol pro Kps., standardisiert auf mind. 30 bzw. 75 mg Limonen, 30 bzw. 75 mg Cineol und 8 bzw. 20 mg α-Pinen) enthalten ein ätherisches Ölgemisch mit dem Trivialnamen „Myrtol". Myrtol ist ein pflanzliches Destillationspräparat aus ätherischem Eukalyptus- und Citrusöl, das auf die Hauptinhaltsstoffe Cineol, Limonen und α-Pinen standardisiert ist und exakte Mindest- sowie Höchstgehalte an diesen wichtigen Inhaltsstoffen enthält sowie in dünndarmlösliche Weichgelatinekapseln abgefüllt ist.

Wirkungen: Myrtol wirkt
- sekretomotorisch
- sekretolytisch
- mukolytisch
- antioxidativ
- antiphlogistisch
- schleimhautabschwellend
- bronchodilatatorisch
- antimikrobiell

Wirkmechanismus: Myrtol beschleunigt den mukoziliären Transport in der Kieferhöhle, da das ätherische Öl über das Blut rasch in die Kieferhöhle gelangt. Die Resorption von Myrtol im Darm aus den dünndarmlöslichen Kapseln ist gut.

Indikationen: Akute und chronische Sinusitis, akute und chronische Bronchitis.

Kontraindikationen: Überempfindlichkeit gegenüber einem der Inhaltsstoffe.

Nebenwirkungen: In Einzelfällen Magen-Darm-Beschwerden. Vorhandene Nieren- und Gallensteine können in Bewegung gesetzt werden. In Einzelfällen Auftreten von Überempfindlichkeitsreaktionen (z.B. Hautausschlag, Gesichtsschwellung, Atemnot oder Kreislaufstörungen).

Interaktionen: Keine bekannt.

Dosierung:

- Gelomyrtol® magensaftresistente Kapseln (120 mg Myrtol), bei akuter Bronchitis 4–5 x tgl. 2 Kps., bei chronischen Krankheitsbildern 3 x tgl. 2 Kps., diese Dosierung auch bei Dauerbehandlung. Kdr. unter 10 Jahren erhalten die Hälfte der angegebenen Erwachsenendosis. (☞ **Studie**)
- Gelomyrtol® forte magensaftresistente Kapseln (300 mg Myrtol), bei akuter Bronchitis 3–4 x tgl. 1 Kps., bei chronischen Krankheitsbildern 2 x tgl. 1 Kps., diese Dosierung auch bei Dauerbehandlung. Kdr. unter 10 Jahren erhalten die Hälfte der angegebenen Erwachsenendosis. (☞ **Studie**)

✓ Gelomyrtol®/-forte magensaftresistente Kapseln können auch geöffnet und zur Inhalation verwendet werden.

271 Patienten mit chronischer Bronchitis wurden in der Wintersaison 6 Monate lang entweder mit 3 x 1 Kps. **Gelomyrtol®/-forte** oder 3 x 1 Kps. Plazebo behandelt. Alle Patienten wurden darüber hinaus nach den Vorgaben des Stufenschemas der deutschen Atemwegsliga therapiert. Der Erfolg der Therapie wurde an der Anzahl akuter Exazerbationen und der Notwendigkeit, Antibiotika einzunehmen, beurteilt. Darüber hinaus wurden klinische Symptome und das generelle Wohlbefinden der Patienten erfaßt. Durch die Therapie mit **Gelomyrtol®/-forte** konnte die Exazerbationsrate statistisch signifikant gesenkt werden: Sie betrug 46,6 % in der Plazebogruppe, dagegen nur 28,1 % in der Verumgruppe. Darüber hinaus benötigten Patienten, die mit Myrtol behandelt wurden, seltener Antibiotika. Auch die Dauer der antibiotischen Therapie konnte verringert werden. Die behandelten Patienten litten weniger unter klinischen Symptomen, ihr Wohlbefinden und ihre Lebensqualität besserten sich.

In einer doppelblinden, plazebokontrollierten Studie an 676 Patienten mit akuter Bronchitis erwies sich eine Therapie mit Myrtol bezüglich Symptomkontrolle und Studienabbrechern als ebenso wirksam wie eine mit Cefuroxim oder Ambroxol. Im Vergleich zu Plazebo bildete sich die Beschwerdesymptomatik signifikant schneller und vollständiger zurück.

Präparate aus Myrtol müssen bei chronischer Bronchitis langfristig eingenommen werden: Einer Studie zufolge ergab sich nach längerer Einnahme von mehreren Monaten eine deutliche Zunahme der Wirksamkeit.

▶ Kombinationspräparat: Bronchipret®

Phytotherapeutisches Kombinationspräparat aus Efeublättern, Primelwurzel, Thymiankraut. Bronchipret® TP Filmtabletten enthalten Primelwurzel- und Thymiankrautextrakte, Bronchipret® Tropfen und Saft enthalten Thymiankraut und Efeublätter. Bei dieser Zusammensetzung liegt die Betonung auf den krampflösenden Komponenten und sie ist empfehlenswert bei Zuständen, die mit krampfartigem Husten verbunden sind.

Wirkungen:

Pflanzenextrakte und deren Wirkung in Bronchipret®	
Enthaltene Pflanzenextrakte	**Wirkung**
Efeublätter	sekretolytisch, bronchospasmolytisch, antibakteriell, antiphlogistisch
Primelwurzel	bronchospasmolytisch, sekretolytisch, antiphlogistisch
Thymiankraut	sekretolytisch, bronchospasmolytisch, antibakteriell, antiphlogistisch, antiviral

Tab. 6.7

6

Indikationen: Akute und chronische Bronchitis.

Kontraindikationen: Keine bekannt.

Nebenwirkungen: Vereinzelt nicht produktspezifische Magenbeschwerden oder Übelkeit.

Interaktionen: Keine bekannt.

Dosierung:
- Bronchipret® TP Filmtabletten (Thymiankraut, Primelwurzel), Erw. und Kdr. ab 12 Jahren 3 x tgl. 1 Filmtablette. (☞ **Studie**)
- Bronchipret® Tropfen (Thymiankraut, Efeublätter), Erw. 4 x tgl. 50 Tr., Kdr. ab 12 Jahren 4 x tgl. 35 Tr., Schulkdr. 4 x tgl. 25 Tr. (☞ **Studie**)
- Bronchipret® Saft (Thymiankraut, Efeublätter), Kdr. bis 12 Monate 3 x tgl. 10 Tr., 1jährige 3 x tgl. 17 Tr., 6jährige 3 x tgl. 32 Tr., die Dosierung erhöht sich pro Lebensjahr um 3 oder 4 Tr.

In einer vergleichenden Anwendungsbeobachtung an 7783 Patienten mit akuter oder akutem Schub einer chronischen Bronchitis wurden **Bronchipret® TP Filmtabletten** und **Tropfen** mit mehreren synthetischen Sekretolytika wie N-Acetylcystein, Ambroxol, Bromhexin sowie mit Myrtol verglichen. In dieser Studie erzielte **Bronchipret®** sowohl bei Erw., als auch bei Kdr. die höchsten Heilungs- und Besserungsquoten bei der Beseitigung des Symptoms Husten (tagsüber) sowie im Patientenurteil. Die Nebenwirkungsrate betrug nur 0,6 %. In einer Subgruppenanalyse wurden auch die Wirksamkeit und Unbedenklichkeit von **Bronchipret® Saft** bei Kdr. unter 12 Jahren geprüft. **Bronchipret® Saft** war den Vergleichspräparaten mind. ebenbürtig bzw. in einigen Prüfungsparametern tendenziell überlegen. Die Dosierung lag je nach Alter zwischen 3 und 10 ml **Bronchipret® Saft**. Unerwünschte Arzneimittelwirkungen konnten nicht beobachtet werden.

▶ Kombinationspräparat: Sinupret®

Phytotherapeutisches Kombinationspräparat aus Extrakten von Enzianwurzel, Schlüsselblumenblüten mit Kelch, Ampferkraut, Holunderblüten und Eisenkraut, das nicht nur aufgrund langjähriger Erfahrung, sondern auch in erster Linie aufgrund jüngerer experimenteller und GCP-konformer klinischer Studien eine Zulassung nach dem 2. AMG sowohl für die Drg. als auch die Tr. besitzt.

Wirkungen:

Pflanzenextrakte und deren Wirkung in Sinupret®

Enthaltene Pflanzenextrakte	Wirkung
Ampferkraut	antiphlogistisch, immunmodulierend, sekretolytisch
Eisenkraut	antiviral, immunmodulierend, sekretolytisch
Enzianwurzel	sekretolytisch
Holunderblüten	sekretolytisch
Schlüsselblumenblüten mit Kelch	antiviral, sekretolytisch

Tab. 6.8

Wirkmechanismus: Die antiphlogistische Wirkung des Präparats beruht auf einer Beeinflussung der PGE_2-Freisetzung durch Ampfer- und Eisenkraut. Zusätzlich stimulieren diese Drogen die Freisetzung von Interleukin-1. Die Zubereitungen aus Enzian, Schlüsselblume und Eisenkraut hemmen beim Versuchstier die durch PAF, Histamin bzw. Ovalbumin ausgelöste Bronchokonstriktion. Extrakte von Eisenkraut und Enzian wirken immunstimulierend, indem sie die Phagozytoseaktivität von Neutrophilen (Enzian) oder die Lymphozytenproliferation (Eisenkraut) stimulieren. Erste Ergebnisse am Versuchstier sprechen dafür, daß Sinupret® auch prophylaktisch als Immunmodulator wirksam ist. Die experimentell nachgewiesenen Einzeleffekte machen die Wirksamkeit von Sinupret® nicht nur plausibel, sondern liefern auch den wissenschaftlichen Beweis für die Wirksamkeit.

Indikationen: Rhinosinusitis, akute und chronische Sinusitis, Bronchitis.

Kontraindikationen: Keine bekannt.

Nebenwirkungen: Selten wurden individuelle Unverträglichkeitsreaktionen beobachtet.

Interaktionen: Keine bekannt.

Dosierung:

- Sinupret® Dragees Bionorica (Enzianwurzel, Holunderblüten, Ampferkraut, Eisenkraut, Schlüsselblumenblüten), Erw. 3 x tgl. 2 Drg., Schulkdr. 3 x tgl. 1 Drg. (☞ **Studie**)
- Sinupret® forte Dragees Bionorica (Enzianwurzel, Holunderblüten, Ampferkraut, Eisenkraut, Schlüsselblumenblüten in doppelter Menge), Erw. und Jugendl. 3 x tgl. 1 Drg.
- Sinupret® Tropfen Bionorica (Enzianwurzel, Holunderblüten, Ampferkraut, Eisenkraut, Schlüsselblumenblüten), Erw. 3 x tgl. 50 Tr., Schulkdr. 3 x tgl. 25 Tr., Kdr. von 2–6 Jahren 3 x tgl. 15 Tr. (☞ **Studie**)

6

In einer Doppelblindstudie an 80 Patienten mit akuter, unkomplizierter Tracheobronchitis war die Therapie mit **Sinupret® Dragees oder Tropfen** der Behandlung mit Ambroxol überlegen. Die Gruppen unterschieden sich nach 14tägiger Behandlung nicht hinsichtlich der Lungenfunktion, doch die Therapie mit dem Phytopharmakon konnte Bronchitissymptome wie Hustenhäufigkeit tagsüber und Auswurfmenge besser beseitigen.
In einer weiteren Doppelblindstudie an 158 Patienten mit akuter Bronchitis zeigte sich, daß die Therapic mit **Sinupret® Dragees oder Tropfen** derjenigen mit N-Acetylcystein gleichwertig war.
In einer Anwendungsbeobachtung an 3187 Patienten bestätigten sich die Erfolgsraten von **Sinupret® Dragees oder Tropfen** im Vergleich zu synthetischen Expektoranzien (Ambroxol und N-Acetylcystein) nicht nur bei einzelnen Symptomen, sondern auch im gesamten Befinden: 48 % der mit pflanzlichen Sekretolytika behandelten Patienten betrachteten sich nach 10 Tagen als geheilt, dagegen nur 40 % der Ambroxol-Gruppe und 37 % der mit N-Acetylcystein behandelten Patienten.
Die Dosierungen für Kdr. wurden in einer Anwendungsbeobachtung kritisch überprüft. Die Empfehlungen des Herstellers sind korrekt.

6.7.2 Phytopharmaka zur äußeren Anwendung bei produktivem Husten

Aus didaktischen Gründen werden die **Inhalationen** in diesem Kapitel abgehandelt, wohlwissend, daß man nach internationaler Gepflogenheit die Inhalation zur inneren Anwendung zählt.

✓ Zur Inhalation empfehlen sich besonders ätherisches Öl enthaltende Salben und Cremes, da dabei eine Art retardierte Abgabe der ätherischen Öle erfolgt. Pro Inhalation 5–10 cm Salbenstrang verwenden.

▶ Campher (Camphora) ☞ S. 61

Bei Sgl. und Kleinkdr. nicht im Bereich des Gesichts, speziell der Nase, auftragen, da es zum sogenannten Kratschmer-Reflex (Glottiskrampf) mit Atemdepression bis zur Erstickung kommen kann.

Darreichungsform: Bei Erw. in Salben und Linimenten in Konzentrationen von max. 25 %, bei Kleinkdr. und Sgl. von max. 5 % oder in Form von Campherspiritus (nach DAB), der max. 9,5–10,5 % Campher enthält. Mit diesen Zubereitungen mehrmals tgl. Brust- und Rückenbereich einreiben.
- Camphersalbe: Rp. Unguentum camphoratae NRF (10 % Campher) 100,0 g. 2 x tgl. auf Brust und Rücken einreiben.

Fertigarzneimittel: Z.B.
- Camphoderm® N Emulsion (in 100 g 10 g Campher), mehrmals tgl. oder nach Bedarf auf Brust und Rücken auftragen und in die Haut einmassieren, gegebenenfalls mit einem weichen, warmen Tuch abdecken.

Kombinationen mit anderen Phytopharmaka: Eine Kombination mit ätherischen Ölen wie Eukalyptusöl, gereinigtem Terpentinöl ist sinnvoll. Z.B.

- Transpulmin® Balsam Creme (zusammen mit Cineol, Levomenthol), mit einem ca. 4 cm langen Salbenstrang morgens und abends Brust, Rücken und evtl. Hals leicht einmassieren und mit einem Tuch bedecken.
- Tumarol®-Creme (zusammen mit Eukalyptusöl, Levomenthol), mit einem ca. 4 cm langen Salbenstrang morgens und abends Brust, Rücken und evtl. Hals leicht einmassieren und mit einem Tuch bedecken.
- Wick VapoRub® Erkältungssalbe (zusammen mit Eukalyptusöl, gereinigtem Terpentinöl, Levomenthol), mit einem ca. 4 cm langen Salbenstrang morgens und abends Brust, Rücken und evtl. Hals leicht einmassieren und mit einem Tuch bedecken.

▶ Eukalyptusöl (Eucalypti aetheroleum) ☞ S. 76

> Bei Sgl. und Kleinkdr. nicht im Bereich des Gesichts, speziell der Nase, auftragen, da es zum sogenannten Kratschmer-Reflex (Glottiskrampf) mit Atemdepression bis zur Erstickung kommen kann.

6

Darreichungsform: Äußere Anwendung: 5–20%ige ölige (z.B. 20 ml Eukalyptusöl in 100 ml Olivenöl lösen) und halbfeste Zubereitungen, 5–10 % in Salben oder Cremes. Vom ätherischen Eukalyptusöl einige Tr. direkt einreiben.

Fertigarzneimittel: Sind nicht erhältlich.

Kombinationen mit anderen Phytopharmaka: Eine Kombination mit anderen ätherischen Ölen wie Kiefernnadel-, Fichtennadel-, Thymianöl ist sinnvoll. Z.B.

- Bronchodurat® N-Salbe (zusammen mit Levomenthol), bis zu 4 x tgl. einen ca. 5 cm langen Salbenstrang auf Brust und Rücken einreiben.
- Bronchoforton® Salbe (zusammen mit Fichtennadel-, Pfefferminzöl), 2–4 x tgl. einen 3–5 cm langen Salbenstrang auf Brust und Rücken auftragen.
- Em-eukal Balsam (zusammen mit Latschenkiefern-, Thymian-, Terpentinöl, Menthol), 2–4 x tgl. Brust, Hals und Rücken einreiben.
- Makatussin® Balsam mit Menthol (zusammen mit Levomenthol, Thymianöl), mehrmals tgl. auf Brust, Hals und Rücken auftragen.
- Pinimenthol® Erkältungssalbe (zusammen mit Kiefernnadelöl, Levomenthol), 2–4 x tgl. Brust, Hals und Rücken einreiben.
- Tumarol®-Creme (zusammen mit Campher, Levomenthol), morgens und abends Brust und Rücken einreiben.
- Wick VapoRub® Erkältungssalbe (zusammen mit Terpentinöl, Menthol, Campher), 2–4 x tgl. auf Brust und Rücken leicht einmassieren.

▶ Kiefernnadelöl (Pini aetheroleum) ☞ S. 132

Darreichungsform: In flüssigen und halbfesten Zubereitungen 10–15%ig.

- Ätherisches Öl: Rp. Pini aetheroleum 10,0 g. Mit einigen Tr. die Brust einreiben.

Fertigarzneimittel: Sind nicht erhältlich.

Kombinationen mit anderen Phytopharmaka: Eine Kombination mit anderen ätherischen Ölen wie Eukalyptus-, Pfefferminz-, Rosmarinöl ist sinnvoll. Z.B.

- Eucafluid N Lösung zum Einreiben in die Haut (zusammen mit Eukalyptus-, Pfefferminz-, Rosmarinöl), Brust und Rücken mehrmals tgl. mit einigen Tr. einreiben oder 3–6 Tr. inhalieren bzw. „schnüffeln" (auf ein Taschentuch tropfen).

▶ Niauliöl (Niauli aetheroleum) ☞ S. 168

Darreichungsform: Ölige Zubereitungen 10–30%ig, gelöst in Pflanzenöl oder Miglyol (= mittelkettiges Triglycerid).

Fertigarzneimittel: Sind nicht erhältlich.

Kombinationen mit anderen Phytopharmaka: Sind nicht erprobt.

6

▶ Terpentinöl, gereinigtes (Terebinthinae aetheroleum rectificatum) ☞ S. 239

Darreichungsform: In flüssigen und halbfesten Zubereitungen 10–50%ig.

- Ätherisches Öl: Mit einigen Tr. mehrmals tgl. Brust und Hals einreiben.
- Salbe/Gel: Mehrmals tgl. mit einer 20%igen Salbe/Gel Brust und Rücken einreiben.

Fertigarzneimittel: Sind nicht erhältlich.

Kombinationen mit anderen Phytopharmaka: Eine Kombination mit anderen ätherischen Ölen wie Eukalyptus-, Thymianöl ist sinnvoll. Z.B.

- Angocin® percutan Salbe (zusammen mit Campher, Eukalyptusöl), mehrmals tgl. einen 2–4 cm langen Salbenstrang auf Brust und Rücken einreiben.
- Em-eukal Balsam (zusammen mit Levomenthol, Campher, Eukalyptus-, Latschenkiefern-, Thymianöl), 2–4 x tgl. auf Brust, Schultern, Rücken und Hals auftragen und sorgfältig einreiben.
- ERKÄLTUNGSBALSAM-ratiopharm® E Salbe (zusammen mit Campher, Eukalyptusöl), 2–3 x tgl. Brust und Rücken einreiben.
- Kneipp® Erkältungs-Balsam N Salbe (zusammen mit Eukalyptus-, Kiefernnadel-, Rosmarin-, Thymianöl), mehrmals tgl. auf Brust, Rücken oder Hals einreiben, v.a. auch abends, und mit weichem Leintuch abdecken.
- Wick VapoRub® Erkältungssalbe (zusammen mit Campher, Eukalyptusöl, Levomenthol), mehrmals tgl. äußerlich einreiben.

6.7.3 Monographierte fixe Kombinationen

▶ Fixe Kombination aus Campher, Eukalyptusöl und gereinigtem Terpentinöl ☞ S. 278

Darreichungsform: Inhalationen sowie halbfeste und flüssige Zubereitungen.

Rp:
2 Teile Eukalyptusöl, 2 Teile gereinigtes Terpentinöl, 1 Teil Campher.

M. f. solutio inhalatio
D.S. Zur Inhalation einige Tr. in heißes Wasser geben und die Dämpfe einatmen.

▶ Fixe Kombination aus Eukalyptusöl und Kiefernnadelöl ☞ S. 278

Darreichungsform: Inhalationen sowie halbfeste (3–10%ig) und flüssige Zubereitungen.

Rp:

Pini aetheroleum (Kiefernnadelöl)	3,0 g
Eucalypti aetheroleum (Eukalyptusöl)	7,0 g
Adeps lanae (Wollfett)	ad 100,0 g

M. f. ungt. bronch.
D.S. Zur Inhalation 1–5 g Salbe oder 1–5 Tr. ätherisches Öl mit heißem Wasser übergießen und die Dämpfe einatmen, bei Sgl. und Kleinkdr. 1–5 Tr. auf die Kleidung geben. Die Salbe mehrmals tgl. auf Brust und Rücken einreiben.

6

▶ Fixe Kombination aus Primelwurzel, Eibischwurzel und Anis ☞ S. 280

Darreichungsform: Z.B. in Form eines Tees, der mit dieser Monographie konform ist.

Rp:

Altheae radix conc. (Eibischwurzel)	30,0 g
Anisi fructus cont. (Anisfrüchte)	30,0 g
Primulae radix conc. (Primelwurzel)	30,0 g

M. f. spec. pectoralis
D.S. 1 EL Teemischung mit 150 ml kochendem Wasser übergießen, 10 Min. ziehen lassen, abseihen und 3–5 Tassen über den Tag verteilt trinken.

Fertigarzneimittel: Z.B.

- Heumann Bronchialtee Solubifix® novo Pulver (mit Trockenextrakt aus Eibischwurzel 65 mg, Trockenextrakt aus Süßholzwurzel 120 mg, Trockenextrakt aus Primelwurzel 10 mg, Anisöl 3,6 mg und Thymianöl), mehrmals tgl. bis zu 3–6 x jeweils 1 TL auf 1 Tasse möglichst heiß trinken.

▶ Fixe Kombination aus Süßholzwurzel, Primelwurzel, Eibischwurzel und Anis ☞ S. 285

Darreichungsform: Z.B. in Form eines Tees, der mit dieser Monographie konform ist.

Rp:

Altheae radix conc. (Eibischwurzel)	25,0 g
Anisi fructus cont. (Anisfrüchte)	25,0 g
Liquiritiae radix conc. (Süßholzwurzel)	25,0 g
Primulae radix conc. (Primelwurzel)	25,0 g

M. f. spec. pectoralis
D.S. 1 EL Teemischung mit 150 ml kochendem Wasser übergießen, 10 Min. ziehen lassen, abseihen und 3–5 Tassen über den Tag verteilt trinken.

6.7.4 Bewährte Rezeptur

▶ Hustensaft mit Succus Liquiritae (Süßholzdicksaft)

Rp:

Succus Liquiritiae DAB (Süßholzdicksaft)	10,0 g
Liquor Ammonii anisatus DAB 6 (Ammoniakalische Anislösung)	5,0 g
Tinctura Aurantii (Orangenschalentinktur)	2,0 g
Sirupus simplex (Zuckersirup) oder Sirupus Rubi idaei (Himbeersirup)	ad 100,0 g

M. f. sirupus pectoralis
D.S. Bis zu 4 x tgl. 1 TL einnehmen, am besten in Milch oder in Hustentee gelöst.

6.7.5 Bewährte Tee-Rezepturen in der Erfahrungsheilkunde

▶ Brusttee

(bei trockenem Husten)

Rp:

Anisi fructus tot. oder cont.(Anisfrüchte)	15,0 g
Liquiritiae radix conc. (Süßholzwurzel)	25,0 g
Althaeae radix conc. (Eibischwurzel)	25,0 g
Althaeae folium conc. (Eibischblätter)	35,0 g

M. f. spec. pectoralis
D.S. 2 TL Teemischung mit 1 Tasse Wasser (ca. 150 ml) kochend übergießen und 10–15 Min. ziehen lassen, abseihen und 3–4 x tgl. 1 Tasse trinken.

▶ Holzahnkraut-Quendel-Hustentee

(bei produktivem Husten)

Rp:

Galeopsidis herba conc. (Hohlzahnkraut)	60,0 g
Serpylli herba conc. (Quendelkraut)	40,0 g

M. f. spec. pectoralis
D.S. 1 EL Teemischung mit 1 Tasse kochendem Wasser übergießen, 10 Min. ziehen lassen, abseihen. Mehrmals tgl. 1 Tasse trinken.

✓ Wegen seines guten Geschmacks hat sich diese Teezubereitung in der Pädiatrie sehr bewährt.

▶ Hustentee

(bei produktivem oder trockenem Husten)

Rp:

Althaeae radix conc. (Eibischwurzel)	25,0 g
Foeniculi fructus tot. (Fenchelfrüchte)	10,0 g
Lichen Islandicus conc. (Isländisches Moos)	10,0 g
Plantaginis lanceolatae herba conc. (Spitzwegerichkraut)	15,0 g
Liquiritiae radix conc. (Süßholzwurzel, geschält)	10,0 g
Thymi herba conc. (Thymiankraut)	30,0 g

M. f. spec. pectoralis
D.S. 1 EL Teemischung mit 1 Tasse Wasser (ca. 150 ml) kochend übergießen und 10 Min. ziehen lassen, abseihen und mehrmals tgl. 1 Tasse frisch bereiteten Tee trinken.

6

▶ Species pectoralis DAB 6

(bei produktivem oder trockenem Husten)

Rp:

Althaeae radix conc. (Eibischwurzel)	40,0 g
Liquiritiae radix conc. (Süßholzwurzel)	20,0 g
Farfarae folium conc. (Huflattichblätter)	20,0 g
Verbasci flos conc. (Wollblumen)	10,0 g
Anisi fructus tot. oder cont. (Anisfrüchte)	10,0 g

M. f. spec. pectoralis
D.S. 1 EL Teemischung mit 1 Tasse Wasser (ca. 150 ml) kochend übergießen und 10 Min. ziehen lassen, abseihen und mehrmals tgl. 1 Tasse frisch bereiteten Tee trinken.

6.8 Pertussis

Infektion mit Bordetella pertussis (gramnegativer Erreger) durch Einatmen keimhaltiger Hustentröpfchen symptomatischer Patienten. Besonders für Sgl. lebensbedrohliche Allgemeinerkrankung. Hohe Kontagiosität (80 %). Inkubationszeit 1–2 Wochen. Dann typischerweise 3 Stadien:

- *Stadium catarrhale (1–2 Wochen): Rhinitis, Konjunktivitis, Heiserkeit, uncharakteristischer Husten, subfebrile Temperatur*
- *Stadium convulsivum (3–6 Wochen): Hustenanfälle, v. a. nachts: Nach Inspiration stakkatoartiger Husten, Apnoe, Zyanose, dann juchzende, langgezogene Inspiration („Keuchen“), Erbrechen glasigen Schleims, Erschöpfung, subkonjunktivale, petechiale Blutungen.*
- *Stadium decrementi (2–4 Wochen): Husten seltener.*

Stellenwert der Phytotherapie

Mit Phytopharmaka ist lediglich eine **adjuvante** Therapie bei Pertussis möglich. Phytopharmaka vermögen die krampfartigen Hustenanfälle zu mindern und bewirken aufgrund des sekretolytischen Effekts, daß sich der zähe, glasige Schleim nicht aufstaut.

Darreichungsform

Geeignet sind **Teezubereitungen**, ethanolfreie **Säfte**, Brausetbl., Suppositorien.

Phytotherapeutische Differentialtherapie

Zur Therapie sind geeignet:
- **Bronchospasmolytika**, die die krampfartigen Hustenattacken erleichtern, z.B. Sonnentaukraut, Efeublätter.
- **Expektoranzien**, die den zähen, glasigen Schleims verflüssigen und abtransportieren, z.B. Efeublätter, Thymiankraut.

Bewährt hat sich eine **Mischung** aus diesen **drei** Drogen.

Zusätzliche allgemeine Maßnahmen

- Reichlich trinken (mind. 2 l/Tag), damit die Expektoranzien ihre Wirkung voll entfalten können, die Schleimhäute feucht gehalten werden.

6.8.1 Phytopharmaka zur inneren Anwendung

▶ Efeublätter (Hederae helicis folium) ☞ S. 70

Darreichungsform: Wegen der geringen mittleren Tagesdosis von 0,3 g Droge nur in Form von standardisierten Fertigarzneimitteln sinnvoll und realisierbar.

Fertigarzneimittel: Z.B.
- Bronchoforton® Saft, Erw. und Schulkdr. 2–3 x tgl. 1 EL, Sgl. und Kleinkdr. 2–3 x tgl. 1 TL.
- Bronchoforton® Tropfen, Erw. und Schulkdr. 2–3 x tgl. 20 Tr., Kleinkdr. 2–3 x tgl. 15 Tr., Sgl. 2–3 x tgl. 10–15 Tr. unverdünnt oder mit etwas Flüssigkeit einnehmen.
- Hedelix® Hustensaft (ethanolfrei), Erw. und Kdr. ab 10 Jahren 3–4 x tgl. 5 ml, Kdr. von 4–10 Jahren 4 x tgl. 2,5 ml, Kdr. von 1–4 Jahren 3 x tgl. 2,5 ml, Kdr. unter 1 Jahr 2 x tgl. 2,5 ml.
- Naranopect P Tropfen, 6 x tgl. 20 Tr., in akuten Fällen stdl. 20 Tr., Kleinkdr. 6 x tgl. 5 Tr.
- Prospan® akut Husten-Brausetabletten, Erw. und Jugendl. ab 12 Jahren 2 x tgl. 1 Brausetbl., Kdr. von 4–2 Jahren 3 x tgl. ½ Brausetbl. aufgelöst in 1 Glas Wasser.
- Prospan® Hustensaft Lösung (ethanolfrei), Erw. 3 x tgl. 2–3 TL, Schulkdr. und Jugendl. 3 x tgl. 2 TL, Sgl. und Kleinkdr. 3 x tgl. 1 TL.
- Prospan® Hustentabletten Filmtabletten, Erw. und Jugendl. 3 x tgl. 2 Tbl.

– Prospan® Hustentropfen Lösung, 3–5 x tgl. nehmen Erw. und Schulkdr. 20 Tr., Kleinkdr. 15 Tr., Sgl. 10–15 Tr. ein.
– Prospan® Hustenzäpfchen, Schulkdr. 3 x tgl. 1 Zäpfchen, Sgl. und Kleinkdr. 2 x tgl. 1 Zäpfchen.

Kombinationen mit anderen Phytopharmaka: Eine Kombination mit anderen pflanzlichen Expektoranzien wie Thymiankraut, Primelwurzel ist sinnvoll. Z.B.
– Bronchipret® Saft (zusammen mit Primelwurzel, Thymiankraut), Kdr. bis 12 Monate 10–16 Tr., von 2–3 Jahren 20 Tr.
– Bronchipret® Tropfen (zusammen mit Primelwurzel, Thymiankraut), Erw. 4 x tgl. 50 Tr., Schulkdr. 4 x tgl. 25 Tr.
– Tussiflorin® forte Tropfen (zusammen mit Primelwurzel, Thymiankraut), 3 x tgl. 15–20 Tr. in etwas Saft oder Wasser einnehmen, in akuten Fällen stdl. 20 Tr.

✓ Es sind sowohl ethanolhaltige als auch ethanolfreie Efeuzubereitungen im Verkehr, wobei in der Pädiatrie und bei Alkoholabhängigen die ethanolfreien Präparate zu verwenden sind.

▶ Sonnentaukraut (Droserae herba) ☞ S. 225

Darreichungsform: Mittlere Tagesdosis 3 g Droge als Teeaufguß oder besser als Tinktur.
– Tinktur: Erw. nehmen mehrmals tgl. 10 Tr. in etwas Wasser verdünnt ein, Kdr. 3 x tgl. 5 Tr. Evtl. aus homöopathische Urtinktur verordnen.

Fertigarzneimittel: Z.B.
– Makatussin® Saft Drosera zuckerfrei, Erw. und Jugendl. 2–3 x tgl. 1–2 TL, Kdr. von 6–14 Jahren 1–2 x tgl. 1–2 TL, Kdr. unter 6 Jahren 1 x tgl. 1–2 TL.
– Makatussin® Tropfen Drosera, Jugendl. und Erw. 30 Tr., Kdr. von 6–14 Jahren 20 Tr., von 2–5 Jahren 3 x tgl. 10 Tr. Der Saft enthält 4 Vol.%, die Tr. enthalten 47 Vol.% Ethanol.

Kombinationen mit anderen Phytopharmaka: Eine Kombination mit anderen pflanzlichen Expektoranzien wie Thymian ist sinnvoll. Z.B.
– Bronchicum Pflanzlicher Husten-Stiller Lösung (zusammen mit Thymiankraut), Erw. und Jugendl. 3–5 x tgl. 45 Tr., Schulkdr. 30 Tr., Kdr. je nach Alter bis zu 20 Tr. auf Zucker oder in heißem Tee einnehmen. Enthält 34 Vol.% Ethanol.
– Drosithym® N Bürger Lösung (zusammen mit Primelwurzel, Thymiankraut), Erw. 5 x tgl. 25–35 Tr., Kdr. ab 5 Jahren 5 x 15–25 Tr.
– Drosithym® N Bürger Saft (zusammen mit Primelwurzel, Thymiankraut), Erw. 5–6 x tgl. 1 Meßlöffel, Kdr. über 5 Jahre 2–3 x 1 EL, Kdr. von 2–5 Jahren 3 x tgl. ½ Meßlöffel, Kdr. bis 2 Jahre 2 x ½ Meßlöffel. Enthält praktisch kein Ethanol.
– Lomal Sirup (zusammen mit Thymiankraut, 8 Vol.% Ethanol), 3 x tgl. 1 EL (ca. 15 ml).

▶ Thymiankraut (Thymi herba) ☞ S. 242

Darreichungsform: Mehrmals tgl. 1–2 g Droge/Tasse als Aufguß oder 1–3 x tgl. 1–2 g ethanolischen Fluidextrakt (1:1). Diesen Fluidextrakt verabreicht man tropfenweise in warmer Milch oder in Honig.

- Teezubereitung: 2 TL feingeschnittene Droge mit 1 Tasse kochendem Wasser übergießen, abdecken und nach etwa 5 Min. abseihen. Mehrmals tgl. 1 Tasse heiß trinken.

Fertigarzneimittel: Z.B.

- Aspecton® Hustensaft bzw. Hustentropfen (entalkoholisierter Thymianfluidextrakt), Erw. 1–3 x tgl. 10 ml Saft bzw. 30–60 Tr., Kdr. von 4–10 Jahren 1–3 x tgl. 5 ml Saft bzw. 15–40 Tr., Kdr. von 1–4 Jahren 2 x tgl. 5 ml Saft bzw. 1–3 x tgl. 8–30 Tr.
- Biotuss® Hustensaft Lösung (20 g Thymianfluidextrakt/100 g, 7 Vol.% Ethanol), Erw. 3 x tgl. 1½ Meßlöffel (= 7,5 ml), Kdr. von 6–12 Jahren 3 x tgl. 1 Meßlöffel (= 5 ml), Kdr. unter 6 Jahren 3 x tgl. ½ Meßlöffel (= 2,5 ml).
- Makatussin® Saft zuckerfrei, Erw. 2–3 x tgl. 1 TL, Kdr. von 6–14 Jahren 1–2 x tgl. 1 TL, Kdr. unter 6 Jahren 1 x tgl. 1 TL.
- Melrosum Hustensirup, Erw., Jugendl. und ältere Kdr. 3 x tgl. 2 TL, Kleinkdr. 3 x tgl. 1 TL.
- Mirfusot® 50 Tropfen, mehrmals tgl. 2–4 ml.
- Pertussin® N Saft, Erw. und Jugendl. 3–4 x tgl. 2 EL, Kdr. von 6–12 Jahren 3–4 x tgl. 1 TL.
- Soledum® Hustensaft, Erw. u. Jugendl. ab 12 Jahren 3–4 x tgl. 2 TL, Kdr. von 6–12 Jahren 3–4 x tgl. 1 TL, Kdr. von 2–6 Jahren 3–4 x tgl. ½ TL, Sgl. und Kleinkdr. 3–4 x tgl. ¼ TL.
- Soledum® Hustentropfen, Erw. und Jugendl. ab 12 Jahren 3–4 x tgl. 30–35 Tr., Kdr. von 6–12 Jahren 3–4 x tgl. 20–25 Tr., Kdr. von 2–6 Jahren 3–4 x tgl. 12 Tr., Sgl. und Kleinkdr. 3–4 x tgl. 6 Tr. unverdünnt auf Zucker oder in etwas Wasser oder Tee einnehmen.
- Thymipin® N Hustensaft, Erw. mehrmals bis zu 6 x tgl. 2,5–5 ml, Kdr. ab 2 Jahren 2–3 x tgl. 1,0–2,5 ml, Sgl. und Kdr. bis 2 Jahre 2 x tgl. 0,5–1 ml Lsg.
- Thymipin® N Zäpfchen (in 1 Zäpfchen 25 mg ethanolischer Thymiantrokkenextrakt), Sgl. 1–2 x tgl. 1 Zäpfchen.
- Thymiverlan® Lösung, Erw. 1–3 x tgl. 3 ml Lsg., Kdr. 1–3 x tgl. 1–2 ml Lsg. unverdünnt oder in Wasser bzw. Tee einnehmen.

Kombinationen mit anderen Phytopharmaka: Eine Kombination mit anderen pflanzlichen Expektoranzien wie Primelwurzel ist sinnvoll. Z.B.

- Expectysat® N Bürger Hustensaft (zusammen mit Primelwurzel), Erw. 5 x tgl. 5 ml, Kdr. über 5 Jahre 2–3 x tgl. 5 ml, Kdr. von 2–5 Jahren 3 x tgl. 2,5 ml, Kleinkdr. bis 2 Jahre 2 x tgl. 2,5 ml.
- Lomal Sirup (zusammen mit Sonnentaukraut, 8 Vol.% Ethanol), 3 x tgl. 1 EL (ca. 15 ml).
- Phytobronchin® Saft S Lösung zum Einnehmen (zusammen mit Primelwurzel), Schulkdr. 3 x tgl. 5 ml, Kleinkdr. 3 x tgl. 2,5 ml einnehmen. Enthält 5 Vol.% Ethanol. (☞ **Studie**)
- Primotussan® T Tropfen (zusammen mit Primelwurzel), Erw. 4–5 x tgl. 30–40 Tr.

✓ Für sämtliche Mono- sowie Kombinationspräparate liegen keine klinischen Studien für die Indikation Pertussis vor. Eine adjuvante Anwendung empfiehlt sich jedoch aus Plausibilitätsgründen und aufgrund von Erfahrungswerten in der Pädiatrie sowie in den Praxen der niedergelassenen Ärzte.
Die längste Erfahrung (seit 1898) liegt mit Pertussin® N Saft vor. Das Präparat enthielt bis 1993 allerdings zusätzlich einen Auszug aus Sonnentaukraut, der wegen Problemen bei der Beschaffung der Rohdroge aus der Rezeptur genommen wurde.
Hustagil® Thymian-Hustensaft enthält keinen Weißzucker und nur 3,5 Vol.% Ethanol und ist damit besonders für Kdr. geeignet.

Die Wirksamkeit und Unbedenklichkeit von **Phytobronchin®** wurden bei 7428 Kdr. unter 12 Jahren mit der Indikation Husten in einer multizentrischen Anwendungsstudie geprüft. Die Präparate wurden durchwegs gut vertragen, mit der Ausnahme von 9 Kdr., ebenso wurde die Wirksamkeit von den Ärzten mit über 80 % als sehr gut bis gut beurteilt.

6

6.8.2 Bewährte Tee-Rezeptur

▶ Keuchhusten-Tee

Rp:

Droserae herba conc. (Sonnentaukraut)	40,0 g
Thymi herba conc. (Thymiankraut)	40,0 g
Anisi fructus tot. (Anisfrüchte)	15,0 g
Verbasci flos conc. (Wollblumen)	5,0 g

M. f. spec. pectoralis

D.S. 1 EL Teemischung mit 1 Tasse Wasser (ca. 150 ml) kochend übergießen und 10 Min. ziehen lassen, abseihen und mehrmals tgl. 1 Tasse frisch bereiteten Tee trinken.

✓ Evtl. können Beschaffungsprobleme von Sonnentaukraut auftreten, da dieses unter Naturschutz steht. Geringe Mengen, die importiert werden, sind jedoch im Handel und sollten von den Apotheken beschafft werden können. Es existieren bereits erste Kultivierungsversuche.

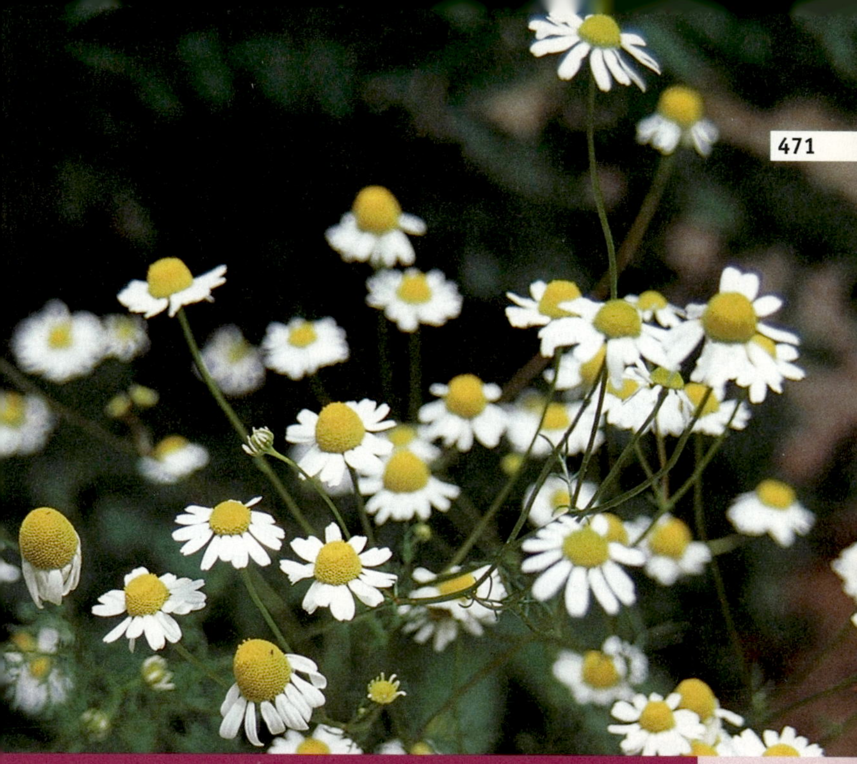

Erkrankungen des Magen-Darm-Trakts und der Verdauungsorgane

7

Inhalt

Phytotherapeutische Medikamente haben bei der Therapie von Erkrankungen der Verdauungsorgane nicht nur traditionell einen hohen Stellenwert, sondern gewinnen auch aufgrund jüngerer experimenteller und klinischer Studien immer mehr Bedeutung bei der ärztlichen Verordnung. Die europäische Phytotherapie kennt rund 80 Drogen zur Anwendung bei Magen- und Darm-Erkrankungen sowie bei Erkrankungen der Verdauungsorgane. Davon erhielten 57 Arzneipflanzen eine Positiv-Monographie der Kommission E und 34 der ESCOP. Diese große Anzahl basiert zum einen darauf, daß es sich um eine relativ heterogen zusammengesetzte Gruppe von Indikationen handelt, die in bestimmten Teilbereichen gut mit Phytopharmaka therapiert werden können, und zum anderen auf dem breiten Spektrum an wirksamkeitsmitbestimmenden Inhaltsstoffen in den verwendeten Drogen.

Die **Möglichkeiten** der Phytotherapie liegen in erster Linie im Bereich der **funktionellen** und **chronischen** Störungen, die bei manchen Indikationen, z.B. bei der Ulkuskrankheit oder Gastritis, eher als Ergänzung und weniger als therapeutische Alternative zu etablierten medizinischen Therapiestrategien anzusehen sind. Zu der Vielzahl funktioneller Magen-Darm-Krankheiten zählen auch die psychosomatisch bedingten Magen-Darm-Beschwerden. Von den chronischen Magen- und Darm-Erkrankungen können eine chronische Gastritis, rezidivierende Magenulzera, insbesondere bei psychisch labilen Patienten, die habituelle chronische Obstipation, Divertikulose u.a. erfolgreich mit Phytopharmaka therapiert werden.

Auch die **Grenzen** der Phytotherapie müssen sorgfältig beachtet und, falls notwendig, chemisch-synthetische Arzneimittel eingesetzt werden. Phytotherapeutisch nicht zugänglich sind z.B. akut entzündliche Erkrankungen, eine Infektion mit Helicobacter pylori (B-Gastritis), akute erosive Gastritis mit Blutungen, Morbus Crohn, gastrointestinale Candida-Infektionen, Colitis ulcerosa ab Stadium II und andere schwere Erkrankungen.

Alle länger anhaltenden Magen-Darm-Beschwerden müssen zum Ausschluß schwerer entzündlicher oder maligner Erkrankungen endoskopisch abgeklärt werden.

Unterschiede zwischen Phyto- und synthetischen Pharmaka

Unterschiede bestehen in einem breiteren Wirksamkeitsprofil der Phytopharmaka und unterschiedlichen Wirkmechanismen. Z.B. wirkt ein Leinsamenschleim als Antazidum als Puffersubstanz im Unterschied zu Aluminiumhydroxid mit seiner direkten säurebindenden Eigenschaft, die nach der Neutralisation der Säure die Magenschleimhaut zur Produktion von neuer Magensäure anregt und damit die Magensäureüberproduktion nicht kausal beeinflußt.

Darreichungsform

Nahezu die gesamte Palette der galenischen Möglichkeiten kommt in Frage, wie Teezubereitungen (als Fertigarzneimittel oder v.a. als individuelle Rezepturen), Frischpflanzenpreßsäfte, ethanolisch-wäßrige Auszüge als Tinkturen (Tr.), ätherische Öle in magensaftresistenten Weichgelatinekps., ethanolische Lösungen und Trockenextrakte verarbeitet in Tbl., Drg., Weichgelatinekps. Zahlreiche

Drogen sind auch als sogenannte Fertigarzneimittel der **Standardzulassung** nach § 36 AMG 76 erhältlich.

In der Praxis werden häufig Teemischungen und Kombinationsmittel verwendet. Genauere Untersuchungen zeigen, daß in vielen Kombinationspräparaten die Inhaltsstoffe unterdosiert sind, eine ausreichende Wirksamkeit ist damit nicht mehr zu erwarten. Empfehlenswert sind daher v.a. **Kombinationsarzneien** mit relativ **wenigen Kombinationspartnern**, so wie sie auch von der Kommission E vorgeschlagen werden (= fixe Kombinationen).

Um die Zubereitung von **Tees** zu erleichtern, werden im Handel zunehmend **Instanttees** angeboten. Die Verwendung dieser Instanttees kann jedoch nur dann uneingeschränkt empfohlen werden (und nur solche werden in diesem Leitfaden aufgeführt), wenn in den Tees
- natürliche Inhaltsstoffe nicht durch naturidentische ersetzt werden (z.B. Zusetzen von synthetischem Curcumin)
- der Anteil an Trägersubstanzen (z.B. Weißzucker, Laktose u.a. Kohlenhydrate) unter 60 % liegt
- keine synthetischen Stoffe, die nicht natürlich in der Droge vorkommen, zugesetzt sind (z.B. Toluylethanol)
- der Drogenextraktanteil mehr als 45 % beträgt.

7

Wirkungen

Die eingesetzten Drogenzubereitungen wirken:
- antiphlogistisch (z.B. Kamillenblüten, Süßholzwurzel)
- appetitanregend (z.B. Amara, Aromatika, Amara-Aromatika)
- motilitätsfördernd (z.B. bittere Schleifenblume, Kalmuswurzelstock)
- peristaltikanregend (z.B. Leinsamen, Flohsamen)
- schleimhautprotektiv (z.B. Leinsamen-, Flohsamenschleim)
- sekretionsanregend (z.B. Amara, Aromatika, Amara-Aromatika)
- spasmolytisch (z.B. Kamillenblüten, Süßholzwurzel)
- ulkusprotektiv (z.B. (-)-α-Bisabolol in Kamillenblütenzubereitungen)
- Gastrin freisetzend (z.B. Amara und Amara-Aromatika)
- stimulierend auf die Magensaftsekretion (z.B. Amara, Aromatika, Amara-Aromatika)

7.1 Arzneipflanzen bei Erkrankungen der Verdauungsorgane

7.1.1 Amara (Bitterstoffdrogen)

Chemisch keine einheitliche Gruppe. Wichtige Bitterstoffe gehören zu den Iridoidglykosiden oder zu den Mono- und Sesquiterpenen. Die meisten Bitterstoffe sind chemo- und thermolabil, wobei der bittere Geschmack, der sogenannte Bitterwert, und damit auch die Wirksamkeit abnehmen können. Bitterstoffe stimulieren über die Geschmacksknospen der Zunge reflektorisch die Sekretion von Verdauungssäften, insbesondere von Speichel- und Magensaft. Bitterstoffe wirken zusätzlich auch immunstimulierend und werden daher auch bei banalen Infekten eingesetzt.

Amara (Bitterstoffdrogen), die bei Erkrankungen der Verdauungsorgane Verwendung finden			
Arzneidroge	**Indikationen**	**Bitterwert**	**Bemerkungen**
Andornkraut (Marrubii herba)	• Appetitlosigkeit ☞ 7.4.1 • Dyspeptische Beschwerden ☞ 7.5.1	mind. 3000 (ÖAB)	Auch andere Marrubium-Arten mit einem Bitterwert unter 3000 sind im Verkehr.
Artischockenblätter (Cynarae folium)	• Übelkeit und Erbrechen ☞ 7.3.1 • Appetitlosigkeit ☞ 7.4.1 • Dyspeptische Beschwerden ☞ 7.5.1 • Funktionelle Störungen der Gallenblase und der Gallenwege ☞ 7.12.1 • Erkrankungen der Leber ☞ 7.13.1	je nach Zubereitung in den Grundblättern und in den fleischig gewordenen Blütenknospen • Ausgangsdroge: ≥ 10 000 • Ethanolisch-wäßrige Tinktur: ca. 2600 • Frischpflanzenpreßsaft: ca. 1800 • Teeaufguß: ca. 140	Frischpflanzenpreßsäfte sind Trockenextrakten phytochemisch gleichwertig.
Benediktenkraut (Cnici benedicti herba)	• Appetitlosigkeit ☞ 7.4.1 • dyspeptische Beschwerden ☞ 7.5.1	mind. 800 (DAC, DAB, ÖAB)	Eine minderwertige Droge enthält einen Stengelanteil über 10 %.
Bitterkleeblätter (Menyanthis folium)	• Appetitlosigkeit ☞ 7.4.1 • Dyspeptische Beschwerden ☞ 7.5.1	mind. 3000 (DAC, DAB), mind. 4000 (ÖAB)	Bitterkleeblätter mit einem Bitterwert unter 3000 sind relativ häufig im Drogenhandel anzutreffen.
Chinarinde (Cinchonae cortex)	• Appetitlosigkeit ☞ 7.4.1 • Dyspeptische Beschwerden ☞ 7.5.1	≥ 12 000	Eine Beimengung von sogenannter Industrie-Chinarinde mit niedrigerem Bitterwert ist nicht erlaubt.
Condurangorinde (Condurango cortex)	• Appetitlosigkeit ☞ 7.4.1	ca. 600	Geschmack ist sehr angenehm, daher sowohl in der Geriatrie als auch in der Pädiatrie gerne angewendet.

Forts. ➨

Amara (Bitterstoffdrogen), die bei Erkrankungen der Verdauungsorgane Verwendung finden			
Arzneidroge	**Indikationen**	**Bitterwert**	**Bemerkungen**
Enzianwurzel (Gentianae radix)	• Appetitlosigkeit ☞ 7.4.1 • Dyspeptische Beschwerden ☞ 7.5.1	mind. 10 000 (DAB)	Enziantinktur statt eines üblicherweise bei „Verdauungsbeschwerden" getrunkenen Schnapses geben, da Enzian-Schnaps die wirksamen Bitterstoffe nicht enthält.
Isländisches Moos (Lichen islandicus)	• Erkrankung des Mund- und Rachenraums ☞ 7.2.1, 7.2.2 • Appetitlosigkeit ☞ 7.4.1	ca. 700	Verunreinigungen durch Moose, Gräser und Blätter von Waldbäumen etc. dürfen max. 5 % betragen.
Löwenzahnwurzel mit -kraut (Taraxaci radix cum herba)	• Dyspeptische Beschwerden 7.5.1 • Funktionelle Störungen der Gallenblase und der Gallenwege ☞ 7.12.1	mind. 100 (ÖAB)	Beimengungen von Wurzeln der Gemeinen Wegwarte verschlechtern die Qualität.
Orangenschalen (Citri sinensis pericarpium)	• Appetitlosigkeit ☞ 7.4.1	ca. 600	Im Handel befinden sich auch Orangenschalen, denen das ätherische Öl zur doppelten Nutzung entzogen worden ist und die daher schlechter wirken.
Schafgarbenkraut/-blüten (Millefolii herba/- flos)	• Appetitlosigkeit ☞ 7.4.1 • Dyspeptische Beschwerden ☞ 7.5.1 • Gastritis ☞ 7.7.1 • Funktionelle Störungen der Gallenblase und der Gallenwege ☞ 7.12.1	max. 5000 (DAB)	Bei wildgesammeltem Schafgarbenkraut können Partien vorkommen, die das entzündungshemmende Chamazulen nicht enthalten.

Forts. ➡

Amara (Bitterstoffdrogen), die bei Erkrankungen der Verdauungsorgane Verwendung finden			
Arzneidroge	**Indikationen**	**Bitterwert**	**Bemerkungen**
Tausendgüldenkraut (Centaurii herba)	• Appetitlosigkeit ☞ 7.4.1 • Dyspeptische Beschwerden ☞ 7.5.1	mind. 2000 (DAB, ÖAB), mind. 100 (Ph. Hellv. VII)	Minderwertige Qualitäten enthalten einen Stengelanteil über 10 % und besitzen einen Bitterwert unter 2000.
Teufelskrallenwurzel, südafrikanische (Harpagophyti radix)	• Appetitlosigkeit ☞ 7.4.1 • Dyspeptische Beschwerden ☞ 7.5.1	mind. 6000, max. 10000	Eine minderwertige Droge enthält Beimengungen der Primärwurzeln und besitzt einen Bitterwert unter 6000.
Wegwartenwurzel, gemeine (Cichorii radix)	• Appetitlosigkeit ☞ 7.4.1 • Dyspeptische Beschwerden ☞ 7.5.1	ca. 800	Minderwertige Drogenpartien mit einem Bitterwert unter 800 sind anzutreffen.

Tab. 7.1

Wirkungen:
- appetitanregend
- Förderung der Speichelsekretion
- Förderung der Magensaftsekretion
- Freisetzung von Gastrin (2. Phase der Magensaftsekretion)
- cholagog
- Beschleunigung der Magenentleerung
- tonisierend auf die glatte Muskulatur
- vegetativ regulierend
- resorptionsfördernd
- Stimulation des darmassoziierten unspezifischen Abwehrsystems

Wirkmechanismus:
- Anregung der Speichel- und Magensaftsekretion:
  - über den N. vagus (vagale Phase) → Erregung von Bitterrezeptoren an den Geschmacksknospen des Zungengrundes → N. glossopharyngeus → Gyrus postcentralis der Großhirnrinde → N. vagus → Steigerung der Speichel- und Magensaftsekretion, z.B. Salzsäure, Pepsin. Mindestkonzentration der Bitterstoffe bzw. Mindestbitterwert ist dafür erforderlich.
  - auf humoralem Weg (gastrale Phase) → Förderung der Freisetzung von Gastrin → Beschleunigung der Säuresekretion und der gastralen Proteolyse
- verdauungsfördernde Mechanismen:
  - Senkung des pH-Werts des Magens
  - Verbesserung der proteolytischen Aktivität der Verdauungsenzyme (durch pH-Optimum)

- leichte Erhöhung der Magen- und Darmmotilität sowie Tonisierung der Muskulatur im Magen-Darm-Trakt durch vermehrte Ausschüttung von Gastrin
- Stimulation der Gallesekretion (choleretisch) durch die vermehrte Ausschüttung von Gastrin und/oder verstärkter Galleabfluß durch Kontraktion der Gallenwege (cholekinetisch)
- Stimulation von Pankreassekretion durch vermehrte Ausschüttung von Gastrin
- dadurch verbesserte Verdauungsqualität → Verbesserung der Nahrungsausnutzung

Indikationen:
- Erkrankungen des Mund- und Rachenraums ☞ 7.2.1, 7.2.2
- Übelkeit und Erbrechen ☞ 7.3.1
- Appetitlosigkeit ☞ 7.4.1
- dyspeptische Beschwerden ☞ 7.5.1
- Magenbeschwerden, die auf einer Schwäche (Atonie) und Senkung (Ptose) des Magens beruhen ☞ 7.5.1
- Gastritis ☞ 7.7.1
- funktionelle Störungen der Gallenblase und der Gallenwege ☞ 7.12.1
- Hepatopathie ☞ 7.13.1
- allgemeine Schwächezustände, v.a. nach banalen Infekten
- psychovegetative Erschöpfung

Kontraindikationen: Magen- und Zwölffingerdarmgeschwüre (Drogen mit einem Bitterwert über 10 000).

Nebenwirkungen: Bei zu hohen Dosen an Bitterstoffen evtl. gegenteilige Effekte wie Sekretions- und Appetithemmung, bei besonders disponierten Personen Kopfschmerzen möglich, in Einzelfällen potente Kontaktallergene.

Interaktionen: Keine bekannt.

✓ Wegen der Thermolabilität Bitterstoffdrogen nie längere Zeit kochen, sondern nur überbrühen, und wegen der Chemolabilität trocken lagern. Kalte Zubereitungen sind bitterer und damit stärker wirksam, da die thermolabilen Bitterstoffe nicht verändert sind.
Mind. 30 Min. vor den Mahlzeiten einnehmen und einige Zeit im Mund belassen, damit sich die reflektorische Wirkung über die Geschmacksknospen voll entfalten kann.
Die Wirksamkeit der Bitterstoffdrogen kommt in erster Linie bei Patienten mit Appetitlosigkeit und verminderter Magensaftsekretion zur Wirkung. Bei normaler Reflexsekretion und normalem Appetit ist keine zusätzliche Steigerung zu erwarten.

7.1.2 Aromatika (Ätherisch-Öl-Drogen)

Leicht flüchtige, stark riechende und alkohollösliche bzw. lipophile Stoffgemische aus einer Vielzahl chemisch sehr heterogener Verbindungen mit meist aromatischem Geruch. Lokalisation in sämtlichen Pflanzenteilen, Menge in einer Arzneipflanze 0,01–8 %. Chemisch sind sie ein Gemisch aus Monoterpenen, Sesquiterpenen, Phenylpropanverbindungen und phenolischen Verbindungen mit einem sehr breiten Wirksamkeitsspektrum. Arzneilich verwendet werden in der Regel die natürlichen ätherischen Öle, nur einige wenige synthetisierte Einzelverbindungen wie Campher, Cineol und Menthol finden medizinische Anwendung. Diese unterscheiden sich von den natürlichen optisch aktiven Verbindungen dadurch, daß bei der Synthese das optisch nicht-aktive Racemat entsteht, und können durch die Bestimmung der optischen Drehung identifiziert werden.

Aromatika (Ätherisch-Öl-Drogen), die bei Erkrankungen der Verdauungsorgane Verwendung finden		
Arzneidroge	**Indikationen**	**Bemerkungen**
Angelikawurzel (Angelicae radix)	• Appetitlosigkeit ☞ 7.4.1 • Dyspeptische Beschwerden ☞ 7.5.1	Bei Sonnenbädern Gefahr einer Photodermatitis beachten.
Anisfrüchte (Anisi fructus)	• Dyspeptische Beschwerden ☞ 7.5.1	Vor der Anwendung Früchte quetschen.
Arnikablüten (Arnicae flos)	• Erkrankungen des Mund- und Rachenraums ☞ 7.2.2	Nach häufiger Anwendung kann es zu einer Kontaktdermatits kommen. Die innerliche Einnahme muß mit größter Sorgfalt erfolgen, wobei die Einzeldosis von 0,2 g Droge nicht überschritten werden darf.
Baldrianwurzel (Valerianae radix)	• Dyspeptische Beschwerden ☞ 7.5.1 • Gastritis ☞ 7.7.1	Dosierung nach Arzneipflanzenprofil genau beachten.
Curcumawurzelstock (Curcumae longae rhizoma)	• Dyspeptische Beschwerden ☞ 7.5.1 • Funktionelle Störungen der Gallenblase und der Gallenweg ☞ 7.12.1	U.a. Hauptbestandteil der Curry-Gewürzmischungen.
Dillfrüchte (Anethi fructus)	• Dyspeptische Beschwerden ☞ 7.5.1	Besitzen geringe phytotherapeutische Bedeutung.
Fenchelfrüchte und -öl (Foeniculi fructus et aetheroleum)	• Dyspeptische Beschwerden ☞ 7.5.1	Früchte vor der Zubereitung eines Teeaufgusses quetschen.
Galgantwurzelstock (Galangae rhizoma)	• Appetitlosigkeit ☞ 7.4.1 • Dyspeptische Beschwerden ☞ 7.5.1 • Funktionelle Störungen der Gallenblase und der Gallenwege ☞ 7.12.1	Zählt mit zu den wichtigsten Drogen der Hildegard-von-Bingen-Medizin.

Forts. ➡

Aromatika (Ätherisch-Öl-Drogen), die bei Erkrankungen der Verdauungsorgane Verwendung finden		
Arzneidroge	**Indikationen**	**Bemerkungen**
Gelbwurz, javanische (Curcumae xanthorrhizae rhizoma)	• Dyspeptische Beschwerden ☞ 7.5.1 • Funktionelle Störungen der Gallenblase und der Gallenwege ☞ 7.12.1	In Indonesien als tgl. Getränk genutzt, weshalb es dort weniger Gallen- und Lebererkrankungen geben soll.
Gewürznelken (Caryophylli flos)	• Erkrankungen des Mund- und Rachenraums ☞ 7.2.2	Vorwiegend als Gewürz verwendet.
Ingwerwurzelstock (Zingiberis rhizoma)	• Übelkeit und Erbrechen ☞ 7.3.1 • Appetitlosigkeit ☞ 7.4.1 • Dyspeptische Beschwerden ☞ 7.5.1	Wichtige Droge in der TCM und wichtiges Gewürz.
Kamillenblüten (Matricariae flos)	• Erkrankung des Mund- und Rachenraums ☞ 7.2.2 • Dyspeptische Beschwerden ☞ 7.5.1 • Krampfartige Schmerzen im Bereich des Verdauungstrakts ☞ 7.6.1 • Gastritis ☞ 7.7.1 • Ulcus ventriculi und duodeni ☞ 7.8.1	Ethanolisch-wäßrige Auszüge sind wesentlich wirksamer als ein wäßriger Teeaufguß. Es existieren große qualitative Unterschiede bei den einzelnen Kamillenblüten-Provenienzen und Fertigarzneimitteln.
Kardamomenfrüchte (Cardamomi fructus)	• Dyspeptische Beschwerden ☞ 7.5.1	Bei Mundgeruch hat sich das Kauen der Früchte bewährt.
Korianderfrüchte (Coriandri fructus)	• Dyspeptische Beschwerden ☞ 7.5.1	Vorwiegend in fixen Kombinationen enthalten.
Kümmelfrüchte und -öl (Carvi fructus et aetheroleum)	• Dyspeptische Beschwerden ☞ 7.5.1	Vor der Teezubereitung Früchte quetschen.
Lavendelblüten (Lavandulae flos)	• Dyspeptische Beschwerden ☞ 7.5.1	Einzige Droge, bei der als Indikation das Roemheld-Syndrom expressis verbis genannt ist.
Melissenblätter (Melissae folium)	• Dyspeptische Beschwerden ☞ 7.5.1	Die Wirksamkeit ist sehr wesentlich vom Gehalt an ätherischen Öl abhängig. Echtes Melissenöl ist sehr teuer.
Minzöl (Menthae arvensis aetheroleum)	• Dyspeptische Beschwerden ☞ 7.5.1 • Funktionelle Störungen der Gallenblase und der Gallenwege ☞ 7.12.1	Wirksamkeit ist dem Pfefferminzöl ähnlich, Geruch und Geschmack sind gegenüber Pfefferminzöl etwas derber.

Forts. ➡

7

Aromatika (Ätherisch-Öl-Drogen), die bei Erkrankungen der Verdauungsorgane Verwendung finden		
Arzneidroge	**Indikationen**	**Bemerkungen**
Myrrhe (Myrrha)	• Erkrankungen des Mund- und Rachenraums ☞ 7.2.2	Starker adstringierender Geschmack.
Pfefferminzblätter und -öl (Menthae piperitae folium et aetheroleum)	• Übelkeit und Erbrechen ☞ 7.3.1 • Dyspeptische Beschwerden ☞ 7.5.1 • Colon irritabile ☞ 7.9.1 • Funktionelle Störungen der Gallenblase und der Gallenwege ☞ 7.12.1	Feineres Aroma als das sehr ähnliche Minzöl. Ist teurer als Minzöl und wird daher gerne mit diesem verschnitten.
Rosenblüten (Rosae flos)	• Erkrankungen des Mund- und Rachenraums ☞ 7.2.2	Sehr teuer, insbesondere das Rosenöl, das ein wichtiges Öl in der Aromatherapie ist.
Rosmarinblätter (Rosmarini folium)	• Dyspeptische Beschwerden ☞ 7.5.1	Gleiche Bedeutung auch als Gewürz.
Sternanisfrüchte (Anisi stellati fructus)	• Dyspeptische Beschwerden ☞ 7.5.1	Vorwiegend als Gewürz verwendet.
Thymiankraut (Thymi herba)	• Erkrankungen des Mund- und Rachenraums ☞ 7.2.2	Das Thymol im ätherischen Öl zählt zu den am stärksten keimhemmenden Naturstoffen.
Wacholderbeeren (Juniperi fructus)	• Dyspeptische Beschwerden ☞ 7.5.1	Nur dunkelblaue, reife Früchte verwenden.
Zimtrinde (Cinnamomi cassiae cortex)	• Appetitlosigkeit ☞ 7.4.1 • Dyspeptische Beschwerden ☞ 7.5.1	Eine Zimtallergie tritt relativ häufig auf (allergische Haut- und Schleimhautreaktionen).
Zimtrinde, chinesische (Cinnamomi ceylanici cortex)	• Appetitlosigkeit ☞ 7.4.1 • Dyspeptische Beschwerden ☞ 7.5.1	Eine Zimtallergie tritt relativ häufig auf.

Tab. 7.2

Wirkungen bei Erkrankungen der Verdauungsorgane:
- Förderung der Speichelsekretion
- Förderung der Magensaftsekretion
- motilitätsfördernd
- karminativ
- antiphlogistisch
- antibakteriell
- bakteriostatisch
- antimykotisch
- sedativ
- spasmolytisch

Wirkmechanismus:

- sekretionsfördernd: Über Geschmack und Geruch direkte oder reflektorische Anregung der Speichel- und Magensaftsekretion → Freisetzung von Salzsäure, Gastrin, Pepsin, Histamin und Prostaglandinen
- motilitätssteigernd: Die lipophilen ätherischen Öle reizen die Magenwand und fördern die Freisetzung von Prostaglandinen → leichte Steigerung der Magen- und Darmmotilität
- spasmolytisch: Direkte Wirkung auf die glatte Muskulatur des Magen-Darm-Trakts (für ätherisches Melissen-, Pfefferminz-, Nelken-, Angelikaöl experimentell gut nachgewiesen)
- karminativ:
  - leichte Schleimhautreizung → verbesserte Durchblutung im oberen Verdauungstrakt → schnellere Resorption von Gasen
  - indirekt spasmolytische Wirkung → erleichterter Abgang von Darmgasen (für Kümmel-, Fenchel-, Anisöl experimentell und klinisch nachgewiesen)

Indikationen bei Erkrankungen der Verdauungsorgane:

- Erkrankungen der Mund- und Rachenschleimhaut ☞ 7.2.2
- dyspeptische Beschwerden wie Völlegefühl, Blähungen, leichte krampfartige Schmerzen im Magen-Darm-Trakt ☞ 7.5.1, 7.6.1
- Appetitlosigkeit ☞ 7.4.1
- Übelkeit und Erbrechen ☞ 7.3.1
- Gastritis ☞ 7.7.1
- Ulcus ventriculi oder duodeni ☞ 7.8.1
- Colon irritabile ☞ 7.9.1
- funktionelle Störungen der Gallenblase und der Gallenwege ☞ 7.12.1

Kontraindikationen: Akute Gastritis, Magen- und Zwölffingerdarmgeschwüre, Hepatitis.

Nebenwirkungen: Bei einigen ätherischen Ölen in hohen Konzentrationen, bei Überdosierung und v.a. bei mangelnder pharmazeutischer Qualität (z.B. bei unsachgemäßer Lagerung) Reizerscheinungen der Schleimhaut mit Übelkeit, Erbrechen, Durchfall (z.B. reines Fenchelöl). Kreislaufreaktionen, zentrale Erregung oder Sedierung, allergische Reaktionen (bei ätherische Öle aus der Gruppe der Korbblütler, v.a. wenn sie Sesquiterpenlactone enthalten), phototoxische Reaktionen, wenn die ätherischen Öle gleichzeitig Furanocumarine (z.B. Angelicin) enthalten.

Interaktionen: Von den als Stomachika eingesetzten ätherischen Ölen keine bekannt.

Ätherische Öle sind z.T. chemolabil und müssen daher kühl, gut verschlossen, vor Sauerstoff und Licht geschützt, bei einer Temperatur nicht über 20 °C aufbewahrt werden. Ansonsten kann es zur Bildung von Hydroperoxiden und Kondensationsprodukten kommen, die ihrerseits für die Auslösung von Allergien verantwortlich sind.
Ätherisch-Öl-Drogen müssen ebenfalls unter 20 °C und trocken aufbewahrt werden, ansonsten kann es zu einem Gehaltsverlust kommen.

Bei der Teezubereitung aus Ätherisch-Öl-Drogen ein verschlossenes Gefäß verwenden und die Kondensattropfen am Deckel wieder in den Tee zurücktropfen lassen. Empfohlen werden dafür spezielle Teetassen.

7.1.3 Amara-Aromatika (Bitterstoffdrogen und ätherische Öle)

Arzneipflanzen bzw. Drogen, die sowohl Bitterstoffe (☞ 7.1.1) als auch ätherische Öle (☞ 7.1.2) enthalten und einen meist angenehm bitteren und gleichzeitig aromatischen Geschmack haben. Besitzen beim Patienten , v.a. bei Kdr., in der Regel eine höhere Compliance als die reinen Bitterstoffdrogen.

Amara-Aromatika (Bitterstoffdrogen und ätherische Öle), die bei Erkrankungen der Verdauungsorgane Verwendung finden

Arzneidroge	Indikationen	Bemerkungen
Hopfenzapfen (Lupuli strobulus)	• Dyspeptische Beschwerden ☞ 7.5.1	Erst bei der Lagerung entsteht das flüchtige und pharmakologisch aktive 2-Methyl-3-buten-2-ol.
Kalmuswurzelstock (Calami rhizoma)	• Appetitlosigkeit ☞ 7.4.1 • Dyspeptische Beschwerden ☞ 7.5.1 • Gastritis ☞ 7.7.1	Bei Kalmus dringend auf die Verwendung des nordamerikanischen oder europäischen Kalmus achten.
Orangenschalen (Citri sinensis pericarpium)	• Appetitlosigkeit 7.4.1	Im Handel sind auch minderwertige Orangenschalen anzutreffen, denen das ätherische Öl vor der Trocknung entzogen worden ist.
Pomeranzenschalen (Aurantii pericarpium)	• Appetitlosigkeit ☞ 7.4.1 • Dyspeptische Beschwerden ☞ 7.5.1	Im Handel sind auch minderwertige Pomeranzenschalen anzutreffen, denen das ätherische Öl vor der Trocknung entzogen worden ist.
Salbeiblätter (Salviae folium)	• Erkrankungen des Mund- und Rachenraums ☞ 7.2.1, 7.2.2 • Dyspeptische Beschwerden ☞ 7.5.1	Zu therapeutischen Zwecken ist der dalmatinische Salbei dem griechischem Salbei vorzuziehen.
Wermutkraut (Absinthii herba)	• Appetitlosigkeit ☞ 7.4.1 • Dyspeptische Beschwerden ☞ 7.5.1 • Funktionelle Störungen der Gallenblase und der Gallenwege ☞ 7.12.1	Ethanolische Auszüge sollten wegen des Gehalts an Thujon nur ca. 3 Wochen eingenommen werden. Wermuttee dagegen kann bis zu 4 Monate tgl. getrunken werden.

Tab. 7.3

Wirkungen:
- appetitanregend
- Förderung der Speichelsekretion
- Förderung der Magensaftsekretion
- Beschleunigung der Magenentleerung
- tonisierend auf sie glatte Muskulatur
- karminativ
- spasmolytisch
- cholagog
- antiphlogistisch
- bakteriostatisch
- sedativ

Wirkmechanismus:
- Anregung der Speichel- und Magensaftsekretion:
  - über den N. vagus (vagale Phase) → Erregung von Bitterrezeptoren an den Geschmacksknospen des Zungengrundes → N. glossopharyngeus → Gyrus postcentralis der Großhirnrinde → N. vagus → Steigerung der Speichel- und Magensaftsekretion, z.B. Salzsäure, Pepsin. Mindestkonzentration an Bitterstoffen bzw. ein Mindestbitterwert ist dafür erforderlich.
  - auf humoralem Weg (gastrale Phase) → Förderung der Freisetzung von Gastrin → Beschleunigung der Säuresekretion und der gastralen Proteolyse
- Motilitätssteigerung:
  - die lipophilen ätherischen Öle reizen die Magenwand → leichte Steigerung der Magen- und Darmmotilität
  - leichte Erhöhung der Magen- und Darmmotilität und Tonisierung der Muskulatur im Magen-Darm-Trakt durch vermehrte Ausschüttung von Gastrin
- verdauungsfördernde Mechanismen:
  - Senkung des pH-Werts des Magens
  - Verbesserung der proteolytischen Aktivität der Verdauungsenzyme (durch Verbesserung des pH-Optimums)
  - Stimulation von Gallesekretion (choleretisch) durch die vermehrte Ausschüttung von Gastrin und/oder verstärkter Galleabfluß durch Kontraktion der Gallenwege (cholekinetisch, spasmolytisch)
  - Stimulation von Pankreassekretion durch die vermehrte Ausschüttung von Gastrin
  - damit verbesserte Verdauungsqualität → Verbesserung der Nahrungsausnutzung
- karminativ:
  - leichte Schleimhautreizung → verbesserte Durchblutung im oberen Verdauungstrakt → schnellere Resorption von Gasen
  - spasmolytische Wirkung → erleichterter Abgang von Darmgasen.

Indikationen:
- Erkrankungen des Mund- und Rachenraums ☞ 7.2.1, 7.2.2
- Appetitlosigkeit ☞ 7.4.1
- dyspeptische Beschwerden ☞ 7.5.1
- Gastritis ☞ 7.7.1
- funktionelle Störungen der Gallenblase und der Gallenwege ☞ 7.12.1

Kontraindikationen: Magen- und Zwölffingerdarmgeschwüre (Drogen mit einem Bitterwert über 10 000).

Nebenwirkungen: Bei zu hohen Dosen an Bitterstoffen evtl. gegenteilige Effekte, wie Sekretions- und Appetithemmung, bei besonders disponierten Personen Kopfschmerzen, in Einzelfällen potente Kontaktallergene.

Interaktionen: Keine bekannt.

Kalte Zubereitungen sind häufig stärker wirksam, da dort die thermolabilen Bitterstoffe ihren Bitterwert voll behalten.

7.1.4 Muzilaginosa (Schleimstoff-, Füll- und Quellstoffdrogen)

Werden unterteilt in reine Schleimstoffdrogen und Füll- und Quellstoffdrogen. Beide Gruppen bestehen aus einem Gemisch von Heteropolysacchariden mit verzweigten Ketten. Der Unterschied liegt in den physikalischen Eigenschaften, die in erster Linie auf der unterschiedlichen Verknüpfung der einzelnen Bausteine basieren.

Schleimstoffdrogen *sind hydrophile, mit Wasser extrahierbare Kohlenhydrate, die mit Wasser aufquellen und eine zähflüssige (= visköse), abdeckende und einhüllende kolloidale Lösung bilden. Chemisch sind sie Polysaccharide, deren Bausteine Monosaccharide, Glukuron-, Galakturonsäuren, Galakturonorhamnane oder Arabinogalaktane sind. In vielen Fällen sind sie mit Stärke und Pektinen vermengt.*

Füll- und Quellstoffdrogen *werden aufgrund ihrer spezifischen Verknüpfung von den Verdauungssäften im Magen-Darm-Trakt entweder gar nicht oder nur teilweise in ihre Bausteine (z.B. Arabinose, Galaktose, Glukose) zerlegt (hydrolysiert) und besitzen die Fähigkeit, viel Wasser in ihre Polysaccharid-Tertiärstruktur einzulagern. Sie quellen also, d.h. das Volumen kann bis zum 12fachen des Ausgangsvolumens zunehmen. Diese Eigenschaft kann mit der sogenannten* ***Quellungszahl*** *ausgedrückt bzw. überprüft werden.*

Wirkungen bei Erkrankungen der Verdauungsorgane:
- reizlindernd
- antiphlogistisch
- schleimhautschützend
- ulkusprotektiv
- peristaltikanregend

Muzilaginosa (Schleimstoff-, Füll-, Quellstoffdrogen), die bei Erkrankungen der Verdauungsorgane Verwendung finden

Arzneidroge	Indikationen	Bemerkungen
Eibischwurzel/-blätter (Althaeae radix/- folium)	• Erkrankungen des Mund- und Rachenraums ☞ 7.2.2	Droge sehr trocken aufbewahren.
Flohsamen (Psyllii semen)	• Colon irritabile ☞ 7.9.1 • Habituelle Obstipation ☞ 7.10.1	Flohsamenschalen sind wirksamer als reiner Flohsamen.

Forts. ➡

Muzilaginosa (Schleimstoff-, Füll-, Quellstoffdrogen), die bei Erkrankungen der Verdauungsorgane Verwendung finden		
Arzneidroge	**Indikationen**	**Bemerkungen**
Isländisches Moos (Lichen islandicus)	• Erkrankungen des Mund- und Rachenraums ☞ 7.2.2 • Appetitlosigkeit ☞ 7.4.1	Verunreinigungen mit Moosen, anderen Flechten und Waldblättern sollten nicht vorhanden sein.
Leinsamen (Lini semen)	• Gastritis ☞ 7.7.1 • Ulcus ventriculi und duodeni ☞ 7.8.1 • Colon irritabile ☞ 7.9.1 • Habituelle Obstipation ☞ 7.10.1	Spezielle Leinsamen-Kultursorten besitzen eine Quellungszahl über 6 und liefern außerdem einen wünschenswerten mittelviskösen Leinsamenschleim.
Malvenblätter/-blüten (Malvae folium/- flos)	• Erkrankungen des Mund- und Rachenraums ☞ 7.2.2 • Gastritis ☞ 7.7.1	In Österreich als „Käsepappeltee" ein beliebter Magentee.

Tab. 7.4

7

Wirkmechanismus:
- schleimhautschützend (Schleimstoffe): Pflanzenschleime bilden mit Wasser eine visköse Lösung bilden → Schutzfilm, der die Oberfläche abdeckt → Pufferwirkung bei Hypersekretion von Magensäure und Pepsin →
  - Verstärkung der defensiven Ulkusfaktoren
  - protektive Wirkung bei streßbedingten Magenschleimhautläsionen
  - Abdeckung von Schleimhautschädigungen → Regeneration der Magenschleimhaut
  - Entzündungen klingen schneller ab
- peristaltikanregend (Füll- und Quellstoffe):
  - unbehinderte Passage bis in den Dickdarm → durch die Wasserbindungskapazität der Schleimstoffe Volumenzunahme (Quelleffekt) → erhöhter Füllungsdruck → Dehnungsreiz auf den Plexus myentericus und submucosus in der Darmwand → reflektorische Auslösung der Darmperistaltik
  - vernetzte Kohlenhydrate mit Tertiärstruktur werden im Verdauungstrakt nicht oder nur unvollständig abgebaut, können daher Wasser einlagern und wirken durch die Volumenzunahme wiederum peristaltikanregend

Indikationen bei Erkrankungen der Verdauungsorgane:
- Erkrankungen des Mund- und Rachenraums ☞ 7.2.1, 7.2.2
- Appetitlosigkeit ☞ 7.4.1
- Gastritis ☞ 7.7.1
- Ulcus ventriculi und duodeni ☞ 7.8.1
- Colon irritabile ☞ 7.9.1
- Obstipation (v.a. habituelle) ☞ 7.10.1

Kontraindikationen: Stenosen im Bereich der Speiseröhre und des Magen-Darm-Trakts, Ileus jeder Genese.

Nebenwirkungen: Bei Beachtung der Dosierungsanleitung, v.a. bei gleichzeitiger Aufnahme einer ausreichenden Flüssigkeitsmenge, keine bekannt. Ausreichend ist eine mind. 10fache Flüssigkeitsmenge zu der eingenommenen Droge, z.B. zu 15 g Leinsamen 150 ml Wasser.

Interaktionen: Verminderte Resorption anderer Arzneimittel möglich.

7.1.5 Spasmolytisch wirksame Alkaloiddrogen

Basisch reagierende, stickstoffhaltige Naturstoffe mit starken pharmakodynamischen Effekten auf den Menschen bzw. den Säugetierorganismus. Einige Alkaloide zählen zu den biologisch aktivsten Naturstoffen und können bei unkontrollierter bzw. mißbräuchlicher Verabreichung starke Gifte sein. Die rund 7000 Alkaloide können chemisch in 10 Hauptgruppen unterteilt werden und kommen vorwiegend im Pflanzenreich vor. Als erstes Alkaloid ist Morphin bekannt geworden (von Fr. W. Sertürner 1805 im Opium entdeckt).

Alkaloiddrogen, die bei Erkrankungen der Verdauungsorgane Verwendung finden

Arzneidroge	Indikationen	Bemerkungen
Bilsenkrautblätter (Hyoscyami folium)	• Krampfartige Schmerzen im Bereich des Verdauungstrakts ☞ 7.6.1	Mißbräuchliche Verwendung in der „Szene" wegen der halluzinogenen Wirkung.
Boldoblätter (Boldo folium)	• Dyspeptische Beschwerden ☞ 7.5.1 • Krampfartige Schmerzen im Bereich des Verdauungstrakts ☞ 7.6.1 • Funktionelle Störungen der Gallenblase und der Gallenwege ☞ 7.12.1	Aufgrund des gleichzeitigen Gehalts an ätherischem Öl und Alkaloiden besitzt ein Boldoblättertee einen angenehmen Geschmack.
Erdrauchkraut (Fumariae herba)	• Krampfartige Schmerzen im Bereich des Verdauungstrakts ☞ 7.6.1 • Funktionelle Störungen der Gallenblase und der Gallenwege ☞ 7.12.1	Minderwertige Drogen mit einem Gehalt deutlich unter 1 % Gesamtalkaloide sind nicht selten im Handel anzutreffen.
Glockenbilsenkrautwurzelstock (Scopoliae rhizoma)	• Krampfartige Schmerzen im Bereich des Verdauungstrakts ☞ 7.6.1	Bis ins 20. Jahrhundert große, heute von untergeordneter Bedeutung.
Schöllkraut (Chelidonii herba)	• Krampfartige Schmerzen im Bereich des Verdauungstrakts ☞ 7.6.1 • Funktionelle Störungen der Gallenblase und der Gallenwege ☞ 7.12.1	Die Tagesdosis sollte nicht über 20 mg Gesamtalkaloide liegen. Es ist streng darauf zu achten, daß zur Extraktherstellung keine Wurzeln mitverwendet werden.

Forts. ➡

Alkaloiddrogen, die bei Erkrankungen der Verdauungsorgane Verwendung finden		
Arzneidroge	**Indikationen**	**Bemerkungen**
Tollkirschblätter/-wurzel (Belladonnae folium/ -radix)	• Krampfartige Schmerzen im Bereich des Verdauungstrakts ☞ 7.6.1	Standardisierte Extrakte sind pharmakologisch aktiver als reines isoliertes Atropin.

Tab. 7.5

Wirkungen (angesichts der Heterogenität ihrer chemischen Strukturen sehr verschieden):
- spasmolytisch: v.a. im Bereich des Magen-Darm-Trakts und der Gallenwege
- sympathomimetisch/parasympathikolytisch
- antagonistisch auf Muscarin-Rezeptoren
- Erschlaffung glattmuskulärer Organe

Wirkmechanismus: Kompetitiver Antagonismus zu Acetylcholin →
- periphere, auf das vegetative Nervensystem und die glatte Muskulatur gerichtete Wirkungen → Erschlaffung glattmuskulärer Organe und Aufhebung spastischer Zustände, v.a. im Bereich des Gastrointestinaltrakts und der Gallenwege sowie bei atropinhaltigen Drogen Reduktion der Säuresekretion im Magen über den N. vagus
- Erschlaffung glattmuskulärer Organe
- zentralnervöse Wirkungen → Auflösung von zentralnervös bedingtem muskulärem Tremor und muskulärer Rigidität

Indikationen:
- dyspeptische Beschwerden ☞ 7.5.1
- Spasmen oder unspezifische krampfartige Schmerzen des Gastrointestinaltrakts und der Gallenwege ☞ 7.6.1, 7.12.1
- Kinetosen ☞ 11.5.1

Kontraindikationen: Tachykarde Arrhythmien, Prostataadenom mit Restharnbildung, Engwinkelglaukom, akutes Lungenödem, mechanische Stenosen im Bereich des Magen-Darm-Trakts, Megakolon.

Nebenwirkungen: Mundtrockenheit, Abnahme der Schweißdrüsensekretion, Akkomodationsstörungen, Hautrötung und -trockenheit, Wärmestau, Tachykardie, Miktionsbeschwerden, Halluzinationen, Krampfzustände (v.a. bei Überdosierung).

Interaktionen: Verstärkung der anticholinergen Wirkung durch trizyklische Antidepressiva, Amantadin, Chinidin.

Von den Alkaloiddrogen dürfen aufgrund der geringen therapeutischen Breite nur normierte, d.h. auf einen Mindest- und Maximalgehalt eingestellte, Drogenzubereitungen verwendet werden (z.B. eingestellte Belladonnatinktur = Belladonnae tinctura normata aus Tollkirschblättern mit einem Mindestgehalt von 0,02 % und einem Höchstgehalt von 0,03 % Gesamtalkaloide, berechnet als Hyoscyamin). ➡

7

Alkaloiddrogen sind für Teezubereitungen nicht geeignet, da damit kein normierter Alkaloidgehalt eingehalten werden und es zu Vergiftungen kommen kann. Individuelle ärztliche Rezepturen mit Tinkturen und Trockenextrakten, die auf einen Mindest- und Maximal-Gehalt an Alkaloiden eingestellt sein müssen, sind jedoch möglich und erlauben eine sehr individuelle Therapie bei Krämpfen und Schmerzen. Rezepturen ☞ 7.6.2., die auch heute noch wissenschaftlich vertretbar sind.

7.1.6 Flavonoiddrogen

In der Regel gelb gefärbte, in heißem Wasser bzw. besser in Alkohol lösbare Naturstoffe, meist in glykosidischer Form. Es sind rund 2000 verschiedene natürlich vorkommende Flavonoide bekannt, die eine Vielfalt unterschiedlicher Wirkungen aufweisen können. Neuerdings zählt man die Flavonoide auch zur Gruppe der Phytamine, die bei der Ernährung eine Bedeutung besitzen.

Flavonoiddrogen, die bei Erkrankungen der Verdauungsorgane Verwendung finden

Arzneidroge	Indikationen	Bemerkungen
Kamillenblüten (Matricariae flos)	• Erkrankung des Mund- und Rachenraums ☞ 7.2.2 • Dyspeptische Beschwerden ☞ 7.5.1 • Krampfartige Schmerzen im Bereich des Verdauungstrakts ☞ 7.6.1 • Gastritis ☞ 7.7.1 • Ulcus ventriculi und duodeni ☞ 7.8.1	Die Flavonoide sind auch in wäßrigen Zubereitungen (z.B. Kamillentee) in ausreichenden Mengen vorhanden. Die wichtigsten Flavonoide in Kamillenblüten sind das Apigenin und Apigenin-7-glukosid.
Mariendistelfrüchte (Cardui mariae fructus)	• Funktionelle Störungen der Gallenblase und der Gallenwege ☞ 7.12.1 • Erkrankung der Leber ☞ 7.13.1	Die Flavanonolderivate Silybin, Silydianin und Silychristin bilden gemeinsam das pharmakologisch aktive Wirkstoffgemisch Silymarin.
Pomeranzenschalen (Aurantii pericarpium)	• Appetitlosigkeit ☞ 7.4.1 • Dyspeptische Beschwerden ☞ 7.5.1	Der angenehme Geschmack kommt durch die bitter schmeckenden Flavonoide Naringin und Neohesperidin zusammen mit den rund 2,5 % ätherischem Öl zustande.
Süßholzwurzel (Liquiritiae radix)	• Ulcus ventriculi und duodeni ☞ 7.8.1	Von therapeutischer Bedeutung sind v.a. der eingestellte Süßholzfluidextrakt DAB und der eingestellte Süßholztrokkenextrakt DAC.

Tab. 7.6

Wirkungen:
- spasmolytisch
- kapillarpermeabilitätssenkend
- membranstabilisierend
- antihepatotoxisch
- antiphlogistisch
- antioxidativ

Wirkmechanismus: Je nach Droge unterschiedlich; wird bei den Pflanzenprofilen (☞ Kap. 2) erläutert.

Indikationen:
- Appetitlosigkeit ☞ 7.4.1
- dyspeptische Beschwerden, Reizmagen ☞ 7.5.1
- krampfartige Beschwerden im Bereich des Verdauungstrakts ☞ 7.6.1
- Gastritis ☞ 7.7.1
- Ulcus ventriculi und duodeni ☞ 7.8.1
- funktionelle Störungen der Gallenblase und der Gallenwege ☞ 7.12.1
- Hepatopathie ☞ 7.13.1

Kontraindikationen: Keine bekannt.

Nebenwirkungen: Keine bekannt.

Interaktionen: Keine bekannt.

✓ Damit Flavonoiddrogen ihre Wirksamkeit nicht einbüßen, müssen sie trocken gelagert werden, da es bei feuchter Lagerung zur enzymatischen Spaltung der Flavonoidglykoside kommen kann.

7.1.7 Gerbstoffdrogen (Adstringenzien)

In heißem Wasser gut lösliche Naturstoffe, die in Alkoholzubereitungen stabiler sind. Man unterscheidet zwei Gruppen: Catechingerbstoffe (= kondensierte Gerbstoffe) und Tannine bzw. Gallussäuregerbstoffe (= hydrolysierbare Gerbstoffe). Der Name kommt von der Verwendung dieser Naturstoffe in hoher Dosierung bei der Umwandlung von tierischer Haut in Leder, dem Gerben. Gerbstoffe erkennt man an ihren adstringierenden Eigenschaften. Im Mund empfindet man ein stumpfes, trockenes Gefühl, das dadurch zustande kommt, daß die im Speichel gelösten Glykoproteine ausgefällt werden.

Gerbstoffdrogen (Adstringenzien), die bei Erkrankungen der Verdauungsorgane Verwendung finden

Arzneidroge	Indikationen	Bemerkungen
Brombeerblätter (Rubi fruticosi folium)	• Erkrankungen des Mund- und Rachenraums ☞ 7.2.2 • Diarrhoe ☞ 7.11.1	Koffeinfreie Ersatzdroge für Schwarzen Tee.
Eichenrinde (Quercus cortex)	• Diarrhoe ☞ 7.11.1	Innerliche Anwendung nur in Form von Kps. oder Tbl. zu empfehlen.

Forts. ➡

Gerbstoffdrogen (Adstringenzien), die bei Erkrankungen der Verdauungsorgane Verwendung finden		
Arzneidroge	**Indikationen**	**Bemerkungen**
Frauenmantelkraut (Alchemillae herba)	• Diarrhoe ☞ 7.11.1	Angenehmer Gerbstoffgeschmack.
Gänsefingerkraut (Potentillae anserinae herba)	• Erkrankungen des Mund- und Rachenraums ☞ 7.2.2 • Diarrhoe ☞ 7.11.1	Angenehmer Gerbstoffgeschmack. In der Volksmedizin überzogene Indikationen.
Heidelbeerfrüchte (Myrtilli fructus)	• Erkrankungen des Mund- und Rachenraums ☞ 7.2.2 • Diarrhoe ☞ 7.11.1	In der Pädiatrie 1. Wahl bei Durchfällen.
Myrrhe (Myrrha)	• Erkrankungen des Mund- und Rachenraums ☞ 7.2.2	Starker adstringierender Geschmack.
Odermennigkraut (Agrimoniae herba)	• Erkrankungen des Mund- und Rachenraums ☞ 7.2.2 • Diarrhoe ☞ 7.11.1	Angenehmer Gerbstoffgeschmack. Besonders in der Pädiatrie geeignet.
Ratanhiawurzel (Ratanhiae radix)	• Erkrankungen des Mund- und Rachenraums ☞ 7.2.2	Starker adstringierender Geschmack.
Rosenblüten (Rosae flos)	• Erkrankungen des Mund- und Rachenraums ☞ 7.2.2	Gut geeignet zur Anwendung in der Pädiatrie.
Salbeiblätter (Salviae folium)	• Erkrankungen des Mund- und Rachenraums ☞ 7.2.2 • Dyspeptische Beschwerden ☞ 7.5.1	Ethanolische Tinkturen innerlich nicht länger als 2 Monate anwenden, zum Spülen oder als Tee sind keine zeitlichen Anwendungsbeschränkungen notwendig.
Syzygiumrinde (Syzygii cumini cortex)	• Erkrankungen des Mund- und Rachenraums ☞ 7.2.2 • Diarrhoe ☞ 7.11.1	Starker adstringierender Geschmack.
Taubnesselblüten, weiße (Lamii albi flos)	• Erkrankungen des Mund- und Rachenraums ☞ 7.2.2	Angenehmer Gerbstoffgeschmack.
Teeblätter, schwarze und grüne (Theae nigrae folium und Theae viridis folium)	• Diarrhoe ☞ 7.11.1	Als Antidiarrhoikum mit kochendem Wasser übergießen und 8–10 Min. ziehen lassen bzw. auf kleiner Flamme ca. 8–10 Min. kochen.

Forts. ➡

Gerbstoffdrogen (Adstringenzien), die bei Erkrankungen der Verdauungsorgane Verwendung finden		
Arzneidroge	**Indikationen**	**Bemerkungen**
Tormentillwurzelstock (Tormentillae rhizoma)	• Erkrankungen des Mund- und Rachenraums ☞ 7.2.2 • Diarrhoe ☞ 7.11.1	Geeignetste Droge bei Durchfällen bei Erw.
Uzarawurzel (Uzarae radix)	• Diarrhoe ☞ 7.11.1	Einzige Droge, die bei Brechdurchfällen zur Verfügung steht. Dosierung muß sehr genau eingehalten werden.

Tab. 7.7

Wirkungen bei Erkrankungen der Verdauungsorgane:
- adstringierend
- schleimhautschützend
- reizmildernd
- antiphlogistisch
- keimhemmend
- hämostyptisch

Wirkmechanismus: Die Gerbstoffe reagieren mit den Polypeptidketten des Kollagens bzw. den Aminosäuren → Ausbildung von kovalenten Bindungen, Wasserstoffbrückenbildungen, oder Ionenbindungen → Bildung unlöslicher Verbindungen mit Proteinen in der Darmschleimhaut → Verdichtung der Oberfläche →
- erschwertes Eindringen toxischer Substanzen und pathogener Keime
- Verhinderung eines günstigen Nährbodens für Keime
- Reduktion des Flüssigkeitsaustritts in das Darmlumen
- Belegung entzündeter oder verletzter Bereiche mit einer Koagulationsschicht
- Wiederherstellung physiologischer Verhältnisse

Indikationen bei Erkrankungen der Verdauungsorgane:
- Erkrankungen des Mund- und Rachenraums ☞ 7.2.1, 7.2.2
- Diarrhoe ☞ 7.11.1

Kontraindikationen: Zubereitungen mit kondensierten Gerbstoffen (z.B. Eichenrindenauszüge) sind zur topischen und oralen Anwendung in der Pädiatrie wenig geeignet.

Nebenwirkungen: Bei hohen Dosen von reinem isoliertem Tannin Leberschäden.

Interaktionen: Die Resorption von basischen Arzneistoffen kann verringert werden.

Teezubereitungen aus Gerbstoffdrogen ungesüßt trinken, da dabei unerwünschte Gärungsprozesse im Darmtrakt seltener auftreten.

7

7.1.8 Anthranoiddrogen (Kontakt-Laxanzien)

Im Gegensatz zu den Quell- und Fülldrogen handelt es sich bei den Anthranoiddrogen um Laxanzien im eigentlichen Sinne, da ihre Wirkung auf einem biochemischem Reaktionsmechanismus beruht und nicht physikalisch bedingt ist. Chemisch handelt es sich um 1,8-Dihdroxyanthracen-Derivate, die in unterschiedlichen Oxidationsstufen sowie als O- bzw. C-Glykoside oder als freie Emodine (Aglyka) vorliegen können. Die Anthranoide sind dickdarmwirksame Laxanzien, wobei vorwiegend die Kolonmotilität beeinflußt wird, mit Nebenwirkungen, die unbedingt zu berücksichtigen sind.

Anthranoiddrogen, die bei Erkrankungen der Verdauungsorgane Verwendung finden

Arzneidroge	Indikationen	Bemerkungen
Aloe-Extrakt (Extractum aloes, Curaçao-Aloe, Kap-Aloe)	• Habituelle Obstipation ☞ 7.10.1	Ist das am stärksten wirksame Anthranoid-Laxanz. Aloe-Vera-Saft ist anthranoidarm.
Amerikanische Faulbaumrinde (Rhamni purshianae cortex)	• Habituelle Obstipation ☞ 7.10.1	Amerikanische Faulbaumrinde ist stärker wirksam als Faulbaumrinde.
Faulbaumrinde (Frangulae cortex)	• Habituelle Obstipation ☞ 7.10.1	Relativ mildes Anthranoid-Abführmittel.
Kreuzdornbeeren (Rhamni cathartici fructus)	• Habituelle Obstipation ☞ 7.10.1	Droge führt häufig zu Bauchgrimmen.
Rhabarberwurzel (Rhei radix)	• Habituelle Obstipation ☞ 7.10.1	Ist das schwächste Anthranoid-Abführmittel.
Sennesblätter/-früchte (Sennae folium/- fructus)	• Habituelle Obstipation ☞ 7.10.1	Sennesfrüchte sind verträglicher als Sennesblätter.

Tab. 7.8

Wirkungen:
- laxierend
- hydragog
- antiabsorptiv

Wirkmechanismus: Anthranoidglykoside und freie Anthrachinone → mikrobielle Spaltung im Dickdarm durch bakterielle β-Glykosidasen → Aglykone → Reduktion durch Bakterien → 1,8-Dihydroxyanthracenderivate → verminderte Flüssigkeitsresorption aus dem Dickdarm bei gleichzeitiger Induktion einer aktiven Sekretion von Chlorid und nachfolgend Wasser in das Darmlumen → Volumenzunahme des Darminhalts → Erhöhung des Füllungsdrucks → Anregung der propulsiven Darmperistaltik durch Kontraktion der Ringmuskulatur → Darmentleerung.
- laxierend: gesteigerte Freisetzung von Histamin und Prostaglandinen (neuromuskuläre Wirkung)
- antiabsorptiv:

- Inaktivierung der membranständigen Na-K-ATPase → Hemmung der Natrium- und Wasserresorption aus dem Darmlumen
- evtl. durch Entkopplung der mitochondrialen oxidativen Phosphorylierung erhöhte Permeabilität der Kittleisten der Darmepithelzellen → erhöhter Wasser- und Elektolyteinstrom in das Darmlumen.

Indikationen:

- Obstipation ☞ 7.10.1
- alle Erkrankungen, bei denen eine leichte Defäkation mit weichem Stuhl erwünscht ist, wie Analfissuren, Hämorrhoiden, nach rektal-analen operativen Eingriffen, zur Reinigung des Darms vor Röntgenuntersuchungen sowie vor und nach operativen Eingriffen im Bauchraum

Kontraindikationen: Ileus jeder Genese, akut entzündliche Darmerkrankungen, Morbus Crohn, Colitis ulcerosa, Appendizitis, abdominelle Schmerzen unbekannter Ursache, Kdr. unter 12 Jahren, Schwangerschaft, Stillzeit (aufgrund unzureichender toxikologischer Studien).

Nebenwirkungen: In Einzelfällen krampfartige Magen-Darm-Beschwerden → Dosisreduktion. Bei Langzeitanwendung Elektrolytverluste (besonders Kaliumverluste) mit dadurch möglicher Muskelschwäche und Störungen der Herzfunktion, insbesondere bei gleichzeitiger Einnahme von Herzglykosiden, Diuretika und Nebennierenrindensteroiden, Albuminurie, Hämaturie, Pseudomelanosis coli (bildet sich in der Regel nach Absetzen der Droge zurück).

7

Interaktionen: Bei Langzeitanwendung durch Kaliummangel Verstärkung der Wirkung von herzwirksamen Glykosiden und Beeinflussung der Wirkung von Antiarrhythmika möglich. Kaliumverluste können durch Kombination mit Thiaziddiuretika, Nebennierenrindensteroiden und Süßholzwurzel verstärkt werden.

Anwendungsdauer: Anthranoiddrogen sind die Darmschleimhaut stark reizende Abführmittel und dürfen daher nicht länger als 1–2 Wochen eingenommen werden. Daueranwendung kann zu einer Verstärkung der Darmträgheit führen.

Anthranoiddrogen sollten nur dann eingesetzt werden, wenn durch eine Ernährungsumstellung oder mit Quellmitteln (☞ 7.1.4) kein therapeutischer Effekt zu erzielen ist und dann nur über kurze Zeit.

7.1.9 Weitere Drogen

Arzneidrogen, die bei Erkrankungen der Verdauungsorgane Verwendung finden

Arzneidroge	Indikationen	Bemerkungen
Bartflechten (Usneae species)	• Erkrankungen des Mund- und Rachenraums ☞ 7.2.1	Usninsäure besitzt eine antibiotische Wirkung.
Bromelain aus der Ananas (Bromelainum der Ananas comosus)	• Dyspeptische Beschwerden ☞ 7.5.1	Proteolytische Wirkung ist vom pH-Milieu abhängig (pH-Optimum zwischen 6 und 7,5).

Forts. ➡

Arzneidrogen, die bei Erkrankungen der Verdauungsorgane Verwendung finden		
Arzneidroge	**Indikationen**	**Bemerkungen**
Harongarinde/-blätter (Harunganae madagascariensis cortex/- folium)	• Dyspeptische Beschwerden ☞ 7.5.1	Stimuliert die exokrine Pankreasfunktion.
Kaffeekohle (Coffeae carbo)	• Diarrhoe ☞ 7.11.1	Mittel der 1. Wahl bei unspezifischer Diarrhoe.
Manna (Manna)	• Habituelle Obstipation ☞ 7.10.1	Mildes Darmregulierungsmittel.
Papain (Papainum crudum) aus Melonenbaumfrüchten (Caricae papayae fructus)	• Dyspeptische Beschwerden ☞ 7.5.1	Proteolytisches Wirkoptimum von Papain liegt bei pH 5–5,5.
Propolis (Kittharz der Honigbienen, Apis mellifera)	• Erkrankungen des Mund- und Rachenraums ☞ 7.2.2	Probleme bereiten die unterschiedlichen Zusammensetzungen der verschiedenen Herkünfte.
Rettichwurzel, schwarze (Raphani sativi radix)	• Dyspeptische Beschwerden ☞ 7.5.1 • Funktionelle Störungen der Gallenblase und der Gallenwege ☞ 7.12.1	Keine Daueranwendung über Monate durchführen.
Ringelblumenblüten (Calendulae flos)	• Erkrankungen des Mund- und Rachenraums ☞ 7.2.2	Mildes Antiphlogistikum.
Rizinusöl (Ricini oleum)	• Akute und habituelle Obstipation ☞ 7.10.1	Voraussetzung für die Anwendung ist die Einnahme von Ricini oleum raffinatum DAB.
Sojaphospholipide (Lecithinum ex soja)	• Erkrankungen der Leber ☞ 7.13.1	Von therapeutischer Bedeutung ist eine angereicherte EPL-Fraktion von Phospholipiden.
Trockenhefe aus Saccharomyces cerevisiae HANSEN CBS 5926 (Syn. Saccharomyces boulardü)	• Diarrhoe ☞ 7.11.1	Antidiarrhoikum mit dem breitesten Wirksamkeitsprofil und am besten zur Prophylaxe geeignet.
Zwiebel (Allii cepa bulbus)	• Appetitlosigkeit ☞ 7.4.1	Größere Bedeutung als Lebensmittel, weniger als Phytotherapeutikum.

Tab. 7.9

7.2 Erkrankungen des Mund- und Rachenraums

Dazu zählen akute Entzündungen der Mundschleimhaut (Stomatitis), der Zunge (Glossitis), des Zahnfleisches (Gingivitis), der Mandeln (Tonsillitis; ☞ *6.5)* *oder des Rachens (Pharyngitis;* ☞ *6.6)**. Auch damit verbundene Schluckbeschwerden, Schleimhautläsionen (Aphthen), chronische Entzündungen, Mundtrockenheit (z.B. beim Sicca-Syndrom, nach Bestrahlungen der Mundhöhle) und Schwellungszustände (z.B. nach zahnärztlichen Eingriffen) gehören zu den häufig behandlungsbedürftigen Erkrankungen.*

Stellenwert der Phytotherapie

Phytopharmaka können je nach Schwere des Krankheitsbildes **adjuvant oder** als **alleinige** Therapie bei bakteriellen, viralen bzw. unspezifischen Erkrankungen des Mund- und Rachenraums eingesetzt werden, nicht aber bei mykotisch bedingten Beschwerden. Mundspülungen und Gurgellösungen bewirken eine Reinigung der infizierten Mundschleimhaut sowie eine bessere Durchblutung und führen zu einer Schmerzlinderung und raschen Abheilung der Entzündung.

Schwere Infektionen des Mund- und Rachenraums, z.B. Streptokokkenangina oder peritonsillärer Abszeß, müssen mit Antibiotika behandelt werden.

7

Darreichungsform

Die Anwendung von Phytopharmaka erfolgt bei dieser Indikation bevorzugt als
- **Mundspülungen** und **Gurgellösungen**: Sie führen über eine lokale Wirkung zu einer Schmerzlinderung, besseren Durchblutung der Mund- und Rachenschleimhaut und damit zu einer Normalisierung der Schleimhautfunktion, Anregung des Speichelflusses und Normalisierung der normalen Abwehrfunktion der Schleimhaut. Auch schwer zugängliche Stellen werden gereinigt, Krankheitserreger ausgespült.
- **Pinselungen:** Schleimhautdefekte können direkt mit gerbstoffhaltigen Tinkturen bepinselt werden.
- **Lutschpastillen:** v.a. bei Pharyngitis oder Erkrankungen mit Schluckbeschwerden hilft auch das Lutschen von Pastillen und Bonbons.

Phytotherapeutische Differentialtherapie

Bei Erkrankungen des Mund- und Rachenraums werden eingesetzt:
- **Schleimstoffdrogen**, die die gereizte Schleimhaut im Mund- und Rachenraum mit einer Art Schutzfilm abdecken und dadurch zu einer Schmerzminderung führen. Z.B. Bartflechten, Eibischwurzel, -blätter, Isländisches Moos, Malvenblätter.
- **Gerbstoffdrogen** (Adstringenzien), die antiinflammatorisch, schwach antiseptisch und wundheilungsfördernd wirken. Z.B. Arnikablüten, Brombeerblätter, Gänsefingerkraut, Heidelbeerfrüchte, Odermennigkraut, Ratanhiawurzel, Salbeiblätter, Syzygiumrinde, weiße Taubnesselblüten, Tormentillwurzelstock.
- **Aromatika** (Ätherisch-Öl-Drogen), die lokal antiphlogistisch, antibakteriell und antimykotisch wirken. Z.B. Gewürznelken, Kamillenblüten, Myrrhe, Ringelblumenblüten, Rosenblüten, Salbeiblätter, Thymiankraut.

- Häufig entstehen Infekte der Mundschleimhaut in Folge mangelnder Immunabwehr, so daß ein Therapieversuch mit **Immunmodulatoren** (☞ 13.2) unternommen werden sollte.
- **Propolis**, das keimhemmend und antiphlogistisch wirkt

Von der Kommission E werden ferner Huflattichblätter, Kaffeekohle, Pfefferminzöl, Schlehdornfrüchte und Vogelknöterichkraut empfohlen. Da diese jedoch für diese Indikation in der Praxis keine Bedeutung mehr besitzen, werden sie im folgenden nicht näher besprochen.

Je nach **Therapieziel** werden eingesetzt bei
- **akuter Stomatitis:** Schleimstoffdrogen, Gerbstoffdrogen und Aromatika wie Eibischwurzel und -blätter, Isländisches Moos, Malvenblätter und -blüten, Salbeiblätter, Arnikablüten, Kamillenblüten, Thymiankraut, Gewürznelken, Propolis.
- **chronischer Stomatitis:** Schleimstoffdrogen wie Eibischwurzel und -blätter, Isländisches Moos, Malvenblätter und -blüten, Salbeiblätter und Adstringenzien wie Heidelbeerfrüchte, Tormentillwurzelstock, Myrrhe, Ratanhiawurzel, Syzygiumrinde, weiße Taubnesselblüten im Wechsel oder Propolis.
- akuter **Glossitis**: Heidelbeerfrüchte.
- **Aphthen:** Myrrhe, Salbeiblätter.
- **Gingivitis, Parodontose:** Tormentillwurzelstock, Ratanhiawurzel, Propolis.
- **Schluckbeschwerden:** Schleimstoffdrogen wie Malvenblätter und -blüten, Salbeiblätter, Eibischwurzel und -blätter, Isländisches Moos.
- nervösem **Globusgefühl, Räusperzwang, Mundtrockenheit:** Amara wie Bitterkleeblätter, Enzianwurzel, Isländisches Moos, Tausendgüldenkraut.
- Sgl. als **Zahnungshilfe:** wäßrige Kamillenblütenzubereitung als Pinselung oder als homöopathische Globuli.

Zusätzliche allgemeine Maßnahmen

- Nikotinverzicht.
- Evtl. auf weiche bzw. flüssige Kost umstellen.
- Sorgfältige Mund- und Zahnpflege.

7.2.1 Phytopharmaka zur inneren Anwendung

▶ Bartflechten (Usneae species) ☞ S. 39

Darreichungsform: Pro Tbl. 100 mg Droge.
- Tabletten: 3–6 x tgl. 1 Lutschtbl.

Fertigarzneimittel: Z.B.
- Granobil® Lutschtabletten, 3–6 x tgl., bei Bedarf auch stdl. 1 Tbl. lutschen.

Kombinationen mit anderen Phytopharmaka: Sind nicht erhältlich.

▶ Isländisches Moos (Lichen islandicus) ☞ S. 116

Darreichungsform: Tagesdosis 4–6 g Droge als Aufguß oder 1,5 g Extrakt.
- Teezubereitung: 1–2 TL feingeschnittene Droge mit 1 Tasse kochendem Wasser übergießen und 10 Min. ziehen lassen. Abseihen und mehrmals tgl. 1 Tasse trinken.

Fertigarzneimittel: Z.B.
- Isla-Moos® Pastillen (80 mg wäßriger Trockenextrakt 0,4–0,8:1 aus Isländischem Moos), mehrmals tgl. 1–2 Pastillen langsam im Mund zergehen lassen.

Kombinationen mit anderen Phytopharmaka: Eine Kombinationen mit antiseptisch wirksamen ätherischen Ölen wie Pfefferminzöl ist sinnvoll. Z.B.
- Isla-Mint® Pastillen (zusammen mit Pfefferminzöl), mehrmals tgl. 1–2 Pastillen langsam im Mund zergehen lassen.

▶ Salbeiblätter (Salviae folium) ☞ S. 207

Darreichungsform: Tagesdosis 4–6 g Droge.
- Teezubereitung: 1 EL feingeschnittene Droge mit 150 ml kochendem Wasser übergießen, 10 Min. ziehen lassen und abseihen. Mehrmals tgl. damit gurgeln.

Fertigarzneimittel: Z.B.
- Salbei Curarina® Tropfen, 3–5 x tgl. 30 Tr. einnehmen.
- Salus® Salbei-Tropfen, 10–15 Tr. mehrmals tgl. einnehmen.
- Viru-Salvysat® Bürger Viskose Lösung (ethanolisch-wäßriger Spezialextrakt), mehrmals tgl. auf die entzündeten Stellen auftragen.

Kombinationen mit anderen Phytopharmaka: Eine Kombination mit anderen adstringierend oder antibakteriell wirksamen Mund- und Rachentherapeutika wie Kamillenblüten, Arnikablüten ist sinnvoll. Z.B.
- Kneipp® Brustkaramellen (zusammen mit Menthol, Anisöl), mehrmals tgl. 1 Stück im Mund zergehen lassen.

✓ Der griechische Salbei (Salviae triloba folium) wirkt ähnlich wie der dalmatinische Salbei, schmeckt und riecht aber im Unterschied zum dalmatinischen Salbei deutlich nach Eukalyptus. Er ist allerdings klinisch weniger gut untersucht.

7.2.2 Phytopharmaka zur äußeren Anwendung

▶ Arnikablüten (Arnicae flos) ☞ S. 31

Obwohl die innerliche Anwendung von Arnikatinktur wegen einer möglichen arrhythmogenen Wirkung als kritisch und obsolet gilt, kann sie zum Spülen oder Gurgeln ohne Bedenken verwendet werden.

Darreichungsform: Tinktur für Spülungen und zum Gurgeln 5–10fach mit abgekochtem Wasser oder Kamillentee verdünnt.
- Arnikatinktur (Arnicae tinct.): 1 TL Tinktur auf 1 Glas warmes Wasser, damit mehrmals tgl. möglichst heiß gurgeln oder spülen.

Fertigarzneimittel: Z.B.
- Arnikatinktur „Hetterich" (100 % Arnicae tinct. DAB), zum Spülen 1:10 verdünnen, mehrmals tgl. eine Mundspülung durchführen.
- Weleda® Arnika-Essenz, 1 TL auf 1 Glas Wasser, mehrmals tgl. möglichst heiß gurgeln oder spülen.

Kombinationen mit anderen Phytopharmaka: Fertigkombinationen sind nicht erhältlich. Kombinationen mit anderen pflanzlichen Mund- und Rachentherapeutika wie Kamillenblüten sind sinnvoll. Zubereitungen als individuelle freie Rezepturen 1:1 sind sinnvoll.

▶ Brombeerblätter (Rubi fruticosi folium) ☞ S. 56

Darreichungsform: Tagesdosis 4,5 g Droge.
- Teeaufguß: 1 gehäuften TL geschnittene Droge mit 1 Tasse kochendem Wasser übergießen, 10–15 Min. ziehen lassen, dann abseihen. Mehrmals tgl. damit Mundspülungen durchführen.

Fertigarzneimittel: Z.B.
- Salus Brombeerblättertee, 1 TL mit 1 Tasse kochendem Wasser übergießen, 10–15 Min. ziehen lassen, dann abseihen. 3 x tgl. damit gurgeln oder spülen.

Kombinationen mit anderen Phytopharmaka: Sind nicht erhältlich.

▶ Eibischwurzel/-blätter (Althaeae radix/- folium) ☞ S. 71

Darreichungsform: Zur äußeren Anwendung als Kaltmazerat zum Gurgeln oder für Spülungen.
- Kaltwasserauszug: 1 EL Blattdroge oder 1 TL Wurzeldroge mit 1 Tasse kaltem Wasser ansetzen, 1–2 Std. unter häufigem Rühren stehenlassen, danach abseihen und aus mikrobiologischen Gründen ganz kurz bis zum Sieden erhitzen. Mehrmals tgl. mit dem Tee gurgeln oder spülen.

Fertigarzneimittel: Nur abgefüllt als Standardzulassung erhältlich.

Kombinationen mit anderen Phytopharmaka: Fertigkombinationen sind nicht erhältlich. Kombinationen mit anderen pflanzlichen Mund- und Rachentherapeutika wie Thymiankraut sind sinnvoll. Zubereitung als individuelle Rezeptur: 80 Teile Eibischsirup, 20 Teile Thymianfluidextrakt, bis 5 x tgl. 1 EL.

▶ Gänsefingerkraut (Potentillae anserinae herba) ☞ S. 87

Darreichungsform: Tagesdosis 4–6 g Droge.
- Teeaufguß: 1 TL geschnittene Droge mit 1 Tasse heißem Wasser übergießen, 10 Min. ziehen lassen, dann abseihen. Mehrmals tgl. damit Mundspülungen durchführen.

Fertigarzneimittel: Sind nicht erhältlich.

Kombinationen mit anderen Phytopharmaka: Fertigkombinationen sind nicht erhältlich. Eine Kombination mit anderen Gerbstoffdrogen ist als individuelle freie Rezeptur, z.B. Gänsefingerkraut, Brombeerblätter und Kamillenblüten zu gleichen Teilen, sinnvoll.

✓ Wegen der schwachen arzneilichen Wirkung wird Gänsefingerkraut v.a. in Teemischungen und weniger als Monodroge verwendet.

▶ Gewürznelken (Caryophylli flos) ☞ S. 91

Darreichungsform: Lösungen von 1–5 % ätherischem Öl. In der Zahnheilkunde unverdünntes ätherisches Öl oder spezielle Zahntr. mit bis zu 30 % ätherischem Öl.
- Nelkenöl: Rp. Caryophylli aeth. 10,0 g, die entzündeten Stellen mit wenig unverdünntem Nelkenöl mehrmals tgl. betupfen.

Fertigarzneimittel: Sind nicht erhältlich. Das Nelkenöl kann als freie Rezeptur über die Apotheke verordnet werden.

Kombinationen mit anderen Phytopharmaka: Sinnvolle Kombinationen sind bisher nicht bekannt.

▶ Heidelbeerfrüchte (Myrtilli fructus) ☞ S. 103

Darreichungsform: Zur äußeren Anwendung als Teeabkochung zum Gurgeln oder für Spülungen.
- Teeabkochung: 2–3 EL getrocknete Droge mit ½ l kaltem Wasser ansetzen, 30 Min. auf kleiner Flamme kochen, abseihen. Mit dem etwa 10%igen Dekokt mehrmals tgl. gurgeln oder spülen.

Fertigarzneimittel: Nur abgefüllt als Standardzulassung erhältlich.

7

Kombinationen mit anderen Phytopharmaka: Fertigkombinationen sind nicht erhältlich. Kombinationen mit anderen pflanzlichen Mund- und Rachentherapeutika wie Tormentillwurzelstock sind sinnvoll. Z.B.
- Freie Rezeptur: Rp. 100 ml Heidelbeerabkochung (1:10) verstärken mit 10 ml Tormentilltinktur.

 Mit dem „verstärkten" Dekokt mind. 10 Min. lang den Mund spülen („Mundbad").

▶ Isländisches Moos (Lichen islandicus) ☞ S. 116

Darreichungsform: Zur äußeren Anwendung als Teeaufguß zum Gurgeln oder für Spülungen.
- Teeaufguß: 1–2 TL geschnittene Droge mit 1 Tasse kochendem Wasser übergießen, 10 Min. ziehen lassen, dann abseihen. Mehrmals tgl. damit gurgeln oder spülen.

Fertigarzneimittel: Z.B.
- Isla-Moos® Pastillen, stdl. bis mehrmals tgl. 1 Pastille lutschen.

Kombinationen mit anderen Phytopharmaka: Kombinationen mit anderen antiseptisch wirksamen Drogen wie Salbeiblättern wären sinnvoll. Fertigkombinationen sind nicht erhältlich.

▶ Kamillenblüten (Matricariae flos) ☞ S. 123

Darreichungsform: Teeaufguß, Tinktur oder ethanolisch-wäßriger Spissum- oder Siccum-Extrakt zum Gurgeln und für Spülungen.
- Kamillenextrakt (Chamomillae extract. fluidum): 10–20 Tr. auf 1 Glas Wasser, mehrmals tgl. damit gurgeln oder spülen.

- Teeaufguß: 1 EL geschnittene Droge mit 1 Tasse kochendem Wasser (ca. 150 ml) übergießen, 5–10 Min. ziehen lassen, dann abseihen. Mehrmals tgl. damit gurgeln oder spülen.

Fertigarzneimittel: Z.B.

- Kamille Spitzner® N Lösung (in 1 ml 1 ml Fluidextrakt 1:1 aus Kamillenblüten), mehrmals tgl. mit einer Lsg. von 1 ml in 100 ml warmem Wasser spülen oder gurgeln.
- Kamillopur® Fluidextrakt (in 1 ml 1 ml Fluidextrakt 1:1 aus Kamillenblüten), 3 x oder mehrmals tgl. nach Bedarf zum Mundspülen und Gurgeln 50–60 Tr. auf ½ Glas Wasser, 1 x oder mehrmals tgl. nach Bedarf für Pinselungen unverdünnt.
- Kamillosan® Konzentrat Lösung (standardisiert auf 150–300 mg blaues ätherisches Öl mit 50 mg Levomenol und 150–300 mg Apigenin-7-glucosid/100 g), 3 x oder mehrmals tgl. zum Mundspülen und Gurgeln 5 ml auf 1 Glas warmes Wasser, zur Pinselung 1 x oder mehrmals tgl. je nach Bedarf unverdünnt.

Kombinationen mit anderen Phytopharmaka: Kombinationen mit anderen pflanzlichen Mund- und Rachentherapeutika wie Pfefferminzöl, Anisöl bzw. mit antiseptisch wirksamen Drogen oder Lokalanästhetika wie Menthol, Lidocain sind sinnvoll. Z.B.

- Freie Rezeptur bei schmerzhafter Stomatitis: 1–2 TL Salbeiblätter und 1–2 TL Kamillenblüten mit ca. 200 ml kochendem Wasser übergießen, 10 Min. ziehen lassen, abseihen. Mehrmals tgl. 1 EL davon in 100 ml warme Milch geben und damit spülen oder gurgeln.
- Ad-Muc® Salbe (zusammen mit Myrrhe), 2 x tgl. auftragen bzw. einmassieren.
- Dentinox®-Gel N Zahnungshilfe (zusammen mit Lidocain), ca. erbsengroßes Stück Gel mehrmals tgl., besonders nach dem Essen und abends vor dem Einschlafen, auf die Zahnleiste der Kleinkdr. auftragen.
- Kamillosan® Mundspray Lösung (zusammen mit Anis-, Pfefferminzöl), bis zu 3 x tgl. 2 Hübe mit dem Sprühkopf an die entzündeten Bereiche im Mund- bzw. Rachenbereich sprühen.

✓ Beim Gurgeln mit standardisierten Kamillenblüten-Fertigarzneimitteln werden durch die Anwesenheit lipophiler und hydrophiler Wirkstoffe höhere Wirkstoffkonzentrationen erreicht als bei Verwendung eines Kamillentees und damit ist eine bessere Wirksamkeit garantiert.

▶ Malvenblätter/-blüten (Malvae folium/- flos) ☞ S. 154

Darreichungsform: Zur äußeren Anwendung als Teeabkochung zum Gurgeln oder für Spülungen.

- Teeabkochung: 1 EL Blüten oder 2 EL Blätter mit 1 Tasse Wasser kalt ansetzen, kurz aufkochen und nach etwa 10 Min. durch ein Teesieb abseihen. Mehrmals tgl. mit dem Tee gurgeln oder spülen.

Fertigarzneimittel: Nur abgefüllt als Standardzulassung erhältlich.

Kombinationen mit anderen Phytopharmaka: Fertigkombinationen sind nicht erhältlich. Kombinationen mit anderen pflanzlichen Mund- und Rachentherapeutika wie Kamillenblüten, Spitzwegerichkraut sind als freie individuelle Rezeptur zu gleichen Teilen sinnvoll (☞ 7.2.4).

▶ Myrrhe (Myrrha) ☞ S. 166

Darreichungsform: Zur äußeren Anwendung ausschließlich als Myrrhentinktur zum Gurgeln oder für Spülungen.

- Tinktur (Myrrhae tinct. DAB): 5–10 Tr. der Myrrhetinktur in 1 Glas Wasser geben und damit mehrmals tgl. gurgeln oder spülen. Für Pinselungen 2–3 x tgl. die Läsion mit der unverdünnten Tinktur betupfen.

Fertigarzneimittel: Z.B.

- Inspirol P forte Tinktur (100 % Myrrhentinktur DAB), zum Spülen oder Gurgeln 10–20 Tr. (3–4 Spritzer) in 1 Glas warmes Wasser geben. Zur Behandlung des Zahnfleisches oder der Mundschleimhaut die betroffenen Stellen 2–3 x tgl. mit der unverdünnten Tinktur einpinseln.
- Lomasatin® M Tinktur (in 50 ml 40 g Myrrhentinktur DAB, enthält 80 Vol.% Ethanol), die betroffenen Stellen der Mund- und Rachenschleimhaut 2–3 x tgl. unverdünnt betupfen bzw. zum Spülen oder Gurgeln 5–10 Tr. in ein Glas Wasser geben.
- Myrrhentinktur „Hetterich“ (100 % Myrrhae tinct. DAB), 30–60 Tr. in ein Glas warmes Wasser geben, 2–3 x tgl. damit eine Mundspülung durchführen.

Kombinationen mit anderen Phytopharmaka: Kombinationen mit anderen adstringierenden oder desinfizierenden Mund- und Rachentherapeutika wie Kamillen-, Tormentillwurzelstocktinktur sind sinnvoll. Z.B.

- Ad-Muc® Salbe (zusammen mit Kamillenblüten), 2 x tgl. auftragen bzw. einmassieren.
- Repha-Os® Mundspray S (zusammen mit Tormentillwurzelstock, Ratanhiawurzel, Anisöl, Eukalyptusöl, Pfefferminzöl, Nelkenöl), mehrmals tgl. auf die entzündeten Stellen aufsprühen.

▶ Odermennigkraut (Agrimoniae herba) ☞ S. 169

Darreichungsform: Tagesdosis 3–6 g Droge.

- Pulver: Mehrmals tgl. 1 Messerspitze oder 1 gestrichenen TL in Wasser verrühren und einnehmen.
- Teeabkochung: 1 Handvoll Kraut in 1 l Wasser kalt ansetzen, zum Kochen bringen, abseihen, damit mehrmals tgl. gurgeln.
- Teeaufguß: 1 TL geschnittene Droge mit 1 Tasse heißem Wasser übergießen, 5–10 Min. ziehen lassen, dann abseihen. Damit mehrmals tgl. gurgeln oder spülen.

Fertigarzneimittel: Nur abgefüllt als Standardzulassung erhältlich.

Kombinationen mit anderen Phytopharmaka: Fertigkombinationen sind nicht erhältlich. Eine Kombination mit anderen Gerbstoffdrogen wie Gänsefingerkraut ist als freie Rezeptur zu gleichen Teilen sinnvoll.

✓ Wegen der schwachen arzneilichen Wirkung wird Odermennigkraut v.a. in Teemischungen und weniger als Monodroge verwendet.

▶ Propolis (Kittharz der Honigbienen, Apis mellifera) ☞ S. 189

Darreichungsform: Gereinigtes Propolis kauen oder eine ethanolisch-wäßrige Tinktur zur Mundspülung und zum Gurgeln anwenden.

Fertigarzneimittel: Z.B.
- Propolisept Urtinktur, 10–20 Tr. auf 1 Glas warmes Wasser geben und mehrmals tgl. damit gurgeln bzw. die Mundhöhle spülen.

Kombinationen mit anderen Phytotherapeutika: Sind nicht im Verkehr. Eine individuelle Kombination mit Kamillenblüten- und/oder Salbeiblättertinktur zu gleichen Teilen ist plausibel bzw. sinnvoll.

▶ Ratanhiawurzel (Ratanhiae radix) ☞ S. 193

Darreichungsform: Zur äußeren Anwendung als Teeaufguß oder Tinktur zum Gurgeln oder für Spülungen.
- Teeaufguß: 1 TL Droge mit 1 Tasse kochendem Wasser übergießen, 10 Min. ziehen lassen, dann abseihen. Mehrmals tgl. mit dieser Lsg. gurgeln oder spülen.
- Tinktur (Ratanhiae tinct. 1:5): 5–10 Tr. Tinktur auf 1 Glas warmes Wasser geben und mehrmals tgl. gurgeln oder spülen. Für Pinselungen 2–3 x tgl. mit der unverdünnten Tinktur die betroffenen Stellen einpinseln.

Fertigarzneimittel: Nur abgefüllt als Standardzulassung erhältlich.

Kombinationen mit anderen Phytopharmaka: Kombinationen mit anderen adstringierenden oder desinfizierenden Mund- und Rachentherapeutika sind als freie Rezeptur sinnvoll, z.B. mit Myrrhentinktur oder Kamillen-Fluidextrakt 1:1.

▶ Ringelblumenblüten (Calendulae flos) ☞ S. 197

Darreichungsform: 1–2 g Droge auf 1 Tasse Wasser (150 ml) oder 1–2 TL (2–4 ml) Tinktur auf ¼–½ l Wasser.
- Teeaufguß: 1–2 TL Droge mit 150 ml kochendem Wasser übergießen, 10 Min. ziehen lassen, abseihen und mehrmals tgl. gurgeln oder spülen.
- Tinktur: Mehrmals tgl. damit gurgeln.

Fertigarzneimittel: Als Calendulae flos DAB verordnen.

Kombinationen mit anderen Phytopharmaka: Eine Kombination mit anderen antiphlogistischen Drogen wie Salbeiblättern, Kamillenblüten ist als freie Rezeptur zu gleichen Teilen sinnvoll. Fertigkombinationen sind nicht erhältlich.

▶ Rosenblüten (Rosae flos) ☞ S. 201

Darreichungsform: 1–2 g Droge auf 1 Tasse Wasser.
- Teeaufguß: 1 TL Droge mit 150 ml kochendem Wasser übergießen, 10 Min. ziehen lassen, abseihen und damit mehrmals tgl. gurgeln oder spülen.

Fertigarzneimittel: Z.B.
- Rosenwasser nach EB. 6, 1 TL auf 1 Glas Wasser zur Mundspülung oder zum Gurgeln.

- PRIMAVERALIFE® Rosenhydrolat, 1 TL auf 1 Glas lauwarmes Wasser und damit mehrmals tgl. gurgeln oder spülen. Das Rosenhydrolat (Hydrolat ☞ 14.1) ist ein Nebenprodukt bei der Gewinnung des Rosenöles aus der Damascener Rose.

Kombinationen mit anderen Phytopharmaka: Wegen des hohen Preises sind Kombinationen mit nur 10 % Rosenblüten zusammen mit Ringelblumenblüten und Kamillenblüten als freie Rezeptur zu gleichen Teilen sinnvoll.

▸ Salbeiblätter (Salviae folium) ☞ S. 207

> Im Gegensatz zur inneren Anwendung dürfen Salbeiblätter zu Spülungen und zum Gurgeln auch während der Schwangerschaft und über einen längeren Zeitraum angewendet werden.

Darreichungsform: Aufgüsse, Tinkturen und das ätherische Öl zur äußeren Anwendung zum Gurgeln oder für Spülungen.

- Ätherisches Öl: 2–3 Tr. ätherisches Öl auf 100 ml Wasser (1 Glas) geben. Mehrmals tgl. damit gurgeln.
- Teeaufguß: 2,5 g geschnittene Droge mit 100 ml kochendem Wasser übergießen, 5–10 Min. ziehen lassen, dann abseihen. Mehrmals tgl. damit gurgeln.
- Tinktur (Salviae tinct. 1:10): Die unverdünnte Tinktur für Pinselungen verwenden. Die Schleimhautläsionen mehrmals tgl. einpinseln.

Fertigarzneimittel: Z.B.

- Aperisan Gel Mundschleimhauttherapeutikum (in 1 g 200 mg Salbeifluidextrakt EB 6), mehrmals tgl. auf die schmerzenden oder entzündeten Stellen auftragen. **(☞ Studie)**
- Salbei Curarina® Tropfen (in 100 ml 100 ml eines ethanolischen Auszugs aus Salbeiblättern), zum Spülen des Mund- und Rachenraums 1–2 TL mit 1 Glas lauwarmen Wasser verdünnen und alle 2 Stunden etwa 1 Min. lang gurgeln.
- Salus® Salbei-Tropfen (in 100 g 15 g alkoholischer Auszug 65 Vol.% 1:6,66 aus Salbeiblättern), ½ TL auf 1 Mundglas warmes Wasser, mehrmals tgl. damit gurgeln.
- Salvysat® Bürger Lösung (in 100 g 100 g Fluidextrakt aus Salbeiblättern 1:2,5–3,0), mit 1 TL auf ½ Glas Wasser mehrere Min. lang intensiv gurgeln, im akuten Stadium alle 2 Std. wiederholen.

Kombinationen mit anderen Phytopharmaka: Eine Kombination mit anderen adstringierend oder antibakteriell wirksamen Mund- und Rachentherapeutika wie Kamillenblüten, Arnikablüten ist sinnvoll. Z.B.

- Salviathymol® N Flüssigkeit (zusammen mit Eukalyptus-, Pfefferminz-, Zimt-, Nelken-, Fenchel-, Anisöl, Levomenthol, Thymol), ca. 20 Tr. auf ½ Glas (ca. 60 ml) warmes Wasser zum Gurgeln, möglichst unverdünnt zum Touchieren und Einmassieren in das Zahnfleisch.

✓ Der griechische Salbei (Salviae triloba folium) wirkt ähnlich wie der dalmatinische Salbei und schmeckt und riecht deutlich nach Eukalyptus. Er ist allerdings klinisch weniger gut untersucht.

7

Mit **Aperisan® Gel Mundschleimhauttherapeutikum** wurde eine Anwendungsbeobachtung an 127 Kdr. im Alter von 0–16 Jahren mit Stomatitis durchgeführt. Zu Beginn der Untersuchung zeigten 76 % der Patienten ausgeprägte Rötungen und Schwellungen der Mundschleimhaut. Bereits nach 3 Behandlungstagen, an denen **Aperisan®** 5 x tgl. aufgetragen wurde, traten stark ausgeprägte Symptome nur noch bei 20,4 % der Patienten auf. Nach 6 Tagen waren 48 % der Patienten bzgl. der Entzündungserscheinungen symptomfrei, 61,4 % bzgl. der Schmerzempfindlichkeit.

▶ Syzygiumrinde (Syzygii cumini cortex) ☞ S. 232

Darreichungsform: Zur äußeren Anwendung als Teeaufguß zum Gurgeln oder für Spülungen.

- Teeaufguß: 1 TL geschnittene Droge mit 1 Tasse heißem Wasser übergießen, 15 Min. ziehen lassen, dann abseihen. Mehrmals tgl. mit dieser Lsg. gurgeln oder spülen.

Fertigarzneimittel: Nur abgefüllt als Standardzulassung erhältlich.

7

Kombinationen mit anderen Phytopharmaka: Zubereitungen sind als individuelle freie Rezeptur sinnvoll.

- Freie Rezeptur: Rp. 100 ml Syzygiumrinden-Teeaufguß und 10 ml Myrrhentinktur oder 10 ml Kamillenfluidextrakt. Mit dieser Lsg. die entzündete Stelle mehrmals tgl. bepinseln oder 1 TL dieser Mischung auf 100 ml lauwarmes Wasser geben und mehrmals tgl. damit spülen oder gurgeln.

▶ Taubnesselblüten, weiße (Lamii albi flos) ☞ S. 234

Darreichungsform: Zur äußeren Anwendung als Teeaufguß zum Gurgeln oder für Spülungen.

- Teeaufguß: 2 TL geschnittene Droge mit 1 Tasse heißem Wasser übergießen, 10 Min. ziehen lassen, dann abseihen. Mehrmals tgl. mit dieser Lsg. gurgeln oder spülen.

Fertigarzneimittel: Nur abgefüllt als Standardzulassung erhältlich.

Kombinationen mit anderen Phytopharmaka: Zubereitungen sind als individuelle freie Rezeptur sinnvoll.

- Freie Rezeptur: Rp. 100 ml Taubnesselblüten-Teeaufguß, 5 ml Kamillenfluidextrakt, 5 ml Myrrhentinktur. Mit dieser Lsg. die entzündete Stelle mehrmals tgl. bepinseln oder 1 TL dieser Mischung auf 100 ml lauwarmes Wasser geben und mehrmals tgl. damit spülen oder gurgeln.

▶ Thymiankraut (Thymi herba) ☞ S. 242

Darreichungsform: Als Teeaufguß oder Tinktur zur äußeren Anwendung zum Gurgeln oder für Spülungen.

- Fluidextrakt: Rp. Thymi fluidum DAB 100,0 g. 30 Tr. auf 100 ml lauwarmes Wasser geben, mehrmals tgl. damit spülen.

- Teeaufguß: 2 TL geschnittene Droge mit 1 Tasse kochendem Wasser übergießen, ca. 5 Min. abgedeckt ziehen lassen, dann abseihen. Mehrmals tgl. mit dem Tee gurgeln.
- Tinktur (Thymii tinct. 1:10): 5–10 Tr. in 1 Glas mit warmen Wasser geben und mehrmals tgl. gurgeln.

Fertigarzneimittel: Sind nicht erhältlich.

Kombinationen mit anderen Phytopharmaka: Kombinationen mit anderen adstringierenden oder desinfizierenden Mund- und Rachentherapeutika wie Eukalyptus-, Pfefferminz-, Nelkenöl sind sinnvoll. Z.B.

- Salviathymol® N Flüssigkeit (zusammen mit Salbei-, Eukalyptus-, Pfefferminz-, Zimt-, Nelken-, Fenchel-, Anisöl, Levomenthol), ca. 20 Tr. auf ½ Glas (ca. 60 ml) warmes Wasser zum Gurgeln, möglichst unverdünnt zum Touchieren und Einmassieren in das Zahnfleisch.

▶ Tormentillwurzelstock (Tormentillae rhizoma) ☞ S. 245

Darreichungsform: Zur äußeren Anwendung als Dekokt oder Tinktur zum Gurgeln oder für Spülungen.

- Teeabkochung: 2–3 EL Droge mit 1 l kaltem Wasser ansetzen, kurz aufkochen, abseihen. Mehrmals tgl. mit dieser Lsg. gurgeln oder spülen.
- Tinktur (Tormentillae tinct. DAB 1:10): 10–20 Tr. Tinktur in 1 Glas Wasser geben und mehrmals tgl. damit gurgeln oder spülen oder unverdünnt für Pinselungen des Zahnfleisches, v.a. bei Parodontose.

Fertigarzneimittel: Nur abgefüllt als Standardzulassung in der Apotheke erhältlich.

Kombinationen mit anderen Phytopharmaka: Kombinationen mit anderen adstringierenden oder desinfizierenden Mund- und Rachentherapeutika wie Myrrhe, Salbeiblättern, Kamillenblüten sind sinnvoll. Z.B.

- Repha-Os® Mundspray S (zusammen mit Myrrhe, Ratanhiawurzel, Anisöl, Eukalyptusöl, Pfefferminzöl, Nelkenöl), mehrmals tgl. auf die entzündeten Stellen aufsprühen.
- Freie Rezeptur: Rp. Tormentillae tinct. DAB 30,0 g, Extr. Chamomillae fluidum DAB 20,0 g. 20–30 Tr. auf 1 Glas Wasser geben und damit mehrmals tgl. gurgeln oder spülen.

7.2.3 Bewährte Rezepturen

Es handelt sich um fixe Kombinationen, die sich in der **Erfahrungsheilkunde** bewährt haben und auf Gerbstoffdrogen sowie Ätherisch-Öl-Drogen basieren. Die Wirksamkeit ist aufgrund der beiden Wirkstoffgruppen plausibel.

▶ Gargarisma Chamomillae compositum

Rp:

Chamomillae extract. fluid. (Kamillenblütenflüssigextrakt)
Salviae extract. fluid. (Salbeiblätterfüssigextrakt) aa 20,0 g

M. f. extract. fluid
D.S. 20–30 Tr. auf 1 Glas Wasser. Mehrmals tgl. damit gurgeln oder spülen.

▶ Tinktur aus Ratanhiawurzel und Myrrhe

Rp:
Ratanhiae tinct. DAB (Ratanhiawurzeltinktur)
Myrrhae tinct. DAB (Myrrhentinktur) aa 10,0 g

M. f. tinct. antistomatitis
D.S. Unverdünnt mit der Tinktur mehrmals tgl. die schmerzenden bzw. entzündeten Stellen bepinseln.

▶ Tinktur aus Tormentillwurzelstock und Arnikablüten

Rp:
Tormentillae tinct. DAB (Tormentillwurzelstocktinktur)
Arnicae tinct. DAB (Arnikablütentinktur) aa 10,0 g

M. f. tinct. antistomatitis
D.S. Bei Erkrankungen der Mundschleimhaut 1 TL auf 1 Glas Wasser zum Gurgeln oder Spülen. Bei Erkrankungen des Zahnfleisches, z.B. Parodontose, für Pinselungen unverdünnt anwenden.

▶ Tinktur aus Tormentillwurzelstock und Myrrhe

Rp:
Tormentillae tinct. DAB (Tormentillwurzelstocktinktur)
Myrrhae tinct. DAB (Myrrhentinktur) aa 20,0 g

M. f. tinct. antistomatitis
D.S. Unverdünnt mit der Tinktur mehrmals tgl. die schmerzenden bzw. entzündeten Stellen bepinseln.

▶ Tinktur aus Tormentillwurzelstock und Salbeiblättern

Rp:
Tormentillae tinct. DAB (Tormentillwurzelstocktinktur)
Salviae tinct. (Salbeiblättertinktur) aa 10,0 g

M. f. tinct. antistomatitis
D.S. 1 TL Tinktur auf 1 Glas Wasser zum Gurgeln oder Spülen.

7.2.4 Bewährte Tee-Rezepturen

▶ Hustentee als Standardzulassung

Diese Rezeptur ist auch zum Spülen und Gurgeln bei Erkrankungen des Mund- und Rachenraums geeignet.

Rp:

Lichen islandicus conc. (Isländisches Moos)	10,0 g
Althaeae radix conc. (Eibischwurzel)	25,0 g
Liquiritiae radix conc. (Süßholzwurzel)	10,0 g
Thymi herba conc. (Thymiankraut)	30,0 g
Plantaginis lanceolatae herba conc. (Spitzwegerichkraut)	15,0 g
Foeniculi fructus cont. (Fenchelfrüchte)	10,0 g

M. f. spec. antistomatitis
D.S. 1 EL Teemischung mit ca. 150 ml kochendem Wasser übergießen, bedeckt 10 Min. ziehen lassen und abseihen. Mehrmals tgl. mit dem Tee gurgeln oder spülen.

▶ Species malvae folium compositum

Rp:

Malvae folium conc. (Malvenblätter)	50,0 g
Plantaginis lanceolatae herba conc. (Spitzwegerichkraut)	30,0 g
Matricariae flos tot. (Kamillenblüten)	20,0 g

M. f. spec. antiphlogisticae
D.S. 1 EL Teemischung mit ca. 150 ml kochendem Wasser übergießen, 10 Min. ziehen lassen und abseihen. Mehrmals tgl. mit dem Tee gurgeln oder spülen.

▶ Species menyanthis folium compositum

Rp:

Menyanthis folium conc. (Bitterkleeblätter)	50,0 g
Matricariae flos tot. (Kamillenblüten)	30,0 g
Calami rhizoma conc. (Kalmuswurzelstock)	20,0 g

M. f. spec. antiphlogisticae
D.S. 1 TL Teemischung mit ca. 150 ml kochendem Wasser übergießen, bedeckt 10 Min. ziehen lassen und abseihen. Mehrmals tgl. mit dem Tee gurgeln oder spülen.

7.3 Übelkeit und Erbrechen

Erbrechen (Emesis): *Ruckartige Entleerung des Mageninhalts durch den Mund. Meist mit einer herabgesetzten funktionellen Aktivität des Magens (z.B. Hypotension, Hypoperistaltik, Hyposekretion) oder einer veränderten Motilität des Dünndarms (z.B. Hypertension, retrograde Peristaltik) verbunden. Meist bestehen gleichzeitig vegetative Symptome wie Schweißausbruch, Blässe, Hypotonie. Übelkeit und Erbrechen sind vieldeutige Symptome. Ursachen können sein: Gastrointestinale Erkrankungen (Gastroenteritis, Gastritis, Ulcus ventriculi oder duodeni, Appendizitis, Peritonitis, Gallenkolik, Störung der Leber- und Gallenfunktion, akute Pankreatitis), Herz-Kreislauf-Erkrankungen (Herzinsuffizienz mit Staungsgastritis, Herzinfarkt, hypertone Krise), endokrine Ursachen (Schwangerschaft, diabetische Ketoazidose), zerebrale Erkrankungen (Hirndruck, Tumor, Blutung, Meningitis, Enzephalitis, Migräne), Intoxikationen, psychische Ursachen (Anorexia nervosa, Bulimie, Konfliktsituationen), Kinetose, Glaukomanfall.*

Stellenwert der Phytotherapie

Übelkeit und leichtes Erbrechen aufgrund leichter bis mittelschwerer **funktioneller Störungen** im Gastrointestinaltrakt, im Bereich der Leber und Gallenwege sowie Übelkeit im Rahmen einer Reisekrankheit können mit Phytopharmaka entweder **alleine oder adjuvant** je nach Schweregrad der Erkrankung gut behandelt werden. Ob Phytopharmaka auch bei Schwangerschaftserbrechen eingesetzt werden können, wurde noch nicht ausreichend geprüft. Rein theoretisch und ohne klinische Prüfung dürfte dies jedoch mit Auszügen aus Artischocken- oder Pfefferminzblättern möglich sein, was auch von der Erfahrungsheilkunde her bekannt ist. Bei Ingwerwurzelstockzubereitungen, die in der TCM-Phytotherapie ohne Bedenken auch während der Schwangerschaft eingenommen werden, möchten wir trotz einer thailändischen randomisierten Doppelblindstudie an 70 Schwangeren zurückhaltender sein.

Akut auftretende, anhaltende sowie chronische oder chronisch rezidivierende Beschwerden müssen unbedingt ärztlich abgeklärt werden.

Darreichungsform

7

Als Teezubereitung, ethanolisch-wäßrige Tinkturen (Tr.), Trockenextrakte verarbeitet in Tbl., Drg. und Kps.

Phytotherapeutische Differentialtherapie

Je nach **Ursache** von Übelkeit und Erbrechen werden eingesetzt bei

- **funktionellen Störungen** (Motilitätsstörungen im Gastrointestinaltrakt): Pfefferminzblätter und -öl, bitterer Bauernsenf in Kombination mit anderen Drogen
- **Störungen der Leber- und Gallenfunktion:** Artischockenblätter, Pfefferminzblätter und -öl
- **Kinetosen:** Ingwerwurzelstock (☞ 11.5)
- **Schwangerschaftserbrechen:** Pfefferminzblätter und -öl, Artischockenblätter, frisch geriebener Ingwerwurzelstock als Gewürz
- **Gastroenteritis:** Iberogast® Tinktur (mit mehreren antiphlogistisch wirksamen Kombinationspartnern)
- **Psychisch** bedingter Ursache: Fixe Kombinationen in Form von Beruhigungstees (☞ 3.3.3. 3.3.4)

Pfefferminzblätter und -öl, sofern letzteres in magensaftresistente Weichgelatinekps. abgefüllt ist, sind sowohl für eine akute als auch für eine Langzeittherapie geeignet.

Zusätzliche allgemeine Maßnahmen

- Auf ausreichende Flüssigkeitssubstitution achten. Am besten sind Tees oder Mineralwasser ohne Kohlensäure geeignet, langsam schluckweise trinken und evtl. mit Traubenzucker oder Honig süßen.
- Langsamer Kostaufbau nach anfänglicher Nahrungskarenz.
- Keine schwer verdaulichen Speisen essen.

7.3.1 Phytopharmaka zur inneren Anwendung

▶ Artischockenblätter (Cynarae folium) ☞ S. 33

Darreichungsform: Mittlere Tagesdosis 6 g Droge (≙ ca. 1320 mg wäßriger Trockenextrakt bzw. mind. 300 mg Trockenextrakt in der Einzeldosis).

- Teeaufguß: 1 TL geschnittene Droge mit 1 Tasse heißem Wasser übergießen, 10 Min. ziehen lassen, dann abseihen. 1 Tasse vor den Mahlzeiten trinken.

Fertigarzneimittel: Z.B.

- Carminagal® N Dragees (142–178 mg wäßriger Trockenextrakt aus frischen Artischockenblättern, entsprechend 5 g frische Artischockenblätter), 3 x tgl. 2 Drg. unzerkaut zu den Mahlzeiten einnehmen.
- Cynacur® Dragees (300 mg wäßriger Trockenextrakt aus Artischockenblättern), 3–4 x tgl. 1 Drg. zu den Mahlzeiten mit Flüssigkeit einnehmen.
- Cynafol® Dragees (300 mg Trockenextrakt aus Artischockenblättern), 3 x tgl. 1 Drg.
- florabio naturreiner Heilpflanzensaft Artischocke Preßsaft (Preßsaft ca. 1:1 aus dem fleischig gewordenen Blütenstandsboden und den fleischigen Hüllkelchblättern und besitzt damit eine Sonderstellung), 2–3 x tgl. vor den Mahlzeiten 10 ml Preßsaft unverdünnt oder mit Flüssigkeit einnehmen.
- Hepar-POS® Kapseln (400 mg wäßriger Trockenextrakt aus Artischockenblättern), Erw. und Kdr. über 12 Jahren 3 x tgl. 1 Kps. zu den Mahlzeiten mit etwas Flüssigkeit einnehmen, bei Bedarf 4 x tgl. 1 Kps.
- Hepar-SL® forte Kapseln (320 mg wäßriger Trockenextrakt aus Artischockenblättern), 3 x tgl. 1–2 Kps. zu den Mahlzeiten mit Flüssigkeit einnehmen.
- Kneipp® Artischocken-Pflanzensaft (Preßsaft ca. 1:1), Erw. 2–3 x tgl. 1 EL, Kdr. 2–3 x tgl. 1 TL.

Kombinationen mit anderen Phytopharmaka: Sinnvolle Kombinationen sind bisher nicht bekannt.

✓ Der florabio naturreiner Heilpflanzensaft Artischocke Preßsaft wird aus den Artischockenblütenknospen hergestellt, der Kneipp® Pflanzenpreßsaft Artischocke aus 2 Teilen Blütenknospen plus 1 Teil Blätter. Phytochemisch sind beide Preßsäfte den Blätter-Trockenextrakten ebenbürtig bzw. eher besser.

▶ Ingwerwurzelstock (Zingiberis rhizoma) ☞ S. 115

Darreichungsform: Tagesdosis 2–4 g Droge.

- Teeaufguß: 1 TL grob gepulverte Droge mit 1 Tasse heißem Wasser übergießen, 5–10 Min. abgedeckt ziehen lassen, dann abseihen. 1 Tasse vor den Mahlzeiten trinken.
- Tinktur (Zingiberis tinct. 1:5): Mehrmals tgl. 20 Tr. in ½–1 Glas Wasser ca. ½ Std. vor den Mahlzeiten einnehmen.

Fertigarzneimittel: Z.B.

- Zintona® Kapseln (250 mg pulv. Ingwerwurzelstock), Erw. und Kdr. über 6 Jahre 2 Kps. Bei Reisekrankheit 2 Kps. ½ Std. vor Reisebeginn, dann alle 4 Std. 2 Kps. (☞ **Studie**)

7

Kombinationen mit anderen Phytopharmaka: Kombinationen mit anderen Bittermitteln und/oder Ätherisch-Öl-Drogen wie Kalmus können sinnvoll sein. Z.B.

- Gastrosecur Tropfen (zusammen mit Chiratakraut, Enzianwurzel, Kümmelfrüchten, Pomeranzenschalen, Zimtrinde), Erw. 3 x tgl. 15–20 Tr. vor dem Essen, Kdr. 3 x tgl. 5–10 Tr. Bei Übelkeit mehrmals tgl. 10–15 Tr. zwischen den Mahlzeiten schlucken, Kdr. jeweils 5–10 Tr., evtl. mit Flüssigkeit.

✓ Da noch keine Studie vorlag, wurde von der Kommission E als Kontraindikation „Schwangerschaft" in die Monographie aufgenommen, obwohl Ingwer in der TCM-Phytotherapie ein bewertes Mittel gegen Schwangerschaftserbrechen ist. Trotz inzwischen vorliegender Studie (s.u.) raten wir Schwangeren nur zur Einnahme von frisch geriebenen Ingwerwurzelstock als Gewürz.

In Studien zeigten sich **Zintona® Kapseln** bei der prophylaktischen Bekämpfung der Reisekrankheit dem Diphenhydramin gleichwertig.
In einer doppelblinden, randomisierten und plazebokontrollierten Studie an 80 Marinekadetten waren nach der Einnahme von 1 g pulverisierter Ingwerwurzel die Symptome Erbrechen und kalter Schweißausbruch signifikant ($p < 0{,}05$) schwächer ausgeprägt als unter Plazebo.
Der Einfluß von Ingwerwurzel auf postoperatives Erbrechen wurde in 4 doppelblinden und plazebokontrollierten Studien untersucht. In 2 Studien zeigte sich Ingwer als effektiv: In beiden Studien war die Ingwerzubereitung signifikant besser wirksam als Plazebo und in einer Studie außerdem in etwa gleich effektiv wie Metoclopramid. In 2 anderen Studien zeigte sich alledings kein signifikanter Unterschied zu Plazebo.
In einer doppelblinden, randomisierten und plazebokontrollierten Studie wurden tgl. Dosen von 1 g pulverisierter Ingwerwurzel (**Zitrona® Kapseln**) mit Plazebo bei 70 Schwangeren verglichen. Nach Selbsteinschätzung der Patientinnen wurde die Übelkeit signifikant stärker durch Ingwer beseitigt ($p < 0{,}035$). Auch in einem Review wird herausgestellt, daß Ingwer in dieser Indikation sehr nützlich sein könnte, wenn auch die Datenlage dünn ist. Weitere Untersuchungen wären auch deshalb notwendig, da ein Ingwerextrakt in einer experimentellen Studie bei E. coli mutagene Eigenschaften aufwies.

▸ Pfefferminzblätter/-öl (Menthae piperitae folium/- aetheroleum)

☞ S. 181/182

Bei chronischen Magenbeschwerden (chronisch hyperazider Gastritis) ist aufgrund des Gehalts an Menthol von einem Dauergebrauch von Pfefferminzzubereitungen länger als 6 Monate abzuraten.

Darreichungsform: Mittlere Tagesdosis 3–6 g Droge, 5–15 g Tinktur (entsprechend EB6), Einzeldosis ätherisches Öl 0,05–0,1 g.

- Ätherisches Öl: Rp. Menthae pip. aeth. 10 g, 3 x tgl. 2–4 Tr. auf einem Stück Würfelzucker.
- Teeaufguß: 1 EL (1–2 g) geschnittene Droge mit 1 Tasse kochendem Wasser übergießen, 10 Min. abgedeckt ziehen lassen, dann abseihen. Mehrmals tgl. 1 Tasse trinken.

– Tinktur (Menthae piperitae tinct. 1:10): Mehrmals tgl. 10–20 Tr. oder 1 TL verdünnt mit etwas Wasser.

Fertigarzneimittel: Z.B.

- Pfefferminzblätter: Abgefüllt als Arzneimittel der Standardzulassung.
- Ätherisches Pfefferminzöl:
  - China-Oel Destillat, 2–3 x tgl. jeweils 3–4 Tr. auf einem Stück Zucker.
  - Schupp® Pfefferminzöl, mehrmals tgl. 3–5 Tr. auf einem Stück Zucker.

Kombinationen mit anderen Phytopharmaka: Kombinationen mit anderen Magen-Darm-Mitteln wie Melissenblättern und/oder Kamillenblüten sind sinnvoll als freie Rezeptur im Verhältnis 1:1:1 oder als Fertigkombinationen. Z.B.

- Aspasmon® N Tropfen (zusammen mit Anis-, Kümmelöl), Erw. und Jugendl. 25 Tr. in Wasser oder auf Zucker, Kdr. entsprechend weniger.
- Carminativum-Hetterich N Tropfen (zusammen mit Fenchelfrüchten, Kamillenblüten, Kümmelfrüchten, Pomeranzenschalen), Erw. 30–40 Tr. während oder nach den Mahlzeiten in Flüssigkeit, Kdr. 15–20 Tr., Sgl. 5–10 Tr. pro Fläschchen, in hartnäckigen Fällen vor den Mahlzeiten 5 Tr. oder mehr in 1 Löffel Flaschennahrung.
- Iberogast® Tinktur (zusammen mit Angelikawurzel, Kamillenblüten, Kümmelfrüchten, Mariendistelfrüchten, Melissenblättern, bitterer Schleifenblume, Schöllkraut, Süßholzwurzel), 3 x tgl. 20–30 Tr. vor den Mahlzeiten bzw. 20 Tr. während der Reise in den Reisepausen (z.B. bei Autofahrten) mehrmals tgl. einnehmen.
- Lomatol®-Tropfen (zusammen mit Fenchel-, Kümmelfrüchten, Wermutkraut), 3 x tgl. vor den Mahlzeiten 10–30 Tr. in Flüssigkeit einnehmen, Kdr. über 5 Jahre 10–15 Tr. in lauwarmem Kamillentee, Kleinkdr. bis zu 5 Jahren 5–10 Tr., Sgl. 2 x tgl. 1–3 Tr. mit Kamillentee aus dem Flaschensauger.
- Rowachol®-Digestiv Kaudragees (zusammen mit Menthol und anderen ätherischen Ölen), im Bedarfsfall 1–2 Drg. unmittelbar nach den Mahlzeiten zerkauen, im Mund zergehen lassen oder ganz hinunterschlucken. Vorbeugend im allgemeinen 1 Drg. etwa 20 Min. vor den Mahlzeiten einnehmen.
- Rowachol® Lösung (zusammen mit Menthol und anderen ätherischen Ölen), 4–5 x tgl. 3–5 Tr. unverdünnt auf einem Stück Zucker ½ Std. vor den Mahlzeiten einnehmen.

Pfefferminzplätzchen (Menthae piperitae rotulae) waren früher ein beliebtes und gleichzeitig bewährtes Mittel bei Übelkeit mit leichtem Brechreiz einschließlich Schwangerschaftserbrechen. Heute sind sie leider in Vergessenheit geraten, sind aber nach wie vor eine empfehlenswerte Pfefferminzölzubereitung, die in Apotheken erhältlich sein sollten.

7.4 Appetitlosigkeit

Vieldeutiges Einzelsymptom, das erst in Verbindung mit anderen Symptomen diagnostische Bedeutung erhält. Ursachen können u.a. sein: Organische Erkrankungen der Magen-Darm-Trakts, allgemeiner Schwächezustand bei konsumierenden Erkrankungen, Z.n. schweren Infektionen und Operationen, psychische Störungen (z.B. Anorexia nervosa), psycho-vegetative Erschöpfungs-

zustände oder Alter. Zurückzuführen ist sie z.B. auf eine ***„Magenschwäche"*** *mit herabgesetztem Magentonus (Atonie), Senkung des Magens (Ptose), verminderter Magensaftsekretion (funktionelle Achylie) oder geschwächter Peristaltik (Hypomotilität).*

Stellenwert der Phytotherapie

Eine Appetitlosigkeit aufgrund **funktioneller Störungen** des Magen-Darm-Trakts ist mit Phytopharmaka als **alleinige** Therapie gut zu behandeln. Für diese Indikation werden chemisch-synthetische Arzneimittel gar nicht angeboten. Bei Appetitlosigkeit im Rahmen anderer schwererer Erkrankungen sind Phytopharmaka nur zur adjuvanten Behandlung geeignet.

Bei länger andauernder Appetitlosigkeit ist zum Ausschluß einer organischen Ursache (z.B. Gastritis, Ulkus, Karzinom) eine endoskopische Abklärung erforderlich.

Darreichungsform

7

Teezubereitungen, ethanolisch-wäßrige Tinkturen (Tr.), Medizinalweine und Frischpflanzenpreßsäfte sind aus organoleptischen Gründen bei Appetitlosigkeit geeignet.

In diesem Zusammenhang müssen auch die **Gewürze** erwähnt werden, die in vielen Ländern, v.a. in Asien, eine große Bedeutung besitzen. Die meisten Gewürze wie Anis, Fenchel, Kümmel, Gelbwurz, Rosmarin, Thymian, Wacholderbeeren werden gleichermaßen als Arzneidrogen verwendet, lediglich in höherer Dosierung und anderer galenischer Zubereitung. Die appetitanregenden, sekretionsfördernden und motilitätssteigernden Wirkungen der Gewürze basieren auf deren Gehalt an ätherischen Ölen, Bitterstoffen und Scharfstoffen. Neuerdings spricht man sehr viel vom hoch eingeschätzten präventiven Stellenwert der sogenannten **Phytamine**, die in Gewürzen, Gemüse und Obst enthalten sind. Eine richtig gewürzte Speise kann demnach häufig ein Arzneimittel ersetzen und gehört zum Grundrepertoire der Naturheilverfahren.

✓ Amara (Bitterstoffdrogen) ca. 30 Min. vor den Mahlzeiten einnehmen und vor dem Herunterschlucken für 1–2 Min. im Mund behalten, damit die Geschmacksknospen am Zungengrund gut „umspült" werden (☞ 7.1.1).

Phytotherapeutische Differentialtherapie

Bei Appetitlosigkeit kommen Drogen zur Anwendung, die neben der reflektorischen Anregung der Speichel- und Magensaftsekretion einen tonisierenden, z.T. auch roborierenden Effekt aufweisen und damit zur Wiederherstellung einer physiologischen Verdauungsfunktion beitragen:

- **Amara**, z.B. Andornkraut, Artischockenblätter, Benediktenkraut, Bitterkleeblätter, Chinarinde, Condurangorinde, Enzianwurzel, Isländisches Moos, Orangenschalen, Schafgarbenkraut und -blüten, Tausendgüldenkraut, südafrikanische Teufelskrallenwurzel, Wegwartenwurzel.
- **Aromatika**, z.B. Angelikawurzel, Galgantwurzelstock, Ingwerwurzelstock, chinesischer Zimt, Zimtrinde.

- **Amara-Aromatika**, z.B. Kalmuswurzelstock, Pomeranzenschalen, Wermutkraut.

Die Zwiebel ist arzneilich eine Droge zweiter Wahl, aber als Lebensmittel von großer Bedeutung.

Vollständigkeitshalber muß darauf aufmerksam gemacht werden, daß die Kommission E aufgrund des ihr vorliegenden Erkenntnismaterials folgenden Drogen, die wegen ihrer geringen Bedeutung in der Praxis im folgenden nicht näher besprochen werden, eine appetitanregende Wirkung zuerkannte: Bockshornsamen, Korianderfrüchte, Löwenzahnwurzel mit -kraut, Medizinische Hefe, Pollen.

Je nach **Ursache** der Appetitlosigkeit werden eingesetzt bei
- funktionellen Störungen bzw. „Magenschwäche" aufgrund von Atonie, Achylie (verminderter Magensaftsekretion) und Hypomotilität: **sekretionsfördernde**, **motilitäts-** und **tonussteigernde** Drogen wie Angelikawurzel, Artischockenblätter, Benediktenkraut, Bitterkleeblätter, Enzianwurzel, Ingwerwurzelstock, Schafgarbenkraut und -blüten, Tausendgüldenkraut, Wermutkraut, Zimtrinde, chinesische Zimtrinde
- allgemeiner Schwäche, Ermüdungszustände, im Alter, psychischen Störungen, konsumierenden Erkrankungen: **appetitanregende** Drogen wie Angelikawurzel, Benediktenkraut, Chinarinde, Condurangorinde, Enzianwurzel, Isländisches Moos, Kalmuswurzelstock, Orangenschalen, Pomeranzenschalen, Tausendgüldenkraut, südafrikanische Teufelskrallenwurzel, gemeine Wegwartenwurzel, Wermutkraut, Zwiebel.

7

Bevorzugt eingesetzt werden
- in der **Geriatrie**: Andornkraut, Angelikawurzel, Condurangorinde (in Form des Condurangoweins), Galgantwurzelstock, Tausendgüldenkraut
- in der **Pädiatrie**: Kalmuswurzelstock, Pomeranzenschalen, Tausendgüldenkraut
- bei **Anorexie**: Kalmuswurzelstock, Schafgarbenblüten
- bei **Malignomen**: Galgantwurzelstock, Kalmuswurzelstock

✓ Nach 3–5 Wochen können sich die Patienten an eine bestimmte Droge gewöhnen, so daß die appetitanregende Wirkung nachläßt. Daher häufiger die Drogen(kombinationen) wechseln.

Je höher der Bitterwert (☞ Tab. 7.1) der Droge ist, desto mehr wird die Sekretion der Verdauungssäfte angeregt.

Trotz des bitteren Geschmacks werden Amara gerne eingenommen, weil deren Wirkung sofort spürbar ist. Ist aber eine Abneigung gegen den bitteren Geschmack vorhanden, empfehlen sich Amara mit geringerem Bitterwert oder der Einsatz von Amara-Aromatika mit ihrem deutlich angenehmeren Geschmack.

In der Volksheilkunde und Diätetik wird Thymian wegen seiner appetitanregenden Wirkung gerne als Gewürz verwendet. Zusätzlich hilft Thymiankraut auch gegen Blähungen. Auch die Meerrettichwurzel wird wegen ihrer appetitanregenden und magensaftanregenden Wirkung geschätzt. Rosmarinblätter haben nicht nur in der Küche der Provence, sondern auch in der deutschen Küche sowie ganz allgemein in der Volksheilkunde eine große Bedeutung zur Anregung der Magenfunktion.

Zusätzliche allgemeine Maßnahmen

- Speisen appetitlich anrichten, auf guten Geruch achten.
- Tisch schön decken.
- Zum richtigen Zeitpunkt essen (Ordnungstherapie).
- Streß vermeiden/abbauen.
- Gewürze individuell einsetzen.

7.4.1 Phytopharmaka zur inneren Anwendung

▶ Andornkraut (Marrubii herba) ☞ S. 28

Darreichungsform: Tagesdosis 4,5 g Droge, als Frischpflanzenpreßsaft 2–6 EL.
- Frischpflanzenpreßsaft: 3 x tgl. 1 EL zu den Mahlzeiten.
- Teeaufguß: 1 TL geschnittene Droge mit 1 Tasse kochendem Wasser übergießen, 10 Min. ziehen lassen, dann abseihen. 1 Tasse vor den Mahlzeiten.

Fertigarzneimittel: Z.B.
- Schoenenberger Andorn-Frischpflanzenpreßsaft, 3 x tgl. vor den Mahlzeiten ca. 10 ml unverdünnt oder mit etwas Flüssigkeit einnehmen.

7

Kombinationen mit anderen Phytopharmaka: Kombinationen mit anderen Bitterstoffdrogen wie Löwenzahnwurzel mit -kraut, Pfefferminzblättern, Curcumawurzelstock können als individuelle Teerezeptur zu gleichen Teilen verordnet werden. Fertigkombinationen sind nicht erhältlich.

▶ Angelikawurzel (Angelicae radix) ☞ S. 29

Während der Einnahme von Zubereitungen aus der Angelikawurzel aufgrund des Gehalts an Furanocumarinen längere Sonnenbäder oder intensive UV-Bestrahlung vermeiden, da dadurch photoallergische bzw. phototoxische Kontaktekzeme ausgelöst werden können.

Darreichungsform: Tagesdosis 4,5 g Droge, 1,5–3 g Fluidextrakt (1:1), 1,5 g Tinktur (1:5), 10–20 Tr. ätherisches Öl.
- Ätherisches Öl (Angelicae aeth.): 5–10 Tr. in 1 Likörglas Wasser, jeweils 15–30 Min. vor dem Essen.
- Fluidextrakt (1:1): 20–30 Tr. in ½–1 Glas Wasser oder 10 Tr. auf 1 Stück Zucker ca 30 Min. vor den Mahlzeiten einnehmen.
- Teeabkochung: 1 TL geschnittene Droge mit 1 Tasse kaltem Wasser ansetzen, kurz aufkochen, abseihen. 30 Min. vor den Mahlzeiten 1 Tasse trinken.
- Teeaufguß: 1 TL geschnittene Droge mit 1 Tasse kochendem Wasser übergießen, im bedeckten Gefäß ziehen lassen, dann abseihen. 30 Min. vor den Mahlzeiten 1 Tasse trinken.
- Tinktur (Angelicae tinct. 1:5): 20–30 Tr. in ½–1 Glas Wasser ca. ½ Std. vor den Mahlzeiten einnehmen.

Fertigarzneimittel: Nur abgefüllt als Standardzulassung erhältlich.

Kombinationen mit anderen Phytopharmaka: Eine Kombination mit anderen Bitterstoffdrogen als Amarum oder Tonicum amarum oder eine Kombination mit Kümmel, Fenchel, Enzianwurzel, Pfefferminzöl ist sinnvoll. Z.B.

- Carvomin® forte Auszug (zusammen mit Benediktenkraut, Pfefferminzblättern), 1–4 x tgl. 2 ml (½ TL).
- Iberogast® Tinktur (zusammen mit Bitterer Schleifenblume, Kamillenblüten, Kümmel-, Mariendistelfrüchten, Melissen-, Pfefferminzblättern, Schöllkraut, Süßholzwurzel), Erw. 3 x tgl. 20 Tr., Kdr. 3 x tgl. 10 Tr. vor oder zu den Mahlzeiten in etwas Flüssigkeit.

✓ Wegen des guten, aromatischen Geschmacks ist Angelikawurzel Bestandteil zahlreicher „Kräuterschnäpse" und „Klosterliköre".
Bei Appetitlosigkeit werden als Lebensmittel auch kandierte Engelswurzstengel eingesetzt.

▶ Artischockenblätter (Cynarae folium) ☞ S. 33

Darreichungsform: Mittlere Tagesdosis 6 g Droge (ca. 1320 mg wäßriger Trockenextrakt bzw. mind. 300 mg Trockenextrakt in der Einzeldosis).

- Teeaufguß: 1 TL geschnittene Droge mit 1 Tasse heißem Wasser übergießen, 10 Min. ziehen lassen, dann abseihen. 1 Tasse vor den Mahlzeiten.

7

Fertigarzneimittel: Z.B.

- Carminagal® N Dragees (142–178 mg wäßriger Trockenextrakt aus frischen Artischockenblättern, entsprechend 5 g frischen Artischockenblättern), 3 x tgl. 2 Drg. unzerkaut zu den Mahlzeiten.
- Cynacur® Dragees (300 mg wäßriger Trockenextrakt aus Artischockenblättern), 3–4 x tgl. 1 Drg. zu den Mahlzeiten mit Flüssigkeit einnehmen.
- Cynafol® Dragees (300 mg Trockenextrakt aus Artischockenblättern), 3 x tgl. 1 Drg.
- florabio naturreiner Heilpflanzensaft Artischocke Preßsaft (Preßsaft ca. 1:1), 2–3 x tgl. vor den Mahlzeiten 10 ml Preßsaft unverdünnt oder mit Flüssigkeit einnehmen.
- Hepar-POS® Kapseln (400 mg wäßriger Trockenextrakt aus Artischockenblättern), Erw. und Kdr. über 12 Jahre 3 x tgl. 1 Kps. zu den Mahlzeiten mit etwas Flüssigkeit einnehmen, bei Bedarf 4 x tgl. 1 Kps.
- Hepar-SL® forte Kapseln (320 mg wäßriger Trockenextrakt aus Artischockenblättern), 3 x tgl. 1–2 Kps. zu den Mahlzeiten mit Flüssigkeit einnehmen.
- Kneipp® Artischocken-Pflanzensaft (Preßsaft ca. 1:1), Erw. 2–3 x tgl. 1 EL, Kdr. 2 x tgl. 1 TL.

Kombinationen mit anderen Phytopharmaka: Kombinationen mit anderen Bitterstoffdrogen wie Bitterkleeblättern, Löwenzahnkraut, Enzianwurzel sind sinnvoll. Z.B.

- Gallexier® Saft (zusammen mit Benediktenkraut, Bitterkleeblättern, Enzianwurzel, Fenchelfrüchten, Fruktose, javanischer Gelbwurz, Kalmuswurzelstock, Kamillenblüten, Löwenzahnwurzel mit -kraut, Mariendistelfrüchten, Schafgarbenkraut, -blüten, Wermutkraut), zu oder nach jeder Hauptmahlzeit 1–2 Meßbecher (20–40 ml), zur Appetitanregung vor dem Essen. Das Tonikum ist alkoholfrei und enthält 18 % Fruktose.

✓ Der florabio naturreiner Heilpflanzensaft Artischocke Preßsaft wird aus den Artischockenblütenknospen hergestellt, der Kneipp® Pflanzenpreßsaft Artischocke aus 2 Teilen Blütenknospen plus 1 Teil Blätter. Phytochemisch sind beide Preßsäfte den Blätter-Trockenextrakten ebenbürtig.

▶ Benediktenkraut (Cnici benedicti herba) ☞ S. 43

Darreichungsform: Mittlere Tagesdosis 4–6 g Droge.

- Teeaufguß: 2 TL Droge mit 1 Tasse kochendem Wasser übergießen, 30 Min. ziehen lassen, dann abseihen. Bis zu 3 Tassen vor den Mahlzeiten schluckweise trinken.
- Tinktur (Cnici benedicti tinct. 1:5): Mehrmals tgl. 10–30 Tr. in 1 Likörglas Wasser.

Fertigarzneimittel: Nur abgefüllt als Standardzulassung erhältlich.

Kombinationen mit anderen Phytopharmaka: Kombinationen mit anderen Bitterstoffdrogen oder pflanzlichen Magen-Galle-Mitteln wie Wermutkraut, Enzianwurzel sind sinnvoll. Z.B.

- Carvomin® forte Auszug (zusammen mit Angelikawurzel, Pfefferminzblättern), 1–4 x tgl. 2 ml (½ TL).

▶ Bitterkleeblätter (Menyanthis folium) ☞ S. 49

Darreichungsform: Tagesdosis 1,5–3 g Droge.

- Kaltwasserauszug: 1 TL geschnittene Droge mit 1 Tasse kaltem Wasser ansetzen, kurz aufkochen, nach 10 Min. abseihen. Je 1 Tasse tgl. 30 Min. vor den Mahlzeiten.
- Teeaufguß: 1 TL geschnittene Droge mit 1 Tasse kochendem Wasser übergießen, 10 Min. ziehen lassen, dann abseihen. Je 1 Tasse 30 Min. vor den Mahlzeiten.
- Tinktur (Menyanthis fol. tinct.): 20–30 Tr. in ½ Glas Wasser langsam trinken.

Fertigarzneimittel: Sind nicht erhältlich.

Kombinationen mit anderen Phytopharmaka: Sinnvolle Fertigkombinationen sind bisher nicht bekannt. Eine Kombination mit anderen Bitterstoffdrogen wie Benediktenkraut, Artischockenblättern ist als freie Rezeptur zu gleichen Teilen sinnvoll (☞ 7.4.4).

▶ Chinarinde (Cinchonae cortex) ☞ S. 64

Darreichungsform: Tagesdosis 1–3 g Droge, 0,6–3 g Chinafluidextrakt mit 4–5 % Gesamtalkaloiden, 0,15–0,6 g Chinaextrakt mit 15–20 % Gesamtalkaloiden.

- Chinarindentrockenextrakt: 0,15–0,6 g mit 15–20 % Gesamtalkaloiden (davon 30–60 % vom Typ des Chinins) eingearbeitet in Tbl., Drg. oder Kps.
- Chinafluidextrakt (1:1): 0,6–3 g mit 4–5 % Gesamtalkaloiden, mehrmals tgl. 15–20 Tr. auf 1 Glas Wasser.
- Teeaufguß: 1 TL geschnittene Droge mit 1 Tasse kochendem Wasser übergießen, 10 Min. ziehen lassen, dann abseihen. Zur Appetitanregung

1 Tasse jeweils 30 Min. vor den Mahlzeiten, bei Verdauungsbeschwerden nach den Mahlzeiten trinken.
- Trockenextrakt: 3 x tgl. 1 Tbl. oder Kps.

Fertigarzneimittel: Nur abgefüllt als Standardzulassung erhältlich.

Kombinationen mit anderen Phytopharmaka: Eine Kombination mit anderen Bittermitteln wie Enzianwurzel, Pomeranzenschalen ist sinnvoll. Z.B.
- Zusammengesetzte Chinatinktur (Chinae tinct. comp. laut DAB): 10 Teile Chinarinde, 4 Teile Enzianwurzel, 4 Teile Pomeranzenschalen und 2 Teile Zimtrinde. Bitterwert ca. 3000. Vor den Mahlzeiten 15–20 Tr. auf ½ Glas Wasser einnehmen.
- Amara-Tropfen-Pascoe® (zusammen mit Enzianwurzel, Wermutkraut, Zimtrinde), 1–3 x tgl. 15–25 Tr. auf ¼ Glas warmes Wasser vor den Mahlzeiten.
- Sedovent® Verdauungstropfen (zusammen mit Enzianwurzel, Kalmuswurzelstock, Pomeranzenschalen, Schafgarbenkraut, -blüten, Zimtrinde), vor den Mahlzeiten 10–20 Tr.

▶ Condurangorinde (Condurango cortex) ☞ S. 66

7

Darreichungsform: Tagesdosis 2–4 g Droge, wäßriger Extrakt (entsprechend EB6) 0,2–0,5 g, Extrakt (entsprechend EB6) 0,2–0,5 g, Tinktur (entsprechend EB6) 2–5 g, Fluidextrakt (entsprechend Helv VI) 2–4 g.
- Fluidextrakt: ½–1 TL vor den Mahlzeiten.
- Teeaufguß: 1 TL geschnittene Droge mit 1 Tasse kochendem Wasser übergießen, 10 Min. ziehen lassen, dann abseihen. 1 Tasse vor den Mahlzeiten.
- Tinktur (Condurango tinct. 1:10): 2 TL vor dem Essen.
- Wäßriger Trockenextrakt: Eingearbeitet in Tbl., Drg. oder Kps.
- Wein als Vinum Condurango nach Erg.-B.6: Zur Appetitanregung 1 Likörglas vor den Mahlzeiten, zur Anregung der Verdauung und zur Verbesserung der Vigilanz im Seniorenalter nach den Mahlzeiten.

Fertigarzneimittel: Sind nicht erhältlich.

Kombinationen mit anderen Phytopharmaka: Kombinationen mit anderen appetitanregenden Drogen wie Pomeranzenschalen, Syzygiumrinde sind sinnvoll. Z.B.
- Pankreaplex® Neu Dragees oder Neu Lösung (zusammen mit Mariendistelfrüchten, Sarsaparillenwurzel, Syzygiumrinde), Erw. 3 x tgl. 3 Drg. oder 3 x tgl. 30 Tr., Kdr. nach Alter 3–4 x tgl. 1–2 Drg. oder 3–4 x tgl. 20 Tr. vor oder zu den Mahlzeiten einnehmen, Sgl. erhalten 10 Tr. in die jeweilige Nahrungsportion.

✓ Condurangorinde eignet sich als schwaches Amarum besonders für Patienten, die einen moderaten bitteren Geschmack bevorzugen. Bevorzugte Zubereitung ist der Condurangowein, v.a. bei älteren Patienten.

▶ Enzianwurzel (Gentianae radix) ☞ S. 73

Darreichungsform: Tagesdosis 2–4 g Droge, 1–3 g Tinktur (entsprechend EB6), 2–4 g Fluidextrakt (entsprechend EB6).

- Enziantinktur (Gentianae tinct. 1:10): 20–30 Tr. in etwas Wasser vor den Mahlzeiten.
- Fluidextrakt (1:1): Vor den Mahlzeiten ½ Likörglas verdünnt oder unverdünnt einnehmen.
- Kaltwasserauszug: 1 TL zerkleinerte Droge mit 1 Tasse kaltem Wasser ansetzen, etwa 8 Std. ziehen lassen, abseihen. Bei Appetitlosigkeit 30 Min. vor, bei Verdauungsbeschwerden evtl. auch nach den Mahlzeiten einnehmen.
- Teeabkochung: 1 TL zerkleinerte Droge mit 1 Tasse kaltem Wasser ansetzen, kurz aufkochen, abseihen. Bei Appetitlosigkeit 30 Min. vor, bei Verdauungsbeschwerden evtl. auch nach den Mahlzeiten einnehmen.
- Teeaufguß: 1 TL zerkleinerte Droge mit 1 Tasse kochendem Wasser übergießen, 5 Min. ziehen lassen, dann abseihen. Bei Appetitlosigkeit 30 Min. vor, bei Verdauungsbeschwerden evtl. auch nach den Mahlzeiten einnehmen.

Fertigarzneimittel: Z.B.
- Digestivum-Hetterich® S Tropfen (ethanolisch-wäßriger Auszug aus Enzianwurzel 1:10), 3 x tgl. 20 Tr. in Flüssigkeit 30 Min. vor den Mahlzeiten einnehmen.
- Enziagil® Magenplus Kapseln (120 mg Enzianwurzel-Trockenextrakt), Erw. und Jugendl. 2–3 x tgl. 2 Kps. 30 Min. vor den Mahlzeiten.

Kombinationen mit anderen Phytopharmaka: Eine Kombination mit anderen Bitterstoffdrogen wie Chinarinde, Wermutkraut ist sinnvoll. Z.B.
- Amara-Tropfen-Pascoe® (zusammen mit Chinarinde, Wermutkraut, Zimtrinde), 1–3 x tgl. 15–25 Tr. auf ¼ Glas warmes Wasser vor den Mahlzeiten. (☞ **Studie**)
- Gastrosecur Tropfen (zusammen mit Chiratakraut, Ingwerwurzelstock, Kümmelfrüchten, Pomeranzenschalen, Zimtrinde), Erw. mehrmals tgl. 10–15 Tr. zwischen den Mahlzeiten schlucken, Kdr. jeweils 5–10 Tr., evtl. mit Flüssigkeit.
- Ventrimarin® novo Tinktur zum Einnehmen (zusammen mit Angelikawurzel, Wermutkraut), Erw. 4 x tgl. 30 Tr., Kdr. 4 x tgl. 15 Tr. in etwas Flüssigkeit vor den Mahlzeiten.

✓ Da Enzianwurzelzubereitungen u.a. auch gärungswidrig wirken, eignen sie sich besonders zur Behandlung von Gärungsdyspepsien.

Mit **Amara-Tropfen-Pascoe®** wurde eine retrospektive klinische Studie an 471 Patienten durchgeführt. Sie zeigte eine sehr gute Wirksamkeit bei sub- und anaziden Patienten sowie als Roborans in der Rekonvaleszenz.

Eine beliebte Zubereitung in der Erfahrungsheilkunde und Selbstmedikation ist die Einnahme eines Enzianweins (nicht zu verwechseln mit Enzianschnaps, der keine Bitterstoffe enthält): 50 g feingeschnittenen Enzianwurzel mit 1 l Südwein übergießen, 8 Tage stehen lassen, dann auspressen und die Flüssigkeit nach weiteren 3–4 Tagen filtrieren. Vor den Mahlzeiten wird je 1 Likörglas voll getrunken.

▶ Galgantwurzelstock (Galangae rhizoma) ☞ S. 88

Darreichungsform: Tagesdosis 2–4 g Droge bzw. Tinktur.
- Teeaufguß: 1 TL geschnittene oder grob gepulverte Droge mit 1 Tasse kochendem Wasser übergießen, 5–10 Min. ziehen lassen, dann abseihen. Mehrmals tgl. 1 Tasse vor oder nach den Mahlzeiten trinken.
- Tinktur (Galangae tinct. 1:10): 3 x tgl. 10 Tr. in etwas angewärmtem Wasser 15 Min. vor den Mahlzeiten einnehmen.

Fertigarzneimittel: Z.B.
- Galgant-Tabletten JURA® 0,1 g und 0,2 g (Galgantwurzelstockpulver), 3 x tgl. 4 Tbl. à 0,2 g nach den Mahlzeiten im Mund zergehen lassen.

Kombinationen mit anderen Phytopharmaka: Kombinationen mit anderen Magen-Darm-Mitteln wie Kalmuswurzelstock wären denkbar. Fertigkombinationen sind nicht erhältlich.

> Nach überreichen Mahlzeiten zeigt 1 TL Galgantwurzelstockpulver in einer kleinen Tasse Kaffee eine wohltuende Wirkung.

7

▶ Ingwerwurzelstock (Zingiberis rhizoma) ☞ S. 115

Darreichungsform: Tagesdosis 2–4 g Droge. Kleine Mengen an frisch geriebenem Ingwerwurzelstock in Karottensuppe oder im Obstsalat sind äußerst appetitanregend.
- Teeaufguß: 1 TL grob gepulverte Droge mit 1 Tasse heißem Wasser übergießen, 5–10 Min. abgedeckt ziehen lassen, dann abseihen. 1 Tasse vor den Mahlzeiten.
- Tinktur (Zingiberis tinct. 1:5): Mehrmals tgl. 20 Tr. in ½–1 Glas Wasser rechtzeitig etwa ½ Std. vor den Mahlzeiten.

Fertigarzneimittel: Z.B.
- Zintona® Kapseln (250 mg Ingwerwurzelstock), Erw. und Kdr. über 6 Jahre 2 Kps. tgl.

Kombinationen mit anderen Phytopharmaka: Kombinationen mit anderen Magen-Darm-Mitteln wie Enzianwurzel, Pomeranzenschalen sind sinnvoll. Z.B.
- Gastrosecur Tropfen (zusammen mit Chiratakraut, Enzianwurzel, Kümmelfrüchten, Pomeranzenschalen, Zimtrinde), Erw. mehrmals tgl. 10–15 Tr. zwischen den Mahlzeiten schlucken, Kdr. jeweils 5–10 Tr., evtl. mit Flüssigkeit.

▶ Isländisches Moos (Lichen islandicus) ☞ S. 116

Darreichungsform: Tagesdosis 4–6 g Droge.
- Kaltwasserauszug: 1–2 TL geschnittene Droge mit 1 Tasse kaltem Wasser mehrere Stunden ansetzen, nach dem Abseihen der Droge kurz aufkochen. Mehrmals tgl. 1 Tasse vor oder zwischen den Mahlzeiten trinken.
- Teeabkochung: 1–2 TL geschnittene Droge mit 1 Tasse kaltem Wasser ansetzen, kurz aufkochen, abseihen. Mehrmals tgl. 1 Tasse vor oder zwischen den Mahlzeiten trinken.

- Teeaufguß: 1–2 TL geschnittene Droge mit 1 Tasse kochendem Wasser übergießen, 10 Min. ziehen lassen, dann abseihen. Mehrmals tgl. 1 Tasse.

Fertigarzneimittel: Z.B.

- Isla-Moos® Pastillen (80 mg wäßriger Auszug 0,4–0,8:1), mehrmals tgl. 1–2 Pastillen langsam im Mund zergehen lassen.

Kombinationen mit anderen Phytopharmaka: Kombinationen mit Pfefferminzöl oder mit Pomeranzenschalen, Fenchel, Kamillenblüten sind als freie Rezeptur zu gleichen Teilen sinnvoll (☞ 7.4.4).

- Isla-Mint® Pastillen (zusammen mit Pfefferminzöl), mehrmals tgl. 1–2 Pastillen langsam im Mund zergehen lassen.

✓ Isländisches Moos eignet sich aufgrund des Gehalts an Bitterstoffen auch bei Subazidität des Magens.

▸ Kalmuswurzelstock (Calami rhizoma) ☞ S. 122

Darreichungsform: Die Droge sollte mind. 3–4 % ätherisches Öl enthalten.

- Teeaufguß: 1–1,5 g (ca. ½ TL) geschnittene oder grob gepulverte Droge mit 1 Tasse kochendem Wasser übergießen, ca. 5 Min. ziehen lassen, dann abseihen. 1 Tasse zu jeder Mahlzeit trinken.
- Tinktur (Calami tinct.): 3 x tgl. 20–30 Tr. in 1 Glas Wasser, Kdr. 5–10 Tr. vor den Mahlzeiten einnehmen.

Fertigarzneimittel: Nur abgefüllt als Standardzulassung erhältlich.

Kombinationen mit anderen Phytopharmaka: Kombinationen mit anderen Bittermitteln wie Chinarinde, Pomeranzenschalen sind sinnvoll. Z.B.

- Sedovent® Verdauungstropfen (zusammen mit Chinarinde, Enzianwurzel, Pomeranzenschalen, Schafgarbenkraut, -blüten, Zimtrinde), vor den Mahlzeiten 10–20 Tr.

✓ Kalmuswurzelstocktee oder -tinktur sind laut Erfahrungsheilkunde bewährte Phytopharmaka bei Appetitlosigkeit asthenischer, neuropathischer, junger Mädchen und bei Karzinomerkrankungen.

▸ Orangenschalen (Citri sinensis pericarpium) ☞ S. 171

Darreichungsform: Tagesdosis 10–15 g Droge, als Tinktur 2–3 g, als Trockenextrakt 1–2 g.

- Sirup (Sirupus Citri Erg.-Bd.): 1 TL in warmem Wasser verdünnt ¼–½ Std. vor dem Essen einnehmen. V.a. für Kdr. geeignet.
- Teeaufguß: 1–2 TL Droge mit 1 Tasse kochendem Wasser übergießen, 10 Min. ziehen lassen, dann abseihen. 3 x tgl. 1 Tasse vor den Mahlzeiten.
- Tinktur (Aurantii tinct. 1:5): 3 x tgl. 20 Tr. auf einem Stück Zucker oder in Kamillentee vor den Hauptmahlzeiten.
- Trockenextrakt (Kps., Tbl., Drg.): 3 x tgl. 1–2 Stück zu den Mahlzeiten.

Fertigarzneimittel: Sind nicht erhältlich.

Kombinationen mit anderen Phytopharmaka: Fertigkombinationen sind nicht erhältlich. Eine Kombination mit anderen Bittermitteln wie Condurangorinde ist als individuelle freie Rezeptur zu gleichen Teilen sinnvoll (☞ 7.4.4).

✓ Die Droge ist wegen des guten Geschmacks besonders für Kdr. und zur Geschmacksverbesserung in Teemischungen geeignet.

▶ Pomeranzenschalen (Aurantii pericarpium) ☞ S. 186

Darreichungsform: Mittlere Tagesdosis 4–6 g Droge, 2–3 g Tinktur, 1–2 g Trockenextrakt.

- Sirup (Sirupus Aurantii amari Erg.-Bd.): 1 TL in warmem Wasser verdünnt ¼–½ Std. vor dem Essen einnehmen. V.a. für Kdr. geeignet.
- Teeaufguß: 1–2 TL zerkleinerte Droge mit 1 Tasse kochendem Wasser übergießen, 10 Min. ziehen lassen, dann abseihen. 3 x tgl. 1 Tasse vor den Mahlzeiten.
- Tinktur (Aurantii tinct. 1:5): 3 x tgl. 20 Tr. auf einem Stück Zucker oder in Kamillentee vor den Hauptmahlzeiten.
- Trockenextrakt (Kps., Tbl., Drg.): 3 x tgl. 1–2 Stück zu den Mahlzeiten.

Fertigarzneimittel: Z.B.

- Carvomin® Magentropfen mit Pomeranze Lösung (in 100 g 80 g Pomeranzenschalentinktur DAB), vor den Mahlzeiten 3 x tgl. 20 Tr. auf Zucker oder in etwas Flüssigkeit.

Kombinationen mit anderen Phytopharmaka: Kombinationen mit anderen Bitterstoffdrogen wie Enzianwurzel sind sinnvoll. Z.B.

- Carminativum-Hetterich N Tropfen (zusammen mit Fenchelfrüchten, Kamillenblüten, Kümmelfrüchten, Pfefferminzblättern), Erw. 30–40 Tr. während oder nach den Mahlzeiten, Kdr. 15–20 Tr., Sgl. 5–10 Tr. pro Fläschchen, in hartnäckigen Fällen vor den Mahlzeiten 5 Tr. oder mehr in 1 Löffel Flaschennahrung.
- Gastrosecur Tropfen (zusammen mit Chiratakraut, Enzianwurzel, Ingwerwurzelstock, Kümmelfrüchten, Zimtrinde), Erw. mehrmals tgl. 10–15 Tr. zwischen den Mahlzeiten schlucken, Kdr. jeweils 5–10 Tr., evtl. mit Flüssigkeit.

✓ Pomeranzenschalen eignen sich besonders gut in der Pädiatrie, insbesondere in Kombinationsarzneimitteln und sind ein hervorragendes Geschmackskorrigens.
Therapeutisch können Zubereitungen aus Orangen- und Pomeranzenschalen gleichwertig verwendet werden.

▶ Schafgarbenkraut/-blüten (Millefolii herba/- flos) ☞ S. 211

Darreichungsform: Tagesdosis 4,5 g Schafgarbenkraut bzw. 3 g Schafgarbenblüten, 3 TL Frischpflanzenpreßsaft.

- Frischpflanzenpreßsaft: Mehrmals tgl. 1 EL zu bzw. vor den Mahlzeiten.
- Teeaufguß: 2 gehäufte TL Droge mit ¼ l kochendem Wasser überbrühen, 15 Min. ziehen lassen, abseihen. Bis zu 5 Tassen tgl. schluckweise 30 Min. vor den Mahlzeiten einnehmen.

Fertigarzneimittel: Z.B.

- Salus® Schafgarben-Tropfen (in 100 g 20 g alkoholischer Auszug 23 Vol.% 1:5 aus Schafgarbenblüten), mehrmals tgl. 10–20 Tr.

- Schafgarbe-Tropfen® Tinktur (in 100 g 100 g Schafgarbenkraut-Tinktur 1:5), 4 x tgl. je 95 Tr. (4,2 g) einnehmen. Enthält 31,5 Vol.% Ethanol.
- Schamill Schafgarbe-Extrakt Fluidextrakt (in 100 g 30 g Schafgarbenkraut-Extrakt 1:1), tgl. 3 TL Extrakt in 1 Glas warmen Wasser auf einmal oder in Portionen während eines Tages einnehmen.

Kombinationen mit anderen Phytopharmaka: Eine Kombination mit anderen Magen-Darm-Mitteln wie Artischockenblättern, Löwenzahnwurzel und -kraut ist sinnvoll. Z.B.
- Salus Leber- und Galle-Kräutertee Nr. 18 (zusammen mit Artischockenblättern, Fenchelfrüchten, Löwenzahnwurzel und -kraut, Pfefferminzblättern, Kamillenblüten, Ringelblumenblüten, Katzenpfötchenblüten), 2–3 x tgl. 1 Tasse trinken, hergestellt aus 1 EL Teemischung.

▶ Tausendgüldenkraut (Centaurii herba) ☞ S. 235

Darreichungsform: Mittlere Tagesdosis 6 g Droge, als Trockenextrakt 1–2 g.
- Extrakt (Centaurii extract.): Vor den Mahlzeiten 10–30 mg Trockenextrakt eingearbeitet in Tbl., Drg. oder Kps.
- Kaltwasserauszug: 1–2 TL Droge in 1 Tasse Wasser kalt ansetzen, 8–10 Std. ziehen lassen, zum Trinken Teilmengen anwärmen. 1 Tasse 30 Min. vor den Mahlzeiten.
- Teeabkochung: 1 EL geschnittene Droge mit 1 Tasse kaltem Wasser ansetzen, kurz zum Sieden erhitzen (durch das Kochen nimmt der Bitterwert ab), abseihen. 1 Tasse 30 Min. vor den Mahlzeiten.
- Teeaufguß: 1–2 TL geschnittene Droge mit 1 Tasse kochendem Wasser übergießen, 5 Min. ziehen lassen, dann abseihen. 1 Tasse 30 Min. vor den Mahlzeiten.
- Tinktur (Centaurii tinct. 1:10): 3 x tgl. vor den Mahlzeiten 10–20 Tr. in etwas warmem Wasser einnehmen.

Fertigarzneimittel: Nur abgefüllt als Standardzulassung erhältlich.

Kombinationen mit anderen Phytopharmaka: Fertigkombinationen sind nicht erhältlich. Eine Kombination mit anderen Bitterstoffdrogen wie Enzianwurzel, Condurangorinde ist als freie Rezeptur zu gleichen Teilen sinnvoll (☞ 7.4.4).

✓ Angenehm schmeckender „Bittertee", daher besonders für Kdr. oder bei postinfektiös achylischen Zuständen, wenn eine Einnahme über längere Zeit nötig ist, geeignet.
Bei anorektischen Symptomen bei Kdr. eignet sich Tausendgüldenkraut-Infus: Rp. Centaur. minor herb. infus. 5,0/150,0 g. M. f. infus. D.S. Tgl. 1 Likörglas vor dem Essen.

▶ Teufelskrallenwurzel, südafrikanische (Harpagophyti radix) ☞ S. 240

Darreichungsform: Tagesdosis 1,5 g Droge.
- Teeaufguß: 1 TL geschnittene Droge mit 1 Tasse kochendem Wasser übergießen, 8 Std. bei Raumtemperatur ziehen lassen, dann abseihen.

3 x tgl. davon eine trinkfertige Menge erwärmen und kurz vor den Mahlzeiten einnehmen oder zeitsparender 1 Filterbeutel mit kochendem Wasser übergießen, 5 Min. auf kleiner Flamme belassen, dann Beutel entfernen. Zu jeder Mahlzeit 1 Tasse trinken.

Fertigarzneimittel: Z.B.
- Salus Teufelskrallen-Tee, vor jeder Mahlzeit 1 Teebeutel auf eine Tasse.

Kombinationen mit anderen Phytopharmaka: Fertigkombinationen sind nicht erhältlich. Kombinationen mit anderen Bitterstoffdrogen wie Tausendgüldenkraut sind als freie Rezeptur zu gleichen Teilen sinnvoll (☞ 7.4.4).

✓ Bei Appetitlosigkeit sind nur solche bitterschmeckende Zubereitungen sinnvoll, die auch geschmacklich wahrgenommen werden und die Geschmacksnerven stimulieren können, wie Teezubereitungen, Tinkturen und Frischpflanzenpreßsäfte.

▶ Wegwartenwurzel, gemeine (Cichorii radix) ☞ S. 256

Darreichungsform: Mittlere Tagesdosis 3 g Droge.
- Teeaufguß: 1 EL zerkleinerte Droge mit 1 Tasse kochendem Wasser übergießen, 5 Min. ziehen lassen, dann abseihen. Tgl. 2 Tassen.

Fertigarzneimittel: Sind nicht erhältlich. Eine Apotheken-Tee-Verordnung ist möglich.

Kombinationen mit anderen Phytopharmaka: Sinnvolle Kombinationen sind bisher nicht bekannt.

✓ Als schwach bitterschmeckendes Bittermittel als Einzelpräparat v.a. für Patienten geeignet, die eine Abneigung gegenüber bitterschmeckenden Arzneipflanzenzubereitungen haben.

▶ Wermutkraut (Absinthii herba) ☞ S. 263

Alkoholische Zubereitungen (Tinktur, Wein) nicht länger als 6 Wochen einnehmen und die Tagesdosis von 60 Tr. wegen des Gehalts an Thujon, das unerwünschte Nebenwirkungen verursachen kann, nicht überschreiten.

Darreichungsform: Mittlere Tagesdosis 2–3 g Droge.
- Teeaufguß: 1–2 TL geschnittene Droge mit 1 Tasse (¼ l) kochendem Wasser übergießen, 5–10 Min. abgedeckt ziehen lassen, dann abseihen. Tgl. morgens und mittags 1–2 Tassen vor den Mahlzeiten warm und schluckweise trinken.
- Tinktur (Absinthii tinct. 1:10): 3 x tgl. 5–20 Tr. in etwas Wasser ca. 15 Min. vor den Mahlzeiten.
- Trockenextrakt: In Form von Tbl., Drg. oder Kps. bis zu 1 g tgl.

Fertigarzneimittel: Nur abgefüllt als Standardzulassung erhältlich.

Kombinationen mit anderen Phytopharmaka: Kombinationen mit anderen Bittermitteln wie Enzianwurzel oder Aromatika wie Kalmuswurzelstock sind sinnvoll. Z.B.

- Abdomilon® N Liquidum (zusammen mit Angelika-, Enzian-, Kalmuswurzel, Melissenblättern), Erw. 3 x tgl. 1 EL, Kdr. 3 x tgl. 1 TL ½ Std. vor dem Essen.

✓ Nach ca. 4–6 Wochen setzt oft eine Abneigung gegen Wermutzubereitungen ein, man sollte den Tee dann absetzen.
Laut Prof. R. F. Weiß hilft Wermutkrauttee häufig auch bei hartnäckigen dyspeptischen Beschwerden verbunden mit Appetitlosigkeit. Dabei diesen gut warm und langsam schluckweise nach den Mahlzeiten und vor dem Schlafengehen trinken.

▶ Zimtrinde (Cinnamomi ceylanici cortex) ☞ S. 268

Darreichungsform: Tagesdosis 2–4 g Droge, als ätherisches Öl 0,05–0,2 g.

- Ätherisches Öl: 2–3 Tr. auf einem Stück Zucker 3 x tgl. vor oder zu den Mahlzeiten.
- Teeaufguß: 1 TL zerkleinerte Droge mit 1 Tasse kochendem Wasser übergießen, 10 Min. ziehen lassen, dann abseihen. 1 Tasse warm unmittelbar vor den Mahlzeiten.
- Tinktur (Cinnamomii tinct. 1:5): 3 x tgl. 10 Tr. in etwas Wasser ca. 15 Min. vor den Mahlzeiten.

Fertigarzneimittel: Nur abgefüllt als Standardzulassung erhältlich.

Kombinationen mit anderen Phytopharmaka: Kombinationen mit anderen Magen-Darm-Mitteln wie Orangenschalen sind sinnvoll. Z.B.

- Gastrosecur Tropfen (zusammen mit Chiratakraut, Enzianwurzel, Ingwerwurzelstock, Kümmelfrüchten, Pomeranzenschalen), Erw. mehrmals tgl. 10–15 Tr. zwischen den Mahlzeiten schlucken, Kdr. jeweils 5–10 Tr., evtl. mit Flüssigkeit.
- Sedovent® Verdauungstropfen (zusammen mit Chinarinde, Enzianwurzel, Kalmuswurzelstock, Pomeranzenschalen, Schafgarbenkraut, -blüten), vor den Mahlzeiten 10–20 Tr.

▶ Zimtrinde, chinesische (Cinnamomi cassiae cortex) ☞ S. 269

Darreichungsform: Tagesdosis 2–4 g Droge, als ätherisches Öl 0,05–0,2 g.

- Ätherisches Öl: 2–3 Tr. auf einem Stück Zucker 3 x tgl. vor oder zu den Mahlzeiten.
- Teeaufguß: 1 TL zerkleinerte Droge mit 1 Tasse kochendem Wasser übergießen, 10 Min. ziehen lassen, dann abseihen. 1 Tasse warm unmittelbar vor den Mahlzeiten.
- Tinktur (Cimmamomii tinct. 1:5): 3 x tgl. 10 Tr. in etwas Wasser ca. 15 Min. vor den Mahlzeiten.

Fertigarzneimittel: Nur abgefüllt als Standardzulassung erhältlich.

Kombinationen mit anderen Phytopharmaka: Eine Kombination mit anderen appetitanregenden Drogen wie Angelikawurzel, Condurangorinde ist denkbar. Fertigkombinationen sind nicht erhältlich.

▶ Zwiebel (Allii cepa bulbus) ☞ S. 270

Darreichungsform: Mittlere Tagesdosis 50 g frische Zwiebeln bzw. 20 g getrocknete Droge.

- Frischpflanzenpreßsaft: Die frischen Zwiebeln grob-mittelfein zerkleinern und anschließend auspressen. 3 x tgl. 1 EL Zwiebelsaft.

Fertigarzneimittel: Z.B.

- florabio naturreiner Heilpflanzensaft Zwiebel Preßsaft, 3 x tgl. 10–20 ml (= 1–2 EL) vor oder zu den Mahlzeiten.

Kombinationen mit anderen Phytopharmaka: Sinnvolle Kombinationen sind bisher nicht bekannt, zumal die Bedeutung der Zwiebel mehr im Bereich der Ernährung liegt.

7.4.2 Monographierte fixe Kombinationen

▶ Fixe Kombination aus Angelikawurzel, Enzianwurzel und Kümmel ☞ S. 273

Während der Einnahme von Angelikawurzelzubereitungen aufgrund des Gehalts an Furanocumarinen längere Sonnenbäder oder intensive UV-Bestrahlung vermeiden, da dadurch photoallergische bzw. phototoxische Kontaktekzeme ausgelöst werden können.

Darreichungsform: Z.B. in Form eines Tees, der mit dieser Monographie konform ist.

Rp:

Gentianae radix conc. (Enzianwurzel)	50,0 g
Angelicae radix conc. (Angelikawurzel)	20,0 g
Carvi fructus cont. (Kümmelfrüchte)	30,0 g

M. f. spec. stomachicae

D.S. 1 TL Teemischung mit 1 Tasse kochendem Wasser übergießen, 10 Min. ziehen lassen, abseihen. Vor oder nach den Mahlzeiten 1 Tasse langsam und schluckweise trinken.

▶ Fixe Kombination aus Angelikawurzel, Enzianwurzel und Wermutkraut ☞ S. 274

Während der Einnahme von Angelikawurzelzubereitungen aufgrund des Gehalts an Furanocumarinen längere Sonnenbäder oder intensive UV-Bestrahlung vermeiden, da dadurch photoallergische bzw. phototoxische Kontaktekzeme ausgelöst werden können.

Darreichungsform: Z.B. in Form eines Tees, der mit dieser Monographie konform ist.

Rp:

Angelicae radix conc. (Angelikawurzel)	40,0 g
Gentianae radix conc. (Enzianwurzel)	30,0 g
Absinthii herba conc. (Wermutkraut)	30,0 g

M. f. spec. stomachicae

D.S. 1 TL Teemischung mit 1 Tasse kochendem Wasser übergießen, 5–10 Min. ziehen lassen, abseihen. 3–5 Tassen tgl. ca. ½ Std. vor den Mahlzeiten trinken.

7.4.3 Bewährte Rezepturen aus der Erfahrungsheilkunde

▶ „Bittere Magentropfen" (Amarum tonicum)

Rp:

Aurantii tinct. (Pomeranzenschalentinktur)	1,0 g
Gentianae tinct. (Enzianwurzeltinktur)	9,0 g
Calami tinct. (Kalmuswurzelstocktinktur)	10,0 g

M. f. tinct. stomachicae

D.S. Vor jeder Mahlzeit 10 Tr. in ½ Glas Wasser schluckweise trinken.

▶ Mixtur mit geringem bitterem Geschmack

Rp:

Centaurii extract. fluid. (flüssiger Tausendgüldenkrautextrakt)	
Aurantii Stadatrat (Stada-Vorschrift für eine Pomeranzentinktur)	aa 15,0 g
Acid. hydr. dil. (verdünnte Salzsäure)	3,0 g
Sirupus simplex (Zuckersirup)	2,0 g
Aqua dest.	ad 200,0 g

M. f. mixtura stomachicae

D.S. 3 x tgl. 1 EL nach den Mahlzeiten.

▶ Tinktur bei Appetitlosigkeit, Ermüdungs- und Erschöpfungszuständen

Wird als rezepturfähige zusammengesetzte Chinatinktur (Chinae tinctura comp.), bestehend aus 6 Teilen Chinarinde, je 2 Teilen Pomeranzenschalen und Enzianwurzel und 1 Teil Zimtrinde in der Apotheke hergestellt (kann auch als individuelle Kombinationsrezeptur mit weniger Rhabarbertinktur, die arm an Anthranoiden ist, hergestellt werden).

Rp:

Chinae tinct. comp.	
Rhei tinct. vinosae (weinige Rhabarberwurzeltinktur)	aa 25,0 g

M. f. tinct. stomachicae

D.S. Bei Erschöpfungszuständen mit Appetitlosigkeit, nach grippalen und anderen Infekten sowie nach Operationen 3 x tgl. 1 TL vor den Mahlzeiten einnehmen.

▶ Vinum Gentianae compositum (zusammengesetzter Enzianwein)

Rp:

Gentianae vinum (Enzianwein)	920 g
Tinct. aromaticae (Tinktur aus Ätherisch-Öl-Drogen)	30 g
Aurantii tinct. (Pomeranzenschalentinktur)	50 g

M. f. tinct. stomachicae
D.S. Bei Appetitlosigkeit, insbesondere bei älteren Patienten und in der Rekonvaleszenz, bis zu 3 x tgl. 1 Likörglas vor den Mahlzeiten einnehmen.

7.4.4 Bewährte Tee-Rezepturen aus der Erfahrungsheilkunde

▶ Magentee beim Reizmagen

Rp:

Lichen islandicus conc. (Isländisches Moos)	25,0 g
Aurantii pericarpium conc. (Pomeranzenschalen)	25,0 g
Matricariae flos tot. (Kamillenblüten)	25,0 g
Foeniculi fructus cont. (Fenchelfrüchte)	25,0 g

M. f. spec. stomachicae
D.S. 1 EL Teemischung mit 1 Tasse kochendem Wasser übergießen, 10 Min. ziehen lassen, abseihen. Vor jeder Mahlzeit 1 Tasse trinken.

▶ Magentee für Kinder

Rp:

Citri sinensis pericarpium conc. (Orangenschalen)	25,0 g
Condurango cortex conc. (Condurangorinde)	25,0 g
Calami rhizoma conc. (Kalmuswurzelstock)	25,0 g
Menthae piperitae folium conc. (Pfefferminzblätter)	25,0 g

M. f. spec. stomachicae
D.S. 1 TL Teemischung mit 1 Tasse kochendem Wasser übergießen, 5–10 Min. ziehen lassen, abseihen und ca. 30 Min. vor den Mahlzeiten langsam und schluckweise trinken.

▶ Magentee für Senioren

Rp:

Menyanthis folium conc. (Bitterkleeblätter)	50,0 g
Cnici benedicti herba conc. (Benediktenkraut)	20,0 g
Cynarae folium conc. (Artischockenblätter)	30,0 g

M. f. spec. stomachicae
D.S. 1 EL Teemischung mit 1 Tasse kochendem Wasser übergießen, 10 Min. ziehen lassen, abseihen. ½ Std. vor den Hauptmahlzeiten langsam und schluckweise trinken.

▶ Magentee mit angenehm bitteren Geschmack

Rp:

Centaurii herba conc. (Tausendgüldenkraut)	50,0 g
Condurango cortex conc. (Condurangorinde)	20,0 g
Cynarae folium conc. (Artischockenblätter)	30,0 g

M. f. spec. stomachicae
D.S. 1 TL Teemischung mit 1 Tasse kochendem Wasser übergießen, 5–10 Min. ziehen lassen, abseihen und ca. 30 Min. vor den Mahlzeiten langsam und schluckweise trinken.

▶ Magentee mit scharfem Aroma

Rp:

Harpagophyti radix conc. (Teufelskrallenwurzel)	40,0 g
Angelicae radix conc. (Angelikawurzel)	20,0 g
Zingiberis rhizoma conc. (Ingwerwurzelstock)	20,0 g
Menthae piperitae folium conc. (Pfefferminzblätter)	20,0 g

M. f. spec. stomachicae
D.S. 1 TL Teemischung mit 1 Tasse kochendem Wasser übergießen, 10 Min. ziehen lassen, abseihen und ca. 30 Min. vor den Mahlzeiten langsam und schluckweise trinken.

▶ Teemischung bei Achylie, Anazidität, Anorexie

Rp:

Calami rhizoma conc. (Kalmuswurzelstock)	
Absinthii herba conc. (Wermutkraut)	
Menthae piperitae folium conc. (Pfefferminzblätter)	aa 30,0 g

M. f. spec. stomachicae
D.S. 1 TL Teemischung mit 1 Tasse kochendem Wasser übergießen, 10 Min. ziehen lassen, dann abseihen. 2–3 x tgl. 1 Tasse vor den Mahlzeiten langsam und schluckweise trinken.

▶ Teemischung bei Appetitlosigkeit (für alle Altersgruppen)

Rp:

Centaurii herba conc. (Tausendgüldenkraut)	
Millefolii herb. conc. (Schafgarbenblüten)	
Menthae piperitae folium conc. (Pfefferminzblätter)	aa 20,0 g

M. f. spec. stomachicae
D.S. 1 TL Teemischung mit 1 Tasse kochendem Wasser übergießen, 5–10 Min. ziehen lassen, dann abseihen. 1 Tasse vor den Mahlzeiten lauwarm trinken.

▶ Teemischung mit starkem bitteren Geschmack

Rp:
Centaurii herba conc. (Tausendgüldenkraut)
Trifolii fibrini folium conc. (Bitterkleeblätter)
Calami rhizoma conc. (Kalmuswurzelstock) aa 20,0 g

M. f. spec. stomachicae
D.S. 1 EL Teemischung mit 200 ml kochendem Wasser überbrühen, 10 Min. ziehen lassen, abseihen. 30 Min. vor jeder Hauptmahlzeit 1 Tasse warm und langsam, schluckweise trinken.

▶ Teemischung mit Wermutkraut und Tausendgüldenkraut

Rp:
Absinthii herb. conc. (Wermutkraut) 20,0 g
Centaurii herba conc. (Tausendgüldenkraut) ad 50,0 g

M. f. spec. stomachicae
D.S. 2 TL Teemischung mit 1 Tasse kochendem Wasser übergießen, 5–10 Min. ziehen lassen, abseihen und ca. 30 Min. vor den Mahlzeiten langsam und schluckweise trinken.

7.5 Dyspeptische Beschwerden

Syn. Non-ulcer-dyspepsia (NUD), funktionelle Magenbeschwerden, neurogene oder essentielle Dyspepsie, ***Reizmagen****, Gastropathia nervosa, Magenneurose oder funktionelles Defektsyndrom des Oberbauchs. Persistierende oder rezidivierende abdominelle Beschwerden mit unterschiedlichen unspezifischen Symptomen wie Schmerzen im Oberbauch, Sodbrennen, Völlegefühl, Blähungen, Übelkeit und Erbrechen. Häufig bestehen gleichzeitig allgemein vegetative Symptome wie schnelle Ermüdbarkeit, Leistungsschwäche, Schlaflosigkeit, Neigung zum Schwitzen, Reizblase, orthostatische Kreislaufbeschwerden und funktionelle Herzschmerzen. Beruhen vermutlich auf Motilitätsstörungen des Magen-Darm-Trakts (verzögerter Weitertransport der Nahrung vom Fundus zum Antrum = Gastroparese, verzögerte Abgabe der Nahrung in das Duodenum durch Hypomotilität des Antrums und/oder Dysmotilität des Duodenums mit Retropulsion des Dünndarminhalts in den Magen = pathologischer duodeno-gastraler Reflux) und Störungen im autonomen Nervensystem im Sinne einer Übererregbarkeit (übersteigerte Reizweiterleitung von den Eingeweiden an zentrale Neurone → Hypersensitivität der Eingeweide auf normale Reize wie z.B. Druck = Hyperalgesie, gesteigerte Erregbarkeit zentraler Neurone → gesteigerte Antwort des autonomen Nervensystems auf physiologische viszerale Reize → z.B. gesteigerte Motilität) und werden von psychosomatischen Faktoren beeinflußt, ohne daß organische Läsionen oder andere Systemerkrankungen vorliegen. Bei anhaltenden Beschwerden ≥ 1 Monat spricht man von chronischer Dyspepsie. In bis zu 30 % der Fälle treten die Beschwerden kombiniert mit dem Reizdarmsyndrom (Colon irritabile ☞ 7.9) auf. Ein eindeutiger Zusammenhang zwischen einer Besiedelung des Magens mit Helicobacter pylori und funktionellen dyspeptischen Beschwerden konnte bisher nicht nachgewiesen werden.*

Stellenwert der Phytotherapie

Die Behandlung dyspeptischer Beschwerden ist eine Domäne der Phytotherapie, sofern die Ausschlußkriterien (☞ S. 472) sorgfältig beachtet werden, da nur wenige chemisch-synthetische Alternativen zur Verfügung stehen. Dies gilt umso mehr, nachdem das Prokinetikum Cisaprid wegen unerwünschter Nebenwirkungen in Kritik geraten ist. Nach Ausschluß einer organischen Erkrankung genügt in der Regel eine **alleinige** Therapie mit Phytopharmaka, insbesondere wenn diese im Rahmen einer phytotherapeutischen Konstitutionstherapie im Sinne der Naturheilverfahren durchgeführt wird. Führt eine probatorische, ca. 14 Tage lang durchgeführte, oder symptomatische Therapie mit Phytopharmaka nicht zum erwünschten Therapieziel, können diese durchaus zusammen mit chemisch-synthetischen Prokinetika wie Metoclopramid oder Domperidon kombiniert, d.h. **adjuvant** gegeben, werden.

Bei leichter Pankreasinsuffizienz mit Meteorismus sollte die Phytotherapie **adjuvant** zusammen mit einer Enzymsubstitution erfolgen. Bei ausgeprägten Symptomen einer Pankreasinsuffizienz reicht eine alleinige Phytotherapie in der Regel nicht aus, zumal außer Harongarinde keine weiteren geeigneten Drogen zur Verfügung stehen, die die Sekretion von Pankreassäften anregen.

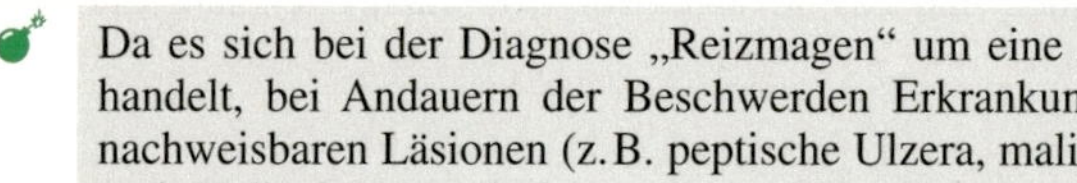

Da es sich bei der Diagnose „Reizmagen“ um eine Ausschlußdiagnose handelt, bei Andauern der Beschwerden Erkrankungen mit organisch nachweisbaren Läsionen (z.B. peptische Ulzera, maligne Erkrankungen) und Helicobacter-pylori-assoziierte Erkrankungen unbedingt diagnostisch ausschließen.

Darreichungsform

Geeignete sind in erster Linie **flüssige** Arzneipflanzenzubereitungen wie Tinkturen (Tr.), Frischpflanzenpreßsäfte und Teeaufgüsse, deren Geschmack wahrgenommen werden kann, und erst in zweiter Linie kommen trockene Arzneiformen wie Tbl., Drg. und Kps. in Frage.

Phytotherapeutische Differentialtherapie

Bei Dyspepsie werden eingesetzt:

- **Amara**, die die gastrointestinale Motorik anregen und dadurch Völlegefühl, Meteorismus, Oberbauchschmerzen und Magenkrämpfe lindern bzw. beheben können. Z.B. Andornkraut, Artischockenblätter, Benediktenkraut, Bitterkleeblätter, Chinarinde, Enzianwurzel, Löwenzahnwurzel und -kraut, Schafgarbenkraut und -blüten, Tausendgüldenkraut, südafrikanische Teufelskrallenwurzel, gemeine Wegwartenwurzel.
- **Ätherisch-Öl-Drogen**, die spasmolytisch, peristaltikfördernd und antibakteriell wirken. Z.B. Angelikawurzel, Anisfrüchte, Baldrianwurzel, Curcumawurzelstock, Dillfrüchte, Fenchelfrüchte, Galgantwurzelstock, javanische Gelbwurz, Ingwerwurzelstock, Kamillenblüten, Kardamomenfrüchte, Korianderfrüchte, Kümmelfrüchte, Lavendelblüten, Melissenblätter, Minzöl, Pfefferminzblätter, Pfefferminzöl, Rosmarinblätter, Sternanisfrüchte, Wacholderbeeren, chinesischer Zimt, Zimtrinde.
- **Amara-Aromatika**, die wie die Amara die gastrointestinale Motorik anregen und dadurch Völlegefühl, Meteorismus, Oberbauchschmerzen und Magen-

krämpfe lindern bzw. beheben. Z.B. Hopfenzapfen, Kalmuswurzelstock, Pomeranzenschalen, Salbeiblätter, Wermutkraut.

✓ Eine Monotherapie mit Amara ist bei dyspeptischen Beschwerden wegen der vorwiegend anregenden Wirkung auf Tonus, Motilität und Sekretion weniger geeignet, in fixen Kombinationen werden Amara jedoch gerne zusammen mit Aromatika eingesetzt.

Wirkungen und Wirkstärke der bei Dyspepsie eingesetzten Drogen

Wirkung / Arzneidroge	sekretions-, motilitäts-, tonusanregend	karminativ	spasmolytisch	sedativ	pankreasfunktionsanregend und enzymatisch
Andornkraut	+	+			
Angelikawurzel	+++	++	++		
Anisfrüchte	+	++	++		
Artischockenblätter	++		+		
Baldrianwurzel			+	++	
Bauernsenf, bitterer	++		+		
Benediktenkraut	+++				
Bitterkleeblätter	+++				
Boldoblätter	+		++		
Bromelain aus der Ananas	+				+++
Chinarinde	+++	+			
Curcumawurzelstock	++				
Dillfrüchte		+	++		
Enzianwurzel	+++				
Fenchelfrüchte/-öl	+	+++	++		
Galgantwurzelstock	+		++		
Gelbwurz, javanische	++				
Harongarinde/-blätter		+			++
Hopfenzapfen	++			++	
Ingwerwurzelstock	++				
Kalmuswurzelstock	++		++		
Kamillenblüten			+++		
Kardamomenfrüchte	+	+			
Korianderfrüchte	+	++	+		
Kümmelfrüchte/-öl	+	++	++		

Forts. ➡

7

Wirkung / Arzneidroge	sekretions-, motilitäts-, tonusanregend	karminativ	spasmolytisch	sedativ	pankreasfunktionsanregend und enzymatisch
Lavendelblüten		++		++	
Löwenzahnwurzel mit -kraut	++	+			
Melissenblätter	+	++	+	++	
Minzöl		++	++		
Papain	+				+++
Pfefferminzblätter/-öl		++	++		
Pomeranzenschalen	++		++		
Rettichwurzel, schwarze	+				
Rosmarinblätter	+	+			
Salbeiblätter	++				
Schafgarbenkraut/-blüten	++		++		
Sternanisfrüchte	+	+	+		
Tausendgüldenkraut	+++				
Teufelskrallenwurzel, südafrikanische	++				
Wacholderbeeren	++	+			
Wegwartenwurzel, gemeine	+				
Wermutkraut	+++	+	++		
Zimtrinde	++	+	++		
Zimtrinde, chinesische	++	+	++		

Tab. 7.10 Wirkungen und Wirkstärke der bei Dyspepsie eingesetzten Drogen

Je nach vorherrschender **Symptomatik** werden eingesetzt bei

- **Druckgefühl im Epigastrium, Völlegefühl, lang anhaltendem Sättigungsgefühl, Appetitlosigkeit:** sekretions- und motilitätsanregende Drogen
- **Blähungen, Völlegefühl, aufgetriebenem Bauch mit Spannungsgefühl:** karminativ wirkende Drogen. Durch Förderung der Durchblutung der Schleimhäute des Gastrointestinaltrakts werden Darmgase besser resorbiert. Nicht selten sind diese Beschwerden auch auf eine Motilitätsstörung und weniger auf ein erhöhtes Gasvolumen zurückzuführen und/oder es besteht eine erhöhte Schmerzempfindlichkeit der Eingeweide. Erfolgreich eingesetzt werden daher karminativ wirkende Drogen, die gleichzeitig peristaltikanregend sind, oder eine Kombination von karminativ wirkenden und peristaltikanregenden Drogen.

- **schmerzhaften Blähungen, krampfartigen Beschwerden** im Bereich des Magen-Darm-Trakts: spasmolytisch wirkende Drogen. Durch Hemmung einer übermäßigen Peristaltik werden die Schmerzen gelindert. Dabei ist eine gleichzeitige milde Anregung der physiologischen Darmbewegung durchaus beabsichtigt. Der Einsatz von gleichzeitig karminativ wirkenden Drogen oder eine Kombination mit Karminativa verstärkt den erwünschten Effekt. Kann mit diesen Drogen keine ausreichende Schmerzfreiheit erreicht werden, sollte auf die stärker spasmolytisch wirksamen Alkaloiddrogen zurückgegriffen werden (☞ 7.6.1).
- **nervösen Reizzuständen des Magens mit bohrenden oder krampfartigen Schmerzen im Epigastrium mit Ausstrahlung in den Rücken**, die häufig mit anderen nervösen Zuständen kombiniert sind: sedativ wirkende Drogen. Daneben können auch spasmolytisch wirksame Drogen eingesetzt werden.
- **leichter Pankreasinsuffizienz mit Meteorismus**, Druck-, Völlegefühl, Unverträglichkeit von Süßspeisen oder fetter und schwer verdaulicher Nahrung: pankreasfunktions- und -sekretionsanregende Drogen. Sie unterstützen die Verdauung der eingenommenen Nahrungsmittel.
- **Roemheld-Syndrom** (Druckgefühl im mittleren/linken Oberbauch und funktionelle, reflektorische Herzbeschwerden, evtl. mit Schmerzen bis hin zum Angina-pectoris-ähnlichen Anfall, durch Luft im Magen oder Meteorismus mit Zwerchfellhochstand und Verlagerung des Herzens): karminativ wirkende Drogen
- Beschwerden aufgrund einer **Entzündung**: Therapie wie bei der Gastritis (☞ 7.7)
- Beschwerden aufgrund einer **gesteigerten Säureproduktion**: Therapie wie bei Ulzera (☞ 7.8)
- dyspeptischen Beschwerden aufgrund einer **Funktionsstörung der Gallenblase, Gallenwege oder Gallenproduktion**: Cholagoga (☞ 7.12)

7

Zusätzliche allgemeine Maßnahmen

- Nikotinkarenz, Reduktion des Alkoholkonsums.
- Regelmäßige, abwechslungsreiche Ernährung, Verzicht auf unverträgliche Nahrungsmittel.
- Spezifische Gewürze gezielt einsetzen, evtl. konstitutionsorientierte Anwendung von „Ayurveda-Gewürzen" berücksichtigen.
- Aufklären über das Krankheitsbild: rezidivierender Charakter, kein erhöhtes Malignitätsrisiko, keine weitere Diagnostik erforderlich.
- Suche nach lebensbelastenden Ereignissen, evtl. Änderung der beruflichen und sozialen Situation.
- Evtl. Psychotherapie, da enge Wechselwirkungen zwischen Psyche und banalen Bauchschmerzen bestehen können („Der Bauch bestimmt den Kopf.").

7.5.1 Phytopharmaka zur inneren Anwendung

▶ Andornkraut (Marrubii herba) ☞ S. 28

Darreichungsform: Tagesdosis 4,5 g Droge, als Frischpflanzenpreßsaft 2–6 EL.
- Frischpflanzenpreßsaft: 3 x tgl. 1 EL zu den Mahlzeiten.
- Teeaufguß: 1 TL geschnittene Droge mit 1 Tasse kochendem Wasser übergießen, 10 Min. ziehen lassen, dann abseihen. 1 Tasse vor den Mahlzeiten.

Fertigarzneimittel: Z.B.
- Schoenenberger Andorn-Frischpflanzenpreßsaft, 3 x tgl. vor den Mahlzeiten ca. 10 ml unverdünnt oder mit etwas Flüssigkeit einnehmen.

Kombinationen mit anderen Phytopharmaka: Kombinationen mit anderen Bitterstoffdrogen wie Löwenzahnwurzel, Pfefferminzblättern, Curcumawurzelstock sind als freie Rezeptur sinnvoll. Empfehlenswert ist eine freie individuelle Rezeptur mit 50 % Andornkraut plus individuelle Menge angegebener Kombinationspartner. Fertigkombinationen sind nicht erhältlich.

▸ Angelikawurzel (Angelicae radix) ☞ S. 29

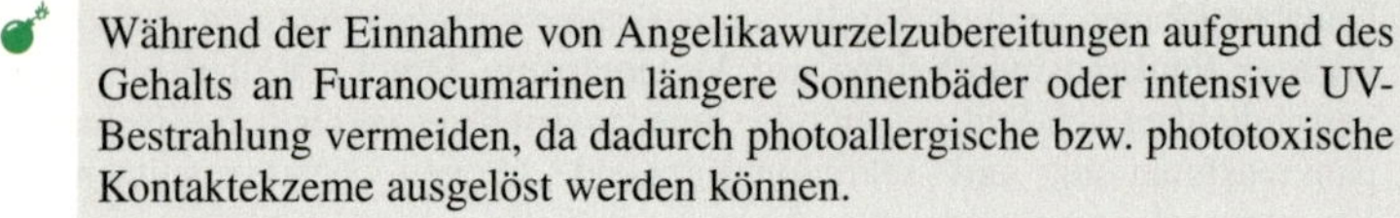

Während der Einnahme von Angelikawurzelzubereitungen aufgrund des Gehalts an Furanocumarinen längere Sonnenbäder oder intensive UV-Bestrahlung vermeiden, da dadurch photoallergische bzw. phototoxische Kontaktekzeme ausgelöst werden können.

Darreichungsform: Tagesdosis 4,5 g Droge, 1,5–3 g Fluidextrakt (1:1), 1,5 g Tinktur (1:5), 10–20 Tr. ätherisches Öl.

- Ätherisches Öl (Angelicae aeth.): 5–10 Tr. in 1 Likörglas Wasser, jeweils 15–30 Min. vor dem Essen.
- Fluidextrakt (1:1): 20–30 Tr. in ½–1 Glas Wasser oder 10 Tr. auf einem Stück Zucker ca. 30 Min. vor den Mahlzeiten einnehmen.
- Teeabkochung: 1 TL geschnittene Droge mit 1 Tasse kaltem Wasser ansetzen, kurz aufkochen, abseihen. 30 Min. vor den Mahlzeiten 1 Tasse.
- Teeaufguß: 1 TL geschnittene Droge mit 1 Tasse kochendem Wasser übergießen, im bedeckten Gefäß ziehen lassen, abseihen. 30 Min. vor den Mahlzeiten 1 Tasse.
- Tinktur (Angelicae tinct. 1:5): 20–30 Tr. in ½–1 Glas Wasser.

Fertigarzneimittel: Nur abgefüllt als Standardzulassung erhältlich.

Kombinationen mit anderen Phytopharmaka: Eine Kombination mit Bitterstoffdrogen als Amarum oder Tonicum amarum oder eine Kombination mit Kümmelfrüchten, Fenchelfrüchten, Enzianwurzel, Pfefferminzblättern oder -öl ist sinnvoll. Z.B.
- Carvomin® forte Auszug (zusammen mit Benediktenkraut, Pfefferminzblättern), 1–4 x tgl. 2 ml (½ TL).
- Gastritol® „Dr. Klein“ Tropfen (zusammen mit Benediktenkraut, Gänsefingerkraut, Kamillenblüten, Süßholzwurzel, Wermutkraut), jeweils nach den Mahlzeiten 30 Tr., bei Meteorismus und Völlegefühl bis zu 50 Tr. in lauwarmem Wasser einnehmen.
- Iberogast® Tinktur (zusammen mit Bitterer Schleifenblume, Kamillenblüten, Kümmel-, Mariendistelfrüchten, Melissen-, Pfefferminzblättern, Schöllkraut, Süßholzwurzel), Erw. 3 x tgl. 20 Tr., Kdr. 3 x tgl. 10 Tr. vor oder zu den Mahlzeiten in etwas Flüssigkeit.
- Ventimarin® novo, Tinktur zum Einnehmen (zusammen mit Enzianwurzel, Wermutkraut), Erw. 4 x tgl. 30 Tr., Kdr. 4 x tgl. 15 Tr. in ½ Glas Wasser kurz vor den Mahlzeiten.

✓ Wegen des guten, aromatischen Geschmacks ist Angelikawurzel Bestandteil zahlreicher „Kräuterschnäpse“ und „Klosterliköre“.

▶ Anisfrüchte (Anisi fructus) ☞ S. 30

Bei unsachgemäßer Lagerung, d.h. bei längerem Stehen des ätherischen Öls an der Luft und unter Lichteinfluß, Selbstkondensation von Anethol zum sogenannten „Photoanethol", das evtl. zu einer östrogenartigen Wirkung führen kann.

Darreichungsform: Mittlere Tagesdosis 3,0 g Droge, 0,3 g ätherisches Öl (10–12 Tr).

- Ätherisches Öl (Anisi aeth.): Mehrmals tgl. 3–5 Tr. auf einem Stück Zucker.
- Teeaufguß: 1 gehäuften TL zerstoßene oder grob gepulverte Droge mit 1 Tasse kochendem Wasser übergießen, 10 Min. ziehen lassen, dann abseihen. Mehrmals tgl. 1 Tasse.

Fertigarzneimittel: Sind nur als Standardzulassung erhältlich.

Kombinationen mit anderen Phytopharmaka: Kombinationen mit anderen karminativen Drogen wie Kümmelöl oder anderen Magen-Darm-Mitteln wie Pfefferminzöl sind sinnvoll. Z.B.

- Aspasmon® N Tropfen (zusammen mit Kümmel-, Pfefferminzöl), Erw. und Jugendl. 25 Tr. in Wasser oder auf Zucker, Kdr. entsprechend weniger.

✓ Anisfrüchte immer unmittelbar vor der Verwendung anstoßen (quetschen), da sich das ätherische Öl in sogenannten Sekreträumen innerhalb der Frucht befindet und nur bei zerkleinerten bzw. angestoßenen Anisfrüchten in das Extraktionsmedium (z.B. Wasser) übergehen kann.
Anis ist schwächer wirksam als Kümmel und Fenchel, dafür aber sehr aromatisch und angenehm im Geschmack.

7

▶ Artischockenblätter (Cynarae folium) ☞ S. 33

Darreichungsform: Mittlere Tagesdosis 6 g Droge (≙ ca. 1320 mg wäßriger Trockenextrakt bzw. mind. 300 mg Trockenextrakt in der Einzeldosis).

- Teeaufguß: 1 TL geschnittene Droge mit 1 Tasse heißem Wasser übergießen, 10 Min. ziehen lassen, dann abseihen. 1 Tasse vor den Mahlzeiten.

Fertigarzneimittel: Z.B.

- aar® gamma N 300 Dragees (300 mg wäßriger Trockenextrakt aus frischen Artischockenblättern), 4–5 Drg. tgl. vor den Mahlzeiten.
- Carminagal® N Dragees (142–178 mg wäßriger Trockenextrakt aus Artischockenblättern, entsprechend 5 g frischen Artischockenblättern), 3 x tgl. 2 Drg. unzerkaut zu den Mahlzeiten.
- Cynacur® Dragees (300 mg wäßriger Trockenextrakt), 3–4 x tgl. 1 Drg. zu den Mahlzeiten mit Flüssigkeit einnehmen.
- Cynafol® Dragees (300 mg Trockenextrakt), 3 x tgl. 1 Drg.
- florabio naturreiner Heilpflanzensaft Artischocke Preßsaft (Preßsaft ca. 1:1 aus dem Blütenstandsboden und den fleischigen Hüllkelchblättern), 2–3 x tgl. vor den Mahlzeiten 10 ml Preßsaft unverdünnt oder mit Flüssigkeit einnehmen.
- Hepar-POS® Kapseln (400 mg wäßriger Trockenextrakt), Erw. und Kdr. über 12 Jahre 3 x tgl. 1 Kps. zu den Mahlzeiten mit etwas Flüssigkeit einnehmen, bei Bedarf 4 x tgl. 1 Kps.

- Hepar-SL® forte Kapseln (320 mg Trockenextrakt), 3 x tgl. 1–2 Kps. zu den Mahlzeiten mit Flüssigkeit einnehmen. (☞ **Studie)**
- Kneipp® Artischocken-Pflanzensaft (Preßsaft ca. 1:1), Erw. 2–3 x tgl. 1 EL, Kdr. 2–3 x tgl. 1 TL.
- Valverde® Artischocke Dragees (450 mg wäßriger Trockenextrakt aus frischen Artischockenblättern 25–35:1), 3 x tgl. 1 Drg. zu den Mahlzeiten.

Kombinationen mit anderen Phytopharmaka: Kombinationen mit anderen Bitterstoffdrogen wie Benediktenkraut, Bitterkleeblättern, Enzianwurzel sind sinnvoll. Z.B.

- Gallexier® Saft (zusammen mit Benediktenkraut, Bitterkleeblättern, Enzianwurzel, Fenchelfrüchten, Fruktose, javanische Gelbwurz, Kalmuswurzelstock, Kamillenblüten, Löwenzahnwurzel, -kraut, Mariendistelfrüchten, Schafgarbenkraut, Wermutkraut), zu oder nach jeder Hauptmahlzeit 1–2 Meßbecher (20–40 ml). Das Tonikum ist alkoholfrei.

7

In einer plazebokontrollierten doppelblinden, multizentrischen Parallelgruppen-Vergleichsstudie wurde an 247 Patienten mit funktioneller Dyspepsie die Wirksamkeit von **Hepar SL® forte Kapseln** im Vergleich zu Plazebo geprüft. Die Auswertung von 244 Patienten zeigte über einen Zeitraum von 6 Wochen eine deutliche Überlegenheit des Artischockenextraktes bezüglich der Symptomkontrolle gegenüber Plazebo.

▶ Baldrianwurzel (Valerianae radix) ☞ S. 36

Darreichungsform: Tagesdosis 15 g Droge für die Indikation nervös bedingte Einschlafstörungen, Unruhe, Angst- und Spannungszustände laut Kommission E. Für nervös bedingte Reizzustände des Magens liegen keine konkreten Dosierungsvorschläge vor, sie dürften aber mit denen bei Unruhezuständen identisch sein.

- Extrakt (Valerianae extract.): Entsprechend 2–3 g Droge, eingearbeitet in Tbl., Drg. oder Kps. 1–mehrmals tgl.
- Teeabkochung: 2–3 g Droge mit 1 Tasse heißem Wasser ansetzen, kurz aufkochen, abseihen. 1–mehrmals tgl. 1 Tasse.
- Teeaufguß: 2 TL zerkleinerte Droge mit 1 Tasse heißem Wasser überbrühen, 10 Min. ziehen lassen, abseihen. Mehrmals tgl. 1 Tasse.
- Tinktur (Valerianae tinct. 1:5): ½–1 TL (1–3 ml oder 15–20 Tr.) 1–mehrmals tgl. in etwas Wasser.

Fertigarzneimittel: Z.B.

- Baldrian-Dispert® stark am Tag Dragees (125 mg Trockenextrakt), Erw. und Kdr. ab 12 Jahren 1–mehrmals tgl. 2–4 Drg.
- Baldrian-Phyton® Dragees (in 1 Drg. 125 mg Trockenextrakt), 1–3 x tgl. 2–3 Drg.
- Baldrian-Phyton® Tropfen (in 1 ml 955 mg Baldrianwurzel-Fluidextrakt 1:1), 1–3 x tgl. 2–3 ml.
- florabio Baldriansaft (Frischpflanzenpreßsaft 1:1), Erw. und Kdr. über 12 Jahre 2–3 x tgl. 10 ml (= 1 EL) unverdünnt oder mit etwas Flüssigkeit.
- Recvalysat® Bürger Lösung (1:5 aus frischer Baldrianwurzel), 1–mehrmals tgl. 1–3 ml.

– Sedonium® Dragees (300 mg Trockenextrakt), 2–3 Drg. über den Tag verteilt unzerkaut mit etwas Flüssigkeit, bei Bedarf mehrmals tgl. 2 Drg. einnehmen.

Kombinationen mit anderen Phytopharmaka: Kombinationen mit anderen beruhigend und reizlindernd wirkenden Drogen wie Melissenblättern, Passionsblumenkraut sind sinnvoll. Z.B.
- Euvegal® Entspannungs- und Einschlafdragees Dragees (zusammen mit Melissenblättern), 2 x tgl. 2 Drg.
- Euvegal® Entspannungs- und Einschlaftropfen, Lösung (zusammen mit Melissenblättern), 4–5 x tgl. 25–40 Tr.
- Kneipp® Baldrian + Hopfen Dragees Seda-Kneipp® (zusammen mit Hopfenzapfen), 1–2 x tgl. 1–2 Drg.

▶ Benediktenkraut (Cnici benedicti herba) ☞ S. 43

Darreichungsform: Mittlere Tagesdosis 4–6 g Droge.
- Teeaufguß: 2 TL Droge mit 1 Tasse kochendem Wasser übergießen, 30 Min. ziehen lassen, dann abseihen. Bis zu 3 Tassen vor den Mahlzeiten schluckweise trinken.
- Tinktur (Cnici benedicti tinct. 1:5): Mehrmals tgl. 10–30 Tr. in 1 Likörglas Wasser.

Fertigarzneimittel: Nur abgefüllt als Standardzulassung erhältlich.

Kombinationen mit anderen Phytopharmaka: Kombinationen mit anderen Bitterstoffdrogen oder pflanzlichen Magen-Galle-Mitteln wie Wermutkraut, Enzianwurzel sind sinnvoll. Z.B.
- Carvomin® forte Auszug (zusammen mit Angelikawurzel, Pfefferminzblättern), 1–4 x tgl. 2 ml (½ TL).
- Gastritol® „Dr. Klein" Tropfen (zusammen mit Gänsefingerkraut, Kamillenblüten, Süßholzwurzel, Angelikawurzel), 3 x tgl. 20–30 Tr. in etwas Flüssigkeit einnehmen.

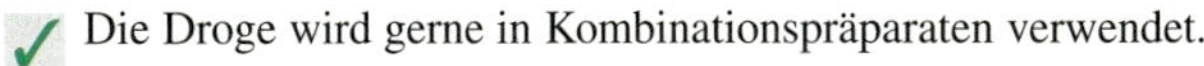

✓ Die Droge wird gerne in Kombinationspräparaten verwendet.

▶ Bitterkleeblätter (Menyanthis folium) ☞ S. 49

Darreichungsform: Tagesdosis 1,5–3 g Droge.
- Kaltwasserauszug: 1 TL geschnittene Droge mit 1 Tasse kaltem Wasser ansetzen, kurz aufkochen, nach 10 Min. abseihen. Je 1 Tasse tgl. 30 Min. vor den Mahlzeiten.
- Teeaufguß: 1 TL geschnittene Droge mit 1 Tasse kochendem Wasser übergießen, 10 Min. ziehen lassen, dann abseihen. Je 1 Tasse 30 Min. vor den Mahlzeiten.
- Tinktur (Menyantes fol. tinct.): 20–30 Tr. in ½ Glas Wasser langsam trinken.

Fertigarzneimittel: Nur abgefüllt als Standardzulassung erhältlich.

Kombinationen mit anderen Phytopharmaka: Sinnvolle Fertigkombinationen sind bisher nicht bekannt. Eine Kombination mit anderen Bitterstoffdrogen ist sinnvoll und sollte in der freien Rezeptur genutzt werden (☞ 7.5.4).

▶ Boldoblätter (Boldo folium) ☞ S. 52

Bei Askaridol wurde eine neurotoxische Wirkung beobachtet. Deshalb dürfen aufgrund des Askaridolgehalts das reine ätherische Boldo-Öl sowie Destillate aus Boldoblättern nicht verwendet werden.

Darreichungsform: Mittlere Tagesdosis 3 g Droge.
- Fluidextrakt: 3 x tgl. 20 Tr. in einer Tasse Kamillentee nach den Mahlzeiten.
- Teeaufguß: 2 TL geschnittene Droge mit 1 Tasse kochendem Wasser übergießen, 10 Min. ziehen lassen, dann abseihen. 2–3 x tgl. 1 Tasse warm trinken.

Fertigarzneimittel: Z.B.
- Cefabol® Filmtabletten (250 mg Trockenextrakt), Erw. 3 x tgl. 1 Tbl., Kdr. bis zu 2 x tgl. 1 Tbl.

Kombinationen mit anderen Phytopharmaka: Kombinationen mit anderen Magen-Darm-Mitteln wie Artischockenblättern und Cholagoga wie Schöllkraut sind sinnvoll. Z.B.
- Cynarzym® N Dragees (zusammen mit Schöllkraut, Artischockenblättern), 3 x tgl. 1–2 Drg. nach den Mahlzeiten.
- Hepatofalk® Neu Dragees (zusammen mit Artischockenblättern, B-Vitaminen, javanischer Gelbwurz, Schöll-, Wermut-, Zahnstocherkraut) 3 x tgl. 1–2 Drg. zu den Mahlzeiten.

▶ Bromelain aus der Ananas (Bromelainum der Ananas comosus) ☞ S. 57

Darreichungsform: Tagesdosis 80–320 mg Rohbromelain, entsprechend 200–800 FIP-Einheiten, in 2–3 Einzeldosen in Form von Präparaten mit standardisiertem Wirkstoffgehalt.

Fertigarzneimittel: Z.B.
- Bromelain-POS® magensaftresistente Tabletten (Bromelaine standardisiert auf mind. 500 FIP-Einheiten in magensaftresistenten Tbl.), 3 x tgl. 1 Tbl. jeweils ½ Std. vor den Mahlzeiten unzerkaut mit Flüssigkeit einnehmen. Falls erforderlich, kann die Dosis auf 3 x tgl. 2 Tbl. gesteigert werden. Mindesttagesdosis: 2 x tgl. 1 Tbl.

Kombinationen mit anderen Pharmaka: Kombinationen mit anderen Verdauungsenzymen wie Papain und sekretionsanregenden Drogen sind sinnvoll. Z.B.
- Floradix® Multipretten® Kräuter-Dragees N (zusammen mit Anisöl, Fenchel-, Koriander-, Kümmelfrüchten, Meisterwurzel, Pfefferminzblättern, Pfefferminzöl, Pilzenzymen, Wermutkraut), zu den Mahlzeiten jeweils 1–2 Drg.
- Phlogenzym® magensaftresistente Filmtabletten (zusammen mit Bromelain, Rutosid), 3 x tgl. 2 Filmtbl. Bei schweren Krankheitsverläufen und zur Stoßtherapie vorübergehend bis zu 12 Tbl. tgl. zwischen den Mahlzeiten unzerkaut mit reichlich Flüssigkeit einnehmen.
- Wobenzym® N magensaftresistente Tabletten (zusammen mit Pankreasenzymen, Papaya, Rutosid), mind. 3 x tgl. 2 Tbl., in schweren Fällen bis 30 Tbl. oder auch mehr. Die Einnahme soll 1–½ Std. vor den Mahlzeiten erfolgen.

▶ Chinarinde (Cinchonae cortex) ☞ S. 64

Darreichungsform: Tagesdosis 1–3 g Droge, 0,6–3 g Chinafluidextrakt mit 4–5 % Gesamtalkaloiden, 0,15–0,6 g Chinaextrakt mit 15–20 % Gesamtalkaloiden.

- Chinarindenextrakt: 0,15–0,6 g mit 15–20 % Gesamtalkaloiden (davon 30–60 % vom Typ des Chinins) eingearbeitet in Tbl., Drg. oder Kps.
- Chinarindenfluidextrakt (1:1): 0,6–3 g mit 4–5 % Gesamtalkaloiden, mehrmals tgl. 15–20 Tr. auf 1 Glas Wasser.
- Teeaufguß: 1 TL geschnittene Droge mit 1 Tasse kochendem Wasser übergießen, 10 Min. ziehen lassen, dann abseihen. Bei Verdauungsbeschwerden 1 Tasse nach den Mahlzeiten trinken.
- Trockenextrakt: 3 x tgl. 1 Tbl. oder Kps.

Fertigarzneimittel: Nur abgefüllt als Standardzulassung erhältlich.

Kombinationen mit anderen Phytopharmaka: Eine Kombination mit anderen Bitterstoffdrogen wie Enzianwurzel, Pomeranzenschalen ist sinnvoll. Z.B.

- Zusammengesetzte Chinatinktur (Chinae tinct. comp. laut DAB): 10 Teile Chinarinde, 4 Teile Enzianwurzel, 4 Teile Pomeranzenschalen und 2 Teile Zimtrinde. Bitterwert ca. 3000. Vor den Mahlzeiten 15–20 Tr. auf ½ Glas Wasser einnehmen.
- Amara-Tropfen-Pascoe® (zusammen mit Enzianwurzel, Wermutkraut, Zimtrinde), 1–3 x tgl. 15–25 Tr. auf ¼ Glas warmes Wasser vor den Mahlzeiten.
- Sedovent® Verdauungstropfen (zusammen mit Enzianwurzel, Kalmuswurzelstock, Pomeranzenschalen, Schafgarbenkraut, -blüten, Wermutkraut), vor den Mahlzeiten 10–20 Tr.

✓ Zubereitungen aus Chinarinde gehören sowohl in der Volksmedizin als auch in der ärztlichen Verordnung zu den wichtigen Bittermitteln. Chinarinde ist Bestandteil der Arzneibuchtinktur Chinae tinct. comp. DAB, die sich seit 1926 bewährt hat.

▶ Curcumawurzelstock (Curcumae longae rhizoma) ☞ S. 67

Darreichungsform: Mittlere Tagesdosis 1,5–3 g Droge.

- Teeaufguß: 1–2 TL geschnittene Droge mit 1 Tasse kochendem Wasser übergießen, 5 Min. abgedeckt ziehen lassen, dann abseihen. 1 Tasse vor den Mahlzeiten.

Fertigarzneimittel: Z.B.

- Choldestal Krugmann® Kapseln (35 mg Curcumawurzelstock-Trockenextrakt), 3 x tgl. 1 Kps., die max. Tagesdosis von 5 Kps. sollte nicht überschritten werden. Es empfiehlt sich, die Kps. zu den Mahlzeiten einzunehmen.
- Curcu-Truw® Kapseln (81 mg ethanolischer Curcumawurzelstocktrockenextrakt, standardisiert), 2 x tgl. 1 Kps. (☞ **Studie**)

Kombinationen mit anderen Phytopharmaka: Kombinationen mit anderen Bitterstoffdrogen wie Artischockenblättern erscheinen sinnvoll. Fertigkombinationen sind nicht erhältlich.

✓ Curcumawurzelstock ist auch zur Langzeitbehandlung geeignet. Curcuma ist Hauptbestandteil in dem Gewürzgemisch Curry und wird auch zur Gewinnung des Lebensmittelfarbstoffes Curcumin verwendet.
Von der Kommission E wurden beide Gelbwurzarten (Curcumawurzelstock und javanische Gelbwurz) in einer Monographie zusammengefaßt, da beide Arten ähnliche Wirkungen besitzen. In der Praxis wird der Curcumawurzelstock mehr als Gewürz, die javanische Gelbwurz mehr als Arzneidroge genutzt.

Eine Anwendungsbeobachtung mit **Curcu-Truw® Kapseln** zeigte bei 440 Patienten eine signifikante Verringerung der initialen Ausprägung aller erfaßten Dyspepsie-relevanten Symptome um 67,8 %. **Curcu-Truw® Kapseln** waren besonders wirksam bei Schmerzen im Ober- und Unterbauch, Magendruck, Völlegefühl, abdominalen Blähungen, Übelkeit und Erbrechen. Die Dosierung betrug 2 x tgl. 1 Kps. und die Therapieergebnisse wurden nach 4wöchiger Anwendung registriert. 95,3 % der Patienten bezeichneten die Verträglichkeit mit ausgezeichnet oder gut.
In einer multizentrischen, randomisierten und plazebokontrollierten thailändischen Studie wurden 39 Patienten, die mit Curcumawurzel behandelt wurden, mit 41 Patienten, die Plazebo erhielten, verglichen. 87 % der Patienten in der Curcuma-Gruppe, doch nur 53 % der Patienten in der Plazebogruppe sprachen signifikant und klinisch relevant auf die Behandlung an.

▸ Dillfrüchte (Anethi fructus) ☞ S. 68

Darreichungsform: Mittlere Tagesdosis 3 g Droge, als ätherisches Öl 0,1–0,3 g.
- Ätherisches Öl (Anethi aeth.): Vor den Mahlzeiten 2–3 Tr. auf einem Stück Zucker.
- Teeaufguß: 1 TL gequetschte Droge mit 1 Tasse heißem Wasser übergießen, 5 Min. ziehen lassen, dann abseihen. 3 x tgl. 1 Tasse vor den Mahlzeiten.

Fertigarzneimittel: Nur abgefüllt als Standardzulassung erhältlich.

Kombinationen mit anderen Phytopharmaka: Eine Kombination mit Kümmelfrüchten, Kamillenblüten ist als freie Rezeptur sinnvoll. Z.B.
- Rp: Anethi fruct., Carvi fruct. aa 5,0 g, Chamomillae flor. ad 20,0 g, M. f. spec. D.S. 2 TL Drogenmischung mit 1 Tasse kochendem Wasser überbrühen, 10 Min. ziehen lassen, abseihen. Nach den Mahlzeiten 1 Tasse trinken.

✓ Die spasmolytische Wirkung ist schwächer als die von Kümmelzubereitungen.

▸ Enzianwurzel (Gentianae radix) ☞ S. 73

Nur die getrocknete Droge verwenden, da der Genuß der frischen Enzianwurzel zu heftiger Übelkeit und rauschartigen Zuständen führen kann.

Darreichungsform: Tagesdosis 2–4 g Droge, 1–3 g Tinktur (entsprechend EB6), 2–4 g Fluidextrakt (entsprechend EB6).

- Enziantinktur (Gentianae tinct. 1:10): 20–30 Tr. in etwas Wasser vor den Mahlzeiten.
- Fluidextrakt (1:1): Vor den Mahlzeiten ½ Likörglas verdünnt oder unverdünnt einnehmen.
- Kaltwasserauszug: 1 TL zerkleinerte Droge mit 1 Tasse kaltem Wasser ansetzen, etwa 8 Std. ziehen lassen, abseihen. Bei Appetitlosigkeit 30 Min. vor, bei Verdauungsbeschwerden evtl. auch nach den Mahlzeiten einnehmen.
- Teeabkochung: 1 TL zerkleinerte Droge mit 1 Tasse kaltem Wasser ansetzen, kurz aufkochen, abseihen. Bei Appetitlosigkeit 30 Min. vor, bei Verdauungsbeschwerden evtl. auch nach den Mahlzeiten einnehmen.
- Teeaufguß: 1 TL zerkleinerte Droge mit 1 Tasse kochendem Wasser übergießen, 5 Min. ziehen lassen, dann abseihen. Bei Appetitlosigkeit 30 Min. vor, bei Verdauungsbeschwerden evtl. auch nach den Mahlzeiten einnehmen.

Fertigarzneimittel: Z.B.

- Digestivum-Hetterich® S Tropfen (ethanolisch-wäßriger Auszug aus Enzianwurzel 1:10), 3 x tgl. 20 Tr. in Flüssigkeit 30 Min. vor den Mahlzeiten einnehmen.
- Enziagil® Magenplus Kapseln (120 mg Enzianwurzel-Trockenextrakt), Erw. und Jugendl. 2–3 x tgl. 2 Kps. 30 Min. vor den Mahlzeiten.

Kombinationen mit anderen Phytopharmaka: Eine Kombination mit anderen Bitterstoffdrogen wie Chinarinde, Wermutkraut ist sinnvoll. Z.B.

- Amara-Tropfen-Pascoe® (zusammen mit Chinarinde, Wermutkraut, Zimtrinde), 1–3 x tgl. 15–25 Tr. auf ¼ Glas warmes Wasser vor den Mahlzeiten. **(☞ Studie)**
- Gastrosecur Tropfen (zusammen mit Chiratakraut, Ingwerwurzelstock, Kümmelfrüchten, Pomeranzenschalen, Zimtrinde), Erw. mehrmals tgl. 10–15 Tr. zwischen den Mahlzeiten schlucken, Kdr. jeweils 5–10 Tr., evtl. mit Flüssigkeit.
- Ventrimarin® novo Tinktur zum Einnehmen (zusammen mit Angelikawurzel, Wermutkraut), Erw. 4 x tgl. 30 Tr., Kdr. 4 x tgl. 15 Tr. in etwas Flüssigkeit vor den Mahlzeiten.

Die Wirksamkeit von **Amara-Tropfen-Pascoe®** wurde in einer Anwendungsbeobachtung an 471 Patienten bestätigt, wobei das Präparat auch auf eine lange traditionelle Erfahrung zurückgreifen kann.

Eine beliebte Zubereitung in der Erfahrungsheilkunde und Selbstmedikation ist die Einnahme eines Enzianweins (nicht zu verwechseln mit Enzianschnaps, der keine Bitterstoffe enthält): 50 g feingeschnittenen Enzianwurzel mit 1 l Südwein übergießen, 8 Tage stehen lassen, dann auspressen und die Flüssigkeit nach weiteren 3–4 Tagen filtrieren. Vor den Mahlzeiten wird je 1 Likörglas voll getrunken.

▶ Fenchelfrüchte/-öl (Foeniculi fructus/- aetheroleum) ☞ S. 79

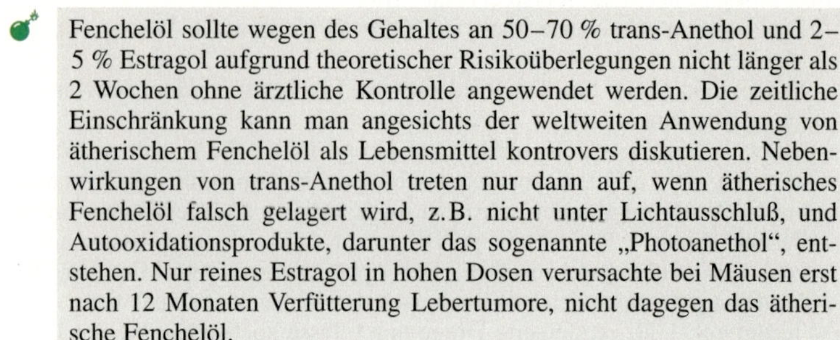
Fenchelöl sollte wegen des Gehaltes an 50–70 % trans-Anethol und 2–5 % Estragol aufgrund theoretischer Risikoüberlegungen nicht länger als 2 Wochen ohne ärztliche Kontrolle angewendet werden. Die zeitliche Einschränkung kann man angesichts der weltweiten Anwendung von ätherischem Fenchelöl als Lebensmittel kontrovers diskutieren. Nebenwirkungen von trans-Anethol treten nur dann auf, wenn ätherisches Fenchelöl falsch gelagert wird, z.B. nicht unter Lichtausschluß, und Autooxidationsprodukte, darunter das sogenannte „Photoanethol", entstehen. Nur reines Estragol in hohen Dosen verursachte bei Mäusen erst nach 12 Monaten Verfütterung Lebertumore, nicht dagegen das ätherische Fenchelöl.

Darreichungsform: Tagesdosis 5–7 g Früchte, als Öl 0,1–0,6 ml entsprechend 0,1–0,6 g Früchten.

- Fenchelöl (Foeniculi aeth.): Mehrmals tgl. einige Tr. auf einem Stück Würfelzucker.
- Teeaufguß: 1 TL frisch gequetschte Droge mit 1 Tasse heißem Wasser übergießen, 5 Min. abgedeckt ziehen lassen, dann abseihen. Mehrmals tgl. 1–2 Tassen.

Fertigarzneimittel: Z.B.

- Fenchelsaft N mit Bienenhonig, je nach Alter mehrmals tgl. 1 TL oder 1 EL.
- Salus Fenchelhonig (in 100 g 34 mg ätherisches Fenchelöl mit 76 g gereinigtem Honig), mehrmals tgl. 1 TL, Kleinkdr. ½ TL, Sgl. ¼–½ TL in die Flaschennahrung oder in Brei.
- Stern Biene® Fenchelsirup mit Honig, 5–6 x tgl. 1 EL (ca. 15 ml).

Kombinationen mit anderen Phytopharmaka: Fenchelfrüchte können gut mit anderen Magen-Darm-Mitteln wie Kamillenblüten, Pfefferminzblättern, Anisfrüchten, Kümmelfrüchten, das Öl gut mit Kümmelöl, Anisöl kombiniert werden. Z.B.

- Gastricholan-L® Tinktur (zusammen mit Kamillenblüten, Pfefferminzblättern), 3–5 x tgl. Erw. 20–30 Tr., Kdr. 10–15 Tr., Kleinkdr. bis zu 10 Tr. vor jeder Mahlzeit.
- Lomatol® Tropfen (zusammen mit Kümmelfrüchten, Pfefferminzblättern, Wermutkraut), vor den Mahlzeiten 10–30 Tr. in lauwarmer Flüssigkeit, Kdr. über 5 Jahre 10–15 Tr., Kdr. von 1–5 Jahren 5–10 Tr., Sgl. 1–3 Tr. in Kamillentee einnehmen.
- Pascopankreat® novo Tropfen (zusammen mit Condurangorinde, Kamillenblüten, Kümmel-, Mariendistelfrüchten), 3 x tgl. ca. 15 Min. vor den Mahlzeiten 20–30 Tr. in etwas warmem Wasser einnehmen.

✓ Fenchelfrüchte unmittelbar vor der Verwendung anstoßen (quetschen), da sich das ätherische Öl in sogenannten Sekreträumen innerhalb der Frucht befindet und nur bei zerkleinerten bzw. angestoßenen Fenchelfrüchten in das Extraktionsmedium (z.B. Wasser) übergehen kann.
Bei dyspeptischen Beschwerden insbesondere in Kombination mit Kümmel (z.B. 1:1) empfehlenswert.
Wegen des angenehmen, leicht süßlichen Geschmacks besonders für Kdr. und Sgl. geeignet.

▶ Galgantwurzelstock (Galangae rhizoma) ☞ S. 88

Darreichungsform: Tagesdosis 2–4 g Droge bzw. Tinktur.
- Teeaufguß: 1 TL geschnittene oder grob gepulverte Droge mit 1 Tasse kochendem Wasser übergießen, 5–10 Min. ziehen lassen, dann abseihen. Mehrmals tgl. 1 Tasse vor oder nach den Mahlzeiten trinken.
- Tinktur (Galangae tinct. 1:10): 3 x tgl. 10 Tr. in etwas angewärmtem Wasser 15 Min. vor den Mahlzeiten einnehmen.

Fertigarzneimittel: Z.B.
- Galgant-Tabletten JURA® 0,1 g und 0,2 g (Galantwurzelstockpulver), 3 x tgl. 4 Tbl. à 0,2 g nach den Mahlzeiten im Mund zergehen lassen.

Kombinationen mit anderen Phytopharmaka: Kombinationen mit anderen Magen-Darm-Mitteln wie Kalmuswurzelstock sind als freie Rezeptur 1:1 sinnvoll. Fertigkombinationen sind nicht erhältlich.

✓ In der Medizin der Hildegard von Bingen gehört der Galgant zu den wichtigsten Drogen. Wegen seiner rasch einsetzenden spasmolytischen Wirkung ist er gut geeignet bei krampfartigen Oberbauchschmerzen vom Typ eines Roemheld-Syndroms sowie bei leichten Gallenkoliken.

> Nach überreichen Mahlzeiten zeigt 1 TL Galgantwurzelstockpulver in einer kleinen Tasse Kaffee eine wohltuende Wirkung.

▶ Gelbwurz, javanische (Curcumae xanthorrhizae rhizoma) ☞ S. 89

Darreichungsform: Mittlere Tagesdosis 2 g Droge.
- Teeaufguß: Rhiz. curcumae pulv. grss. ½–1 TL (0,5–1,0 g) mit 1 Tasse kochendem Wasser (150 ml) übergießen, nach 5–10 Min. abseihen. 2–3 Tassen tgl. zwischen den Mahlzeiten.
- Teeaufguß: 1–2 TL geschnittene Droge mit 1 Tasse kochendem Wasser übergießen, 5 Min. abgedeckt ziehen lassen, dann abseihen. 1 Tasse vor den Mahlzeiten.

Fertigarzneimittel: Z.B.
- Bilagit® Mono Kapseln (23,3 mg Trockenextrakt 28:1), 3 x tgl. 1 Kps.
- Curcumen® Kapseln (23,3 mg Trockenextrakt 28,6:1), 3 x tgl. 1 Kps.

Kombinationen mit anderen Phytopharmaka: Eine Kombination mit anderen Bitterstoffdrogen wie Artischockenblättern als Rezeptur zu gleichen Teilen ist sinnvoll. Fertigkombinationen sind nicht erhältlich.

✓ Die Erfahrungsheilkunde empfiehlt, nach einigen Wochen Einnahme von javanischer Gelbwurz zu Pfefferminzzubereitungen zu wechseln oder die beiden Drogen in tgl. Wechsel anzuwenden.
Von der Kommission E wurden beide Gelbwurzarten (javanische Gelbwurz und Curcumawurzelstock) in einer Monographie zusammengefaßt, da entgegen älterer Behauptungen beide Arten ähnliche Wirkungen besitzen. In der Praxis wird die javanische Gelbwurz mehr als Phytopharmakon, der Curcumawurzelstock mehr als Gewürz (z.B. Hauptbestandteil von Curry) genutzt.

▶ Harongarinde/-blätter (Harunganae madagascariensis cortex/- folium) ☞ S. 101

Zubereitungen aus Harongarinde und -blättern aufgrund fehlender Langzeitstudien nicht länger als 2 Monate anwenden.

Darreichungsform: Mittlere Tagesdosis 7,5–15 mg eines wäßrig-alkoholischen Trockenextrakts, entsprechend 25–50 mg Droge in phytochemisch definierten Fertigarzneimitteln.

Fertigarzneimittel: Z.B.
- Bilan® Tabletten (4,5 mg ethanolisch-wäßriger Trockenextrakt), 2–3 x tgl. 1 Tbl. zu den Mahlzeiten.
- Harongan Tabletten oder Tropfen (in 40 Tr. 1,88 mg Trockenextrakt aus Harongarinde und -blättern 3–5:1, in 1 Tbl. 2,5 mg Trockenextrakt aus Harongarinde und -blättern 3–5:1), 3 x tgl. 1–2 Tbl. bzw. 3 x tgl. 40 Tr.

Kombinationen mit anderen Phytopharmaka: Eine Kombination mit anderen Magen-Darm-Mitteln wie Curcumawurzelstock ist sinnvoll. Z.B.
- Enzym-Harongan® Mantel-Dragees (zusammen mit javanischer Gelbwurz, Pankreasenzym), 2 Drg. zu den Mahlzeiten unzerkaut, evtl. mit Flüssigkeit einnehmen.

✓ Bei gestörter exokriner Pankreasfunktion auf jeden Fall einen Versuch mit Harongarindenzubereitungen unternehmen.

▶ Hopfenzapfen (Lupuli strobulus) ☞ S. 109

Darreichungsform: Einzeldosis 0,5 g Droge.
- Teeaufguß: 1 TL zerkleinerte Droge oder 1 Messerspitze (0,2–0,5 g) Hopfendrüsenschuppen mit 1 Tasse heißem Wasser übergießen, 10 Min. bedeckt ziehen lassen, dann abseihen. 1 Tasse mittags und abends trinken.

Fertigarzneimittel: Nur abgefüllt als Standardzulassung erhältlich.

Kombinationen mit anderen Phytopharmaka: Eine Kombination mit anderen sedativ wirkenden Drogen wie Baldrianwurzel ist sinnvoll. Z.B.
- Ardeysedon® N Dragees (zusammen mit Baldrianwurzel), Erw. und Kdr. ab 10 Jahre 1–mehrmals tgl. 2 Drg., Kdr. von 4–10 Jahren 1–mehrmals tgl. 1 Drg.
- Luvased-Tropfen N (zusammen mit Baldrianwurzel, Melissenblättern, Passionsblumenkraut), Erw. 2–3 x tgl. ½ TL (= 2 ml), Kdr. über 6 Jahre ¼ TL (= 1 ml). Individuelle Dosisabstimmung notwendig.
- Selon® Dragees (zusammen mit Baldrianwurzel), Erw. und Jugendl. gleichmäßig über den Tag verteilt 1–3 x tgl. 1 Drg.

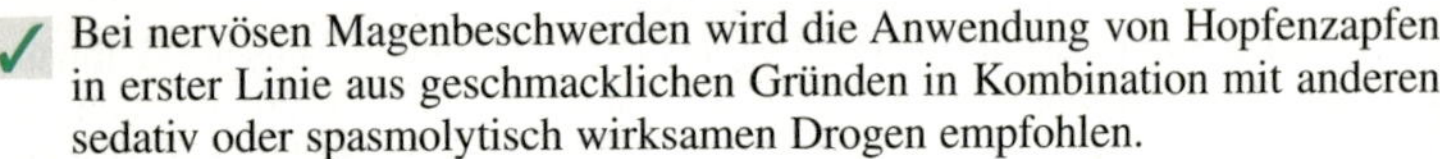

✓ Bei nervösen Magenbeschwerden wird die Anwendung von Hopfenzapfen in erster Linie aus geschmacklichen Gründen in Kombination mit anderen sedativ oder spasmolytisch wirksamen Drogen empfohlen.

▶ Ingwerwurzelstock (Zingiberis rhizoma) ☞ S. 115

Darreichungsform: Tagesdosis 2–4 g Droge. Frisch geriebenen Ingwerwurzelstock z.B. in Karottensuppe oder Obstsalat geben.
- Teeaufguß: 1 TL grob gepulverte Droge mit 1 Tasse heißem Wasser übergießen, 5–10 Min. abgedeckt ziehen lassen, dann abseihen. 1 Tasse vor den Mahlzeiten.
- Tinktur (Zingiberis tinct. 1:5): Mehrmals tgl. 20 Tr. in ½–1 Glas Wasser rechtzeitig etwa ½ Std. vor den Mahlzeiten.

Fertigarzneimittel: Z.B.
- Zintona® Kapseln (250 mg Ingwerwurzelstock), Erw. und Kdr. über 6 Jahre 2 Kps. tgl.

Kombinationen mit anderen Phytopharmaka: Kombinationen mit anderen Magen-Darm-Mitteln wie Enzianwurzel, Kümmelfrüchten sind sinnvoll. Z.B.
- Gastrosecur Tropfen (zusammen mit Chiratakraut, Enzianwurzel, Kümmelfrüchten, Pomeranzenschalen, Zimtrinde), Erw. mehrmals tgl. 10–15 Tr. zwischen den Mahlzeiten schlucken, Kdr. jeweils 5–10 Tr., evtl. mit Flüssigkeit.

7

▶ Kalmuswurzelstock (Calami rhizoma) ☞ S. 122

Darreichungsform: Die Droge sollte mind. 3–4 % ätherisches Öl enthalten.
- Teeaufguß: 1–1,5 g (ca. ½ TL) geschnittene oder grob gepulverte Droge mit 1 Tasse kochendem Wasser übergießen, ca. 5 Min. ziehen lassen, dann abseihen. 1 Tasse zu jeder Mahlzeit trinken.
- Tinktur (Calami tinct.): Erw. 3 x tgl. 20–30 Tr. in 1 Glas Wasser, Kdr. 5–10 Tr. vor den Mahlzeiten einnehmen.

Fertigarzneimittel: Nur abgefüllt als Standardzulassung erhältlich.

Kombinationen mit anderen Phytopharmaka: Kombinationen mit anderen Magen-Darm-Mitteln wie Enzianwurzel, Chinarinde erscheinen sinnvoll. Z.B.
- Sedovent® Verdauungstropfen (zusammen mit Chinarinde, Enzianwurzel, Pomeranzenschalen, Schafgarbenkraut, -blüten, Zimtrinde), vor den Mahlzeiten 10–20 Tr.

▶ Kamillenblüten (Matricariae flos) ☞ S. 123

Darreichungsform: Tagesdosis bei kurativer Anwendung 10–15 g Droge.
- Kamillenrollkur: ☞ S. 588
- Teeaufguß: 1 gehäuften EL Droge (= ca. 3 g) mit ca. 150 ml heißem Wasser übergießen, zugedeckt ziehen lassen und nach ca. 5- 10 Min. abseihen. Den Tee langsam schluckweise ungesüßt trinken, bei Bedarf alle 30–60 Min. wiederholen, sonst 3–4 x tgl. eine Tasse frisch bereiteten Tees zwischen den Mahlzeiten trinken. Auf die Verwendung von DAB-Qualität achten.

Fertigarzneimittel: Z.B.
- Chamo® S Bürger Lösung (in 100 g 200 mg Kamillenöl und 150 mg Apigenin-7-glukosid), Erw. 2–8 ml, Schulkdr. 1–6 ml 1–4 x tgl. in ½ Tasse warmem Wasser einnehmen.

- Kamillan® supra Auszug (in 100 g 180 mg Kamillenöl), 1–3 x tgl. ½–1 TL in Wasser oder Tee.
- Kamillopur® Fluidextrakt (in 1 ml 1 ml Fluidextrakt 1:1 aus Kamillenblüten), Erw. 40–50 Tr., Schulkdr. 20 Tr., Sgl. und Kleinkdr. 10 Tr. jeweils bis zu 4 x tgl. auf 1 Tasse warmes Wasser.
- Kamille Spitzner® N Lösung (Kamillenfluidextrakt 1:1), Erw. und Kdr. über 12 Jahren 60 Tr. (ca. 3 ml) bis zu 4 x tgl., Schulkdr. von 6–12 Jahren 30 Tr. (ca. 1,5 ml) bis zu 4 x tgl. Die entsprechende Anzahl an Tr. in 150 ml (ca. 1 Tasse) warmes Wasser zwischen den Mahlzeiten geben und trinken.
- Kamillin Konzentrat Lösung (in 100 g 170 mg ätherisches Kamillenöl, 50 mg (-)-α-Bisabolol, 10–40 mg freies Apigenin), 4 x tgl., am besten zwischen den Mahlzeiten, 30 Tr. auf 1 Tasse warmes Wasser trinken.
- Kamillosan® Konzentrat Lösung (in 100 g 50 mg (-)-α-Bisabolol, 150–300 mg ätherisches Kamillenöl, 150–300 mg Apigenin-7-glukosid), Erw. bis zu 4 x tgl. 5 ml auf 1 Tasse warmes Wasser, Schulkdr. 2,5 ml.
- Markalakt® Pulver (Trockenextrakt aus Kamillenblüten mit Laktose als Trägersubstanz), 1–mehrmals tgl. 1 TL auf 1 Tasse warmes Wasser.
- Matmille® Fluidextrakt (in 100 g 150 mg ätherisches Kamillenöl), 3–4 x tgl. 1 TL auf 1 Glas warmes Wasser (ca. 150 ml) zwischen den Mahlzeiten.
- Salus® Kamillen-Tropfen (in 100 g 50 mg (-)-α-Bisabolol, 150 mg Apigenin-7-glukosid), 2–3 x tgl. 10–15 Tr.

Kombinationen mit anderen Phytopharmaka: Eine freie Rezeptur Leinsamenschleim (z.B. Gastronal® = in Portionsbeutel abgefüllter Leinsamenschleim) plus 1–2 % Kamillentinktur ist eine optimale Kombination. Auch eine Kombination mit Süßholzwurzel, Gänsefingerkraut, Angelikawurzel u.a. Stomachika ist sinnvoll. Z.B.

- Gastritol® „Dr. Klein“ Tropfen (zusammen mit Angelikawurzel, Benediktenkraut, Gänsefingerkraut, Süßholzwurzel), jeweils nach den Mahlzeiten 20–30 Tr., bei Krämpfen im Magen-Darmbereich bis zu 50 Tr. in lauwarmem Wasser einnehmen.

✓ Zubereitungen aus Kamillenblüten helfen immer dann besonders gut, wenn Reizzustände oder Entzündungen des Magens, oft kombiniert mit vermehrter Säurebildung, vorliegen und bei spastischen Beschwerden des Magen-Darm-Trakts.

Kamillentee sollte ungesüßt langsam und schluckweise zwischen den Mahlzeiten nüchtern getrunken werden. Bei stärkeren Beschwerden kann die Wirkung durch standardisierte ethanolisch-wäßrige Kamillenblütenauszüge verstärkt werden. Tee aus frischen Blüten zeichnet sich durch einen besonders aromatischen Geschmack aus. Es muß allerdings sichergestellt werden, daß „echte“ Kamille verwendet wird.

▶ Kardamomenfrüchte (Cardamomi fructus) ☞ S. 127

Darreichungsform: Mittlere Tagesdosis 1,5 g Droge, für die Tinktur 1–2 g.

- Teeaufguß: 2 TL gequetschte Droge mit 1 Tasse heißem Wasser kurz überbrühen, dann abseihen und warm zu den Mahlzeiten trinken.
- Tinktur (Cardamomi tinct. 1:10): Mehrmals tgl. 40 Tr. in 1 Tasse warmem Wasser trinken oder mehrmals 10 Tr. auf einem Stück Zucker im Mund zergehen lassen.

Fertigarzneimittel: Nur abgefüllt als Standardzulassung erhältlich.

Kombinationen mit anderen Phytopharmaka: Kombinationen mit Kümmel, Fenchel, Orangenschalen sind als freie Rezeptur sinnvoll (s.u.). Kardamomenfrüchte sind in mehreren Kombinationspräparaten als Geschmackskorrigens und nicht als Wirkstoffkombinationspartner vorhanden.

✓ Kardamomenfrüchte werden aus geschmacklichen Gründen, aber auch aufgrund der guten Erfolge in der Erfahrungsheilkunde häufig in Kombination mit Kümmel und Fenchel verwendet (4 Teile Kardamomen, 4 Teile Kümmel, 2 Teile Fenchel).

▶ Korianderfrüchte (Coriandri fructus) ☞ S. 136

Darreichungsform: Mittlere Tagesdosis 3 g Droge.
- Teeaufguß: 2 TL zerstoßene Droge mit 1 Tasse kochendem Wasser übergießen, 10 Min. ziehen lassen, dann abseihen. Mehrmals tgl. 1 Tasse zwischen den Mahlzeiten warm trinken.

Fertigarzneimittel: Nur abgefüllt als Standardzulassung erhältlich.

Kombinationen mit anderen Phytopharmaka: Eine Kombination mit anderen Magen-Darm-Mitteln wie Fenchelfrüchten, Kamillenblüten ist sinnvoll. Z.B.
- Carminativum Babynos® Blähungstropfen Lösung (zusammen mit Fenchelfrüchten, Kamillenblüten), Erw. 3 x tgl. 20–30 Tr., Schulkdr. und ältere Kdr. 3 x tgl. 10–15 Tr., Kdr. über 1 Jahr 3 x tgl. 6–10 Tr., Sgl. und Kdr. unter 1 Jahr 3 x tgl. 3–6 Tr. unverdünnt oder verdünnt in Brei oder Flüssigkeit.

✓ Korianderfrüchte unmittelbar vor der Verwendung anstoßen (quetschen), da sich das ätherische Öl in sogenannten Sekreträumen innerhalb der Frucht befindet und nur bei zerkleinerten bzw. angestoßenen Früchten in das Extraktionsmedium (z.B. Wasser) übergehen kann.
Koriander ist ein schwaches Karminativum, besitzt dafür aber einen sehr aromatischen Geschmack und kann bei Blähungen gut mit anderen karminativen Drogen kombiniert werden. Individuelle Rezepturen sollen dem Verordner überlassen werden.

▶ Kümmelfrüchte/-öl (Carvi fructus/- aetheroleum) ☞ S. 138

Darreichungsform: Tagesdosis 1,5–6 g Droge bzw. 3–6 Tr. Kümmelöl.
- Kümmelöl (Carvi aeth.): 2–3 (max. 10) Tr. in etwas Wasser oder besser in Milch zu den Mahlzeiten.
- Ganze Kümmelsamen: 1 TL ganze oder zerstoßene Samen gründlich kauen und schlucken.
- Teeaufguß: 1–2 TL zerstoßene Früchte mit 1 Tasse (¼ l) heißem Wasser übergießen, 10 Min. ziehen lassen, dann abseihen. 3 x tgl. 1 Tasse zu den Mahlzeiten warm trinken.

Fertigarzneimittel: Nur abgefüllt als Standardzulassung erhältlich.

Kombinationen mit anderen Phytopharmaka: Kombinationen mit Anis, Fenchel und/oder anderen karminativ wirksamen Drogen sind sinnvoll. Z.B.

- Aspasmon® N Tropfen (zusammen mit ätherischem Anis-, Pfefferminzöl), Erw. und Jugendl. 25 Tr. in Wasser oder auf Zucker, Kdr. entsprechend weniger.
- Carminativum-Hetterich N Tropfen (zusammen mit Fenchelfrüchten, Kamillenblüten, Pfefferminzblättern, Pomeranzenschalen), Erw. 3 x tgl. 30–40 Tr. während oder nach den Mahlzeiten in etwas Flüssigkeit, Kdr. 15–20 Tr., Sgl. 5–10 Tr. pro Fläschchen, in hartnäckigen Fällen vor den Mahlzeiten 5 Tr. oder mehr in 1 Löffel Flaschennahrung.
- Carminativum-Pascoe® Flüssigkeit (zusammen mit Kamillenblüten, Pfefferminzblättern), Erw. 3 x tgl. 30–40 Tr. vor oder während den Mahlzeiten, Kdr. von 6–12 Jahren 15–20 Tr. in etwas Flüssigkeit (Fläschchen, Tee, Saft), Sgl. und Kleinkdr. bis 6 Jahre 5–10 Tr.
- Gastrysat® Lösung (zusammen mit ätherischen Coriander-, Fenchel-, Pfefferminz-, Ingweröl), jeweils zu oder nach den Mahlzeiten 30–40 Tr. in etwas Flüssigkeit.
- Kneipp® Flatuol® Filmtabletten (zusammen mit Enzianwurzel, Fenchelfrüchten, Pfefferminzblättern), nach jeder Mahlzeit 1–2 Filmtbl. mit etwas Flüssigkeit einnehmen.
- Lomatol® Tropfen (zusammen mit Fenchelfrüchten, Pfefferminzblättern, Wermutkraut), 3 x tgl. vor den Mahlzeiten 10–30 Tr. in Flüssigkeit einnehmen, Kdr. über 5 Jahre 10–15 Tr. in lauwarmem Kamillentee, Kleinkdr. bis zu 5 Jahren 5–10 Tr., Sgl. 2 x tgl. 1–3 Tr. mit Kamillentee aus dem Flaschensauger.

Kümmelfrüchte unmittelbar vor der Verwendung anstoßen (quetschen), da sich das ätherische Öl in sogenannten Sekreträumen innerhalb der Frucht befindet und nur bei zerkleinerten bzw. angestoßenen Früchten in das Extraktionsmedium (z.B. Wasser) übergehen kann.
Kümmel gehört zu den stärksten Karminativa und ist stärker wirksam als Fenchel und Anis. Er soll zusätzlich einen guten Atem verleihen.
Für Kdr. 1 TL Früchte mit 1 Tasse heißer Milch brühen und nach dem Abkühlen schluckweise langsam trinken lassen.
Das ätherische Öl kann auch in 10%iger Lsg. (z.B. in Olivenöl) bei Sgl. und Kleinkdr. in der Nabelgegend einmassiert werden. Rp: Carvi aeth. 10,0 g, Oliviae oleum ad 100,0 g. Mit kreisenden Bewegungen 10–15 Tr. in die Bauchhaut einreiben.

▶ Lavendelblüten (Lavandulae flos) ☞ S. 142

Darreichungsform: Tagesdosis 3–5 g Droge oder als ätherisches Öl 1–4 Tr. (= ca. 20–80 mg).

- Lavendelöl (Lavandulae aeth.): 1–4 Tr. (ca. 20–80 mg) z.B. auf einem Stück Würfelzucker vor den Mahlzeiten einnehmen.
- Teeaufguß: 1–2 TL Droge mit 1 Tasse heißem Wasser übergießen, 5–10 Min. zugedeckt ziehen lassen, dann abseihen. Nach den Mahlzeiten 1 Tasse trinken.

Fertigarzneimittel: Sind nicht erhältlich.

Kombinationen mit anderen Phytopharmaka: Kombinationen mit anderen beruhigend und/oder karminativ wirkenden Drogen wie Kamillenblüten, Fenchel sind plausibel, aber klinisch nicht erprobt. Fertigkombinationen sind nicht erhältlich.

▶ Löwenzahnwurzel mit -kraut (Taraxaci radix cum herba) ☞ S. 148

Darreichungsform:
- Frischpflanzenpreßsaft: Mehrmals tgl. 1 EL.
- Teeabkochung: 1 TL (3–4 g) geschnittene oder gepulverte Droge mit 1 Tasse kaltem Wasser ansetzen, kurz aufkochen, abseihen. Mehrmals tgl. 1 Tasse.
- Teeaufguß: 1 EL geschnittene Droge mit 1 Tasse kochendem Wasser übergießen, 10 Min. ziehen lassen, dann abseihen. 1 Tasse vor den Mahlzeiten.
- Tinktur (Taraxaci tinct. 1:5): Mit 30 % Ethanol, 10–20 Tr. zu den Mahlzeiten.

Fertigarzneimittel: Z.B.
- florabio naturreiner Heilpflanzensaft Löwenzahn Preßsaft, 3–4 x tgl. 10 ml Preßsaft unverdünnt oder mit etwas Flüssigkeit nach den Mahlzeiten einnehmen.
- Kneipp® Löwenzahn-Pflanzensaft, Erw. 2 x tgl. 2 EL, Kdr. 2 x tgl. 1 TL nach den Mahlzeiten.
- Taraleon® Tropfen (Tinktur 1:5), 30 Min. vor den Mahlzeiten 10–15 Tr.

7

Kombinationen mit anderen Phytopharmaka: Kombinationen mit anderen Magen-Darm-Mitteln wie Wermutkraut und Cholagoga wie Schöllkraut sind sinnvoll. Z.B.
- Neurochol® C Dragees (zusammen mit Schöllkraut, Wermutkraut), 3 x tgl. 1–2 Drg. Kann über längeren Zeitraum (4–6 Wochen) eingenommen werden, dann sollte jedoch eine Kontrolle der Transaminasen erfolgen.
- Pascobilin® novo Filmtabletten (zusammen mit Artischockenblättern, Pfefferminzblättern), 3 x tgl. 1–2 Tbl. unzerkaut ca. ½ Std. vor den Mahlzeiten.
- Pascohepan novo Tropfen (zusammen mit Mariendistelfrüchten, Schöllkraut), 3 x tgl. 10 Tr.

✓ Wegen der diuretischen (aquaretischen) Wirkung empfiehlt es sich, Löwenzahn-Präparate nicht abends einzunehmen.

▶ Melissenblätter (Melissae folium) ☞ S. 162

Darreichungsform: Tagesdosis 8–10 g Droge.
- Teeaufguß: 2 gehäufte TL (1,5–4,5 g) Droge mit ¼ l kochendem Wasser übergießen und in einem gut verschlossenem Gefäß 5 Min. ziehen lassen. Mehrmals tgl. zwischen oder nach den Mahlzeiten 1 Tasse trinken.

Fertigarzneimittel: Z.B.
- florabio naturreiner Heilpflanzensaft Melisse Preßsaft, 3–4 x tgl. 10 ml jeweils vor den Mahlzeiten unverdünnt oder mit etwas Flüssigkeit einnehmen.
- Gastrovegetalin® Kapseln (225 mg wäßriger Trockenextrakt), 3 x tgl. 1 Kps.
- Gastrovegetalin® Lösung (10 g wäßriger Spissumextrakt/100 g Lösung), 3 x tgl. 3 ml.

Kombinationen mit anderen Phytopharmaka: Kombinationen mit anderen beruhigend und/oder karminativ wirkenden Drogen wie Pfefferminzblättern, Kümmelfrüchten sind sinnvoll. Z.B.

- Euvegal® Entspannungs- und Einschlafdragees Dragees (zusammen mit Baldrianwurzel), 2 x tgl. 2 Drg.
- Euvegal® Entspannungs- und Einschlaftropfen, Lösung (zusammen mit Melissenblättern), 4–5 x tgl. 25–40 Tr.
- Pascosedon® Tropfen oder Tabletten (zusammen mit Baldrianwurzel, Hopfenzapfen), Erw. und Kdr. ab 12 Jahren 3 x tgl. 20–30 Tr. bzw. 1–2 Tbl.

✓ Melissenblätterzubereitungen haben nur eine schwache karminative Wirkung und sind daher v.a. in Kombination mit Fenchel- und Anisfrüchten sowie zusammen mit Pfefferminzblättern geeignet.

▶ Minzöl (Menthae arvensis aetheroleum) ☞ S. 163

Darreichungsform: Tagesdosis 3–6 Tr.

- Ätherisches Öl (Menthae arvensis aeth.): 2 x tgl. 3 Tr. auf einem Stück Zucker einnehmen.

Fertigarzneimittel: Z.B.

- JHP Rödler® Flüssigkeit, 2 x tgl. 2 Tr. in 1 Glas Wasser einnehmen.

Kombinationen mit anderen Phytopharmaka: Kombinationen mit anderen Magen-Darm-Mitteln wie Süßholzwurzeldickextrakt wären plausibel, sind aber nicht erprobt. Fertigkombinationen sind nicht erhältlich.

✓ Minzöl ist auch zur Langzeitbehandlung geeignet, wenn es in magensaftunlöslichen Weichgelatinekps. verabreicht wird, jedoch nicht bei chronisch hyperazider Gastritis.

▶ Papain (Papainum crudum) aus Melonenbaumfrüchten (Caricae papayae fructus) ☞ S. 172

Darreichungsform: Papain sollte nur noch als Fertigarzneimittel mit gereinigtem Papain, das auf internationale Enzymeinheiten (FIP-Einheiten) eingestellt ist, in Form von magensaftresistenten Tbl., Drg. oder Kps. verordnet werden.

Fertigarzneimittel: Sind nicht erhältlich.

Kombinationen mit anderen Pharmaka: Kombinationen mit anderen Verdauungsenzymen wie Bromelain aus der Ananas sind sinnvoll. Z.B.

- ARBUZ® Tabletten (zusammen mit Pankreatin), 2–4 Tbl. während der Mahlzeiten.
- Wobenzym® N magensaftresistente Tabletten (zusammen mit Ananasenzym, Pankreasenzym, Rutosid), mind. 3 x tgl. 2 Tbl., in schweren Fällen bis 30 Tbl. oder auch mehr, 1–½ Std. vor den Mahlzeiten einnehmen.

▶ Pfefferminzblätter/-öl (Menthae piperitae folium/- aetheroleum) ☞ S. 181/182

> Bei chronischen Magenbeschwerden (chronisch hyperazider Gastritis) ist aufgrund des Gehalts an Menthol von einem Dauergebrauch von Pfefferminzzubereitungen länger als 6 Monate abzuraten. Ferner sollte Pfefferminzöl über 100 mg in der Einzeldosis nur in magensaftresistenten Weichgelatinekps. eingenommen werden.

Darreichungsform: Mittlere Tagesdosis 3–6 g Droge, als Tinktur 5–15 g, Einzeldosis als ätherisches Öl 0,05–0,1 g (6–12 Tr.) auf 1 Stück Würfelzucker.
- Ätherisches Öl (Menth. pip. aeth.): Rp. Menthae pip. aeth., 3 x tgl. 2–4 Tr. auf einem Stück Zucker oder als Menthae piperitae rotulae (Pfefferminzplätzchen), mehrmals tägl. 3–5 Plätzchen.
- Teeaufguß: 1 EL (1–2 g) geschnittene Droge mit 1 Tasse kochendem Wasser übergießen, 10 Min. abgedeckt ziehen lassen, dann abseihen. Mehrmals tgl. 1 Tasse.
- Tinktur (Menth. pip. tinct. 1:10): Mehrmals tgl. 10–20 Tr. oder 1 TL verdünnt mit etwas Wasser.

Fertigarzneimittel: Z.B.
- Pfefferminzblätter: Nur abgefüllt als Standardzulassung erhältlich.
- Ätherisches Pfefferminzöl:
  - Mentacur® Kapseln magensaftresistent (0,2 ml entsprechend 182 mg Pfefferminzöl in magensaftresistenten Kps.), Erw. 3 x tgl. 1 Kps. vor den Mahlzeiten.

Kombinationen mit anderen Phytopharmaka: Kombinationen mit Melissenblättern sind sinnvoll. Z.B.
- Aspasmon® N Tropfen (zusammen mit Anis-, Kümmelöl standardisiert auf mind. 50 % D-Carvon), Erw. und Jugendl. 25 Tr. in Wasser oder auf Zucker, Kdr. entsprechend weniger.
- Carminativum-Hetterich N Tropfen (zusammen mit Fenchelfrüchten, Kamillenblüten, Kümmelfrüchten, Pomeranzenschalen), Erw. 3 x tgl. 30–40 Tr. während oder nach den Mahlzeiten in etwas Flüssigkeit, Kdr. 15–20 Tr., Sgl. 5–10 Tr. pro Fläschchen, in hartnäckigen Fällen vor den Mahlzeiten 5 Tr. oder mehr in 1 Löffel Flaschennahrung.
- Enteroplant® magensaftresistente Kapseln (zusammen mit Kümmelöl), 3 x tgl. 1 Kps. unzerkaut mit etwas Flüssigkeit ca. ½ Std. vor den Hauptmahlzeiten einnehmen. (☞ **Studie**)
- Lomatol® Tropfen (zusammen mit Fenchel-, Kümmelfrüchten, Wermutkraut), 3 x tgl. vor den Mahlzeiten 10–30 Tr. in Flüssigkeit einnehmen, Kdr. über 5 Jahre 10–15 Tr. in lauwarmem Kamillentee, Kleinkdr. bis zu 5 Jahren 5–10 Tr., Sgl. 2 x tgl. 1–3 Tr. mit Kamillentee aus dem Flaschensauger.
- Rowachol®-Digestiv Kaudragees (zusammen mit Menthol und anderen ätherischen Ölen), im Bedarfsfall 1–2 Drg. unmittelbar nach den Mahlzeiten zerkauen, im Mund zergehen lassen oder ganz hinunterschlucken. Vorbeugend im allgemeinen 1 Drg. etwa 20 Min. vor den Mahlzeiten einnehmen.

- Rowachol® Kapseln (zusammen mit Menthol und anderen ätherischen Ölen), 3–4 x tgl. 1 Kps. ½ Std. vor den Mahlzeiten einnehmen.
- Rowachol® Lösung (zusammen mit Menthol und anderen ätherischen Ölen), 4–5 x tgl. 3–5 Tr. unverdünnt auf etwas Zucker ½ Std. vor den Mahlzeiten einnehmen.

✓ Die lokalanästhesierende Wirkung des Menthols auf die Magenschleimhaut wirkt sich besonders günstig auf Übelkeit und Brechreiz, bis hin zum cholagogen Erbrechen aus.
Da bei chronischen Magenbeschwerden der Säuregehalt des Magens meist vermindert ist, kann der Tee gesüßt getrunken werden.

In einer 4wöchigen, randomisierten, kontrollierten Doppelbrindstudie wurde die therapeutische Äquivalenz von **Enteroplant magensaftresistenten Kapseln** und dem Prokinetikum Cisaprid® an 118 Patienten mit funktioneller Dyspepsie geprüft. 60 Patienten erhielten 2 x tgl. 1 Kps. **Enteroplant**, 58 Cisaprid®. Unter beiden Therapeutika nahmen die Schmerzintensität und -häufigkeit gleich stark ab, und auch weitere typische Symptome und das Befinden besserten sich gleich gut.

▶ Pomeranzenschalen (Aurantii pericarpium) ☞ S. 186

Darreichungsform: Mittlere Tagesdosis 4–6 g Droge, als Tinktur 2–3 g, als Trockenextrakt 1–2 g.
- Teeaufguß: 1–2 TL zerkleinerte Droge mit 1 Tasse kochendem Wasser übergießen, 10 Min. ziehen lassen, dann abseihen. 3 x tgl. 1 Tasse vor den Mahlzeiten.
- Tinktur (Aurantii tinct. 1:5): 3 x tgl. 20 Tr. auf einem Stück Zucker oder in Kamillentee vor den Hauptmahlzeiten.
- Trockenextrakt (Kps., Tbl., Drg.): 3 x tgl. 1–2 Stück zu den Mahlzeiten.

Fertigarzneimittel: Z.B.
- Carvomin® Magentropfen mit Pomeranze Lösung (in 100 g 80 g Pomeranzenschalentinktur DAB), vor den Mahlzeiten 3 x tgl. 20 Tr. auf Zucker oder in etwas Flüssigkeit, bei Völlegefühl und Blähungen auch nach dem Essen.

Kombinationen mit anderen Phytopharmaka: Kombinationen mit anderen Bitterstoffdrogen wie Enzianwurzel und Magen-Darm-Mitteln wie Kamillenblüten sind sinnvoll. Z.B.
- Carminativum-Hetterich N Tropfen (zusammen mit Fenchelfrüchten, Kamillenblüten, Kümmelfrüchten, Pfefferminzblättern), Erw. 30–40 Tr. während oder nach den Mahlzeiten, Sgl. 5–10 Tr. pro Fläschchen, in hartnäckigen Fällen vor den Mahlzeiten 5 Tr. oder mehr in 1 Löffel Flaschennahrung.
- Gastrosecur Tropfen (zusammen mit Chiratakraut, Enzianwurzel, Ingwerwurzelstock, Kümmelfrüchten, Zimtrinde), 3 x tgl. 15–20 Tr. vor dem Essen, Kdr. 5–10 Tr.

✓ Pomeranzenschalen eignen sich aufgrund ihrer guten organoleptischen Eigenschaften besonders gut in der Pädiatrie sowie in Kombinationsarzneimitteln und sind ein hervorragendes Geschmackskorrigens.
Zubereitungen aus Orangen- oder Pomeranzenschalen können therapeutisch gleichwertig verwendet werden.

▶ Rettichwurzel, schwarze (Rhaphani sativi radix) ☞ S. 194

Als Frischpflanzenpreßsaft kurmäßig nur 4–6 Wochen anwenden, auf keinen Fall länger als 6 Wochen ohne dazwischen einige Tage Pause einzulegen, da das freigesetzte Senföl zu einer Reizung der Magenschleimhaut führen kann.

Darreichungsform: Mittlere Tagesdosis 50–100 ml Preßsaft.

- Frischpflanzenpreßsaft: Den Rettich schälen, zerkleinern oder reiben und mit einer Saftpresse auspressen. 1 mittelgroßer Rettich ergibt ca. ¼ l Saft, das entspricht einer guten Tagesmenge. Mehrmals tgl. 1–2 EL (insgesamt max. 100 ml).

Fertigarzneimittel: Z.B.

- Cholosan Flüssigkeit zur Einnahme (ethanolisch-wäßriger Auszug aus frischer Rettichwurzel), 3 x tgl. 1–2 EL vor den Mahlzeiten.
- florabio naturreiner Heilpflanzensaft Schwarzrettich Preßsaft, 3 x tgl. vor den Mahlzeiten 10–20 ml Preßsaft unverdünnt oder mit etwas Flüssigkeit einnehmen.

Kombinationen mit anderen Phytopharmaka: Sind nicht erhältlich.

✓ Der Rettich hat eine tonisierende Wirkung auf Darm und Gallenwege und eignet sich besonders für chronische Gallenwegsdyskinesien und dyspeptische Beschwerden in Kombination mit Obstipation (leicht abführende Wirkung).
Rettichwurzel wird nicht von allen Patienten gleich gut vertragen, es kann bei einzelnen Patienten zu Magenbeschwerden mit Sodbrennen und Aufstoßen kommen.
Den gepreßten Saft einige Stunden im Kühlschrank kühl stellen, dann verliert er seinen beißenden Geschmack, und anschließend mit Zucker süßen oder Leinsamenschleim zugeben.

Aus der Erfahrungsheilkunde wird berichtet, daß der Rettich bei pyknischen Konstitutionstypen am besten wirkt.

▶ Rosmarinblätter (Rosmarini folium) ☞ S. 201

Darreichungsform: Tagesdosis 4–6 g Droge, 10–20 Tr. ätherisches Öl.

- Ätherisches Öl: Mehrmals tgl. 2–4 Tropfen auf einem Stück Zucker einnehmen.
- Teeaufguß: 1 TL mit 150 ml kochendem Wasser übergießen, 10 Min. ziehen lassen, abseihen, nach den Mahlzeiten 1 Tasse trinken.

Fertigarzneimittel: Nur abgefüllt als Standardzulassung erhältlich.

Kombinationen mit anderen Phytopharmaka: Sind nicht erhältlich.

▸ Salbeiblätter (Salviae folium) ☞ S. 207

Wegen des hohen Thujongehalts dürfen alkoholische Zubereitungen innerlich nicht in höherer Dosierung (max. 3 x tgl. 40 Tr.) und nicht länger als 4 Wochen angewendet werden.

Darreichungsform: Tagesdosis 4–6 g Droge, 0,1–0,3 g ätherisches Öl.
- Ätherisches Öl: bis zu 3 x tgl. 2 Tropfen auf einem Stück Zucker einnehmen.
- Teeaufguß: 2,5 g geschnittene Droge mit 100 ml kochendem Wasser übergießen, 5–10 Min. ziehen lassen, dann abseihen. Mehrmals tgl. 1 Tasse trinken.

Fertigarzneimittel: Z.B.
- Salbei Curarina® Tropfen, 3–5 x tgl. 30 Tr. einnehmen.
- Salus® Salbei-Tropfen, 10–15 Tr. mehrmals tgl. einnehmen.

Kombinationen mit anderen Phytopharmaka: Eine Kombination mit anderen adstringierend oder antibakteriell wirksamen Mund- und Rachentherapeutika wie Kamillenblüten, Arnikablüten ist sinnvoll. Z.B.
- Kneipp® Brustkaramellen (zusammen mit Menthol, Anisöl), mehrmals tgl. 1 Stück im Mund zergehen lassen.

✓ Der griechische Salbei (Salviae triloba folium) wirkt ähnlich wie der dalmatinische Salbei, schmeckt und riecht aber im Unterschied zum dalmatinischen Salbei nach Eukalyptus. Er ist außerdem klinisch weniger gut untersucht.

▸ Schafgarbenkraut/-blüten (Millefolii herba/- flos) ☞ S. 211

Darreichungsform: Tagesdosis 4,5 g Schafgarbenkraut bzw. 3 g Schafgarbenblüten, 3 TL Frischpflanzenpreßsaft.
- Frischpflanzenpreßsaft: Mehrmals tgl. 1 EL zu bzw. vor den Mahlzeiten.
- Teeaufguß: Bei leichten Beschwerden 1 TL geschnittene Droge mit 1 Tasse heißem Wasser übergießen, 5 Min. abgedeckt ziehen lassen, dann abseihen. Mehrmals tgl. 1 Tasse langsam und schluckweise trinken.

Fertigarzneimittel: Z.B.
- Salus® Schafgarben-Tropfen (in 100 g 20 g alkoholischer Auszug 1:5 aus Schafgarbenblüten), mehrmals tgl. 10–20 Tr. Enthält 23 Vol.% Ethanol.
- Schafgarbe-Tropfen® Tinktur (in 100 g 100 g Schafgarbenkraut-Tinktur 1:5), 4 x tgl. je 95 Tr. (4,2 g) einnehmen. Enthält 31,5 Vol.% Ethanol.
- Schamill Schafgarbe-Extrakt Fluidextrakt (in 100 g 30 g Schafgarbenkraut-Extrakt 1:1), tgl. 3 TL Extrakt in 1 Glas warmen Wasser auf einmal oder in Portionen während eines Tages einnehmen.

Kombinationen mit anderen Phytopharmaka: Eine Kombination mit anderen Magen-Darm-Mitteln wie Pfefferminzblättern, Artischockenblättern ist sinnvoll. Z.B.

- Salus Leber- und Galle-Kräutertee Nr. 18 (zusammen mit Artischockenblättern, Fenchelfrüchten, Löwenzahnwurzel und -kraut, Pfefferminzblättern, Kamillenblüten, Ringelblumenblüten, Katzenpfötchenblüten), 2–3 x tgl. 1 Tasse.

✓ Die „Salus-Rezeptur" besitzt aufgrund ihrer angenehmen orgonoleptischen Eigenschaften eine hohe Patienten-Compliance.

▶ Sternanisfrüchte (Anisi stellati fructus) ☞ S. 229

Darreichungsform: Mittlere Tagesdosis 3 g Droge, 0,3 g ätherisches Öl.
- Ätherisches Öl: Ca. 3 Tr. Öl auf einem Stück Zucker 3 x tgl. einnehmen.
- Teezubereitung: 1 TL grob gepulverte Droge mit 1 Tasse kochendem Wasser übergießen, abdecken und nach etwa 10 Min. abseihen. Mehrmals tgl. 1 Tasse heiß trinken.

Fertigarzneimittel: Sind nicht erhältlich.

Kombinationen mit anderen Phytopharmaka: Kombinationen mit anderen karminativen Drogen wie Kümmelfrüchten oder Magen-Darm-Mitteln wie Pfefferminzblättern sind als freie Rezeptur zu gleichen Teilen sinnvoll.

7

▶ Tausendgüldenkraut (Centaurii herba) ☞ S. 235

Darreichungsform: Mittlere Tagesdosis 6 g Droge, als Trockenextrakt 1–2 g.
- Extrakt (Centaurii extract.): Vor den Mahlzeiten 10–30 mg Trockenextrakt eingearbeitet in Tbl., Drg. oder Kps.
- Kaltwasserauszug: 1–2 TL Droge in 1 Tasse Wasser kalt ansetzen, 8–10 Std. ziehen lassen, zum Trinken Teilmengen anwärmen. 1 Tasse 30 Min. vor den Mahlzeiten.
- Teeabkochung: 1 EL geschnittene Droge mit 1 Tasse kaltem Wasser ansetzen, kurz zum Sieden erhitzen (durch das Kochen nimmt der Bitterwert ab), abseihen. 1 Tasse 30 Min. vor den Mahlzeiten.
- Teeaufguß: 1–2 TL geschnittene Droge mit 1 Tasse kochendem Wasser übergießen, 5 Min. ziehen lassen, dann abseihen. 1 Tasse 30 Min. vor den Mahlzeiten.
- Tinktur (Centaurii tinct. 1:10): 3 x tgl. vor den Mahlzeiten 10–20 Tr. in etwas warmem Wasser einnehmen.

Fertigarzneimittel: Nur abgefüllt als Standardzulassung erhältlich.

Kombinationen mit anderen Phytopharmaka: Eine Kombination mit anderen Bitterstoffdrogen wie Enzianwurzel, Condurangorinde ist als freie Rezeptur zu gleichen Teilen sinnvoll.

✓ Bei mehrfachem Aufkochen reduziert sich der bittere Geschmack (Bitterstoffe sind hitzelabil) und damit auch der therapeutische Effekt. In Einzelfällen kann jedoch die Compliance erhöht werden, wenn der Teeauszug zu bitter schmeckt.
Bei anorektischen Symptomen bei Kindern eignet sich Tausendgüldenkraut-Infus: Rp. Centaur. minor herb. infus. 5,0/150,0 g. M. f. infus. D.S. Tgl. 1 Likörglas vor dem Essen.

▶ Teufelskrallenwurzel, südafrikanische (Harpagophyti radix) ☞ S. 240

Darreichungsform: Tagesdosis 1,5 g Droge.

- Teeaufguß: 1 TL geschnittene Droge mit 1 Tasse kochendem Wasser übergießen, 8 Std. bei Raumtemperatur ziehen lassen, dann abseihen. 3 x tgl. davon eine trinkfertige Menge erwärmen und kurz vor den Mahlzeiten einnehmen oder zeitsparender 1 Filterbeutel mit kochendem Wasser übergießen, 5 Min. auf kleiner Flamme belassen, dann Beutel entfernen. Zu jeder Mahlzeit 1 Tasse trinken.

Fertigarzneimittel: Z.B.

- Salus Teufelskrallen-Tee, vor jeder Mahlzeit 1 Teebeutel auf eine Tasse.

Kombinationen mit anderen Phytopharmaka: Kombinationen mit anderen Bitterstoffdrogen wie Tausendgüldenkraut sind als freie Rezeptur zu gleichen Teilen sinnvoll.

▶ Wacholderbeeren (Juniperi fructus) ☞ S. 252

> Für die innere Anwendung sind Terpinen-4-ol-reiche und pinenarme Öle zu bevorzugen, da Monoterpene vom Typ der α- und β-Pinene die Schleimhäute bzw. das Nierenepithel reizen können.
> Da nicht bei allen ätherischen Wacholderbeerölen eine ausreichende pharmazeutische Qualität garantiert ist, die keine Nirenreizung verursacht, sollte als reine toxikologische Vorsichtsmaßnahme die Anwendung auf 6 Wochen beschränkt werden. Diese Einschränkung gilt nicht für eine Einnahme von reifen, blau gefärbten Wacholderbeeren.

Darreichungsform: Tagesdosis 2–max. 10 g Droge, entsprechend 20–100 mg ätherisches Öl.

- Früchte: Bis 50 g blaue Beeren über den Tag verteilt gründlich kauen. Einzeldosis max. 10 g der getrockneten Wacholderbeeren.
- Teeaufguß: 1 TL gequetschte Droge mit 1 Tasse heißem Wasser übergießen, 5 Min. abgedeckt ziehen lassen, dann abseihen. 3 x tgl. 1 Tasse.
- Wacholderbeerextrakt (Juniperi succus): Bis 3 x tgl. 1 EL.

Fertigarzneimittel: Z.B.

- Optiplus Kapseln (100 mg Wacholderbeeröl), tgl. 1 Kps. vor den Mahlzeiten unzerkaut mit etwas Flüssigkeit einnehmen.
- Roleca® Wacholder extra stark 100 mg Kapseln (100 mg ätherisches Wacholderbeeröl), 1 x tgl. 1 Kps. zu den Mahlzeiten mit Flüssigkeit einnehmen.

Kombinationen mit anderen Phytopharmaka: Kombinationen sind für diese Indikationen nicht üblich.

Wacholderbeeren können v.a. bei schwer verdaulichen Speisen, wie z.B. Sauerkraut, diesen direkt reichlich beigemengt werden oder man trinkt vor den Mahlzeiten 1 TL Wacholderbeerdicksaft. Auch eine Kombination mit Anis und Fenchel zur besseren „Verdauung“ ist eine empfehlenswerte Maßnahme, die insbesondere auch von Ernährungswissenschaftlern empfohlen wird und im süddeutschen Raum zum gängigen Würzen schwerverdaulicher Speisen zählt.

▶ Wegwartenwurzel, gemeine (Cichorii radix) ☞ S. 256

Darreichungsform: Mittlere Tagesdosis 3 g Droge.
- Teeaufguß: 1 EL zerkleinerte Droge mit 1 Tasse kochendem Wasser übergießen, 5 Min. ziehen lassen, dann abseihen. Tgl. 2 Tassen.

Fertigarzneimittel: Sind nicht erhältlich.

Kombinationen mit anderen Phytopharmaka: Sinnvolle Kombinationen sind bisher nicht bekannt.

✓ Als schwach bitterschmeckendes Bittermittel als Einzelpräparat v.a. geeignet für Patienten, die eine Abneigung gegenüber bitterschmeckenden Arzneipflanzenzubereitungen haben.

▶ Wermutkraut (Absinthii herba) ☞ S. 263

Alkoholische Zubereitungen (Tinktur, Wein) nicht länger als 6 Wochen einnehmen und die Tagesdosis von 60 Tr. wegen des Gehalts an neurotoxischem Thujon nicht überschreiten.

Darreichungsform: Mittlere Tagesdosis 2–3 g Droge.
- Teeaufguß: 1–2 TL geschnittene Droge mit 1 Tasse (¼ l) kochendem Wasser übergießen, 5–10 Min. abgedeckt ziehen lassen, dann abseihen. Tgl. morgens und mittags 1–2 Tassen vor den Mahlzeiten warm und schluckweise trinken.
- Tinktur (Absinthii tinct. 1:10): 3 x tgl. 5–20 Tr. in etwas Wasser ca. 15 Min. vor den Mahlzeiten.
- Trockenextrakt: In Form von Tbl., Drg. oder Kps. bis zu 1 g tgl.

Fertigarzneimittel: Nur abgefüllt als Standardzulassung erhältlich.

Kombinationen mit anderen Phytopharmaka: Kombinationen mit anderen Bitterstoffdrogen wie Kalmuswurzelstock oder Aromatika wie Melissenblättern sind sinnvoll. Z.B.
- Abdomilon® N Liquidum (zusammen mit Angelika-, Enzianwurzel, Kalmuswurzelstock, Melissenblättern), Erw. 3 x tgl. 1 EL, Kdr. 3 x tgl. 1 TL ½ Std. vor dem Essen.
- Lomatol® Tropfen (zusammen mit Fenchel-, Kümmelfrüchten, Pfefferminzblättern), vor den Mahlzeiten 10–30 Tr. in lauwarmer Flüssigkeit, Kdr. über 5 Jahre 10–15 Tr., Kdr. von 1–5 Jahren 5–10 Tr., Sgl. 1–3 Tr. in Kamillentee einnehmen.
- Ventrimarin® novo Tinktur zum Einnehmen (zusammen mit Angelikawurzel, Enzianwurzel), Erw. 4 x tgl. 30 Tr., Kdr. 4 x tgl. 15 Tr. in ½ Glas Wasser kurz vor den Mahlzeiten.

✓ Nach ca. 4–6 Wochen setzt oft eine Abneigung gegen Wermuttee ein, man sollte dann den Tee absetzen.
Laut Prof. R. F. Weiß empfiehlt es sich bei hartnäckigen Beschwerden, den Wermuttee gut warm und schluckweise nach den Mahlzeiten und vor dem Schlafengehen zu trinken.

▶ Zimtrinde (Cinnamomi ceylanici cortex) ☞ S. 268

Aufgrund der relativ häufig auftretenden Zimt-Allergien sollten Zimtrinden-Arzneimittel nicht bei Atopikern und in der Schwangerschaft gegeben werden.

Darreichungsform: Tagesdosis 2–4 g Droge, als ätherisches Öl 0,05–0,2 g.
- Ätherisches Öl: 2–3 Tr. auf einem Stück Zucker 3 x tgl. vor oder zu den Mahlzeiten.
- Teeaufguß: 1 TL zerkleinerte Droge mit 1 Tasse kochendem Wasser übergießen, 10 Min. ziehen lassen, dann abseihen. 1 Tasse warm unmittelbar vor den Mahlzeiten.
- Tinktur (Cinnamomi tinct. 1:5): 3 x tgl. 10 Tr. in etwas Wasser ca. 15 Min. vor den Mahlzeiten.

Fertigarzneimittel: Nur abgefüllt als Standardzulassung erhältlich.

Kombinationen mit anderen Phytopharmaka: Kombinationen mit anderen Magen-Darm-Mitteln wie Enzianwurzel, Pomeranzenschalen sind sinnvoll. Z.B.
- Gastrosecur Tropfen (zusammen mit Chiratakraut, Enzianwurzel, Ingwerwurzelstock, Kümmelfrüchten, Pomeranzenschalen), 3 x tgl. 15–20 Tr. vor dem Essen, Kdr. 5–10 Tr.
- Sedovent® Verdauungstropfen (zusammen mit Chinarinde, Enzianwurzel, Kalmuswurzelstock, Pomeranzenschalen, Schafgarbenkraut, -blüten), vor den Mahlzeiten 10–20 Tr.

▶ Zimtrinde, chinesische (Cinnamomi cassiae cortex) ☞ S. 269

Darreichungsform: Tagesdosis 2–4 g Droge, als ätherisches Öl 0,05–0,2 g.
- Ätherisches Öl: 2–3 Tr. auf einem Stück Zucker 3 x tgl. vor oder zu den Mahlzeiten.
- Teeaufguß: 1 TL zerkleinerte Droge mit 1 Tasse kochendem Wasser übergießen, 10 Min. ziehen lassen, dann abseihen. 1 Tasse warm unmittelbar vor den Mahlzeiten.
- Tinktur (Cinnamomi tinct. 1:5): 3 x tgl. 10 Tr. in etwas Wasser ca. 15 Min. vor den Mahlzeiten.

Fertigarzneimittel: Nur abgefüllt als Standardzulassung erhältlich.

Kombinationen mit anderen Phytopharmaka: Eine Kombination mit Enzianwurzel und Kalmuswurzelstock ist als individuelle Rezeptur zu gleichen Teilen denkbar.

▶ Kombinationspräparat: Carminativum-Hetterich N

Langjährig bewährtes phytotherapeutisches Kombinationspräparat aus Kamillenblüten, Pfefferminzblättern, Fenchelfrüchten, Kümmelfrüchten und Pomeranzenschalen. Dies ist eine äußerst rationale fixe Kombination.

Wirkungen:

Pflanzenextrakte und deren Wirkung in Carminativum Hetterich N	
Enthaltene Pflanzenextrakte	**Wirkung**
Kamillenblüten	spasmolytisch, antiphlogistisch
Pfefferminzblätter	spasmolytisch, karminativ
Fenchelfrüchte	karminativ, spasmolytisch
Kümmelfrüchte	karminativ, spasmolytisch
Pomeranzenschalen	appetitanregend, magensaftsekretionssteigernd

Tab. 7.11

Wirkmechanismus: Die in der Kamille enthaltenen Stoffe (-)-α-Bisabolol und Chamazulen hemmen die Bildung von Entzündungsmediatoren und wirken dadurch antiphlogistisch. Die Bisabolane, die Kamillenflavonoide und das ätherische Öl der Kümmelfrüchte wirken spasmolytisch. Die ätherischen Öle des Kümmels, Fenchels und der Pfefferminzblätter fördern die Durchblutung der Magen-Darmschleimhaut und dadurch die Resorption von Darmgasen. Das Menthol der Pfefferminze wirkt über eine Blockierung der Calciumkanäle im Magen-Darm-Trakt direkt spasmolytisch.

Indikationen:
- Meteorismus, auch bei Sgl. und Kleinkdr.
- Roemheld'scher Symptomenkomplex
- Gärungs- und Fäulnisdyspepsie, auch bei Säuglingsdyspepsie
- adjuvant bei Leber- und Galleerkrankungen
- zur Sonographie- und Röntgenvorbereitung
- spastische Obstipation bei Sgl. und Kleinkdr.
- alimentäre Störungen beim Abstillen und andere Kostumstellungen bei Sgl. und Kleinkdr.

Kontraindikationen: Bei Gallensteinleiden wegen der Möglichkeit des Abgangs von Gallensteinen nicht ohne ärztliche Kontrolle anwenden.

Nebenwirkungen: In Einzelfällen allergische Reaktionen der Haut und der Atemwege möglich. In sehr seltenen Fällen erhöhte Lichtempfindlichkeit, insbesondere bei hellhäutigen Personen.

Interaktionen: Keine bekannt.

Dosierung: Erw. 3 x tgl. 30 Tr. in etwas Flüssigkeit während der Mahlzeiten, Kdr. 15–20 Tr., Sgl. 5–10 Tr. pro Flasche, in hartnäckigen Fällen vor den Mahlzeiten 5 Tr. oder mehr in 1 Löffel Flaschennahrung. (☞ **Studie**)

Enthält 34 Vol.% Ethanol, was bei dyspeptischen Beschwerden von Vorteil ist, da dadurch auch lipophile wirksamkeitsmitbestimmende Inhaltsstoffe im Präparat enthalten sind.

In einer Doppelblindstudie an 37 Kindern in 3 Altersstufen konnte die Wirksamkeit von **Carminativum-Hetterich N** bei Blähungen nachgewiesen werden. Nach einer Behandlungsdauer von 3 Tagen wurde als objektiver Verlaufsparameter für die Beseitigung der Blähungen sonographisch die Darstellbarkeit der Aorta verglichen. Es ergab sich ein signifikanter Unterschied (< 0,01) mit deutlich verbesserter Darstellbarkeit und Rückgang der Blähungen in der Gruppe, die **Carminativum Hetterich N** erhalten hatte. In der Einzeldosis werden unbedenkliche Mengen an Ethanol von den Kdr. aufgenommen (weniger als 150 mg/Tag).

▶ Kombinationspräparat: Iberogast® Tinktur

Langjährig bewährtes sowie klinisch und experimentell geprüftes phytotherapeutisches Kombinationspräparat aus Angelikawurzel, Bitterer Schleifenblume, Kamillenblüten, Kümmelfrüchten, Mariendistelfrüchten, Melissenblättern, Pfefferminzblättern, Schöllkraut und Süßholzwurzel. Der herausragende Kombinationspartner ist die **bittere Schleifenblume** (☞ S. 40).

7

Wirkungen:

Pflanzenextrakte und deren Wirkung in Iberogast® Tinktur

Enthaltene Pflanzenextrakte	Wirkung
Angelikawurzel	magensaftsekretionsfördernd, spasmolytisch
Kamillenblüten	spasmolytisch, antiphlogistisch, ulkusprotektiv, wundheilungsfördernd
Kümmelfrüchte	karminativ, spasmolytisch
Mariendistelfrüchte	leberprotektiv, cholagog, choleretisch
Melissenblätter	karminativ, beruhigend, spasmolytisch.
Pfefferminzblätter	spasmolytisch, karminativ
Schleifenblume, bittere	motilitätssteigernd, tonisierend im Magen-Darm-Trakt
Schöllkraut	antiphlogistisch, spasmolytisch, magensaftsekretionsanregend, cholagog, choleretisch,
Süßholzwurzel	antiphlogistisch, spasmolytisch, schleimhautprotektiv

Tab. 7.12

Wirkmechanismus: Die in der Kamille enthaltenen Stoffe (-)-α-Bisabolol und Chamazulen hemmen die Bildung von Entzündungsmediatoren und wirken dadurch antiphlogistisch. (-)-α-Bisabolol hemmt die proteolytische Aktivität von Pepsin. Die Bisabolane, Apigenin, die Alkaloide des Schöllkrauts und die ätherischen Öle der Kümmelfrüchte wirken spasmolytisch. Die ätherischen Öle des Kümmels und der Pfefferminzblätter fördern die Durchblutung der Magen-Darmschleimhaut und dadurch die Resorption von Darmgasen. Das Menthol der Pfefferminze wirkt über eine Blockierung der Calciumkanäle im Magen-Darm-

Trakt direkt spasmolytisch. Die Bitterstoffe und die Glukosinolate der Schleifenblume, die Alkaloide des Schöllkrauts und die Cumarine der Angelikawurzel regen direkt und reflektorisch die Magensaft- und Speichelsekretion sowie Tonus und Motilität im Magen-Darm-Trakt an. Die Senfölglykoside der Schleifenblume (Glukoiberin u.a.) bewirken eine Tonuserhöhung und Motilitätssteigerung im Magen-Darm-Trakt. Das Glycyrrhizin der Süßholzwurzel wirkt durch Hemmung der Prostaglandinsynthese und des Kortikoidabbaus in der Leber antiphlogistisch, und beschleunigt die Abheilung von Schleimhautläsionen. Das ätherische Öl der Melissenblätter wirkt beruhigend, karminativ und krampflösend. Silymarin und Silibinin der Mariendistelfrüchte wirken membranstabilisierend auf Hepatozyten und erhöhen ihre Regenerationsfähigkeit.

Indikationen:
- funktionelle und motilitätsbedingte Magen-Darm-Störungen wie Reizmagen und Reizdarm
- Gastritis
- Magen-Darm-Spasmen
- Ulcus ventriculi et duodeni
- Schmerzen, v.a. krampfartige Beschwerden im Oberbauch, Druck- und Völlegefühl, Aufstoßen, Hungerschmerz, Übelkeit und Brechreiz

Kontraindikationen: Keine bekannt.

Nebenwirkungen: Keine bekannt.

Interaktionen: Keine bekannt.

Dosierung: Erw. und Jugendl. 3 x tgl. 20 Tr., Kdr. von 6–12 Jahren bis zu 3 x tgl. 15 Tr., Kdr. von 3–6 Jahren bis zu 3 x tgl. 8 Tr., Kdr. unter 3 Jahren bis zu 3 x tgl. 6 Tr. vor oder zu den Mahlzeiten in warmer Flüssigkeit einnehmen. **(☞ Studie)**

Enthält 31 Vol.% Ethanol, was bei dyspeptischen Beschwerden von Vorteil ist, da dadurch auch lipophile wirksamkeitsmitbestimmende Inhaltsstoffe im Präparat enthalten sind. Die Ethanolmenge ist auch für Kdr. akzeptabel.

In verschiedenen experimentellen Studien zeigte sich eine Abhängigkeit der Wirkung von **Iberogast® Tinktur** auf Motilität und Tonus je nach Ausgangssituation. Bei erschlaffter Muskulatur bewirkt allein der Frischpflanzenauszug der bitteren Schleifenblume eine Linksverschiebung der Dosis-Wirkungskurve für Acetylcholin und damit eine Erhöhung des Basistonus. Ist die Darmmuskulatur bereits stark kontrahiert, ergibt sich keine weitere Steigerung. Statt dessen setzt sich nun die spasmolytische Wirkung der Pfefferminzblätter, Kamillenblüten und Süßholzwurzel deutlich durch (in der Stärke vergleichbar mit Papaverin). Demnach besitzt **Iberogast® Tinktur** ein duales Wirkprinzip, tonisierend und prokinetisch oder spasmolytisch je nach pathologischer Ausgangssituation.

In mehreren plazebokontrollierten Doppelblindstudien, darunter auch einer dreiarmigen Untersuchung, in der **Iberogast® Tinktur** im Vergleich zu einem Iberis amara-freien Forschungspräparat und Plazebo geprüft wurde, konnte die Wirksamkeit von **Iberogast® Tinktur** nachgewiesen werden. ➡

In allen Studien (dokumentiert in einer umfangreichen Metaanalyse) wurde die Verträglichkeit als sehr gut bis gut beurteilt mit entsprechend hoher Compliance. Eine multizentrische Einfachblindstudie bei 77 Patienten mit funktioneller Gastroenteropathie im Vergleich zu Metoclopramid zeigte bei gleicher Wirksamkeit (keine signifikanten therapeutischen Unterschiede zwischen beiden Gruppen) eine bessere Verträglichkeit und höhere Compliance in der Iberogast-Gruppe.
Bei Patienten mit gesicherter funktioneller Dyspepsie fand sich in 2 Studien mit 243 bzw. 60 Patienten eine signifikante Abnahme der gastrointestinalen Symptomatik (saures Aufstoßen, Sodbrennen, Übelkeit, frühes Sättigungsgefühl, Appetitlosigkeit, Blähungen, Obstipation, Diarrhoe) sowie der Schmerzintensität (retrosternales Druckgefühl, epigastrische und Oberbauchschmerzen, Bauchkrämpfe).
Iberogast® Tinktur ist auch für Kdr. unter 12 Jahren geeignet, wie eine umfangreiche Beobachtungsstudie an 40961 Kindern gezeigt hat. Die Dosierung betrug 3 x tgl. 10 Tr. und bei Sgl. 2 x tgl. 10 Tr. Unerwünschte Arzneimittelwirkungen konnten zwischen 1975 und 1997 nicht beobachtet werden. Die Wirksamkeit wurde von den Ärzten zu 42,3 % als sehr gut, zu 45,2 % als gut, zu 11,9 % als mäßig und zu 0,6 % als unzureichend bezeichnet.
Iberogast® kann als Arzneimittel der 1. Wahl, dem auch der Vorzug vor den chemisch synthetischen Prokinetika gegeben werden sollte, angesehen werden.

7.5.2 Monographierte fixe Kombinationen

▶ Fixe Kombination aus Angelikawurzel, Enzianwurzel und Kümmel ☞ S. 273

Während der Einnahme von Angelikawurzelzubereitungen aufgrund des Gehalts an Furanocumarinen längere Sonnenbäder oder intensive UV-Bestrahlung vermeiden, da dadurch photoallergische und phototoxische Kontaktekzeme ausgelöst werden können.

Darreichungsform: Z.B. in Form eines Tees, der mit dieser Monographie konform ist.

Rp:

Gentianae radix conc. (Enzianwurzel)	50,0 g
Angelicae radix conc. (Angelikawurzel)	20,0 g
Carvi fructus cont. (Kümmelfrüchte)	30,0 g

M. f. spec. stomachicae
D.S. 1 TL Teemischung mit 1 Tasse kochendem Wasser übergießen, 10 Min. ziehen lassen, abseihen. Vor oder nach den Mahlzeiten 1 Tasse langsam und schluckweise trinken.

▶ Fixe Kombination aus Angelikawurzel, Enzianwurzel und Wermutkraut ☞ S. 274

> Während der Einnahme von Angelikawurzelzubereitungen aufgrund des Gehalts an Furanocumarinen längere Sonnenbäder oder intensive UV-Bestrahlung vermeiden, da dadurch photoallergische bzw. phototoxische Kontaktekzeme ausgelöst werden können.

Darreichungsform: Z.B. in Form eines Tees, der mit dieser Monographie konform ist.

Rp:

Angelicae radix conc. (Angelikawurzel)	40,0 g
Gentianae radix conc. (Enzianwurzel)	30,0 g
Absinthii herba conc. (Wermutkraut)	30,0 g

M. f. spec. stomachicae
D.S. 1 TL Teemischung mit 1 Tasse kochendem Wasser übergießen, 5–10 Min. ziehen lassen, abseihen. 3–5 Tassen tgl. ca. ½ Std. vor den Mahlzeiten trinken.

▶ Fixe Kombination aus Pfefferminzblättern, Kamillenblüten und Kümmel ☞ S. 280

Darreichungsform: Z.B. in Form eines Tees, der mit dieser Monographie konform ist.

Rp:

Menthae piperitae folium conc. (Pfefferminzblätter)	30,0 g
Matricariae flos tot. (Kamillenblüten)	50,0 g
Carvi fructus cont. (Kümmelfrüchte)	20,0 g

M. f. spec. stomachicae
D.S. 1 EL Teemischung mit 150 ml kochendem Wasser übergießen, 5 Min. ziehen lassen und abseihen. Nach den Mahlzeiten jeweils 1 Tasse langsam, schluckweise und möglichst warm trinken.

▶ Fixe Kombination aus Süßholzwurzel und Kamillenblüten ☞ S. 284

Darreichungsform: Zerkleinerte Droge zur Herstellung eines Teeaufgusses.

Rp:

Liquiritae radix conc. (geschälte Süßholzwurzel)	50,0 g
Matricariae flos tot. (Kamillenblüten)	50,0 g

M. f. spec. stomachicae
D.S. 1 EL mit 150 ml kochendem Wasser übergießen, 10 Min. ziehen lassen, abseihen und zwischen den Mahlzeiten 1 Tasse frisch bereiteten Tee trinken.

7.5.3 Bewährte Rezepturen in der Erfahrungsheilkunde

▶ Aqua carminativae

Angenehm aromatisch schmeckendes Destillat aus Kamillenblüten, Fenchelfrüchten, Kümmelfrüchten, Korianderfrüchten und Orangenschalen nach der Rezepturvorschrift des Ergänzungsbandes zum DAB 6. Gut geeignet für Kombinationen, Mixturen, Infuse und Dekokte.

Rp:
Aqua carminativ. Erg.-Bd. 6 100,0 g

M. f. sol. stomachicae
D.S. 3 x tgl. 1 EL nach den Mahlzeiten einnehmen.

▶ Aqua carminativae bei Blähungen und spastischen Schmerzen

Enthält Aqua carminativae nach der Rezepturvorschrift des Ergänzungsbandes zum DAB 6, ein angenehm aromatisch schmeckendes Destillat aus Kamillenblüten, Fenchelfrüchten, Kümmelfrüchten, Korianderfrüchten, Orangenschalen.

Rp:
Belladonnae tinct. normata DAB (eingestellte Tinktur aus Tollkirschblättern und -wurzel) 2,0 g
Aqua carminativ. Erg.-Bd. 6
Chamomillae aqua (wäßrige Kamillentinktur) Erg.-Bd. 6 aa ad 100,0 g

M. f. tinct. stomachicae
D.S. 3 x tgl. 1 EL nach den Mahlzeiten.

▶ Karminativ wirkende Tinktur

Stärker wirksam als Kümmel-Tropfen.

Rp:
Carvi aeth. (ätherisches Kümmelöl) 5,0 g
Absinthii tinct. (Wermutkrauttinktur)
Foeniculi tinct. comp. DAB 6 (zusammengesetzte Fencheltinkur) aa 20,0 g

M. f. tinct. carminativae
D.S. Mehrmals tgl. 20–30 Tr. nach den Mahlzeiten in etwas Wasser einnehmen.

▶ Karminativ wirkende Tinktur mit Baldrian

Enthält Tinctura carminativae nach der Herstellungsvorschrift des DAB 6 mit schwacher karminativer Wirkung (aus 16 Teilen Zitwerwurzel, 8 Teilen Kalmuswurzelstock, 8 Teilen Galgantwurzelstock, je 4 Teilen Kümmelfrüchten, Anisfrüchten und Kamillenblüten, 2 Teilen Muskatblüten, 1 Teil Pomeranzenschalen, 100 Teilen Pfefferminzwasser und Weingeist).

Rp:
Carvi aeth. (ätherisches Kümmelöl) 5,0 g
Tinct. carminativ. Erg.-Bd. 6
Valerianae tinct. aeth. DAB 6
(ätherische Baldrianwurzeltinktur) aa 20,0 g

M. f. tinct. carminativae
D.S. 3 x tgl. 20 Tr. nach den Mahlzeiten in etwas Wasser.

oder

Rp:
Carvi aeth. (ätherisches Kümmelöl) 2,0 g
Valerianae aeth. tinct. DAB 6
(ätherische Baldrianwurzeltinktur) 10,0 g
Tinct. carminativ. Erg.-Bd. 6 10,0 g

M. f. tinct. carminativae
D.S. Bis zu 3 x tgl. 10- 20 Tr. nach den Mahlzeiten.

▶ Kümmeltropfen

Enthält ätherisches Kümmelöl und ätherische Baldriantinktur.

Rp:
Carvi tinct. comp. DRF 20,0 g

M. f. tinct. carminativae
D.S. 3 x tgl. 30 Tr. nach den Mahlzeiten in Wasser einnehmen.

▶ Kümmeltropfen mit Baldrianwurzel

Rp:
Carvi aeth. (ätherisches Kümmelöl) 5,0 g
Valerianae tinct. aeth. DAB 6
(ätherische Baldriantinktur) ad 20,0 g

M. f. tinct. carminativae et sedativae
D.S. 3 x tgl. 30 Tr. nach den Mahlzeiten in Wasser einnehmen.

▶ Tinktur bei dyspeptischen Zuständen für längerdauernde, kurmäßige Anwendung

Kann mit 20 Tr. Harongan Tropfen pro Tasse verstärkt werden.

Rp:
Gentianae tinct. (Enzianwurzeltinktur)
Absinthii tinct. (Wermutkrauttinktur) aa 20,0 g
Menthae piperitae tinct. (Pfefferminzblättertinktur) 10,0 g

M. f. tinct. stomachicae
D.S. 3 x tgl. 30 Tr. kurz vor den Mahlzeiten in 1 Glas Wasser.

▶ Tinktur bei dyspeptischen Zuständen mit kolikartigen Schmerzen mit Tollkirschblättern und -wurzel

Rp:
Belladonnae tinct. normata DAB (eingestellte Tinktur aus Tollkirschblättern und -wurzel) 5,0 g
Gentianae tinct. (Enzianwurzeltinktur)
Absinthii tinct. (Wermutkrauttinktur) aa 20,0 g

M. f. tinct. stomachicae
D.S. 3 x tgl. 30 Tr. kurz vor den Mahlzeiten in 1 Glas Wasser.

▶ Tinktur bei dyspeptischen Zuständen mit kolikartigen Schmerzen mit Tollkirschblättern und -wurzel, Pfefferminzblättern

Rp:
Belladonnae tinct. normata DAB (eingestellte Tinktur aus Tollkirschblättern und -wurzel) 2,0 g
Menthae piperitae tinct. (Pfefferminzblättertinktur) 10,0 g
Gentianae tinct. (Enzianwurzeltinktur) 20,0 g

7

M. f. tinct. stomachicae
D.S. 3 x tgl. 10–15 Tr. kurz vor den Mahlzeiten in 1 Glas Wasser.

▶ Tinktur bei Meteorismus mit kolikartigen Schmerzen

Enthält Tinctura carminativae nach der Herstellungsvorschrift des DAB 6 (aus 16 Teilen Zitwerwurzel, 8 Teilen Kalmuswurzelstock, 8 Teilen Galgantwurzelstock, je 4 Teilen Kümmelfrüchten, Anisfrüchten und Kamillenblüten, 2 Teilen Muskatblüten, 1 Teil Pomeranzenschalen, 100 Teilen Pfefferminzwasser und Weingeist).

Rp:
Carvi aeth. (ätherisches Kümmelöl) 3,0 g
Belladonnae tinct. normata DAB (eingestellte Tinktur aus Tollkirschblättern und -wurzel)
Absinthii tinct. (Wermutkrauttinktur)
Tinct. carminativ. DAB 6 aa 10,0 g
Valerianae tinct. aeth. (ätherische Baldrianwurzeltinktur) ad 50,0 g

M. f. tinct. stomachicae et carminativae
D.S. 3 x tgl. 30 Tr. nach den Mahlzeiten in etwas Wasser.

▶ Tinktur bei nervösen Magenleiden

Enthält Tinctura carminativae nach der Herstellungsvorschrift des DAB 6 (aus 16 Teilen Zitwerwurzel, 8 Teilen Kalmuswurzelstock, 8 Teilen Galgantwurzelstock, je 4 Teilen Kümmelfrüchten, Anisfrüchten und Kamillenblüten, 2 Teilen Muskatblüten, 1 Teil Pomeranzenschalen, 100 Teilen Pfefferminzwasser und Weingeist).

Rp:
Lupuli extract. (Extrakt aus Hopfenzapfen)
Tinct. carminativ. DAB 6 aa 10,0 g

M. f. tinct. carminativae et sedativae
D.S. Vor den Mahlzeiten 30 Tr. auf Zucker.

▶ Zusammengesetze Fencheltinktur

Besteht laut Herstellungsvorschrift im Ergänzungsband zum DAB 6 aus gequetschten Fenchelfrüchten und ätherischem Fenchelöl.

Rp:
Foeniculi tinct. comp. Erg.-Bd. 6 100,0 g

M. f. tinct. carminativae
D.S. Bei Völlegefühl und Blähungen 3 x tgl. 30–40 Tr. nach den Mahlzeiten.

7.5.4 Bewährte Tee-Rezepturen in der Erfahrungsheilkunde

▶ „4-Winde Tee" = Species Deflatulentis

Rp:
Carvi fructus cont. (Kümmelfrüchte)
Foeniculi fructus cont. (Fenchelfrüchte)
Menthae piperitae fol. conc. (Pfefferminzblätter)
Matricariae flos conc. (Kamillenblüten) aa ad 100,0 g

M. f. spec. deflatulentis
D.S. 1–2 TL Teemischung mit 1 Tasse kochendem Wasser übergießen, 10 Min. ziehen lassen, dann abseihen. Mehrmals tgl. 1 Tasse nach den Mahlzeiten schluckweise warm trinken.

▶ Bitterer Magentee

Rp:
Menyanthis folium conc. (Bitterkleeblätter) 50,0 g
Cynarae folium conc. (Artischockenblätter) 30,0 g
Calami rhizoma conc. (Kalmuswurzelstock) 20,0 g

M. f. spec. stomachicae
D.S. 1–2 TL Teemischung mit 1 Tasse kochendem Wasser übergießen, 10 Min. ziehen lassen, dann abseihen. Mehrmals tgl. 1 Tasse nach den Mahlzeiten schluckweise warm trinken.

▶ Karminativ wirksamer Tee mit laxierender Wirkung

Rp:
Carvi fruct. cont. (Kümmelfrüchte)
Foeniculi fruct. cont. (Fenchelfrüchte) aa 20,0 g

Menthae piperitae fol. conc. (Pfefferminzblätter)
Sennae fol. conc. (Sennesblätter) aa 30,0 g

M. f. spec. deflatulentis et laxativae
D.S. 1–2 TL Teemischung mit 1 Tasse kochendem Wasser übergießen, 10 Min. ziehen lassen, dann abseihen. Morgens und abends 1 Tasse warm trinken.

▶ Karminativer Tee mit spasmolytischer und beruhigender Wirkung mit Kamillenblüten

Rp:
Carvi fruct. cont. (Kümmelfrüchte)
Foeniculi fruct. cont. (Fenchelfrüchte) aa 20,0 g
Chamomillae flor. tot. (Kamillenblüten) ad 100,0 g

M. f. spec. carminativae
D.S. 1 TL Teemischung mit 1 Tasse kochendem Wasser übergießen, 15 Min. ziehen lassen, dann abseihen. Mehrmals tgl. 1 Tasse warm trinken.

▶ Karminativer Tee mit spasmolytischer und beruhigender Wirkung mit Pfefferminzblättern

Rp:
Carvi fruct. cont. (Kümmelfrüchte)
Foeniculi fruct. cont. (Fenchelfrüchte) aa 20,0 g
Menthae piperitae fol. conc. (Pfefferminzblätter)
Melissae fol. conc. (Melissenblätter) aa 30,0 g

M. f. spec. stomachicae
D.S. 1 TL Teemischung mit 1 Tasse kochendem Wasser übergießen, 15 Min. ziehen lassen, dann abseihen. Mehrmals tgl. 1 Tasse warm trinken.

▶ Magentee bei Reizmagen mit Blähungen

Rp:
Foeniculi fruct. cont. (Fenchelfrüchte)
Menthae piperitae fol.conc. (Pfefferminzblätter)
Melissae fol. conc. (Melissenblätter)
Calami rhiz. conc. (Kalmuswurzelstock) aa 20,0 g

M. f. spec. stomachicae
D.S. 1 TL Teemischung mit 1 Tasse kochendem Wasser übergießen, 10 Min. ziehen lassen, dann abseihen. 2–3 x tgl. 1 Tasse warm und schluckweise trinken.

▶ Tee bei dyspeptischen Beschwerden

Rp:
Carvi fruct. cont. (Kümmelfrüchte)
Foeniculi fruct. cont. (Fenchelfrüchte)

Absinthii herb. conc. (Wermutkraut)
Millefolii herb. conc. (Schafgarbenkraut) aa 25,0 g

M. f. spec. stomachicae
D.S. 1 TL Teemischung mit 1 Tasse kochendem Wasser übergießen, 10 Min. ziehen lassen, dann abseihen. 1 Tasse vor jeder Mahlzeit warm trinken.

▶ Tee bei dyspeptischen Beschwerden mit vorwiegend Blähungen („AFK"-Tee nach Prof. Fintelmann)

Rp:
Anisi fruct. cont. (Anisfrüchte)
Foeniculi fruct. cont. (Fenchelfrüchte)
Carvi fruct. cont. (Kümmelfrüchte) aa 25,0 g

M. f. spec. carminativae
D.S. 1 TL Teemischung mit 1 Tasse kochendem Wasser übergießen, 10 Min. ziehen lassen, dann abseihen. 1 Tasse nach jeder Mahlzeit warm trinken.

✓ Die Früchte unmittelbar vor dem Überbrühen in der Teetasse anstoßen bzw. mit dem TL zerdrücken, um das ätherische Öl aus den tiefer liegenden Exkreträumen herauszulösen.

▶ Tee bei Reizmagen

Kann mit 20 Tr. Harongan Tropfen pro Tasse verstärkt werden.

Rp:

Matricariae flos tot. (Kamillenblüten)	50,0 g
Menthae piperitae fol. conc. (Pfefferminzblätter)	30,0 g
Melissae fol. conc. (Melissenblätter)	15,0 g
Calami rhiz. conc. (Kalmuswurzelstock)	5,0 g

M. f. spec. stomachicae
D.S. 1 EL Teemischung mit 1 Tasse kochendem Wasser übergießen, 5–10 Min. ziehen lassen, dann abseihen. Je nach Bedarf 3–5 Tassen tgl.

▶ Tee bei stärkeren dyspeptischen Beschwerden mit Koliken und Meteorismus auf der Basis von Ätherisch-Öl-Drogen

Rp:
Menthae piperitae fol. conc. (Pfefferminzblätter)
Anisi fruct. cont. (Anisfrüchte)
Calami rhiz. conc. (Kalmuswurzelstock) aa 20,0 g

M. f. spec. carminativae
D.S. 1 EL Teemischung mit 200 ml heißem Wasser übergießen, 1 Std. ziehen lassen, dann abseihen. Vor jeder Mahlzeit 1 Tasse heiß trinken.

▶ Tee bei stärkeren dyspeptischen Beschwerden mit Koliken und Meteorismus auf der Basis von Bitterstoff- und Ätherisch-Öl-Drogen

Rp:
Cnici benedicti herb. conc. (Benediktenkraut)
Absinthii herb. conc. (Wermutkraut)
Melissae fol. conc. (Melissenblätter) aa 20,0 g

M. f. spec. stomachicae
D.S. 1 TL Teemischung mit 1 Tasse heißem Wasser übergießen, 20 Min. ziehen lassen, dann abseihen. 3 x tgl. 1 Tasse.

▶ Teekombination bei Völlegefühl und Blähungen

Enthält Angelikawurzel, Enzianwurzel, Ingwerwurzelstock, Kamillenblüten, Kümmel, Pomeranzenschalen und Wermutkraut. Die Kommission E schlägt eine 3er-Kombination aus diesen Drogen vor. Je 3 der genannten Kombinationspartner können je nach Beschwerden individuell zusammen gemischt werden. Dabei müssen die Kombinationspartner jeweils ⅓ der Gesamtmischung ausmachen.

7

Darreichungsform: Teeaufgüsse, zubereitet aus geschnittenen Drogen.

Rp: (z.B.)
Matricariae flos tot. (Kamillenblüten)
Carvi fructus cont. (Kümmelfrüchte)
Aurantii pericarpium conc. (Pomeranzenschalen) aa 20,0 g

M. f. spec. stomachicae
D.S. 1 EL Teemischung mit 1 Tasse kochendem Wasser überbrühen, 10 Min. ziehen lassen, abseihen. Vor und nach den Mahlzeiten 1 Tasse langsam und schluckweise trinken.

▶ Teekombinationen bei Völlegefühl und krampfartigen Beschwerden im Magen-Darm-Bereich

Enthält Anisfrüchte, Kümmelfrüchte, Fenchelfrüchte, Pfefferminzblätter, Kamillenblüten, Anisöl, Kümmelöl, Fenchelöl und sind zur freien individuellen Rezeptur gut geeignet.

Dabei müssen die Kombinationspartner
- bei 2er Kombinationen → 50–75 %
- bei 3er Kombinationen → 30–50 %
- bei 4er Kombinationen → 25–40 %

der Gesamtmischung ausmachen.

Darreichungsformen: Teeaufgüsse, zubereitet aus geschnittenen Drogen, Drogenfeinschnitte, abgepackt in Filterbeuteln und Instanttees (= tassenfertige Pulvertees).

Rp: (z.B.)
Menthae piperitae fol. conc. (Pfefferminzblätter) 40,0 g
Anisi fruct. cont. (Anisfrüchte) 30,0 g
Foeniculi fruct. cont. (Fenchelfrüchte) 30,0 g

M. f. spec. carminativae
D.S. 1 TL Teemischung mit kochendem Wasser überbrühen, 10 Min. ziehen lassen, abseihen. Mehrmals tgl. 1 Tasse nach dem Essen warm und schluckweise trinken.

▶ „Windtee" = Species Deflatulentis für alle Altersgruppen

Rp:

Matricariae flos tot. (Kamillenblüten)	30,0 g
Menthae piperitae fol. conc. (Pfefferminzblätter)	15,0 g
Carvi fructus cont. (Kümmelfrüchte)	20,0 g
Aurantii pericarpium conc. (Pomeranzenschalen)	5,0 g

M. f. spec. deflatulentis
D.S. Je nach Stärke der Blähungen 1–2 TL Teemischung mit 1 Tasse kochendem Wasser übergießen, 10 Min. ziehen lassen, abseihen. Mehrmals tgl. 1 Tasse nach den Mahlzeiten trinken.

7.6 Krampfartige Schmerzen im Bereich des Verdauungstrakts

Der Kolikschmerz ist ein diffuser, wellenförmiger, an Intensität zu- und abnehmender viszeraler Schmerz, hervorgerufen durch periodische, spastische Kontraktionen der glatten Muskulatur eines Hohlorgans, dessen Lumen durch ein Hindernis verlegt ist. Auch funktionelle Störungen, wie Blähungen, „verklemmte Winde" und Magenschmerzen können mehr oder weniger krampfartige Schmerzen verursachen.

Stellenwert der Phytotherapie

Die Anwendung von spasmolytisch wirksamen Alkaloiddrogen bei dieser Indikation ist innerhalb der Phytotherapie nicht unumstritten. Die Vorteile der Phytotherapeutika, die meist nebenwirkungsärmer als chemisch-synthetische Arzneimittel sind und daher eher als unbedenklich gelten, können die Alkaloiddrogen nicht für sich verbuchen. Sie haben vergleichbare Nebenwirkungen wie die synthetischen Spasmolytika. Daher darf der Einsatz dieser Alkaloiddrogen nur nach **strenger Indikationsstellung**, Berücksichtigung von Kontraindikationen, Nebenwirkungen und Interaktionen erfolgen (☞ 7.1.5) und eine genaue Dosierung muß angegeben und eingehalten werden.

Fertigarzneimittel und Rezepturen mit normierten Gehalten an Alkaloiden aus Glockenbilsenkraut, Schöllkraut und Tollkirschblättern und -wurzeln besitzen eine starke spasmolytische Wirksamkeit und sind in der Regel für eine **alleinige** Therapie ausreichend. Rezepturen (☞ 7.6.2) besitzen den Vorteil der individuellen patientenorientierten Dosierung. Die übrigen pflanzlichen Spasmolytika können je nach Intensität der Schmerzen **adjuvant**, z.B. zusammen mit Butylscopolaminiumbromid, **oder** als **alleinige** Therapie eingesetzt werden, v.a. nach dem Abklingen einer akuten Kolik.

Echte kolikartige Schmerzen, v.a. wenn sie mit starker Intensität auftreten, sind klinische Zeichen einer Abflußstörung in einem Hohlorgan und immer ein Warnzeichen, das einer raschen diagnostischen Abklärung bedarf.

Darreichungsform

Nur normierte, d.h. eingestellte Alkaloidzubereitungen, dürfen für die Rezepturen verwendet werden, da in diesen **normierten Arzneibuchformen** sowohl der Mindest- als auch Höchstgehalt der Alkaloide vorgeschrieben sind. Zum Einsatz gelangen normierte Trockenextrakte verarbeitet in Tbl., Drg. oder Lsg. (Tr.).

Phytotherapeutische Differentialtherapie

Zunächst werden Phytopharmaka eingesetzt, die bei leichteren Krämpfen wirksam sind, wie ethanolisch-wäßrige Auszüge aus **Kamillenblüten**.

Reichen diese zur Schmerzbekämpfung nicht aus und können organische Ursachen oder schwerwiegendere Erkrankungen ausgeschlossen werden, stehen als Phytopharmaka die eingestellten, d.h. normierten, **Alkaloiddrogen** mit ihrer starken spasmolytischen Wirkung zur Verfügung.

Je nach **Ursache** bzw. **Lokalisation** der krampfartigen Schmerzen werden eingesetzt bei

- Spasmen im **Magen-Darm-Trakt**: Bilsenkrautblätter, Tollkirschblätter und -wurzel, Boldoblätter, Glockenbilsenkrautwurzelstock, Süßholzwurzel
- Dyskinesie der **Gallenwege**: Schöllkraut, Boldoblätter, Erdrauchkraut
- spastischer **Obstipation**: Bilsenkrautblätter, Tollkirschblätter und -wurzel
- **Dyspepsie:** Kamillenblüten
- **Diarrhoe:** Kamillenblüten
- **Colon irritabile:** Kamillenblüten, Tollkirschblätter und -wurzel

Spasmolytische Stärke von Alkaloiddrogen (aus pharmakologischer Sicht)

Arzneidroge	Spasmolytische Stärke
Bilsenkrautblätter	+++
Boldoblätter	++
Erdrauchkraut	++
Glockenbilsenkrautwurzelstock	+++
Kamillenblüten	+
Schöllkraut	++
Süßholzwurzel	+
Tollkirschblätter/-wurzel	+++

Tab. 7.13

Zusätzliche allgemeine Maßnahmen

- Feuchtwarme Wickel oder Wärmflasche auf die schmerzende Region auflegen.
- Körperliche Schonung.
- Evtl. Nahrungskarenz.
- Entspannungstherapeutische Maßnahmen erlernen (z.B. autogenes Training).

7.6.1 Phytopharmaka zur inneren Anwendung

▶ Bilsenkrautblätter (Hyoscyami folium) ☞ S. 46

Darreichungsform:
- Eingestelltes DAB-Hyoscyamuspulver: Mittlere Einzeldosis 0,5 g entsprechend 0,25–0,35 mg Gesamtalkaloiden, größte Einzeldosis 1,0 g entsprechend 0,5–0,7 mg Gesamtalkaloiden, größte Tagesdosis 3,0 g entsprechend 1,5–2,1 mg Gesamtalkaloiden.

Fertigarzneimittel: Sind nicht mehr erhältlich.

Kombinationen mit anderen Phytopharmaka: Kombinationen mit Süßholzdicksaft wären denkbar. Fertigkombinationen sind nicht erhältlich.

▶ Boldoblätter (Boldo folium) ☞ S. 52

Bei Askaridol, dem Hauptbestandteil des ätherischen Boldo-Öls, wurde eine neurotoxische Wirkung beobachtet. Deshalb dürfen aufgrund des Askaridolgehalts das reine ätherische Boldo-Öl sowie Destillate aus Boldoblättern nicht verwendet werden.

Darreichungsform: Mittlere Tagesdosis 3 g Droge.
- Fluidextrakt: 3 x tgl. 20 Tr. in einer Tasse Kamillentee.
- Teeaufguß: 2 TL geschnittene Droge mit 1 Tasse kochendem Wasser übergießen, 10 Min. ziehen lassen, dann abseihen. 2–3 x tgl. 1 Tasse warm trinken.

Fertigarzneimittel: Z.B.
- Cefabol® Filmtabletten (250 mg Boldoblätter-Trockenextrakt), Erw. 3 x tgl. 1 Filmtbl., Kdr. bis zu 2 x tgl. 1 Tbl.

Kombinationen mit anderen Phytopharmaka: Kombinationen mit anderen Spasmolytika wie Schöllkraut sind sinnvoll. Z.B.
- Cynarzym® N, Dragees (zusammen mit Artischockenblättern, Schöllkraut), 3 x tgl. 1–2 Drg.
- Hepatofalk® Neu Dragees (Boldoblätter standardisiert auf 0,5 % Gesamtalkaloide berechnet als Boldin zusammen mit B-Vitaminen, Wermutkraut, Schöllkraut standardisiert auf 2 % Gesamtalkaloide berechnet als Chelidonin, javanischer Gelbwurz standardisiert auf 1 % Dicinnamoylmethanderivate berechnet als Curcumin, Artischockenblättern standardisiert auf 1 % Cynarinderivate berechnet als Cynarin, Löwenzahnwurzel und -kraut), 1–2 Drg. tgl.

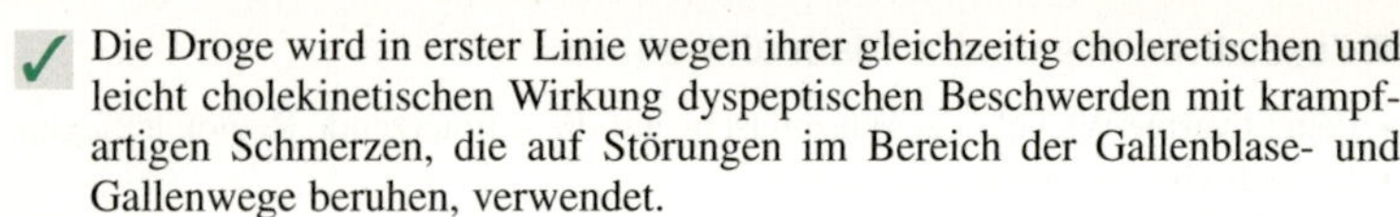

Die Droge wird in erster Linie wegen ihrer gleichzeitig choleretischen und leicht cholekinetischen Wirkung dyspeptischen Beschwerden mit krampfartigen Schmerzen, die auf Störungen im Bereich der Gallenblase- und Gallenwege beruhen, verwendet.

▶ Erdrauchkraut (Fumariae herba) ☞ S. 75

Darreichungsform: Mittlere Tagesdosis 6 g Droge.

- Kaltwasserauszug: 2 TL geschnittene Droge mit 2 Tassen kaltem Wasser ansetzen, über Nacht stehen lassen, abseihen. 1 Tasse mehrmals tgl. trinken.
- Teeaufguß: 2 TL zerkleinerte Droge mit 1 Tasse heißem Wasser übergießen, 10 Min. ziehen lassen, dann abseihen. 1 Tasse mehrmals tgl.

Fertigarzneimittel: Z.B.

- Bilobene® Filmtabletten (250 mg wäßriger Trockenextrakt), 3 x tgl. 2 Filmtbl.
- Oddibil® Dragees (250 mg wäßriger Trockenextrakt), 3 x tgl. 2 Drg. vor den Mahlzeiten einnehmen.

Kombinationen mit anderen Phytopharmaka: Kombinationen mit anderen Spasmolytika wie Schöllkraut und Cholagoga wie Artischockenblättern, Löwenzahnwurzel und -kraut sind sinnvoll. Fertigkombinationen sind nicht erhältlich.

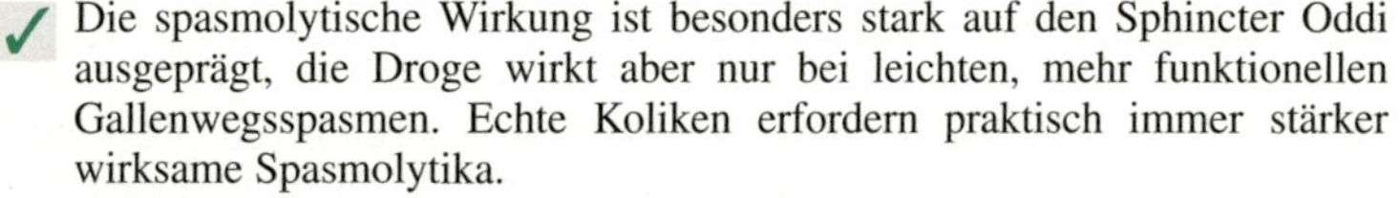

Die spasmolytische Wirkung ist besonders stark auf den Sphincter Oddi ausgeprägt, die Droge wirkt aber nur bei leichten, mehr funktionellen Gallenwegsspasmen. Echte Koliken erfordern praktisch immer stärker wirksame Spasmolytika.

▶ Glockenbilsenkrautwurzelstock (Scopoliae rhizoma) ☞ S. 97

Darreichungsform: Mittlere Tagesdosis entsprechend 0,25 mg Gesamtalkaloiden, max. Einzeldosis entsprechend 1 mg Gesamtalkaloiden, max. Tagesdosis entsprechend 3 mg Gesamtalkaloiden, jeweils berechnet als Hyoscyamin.

Fertigarzneimittel: Z.B.

- Hyoscal® Tabletten (Trockenextrakt mit 0,095 mg genau definiertem Gehalt an Gesamtalkaloiden berechnet als Hyoscyamin), je nach Bedarf 2–5 x tgl. 1–2 Tbl.
- Olren® N Lösung (entsprechend 0,2 mg Gesamtalkaloiden berechnet als Hyoscyamin), Erw. und Kdr. ab 14 Jahre 3 x tgl. 15 Tr., Kdr. von 5–13 Jahren 3 x tgl. die Anzahl Tr., die dem 1–1½fachen des Lebensalters entspricht, Kdr. von 1–4 Jahren das 1½fache des Lebensalters, Sgl. ab ½ Jahr 2–3 Tr. auf Zucker oder in ½–1 Tasse Wasser verdünnt.
- Olren® N Tabletten (entsprechend 0,2 mg Gesamtalkaloiden berechnet als Hyoscyamin), Erw. und Kdr. ab 14 Jahren 3 x tgl. 1 Tbl., Kdr. von 8–13 Jahren 3 x tgl. ¾ Tbl., Kdr. von 4–7 Jahren 3 x tgl. ½ Tbl., Kdr. von 1–3 Jahren 3 x tgl. ¼ Tbl.

Kombinationen mit anderen Phytopharmaka: Kombinationen mit anderen Spasmolytika wie Schöllkraut sind aus arzneimittelrechtlichen Gründen nicht mehr im Verkehr, obwohl diese häufig verordnet wurden und wirksam waren.

▶ Kamillenblüten (Matricariae flos) ☞ S. 123

Darreichungsform: Tagesdosis bei kurativer Anwendung 10–15 g Droge.

- Teeaufguß: 1 gehäuften EL Kamillenblüten (= ca. 3 g) mit ca. 150 ml heißem Wasser übergießen, zugedeckt ziehen lassen und nach ca. 5–10 Min. abseihen. Den Tee langsam schluckweise ungesüßt trinken, bei Bedarf alle 30–60 Min. wiederholen, sonst 3–4 x tgl. eine Tasse frisch bereiteten Tees zwischen den Mahlzeiten trinken.

Fertigarzneimittel: Z.B.

- Chamo® S Bürger Lösung (in 100 g 200 mg Kamillenöl und 150 mg Apigenin-7-glukosid), Erw. 2–8 ml, Schulkdr. 1–6 ml 1–4 x tgl. in ½ Tasse warmem Wasser einnehmen.
- Kamillan® supra Auszug (in 100 g 180 mg Kamillenöl), 1–3 x tgl. ½–1 TL in Wasser oder Tee.
- Kamillopur® Fluidextrakt (100 % Fluidextrakt 1:1 aus Kamillenblüten), Erw. 40–50 Tr., Schulkdr. 20 Tr., Sgl. und Kleinkdr. 10 Tr. jeweils bis zu 4 x tgl. auf 1 Tasse warmes Wasser.
- Kamille Spitzner® N Lösung (100 % Kamillenfluidextrakt 1:1), Erw. und Kdr. über 12 Jahren 60 Tr. (ca. 3 ml) bis zu 4 x tgl., Schulkdr. von 6–12 Jahren 30 Tr. (ca. 1,5 ml) bis zu 4 x tgl. Die entsprechende Anzahl an Tr. in 150 ml (ca. 1 Tasse) warmes Wasser zwischen den Mahlzeiten geben und trinken.
- Kamillin Konzentrat Lösung (in 100 g 170 mg ätherisches Kamillenöl, 50 mg (-)-α-Bisabolol), mehrmals tgl. 30 Tr. auf 1 Tasse warmes Wasser.
- Kamillosan® Konzentrat Lösung (in 100 g 50 mg (-)-α-Bisabolol, 150–300 mg ätherisches Kamillenöl, 150–300 mg Apigenin-7-glukosid), Erw. bis zu 4 x tgl. 5 ml auf 1 Tasse warmes Wasser, Schulkdr. 2,5 ml.
- Markalakt® Pulver (Trockenextrakt aus Kamillenblüten mit Laktose als Trägersubstanz), 1–mehrmals tgl. 1 TL auf 1 Tasse warmes Wasser.
- Matmille® Fluidextrakt (in 100 g 150 mg ätherisches Kamillenöl), 3–4 x tgl. 1 TL auf 1 Glas warmes Wasser (ca. 150 ml) zwischen den Mahlzeiten.
- Salus® Kamillen-Tropfen (in 100 g 50 mg (-)-α-Bisabolol, 150 mg Apigenin-7-glukosid), 2–3 x tgl. 10–15 Tr.

Kombinationen mit anderen Phytopharmaka: Fertigkombinationen sind nicht erhältlich. Eine freie Rezeptur Leinsamenschleim (z.B. Gastronal® = in Portionsbeutel abgefüllter Leinsamenschleim) plus 1–2 % Kamillentinktur ist sinnvoll.

Zubereitungen aus Kamillenblüten helfen immer dann besonders gut, wenn Reizzustände oder Entzündungen des Magens, vielfach kombiniert mit vermehrter Säurebildung vorliegen.

Kamillentee sollte ungesüßt langsam und schluckweise zwischen den Mahlzeiten getrunken werden. Bei stärkeren Beschwerden kann die Wirkung durch standardisierte Kamillenblütenauszüge verstärkt werden.

7

▶ Schöllkraut (Chelidonii herba) ☞ S. 213

Bei Einnahme über mehr als 4 Wochen sollten die Transaminasen kontrolliert werden, um eine Hepatitis nicht zu übersehen.

Darreichungsform: Mittlere Tagesdosis 2–5 g Droge, in flüssigen oder festen Extrakten 8–15 mg Gesamtalkaloide berechnet als Chelidonin. Nur als Fertigarzneimittel anwenden und dabei die Aklaloid-Tagesdosis beachten (nicht über 15 mg).

Fertigarzneimittel: Z.B.
- Ardeycholan® N Dragees (300 mg Trockenextrakt, 6 mg Gesamtalkaloide pro Einzeldosis), 3 x tgl. 1–2 Drg.
- Chelidophyt® Dragees (200 mg Trockenextrakt, 4 mg Gesamtalkaloide pro Einzeldosis), 3 x tgl. 1–2 Drg. mit Flüssigkeit einnehmen.
- Cholarist® Tabletten (100–150 mg Trockenextrakt, 3 mg Gesamtalkaloide pro Einzeldosis), 3 x tgl. 1–2 Tbl. mit reichlich Flüssigkeit einnehmen.
- Cholspasmin phyto Kapseln (140–150 mg Trockenextrakt, 7,2 mg Gesamtalkaloide pro Einzeldosis), 2–3 x tgl. 1 Kps.
- Gallopas® novo Filmtabletten (118–211 mg Trockenextrakt, 4 mg Gesamtalkaloide pro Einzeldosis), Erw. 3 x tgl. 1–2 Tbl. unzerkaut einnehmen.
- Gallopas® Tropfen (1 g Fluidextrakt, 1,2 mg Gesamtalkaloide pro Einzeldosis), Erw. bei chronischen Erkrankungen 3 x tgl. 20–30 Tr. auf ½ Tasse heißes Wasser einnehmen, bei akuten Erkrankungen 10 Tr. in etwas Flüssigkeit nach jeder Mahlzeit einnehmen.
- Panchelidon® N Kapseln (120–180 mg Trockenextrakt, 4,2 mg Gesamtalkaloide pro Einzeldosis), 3 x tgl. 1–2 Kps.
- Panchelidon® N Tropfen (in 100 ml 400 mg Gesamtalkaloide), 3 x tgl. 1 ml (= 3 x 30 Tr.).
- SCHÖLLKRAUT-ratiopharm® Kapseln (140–150 mg Trockenextrakt mit einem normierten Gehalt an 7,2 mg Gesamtalkaloiden pro Einzeldosis), 2–3 x tgl. 1 Kps. vor den Mahlzeiten.
- Siosol® Kapseln (140–150 mg Trockenextrakt, 7,2 mg Gesamtalkaloide pro Einzeldosis), 2–3 x tgl. 1 Kps.

Kombinationen mit anderen Phytopharmaka: Eine Kombination mit Curcumawurzelstock, Artischockenblättern, Pfefferminzblättern ist sinnvoll. Z.B.
- Cholagogum F Nattermann® Kapseln (zusammen mit Gelbwurz), 3 x 1 Kps. vor oder zu den Mahlzeiten.
- Cholagogum N Nattermann® Tropfen (zusammen mit Gelbwurz, Pfefferminzöl), 3 x tgl. 15–30 Tr. in Wasser oder auf Zucker, vor oder zu den Mahlzeiten. In besonders schweren Fällen 3–5 x tgl. 30 Tr.
- Cynarzym® N, Dragees (zusammen mit Artischocken-, Boldoblättern), 3 x tgl. 1–2 Drg. nach den Mahlzeiten.
- spasmo gallo sanol® Dragees (zusammen mit javanischer Gelbwurz), 3 x tgl. 2 Drg. vor den Mahlzeiten unzerkaut einnehmen.

✓ Schöllkrautzubereitungen bewirken neben dem spasmolytischen Effekt eine Steigerung des Gallenflusses und werden v.a. bei dyspeptischen Beschwerden mit krampfartigen Schmerzen, die auf Störungen im Bereich der Gallenblase und Gallenwege beruhen, verwendet. ➡

Die experimentell ermittelte spasmolytisch wirksame Dosierung für reines, isoliertes Chelidoninhydrochlorid, dem Hauptalkaloid in der Wurzel, wird in den meisten Kombinationspräparaten nicht erreicht. Sie ist auch nicht notwendig und kann in Extrakten niedriger sein, da die übrigen Alkaloide, insbesondere das Coptisin, dem Hauptalkaloid im Kraut, zu einer additiven und synergistischen Wirksamkeit verhelfen.

▶ Tollkirschblätter/-wurzel (Belladonnae folium/- radix) ☞ S. 243

Darreichungsform:

- Belladonnaextrakt (Belladonnae extract. siccum normatum DAB): Mittlere Einzeldosis 0,01 g, max. Einzeldosis 0,05 g entsprechend 0,73 mg Gesamtalkaloiden, max. Tagesdosis 0,15 g entsprechend 2,2 mg Gesamtalkaloiden, jeweils berechnet als Hyoscyamin.
- Eingestellte Belladonnatinktur (Belladonnae tinct. normata DAB): 3 x tgl. 4–5 Tr. bei Frauen, 6–8 Tr. bei Männern, dann tgl. um 3 x 2 Tr. steigern, bis Mundtrockenheit auftritt und dann auf die vorangegangene Dosierung zurückgehen.
- Eingestelltes Belladonnapulver (Belladonnae pulvis normatus DAB): Mittlere Einzeldosis 0,05–0,1 g, max. Einzeldosis 0,2 g entsprechend 0,6 mg Gesamtalkaloiden, max. Tagesdosis 0,6 g entsprechend 1,8 mg Gesamtalkaloiden, jeweils berechnet als Hyoscyamin, in Fertigarzneimitteln.

Fertigarzneimittel: Z.B.

- Belladonnysat® Bürger Lösung (100 ml standardisiert auf 50 mg Gesamtalkaloide berechnet als Hyoscyamin), 3 x tgl. 7–30 Tr. Mittlere Einzeldosis 0,1 mg Alkaloide, max. Einzeldosis 0,75 mg Alkaloide, max. Tagesdosis 2,2 mg Alkaloide.
- Belladonnysat® Bürger Saft (1 Meßlöffel = 0,5 mg Gesamtalkaloide), 3 x tgl. ¼–1 Meßlöffel.

Kombinationen mit anderen Phytopharmaka: Belladonna sollte möglichst als Einzeldrogenzubereitung verwendet werden. Kombinationen mit antidyspeptischen Drogen wie Kamillenblütenzubereitungen und mild sedativen Drogen wie Melissenblättern können dennoch sinnvoll sein. Z.B.

- Freie Rezeptur: Belladonnae tinct. normata DAB (eingestellte Tinktur aus Tollkirschblättern und -wurzel), 5 Tr. in 1 Tasse Kamillentee (1 gehäufter TL auf 150 ml kochendes Wasser geben) geben und langsam schluckweise trinken.

✓ Bei Anzeichen von Mundtrockenheit, leichtem Flimmern vor den Augen, Lichtscheu oder Pupillenerweiterung die Dosis bei flüssigen Belladonnazubereitungen um 2–3 Tr. reduzieren.

7.6.2 Bewährte Rezepturen

▶ Krampflösendes Magenpulver bei Hyperaziditätsbeschwerden

Rp:

Belladonnae extractum siccum normatum DAB (eingestellter Trockenextrakt aus Tollkirschblättern und -wurzel)	0,02 g

Bismutum subgallicum (Wismutgallat) 0,30 g
Magnesium usta (gebrannte Magnesia) 0,05 g

M. f. pulv. antispasticae tal. dos. Nr. XXIV
D.S. Bei Krämpfen, v.a. mit saurem Aufstoßen, 3–4 x tgl. 1 Pulver.

▶ Pillen mit eingestelltem Extrakt aus Tollkirschblättern und -wurzel

Rp:
Belladonnae extractum siccum normatum DAB
(eingestellter Extrakt aus Tollkirschblättern und -wurzel
pro Pille) 0,3 g
Mass. pil. quantum satis at f. pil. Nr. XXX

M. f. pil. antispasticae
D.S. Bei Krämpfen 3–4 x tgl. 1 Pille mit je 10 mg Belladonnaextrakt.

▶ Tinctura antispasticae DRF (Tinktur bei kolikartigen Schmerzen)

Rp:
Belladonnae tinct. normata DAB (eingestellte Tinktur
aus Tollkirschblättern und -wurzel)
Valerianae tinct. DAB (Baldrianwurzeltinktur)
Menthae piperitae spir. DAB 6 (Pfefferminzspiritus) aa ad 30,0 g

M. f. tinct. antispasticae
D.S. Bei Krämpfen bis zu 3 x tgl. 20–30 Tr.

7.7 Gastritis

Akute Gastritis: *Magenschleimhautentzündung durch bakterielle Toxine, übermäßigen Alkohol- oder Nikotingenuß, Streß bei schweren Verbrennungen oder nach Operation, Sepsis, Schock, Urämie, Einnahme von Medikamenten (NSAR). Symptome sind Appetitlosigkeit, Druckgefühl und Schmerzen im Oberbauch, Übelkeit, Erbrechen. Sie kann durch eine Magenblutung in Erscheinung treten.*
Chronische Gastritis: *Autoimmungastritis (Typ A) im Korpusbereich mit Hypochlorhydrie, bakterielle Gastritis (Typ B) im Antrumbereich meist durch Besiedlung mit Helicobacter pylori, chemisch-toxische Gastritis (Typ C) durch Reflux von Gallensaft, Einnahme von Medikamenten oder Noxen. Oft symptomlos oder von Oberbauchschmerzen, Völlegefühl, Übelkeit, Erbrechen und Aufstoßen begleitet.*

■ Stellenwert der Phytotherapie

Geeignet für eine **adjuvante** Behandlung mit Phytopharmaka sind unkomplizierte, nicht blutende Gastritiden. Bei einer B-Gastritis eignen sich Phytopharmaka adjuvant zusammen mit einer üblichen Helicobacter-pylori-Eradikation.

Die besondere Bedeutung der Phytopharmaka liegt in dem breitem Wirksamkeitsprofil, beginnend vom Antiphlogistikum bis zum Schleimhautprotektivum, den äußerst geringen, kaum wahrnehmbaren Nebenwirkungen und in der Behandlung von chronischen Gastritiden.

Alle akut verlaufenden hämorrhagischen Gastritiden sowie anhaltende und therapieresistente Magenbeschwerden müssen unbedingt durch eine Gastroskopie abgeklärt werden.

Darreichungsform

Geeignet sind ethanolisch-wäßrige Tinkturen (Tr.), Frischpflanzenpreßsäfte, Teezubereitungen und gebrauchsfertige Schleimzubereitungen.

Phytotherapeutische Differentialtherapie

Bei Gastritis werden eingesetzt:

- **Antiphlogistika**, die entzündungshemmend, bakteriostatisch und durchblutungsfördernd wirken: Kamillenblüten, Schafgarbenkraut und -blüten
- **Spasmolytika** zur Schmerzlinderung: Kamillenblüten, Schafgarbenkraut und -blüten, bittere Schleifenblume
- **Sedativa:** Baldrianwurzel, Kamillenblüten
- **Muzilaginosa**, die die Schleimhaut schützen, die Regeneration von Schleimhautläsionen fördern und die defensiven Faktoren verstärken: Leinsamenschleim, Malvenblätter und -blüten
- **sekretionsanregende Drogen** zur Anregung der Magensaftsekretion bei chronischer Gastritis mit Hypochlorhydrie: Kalmuswurzelstock

In der E-Monographie Eibischwurzel wird u.a. auch die Indikation „leichte Entzündung der Magenschleimhaut" genannt. Diese Anwendung ist aufgrund des Schleimgehalts der Droge zwar plausibel, sie besitzt aber in der ärztlichen Praxis keine Bedeutung und wird daher im folgenden nicht näher besprochen.

Je nach **Therapieziel** bzw. **Ursache** werden eingesetzt bei

- **akuter** Gastritis: Kamillenblüten, Leinsamenschleim
- **chronischer** Gastritis: Kalmuswurzelstock, Leinsamenschleim
- Gastritis vom **Refluxtyp**: Muzilaginosa, insbesondere isolierter Leinsamenschleim
- Gastritis vom **Ulkustyp**: Muzilaginosa, Antiphlogistika, Spasmolytika, Sedativa
- Gastritis vom **Motilitätstyp**: Spasmolytika, Sedativa, sekretionsanregende Drogen, insbesondere bittere Schleifenblume

Zusätzliche allgemeine Maßnahmen

- Alkohol- und Nikotinkarenz, evtl. auch auf Kaffee und scharfe Gewürze verzichten.
- Auslösende Medikamente absetzen und durch magenverträgliche ersetzen.
- Basenreiche Nahrungsmittel bevorzugen (Kartoffeln, Obst, Gemüse), Zucker sparsam anwenden.
- Feuchtwarme Auflagen auf den Oberbauch.

7

7

7.7.1 Phytopharmaka zur inneren Anwendung

▶ Baldrianwurzel (Valerianae radix) ☞ S. 36

Darreichungsform: Tagesdosis 8–15 g Droge, verteilt vor jeder Mahlzeit.
- Extrakt (Valerianae extract.): Entsprechend 2–3 g Droge, eingearbeitet in Tbl., Drg. oder Kps. 1–mehrmals tgl.
- Teeabkochung: 2–3 g Droge mit 1 Tasse heißem Wasser ansetzen, kurz aufkochen, abseihen. 1–mehrmals tgl.
- Teeaufguß: 2 TL zerkleinerte Droge mit 1 Tasse heißem Wasser überbrühen, 10 Min. ziehen lassen, abseihen. Mehrmals tgl. 1 Tasse.
- Tinktur (Valerianae tinct. DAB 1:5): ½–1 TL (1–3 ml oder 15–20 Tr.) 1–mehrmals tgl. in etwas Wasser.

Fertigarzneimittel: Z.B.
- Baldrian-Dispert® stark am Tag Dragees (125 mg Trockenextrakt), Erw. und Kdr. ab 12 Jahren 1–mehrmals tgl. 2–4 Drg.
- Baldrian-Phyton® Dragees (125 mg Trockenextrakt), 1–3 x tgl. 2–3 Drg.
- Baldrian-Phyton® Tropfen (in 1 ml 955 mg Baldrianwurzel-Fluidextrakt 1:1), 1–3 x tgl. 2–3 ml.
- florabio Baldriansaft, Erw. und Kdr. über 12 Jahre 2–3 x tgl. 10 ml (= 1 EL) unverdünnt oder mit etwas Flüssigkeit.
- Recvalysat® Bürger Lösung (Tinktur 1:5 aus frischer Baldrianwurzel), 1–mehrmals tgl. 1–3 ml.
- Sedonium® Dragees (300 mg Trockenextrakt), 2–3 Drg. vor den Hauptmahlzeiten unzerkaut mit etwas Flüssigkeit, bei Bedarf mehrmals tgl. 2 Drg. einnehmen.

Kombinationen mit anderen Phytopharmaka: Fertigkombinationen sind nicht erhältlich. Kombinationen mit Schafgarbenblüten und -kraut, Kamillenblüten sind als freie Rezeptur empfehlenswert.

▶ Kalmuswurzelstock (Calami rhizoma) ☞ S. 122

Darreichungsform: Zerkleinerte Droge als Tee oder Tinktur. Mehrmals tgl. 1 TL als Tee bzw. bis zu 3 x tgl. 30 Tr.
- Teeaufguß: 1–1,5 g (ca. ½ TL) geschnittene oder grob gepulverte Droge mit 1 Tasse kochendem Wasser übergießen, ca. 5 Min. ziehen lassen, dann abseihen. 1 Tasse zu jeder Mahlzeit trinken.
- Tinktur (Calami tinct.): Erw. 3 x tgl. 20–30 Tr., Kdr. 3 x tgl. 5–10 Tr. in 1 Glas Wasser vor den Mahlzeiten einnehmen.

Fertigarzneimittel: Nur abgefüllt als Standardzulassung erhältlich.

Kombinationen mit anderen Phytopharmaka: Sinnvolle Kombinationen sind bisher nicht bekannt.

✓ Kalmuswurzelstock kann aufgrund seines Gehalts an ätherischem Öl und Bitterstoffen und die damit verbundene sekretionsfördernde Wirkung die häufig vorhandene Verminderung der HCl- und Pepsinsekretion bei chronischer Gastritis günstig beeinflussen.
Auf die Verwendung der diploiden Kalmusrasse ist streng zu achten (☞ S. 123).

▶ Kamillenblüten (Matricariae flos) ☞ S. 123

Darreichungsform: Tagesdosis bei kurativer Anwendung 9–12 g Droge.
- Kamillenrollkur: ☞ S. 588
- Teeaufguß: 1 gehäuften EL (= ca. 3 g) mit ca. 150 ml heißem Wasser übergießen, zugedeckt ziehen lassen und nach ca. 5–10 Min. abseihen. Den Tee langsam schluckweise ungesüßt trinken, bei Bedarf alle 30–60 Min. wiederholen, sonst 3–4 x tgl. eine Tasse frisch bereiteten Tee zwischen den Mahlzeiten trinken.

Fertigarzneimittel: Z.B.
- Chamo® S Bürger Lösung (in 100 g 200 mg Kamillenöl und 150 mg Apigenin-7-glukosid), 1–4 x tgl. Erw. 2–8 ml, Schulkdr. 1–6 ml in ½ Tasse warmem Wasser einnehmen.
- Kamillan® supra Auszug (in 100 g 180 mg Kamillenöl), 1–3 x tgl. ½–1 TL in Wasser oder Tee.
- Kamillopur® Fluidextrakt (in 1 ml 1 ml Fluidextrakt 1:1 aus Kamillenblüten = Kamillenfluidextrakt 1:1), Erw. 40–50 Tr., Schulkdr. 20 Tr., Sgl. und Kleinkdr. 10 Tr. jeweils bis zu 4 x tgl. auf 1 Tasse warmes Wasser.
- Kamille Spitzner® N Lösung (Kamillenfluidextrakt 1:1), Erw. und Kdr. über 12 Jahren 60 Tr. (ca. 3 ml) bis zu 4 x tgl., Schulkdr. von 6–12 Jahren 30 Tr. (ca. 1,5 ml) bis zu 4 x tgl. Die entsprechende Anzahl an Tr. in 150 ml (ca. 1 Tasse) warmem Wasser zwischen den Mahlzeiten trinken.
- Kamillin Konzentrat Lösung (in 100 g 170 mg ätherisches Kamillenöl, 50 mg (-)-α-Bisabolol), 3–4 x tgl. zwischen den Mahlzeiten 30 Tr. auf 1 Tasse warmes Wasser.
- Kamillosan® Konzentrat Lösung (in 100 g 50 mg (-)-α-Bisabolol, 150–300 mg ätherisches Kamillenöl, 150–300 mg Apigenin-7-glukosid), Erw. 5 ml, Schulkdr. 2,5 ml bis zu 4 x tgl. auf 1 Tasse warmes Wasser.
- Matmille® Fluidextrakt (in 100 g 150 mg ätherisches Kamillenöl), 1 TL auf 1 Glas warmes Wasser (ca. 150 ml) 3–4 x tgl. zwischen den Mahlzeiten.
- Markalakt® Pulver (Trockenextrakt aus Kamillenblüten mit Laktose als Trägersubstanz), 1–mehrmals tgl. 1 TL auf 1 Tasse warmes Wasser.
- Salus® Kamillen-Tropfen (in 100 g 50 mg (-)-α-Bisabolol und 150 mg Apigenin-7-glukosid), 2–3 x tgl. 10–15 Tr.

Kombinationen mit anderen Phytopharmaka: Fertigkombinationen sind nicht erhältlich. Eine freie Rezeptur Leinsamenschleim (z.B. **Gastronal**® = in Portionsbeutel abgefüllter Leinsamenschleim; ☞ **Studie**) plus 1–2 % Kamillentinktur ist sinnvoll.

✓ Kamillenblütenzubereitungen helfen immer dann besonders gut, wenn Reizzustände oder Entzündungen des Magens kombiniert mit vermehrter Säurebildung vorliegen. Der Wirkstoff (-)-α-Bisabolol reduziert nämlich konzentrationsabhängig die proteolytische Aktivität von Pepsin und hemmt die Pepsinsekretion im Magen.
Kamillentee sollte ungesüßt langsam und schluckweise zwischen den Mahlzeiten nüchtern getrunken werden.

📖 In einer klinischen Studie an über 200 Patienten konnte der eindrucksvolle Nachweis der Wirksamkeit von **Gastronal**® bei funktionellen Ober- ➡

bauchbeschwerden und Gastritis erbracht werden. Dabei ließ sich eine signifikante Besserung der Beschwerden ($p < 0{,}01$) bereits nach 3tägiger Anwendung anhand eines gastroenterologischen Symptomenscors nachweisen.

▶ Leinsamen (Lini semen) ☞ S. 144

Darreichungsform:
- Leinsamenschleim: 2–3 EL eines geschroteten bzw. zerkleinerten gelben Leinsamens am besten am Abend zuvor in ¼–½ l Wasser einweichen, am Morgen kurz aufkochen und durch ein Mulltuch den Schleim von den Leinsamen abtrennen. Den Schleim in eine Thermosflasche abfüllen und körperwarm über den Tag verteilt schluckweise trinken.

Fertigarzneimittel: Z.B.
- Gastronal® gebrauchsfertige Beutel, 3 x tgl. 1 Beutel (25 g) vor oder nach den Mahlzeiten, zusätzlich 2 Beutel vor dem Schlafengehen. **(☞ Studie)**
- Linusit®-Gold Magenschutz-Portionsbeutel zur Herstellung des Schleims, 3 x tgl. 1 Beutel (25 mg) vor den Mahlzeiten, zusätzlich 2 Beutel vor dem Schlafengehen.

7

Kombinationen mit anderen Pharmaka: Eine Kombination mit standardisierten Kamillenblütenauszügen, d.h. Auszügen mit deklariertem (-)-α-Bisabololgehalt, ist sinnvoll. Z.B. eine freie Rezeptur Leinsamenschleim (z.B. Gastronal® = in Portionsbeutel abgefüllter Leinsamenschleim) plus 1–2 % Kamillentinktur ist sinnvoll.

✓ Eine optimale Wirksamkeit mit Puffereigenschaft bei Gastritis besitzt ein Leinsamenschleim mittlerer Schleimviskosität etwa um 50 mPas. Diese Schleimqualität kann nur aus speziellen Leinsamen-Kultursorten hergestellt werden, z.B. Midas, Creola (sog. „Linusit“-Leinsamen).

Die Wirksamkeit wurde sowohl experimentell als auch in einer kontrollierten klinischen Studie mit **Gastronal®**, das lediglich aus kaufmännischen Gründen zur Zeit nicht im Verkehr ist, nachgewiesen. Als Alternative kann ein Leinsamenschleim aus **Linusit®-Gold** selbst zubereitet werden.

▶ Malvenblätter/-blüten (Malvae folium/- flos) ☞ S. 154

Darreichungsform: Tagesdosis 5 g Droge.
- Teezubereitung: 1 EL feingeschnittene Malvenblüten oder 2 EL feingeschnittene Blätter mit 1 Tasse kaltem Wasser ansetzen, kurz aufkochen und 10 Min. ziehen lassen, abseihen und mehrmals tgl. 1 Tasse trinken.

Fertigarzneimittel: Sind nicht erhältlich.

Kombinationen mit anderen Phytopharmaka: Eine Kombination mit Kamillenblüten ist als freie Rezeptur 1:1 sinnvoll. Fertigkombinationen sind nicht erhältlich.

In Österreich wird bei Gastritis Malventee getrunken. Er ist dort auch als „Käsepappeltee“ bekannt. Die enthaltenden Schleimstoffe machen eine Wirksamkeit bei Gastritis plausibel.

▶ Schafgarbenkraut/-blüten (Millefolii herba/- flos) ☞ S. 211

Darreichungsform: Tagesdosis 4,5 g Schafgarbenkraut bzw. 3 g Schafgarbenblüten.

- Teeaufguß bei leichten Beschwerden: 1 TL geschnittene Droge mit 1 Tasse heißem Wasser übergießen, 5 Min. abgedeckt ziehen lassen, dann abseihen. Mehrmals tgl. 1 Tasse langsam und schluckweise trinken.
- Teeaufguß bei Entzündungen sowie krampfartigen Beschwerden: 2 gehäufte TL Droge mit ¼ l kochendem Wasser überbrühen, 15 Min. ziehen lassen, abseihen. Bis zu 5 Tassen tgl. schluckweise 30 Min. vor den Mahlzeiten einnehmen.

Fertigarzneimittel: Z.B.

- Salus® Schafgarben-Tropfen (in 100 g 20 g alkoholischer Auszug 1:5 aus Schafgarbenblüten), mehrmals tgl. 10–20 Tr. Enthält 23 Vol.% Ethanol.
- Schafgarbe-Tropfen® Tinktur (in 100 g 100 g Schafgarbenkraut-Tinktur 1:5), 4 x tgl. je 95 Tr. (4,2 g) einnehmen. Enthält 31,5 Vol.% Ethanol.
- Schamill Schafgarbe-Extrakt Fluidextrakt (in 100 g 30 g Schafgarbenkraut-Extrakt 1:1), tgl. 3 TL Extrakt in 1 Glas warmem Wasser auf einmal oder in Portionen während eines Tages einnehmen.

Kombinationen mit anderen Phytopharmaka: Fertigkombinationen sind nicht erhältlich. Eine Kombination mit anderen spasmolytisch wirkenden Drogen wie Kamillenblüten als freie Rezeptur 1:1 ist sinnvoll.

▶ Kombinationspräparat: Iberogast® Tinktur

Langjährig bewährtes sowie klinisch und experimentell geprüftes phytotherapeutisches Kombinationspräparat aus Angelikawurzel, bitterer Schleifenblume, Kamillenblüten, Kümmelfrüchten, Mariendistelfrüchten, Melissenblättern, Pfefferminzblättern, Schöllkraut und Süßholzwurzel. Der herausragende Kombinationspartner ist die **bittere Schleifenblume** (☞ S. 40).

Wirkungen: ☞ S. 560

Wirkmechanismus: ☞ S. 560

Indikationen:

- funktionelle und motilitätsbedingte Magen-Darm-Störungen wie Reizmagen und Reizdarm
- Gastritis
- Magen-Darm-Spasmen
- Ulcus ventriculi et duodeni
- Schmerzen, v.a. krampfartige Beschwerden im Oberbauch, Druck- und Völlegefühl, Aufstoßen, Hungerschmerz, Übelkeit und Brechreiz

Kontraindikationen: Keine bekannt.

Nebenwirkungen: Keine bekannt.

Interaktionen: Keine bekannt.

Dosierung: Erw. und Jugendl. 3 x tgl. 20 Tr., Kdr. von 6–12 Jahren bis zu 3 x tgl. 15 Tr., Kdr. von 3–6 Jahren bis zu 3 x tgl. 8 Tr., Kdr. unter 3 Jahren bis zu 3 x tgl. 6 Tr. vor oder zu den Mahlzeiten in warmer Flüssigkeit einnehmen. (☞ **Studie**)

✓ Iberogast® Tinktur enthält 31 Vol.% Ethanol, was bei gastritischen Beschwerden eher von Vorteil ist, da dadurch auch lipophile wirksamkeitsmitbestimmende Inhaltsstoffe im Präparat enthalten sind. Bei einer Dosierung von 3 x tgl. 10 Tr. kann der Ethanolgehalt auch für Kdr. unter 12 Jahren vernachlässigt werden.

In verschiedenen experimentellen Studien zeigte sich eine Abhängigkeit der Wirkung von **Iberogast® Tinktur** auf Motilität und Tonus je nach Ausgangssituation. Bei erschlaffter Muskulatur bewirkt der Frischpflanzenauszug der bitteren Schleifenblume eine Linksverschiebung der Dosis-Wirkungskurve für Acetylcholin und damit eine Erhöhung des Basistonus. Ist die Darmmuskulatur bereits stark kontrahiert, ergibt sich keine weitere Steigerung. Statt dessen setzt sich nun die spasmolytische Wirkung der Pfefferminzblätter, Kamillenblüten und Süßholzwurzel deutlich durch (in der Stärke vergleichbar mit Papaverin). Demnach besitzt **Iberogast® Tinktur** ein duales Wirkprinzip, tonisierend und prokinetisch oder spasmolytisch je nach pathologischer Ausgangssituation.
In mehreren plazebokontrollierten Doppelblindstudien konnte die Wirksamkeit von **Iberogast® Tinktur** nachgewiesen werden. In allen Studien wurde die Verträglichkeit als sehr gut bis gut beurteilt mit entsprechend hoher Compliance.
Bei medikamenteninduzierter Gastritis (durch NSAR) zeigte sich in 2 Studien mit 20 bzw. 40 Patienten innerhalb von 14 Tage eine signifikante Besserung der Symptome Druckgefühl oder Schmerz im Oberbauch, Aufstoßen, Sodbrennen, Völlegefühl und Appetitlosigkeit gegenüber der Plazebogruppe.
Iberogast® ist auch für Kdr. unter 12 Jahren in dieser Dosierung geeignet. In einer Anwendungsbeobachtung beurteilten 42,3 % der Ärzte die Wirksamkeit als sehr gut, 45,2 % als gut, 11,9 % als mäßig und lediglich 0,6 % als unzureichend.

7.7.2 Monographierte fixe Kombinationen

▶ Fixe Kombination aus Süßholzwurzel, Pfefferminzblättern und Kamillenblüten ☞ S. 284

Darreichungsformen: Z.B. in Form eines Tees, der mit dieser Monographie konform ist.

Rp:

Liquiritiae radix conc. (Süßholzwurzel)	40,0 g
Matricariae flos tot. (Kamillenblüten)	30,0 g
Menthae piperitae conc. (Pfefferminzblätter)	30,0 g

M. f. spec. stomachicae
D.S. 1 TL Teemischung mit ca. 150 ml kochendem Wasser übergießen, 5–10 Min. ziehen lassen, dann abseihen. 3–5 Tassen langsam schluckweise zwischen den Mahlzeiten trinken.

7.7.3 Bewährte Tee-Rezepturen

▶ Magentee nach Prof. R. F. Weiss bei chronischer Gastritis

Rp:

Matricariae flos tot. (Kamillenblüten)	30,0 g
Menthae piperitae folium conc. (Pfefferminzblätter)	20,0 g
Foeniculi fructus cont. (Fenchelfrüchte)	20,0 g
Calami rhizoma conc. (Kalmuswurzelstock)	30,0 g

M. f. spec. stomachicae
D.S. 1 TL Teemischung mit 1 Tasse kochendem Wasser übergießen, 5–10 Min. ziehen lassen, dann abseihen. 2–3 x tgl. 1 Tasse warm und schluckweise trinken.

▶ Magentee bei chronischer Gastritis (mit Melissenblättern)

Rp:

Foeniculi fructus cont. (Fenchelfrüchte)	
Menthae piperitae folium conc. (Pfefferminzblätter)	
Melissae folium conc. (Melissenblätter)	
Calami rhizoma conc. (Kalmuswurzelstock)	aa 20,0 g

M. f. spec. stomachicae
D.S. 1 TL Teemischung mit 1 Tasse kochendem Wasser übergießen, 10 Min. ziehen lassen, dann abseihen. 2–3 x tgl. 1 Tasse warm und schluckweise trinken.

7.8 Ulcus ventriculi und duodeni

Umschriebener, über die Schleimhaut hinausgehender Substanzdefekt der Wandschichten des Magens oder Duodenums (betrifft mind. auch die Muscularis mucosae). Ursachen können eine Infektion mit Helicobacter pylori, die Einnahme von Kortikoiden oder nicht-steroidalen Antiphlogistika, vermehrte Aggressionsfaktoren beim Ulcus duodeni, verminderte Schutzfaktoren beim Ulcus ventriculi, Zollinger-Ellison-Syndrom, psychosozialer Streß, Nikotin, Alkohol sein. Symptome sind epigastrische oder paraumbilikale Schmerzen (beim Ulcus duodeni häufig nachts), Druckgefühl im Oberbauch, Völlegefühl, Übelkeit, Appetitlosigkeit.

Stellenwert der Phytotherapie

Eine Therapie mit Phytopharmaka erfolgt immer nur **adjuvant**, da wegen der möglichen Ulkuskomplikationen und der sicheren Therapieerfolge der Standardtherapie mit H_2-Blockern, Protonenpumpenhemmern, Antazida und Eradikation von Helicobacter pylori eine ausschließliche Phytotherapie nicht empfohlen werden kann. Bei oberflächlichen Läsionen ist ein ausschließlicher Behandlungsversuch mit Phytopharmaka nach Ausschluß einer Helicobacter-Infektion u. U. vertretbar.

Darreichungsform

Geeignet sind Teezubereitungen verstärkt mit ethanolisch-wäßrigen Auszügen (Tinkturen), wäßrige Schleimzubereitungen sowie Trockenextrakte verarbeitet in Kautbl. und Kps.

Phytotherapeutische Differentialtherapie

Es besteht kein Unterschied in der Therapie des Ulcus ventriculi und des Ulcus duodeni. Bei der Ulkuskrankheit werden eingesetzt:

- **Muzilaginosa**, die die Schleimhaut schützen, die Regeneration von Schleimhautläsionen fördern und die defensiven Faktoren verstärken: Leinsamenschleim, Kamillenblüten
- **Antiphlogistika**, die entzündungshemmend, bakteriostatisch und durchblutungsfördernd wirken: Kamillenblüten, Süßholzwurzel
- **antipeptisch** wirksame Drogen, die die aggressiven Ulkusfaktoren eindämmen: Kamillenblütenzubereitungen mit einem hohen Gehalt an (-)-α-Bisabolol

Bestehen krampfartige **Schmerzen**, können standardisierte Kamillenblütenzubereitungen und Süßholzwurzel verwendet werden. Wenn mit diesen Drogen keine Schmerzfreiheit zu erreichen ist, muß auf die stärker spasmolytisch wirksamen Alkaloiddrogen (Glockenbilsenkrautwurzelstock, Bilsenkrautblätter, Tollkirschblätter und -wurzel) zurückgegriffen werden (☞ 7.6).

Als **Fortsetzung der Therapie** mit chemisch-synthetischen Arzneimitteln empfiehlt sich die Kamillenrollkur im tgl. Wechsel mit der Kamillen-Leinsamenschleim-Rollkur.

In der Praxis bewährt hat sich auch folgendes **Therapieschema**: 2 Tage Kamillenrollkur, 2 Tage Leinsamenschleimverarbreichung und 2 Tage Einnahme eines Süßholzmono- oder -kombinationspräparats. Klinische Studien zu dieser „Dreier-Ulkuskur" liegen allerdings nicht vor, sie ist aber wissenschaftlich plausibel.

Zusätzliche allgemeine Maßnahmen

- Alkohol- und Nikotinkarenz, evtl. auch auf Kaffee und scharfe Gewürze verzichten. Kaffee nie auf nüchternen Magen trinken.
- Eine „Ulkusdiät" ist nicht notwendig, evtl. leichte Vollkost bevorzugen mit häufigen kleinen Mahlzeiten.
- Nach den Mahlzeiten nicht sofort hinlegen, Oberkörper beim Liegen hochlagern.
- Auslösende ulzerogene Medikamente absetzen.
- Auf geregelten Tagesablauf achten, Zeit zum Essen nehmen, Hektik und Streß vermeiden (Ordnungstherapie).
- Entspannungsverfahren (Atemübungen, Autogenes Training) empfehlen.

7.8.1 Phytopharmaka zur inneren Anwendung

▶ Kamillenblüten (Matricariae flos) ☞ S. 123

Darreichungsform: Tagesdosis bei kurativer Anwendung 9–15 g Droge.

- Teeaufguß: 1 gehäuften EL Droge (= ca. 3 g) mit ca. 150 ml heißem Wasser übergießen, zugedeckt ziehen lassen und nach ca. 5–10 Min. abseihen. Den Tee langsam schluckweise ungesüßt trinken, bei Bedarf alle 30–60 Min. wiederholen, sonst 3–4 x tgl. 1 Tasse frisch bereiteten Tees zwischen den Mahlzeiten trinken.
- Kamillenrollkur: ☞ S. 588

Fertigarzneimittel: Z.B.

- Chamo® S Bürger Lösung (in 100 g 200 mg Kamillenöl und 150 mg Apigenin-7-glukosid), 1–4 x tgl. Erw. 2–8 ml, Schulkdr. 1–6 ml in ½ Tasse warmem Wasser einnehmen.
- Kamillan® supra Auszug (in 100 g 180 mg Kamillenöl), 1–3 x tgl. ½–1 TL in Wasser oder Tee.
- Kamillopur® Fluidextrakt (in 1 ml 1 ml Fluidextrakt 1:1 aus Kamillenblüten = Kamillenfluidextrakt 1:1), Erw. 40–50 Tr., Schulkdr. 20 Tr., Sgl. und Kleinkdr. 10 Tr. jeweils bis zu 4 x tgl. auf 1 Tasse warmes Wasser.
- Kamille Spitzner® N Lösung (Kamillenfluidextrakt 1:1), Erw. und Kdr. über 12 Jahren 60 Tr. (ca. 3 ml), Schulkdr. von 6–12 Jahren 30 Tr. (ca. 1,5 ml) bis zu 4 x tgl. Die entsprechende Anzahl an Tr. in 150 ml (ca. 1 Tasse) warmes Wasser geben und zwischen den Mahlzeiten trinken.
- Kamillin Konzentrat Lösung (in 100 g 170 mg ätherisches Kamillenöl, 50 mg (-)-α-Bisabolol), 3–4 x tgl. 30 Tr. auf 1 Tasse warmes Wasser.
- Kamillosan® Konzentrat Lösung (in 100 g 50 mg (-)-α-Bisabolol, 150–300 mg ätherisches Kamillenöl, 150–300 mg Apigenin-7-glukosid), Erw. bis zu 4 x tgl. 5 ml auf 1 Tasse warmes Wasser, Schulkdr. bis zu 4 x tgl. 2,5 ml.
- Matmille® Fluidextrakt (in 100 g 150 mg ätherisches Kamillenöl), 1 TL auf 1 Glas warmes Wasser (ca. 150 ml) 3–4 x tgl. zwischen den Mahlzeiten.
- Markalakt® Pulver (Trockenextrakt aus Kamillenblüten mit Laktose als Trägersubstanz), 1–mehrmals tgl. 1 TL auf 1 Tasse warmes Wasser.
- Salus® Kamillen-Tropfen (in 100 g 50 mg (-)-α-Bisabolol, 150 mg Apigenin-7-glukosid), 2–3 x tgl. 10–15 Tr.

Kombinationen mit anderen Phytopharmaka: Eine Kombination mit Leinsamenschleim, Süßholzwurzel, Pfefferminzblättern ist sinnvoll. Z.B.

- ulcotruw® N Kautabletten (zusammen mit Pfefferminzblättern, Süßholzwurzel), 3 x tgl. 2 Tbl. zerkauen. Nicht länger als 4–6 Wochen anwenden.
- Ulcu Pasc® Tabletten Filmtabletten (zusammen mit Süßholzwurzel), 3 x tgl. 1–2 Filmtbl. in etwas Wasser vor den Mahlzeiten einnehmen. Nicht länger als 4–6 Wochen anwenden.
- Ulcu-Pasc® Tropfen (zusammen mit Süßholzwurzel), 3 x tgl. 20–30 Tr. in etwas Wasser vor den Mahlzeiten einnehmen. Nicht länger als 4–6 Wochen anwenden.

Die Kamille enthält alle therapeutisch wichtigen Wirkprinzipien für die Ulkusbehandlung und kann daher gut als Monotherapeutikum eingesetzt werden.
Kamillentee sollte ungesüßt langsam und schluckweise zwischen den Mahlzeiten nüchtern getrunken und durch eine ethanolisch-wäßrige Tinktur verstärkt werden.

▶ Kamillenrollkur

Angebracht bei Magen- und Zwölffingerdarmgeschwüren sowie allgemein bei funktionellen Magenbeschwerden wie z. B. beim Reizmagen.

Zubereitung: Ca. 15 g Kamillenblüten (= 5 EL) mit 1 l heißem Wasser übergießen, zugedeckt ziehen lassen und nach ca. 5–0 Min. abseihen. Diesen Teeaufguß mit 10–15 ml ethanolisch-wäßriger Kamillentinktur verstärken, in einer Thermoskanne aufbewahren und zur Rollkur verwenden bzw. den Rest über den Tag verteilt trinken.

Vorgehen: Von diesem verstärkten Kamillentee morgens nüchtern 2 Tassen warm trinken, anschließend erst 10 Min. auf dem Rücken liegen bleiben, sich dann auf die rechte Seite rollen, wieder 10 Min. liegen bleiben, dann auf der linken Seite 10 Min. liegen bleiben und zum Schluß noch einmal 10 Min. auf den Bauch rollen. Anschließend sollte nach Möglichkeit ½ Std. Bettruhe mit einem warmen Leibwickel eingehalten werden. Zusätzlich nachmittags und abends vor dem Schlafengehen den Rest des Kamillenblütentees aus der Thermoskanne trinken. Tgl. ca. 8–10 Tage hintereinander die Rollkur durchführen. Behebt auch hartnäckige Beschwerden.

▶ Kamillenrollkur mit Leinsamenschleim

Angebracht bei Magen- und Zwölffingerdarmgeschwüren sowie allgemein bei funktionellen Magenbeschwerden wie z. B. beim Reizmagen.

Zubereitung: Ca. 15 g Kamillenblüten (= 5 EL) mit 1 l heißem Wasser übergießen, zugedeckt ziehen lassen und nach ca. 5–10 Min. abseihen. Diesen Teeaufguß mit 10–15 ml ethanolisch-wäßriger Kamillentinktur verstärken und in einer Thermoskanne abfüllen. Herstellung eines wäßrigen Leinsamenschleims (3 EL geschroteten Leinsamen mit ca. 1 l Wasser 15 Min. lang kochen und durch ein Sieb oder Mull abseihen). Mit diesem Leinsamenschleim oder einem Fertigpräparat wie z. B. Gastronal®, Linusit®-Gold Magenschutz-Portionsbeutel den oben beschriebenen verstärkten Kamillentee versetzen.

Vorgehen: Wie bei der Kamillenrollkur (☞ s. o.).

▶ Leinsamen (Lini semen) ☞ S. 144

Darreichungsform:
- Leinsamenschleim: 2–3 EL eines geschroteten bzw. zerkleinerten gelben Leinsamens am besten am Abend zuvor in ¼–½ l Wasser einweichen, am Morgen kurz aufkochen und durch ein Mulltuch den Schleim von den Leinsamen abtrennen. Den Schleim in eine Thermosflasche abfüllen und körperwarm über den Tag verteilt schluckweise trinken.

Fertigarzneimittel: Z.B.
- Gastronal® gebrauchsfertige Beutel, 3 x tgl. 1 Beutel (25 g) vor oder nach den Mahlzeiten, zusätzlich 2 Beutel vor dem Schlafengehen.
- Linusit®-Gold Magenschutz-Portionsbeutel zur Herstellung des Schleims, 3 x tgl. 1 Beutel (10 g) vor den Mahlzeiten, zusätzlich 2 Beutel vor dem Schlafengehen.

Kombinationen mit anderen Pharmaka: Eine Kombination mit standardisierten Kamillenblütenauszügen, d.h. Auszügen mit deklariertem (-)-α-Bisabololgehalt, ist sinnvoll. Z.B. eine freie Rezeptur Leinsamenschleim (z.B. Gastronal® = in Portionsbeutel abgefüllter Leinsamenschleim) plus 1–2 % Kamillentinktur ist sinnvoll.

✓ Nach Ausschluß einer Gastritis kann Leinsamenschleim auch bei dyspeptischen Beschwerden, insbesondere Refluxbeschwerden, Sodbrennen, oder brennenden bohrenden Schmerzen mit Ausstrahlung in den Rücken erfolgreich eingesetzt werden.

▶ Süßholzwurzel (Liquiritiae radix) ☞ S. 230

Wegen der Gefahr einer Hypokaliämie ohne ärztlichen Rat nicht länger als 4–6 Wochen anwenden.

Darreichungsform: Mittlere Tagesdosis 5–15 g Droge, entsprechend 200–300 mg Glycyrrhizin.
- Fluidextrakt (mit 4–6 % Glycyrrhizinsäure): Mehrmals tgl. 1 TL mit etwas Wasser verdünnt einnehmen.
- Saft (Liquiritiae succus): 1,5–3,0 g vor den Mahlzeiten mit etwas Wasser verdünnt einnehmen.
- Teeabkochung: ½ TL geschnittene Droge mit 1 Tasse kaltem Wasser ansetzen, kurz aufkochen, abseihen. 3–5 x tgl. 1 Tasse trinken.
- Teeaufguß: ½ TL geschnittene Droge mit 1 Tasse kochendem Wasser übergießen, 5–10 Min. ziehen lassen, dann abseihen. 3–5 x tgl. 1 Tasse trinken.

Fertigarzneimittel: Z.B.
- Suczulen® mono Kapseln (280–350 mg Süßholzwurzelextrakt mit 70 mg Glycyrrhizin), 3 x tgl. 1–2 Kps. vor den Mahlzeiten unzerkaut einnehmen, evtl. vor dem Schlafengehen 2 zusätzliche Kps.
- Ulgastrin® Neu Tabletten (200–280 mg Süßholzwurzelextrakt), Erw. und Jugendl. 3 x tgl. 1–2 Tbl. zerkauen und mit etwas Flüssigkeit schlucken oder lutschen.

Kombinationen mit anderen Phytopharmaka: Eine Kombination mit anderen antiphlogistisch und spasmolytisch wirksamen Drogen wie Kamillenblüten, Pfefferminzblättern ist sinnvoll. Z.B.
- Heumann Magentee Solu-Vetan® Teeaufgußpulver (zusammen mit Pfefferminzblättern, mikroverkapseltem ätherischen Pfefferminzöl), mehrmals tgl. 1 TL auf 1 Tasse warmes Wasser am besten morgens nüchtern und abends vor dem Einschlafen als sog. „Rollkur" einnehmen.

- Liquirit® N Kautabletten (zusammen mit Algeldrat, Magnesiumcarbonat), 1–2 Tbl. nach den Mahlzeiten.
- ulcotruw® N Kautabletten (zusammen mit Pfefferminzblättern, Kamillenblüten), 3 x tgl. 2 Tbl. zerkauen.
- Ulcu Pasc® Tabletten Filmtabletten (zusammen mit Kamillenblüten), Erw. 3 x tgl. 1–2 Filmtbl. in etwas Wasser vor den Mahlzeiten einnehmen. Nicht länger als 4–6 Wochen anwenden.
- Ulcu-Pasc® Tropfen (zusammen mit Kamillenblüten), Erw. 3 x tgl. 20–30 Tr. in etwas Wasser vor den Mahlzeiten einnehmen. Nicht länger als 4–6 Wochen
- Ullus® Kapseln N (zusammen mit Kamillenblüten), 3–6 Kps. tgl. zwischen den Mahlzeiten und vor dem Schlafengehen einnehmen.

7.8.2 Monographierte fixe Kombinationen

▶ Fixe Kombination aus Süßholzwurzel und Kamillenblüten ☞ S. 283

Darreichungsform: Zerkleinerte Droge zur Herstellung eines Teeaufgusses.

7

Rp:
Matricariae flos tot. (Kamillenblüten) 50,0 g
Liquiritae radix conc. (Süßholzwurzel) 50,0 g

M. f. spec. stomachicae
D.S. 1 EL Teemischung mit 150 ml kochendem Wasser übergießen, 10 Min. ziehen lassen und abseihen. 2–3 x tgl. 1 Tasse trinken.

7.8.3 Bewährte Rezeptur

▶ Tinctura antispasticae DRF

Rp:
Belladonnae tinct. normata DAB (eingestellte Tinktur aus Tollkirschblättern und -wurzel)
Valerianae tinct. DAB (Baldrianwurzeltinktur)
Menthae piperitae spir. Erg.-Bd. 6 (Pfefferminzspiritus) aa ad 30,0 g

M. f. tinct. antispasticae
D.S. Bei krampfartigen Schmerzen bei Magen-Darmulzera 3 x tgl. 8–10 Tr. in etwas Wasser einnehmen.

7.9 Colon irritabile

Syn. Reizdarmsyndrom, Irritable Bowel Syndrome (IBS). Häufige, funktionelle Darmstörung ohne faßbare organische Ursache. Beruht vermutlich auf einer enteralen Motilitätsstörung und Störung im autonomen Nervensystem im Sinne einer Übererregbarkeit und wird durch konstitutionelle und psychische Belastungsfaktoren beeinflußt (Verstärkung durch Streß und Ärger). Häufig bestehen gleichzeitig dyspeptische Beschwerden. Symptome sind unregelmäßig auftreten-

de Bauchschmerzen wechselnder Stärke und Lokalisation (meist linker unterer Quadrant), Erleichterung durch Defäkation, Stuhlunregelmäßigkeiten mit Wechsel von Diarrhoe und Obstipation, Meteorismus, Völlegefühl, selten Schleimbeimengungen im Stuhl. Häufig bestehen gleichzeitig allgemein vegetative Symptome wie Reizblase, Schwächegefühl, vegetatives Erschöpfungssyndrom, orthostatische Kreislaufbeschwerden, funktionelle Herzschmerzen. Altersgipfel 20.–40. Lebensjahr, Frauen ≥ Männer.

Stellenwert der Phytotherapie

Eine kausale medikamentöse Therapie – sofern eine solche überhaupt möglich sein sollte – ist momentan unbekannt. Man kann nur die vielschichtigen Symptome bessern, wozu ein polypragmatisches Vorgehen notwendig ist. Dabei ist die Anwendung von Arzneimitteln mit breitem Wirksamkeitsprofl und möglichst geringen Nebenwirkungen sinnvoll und medizinisch vertretbar, wobei die Plazebowirkung relativ hoch sein kann. Phytopharmaka besitzen mit ihren unterschiedlichen Wirkmechanismen eine große Bedeutung bei der symptomatischen Therapie des Colon irritabile, da chemisch-synthetische Prokinetika (z.B. Domperidon, Metoclopramid, Cisaprid) und Spasmolytika keine gesicherte klinische Wirksamkeit besitzen. Phytopharmaka werden bei leichten Fällen als **alleinige** Therapie, ansonsten **adjuvant** eingesetzt.

7

Da es sich bei der Diagnose Reizdarmsyndrom um eine Ausschlußdiagnose handelt, müssen bei Andauern der Beschwerden Erkrankungen mit organisch nachweisbaren Veränderungen (z.B. chronisch-entzündliche Darmerkrankungen, maligne Erkrankungen) unbedingt diagnostisch ausgeschlossen werden.

Darreichungsform

Geeignet sind Granulate, ätherische Öle in magensaftresistenten Weichgelatinekps., Schleimzubereitungen und Tinkturen (Tr.).

Phytotherapeutische Differentialtherapie

Bei Colon irritabile werden eingesetzt:

- **Muzilaginosa**, die stuhlregulierend wirken: Flohsamen, Indische Flohsamen, Leinsamen
- **Spasmolytika**, die an der glatten Kolonmuskulatur angreifen und analgetisch wirken: Pfefferminzöl in magensaftresistenten Weichgelatinekps.

Je nach vorherrschender **Symptomatik** werden eingesetzt bei

- **spastischen Schmerzen mit Obstipation:** Pfefferminzöl in dünndarmlöslichen Weichgelatinekps. Auch Kamillenblüten und spasmolytisch wirksame Alkaloiddrogen können bei ausbleibendem Erfolg eingesetzt werden (☞ 7.6).
- **Obstipation:** Flohsamen, Indische Flohsamen, Leinsamen; vermieden werden sollten Anthranoiddrogen
- **Diarrhoe:** Flohsamen, Indische Flohsamen. Auch Gerbstoffdrogen und Kaffekohle können eingesetzt werden (☞ 7.11).
- Wechsel von **Diarrhoe und Obstipation**: Flohsamen, Indische Flohsamen
- **Meteorismus, Völlegefühl:** Pfefferminzöl. Auch karminativ wirksame Ätherisch-Öl-Drogen und deren ätherische Öle wie Anisfrüchte und -öl, Fenchel-

früchte und -öl, Kümmelfrüchte und -öl, Korianderfrüchte können eingesetzt werden (☞ 7.5). Wegen der gleichzeitig sedativen Wirkung sind auch Zubereitungen aus Lavendelblüten bzw. ätherisches Lavendelöl geeignet (☞ 7.5).
- **Motilitätshemmung:** Fixe Kombination mit bitterer Schleifenblume (Iberogast® Tinktur ☞ S. 560ff.)

Zusätzliche allgemeine Maßnahmen

- Patienten über Gutartigkeit, aber auch Chronizität des Krankheitsbildes aufklären. Ungünstig und für den Patienten unglaubwürdig ist die Aussage: „Ihnen fehlt nichts." Günstiger ist es, die Erkrankung mit erhöhter Sensibilität des Darms auf Reize wie Nahrung, Streß und Hormone zu erklären.
- Auf regelmäßige, streßfreie Mahlzeiten achten.
- Je nach vordergründigen Beschwerden Auswahl der Speisen: Bei Obstipation ballaststoffreiche Nahrungsmittel und Weizenkleie, bei Diarrhoe „stopfende" Speisen wie Reis, Kartoffeln, Hafergerichte, Bananen bevorzugen.
- Auf alle Nahrungsmittel, die dem Patienten erfahrungsgemäß Beschwerden bereiten, verzichten.
- Körperliche Bewegung kann langfristig helfen.
- Feuchtwarme Umschläge oder eine Wärmflasche auf den Unterbauch können die Schmerzen lindern.
- Entspannungsübungen, Biofeedback-Verfahren, autogenes Training und Streßreduktionsprogramme sind hilfreich.

7.9.1 Phytopharmaka zur inneren Anwendung

▶ Flohsamen (Psyllii semen) ☞ S. 84 und Indische Flohsamen/ - Flohsamenschalen (Plantaginis ovatae semen/- testa) ☞ S. 112

> Flohsamen bzw. Flohsamenschalen müssen mit ausreichend Flüssigkeit, mind. im Verhältnis 1:10, eingenommen werden.

Darreichungsform: Tagesdosis 10–30 g Flohsamen bzw. 10–20 g Flohsamenschalen.
- Flohsamen: Vor den Mahlzeiten 1 TL Droge mit 1 Tasse (150 ml) kaltem Wasser rasch einnehmen und 2 Tassen Wasser nachtrinken.
- Flohsamenschalen: 1–2 TL zusammen mit Suppen oder anderen Flüssigkeiten einnehmen.

Fertigarzneimittel: Z.B.
- Agiocur® Granulat (Flohsamen, Indische Flohsamen und -samenschalen), Erw. abends 2 TL, bei Bedarf zusätzlich vor dem Frühstück 1 TL, bei Neigung zu Durchfällen 1–3 Tage 3 x tgl. 2 TL, dann 3 x 1 TL, Schulkdr. die Hälfte der angegebenen Dosen unzerkaut mit reichlich Flüssigkeit einnehmen (1–2 Gläser Wasser dazu trinken).
- Agiolax® Ballast Pur Granulat (Indischer Flohsamen), abends (spätestens 1 Std. vor dem Zubettgehen) und falls erforderlich morgens je 2 TL mit reichlich Flüssigkeit (1–2 Gläser Wasser) unzerkaut schlucken, 1 Glas Wasser nachtrinken.

- Mucofalk® Apfel/- Orange/- Pur Granulat (Indische Flohsamenschalen), Erw. und Kdr. über 12 Jahren 2–6 x tgl. 1 TL bzw. 1 Beutel Granulat in 1 Glas kaltem Wasser (150 ml pro 5 g Granulat) anrühren und sofort trinken, 1 Glas Wasser nachtrinken.
- Pascomucil Pulver (Indische Flohsamenschalen zusammen mit Laktose als Trägerstoff), Erw. 1–3 x tgl. 1 gehäuften TL, Kdr. ab 6 Jahren 1–3 x tgl. ½ TL vor oder nach den Mahlzeiten in 1 Wasserglas mit kühler oder lauwarmer (nicht heißer) Flüssigkeit (Wasser, Tee, Milch, Fruchtsaft) einrühren und sofort trinken.
- Plantocur® Granulat (Indische Flohsamenschalen), Erw. und Kdr. über 12 Jahren tgl. 5–25 g Granulat mit mind. 150 ml Wasser vor oder während der Mahlzeit trinken, 1 Glas Wasser nachtrinken.

Kombinationen mit anderen Phytopharmaka: Bei Überwiegen einer chronischen Obstipation ist eine Kombination mit Laktulose empfehlenswert, bei Überwiegen einer Diarrhoe mit Pefferminzöl in magensaftresistenten Kps. und zwar mit zeitversetzter Einnahme von ca. 2 Std., z.B. Flohsamen im Wechsel mit Mentacur® Kapseln magensaftresistent oder Enteroplant magensaftresistente Kapseln.

✓ Die Bindung von überschüssiger Flüssigkeit im Darm bei Diarrhoe, die Anregung der Peristaltik bei Obstipation und die zusätzliche reizlindernde Wirkung machen Flohsamen zu einem „natürlichen Kombinationsmittel" bei Blähungen und Obstipationsbeschwerden im Wechsel mit Diarrhoe.
Im Gegensatz zu anderen Ballaststoffen (Weizenkleie, Haferkleie) werden die Schleimstoffe der Flohsamen bzw. Flohsamenschalen kaum abgebaut und sind dadurch in der Lage, Wasser einzulagern und zu quellen, ohne Blähungen zu verursachen.

▶ Leinsamen (Lini semen) ☞ S. 144

Leinsamen müssen mit ausreichend Flüssigkeit, mind. Im Verhältnis 1:10, eingenommen werden.

Darreichungsform:
- Leinsamenschleim: 2–3 EL eines geschroteten bzw. zerkleinerten gelben Leinsamens am besten am Abend zuvor in ¼–½ l Wasser einweichen, am Morgen kurz aufkochen und durch ein Mulltuch den Schleim von den Leinsamen abtrennen. Den Schleim in eine Thermosflasche abfüllen und körperwarm über den Tag verteilt schluckweise trinken.

Fertigarzneimittel: Z.B.
- Gastronal® gebrauchsfertige Beutel, 3 x tgl. 1 Beutel (25 g) vor oder nach den Mahlzeiten, zusätzlich 2 Beutel vor dem Schlafengehen.
- Linusit®-Gold Magenschutz-Portionsbeutel zur Herstellung des Schleims, 3 x tgl. 1 Beutel (25 mg) vor den Mahlzeiten, zusätzlich 2 Beutel vor dem Schlafengehen.

Kombinationen mit anderen Pharmaka: Eine Kombination mit standardisierten Kamillenblütenauszügen, d.h. Auszügen mit deklariertem (-)-α-Bisabololgehalt, ist sinnvoll. Z.B. eine freie Rezeptur Leinsamenschleim (z.B. Gastronal® = in Portionsbeutel abgefüllter Leinsamenschleim) plus 1–2 % Kamillentinktur ist sinnvoll.

▶ Pfefferminzöl (Menthae piperitae aetheroleum) ☞ S. 182

Wichtig bei der Anwendung sind **magensaftresistente** Zubereitungen in Weichgelatinekps., die erst in den betroffenen Darmabschnitten ihre Wirkung entfalten und zu keiner Reizung der Magenschleimhaut führen.

Darreichungsform: Mittlere Einzeldosis 0,2 ml, mittlere Tagesdosis 0,6 ml.
- Ätherisches Öl (Menthae pip. aeth.): bis zu 3 x tgl. ca. ½ Std. vor den Mahlzeiten unzerkaut in magensaftresistenten Weichgelatinekps. einnehmen.

Fertigarzneimittel: Z.B.
- Chiana-Kapseln magensaftresistent (0,2 ml entsprechend 182 mg Pfefferminzöl in magensaftresistenten Kps.), 3 x tgl. 1 Kps. vor den Mahlzeiten mit etwas Flüssigkeit einnehmen.
- Mentacur® Kapseln magensaftresistent (0,2 ml entsprechend 182 mg Pfefferminzöl in magensaftresistenten Kps.), Erw. 3 x tgl. 1 Kps. vor den Mahlzeiten. **(☞ Studie)**

7

Kombinationen mit anderen Phytopharmaka: Eine Kombination mit ätherischem Anisöl, Kümmelöl ist sinnvoll, ferner eine Kombination mit Süßholzdicksaft als freie Rezeptur. Z.B.
- Aspasmon® N Tropfen (zusammen mit Anisöl, Kümmelöl), Erw. und Schulkdr. 25 Tr., Schulkdr. 15 Tr. in Wasser oder auf einem Stück Zucker vor den Hauptmahlzeiten einnehmen.
- Enteroplant® magensaftresistente Kapseln (zusammen mit Kümmelöl), 3 x tgl. 1 Kps. unzerkaut mit etwas Flüssigkeit ca. ½ Std. vor den Hauptmahlzeiten einnehmen. **(☞ Studie S. 552)**

✓ Besonders geeignet ist Pfefferminzöl, wenn die Symptome schmerzhafte Spasmen und spastische Obstipation bzw. schmerzhafter Meteorismus vorherrschend sind. Aber auch eine Diarrhoe mit gesteigerter Peristaltik kann reduziert werden.

Eine randomisierte Doppelblindstudie mit magensaftresistenten Kps. mit **Mentacur® Kapseln** magensaftresistent bei Reizdarmpatienten (n = 40) im Vergleich mit Plazebo ergab eine signifikante
- deutliche Verminderung der Blähbauchsymptomatik (Messung des Bauchumfangs)
- objektive Verlängerung der oro-zäkalen Transitzeit
- Abnahme der Stuhlfrequenz
- Normalisierung der Stuhlmotorik
- Besserung subjektiver Beschwerden wie Völlegefühl, Blähungen und Schmerzen.

▶ Kombinationspräparat: Iberogast® Tinktur

Langjährig bewährtes sowie klinisch und experimentell geprüftes phytotherapeutisches Kombinationspräparat aus Angelikawurzel, Bitterer Schleifenblume, Kamillenblüten, Kümmelfrüchten, Mariendistelfrüchten, Melissenblättern, Pfefferminzblättern, Schöllkraut und Süßholzwurzel. Der herausragende Kombinationspartner ist die **bittere Schleifenblume** (☞ S. 40).

Wirkungen: ☞ S. 560

Wirkmechanismus: ☞ S. 560

Indikationen:
- funktionelle und motilitätsbedingte Magen-Darm-Störungen wie Reizmagen und Reizdarm
- Gastritis
- Magen-Darm-Spasmen
- Ulcus ventriculi et duodeni
- Schmerzen, v.a. krampfartige Beschwerden im Oberbauch, Druck- und Völlegefühl, Aufstoßen, Hungerschmerz, Übelkeit und Brechreiz

Kontraindikationen: Keine bekannt.

Nebenwirkungen: Keine bekannt.

Interaktionen: Keine bekannt.

Dosierung: Erw. und Jugendl. 3 x tgl. 20 Tr., Kdr. von 6–12 Jahren bis zu 3 x tgl. 15 Tr., Kdr. von 3–6 Jahren bis zu 3 x tgl. 8 Tr., Kdr. unter 3 Jahren bis zu 3 x tgl. 6 Tr. vor oder zu den Mahlzeiten in warmer Flüssigkeit einnehmen. **(☞ Studie)**

Iberogast® Tinktur enthält 31 Vol.% Ethanol, was bei dyspeptischen Beschwerden eher von Vorteil ist, da dadurch auch lipophile wirksamkeitsmitbestimmende Inhaltsstoffe im Präparat enthalten sind. Bei einer Dosierung von 3 x tgl. 10 Tr. kann der Ethanolgehalt bei Kdr. unter 12 Jahren vernachlässigt werden.

In verschiedenen experimentellen Studien zeigte sich eine Abhängigkeit der Wirkung von **Iberogast® Tinktur** auf Motilität und Tonus je nach Ausgangssituation. Bei erschlaffter Muskulatur bewirkt der Frischpflanzenauszug der bitteren Schleifenblume eine Linksverschiebung der Dosis-Wirkungskurve für Acetylcholin und damit eine Erhöhung des Basistonus. Ist die Darmmuskulatur bereits stark kontrahiert, ergibt sich keine weitere Steigerung. Statt dessen setzt sich nun die spasmolytische Wirkung der Pfefferminzblätter, Kamillenblüten und Süßholzwurzel deutlich durch (in der Stärke vergleichbar mit Papaverin). Demnach besitzt **Iberogast® Tinktur** ein duales Wirkprinzip, tonisierend und prokinetisch oder spasmolytisch je nach pathologischer Ausgangssituation.
Bei 208 Patienten mit Colon irritabile konnte eine signifikante Beschwerdebesserung bezüglich abdominaler Beschwerden (Stuhlunregelmäßigkeiten, Meteorismus, Flatulenz, Spannungs-, Völlegefühl, Gefühl der inkompletten Stuhlentleerung) sowie der Schmerzsymptomatik nachgewiesen werden.

7.9.2 Bewährte Tee-Rezeptur

▶ Tee bei Reizdarmbeschwerden

Rp:
Foeniculi fructus cont. (Fenchelfrüchte)
Menthae piperitae folium conc. (Pfefferminzblätter)
Calami rhizoma conc. (Kalmuswurzelstock) aa 20,0 g

M. f. spec. deflatulens
D.S. 1 TL Teemischung mit 1 Tasse kochendem Wasser übergießen, 5–10 Min. ziehen lassen, dann abseihen. 2–3 x tgl. 1 Tasse warm und langsam schluckweise trinken.

7.10 Habituelle Obstipation

7

Chronische Obstipation als funktionelle Störung. Verzögerte, manchmal schmerzhafte, erschwerte Defäkation mit geringer Stuhlfrequenz (< 3 x/Woche) und harter Stuhlkonsistenz. Die Defäkation ist oft nur durch starkes Pressen oder zusätzliche Maßnahmen wie pharmakologische, chemische oder mechanische Hilfsmittel zu erreichen. Ursachen sind ballaststoffarme Kost, unzureichende Flüssigkeitsaufnahme, Bewegungsmangel und Unterdrückung des Defäkationsreizes. Zunehmende Häufigkeit im Alter.

Stellenwert der Phytotherapie

Neben Ernährungsumstellung und weiteren allgemeinen Maßnahmen (☞ S. 599) sind die pflanzlichen Quellmittel und osmotisch wirksamen Zucker die Darmregulanzien der ersten Wahl, weil sie sich als **alleinige** medikamentöse Maßnahme auch zur Langzeitanwendung eignen. Nicht nur die Erfahrungsheilkunde, sondern auch einige klinische Studien zeigen gut Erfolge bei einer Langzeitanwendung. Die planzlichen Laxanzien vom Typ der Anthranoiddrogen sind hingegen nur zur kurzfristigen Anwendung geeignet.

Eine akut auftretende Obstipation sowie Blut im Stuhl und Gewichtsverlust sind dringend diagnostisch abzuklären. Bei anhaltenden Beschwerden sowie bei plötzlicher Änderung des Stuhlverhaltens muß ein Ausschluß organischer Ursachen, insbesondere von kolorektalen Tumoren, erfolgen.

Darreichungsform

Quellmittel können direkt zusammen mit viel Flüssigkeit eingenommen werden, bei den Anthranoiddrogen sind Teezubereitungen und standardisierte Trockenextrakte verarbeitet in Tbl., Drg. und Kps. die bevorzugten Darreichungsformen.

Phytotherapeutische Differentialtherapie

Bei Obstipation werden eingesetzt:

- **Dünndarmwirksames fettes Öl**, das die Aktivität der NO-Synthethase steigert und Prostaglandine der E-Reihe hemmt: Rizinusöl
- **Füll- und Quellstoffdrogen**, die über einen Dehnungsreiz wirken: Flohsamen, Flohsamenschalen, Leinsamen
- darmreizende **Anthranoiddrogen**: Aloe-Extrakt, Faulbaumrinde, Amerikanische Faulbaumrinde, Kreuzdornbeeren, Rhabarberwurzel, Sennesblätter und -früchte
- **osmotisch wirksame Laxanzien:** schwer bzw. nicht resorbierbare Kohlenhydrate wie Manna, Pflaumen, und salinische Abführmittel wie Karlsbader Salz, die nur zu kurzfristiger Anwendung geeignet sind. Die salinischen Abführmittel werden im folgenden nicht besprochen, da es sich um keine Phytopharmaka handelt. Sehr bewährt haben sich die Zirkulin Früchtewürfel, bestehend aus Feigen, Pflaumen, Tamarindenkonzentrat und Milchzucker. Gleiches gilt für den Sauerkrautsaft.
- **mikrobiologisch wirksame Laxanzien**, die die bei Obstipation meist desolate Darmflora durch Verbesserung des Darmmilieus sanieren: Milchzucker, Intestinalbakterien (z.B. Omniflora). Diese Therapeutika werden, da es sich nicht um Phytopharmaka handelt, im folgenden nicht ausführlich besprochen. Ferner muß die in der Regel recht erfolgreiche Begleittherapie mit Eugalan® Töpfer forte Pulver oder Eugalan® Töpfer forte LC-Pulver erwähnt werden. Beide apothekenpflichtigen und verschreibungsfähigen Präparate sind gefriergetrocknete und vermehrungsfähige Lactobacillus bifidus-Bakterien zusammen mit Lactulose.

Mittel der **ersten Wahl** bei anhaltenden, chronischen Obstipationsbeschwerden sind die **Füll- und Quellstoffdrogen**. Sie müssen mit ausreichend Flüssigkeit, mind. im Verhältnis 1:10, eingenommen werden und haben kaum Nebenwirkungen. Der Erfolg setzt jedoch nicht sofort, sondern erst nach längerer, konsequenter und richtiger Anwendung ein, in der Regel nach ca. 4 Wochen.

Anthranoiddrogen wirken stärker als Füll- und Quellstoffdrogen und gelten als Laxanzien im eigentlichen Sinne, da ihre Wirkung chemisch und nicht physikalisch bedingt ist. Aufgrund des relativ raschen Wirkungseintritts nach ca. 8 Std. stehen sie in der Selbstmedikation an erster Stelle. Sie sollten jedoch **nur in Ausnahmefällen** zur zeitlich begrenzten Behandlung bei Erkrankungen, bei denen eine leichte Defäkation mit weichem Stuhl erwünscht ist, zur Reinigung des Darms vor Röntgenuntersuchungen, vor und nach operativen Eingriffen im Bauchraum und ausnahmsweise **kurzzeitig (1–2 Wochen)** bei therapieresistenter Obstipation oder während der Umstellungsphase auf Füll- und Quellstoffe eingesetzt werden. Anzustreben ist die **geringste Dosierung**, bei der noch ein weicher, geformter Stuhl zu erreichen ist. Eine Daueranwendung führt zu einer Verstärkung der Obstipation: vermehrte Ausscheidung von Natrium und Kalium mit dem Stuhl → chronischer Natriumverlust → kompensatorisch vermehrte Aldosteronausschüttung → in den Nieren verstärkte Natriumrückresorption bei gleichzeitig verstärkter Kaliumsekretion → verstärkter Kaliumverlust = erhöhter renaler und enteraler Kaliumverlust → Abnahme der Darmperistaltik → Verstärkung der Obstipation und Entstehung des Laxanskolons.

Wirkstärke, Verträglichkeit und Wirkungseintritt von Anthranoiddrogen			
Anthranoiddroge	**Wirkstärke**	**Verträglichkeit**	**Eintritt der Wirkung nach**
Rhabarberwurzel	+	++++++	6–10 Std.
Faulbaumrinde	++	+++++	8 Std.
Sennesfrüchte	+++	++++	8–10 Std.
Sennesblätter	++++	+++	8–10 Std.
Kreuzdornbeeren	+++++	++	6–10 Std.
Aloe-Extrakt	++++++	+	8–10 Std.

Tab. 7.14

Je nach vorherrschender Symptomatik bzw. Therapieziel werden eingesetzt bei/zur

- **Darmreinigung vor diagnostischen Untersuchungen:** Rizinusöl, Anthranoiddrogen, salinische Abführmittel wie Bittersalze
- **chronischer, habitueller** Darmträgheit: Füll- und Quellstoffdrogen
- **akuter, kurzfristiger** Obstipation: Anthranoiddrogen, Rizinusöl
- **milder** Obstipation und in der **Schwangerschaft**: Flohsamen, Flohsamenschalen
- **stärkerer** Obstipation: Rhabarberwurzel, Faulbaumrinde, Sennesfrüchte
- **starker** Obstipation: Sennesblätter
- **Spastik** und **Meteorismus:** Faulbaumrinde

Kreuzdornbeeren sollten nicht mehr verwendet werden, da die Wirkung schwer zu regulieren ist und es als Nebenwirkung häufig zu Bauchgrimmen kommt.

Entwöhnung bei chronischem Laxanzienabusus

- Darmreinigung mit 2–3 l Polyethylenglykol-Lösung (Klean-Prep Pulver für Darmspüllösung).
- Stark wirksame Laxanzien wie Anthranoiddrogen langsam absetzen und durch osmotische Laxanzien oder Flohsamen und Leinsamen ersetzen.
- 2–3 Beutel Mucofalk® Apfel/- Orange/- Pur Granulat und 2–3 EL Laktulose einnehmen. Zusätzlich, aber nur wenn unbedingt notwendig, Bisacodyl (2–3 Drg. Dulcolax®) am Abend, z.B. alle 2–3 Tage. Langsame Reduktion der Dosis und Häufigkeit über 2–4 Wochen.
- Bei zwischenzeitlich wiederauftretender, anhaltender Obstipation über mehrere Tage Darmlavage mit Polyethylenglykol-Lösung oder Anwendung von 5 ml Microklist® Lösung.

Dauer der Umstellung: ca. 2–4 Monate.

Zusätzliche allgemeine Maßnahmen

- Viel körperliche Bewegung.
- Morgens rechtzeitig aufstehen, um Zeit für den Stuhlgang zu haben.

- Ein Glas Wasser oder Saft zur Auslösung des gastrokolischen Reflexes nach dem Aufstehen trinken.
- Stuhldrang nie unterdrücken.
- Leichte Bauchdeckenmassage: vom rechten Unterbauch dem Kolonverlauf bis zum linken Unterbauch folgend.
- Bauchatmung durchführen.
- Ernährungsumstellung:
  - Umstellung auf ballaststoffreiche Kost: kein Zucker, keine Süßigkeiten, mehrere kleinere statt wenige große Mahlzeiten
  - Viel trinken: 2–3 l/Tag
  - Nahrungsergänzung für 2–3 Wochen mit vermehrungsfähigen Bifidobakterien zusammen mit Milchzucker (z.B. Eugalan® Töpfer forte Pulver oder Eugalan® Töpfer forte LC-Pulver).

7.10.1 Phytopharmaka zur inneren Anwendung

▶ Aloe-Extrakt (Extractum aloes, Curaçao-Aloe, Kap-Aloe) ☞ S. 24

Darreichungsform: Tagesdosis für Aloe-Extrakt 80–100 mg, entspricht 20–30 mg Hydroxyathracen-Derivate, berechnet als wasserfreies Aloin, für Aloe-Pulver 0,05–0,2 g Aloe.

- Eingestellter Aloeextrakt: Der normierte Arzneibuch-Aloeextrakt ist auf einen Gehalt an 19–21 % Hydroxyanthracen-Derivate eingestellt und eignet sich daher besonders zur Herstellung individueller Darreichungsformen wie der Aloe-Pillen. Individuell bis max. 4 Pillen vor dem Schlafengehen.
- Eingestellter Aloe-Trockenextrakt als Pillen: Rp. Pillulae Aloes mit 50 mg Aloes extract. siccum normatus DAB pro Pille und massa pillulae quantis satis, individuell bis max. 4 Pillen vor dem Schlafengehen.
- Tinktur (Aloes tinct. DAB): Vor dem Schlafengehen 20–30 Tr.

Fertigarzneimittel: Z.B.

- Kräuterlax® A Kräuter-Dragées zum Abführen (90–105 mg Aloe-Trockenextrakt 1,5–2:1 standardisiert auf 30 mg Hydroxyanthracenderivate berechnet als Aloin), abends 1 Drg.
- Rheogen® Dragees (75 mg Aloeextrakt DAB), Erw. und Kdr. ab 10 Jahren abends 1–2 Drg.

Kombinationen mit anderen Phytopharmaka: Eine Kombination mit spasmolytischen Drogen wie Kamillenblüten, Schöllkraut ist sinnvoll. Z.B.

- Aristochol® Konzentrat Granulat (80–112 mg Aloe-Extrakt zusammen mit Schöllkraut), 1 x tgl. 1 Beutel mit reichlich Flüssigkeit einnehmen. Gut geeignet bei krampfartigen Schmerzen.
- Pascoletten® N Dragees (47–53 mg Aloe-Extrakt standardisiert auf 10 mg Hydroxyanthracenderivate berechnet als wasserfreies Aloin zusammen mit Kamillenblüten), abends 1–3 Drg. mit etwas Wasser.

✓ Die Arzneibuch-Aloetinktur wirkt milder als Aloe-Pulver oder Aloe-Trokkenextrakt.
Hübner Aloe Vera Bio-Pflanzensaft enthält max. 1 ppm Barbaloin und ist damit kein Abführmittel.

▶ Faulbaumrinde (Frangulae cortex) ☞ S. 78 und Amerikanische Faulbaumrinde (Rhamni purshianae cortex) ☞ S. 26

Darreichungsform: Tagesdosis 20–30 mg Hydroxyanthracen-Derivate, berechnet als Glucofrangulin A.

- Fluidextrakt (Extract. Frangulae fluid. DAB): Abends 20–40 Tr.
- Kaltwasserauszug: 1 TL (0,5–3 g) geschnittene Droge mit 1 Tasse (¼ l) kaltem Wasser ansetzen, 6–10 Std. stehen lassen und gelegentlich umrühren, abseihen. Abends vor dem Schlafengehen 1 Tasse trinken.
- Teeaufguß: 1 TL (0,5–3 g) geschnittene Droge mit 1 Tasse (¼ l) kochendem Wasser übergießen, 10 Min. ziehen lassen, dann abseihen. Abends vor dem Schlafengehen 1 Tasse trinken.

Fertigarzneimittel: Z.B.

- Legapas® Tabletten Filmtabletten (57–108 mg Cascararindentrockenextrakt, entspricht 20 mg Hydroxyanthracen-Derivate), abends 1 Tbl.
- Legapas® Tropfen (in 1 g 500 mg Fluidextrakt aus Cascararinde, entspricht 20 mg Hydroxyanthracen-Derivate), vormittags oder abends 30–50 Tr. auf ½ Tasse lauwarmes Wasser. (☞ **Studie**)

7

Kombinationen mit anderen Phytopharmaka: Eine Kombination mit anderen Anthranoiddrogen wie Rhabarberwurzel ist sinnvoll. Z.B.

- Heumann Abführtee Solubilax® N Teeaufgußpulver (31–58 mg Faulbaumrindenextrakt zusammen mit Sennesblättern), abends 1–2 gestrichene TL auf 1 Tasse.
- Hevertolax duo Dragees (64–105 mg Faulbaumrindenextrakt zusammen mit Sennesblättern), je nach Beschwerden abends 1–2 Drg. einnehmen.

✓ Bei Faulbaumrinde setzt der Gewöhnungseffekt langsamer ein als bei anderen Anthranoiddrogen, sie hat eine geringere spastische Nebenwirkung und ist daher bei spastischer Obstipation am besten geeignet.

Die Wirksamkeit von **Legapas® Tropfen** wurde in einer plazebokontrollierten, randomisierten, monozentrischen Doppelblindstudie an 20 Patienten nachgewiesen.

▶ Flohsamen (Psyllii semen) ☞ S. 84 und Indische Flohsamen/ - Flohsamenschalen (Plantaginis ovatae semen/- testa) ☞ S. 112

Flohsamen bzw. Flohsamenschalen müssen mit ausreichend Flüssigkeit, mind. im Verhältnis 1:10, eingenommen werden.

Darreichungsform: Tagesdosis 10–30 g Flohsamen bzw. 10–20 g Flohsamenschalen.

- Flohsamen: Vor den Mahlzeiten 1 TL Droge mit 1 Tasse (150 ml) kaltem Wasser rasch einnehmen und 2 Tassen Wasser nachtrinken.
- Flohsamenschalen: 1–2 TL zusammen mit Suppen oder anderen Flüssigkeiten einnehmen.

Fertigarzneimittel: Z.B.
- Agiocur® Granulat (Flohsamen, Indische Flohsamen und -samenschalen), Erw. abends 2 TL, bei Bedarf zusätzlich vor dem Frühstück 1 TL, bei Neigung zu Durchfällen 1–3 Tage 3 x tgl. 2 TL, dann 3 x 1 TL, Schulkdr. die Hälfte der angegebenen Dosen unzerkaut mit reichlich Flüssigkeit einnehmen (1–2 Gläser Wasser dazu trinken).
- Agiolax® Ballast Pur Granulat (Indischer Flohsamen), abends (spätestens 1 Std. vor dem Zubettgehen) und falls erforderlich morgens je 2 TL mit reichlich Flüssigkeit (1–2 Gläser Wasser) unzerkaut schlucken, 1 Glas Wasser nachtrinken.
- Kneipp® Psyllium Trinkpulver (Indische Flohsamenschalen), 3 x tgl. 1 EL zusammen mit reichlich Flüssigkeit einnehmen. 1 Glas Flüssigkeit nachtrinken. **(☞ Studie)**
- Mucofalk® Apfel/- Orange/- Pur Granulat (Indische Flohsamenschalen), Erw. und Kdr. über 12 Jahren 2–6 x tgl. 1 TL bzw. 1 Beutel Granulat in 1 Glas kaltem Wasser (150 ml pro 5 g Granulat) anrühren und sofort trinken, 1 Glas Wasser nachtrinken.
- Pascomucil Pulver (Indische Flohsamenschalen zusammen mit Laktose als Trägerstoff), Erw. 1–3 x tgl. 1 gehäuften TL, Kdr. ab 6 Jahren 1–3 x tgl. ½ TL vor oder nach den Mahlzeiten in 1 Wasserglas mit kühler oder lauwarmer (nicht heißer) Flüssigkeit (Wasser, Tee, Milch, Fruchtsaft) einrühren und sofort trinken.
- Plantocur® Granulat (Indische Flohsamenschalen), Erw. und Kdr. über 12 Jahren tgl. 5–25 g Granulat mit mind. 150 ml Wasser vor oder während der Mahlzeit trinken, 1 Glas Wasser nachtrinken.

Kombinationen mit anderen Phytopharmaka: Bei Überwiegen einer chronischen Obstipation ist eine Kombination mit Laktulose empfehlenswert.

✓ Im Gegensatz zu anderen Ballaststoffen (Weizenkleie, Haferkleie) werden die Schleimstoffe der Flohsamen bzw. Flohsamenschalen kaum abgebaut und sind dadurch in der Lage, Wasser einzulagern und zu quellen, ohne Blähungen zu verursachen.
Auch bei Divertikulose sind Flohsamen zur Stuhlregulation als Dauertherapie gut geeignet. Die gleichzeitig reizlindernde und antiphlogistische Wirkung rechtfertigt auch einen Behandlungsversuch bei abklingender, leichter, unkomplizierter Divertikulitis, wenn eine Nahrungskarenz therapeutisch nicht mehr erforderlich ist. Auch zur adjuvanten Therapie von chronisch-entzündlichen Darmerkrankungen können Flohsamen und insbesondere Flohsamenschalen eingesetzt werden.

Zur Anwendung von Flohsamen bzw. Flohsamenschalen existiert eine plazebokontrollierte klinische Studie an 161 Patienten (78 Verum, 83 Plazebo). Die Einnahme von Flohsamen bewirkte eine signifikante Erhöhung der Stuhlfrequenz, weichere Stuhlkonsistenz und kürzere Colontransitzeit. Die Dosierung betrug mind. 4 g/Tag und max. 13,5 g/Tag Flohsamen (**Kneipp® Psyllium Trinkpulver**).

▶ Kreuzdornbeeren (Rhamni cathartici fructus) ☞ S. 137

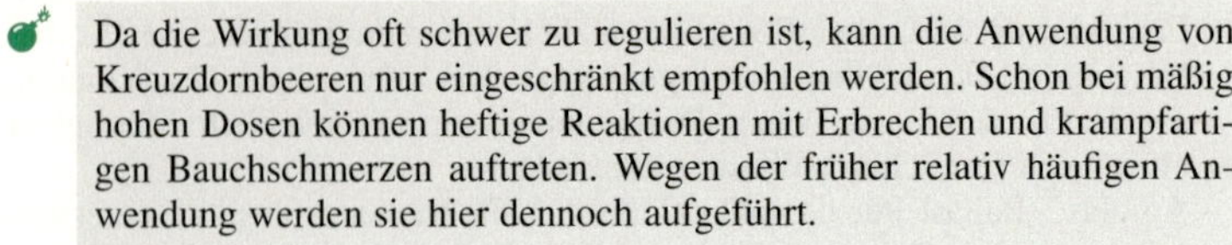
Da die Wirkung oft schwer zu regulieren ist, kann die Anwendung von Kreuzdornbeeren nur eingeschränkt empfohlen werden. Schon bei mäßig hohen Dosen können heftige Reaktionen mit Erbrechen und krampfartigen Bauchschmerzen auftreten. Wegen der früher relativ häufigen Anwendung werden sie hier dennoch aufgeführt.

Darreichungsform: Tagesdosis 20–30 mg Hydroxyanthracen-Derivate, berechnet als Glucofrangulin A. Die Anwendung als Teeaufguß kann nicht mehr empfohlen werden.

- Kreuzbeerensirup (Rhamni cathartici sirupus DAB 6): Tgl. 2–3 TL.

Fertigarzneimittel: Seit 2000 nicht mehr erhältlich, früher Laxysat® N Bürger Dragees.

Kombinationen mit anderen Phytopharmaka: Eine Kombination mit anderen Anthranoiddrogen wie Faulbaumrinde ist als freie Rezeptur mit max. 30 % Kreuzdornbeerenanteil sinnvoll.

▶ Leinsamen (Lini semen) ☞ S. 144

Leinsamen müssen mit ausreichend Flüssigkeit, mind. im Verhältnis 1:10, eingenommen werden.

Darreichungsform: Tagesdosis 45 g Droge.

- Ganze Droge: 2–3 x tgl. 1–2 EL unzerkleinerten oder „aufgeschlossenen“ (= leicht angequetschten, nicht geschroteten) Leinsamen zusammen mit jeweils ca. 150 ml Flüssigkeit zwischen den Mahlzeiten einnehmen.

Fertigarzneimittel: Z.B.

- Linusit®-Gold Darmaktiv-Portionsbeutel (hellsamiger Leinsamen), 3 x tgl. 1 Portionsbeutel zusammen mit ca. 150 ml Wasser zwischen den Mahlzeiten einnehmen.
- Linusit®-Gold Leinsamen, 3–4 x tgl. 1 gehäuften EL zusammen mit mind. 150 ml Flüssigkeit zwischen den Mahlzeiten einnehmen.

Kombinationen mit anderen Pharmaka: Fertigkombinationen sind nicht erhältlich. Bewährt hat sich die gleichzeitige Einnahme von flüssiger Molke bzw. Molkepulver.

✓ Zur Behandlung der chronischen Obstipation die Leinsamen nicht vorquellen lassen, da die Volumenzunahme erst im Darm erfolgen soll, damit ein optimaler Dehnungsreiz entsteht.

Auch bei **Divertikulose** sind Leinsamen zur Stuhlregulation als Dauertherapie gut geeignet. Die gleichzeitig reizlindernde Wirkung rechtfertigt auch einen Behandlungsversuch bei abklingender, leichter, unkomplizierter Divertikulitis, wenn eine Nahrungskarenz therapeutisch nicht mehr erforderlich ist.

▶ Manna (Manna) ☞ S. 155

Darreichungsform: Tagesdosis für Erw. 20–30 g Droge, für Kdr. 2–16 g Droge in Form eines Sirups.

Fertigarzneimittel: Sind nicht erhältlich.

Kombinationen mit anderen Phytopharmaka: Kombinationen mit anderen schwer resorbierbaren Kohlenhydraten wie im Feigensirup sind sinnvoll. Z.B.
- Schoenenberger Manna-Feigen-Sirup N, bis zu 3 x tgl. ca. 20 ml zwischen den Mahlzeiten einnehmen.

▶ Rhabarberwurzel (Rhei radix) ☞ S. 195

Als Abführmittel sind höhere Dosen (mind. 1 TL) erforderlich, da in kleineren Dosen (0,1–0,3 g) nicht die abführende, sondern die adstringierende bzw. stopfende Wirkung im Vordergrund steht.

Darreichungsform: Tagesdosis 1,2–4,8 g Droge, entsprechend 20–30 mg Hydroxyanthracen-Derivaten, berechnet als Rhein (1 TL = ca. 2,5 g der geschnittenen Droge).
- Ethanolisch-wäßrige Tinktur (Rhei tinct. Ph. Helv.1:5): Nach dem Frühstück 1 EL.
- Pulver: Morgens 1 TL mit 1 Tasse Wasser ansetzen, trübe Lsg. abends trinken.
- Sirup (Rhei sirupus DAB 6): Für Kdr. bei hartnäckiger Obstipation 1–mehrere TL tgl.
- Teeaufguß: 1 TL grobgepulverte Droge mit 1 Tasse heißem Wasser übergießen, 10 Min. ziehen lassen, dann abseihen. Abends 2 Tassen trinken.
- Wäßrige Tinktur (Rhei tinct. aquosa DAB 6): 2–3 x tgl. 1 EL.
- Weinige Tinktur (Rhei tinct. vinosa DAB 6): 2–3 x tgl. 1 EL.

Fertigarzneimittel: Nur abgefüllt als Standardzulassung erhältlich.

Kombinationen mit anderen Phytopharmaka: Kombinationen mit anderen Anthranoiddrogen wie Sennesblättern sind sinnvoll. Z.B.
- Redaxa Lax Abführdragees (zusammen mit Aloeextrakt), Erw. und Jugendl. 1–2 Drg. unzerkaut mit etwas Flüssigkeit.
- Sirupus Mannae cum Rheo DRF (= Manna- und Rhabarbersirup zu gleichen Teilen), Kdr. 1–3 TL, Erw. 1–3 EL.

✓ Der säuerlich-bittere Geschmack von Rhabarber kann durch Zumischen von Zimt, Ingwer, Kardamomen und Pfefferminze gemildert werden.

▶ Rizinusöl (Ricini oleum) ☞ S. 198

Darreichungsform: 1–2 EL (15–30 g) etwas angewärmt und mit Zitronensaft geschmacklich verbessert oder als Rizinusöl-Kps.

Fertigarzneimittel: Z.B.
- Laxopol® mild 0,5/-1,0/-2,0 g Kapseln, je nach Bedarf 2–6 g Rizinusöl abends einnehmen.

Kombinationen mit anderen Phytopharmaka: Sind nicht sinnvoll.

7

▶ Sennesblätter/-früchte (Sennae folium/- fructus) ☞ S. 218

Darreichungsform: Tagesdosis 20–30 mg Hydroxyanthracen-Derivate, berechnet als Sennosid B.

- Kaltwasserauszug: 2 TL (0,5–2,0 g) geschnittene Droge mit 1 Tasse (¼ l) kaltem oder lauwarmem Wasser ansetzen, über Nacht (6–12 Std.) stehen lassen, abseihen. Abends 1–2 Tassen trinken.
- Tamarindenmus mit Sennalatwerge (Sennae electuarium DAB 6): Mus mit besonders milder Abführwirkung, auch für Kdr. geeignet. 1-mehrere TL tgl.
- Teeaufguß: 2 TL (0,5–2,0 g) geschnittene Droge mit 1 Tasse (¼ l) heißem Wasser übergießen, 5 Min. ziehen lassen, dann abseihen. Abends 1–2 Tassen warm trinken.

Fertigarzneimittel: Z.B.

- Bekunis Instant Tee (1 TL enthält 200–333 mg Sennesfrüchte-Trockenextrakt entsprechend 20 mg Hydroxyanthracen-Derivaten berechnet als Sennosid B), ½–1½ TL in 1 Tasse warmem Wasser.
- Depuran® N Kapseln (50,0–66,68 mg Sennesfrüchte-Trockenextrakt standardisiert auf 10 mg Hydroxyanthracen-Glykoside berechnet als Sennosid B), Erw. und Kdr. ab 12 Jahren abends vor dem Schlafengehen 2 Kps. unzerkaut mit etwas Flüssigkeit. Bei hartnäckiger Verstopfung ausnahmsweise auch 3 Kps. als einmalige Dosis.
- Kneipp® Wörisetten S Dragees (100–167 mg Sennesfrüchte-Trockenextrakt standardisiert auf 10 mg Hydroxyanthracen-Glykoside berechnet als Sennosid B), 1–3 Drg. am besten abends mit etwas Flüssigkeit einnehmen.
- Liquidepur N Lösung (in 100 ml 1–1,334 g Sennesblätter-Trockenextrakt standardisiert auf 200 mg Hydroxyanthracen-Derivaten berechnet als Sennosid B), Erw. und Jugendl. abends 2 TL.
- Neda® Früchtewürfel (in 1 Würfel Sennesblätter pulverisiert 0,5 g, Tinnevelly-Sennesfrüchte pulverisiert), tgl. ½–1 Würfel zerkauen.

Kombinationen mit anderen Phytopharmaka: Kombinationen mit anderen Anthranoiddrogen wie Faulbaumrinde sind sinnvoll. Z.B.

- florabio Manna-Feigen-Sirup mit Senna (zusammen mit Feigen, Manna), 1 x tgl. 40 ml Sirup einnehmen.
- Infusum laxans DRF (zusammen mit Magnesium sulfuricum), 3 x tgl. 1 EL in 1 Glas Wasser. Nur für eine schnelle, kurzfristige Darmentleerung geeignet.
- „Wiener Trank" (Infusum Sennae compositum DAB 6; zusammen mit Manna und Seignettesalz), 1–2 TL vor dem Schlafengehen.

✓ Kaltauszüge sind wegen einer geringeren Extraktion der Wirkstoffe besser verträglich und dem Teeaufguß vorzuziehen.
Bei auftretenden Leibschmerzen ist die erste Maßnahme eine Dosisreduktion.

7.10.2 Monographierte fixe Kombinationen

▶ Fixe Kombination aus Sennesblättern und Indischen Flohsamenschalen ☞ S. 281

Darreichungsformen: In Form eines Granulats.

Fertigarzneimittel: Agiolax® Granulat (in 5 g = 1 TL 2,6 g Flohsamen, 0,11 g Flohsamenschalen, 0,5–0,66 g Sennesfrüchte enstprechend 15 mg Sennosiden)

Dosierung: Erw. und Kdr. ab 10 Jahren abends nach dem Essen und je nach Bedarf auch morgens vor dem Frühstück 1 TL Granulat unzerkaut mit reichlich Flüssigkeit (ca. 250 ml) hinunterschlucken.

▶ Fixe Kombination aus Sennesblättern, Pfefferminzöl und Kümmelöl ☞ S. 282

Darreichungsformen: In Form von Kps.

Fertigarzneimittel: Sirmia® Abführkapseln (122–154 mg Sennesblätterextrakt entsprechend 10 mg Sennosid B, 27,5 mg Pfefferminzöl, 13,8 mg Kümmelöl)

Dosierung: 2–3 Kps. abends vor dem Schlafengehen oder morgens zur kurzfristigen Anwendung bei Verstopfung, v.a. mit krampfartigen Beschwerden.

7

7.11 Diarrhoe

Gehäuft auftretende Defäkation > 3 x/Tag mit verkürzter Kolontransitzeit, verminderte Stuhlkonsistenz (breiig, flüssig) und vermehrte Stuhlmenge (≥ 250 g/Tag). Erhöhter Flüssigkeitsanteil des Stuhls aufgrund einer Störung des Verhältnisses zwischen Sekretion und Resorption. Ursachen sind Infektionen, abführend wirksame Medikamente, Nahrungsmittelunverträglichkeit, psychische Einflüsse, Malabsorption, Maldigestion, Tumoren, hormoneller Art (z.B. Hyperthyreose, Karzinoid). Bei Andauern der Durchfälle über 3–4 Wochen spricht man von einer chronischen Diarrhoe.

■ Stellenwert der Phytotherapie

Subakute und unspezifische Durchfallerkrankungen, Säuglingsdyspepsie sowie chronische Formen der funktionellen Diarrhoe, z.B. beim Colon irritabile, sind mit Phytopharmaka als **alleinige** symptomatische Therapie gut behandelbar.

Chronisch entzündlich bedingte Diarrhoen bei Morbus Crohn und Colitis ulcerosa sind nur zur **adjuvanten** Therapie geeignet.

Durchfallerkrankungen, die länger als 3–4 Tage andauern, oder blutige Durchfälle dürfen nicht ohne entsprechende diagnostische Abklärung behandelt werden.
Bei plötzlicher, anhaltender Änderung des Stuhlverhaltens muß ein Ausschluß schwerwiegender organischer Veränderungen (z.B. kolorektale Tumore, chronisch entzündliche Darmerkrankungen) erfolgen.

Darreichungsform

Geeignete sind Pulver, Hefe in Kps., Tinkturen (Tr.) und Teezubereitungen sowie bei Brechdurchfall ein standardisierter Trockenextrakt.

Tees aus **Gerbstoffdrogen** (Infuse oder Dekokte) **ungesüßt** trinken, da sonst Gärungsprozesse im Darm begünstigt werden. Zucker ist Nährmedium für die Hefen und Gärungsbakterien im Darm.

Phytotherapeutische Differentialtherapie

7

Zur Behandlung von Diarrhoen eignen sich:
- **Gerbstoffdrogen**, die adstringierend, sekretions- und keimhemmend wirken, die Oberfläche der Darmschleimhaut abdichten und das Eindringen toxischer Substanzen sowie pathogener Keime erschweren: Brombeerblätter, Eichenrinde, Frauenmantelkraut, Gänsefingerkraut, Heidelbeerfrüchte, Odermennigkraut, schwarze oder grüne Teeblätter, Syzygiumrinde, Tormentillwurzelstock, Uzarawurzel
- **Quellstoffe**, die Bakterientoxine sowie überschüssige Flüssigkeit binden und die Kolontransitzeit verkürzen: Karottensuppe, Flohsamen und Indische Flohsamen insbesondere als Samenschale (☞ 7.9.1)
- **Adsorbenzien**, die Toxine und Gärungsprodukte physikalisch binden bzw. einbetten und damit kausal wirksam sind: Kaffekohle
- **Antiphlogistika**, die die entzündungshemmend im Bereich der Darmschleimhaut wirken: Eichenrinde, Tormentillwurzelstock
- **peristaltikhemmende** Drogen, die die Motilität des Darms vermindern sowie sekretions- und keimhemmend wirken: Uzarawurzel
- **mikrobiologisch, antisekretorisch, antibakteriell, enzymatisch und immunstimulierend wirksame Stoffe:** Trockenhefe aus Saccharomyces cerevisiae HANSEN CBS 5926, syn. Saccharomyces boulardii

Je nach **Therapieziel** bzw. vorherrschender **Symptomatik** werden eingesetzt bei
- **akuter, unspezifischer** Diarrhoe: Gerbstoffdrogen (v.a. Tormentillwurzelstock, Brombeerblätter, Heidelbeerfrüchte, Eichenrinde, schwarze oder grüne Teeblätter), Quellstoffdrogen, Adsorbenzien
- **Gastroenteritis** (Brechdurchfall): Uzarawurzel, bei torpiden gastroenteritischen Zuständen auch Tormentillwurzelstock
- **Darmschleimhautentzündung:** Gerbstoffdrogen
- **chronischer, rezidivierender** Diarrhoe: Flohsamen und Indische Flohsamen insbesondere als Samenschale ☞ 7.9.1
- **chronisch entzündlichen Darmerkrankungen** (Morbus Crohn, Colitis ulcerosa): Flohsamen, Indische Flohsamen ☞ 7.9.1, Tormentillwurzelstock, Trockenhefe aus Saccharomyces boulardii
- **Kurzdarmsyndrom**, **Anus praeter**: Flohsamen, Indische Flohsamen ☞ 7.9.1
- Diarrhoe mit **spastischen Schmerzen**: Tormentillwurzelstock, Uzarawurzel
- **prophylaktischer** Gabe, z.B. auf **Reisen,** und persistierender Diarrhoe bei Reiserückkehrern: Trockenhefe aus Saccharomyces boulardii
- **Prävention Antibiotika-assoziierter Durchfallserkrankungen:** Trockenhefe aus Saccharomyces boulardii
- Diarrhoe bei **Sgl.** und **Kdr.**: Heidelbeerfrüchte, Pektine wie Apfel- oder Karottenpektin

Wirkstärke der Adstringenzien	
Arzneidroge	**adstringierende Wirkung**
Brombeerblätter	++
Eichenrinde	+++
Frauenmantelkraut	++
Gänsefingerkraut	++
Heidelbeerfrüchte	++
Odermennigkraut	++
Syzygiumrinde	++
Teeblätter, grüne	+++ (10 Min. kochen)
Teeblätter, schwarze	++ (10 Min. kochen)
Tormentillwurzelstock	+++
Uzarawurzel	+++

Tab. 7.15

Zusätzliche allgemeine Maßnahmen

- Erste und wichtigste Therapiemaßnahme bei anhaltender Diarrhoe ist der Flüssigkeitsersatz. V.a. bei älteren Menschen, Sgl. und Kleinkdr. können Diarrhoen schwere, u.U. lebensbedrohliche Dehydratationszustände verursachen.
  - orale Rehydratation: Wasser ohne Kohlensäure und ungesüßte Tees, v.a. Schwarztee und grüner (unfermentierter) Tee, die reichlich Gerbstoffe enthalten und daher sehr gut geeignet sind. Zusätzlich vermindert Theophillin die tubuläre Rückresorption und erhöht damit die Resorptionsrate von Flüssigkeit aus dem Darmlumen.
  - bei schlechtem Allgemeinzustand und Exsikkose Infusion einer WHO-Substitustionslösung: Natrium 60 mmol/l, Kalium 20 mmol/l, Chlorid 25 mmol/l, Citrat 10 mmol/l, Glukose 74–111 mmol/l. Die Osmolarität sollte bei 200–250 mOsm/l liegen.
- Vorsichtiger schrittweiser Nahrungsaufbau: 1–2 Tage Teefasten, evtl. geriebene Äpfel mit zerquetschter Banane. Dann folgen Zwieback, Schleimsuppen (Reis-, Haferschleim), Karottengemüse, Kartoffelsuppen, fettarme Mahlzeiten. Nach Rückgang der Diarrhoe langsam zur leichten Vollkost und dann relativ schnell zur normalen Vollkost übergehen.
- Warme Bauchwickel oder eine Wärmflasche wirken entkrampfend.

7.11.1 Phytopharmaka zur inneren Anwendung

▶ Brombeerblätter (Rubi fruticosi folium) ☞ S. 56

Darreichungsform: Tagesdosis 4,5 g Droge.
- Teeaufguß: 1 gehäuften TL geschnittene Droge mit 1 Tasse kochendem Wasser übergießen, 10–15 Min. ziehen lassen, dann abseihen. Mehrmals tgl. 1 Tasse zwischen den Mahlzeiten.

Fertigarzneimittel: Sind nicht erhältlich. Aber als Teeverordnung in der Apotheke erhältlich.

Kombinationen mit anderen Phytopharmaka: Fertigkombinationen sind nicht erhältlich. Eine Kombination mit anderen Gerbstoffdrogen wie Odermennigkraut, Frauenmantelkraut ist als freie Rezeptur zu gleichen Teilen sinnvoll.

▶ Eichenrinde (Quercus cortex) ☞ S. 72

Darreichungsform: Tagesdosis 3 g Droge.
- Kaltwasserauszug: ½ TL geschnittene oder grob gepulverte Droge mit 1 Tasse kaltem Wasser ansetzen, kurz aufkochen, 5 Min. ziehen lassen, abseihen. Mehrmals tgl. ½ Std. vor den Mahlzeiten warm trinken.
- Teeabkochung: 2–4 gehäufte TL geschnittene Droge mit ¼ l kaltem Wasser ansetzen, kurz aufkochen, abseihen. Mehrmals tgl. ½ Std. vor den Mahlzeiten warm trinken.

Fertigarzneimittel: Z.B.
- Traxaton® Tabletten (140 mg Eichenrinde-Trockenextrakt), Erw. 3–4 x tgl. 1 Filmtbl., Kdr. ab 12 Jahren 1–2 x tgl. 1 Filmtbl. jeweils mit Flüssigkeit einnehmen.

Kombinationen mit anderen Phytopharmaka: Fertigkombinationen sind nicht erhältlich. Eine Kombination mit anderen Gerbstoffdrogen wie Tormentillwurzelstock ist als freie Rezeptur zu gleichen Teilen sinnvoll.

▶ Frauenmantelkraut (Alchemillae herba) ☞ S. 86

Darreichungsform: Mittlere Tagesdosis 5–10 g Droge.
- Kaltwasserauszug: 3 TL zerkleinerte Droge mit 1 Tasse kaltem Wasser ansetzen, ca. 5 Std. ziehen lassen, abseihen. Tgl. 1–3 Tassen trinken.
- Teeaufguß: 3 TL zerkleinerte Droge mit 1 Tasse heißem Wasser übergießen, 10 Min. ziehen lassen, dann abseihen. Tgl. 1–3 Tassen trinken.

Fertigarzneimittel: Sind nicht erhältlich.

Kombinationen mit anderen Phytopharmaka: Fertigkombinationen sind nicht erhältlich. Eine Kombination mit anderen Gerbstoffdrogen wie Gänsefingerkraut ist als freie Rezeptur zu gleichen Teilen sinnvoll.

✓ Frauenmantelkraut wird vermutlich wegen der zu schwachen Wirkung weniger als Monodroge, sondern v.a. in Teemischungen verwendet.

▶ Gänsefingerkraut (Potentillae anserinae herba) ☞ S. 87

Darreichungsform: Tagesdosis 4–6 g Droge.
- Teeaufguß: 1 TL geschnittene Droge mit 1 Tasse heißem Wasser übergießen, 10 Min. ziehen lassen, dann abseihen. Mehrmals tgl. 1 Tasse trinken.

Fertigarzneimittel: Z.B.
- Cefadian® Tabletten (200 mg Gänsefingerkraut-Trockenextrakt), bis zu 6 Tbl. über den Tag verteilt.
- florabio naturreiner Heilpflanzensaft Gänsefingerkraut Preßsaft, 3–4 x tgl. 10 ml jeweils vor den Mahlzeiten unverdünnt oder mit etwas Flüssigkeit einnehmen.

Kombinationen mit anderen Phytopharmaka: Fertigkombinationen sind nicht erhältlich. Eine Kombination mit anderen Gerbstoffdrogen wie Brombeerblättern ist als freie Rezeptur mit 7 Teilen Gänsefingerkraut und 3 Teilen Brombeerblättern sinnvoll.

✓ Die Droge wird vermutlich wegen der zu schwachen Wirkung weniger als Monodroge, sondern vor allem in Teemischungen verwendet.

▶ Heidelbeerfrüchte (Myrtilli fructus) ☞ S. 103

Nur die getrockneten Heidelbeerfrüchte verwenden, da die frischen aufgrund des Saftgehalts zusammen mit den Fruchtsäuren durchfallerzeugend wirken.

Darreichungsform: Tagesdosis 20–60 g Droge.
- Getrocknete Früchte: Mehrmals tgl. 5–10 g der ganzen Beeren kauen.
- Teeabkochung: 5–10 g zerquetschte Beeren (1 EL) mit ¼ l kaltem Wasser ansetzen, 10 Min. lang auf kleiner Flamme kochen und noch heiß abseihen. Mehrmals tgl. 1 Tasse.

Fertigarzneimittel: Sind nicht erhältlich. Als Teeverordnung in der Apotheke erhältlich.

Kombinationen mit anderen Phytopharmaka: Sinnvolle Kombinationen sind bisher nicht bekannt.

▶ Kaffeekohle (Coffeae carbo) ☞ S. 121

Darreichungsform: Mittlere Tagesdosis 9 g Droge.
- Pulver: Mehrmals tgl. 1 Messerspitze oder 1 gestrichenen TL in Wasser verrühren und einnehmen.

Fertigarzneimittel: Z.B.
- Carbo Königsfeld® Pulver, Erw. und Kdr. über 12 Jahren 4 x tgl. je 1 gestrichenen Meßlöffel (ca. 2,3 g) mit oder ohne Flüssigkeit einnehmen.

Kombinationen mit anderen Phytopharmaka: Kombinationen mit Myrrhe und Kamillenblüten sind sinnvoll. Z.B.
- Myrrhinil-Intest® Dragees (zusammen mit Kamillenblütenextrakt, Myrrhe), 3 x tgl. 4 Drg. über den Tag verteilt, Kdr. bis 8 Jahre evtl. Halbierung der Dosis. Zur Durchfallprophylaxe vor und während Tropenreisen 3 x tgl. 2 Drg., Kdr. 3 x tgl. 2 Drg.

▶ Karottensuppe nach Moro

500 g Karotten sorgfältig schälen, so daß ca. 375 g geschälte Karotten übrig bleiben. Diese im Mixer zerkleinern und anschließend mit Wasser so lange einkochen (ca. 30–45 Min.), bis die Gesamtmasse ein Volumen von ca. 200 ml erreicht hat. Die eingekochte Karottenmasse durch ein sehr feines Drahtsieb in ca. 1 l Fleischbrühe (hergestellt aus rund 50 g Rindfleisch) drücken und 4–5 g Kochsalz hinzufügen. Die Karottensuppe soll tgl. frisch zubereitet und über den Tag verteilt gegessen werden. Sie ist für Kdr. ab dem 6. Lebensmonat geeignet.

> Experimentellen Untersuchungen zufolge enthalten Karotten ein Oligogalakturonid, das bereits in einer Konzentratoin von 0,005 % die Anheftung schädlicher Bakterien an die Darmmukosa hemmt und damit kausal bei Diarrhoe wirkt.

▶ Odermennigkraut (Agrimoniae herba) ☞ S. 169

7

Darreichungsform: Tagesdosis 3–6 g Droge.
- Pulver: Mehrmals tgl. 1 Messerspitze oder 1 gestrichenen TL in Wasser verrühren und einnehmen.
- Teeabkochung: 1 Handvoll Kraut in 1 l Wasser kalt ansetzen, zum Kochen bringen, abseihen, schluckweise trinken.
- Teeaufguß: 1 TL geschnittene Droge mit 1 Tasse heißem Wasser übergießen, 5–10 Min. ziehen lassen, dann abseihen. 3 x tgl. 1 Tasse vor den Mahlzeiten.

Fertigarzneimittel: Nur abgefüllt als Standardzulassung erhältlich.

Kombinationen mit anderen Phytopharmaka: Fertigkombinationen sind nicht erhältlich. Eine Kombination mit anderen Gerbstoffdrogen wie Gänsefingerkraut ist als freie Rezeptur zu gleichen Teilen sinnvoll.

✓ Odermennigkraut wird vermutlich wegen der zu schwachen Wirkung weniger als Monodroge, sondern v.a. in Teemischungen verwendet.

▶ Syzygiumrinde (Syzygii cumini cortex) ☞ S. 232

Darreichungsform: Mittlere Tagesdosis 3–6 g Droge.
- Teeabkochung: Die Tagesdosis von ca. 6 g Droge mit ca. 200 ml kaltem Wasser ansetzen, zum Kochen bringen, abseihen. Den Auszug über den Tag verteilt schluckweise trinken.

Fertigarzneimittel: Nur abgefüllt als Standardzulassung erhältlich.

Kombinationen mit anderen Phytopharmaka: Fertigkombinationen sind nicht erhältlich. Eine Kombination mit anderen Gerbstoffdrogen wie Tormentillwurzelstock ist als freie Rezeptur mit 6 Teilen Syzygiumrinde und 4 Teilen Tormentillwurzelstock sinnvoll.

✓ Syzygiumrinde wird vermutlich wegen der zu schwachen Wirkung weniger als Monodroge, sondern v.a. in Teemischungen verwendet.

▶ Teeblätter, schwarze und grüne (Theae nigrae folium und Theae viridis folium ☞ S. 238

Darreichungsform: Grüne Teeblätter sind wirksamer als schwarze.
- Teeabkochung: 1 TL zerkleinerte Droge mit 150 ml Wasser ca. 10 Min. auf kleiner Flamme kochen und ungesüßt mehrmals tgl. (im Akutstadium alle 2–3 Std.) eine Tasse trinken.

Fertigarzneimittel: Sind nicht im Verkehr.

Kombinationen mit anderen Phytopharmaka: Sind nicht im Verkehr.

▶ Tormentillwurzelstock (Tormentillae rhizoma) ☞ S. 245

Darreichungsform: Tagesdosis 4–6 g Droge.
- Drogenpulver: Tormentillae rhiz. subtilis pulv. 100,0 g, abgefüllt aus sogenanntem Schachtelpulver. Mehrmals tgl. 1 Messerspitze (Mokkalöffel) zusammen mit Apfelmus oder noch besser wegen des höheren Pektingehalts mit geriebenem Apfel einnehmen.
- Teeabkochung: 1 TL zerkleinerte Droge mit 1 Tasse kaltem Wasser ansetzen, kurz zum Sieden erhitzen, abseihen. 3–4 x tgl. 1 Tasse vor den Mahlzeiten warm trinken.
- Tinktur (Tormentillae tinct. DAB 1:10): Mehrmals tgl., bei akuten Zuständen evtl. stdl., 10–30 Tr. in 1 Likörglas Wasser.

Fertigarzneimittel: Z.B.
- Diaro® Kapseln (200 mg Tormentillwurzelstock-Trockenextrakt), 3 x tgl. 2 Kps. möglichst auf leeren Magen vor den Hauptmahlzeiten mit etwas Flüssigkeit einnehmen.
- ratioGast® Durchfallkapseln (200 mg wäßriger Tormentillwurzelstock), 3 x tgl. 2 Kps. unzerkaut mit etwas Flüssigkeit einnehmen.

Kombinationen mit anderen Phytopharmaka: Fertigkombinationen sind nicht erhältlich. Eine Kombination mit anderen antidiarrhoisch und antiphlogistisch wirkenden Drogen wie Gänsefingerkraut, Kamillenblüten ist als freie Rezeptur mit 6 Teilen Tormentillwurzelstock und je 2 Teilen Gänsefingerkraut und Kamillenblüten sinnvoll.

✓ Tormentillwurzelstock ist die wichtigste der Gerbstoffdrogen und hat den höchsten Gerbstoffgehalt.
Auch zur adjuvanten Therapie bei rezidivierenden Durchfällen bei chronisch entzündlichen Darmerkrankungen kann Tormentillwurzelstock eingesetzt werden. Bestens bewährt hat sich folgende Rezeptur: Rp. Tormentillae tinctura DAB und Chamomillae tinctura jeweils à 50 ml, davon 3 x tgl. 40 Tr. in 1 Tasse Schwarztee trinken.

▶ Trockenhefe aus Saccharomyces cerevisiae HANSEN CBS 5926 (Syn. Saccharomyces boulardii) ☞ S. 246

Darreichungsform: Tagesdosis (Erw., Kdr. ab 2 Jahren) 250–500 mg Hefe mit 1,8 x 10^{10} lebensfähigen Zellen/g. Für Kdr. die Kps. öffnen (auseinanderziehen) und die Hefe mit Brei oder schwarzem Tee vermischen.

- Prophylaxe von Reisediarrhoe: 3 x tgl. 100 mg 5 Tage vor Reisebeginn und während der gesamten Reise (Erfolgsrate je nach Keimart 30–60 %).
- Therapie von Diarrhoe: 250–500 mg tgl.
- Diarrhoe bei Sondenernährung: Jeweils 500 mg Saccharomyces cerevisiae 1 l Nährlösung zugeben.

Fertigarzneimittel: Z.B.

- Hamadin Kapseln (250 mg Saccharomyces boulardii), Erw. und Kdr. ab 2 Jahren 1–2 Kps. tgl.
- Perenterol® 50 mg Kapseln (50 mg Saccharomyces boulardii mit $1{,}8 \times 10^{10}$ lebensfähigen Zellen/g) oder forte 250 mg Kapseln (250 mg Saccharomyces boulardii mit $1{,}8 \times 10^{10}$ lebensfähigen Zellen) oder Pulver (in 1 Beutel mit 765 mg Pulver sind 250 mg Saccharomyces boulardii), bei akuter Diarrhoe 3 x tgl. 2 Kps. à 50 mg, zur Stoßtherapie Steigerung der Einnahme bis auf 3 x 4 Kps., zur Vorbeugung von Durchfällen und während einer Antibiotikatherapie Erw., Kdr. und Sgl. 3 x tgl. 1 Kps., bei Bedarf Dosissteigerung ohne weiteres möglich. Nach Abklingen der Beschwerden noch 2–3 Tage weiter einnehmen. Einnahme vor den Mahlzeiten mit etwas Flüssigkeit, nicht in zu heißer oder zu kalter, nicht zusammen mit Alkohol. Für Kleinkdr. und Sgl. die Kps. öffnen und den Inhalt in Speisen, Kräutertee oder Fruchtsaft mischen. (☞ **Studie**)
- Perocur® forte Kapseln (250 mg Saccharomyces boulardii mit $1{,}8 \times 10^{10}$ lebensfähigen Zellen/g), Erw. und Kdr. über 2 Jahren und zur Prophylaxe von Reisedurchfällen 5 Tage vor der Abreise 1–2 Kps. tgl., zur Behandlung von Durchfällen 1–2 Kps. tgl., bei Durchfällen während Sondenernährung 2 Kps./l Nährlsg., Sgl. und Kdr. unter 2 Jahren nach Anordnung des Arztes 1 oder 2 Kps. tgl.
- Santax® S Kapseln (250 mg Saccharomyces boulardii mit $1{,}8 \times 10^{10}$ lebensfähigen Zellen/g), Erw. und Kdr. ab 2 Jahren bei akuter Diarrhoe 1–2 Kps. tgl., zur Prophylaxe und Therapie von Reisediarrhoe 1–2 Kps. tgl. beginnend 5 Tage vor der Abreise, bei sondennahrungsbedingter Diarrhoe 2 Kps./l Nährlsg. Nach Abklingen der Durchfallerkrankung noch einige Tage weiter einnehmen, um den Behandlungserfolg zu sichern. Sgl. und Kdr. unter 2 Jahren nach Anordnung des Arztes 1 oder 2 Kps. tgl.

Kombinationen mit anderen Phytopharmaka: Sinnvolle Kombinationen sind bisher nicht bekannt.

✓ Saccharomyces boulardii ist auch zur adjuvanten Behandlung bei rezidivierenden Durchfällen bei M. Crohn geeignet. Dabei können sowohl die antisekretorische als auch die immunmodulierende Wirkung den Krankheitsverlauf günstig beeinflussen.

In 3 Doppelblindstudien zeigte **Perenterol®** in der Behandlung der akuten Diarrhoe gegenüber Plazebo eine deutliche Verkürzung der Krankheitsdauer, eine Verringerung der Stuhlfrequenz und eine Verbesserung der Stuhlkonsistenz sowie der Begleitbeschwerden.

Im Zeitraum von 1982–1995 wurde in 5 Kliniken Studien die Wirksamkeit von Perenterol® bei Diarrhoe bei Kdr. nachgewiesen.

In einer Anwendungsbeobachtung an 940 Kdr. mit akuter Diarrhoe ging durch eine 3tägige Behandlung mit **Perenterol®** die Stuhlfrequenz von anfänglich 5/Tag auf 2/Tag Darmentleerungen zurück. ➡

Die Erfolgsquote zur Vermeidung von Reisediarrhoe betrug bei Einnahme von **Perenterol**® bis zu 60 %. Dazu existieren 3 kontrollierte klinische Studien.
Zur Behandlung der persistierenden Diarrhoe bei Reiserückkehrern mit **Perenterol**® in einer Dosis von 150–450 mg liegt eine prospektive Untersuchung vor, die ein rasches Sistieren der Diarrhoe zeigt.
In einer Metaanalyse, in die nur Studien mit gutem wissenschaftlichen Design aufgenommen wurden und in der 4 Studien und Saccharomyces boulardii enthalten waren, untersuchte man, ob durch die Gabe von Probiotika Antibiotika-assoziierte Durchfälle verhindert werden können. Der Metaanalyse zufolge waren alle untersuchten Probiotika in dieser Hinsicht erfolgreich. Eine Auswertung der 4 mit Saccharomyces boulardii durchgeführten Studien, in die insgesamt Daten von 688 Patienten eingingen, zeigte, daß durch die Einnahme von **Perenterol**® die Wahrscheinlichkeit eines Durchfalls bei Antibiotikaeinnahme hochsignifikant gesenkt werden konnte (odds ratio 0,39; $p < 0{,}001$).
Das Auftreten von Diarrhoe unter Sondenernährung konnte durch Zusatz von **Perenterol**® zu den Nährlösungen deutlich gesenkt werden.
Damit ist **Perenterol**® das am besten untersuchte pflanzliche Antidiarrhoikum

▶ Uzarawurzel (Uzarae radix) ☞ S. 251

Da die Uzarawurzel neben den Gerbstoffen auch noch herzwirksame Glykoside (mit Cardenolidgrundstruktur) enthält, muß die angegebene Dosierung streng eingehalten werden. Bei Kdr. dürfen nur standardisierte Fertigarzneimittel verabreicht werden.

Darreichungsform: Erw. initiale Einzeldosis entsprechend 1 g Droge bzw. 75 mg Gesamtglykoside. Tagesdosis entsprechend 45–90 mg Gesamtglykoside, berechnet als Uzarin. Nur in Form von Fertigarzneimitteln anwenden.

Fertigarzneimittel: Z.B.
- Uzara® Dragees (45–55 mg Uzara-Trockenextrakt, standardisiert auf 15 mg Gesamtglykoside), Erw. und Jugendl. als Initialdosis 5 x tgl 1–2 Drg., danach 3–6 x tgl. 1 Drg., Schulkdr. und Kleinkdr. 1–2 x tgl. 1 Drg.
- Uzara® Tropfen (in 1 ml 45–55 mg Uzara-Trockenextrakt, standardisiert auf 15 mg Gesamtglykoside), Erw. und Jugendl. als Initialdosis 2 x tgl. 1 TL (ca. 5 ml) bzw. 30–40 Tr., danach 3–6 x tgl. 15–25 Tr., Schulkdr. und Kleinkdr. 3–6 x tgl. 6–12 Tr.

Kombinationen mit anderen Phytopharmaka: Kombinationen sind wegen der Schwierigkeit einer genauen Dosierung nicht zu empfehlen.

✓ Da die Uzarawurzel auch eine antiemetische Wirkung hat, ist sie zur Therapie von Brechdurchfällen empfehlenswert. Auch zur Behandlung von Kdr. und Kleinkdr. geeignet.

▶ Fertigarzneimittel, die besonders für Kinder geeignet sind (z.B.)

- Diarrhoesan® Flüssigkeit zum Einnehmen (Apfelpektin als mildes Quellmittel zusammen mit Kamillenblüten-Fluidextrakt, der auf Mindestgehalte an Chamazulen und Levomenol standardisiert ist), Erw. und Schulkdr.

anfangs 2 EL in etwas Wasser oder Tee, anschließend stdl. 1 EL, Kleinkdr. erhalten jeweils nur TL, Sgl. ½ TL stdl. (☞ **Studie**)
- Infectodyspept instant Pulver (Karottenpulver mit Karottenpektin), initial bis zu 50 ml/kg KG abhängig vom Dehydratationsgrad in den ersten 6 Std. bzw. bis zu 1 Beutel/kg KG zusammen mit je 50 ml Flüssigkeit.
- Infectodyspept Saft (Karottenpulver mit Karottenpektin), initial bis zu 50 ml/kg KG abhängig vom Dehydratationsgrad in den ersten 6 Std. bzw. bis zu 1 Beutel/kg KG zusammen mit je 50 ml Flüssigkeit.

> In einer prospektiven, doppelblinden, randomisierten multizentrischen Studie im Parallelgruppendesign erhielten Kdr. von 6 Monaten bis 5,5 Jahre mit akuter, nicht-komplizierter Diarrhoe entweder **Diarrhoesan® Flüssigkeit zum Einnehmen** (n = 39) oder ein Plazebo (n = 40) zusätzlich zu Rehydrierung und Schonkost. Am Ende der 3tägigen Behandlung war der Durchfall signifikant häufiger in der Diarrhoesangruppe beendet (33 von 39 Kdr.) als in der Plazebogruppe (23 von 40 Kdr., $p < 0{,}05$). Auch die Eltern der Kdr. waren häufiger mit der Diarrhoesan-Behandlung zufrieden als mit der Plazebotherapie (82 % im Vergleich zu 60 %).

7

7.11.2 Bewährte Rezepturen

▶ Krampflösende und karminative Tinktur bei Diarrhoe

Enthält Tinctura carminativae nach der Herstellungsvorschrift des DAB 6 (aus 16 Teilen Zitwerwurzel, 8 Teilen Kalmuswurzelstock, 8 Teilen Galgantwurzelstock, je 4 Teilen Kümmelfrüchten, Anisfrüchten und Kamillenblüten, 2 Teilen Muskatblüten, 1 Teil Pomeranzenschalen, 100 Teilen Pfefferminzwasser und Weingeist) zusammen mit Tormentillwurzelstocktinktur DAB.

Rp:
Tormentillae tinct. DAB (Tinktur aus Tormentillwurzelstock)
Tinct. carminativae DAB 6 aa 25,0 g

M. f. tinct. antidiarrhoeicae
D.S. 3–5 x tgl. 30–40 Tr. nach oder zu den Mahlzeiten in warmen Kamillentee.

▶ Krampflösende und karminative Tinktur bei Diarrhoe mit Koliken mit Tormentillwurzelstock und eingestellter Belladonnatinktur

Enthält Tinctura carminativae nach der Herstellungsvorschrift des DAB 6 mit schwacher karminativer Wirkung (aus 16 Teilen Zitwerwurzel, 8 Teilen Kalmuswurzelstock, 8 Teilen Galgantwurzelstock, je 4 Teilen Kümmelfrüchten, Anisfrüchten und Kamillenblüten, 2 Teilen Muskatblüten, 1 Teil Pomeranzenschalen, 100 Teilen Pfefferminzwasser und Weingeist).

Rp:
Tormentillae tinct. DAB (Tinktur aus Tormentillwurzelstock) 30,0 g

Belladonnae tinct. normata DAB (eingestellte Tinktur aus Tollkirschblättern und -wurzel)	5,0 g
Tinct. carminativae DAB 6	ad 50,0 g

M. f. tinct. antispasticae et anitdiarrhoeicae
D.S. 3 x tgl. 30 Tr. nach oder zu den Mahlzeiten in etwas Wasser einnehmen.

▶ Krampflösende und karminative Tinktur bei Diarrhoen mit Koliken mit Wermutkraut und Enzianwurzel

Rp:

Tormentillae tinct. DAB (Tormentillwurzelstocktinktur)	30,0 g
Absinthii tinct. DAB 6 (Wermutkrauttinktur)	
Gentianae tinct. DAC (Enzianwurzeltinktur)	aa 10,0 g

M. f. tinct. anitdiarrhoeicae et carminativae
D.S. 3 x tgl. 30 Tr. in etwas Wasser oder schwarzem Tee einnehmen.

▶ Milchsäurelösung in Kamillentee bei Gärungsdyspepsie verbunden mit Diarrhoe

Enthält Milchzucker und Kamillentee. Zur Umstimmung des Darmmilieus bei Gärungsdyspepsie. Fördert die Wiederherstellung einer normalen Coliflora.

3–4 x tgl. 1 Tasse starken Kamillentee mit 1–2 TL Milchzucker (z.B. Edelweiß Milchzucker) trinken.

Oder:

Rp:

Acid. lactici DAB (Milchsäure)	8,0 g
Aqua dest.	ad 200,0 g

M. f. solutio Acid. lactici
D.S. 4 x tgl. 1 EL in 1 Tasse Kamillentee.

▶ Rezeptur mit Tormentillwurzelstockabkochung und Aqua carminativa bei Diarrhoe mit Blähungen

Enthält Aqua carminativa, ein angenehm aromatisch schmeckendes Destillat aus Kamillenblüten, Fenchelfrüchten, Kümmelfrüchten, Korianderfrüchten und Orangenschalen, nach der Herstellungsvorschrift des österreichischen Arzneibuchs, zusammen mit Tormentillwurzelstockdekokt.

Rp:

Tormentillae rhizoma decoct. (Dekokt aus Tormentillwurzelstock)	20,0 g
Aqu. carminativ. ÖAB	ad 200,0 g

M. f. solutio antidiarrhoeicae
D.S. Mehrmals tgl. 1 EL.

7

▶ Suspension bei Säuglingsdyspepsie und Diarrhoe von Kleinkdr.

Die Heidelbeer-Aufschwemmung ist tiefviolett und im Geschmack süß-säuerlich.

Rp:

Myrtilli fruct. pulv. (grob gepulverte, getrocknete Heidelbeerfrüchte)	100,0 g

M. f. suspens. myrtilli fruct.
D.S. In Wasser oder Schwarztee aufschwemmen und ca. 5 Min. kochen. Zur Geschmacksverbesserung pro 100 g Suspension 1 Tbl. Saccharin hinzugeben. Kdr. 10–20%ige Aufschwemmung, evtl. unter Zugabe von 15 % Reismehl. Sgl. 5%ige Suspension 150–200 g/kg KG. Dann stufenweise durch die übliche Heilnahrung ersetzen.

▶ Tormentill-Tinktur zusammen mit Tinctura carminativae und Kamillentee

7

Die Rezeptur besteht aus Tinctura carminativae nach der Herstellungsvorschrift des DAB 6 mit schwacher karminativer Wirkung (aus 16 Teilen Zitwerwurzel, 8 Teilen Kalmuswurzelstock, 8 Teilen Galgantwurzelstock, je 4 Teilen Kümmelfrüchten, Anisfrüchten und Kamillenblüten, 2 Teilen Muskatblüten, 1 Teil Pomeranzenschalen, 100 Teilen Pfefferminzwasser und Weingeist) und Tormentillwurzelstocktinktur DAB.

Rp:

Tormentillae tinct. DAB (Tormentillwurzelstocktinktur)	
Tinct. carminativae DAB 6	aa 25,0 g

M. f. tinct. antidiarrhoeicae et carminativae
D.S. 3–5 x tgl. 30–40 Tr. in einer Tasse warmen Kamillentees trinken.

7.11.3 Bewährte Tee-Rezepturen

▶ „Stopftee" mit dyspeptischer Begleitwirkung

Rp:

Tormentillae rhizoma conc. (Tormentillwurzelstock)	50,0 g
Angelicae radix conc. (Angelikawurzel)	20,0 g
Menthae piperitae folium conc. (Pfefferminzblätter)	30,0 g

M. f. spec. antidiarrhoeicae
D.S. 1 TL Teemischung mit 1 Tasse (150 ml) kochendem Wasser übergießen, ca. 10 Min. bedeckt ziehen lassen, dann abseihen. Davon 2–3 Tassen tgl. trinken.

▶ Teemischung bei Diarrhoe mit karminativer Begleitwirkung

Rp:

Theae nigrae folium tot. (Schwarztee)	40,0 g
Foeniculi fructus cont. (Fenchelfrüchte)	20,0 g
Melissae folium conc. (Melissenblätter)	20,0 g

M. f. spec. antidiarrhoeicae
D.S. 2 TL Teemischung mit 1 Tasse (150 ml) kochendem Wasser übergießen, ca. 10 Min. bedeckt ziehen lassen, dann abseihen. Davon 2–3 Tassen tgl. körperwarm trinken.

7.12 Funktionelle Störungen der Gallenblase und der Gallenwege

Ursachen sind eine verminderte Gallenproduktion, -sekretion oder eine Dyskinesie der Gallenwege (hypoton oder spastisch). Symptome einer cholagenen Dyspepsie sind kolikartige Schmerzen oder ein Druckgefühl im rechten Oberbauch, evtl. mit Ausstrahlung in die rechte Schulter und in den Rücken, Übelkeit, Meteorismus, Völlegefühl, Appetitlosigkeit und Fettstühle. Die Beschwerden treten gehäuft nach Genuß von fettem Essen, Hülsenfrüchten oder Kaffee auf.

Stellenwert der Phytotherapie

Vor allem funktionelle Störungen, die auf eine verminderte Galleproduktion in der Leber, eine verminderte Galleausschüttung aus der Gallenblase oder Dyskinesien im Bereich der Gallenwege zurückzuführen sind, lassen sich mit pflanzlichen Cholagoga gut als **alleinige** Therapie zusammen mit diätetischen Maßnahmen behandeln.

Eine Kombination von pflanzlichen und synthetischen Wirkstoffen ist im allgemeinen für diese Indikation nicht zu empfehlen, da die Zufuhr von Fremdstoffen zu einer metabolischen Belastung der Leber führt und die Ausscheidung gallepflichtiger Substanzen hemmen kann. Eine Vermischung von allopathischen und homöopathischen Grundsätzen bei pflanzlichen Gallenwegstherapeutika, die u.a. auch homöopathische Zubereitungen enthalten, ist ebenfalls ungeeignet, da diese Produkte weder dem homöopathischen Arzneimittelbild entsprechen noch eine phytotherapeutisch wirksame Dosierung der Inhaltsstoffe garantieren.

Der Einsatz von Gallemitteln (Cholagoga) ist allerdings klinisch umstritten. Für eine sinnvolle und effektive Verordnung von Cholagoga ist eine genaue Beachtung der Indikationsstellung und eine kritische Auswahl der verwendeten Arzneidrogen erforderlich. Der klinische Nutzen von Gallenwegstherapeutika ist besonders bei Kombinationspräparaten mit mehreren Kombinationspartnern nicht immer zweifelsfrei nachgewiesen, da die einzelnen Inhaltsstoffe nicht selten unterdosiert sind.

Pflanzliche Cholagoga sind **nicht geeignet** zur Therapie einer Cholelithiasis, Cholangitis oder intrahepatischen Cholestase.

Akute Entzündungen der Gallenblase und Gallenwege, operationspflichtige Gallensteine, ein Verschluß der Gallenwege, Neoplasien und schwere Leberfunktionsstörungen müssen diagnostisch ausgeschlossen werden und dürfen mit Cholagoga nicht behandelt werden.

Darreichungsform

Da man eine reflektorische Wirkung der Cholagoga annimmt, sollten Darreichungsformen bevorzugt werden, bei denen Geruchs- und Geschmackssinn miteinbezogen werden, z.B. Tees, Frischpflanzenpreßsäfte oder Tinkturen (Tr.).

✓ Cholagoga müssen zur Stein- und Entzündungsprophylaxe grundsätzlich **zwischen den Mahlzeiten** eingenommen werden, da die Gefahr der Steinbildung während längerer Nüchternintervalle wegen des stagnierenden Galleflusses am größten ist.
Gallentees dürfen mit Honig oder Zucker gesüßt werden, ohne daß deren Wirksamkeit gemindert wird.

Phytotherapeutische Differentialtherapie

Bei funktionellen Störungen der Gallenblase und Gallenwege werden **Cholagoga** eingesetzt, die
- **choleretisch** wirken (Choleretika), indem sie die Galleproduktion in der Leber anregen und zur Ausscheidung einer dünnflüssigen Lebergalle führen und/oder
- **cholezystokinetisch** wirken (Cholezystokinetika), indem sie die Entleerung der Gallenblase anregen, den extrahepatischen Gallenwegsmechanismus aktivieren und zur Ausscheidung einer dickflüssigen Blasengalle führen. Cholezystokinetika werden insbesondere bei hypotoner Dyskinesie der Gallenblase, die im Röntgenbild als große, schlaffe, meist nur schwach kontrastmittelgefüllte Gallenblase zu sehen ist, eingesetzt.

7

Im einzelnen ist bei den Drogen schwer zu differenzieren, ob deren choleretische oder cholezystokinetische Wirkung oder Einfluß auf Dyskinesien der Gallenwege im Vordergrund steht. Die Drogenzubereitungen weisen fließende Übergänge auf. Für die Praxis ist dies auch von untergeordneter Bedeutung, da alle drei Reaktionsmechanismen zu einer Linderung der Symptome führen.

Cholagoga wirken zusätzlich **spasmolytisch**, **karminativ**, **antiphlogistisch** und **antibakteriell** (☞ Tab. 7.16).
- Eine Kombination mit Kamillenblüten und spasmolytisch wirksamen Alkaloiddrogen ist bei stärkeren Schmerzen möglich (☞ 7.6).
- Eine Kombination mit Karminativa ist möglich (☞ 7.5).

Wirkungen und Wirkstärke der Cholagoga

Wirkung / Arzneidroge	cholagog	spasmolytisch	karminativ	antiphlogistisch	antibakteriell
Artischockenblätter	++	++	+	+	
Boldoblätter	++	++		+	
Curcumawurzelstock	+++	+		++	++
Erdrauchkraut	+++	+++		+	
Galgantwurzelstock	+	++			+

Forts. ➡

Wirkungen und Wirkstärke der Cholagoga					
Wirkung / Arzneidroge	cholagog	spasmolytisch	karminativ	antiphlogistisch	antibakteriell
Gelbwurz, javanische	+++	+		++	++
Löwenzahnwurzel mit -kraut	++	+		+	
Mariendistelfrüchte	+	++			
Minzöl	+	++	+		++
Pfefferminzblätter	+	+	+		
Pfefferminzöl	++	++	++		++
Rettichwurzel, schwarze	+++				++
Schafgarbenkraut und -blüten	++	+		++	++
Schöllkraut	+++	+++		+	
Wermutkraut	++	+	++	+	++

Tab. 7.16

Je nach vorherrschender **Symptomatik** bzw. **Ursache** werden eingesetzt bei
- **Spasmen:** spasmolytisch wirksame Cholagoga, v.a. Schöllkraut
- **Übelkeit:** Artischockenblätter, Pfefferminzblätter und -öl
- **Blähungen:** Wermutkraut, Artischockenblätter, Pfefferminzblätter
- **Appetitlosigkeit**, allgemeiner **Körperschwäche**: Wermutkraut, Pfefferminzblätter, Löwenzahnwurzel mit -kraut, Mariendistelfrüchte
- **Dyspepsie:** schwarze Rettichwurzel, Pfefferminzblätter, Schafgarbenkraut und -blüten, Wermutkraut
- zusätzlicher **Obstipation:** schwarze Rettichwurzel
- **leichter Gallenkolik:** Schöllkraut
- **Steinprophylaxe:** Curcumawurzelstock
- **Postcholezystektomiesyndrom** (in ca. 5 % nach Cholezystektomie anhaltende oder wiederkehrende Beschwerden, die den präoperativen Symptomen ähneln): Curcumawurzelstock
- **Roemheld-Syndrom** (Druckgefühl im mittleren/linken Oberbauch und funktionelle, reflektorische Herzbeschwerden, evtl. mit Schmerzen bis hin zum Angina-pectoris-ähnlichen Anfall, durch Luft im Magen oder Meteorismus mit Zwerchfellhochstand und Verlagerung des Herzens): Galgantwurzelstock, karminativ wirkende Drogen
- zusätzlichen **Störungen von Motilität und Sekretion des Magens und Duodenums** sowie Sekretionsstörungen des **Pankreas**: treten oft zusammen mit Störungen im Bereich der Gallenblase und der Gallenwege auf, da diese Funktionen eng mit einander verbunden sind und sich Störungen der einzelnen Organe auf den ganzen Verbund auswirken ☞ 7.5.

Als phytotherapeutische **Therapiestrategie** hat sich bewährt, mit der Verordnung eines Monopräparats zu beginnen, das in ☞ Tab. 7.16 eine mit „+++" ausgewiesene cholagoge Wirkung hat, oder einem Kombinationspräparat mit Kombinationspartnern, die mit „+++" ausgewiesen sind und spezifisch auf die

Symptome einwirken (spasmolytisch, karminativ, antiphlogistisch). Auf keinen Fall zu Beginn ein Kombinationsmittel verordnen, das Laxanzien vom Typ der Anthranoide enthält.

Zusätzliche allgemeine Maßnahmen

- Fett- und cholesterinarme, laktovegetabile Vollwerternährung bevorzugen, 5–6 kleine Mahlzeiten einnehmen. Individuell unverträgliche Nahrungsmittel meiden.
- Alkoholkonsum minimieren.
- Gewichtsreduktion durch dauerhafte Ernährungsumstellung und keine drastischen Kurzdiäten anstreben.
- Wärmeanwendungen, z.B. eine heiße Rolle auf dem rechten Oberbauch, wirken bei Koliken spasmolytisch und analgetisch. Nicht bei Cholezystitis anwenden!

7.12.1 Phytopharmaka zur inneren Anwendung

▶ Artischockenblätter (Cynarae folium) ☞ S. 33

Darreichungsform: Mittlere Tagesdosis 6 g Droge (ca. 1320 mg wäßriger Trockenextrakt bzw. 300 mg Trockenextrakt in der Einzeldosis).

- Teeaufguß: 1 TL geschnittene Droge mit 1 Tasse heißem Wasser übergießen, 10 Min. ziehen lassen, dann abseihen. 1 Tasse vor den Mahlzeiten.

Fertigarzneimittel: Z.B.

- Carminagal® N Dragees (142–178 mg wäßriger Trockenextrakt aus frischen Artischockenblättern entsprechend 5 g frischen Artischockenblättern), 3 x tgl. 2 Drg. unzerkaut zu den Mahlzeiten.
- Cefacynar® Hartkapseln (400 mg wäßriger Trockenextrakt aus Artischockenblättern), Erw. und Kdr. ab 12 Jahren 3 x tgl. 1 Hartkps.
- Cynacur® Dragees (300 mg wäßriger Trockenextrakt aus Artischockenblättern), 3–4 x tgl. 1 Drg. zu den Mahlzeiten mit Flüssigkeit einnehmen.
- Cynafol® Dragees (300 mg Trockenextrakt aus Artischockenblättern), 3 x tgl. 1 Drg.
- florabio naturreiner Heilpflanzensaft Artischocke (Preßsaft ca. 1:1), 2-3 x tgl. vor den Mahlzeiten 10 ml Preßsaft unverdünnt oder mit Flüssigkeit einnehmen.
- Hepar-POS® Kapseln (400 mg wäßriger Trockenextrakt aus Artischockenblättern), Erw. und Kdr. über 12 Jahren 3 x tgl. 1 Kps. zu den Mahlzeiten mit etwas Flüssigkeit einnehmen, bei Bedarf 4 x tgl. 1 Kps.
- Hepar-SL® forte Kapseln (320 mg Trockenextrakt aus Artischockenblättern), 3 x tgl. 1–2 Kps. zu den Mahlzeiten mit Flüssigkeit einnehmen. **(☞ Studie)**
- Kneipp® Artischocken-Pflanzensaft (Preßsaft ca. 1:1), Erw. 2–3 x tgl. 1 EL.
- Valverde® Artischocke Dragees (450 mg wäßriger Trockenextrakt), 3 x tgl. 1 Drg.

Kombinationen mit anderen Phytopharmaka: Eine Kombination mit anderen Magen-Darm-Mitteln und Cholagoga wie Gelbwurz, Boldoblättern ist sinnvoll. Z.B.

- Bilicura® forte Dragees (210 mg Artischockenblätterextrakt standardisiert auf einen Gehalt an Cynarinderivaten von ca. 2 %, Kava-Kava-Wurzelstock 125 mg standardisiert auf einen Gehalt an Kavapyronen von 8,0–8,7 %), 3 x tgl. 2 Drg.
- Cynarzym® N, Dragees (zusammen mit Boldoblättern, Schöllkraut), 3 x tgl. 1–2 Drg. nach den Mahlzeiten.
- Gallexier® Saft (zusammen mit Benediktenkraut, Bitterkleeblättern, Enzianwurzel, Fenchelfrüchten, Fruktose, javanischer Gelbwurz, Kamillenblüten, Kalmuswurzelstock, Löwenzahnwurzel mit -kraut, Mariendistelfrüchten, Schafgarbenkraut, -blüten, Wermutkraut), zu oder nach jeder Hauptmahlzeit 1–2 Meßbecher (20–40 ml). Das Tonikum ist alkoholfrei.
- Salus Leber- und Galle-Kräutertee Nr. 18 (zusammen mit Schafgarbenblüten, Fenchelfrüchten, Löwenzahnwurzel und -kraut, Pfefferminzblättern, Kamillenblüten, Ringelblumenblüten, Katzenpfötchenblüten), 2–3 x tgl. 1 Tasse.

✓ Die choleretische Wirkung des Artischockenextrakts setzt sofort „mild" im Sinne des Patienten ein, d.h. Beschwerden im rechten Oberbauch, die in den Rücken oder die Schulter ausstrahlen können, nehmen nach ca. 30 Min. deutlich ab und sind meist nach ca. 1 Std. ganz verschwunden.
Der florabio naturreiner Heilpflanzensaft Artischocke Preßsaft wird aus den Artischockenblütenknospen hergestellt, der Kneipp® Pflanzenpreßsaft Artischocke aus 2 Teilen Blütenknospen plus 1 Teil Blätter. Phytochemisch sind beide Preßsäfte mit Trockenextrakten vergleichbar.

In verschiedenen Studien an gesunden Probanden konnte mit **Hepar SL® forte** eine Steigerung des Galleflusses um 127–152 % nachgewiesen werden. Die Unterschiede gegenüber Plazebo waren statistisch signifikant ($p < 0,05$).

▶ Boldoblätter (Boldo folium) ☞ S. 52

Bei Askaridol, einem lipophilen Inhaltsstoff der Boldoblätter, wurde eine neurotoxische Wirkung beobachtet. Deshalb dürfen aufgrund des Askaridolgehalts das reine ätherische Boldo-Öl sowie Destillate aus Boldoblättern nicht verwendet werden.

Darreichungsform: Mittlere Tagesdosis 3 g Droge.

- Fluidextrakt: 3 x tgl. 20 Tr. in einer Tasse Kamillentee nach den Mahlzeiten.
- Teeaufguß: 2 TL geschnittene Droge mit 1 Tasse kochendem Wasser übergießen, 10 Min. ziehen lassen, dann abseihen. 2–3 x tgl. 1 Tasse warm trinken.

Fertigarzneimittel: Z.B.

- Cefabol® Filmtabletten (250 mg Boldoblätter-Trockenextrakt standardisiert auf einen Boldinmindestgehalt), Erw. 3 x tgl. 1 Tbl., Kdr. bis zu 2 x tgl. 1 Tbl.

Kombinationen mit anderen Phytopharmaka: Eine Kombination mit anderen Magen-Darm-Mitteln und Cholagoga wie Artischockenblättern, Schöllkraut ist sinnvoll. Z.B.

- Cynarzym® N, Dragees (zusammen mit Artischockenblättern, Schöllkraut), 3 x tgl. 1–2 Drg. nach den Mahlzeiten.
- Hepatofalk® Neu Dragees (zusammen mit Artischockenblättern, javanischer Gelbwurz, Schöllkraut, B-Vitaminen, Wermut-, Zahnstocherkraut), 3 x tgl. 1–2 Drg. zu den Mahlzeiten.

▸ Curcumawurzelstock (Curcumae longae rhizoma) ☞ S. 67

Darreichungsform: Mittlere Tagesdosis 1,5–3 g Droge.

- Teeaufguß: 1–2 TL geschnittene Droge mit 1 Tasse kochendem Wasser übergießen, 5 Min. abgedeckt ziehen lassen, dann abseihen. 1 Tasse vor den Mahlzeiten.

Fertigarzneimittel: Z.B.

- Choldestal Krugmann® Kapseln (35 mg Curcumawurzelstock-Trockenextrakt), 3 x tgl. 1 Kps., die Tageshöchstdosis von 5 Kps. sollte nicht überschritten werden. Es empfiehlt sich, die Kps. zu den Mahlzeiten einzunehmen.
- Curcu-Truw® Kapseln (81 mg ethanolisch-wäßriger Trockenextrakt), 2 x tgl. 1 Kps. (☞ **Studie**)

Kombinationen mit anderen Phytopharmaka: Kombinationen mit anderen galletreibenden Mitteln wie Schöllkraut, Pfefferminzöl sind sinnvoll. Z.B.

- Cholagogum F Nattermann® Kapseln (zusammen mit Schöllkraut), 3 x 1 Kps. vor oder zu den Mahlzeiten.
- Cholagogum N Nattermann® Tropfen (zusammen mit Pfefferminzöl, Schöllkraut), 3 x tgl. 15–30 Tr. in Wasser oder auf Zucker, vor oder zu den Mahlzeiten. In besonders schweren Fällen 3–5 x tgl. 30 Tr.

✓ Der Gesamtextrakt sowie der wäßrige Extrakt wirken stärker choleretisch als das isolierte ätherische Öl.

Curcumawurzelstock ist auch zur Langzeitbehandlung geeignet. Curcuma ist Hauptbestandteil in dem Gewürzgemisch Curry und wird auch zur Gewinnung des Lebensmittelfarbstoffes Curcumin verwendet.

Von der Kommission E wurden beide Gelbwurzarten (Curcumawurzelstock und javanische Gelbwurz) in einer Monographie zusammengefaßt, da beide Arten ähnliche Wirkungen besitzen. In der Praxis wird der Curcumawurzelstock mehr als Gewürz, die javanische Gelbwurz mehr als Phytopharmakon genutzt, obwohl beide Curcuma-Arten therapeutisch gleichberechtigt sind.

In einer Anwendungsbeobachtung mit **Curcu-Truw® Kapseln** (2 x tgl. 1 Kps.) an 440 Patienten mit funktionellen Störungen der ableitenden Gallenwege und dyspeptischen Beschwerden stellten die behandelnden Ärzte nach einem Therapiezeitraum von 4 Wochen bei 86,6 % der Patienten eine ausgezeichnete oder gute, bei 12,5 % eine mäßige bzw. minimale oder unzureichende Wirksamkeit fest.

▶ Erdrauchkraut (Fumariae herba) ☞ S. 75

Darreichungsform: Mittlere Tagesdosis 6 g Droge.

- Kaltwasserauszug: 2 TL geschnittene Droge mit 2 Tassen kaltem Wasser ansetzen, über Nacht stehen lassen, abseihen. 1 Tasse mehrmals tgl. zu den Mahlzeiten.
- Teeaufguß: 2 TL zerkleinerte Droge mit 1 Tasse heißem Wasser übergießen, 10 Min. ziehen lassen, dann abseihen. 1 Tasse mehrmals tgl. zu den Mahlzeiten.

Fertigarzneimittel: Z.B.

- Bilobene® Filmtabletten (250 mg Trockenextrakt aus Erdrauchkraut), 3 x tgl. 2 Drg.
- Oddibil® Dragees (250 mg wäßriger Trockenextrakt aus Erdrauchkraut), 3 x tgl. 2 Drg. vor den Mahlzeiten einnehmen.

Kombinationen mit anderen Phytopharmaka: Eine Kombination mit Curcumawurzelstock wäre denkbar. Fertigkombinationen sind nicht erhältlich und freie Rezepturen sind nicht ausreichend erprobt.

✓ Die Wirkstoffe des Erdrauchkrauts regulieren die Gallefunktion abhängig von der Ausgangslage. Bei verminderter Galleproduktion wirken sie choleretisch, bei erhöhter Galleproduktion hemmen sie die Cholerese (Amphicholeretikum).
Die spasmolytische Wirkung ist besonders stark auf den Sphincter Oddi ausgeprägt, die Droge wirkt aber nur bei leichten, mehr funktionellen Gallenwegsspasmen. Echte Koliken erfordern praktisch immer stärker wirksame Spasmolytika.

7

▶ Galgantwurzelstock (Galangae rhizoma) ☞ S. 88

Darreichungsform: Tagesdosis 2–4 g Droge bzw. 2–4 g Tinktur.

- Teeaufguß: 1 TL geschnittene oder grob gepulverte Droge mit 1 Tasse kochendem Wasser übergießen, 5–10 Min. ziehen lassen, dann abseihen. Mehrmals tgl. 1 Tasse vor oder nach den Mahlzeiten trinken.
- Tinktur (Galangae tinct. 1:10): 3 x tgl. 10 Tr. in etwas angewärmtem Wasser 15 Min. vor den Mahlzeiten einnehmen.

Fertigarzneimittel: Z.B.

- Galgant-Tabletten JURA® 0,2 g (Galantwurzelstockpulver), mehrmals tgl. 1 Tbl. zu den Mahlzeiten.

Kombinationen mit anderen Phytopharmaka: Sind bisher nicht bekannt.

> Nach überreichen Mahlzeiten zeigt 1 TL Galgantwurzelstockpulver in einer kleinen Tasse Kaffee eine wohltuende Wirkung.

▶ Gelbwurz, javanische (Curcumae xanthorrhizae rhizoma) ☞ S. 89

Darreichungsform: Mittlere Tagesdosis 2 g Droge.
- Teeaufguß: 1–2 TL geschnittene Droge mit 1 Tasse kochendem Wasser übergießen, 5 Min. abgedeckt ziehen lassen, dann abseihen. 1 Tasse vor den Mahlzeiten.

Fertigarzneimittel: Z.B.
- Curcumen® Kapseln (Trockenextrakt 28,6:1 aus javanischer Gelbwurz 23,3 mg), 3 x tgl. 1 Kps.

Kombinationen mit anderen Phytopharmaka: Eine Kombination mit anderen galletreibenden Drogen wie Schöllkraut, Pfefferminze ist sinnvoll. Z.B.
- Chol Truw S Dragees (zusammen mit Schöll-, Wermutkraut), 3 x 1 Kps. vor oder zu den Mahlzeiten.
- Hepaticum-Pascoe® novo-Filmtabletten (zusammen mit Pfefferminzblättern, Wermutkraut), 3 x tgl. 1–2 Tbl. ca. ½ Std. vor den Mahlzeiten.
- spasmo gallo sanol® Dragees (zusammen mit Schöllkraut), 3 x tgl. 2 Drg. vor den Mahlzeiten unzerkaut einnehmen. Bei Anwendung über mehr als 4 Wochen sollten die Transaminasen kontrolliert werden.
- Steigal® Filmtabletten (zusammen mit Schöllkraut), 2–3 x tgl. 1 Filmtbl.

✓ Der Gesamtextrakt und der wäßrige Extrakt wirken stärker choleretisch als das isolierte ätherische Öl.
Die Erfahrungsheilkunde empfiehlt, nach einigen Wochen Einnahme von javanischer Gelbwurz zu Pfefferminzzubereitungen zu wechseln oder die beiden Drogen in tgl. Wechsel anzuwenden.
Von der Kommission E wurden beide Gelbwurzarten (javanische Gelbwurz und Curcumawurzelstock) in einer Monographie zusammengefaßt, da beide Arten ähnliche Wirkungen haben. In der Praxis wird die javanische Gelbwurz mehr als Phytopharmakon, der Curcumawurzelstock mehr als Gewürz genutzt, obwohl beide Curcuma-Arten therapeutisch gleichberechtigt sind.

▶ Löwenzahnwurzel mit -kraut (Taraxaci radix cum herba) ☞ S. 148

Darreichungsform:
- Frischpflanzenpreßsaft: Mehrmals tgl. 1 EL.
- Teeabkochung: 1 TL (3–4 g) geschnittene oder gepulverte Droge mit 1 Tasse kaltem Wasser ansetzen, kurz aufkochen, abseihen. Mehrmals tgl. 1 Tasse.
- Teeaufguß: 1 EL (3–4 g) geschnittene Droge mit 1 Tasse kochendem Wasser übergießen, 10 Min. ziehen lassen, dann abseihen. 1 Tasse vor den Mahlzeiten.
- Tinktur (Taraxaci tinct. 1:5): Mit 30 % Ethanol, 10–20 Tr. zu den Mahlzeiten.

Fertigarzneimittel: Z.B.
- florabio naturreiner Heilpflanzensaft Löwenzahn Preßsaft, 3–4 x tgl. 10 ml Preßsaft unverdünnt oder mit etwas Flüssigkeit nach den Mahlzeiten einnehmen.
- Kneipp® Löwenzahn-Pflanzensaft, Erw. 2 x tgl. 2 EL, Kdr. 2 tgl. 1 TL nach den Mahlzeiten.
- Taraleon® Tropfen (Tinktur 1:5), 30 Min. vor den Mahlzeiten 10–15 Tr.

Kombinationen mit anderen Phytopharmaka: Eine Kombination mit anderen Magen-Darm-Mitteln und Cholagoga wie Schöllkraut, Pfefferminzblättern ist sinnvoll. Z.B.

- Neurochol® C Dragees (zusammen mit Schöllkraut, Wermutkraut), 3 x tgl. 1–2 Drg., kann über längeren Zeitraum (4–6 Wochen) eingenommen werden. Kontrolle der Transaminasen bei Anwendung über mehr als 4 Wochen.
- Pascobilin® novo Filmtabletten (zusammen mit Artischocken-, Pfefferminzblättern), 3 x tgl. 1–2 Tbl. unzerkaut ca. ½ Std. vor den Mahlzeiten.
- Pascohepan novo Tropfen (zusammen mit Mariendistelfrüchten, Schöllkraut), 3 x tgl. 10 Tr.

✓ Wegen der diuretischen (aquaretischen) Wirkung empfiehlt es sich, Löwenzahn-Präparate nicht abends einzunehmen.

▶ Mariendistelfrüchte (Cardui mariae fructus) ☞ S. 155

Darreichungsform: Mittlere Tagesdosis 12–15 g Droge, Zubereitungen entsprechend 200–400 mg Silymarin.

- Alkoholische Tinktur (Cardui mariae tinct. 1:10): 3 x tgl. 20–25 Tr. in etwas Wasser einnehmen.
- Teeabkochung: 1 gehäuften TL (ca. 2 g) mit 2 Tassen Wasser auf 1 Tasse Wasser einkochen und anschließend wieder auf die ursprüngliche Menge verdünnen.
- Teeabkochung: 5 g grob zerstoßene Körner mit ¼ l kaltem Wasser ansetzen, kurz aufkochen, abseihen. 3 x tgl. 1 Tasse zu den Mahlzeiten.
- Teeaufguß: 2 TL grob zerstoßene Körner mit 1 Tasse heißem Wasser übergießen, 10–15 Min. ziehen lassen, dann abseihen. 3 x tgl. 1 Tasse zu den Mahlzeiten.

Fertigarzneimittel: Z.B.

- Alepa forte Kapseln (245 mg Silymarin), 1 x tgl. 1 Kps. nach dem Frühstück.
- Cefasilymarin® 140 Filmtabletten (140 mg Silymarin), zu Beginn der Behandlung 3 x tgl. 1 Filmtbl. und als Erhaltungsdosis 2 x tgl. 1 Filmtbl.
- Hepar-Pasc® 100 Filmtabletten (100 mg Silymarin), 2–4 x tgl. 1 Filmtbl.
- Legalon® 70 oder 140 Kapseln (70 bzw. 140 mg Silymarin), zu Beginn der Behandlung 6 x tgl. 70 mg oder 3 x tgl. 140 mg und als Erhaltungsdosis 3 x tgl. 70 mg oder 2 x tgl. 140 mg.
- Phytohepar® 200 Kapseln (200 mg Silymarin), zu Beginn der Behandlung 2 x tgl. 1 Kps. und als Erhaltungsdosis 1 x tgl. 1 Kps.
- Silibene® 140 oder 200 Filmtabletten (140 bzw. 200 mg Silymarin), zu Beginn der Behandlung 3 x tgl. 140 mg oder 2 x tgl. 200 mg und als Erhaltungsdosis 2 x tgl. 140 mg oder 1 x tgl. 200 mg.
- Silicur® 140/-200 Kapseln (140 bzw. 200 mg Silymarin), zu Beginn der Behandlung 3 x tgl. 140 mg oder 2 x tgl. 200 mg und als Erhaltungsdosis 2 x tgl. 140 mg oder 1 x tgl. 200 mg.
- Silimarit® Kapseln (140 mg Silymarin), zu Beginn der Behandlung 3 x tgl. 1 Kps. und als Erhaltungsdosis 2 x tgl. 1 Kps.
- Silymarin STADA® 200 mg Kapseln (200 mg Silymarin), 1–2 x tgl. 1 Kps.

Kombinationen mit anderen Phytopharmaka: Eine Kombination mit anderen Magen-Darm-Mitteln und Cholagoga wie Schöllkraut ist sinnvoll. Z.B.

- Hepatimed N Filmtabletten (zusammen mit Curcumawurzelstock, Schöllkraut), 2 x tgl. 1 Filmtbl. mit Flüssigkeit, bei Bedarf 2 x tgl. 2 Filmtbl.
- Hepatofalk® Planta N Kapseln (zusammen mit javanischer Gelbwurz), 3 x tgl. 2 Kps. vor den Mahlzeiten unzerkaut mit Flüssigkeit. Erhaltungsdosis oder in leichteren Fällen 3 x tgl. 1 Kps.

Mariendistelfrüchte und Zubereitungen daraus sind zwar keine typischen Cholagoga, es hat sich aber bewährt, diese zusammen oder im tgl. Wechsel mit Cholagoga einzunehmen.

Damit die wirksamen Flavanonolderivate in die Teezubereitung übergehen, müssen die Früchte vor der Herstellung eines Teeaufgusses oder Dekokts zerkleinert werden.

Nahezu sämtliche experimentelle und klinische Studien zur Absicherung der Wirksamkeit wurden mit den Legalon® Präparaten durchgeführt. Es gelten daher für sämtliche Silymarin-Präparate die mit Legalon® klinisch erprobten Dosierungsvorschläge. Die mit dem angereichertem Silymarin-gemisch (bestehend aus Silybin, Silychristin, Silyianin) erhaltenen klinischen Ergebnisse (☞ 7.13.1) sind auf einen Mariendistelfrüchtetee nicht übertragbar.

▶ Minzöl (Menthae arvensis aetheroleum) ☞ S. 163

Darreichungsform: Mittlere Tagesdosis 3–6 Tr.

- Ätherisches Öl (Menthae arvensis aeth.): 2 x tgl. 3 Tr. auf einem Stück Zucker einnehmen.

Fertigarzneimittel: Z.B.

- JHP Rödler® Flüssigkeit, 2 x tgl. 2 Tr. in 1 Glas Wasser einnehmen.

Kombinationen mit anderen Phytopharmaka: Kombinationen sind nicht sinnvoll.

Minzöl ist auch zur Langzeitbehandlung geeignet, wenn es in magensaftunlöslichen Weichgelatinekps. verabreicht wird, jedoch nicht bei chronisch hyperazider Gastritis, Gallenblasenentzündung und Verschluß der Gallenwege.

▶ Pfefferminzblätter/-öl (Menthae piperitae folium/- aetheroleum) ☞ S. 181/182

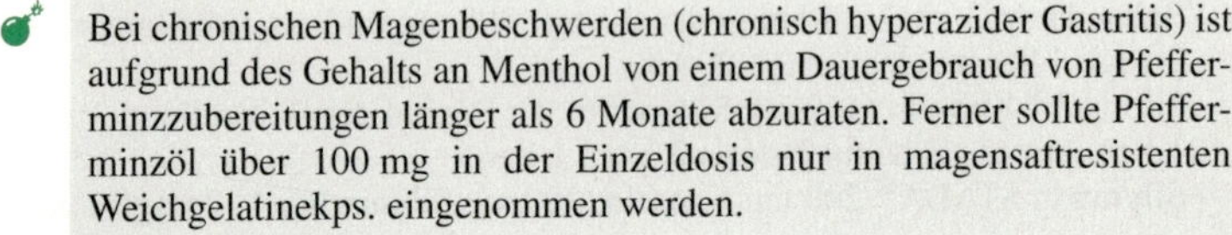

Bei chronischen Magenbeschwerden (chronisch hyperazider Gastritis) ist aufgrund des Gehalts an Menthol von einem Dauergebrauch von Pfefferminzzubereitungen länger als 6 Monate abzuraten. Ferner sollte Pfefferminzöl über 100 mg in der Einzeldosis nur in magensaftresistenten Weichgelatinekps. eingenommen werden.

Darreichungsform: Mittlere Tagesdosis 3–6 g Droge, als Tinktur 5–15 g, Einzeldosis als ätherisches Öl 0,05–0,1 g (= 6–12 Tr.).

- Ätherisches Öl: Rp. Menthae pip. aeth., 3 x tgl. 2–4 Tr. auf einem Stück Zucker.
- Teeaufguß: 1 EL (1–2 g) geschnittene Droge mit 1 Tasse kochendem Wasser übergießen, 10 Min. abgedeckt ziehen lassen, dann abseihen. Mehrmals tgl. 1 Tasse.
- Tinktur (Menthae pip. tinct. 1:10): Mehrmals tgl. 10–20 Tr. oder 1 TL verdünnt mit etwas Wasser.

Fertigarzneimittel: Z.B.

- Pfefferminzblätter: Nur abgefüllt als Standardzulassung erhältlich.
- Ätherisches Pfefferminzöl:
  - China-Oel Destillat, 2–3 x tgl. jeweils 3–4 Tr. auf einem Stück Zucker.
  - Chiana-Kapseln magensaftresistent (182 mg Pfefferminzöl in magensaftresistenten Kps.), 3 x tgl. 1 Kps. vor den Mahlzeiten.
  - Mentacur® Kapseln magensaftresistent (182 mg Pfefferminzöl in magensaftresistenten Kps.), 3 x tgl. 1 Kps.
  - Schupp® Pfefferminzöl, 3–5 Tr. auf einem Stück Zucker.

Kombinationen mit anderen Phytopharmaka: Eine Kombination mit Melissenblättern, aber auch mit anderen Magen-Darm-Mitteln und Cholagoga wie Kümmelfrüchten, Kümmelöl ist sinnvoll. Z.B.

- Aspasmon® N Tropfen (zusammen mit Anisöl, Kümmelöl), Erw. und Jugendl. 25 Tr. in Wasser oder auf Zucker, Kdr. entsprechend weniger.
- Carminativum-Hetterich N Tropfen (zusammen mit Fenchelfrüchten, Kamillenblüten, Kümmelfrüchten, Pomeranzenschalen), Erw. 3 x tgl. 30–40 Tr. in Flüssigkeit während oder nach den Mahlzeiten, Kdr. 15–20 Tr., Sgl. 5–10 Tr. pro Fläschchen, in hartnäckigen Fällen vor den Mahlzeiten 5 Tr. oder mehr in 1 Löffel Flaschennahrung.
- Cholagogum N Nattermann® Tropfen (zusammen mit Curcumawurzelstock, Schöllkraut), 3 x tgl. 15–30 Tr. in Wasser oder auf Zucker, vor oder zu den Mahlzeiten. In besonders schweren Fällen 3–5 x tgl. 30 Tr.
- Enteroplant® magensaftresistente Kapseln (zusammen mit Kümmelöl), 3 x tgl. 1 Kps. unzerkaut vor den Hauptmahlzeiten einnehmen.
- Lomatol® Tropfen (zusammen mit Fenchel-, Kümmelfrüchten, Wermutkraut), 3 x tgl. vor den Mahlzeiten 10–30 Tr. in Flüssigkeit einnehmen, Kdr. über 5 Jahre 10–15 Tr. in lauwarmem Kamillentee, Kleinkdr. bis zu 5 Jahren 5–10 Tr., Sgl. 2 x tgl. 1–3 Tr. mit Kamillentee aus dem Flaschensauger.
- Rowachol®-Digestiv Kaudragees (zusammen mit Menthol und anderen ätherischen Ölen), im Bedarfsfall 1–2 Drg. unmittelbar nach den Mahlzeiten zerkauen, im Mund zergehen lassen oder ganz hinunterschlucken. Vorbeugend im allgemeinen 1 Drg. etwa 20 Min. vor den Mahlzeiten einnehmen.
- Rowachol® Lösung (zusammen mit Menthol und anderen ätherischen Ölen), 4–5 x tgl. 3–5 Tr. unverdünnt auf etwas Zucker ½ Std. vor den Mahlzeiten einnehmen

> Bei Dyskinesien der Gallenwege hat sich eine Mischung aus Pfefferminzblättern und Kamillenblüten 1:1 in der Erfahrungsheilkunde gut bewährt.

▶ Rettichwurzel, schwarze (Rhaphani sativi radix) ☞ S. 194

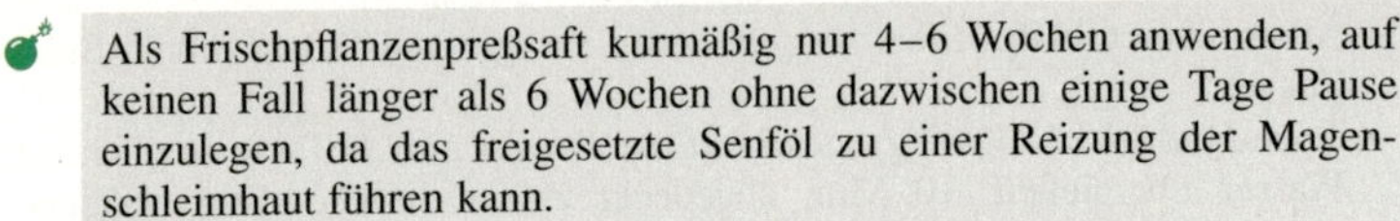
Als Frischpflanzenpreßsaft kurmäßig nur 4–6 Wochen anwenden, auf keinen Fall länger als 6 Wochen ohne dazwischen einige Tage Pause einzulegen, da das freigesetzte Senföl zu einer Reizung der Magenschleimhaut führen kann.

Darreichungsform: Mittlere Tagesdosis 50–100 ml Preßsaft.
- Frischpflanzenpreßsaft: Rettich schälen, zerkleinern oder reiben und mit einer Saftpresse auspressen. 1 mittelgroßer Rettich ergibt ca. ¼ l Saft, das entspricht einer guten Tagesmenge. Mehrmals tgl. 1–2 EL (insgesamt max. 100 ml).

Fertigarzneimittel: Z.B.
- florabio naturreiner Heilpflanzensaft Schwarzrettich Preßsaft, 3 x tgl. vor den Mahlzeiten 10–20 ml Preßsaft unverdünnt oder mit etwas Flüssigkeit einnehmen.

Kombinationen mit anderen Phytopharmaka: Sind nicht sinnvoll.

✓ Der Rettich hat eine tonisierende Wirkung auf Darm und Gallenwege und eignet sich besonders für chronische Gallenwegsdyskinesien und dyspeptische Beschwerden in Kombination mit Obstipation (leicht abführende Wirkung).
Rettichwurzel wird nicht von allen Patienten gleich gut vertragen, es kann bei einzelnen Patienten zu Magenbeschwerden mit Sodbrennen und Aufstoßen kommen.
Den gepreßten Saft einige Stunden im Kühlschrank kühl stellen, dann verliert er seinen beißenden Geschmack, und anschließend mit Zucker süßen oder Leinsamenschleim zugeben.

Aus der Erfahrungsheilkunde wird berichtet, daß der Rettich bei pyknischen Konstitutionstypen am besten wirkt.

▶ Schafgarbenkraut/-blüten (Millefolii herba/- flos) ☞ S. 211

Darreichungsform: Tagesdosis 4,5 g Schafgarbenkraut bzw. 3 g Schafgarbenblüten.
- Frischpflanzenpreßsaft: Mehrmals tgl. 1 EL zu bzw. vor den Mahlzeiten. Tagesdosis 3 EL.
- Teeaufguß: Bei leichten Beschwerden 1 TL geschnittene Droge mit 1 Tasse heißem Wasser übergießen, 5 Min. abgedeckt ziehen lassen, dann abseihen. Mehrmals tgl. 1 Tasse langsam und schluckweise trinken. Bei starken krampfartigen Beschwerden 2 gehäufte TL Droge mit ¼ l kochendem Wasser überbrühen, 15 Min. ziehen lassen, abseihen. Bis zu 5 Tassen tgl. schluckweise 30 Min. vor den Mahlzeiten einnehmen.

Fertigarzneimittel: Z.B.
- Salus® Schafgarben-Tropfen (in 100 g 20 g alkoholischer Auszug 1:5 aus Schafgarbenblüten), mehrmals tgl. 10–20 Tr. Enthält 23 Vol.% Ethanol.

- Schafgarbe-Tropfen® Tinktur (in 100 g 100 g Schafgarbenkraut-Tinktur 1:5), 4 x tgl. je 95 Tr. (4,2 g) einnehmen. Enthält 31,5 Vol.% Ethanol.
- Schamill Schafgarbe-Extrakt Fluidextrakt (in 100 g 30 g Schafgarbenkraut-Extrakt 1:1), tgl. 3 TL Extrakt in 1 Glas warmen Wasser auf einmal oder in Portionen während eines Tages einnehmen.

Kombinationen mit anderen Phytopharmaka: Eine Kombination mit anderen Magen-Darm-Mitteln und Cholagoga wie Löwenzahnwurzel und -kraut ist sinnvoll. Z.B.

- Aristochol® N Tropfen Flüssigkeit (zusammen mit Löwenzahnwurzel und -kraut, Ruhr-, Schöll-, Wermutkraut), 3 x tgl. 13–20 Tr. vor oder nach den Mahlzeiten.
- Salus Leber- und Galle-Kräutertee Nr. 18 (zusammen mit Artischockenblättern, Fenchelfrüchten, Löwenzahnwurzel und -kraut, Pfefferminzblättern, Kamillenblüten, Ringelblumenblüten, Katzenpfötchenblüten), 2–3 x tgl. 1 Tasse.

▶ Schöllkraut (Chelidonii herba) ☞ S. 213

> Bei Einnahme über mehr als 4 Wochen sollten die Transaminasen kontrolliert werden, um eine eventuell mögliche arzneimittelinduzierte Hepatitis nicht zu übersehen.
> Die in wenigen Fällen beobachteten Nebenwirkungen basieren möglicherweise auf der Einnahme von Schöllkrautextrakten, die mehr als 20 mg Gesamtalkaloide als Tagesdosis und außerdem Alkaloide der Wurzel enthielten.

Darreichungsform: Mittlere Tagesdosis 2–5 g Droge, in flüssigen oder festen Extrakten 8–15 mg Gesamtalkaloide berechnet als Chelidonin laut DAB.

Fertigarzneimittel: Z.B.

- Ardeycholan® N Dragees (300 mg Trockenextrakt, 6 mg Gesamtalkaloide pro Einzeldosis), 3 x tgl. 1–2 Drg.
- Chelidophyt® Dragees (200 mg Trockenextrakt, 4 mg Gesamtalkaloide pro Einzeldosis), 3 x tgl. 1–2 Drg. mit Flüssigkeit einnehmen.
- Cholarist® Tabletten (100–150 mg Trockenextrakt, 3 mg Gesamtalkaloide pro Einzeldosis), 3 x tgl. 1–2 Tbl. mit reichlich Flüssigkeit.
- Cholspasmin phyto Kapseln (140–150 mg Trockenextrakt, 7,2 mg Gesamtalkaloide pro Einzeldosis), 2–3 x tgl. 1 Kps.
- Gallopas® novo Filmtabletten (118–211 mg Trockenextrakt, 4 mg Gesamtalkaloide pro Einzeldosis), 3 x tgl. 1–2 Tbl. einnehmen.
- Gallopas® Tropfen (1 g Fluidextrakt, 1,2 mg Gesamtalkaloide pro Einzeldosis), bei chronischen Erkrankungen 3 x tgl. 20–30 Tr. auf ½ Tasse heißes Wasser, bei akuten Erkrankungen 10 Tr. in etwas Flüssigkeit einnehmen.
- Panchelidon® N Kapseln (120–180 mg Trockenextrakt, 4,2 mg Gesamtalkaloide pro Einzeldosis), 3 x tgl. 1–2 Kps.
- Panchelidon® N Tropfen (in 100 ml 400 mg Gesamtalkaloide, 1 x tgl. 10 Tr. entsprechen 4 mg Gesamtalkaloide), 3 x tgl. 1 ml (= 3 x 30 Tr.).
- Siosol® Kapseln (140–150 mg Trockenextrakt, 7,2 mg Gesamtalkaloide pro Einzeldosis), 2–3 x tgl. 1 Kps.

Kombinationen mit anderen Phytopharmaka: Eine Kombination mit Curcumawurzelstock, Artischockenblättern, Pfefferminzblättern ist sinnvoll. Z.B.
- Cholagogum F Nattermann® Kapseln (zusammen mit Curcumawurzelstock), 3 x 1 Kps. vor oder zu den Mahlzeiten.
- Cholagogum N Nattermann® Tropfen (zusammen mit Curcumawurzelstock, Pfefferminzöl), 3 x tgl. 15–30 Tr. in Wasser oder auf Zucker, vor oder zu den Mahlzeiten. In besonders schweren Fällen 3–5 x tgl. 30 Tr.
- Cynarzym® N, Dragees (zusammen mit Artischockenblättern, Boldoblättern), 3 x tgl. 1–2 Drg. nach den Mahlzeiten.
- Hepaticum-Pascoe® novo-Filmtabletten (zusammen mit javanischer Gelbwurz, Pfefferminzblättern, Wermutkraut), 3 x tgl. 1–2 Filmtbl. ca. ½ Std. vor den Mahlzeiten.
- spasmo gallo sanol® Dragees (Schöllkraut standardisiert auf 2 mg Gesamtalkaloide berechnet als Chelidonin zusammen mit javanischer Gelbwurz), 3 x tgl. 2 Drg. vor den Mahlzeiten unzerkaut einnehmen. Bei Anwendung über mehr als 4 Wochen sollten die Transaminasen kontrolliert werden.

✓ Schöllkrautzubereitungen bewirken neben dem spasmolytischen Effekt eine Steigerung des Gallenflusses und werden v.a. bei dyspeptischen Beschwerden mit krampfartigen Schmerzen, die auf Störungen im Bereich der Gallenblase und Gallenwege beruhen, verwendet.
Die experimentell ermittelte wirksame Dosierung für reines, isoliertes Chelidoninhydrochlorid, das Hauptalkaloid im Kraut, wird in den meisten Kombinationspräparaten nicht erreicht. Sie ist auch nicht notwendig und kann in Extrakten niedriger sein, da die übrigen Alkaloide, insbesondere das Coptisin, das Hauptalkaloid in der Wurzel, zu einer additiven und synergistischen Wirksamkeit verhelfen.

▶ Wermutkraut (Absinthii herba) ☞ S. 263

Alkoholische Zubereitungen (Tinktur, Wein) nicht länger als 6 Wochen einnehmen und die Tagesdosis von 60 Tr. wegen des Gehalts an Thujon nicht überschreiten. Thujonarme Zubereitungen wie wäßrige Auszüge sind unbedenklich.

Darreichungsform: Mittlere Tagesdosis 2–3 g Droge.
- Teeaufguß: 1–2 TL geschnittene Droge mit 1 Tasse (¼ l) kochendem Wasser übergießen, 5–10 Min. abgedeckt ziehen lassen, dann abseihen. Tgl. morgens und mittags 1–2 Tassen vor den Mahlzeiten warm und schluckweise trinken.
- Tinktur (Absinthii tinct. 1:10): 3 x tgl. 5–20 Tr. in etwas Wasser ca. 15 Min. vor den Mahlzeiten einnehmen.
- Trockenextrakt: In Form von Tbl., Drg. oder Kps. bis zu 1000 mg tgl.

Fertigarzneimittel: Nur abgefüllt als Standardzulassung erhältlich.

Kombinationen mit anderen Phytopharmaka: Eine Kombination mit anderen Cholagoga oder Aromatika wie Melissenblättern, Kamillenblüten ist sinnvoll. Z.B.
- Abdomilon® N Liquidum (zusammen mit Angelikawurzel, Enzianwurzel, Kalmuswurzelstock, Melissenblättern), Erw. 3 x tgl. 1 EL, Kdr. 3 x tgl. 1 TL ½ Std. vor dem Essen.

- Aristochol® N Tropfen Flüssigkeit (zusammen mit Löwenzahnwurzel und -kraut, Ruhrkraut, Schafgarbenkraut und -blüten, Schöllkraut), 3 x tgl. 13–20 Tr. vor oder nach den Mahlzeiten. Zur kurmäßigen Nachbehandlung 3 x tgl. 13 Tr. in Wasser einnehmen.
- Neurochol® C Dragees (zusammen mit Löwenzahnwurzel und -kraut, Schöllkraut), 3 x tgl. 1–2 Drg. Kann über längeren Zeitraum (4–6 Wochen) eingenommen werden. Kontrolle der Transaminasen bei Anwendung über mehr als 4 Wochen.

✓ Wermutkraut wirkt tonisierend auf Magen und Gallenwege und ist daher besonders zur Behandlung des gastro-cholischen Syndroms mit Atonie des Magens und der Gallenwege geeignet, ferner auch im Rahmen einer allgemeinen Körperschwäche nach Infekten wie Grippe, Pneumonie oder akuten Durchfallerkrankungen.
Gut wirksam bei asthenischem Konstitutionstyp.
Nach ca. 4–6 Wochen setzt oft eine Abneigung gegen Wermuttee ein, man sollte dann den Tee absetzen.
Laut Prof. R. F. Weiß empfiehlt es sich bei hartnäckigen Beschwerden, den Wermuttee gut warm und schluckweise nach den Mahlzeiten und vor dem Schlafengehen zu trinken.

7.12.2 Monographierte fixe Kombinationen

▸ Fixe Kombination aus Löwenzahnwurzel mit -kraut, Schöllkraut und Wermutkraut ☞ S. 279

Darreichungsform: Z.B. in Form eines Tees, der mit dieser Monographie konform ist. Man rezeptiert individuell und nach eigenen Erfahrungen entweder Zweier-Kombinationen aus diesen Drogen mit jeweils gleichen Anteilen oder eine Dreier-Kombination.

Rp:

Chelidonii herba conc. (Schöllkraut)	30,0 g
Taraxaci radix cum herba conc. (Löwenzahnwurzel mit Kraut)	30,0 g
Absinthii herba conc. (Wermutkraut)	30,0 g

M. f. spec. cholagogae
D.S. 1 TL Teemischung mit ca. 150 ml kochendem Wasser übergießen, ca. 10 Min. ziehen lassen, abseihen. Nach jeder Mahlzeit 1 Tasse trinken.

7.12.3 Bewährte Rezepturen

▸ Bittere appetitanregende und tonisierende Galletropfen

Rp:

Cardui mariae tinct. (Tinktur aus Mariendistelfrüchten)	
Absinthii tinct. (Wermutkrauttinktur)	aa 15,0 g
Menthae piperitae spir. (Pfefferminzspiritus)	20,0 g

M. f. tinct. cholagogae
D.S. 2 x tgl. 20 Tr. in etwas Wasser vor den Mahlzeiten einnehmen.

▶ Bittere karminativ und spasmolytisch wirksame Galletropfen

Rp:
Belladonnae tinct. normata DAB (eingestellte Tinktur aus Tollkirschblättern und -wurzel)
Absinthii tinct. (Wermutkrauttinktur)
Cardui mariae tinct. (Tinktur aus Mariendistelfrüchten)
Foeniculi tinct. comp. DAB 6 (zusammengesetzte Fencheltinktur)
Matricariae tinct. (Kamillenblütentinktur) aa 10,0 g

M. f. tinct. cholagogae
D.S. Mittags und abends je 20 Tr. in etwas Wasser nach den Mahlzeiten einnehmen.

▶ Karminativ wirksame, entkrampfende und beruhigende Galletropfen

Enthält Tinctura carminativae nach der Herstellungsvorschrift des DAB 6 mit schwacher karminativer Wirkung (aus 16 Teilen Zitwerwurzel, 8 Teilen Kalmuswurzelstock, 8 Teilen Galgantwurzelstock, je 4 Teilen Kümmelfrüchten, Anisfrüchten und Kamillenblüten, 2 Teilen Muskatblüten, 1 Teil Pomeranzenschalen, 100 Teilen Pfefferminzwasser und Weingeist) zusammen mit Wermutkrauttinktur, ätherischem Kümmelöl, Belladonnatinktur und ätherischer Baldrianwurzeltinktur.

Rp:
Carvi aeth. (ätherisches Kümmelöl) 5,0 g
Absinthii tinct. (Wermutkrauttinktur)
Tinct. carminativ. aa 10,0 g
Belladonnae tinct. normata DAB 6
(eingestellte Tinktur aus Tollkirschblättern und -wurzel) 10,0 g
Valerian. tinct. aeth. DAB 6
(ätherische Baldrianwurzeltinktur) 15,0 g

M. f. tinct. cholagogae et antispasmoticae
D.S. 3 x tgl. 30 Tr. nach dem Essen einnehmen.

▶ Spasmolytische Galletropfen mit beruhigender Komponente

Rp:
Carvi aeth. (ätherisches Kümmelöl) 5,0 g
Belladonnae tinct. normata DAB (eingestellte Tinktur aus Tollkirschblättern und -wurzel)
Chelidonii tinct. DAB (Schöllkrauttinktur)
Cardui mariae tinct. (Tinktur aus Mariendistelfrüchten) aa 10,0 g
Valerianae tinct. aeth. DAB 6 (ätherische Baldrianwurzeltinktur) 15,0 g

M. f. tinct. cholagogae et antispasmoticae
D.S. 3 x tgl. 20 Tr. nach den Mahlzeiten einnehmen.

▶ Tinctura cholagogae fortis DRF

Rp:

Menthae piperitae aeth. (ätherisches Pfefferminzöl)	1,0 g
Belladonnae tinct. normata DAB (eingestellte Tinktur aus Tollkirschblättern/-wurzel)	4,0 g
Chelidonii tinct. DAB (Schöllkrauttinktur)	
Cardui mariae tinct. (Tinktur aus Mariendistelfrüchten)	aa ad 30,0 g

M. f. tinct. cholagogae fortis
D.S. 3 x tgl. 40 Tr. in etwas Wasser einnehmen.

7.12.4 Bewährte Tee-Rezepturen

Galletees bestehen sinnvollerweise aus 3 Wirkstoffkomponenten, die sich synergistisch ergänzen sollen. Dabei wird das cholagog wirksame Hauptmittel mit sedativ und karminativ wirksamen Drogen ergänzt.

> Die früher häufig verordnete Tinctura cholagogae DRF sollte wegen der darin enthaltenen Brechnußsamentinktur (Strychni tinct.) aus toxikologischen Gründen nicht mehr angewendet werden.

7

▶ Allgemeiner Gallentee

Rp:

Menthae piperitae folium conc. (Pfefferminzblätter)	50,0 g
Melissae folium conc. (Melissenblätter)	20,0 g
Foeniculi fructus cont. (Fenchelfrüchte)	20,0 g

Falls eine abführende Wirkung erwünscht ist, für einen **kurzen** Zeitraum (1–2 Wochen) zusetzen:

Frangulae cortex conc. (Faulbaumrinde)	10,0 g

M. f. spec. cholagogae
D.S. 1–2 TL Teemischung mit 1 Tasse heißem Wasser überbrühen, 5–10 Min. ziehen lassen, abseihen. Gut warm und schluckweise 3 x tgl. 1 Tasse einige Zeit nach den Mahlzeiten und vor dem Schlafengehen trinken.

▶ Bitterer Gallentee mit karminativer und tonisierender Wirkung

Rp:

Carvi fructus cont. (Kümmelfrüchte)	10,0 g
Menthae piperitae folium conc. (Pfefferminzblätter)	
Absinthii herba conc. (Wermutkraut)	aa 30,0 g

Falls eine abführende Wirkung erwünscht ist, für einen **kurzen** Zeitraum (1–2 Wochen) zusetzen:

Frangulae cortex conc. (Faulbaumrinde)	
Sennae folium conc. (Sennesblätter)	aa 15,0 g

M. f. spec. cholagogae
D.S. 1–2 TL Teemischung mit 1 Tasse heißem Wasser überbrühen, 10 Min. ziehen lassen, abseihen. Regelmäßig morgens und abends 1 Tasse trinken.

Wenn Sennesblätter und Faulbaumrinde zugesetzt sind, nicht länger als max. 3 Wochen anwenden.

▶ Bitterer galletreibender Tee

Rp:

Cnici benedicti herba conc. (Benediktenkraut)	
Absinthii herba conc. (Wermutkraut)	
Menthae piperitae folium conc. (Pfefferminzblätter)	
Cardui mariae fructus cont. (Mariendistelfrüchte)	
Taraxaci radix cum herba conc. (Löwenzahnwurzel mit -kraut)	aa ad 100,0 g

M. f. spec. cholagogae

D.S. 1 TL Teemischung mit 1–2 Tassen kochendem Wasser überbrühen, 20 Min. ziehen lassen, abseihen. 3–4 Wochen lang tgl. 3 Tassen trinken.

▶ Gallentee mit karminativer Wirkung

Rp:

Carvi fructus cont. (Kümmelfrüchte)	10,0 g
Foeniculi fructus cont. (Fenchelfrüchte)	10,0 g
Menthae piperitae folium conc. (Pfefferminzblätter)	30,0 g
Millefolii herba conc. (Schafgarbenkraut)	20,0 g
Stoechad. flos tot. (Katzenpfötchenblüten)	20,0 g

Falls eine abführende Wirkung erwünscht ist, für einen kurzen Zeitraum (1–2 Wochen) zusetzen:

Sennae folium conc. (Sennesblätter)	15,0 g

M. f. spec. cholagogae et carminativae

D.S. 1–2 TL Teemischung mit 1 Tasse heißem Wasser überbrühen, 15 Min. ziehen lassen, abseihen. Regelmäßig morgens und abends 1 Tasse trinken.

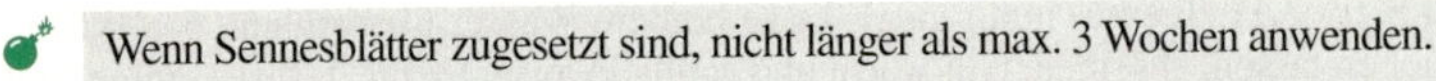

Wenn Sennesblätter zugesetzt sind, nicht länger als max. 3 Wochen anwenden.

▶ Gallentee (Standardzulassung 1) bei Störungen des Galleabflusses mit Völlegefühl und Blähungen laut AMG 76

Rp:

Carvi fructus cont. (Kümmelfrüchte)	10,0 g
Curcumae xanthorrhizae rhizoma conc. (javanische Gelbwurz)	20,0 g
Taraxaci radix cum herba conc. (Löwenzahnwurzel mit -kraut)	30,0 g
Cardui mariae fructus cont. (Mariendistelfrüchte)	20,0 g
Menthae piperitae folium conc. (Pfefferminzblätter)	20,0 g

M. f. spec. cholagogae

D.S. 1 TL Teemischung mit 1 Tasse kochendem Wasser überbrühen, 10 Min. ziehen lassen. Nach jeder Mahlzeit 1 Tasse trinken.

▶ Gallentee (Standardzulassung 2) bei Störungen des Galleabflusses mit Völlegefühl und Blähungen laut AMG 76

Rp:

Curcumae xanthorrhizae rhizoma conc. (javanische Gelbwurz)	15,0–20,0 g
Taraxaci radix cum herba conc. (Löwenzahnwurzel mit -kraut)	15,0–50,0 g
Menthae piperitae folium conc. (Pfefferminzblätter)	20,0–40,0 g
Millefolii herba conc. (Schafgarbenkraut)	10,0–30,0 g

Weitere mögliche Bestandteile (insgesamt weniger als 30 % der Gesamtmischung): Fenchelfrüchte, Kamillenblüten, Kümmelfrüchte, Wermutkraut oder Süßholzwurzel.

M. f. spec. cholagogae
D.S. 1 TL Teemischung mit 1 Tasse (150 ml) kochendem Wasser überbrühen, 10 Min. ziehen lassen. Nach jeder Mahlzeit 1 Tasse trinken.

▶ Tee mit galletreibenden Drogen

Rp:

Cnici benedicti herba conc. (Benediktenkraut)
Absinthii herba conc. (Wermutkraut)
Menthae piperitae folium conc. (Pfefferminzblätter)
Cardui mariae fructus cont. (Mariendistelfrüchte)
Taraxaci radix cum herba conc.
(Löwenzahnwurzel mit -kraut) aa ad 100,0 g

M. f. spec. cholagogae
D.S. 1 TL Teemischung mit 1–2 Tassen kochendem Wasser überbrühen, 10 Min. ziehen lassen, abseihen. 3–4 Wochen lang tgl. 3 Tassen trinken.

7

7.13 Erkrankungen der Leber

Akute und chronische Schädigungen des Leberparenchyms ***(Hepatopathie)****. Dazu zählen akute und chronisch persistierende Virushepatitis, nutritiv-toxische und chronisch-toxische Hepatopathien (z.B. durch Alkohol, Medikamente, Zytostatika-Therapie, Umweltgifte, gewerbliche Gifte), Leberzirrhose, Fettleber, primär biliäre Zirrhose, chronische Cholangitis, akute Knollenblätterpilzvergiftung.*

Stellenwert der Phytotherapie

Da herkömmliche Therapiestrategien häufig nicht zu dem gewünschten Erfolg führen und oft wenig befriedigend sind, profitieren die Patienten mit Lebererkrankungen vom **adjuvanten** Einsatz pflanzlicher Therapeutika (Hepatoprotektiva) zusammen mit diätetischen Maßnahmen, vorausgesetzt es besteht ein wissenschaftlicher Wirksamkeitsnachweis und eine leberschädigende Nebenwirkung ist ausgeschlossen.

Hepatoprotektiva lindern die Beschwerden wie Völlegefühl, Schmerzen im rechten Oberbauch, abnehmende körperliche Leistungsfähigkeit, dienen der Prophylaxe von Leberschädigungen, unterstützen die leberregenerierenden Mechanismen, verkürzen die Krankheitsdauer und reduzieren die Anzahl tödlicher Verläufe bei Knollenblätterpilzvergiftung.

Hepatoprotektiva sind **geeignet** zur Therapie von Hepatopathien, wie toxische Leberschäden durch Alkohol, Medikamente, Umweltgifte, Virushepatitiden, Leberzirrhose, die Prophylaxc von Leberschädigungen durch Chemotherapeutika oder Zytostatika und die akute Knollenblätterpilzvergiftung.

Pflanzliche Hepatoprotektiva sind **nicht geeignet** zur Therapie einer akuten Hepatitis, Siderose oder eines Morbus Wilson.

Lebererkrankungen sollten grundsätzlich erst nach entsprechender Diagnostik mit Phytotherapeutika behandelt werden. Schwere und lebensbedrohliche Krankheitsbilder, wie z.B. die Knollenblätterpilzvergiftung, bedürfen einer stationären Therapie (mit u.a. Infusion von Silibinindihydrogensuccinat).

7

✓ In vielen hepatoprotektiven Kombinationspräparaten ist der leberwirksame Kombinationspartner häufig unterdosiert, z.B. wird die Mindestmenge von Silymarin (70 mg) häufig nicht erreicht, und damit kann auch keine ausreichende hepatoprotektive Wirksamkeit erwartet werden.

Darreichungsform

Geeignet sind aufkonzentrierte Extrakte mit ausreichenden Mindestgehalten an wirksamkeits*mit*bestimmenden Inhaltsstoffen, die in Tbl., Drg. oder Kps. verabreicht werden.

Phytotherapeutische Differentialtherapie

Von den vielen traditionell bei Lebererkrankungen angewendeten Drogen, die durch die Kommission E beurteilt wurden, hielten nur 3 Phytopharmaka einer wissenschaftlichen Untersuchung stand (= **Hepatoprotektiva**) und garantieren eine wissenschaftlich abgesicherte und therapeutische Wirksamkeit:

- standardisierter Artischockenblätter-Extrakt
- Silymarin-Gemisch, ein Naturstoffgemisch aus Mariendistelfrüchten
- Sojaphospholipide (EPL-Fraktion).

Eine sinnvolle **Kombination** von Hepatoprotektiva **mit Cholagoga** ist wegen der antiphlogistischen, cholezystokinetischen und spasmolytischen Effekte sinnvoll und experimentell belegt mit Boldoblättern, Erdrauchkraut, javanischer Gelbwurz, Löwenzahnwurzel und -kraut. Sie ist immer dann angezeigt, wenn eine beginnende Leberschädigung mit dyspeptischen Beschwerden wie Druck- und Völlegefühl im rechten Oberbauch vorliegt.

Je nach Therapieziel bzw. vorherrschender Symptomatik werden eingesetzt bei

- **chronischer Hepatitis:** Sojaphospholipide (wenn eine Verbesserung der Befindlichkeit unter der Therapie erkennbar ist), Mariendistelfrüchtezubereitungen (Silymaringemisch)
- **Leberzirrhose:** Mariendistelfrüchtezubereitungen (Silymaringemisch)

- **Fettleber:** Mariendistelfrüchtezubereitungen (Silymaringemisch)
- **toxischen Leberschäden:** Mariendistelfrüchtezubereitungen (Silymaringemisch), Sojaphospholipide, Artischockenextrakt
- **Autoimmunhepatitis:** Mariendistelfrüchtezubereitungen (Silymaringemisch)
- **primär biliärer Zirrhose:** Mariendistelfrüchtezubereitungen (Silymaringemisch)
- **dyspeptischen Beschwerden** (Druckgefühl im rechten Oberbauch, Völlegefühl), abnehmender körperlicher Leistungsfähigkeit: Artischockenblätter, Mariendistelfrüchtezubereitungen (Silymaringemisch)
- **akuter Knollenblätterpilzvergiftung:** Infusion des löslichen Silybinindihydrogensuccinates als alleiniges Antidot

Zusätzliche allgemeine Maßnahmen

- Erste Therapiemaßnahme ist das Vermeiden von Noxen.
- Alkoholkarenz.
- Leichte Vollwertkost bevorzugen, Verzehr von tierischem Eiweiß einschränken, leicht verdauliche Fette (kaltgepreßte Öle) bevorzugen.
- Gewichtsreduktion.
- Feuchtwarme Auflagen (z.B. Leberwickel mit einem Heublumensack) auf die Lebergegend wirken durchblutungsfördernd und regen den Leberstoffwechsel an.
- Tgl. 1–3 Tassen „Lebertee“ (☞ 7.13.2) trinken.

7

7.13.1 Phytopharmaka zur inneren Anwendung

▶ Artischockenblätter (Cynarae folium) ☞ S. 33

Darreichungsform: Mittlere Tagesdosis 6 g Droge (ca. 1320 mg standardisierter wäßriger Trockenextrakt bzw. 300 mg Trockenextrakt in der Einzeldosis).
- Teeaufguß: 1 TL geschnittene Droge mit 1 Tasse heißem Wasser übergießen, 10 Min. ziehen lassen, dann abseihen. 1 Tasse vor den Mahlzeiten.

Fertigarzneimittel: Z.B.
- Carminagal® N Dragees (142–178 mg wäßriger Trockenextrakt aus frischen Artischockenblättern entsprechend 5 g frischen Artischockenblättern), 3 x tgl. 2 Drg. unzerkaut zu den Mahlzeiten.
- Cynacur® Dragees (300 mg wäßriger Trockenextrakt aus Artischockenblättern), 3–4 x tgl. 1 Drg. zu den Mahlzeiten mit Flüssigkeit einnehmen.
- Cynafol® Dragees (300 mg Trockenextrakt aus Artischockenblättern), 3 x tgl. 1 Drg.
- florabio naturreiner Heilpflanzensaft Artischocke Preßsaft (Preßsaft ca. 1:1), 2–3 x tgl. vor den Mahlzeiten 10 ml Preßsaft unverdünnt oder mit Flüssigkeit einnehmen.
- Hepar-POS® Kapseln (400 mg wäßriger Trockenextrakt aus Artischockenblättern), Erw. und Kdr. über 12 Jahren 3 x tgl. 1 Kps. zu den Mahlzeiten mit etwas Flüssigkeit einnehmen, bei Bedarf 4 x tgl. 1 Kps.
- Hepar-SL® forte Kapseln (320 mg Trockenextrakt aus Artischockenblättern), 3 x tgl. 1–2 Kps. zu den Mahlzeiten mit Flüssigkeit einnehmen. (☞ **Studie**)
- Kneipp® Artischocken-Pflanzensaft (Preßsaft ca. 1:1), Erw. 2–3 x tgl. 1 EL.

Kombinationen mit anderen Phytopharmaka: Sinnvolle Kombinationen sind als Fertigkombinationsarzneimittel bisher nicht bekannt.

✓ Der florabio naturreiner Heilpflanzensaft Artischocke Preßsaft wird aus den Artischockenblütenknospen hergestellt, der Kneipp® Pflanzenpreßsaft Artischocke aus 2 Teilen Blütenknospen plus 1 Teil Blätter. Phytochemisch sind beide Preßsäfte mit Trockenextrakten vergleichbar.

Eine Stimulierung der Cholerese bis zu 100 % konnte an 20 gesunden Probanden mit **Hepar SL® forte Kapseln** (Steigerung des Galleflusses um 127–152 %) im Crossover-Design signifikant ($p < 0,05$) nachgewiesen werden.
In einer plazebokontrollierten Studie an 44 Patienten mit essentieller Hypercholesterinämie konnte durch Therapie mit **Hepar SL® forte Kapseln** eine Senkung erhöhter Serumcholesterinwerte um 59 % erreicht werden.
Die Leberschutzwirkung konnte experimentell durch Verhinderung hepatotoxischer Schäden durch Arsen, Megaphen und Tetrachlorkohlenstoff nachgewiesen werden. Die leberregenerierende Wirkung ist experimentell belegt. Die Hemmung der Cholesterinbiosynthese konnte durch Messung des Einbaus von (14 C)-markiertem Acetat in die Fraktion der nicht versteifbaren Lipide nachgewiesen werden. In Leberzellkulturen konnten sowohl die vermehrte Sekretion gallepflichtiger Substanzen als auch die Vermehrung von Anzahl und Größe der sezernierenden Gallekanälchen beobachtet werden.

7

▶ Silymarin, Naturstoffgemisch (Wirkstoffkonzentrat aus Cardui mariae fructus) ☞ S. 220

Bei Dialyse-Patienten Silymarin nur im dialysefreien Intervall geben, da es dialysierbar ist.

Darreichungsform: Tagesdosis 200–400 mg Silymarin-Konzentrat. Nach klinischen Studien Initialdosis 400–420 mg, Erhaltungsdosis 210–280 mg.

Fertigarzneimittel: Z.B.
- Alepa forte Kapseln (245 mg Silymarin), 1 x tgl. 1 Kps. nach dem Frühstück.
- Cefasilymarin® 140 Filmtabletten (140 mg Silymarin), zu Beginn der Behandlung 3 x tgl. 1 Filmtbl. und als Erhaltungsdosis 2 x tgl. 1 Filmtbl.
- Legalon® 70 oder 140 Kapseln (70 bzw. 140 mg Silymarin), zu Beginn der Behandlung 6 x tgl. 70 mg oder 3 x tgl. 140 mg und als Erhaltungsdosis 3 x tgl. 70 mg oder 2 x tgl. 140 mg. (☞ **Studie**)
- Legalon® SIL Trockensubstanz, bei Knollenblätterpilzvergiftung 20 mg (= 4 x tgl. 5 mg) Silibinin-Hemisuccinat/kg KG in 24 Std., verteilt auf 4 Infusionen von jeweils 2 Std. Über 4–5 Tage anwenden. (☞ **Studie**)
- Phytohepar® 200 Kapseln (200 mg Silymarin), zu Beginn der Behandlung 2 x tgl. 1 Kps. und als Erhaltungsdosis 1 x tgl. 1 Kps.
- Silibene® 140 oder 200 Filmtabletten (140 bzw. 200 mg Silymarin), zu Beginn der Behandlung 3 x tgl. 140 mg oder 2 x tgl. 200 mg und als Erhaltungsdosis 2 x tgl. 140 mg oder 1 x tgl. 200 mg.

- Silicur® 140/-200 Kapseln (140 bzw. 200 mg Silymarin), zu Beginn der Behandlung 3 x tgl. 140 mg oder 2 x tgl. 200 mg und als Erhaltungsdosis 2 x tgl. 140 mg oder 1 x tgl. 200 mg.
- Silimarit® Kapseln (140 mg Silymarin), zu Beginn der Behandlung 3 x tgl. 1 Kps. und als Erhaltungsdosis 2 x tgl. 1 Kps.

Kombinationen mit anderen Phytopharmaka: Eine Kombination mit anderen Magen-Darm-Mitteln wie javanischer Gelbwurz ist sinnvoll. Z.B.

- Hepatofalk® Planta N Kapseln (zusammen mit javanischer Gelbwurz), 3 x tgl. 2 Kps. vor den Mahlzeiten unzerkaut mit Flüssigkeit einnehmen. Erhaltungsdosis oder in leichteren Fällen 3 x tgl. 1 Kps.

✓ Nahezu sämtliche experimentelle und klinische Studien zur Absicherung der Wirksamkeit wurden mit den Legalon® Präparaten durchgeführt. Es gelten daher für sämtliche Silymarin-Präparate die mit Legalon® klinisch erprobten Dosierungsvorgaben.

Durch den Einsatz von **Legalon® SIL Ampullen** (= Silibinin-dihydrogensuccinat) konnte die Todesrate von akuten Knollenblätterpilzvergiftungen um mehr als die Hälfte gesenkt werden (n = 205, Mortalitätssenkung von 20 % auf unter 10 %). Bei Therapiebeginn innerhalb der ersten 24 Std. nach Diagnosestellung läßt sich die Mortalität auf nahezu 0 % absenken. Die antihepatotoxische Wirkung kann mit licht- und elektronenmikroskopischen Methoden sichtbar gemacht und überprüft werden.
In mehreren Studien mit hochdosiertem Silymarin **(Legalon® 70 oder 140 Kapseln)** bei toxischen Leberschädigungen durch Alkohol, Psychopharmaka, Narkosemittel, Antiepileptika sowie bei Leberzirrhose konnte die Wirksamkeit von Silymarin signifikant belegt werden. Nachgewiesen werden konnten: Eine Besserung der subjektiven Beschwerden, eine Erhöhung der pathologisch erniedrigten Lymphozyten-Transformationsfähigkeit und der Superoxid-Dismutase-Aktivität, eine Senkung der Leberfunktionswerte (GOT, GPT, γ-GT) und der pathologisch erhöhter Werte von Prokollagen-3-Peptid, antioxidative Aktivitäten sowie immunmodulierende Aktivitäten.
In einer klinischen Studie mit Patienten mit chronisch-persistierender Hepatitis kam es nach konsequenter Anwendung von **Legalon® 70 Kapseln** nach 3 Monaten zu einer biologisch nachgewiesenen Ausheilung, auch bei akuter Virushepatitis konnte der Krankheitsverlauf günstig beeinflußt werden.
Bei chronischen Hepatitiden konnte das Ausmaß der zellulären und morphologischen Destruktionen signifikant mit **Legalon® 140 Kapseln** reduziert werden.
In einer randomisierten Doppelblindstudie an 170 Patienten mit Leberzirrhose, die mit 3 x tgl. **Legalon® 140 Kapseln** behandelt wurden, betrug die Gesamtüberlebensrate nach 4 Jahren in der Silymaringruppe 58 % gegenüber 39 % in der Plazebogruppe (p = 0,036). Ein signifikanter Unterschied in der Überlebensrate ergab sich nur bei den alkoholbedingten Zirrhosen (p = 0,03).
In einer Studie mit 125 Patienten mit alkoholbedingter Zirrhose hatte die Therapie mit Silymarin innerhalb von 3 Jahren keinen Einfluß auf das Überleben und den Krankheitsverlauf.
Bei Auswertung von 5 Studien mit insgesamt 602 Patienten mit Leberzirrhose zeigte sich, daß die Therapie mit Silymarin im Vergleich zu Plazebo zu einer signifikanten Reduktion der Mortalität, die mit der Lebererkrankung in ➡

7

Zusammenhang steht, um 7 % ($p < 0,01$) führt. Die Gesamtmortalität wurde um 4,2 % gesenkt (nicht signifikant). In einer der ausgewerteten Studien bewirkte die Therapie mit Silymarin eine Reduktion der Enzephalopathie um 8,7 % ($p = 0,06$).
In einer Studie an Patienten mit Diabetes mellitus, der in Zusammenhang mit der Leberzirrhose auftrat, konnte durch die Therapie mit Silymarin der Insulinbedarf um ¼ gesenkt werden ($p < 0,01$).
Die klinische Datenlage bei Patienten mit medikamentöser Hepatopathie ist im Sinne der EBM noch nicht ausreichend. Es zeichnet sich aber ein Trend ab, wonach es sinnvoll ist, Silymarinpräparate zu verordnen und zwar über einen Zeitraum von mind. 3 Monaten.

▶ Sojaphospholipide (Lecithinum ex soja) ☞ S. 222

Darreichungsform: Tagesdosis 1,5–2,7 g Phospholipide aus Sojabohnen mit 73–79 % 3-sn-Phosphatidyl-cholin zum Einnehmen. Nur als Fertigarzneimittel anwendbar.

Fertigarzneimittel: Z.B.
- Essentiale® forte N Kapseln (300 mg EPL-Substanz), Anfangsdosis 3 x tgl. 2 Kps., Erhaltungsdosis 3 x tgl. 1 Kps. **(☞ Studie)**
- Lipostabil® 300 forte Kapseln (300 mg EPL-Substanz), 3 x tgl. 1–2 Kps. vor den Mahlzeiten.

Kombinationen mit anderen Phytopharmaka: Sinnvolle Kombinationen sind bisher nicht bekannt.

In mehrfachen kontrollierten Therapiestudien bei Patienten mit chronischer Lebererkrankung konnte die Wirksamkeit von 1800–2700 mg EPL-Substanz **(Essenentiale® forte N Kapseln)** statistisch signifikant nachgewiesen werden. Es zeigten sich eine
- signifikante Senkung erhöhter Transaminasenwerte nach 3-monatiger Behandlung mit Rifampicin, Isoniacid, Ethanbutol
- Hemmung von Steatose und Fibrose
- Zunahme des Albumin-Globulin-Quotienten
- Senkung des γ-Globulins und des β-Lipoproteins
- Senkung des Apolipoproteins B
- Senkung des Gesamtcholesterins.

In einer Studie mit 300 Patienten mit viral bedingten Hepatitiden sanken bei 70 % die Transaminasenwerte durch die Therapie mit Sojaphospholipiden um mehr als 50 %. Eine solche Behandlung konnte in einer Studie an Patienten mit Hepatitis C auch die Rückfallquote nach 48 Wochen im Vergleich zu den unbehandelten Kontrollpersonen signifikant reduzieren.

7.13.2 Bewährte Tee-Rezepturen

▶ Tee mit leberwirksamen Drogen zusammen mit Cholagoga (1)

Rp:

Cynarae folium conc. (Artischockenblätter)	50,0 g
Fumariae herba conc. (Erdrauchkraut)	30,0 g
Curcumae xanthorrhizae rhizoma conc. (javanische Gelbwurz)	20,0 g

M. f. spec. hepaticae
D.S. 1 EL Teemischung mit ca. 150 ml kochendem Wasser überbrühen, 10–15 Min. ziehen lassen. Nach jeder Mahlzeit 1 Tasse trinken.

▶ Tee mit leberwirksamen Drogen zusammen mit Cholagoga (2)

Rp:

Cardui mariae fructus cont. (Mariendistelfrüchte)	50,0 g
Taraxaci radix cum herba conc. (Löwenzahnwurzel mit -kraut)	30,0 g
Boldo folium conc. (Boldoblätter)	20,0 g

M. f. spec. hepaticae
D.S. 1 EL Teemischung mit ca. 150 ml kochendem Wasser überbrühen, 10–15 Min. ziehen lassen. Nach jeder Mahlzeit 1 Tasse trinken.

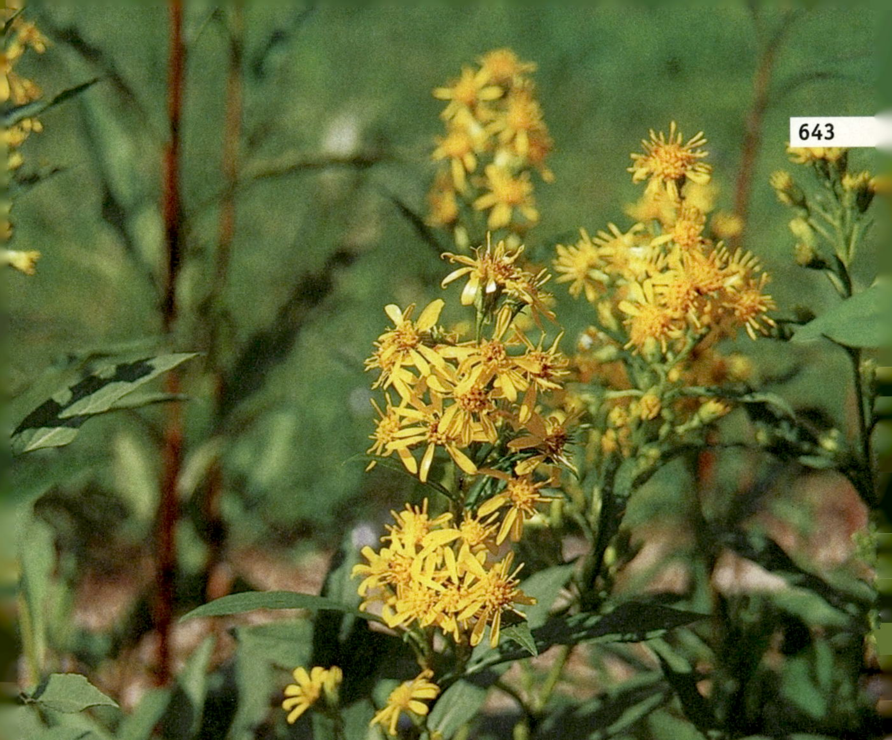

Erkrankungen des Urogenitaltrakts

8

Inhalt

Pflanzliche Urologika spielen nicht nur in der Phytotherapie eine dominierende Rolle, sondern auch innerhalb der gesamten medikamentösen Therapie von urologischen Beschwerden. Über 80 % der verordneten „Prostata-Mittel" sind pflanzlicher Natur. Ähnliches gilt ebenso für die Arzneimittel zur Behandlung der Reizblase. Auch zur Rezidivprophylaxe nach Harnwegsinfekten und Nierenentzündungen sowie zur Vorbeugung von Nierengrieß besitzen Phytopharmaka eine ganz große Bedeutung, da für diesen Zweck ähnlich wirksame chemisch-synthetische Arzneimittel nicht zur Verfügung stehen.

Die Gründe für die herausragende Rolle der Phyto-Urologika sind zum einen deren breites pharmakologisches Wirkungsprofil und die zwischenzeitlich vorhandenen klinischen Wirksamkeitsnachweise und zum anderen das multifaktorielle Krankheitsgeschehen. Z.B. ist weder bei der BPH noch bei der Reizblase die Ätiologie abschließend geklärt und eine polypragmatische Pharmakotherapie mittels pflanzlicher Arzneimittel mit breitem Wirkungsspektrum ist daher eine durchaus rationale Therapiemaßnahme.

Unterschiede zwischen Phyto- und synthetischen Pharmaka

Wichtig ist allerdings, daß die **Grenzen** der phytotherapeutischen Möglichkeiten und die Notwendigkeit eines Einsatzes von chemisch-synthetischen Arzneimitteln je nach Krankheitsgrad beachtet werden. Beispielsweise können eine Prostatitis, ein fiebriger Harnwegsinfekt, eine Nephritis, eine Reizblase im Stadium III mit Tenesmen und eine Reihe weiterer urologischer Erkrankungen nicht mit Phyto-Urologika alleine therapiert werden. Diese sind auch im Unterschied zu Finasterid nicht in der Lage, das Prostatavolumen zu verkleinern sowie die symptomatischen BPH-Beschwerden sofort zu beheben, wie dies bei α_1-Blockern beobachtet werden kann.

Darreichungsform

Als Darreichungsformen kommt die gesamte Palette der galenischen Möglichkeiten in Frage. Dies beginnt bei der Einnahme ganzer oder granulierter Kürbissamen und reicht bis zu **Weichgelatinekps.**, die konzentrierte Spissum- oder Trockenextrakte enthalten (z.B. bei Kürbissamenextrakt mit DEV 25:1).

Die **Teezubereitungen** als Blasen- und Nierentees, hergestellt aus geschnittenen Drogen, Teeaufgußbeuteln oder Instantteepulvern, sind keine „veraltete" Zubereitungsform, sondern im Rahmen der sogenannten Durchspülungstherapie bei Harnwegsinfekten, dysurischen Beschwerden, Nephrolithiasis etc. eine durchaus moderne Applikationsform, die wieder mehr rezeptiert werden sollte. Blasen- und Nierentees können außerdem durch ethanolisch-wäßrige Auszüge (Tinkturen) in ihrer Wirksamkeit verstärkt werden.

Wirkungen

Folgende Wirkungen und pharmakodynamischen Angriffspunkte der Phyto-Urologika sind aufgrund der experimentellen und klinischen Datenlage möglich bzw. werden diskutiert:

- prostatotrop durch Beeinflussung des endokrinen Stoffwechsels (z.B. Hemmung der 5-α-Reduktase oder Aromatase)
- direkt oder indirekt antiphlogistisch (indirekt über immunologische Reaktionen)

- bakteriostatisch (abhängig von der Phytopharmakakonzentration und der Keimspezies)
- antiödematös bzw. diuretisch (aquaretisch) (Beseitigung von Stauungsödemen im Bereich der Harnwege)
- muskulotrop auf den Musculus detrusor vesicae
- Förderung der renalen Durchblutung (Steigerung der glomerulären Filtrationsrate)

8.1 Arzneipflanzen bei Erkrankungen des Urogenitaltrakts

8.1.1 Aquaretika

Werden ungenau auch als pflanzliche Diuretika bezeichnet. Sie unterscheiden sich sowohl durch ihren Wirkmechanismus als auch durch ihre Angriffspunkte und Anwendungsgebiete von synthetischen Diuretika. Aquaretika weisen keine „echten", sondern nur scheinbare saluretische Effekte auf. Die gesteigerte Harnausscheidung erfolgt nicht tubulär, sondern kommt durch Verdünnungsdiurese aufgrund gesteigerter glomerulärer Filtration und/oder Zufuhr von Kaliumionen zustande. Es handelt sich also um eine „Wasserdiurese", daher auch der exaktere Begriff Aquaretika anstelle des Begriffs „Pflanzliche Diuretika".

8

Aquaretika, die bei Erkrankungen des Urogenitaltrakts Verwendung finden

Arzneidroge	Indikationen	Bemerkungen
Birkenblätter (Betulae folium)	• Harnwegsinfekt ☞ 8.2.1	Auf einen Mindestgehalt an 1,5 % Gesamtflavonoide sowie auf eine ausreichende Dosierung muß geachtet werden.
Brennesselkraut/-blätter (Urticae herba/ -folium)	• Harnwegsinfekt ☞ 8.2.1 • Urolithiasis ☞ 8.4.1	Frischpflanzenpreßsaft wird innerhalb der Naturheilverfahren bevorzugt, da er den höchsten Gehalt an osmotisch wirksamen Mineralstoffen aufweist.
Gartenbohnenhülsen, samenfreie (Phaseoli fructus sine semine)	• Harnwegsinfekt ☞ 8.2.1	Entgegen Berichten in Laienbüchern kein Antidiabetikum.
Goldrutenkraut (Solidaginis herba)	• Harnwegsinfekt ☞ 8.2.1 • Reizblase ☞ 8.3.1 • Urolithiasis ☞ 8.4.1	Die „echte" Goldrute, Solidago virgaurea, ist die wirksamere und klinisch besser geprüfte Goldrutenart. Im Verkehr befindet sich auch das Riesengoldrutenkraut.

Forts. ➡

8

Aquaretika, die bei Erkrankungen des Urogenitaltrakts Verwendung finden		
Arzneidroge	**Indikationen**	**Bemerkungen**
Hauhechelwurzel (Ononidis radix)	• Harnwegsinfekt ☞ 8.2.1 • Urolithiasis ☞ 8.4.1	Zubereitungen wirken nicht nur aquaretisch, sondern hemmen auch selektiv die 5-Lipoxygenase.
Johannisbeerblätter, schwarze (Ribis nigri folium)	• Harnwegsinfekt ☞ 8.2.1	Die Droge wurde von der Kommission E nicht bearbeitet, doch die Wirkung zeigte sich in experimentellen Studien und ist durch den hohen Flavonoidgehalt plausibel.
Liebstöckelwurzel (Levistici radix)	• Harnwegsinfekt ☞ 8.2.1 • Urolithiasis ☞ 8.4.1	Nicht anwenden bei akuten entzündlichen Erkrankungen des Nierenparenchyms sowie eingeschränkter Nierenfunktion.
Orthosiphonblätter (Orthosiphonis folium)	• Harnwegsinfekt ☞ 8.2.1 • Urolithiasis ☞ 8.4.1	Aus der asiatischen Volksmedizin in die europäische Phytotherapie übernommen. Syn. Javanischer oder Indischer Nierentee.
Petersilienkraut/-wurzel (Petroselini herba/-radix)	• Harnwegsinfekt ☞ 8.2.1	Nicht anwenden bei entzündlichen Nierenerkrankungen sowie während der Schwangerschaft.
Queckenwurzelstock (Graminis rhizoma)	• Harnwegsinfekt ☞ 8.2.1	Weit verbreitetes und unerwünschtes Ackerunkraut. Eine jüngste klinische Studie bestätigt die Wirksamkeit, die aus der Erfahrungsheilkunde bekannt ist.
Schachtelhalmkraut (Equiseti herba)	• Harnwegsinfekt ☞ 8.2.1 • Urolithiasis ☞ 8.4.1	Auf Schachtelhalmverfälschungen wie Sumpfschachtelhalm ist zu achten.
Spargelwurzelstock (Asparagi rhizoma)	• Urolithiasis ☞ 8.4.1	Harntreibende Wirksamkeit von der Verwendung des Spargelgemüses bekannt.
Wacholderbeeren (Juniperi fructus)	• Harnwegsinfekt ☞ 8.2.1	In der Volksmedizin sind Wacholderbeeren und das ätherische Wacholderbeeröl die Nummer Eins innerhalb der harntreibenden Phytopharmaka. Jedoch nicht bei entzündlichen Nierenerkrankungen verwenden.

Tab. 8.1

Wirkungen:
- diuretisch (aquaretisch)
- Förderung der Nierendurchblutung
- desinfizierend (keimhemmend)

Wirkmechanismus:
- diuretisch (aquaretisch): Gesteigerte Nierendurchblutung und Erhöhung der glomerulären Filtrationsrate → vermehrte Harnausscheidung durch Verdünnungsdiurese. Vermutlich wird v.a. mehr Primärharn gebildet. Keine „echten“, sondern nur scheinbare saluretische Effekte → es handelt sich also um eine „Wasserdiurese“, daher auch der exaktere Begriff Aquaretika.
- desinfizierend: dadurch kommt es zur Reduzierung der Gesamtkeimzahl z.B. von 10^6 auf 10^4 Keime/ml

Indikationen:
- Harnwegsinfekt (HWI) ☞ 8.2.1
- Reizblase ☞ 8.3.1
- Urolithiasis ☞ 8.4.1
- benigne Prostatahyperplasie (BPH) ☞ 8.5.1

Kontraindikationen: Bei einzelnen Drogen (☞ Tab. 8.1) entzündliche Nierenerkrankungen, eingeschränkte Nierenfunktion, Schwangerschaft.

Nebenwirkungen: Keine bekannt.

Interaktionen: Keine bekannt.

Bei einer Durchspülungstherapie muß auf eine ausreichende Flüssigkeitszufuhr von mind. 2 l/Tag geachtet werden.

8

8.1.2 Harnwegsdesinfizienzien

Drogen, die eine antibakterielle Wirkung haben und bei entzündlichen Erkrankungen der ableitenden Harnwege eingesetzt werden. Ihre Wirksamkeit ist nicht vergleichbar mit chemisch-synthetischen Harnwegsdesinfizienzien oder mit Antibiotika. Die Phytopharmaka sollen und können nicht die Kurzzeittherapie mit Trimethoprim-Sulfamethoxazol oder Gyrasehemmern ersetzen.

Harnwegsdesinfizienzien, die bei Erkrankungen des Urogenitaltrakts Verwendung finden

Arzneidroge	Indikationen	Bemerkungen
Bärentraubenblätter (Uvae ursi folium)	• Harnwegsinfekt ☞ 8.2.1	Eine Droge mit mind. 6 % Arbutin ist für eine ausreichende desinfizierende Wirksamkeit notwendig.
Bergenienblätter (Bergeniae folium)	• Harnwegsinfekt ☞ 8.2.1	Die Droge wurde von der Kommission E nicht bearbeitet, eine Wirkung ist aber aufgrund des hohen Arbutingehalts von 12–20 % plausibel.
Birnenblätter (Piri communis folium)	• Harnwegsinfekt ☞ 8.2.1	Die Droge erhielt keine positive Monographie der Kommission E. Eine Wirkung ist aber aufgrund des hohen Arbutingehalts von 2–5 % plausibel und aus der Volksmedizin bekannt.

Forts. ➡

8

Harnwegsdesinfizienzien, die bei Erkrankungen des Urogenitaltrakts Verwendung finden		
Arzneidroge	**Indikationen**	**Bemerkungen**
Brunnenkressekraut (Nasturtii herba)	• Harnwegsinfekt ☞ 8.2.1	Die Droge erhielt von der Kommission E für diese Indikation keine positive Monographie, eine Wirkung ist aber aufgrund der enthaltenen Senfölglykoside plausibel und aus der Erfahrungsheilkunde bekannt.
Buccoblätter (Barosmae folium)	• Harnwegsinfekt ☞ 8.2.1	Die Droge erhielt aufgrund fehlender klinischer Studien keine positive Monographie der Kommission E, aufgrund ihrer schwach antibakteriellen Wirkung und des guten Geschmacks ist es aber sinnvoll, sie als Geschmackskorrigens in Blasen- und Nierentees zu verwenden.
Gewürzsumachwurzelrinde (Rhois aromaticae radicis cortex)	• Harnwegsinfekt ☞ 8.2.1	Die Droge erhielt aufgrund fehlender klinischer Studien keine positive Monographie der Kommission E, aufgrund der enthaltenen Gallussäurederivate ist aber eine bakteriostatische und antiphlogistische Wirkung nicht nur plausibel, sondern auch experimentell nachgewiesen worden.
Kapuzinerkressenkraut (Tropaeoli maji herba)	• Harnwegsinfekt ☞ 8.2.1	Aufgrund der experimentell nachgewiesenen keimhemmenden Wirkung empfiehlt die Kommission E, diese Droge in Kombinations-Phytopharmaka zu verwenden.
Meerrettichwurzel (Armoraciae rusticanae radix)	• Harnwegsinfekt ☞ 8.2.1	Therapeutisch wenig genutzt, aber aufgrund der Glucosinolate ist eine deutliche antibakterielle Wirksamkeit möglich.
Preiselbeerblätter (Vitis idaeae folium)	• Harnwegsinfekt ☞ 8.2.1	Die Droge erhielt keine positive Monographie der Kommission E, die Wirkung ist aber aufgrund des hohen Arbutingehalts von 2–5 % plausibel.
Sandelholz, weißes (Santali albi lignum)	• Harnwegsinfekt ☞ 8.2.1	Rotes Sandelholz besitzt eine Negativ-Monographie.

Tab. 8.2

Wirkungen:
- antibakteriell
- Förderung der Nierendurchblutung
- zum Teil spasmolytisch

Wirkmechanismus: Aufgrund mikrobiologischer Prüfungen ist bekannt, daß Harnwegsdesinfizienzien v.a. gegenüber Escherichia coli und anderen Escherichia-Arten, Proteus vulgaris, Pseudomonas aeruginosa und Staphylococcus aureus eine bakteriostatische und in hoher Dosierung eine bakterizide Wirkung besitzen. Die Wirkmechanismen, wie sie im Detail für Antibiotika bekannt sind, kennt man für die pflanzlichen Harnwegsdesinfizienzien nicht. Bei den zahlreichen mikrobiologischen Prüfungen wurden nicht die Wirkmechanismen erforscht, sondern lediglich die keimhemmenden Wirkungen im MHK-Verdünnungstest oder Loch-Diffusionstest geprüft und in vielen Untersuchungen mit der Wirkung chemisch-synthetischer Stoffe bzw. Antibiotika verglichen. Die experimentellen Daten zeigen, daß pflanzliche Harnwegsdesinfizienzien in der Lage sind, etwa 16 gramnegative und grampositive Keimespecies zu hemmen (Aerobier und Anaerobier). Aus der Erfahrungsheilkunde bzw. durch Anwendungsbeobachtungen weiß man ferner, daß es zu keiner Resistenzentwicklung der Keime kommt.

Indikationen:
- Harnwegsinfekt (HWI) ☞ 8.2.1

Kontraindikationen: Akute, fiebrige Harnwegsinfekte, akute Prostatitis.

Nebenwirkungen: Bei den Senfölglukosid-Drogen gastrointestinale Störungen, bei der Langzeiteinnahme von Bärentraubenblätterzubereitungen wird theoretisch eine hepatotoxische Nebenwirkung in Erwägung gezogen.

Interaktionen: Keine bekannt.

Bei einer Durchspülungstherapie muß auf eine ausreichende Flüssigkeitszufuhr von mind. 2 l/Tag geachtet werden.

8

8.1.3 Miktionsbeeinflussende Arzneipflanzen

Heilpflanzen, die bei Reizblase, Harnwegsinfekten, benigner Prostatahyperplasie oder Prostatopathie eingesetzt werden und die Symptome Algurie, Nykturie, Pollakisurie, verzögerte Miktion, unvollständige Entleerung der Blase, Nachträufeln lindern bzw. beheben.

Miktionsbeeinflussende Arzneipflanzen, die bei Reizblase und BPH Verwendung finden

Arzneidroge	Indikationen	Bemerkungen
Brennesselwurzel (Urticae radix)	• Benigne Prostatahyperplasie ☞ 8.5.1	Die klinischen Studien wurden mit einem methanolisch-wäßrigen Trokkenextrakt durchgeführt.
Glockenbilsenkrautwurzelstock (Scopoliae rhizoma)	• Reizblase ☞ 8.3.1	Nur normierte Extrakte verarbeitet in Fertigarzneimitteln verwenden.

Forts. ➡

Miktionsbeeinflussende Arzneipflanzen, die bei Reizblase und BPH Verwendung finden		
Arzneidroge	**Indikationen**	**Bemerkungen**
Hypoxis-rooperi-Wurzel (Hypoxis rooperi radix)	• Benigne Prostatahyperplasie ☞ 8.5.1	Verwendet wird ein angereichertes Phytosterol-Gemisch, das früher als β-Sitosterin bezeichnet wurde.
Kürbissamen (Cucurbitae peponis semen)	• Reizblase ☞ 8.3.1 • Benigne Prostatahyperplasie ☞ 8.5.1	Experimentelle und klinische Studien existieren nur von dem sogenannten „Granufink"-Kürbissamen der speziellen Kürbissorte Cucurbita pepo L. convar. citrullinina GREB. var. styriaca GREB.
Roggenpollenextrakt (Pollinis siccum extractum)	• Benigne Prostatahyperplasie ☞ 8.5.1	Der verwendete Pollenextrakt enthält ca. 96 % Roggenpollen.
Sägepalmenfrüchte (Sabal fructus)	• Benigne Prostatahyperplasie ☞ 8.5.1	Laut sachlich falscher Meinung des BfArM sind CO_2-Extrakte nicht monographiekonform, sondern nur Hexan- oder Ethanolextrakte.

Tab. 8.3

Wirkungen:

- prostatotrop
- antiphlogistisch
- antiödematös
- kongestionsmindernd
- antikonvulsiv
- muskulotrop
- schwach sedativ
- schwach bakteriostatisch

Wirkmechanismus: Im Gegensatz zu synthetischen Stoffen besitzen Phyto-Urologika ein multifaktorielles Wirksamkeitsprofil. In den meisten Fällen handelt es sich um einen synergistischen und additiven Gesamteffekt, der dann in einer Linderung der Symptome und einer Verbesserung der Lebensqualität resultiert. Im Vergleich zu synthetischen Mitteln, wie Finasterid, wird das Prostatavolumen durch die Phytotherapeutika relativ wenig beeinflußt. Dies ist allerdings von nicht so wesentlicher Bedeutung, denn zwischen der Größe der Prostata bzw. einer medikamentösen Prostatavolumenverkleinerung und den symptomatischen Beschwerden besteht keine enge Korrelation.

- prostatotrop: schwache bis mittelstarke Beeinflussung des endokrinen Stoffwechsels, z.B. Hemmung der 5-α-Reduktase oder Aromatase, allerdings nicht vergleichbar mit synthetischen Präparaten wie Finasterid, das wesentlich stärker die 5-α-Reduktase hemmt
- direkte oder indirekte antiphlogistisch: über immunologische Mechanismen

- muskulotrop: positive Beeinflussung des Detrusors im Sinne einer Kräftigung der Blasenmuskulatur

Indikationen:
- Reizblase ☞ 8.3.1
- benigne Prostatahyperplasie (BPH) ☞ 8.5.1
- Begleitprostatitis ☞ 8.6.1
- Enuresis nocturna et diurna ☞ 3.6.1

Kontraindikationen: Prostatakarzinom, akute fiebrige Prostatitis.

Nebenwirkungen: Gelegentlich gastrointestinale Störungen.

Interaktionen: Keine bekannt.

Miktionsbeeinflussende Arzneidrogen bessern nur die Beschwerden bei einer vergrößerten Prostata, ohne die Vergrößerung zu beheben. Daher muß in regelmäßigen ein Arzt zur Kontrolle aufgesucht werden.

8.2 Harnwegsinfekt (HWI)

Entzündung der unteren ableitenden Harnwege (Urethritis, Zystitis). Meist bakteriell, selten viral oder parasitär bedingt. Meist handelt es sich um eine aszendierende Infektion, die Bakterien stammen aus dem Darm. Begünstigend sind Abflußstörungen, Katheterisierung, Kälte, Nässe, Streß, Menstruation, häufiger Geschlechtsverkehr, Diabetes mellitus, Immunsuppression. Symptome sind Pollakisurie, Dysurie, Nykturie, Harndrang, Unterbauchschmerzen, evtl. Makrohämaturie. Häufigste bakterielle Infektion bei Frauen.

Stellenwert der Phytotherapie

Eine **alleinige** Therapie mit Phytopharmaka ist gerechtfertigt bei/zur
- isolierter, asymptomatischer Bakteriurie (ohne Fieber, Leukozytose und Flankenschmerz), die meist nur als Zufallsbefund erhoben wird
- kurzfristigem Blasenkatarrh
- Honeymoon-Zystitis
- Nachbehandlung und Rezidivprophylaxe nach Absetzen einer Therapie mit chemisch-synthetischen Mitteln oder Antibiotika.

In allen anderen Fällen, v.a. wenn die Niere mitbeteiligt ist, ist zusätzlich zu einer antibiotischen Therapie ein **adjuvanter** Einsatz von Phytotherapeutika als **Durchspülungstherapie** empfehlenswert, die auch nach Absetzen der Antibiotika für ca. 1 Monat lang fortgesetzt werden soll, um einem möglichen Rezidiv vorzubeugen und insbesondere Colibakterien restlos zu eliminieren.

Pflanzliche Harnwegsdesinfizienzien sind kein Ersatz für Antibiotika (z.B. Ciprofloxacin) bzw. Chemotherapeutika (z.B. Cotrimoxazol). Besonders bei Problemkeimen wie Chlamydien, Gonokokken, Mykoplasmen, Proteus, Trichomonaden, Tuberkulosebakterien und Candida-Arten reicht die antibakterielle Wirkung der pflanzlichen Harnwegsdesinfizienzien nicht aus. Dies gilt insbesondere, wenn der mikrobielle Befund ➡

im Mittelstrahlurin eine Keimzahl von > 10^6 Keime/ml aufweist oder wenn der Patient erhöhte Temperatur hat.
Eine Durchspülungstherapie mit Aquaretika ist bei Ödemen infolge eingeschränkter Herz- oder Nierentätigkeit kontraindiziert.

Darreichungsform

Die beste Darreichungsform zur Durchspülungstherapie ist die **Teezubereitung**. Eine Keimausschwemmung per vias naturales wird einerseits durch die verabreichte erhöhte Flüssigkeitsmenge erreicht, andererseits wirken die Pflanzeninhaltsstoffe zusätzlich bakteriostatisch und antiphlogistisch.

Eine vergleichende Qualitätsprüfung von 21 Nieren- und Blasentees ergab, daß Präparate, die aus **wenigen Kombinationspartnern** bestehen und als **Teeaufgußfilterbeutel** verabreicht werden, die höchsten Konzentrationen von wirksamkeitsmitbestimmenden Inhaltsstoffen aufweisen.

Tassenfertige Instanttees (lösliche Pulver- oder Agglomeratgranulate) sind wegen der raschen Zubereitungsmöglichkeit und des guten Geschmacks bei Patienten recht beliebt, sie sind aber wegen des zum Teil hohen Anteils an Trägersubstanzen – bei Agglomeratgranulat-Tees bis zu 96 % Weißzucker – mit Sicherheit nicht die Kräuterzubereitung der ersten Wahl. Der Drogen-Extraktanteil liegt bei den empfehlenswerten Instanttees bei rund 50 %.

8

Filterbeuteltees (Drogenfeinschnitte) können wie die Instanttees gut dosiert und schnell zubereitet werden und geben die wasserlöslichen wirksamkeitsmitbestimmenden Inhaltsstoffe gut frei. Nach Ansicht mehrerer Autoren handelt es sich bei den Filtertees um eine empfehlenswerte Darreichungsform, sofern die abgepackten Drogen Arzneibuchqualität besitzen.

Phytotherapeutische Differentialtherapie

Bei Harnwegsinfekten kommen zum Einsatz:

- **Aquaretika** (☞ Tab. 8.1) zur Durchspülungstherapie: Birkenblätter, Brennnesselkraut und -blätter, samenfreie Gartenbohnenhülsen, Goldrutenkraut, Hauhechelwurzel, schwarze Johannisbeerblätter, Liebstöckelwurzel, Orthosiphonblätter, Petersilienkraut und -wurzel, Queckenwurzelstock, Schachtelhalmkraut, Wacholderbeeren. Einige Aquaretika haben zudem eine **spasmolytische** und damit **analgetische** Wirkung: Goldrutenkraut, Schachtelhalmkraut.
- **Harnwegsdesinfizienzien** (☞ Tab. 8.2) als antimikrobielle Therapie: Bärentraubenblätter, Bergenienblätter, Birnenblätter, Brunnenkressekraut, Buccoblätter, Gewürzsumachwurzelrinde, Kapuzinerkressenkraut, Meerrettichwurzel, Preiselbeerblätter, weißes Sandelholz. Bei in-vitro-Prüfungen haben sie eine antimikrobielle Wirkung gegen Escherichia coli und andere Escherichia-Arten, Proteus vulgaris, Pseudomonas aeruginosa und Staphylococcus aureus gezeigt.

Für eine Durchspülungstherapie mit **Aquaretika** gilt:

- bei Keimzahlen ≤ 10^5/ml Harn und der Abwesenheit von Problemkeimen: **alleinige** Therapie mit Aquaretika
- bei Keimzahlen von > 10^5/ml Harn (signifikante Bakteriurie), fiebrigen Harnwegsinfekten und/oder der Anwesenheit von Problemkeimen: nur **adjuvante** Therapie mit Aquaretika

Bei einer Durchspülungstherapie auf eine ausreichende Flüssigkeitszufuhr von mind. 2 l/Tag achten.

Bei banalen Harnwegsinfekten hat es sich bewährt, daß Phytopharmaka aus der Gruppe der Aquaretika (☞ Tab. 8.1) zusammen mit Harnwegsdesinfizienzien (☞ Tab. 8.2) entweder als Kombinationspräparate oder als Monopräparate im halbtägigen Wechsel (z.B. morgens Bärentraubenblätterextrakt und nachmittags Goldrutenkrautextrakt) eingenommen werden. In jedem Fall ist auf die gleichzeitige Einnahme von rund 2 l Flüssigkeit/Tag zu achten.

Häufige Harnwegsinfekte weisen auch auf eine Immunschwäche hin. In diesem Fall ist die Therapie mit **Immunmodulatoren**, z.B. mit Echinacea-purpurea-Präparaten (☞ 13.2), sinnvoll.

Da Löwenzahnwurzel mit -kraut und Spargelwurzelstock in erster Linie in der Volksmedizin eine Rolle spielen, werden beide Drogen im folgenden nicht näher abgehandelt.

Zusätzliche allgemeine Maßnahmen

- Prophylaxe durch Patientenaufklärung über Verbesserungsmöglichkeiten in der Hygiene: gründliche Reinigung nach jedem Stuhlgang „von vorne nach hinten", Wasserlassen vor und nach dem Geschlechtsverkehr.
- Warme Kleidung tragen und nicht auf kaltem Boden bzw. Untergrund sitzen.
- Bei akutem Harnwegsinfekt auf Genuß- und Nahrungsmittel verzichten, die die Schleimhaut reizen (Kaffee, Alkohol, scharfe Gewürze) oder den Urin ansäuern (Fleisch, Milch, Spargel, Spinat, Zitrusfrüchte, Erdbeeren).
- Bei rezidivierenden Harnwegsinfekten basenbildende Nahrungsmittel (Kartoffeln, Obst, Gemüse, Blattsalate, Gemüsebrühe) bevorzugen.
- Das Durchspülen der Harnwege fördern durch Trinkmenge von 2–3 l/Tag.
- Ansteigende Fußbäder, warme Sitzbäder und feuchtwarme Auflagen auf den Unterbauch wirken spasmolytisch und schmerzlindernd.

8.2.1 Phytopharmaka zur inneren Anwendung

▶ Bärentraubenblätter (Uvae ursi folium) ☞ S. 34

Ohne ärztlichen Rat nicht länger als jeweils 1 Woche und max. 5 x/Jahr einnehmen aufgrund theoretischer Risikoüberlegungen der Kommission E wegen des Arbutingehalts, aus dem in vivo der Metabolit Hydrochinon entsteht, der im AMES-Test eine mutagene Wirkung zeigte. Experimentelle Studien können aber die Bedenken nicht bestätigen, da das entstandene Hydrochinon in vivo an Glukuronsäure gebunden wird und nur in den unteren Harnwegen als freies Hydrochinon erscheint. Das Hydrochinonkonjugat zeigte in experimentellen Studien keine mutagenen Effekte.

Darreichungsform: Einzeldosis 3 g Droge, mittlere Tagesdosis 10 g feingeschnittene Droge, entsprechend einem Arbutingehalt von 400–700 mg, auf 150 ml Wasser/Einzeldosis, am besten als Kaltmazerat, da der Tee so magenverträglicher wird. Max. antibakterielle Wirkung 3–4 Std. nach Einnahme.

- Kaltmazerat: Die Tagesdosis von 10–12 g feingeschnittener Droge (ca. 3 EL) über Nacht (6–12 Std.) mit 6 Tassen kaltem Wasser ansetzen, abseihen, danach kurz aufkochen und heiß in einer Thermoskanne aufbewahren. Über den Tag verteilt 4–6 Tassen Tee trinken.
- Teeaufguß: 2 TL feingeschnittene Droge mit 1 Tasse (ca. 150 ml) kochendem Wasser übergießen und nach etwa 5 Min. abseihen. Mehrmals tgl. 1 Tasse zwischen den Mahlzeiten trinken.

Fertigarzneimittel: Z.B.
- Arctuvan® Bärentraubenblätter Filmtabletten (425–519 mg Trockenextrakt mit 105 mg Arbutin), Erw. und Kdr. über 12 Jahren initial 3 x 4 Drg., dann 3 x 3 Drg. einnehmen.
- Cystinol akut® Dragees (70 mg Arbutin), 3 x tgl. 2 Drg. mit reichlich Flüssigkeit bis zu 1 Woche lang einnehmen.
- Uvalysat® Bürger Dragees (in 1 Drg. 228–266 mg wäßriger Trockenextrakt mit 63 mg Arbutin), bis 4 x tgl. 2–3 Drg. unzerkaut mit Flüssigkeit einnehmen.
- Uvalysat® Bürger Lösung (in 25 Tr. 60 mg Arbutin), Einzeldosis von 40–90 Tr. (= 100–210 mg Arbutin) bis max. 4 x tgl. (= Tagesdosis von 400–840 mg Arbutin).

Kombinationen mit anderen Phytopharmaka: Eine Kombination mit pflanzlichen Aquaretika wie Birkenblättern, Goldrutenkraut ist sinnvoll. Z.B.
- Arctuvan® Blasen- und Nierentee (21,4 % nativer Extrakt zusammen mit Birkenblättern, Goldrutenkraut, Orthosiphonblättern), 3 x tgl. 1 TL in einer Tasse heißem Wasser lösen.
- Cefanephrin® Tropfen (zusammen mit Goldrutenkraut), 3 x tgl. 30–50 Tr.
- UROFLUX S Blasen-Nieren-Tee (zusammen mit Birkenblättern, Brennnesselkraut, Hagebuttenschalen, Queckenwurzelstock, Süßholzwurzel), 3–5 x tgl. 1–2 Tassen.

✓ Falls der Bestandteil von Bärentraubenblättern in einer Teemischung nicht mehr als 30 % beträgt, kann ebenso gut ein Teeaufguß zubereitet werden, da es in dieser Dosierung in der Regel zu keinen gastrointestinalen Nebenwirkungen kommt.

▶ Bergenienblätter (Bergeniae folium) ☞ S. 44

Darreichungsform: Mittlere Tagesdosis 9 g, Einzeldosis 3 g.
- Teezubereitung: 2–3 EL zerkleinerte Droge über Nacht kalt in 1 l Wasser mazerieren lassen. Nach dem Abseihen der Blätter den Auszug kurz erhitzen und im Laufe eines Tages trinken.

Fertigarzneimittel: Sind nicht erhältlich.

Kombinationen mit anderen Phytopharmaka: Sind nicht erhältlich.

In manchen Gegenden, v.a. in den Alpen, ist der Tee als **Tschagorischer Tee** bekannt. Die Bergenienblätter enthalten zwar mehr harndesinfizierendes Arbutin als die Bärentraubenblätter, sind ihnen aber wegen ihres herben und adstringierenden Geschmacks nicht überlegen.

▶ Birkenblätter (Betulae folium) ☞ S. 47

Darreichungsform: Mittlere Tagesdosis mehrmals 2–3 g Droge (= 1 EL). Da die Tagesdosis mind. 150–200 mg Gesamtflavonoide enthalten soll, sind Präparate mit garantiertem Flavonoidgehalt zu bevorzugen.

- Teezubereitung: 1–2 EL mittelfein geschnittene Droge mit 1 Tasse kochendem Wasser übergießen und nach etwa 10 Min. abseihen. Mehrmals tgl. 1 Tasse warm trinken.

Fertigarzneimittel: Z.B.

- aar® diu Dragees (300 mg Trockenextrakt ohne Angabe des Gesamt-Flavonoidgehalts), 3–4 x tgl. 1 Drg. vor den Mahlzeiten mit mind. ¼ Liter Flüssigkeit einnehmen.
- florabio naturreiner Heilpflanzensaft Birke Preßsaft, mind. 3 x tgl. 1–2 EL mit reichlich Flüssigkeit einnehmen.
- Uroflan® Brausetabletten (180 mg Trockenextrakt), 2–3 x tgl. 2–3 Brausetbl. mit reichlich Flüssigkeit einnehmen. (☞ **Studie**)
- Urorenal® Brausetabletten (500 mg Trockenextrakt), 3 x tgl. 1 Brausetbl. mit reichlich Flüssigkeit einnehmen.

Kombinationen mit anderen Phytopharmaka: Eine Kombination mit anderen harntreibenden Drogen wie Goldrutenkraut oder harndesinfizierenden Drogen wie Bärentraubenblättern ist sinnvoll. Z.B.

- Arctuvan® Blasen- und Nierentee (21,4 % nativer Extrakt zusammen mit Bärentraubenblättern, Goldrutenkraut, Orthosiphonblättern), 3 x tgl. 1 TL in einer Tasse heißem Wasser lösen.
- Blasen-Nieren-Tee Stada® N (zusammen mit Queckenwurzelstock, Riesengoldrutenkraut, Hauhechelwurzel, Süßholzwurzel), 3–4 x tgl. 1 Tasse trinken.
- Canephron® novo Filmtabletten (zusammen mit Orthosiphonblättern, Goldrutenkraut), 3 x tgl. 1–2 Tbl.
- Canephron® novo Tropfen (zusammen mit Orthosiphonblättern, Goldrutenkraut), 4 x tgl. 50 Tr. vor den Mahlzeiten einnehmen.
- Cystinol® Lösung (zusammen mit Schachtelhalmkraut, Bärentraubenblättern, Goldrutenkraut), Erw. 3 x tgl. 1 Meßkappe (= 5 ml), Kdr. von 12–16 Jahren 2 x tgl. 1 Meßkappe.
- Harntee-Steiner® Tee-Granulat (zusammen mit Orthosiphonblättern, Goldrutenkraut), 5 x tgl. bis stdl. jeweils 1 TL Instanttee in eine große Tasse geben, mit reichlich heißem Wasser (ca. 200 ml) übergießen, umrühren und trinken.
- Kneipp® Blasen- und Nieren-Tee (zusammen mit Hauhechelwurzel, Riesengoldrutenkraut, Schachtelhalmkraut), 3–4 x tgl. 1 Tasse, hergestellt aus 2 Teebeuteln, trinken.
- Nierentee 2000 Pulver (zusammen mit Fenchelfrüchten, Wacholderbeeren, Orthosiphonblättern), mehrmals tgl. bis stdl. im Akutstadium 1 Tasse (150–200 ml) trinken.
- Urostei Tinktur (zusammen mit Goldrutenkraut, Orthosiphonblättern), 2–3 x tgl. 1 TL (= 5 ml).

8

In einer Anwendungsbeobachtung an 1063 Patienten in 258 urologischen Praxen wurde die Wirksamkeit von **Uroflan® Brausetabletten** ➡

bei Entzündungen der Harnwege oder Blase kritisch geprüft. Es kamen die Methoden der deskriptiven Statistik (basisstatistische Kenngrößen, Häufigkeitsverteilung) zur Anwendung. Als Auswertungsverfahren kamen Subgruppenanalysen zum Einsatz. Die Dosierung betrug umgerechnet 4,5 g Birkenblätter/Tag. Von den Patienten mit Harnwegsentzündungen waren nach 2–4 Wochen Therapie 78 % symptomfrei und von den Patienten mit Reizblase 65 %. In der Gruppe mit Harnwegsentzündungen konnten bei 62 % der Patienten und bei der Gruppe mit Reizblase bei 67 % Antibiotika eingespart werden. Bei der Uroflan®-Antibiotika-Gruppe waren bei Abschluß der Studie 80 % beschwerdefrei und bei der reinen Uroflan®-Gruppe 75 %. Die Verträglichkeit wurde von 57,1 % als sehr gut und von 40,1 % als gut bezeichnet.

▶ Birnenblätter (Piri communis folium) ☞ S. 48

Darreichungsform: Tagesdosis 10 g Droge, Einzeldosis 2–3 g Droge (= 1 EL).
- Teezubereitung: Mehrmals tgl. 1 Tasse Tee, hergestellt aus 1 EL geschnittener Droge, ca. 10 Min. ziehen lassen.

Fertigarzneimittel: Sind nicht erhältlich.

Kombinationen mit anderen Phytopharmaka: Sind nicht erhältlich.

8

✓ Es gibt in der Regel Probleme, Birnenblätter in der Apotheke zu erhalten. Evtl. bekommt man sie in Kräuter- bzw. Bioläden oder trocknet sie sich selbst.

Birnenblätter werden nur in der Volksmedizin verwendet und sind dort v.a. wegen ihres im Vergleich zu Bärentraubenblättern besseren Geschmacks bekannt.

▶ Brennesselkraut/-blätter (Urticae herba/- folium) ☞ S. 54

Darreichungsform: Mittlere Tagesdosis 8–12 g Droge.
- Teezubereitung: 2 TL feingeschnittene Droge mit 1 Tasse kochendem Wasser übergießen und nach etwa 10 Min. abseihen. Mehrmals tgl. 1 Tasse heiß trinken.
- Frischpflanzenpreßsaft: 3 x tgl. 1 EL einnehmen.

Fertigarzneimittel: Z.B.
- Kneipp® Brennesselkraut Pflanzensaft Kneippianum®, Erw. 2–3 x tgl. 1 EL, Kdr. 2–3 x tgl. 1 TL nach den Mahlzeiten einnehmen.
- florabio naturreiner Heilpflanzensaft Brennessel Preßsaft, morgens und mittags 1–2 EL unverdünnt oder mit etwas Flüssigkeit einnehmen.

Kombinationen mit anderen Phytopharmaka: Fertigkombinationen sind nicht erhältlich. Eine Kombination mit anderen aquaretisch, antiphlogistisch und antibakteriell wirksamen pflanzlichen Urologika wie Goldrutenkraut ist als freie Rezeptur zu gleichen Teilen sinnvoll. Sehr bewährt hat sich die wechselseitige Einnahme von Brennesselkrautfrischpflanzenpreßsaft (morgens und nachmittags) und Brunnenkressefrischpflanzenpreßsaft (mittags).

✓ Folgende Teemischung hat einen angenehmeren Geschmack und ein breiteres Wirksamkeitsspektrum als reiner Brennesseltee. Die Zubereitung unterscheidet sich nicht von Brennesseltee.

Rp:

Urticae herba conc. (Brennesselkraut)	70,0 g
Betulae folium conc (Birkenblätter)	20,0 g
Barosmae folium conc. (Buccoblätter)	10,0 g

M. f. spec. diureticae
D.S. 1 EL Teemischung mit 150 ml kochendem Wasser übergießen, 10 Min. ziehen lassen und abseihen. Mehrmals tgl. 1 Tasse trinken.

▶ Brunnenkressekraut (Nasturtii herba) ☞ S. 58

Nicht länger als 6 Wochen anwenden, da aus den enthaltenen Glucosinolaten in vivo schleimhautreizende Senföle entstehen.

Darreichungsform: Tagesdosis 4–6 g Droge bzw. 20–30 g frisches Kraut oder 60–150 ml Frischpflanzenpreßsaft.

- Frischpflanzenpreßsaft: 2–3 x tgl. 1 TL nach den Mahlzeiten einnehmen.
- Teezubereitung: Ca. 2 g Droge mit 150 ml kochendem Wasser übergießen, 5 Min. ziehen lassen, abseihen. 2–3 x tgl. 1 Tasse nach den Mahlzeiten trinken.

Fertigarzneimittel: Z.B.

- florabio naturreiner Heilpflanzensaft Brunnenkresse Preßsaft, mind. 3 x tgl. nach den Mahlzeiten 20 ml (= 2 EL) Preßsaft unverdünnt oder mit etwas Flüssigkeit einnehmen.

Kombinationen mit anderen Phytopharmaka: Fertigkombinationen sind nicht erhältlich. Eine Kombination mit anderen pflanzlichen Urologika wie Birkenblättern, Goldrutenkraut, Hauhechelwurzel ist als freie Rezeptur sinnvoll (☞ 8.2.3).

✓ Frisches Brunnenkressekraut enthält ca. 80 mg Vitamin C pro 100 g und gehört damit zu den Vitamin-C-reichsten Nahrungsmitteln.

▶ Buccoblätter (Barosmae folium) ☞ S. 59

Darreichungsform: Tagesdosis max. 9 g Droge.

- Teezubereitung: 1 EL geschnittene Droge mit 150 ml kochendem Wasser übergießen, ca. 10 Min. ziehen lassen, abseihen. Mehrmals tgl. 1 Tasse nach den Mahlzeiten trinken.

Fertigarzneimittel: Sind nicht erhältlich.

Kombinationen mit anderen Phytopharmaka: Eine Kombination mit anderen pflanzlichen Urologika wie Goldrutenkraut, Birkenblättern, Orthosiphonblättern zu gleichen Teilen und Buccoblättern zu 20 % Anteil ist als freie Rezeptur sinnvoll.

Buccoblätter werden nur in der Volksmedizin verwendet. Aufgrund der Inhaltsstoffe ist eine schwache Wirkung plausibel und wegen ihres fruchtigen Aromas werden sie als sinnvolles Geschmackskorrigens in Blasen- und Nierentees von der Kommission E befürwortet.

▶ Gartenbohnenhülsen, samenfreie (Phaseoli fructus sine semine) ☞ S. 89

Darreichungsform: Tagesdosis 5–15 g Droge.
- Teezubereitung: 1 EL Droge mit 1 Tasse kochendem Wasser übergießen und etwa 10 Min. bedeckt stehenlassen, dann abseihen. Zwischen den Mahlzeiten 1 Tasse frisch zubereiteten Tee trinken.

Fertigarzneimittel: Sind nicht erhältlich, jedoch als Rezeptur in der Apotheke.

Kombinationen mit anderen Phytopharmaka: Geeignete Fertigkombinationen sind nicht erhältlich. Eine Kombination mit anderen pflanzlichen Urologika wie Birkenblättern, Goldrutenkraut, Orthosiphonblättern ist als individuelle freie Rezeptur zu gleichen Teilen sinnvoll.

▶ Gewürzsumachwurzelrinde (Rhois aromaticae radicis cortex) ☞ S. 92

Darreichungsform: Nur als Kombinationspartner in Fertigkombinationen, keine Verordnung als Droge möglich, da die Droge in Apotheken nicht erhältlich ist.

Fertigarzneimittel: Sind nicht erhältlich.

Kombinationen mit anderen Phytopharmaka: Kombinationen mit anderen pflanzlichen Urologika wie Bärentraubenblättern, Kürbissamen sind sinnvoll. Z.B.
- Inconturina® SR Tropfen (zusammen mit Goldrutenkraut), Erw. 3 x tgl. 20–25 Tr., Kdr. dem Alter entsprechend 3 x tgl. 10–15 Tr.
- Cysto-Fink N Kapseln (zusammen mit Kürbiskernöl, Hopfenzapfen), 3 x tgl. 1–2 Kps. vor den Mahlzeiten.

Gewürzsumachwurzelrinde spielt in der nordamerikanischen Volksmedizin eine große Rolle und fand auch in der europäischen Phytotherapie Beachtung. In einer im Jahr 1988 abgeschlossenen Dissertation werden mehrere bakteriostatisch wirksame Inhaltsstoffe und mikrobiologische Studien beschrieben. Ethanolisch-wäßrige Drogenextrakte sind sinnvolle Kombinationspartner in Fertigarzneimitteln.

▶ Goldrutenkraut (Solidaginis herba) und echtes Goldrutenkraut (Virgaureae herba) ☞ S. 98

Darreichungsform: Tagesdosis 6–12 g Droge für beide Solidago-Drogen.
- Teezubereitung: 2 TL feingeschnittene Droge mit 1 Tasse heißem Wasser übergießen und nach etwa 10 Min. abseihen. Mehrmals tgl. 1 Tasse trinken.

Fertigarzneimittel: Z.B.

- CYSTO FINK Mono Kapseln (425 mg ethanolisch-wäßriger Extrakt (5–7:1) aus **echtem** Goldrutenkraut), Erw. und Kdr. ab 12 Jahren 3–4 tgl. 1 Kps. mit reichlich Flüssigkeit einnehmen.
- Cystinol long® Kapseln (Extrakte aus **echtem** Goldrutenkraut), Erw. und Kdr. ab 12 Jahren 3–4 x tgl. 1 Kps. mit reichlich Flüssigkeit nach den Mahlzeiten einnehmen.
- Solidago Steiner® Tabletten (Extrakt aus **echtem** Goldrutenkraut), 3–5 x tgl. 1 Tbl. mit reichlich Flüssigkeit einnehmen. (☞ **Studie**)
- Stromic® Kapseln (Extrakt aus **echtem** Goldrutenkraut), 3 x tgl. 1 Kps. mit reichlich Flüssigkeit einnehmen. (☞ **Studie**)
- Urodyn®-Filmtabletten, -Tropfen (Extrakt aus dem **Riesen**goldrutenkraut), 3 x tgl. 2 Filmtbl. bzw. 4 x tgl. 50 Tr.

Kombinationen mit anderen Phytopharmaka: Eine Kombination mit anderen pflanzlichen Urologika wie Orthosiphonblättern, Hauhechelwurzel ist sinnvoll. Z.B.

- Aqualibra® Filmtabletten (zusammen mit Orthosiphonblättern, Hauhechelwurzel), 3 x tgl. 1–2 Tbl.
- Blasen-Nieren-Tee Stada® N (Riesengoldrutenkraut zusammen mit Queckenwurzelstock, Hauhechelwurzel, Süßholzwurzel), 3–4 x tgl. 1 Tasse trinken.
- Cefanephrin® Tropfen (zusammen mit Bärentraubenblättern), 3 x tgl. 30 Tr.
- Cystinol® Lösung (zusammen mit Birkenblättern, Schachtelhalmkraut, Bärentraubenblättern), Erw. 3 x tgl. 1 Meßkappe (= 5 ml), Kdr. von 12–16 Jahren 2 x tgl. 1 Meßkappe.
- Harntee-Steiner® Tee-Granulat (zusammen mit Birkenblättern, Orthosiphonblättern), 5 x tgl. bis stdl. jeweils 1 TL Instanttee in eine große Tasse geben, mit reichlich heißem Wasser (ca. 200 ml) übergießen, umrühren und trinken (1,2 g Teegranulat = 0,05 BE).
- Kneipp® Blasen- und Nieren-Tee (Riesengoldrutenkraut zusammen mit Birkenblättern, Hauhechelwurzel, Schachtelhalmkraut), 3–4 x tgl. 1 Tasse, hergestellt aus 2 Teebeuteln, trinken.
- Solidagoren® N Tropfen (zusammen mit Fingerkraut, Gänsefingerkraut), 3 x tgl. 20–30 Tr.
- Urostei Tinktur (zusammen mit Goldrutenkraut, Orthosiphonblättern), 2–3 x tgl. 1 TL (= 5 ml).

Die Wirksamkeit von Zubereitungen aus echtem Goldrutenkraut (Virgaureae herba) bei chronischen und auch akuten entzündlichen Nieren- und Harnwegserkrankungen ist nicht nur aus gut dokumentierten Berichten der Erfahrungsheilkunde bekannt, sondern wurde durch jüngere experimentelle und klinische Studien bestätigt. In einer sehr groß angelegten Anwendungsstudie mit **Stromic® Kapseln** (in 1 Kps. 342 mg Trockenextrakt in einer Dosierung von 3–5 Kps. tgl.) zeigte sich, daß sich die einzelnen Zielparameter der dysurischen Beschwerden zwischen 68,4 % und 84 % besserten bzw. normalisierten. An der Studie nahmen 3927 Patienten teil und die kontrollierte Prüfung fand in 289 Arztpraxen (Urologen und Ärzte für Allgemeinmedizin) statt. In einer großen Anwendungsstudie mit **CYSTO FINK Mono Kapseln** wurde von 308 Prüfärzten festgestellt, daß sich bei 96 % der Patienten die dysurischen Beschwerden deutlich besserten. ➡

8

In einer gut dokumentierten Anwendungsbeobachtung wurde von 159 niedergelassenen Ärzten, darunter 44 Urologen, das Präparat **Solidago Steiner® Tabletten** an 780 Patienten auf Wirksamkeit und Unbedenklichkeit überprüft. Die validierten Untersuchungsergebnisse zeigen, daß mit **Solidago Steiner® Tabletten** ein Phytopharmakon zur Verfügung steht, mit dem dysurische Beschwerden, unkomplizierte Harnwegsinfektionen und eine Reizblase erfolgreich therapiert werden können. Bei einer tgl. Dosierung von 3 x 1 Tbl. sollte die Therapiedauer mind. 3 Wochen betragen.
Für das Riesengoldrutenkraut sowie für das Canadische Goldrutenkraut, die die Droge Solidaginis herba liefern, stehen adäquate klinische Studien noch aus. Jüngere pharmakologische Studien deuten darauf hin, daß auch Zubereitungen aus diesen Goldrutenkrautarten einen therapeutischen Wert bei dysurischen Beschwerden besitzen, insbesondere was die vermehrte Harnausscheidung betrifft.

▶ Hauhechelwurzel (Ononidis radix) ☞ S. 102

Darreichungsform: Mittlere Tagesdosis 6–12 g Droge, Einzeldosis 2 g Droge bis zu 6 x tgl.

- Teezubereitung: 1 TL zerkleinerte Droge mit 1 Tasse kochendem Wasser übergießen, warm halten und nach etwa 10–20 Min. durch ein Teesieb abseihen. Mehrmals tgl. 1 Tasse trinken.

8

Fertigarzneimittel: Sind nicht erhältlich, jedoch als Teerezeptur in der Apotheke.

Kombinationen mit anderen Phytopharmaka: Eine Kombination mit anderen harntreibenden Drogen wie Goldrutenkraut, Orthosiphonblättern bzw. harndesinfizierenden Drogen wie Bärentraubenblättern ist sinnvoll. Z.B.

- Aqualibra® Filmtabletten (zusammen mit Orthosiphonblättern, Goldrutenkraut), 3 x tgl. 1–2 Tbl.
- Blasen-Nieren-Tee Stada® N (zusammen mit Queckenwurzelstock, Riesengoldrutenkraut, Birkenblättern, Süßholzwurzel), 3–4 x tgl. 1 Tasse trinken.
- Kneipp® Blasen- und Nieren-Tee (zusammen mit Birkenblättern, Riesengoldrutenkraut, Schachtelhalmkraut), 3–4 x tgl. 1 Tasse, hergestellt aus 2 Teebeuteln, trinken.
- nephro-loges® Flüssigkeit zum Einnehmen (zusammen mit Schachtelhalmkraut, Goldrutenkraut, Petersilienkraut), 3 x tgl. 1 TL in ca. 200 ml warmem Wasser.

▶ Johannisbeerblätter, schwarze (Ribis nigri folium) ☞ S. 117

Darreichungsform: Tagesdosis ca. 8 g Droge, Einzeldosis ca. 2 g Droge.

- Teezubereitung: 1 gehäuften TL Droge mit 1 Tasse kochendem Wasser übergießen und nach etwa 10 Min. durch ein Teesieb abseihen. Mehrmals tgl. 1 Tasse Tee zwischen den Mahlzeiten trinken.

Fertigarzneimittel: Sind nicht erhältlich.

Kombinationen mit anderen Phytopharmaka: Eine Kombination mit anderen harntreibenden Drogen wie Birkenblättern, Goldrutenkraut bzw. harndesinfizierenden Drogen wie Bärentraubenblättern zu gleichen Teilen und einem Anteil von 20 % Johannisbeerblättern ist sinnvoll.

Johannisbeerblätter sind wohlschmeckend und eignen sich daher gut als Kombinationspartner mit anderen aquaretisch wirksamen Drogen in Blasen-Nierentees (☞ 8.2.3). Eine aquaretische, hypotensive und antioxidative Wirkung ist in pharmakologischen und experimentellen Studien nachgewiesen worden.

▶ Kapuzinerkressenkraut (Tropaeoli maji herba) ☞ S. 126

Nicht länger als 4–6 Wochen anwenden, da das in vivo freiwerdende Senföl zwar stark keimhemmend ist, aber auch schleimhautreizend wirkt.

Darreichungsform: Tagesdosis 3 x ca. 15 mg Benzylsenföl, das in vivo bzw. bei Destillation aus Glucotropaeolin entsteht.

- Tinktur (Rp. Tinctura Tropaeoli herb. 1:10 mit Ethanol 50 Vol.% 100,0 g): 3–5 x tgl. 30–50 Tr. nach den Mahlzeiten einnehmen.

Fertigarzneimittel: Ein Monopräparat ist nicht mehr erhältlich. Bis 1991 stand das äußerst wirksame Phytopharmakon Tromocaps® Kapseln zur Verfügung. Dieses Präparat war gegenüber 16 verschiedenen gramnegativen und grampositiven Keimen wirksam, ohne daß eine Resistenzbildung beobachtet werden konnte. Derzeit wird diskutiert, ob dieses Präparat wieder hergestellt wird.

Kombinationen mit anderen Phytopharmaka: Eine Kombination mit anderen pflanzlichen Urologika wie Meerrettichwurzel, Birkenblättern, Goldrutenkraut ist sinnvoll aufgrund guter Erfahrungen niedergelassener Ärzte, auch wenn Kombinationen kontrovers diskutiert werden. Z.B.

- Angocin® Anti-Infekt N Filmtabletten (zusammen mit Meerrettichwurzel), Erw. 3 x tgl. 4 Filmtbl. unzerkaut mit etwas Flüssigkeit nach den Mahlzeiten einnehmen, Kdr. von 4–8 Jahren 3 x tgl. 2 Filmtbl.
- Nephroselect® M Liquidum (zusammen mit Auszügen aus Birkenblättern, Schachtelhalmkraut, Hauhechelwurzel, Goldrutenkraut), 2–3 x tgl. 1 TL-1 EL einnehmen. (☞ **Studie**)

✓ Benzylsenfölpräparate werden besser vertragen, wenn sie nach den Mahlzeiten eingenommen werden.
Innerhalb der pflanzlichen Harnwegsdesinfizienzien besitzt das Wasserdampfdestillat der Kapuzinerkresse die effektivsten keimhemmenden Effekte sowohl was Stärke als auch Wirksamkeitsspektrum betrifft.

Die Wirksamkeit von **Nephroselect® M Liquidum** wurde in einer Einfachblindstudie mit einem Präparat, das nur Kapuzinerkressekraut enthält, verglichen. 118 Patienten mit Zystitis, chronischer Pyelonephritis oder Steindiathese erhielten entweder **Nephroselect® M Liquidum** (n = 73) oder das Monopräparat (n = 43). Während bei der akuten Zystitis die Responderrate unter beiden Therapien gleich hoch war, erwies sich das Kombinationspräparat **Nephroselect® M Liquidum** deutlich überlegen bei Patienten mit chronischer Zystitis (84 % versus ➨

38 %), bei chronischer Pyelonephritis (64 % versus 25 %) und bei Steindiathese (55 % versus 18 %). **Nephroselect® M Liquidum** ist als entwässerndes pflanzliches Urologikum mit bakteriostatischer Wirkung bei akuten und chronischen Erkrankungen der Nieren und ableitenden Harnwegen geeignet.

▶ Liebstöckelwurzel (Levistici radix) ☞ S. 147

Darreichungsform: Tagesdosis 4–8 g Droge.
- Teezubereitung: 1–2 TL der feingeschnittenen Droge mit 1 Tasse kochendem Wasser übergießen und bedeckt 15 Min. stehen lassen, anschließend abseihen. 3 x tgl. zwischen den Mahlzeiten 1 Tasse warm trinken.

Fertigarzneimittel: Sind nicht erhältlich, jedoch als Teerezeptur in der Apotheke.

Kombinationen mit anderen Phytopharmaka: Eine Kombination mit anderen, zur Durchspülungstherapie empfohlenen Drogen wie Birkenblättern, Schachtelhalmkraut ist sinnvoll. Z.B.
- Nephroselect® M Liquidum (zusammen mit Kapuzinerkressenkraut, Birkenblättern, Schachtelhalmkraut, Hauhechelwurzel), 2–3 x tgl. 1 TL-1 EL.

▶ Meerrettichwurzel (Armoraciae rusticanae radix) ☞ S. 159

Nicht länger als 4–6 Wochen anwenden, da das in vivo entstehende Senföl zwar stark keimhemmend ist, aber auch schleimhautreizend wirkt.

Darreichungsform: Mittlere Tagesdosis 20 g frische Wurzel bei innerer Anwendung.
- Frischpflanzenpreßsaft: 2 x tgl. 1 EL nach den Mahlzeiten einnehmen.

Fertigarzneimittel: Z.B.
- florabio naturreines Heilpflanzendestillat Meerrettich, 3 x tgl. nach den Mahlzeiten 10 ml (= 1 EL) Destillat unverdünnt oder mit etwas Flüssigkeit einnehmen.

Kombinationen mit anderen Phytopharmaka: Eine Kombination mit anderen pflanzlichen Urologika wie Kapuzinerkressenkraut ist sinnvoll. Z.B.
- Angocin® Anti-Infekt N Filmtabletten (zusammen mit Kapuzinerkressenkraut), Erw. 3 x tgl. 4 Filmtbl. unzerkaut mit etwas Flüssigkeit nach den Mahlzeiten einnehmen, Kdr. von 4–8 Jahren 3 x tgl. 2 Filmtbl.

▶ Orthosiphonblätter (Orthosiphonis folium) ☞ S. 171

Darreichungsform: Tagesdosis 6–12 g Droge.
- Teezubereitung: 3 TL feingeschnittene Droge mit 1 Tasse kochendem Wasser übergießen, 15 Min. abgedeckt ziehen lassen, dann abseihen. Mehrmals tgl. 1 Tasse trinken.

Fertigarzneimittel: Z.B.

- Carito® mono Kapseln (278 mg Trockenextrakt), 3 x tgl. 2 Kps.
- Nephronorm med Dragees (100 mg ethanolisch-wäßriger Trockenextrakt), 3 x tgl. 2 Drg.
- Orthosiphonblätter Indischer Nierentee Fides, 2–3 x tgl. 1 Tasse Tee zwischen den Mahlzeiten trinken.
- Repha® Orphon Tee, 2–3 x tgl. 1 Tasse Tee trinken.

Kombinationen mit anderen Phytopharmaka: Eine Kombination mit anderen harntreibenden Drogen wie Birkenblättern, Goldrutenkraut oder harndesinfizierenden Drogen wie Bärentraubenblättern ist sinnvoll, da der alleinige aquaretische Effekt nicht sehr groß ist. Z.B.

- Harntee-Steiner® Tee-Granulat (zusammen mit Extrakten aus Birkenblättern, Goldrutenkraut), 5 x tgl. 1 TL mit reichlich Flüssigkeit einnehmen.
- Nierentee 2000 Pulver (zusammen mit Extrakten aus Birkenblättern, Fenchelfrüchten, Wacholderbeeröl), mehrmals tgl. bis stdl. im Akutstadium 1 Tasse (150–200 ml) trinken.

▸ Petersilienkraut/-wurzel (Petroselini herba/- radix) ☞ S. 180

Darreichungsform: Tagesdosis 6 g Droge.

- Teezubereitung: 1 EL feingeschnittenes Kraut mit 1 Tasse kochendem Wasser übergießen, bedeckt stehen lassen und nach 10–15 Min. abseihen. 3 x tgl. 1 Tasse trinken. Alternativ kann ein Tee aus 1 TL getrockneter Petersilienwurzel zubereitet werden.

Fertigarzneimittel: Z.B.

- Kneipp® Petersilie Tabletten N, Erw. nehmen zur Behandlung 3 x tgl. 4 Filmtbl., zur Vorbeugung 3 x tgl. 2 Filmtbl. nach den Mahlzeiten. Zu jeder Einnahme soll mind. ¼ l Flüssigkeit getrunken werden.

Kombinationen mit anderen Phytopharmaka: Eine Kombination mit anderen zur Durchspülungstherapie empfohlenen Drogen wie Hauhechelwurzel, Goldrutenkraut ist sinnvoll. Z.B.

- Asparagus-P Filmtabletten (zusammen mit Spargelwurzelstock), Erw. nehmen 3 x tgl. 4 Filmtbl. vor dem Essen mit reichlich Flüssigkeit ein.
- nephro-loges® Flüssigkeit zum Einnehmen (zusammen mit Schachtelhalmkraut, Goldrutenkraut, Hauhechelwurzel), 3 x tgl. 1 TL in ca. 200 ml warmem Wasser einnehmen.

▸ Preiselbeerblätter (Vitis idaeae folium) ☞ S. 187

Darreichungsform: Mittlere Tagesdosis 10 g Droge.

- Teezubereitung: 3 EL zerkleinerte Droge ca. 15 Min. in 1 l Wasser auf kleiner Flamme kochen und weitere 10 Min. ziehen lassen. In eine Thermosflasche abfüllen und den Auszug im Laufe eines Tages trinken.

Fertigarzneimittel: Sind nicht erhältlich, da keine Monographie existiert.

Kombinationen mit anderen Phytopharmaka: Eine Kombination mit anderen pflanzlichen Urologika wie Goldrutenkraut und weißem Sandelholz ist als individuelle freie Rezeptur 1:1:1 denkbar.

Preiselbeerblätter werden nur in der Volksmedizin verwendet. Sie sind v.a. wegen ihres im Vergleich zu Bärentraubenblättern besseren Geschmacks ein Kombinationsbestandteil von volksmedizinisch verwendeten Blasen- und Nierentees.

▶ Queckenwurzelstock (Graminis rhizoma) ☞ S. 191

Darreichungsform: Tagesdosis 6–9 g Droge.
- Teezubereitung: 1 gehäufter TL Droge mit 1 Tasse kochendem Wasser übergießen, bedeckt stehen lassen und nach 10–15 Min. abseihen. 3–5 Tassen über den Tag verteilt trinken.

Fertigarzneimittel: Z.B.
- ACORUS Tropfen, 3 x tgl. 1 TL (= 50–60 Tr.).

Kombinationen mit anderen Phytopharmaka: Eine Kombination mit anderen pflanzlichen Urologika wie Birkenblättern, Hauhechelwurzel, Goldrutenkraut ist sinnvoll. Z.B.
- Blasen-Nieren-Tee Stada® N (zusammen mit Birkenblättern, Riesengoldrutenkraut, Hauhechelwurzel, Süßholzwurzel), 3–4 x tgl. 1 Tasse trinken.
- UROFLUX S Blasen-Nieren-Tee (zusammen mit Bärentraubenblättern, Birkenblättern, Brennesselkraut, Hagebuttenschalen, Süßholzwurzel), mehrmals tgl. 1 Tasse (150–200 ml) trinken.

▶ Sandelholz, weißes (Santali albi lignum) ☞ S. 208

Nicht länger als 6 Wochen anwenden, da nach längerer Anwendung nierentoxische Wirkungen auftreten können.

Darreichungsform: Tagesdosis 10–20 g Droge oder 1–1,5 g ätherisches Öl.
- Ätherisches Öl: Mehrmals tgl. 10 Tr. in etwas Wasser oder auf einem Stück Zucker einnehmen.
- Teezubereitung: 2 TL zerkleinerte Droge mit 1 Tasse kochendem Wasser übergießen, 5 Min. abgedeckt ziehen lassen, dann abseihen. Mehrmals tgl. 1 Tasse trinken.

Fertigarzneimittel: Sind nicht erhältlich.

Kombinationen mit anderen Phytopharmaka: Eine Kombination mit anderen pflanzlichen Urologika wie Goldrutenkraut, Gewürzsumachwurzelrinde ist als individuelle freie Rezeptur zu gleichen Teilen denkbar.

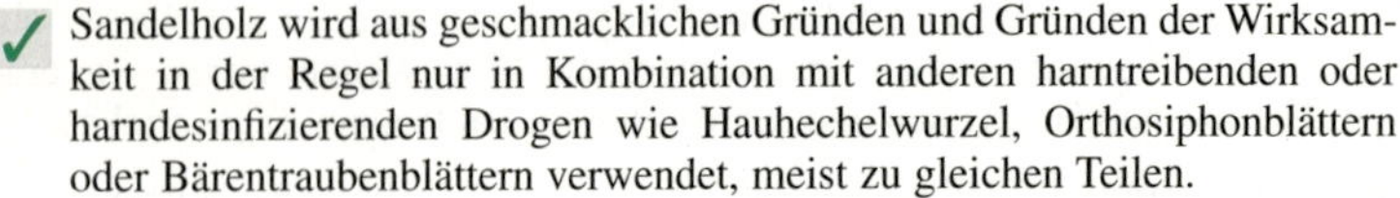
Sandelholz wird aus geschmacklichen Gründen und Gründen der Wirksamkeit in der Regel nur in Kombination mit anderen harntreibenden oder harndesinfizierenden Drogen wie Hauhechelwurzel, Orthosiphonblättern oder Bärentraubenblättern verwendet, meist zu gleichen Teilen.

▶ Schachtelhalmkraut (Equiseti herba) ☞ S. 210

Darreichungsform: Mittlere Tagesdosis 6 g Droge bei innerer Anwendung.
- Teezubereitung: 1 EL zerkleinerte Droge mit 1 Tasse kochendem Wasser übergießen ca. 5 Min. auf kleiner Flamme kochen, anschließend abseihen. Mehrmals tgl. 1 Tasse trinken.

Fertigarzneimittel: Z.B.
- BIO DIÄT Zinnkrauttropfen (30%iger ethanolisch-wäßriger Auszug 4–5:1), 3 x tgl. 30–50 Tr.
- florabio naturreiner Heilpflanzensaft Zinnkraut Preßsaft, 3 x tgl. vor den Mahlzeiten 1 EL unverdünnt oder mit etwas Flüssigkeit einnehmen.
- Prodiuret Hartkapseln (225 mg Trockenextrakt), 3 x tgl. 1 Kps. mit reichlich Flüssigkeit einnehmen.
- Salus Zinnkraut-Tee, mehrmals tgl. 1 Tasse trinken.

Kombinationen mit anderen Phytopharmaka: Eine Kombination mit anderen pflanzlichen Urologika wie Liebstöckelwurzel, Birkenblättern ist sinnvoll. Z.B.
- Hernia Tee (zusammen mit Bärentraubenblättern, Bruchkraut), 3 x tgl. 1 Tasse trinken.
- Kneipp® Blasen- und Nieren-Tee (zusammen mit Birkenblättern, Hauhechelwurzel, Riesengoldrutenkraut), 3–4 x tgl. 1 Tasse, hergestellt aus 2 Teebeuteln, trinken.
- nephro-loges® Flüssigkeit zum Einnehmen (zusammen mit Petersilienwurzel, Goldrutenkraut, Hauhechelwurzel), 3 x tgl. 1 TL in ca. 200 ml warmem Wasser einnehmen.
- Nephroselect® M Liquidum (zusammen mit Kapuzinerkressenkraut, Birkenblättern, Goldrutenkraut, Liebstöckelwurzel), 2–3 x tgl. 1 TL-1 EL.

▶ Wacholderbeeren (Juniperi fructus) ☞ S. 252

Die Anwendungsdauer für ätherisches Wacholderbeeröl sollte vorsichtshalber auf 4–6 Wochen befristet werden. Grundsätzlich wäre dies nicht notwendig, wenn stets Wacholderbeeröl mit dem Nieren-Irritationsfaktor (Verhältnis Terpinen-4-ol zu Gesamtpinenen) 1:5 oder 1:6 eingenommen würde. Davon ausgenommen ist Wacholderbeerdicksaft, der kaum ätherisches Öl enthält und daher über einen längeren Zeitraum eingenommen werden kann.

Darreichungsform: Tagesdosis 2 bis max. 10 g bzw. 20–100 mg isoliertes ätherisches Öl in Weichgelatinekps.
- Ätherisches Öl: 3 x tgl. 10 Tr. Wacholderöl auf einem Stück Zucker einnehmen.
- Teezubereitung: 1 TL gequetschte Droge mit 1 Tasse kochendem Wasser übergießen, abgedeckt stehen lassen und nach etwa 5 Min. abseihen. 3 x tgl. 1 Tasse Tee trinken.
- Wacholderdicksaft (Rp. Juniperi succ. inspiss. 100,0 g): 3 x tgl. 1 EL Saft einnehmen.

Fertigarzneimittel: Z.B.
- Optiplus Kapseln (100 mg ätherisches Wacholderbeeröl), tgl. 1 Kps. vor den Mahlzeiten einnehmen.
- Roleca® Wacholder extra stark 100 mg Kapseln (100 mg ätherisches Wacholderbeeröl), 1 x tgl. 1 Kps. zur Hauptmahlzeit einnehmen.
- Solaguttae® Wacholderölkapseln N (20 mg ätherisches Wacholderbeeröl), 1 x tgl. 3 Kps. vor dem Frühstück.

Kombinationen mit anderen Phytopharmaka: Eine Kombination mit anderen harntreibenden Drogen wie Birkenblättern, Orthosiphonblättern oder antiseptisch wirkenden Drogen wie Bärentraubenblättern ist sinnvoll. Z.B.
- Nierentee 2000 Pulver (zusammen mit Birkenblättern, Orthosiphonblättern, Fenchelöl), das ätherische Wacholderöl ist mikroverkapselt in dem tassenfertigen Pulvertee enthalten, mehrmals tgl. bis stdl. im Akutstadium 1 Tasse (150–200 ml) trinken.

Zum Zeitpunkt der Verabschiedung der E-Monographie Juniperi fructus war noch nicht bekannt, daß die mögliche Nierenirritation bei längerfristiger Einnahme der Droge mit der Anwendung eines pharmazeutisch minderwertigen Wacholderöls (Anteil an Monoterpenen über 70 %) zu-sammenhängt und die in die Sekundärliteratur eingegangenen Berichte über angebliche Nierenreizungen nicht den Tatsachen entsprechend interpretiert wurden. Daher hat die Kommission E aus Nutzen-Risiko-Überlegungen das Anwendungsgebiet als pflanzliches Aquaretikum nicht in die Monographie aufgenommen. Bei einer Tagesdosierung von 100 mg ätherischem Wacholderöl mit einem Anteil an α- und β-Pinen um 50 % dürften Nierenirritationen aufgrund der vorliegenden jüngeren toxikologischen Studien jedoch ausgeschlossen sein, so daß eine Verordnung empfohlen werden kann.

8

8.2.2 Monographierte fixe Kombinationen

▶ Fixe Kombination aus Bärentraubenblättern, Goldrute und Orthosiphonblättern ☞ S. 274

Darreichungsform: Z.B. in Form eines Tees, der mit dieser Monographie konform ist.

Rp:

Solidaginis herba conc. (Goldrutenkraut)	30,0 g
Orthosiphonis folium conc. (Orthosiphonblätter)	30,0 g
Uvae ursi folium conc. (Bärentraubenblätter)	30,0 g

M. f. spec. diureticae
D.S. 1 EL Teemischung mit 150 ml kochendem Wasser übergießen und ca. 10 Min. ziehen lassen. 4–6 Tassen tgl. nach den Mahlzeiten trinken.

▶ Fixe Kombination aus Birkenblättern, Goldrute und Orthosiphonblättern ☞ S. 277

Darreichungsform: Z.B. in Form eines Tees, der mit dieser Monographie konform ist.

Rp:

Betulae folium conc. (Birkenblätter)	30,0 g
Solidaginis herba conc. (Goldrutenkraut)	30,0 g
Orthosiphonis folium conc. (Orthosiphonblätter)	30,0 g

M. f. spec. diureticae

D.S. 1 EL bzw. 2–3 TL Teemischung mit 150 ml kochendem Wasser übergießen, 5–8 Min. ziehen lassen und 3–5 Tassen zwischen den Mahlzeiten trinken.

8.2.3 Bewährte Tee-Rezepturen

Inhaltsstoffe von Blasen- und Nierentees	
Kombinationspartner	**Wirkung**
Bärentraubenblätter	bakteriostatisch, desinfizierend
Birkenblätter	aquaretisch
Goldrutenkraut	aquaretisch, antiphlogistisch, keimhemmend
Orthosiphonblätter	aquaretisch, spasmolytisch
Schachtelhalmkraut	aquaretisch, spasmolytisch

Tab. 8.4

▶ Klinisch geprüfter Blasen- und Nierentee Nr. 1 zur Durchspülungstherapie

Rp:

Betulae folium conc. (Birkenblätter)	20,0 g
Solidaginis herba conc. (Goldrutenkraut)	20,0 g
Orthosiphonis folium conc. (Orthosiphonblätter)	20,0 g
Uvae ursi folium conc. (Bärentraubenblätter)	20,0 g
Ribis nigri folium conc. (Schwarze Johannisbeerblätter)	20,0 g

M. f. spec. diureticae

D.S. 1 EL bzw. 2–3 TL Teemischung mit ca. 150 ml kochendem Wasser übergießen und nicht länger als 5–8 Min. ziehen lassen, da sonst der Geschmack beeinträchtigt werden könnte. 3–5 x tgl. 1–2 Tassen trinken. (☞ **Studie**)

In einer offenen, in 15 urologischen Fachpraxen durchgeführten Studie wurde der Blasen- und Nierentee Nr. 1 (bis zum Jahr 2000 als Cysto Fink® Durchspülungstee im Handel, der aus Marketinggründen nicht mehr produziert wird) auf Wirksamkeit und Verträglichkeit an 120 Patienten geprüft, die an rezidivierenden Harnwegsinfektionen, Beschwerden nach Operationen oder kleinen Steinen/Konkrementen litten. In 84 % der Fälle wurde das Therapieprofil als sehr gut und gut beurteilt, was die Besserung der Symptome bzw. Beschwerdefreiheit, Stein- und Konkrementabgang betrifft. Die Verträglichkeit wurde von 98 %, der Geschmack von 96 % der Probanden als sehr gut und gut beurteilt. Die guten Ergebnisse dieser klinischen Studie animieren zur freien Rezeptur des früheren Cysto Fink® Durchspülungstees.

▶ Blasen- und Nierentee Nr. 2

Rp:

Betulae folium conc. (Birkenblätter)	20,0 g
Solidaginis herba conc. (Goldrutenkraut)	20,0 g
Orthosiphonis folium conc. (Orthosiphonblätter)	20,0 g
Uvae ursi folium conc. (Bärentraubenblätter)	30,0 g
Menthae piperitae folium conc. (Pfefferminzblätter)	10,0 g

M. f. spec. diureticae
D.S. 1 EL bzw. 2–3 TL Teemischung mit ca. 150 ml kochendem Wasser übergießen und 10 Min. ziehen lassen. 3–5 x tgl. 1 Tasse lauwarm trinken.

✓ Aufgrund der enthaltenen Pfefferminzblätter ist diese Blasen-Nierentee-Mischung angenehm im Geschmack und garantiert eine gute Compliance.

▶ Blasen- und Nierentee Nr. 3 (auch zur Langzeittherapie)

Rp:

Equiseti herba conc. (Schachtelhalmkraut)	30,0 g
Urticae herba conc. (Brennesselkraut)	30,0 g
Ononidis radix conc. (Hauhechelwurzel)	30,0 g
Matricariae flos tot. (Kamillenblüten)	5,0 g
Menthae piperitae folium conc. (Pfefferminzblätter)	5,0 g

8

M. f. spec. diureticae
D.S. 1 EL bzw. 2–3 TL Teemischung mit ca. 150 ml kochendem Wasser übergießen und 10 Min. ziehen lassen. 3–5 x tgl. 1 Tasse lauwarm trinken.

▶ Blasen- und Nierentee Nr. 4 (auch zur Langzeittherapie)

Rp:

Ononidis radix conc. (Hauhechelwurzel)	60,0 g
Betulae folium conc. (Birkenblätter)	30,0 g
Barosmae folium conc. (Buccoblätter)	10,0 g

M. f. spec. diureticae
D.S. 1 EL Teemischung mit ca. 150 ml kochendem Wasser übergießen, 10 Min. ziehen lassen und abseihen. Mehrmals tgl. 1 Tasse trinken.

▶ Blasen- und Nierentee Nr. 5

Rp:

Equiseti herba conc. (Schachtelhalmkraut)	50,0 g
Betulae folium conc. (Birkenblätter)	30,0 g
Juniperi fructus cont. (Wacholderbeeren)	20,0 g

M. f. spec. diureticae
D.S. 1 TL Teemischungmit 150 ml kochendem Wasser übergießen und ca. 10 Min. ziehen lassen. 3 x tgl. 1 Tasse nach den Mahlzeiten trinken.

▶ Kombinierter Bärentraubenblättertee

Rp:

Uvae ursi folium conc. (Bärentraubenblätter)	70,0 g
Betulae folium conc. (Birkenblätter)	15,0 g
Solidaginis herba conc. (Goldrutenkraut)	15,0 g
oder	
Virgaureae herba conc. (Echtes Goldrutenkraut)	15,0 g

M. f. spec. diureticae

D.S. 3 EL Teemischung über Nacht mit 300 ml Wasser ansetzen, am nächsten Morgen abseihen und kurz erhitzen. Der Ansatz erfolgt über Nacht, damit der herbe Geschmack der Bärentraubenblätter reduziert wird. Den Teeauszug in kleineren Portionen über den Tag verteilt trinken.

▶ Kombinierter Gartenbohnenhülsentee

Rp:

Phaseoli fructus sine semine conc. (Gartenbohnenhülsen, samenfreie)	50,0 g
Orthosiphonis folium conc. (Orthosiphonblätter)	50,0 g

M. f. spec. diureticae

D.S. 1 EL Teemischung mit ca. 150 ml kochendem Wasser übergießen und 10 Min. ziehen lassen. Bis zu 10 x tgl. 1 Tasse trinken.

8

▶ Kombinierter Indischer Nierentee

Rp:

Orthosiphonis folium conc. (Orthosiphonblätter)	50,0 g
Urticae herba conc. (Brennesselkraut)	25,0 g
Solidaginis herba conc. (Goldrutenkraut)	25,0 g
oder	
Virgaureae herba conc. (Echtes Goldrutenkraut)	25,0 g

M. f. spec. diureticae

D.S. 1 EL Teemischung ca. 5 Min. auf kleiner Flamme erhitzen und mehrmals tgl. 1 Tasse trinken.

▶ Kombinierter Löwenzahnwurzelkraut-Tee

Rp:

Taraxaci radix cum herba conc. (Löwenzahnwurzel mit -kraut)	70,0 g
Betulae folium conc. (Birkenblätter)	20,0 g
Juniperi fructus cont. (Wacholderbeeren)	10,0 g

M. f. spec. diureticae

D.S. 1 EL Teemischung mit 150 ml kochendem Wasser übergießen und 10 Min. ziehen lassen. Mehrmals tgl. 1 Tasse trinken.

▶ Kombinierter Schachtelhalmtee (auch zur Langzeittherapie)

Rp:

Equiseti herba conc. (Schachtelhalmkraut)	60,0 g
Urticae herba conc. (Brennesselkraut)	20,0 g
Betulae folium conc. (Birkenblätter)	20,0 g

M. f. spec. diureticae
D.S. 1 TL Teemischung mit 150 ml kochendem Wasser übergießen und 10 Min. ziehen lassen. Mehrmals tgl. 1 Tasse trinken.

8.3 Reizblase

Syn. Neuralgia vesicae. Sammelbegriff für Blasendysfunktionen mit typischen zystitischen Beschwerden (Pollakisurie, Dysurie, imperativer Harndrang, Tenesmen) ohne pathologischen Harnbefund. Als Ursachen werden psychovegetative, hormonelle Einflüsse (Östrogenmangel, Auftreten im Klimakterium) oder chronische Entzündungsvorgänge im Trigonalbereich (erkältungsbedingt, nach Strahlentherapie) diskutiert. Charakteristische Befunde bei der Reizblase sind eine gesteigerte Sensibilität und Erregbarkeit des Detrusors, so daß ein Miktionsreiz selbst bei nur geringem Füllungszustand der Harnblase besteht. Auftreten v.a. bei Frauen zwischen 3. und 5. Dezennium.

Stellenwert der Phytotherapie

Da die Reizblase Symptom eines pathogenetisch komplexen Krankheitsgeschehens und nicht ein für sich bestehendes Krankheitsbild ist, sind Arzneimittel mit breitem Wirksamkeitsprofil die Medikamente der ersten Wahl. Eine polypragmatische Anwendung von antiphlogistisch, psychovegetativ und hormonartig wirksamen Arzneistoffen ist durchaus im Sinne einer rationalen Pharmakotherapie. Phytopharmaka bieten bei **leichten bis mittelschweren** Verläufen die besten Voraussetzungen für eine **alleinige** medikamentöse Therapiemaßnahme, wie jüngere klinische Studien zeigen. Bei einer Reizblase mit sehr schmerzhaftem Harndrang und Tenesmen ist in der Regel die kombinierte Gabe mit einem chemisch-synthetischen Spasmolytikum notwendig.

Darreichungsform

Geeignete Darreichungsformen sind standardisierte ethanolisch-wäßrige Trokkenextrakte verarbeitet in Tbl., Drg. uns Kps., ethanolisch-wäßrige Tinkturen (Tr.) und Teezubereitungen.

Phytotherapeutische Differentialtherapie

Zum Einsatz kommen **aquaretisch** wirksame und **miktionsbeeinflussende** Drogen, die antiphlogistisch, bakteriostatisch, blasenmuskeltonisierend und spasmolytisch wirken.

Das multifaktoriell bedingte Krankheitsgeschehen macht den Einsatz komplex zusammengesetzter Phytopharmaka notwendig. Die Therapie der Reizblase ist daher die Domäne von **Kombinationsarzneimitteln**, die in diesem Fall auch unter wissenschaftlichen Kriterien vertretbar sind. Bei einem pragmatischen therapeutischen Vorgehen empfiehlt sich die Verordnung von Phyto-Kombinationspräparaten, die antiphlogistisch, bakteriostatisch, spasmolytisch und muskeltonisierend wirksame Pflanzeninhaltsstoffe enthalten und von denen klinische Studien zur Wirksamkeit vorliegen.

Erst in zweiter Linie kommen **Mono-Phytopharmaka** wie Zubereitungen aus Kürbissamen, die von einer speziellen Kürbissorte (Cucurbita pepo L. convar. citrullina GREB. var. styriaca GREB.) stammen müssen, oder dem echten Goldrutenkraut in Frage. Klinische Studien geben Hinweise darauf, daß die „medizinischen" Kürbissamen in erster Linie auf den Detrusor wirken und bei sogenannter Blasenschwäche hilfreich sein können. Goldrutenkrautextrakte können u.a. auch Tenesmen lindern.

Basieren die Beschwerden auf **psychovegetativer Belastung**, hat sich die Einnahme von Hopfenzapfen-, Baldrianwurzel-, Johanniskrauttee bewährt. Auch die Species nervinae können verordnet werden (☞ 3.3.3, 3.3.4).

Zusätzliche allgemeine Maßnahmen

- Warme Kleidung tragen und nicht auf kaltem Boden bzw. Untergrund sitzen.
- Auf Genuß- und Nahrungsmittel verzichten, die die Schleimhaut reizen (Kaffee, Alkohol, scharfe Gewürze) oder den Urin ansäuern (Fleisch, Milch, Spargel, Spinat, Erdbeeren).
- Das Durchspülen der Harnwege fördern durch Trinkmenge von 2–3 l/Tag.
- Ansteigende Fußbäder, warme Sitzbäder und feuchtwarme Auflagen, verstärkt durch Pflanzenextrakte, auf den Unterbauch wirken spasmolytisch und schmerzlindernd.

8.3.1 Phytopharmaka zur inneren Anwendung

▶ Glockenbilsenkrautwurzelstock (Scopoliae rhizoma) ☞ S. 97

Darreichungsform: Die Einnahme ist nur in Form von genau auf den Alkaloidgehalt eingestellten Fertigarzneimitteln möglich.

Fertigarzneimittel: Z.B.
- Olren® N Tabletten (Glockenbilsenkrauttrockenextrakt), Erw. und Kdr. ab 14 Jahren 3 x tgl. 1 Tbl., Kdr. von 8–13 Jahren 3 x tgl. ¾ Tbl., Kdr. von 4–7 Jahren 3 x tgl. ½ Tbl., Kdr. von 1–3 Jahren 3 x tgl. ¼ Tbl.
- Olren® N Lösung (Glockenbilsenkrautfluidextrakt), Erw. und Kdr. ab 14 Jahren 3 x tgl. 15 Tr., Kdr. von 5–13 Jahren 3 x tgl. die Anzahl der Tr., die dem 1,5fachen des Lebensalters entspricht.

Kombinationen mit anderen Phytopharmaka: Fertigkombinationen sind wegen des ganz gezielten Einsatzes stark wirksamer Alkaloide nicht sinnvoll.

✓ Zubereitungen aus dem Glockenbilsenkrautwurzelstock eignen sich aufgrund der spasmolytisch wirksamen Scopolia-Alkaloide gut bei schmerzhaften, spastischen Miktionsbeschwerden.

▶ Goldrutenkraut (Solidaginis herba) und echtes Goldrutenkraut (Virgaurea herba) ☞ S. 98

Darreichungsform: Tagesdosis 6–12 g Droge für beide Solidago-Drogen.
- Teezubereitung: 2 TL feingeschnittene Droge mit 1 Tasse heißem Wasser übergießen und nach etwa 10 Min. abseihen. Mehrmals tgl. 1 Tasse trinken.

Fertigarzneimittel: Z.B.
- CYSTO FINK Mono Kapseln (425 mg ethanolisch-wäßriger Extrakt (5–7:1) aus **echtem** Goldrutenkraut), Erw. und Kdr. ab 12 Jahren 3–4 x tgl. 1 Kps. mit reichlich Flüssigkeit einnehmen. **(☞ Studie)**
- Cystinol long® Kapseln (Extrakt aus **echtem** Goldrutenkraut), Erw. und Kdr. ab 12 Jahren 3–4 x tgl. 1 Kps. mit reichlich Flüssigkeit nach den Mahlzeiten einnehmen.
- Solidago Steiner® Tabletten (Extrakt aus **echtem** Goldrutenkraut), 3–5 x tgl. 1 Tbl. mit reichlich Flüssigkeit einnehmen.
- Stromic® Kapseln (Extrakt aus **echtem** Goldrutenkraut), 3 x tgl. 1 Kps. mit reichlich Flüssigkeit einnehmen. **(☞ Studie)**
- Urodyn®-Filmtabletten, -Tropfen (Extrakt aus dem **Riesen**goldrutenkraut), 3 x tgl. 2 Filmtbl. bzw. 4 x tgl. 50 Tr.

Kombinationen mit anderen Phytopharmaka: Kombinationen mit antiphlogistisch, bakteriostatisch und aquaretisch wirksamen Drogen wie Birkenblättern, Bärentraubenblättern, Gewürzsumachwurzelrinde sind sinnvoll. Z.B.
- Cystinol® Lösung (zusammen mit Birkenblättern, Bärentraubenblättern, Schachtelhalmkraut), Erw. 3 x tgl. 1 Meßkappe, Kdr. von 12–16 Jahren 2 x tgl. 1 Meßkappe mit reichlich Flüssigkeit nach den Mahlzeiten einnehmen.
- Inconturina® SR Tropfen (zusammen mit Gewürzsumachwurzelrinde), 3 x tgl. 20–25 Tr., Kdr. dem Alter entsprechend weniger.
- Rhoival® Tropfen (zusammen mit Odermennigkraut, Johanniskraut, Baldrianwurzel, Hirtentäschelkraut, Arnikablüten), 3 x tgl. 10–20 Tr. nach den Mahlzeiten einnehmen.

8

Die Wirksamkeit von Zubereitungen aus echtem Goldrutenkraut (Virgaureae herba) bei der Reizblase ist nicht nur aus gut dokumentierten Berichten der Erfahrungsheilkunde bekannt, sondern wurde durch jüngere experimentelle und klinische Studien bestätigt. In einer sehr groß angelegten Anwendungsstudie mit **Stromic® Kapseln** (in 1 Kps. 342 mg Trockenextrakt in einer Dosierung von 3–5 Kps. tgl.) zeigte sich, daß sich die einzelnen Zielparameter der dysurischen Beschwerden, insbesondere die Tenesmen bei der Reizblase, zwischen 68,4 % und 84 % besserten bzw. normalisierten. An der Studie nahmen 3927 Patienten teil und die kontrollierte Prüfung fand in 289 Arztpraxen (Urologen und Ärzte für Allgemeinmedizin) statt.
In einer Anwendungsbeobachtung an 1487 Patienten mit chronisch rezidivierenden Blasenbeschwerden unterschiedlicher urologischer Symptomatik wurde von 308 niedergelassenen Ärzten, darunter 240 Urologen, die Wirksamkeit von **CYSTO FINK Mono Kapseln** mit Hilfe einer 7stufigen CGI-Skala (= Clinical Global Impression) geprüft. Nach einer durchschnittlichen Therapiedauer von 35 Tagen mit 3 x tgl. 1 Kps. besserten sich bei 90 % der Patienten die Schmerzen und das Brennen bei der Miktion, bei 84 % die ➨

miktionsunabhängigen Schmerzen, bei 86 % die Pollakisurie, bei 86 % der imperative Harndrang, bei 65 % die Inkontinenz, bei 90 % die Tenesmen und bei 84 % das Druckgefühl in der Blasengegend. 77 % der untersuchten Patienten waren Frauen bzw. Mädchen im Alter von 13–96 Jahren.
Für das Riesengoldrutenkraut sowie für das Canadische Goldrutenkraut, die die Droge Solidaginis herba liefern, stehen adäquate klinische Studien noch aus. Jüngere pharmakologische Studien deuten darauf hin, daß auch Zubereitungen aus diesen Goldrutenkrautarten einen therapeutischen Wert bei dysurischen Beschwerden besitzen, insbesondere was die vermehrte Harnausscheidung betrifft.

▶ Kürbissamen (Cucurbitae peponis semen) ☞ S. 140

Darreichungsform: Mittlere Tagesdosis 10 g, bei Reizblase besser 15 g zerkleinerte Droge, verteilt auf 2–3 Portionen pro Tag. Die Dauer der Einnahme sollte über mind. 3 Monate erfolgen.

Fertigarzneimittel: Z.B.
- Granu Fink Kürbiskerne, tgl. 1–2 EL (5–15 g) morgens und abends zerkaut oder gemahlen mit Flüssigkeit einnehmen, Kdr. unter 12 Jahren tgl. 1–2 TL (2–4 g).
- Granu Fink Kürbiskern Granulat, Erw. tgl. 1–3 EL (8–23 g), Kdr. bis zu 12 Jahren tgl. 2–3 TL (3–6 g) morgens und abends einnehmen. (☞ **Studie**)
- Nomon® mono Kapseln, 3 x tgl. 1 Kps. nach den Mahlzeiten.
- Prosta Fink® forte Kapseln (500 mg konzentrierter Extrakt im Drogenextraktverhältnis 15–25:1), tgl. 1 Kps. vor der Mahlzeit mit etwas Flüssigkeit langfristig einnehmen.

Kombinationen mit anderen Phytopharmaka: Eine Kombination mit pflanzlichen Sedativa wie Hopfenzapfen und/oder Antiphlogistika wie Gewürzsumachwurzelrinde, Goldrutenkraut ist sinnvoll. Z.B.
- Cysto-Fink N Kapseln (zusammen mit Gewürzsumachwurzelrinde, Hopfenzapfen), 3 x tgl. 1–2 Kps. vor den Mahlzeiten einnehmen.

✓ Die Droge eignet sich gut zur Langzeitanwendung, da Nebenwirkungen auch bei längerer Einnahmedauer bisher nicht beschrieben wurden und außerdem eine gute Compliance besteht, da ganze Kürbiskerne oder das Granulat gut schmecken.

In einer offenen Studie nahmen 101 Patienten, von denen 58 an einer Reizblase litten, **Granufink Kürbiskern Granulat** 15 g tgl ein. Bei 85 % kam es zu einer Besserung der Pollakisurie, bei 80 % zu einer Besserung der Nykturie, bei 85 % zu einer Besserung der terminalen Algurie, 95 % wiesen eine Reduzierung der verzögerten Miktion auf und 70 % eine Reduzierung des Harnträufelns. Die Verträglichkeit wurde von 97,3 % als sehr gut bis gut beschrieben.

8

8.4 Urolithiasis

Steinbildung im Hohlsystem der Nieren und ableitenden Harnwege. Ist ein multifaktorielles Geschehen, prädisponierende Faktoren sind u.a. eine pathologische Nierenmorphologie (Polyzystische Nierendegeneration), Nierenanomalien, Harnstau, rezidivierende Harnwegsinfektionen, eiweißreiche Ernährung, erhöhter Flüssigkeitsverlust oder geringe Trinkmenge, Hyperparathyreoidismus, Gicht. Bewegen sich die Steine nicht, bestehen keine Symptome. Bei Steineinklemmung kommt es zur Nierenkolik mit schlagartig beginnenden, wellenförmig krampfartig wiederkehrenden, stärksten Schmerzen, mit Bewegungsdrang des Patienten, Mikro- oder Makrohämaturie, sowie häufig Erbrechen und beginnendem Subileus. In Deutschland 2,5 Mio. Harnsteinbildner, Männer:Frauen = 2:1. Man unterscheidet Calciumoxalat- (65–70 %), Calciumphosphat- (9–10 %), Harnsäure- (15 %), Magnesium-Ammonium-Phosphat- (5–10 %) und Zystinsteine (0,5–1 %).

Stellenwert der Phytotherapie

Es gibt **keine Arzneidroge**, die von der Kommission E speziell zur Anwendung bei Urolithiasis befürwortet wird. Die in der Phytotherapie früher sehr häufig verwendete **Krappwurzel** (Rubiae tinctorae radix), für die zunächst eine Positiv-Monographie existierte, erhielt aus Nutzen-Risiko-Überlegungen 1992 eine Negativ-Monographie und steht somit nicht mehr zur Verfügung. Die Risiko-Überlegungen bezogen sich in erster Linie auf die möglicherweise genotoxisch wirksame Reinsubstanz Lucidin. Entlastende Untersuchungen mit Krappwurzelextrakten, die lucidinfrei gewesen wären, sind leider nicht durchgeführt worden.

Die phytotherapeutische Strategie richtet sich v.a. auf eine **Harnverdünnung** und Steigerung des Harnvolumens zur **Durchspülung** der Harnabflußwege. Wenn das spezifische Gewicht des Harns unter 1015 g/cm^3 gesenkt wird, entwickeln sich in der Regel kaum Nieren- und Blasensteine.

Von der Kommission E wurde mehreren Drogen eine **prophylaktische** Eignung bei bekannte Neigung zur Steinbildung oder eine Wirkung bei der Behandlung von Nierengrieß im Sinne der Durchspülungstherapie zugeschrieben. Im wesentlichen handelt es sich dabei um aquaretisch wirksame Drogen, die zusammen mit reichlicher Flüssigkeitszufuhr eine Konkrementbildung verhindern. Auch zur „Nachsorge" **nach Steinentfernung** sind die Drogen geeignet.

Die empfohlenen Tees und Präparate wirken nicht steinspezifisch. Lediglich die Krappwurzel wirkt spezifisch auf Calciumoxalat- und -phosphatsteine.

Eine Durchspülungstherapie mit Aquaretika ist bei Ödemen infolge eingeschränkter Herz- oder Nierentätigkeit kontraindiziert.

Darreichungsform

Geeignete Darreichungsformen sind Teezubereitung, Frischpflanzenpreßsäfte, ethanolisch-wäßrige Tinkturen (Tr.), mit denen die Teezubereitungen verstärkt werden können, und ethanolisch-wäßrige Trockenextrakte verarbeitet in Tbl., Drg. und Kps. zusammen mit einer Einnahme von reichlich Flüssigkeit.

Phytotherapeutische Differentialtherapie

Bei Urolithiasis kommen **Aquaretika** zum Einsatz. Zusätzlich zu deren Harnverdünnung und konsekutiver Durchspülung sowie Reinigung der Harnwege wirken Nieren- und Blasentees (☞ 8.2.3) sowie Goldrutenkraut-Fertigarzneimittel noch

- **spasmolytisch:** Goldrutenkraut, Liebstöckelwurzel. Sie erleichtern den Abgang von Grieß bzw. Steinen.
- **bakteriostatisch:** Goldrutenkraut, Hauhechelwurzel, Liebstöckelwurzel, Orthosiphonblätter. Sie beugen Entzündungen der ableitenden Harnwege vor. Steinträger sind besonders von Infektionen bedroht, da die Konkremente als Kristallisationspunkte dienen, an die sich Bakterien anhaften können.
- **harnalkalisierend:** Brennesselkraut und -blätter, Schachtelhalmkraut, Spargelwurzelstock. Da wäßrige Drogenzubereitungen in der Regel alkalisch reagieren, kommt es aufgrund der Basizität der Nierentees zu einer zusätzlich erhöhten Harnsäureausscheidung, so daß sich die Wahrscheinlichkeit einer Steinbildung verringert.

Nach einer **extrakorporalen Stoßwellenlithotripsie** sollte ein Blasen- und Nierentee verabreicht werden, der ganz besonders spasmolytisch wirksame Drogen wie Goldrutenkraut, Petersilienkraut und -wurzel, Ammi-visnaga-Früchte enthält.

Weil die harntreibende Wirkung der Teeblätter nur gering ist, werden sie im folgenden nicht näher abgehandelt.

In Ägypten werden in der Volksheilkunde Teezubereitungen aus Ammi-visnaga-Früchten zur Prophylaxe und Therapie von Nierensteinen eingesetzt. Aufgrund der spasmolytischen Effekte ist eine Wirkung plausibel.

Zusätzliche allgemeine Maßnahmen

- Grundsätzlich die Patienten anhalten, regelmäßig über den Tag verteilt und viel zu trinken (ca. 2–3 l pro Tag). Wenn tagsüber genügend getrunken wird, flachen die sonst üblichen Konzentrationsspitzen von Calcium und Oxalsäure während der Nacht ab.
- Ernährungsumstellung: eiweißarme Kost, wenig Kochsalz, Konsum von Alkohol und Kaffee einschränken, Gemüse und Früchte zu den Mahlzeiten essen (liefern Citrat, das die Steinbildung hemmt). Nach Steinanalyse bei
  - Oxalsäuresteinen: oxalsäurereiche Nahrungsmittel meiden (Rhabarber, Spinat, Schokolade, Kakao, Erdnüsse, Tee, rote Beete, Petersilie) und magnesiumreiche bevorzugen (Haferflocken, Reis, Kartoffeln)
  - Calciumsteinen: keine Calciumeinschränkung notwendig.
  - Harnsäuresteinen: purinhaltige Nahrungsmittel meiden (Innereien, Fleisch, Wurst, Fisch), Alkoholkarenz, Kaffeekonsum einschränken.
  - Zystinsteinen: vegetarische Kost bevorzugen, Fleisch- und Fischverzehr einschränken.
- Heiße, feuchte Anwendungen sind hilfreich, z.B. ein heißes Bad, ansteigende Halb- oder Fußbäder, Auflagen auf der Nierengegend.
- Für ausreichende Bewegung sorgen, Übergewicht vermeiden.

8.4.1 Phytopharmaka zur inneren Anwendung

▶ Brennesselkraut/-blätter (Urticae herba/- folium) ☞ S. 54

Darreichungsform: Mittlere Tagesdosis 8–12 g Droge.
- Teezubereitung: 2 TL feingeschnittene Droge mit 1 Tasse kochendem Wasser übergießen und nach etwa 10 Min. abseihen. Mehrmals tgl. 1 Tasse heiß trinken.
- Frischpflanzenpreßsaft: 3 x tgl. 1 EL einnehmen.

Fertigarzneimittel: Z.B.
- Kneipp® Brennesselkraut Pflanzensaft Kneippianum®, Erw. 2–3 x tgl. 1 EL, Kdr. 2–3 x tgl. 1 TL nach den Mahlzeiten einnehmen.
- florabio naturreiner Heilpflanzensaft Brennessel Preßsaft, morgens und mittags 1–2 EL unverdünnt oder mit etwas Flüssigkeit einnehmen.

Kombinationen mit anderen Phytopharmaka: Fertigkombinationen sind nicht erhältlich. Eine Kombination mit anderen aquaretisch, antiphlogistisch und antibakteriell wirksamen pflanzlichen Urologika wie Goldrutenkraut ist als freie Rezeptur zu gleichen Teilen oder in abwechselnder Reihenfolge sinnvoll.

✓ Folgende Teemischung hat einen angenehmeren Geschmack und ein breiteres Wirksamkeitsspektrum als reiner Brennesseltee. Die Zubereitung unterscheidet sich nicht von Brennesseltee.

8

Rp:

Urticae herba conc. (Brennesselkraut)	70,0 g
Betulae folium conc (Birkenblätter)	20,0 g
Barosmae folium conc. (Buccoblätter)	10,0 g

M. f. spec. diureticae
D.S. 1 EL Teemischung mit 150 ml kochendem Wasser übergießen, 10 Min. ziehen lassen und abseihen. Mehrmals tgl. 1 Tasse trinken.

▶ Goldrutenkraut (Solidaginis herba) und echtes Goldrutenkraut (Virgaurea herba) ☞ S. 98

Darreichungsform: Tagesdosis 6–12 g Droge für beide Solidago-Drogen.
- Teezubereitung: 2 TL feingeschnittene Droge mit 1 Tasse heißem Wasser übergießen und nach etwa 10 Min. abseihen. Mehrmals tgl. 1 Tasse trinken.

Fertigarzneimittel: Z.B.
- CYSTO FINK Mono Kapseln (425 mg ethanolisch-wäßriger Extrakt (5–7:1) aus **echtem** Goldrutenkraut), Erw. und Kdr. ab 12 Jahren 3–4 x tgl. 1 Kps. mit reichlich Flüssigkeit einnehmen.
- Cystinol long® Kapseln (Extrakt aus **echtem** Goldrutenkraut), Erw. und Kdr. ab 12 Jahren 3–4 x tgl. 1 Kps. mit reichlich Flüssigkeit nach den Mahlzeiten einnehmen.
- Kalkurenal® Goldrute Lösung (ethanolisch-wäßrige Tinktur aus **echtem** Goldrutenkraut), 3 x tgl. 10–15 ml zusammen mit reichlich Flüssigkeit einnehmen.

- Solidago Steiner® Tabletten (Extrakt aus **echtem** Goldrutenkraut), 3–5 x tgl. 1 Tbl. mit reichlich Flüssigkeit einnehmen.
- Stromic® Kapseln (Extrakt aus **echtem** Goldrutenkraut), 3 x tgl. 1 Kps. mit reichlich Flüssigkeit einnehmen.
- Urodyn®-Filmtabletten, -Tropfen (Extrakt aus dem **Riesen**goldrutenkraut), 3 x tgl. 2 Filmtbl. bzw. 4 x tgl. 50 Tr.
- Urol® mono Kapseln (Extrakt aus **Riesen**goldrutenkraut), 3 x tgl. 2 Kps. mit reichlich Flüssigkeit einnehmen. **(☞ Studie)**

Kombinationen mit anderen Phytopharmaka: Eine Kombination mit anderen pflanzlichen Urologika wie Orthosiphonblättern, Hauhechelwurzel ist sinnvoll. Z.B.

- Aqualibra® Filmtabletten (zusammen mit Orthosiphonblättern, Hauhechelwurzel), 3 x tgl. 1–2 Tbl.
- Blasen-Nieren-Tee Stada® N (Riesengoldrutenkraut zusammen mit Queckenwurzelstock, Hauhechelwurzel, Süßholzwurzel), 3–4 x tgl. 1 Tasse trinken.
- Cefanephrin® Tropfen (zusammen mit Bärentraubenblättern), 3 x tgl. 30 Tr.
- Cystinol® Lösung (zusammen mit Birkenblättern, Schachtelhalmkraut, Bärentraubenblättern), Erw. 3 x tgl. 1 Meßkappe (= 5 ml), Kdr. von 12–16 Jahren 2 x tgl. 1 Meßkappe.
- Harntee-Steiner® Tee-Granulat (zusammen mit Birkenblättern, Orthosiphonblättern), 5 x tgl. bis stdl. jeweils 1 TL Instanttee in eine große Tasse geben, mit reichlich heißem Wasser (ca. 200 ml) übergießen, umrühren und trinken (1,2 g Teegranulat = 0,05 BE).
- Kneipp® Blasen- und Nieren-Tee (Riesengoldrutenkraut zusammen mit Birkenblättern, Hauhechelwurzel, Schachtelhalmkraut), 3–4 x tgl. 1 Tasse, hergestellt aus 2 Teebeuteln, trinken.
- Solidagoren® N Tropfen (zusammen mit Fingerkraut, Gänsefingerkraut), 3 x tgl. 20–30 Tr.
- Urostei Tinktur (zusammen mit Goldrutenkraut, Orthosiphonblättern), 2–3 x tgl. 1 TL (= 5 ml).

📖 Eine kontrollierte, offene Studie wurde mit **Urol® mono Kapseln** durchgeführt, die pro Kapsel 265 mg Trockenextrakt der Riesengoldrute enthalten. Dieses Arzneimittel wurde in 12 urologischen Fachpraxen 2 Jahre lang an 121 Patienten, bei denen eine extrakorporale Stoßwellenlithotripsie durchgeführt worden war, überprüft. Im Mittel verzeichneten die Patienten unter **Urol® mono** 3 Steinabgänge, wobei Desintegrate, die im oberen Kelch bzw. im unteren Harnleiter lokalisiert waren, besonders effektiv ausgeschieden wurden.

▶ Hauhechelwurzel (Ononidis radix) ☞ S. 102

Darreichungsform: Mittlere Tagesdosis 6–12 g Droge, Einzeldosis 2 g Droge bis zu 6 x tgl.

- Teezubereitung: 1 TL zerkleinerte Droge mit 1 Tasse kochendem Wasser übergießen, warm halten und nach etwa 10–20 Min. abseihen. Mehrmals tgl. 1 Tasse trinken.

Fertigarzneimittel: Sind nicht erhältlich.

Kombinationen mit anderen Phytopharmaka: Eine Kombination mit anderen harntreibenden Drogen wie Goldrutenkraut, Orthosiphonblättern ist sinnvoll. Z.B.
- Aqualibra® Filmtabletten (zusammen mit Orthosiphonblättern, Goldrutenkraut), 3 x tgl. 1–2 Tbl.
- Blasen-Nieren-Tee Stada® N (zusammen mit Queckenwurzelstock, Riesengoldrutenkraut, Birkenblättern, Süßholzwurzel), 3–4 x tgl. 1 Tasse trinken.
- Kneipp® Blasen- und Nieren-Tee (zusammen mit Birkenblättern, Riesengoldrutenkraut, Schachtelhalmkraut), 3–4 x tgl. 1 Tasse, hergestellt aus 2 Teebeuteln, trinken.
- nephro-loges® Flüssigkeit zum Einnehmen (zusammen mit Schachtelhalmkraut, Goldrutenkraut, Petersilienkraut), 3 x tgl. 1 TL in ca. 200 ml warmem Wasser.
- Nieron®-Tee N tassenfertiger Tee (zusammen mit Birkenblättern, Schachtelhalmkraut, Löwenzahnwurzel mit -kraut), alle 2 Std. 1 Tasse, max. 5 Tassen tgl., 1–2 TL Pulver pro Tasse.

▶ Liebstöckelwurzel (Levistici radix) ☞ S. 147

Darreichungsform: Tagesdosis 4–8 g Droge.
- Teezubereitung: 1–2 TL der feingeschnittenen Droge mit 1 Tasse kochendem Wasser übergießen, 15 Min. bedeckt stehen lassen und anschließend abseihen. 3 x tgl. zwischen den Mahlzeiten 1 Tasse warm trinken.

Fertigarzneimittel: Sind nicht erhältlich.

Kombinationen mit anderen Phytopharmaka: Eine Kombination mit anderen, zur Durchspülungstherapie empfohlenen Drogen wie Birkenblättern, Schachtelhalmkraut ist sinnvoll. Z.B.
- Nephroselect® M Liquidum (zusammen mit Kapuzinerkressenkraut, Birkenblättern, Schachtelhalmkraut, Hauhechelwurzel), 2–3 x tgl. 1 TL-1 EL.

▶ Orthosiphonblätter (Orthosiphonis folium) ☞ S. 171

Darreichungsform: Tagesdosis 6–12 g Droge.
- Teezubereitung: 3 TL feingeschnittene Droge mit 1 Tasse kochendem Wasser übergießen, 15 Min. abgedeckt ziehen lassen und dann abseihen. Mehrmals tgl. 1 Tasse trinken.

Fertigarzneimittel: Z.B.
- Carito® mono Kapseln, 3 x tgl. 2 Kps.
- Orthosiphonblätter Indischer Nierentee Fides, 2–3 x tgl. 1 Tasse Tee zwischen den Mahlzeiten trinken.
- Repha® Orphon Tee, 2–3 x tgl. 1 Tasse Tee trinken.

Kombinationen mit anderen Phytopharmaka: Eine Kombination mit anderen harntreibenden Drogen wie Birkenblättern, Goldrutenkraut ist sinnvoll, da der alleinige aquaretische Effekt nicht sehr groß ist. Z.B.
- Harntee-Steiner® Tee-Granulat (zusammen mit Extrakten aus Birkenblättern, Goldrutenkraut), 5 x tgl. 1 TL mit reichlich Flüssigkeit einnehmen.

– Nierentee 2000 Pulver (zusammen mit Extrakten aus Birkenblättern, Fenchelfrüchten, Wacholderbeeröl), mehrmals tgl. bis stdl. im Akutstadium 1 Tasse (150–200 ml) trinken.

▶ Schachtelhalmkraut (Equiseti herba) ☞ S. 210

Darreichungsform: Mittlere Tagesdosis 6 g Droge bei innerer Anwendung.
- Teezubereitung: 1 EL zerkleinerte Droge mit 1 Tasse kochendem Wasser übergießen, ca. 5 Min. auf kleiner Flamme kochen und anschließend abseihen. Mehrmals tgl. 1 Tasse trinken.

Fertigarzneimittel: Z.B.
- florabio naturreiner Heilpflanzensaft Zinnkraut Preßsaft, 3 x tgl. vor den Mahlzeiten 1 EL unverdünnt oder mit etwas Flüssigkeit einnehmen.

Kombinationen mit anderen Phytopharmaka: Eine Kombination mit anderen harntreibenden Drogen wie Birkenblättern, Goldrutenkraut ist sinnvoll. Z.B.
- Hernia Tee (zusammen mit Bärentraubenblättern, Bruchkraut), 3 x tgl. 1 Tasse trinken.
- Kneipp® Blasen- und Nieren-Tee (zusammen mit Birkenblättern, Hauhechelwurzel, Riesengoldrutenkraut), 3–4 x tgl. 1 Tasse, hergestellt aus 2 Teebeuteln, trinken.
- nephro-loges® Flüssigkeit zum Einnehmen (zusammen mit Petersilienwurzel, Goldrutenkraut, Hauhechelwurzel), 3 x tgl. 1 TL in ca. 200 ml warmem Wasser einnehmen.
- Nephroselect® M Liquidum (zusammen mit Kapuzinerkressenkraut, Birkenblättern, Goldrutenkraut, Liebstöckelwurzel), 2–3 x tgl. 1 TL-1 EL.
- Nieron®-Tee N tassenfertiger Tee (zusammen mit Birkenblättern, Hauhechelwurzel, Löwenzahnwurzel mit -kraut), alle 2 Std. 1 Tasse, max. 5 Tassen tgl., 1–2 TL Pulver pro Tasse.

▶ Spargelwurzelstock (Asparagi rhizoma) ☞ S. 225

Darreichungsform: Tagesdosis 45–60 g Droge.
- Teezubereitung: 2 EL zerkleinerte Droge mit 1 Tasse Wasser heiß aufbrühen, 15 Min. ziehen lassen und abseihen. Mehrmals tgl. 1 Tasse warm trinken und mit reichlich Flüssigkeit nachspülen.

Fertigarzneimittel: Sind nicht erhältlich.

Kombinationen mit anderen Phytopharmaka: Eine Kombination mit anderen aquaretisch wirksamen Drogen wie Petersilienkraut und -wurzel ist sinnvoll. Z.B.
- Asparagus-P Filmtabletten (zusammen mit Petersilienkraut), 3 x tgl. 4 Tbl. vor dem Essen mit reichlich Flüssigkeit einnehmen.

✓ Bei der Verordnung von Spargelwurzelstock den Patienten darauf hinweisen, daß es nach der Einnahme zu einer harmlosen Geruchsveränderung des Urins kommen kann. Dies wurde an 800 Freiwilligen untersucht. Sie trat bei 43 % der Studienteilnehmer auf, besteht immer bei Einnahme von Spargelwurzelstock und wird autosomal dominant vererbt.

8.4.2 Monographierte fixe Kombinationen

▶ Fixe Kombination aus Birkenblättern, Goldrute und Orthosiphonblättern ☞ S. 277

Darreichungsform: Z.B. in Form eines Tees, der mit dieser Monographie konform ist.

Rp:

Betulae folium conc. (Birkenblätter)	30,0 g
Solidaginis herba conc. (Goldrutenkraut)	30,0 g
Orthosiphonis folium conc. (Orthosiphonblätter)	30,0 g

M. f. spec. diureticae
D.S. 1 EL bzw. 2–3 TL Teemischung mit 150 ml kochendem Wasser übergießen, 5–8 Min. ziehen lassen und 3–5 Tassen zwischen den Mahlzeiten trinken.

8.5 Benigne Prostatahyperplasie (BPH)

8

Syn. Prostataadenom. Gutartige Vergrößerung der inneren periurethralen Drüsen mit Verdrängung des eigentlichen Prostatagewebes und zunehmender Harnwegsobstruktion. Lokalisation: häufig hinterer Prostatabereich. Ursache nicht eindeutig geklärt, wahrscheinlich multifaktorielle Genese. U.a. wird eine erhöhte Aktivität der 5-α-Reduktase mit Anstieg des Dihydrotestosterons und Verminderung des Prostataparenchyms diskutiert. Man unterscheidet eine obstruktive (verzögerter Miktionsbeginn, abgeschwächter Harnstrahl, verlängerte Miktion, Nachträufeln, Restharn, mehrzeitige Miktion) von der irritativen Symptomatik (vermehrter Harndrang, Pollakisurie, Nykturie, Dranginkontinenz, Dysurie, suprapubische Schmerzen). 60–70 % der Männer ≥ 50 Jahre sind betroffen.
Stadieneinteilung nach Alken:

- *Stadium I (Reizstadium): Harnstrahlabschwächung, Nykturie, Pollakisurie, verzögerter Miktionsbeginn*
- *Stadium II (Restharnstadium): Beschwerden wie im Stadium 1 mit zunehmender Restharnbildung, rezidivierenden Harnwegsinfekten, Blasensteinbildung, Dranginkontinenz*
- *Stadium III (Dekompensationsstadium): Überlaufblase (Ischuria paradoxa), Harnstauungsnieren, dekompensierte Niereninsuffizienz bis zur Urämie*

Stadieneinteilung nach Vahlensieck:

- *Stadium I: Keine Miktionsstörungen, mehr oder weniger ausgeprägte BPH, Uroflow ≥ 15 ml/s, kein Restharn, keine Trabekelblase*
- *Stadium II: Wechselnde Miktionsstörungen, mehr oder weniger ausgeprägte BPH, Uroflow 10–15 ml/s, keine oder beginnende Trabekelblase*
- *Stadium III: Permanente Miktionsstörungen, mehr oder weniger ausgeprägte BPH, Uroflow ≤ 10 ml/s, Restharn ≥ 50 ml, Trabekelblase*
- *Stadium IV: Permanente Miktionsstörungen, mehr oder weniger ausgeprägte BPH, Uroflow ≤ 10 ml/s, Restharn ≥ 100 ml, Blasendilatation, Stauung der oberen Harnwege*

Einteilung nach Größe der Prostata (BPE = Benigne Prostatic Enlargement):

- *Kleine Prostata: < 25 ml*

- *Mittelgroße Prostata: 25–40 ml*
- *Große Prostata: > 40 ml*

Kleine und mittelgroße Prostatavolumina verursachen die Lower Urinary Tract Symptoms (= LUTS), große die Bladder Outflow Obstruction (= BOO).

Stellenwert der Phytotherapie

Die BPH gehört zu den Indikationsgebieten, die am häufigsten mit Phytopharmaka therapiert werden und stellt eine **Domäne** der Phytotherapie dar. Eine kausale Therapie ist bislang weder mit synthetischen noch mit pflanzlichen Prostatamitteln nachgewiesen worden. Die weitaus bessere Verträglichkeit der Phyto-Prostatamittel und die um den Faktor 3–5 niedrigeren Therapiekosten sprechen auch aus wirtschaftlichen Gründen für eine Verordnung von pflanzlichen Prostatamitteln, mit denen auch die sog. Begleitprostatitis mittherapiert werden kann. Hinzu kommt, daß mit insgesamt 105 klinischen Prüfungen mit pflanzlichen Prostatamitteln weit mehr klinische Studien vorliegen als mit vergleichbaren chemisch-synthetischen Prostatamitteln.

Phyto-Prostatamittel eignen sich nur zur **symptomatischen alleinigen** Behandlung der BPH im **Stadium I–II nach Alken** bzw. im **Stadium II–III nach Vahlensieck** und können so den Leidensdruck der Patienten verringern.

> Miktionsbeeinflussende Arzneidrogen bessern nur die Beschwerden bei einer vergrößerten Prostata, ohne die Vergrößerung zu beheben. Daher muß in regelmäßigen ein Arzt zur Kontrolle aufgesucht werden.
> **Vor** Beginn einer **Therapie** der BPH muß ein Prostatakarzinom ausgeschlossen werden. Zur Früherkennung eignet sich die Kombination aus rektaler Untersuchung, Ultraschalluntersuchung und Bestimmung des PSA-Werts (Prostata-spezifisches-Antigen).

8

Darreichungsform

Geeignete Darreichungsformen sind standardisierte Trockenextrakte bzw. Spissumextrakte verarbeitet in Kps., Tbl. und Drg., für Kürbissamen kommen auch Granulate in Frage.

Phytotherapeutische Differentialtherapie

Phyto-Prostatamittel wirken antiphlogistisch, antiödematös sowie dekongestionierend und bessern v.a. die irritative Symptomatik, reduzieren das Prostatavolumen allerdings nicht.

Je nach **Prostatavolumen** bzw. **BPH-Stadium** hat sich folgendes differentialtherapeutisches Vorgehen in der Praxis bewährt: Bei

- **kleinen Prostatavolumina** (< 25 ml) bzw. **Stadium I–II** nach Alken: hochdosierte Kürbissamen-Spezialzüchtungen, Hypoxis-rooperi-Phytosterolgemisch bzw. Phytosterolum DAB (bestehend aus rund 7 Phytosterolen mit mind. 70 % β-Sitosterol), Brennesselwurzelextrakt
- **mittleren Prostatavolumina** (25–40 ml) bzw. **Stadium (I–)II** nach Alken: hochdosierte Sägepalmenfrüchte-Präparate (mind. 320 mg lipophiler Extrakt), Sägepalmenfrüchte-Kombinationspräparate
- starker **Kongestion**: Roggenpollenextrakt, Kombinationspräparate mit Sägepalmen-, Goldruten- und Roßkastanienextrakt

Zusätzliche allgemeine Maßnahmen

- Langes Sitzen vermeiden, für regelmäßige Bewegung sorgen.
- Kalte und/oder alkoholische Getränke meiden. Harnverhalt tritt meist nach Genuß größerer Mengen kalten Bieres auf.
- Vor Unterkühlung und Nässe schützen, Wärme erleichtert die Miktion.
- Regelmäßig Blase und Darm entleeren. Eine ggf. zusätzlich bestehende chronische Obstipation beseitigen (☞ 7.10).

8.5.1 Phytopharmaka zur inneren Anwendung

▶ Brennesselwurzel (Urticae radix) ☞ S. 55

Darreichungsform: Tagesdosis 4–6 g Droge. Reproduzierbare therapeutische Effekte sind aufgrund experimenteller und klinischer Studien nur mit polaren, standardisierten Extrakten, die reich an Polysacchariden und Urtica-Agglutininen sind, zu erwarten.

- Teezubereitung: 1 TL grob gepulverte Droge mit 1 Tasse kaltem Wasser ansetzen, zum Sieden erhitzen und 1 Min. ziehen lassen. Dann ca. 10 Min. bedeckt stehen lassen und abseihen. Mehrmals tgl. 1 Tasse trinken.

Fertigarzneimittel: Z.B.

- Bazoton® N Kapseln (150 mg Trockenextrakt), 2 x tgl. 2 Kps. (☞ **Studie**)
- Prostaforton® Kapseln (240 mg Trockenextrakt), 3 x tgl. 1 Kps., in schweren Fällen 3 x tgl. 2 Kps.
- Prostagalen® Tropfen (in 1 g 1 g Brennesselwurzel-Fluidextrakt), 3 x tgl. 10–15 Tr. oder 2 x tgl. 20–25 Tr. mit Flüssigkeit einnehmen.
- Serless® Kapseln (240 mg ethanolisch-wäßriger Trockenextrakt), 3 x tgl. 1 Kps.
- Urtica APS® Filmtabletten (125 mg Trockenextrakt), 2 x tgl. 2 Filmtbl.
- Urtica N Hartkapseln (189 mg Trockenextrakt), 2 x tgl. 2 Kps., zur Langzeittherapie 2 x tgl. 1 Kps.
- Urticaprostat® uno Kapseln (336 mg ethanolisch-wäßriger Trockenextrakt), 1–2 x tgl. 1 Kps.
- Urtipret® Kapseln (115 mg Trockenextrakt), initial 3 x tgl. 1 Kps., zur Langzeittherapie 2 x tgl. 1 Kps.

Kombinationen mit anderen Phytopharmaka: Eine Kombination mit anderen pflanzlichen Prostatamitteln wie Sägepalmenfrüchten ist sinnvoll. Z.B.

- Prostagutt® forte Kapseln (120 mg Brennesselextrakt zusammen mit 160 mg Sägepalmenfrüchtenextrakt), 2 x tgl. 1 Kps.
- Prostagutt® forte Lösung (in 30 Tr. 60 mg Brennesselextrakt zusammen mit 80 mg Sägepalmenfrüchteextrakt), 3 x tgl. 20–40 Tr.

✓ Die Droge eignet sich gut zur Langzeitanwendung, da Nebenwirkungen auch bei längerer Einnahmedauer bisher nicht beschrieben wurden.

Mit **Bazoton® N Kapseln**, dem am besten untersuchten Brennnesselwurzelextrakt, wurden von 1985 bis 1992 9 Studien an 590 Patienten durch- ➨

geführt, davon an 165 Patienten 3 doppelblind und plazebokontrolliert. In den meisten Studien verminderte sich bei Therapie mit dem Brennnesselwurzelextrakt der Restharn, der Durchschnitts- und Maximalfluß erhöhte sich und subjektive Symptome nahmen ab.
Eine Besserung der Symptome war auch in 2 großen Anwendungsbeobachtungen an insgesamt über 12000 Patienten nachweisbar, in denen es zu einer signifikanten Abnahme von Restharn und einer signifikanten Zunahme des Miktionsvolumens und des Maximalflusses kam. Hier besserten sich auch die klinischen Symptome. Die Brennnesselwurzelkapseln waren gut verträglich, bei den Anwendungsbeobachtungen kam es bei nur 2 % der Patienten zu unerwünschten Wirkungen, vorwiegend zu leichten bis mäßigen Magen-Darm-Beschwerden.

▶ Hypoxis-rooperi-Wurzel (Hypoxis rooperi radix) ☞ S. 111

Darreichungsform: Nur in Form von Fertigpräparaten, da die Droge im Handel nicht erhältlich ist. Zwischenzeitlich wird das bislang aus der afrikanischen Hypoxis rooperi gewonnene Phytosterolgemisch gemäß Arzneibuch auch aus europäischen Pflanzen (z.B. Nadelhölzern) gewonnen.

Fertigarzneimittel: Z.B.
- Azuprostat® M Kapseln (Azupharma) (65 mg Phytosterol), anfangs 3 x tgl. 2 Kps., Langzeittherapie 3 x tgl. 1 Kps. (☞ **Studie**)
- Harzol® Kapseln (10 mg Phystosterol), 3 x tgl. 2 Kps. (☞ **Studie**)
- Prostasal® Kapseln (10 mg Phytosterol), 3 x tgl. 2 Kps.
- Sitosterin Prostata-Kapseln (10 mg Phytosterol), initial 3 x tgl. 2 Kps., Langzeittherapie 3 x tgl. 1 Kps.
- Triastonal® Kapseln (10 mg Phytosterol), initial 3 x tgl. 2 Kps., Langzeittherapie 3 x tgl. 1 Kps.

Kombinationen mit anderen Phytopharmaka: Sind nicht erhältlich.

Zwei randomisierte Doppelblindstudien mit den Präparaten **Azuprostat Kapseln** und **Harzol® Kapseln** belegen die Überlegenheit der Phytosterole gegenüber Plazebo. In diesen Studien wurden subjektive und objektive Symptome wie Restharn und Harnfluß verbessert. Die Verträglichkeit war durchgehend gut.
In einer retrospektiven Langzeituntersuchung über 16 Jahre wurden der Verlauf der subjektiven und objektiven Parameter sowie Operationen und Prostatakarzinome bei Patienten mit BPH festgehalten. Insgesamt wurden 739 Patienten beobachtet, die primär mit **Harzol®** behandelt wurden (max. Behandlungszeit 14 Jahre). 15,7 % der Patienten mußten sich aufgrund der Progredienz der Erkrankung operieren lassen. Bei den übrigen verschlechterte sich die Miktionssymptomatik nur bei 4 %, 63 % bezeichneten den Zustand als unverändert, 33 % verspürten eine Besserung. Die Autoren schließen daraus, daß das Phytosterolgemisch nicht nur langfristig gut vertragen wird, sondern vermutlich vielen Patienten eine Operation ersparen könnte. Eine Tagesdosis von 60–130 mg Phytosterolgemisch ist dabei offensichtlich effektiv wirksam.

▶ Kürbissamen (Cucurbitae peponis semen) ☞ S. 140

Darreichungsform: Mittlere Tagesdosis 10 g zerkleinerte Droge.

Fertigarzneimittel: Z.B.

- Granu Fink Kürbiskerne, morgens und abends 2 gehäufte EL Kürbissamen gemahlen oder zerkaut mit Flüssigkeit einnehmen.
- Granu Fink Kürbiskern Granulat, tgl. 3 gehäufte EL gut zerkaut einnehmen.
- Nomon® mono Kapseln (175 mg Kürbissamenextrakt), 3 x tgl. 1 Kps.
- Prosta Fink® forte Kapseln (500 mg Kürbissamenextrakt 15–25:1), tgl. 1 Kps. vor einer Mahlzeit mit etwas Flüssigkeit langfristig einnehmen. (☞ **Studie)**
- Urgenin® Cucurbitae oleum Kapseln (583 mg Kürbiskernöl), 3 x tgl. 2 Kps.

Kombinationen mit anderen Phytopharmaka: Eine Kombination mit anderen pflanzlichen Prostatamitteln wie Sägepalmenfrüchten, Brennesselwurzel ist sinnvoll. Z.B.

- Prosta Fink® N Kapseln (zusammen mit Sägepalmenfrüchteextrakt), 3 x tgl. 1 Kps. vor den Mahlzeiten mit etwas Flüssigkeit einnehmen.
- Uvirgan® N Liquidum (zusammen mit Brennesselwurzel, Hauhechelwurzel), 3–4 x tgl. 40 Tr. nach den Mahlzeiten mit etwas Flüssigkeit einnehmen.

✓ Die Droge eignet sich gut zur Langzeitanwendung, da Nebenwirkungen auch bei längerer Einnahmedauer bisher nicht beschrieben wurden. Kürbissamen werden zur Behandlung der BPH am längsten eingesetzt und sind von sämtlichen pflanzlichen Prostatamitteln auch am besten phytochemisch untersucht.

Aufgrund der langen guten therapeutischen Erfahrung mit Kürbissamen existieren nur wenige jüngere klinische Untersuchungen mit Ausnahme von 6 Anwendungsbeobachtungen mit Granufink Kürbiskernen, 2 experimentellen Studien zum Wirkmechanismus und einer plazebokontrollierten Doppelblindstudie mit **Prosta Fink® forte Kapseln.**

Prosta Fink® forte Kapseln wurden in einer randomisierten, plazebokontrollierten Doppelblindstudie nach den Empfehlungen des „International Konsensus Komitees“ geprüft. Insgesamt 476 Patienten (233 Verum, 243 Plazebo) mit Miktionsbeschwerden bei BPH wurden in die Studie eingeschlossen und nach einer Plazebo-run-in Phase 12 Monate lang behandelt. Eine Verbesserung des IPSS (International Prostate Symptom Score = Therapieresponse) wurde bei 65 % der Patienten unter der Behandlung mit Kürbissamenextrakt erreicht gegenüber nur 54 % in der Plazebogruppe ($p = 0{,}021$). Im Mittelwert entspricht dies einer signifikanten Verbesserung des IPS-Score in der Verumgruppe (38 % versus 31 %). Gleichzeitig zeigt sich eine signifikante Überlegenheit des Kübissamenpräparats in bezug auf die Miktionsfrequenz am Tage. Die Therapie mit Kürbissamenextrakt über 12 Monate erwies sich als sicher und problemlos.

▶ Roggenpollenextrakt (Pollinis siccum extractum) ☞ S. 200

Darreichungsform: Tagesdosis 80–120 mg hydrophiler und lipophiler Total-Extrakt in 2–3 Einzeldosen in Form eines Fertigarzneimittels.

Fertigarzneimittel: Z.B.
- Cernilton® Kapseln Hartkapseln, 3 x tgl. 1 Kps., zu Behandlungsbeginn und in schweren Fällen 2 x tgl. 2 Kps. einnehmen. (☞ **Studie**)

Kombinationen mit anderen Phytopharmaka: Sind nicht erhältlich.

✓ Aufgrund der klinischen Studien empfiehlt es sich, das Präparat mind. 3 Monate lang einzunehmen, da es nach dieser Zeit zur weiteren Verbesserung der Symptome kommt.

In einer plazebokontrollierten Doppelblindstudie (n = 103) mit **Cernilton® Kapseln** wurden die Symptome Nykturie, Dysurie und Restharngefühl nach 12wöchiger Therapie gebessert und das Restharnvolumen signifikant reduziert. Uroflowparameter veränderten sich positiv, ohne statistische Signifikanz zu erreichen. In einer offenen Nachbehandlungsphase, die ebenfalls 12 Wochen dauerte und in der alle Patienten **Cernilton®** erhielten, besserten sich bei allen Patienten Nykturie, Dysurie und Restharngefühl, auch hier erreichten Uroflowparameter keine statistisch signifikanten Unterschiede.
Auch in einer mittelfristigen Doppelblindstudie (n = 92) mit **Cernilton® Kapseln** besserten sich subjektive Beschwerden, Nykturie, Restharngefühl und -menge. Die max. Harnflußrate wurde nicht beeinflußt.
Eine Anwendungsbeobachtung bei Einnahme von **Cernilton® Kapseln** an 1787 ausgewerteten Patienten bestätigt die Verbesserung der Miktionsbeschwerden, insbesondere der palpatorischen Prostatakongestion und der Restharnmenge bei Patienten mit geringradig ausgeprägter BPH. Die Prostatagröße blieb unverändert, die Verträglichkeit war sehr gut.

8

▶ Sägepalmenfrüchte (Sabal fructus) ☞ S. 206

Darreichungsform: Tagesdosis 1–2 g Droge oder 320 mg lipophiler Drogenauszug.
- Perkolat (1:3): 3 x tgl. 20–30 Tr. in Wasser einnehmen.
- Tinktur (1:10): 3 x tgl. 10 Tr. in warmem Wasser einnehmen.

Fertigarzneimittel: Z.B.
- Prostagutt® mono Kapseln (160 mg lipophiler Extrakt), 2 x tgl. 1 Kps. (☞ **Studie**)
- Prostagutt® uno Kapseln (320 mg lipophiler Extrakt), 1 Kps. tgl.(☞ **Studie**)
- Remiprostan® uno Kapseln (320 mg lipophiler Extrakt), 1 Kps. tgl. (☞ **Studie**)
- Steiprostat® Kapseln zum Einnehmen (160 mg lipophiler Extrakt), 2 x tgl. 1 Kps.
- Steiprostat® uno Kapseln zum Einnehmen (320 mg lipophiler Extrakt), 1 Kps. tgl.
- Strogen® S Kapseln (160 mg lipophiler Extrakt), 2 x tgl. 1 Kps. (☞ **Studie**)
- Strogen® uno Kapseln (320 mg lipophiler Extrakt), 1 Kps. tgl.
- Talso® N/-Uno N Kapseln (320 mg lipophiler Extrakt), 1 Kps. tgl.

Kombinationen mit anderen Phytopharmaka: Eine Kombination mit anderen pflanzlichen Prostatamitteln wie Kürbissamenextrakt, Brennesselwurzelextrakt ist sinnvoll. Z.B.

- Cefasabal® Tropfen und Tabletten (zusammen mit Roßkastanien-, Goldrutenkrautextrakt), 3–4 x tgl. 20–30 Tr. bzw. 4 x tgl. 2 Tbl. mit etwas Flüssigkeit einnehmen.
- Prosta Fink® N Kapseln (zusammen mit Kürbissamenextrakt), 3 x tgl. 1 Kps. vor den Mahlzeiten mit etwas Flüssigkeit einnehmen.
- Prostagutt® forte Kapseln oder Lösung (zusammen mit Brennesselwurzelextrakt), 2 x tgl. 1 Kps. oder 3 x tgl. 20–40 Tr.

✓ Aufgrund der guten Verträglichkeit empfehlen sich diese Arzneimittel zur langfristigen Anwendung.

Im Gegensatz zu synthetischen 5-α-Reduktasehemmern haben Sägepalmenfrüchte keinen Einfluß auf die PSA-Werte. Damit können PSA-Messungen zur Vorsorge des Prostata-Karzinoms auch während einer Therapie weitergeführt werden.

In keinem der Kombinationspräparate wird die von der Kommission E empfohlene Dosierung von 320 mg lipophilem Extrakt erreicht. Da aber von allen Präparaten positive Anwendungsbeobachtungen mit eindeutigem Wirksamkeitsnachweis existieren, sind die hohen Sägepalmenfrüchteextraktdosen in Kombinationspräparaten offensichtlich nicht notwendig, um die erwünschte Wirkung zu erreichen.

8

Die Wirksamkeit lipophiler Sägepalmenfrüchteextrakte ist in ca. 30 klinischen Studien an 13586 Patienten mit den oben genannten Präparaten überprüft worden, davon waren die Hälfte randomisiert und doppelblind. 18 randomisierte kontrollierte Studien wurden in einer Metaanalyse ausgewertet, in die 2939 Patienten eingeschlossen wurden. Die Autoren kommen zum Ergebnis, daß nach Applikation verschiedener Sägepalmenfrüchtepräparate typische Symptome wie nächtlicher Harndrang, häufiger Harndrang, verzögerter Miktionsbeginn, Abschwächung des Harnstrahls und Nachträufeln signifikant gebessert wurden. Die Ergebnisse, bezogen auf die Besserung der Beschwerden, sind mit denen vergleichbar, die in den Studien mit Finasterid erreicht wurden, die Verträglichkeit und unerwünschten Nebenwirkungen dagegen bedeutend besser.

Auch eine Metaanalyse von 11 randomisierten klinischen Studien und 2 offenen Untersuchungen, in die insgesamt 2859 Patienten eingeschlossen wurden, kam zum Resultat, daß sich durch die Therapie mit Sabalextrakten die Symptome nächtliches Wasserlassen und maximale Harnflussrate signifikant bessern.

Langfristige Besserung des BPH-Status im Stadium I und II und der Lebensqualität

In einer prospektiven 3-Jahres-Langzeitstudie bei 89 niedergelassenen Urologen mit insgesamt 435 Patienten konnten mit dem IDS 89-Sabalextrakt (z.B. in **Strogen® S Kapseln** und **Remiprostan® uno Kapseln**) eine deutliche, kontinuierliche Besserung der Miktionsbeschwerden, eine Abnahme des Restharnvolumens um 50 % sowie ein insgesamt positiver Verlauf der Uroflowparameter (Zunahme der max. Harnflußrate um im Mittel 6,1 ml/s) ➡

ermittelt werden. Bei 4 von 5 BPH-Patienten im Stadium II und III nach Vahlensieck wurden der klinische BPH-Status und die Lebensqualität durch die Langzeittherapie mit dem Sägepalmenfrüchteextrakt entscheidend gebessert. Nur 1,8 % der Patienten brachen die Studie wegen unerwünschter Wirkungen ab. In einer ähnlich konzipierten Langzeitstudie mit Finasterid (Proscar®) konnten bei deutlich höheren Nebenwirkungsraten keine besseren Ergebnisse erzielt werden.
In einer 6monatigen doppelblinden, multizentrischen Vergleichsstudie mit Finasterid (Proscar®) erwies sich die Therapie mit **Prostagutt® uno Kapseln** als gleichwertig, was die Bekämpfung der Symptome betraf, doch im Gegensatz zu der Finasteridtherapie kam es durch den Sägepalmenfrüchteextrakt zu keinen Störungen im sexuellen Bereich.
In einer monozentrischen, prospektiven 1-Jahresstudie mit **Prostagutt® mono Kapseln** zeigte sich eine deutliche Besserung von objektiven und subjektiven Symptomen der BPH. In dieser Studie konnte auch eine signifikante Volumenreduktion der Prostata von 12,6 % beobachtet werden.
In zahlreichen prospektiven Studien mit den oben genannten Präparaten zeigte sich, daß sich nicht nur die Beschwerden bessern, sondern es auch zu einer deutlichen Senkung des Restharnvolumens und einem Anstieg der max. Harnflußrate kommt. Vergleicht man 2-Jahres-Daten aus den Studien mit α-Blockern und Sägepalmenfrüchteextrakten, so nimmt der Restharn unter Sägepalmenfrüchteextrakt deutlich stärker ab als unter Alfuzosin und Terazosin. Bezüglich der Anzahl der veröffentlichten experimentellen und klinischen Studien stehen die Sabalfrüchtepräparate an erster Stelle von allen bei BPH eingesetzten Pharmaka.

▶ Kombinationspräparat: Granu Fink® Prosta Kapseln (früher Prosta Fink® N Kapseln)

Phytotherapeutisches Kombinationspräparat aus Sägepalmenfrüchteextrakt, Kürbiskernöl und zerkleinerten Kürbissamen.

Wirkungen:
- antiphlogistisch
- antiödematös

Wirkmechanismus: Das Kombinationspräparat wirkt im Vergleich zu den Einzelkomponenten additiv, insbesondere was die Hemmung der Enzyme Aromatase und 5-α-Reduktase betrifft.

Indikationen: Prostataadenom im Stadium I und beginnendes Stadium II sowie alle damit verbundenen Beschwerden.

Kontraindikationen: Keine bekannt.

Nebenwirkungen: Selten Magenbeschwerden möglich.

Interaktionen: Keine bekannt.

Dosierung:
- Granu Fink Prosta Kapseln, 3 x tgl. 1 Kps. vor den Mahlzeiten. (☞ **Studie**)

Klinische Studien liegen zu (den früheren) **Prosta-Fink® N Kapseln** vor, in denen außer Kürbissamen und Sägepalmenfrüchteextrakt noch 4 weitere Kombinationspartner enthalten waren. Mit diesem Präparat wurden 4 offene und eine plazebokontrollierte Doppelblindstudie an 147 Patienten durchgeführt. In dieser Studie besserten sich die akuten Beschwerden im Stadium I des Prostataadenoms in 54 % der Fälle, im Stadium II konnte noch bei 23 % der Patienten eine deutliche und statistisch signifikante Besserung erzielt werden. Die Therapie war sehr gut verträglich. Auch in den offenen Studien besserte sich durch die Therapie das Befinden der Patienten deutlich, und die Symptome (Miktionsbeschwerden, Verringerung der nächtlichen Miktionsfrequenz) wurden positiv beeinflußt.

▸ Kombinationspräparat: Prostagutt® forte Kapseln

Phytotherapeutisches Kombinationspräparat aus Sägepalmenfrüchteextrakt und Brennesselwurzelextrakt.

Wirkungen:
- antiphlogistisch
- antiödematös

8

Wirkmechanismus: Das Kombinationspräparat wirkt im Vergleich zu den Einzelkomponenten additiv, insbesondere was die Hemmung der Enzyme Aromatase und 5-α-Reduktase betrifft und ist somit ein sinnvolles BPH-Arzneimittel.

Indikationen: Miktionsbeschwerden bei benigner Prostatahyperplasie Stadium I–II nach Alken.

Kontraindikationen: Keine bekannt.

Nebenwirkungen: Wie bei allen pflanzlichen Prostatamitteln in seltenen Fällen leichte Magen-Darm-Beschwerden.

Interaktionen: Keine bekannt.

Dosierung:
- Prostagutt® forte Kapseln, Erw. 2 x tgl. 1 Kps. (☞ **Studie**)
- Prostagutt® forte Lösung, Erw. 3 x tgl. 20–40 Tr.

In einer doppelblinden plazebokontrollierten Langzeitstudie über den Zeitraum von 24 Wochen erhielten 40 Patienten das Kombinationspräparat **Prostagutt® forte Kapseln** oder Plazebo. Daran schloß sich eine einfachblinde Therapiephase von nochmals 24 Wochen an, in der alle Patienten mit **Prostagutt® forte Kapseln** behandelt wurden. In dieser Studie wurden durch die Therapie mit dem Kombinationsarzneimittel alle objektiven und subjektiven Parameter der BPH gebessert (Symptomatik, IPPS, max. Harnfluß, Restharn), die Verträglichkeit war sehr gut. In der Nachbeobachtungsphase besserten sich die Prüfparameter auch von den Patienten, die vorher Plazebo erhielten, ohne jedoch die Werte zu erreichen, die in der Studienphase erreicht wurden. ➡

Finasterid (Proscar®) ebenbürtig
In einer weiteren doppelblinden Studie über den Zeitraum von 12 Wochen zeigte **Prostagutt® forte Kapseln** eine Ebenbürtigkeit bezüglich der Wirksamkeit zu Finasterid. Die Lebensqualität besserte sich unter beiden Therapien gleichermaßen. Auch zwischen Harnfluß und Miktionsvolumen gab es keine wesentlichen Unterschiede zwischen den Therapien. Hinsichtlich Therapiekosten, Verträglichkeit und Nebenwirkungen schnitt das Phytotherapeutikum dagegen deutlich besser ab.
In einer multizentrischen, doppelblinden Studie wurde an 543 Patienten die Therapie mit einer Kombination von Sägepalmenfrüchten und Brennesselwurzel **(Prostagutt® forte Kapseln)** mit einer mit Finasterid verglichen. Die Studiendauer betrug 48 Wochen. Bezüglich der Wirksamkeit bestand kein wesentlicher Unterschied zwischen den Gruppen, doch traten bei Therapie mit dem Phytotherapeutikum weniger Nebenwirkungen, v.a. weniger Fälle an erektiler Dysfunktion und Kopfschmerzen, auf.

Volksheilkundliche Drogen, die neben den monographierten Drogen eingesetzt werden
- **Weidenröschenarten:** Teeauszüge aus dem kleinblütigen Weidenröschen (Epilobium parviflorum L.) und dem schmalblättrigen Weidenröschen (Epilobium angustifolium L.) werden von Maria Treben empfohlen (3–5 Tassen tgl. aus dem Aufguß von 1 EL Droge). Klinische Studien zur Wirksamkeit der Drogen liegen nicht vor. Experimentell konnte von wäßrigen Auszügen der Weidensröschenarten eine eindeutige antiphlogistische Wirkung nachgewiesen werden. Eine Wirksamkeit bei der BPH ist über eine Besserung der abakteriellen Begleitprostatitis und damit der Besserung der Kongestionsbeschwerden denkbar.
- **Zubereitungen aus Echinacea purpurea und Echinacea angustifolia** (☞ 13.2.1): Sie sind in einigen Prostata-Kombinationsarzneimitteln enthalten, da sie immunstimulierend und entzündungshemmend wirken.
- **Zubereitungen aus Pappelrinde und -blättern** (☞ 10.4.1): Sie sind in einigen Prostata-Kombinationspräparaten enthalten. Aufgrund ihres Gehalts an Salizylsäurederivaten weisen sie eine antiphlogistische Wirkung auf.
- **Zubereitungen aus Queckenwurzelstock** (☞ 8.2.1): Sie werden traditionell nicht nur bei dysurischen Beschwerden und Blasenkatarrhen, sondern auch bei der BPH verordnet. Die Inhaltsstoffe Thymol, Carvacrol und Carvon wirken relativ stark keimhemmend. Für eine Wirkung an der Prostata könnten die enthaltenen Phytosterole verantwortlich sein.
- **Nahrungsergänzungsmittel**, wie **Lapacho-Tee** oder das TCM „Acht-Kräuter-Heilmittel" **PC-SPES**, besitzen keine Zulassung als Arzneimittel und sollten ärztlicherseits nicht empfohlen werden, da keine klinischen Studien vorliegen.

8

8.6 Prostatitis

Akute Prostatitis: *Fieberhafte eitrige Entzündung der Vorsteherdrüse. Häufig kanalikulär aszendierende bakterielle Infektion meist durch gramnegative Erreger. Prädispositionierende Faktoren sind z.B. Harnröhrenstriktur, vorangegangene Instrumentationen durch die Harnröhre, Dauerkatheterbehandlung, abwehrgeschwächte oder immunsupprimierte Patienten, Prostatasteine. Symptome sind eine ausgeprägte Dysurie, Strangurie, initiale Hämaturie, Defäkationsschmerz, Schmerzen im Dammbereich, hohes Fieber, Schüttelfrost, ausgeprägtes Krankheitsgefühl.*

Chronische Prostatitis: *Chronische bakterielle oder abakterielle Entzündung der Prostata. Meist Folge einer akuten, nicht ausgeheilten Prostatitis mit rezidivierenden Harnwegsinfekten und Persistenz von Bakterien im Prostataexprimat bzw. ohne Erregernachweis und unklarer Genese. Symptome sind rezidivierende Harnwegsinfektionen, Epididymitis, Myalgien, Arthralgien, perineales Unbehagen, Ausfluß, Nachtröpfeln, Dysurie bzw. persistierende Leukozyturie.*

Stellenwert der Phytotherapie

Phytopharmaka sind für die **alleinige** Therapie einer **chronischen** Prostatitis sowie bei der **abakteriellen Begleitprostatitis**, die sehr häufig bei der BPH beobachtet werden kann, geeignet. Zur Verfügung steht lediglich ein Roggenpollenextrakt mit einem klinischen Wirksamkeitsnachweis. Eine **akute** Prostatitis kann mit Phytopharmaka **nicht** therapiert werden.

Darreichungsform

Geeignet ist ein hydrophiler und lipophiler Totaltrockenextrakt in Kps.

Phytotherapeutische Differentialtherapie

Nur mit einem standardisierten **Roggenpollenextrakt** (Cernilton®) wurden Studien bei dieser Indikation durchgeführt. Die Behandlung muß langfristig erfolgen.

Zusätzliche allgemeine Maßnahmen

- Regelmäßig Blase und Darm entleeren. Eine ggf. zusätzlich bestehende chronische Obstipation beseitigen (☞ 7.10).
- Vor Unterkühlung und Nässe schützen
- Warme Sitzbäder.
- Regelmäßig einen Nieren- und Blasentee mit entzündungs- und keimhemmender Wirkung trinken (☞ 8.2.3).

8.6.1 Phytopharmaka zur inneren Anwendung

▶ Roggenpollenextrakt (Pollinis siccum extractum) ☞ S. 200

Darreichungsform: Tagesdosis 80–120 mg hydrophiler und lipophiler Totalextrakt in 2–3 Einzeldosen, am einfachsten in Form von Fertigarzneimitteln.

Fertigarzneimittel: Z.B.
- Cernilton® Kapseln Hartkapseln (hydrophiler und lipophiler Totalextrakt aus ca. 96 % Roggenpollen), 3 x tgl. 1 Kps., zu Behandlungsbeginn und in schweren Fällen 2 x tgl. 2 Kps. (☞ **Studie**)

Kombinationen mit anderen Phytopharmaka: Sind nicht erhältlich.

✓ Aufgrund der klinischen Studien empfiehlt es sich, das Präparat mind. 3 Monate lang einzunehmen.

> In einer prospektiven Fall-Kontroll-Studie an 90 Patienten mit chronischer Prostatitis und Prostatodynie besserten sich durch die 6monatige Therapie mit dem Roggenextrakt **Cernilton® Kapseln** bei 42 % der Patienten die Beschwerden, 36 % wurden geheilt. Der max. Harnfluß stieg durch die Therapie signifikant an. Die Therapie sprach nur an, wenn keine pathologischen Veränderungen der unteren Harnwege mit der chronischen Prostatitis assoziiert waren. Bei 22 % der Patienten wurde keine Verbesserung bzw. eine Verschlechterung festgestellt. Diese Studie steht in Übereinstimmung mit einigen älteren Studien, die ebenfalls eine positive Beeinflussung der Symptome bei der chronischen Prostatitis erbrachten. Hinweise ergeben sich auch aus einigen experimentellen Studien.

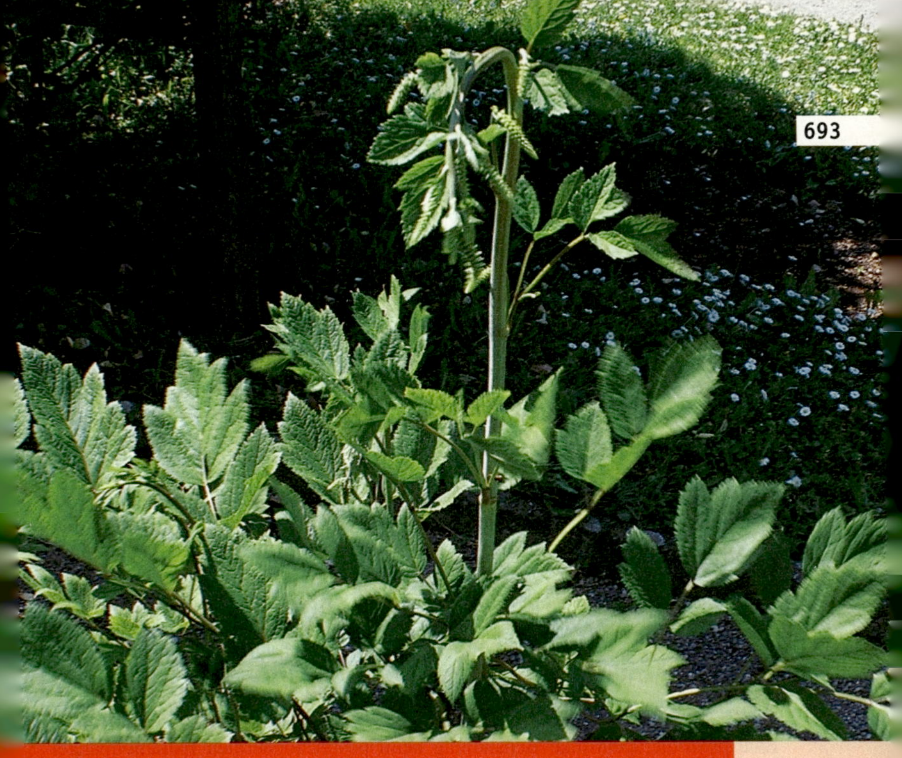

Gynäkologische Erkrankungen und Geburtshilfe 9

Inhalt

Pflanzliche Emmenagoga spielten bereits im Altertum eine sehr große Rolle, haben aber im 20. Jahrhundert aufgrund der leicht verfügbaren Östrogene und Gestagene und nicht zuletzt aufgrund fehlender moderner klinischer Studien die Phytopharmaka nahezu verdrängt. Die jüngsten experimentellen und klinischen Studien zeigen aber, daß die pflanzlichen Gynäkologika zu unrecht an Bedeutung verloren haben und nach dem heutigen wissenschaftlichen Erkenntnisstand mehr denn je eine rationale Alternative in der Gynäkologie darstellen, insbesondere weil die Nebenwirkungen gering sind.

Phytopharmaka decken bei gynäkologischen Funktionsstörungen und Entzündungen der weiblichen Genitalien sowie in der Geburtshilfe zwar nur einen kleinen, aber in der tgl. Praxis sehr wichtigen Indikationsbereich ab. Sie werden in erster Linie beim prämenstruellen Syndrom, bei Dysmenorrhoe, klimakterischen Beschwerden, Fluor vaginalis, Pelvipathia vegetativa und in der Geburtshilfe von Hebammen angewendet, wenn stark wirksame chemisch-synthetische Arzneimittel oder Hormone nicht unbedingt notwendig sind oder von den Patientinnen abgelehnt werden. Z.B. sind Extrakte aus Keuschlammfrüchten bei leichten bis mittelschweren prämenstruellen Beschwerden, Regeltempoanomalien und im Präklimakterium eine sinnvolle und rationale Alternative zu Hormonpräparaten. Experimentelle und klinische Studien zeigen, daß Cimicifugawurzelstock-Extrakte möglicherweise auch osteoprotekiv wirken, was durch Langzeitstudien abgesichert werden muß.

9

Eine phytotherapeutische Behandlung beim postmenopausalen Estradiolmangel läßt sich gut mit niedrig dosiertem Estradiol in Form der transdermalen Anwendung kombinieren. Bei dieser Therapie werden nicht nur die Symptome Hitzewallungen, Schweißausbrüche und Schlafstörungen gelindert bzw. beseitigt, sondern auch wichtige Organe, wie das kardiovaskuläre System und die Knochen, durch die Estradiolgabe positiv beeinflußt. Schulmedizinische Therapiestrategien lassen sich also gut mit phytotherapeutischen Maßnahmen kombinieren.

Darreichungsform

Als Darreichungsform kommen als erstes standardisierte ethanolisch-wäßrige Trockenextrakte in Frage als Tbl., Drg. und Kps. Als weitere Applikationsform sind ethanolisch-wäßrige Tinkturen (Tr.) verfügbar. Für Sitzbäder oder Wickel werden die entsprechenden Drogen mit kochendem Wasser extrahiert.

Wirkungen

Die in Frage kommenden Drogen bzw. standardisierten Drogenzubereitungen wirken

- antiphlogistisch
- adstringierend
- keimhemmend
- spasmolytisch
- hormonartig, ohne daß die Stoffe dabei zu den Geschlechtshormonen zählen und deren Nebenwirkungen besitzen.

Die wirksamkeitsmitbestimmenden Inhaltsstoffe sind v.a. Isoflavonoide und Flavonoide, Terpenoide (v.a. Diterpene und das Triterpen 27-Desoxyactein im Cimicifugawurzelstock), ätherische Öle, Gerbstoffe, Phenolcarbonsäuren u.a. Die dopaminerg wirksamen Pflanzeninhaltsstoffe werden irreführenderweise auch als Phytoöstrogene bezeichnet, obwohl sie chemisch nichts mit Östrogenen zu tun haben und nicht deren unerwünschte Nebenwirkungen besitzen. Die bessere Bezeichnung ist Phyto-SERMs (Selective estrogen receptor modulators).

9.1 Arzneipflanzen bei gynäkologischen Erkrankungen und in der Geburtshilfe

9.1.1 Verwendete Arzneipflanzen

Arzneidrogen, die bei gynäkologischen Erkrankungen Verwendung finden		
Arzneidroge	**Indikationen**	**Bemerkungen**
Cimicifugawurzelstock (Cimicifugae racemosae rhizoma)	• Prämenstruelles Syndrom ☞ 9.5.1 • Klimakterische Beschwerden ☞ 9.7.1	Klinische Studien bei Patientinnen mit Wechseljahrsbeschwerden sind ausreichend vorhanden.
Eichenrinde (Quercus cortex)	• Vulvitis, Kolpitis ☞ 9.9.1 • Dammschnittpflege ☞ 9.13.1	Zur Herstellung eines Eichenrindensitzbades muß die zerkleinerte Droge ca. 15 Min. auf kleiner Flamme gekocht werden. Sitzbaddauer ca. 20 Min. bei 32–37 °C.
Gänsefingerkraut (Potentillae anserinae herba)	• Dysmenorrhoe ☞ 9.3.1	In der Volksmedizin gut (v.a. als Frischpflanzenpreßsaft), klinisch wenig bekannt.
Hirtentäschelkraut (Bursae pastoris herba)	• Menorrhagie, Metrorrhagie ☞ 9.2.1	In der Erfahrungsheilkunde viel verwendet.
Johanniskraut (Hyperici herba)	• Klimakterische Beschwerden (mit leichten bis mittelschweren depressiven Episoden) ☞ 9.7.1	Standardisierte Johanniskraut-Trockenextrakte zählen zu den am besten untersuchten Phytopharmaka.
Kamillenblüten (Matricariae flos)	• Dysmenorrhoe ☞ 9.3.1 • Vulvitis, Kolpitis ☞ 9.9.1	Von standardisierten Kamillenblütenzubereitungen und einzelnen Kamillenblüteninhaltsstoffen existieren zahlreiche experimentelle und klinische Studien, die allerdings in den meisten Fällen nicht GCP-konform sind, weil sie zwischen 1960 und 1987 erstellt worden sind. Dennoch bestätigen sie eindeutig die Wirksamkeit.

Forts. ➡

Arzneidrogen, die bei gynäkologischen Erkrankungen Verwendung finden		
Arzneidroge	**Indikationen**	**Bemerkungen**
Kava-Kava-Wurzelstock (Piperis methystici rhizoma)	• Klimakterische Beschwerden (mit Angst- und Spannungszuständen) ☞ 9.7.1	Nur indirekt und als „Ergänzungsdroge" bei klimakterischen Beschwerden wirksam. Bei einer Anwendung über 5 Wochen die Leberwerte bestimmen und darauf achten, daß die Tagesdosis von 120 mg Kavapyrone nicht überschritten wird.
Keuschlammfrüchte (Agni casti fructus)	• Menorrhagie, Metrorrhagie ☞ 9.2.1 • Amenorrhoe ☞ 9.4.1 • Prämenstruelles Syndrom ☞ 9.5.1 • Mastodynie ☞ 9.6.1 • Sterilität der Frau ☞ 9.10.1 • Probleme beim Stillen ☞ 9.14.1	Die am besten experimentell und klinisch untersuchte „Frauendroge". Nachgewiesene dopaminerge und prolaktininhibierende Wirkung. Eine osteoprotektive Wirkung wird aufgrund experimenteller Daten diskutiert.
Mistelkraut (Visci albi herba)	• Adjuvante Therapie des Mammakarzinoms (Verbesserung der Lebensqualität) ☞ 9.15.1	Unterscheidung in allopathische und anthroposophische Arzneimittel ist notwendig. Dies kann der Deklaration entnommen werden. Für die anthroposophischen Mistelpräparate gelten die Kriterien der Sachverständigen-Kommission C.
Rotkleeblätter (Trifolii pratensis folium)	• Klimakterische Beschwerden ☞ 9.7.1	Derzeit sind nur Präparate als Nahrungsergänzungsmittel im Verkehr.
Schafgarbenkraut/ -blüten (Millefolii herba/- flos)	• Dysmenorrhoe ☞ 9.3.1 • Vulvitis, Kolpitis ☞ 9.9.1	Azulenfreie Zubereitungen, die bei ungeprüften Präparaten vorkommen können, sind schwächer als azulenhaltige wirksam.
Taubnesselblüten, weiße (Lamii albi flos)	• Fluor vaginalis ☞ 9.8.1	Seit dem Altertum verwendet, klinisch wenig untersucht.
Wolfstrappkraut (Lycopi herba)	• Mastodynie ☞ 9.6.1	Wirksamkeit basiert vermutlich auf einer Hemmung der Prolaktinbildung.

Forts. ➡

9

Arzneidrogen, die bei gynäkologischen Erkrankungen Verwendung finden		
Arzneidroge	**Indikationen**	**Bemerkungen**
Zauberstrauchblätter/-rinde, virginische (Hamamelidis folium et cortex)	• Vulvitis, Kolpitis ☞ 9.9.1 • Dammschnittpflege ☞ 9.13.1	Für gynäkologische Anwendungen kommen nur wäßrige und ethanolisch-wäßrige Auszüge in Frage und nicht wie in der Dermatologie auch Wasserdampfdestillate.

Tab. 9.1

9.1.2 Arzneipflanzen, die in der Schwangerschaft aus Sicherheitsgründen kontraindiziert sind

Arzneidrogen, die in der Schwangerschaft kontraindiziert sind	
Arzneidroge	**Grund**
Bärentraubenblätter	toxikologisch nicht ausreichend untersucht
Chinarinde	evtl. embryotoxische und teratogene Effekte
Huflattichblätter	wegen evtl. vorhandener Pyrrolizidinalkaloide, die hepatotoxisch wirken und beim Sgl. zu Intoxikationen führen können
Kava-Kava-Wurzelstock	toxikologisch, v.a. embryo-toxikologisch, nicht ausreichend untersucht
Keuschlammfrüchte	mögliche gesteigerte Uteruskontraktion
Laxanzien wie Aloe-Extrakt, Faulbaumrinde, Rhabarberwurzel, Sennesblätter	lösen evtl. Uteruskontraktionen aus
Petersilienkraut/-wurzel	mögliche gesteigerte Uteruskontraktion
Rauwolfiawurzel	evtl. mutagene Nebenwirkung
Roh-Papain	evtl. embryotoxisch, teratogen und abortiv wirksam
Sonnenhutkraut, purpurfarbenes bei parenteraler Anwendung	mögliche teratogene Wirkung
Süßholzwurzel (> 100 mg Glycyrrhicinsäure)	hormonelle Störungen bei erhöhten Glycyrrhizinmengen
Wacholderbeeren bzw. ätherisches Wacholderbeeröl	bei hoher Dosierung (über 200 mg ätherisches Öl/Tag) mögliche abortive Wirkung

Tab. 9.2

9.2 Menorrhagie, Metrorrhagie

Menorrhagie: *Verlängerte (≥ 6 Tage) und verstärkte Menstruationsblutung. Meist anatomische Ursache (z.B. Uterus myomatosus, Myome) oder Korpuskarzinom.*
Metrorrhagie: *Außerhalb der Menstruation auftretende Zusatzblutung. Ursache können z.B. glandulär-zystische Hyperplasie oder Endometriumkarzinom sein.*

Stellenwert der Phytotherapie

Bei leichten Formen können Phytopharmaka testweise eingesetzt werden. Sie sind nur schwach wirksam, aber nebenwirkungsarm im Vergleich zu Hormonpräparaten. Behandlungserfolge sind individuell unterschiedlich und nicht durch jüngere klinische Studien abgesichert. Fallweise kann eine **alleinige** phytotherapeutische Therapie ausreichend **oder** eine **adjuvante** Therapie angezeigt sein.

Bei Störungen der Regelblutung sollte immer eine ärztliche diagnostische Abklärung vor der Verordnung bzw. Medikamenten-Einnahme stehen.

Darreichungsform

Geeignete Darreichungsformen sind standardisierte Trockenextrakte verarbeitet in Tbl., Drg. und Kps., Fluidextrakte und Tinkturen (Tr.).

Phytotherapeutische Differentialtherapie

9

Bei **Menorrhagie** werden Zubereitungen aus **Hirtentäschelkraut** aufgrund der schwachen, blutstillenden Wirkung eingesetzt.

Bei **Metrorrhagie** werden Zubereitungen aus **Keuschlammfrüchten** verwendet.

Zusätzliche allgemeine Maßnahmen

- Reduzierung von Streß und Belastungsfaktoren (Entspannungsübungen, Ordnungstherapie).

9.2.1 Phytopharmaka zur inneren Anwendung

▶ Hirtentäschelkraut (Bursae pastoris herba) ☞ S. 106

Darreichungsform: Tagesdosis 10–15 g bei innerer Anwendung.
- Fluidextrakt: 3 x tgl. 25 Tr. auf 1 Glas Wasser einnehmen.
- Teezubereitung: 1 EL Droge mit 1 Tasse kochendem Wasser übergießen und nach etwa 15 Min. abseihen. Bis zu 4 x tgl. frisch bereiteten Teeaufguß zwischen den Mahlzeiten trinken.

Fertigarzneimittel: Z.B.
- Styptysat® Bürger Dragees (200 mg Trockenextrakt), 6–8 Drg. tgl. nehmen.
- Styptysat® N Bürger Lösung (in 100 ml 30 g Trockenextrakt), 30–40 Tr. tgl. einnehmen.

Kombinationen mit anderen Phytopharmaka: Sind weder als freie Rezeptur üblich, noch als Fertigkombinationen erhältlich.

▶ Keuschlammfrüchte (Agni casti fructus) ☞ S. 131

Darreichungsform: Die Tagesdosis beträgt 30–40 mg Droge in Form wäßrig-alkoholischer Extrakte. Die Einnahme ist nur in Form von standardisierten Fertigarzneimitteln sinnvoll.

Fertigarzneimittel: Z.B.

- Agnolyt® Lösung bzw. Kapseln, morgens 40 Tr. bzw. 1 Kps. über mehrere Monate ohne Unterbrechung einnehmen. (☞ **Studie**)
- Agnucaston® Lösung bzw. Filmtabletten, morgens 40 Tr. bzw. 1 Filmtbl. über mehrere Monate einnehmen. (☞ **Studie**)
- Strotan® Lösung bzw. Filmtabletten, nach dem Frühstück 1 TL (= ca. 4 ml) bzw. 1 Filmtbl. über mehrere Monate einnehmen.

Kombinationen mit anderen Phytopharmaka: Ein allopathisches Kombinationspräparat ist nicht mehr im Verkehr. Aufgrund der Niedrigpotenzen und der Verwendung von Agnus castus-Urtinktur wird ein homöopathisches Kombinationspräparat empfohlen. Z.B.

- Mastodynon® Tabletten (162 mg Agnus castus Urtinktur zusammen mit 486 mg Caulophyllum, Cyclamen, Ignatia, Iris, Lilium tigrinum homöopathischen Tinkturen), 2 x tgl. 1 Tbl.
- Mastodynon® Tropfen (zusammen mit homöopathischen Tinkturen aus Caulophyllum thalictroides, Cyclamen, Ignatia, Iris, Lilium tigrinum), morgens und abends je 30 Tr. einnehmen. (☞ **Studie**)

✓ Da in dem homöopathischen Kombinationspräparat Mastodynon® mit einem 20%igen Anteil Agnus-castus-Urtinktur der Hauptkombinationspartner ist und nicht nur überzeugendes Erfahrungsmaterial, sondern auch jüngere experimentelle und klinische Studien vorliegen, wird entgegen den Grundprinzipien der Phytotherapie (☞ 1.1) an dieser Stelle auch ein erfolgreiches homöopathisches Kombinationsarzneimittel näher besprochen. In der Tagesdosis von 2 x 30 Tr. Mastodynon® ist der Extrakt von 32,4 mg Agnus-castus-Früchten enthalten und liegt damit im gleichen Mengenverhältnis wie phytotherapeutische Zubereitungen, obwohl es sich um eine homöopathische Zubereitung handelt.

In zwei Anwendungsbeobachtungen wurden 2447 Patientinnen, die an Blutungsstörungen litten, über einen Zeitraum von bis zu 9 Jahren mit **Agnolyt®** behandelt. In 90 % der Fälle beurteilten die Ärzte die Wirksamkeit der Therapie als sehr gut, gut oder zufriedenstellend. Ähnlich positive Untersuchungsergebnisse zeigte eine klinische Studie mit **Agnucaston®**, wobei auch bei dieser kontrollierten Studie der Agnus-Castus-Spezialextrakt eine besonders gute Verträglichkeit zeigte.
In einer multizentrischen Therapiestudie an 1307 Patientinnen mit verschiedenen Zyklusstörungen erwies sich die Therapie mit **Mastodynon®** über 3 Monate in 62–82 % der einzelnen Prüfkriterien als erfolgreich. In der Studie verbesserten sich auch Zyklusstörungen wie verlängerte oder verkürzte Zyklusintervalle oder zu starke und zu schwache Blutungen durch die alleinige Therapie mit **Mastodynon®**.

9.3 Dysmenorrhoe

Menstruation mit kolikartigen Unterleibsschmerzen, die unabhängig von der Blutungsstärke sind und evtl. schon vor Blutungsbeginn auftreten können. Häufig auch mit vegetativen Symptomen wie Übelkeit, Erbrechen, Kopfschmerzen bis hin zu Migräne und Rückenschmerzen verbunden. Ausgelöst durch Prostaglandine, die im Endometrium gebildet und zum Menstruationszeitpunkt freigesetzt werden. Ursachen können sein: Endometriose, Myome, uterine Polypen, Uterusfehlbildungen, Zervikalstenosen oder -strikturen, Varicosis pelvis, psychosomatische Faktoren, Intrauterinpessar, Retroflexio uteri.

Stellenwert der Phytotherapie

In der Regel kann die Dysmenorrhoe **alleine** mit Phytopharmaka therapiert werden, insbesondere als Alternative zu Prostaglandinsynthese- und Ovulationshemmern. Bei starken Unterleibsschmerzen ist die gleichzeitige Gabe von Analgetika und evtl. chemisch-synthetischen Spasmolytika angezeigt.

Bei Störungen der Regelblutung sollte immer eine ärztliche diagnostische Abklärung vor der Verordnung bzw. der Einnahme von Medikamenten stehen.

Darreichungsform

Geeignete Darreichungsformen sind Frischpflanzenpreßsäfte, Trockenextrakte verarbeitet in Tbl. und Drg. sowie Sitzbäder aufgrund ihrer durchblutungsfördernden, antiphlogistischen und spasmolytischen Effekte.

Phytotherapeutische Differentialtherapie

Eingesetzt werden **spasmolytisch** wirksame Drogen, die die krampfartigen Unterleibsschmerzen lindern: Gänsefingerkraut, Kamillenblüten sowie Schafgarbenkraut und -blüten.

Bewährt hat sich die innerliche Einnahme einer Zubereitung aus Gänsefingerkraut zusammen mit der äußerlichen Anwendung von Kamillenblüten- oder Schafgarbenkrautzubereitungen in Form von Sitzbädern.

✓ Mit der Therapie 24–48 Std. vor Blutungsbeginn beginnen und sie dann über einige Tage fortsetzen.

In der Volksheilkunde werden in dieser Indikation auch Zubereitungen aus Melissenblättern, Lavendelblüten und Frauenmantelkraut mit unterschiedlichem Erfolg innerlich und äußerlich als Sitzbäder eingesetzt. Studien dazu liegen nicht vor.

Zusätzliche allgemeine Maßnahmen

- Leichte, salzarme „entwässernde“ Kost (frisches Obst und Gemüse, Getreide, Ballaststoffe) verhindert östrogenbedingte Wassereinlagerung. Ratsam sind auch Obst- oder Reistage vor Einsetzen der Menstruation.

- Regelmäßige, leichte körperliche Bewegung fördert die Durchblutung und Entspannung.
- Wärmeanwendungen im Bereich des Unterbauchs (Wärmflasche, feuchtwarme Umschläge) oder Voll- und Sitzbäder wirken zusätzlich spasmolytisch.

9.3.1 Phytopharmaka zur inneren Anwendung

▶ Gänsefingerkraut (Potentillae anserinae herba) ☞ S. 87

Darreichungsformen: Die Droge muß mind. 2,0 % mit Casein fällbare Gerbstoffe vom Typ der ELlagitannine enthalten, berechnet als Gallussäure bezogen auf die getrocknete Droge. Tagesdosis bei innerer Anwendung: 4–6 g Droge als Tee.

- Teezubereitung: 1 TL feingeschnittene Droge mit 1 Tasse kochendem Wasser übergießen und nach etwa 10 Min. abseihen. Mehrmals tgl. 1 Tasse trinken.

Fertigarzneimittel: Z.B.

- Cefadian® Tabletten (200 mg Trockenextrakt 5:1), je nach Beschwerden 2–3 x tgl. 2 Tbl. (☞ **Studie**)
- florabio naturreiner Heilpflanzensaft Gänsefingerkraut Preßsaft, 3 x tgl. vor den Mahlzeiten 10 ml (= 1 EL) unverdünnt oder mit etwas Fruchtsaft einnehmen.
- Natudolor Dragees (300 mg Trockenextrakt 4,5–5,5:1), 3 x tgl. 1 Drg. mit reichlich Flüssigkeit einnehmen.

Kombinationen mit anderen Phytopharmaka: Sind nicht erhältlich.

9

> In einer Feldstudie wurden an 97 Patientinnen mit dysmenorrhoeischen Beschwerden Wirksamkeit und Verträglichkeit von **Cefadian® Tabletten** geprüft. Die Therapie wurde 8 Wochen lang durchgeführt, in ihrem Verlauf kam es zu einem deutlichen Rückgang, in manchen Fällen bis zu völliger Beschwerdefreiheit bei den Kardinalsymptomen Bauch- und Rückenschmerzen. **Cefadian® Tabletten** garantieren gegenüber einem nicht standardisierten Gänsefingerkraut-Tee reproduzierbare therapeutische Effekte.

9.3.2 Sitzbäder

▶ Kamillenblüten (Matricariae flos) ☞ S. 123

Darreichungsform: Bei dieser Indikation sind Sitzbäder sinnvoll. Sie können zwar mit Kamillentee durchgeführt werden, doch werden mit Fertigarzneimitteln, die ethanolisch-wäßrige Auszüge enthalten, wesentlich höhere Konzentrationen der wirksamkeitsmitbestimmenden Inhaltsstoffe erreicht, was deshalb vorzuziehen ist bzw. den Tee damit verstärken.

- Teezubereitung: 1 EL Droge mit 1 Tasse kochendem Wasser übergießen, 5–10 Min. abgedeckt stehen lassen, dann abseihen. Mit dieser Teezubereitung können auch Sitzbäder bei 35–37 °C mind. 3 x tgl. durchgeführt werden.

Fertigarzneimittel: Z.B.

- Galenat® Kamill N Tinktur, für Sitzbäder je nach Beschwerden 4–10 EL (60–150 ml) in lauwarmes Wasser geben.
- Kamillopur® Fluidextrakt, für Sitzbäder 2 EL auf 1 l Wasser geben, 1–2 x tgl. durchführen.
- Kamille Spitzner® N Lösung, 10 ml Lsg. auf 1 l Wasser geben, 1–2 x tgl. durchführen.
- Kamillin Konzentrat Lösung, für Sitzbäder 15–30 ml (1–2 EL) auf 20 l Wasser geben, 1–2 x tgl. durchführen.
- Kamillosan® Konzentrat Lösung, für Sitzbäder 15 ml auf ca. 1 l Wasser geben, 1–2 x tgl. durchführen.

Kombinationen mit anderen Phytopharmaka: Eine Kombination mit anderen spasmolytisch wirksamen Drogen wie Schafgarbenblüten oder -kraut ist sinnvoll. Z.B.

- Kamillan® plus Auszug (zusammen mit Schafgarbenkraut), ½–1 EL auf 1 l Wasser zu Spülungen bzw. 15 ml für 1 Sitzbad (ca. 20 l), 1 x tgl. am besten abends durchführen.

▶ Schafgarbenkraut/-blüten (Millefolii herba/- flos) ☞ S. 211

Darreichungsform: Bei dieser Indikation sind Sitzbäder sinnvoll.

- Badezusatz: Für ein Sitzbad Aufguß aus 100 g Schafgarbenkraut oder besser 50 g Schafgarbenblüten zu 20 l Badewasser geben.

9

Fertigarzneimittel: Z.B.

- Salus® Schafgarben-Tropfen, 50–100 ml auf 20 l Badewasser geben.

Kombinationen mit anderen Phytopharmaka: Eine Kombination mit anderen spasmolytisch wirksamen Drogen wie Kamillenblüten ist sinnvoll. Z.B.

- Kamillan® plus Auszug (zusammen mit Kamillenblüten), ½–1 EL auf 1 l Wasser zu Spülungen bzw. 15 ml für 1 Sitzbad (ca. 20 l), 1–2 x tgl. am besten morgens und abends durchführen.

✓ Eine Schafgarbentinktur als Fertigarzneimittel zur Zubereitung eines Sitzbades ist einem wäßrigen Auszug aus Schafgarbenkraut vorzuziehen, da ein Fertigarzneimittel (z.B. Salus® Schafgarben-Tropfen) konstante Mindestgehalte an wirksamkeitsmitbestimmenden Inhaltsstoffen (z.B. Azulene) garantiert.

In der Volksheilkunde werden Sitzbäder mit Frauenmantelkraut durchgeführt. Die Kommission E sieht für die Indikation Dysmenorrhoe Frauenmantelkraut für nicht ausreichend belegt. Denkbar wären allerdings Sitzbäder mit Zusätzen aus Frauenmantelkraut und Schafgarbenblüten.

▶ Fertigpräparat Menstruationsöl (z.B.)

- Melissenöl-Wala (ätherische Öle aus Melisse, Majoran, Kümmel), mehrmals tgl. Unterbauch- und Kreuzregion einreiben.

9.3.3 Bewährte Rezepturen

▶ Tinctura dysmenorrhoicae

Bei starken, krampfartigen Unterleibsschmerzen hat sich folgende Rezeptur in der Erfahrungsheilkunde bewährt:

Rp:

Tinct. Belladonnae DAB (Tollkirschblätter- und -wurzel-Tinktur)
Tinct. Hyoscyami DAB (Bilsenkrautblätter-Tinktur)
Tinct. Viburni Erg.-B. 6 (Schneeballbaumrinden-Tinktur)
Tinct. Valerianae DAB (Baldrianwurzel-Tinktur) aa 5,0 g

M. f. tinct. dysmenorrhoicae
D.S. 3–4 x tgl. 10 Tr. mit etwas Flüssigkeit einnehmen

▶ Menstruations-Massageöl I (reine ätherische Öle)

Einreibungen damit wirken schon allein aufgrund der Massagebewegung entkrampfend.

Rp:

Matricariae aeth. DAB (ätherisches Kamillenöl)
Carvi aeth. DAB (ätherisches Kümmelöl)
Foeniculi aeth. DAB (ätherisches Fenchelöl)
Melissae aeth. DAB (ätherisches Melissenöl) aa 20,0 g

M. f. solutio dysmenorrhoicae
D.S. 10–15 Tr. der ätherischen Ölmischung entweder direkt oder mit Pflanzenöl vermischt (1:1) mehrmals tgl. auf Unterbauch- und Kreuzregion einreiben.

9

▶ Menstruations-Massageöl II (ätherische Öle zusammen mit fetten Pflanzenölen)

Rp:

Amygdalae oleum (fettes Mandelöl)	50 g
Oenotherae oleum (fettes Nachtkerzenöl)	50 g
Bursae delpechianae aetheroleum (ätherisches Holzöl aus Bursa delpechiana)	20 Tr.
Melissae aetheroleum (Melissenöl)	20 Tr.
Salviae sclareae aetheroleum (Muskatellersalbeiöl)	10 Tr.
Rosae aetheroleum (Rosenöl)	5 Tr.

M. f. solution dysmenorrhoicae
D.S. Einen Tag vor Einsetzen der Menstruation und bei ersten Anzeichen der Beschwerden Unterbauch und Rückenbereich mehrmals tgl. einölen. 1 EL gelöst in Milch oder saurer Sahne kann für ein warmes Sitzbad verwendet werden.

9.3.4 Bewährte Tee-Rezepturen

▶ Krampflösender Dysmenorrhoe-Tee Nr. 1

Rp:

Matricariae flos tot. (Kamillenblüten)	30,0 g
Melissae folium conc. (Melissenblätter)	20,0 g
Millefolii flos tot. (Schafgarbenblüten)	20,0 g
Potentillae anserinae herba conc. (Gänsefingerkraut)	20,0 g
Foeniculi fructus cont. (Fenchelfrüchte)	10,0 g

M. f. spec. dysmenorrhoicae
D.S. 1 gehäuften TL Teemischung mit 1 Tasse kochendem Wasser (ca. 150 ml) übergießen und bedeckt ca. 10–15 Min. ziehen lassen. Abseihen und bis zu 5 Tassen frisch bereiteten Tee tgl. trinken. Für ein Sitzbad 2 EL Teemischung mit ca. 500 ml kochendem Wasser übergießen und 10–15 Min. ziehen lassen. Abseihen und den Auszug dem warmen Sitzbad zufügen.

▶ Krampflösender Dysmenorrhoe-Tee Nr. 2

Rp:

Matricariae flos tot. (Kamillenblüten)	30,0 g
Alchemillae herba conc. (Frauenmantelkraut)	20,0 g
Lavandulae flos tot. (Lavendelblüten)	20,0 g
Carvi fructus cont. (Kümmelfrüchte)	10,0 g

9

M. f. spec. dysmenorrhoicae
D.S. 1 gehäuften TL Teemischung mit 1 Tasse kochendem Wasser (ca. 150 ml) übergießen und bedeckt ca. 10–15 Min. ziehen lassen. Abseihen und bis zu 5 Tassen frisch bereiteten Tee tgl. trinken.

9.4 Amenorrhoe

Primäre Amenorrhoe: *Ausbleiben der Menarche bis zum vollendeten 16 Lebensjahr. Ursachen können sein: Störungen im Bereich des Genitales (Gonadendysgenesie, testikuläre Feminisierung, androgenproduzierende Tumoren), hormonelle Störungen (im Bereich von Hypothalamus, Hypophyse oder Nebennierenrinde durch Tumoren, thrombembolische Geschehen oder Entzündungen, adrenogenitales Syndrom, Anorexia nervosa), Autoimmunerkrankungen (Lupus erythematodes), angeborene Stoffwechseldefekte, schwere Systemerkrankungen, Chromosomenaberrationen (z.B. Turner-Syndrom).*
Sekundäre Amenorrhoe: *Ausbleiben der Regelblutung nach vorher bestehender Spontanblutung. Ursachen können sein: Schwangerschaft, Stillzeit, Menopause, Hyperprolaktinämie, Hypogonadotropie, Hyperandrogenämie, Endokrinopathien der Schilddrüse oder Nebennierenrinde, Diabetes mellitus, schwere Allgemeinerkrankungen, Psychosen, Medikamenteneinnahme (Zytostatikatherapie, Antihypertensiva, Neuroleptika, Metoclopramid, Cimetidin, Hormone), Bestrahlungsfolge, psychogene Belastungssituationen, Leistungssport.*

Stellenwert der Phytotherapie

Behandlungsziel ist, ein Einsetzen der Regelblutung herbeizuführen. In der Regel genügt eine **alleinige** Therapie mit einem standardisierten Fertigarzneimittel aus Keuschlammfrüchten. Dabei kommt in erster Linie deren dopaminerge Wirksamkeit zum Tragen, denn Keuschlammfrüchtezubereitungen enthalten Substanzen, die Dopaminrezeptoren im Gehirn und am Hypophysenvorderlappen besetzen und damit die Dopaminwirkung hemmen.

> Bei Amenorrhoe sollte immer eine ärztliche diagnostische Abklärung vor der Verordnung bzw. der Einnahme von Medikamenten stehen.

Darreichungsform

Geeignete Darreichungsformen sind ethanolisch-wäßrige Auszüge als Tinkturen (Tr.) oder als standardisierter Trockenextrakte verarbeitet in Tbl. und Kps.

Phytotherapeutische Differentialtherapie

Für diese Indikation werden von der Kommission E nur Zubereitungen aus **Keuschlammfrüchten** empfohlen, wobei in erster Linie die sekundäre Amenorrhoe erfolgreich therapiert werden kann. Die Einnahme muß mindestens über 3 Monate erfolgen, bevor mit einer Wirkung gerechnet werden kann. Allgemein kann bei Regeltempoanomalie von einer ca. 60%igen Erfolgsquote ausgegangen werden.

Zusätzliche allgemeine Maßnahmen

- Reduzierung von Streß und anderen Belastungsfaktoren.
- Forciertes Training im Leistungssport zurücknehmen bzw. aussetzen.

9

9.4.1 Phytopharmaka zur inneren Anwendung

▶ Keuschlammfrüchte (Agni casti fructus) ☞ S. 131

Darreichungsform: Tagesdosis 30–40 mg Droge in Form wäßrig-alkoholischer Extrakte. Die Einnahme ist nur in Form von standardisierten Fertigarzneimitteln sinnvoll.

Fertigarzneimittel: Z.B.
- Agnolyt® Lösung oder Kapseln, morgens 40 Tr. oder 1 Kps. über mehrere Monate ohne Unterbrechung einnehmen. (☞ **Studie**)
- Agnucaston® Lösung oder Filmtabletten, morgens 40 Tr. oder 1 Filmtbl. über mehrere Monate ohne Unterbrechung einnehmen. (☞ **Studie**)
- Cefanorm® Lösung oder Kapseln, morgens nüchtern 35–45 Tr. oder 1 Kps. in etwas Flüssigkeit einnehmen. Die Einnahme sollte mind. über 3 Monate ohne Unterbrechung erfolgen.
- Strotan® Lösung oder Filmtabletten, nach dem Frühstück 1 TL (= ca. 4 ml) oder 1 Filmtbl. über mehrere Monate einnehmen. (☞ **Studie**)

Kombinationen mit anderen Phytopharmaka: Ein früher häufig verordnetes allopathisches Kombinationspräparat ist nicht mehr im Verkehr.

In einer prospektiven, offenen Langzeitstudie wurden 20 Patientinnen mit Amenorrhoe mit **Agnolyt®** mind. 6 Monate lang behandelt. Bei 10 von 15 behandelten Patientinnen trat ein Zyklus mit Blutung auf, was einer Erfolgsrate von 67 % entspricht.
Eine offene Studie an 34 Frauen mit manifester Hyperprolaktinämie führte die über einen Monat durchgeführte Therapie mit **Agnucaston®** bei 80 % zu einer deutlichen Absenkung des Prolaktinspiegels, bei 44 % der Frauen wurde der Normbereich oder obere Grenzbereich erreicht.
In einer klinischen Studie 1996 wurde v. a. eine sehr gute und dosisabhängige Verträglichkeit des Agnus castus Spezialextrakts BNO 1095 (= **Agnucaston®**) ermittelt. Untersucht wurden Tagesdosen von 120, 240 und 480 mg Spezialextrakt, der zur Herstellung von **Agnucaston®** verwendet wird.
In einer offenen Studie an 48 Patientinnen mit abgesicherter Corpus-luteum-Insuffizienz konnte durch die Therapie mit **Agnolyt®** nach 3 Monaten bei 25 Patientinnen eine Normalisierung der Serum-Progesteronwerte erreicht werden, bei weiteren 7 Patientinnen zeigte sich die Tendenz zur Normalisierung der Progesteronwerte.
In einer Studie wurden 52 Patientinnen mit Regelstörungen infolge Corpus-luteum-Insuffizienz 3 Monate lang mit **Strotan** behandelt. Am Ende der Studie konnten die Daten von 37 Frauen ausgewertet werden. Bei ihnen hatte die Therapie keinen Einfluß auf basale Prolaktinspiegel, doch kam es zu einer Normalisierung der pathologisch erhöhten hypophysären Prolaktin-Reserve. Die zu Beginn der Studie insuffiziente Lutealphase veränderte sich in der Verumgruppe in Richtung Normbereich. Außerdem erhöhte sich durch die Therapie die pathologisch erniedrigte luteale Progesteronsynthese. Die Autoren schließen daraus, daß Agnus-castus-Präparate Defekte der Lutealphase bei Vorliegen einer latenten Hyperprolaktinämie beseitigen oder zumindest bessern können.

9.5 Prämenstruelles Syndrom (PMS)

Meist nach dem 35. Lebensjahr auftretender Beschwerdekomplex in der 2. Zyklushälfte ca. 7–10 Tage vor der Menstruation mit Mastodynie, Kopfschmerzen bis zur Migräne, Völlegefühl, depressiver Verstimmung, Reizbarkeit, innerer Unruhe, Unterleibs- und Kreuzschmerzen, gastrointestinalen Störungen (Obstipation). Ursache ist evtl. ein Zusammenwirken hormoneller Dysbalancen und psychischer/psychosozialer Probleme.

Stellenwert der Phytotherapie

In der Regel ist das PMS bis zu mittelschweren Beschwerden **alleine** mit Phytopharmaka beherrschbar. Wichtig ist eine Langzeiteinnahme über mind. 4–6 Monate.

Darreichungsform

Geeignete Darreichungsformen sind ethanolisch-wäßrige Auszüge als Tinkturen (Tr.) oder standardisierte Trockenextrakte verarbeitet in Tbl. oder Kps.

Phytotherapeutische Differentialtherapie

Die in dieser Indikation am besten untersuchte Droge sind **Keuschlammfrüchte**, die beim PMS das Phytopharmakon der ersten Wahl sind. Die Besserung der Mastodynie kann durch Senkung der Prolaktinsekretion erklärt werden, die Verringerung der zentralnervösen Zeichen erfolgt über mesolimbische und nigrostriatale dopaminerge Wirkungen. Eine Einnahmedauer von mind. 3 Monaten ist bis zum Wirkungseintritt erforderlich und dann muß die Therapie noch für mind. 3 Monate fortgesetzt werden, da ansonsten die Beschwerden beim nächsten Zyklus in der Lutealphase wieder einsetzen können.

Auch **Cimicifugawurzelstock** erhielt eine positive Monographie beim PMS, wird aber eher bei klimakterischen Beschwerden eingesetzt.

Therapie der **Mastodynie** im Rahmen des PMS ☞ 9.6.

In einer Pilotstudie an 19 Frauen mit PMS konnten die typischen Symptome durch Einnahme von tgl. 300 mg **Johanniskrautextrakt** über einen Zeitraum von 2 Zyklen um 51 % reduziert werden. Bei der Hälfte der Frauen nahm die Intensität der Symptome um mindestens 50 % ab. Diese ersten Erfahrungen sollten im Rahmen größerer Studien geprüft werden.

Zusätzliche allgemeine Maßnahmen

- Regelmäßige körperliche Aktivität, leichte sportliche Anstrengungen sind nicht kontraindiziert.
- Entspannungsübungen (Meditation oder autogenes Training) erlernen.
- Entspannungsbäder während der Menstruation.
- Positive Einstellung zum PMS.
- Mit Streß verbundene private Verpflichtungen (z.B. Ausrichtung einer Party) verschieben.

9.5.1 Phytopharmaka zur inneren Anwendung

▶ Cimicifugawurzelstock (Cimicifugae racemosae rhizoma) ☞ S. 65

> Aufgrund der guten Verträglichkeit kann eine Langzeitanwendung empfohlen werden, jedoch laut Kommission E aufgrund theoretischer Sicherheitsüberlegungen vorerst nicht länger als 6 Monate. Konkrete Hinweise auf Nebenwirkungen nach einer längeren Einnahme als 6 Monate existieren zur Zeit nicht. Entscheidend ist, daß sich die Patientinnen bei einer Anwendung von mehr als 6 Monaten in ärztlicher Beobachtung befinden.

Darreichungsform: Tagesdosis 3 g Droge in Form als Tee oder Tinktur, wobei die Einnahme von standardisierten Fertigarzneimitteln zu empfehlen ist. Die Teezubereitung ist höchstens als eine adjuvante Therapiemaßnahme anzusehen, insbesondere wenn die Patientinnen eine individuelle Arzneimittelverordnung erwarten.

- Teezubereitung: 1 TL geschnittene Droge mit 1 Tasse kochendem Wasser übergießen und nach etwa 10 Min. abseihen. 2–3 x tgl. 1 Tasse Tee trinken.
- Tinktur (1:10): 3 x tgl. 10 Tr. auf einem Stück Zucker langsam im Mund zergehen lassen.

Fertigarzneimittel: Z.B.

- Cefakliman® mono Lösung bzw. Kapseln, 2 x tgl. 30–40 Tr. bzw. 2 x tgl. 1 Kps.
- Klimadynon® Lösung bzw. Filmtabletten, morgens und abends je 30 Tr. bzw. je 1 Filmtbl. einnehmen.
- Remifemin® Lösung (ethanolisch-wäßriger Auszug 1:5, standardisiert auf 27-Deoxyactein) bzw. Tabletten (Trockenextrakt standardisiert auf 27-Deoxyactein), morgens und abends 20 Tr. unverdünnt, z.B. auf Zucker, bzw. 2 x tgl. 1 Tbl. unzerkaut mit etwas Flüssigkeit einnehmen.
- Sinei® Kapseln, 1 x tgl. 1. Kps.

Kombinationen mit anderen Phytopharmaka: Eine Kombination mit Keuschlammfrüchten oder neurovegetativ entspannenden Drogen wie Johanniskraut ist sinnvoll. Z.B.

- Femisana H-Wechseljahrestropfen (zusammen mit homöopathischer Agnus castus-Urtinktur), 3 x tgl. 10 Tr. vor oder nach einer Mahlzeit einnehmen. Bei Bedarf kann die Dosis auf 3 x tgl. 20 Tr. erhöht werden. Anschließend etwas Tee oder Wasser trinken.
- Remifemin® plus Dragees (zusammen mit Johanniskraut), morgens und abends 1 Drg. unzerkaut mit etwas Flüssigkeit einnehmen. Bei Bedarf kann die Dosis auf 2 x tgl. 2 Drg. gesteigert werden. Eine längere Anwendungsdauer wird empfohlen, erste therapeutische Effekte stellen sich nach 2–3 Wochen ein.

✓ Die Wirksamkeit beim prämenstruellen Syndrom ist gegenüber Zubereitungen aus Keuschlammfrüchten wesentlich schwächer, weshalb der Einsatz bei dieser Indikation auch kontrovers diskutiert wird.

▶ Keuschlammfrüchte (Agni casti fructus) ☞ S. 131

Darreichungsform: Tagesdosis 30–40 mg Droge in Form wäßrig-alkoholischer Extrakte. Die Einnahme ist nur in Form von standardisierten Fertigarzneimitteln zu empfehlen, weil diese konstante Mindestgehalte an wirksamkeitsmitbestimmenden Inhaltsstoffen, insbesondere an hochwirksamen Diterpenen, garantieren.

Fertigarzneimittel: Z.B.

- Agnolyt® Lösung bzw. Kapseln, morgens 40 Tr. bzw. 1 Kps. über mehrere Monate ohne Unterbrechung einnehmen. (☞ **Studie)**
- Agnucaston® Lösung bzw. Filmtabletten, morgens 40 Tr. bzw. 1 Filmtbl. über mehrere Monate ohne Unterbrechung einnehmen.
- Cefanorm® Lösung oder Kapseln, morgens nüchtern 35–45 Tr. oder 1 Kps. in etwas Flüssigkeit einnehmen. Die Einnahme sollte mind. über 3 Monate ohne Unterbrechung erfolgen.

Kombinationen mit anderen Phytopharmaka: Ein allopathisches Kombinationspräparat ist nicht mehr im Verkehr. Aufgrund der Niedrigpotenzen und der Verwendung von Agnus castus-Urtinktur werden 2 homöopathische Kombinationspräparate empfohlen. Z.B.

- Femisana H-Wechseljahrestropfen (zusammen mit homöopathischer Cimicifuga-Urtinktur), 3 x tgl. 10 Tr.

– Mastodynon® Tabletten (162 mg Agnus castus Urtinktur zusammen mit 486 mg Caulophyllum, Cyclamen, Ignatia, Iris, Lilium tigrinum homöopathischen Tinkturen), 2 x tgl. 1 Tbl.
– Mastodynon® Tropfen (zusammen mit homöopathischen Tinkturen aus Caulophyllum thalictroides, Cyclamen, Ignatia, Iris, Lilium tigrinum), morgens und abends je 30 Tr. einnehmen. (☞ **Studie**)

✓ Die Compliance ist bei Präparaten besser, die nur 1 x tgl. eingenommen werden müssen. Alle 3 genannten Mono-Fertigarzneimittel erfüllen diese Voraussetzung.
Agnolyt® und Cefanorm® enthalten 55 Vol.%, Agnucaston® nur 18 Vol.% Ethanol. Dies ist für Patientinnen, die unter einer Begleiterkrankung leiden, bei der möglichst geringe Mengen an Ethanol eingenommen werden sollen, von Bedeutung.

Im Rahmen von 2 Anwendungsbeobachtungen wurden 1542 Patientinnen mit prämenstruellem Syndrom über einen Zeitraum von bis zu 16 Jahren mit **Agnolyt**® behandelt. In 92 % der Fälle beurteilten die Ärzte die Wirksamkeit mit sehr gut, gut oder zufriedenstellend. Nur bei 2,1 % der Patientinnen traten Nebenwirkungen auf.
In einer weiteren Studie wurde die Wirksamkeit von **Agnolyt**® **Kapseln** im Vergleich zu Pyridoxin bei 175 Frauen mit prämenstruellem Syndrom überprüft. Zur Beurteilung des Behandlungserfolgs wurde die „premenstruel tension syndrome Skala" (PMTS-Skala; in ihr werden 6 charakteristische Beschwerden erfaßt) und der klinische Gesamteindruck in der „Clinical Global Impressions-Skala" herangezogen. Am Ende der 3monatigen Studienperiode wurden außerdem Wirksamkeit der Behandlung durch Arzt und Patientin beurteilt. In der PMTS-Skala sanken die Scorewerte unter **Agnolyt**® **Kapseln** um 47,4 % ab, unter Pyridoxin um 48 %. Die typischen Beschwerden wie Spannungs- und Schwellungsgefühl in den Brüsten, Ödeme, innere Anspannung, Kopfschmerzen, Obstipation und depressive Verstimmung nahmen unter **Agnolyt**® deutlich stärker ab als unter Pyridoxin. 24,5 % der Ärzte bescheinigten dem Verum-Präparat eine ausgezeichnete Wirksamkeit, dagegen nur 12,1 % Pyridoxin. Schwerwiegende Nebenwirkungen wurden nicht beobachtet, allerdings klagten einige Frauen über gastrointestinale und Unterbauchbeschwerden.
Mit **Mastodynon**®, einem homöopathischen Kombinationspräparat mit 20 % Agnus castus-Urtinktur, wurde eine Anwendungsbeobachtung an 594 Patientinnen mit prämenstruellem Syndrom durchgeführt. Die 3monatige Therapie führte dazu, daß von 558 ausgewerteten Patientinnen 179 keine Brustschmerzen mehr hatten, bei 268 Patientinnen hatten sich die Schmerzen gebessert. Der mittlere Score aller physischen Symptome verringerte sich um 68 %.
In eine Anwendungsbeobachtung wurden 1634 Frauen mit PMS eingeschlossen. Mit Hilfe eines speziell hierfür entwickelten Fragebogens wurde die Wirkung von Agnus castus-Extrakt auf psychische und somatische Beschwerden des PMS untersucht. Nach einer Behandlungszeit von 3 Menstruationszyklen berichteten 93 % der Patientinnen, daß die Symptome nachgelassen oder sogar aufgehört hätten. 85 % der Ärzte und 81 % der Frauen beurteilten ihr Befinden nach der Behandlung als sehr gut oder wesentlich gebessert Auch das Symptom Mastodynie wurde erheblich gebessert. Beschwerden, die nach 3 Monaten noch bestanden, waren wesentlich leichter als zu Beginn. ➡

Ernste Arzneimittelnebenwirkungen wurden nicht beobachtet. In einer doppelblinden, randomisierten und plazebokontrollierten Studie wurden die Wirksamkeit und Verträglichkeit von Agnus castus-Extrakt Ze 440 mit Plazebo verglichen. Insgesamt konnten die Daten von 170 Frauen mit PMS (86 in der Verum-, 84 in der Plazebo-Gruppe) ausgewertet werden, die 3 Menstruationszyklen lang mit Agnus castus oder Plazebo behandelt wurden. Primärer Studienendpunkt war die Veränderung der typischen PMS-Symptome, wie z.B. Stimmungsschwankungen, Kopfschmerzen oder Mastodynie. Sekundäre Studienendpunkte waren eine Veränderung des gesamten klinischen Befindens (gemessen mit der clinical global impression-Skala) und die Response-Rate, definiert als eine mind. 50%ige Abnahme der Symptome. Die PMS-Symptome verbesserten sich signifikant stärker in der Verum-Gruppe im Vergleich zu Plazebo ($p < 0{,}001$). Auch bezüglich der sekundären Endpunkte und der Response-Raten (52 % bei Therapie mit Agnus castus bzw. 24 % unter Plazebo) war das Phytotherapeutikum dem Plazebo deutlich überlegen. Die Nebenwirkungen unter Einnahme von Agnus castus lagen im Bereich von Plazebo.
In einer prospektiven, multizentrischen Studie wurde der Agnus castus-Extrakt Ze 440 an 50 Frauen mit PMS erprobt. Die Frauen wurden 3 Menstruationszyklen lang behandelt und die Daten von 43 Frauen ausgewertet. Die Effektivität der Therapie wurde mit Hilfe des „Moos menstrual distress questionaire" (MMDQ) evaluiert, einem standardisierten Fragebogen, in dem typische PMS-Symptome ausgewertet werden. Sekundärer Studienendpunkt war das Befinden der Frauen nach Selbsteinschätzung. Durch die Einnahme von Agnus castus wurden die Symptome im MMDQ signifikant reduziert. Die Score-Werte nahmen um 42,5 % ab. Nach Ende der Behandlung kehrten die Symptome allmählich zurück, doch bis zu 3 Zyklen nach der letzen Einnahme konnte noch ein signifikanter Rückgang der Symptome im Vergleich zur Baseline nachgewiesen werden. 20 der 43 Patienten waren Responder, d.h. ihre Symptome nahmen um mindestens 50 % ab. 38 Frauen beurteilten die Wirksamkeit als mittelmäßig bis ausgezeichnet.

9.6 Mastodynie

Schmerzhafte Mamma durch Größenzunahme v.a. in der 2. Zyklushälfte. Gilt als Leitsymptom des prämenstruellen Syndroms, kann aber auch isoliert vorkommen. Kann auch Ausdruck einer Mastopathie (Umbaureaktion der Mamma) oder Corpus-luteum-Insuffizienz sein. Häufig psychosomatische Komponente.

Stellenwert der Phytotherapie

Bei Mastodynie können Phytotherapeutika, v.a. Keuschlammfrüchte, als **alleinige** therapeutische Maßnahme eingesetzt werden. Die Therapiedauer beträgt mind. 3 Monate. Dadurch kann bisherigen Studien zufolge beim größten Teil der Patientinnen eine Beschwerdefreiheit oder zumindest eine deutliche Besserung der Symptome erreicht werden.

Bei Mastodynie muß vor der Verordnung bzw. Anwendung von Medikamenten eine diagnostische Abklärung, v.a. zum Karzinom-Ausschluß, erfolgen.

Darreichungsform

Geeignete Darreichungsformen sind ethanolisch-wäßrige Auszüge in Form von Tinkturen (Tr.) und Trockenextrakte verarbeitet in Tbl. und Kps. sowie Frischpflanzenpreßsäfte.

Phytotherapeutische Differentialtherapie

Die schmerzhafte Mastodynie wird mit einer latenten Hyperprolaktinämie in ursächlichen Zusammenhang gebracht. Abnehmende Östradiol- und Progesteron-Spiegel sowie Streßsituationen können bei Patientinnen zu einer vermehrten Prolaktin-Ausschüttung aus der Hypophyse führen, was eine schmerzhafte Brustschwellung mit Spannungsgefühl verursachen kann. Dopaminerge Substanzen, wie sie in den Keuschlammfrüchten und im Wolfstrappkraut vorliegen, hemmen die Prolaktinausschüttung und dadurch kommt es zu einer Besserung der Mastodynie.

Es empfiehlt sich die Einnahme von **Keuschlammfrüchtezubereitungen** im wöchentlichen Wechsel mit Zubereitungen aus **Wolfstrappkraut**, wobei die Keuschlammfrüchte aufgrund der vorliegenden experimentellen und klinischen Studien sicherlich einen wissenschaftlichen Vorzug gegenüber Wolfstrappkraut besitzen und die Phytopharmaka der ersten Wahl sind.

Zusätzliche allgemeine Maßnahmen

- Gut sitzenden BH empfehlen, v.a. beim Sport.
- Für allgemeine Entspannung sorgen.
- Während Beschwerdemaximum keine sportliche Betätigung (außer Schwimmen).
- Je nach subjektivem Empfinden kühle oder warme Brustauflagen. Z.B. **kühlender Brustwickel nach Kneipp**: Kaltes Wasser mit wenigen Tr. ätherischem Pfefferminzöl verschütteln. In diese Mischung ein grobes, poröses Leintuch (ca. 80 x 180 cm) tauchen und nur leicht ausdrücken, nicht auswringen. Dieses straff anlegen, so daß es von den Achselhöhlen bis unter den Rippenbogen reicht. Darüber ein ebenso großes Zwischentuch aus Leinen oder Baumwolle legen, darüber ein Wolltuch. Nach 20–30 Min. den Wickel abnehmen und die Patientin noch ½ Std. Bettruhe einhalten lassen.
- Eine bewährte Maßnahme der Naturheilverfahren ist die Weißkohlauflage. Einzelne Kohlblätter dachziegelartig auf die betroffene Brust auflegen, Kompressen darüberlegen und BH anziehen. Für 1–6 Std. belassen, z.B. auch über Nacht. Nach dem Abnehmen Haut mit lauwarmen Wasser abwaschen und bei empfindlicher Haut mit Olivenöl einreiben.

9.6.1 Phytopharmaka zur inneren Anwendung

▶ Keuschlammfrüchte (Agni casti fructus) ☞ S. 131

Darreichungsform: Tagesdosis 30–40 mg Droge in Form wäßrig-alkoholischer Extrakte. Die Einnahme ist nur in Form von standardisierten Fertigarzneimitteln sinnvoll.

Fertigarzneimittel: Z.B.
- Agnolyt® Lösung bzw. Kapseln, morgens 40 Tr. bzw. 1 Kps. über mehrere Monate ohne Unterbrechung einnehmen.
- Agnucaston® Lösung bzw. Filmtabletten, morgens 40 Tr. bzw. 1 Filmtbl. über mehrere Monate ohne Unterbrechung einnehmen.
- Cefanorm® Lösung oder Kapseln, morgens nüchtern 35–45 Tr. oder 1 Kps. in etwas Flüssigkeit einnehmen. Die Einnahme sollte mind. über 3 Monate ohne Unterbrechung erfolgen.

Kombinationen mit anderen Phytopharmaka: Bewährt hat sich z.B. ein homöopathisches Kombinationspräparat, das aufgrund seiner Niederpotenzen durchaus als phytotherapeutisches Kombinationsprodukt angesehen werden kann.
- Mastodynon® Tabletten (162 mg Agnus castus Urtinktur zusammen mit 486 mg Caulophyllum, Cyclamen, Ignatia, Iris, Lilium tigrinum homöopathischen Tinkturen), 2 x tgl. 1 Tbl.
- Mastodynon® Tropfen (zusammen mit homöopathischen Tinkturen aus Caulophyllum thalicthroides, Cyclamen, Ignatia, Iris, Lilium tigrinum), morgens und abends je 30 Tr. in etwas Flüssigkeit einnehmen. Die Einnahmedauer sollte mind. 3 Monate ohne Unterbrechung betragen. (☞ **Studie**)

In einer randomisierten, plazebokontrollierten Doppelblindstudie an 104 Patientinnen mit Mastodynie führte die Therapie mit **Mastodynon® Tropfen** zu einer signifikanten Besserung des Symptoms Brustschmerz, gemessen mit einer visuellen Schmerzskala. Unter der Therapie kam es zu einem Abfall des Prolaktinspiegels.
Auch in einer ähnlich konzipierten Studie an 97 Patientinnen mit Mastodynie nahm die Intensität der Brustschmerzen unter Therapie mit **Mastodynon® Tropfen** bereits im 1. Behandlungszyklus gegenüber Plazebo signifikant um 30 % ab. Zum Ende des 2. Behandlungszyklus betrug der Rückgang 53 %. Die Verträglichkeit des Präparats war in beiden Studien gut.
In einer weiteren randomisierten, plazebokontrollierten Doppelblindstudie an insgesamt 121 Patientinnen wurde die Wirksamkeit von **Mastodynon® Tropfen** mit derjenigen eines Gestagens und Plazebo verglichen. Erfolgskriterium war die völlige Beschwerdefreiheit oder ein deutliches Nachlassen der Beschwerden. In dieser Studie war die Wirksamkeit von **Mastodynon®** mit der des Gestagens vergleichbar, jedoch signifikant besser verträglich. Die basalen Prolaktinwerte lagen beim Verum signifikant unter den Plazebowerten. Die Studie wurde nicht nach den Prinzipien der Homöopathie durchgeführt, obwohl es sich bei **Mastodynon®** um ein homöopathisches Arzneimittel handelt, sondern nach dem Prüfdesign für allopathische Arzneimittel.

▶ Wolfstrappkraut (Lycopi herba) ☞ S. 264

Um Reboundphänomene zu verhindern, sollte die Therapie einschleichend begonnen und ebenso ausgeschlichen werden.

Darreichungsform: Anwendung in Form von Fertigpräparaten, Tagesdosis 1–2 g Droge für Teeaufgüsse. Wirksamer sind Frischpflanzenauszüge und ethanolisch-wäßrige Extrakte.

– Teezubereitung: 1 EL geschnittene Droge mit 1 Tasse kochendem Wasser übergießen und nach etwa 10–20 Min. abseihen. Mehrmals tgl. 1 Tasse heiß trinken.

Fertigarzneimittel: Z.B.
- Cefavale® Tropfen, 2 x tgl. 10–15 Tr., die Dauer der Anwendung ist nicht begrenzt. (☞ **Studie**)
- florabio-Lycopus-Frischpflanzensaft, 3 x tgl. 1 EL.
- Lycoaktin® M, Lösung bzw. Tabletten zum Einnehmen, 3 x tgl. 10–15 Tr. in etwas Flüssigkeit vor den Mahlzeiten einnehmen bzw. 2–3 x tgl. 1 Tbl. vor den Mahlzeiten auf der Zunge zergehen lassen.
- Prothyrysat® Bürger Lösung, 3 x tgl. 5–15 Tr.
- Thyreogutt® mono Tropfen Lösung bzw. Tabletten, 3 x tgl. 10 Tr. bzw. 1 Tbl. ca. 10 Tage vor Einsetzen bis zum Beginn der Regelblutung über 3–4 Zyklen einnehmen.

Kombinationen mit anderen Phytopharmaka: In dieser Indikation nicht erprobt.

In einer offenen klinischen Studie an 30 Frauen mit prämenstrueller Mastodynie führte die Therapie mit **Cefavale®** (2 x tgl. 15 Tr.) zur Behandlung prämenstrueller Mastodynie bei mehr als 90 % der Patientinnen nach 1–2monatiger Therapie zur Besserung der Symptome oder Symptomfreiheit. Es wurden eine durchschnittlich leichte Gewichtszunahme und Abnahme der Pulsfrequenz beobachtet, die auf eine antithyreotrope Wirkung hinweist. Sonst traten keine unerwünschten Nebenwirkungen auf. Experimentell konnte eine Hemmung der Prolaktinbildung im Hypophysenvorderlappen nachgewiesen werden. Die zyklusbedingte Hyperämie und intraalveoläre Sekretion in die Brustdrüse wurden vermindert, es kam zur Volumenabnahme und zum Nachlassen des Spannungsschmerzes in der Brust.

9

9.7 Klimakterische Beschwerden

Im Klimakterium Erschöpfung des Follikelvorrats am Ovar, was zu einem Östrogenmangel und konsekutivem fehlenden negativen Feedback auf den Hypothalamus mit vermehrter LH- und Progesteronausschüttung aus der Hypophyse sowie vermehrter peripherer Temperaturerhöhung der Haut führt. Durch die Hormonumstellung treten bei 70 % aller Frauen Beschwerden in der Übergangsphase von der Geschlechtsreife zum Alter (Klimakterium) auf. Dazu zählen u.a. Hitzewallungen, Stimmungslabilität, Depressionen, Schlafstörungen, Tachykardie, Dyspareunie, Gewichtszunahme, Pruritus vulvae. Langfristige Folgen der Menopause können Osteoporose, erhöhte Inzidenz koronarer Herzerkrankungen und zerebrovaskulärer Erkrankungen sein.

Stellenwert der Phytotherapie

Zur Therapie klimakterischer Beschwerden eignen sich östrogenähnlich wirksame Phytopharmaka, wobei es sich chemisch bei den einzelnen Naturstoffen nicht um Verbindungen mit einem Steroidgrundgerüst handelt. Man bezeichnet diese Pflanzeninhaltsstoffe als „Phytoöstrogene", besser ist jedoch die Bezeichnung Phyto-SERMs. Dazu zählen z.B. die Sojabohnen-Isoflavone oder die Fukinolsäure im Cimicifugawurzelstock. Diese Pflanzeninhaltsstoffe konkurrieren mit den Östrogenen (z.B. Estradiol) um Bindungsstellen an Östrogenrezeptoren. Sie besitzen eine experimentell nachgewiesene LH-supprimierende Wirkung und greifen damit kausal in zentralnervöse endokrine Regulationsmechanismen ein. Im Unterschied zu den Östrogenen werden von den „Phytoöstrogenen" der FSH- und Prolaktinspiegel nicht beeinflußt. Bei Frauen in der Menopause wird die hypophysäre LH-Sekretion durch Cimicifugawurzelstockextrakte selektiv supprimiert. Die unerwünschten Nebenwirkungen der HRT (Horman Replacement Therapy) treten mit diesen Naturstoffen nicht auf.

In der Regel genügt eine **alleinige** phytotherapeutische Therapie, um v.a. die neurovegetativen und psychischen Symptome wie Hitzewallungen, Nervosität, Schweißausbrüche und depressive Verstimmung zu lindern. Eine Prävention von Osteoporose kann aufgrund experimenteller und klinischer Studien für möglich gehalten werden.

Darreichungsform

Geeignete Darreichungsformen sind ethanolisch-wäßrige Auszüge als Tinkturen (Tr.) oder Trockenextrakte verarbeitet in Tbl., Drg. und Kps.

Phytotherapeutische Differentialtherapie

Die größte Bedeutung bei klimakterischen Beschwerden haben Extrakte aus dem **Cimicifugawurzelstock**, wobei in mehreren klinischen Studien eine signifikante Besserung von Hitzewallungen, Schweißausbrüchen, Schlafstörungen und Stimmungslabilität nachgewiesen werden konnte. Standardisierte Cimicifugawurzelstock-Zubereitungen sind daher die erste phytotherapeutische Wahl bei vorwiegend neurovegetativen Wechseljahrbeschwerden.

Stimmungsschwankungen im Klimakterium lassen sich gut durch eine zusätzliche Therapie mit psychotropen Phytopharmaka behandeln. Studien liegen mit Johanniskraut und Kava-Kava-Wurzelstock vor.

In der Erfahrungsheilkunde werden bei klimakterischen Beschwerden außerdem Hopfenzapfen als Tinktur oder Tee eingesetzt, v.a. bei Nervosität und Schlafstörungen.

Zusätzliche allgemeine Maßnahmen

- Entspannungsverfahren erlernen, z.B. Muskelrelaxation nach Jacobson, autogenes Training.
- Vitamin-E-, Vitamin-D- und calciumreiche Nahrungsmittel empfehlen (Nüsse, Samen, Getreidekeime, kaltgepreßte Pflanzenöle, fettreduzierte Milchprodukte).
- Psychischen Faktoren beeinflussen oft die Beschwerden. Positiven Umgang mit dem neuen Lebensabschnitt stärken und Sichtweise fördern, daß das Älterwerden kein Abstellen auf dem Abstellgleis ist, sondern die Möglichkeit bietet, die erworbene seelische und geistige Reife zu genießen und sich entlang dieser inneren Werte neu zu orientieren.
- Ordnungstherapie.

9.7.1 Phytopharmaka zur inneren Anwendung

▶ Cimicifugawurzelstock (Cimicifugae racemosae rhizoma) ☞ S. 65

Aufgrund der guten Verträglichkeit kann eine Langzeitanwendung empfohlen werden, jedoch laut Kommission E aufgrund theoretischer Sicherheitsüberlegungen vorerst nicht länger als 6 Monate. Konkrete Hinweise auf Nebenwirkungen nach einer längeren Einnahme als 6 Monate existieren zur Zeit nicht. Entscheidend ist, daß sich die Patientinnen bei einer Anwendung von mehr als 6 Monaten in ärztlicher Beobachtung befinden.

Darreichungsform: Tagesdosis 3 g Droge in Form als Tee oder Tinktur, wobei die Einnahme von standardisierten Fertigarzneimitteln zu empfehlen ist. Die Teezubereitung ist höchstens als eine adjuvante Therapiemaßnahme anzusehen.

- Teezubereitung: 1 TL geschnittene Droge mit 1 Tasse kochendem Wasser übergießen und nach etwa 10 Min. abseihen. 2–3 x tgl. 1 Tasse Tee trinken.
- Tinktur (1:10): 3 x tgl. 10 Tr. auf einem Stück Zucker langsam im Mund zergehen lassen.

Fertigarzneimittel: Z.B.

- Cefakliman® mono Lösung bzw. Kapseln, 2 x tgl. 30–40 Tr. bzw. 2 x tgl. 1 Kps. einnehmen.
- Femikliman® uno Filmtabletten (6,5 mg ethanolisch-wäßriger Cimifugawurzelstocktrockenextrakt), 1–2 Tbl. tgl. (☞ **Studie**)
- Klimadynon® Lösung bzw. Filmtabletten (standardisierter ethanolischer BNO 1055-Extrakt), morgens und abends je 30 Tr. oder je 1 Filmtbl. einnehmen. (☞ **Studie**)
- Remifemin® Lösung oder Tabletten (standardisierter ethanolischer bzw. isopropanolischer Extrakt), morgens und abends 20 Tr. unverdünnt, z.B. auf Zucker, oder 2 x tgl. 1 Tbl. unzerkaut mit etwas Flüssigkeit einnehmen. (☞ **Studie**)
- Sinei® Kapseln (standardisierter Trockenextrakt Stei CIM 73), 1 x tgl. 1 Kps.

Kombinationen mit anderen Phytopharmaka: Eine Kombination mit Keuschlammfrüchten oder neurovegetativ entspannenden Drogen wie Johanniskraut oder eine abwechselnde (morgens und abends) gleichzeitige Einnahme eines Johanniskrautpräparats ist sinnvoll. Z.B.

- Femisana H-Wechseljahrestropfen (zusammen mit homöopathischer Agnus castus-Urtinktur), 3 x tgl. 20–30 Tr.
- Remifemin® plus Dragees (zusammen mit Johanniskraut), morgens und abends 1 Drg. unzerkaut mit etwas Flüssigkeit einnehmen. Bei Bedarf kann die Dosis auf 2 x 2 Drg. gesteigert werden. Eine längere Anwendungsdauer wird empfohlen, erste therapeutische Effekte stellen sich nach 2–3 Wochen ein.

✓ In der Regel bessern sich die klimakterischen Beschwerden erst nach einer Einnahmedauer von 4–6 Wochen, so daß häufig zu Beginn der Therapie eine Kombination mit Hormonen („natürlichen" Östrogenen in Kombination mit Gestagenen) praktiziert wird.

In einer randomisierten Doppelblindstudie wurden 80 Patientinnen eingeschlossen: 30 wurden mit einer niedrigen Dosis konjugierter Östrogene, ➨

30 mit **Remifemin**® und 20 mit einem Plazebo behandelt. Durch die Einnahme des Cimicifuga-Extrakts besserten sich sowohl psychische Symptome wie innere Unruhe, depressive Verstimmungen, Verspannungen (gemessen mit der Hamilton Angstskala) als auch körperliche Symptome wie Hitzewallungen (gemessen im Menopause Index nach Kupperman).
In einer doppelblinden, randomisierten Studie nach GCP-Kriterien wurde eine hohe Dosis an **Remifemin® Tabletten** (umgerechnet auf 127,3 mg Droge) mit der Standarddosis von umgerechnet tgl. 39 mg bei 152 Frauen im Alter von 43–60 Jahren verglichen. Es zeigte sich, daß eine höhere Dosis keine weiteren Vorteile bringt. Mit beiden Dosen konnten typische Symptome der Menopause (gemessen im Kupperman Menopausal Index) kontrolliert werden. Bereits nach 2 Wochen wurden in beiden Gruppen Symptome nach dem Index, aber auch individuelle Symptome signifikant reduziert, wobei die Wirkung nach 12 Wochen stärker ausgeprägt war. Nach 12 Wochen konnte eine um bis zu 70%ige Reduktion der Symptome (Kupperman Index < 15) nachgewiesen werden. Die Therapie hatte keinen Einfluß auf Hormonwerte.
In einer randomisierten Doppelblindstudie an 150 Patientinnen in der Menopause wurde durch die 8wöchige Therapie mit **Remifemin® Lösung oder Tabletten** der LH-Spiegel signifikant gesenkt, der FSH-Spiegel blieb unverändert.
In einer Anwendungsbeobachtung an 3804 Frauen im Durchschnittsalter von 52 Jahren wurde die Wirksamkeit von **Femikliman® uno Filmtabletten** zusammen mit Felis® 425 Kapseln bei prämenopausaler (12,4 %), perimenopausaler (30,7 %) und postmenopausaler (39,2 %) Anwendung geprüft. Die Beobachtungsparameter waren der Kuppermann-Index (= klimakterische Beschwerden wie Hitzewallungen, Schlafstörungen, Schweißausbrüche und Nervosität) und Befindensstörungen wie Antriebslosigkeit, Anspannung, Konzentrationsschwäche, Interessenverlust und Minderung des Selbstwertgefühls. Nach 12wöchiger Therapie mit morgens 1 Kps. Felis® 425 (= 425 mg ethanolisch-wäßriger Trockenextrakt aus Johanniskraut) und abends 1 Tbl. **Femikliman® uno** (= 6,5 mg ethanolischer Trockenextrakt) waren nach der Globalbeurteilung der Prüfärzte 19,4 % der Patientinnen beschwerdefrei und bei 69,1 % hatten sich Beschwerden deutlich gebessert. Bei 7,6 % der Patientinnen blieben die Wechseljahrsbeschwerden unverändert und bei 1,3 % konnte eine Verschlechterung der Symptome beobachtet werden.
In einer doppelblinden, gegen Plazebo und konjugierte Östrogene kontrollierten Studie an 62 Patientinnen konnte gezeigt werden, daß **Klimadynon® Lösung** nicht nur klimakterische Beschwerden lindert, sondern auch (wie konjugierte Östrogene) das Schlafverhalten signifikant günstig beeinflußt. Die Studie gab auch erste Hinweise auf eine günstige Wirkung des Cimicifuga-Präparats auf den Knochenstoffwechsel (Möglichkeit der Osteoporose-Prävention).

▶ Johanniskraut (Hyperici herba) ☞ S. 118

Aufgrund der theoretisch möglichen photosensibilisierenden Eigenschaften von Johanniskraut sollte während der Therapie eine intensive Sonnen- bzw. UV-Bestrahlung vermieden werden. Bislang wurde diese aus der Tiermedizin bekannte Nebenwirkung nach der Einnahme von Johanniskrautpräparaten beim Menschen nicht beobachtet. Absolut kontraindiziert sind ➡

Johanniskrautzubereitungen, wenn die Einnahme von Ciclo-sporin notwendig ist, da der Serumspiegel davon erniedrigt werden kann.
Patienten, bei denen eine „High-Intensity-Therapie“ mit Phenprocoumon bzw. Cumarinderivaten indiziert ist, dürfen höher dosierte Johanniskrautextrakte (> 300 mg) nur unter engmaschiger Kontrolle der Gerinnungswerte verordnet werden, da die Wirksamkeit von Cumarin-Präparaten abgeschwächt werden kann.
Probandenstudien lassen den Schluß zu, daß die beobachteten Nebenwirkungen und Interaktionen dosisabhängig sind (abhängig vom Johanniskraut-Gesamtextraktgehalt) und erklären, warum diese bei den niedrigen traditionellen Dosierungen bisher nicht beobachtet worden sind.
Wegen der postulierten Enzyminduktion des Cytochrom-P-450-Komplexes sind höher dosierte Johanniskrautextrakte (über 900 mg Trockenextrakt/Tag) mit möglicherweise höheren Hyperforingehalten (über 40 mg/Tag) kontraindiziert bei Herzklappenträgern, frischem Lungenödem, tiefer Venenthrombose der Beckenetage, Thrombophilie und Herzwandaneurysmen. Hyperforin ist mit Sicherheit nicht die alleinig verantwortliche Substanz für die Wechselwirkung, auch wenn Hyperforin in der experimentellen Pharmakologie ein wichtiger wirksamkeitsmitbestimmender Johanniskrautinhaltsstoff ist.

Darreichungsform: Mittlere Tagesdosis für innerliche Anwendung 2–4 g Droge mit einem Stengelanteil von höchstens 10 % zur Herstellung eines Teeaufgusses bzw. ethanolisch-wäßrige Extrakte mit 0,2–1,0 mg Gesamthypericinen und ausreichenden Mengen an Hyperforin, Flavonoiden und Xanthonen.
- Teezubereitung: 1 gehäuften TL mit 150 ml kochendem Wasser übergießen, 5–10 Min. ziehen lassen und abseihen. 2–3 Tassen tgl. trinken.

9

Fertigarzneimittel: Z.B.
- Aristo® 350 Kapseln (350 mg Trockenextrakt mit 0,8 mg Gesamthypericin, ca. 9 mg Hyperforin, ca. 21 mg Gesamtflavonoide), morgens und/oder am frühen Abend 1 Kps.
- Esbericum® forte Dragees (250 mg Trockenextrakt mit 0,5 mg Gesamthypericinen, 0,2 mg Hyperforin, 15–25 mg Gesamtflavonoiden), 2 x tgl. 1 Drg. unzerkaut mit etwas Flüssigkeit während oder nach dem Essen einnehmen.
- Esbericum® Kapseln (250 mg Trockenextrakt mit 0,25 mg Gesamthypericine, 1 mg Hyperforin, 20–25 mg Gesamtflavonoide), 1–2 x tgl. 1–2 Kps., in schweren Fällen 2 x 3 Kps. unzerkaut einnehmen.
- florabio naturreiner Heilpflanzensaft Johanniskraut Preßsaft, 2–3 x tgl. 10 ml (= 0,4–0,9 mg Gesamthypericine).
- Helarium® 425 Hartkapseln (425 mg Trockenextrakt mit 0,75–1,5 mg Hypericin, 12–20 mg Hyperforin, 25–50 mg Flavonoiden), 2 x tgl. 1 Kps. mit etwas Flüssigkeit einnehmen.
- Helarium® Hypericum Dragees (285 mg Trockenextrakt mit 0,7–1,0 mg Hypericin, 9–15 mg Hyperforin, 20–40 mg Flavonoiden), 3 x tgl. 1 Drg. mit etwas Flüssigkeit einnehmen.
- Hyperforat® Tropfen (in 1 ml Fluidextrakt 0,2 mg Gesamthypericine), 2–3 x tgl. 20 Tr. vor dem Essen in etwas Flüssigkeit einnehmen. (☞ **Studie**)
- Jarsin® 300 Dragees (300 mg Trockenextrakt mit 0,8 mg Gesamthypericin, 20–45 mg Hyperforin, 9–18 mg Gesamtflavonoide), 3 x tgl. 1 Drg.

- Kneipp® Johanniskraut-Pflanzensaft N, 2–3 x tgl. 10 ml (= 0,4–0,9 mg Gesamthypericine).
- Kytta®-Modal Hartkapseln (425 mg Trockenextrakt mit 0,3 mg Gesamthypericine, 2 mg Hyperforin), morgens und abends 1 Kps. einnehmen.
- Laif® 600 Tabletten (600 mg Trockenextrakt mit 2 mg Gesamthypericine, 11 mg Hyperforin, 30 mg Gesamtflavonoide), 1 x tgl. 1 Tbl. und bei Bedarf zusätzlich ½ Tbl.
- Neuroplant 1 x 1 Filmtabletten (600 mg Trockenextrakt mit 0,6–1,8 mg Gesamthypericin, 18–36 mg Hyperforin), 1 x tgl. 1 Filmtbl.
- Neuroplant® 300 Filmtabletten (300 mg Trockenextrakt mit 0,3–0,9 mg Gesamthypericine, 9–18 mg Hyperforin), 2–3 x tgl. 1 Tbl.
- Remotiv® Filmtabletten (250 mg Trockenextrakt mit 0,5 mg Gesamthypericin, bewußt niedrigem Gehalt an Hyperforin mit max. 1 mg, ca. 18 mg Gesamtflavonoiden), 2 x tgl. 1 Filmtbl.

Kombinationen mit anderen Phytopharmaka: Eine Kombination mit anderen sedativ wirkenden Arzneimitteln wie Baldrianwurzel ist sinnvoll. Z.B.
- Hewepsychon duo® Tropfen (zusammen mit Kava-Kava-Wurzelstock), 4 x tgl. 20 Tr. mit wenig Flüssigkeit einnehmen, in akuten Fällen 6 x tgl. 50 Tr.
- Neurapas® balance Filmtabletten (zusammen mit Baldrianwurzel, Passionsblumenkraut), 1–2 x tgl. 2 Filmtbl. (☞ **Studie**)
- Sedariston® Konzentrat Kapseln (zusammen mit Trockenextrakt aus Baldrianwurzel), 4 x tgl. 1 Kps.
- Sedariston® Tropfen plus Flüssigkeit (zusammen mit ethanolischen Auszügen aus Baldrianwurzeln, Melissenblättern), 3 x tgl. 20 Tr.

In einer offenen Studie wurden 60 Patientinnen im Klimakterium aufgrund depressiver Stimmungslage behandelt. Sie erhielten entweder 3 x tgl. 20 Tr. **Hyperforat® Tropfen** niedrig dosiert oder 3 x tgl. 2 mg Diazepam. Die Johanniskraut-Tropfen waren, obwohl im Vergleich zu den Trockenextraktpräparaten niedrig dosiert, mit einer Erfolgsquote von 76 % (Arzt- und Patientenurteil) dem Tranquilizer überlegen.
Mit dem Vorgängerprodukt von Neuropas® balance Filmtabletten, den **Neuropas® Tabletten**, die zusätzlich noch Lerchenspornwurzel und Escholzienkraut enthielten, wurde eine plazebokontrollierte, randomisierte GCP-Studie durchgeführt. Nach 8wöchiger Therapie mit 3 x tgl. 2 Tbl. zeigten sich deutliche therapeutische Effekte gemessen im Clinical Global Impression Test (CGI-Test) sowie im Depression Status Inventory Test (DSI) gegenüber der Plazebogruppe. Die Patienten waren im Alter von 40–75 Jahren.
In einer Anwendungsbeobachtung wurden 111 Frauen aus allgemeinärztlichen Praxen 12 Wochen lang mit tgl. insgesamt 900 mg Johanniskrautextrakt behandelt. Parameter zur Beurteilung der Wirksamkeit waren ein standardisierter Fragebogen (Menopause Rating Scale), ein selbst entwickelter Fragebogen, um die sexuelle Zufriedenheit zu beurteilen, und das allgemeine Befinden gemessen in der Clinical Global Impression-Skala. Die Parameter wurden nach 5, 8 und 12wöchiger Behandlung evaluiert. Durch die Therapie verbesserten sich psychische und psychosomatische Symptome signifikant. Klimakterische Beschwerden verschwanden bei der Mehrheit der Frauen vollständig (76,4 % nach Selbsteinschätzung, 79,2 % nach Arztbefragung). Auch die sexuelle Zufriedenheit verbesserte sich bei den Frauen.

▶ Kava-Kava-Wurzelstock (Piperis methystici rhizoma) ☞ S. 128

Kava-Kava-Präparate sind seit dem 14. Juni 2002 in Deutschland vorerst nicht mehr im Verkehr. Von der Kommission E und vom Zentralverband der Ärzte für Naturheilverfahren werden eine Verschreibungspflicht, eine Tages-Dosisbeschränkung auf max. 120 mg Kavapyrone, eine zeitlich begrenzte Einnahme von max. 2 Monaten und die Bestimmung der Leberwerte vor und nach Einnahme von Kava-Kava-Präparaten empfohlen.
Die optimale Wirkung tritt erst nach 5–8 Tagen ein.
Die Bestimmung der Leberwerte ist vor Therapiebeginn und nach 5 Wochen Anwendung zu empfehlen.
Bei längerer Einnahme kann es zu einer reversiblen Gelbfärbung der Haut kommen. In diesem Fall ist von einer weiteren Einnahme abzusehen. Das Arzneimittel kann auch bei bestimmungsgemäßem Gebrauch die Sehleistung und das Konzentrationsvermögen im Straßenverkehr oder bei der Bedienung von Maschinen beeinflussen.
Bei Beschwerden wie ungewöhnlicher Müdigkeit, Appetitlosigkeit, Übelkeit oder Ikterus sind Kava-Kava-Extrakte sofort abzusetzen. Die bisher zwar sehr seltenen, aber ernst zu nehmenden bekannt gewordenen Nebenwirkungen deuten auf einen immunallergischen Mechanismus hin. Nach mehrwöchiger Einnahme von 240 mg Kavapyrone kam es bei einem 50jährigen Mann zu einem massiven Anstieg von Bilirubin und Transaminasen (medikamentöse Hepatitis). Diese Nebenwirkungen basieren möglicherweise auf Kavapyronmengen, die über den Empfehlungen der Kommission E liegen.

Darreichungsform: Die Einnahme ist nur in Form von standardisierten Fertigpräparaten, die mind. 60–120 mg Kavapyrone enthalten, sinnvoll.

Fertigarzneimittel: Bis zum 14. Juni 2002 standen z.B. zur Verfügung:
- Antares® 120 mg Filmtabletten, 1–2 x tgl. 1 Tbl. unzerkaut mit etwas Flüssigkeit nach dem Essen einnehmen.
- Cefakava® 150 Filmtabletten (35 mg Kavapyrone), 2–4 x tgl. 1 Filmtbl.
- Kavasedon® Kapseln (50 mg Kavapyrone), 1–3 x tgl. 1 Kps. unzerkaut nach dem Essen einnehmen.
- Kavatino® Kapseln (60 mg Kavapyrone), 1–2 x tgl. 1 Kps. unzerkaut mit etwas Flüssigkeit nach dem Essen einnehmen.
- Kavosporal® forte Kapseln (47–52 mg Kavapyrone), morgens und abends 1 Kps., bei längerfristiger Anwendung kann die Dosis auf 1 Kps. verringert werden, max. Tagesdosis 3 Kps.
- Laitan 100 Hartkapseln (70 mg Kavapyrone), 1 x tgl. 1 Kps. unzerkaut mit etwas Flüssigkeit einnehmen. (☞ **Studie)**

Kombinationen mit anderen Phytopharmaka: Eine Kombination mit anderen sedativ wirkenden Arzneimitteln wie Johanniskraut ist sinnvoll. Z.B.
- Hewepsychon duo® Tropfen (zusammen mit Johanniskraut), 4 x tgl. 20 Tr. mit wenig Flüssigkeit einnehmen, in akuten Fällen 6 x tgl. 50 Tr.

> In einer klinischen Studie an über 80 Patientinnen besserten sich durch die Therapie mit **Laitan 100 Kapseln** klimakterische Beschwerden gegenüber Plazebo deutlich. Prüfparameter waren die HAMA-Skala, der Kuppermann-Menopansen-Index und die ASI-Skala. Der therapeutische Effekt setzte bei den meisten Patienten nach 1 Woche ein. Die Patientinnen wurden in beiden Studien über mind. 56 Tage behandelt.

▶ Rotkleeblätter (Trifolii pratensis folium) ☞ S. 204

Darreichungsform: Die Einnahme ist nur in Form von standardisierten Fertigpräparaten sinnvoll. Die Tagesdosis liegt bei 40 mg Isoflavonen.

Fertigarzneimittel: Z.B.
- menoflavon® Kapseln (40 mg Isoflavone), 1 x tgl. 1 Kps. Apothekenexklusives Nahrungsergänzungsmittel (nicht erstattungsfähig).

Kombinationen mit anderen Phytopharmaka: Ein Kombinations-Präparat ist als Arzneimittel nicht im Verkehr, sondern nur als Nahrungsergänzungsmittel, das nicht erstattungsfähig ist. Z.B.
- Menoflavon Balance® Tabletten (zusammen mit 125 mg Calcium, 4 mg Vitamin D_3), 1 x tgl. 1 Tbl.

> In einer doppelblinden, randomisierten Studie, die im cross-over Design durchgeführt wurde, wurden 110 postmenopausale Frauen untersucht. Parameter zur Beurteilung der Wirksamkeit war die Beeinflussung typischer postmenopausaler Symptome im Kupperman-Index. Durch die Behandlung nahmen diese insgesamt signifikant um 84 % ab. Dabei wurden sowohl körperliche Symptome wie Hitzewallungen und Schweißausbrüche als auch psychische Veränderungen wie Nervosität oder Depression positiv beeinflußt. 90 % der Frauen, die von einer anderen Therapie auf **menoflavon®** umgestiegen waren, und 78 % der Frauen, die mit **menoflavon®** in die postmenopausale Therapie eingestiegen waren, waren mit der Behandlung zufrieden.

9

9.7.2 Bewährte Tee-Rezeptur

Ergänzend zur Therapie mit experimentell und klinisch abgesicherten Phyto-Gynäkologika ist eine unterstützende Therapie mit individuellen Teemischungen sinnvoll. Die Zusammensetzung kann nach den Erfahrungen des Verordners individuell variiert werden.

▶ Frauen-Beruhigungstee

Rp:

Melissae folium conc. (Melissenblätter)	30,0 g
Hyperici herba conc. (Johanniskraut)	30,0 g
Alchemillae herba conc. (Frauenmantelkraut)	20,0 g
Lupuli strobulus conc. (Hopfenzapfen)	10,0 g

M. f. spec. gynaecologicae
D.S. 1 EL Teemischung mit 250 ml kochendem Wasser übergießen, 10 Min. ziehen lassen, abseihen und langsam schluckweise 2 Tassen tgl. trinken.

9.8 Fluor vaginalis

Dünn- bis dickflüssiger Scheidenausfluß. Z.B. infolge von mechanischer (z.B. Pessar, Fremdkörper, Prolaps) oder chemischer Reizung (z.B. Scheidenspülung), bei Infektion (Bakterien, Viren, Trichomonaden, Soor), Östrogenstimulation (Zyklusmitte), Fistel, Schwangerschaft, Korpus- oder Zervixkarzinom. Evtl. mit Pruritus und Schmerzen verbunden.

Stellenwert der Phytotherapie

Behandlungsziel ist die Wiederherstellung eines physiologischen Scheidenmilieus. Phytopharmaka besitzen nur eine **adjuvante** Bedeutung. Klinische Studien im Sinne einer EBM liegen nicht vor. Die genannten Drogen werden seit langem in der Erfahrungsheilkunde verwendet. Eine Wirksamkeit von Sitzbädern mit Taubnesselblüten ist aufgrund der enthaltenen Gerbstoffe plausibel.

Darreichungsform

Bei Fluor vaginalis werden Phytopharmaka äußerlich (Spülungen oder Sitzbäder) eingesetzt. In der Volksmedizin wird die äußere Anwendung durch die Einnahme einer Teemischung unterstützt.

9

Phytotherapeutische Differentialtherapie

Von der Kommission E werden für diese Indikation nur **Taubnesselblüten** empfohlen.

Zusätzliche allgemeine Maßnahmen

- Behandlung mit Milchsäurezäpfchen, z.B. Vagiflor®. 1 Vaginal-Zäpfchen tgl. abends vor dem Schlafengehen einführen.

9.8.1 Spülungen, Sitzbäder

▶ Taubnesselblüten, weiße (Lamii albi flos) ☞ S. 234

Darreichungsform: Äußerlich wird der abgekühlte Teeaufguß für Umschläge verwendet.

- Spülungen und Sitzbäder: 50 g Droge mit 500 ml heißem Wasser übergießen, 10 Min. ziehen lassen. Mit der lauwarmen Lsg. den Scheidenbereich mehrmals tgl. spülen. Für ein Sitzbad Auszug in eine Wanne füllen und mit warmem Wasser nachfüllen. Mehrmals tgl. ein Sitzbad nehmen.

Fertigarzneimittel: Sind nicht erhältlich.

Kombinationen mit anderen Phytopharmaka: Sind nicht erprobt, auch nicht in der Erfahrungsheilkunde.

9.8.2 Bewährte Tee-Rezeptur

▶ Frauentee

Rp:

Matricariae flos tot. (Kamillenblüten)	20,0 g
Alchemillae herba conc. (Frauenmantelkraut)	20,0 g
Lamii albi flos tot. (weiße Taubnesselblüten)	20,0 g
Hyperici herba conc. (Johanniskraut)	20,0 g
Juglandis folium conc. (Walnußblätter)	10,0 g

M. f. spec. gynaecologicae
D.S. 1 gehäuften TL Teemischung mit 1 Tasse kochendem Wasser (ca. 150 ml) übergießen und bedeckt ca. 10–15 Min. ziehen lassen. Abseihen und bis zu 5 Tassen frisch bereiteten Tee tgl. trinken.

9.9 Vulvitis, Kolpitis

***Vulvitis:** Entzündung des äußeren weiblichen Genitales. Ursachen der primären Vulvitis sind Infektionen v.a. mit Herpes genitalis und Papillomaviren. Meist ist sie aber sekundär bedingt durch vaginale oder urethrale Ursachen (Harninkontinenz, Fisteln, Kolpitis), mechanische Irritation (enge Wäsche, Vita sexualis, Intertrigo), chemische Irritation (Seifen, Waschzwang, Waschmittel), systemische Ursachen (Östrogenmangel, Allergien, Diabetes mellitus). Symptome sind brennende Schmerzen, v.a. beim Gehen, Pruritus, Miktionsschmerzen, Dyspareunie.*

9

***Kolpitis (Vaginitis):** Entzündung der weiblichen Scheide. Ursächlich ist meist eine Verdrängung der physiologischen Vaginalflora (Östrogenmangel, Antibiotikatherapie, Scheidenspülungen), begünstigend wirken Diabetes mellitus, Schwangerschaft, hormonelle Kontrazeption, atrophische Genitalerkrankungen. Symptome sind Fluor vaginalis (unangenehmer Geruch), Pruritus, brennende Schmerzen, Dyspareunie.*

■ Stellenwert der Phytotherapie

Behandlungsziel ist in erster Linie die Linderung der Symptome wie Juckreiz, Brennen etc. und Minderung der Entzündung. Phytopharmaka besitzen nur eine **adjuvante** Bedeutung. Klinische Studien im Sinne von EBM liegen nicht vor, jedoch Berichte aus der Erfahrungsheilkunde.

■ Darreichungsform

Bei Vulvitis oder Kolpitis werden Phytopharmaka **nur äußerlich** (Spülungen oder Sitzbäder) eingesetzt und zwar als wäßrige oder besser als ethanolisch-wäßrige Auszüge, da diese eine höhere Wirkstoffkonzentration aufweisen.

■ Phytotherapeutische Differentialtherapie

Die zum Einsatz kommenden Drogen wirken
- **antiphlogistisch** und **keimhemmend**: Kamillenblütenzubereitungen in standardisierter Form, Schafgarbenkraut und -blüten
- **adstringierend:** Eichenrinde, Zauberstrauchblätter und -rinde.

Bewährt hat sich eine abwechselnde Therapie mit den im folgenden näher beschriebenen vier Drogen. Im Vergleich zu Eichenrinde hat Hamamelis eine mild adstringierende Wirkung. Hamamelis-Sitzbäder können alle 2 Tage im Wechsel mit Kamillen- oder Schafgarben-Sitzbädern angewendet werden. Aufgrund der sehr starken und austrocknenden Wirkung von Eichenrinde sollten diese Sitzbäder nicht öfter als 1 x/Woche genommen werden.

Zusätzliche allgemeine Maßnahmen

- Keine einengende Wäsche tragen, Baumwollwäsche bevorzugen.
- Auf Hygiene im Genitalbereich achten, dabei aber nur mit klarem Wasser waschen und keine aggressiven Seifen verwenden.
- Immer Partner wegen des „Ping-Pong-Effekts" mitbehandeln.
- Vor und nach dem Geschlechtsverkehr Wasser lassen.

9.9.1 Sitzbäder

▶ Eichenrinde (Quercus cortex) ☞ S. 72

Der Eichenrindenauszug ist kräftig braun gefärbt und die Badewanne muß sofort nach dem Bad gereinigt werden. Die Haut verfärbt sich dabei nicht. Nach dem Sitzbad keine Seife verwenden, damit die Gerbstoffe noch nachhaltig mit der Haut reagieren können.

Darreichungsform: In dieser Indikation werden Sitzbäder mit einer Abkochung von Eichenrinde vorgenommen.

- Sitzbad: Ca. 50 g zerkleinerte Droge mit 500 ml Wasser in einem Topf ansetzen und aufkochen, 15–20 Min. ziehen lassen und abseihen. Die Abkochung in eine Wanne geben und mit ausreichend warmem Wasser auffüllen.

Fertigarzneimittel: Z.B.

- Silvapin® Eichenrinden Extrakt Bad, 20–30 ml für 1 Sitzbad, 1 x tgl durchführen.
- Quercus-Essenz Wala, 20–30 ml für 1 Sitzbad, 1 x tgl. durchführen.

Kombinationen mit anderen Phytopharmaka: Eine Kombination mit anderen antiphlogistisch oder adstringierend wirksamen Drogen wie Hamamelisblättern und -rinde ist als individuelle freie Rezeptur sinnvoll (☞ 9.9.2).

▶ Kamillenblüten (Matricariae flos) ☞ S. 123

Darreichungsform: Für diese Indikation sind Sitzbäder sinnvoll. Sie können zwar mit einem kräftigen Kamillentee durchgeführt werden, doch werden mit den angeführten ethanolisch-wäßrigen Fertigarzneimitteln wesentlich höhere Konzentrationen der wirksamkeitsmitbestimmenden Inhaltsstoffe erreicht, was deshalb vorzuziehen ist.

- Sitzbad: 2 EL Kamillenblüten mit 2 Tassen kochendem Wasser übergießen, 5–10 Min. abgedeckt stehen lassen, abseihen und zu ca. 10 l Wasser als Sitzbad geben. Zur Verstärkung des therapeutischen Effektes ca. 10 ml eines ethanolisch-wäßrigen Kamillenfertigarzneimittels hinzufügen.

Fertigarzneimittel: Z.B.
- Kamille Spitzner® N Lösung, für Sitzbäder 5–10 ml auf 1 l Wasser geben, 1–mehrmals tgl.
- Kamillopur® Fluidextrakt, für Sitzbäder 2 EL auf 1 l Wasser geben, 1–mehrmals tgl.
- Kamillin Konzentrat Lösung, für Sitzbäder 15–30 ml (1–2 EL) auf 20 Liter Wasser geben, 1–mehrmals tgl.
- Kamillosan® Konzentrat Lösung, für Sitzbäder 15 ml auf ca. 1 l Wasser geben, 1–mehrmals tgl.
- Kamillosan® Wund- und Heilbad N Lösung, 30 ml (= 1 Meßbecher) auf 1 l Wasser für ein Sitzbad geben, 1–mehrmals tgl.

Kombinationen mit anderen Phytopharmaka: Eine Kombination mit anderen antiphlogistisch wirksamen Drogen wie Schafgarbenkraut ist sinnvoll. Z.B.
- Kamillan® plus Auszug (zusammen mit ethanolischem Schafgarbenkrautauszug), mehrmals tgl. 1 EL auf 1 l abgekochtes Wasser für Spülungen geben oder 1 EL pro Sitzbad.

▶ Schafgarbenkraut/-blüten (Millefolii herba/- flos) ☞ S. 211

Darreichungsform: Für diese Indikation sind Sitzbäder sinnvoll.
- Sitzbad: Ein Aufguß aus 100 g Schafgarbenkraut oder besser 50 g Schafgarbenblüten wird zu 20 l Badewasser gegeben.

Fertigarzneimittel: Z.B.
- Salus® Schafgarben-Tropfen, 50–100 ml auf 20 l Badewasser, 2 x tgl. Sitzbäder durchführen.

9

Kombinationen mit anderen Phytopharmaka: Eine Kombination mit anderen antiphlogistisch wirksamen Drogen wie Kamillenblüten ist sinnvoll. Z.B.
- Kamillan® plus Auszug (zusammen mit Kamillenblüten), mehrmals tgl. 1 EL auf 1 l abgekochtes Wasser für Spülungen geben oder 1 EL pro Sitzbad.

▶ Zauberstrauchblätter/-rinde, virginische (Hamamelidis folium et cortex) ☞ S. 266

Darreichungsform: Für diese Indikation sind Sitzbäder sinnvoll.
- Sitzbad: Ca. 50 g zerkleinerte Droge mit 500 ml heißem Wasser übergießen, 10 Min. ziehen lassen und abfiltern. Den Auszug in eine Wanne geben und mit ausreichend warmem Wasser auffüllen.

Fertigarzneimittel: Z.B.
- Hamamelis-Essenz Wala, 20 ml für 1 Sitzbad, 2–3 x tgl durchführen.

Kombinationen mit anderen Phytopharmaka: Eine Kombination mit anderen antiphlogistisch oder adstringierend wirksamen Drogen wie Kamillenblüten, Eichenrinde, Ringelblumenblüten ist als freie Rezeptur sinnvoll (☞ 9.9.2).

9.9.2 Bewährte Rezepturen

▶ Kombiniertes Eichenrinden-Sitzbad

Rp:

Quercus cortex conc. (Eichenrinde)	60,0 g
Hamamelidis folium conc. (Zauberstrauchblätter)	30,0 g
Matricariae flos tot. (Kamillenblüten)	10,0 g

M. f. spec. antiphlogisticae
D.S. 2 EL Teemischung mit 200 ml kochendem Wasser übergießen, auf kleiner Flamme 10 Min. kochen, abseihen und die gesamte Teeabkochung dem Sitzbad zufügen. Abends 1 Sitzbad.

▶ Kombiniertes Hamamelis-Sitzbad

Rp:

Hamamelidis folium conc. (Zauberstrauchblätter)	50,0 g
Hamamelidis cortex conc. (Zauberstrauchrinde)	20,0 g
Quercus cortex conc. (Eichenrinde)	20,0 g
Calendulae flos sine calycibus conc. (Ringelblumenblüten ohne Kelchblätter)	10,0 g

M. f. spec. antiphlogisticae
D.S. 2 EL Teemischung mit 200 ml kochendem Wasser übergießen, auf kleiner Flamme 10 Min. kochen, abseihen und die Teeabkochung dem Sitzbad zufügen. 2 x tgl. durchführen.

9

9.10 Sterilität der Frau

Unfruchtbarkeit der Frau. Kann ovariell (bei Anovulation, nach Entzündungen), tubar (bei Lichtungsverlegung), uterin (bei Endometriose), vaginal (bei Fehlbildung, Kolpitis) und extragenital (z.B. psychogen) bedingt sein.

■ Stellenwert der Phytotherapie

Mit Phytopharmaka kann eine Sterilität, die auf eine sekundäre Amenorrhoe oder Corpus-luteum-Insuffizienz zurückzuführen ist, nur **adjuvant** behandelt werden. Klinische Studien im Sinne vom EBM existieren nicht.

■ Darreichungsform

Geeignete Darreichungsformen sind ethanolisch-wäßrige Auszüge als Tinkturen (Tr.) oder Trockenextrakte verarbeitet in Tbl., Drg. und Kps.

■ Phytotherapeutische Differentialtherapie

Nur **Keuschlammfrüchte** können eine sekundäre Amenorrhoe oder Corpus-luteum-Insuffizienz beeinflussen und dadurch bestimmte Ursachen einer Infertilität beeinflussen, weil durch die bizyklischen Diterpenverbindungen u.a. die Prolaktin-Sekretion gehemmt wird.

Zusätzliche allgemeine Maßnahmen

- Psychische Situation der Patientin positiv zu beeinflussen versuchen und den Druck Kinder zu bekommen, der auf dieser lastet, mindern.
- Ggf. Psychotherapie.
- Partnerschulung, Aufklärung.

9.10.1 Phytopharmaka zur inneren Anwendung

▶ Keuschlammfrüchte (Agni casti fructus) ☞ S. 131

Darreichungsform: Tagesdosis 30–40 mg Droge in Form wäßrig-alkoholischer Extrakte. Die Einnahme ist nur in Form von standardisierten Fertigarzneimitteln sinnvoll.

Fertigarzneimittel: Z.B.

- Agnolyt® Lösung bzw. Kapseln, morgens 40 Tr. bzw. 1 Kps. über mehrere Monate ohne Unterbrechung einnehmen. (☞ **Studie**)
- Agnucaston® Lösung bzw. Filmtabletten, morgens 40 Tr. bzw. 1 Filmtbl. über mehrere Monate ohne Unterbrechung einnehmen.
- Strotan Lösung bzw. Filmtabletten, nach dem Frühstück 1 TL (= ca. 4 ml) bzw. 1 Filmtbl. über mehrere Monate einnehmen. (☞ **Studie**)

Kombinationen mit anderen Phytopharmaka: Kombinationen sind weder in der Erfahrungsheilkunde noch klinisch erprobt. Lediglich ein homöopathisches Kombinationspräparat verfügt über klinische Studien.

- Mastodynon® Tabletten (162 mg Agnus castus Urtinktur zusammen mit 486 mg Caulophyllum, Cyclamen, Ignatia, Iris, Lilium tigrinum homöopathischen Tinkturen), 2 x tgl. 1 Tbl.
- Mastodynon® Tropfen (zusammen mit homöopathischen Tinkturen aus Caulophyllum thalictroides, Cyclamen, Ignatia, Iris, Lilium tigrinum), morgens und abends je 30 Tr. einnehmen. (☞ **Studie**)

✓ Tritt bei Regelstörungen infolge einer **Corpus-luteum-Insuffizienz** nach 3 Monaten bei alleiniger Therapie mit Agnus-castus-Extrakten keine Besserung ein, so ist die Kombinationstherapie mit Clomifencitrat oder Östrogenen wie Epimestrol oder Cyclofenil ratsam.

In einer offenen Studie an 48 Patientinnen mit abgesicherter Corpus-luteum-Insuffizienz konnte durch die Therapie mit **Agnolyt®** nach 3 Monaten bei 25 Patientinnen eine Normalisierung der Serum-Progesteronwerte erreicht werden, bei weiteren 7 Patientinnen zeigte sich die Tendenz zur Normalisierung der Progesteronwerte.

In einer offenen Studie wurden 45 Frauen mit unerfülltem Kinderwunsch aufgrund Corpus-luteum-Insuffizienz über 3 Zyklen mit **Agnolyt®** behandelt. Bis zum Therapieende wurden 7 Frauen schwanger, bei 25 wurden Progesteronspiegel von über 12 ng und bei 7 Frauen ein deutlicher Anstieg gefunden. Zusammengenommen ergibt dies einen therapeutischen Erfolg bei 87 %.

In einer Studie wurden 52 Patientinnen mit Corpus-luteum-Insuffizienz 3 Monate lang mit **Strotan** behandelt. Am Ende der Studie konnten die ➨

Daten von 37 Frauen ausgewertet werden. Bei ihnen hatte die Therapie keinen Einfluß auf basale Prolaktinspiegel, doch kam es zu einer Normalisierung der pathologisch erhöhten hypophysären Prolaktin-Reserve. Die zu Beginn der Studie insuffiziente Lutealphase veränderte sich in der Verumgruppe in Richtung Normbereich. Außerdem erhöhte sich durch die Therapie die pathologisch erniedrigte luteale Progesteronsynthese. Die Autoren schließen daraus, daß Agnus-castus-Präparate Defekte der Lutealphase bei Vorliegen einer latenten Hyperprolaktinämie beseitigen oder zumindest bessern können.
Mit **Mastodynon**® wurde eine prospektive, randomisierte und plazebokontrollierte Studie an 96 Frauen mit Fertilitätsstörungen durchgeführt. Die Frauen hatten einen seit mind. 2 Jahren unerfüllten Kinderwunsch (aufgrund sekundärer Amenorrhoe, lutealer Insuffizienz oder idiopathisch). Entsprechend der Ursache der Sterilität wurden sie in 3 Subgruppen eingeteilt. Zielkriterium der Studie war das Eintreten einer Schwangerschaft oder eine spontane Menstruation bei Amenorrhoe bzw. Schwangerschaft oder günstige Veränderungen der Konzentrationen der Lutealhormone bei den beiden anderen Gruppen. Dieses Ziel wurde bei 31 von 66 auswertbaren Frauen erreicht, und zwar häufiger unter **Mastodynon**® als unter Plazebo (57,6 % versus 36 %). Nach 3 Monaten waren in der Verumgruppe „sekundäre Amenorrhoe“ und „Corpus-luteum-Insuffizienz“ doppelt so viele Frauen schwanger wie mit Plazebo. In der Gruppe idiopathische Sterilität hatte die Therapie dagegen keinen Erfolg.

9.11 Schwangerschaftserbrechen

9

Emesis gravidarum: *Gelegentliches morgendliches Erbrechen, meist in Verbindung mit Übelkeit, in der Frühschwangerschaft. Guter Allgemeinzustand. Ursachen können sein: hohe HCG-Werte bei Mehrlingen oder Blasenmole, psychosomatische Faktoren wie starke Ambivalenz oder Ablehnung der Schwangerschaft.*
Hyperemesis gravidarum: *Unstillbares Erbrechen im 1. Trimenon, meist ab der 6. bis zur 16. Schwangerschaftwoche, mit Erbrechen 5–10 x/Tag unabhängig von der Nahrungsaufnahme, Exsikkose, Elektrolytverlust, Temperaturanstieg, Gewichtsabnahme und Verschlechterung des Allgemeinzustands.*

Stellenwert der Phytotherapie

Bei Emesis gravidarum kann ein **alleiniger** Therapieversuch mit der genannten Teemischung unternommen werden.

Eine Hyperemesis gravidarum bedarf einer stationären Therapie.

Darreichungsform

Geeignete Darreichungsform ist ein Teeaufguß.

Phytotherapeutische Differentialtherapie

Das in der Phytotherapie am häufigsten verwendete Antiemetikum, der Ingwerwurzelstock, der auch in der TCM eine große Bedeutung bei Schwangerschaftserbrechen besitzt, wurde aufgrund fehlender klinischer Studien bei Schwangeren von der Kommission E zur Anwendung bei Schwangerschaftserbrechen damals ausgeschlossen. Wir empfehlen frisch geriebene Ingwerwurzel z.B. in Karottensuppe.

Zusätzliche allgemeine Maßnahmen

- Morgens erste Mahlzeit im Liegen einnehmen, z.B. Zwieback mit Tee.
- Über den Tag verteilt 5–6 kleine, leichte Mahlzeiten essen.
- Karottensuppe mit einer Messerspitze Ingwerpulver/frisch geriebener Ingwerwurzel essen.
- Feuchtwarme Leberwickel.

9.11.1 Bewährte Tee-Rezeptur

▶ Tee gegen Schwangerschaftserbrechen

Rp:

Matricariae flos tot. (Kamillenblüten)	20,0 g
Melissae folium conc. (Melissenblätter)	20,0 g
Menthae piperitae folium conc. (Pfefferminzblätter)	20,0 g

M. f. spec. antiemeticae

D.S. 1 gehäuften TL Teemischung mit 150 ml kochendem Wasser übergießen und bedeckt ca. 10–15 Min. ziehen lassen. Abseihen und bis zu 5 Tassen frisch bereiteten Tee tgl. trinken.

 Dieser Tee kann aus geschmacklichen Gründen und im Sinne der TCM mit bis 5 % Ingwerwurzel gemischt werden.

9

9.12 Geburtserleichterung

Stellenwert der Phytotherapie

Damit der Muttermund weich wird, werden zur Geburtserleichterung in der Volksmedizin und Erfahrungsheilkunde die Einnahme eines Tees und die Durchführung von Sitzbädern ab der 32. Schwangerschaftswoche empfohlen. Schulmedizinische Alternativen gibt es nicht.

Darreichungsform

Geeignete Darreichungsformen sind sowohl zur inneren als auch zur äußeren Anwendung wäßrige Teeaufgüsse.

Phytotherapeutische Differentialtherapie

Eine E-Monographie zu dieser Indikation existiert nicht. Lediglich in der Volksmedizin und Erfahrungsheilkunde kennt man die unten genannten **Tee-Rezepturen**.

Zusätzliche allgemeine Maßnahmen

- Schwangerschaftsgymnastik.
- Atemtraining und Entspannungsübungen.

Hebammenempfehlungen

- Ab der 34. Schwangerschaftswoche regelmäßig tgl. 3–4 Tassen Himbeerblättertee (☞ 9.12.1) trinken.
- Ab der 34. Schwangerschaftswoche tgl. 1 EL geschroteten Leinsamen, am besten Linusit® Gold, mit reichlich Flüssigkeit (300 ml) einnehmen.

9.12.1 Bewährte Tee-Rezepturen

▶ Himbeerblättertee zur Geburtserleichterung

Rp:

Melissae folium conc. (Melissenblätter)	20,0 g
Alchemillae herba conc. (Frauenmantelkraut)	20,0 g
Rubi fruticosi folium conc. (Himbeerblätter)	20,0 g
Anethi fructus cont. (Dillfrüchte)	10,0 g
Foeniculi fructus cont. (Fenchelfrüchte)	10,0 g

M. f. spec. natalis

D.S. 1 gehäuften TL Teemischung mit 1 Tasse kochendem Wasser (ca. 150 ml) übergießen und bedeckt ca. 10–15 Min. ziehen lassen. Abseihen und bis zu 5 Tassen frisch bereiteten Tee tgl. trinken.

▶ Teemischung aus der Erfahrungsheilkunde und Volksmedizin zur Geburtserleichterung

Rp:

Alchemillae herba conc. (Frauenmantelkraut)	40,0 g
Potentillae anserinae herba conc. (Gänsefingerkraut)	20,0 g
Foeniculi fructus cont. (Fenchelfrüchte)	10,0 g
Anethi fructus cont. (Dillfrüchte)	10,0 g
Melissae folium conc. (Melissenblätter)	20,0 g

M. f. spec. natalis

D.S. 1 EL Teemischung mit 150 ml kochendem Wasser übergießen, 10 Min. ziehen lassen und abseihen. Tgl. 1 Tasse trinken.

9.12.2 Bewährtes Sitzbad

Damit der Muttermund weich wird, wird das Sitzbad im letzten Schwangerschaftsmonat empfohlen.

▶ Sitzbad aus der Erfahrungsheilkunde und Volksmedizin

Rp:

Lamii albi flos tot. (weiße Taubnesselblüten)	50,0 g
Alchemillae herba conc. (Frauenmantelkraut)	30,0 g
Matricariae flos tot. (Kamillenblüten)	20,0 g

M. f. spec. natalis
D.S. 2 EL Teemischung mit 200 ml kochendem Wasser überbrühen, 10 Min. ziehen lassen und abseihen. Teeaufguß dem Sitzbad zufügen. Sitzbad 1–2 x tgl. durchführen.

9.13 Dammschnittpflege

Der Dammschnitt dient der Entlastung des Dammes und dem Schutz des Beckenbodens durch Vermeidung von Überdehnung und Zerreißung der tiefen Beckenbodenmuskulatur, v. a. der Levatorschenkel.

Stellenwert der Phytotherapie

Nach dem Dammschnitt fördern Sitzbäder mit Zusätzen von Kamillenblüten, Eichenrinde oder Hamamelis den Heilungsprozeß und können als **alleinige** Maßnahme eingesetzt werden. Bei Wundheilungsstörungen ist die Kombination mit anderen therapeutischen Maßnahmen, z. B. Wundspülungen mit 3%igem H_2O_2 und NaCl, möglich. Sitzbäder sind volksheilkundliche Anwendungen, Studien liegen dazu nicht vor.

Darreichungsform

Geeignete Darreichungsformen sind wäßrige Auszüge (Dekokte) zur Herstellung von Sitzbädern.

Phytotherapeutische Differentialtherapie

Phytotherapeutische Sitzbäder mit **Kamillenblütenextrakt** wirken antiphlogistisch, antibakteriell und wundheilungsfördernd und eignen sich daher zur **normalen** Nachsorge des Dammschnitts.

Sitzbäder mit Zusätzen von **Hamamelis**, v. a. mit Hamamelis-Fluidextrakt, haben eine adstringierende und lokal hämostyptische Wirkung und eignen sich daher bei **gestörter Wundheilung** mit nässender Wunde. Eine noch stärker adstringierende Wirkung wird durch den Zusatz von **Eichenrinde** erreicht.

Zusätzliche allgemeine Maßnahmen

- Gute Wochenbetthygiene (2 x tgl. Scheidenbereich gründlich mit Einmalwaschlappen waschen).

Hebammenempfehlungen

- Ab der 32. Schwangerschaftswoche 1 x tgl. Dammassage mit Damm-Massageöl I (☞ 9.13.3) durchführen, um den Damm geschmeidig zu machen und einen Dammschnitt zu verhindern.
- Nach Dammschnitt oder -riß die Narbe 1 x tgl. mit Damm-Massageöl II (☞ 9.13.3) behandeln.

9.13.1 Sitzbäder

▶ Eichenrinde (Quercus cortex) ☞ S. 72

Der Auszug ist kräftig braun gefärbt und die Badewanne muß sofort nach dem Bad gereinigt werden. Die Haut verfärbt sich dabei nicht.
Nach dem Sitzbad keine Seife verwenden, damit die Gerbstoffe noch nachhaltig mit der Haut reagieren können.

Darreichungsform: In dieser Indikation werden Sitzbäder mit einer Abkochung von Eichenrinde vorgenommen.
- Sitzbad: Ca. 50 g zerkleinerte Droge mit 500 ml Wasser in einem Topf ansetzen und aufkochen, 15–20 Min. ziehen lassen und abseihen. Die Abkochung in eine Wanne geben und mit ausreichend warmem Wasser auffüllen. Badedauer 15–20 Min., 1–2 x tgl. durchführen.

Fertigarzneimittel: Z.B.
- Silvapin® Eichenrinden Extrakt Bad, 20–30 ml für 1 Sitzbad, 2 x tgl. durchführen.
- Quercus-Essenz Wala, 20–30 ml für 1 Sitzbad, 1 x tgl. durchführen.

Kombinationen mit anderen Phytopharmaka: Eine Kombination mit anderen adstringierenden und erweichenden Drogen wie Hamamelisblättern und -rinde, Kamillen-, Ringelblumenblüten ist als freie Rezeptur sinnvoll (☞ 9.13.2).

▶ Kamillenblüten (Matricariae flos) ☞ S. 123

Darreichungsform: In dieser Indikation sind Sitzbäder sinnvoll. Sie können zwar mit einem kräftigen Kamillentee durchgeführt werden, doch werden mit den angeführten ethanolisch-wäßrigen Fertigarzneimitteln wesentlich höhere Konzentrationen der wirksamkeitsmitbestimmenden Inhaltsstoffe erreicht, was deshalb vorzuziehen ist.
- Sitzbad: 2 EL Kamillenblüten mit 2 Tassen kochendem Wasser übergießen, 5–10 Min. abgedeckt stehen lassen, abseihen und zu ca. 10 l Wasser als Sitzbad geben.

Fertigarzneimittel: Z.B.
- Kamille Spitzner® N Lösung, für Sitzbäder 5–10 ml auf 1 l Wasser geben, 1–mehrmals tgl.
- Kamillopur® Fluidextrakt, für Sitzbäder 2 EL auf 1 l Wasser geben, 1–mehrmals tgl.
- Kamillin Konzentrat Lösung, für Sitzbäder 15–30 ml (1–2 EL) auf 20 Liter Wasser geben, 1–mehrmals tgl.
- Kamillosan® Konzentrat Lösung, für Sitzbäder 15 ml auf ca. 1 l Wasser geben, 1–mehrmals tgl.
- Kamillosan® Wund- und Heilbad N Lösung, 30 ml (= 1 Meßbecher) auf 1 l Wasser für ein Sitzbad geben, 1–mehrmals tgl.

Kombinationen mit anderen Phytopharmaka: Eine Kombination mit anderen antiphlogistisch wirksamen Drogen wie Schafgarbenkraut ist sinnvoll. Z.B.

- Kamillan® plus Auszug (zusammen mit ethanolischem Schafgarbenkrautauszug), mehrmals tgl. 1 EL auf 1 l abgekochtes Wasser für Spülungen geben oder 1 EL pro Sitzbad.

▶ Zauberstrauchblätter/-rinde, virginische (Hamamelidis folium et cortex) ☞ S. 266

Darreichungsform: In dieser Indikation sind Sitzbäder sinnvoll.

- Sitzbad: Ca. 50 g zerkleinerte Droge mit 500 ml heißem Wasser übergießen, 10 Min. ziehen lassen und abfiltern. Den Auszug in eine Wanne geben oder 20–30 ml Hamamelis-Fluidextrakt hinzugeben und mit ausreichend warmem Wasser auffüllen.

Fertigarzneimittel: Z.B.

- Hamamelis-Essenz Wala, 20 ml für 1 Sitzbad, 1 x tgl. durchführen.

Kombinationen mit anderen Phytopharmaka: Eine Kombination mit anderen adstringierenden und erweichenden Drogen wie Eichenrinde, Ringelblumenblüten ist als freie Rezeptur sinnvoll (☞ 9.13.2).

9.13.2 Bewährtes Sitzbad

▶ Kombiniertes Eichenrinden-Sitzbad

9

Rp:

Quercus cortex conc. oder pulv. (Eichenrinde)	50,0 g
Hamamelidis cortex conc. (Zauberstrauchrinde)	30,0 g
Calendulae flos sine calycibus conc. (Ringelblumenblüten ohne Kelchblätter)	10,0 g
Violae tricoloris herba conc. (Stiefmütterchenkraut)	10,0 g

M. f. spec. antiphlogisticae

D.S. 2 EL Teemischung mit 500 ml Wasser ca. 15 Min. auf kleiner Flamme kochen, abseihen und die Teeabkochung dem Sitzbad zufügen. 2 x tgl. Sitzbad durchführen.

9.13.3 Bewährte Damm-Massageöle

▶ Damm-Massageöl I

Rp:

Hyperici oleum (Johanniskrautöl)	50,0 g
Tritici aestivi oleum virginale (Weizenkeimöl)	50,0 g
Salviae sclareae aetheroleum (ätherisches Muskatellersalbeiöl)	30 Tr.
Rosae aetheroleum (ätherisches Rosenöl)	10 Tr.

M. f. oleum gynaecologicum

D.S. 1 x tgl. mit 2–3 Tr. den Damm massieren, um den Damm geschmeidig zu machen und einen Dammschnitt zu verhindern.

▶ Damm-Massageöl II

Rp:

Hyperici oleum (Johanniskrautöl)	40,0 g
Tritici aestivi oleum virginale (Weizenkeimöl)	30,0 g
Oenotherae oleum (Nachtkerzenöl)	30,0 g
Salviae sclareae aetheroleum (ätherisches Muskatellersalbeiöl)	20 Tr.
Rosae aetheroleum (ätherisches Rosenöl)	5 Tr.
Lavandulae aetheroleum (ätherisches Lavendelöl)	20 Tr.

M. f. oleum gynaecologicum
D.S. Nach einem Dammschnitt oder -riß die Narbe 1 x tgl. mit 2–3 Tr. massieren.

9.14 Probleme beim Stillen

Stellenwert der Phytotherapie

Die genannten Anwendungen stammen alle aus der Volksheilkunde, es gibt keine entsprechenden Studien dazu.

Bei **wunden Brustwarzen** ist ein **alleiniger** Therapieversuch mit Phytopharmaka möglich, ggf. sind chemisch-synthetische Arzneimittel zusätzlich einzusetzen.

Bezüglich der **Förderung der Milchmenge** gibt es keine chemisch-synthetischen Alternativen, Phytopharmaka werden als **alleinige** phytotherapeutische Maßnahme angewendet.

9

Für das allmähliche **Abstillen** reichen die genannten Maßnahmen aus. Muß aus persönlichen oder medizinischen Gründen (z.B. fortgeschrittene Mastitis) **sofort** abgestillt werden, so können phytotherapeutische Maßnahmen nur **adjuvant** zur gängigen Bromocriptin-Therapie eingesetzt werden.

Darreichungsform

Geeignete Darreichungsformen innerlich sind ethanolisch-wäßrige Auszüge als Tinkturen (Tr.) oder Trockenextrakte verarbeitet in Kps. und äußerlich nichtranzige pflanzliche Öle, Salben und Cremes.

Phytotherapeutische Differentialtherapie

Von der Kommission E wurde für die Therapie **wunder Brustwarzen** keine Monographie bearbeitet. Zauberstrauchblätter und -rinden-, Eichenrindenauszüge als wäßrige Extrakte oder eingearbeitet in eine reizfreie Emulsionscreme sowie Johanniskrautöl werden in der Volksheilkunde angewendet, da sie antiphlogistisch, adstringierend und keimhemmend wirken.

Es gibt keine Arzneidroge, der von der Kommission E eine fördernde Wirkung auf die **Milchmenge** bescheinigt wurde. Ein Therapieversuch ist dennoch mit den in der Volksmedizin mit Erfolg verwendeten Keuschlammfrüchten und Teerezepturen gerechtfertigt.

Zum **Abstillen** existiert keine Monographie der Kommission E. In der Erfahrungsheilkunde und Volksmedizin werden Zubereitungen aus Salbeiblättern verwendet.

Zusätzliche allgemeine Maßnahmen

- Bei **wunden Brustwarzen**: Stillhütchen verwenden, nach dem Stillen die Milch einziehen lassen oder die Brustwarzen mit Milch betupfen, kühlende Umschläge aus Quark, essigsaurer Tonerde oder Retterspitzwasser auf die Brust geben, Brust hochbinden, um einen Milchstau zu vermeiden.
- Zur **Förderung der Milchmenge**: Sgl. möglichst früh und häufig nach der Geburt anlegen, auf ausreichende Trinkmenge (mind. 2,5 l koffein- und alkoholfreie Getränke/Tag) der Mutter achten.
- Zum **Abstillen**, wenn schneller abgestillt werden muß und es nicht ausreicht, daß eine Stillmahlzeit/Woche entfällt: Brust hochbinden (z.B. durch Push-up-BHs), Trinkmenge der Mutter etwas reduzieren.

9.14.1 Phytopharmaka zur inneren Anwendung

Förderung der Milchmenge

▶ Keuschlammfrüchte (Agni casti fructus) ☞ S. 131

Darreichungsform: Tagesdosis 30–40 mg Droge in Form wäßrig-alkoholischer Extrakte. Die Einnahme ist nur in Form von standardisierten Fertigarzneimitteln sinnvoll.

9

Fertigarzneimittel: Z.B.
- Agnolyt® Lösung bzw. Kapseln, morgens 40 Tr. bzw. 1 Kps. über mehrere Monate ohne Unterbrechung einnehmen. **(☞ Studie)**

Kombinationen mit anderen Phytopharmaka: Fertigkombinationen sind nicht erhältlich.

> Die Anwendungsbeobachtung von **Agnolyt®** bezieht sich auf Studien an Wöchnerinnen aus den 30er und 40er Jahren, bei denen durch Einnahme des Präparats eine Steigerung der Milchmenge und eine Erleichterung des Milchflusses beobachtet wurde. In die Monographie der Kommission E wurde diese Indikation nicht aufgenommen, da für diese Indikation keine jüngeren Studien nach den GCP-Richtlinien vorlagen.

9.14.2 Bewährte Rezepturen in der Erfahrungsheilkunde

Wunde Brustwarzen

Brustwarzen mit verdünntem Zauberstrauch- oder Eichenrindenextrakt (z.B. 5 g ethanolisch-wäßriger Trockenextrakt in 100 g 30–40 Vol.% Ethanol gelöst) vorsichtig abtupfen oder mit hamamelishaltiger Salbe bzw. Creme (z.B. Hamasana® Salbe oder Hametum® Creme) einreiben.

Brustwarzen mit Johanniskrautöl (z.B. Jukunda Rotöl Öl zum Einnehmen u. Einreiben oder Kneipp® Johanniskraut-Öl N) einreiben bzw. einen mit Johanniskraut getränkten sterilen Mull auflegen.

▶ Breiumschläge bei wunden Brustwarzen

Volksheilkundlich werden auch Breiumschläge aus gleichen Teilen gehackter frischer Petersilie, Kerbel oder Vogelmiere zusammen mit Salbeitee zur Herstellung eines dünnen Breis angewendet.

▶ Wundsalbe bei wunden Brustwarzen

Rp:

Matricariae aetheroleum (ätherisches Kamillenöl)	1,0 g
Pantheol	2,0 g
Vitamin A-Palmitat	200000 IE
Echinacea homöopathische Urtinktur	2,0 g
Ungt. emulsificans aquosum ad	50,0 g

M. f. unguentum
D.S. 1–2 x tgl. dünn auftragen.

■ Förderung der Milchmenge

▶ Quarkumschläge

Geeignet sind warme Quarkauflagen, wobei dem Quark wenige Tr. ätherisches Karottensamenöl (PRIMAVERALIFE®) untergemischt werden.

▶ Milchbildungsöl („Stillöl")

Rp:

Amygdalae oleum (Mandelöl)	50,0 g
Foeniculi aetheroleum (ätherisches Fenchelöl)	10 Tr.
Daucus carotae oleum (ätherisches Karottensamenöl PRIMAVERALIFE®)	10 Tr.
Anisi aetheroleum DAB (ätherisches Anisöl)	5 Tr.
Coriandri aetheroleum (ätherisches Korianderöl)	5 Tr.
Lavandulae aetheroleum DAB (ätherisches Lavendelöl)	3 Tr.
Rosae aetheroleum (ätherisches Rosenöl)	3 Tr.

M. f. oleum gynaecologicum
D.S. Vor dem Stillen die Brust (nicht die Brustwarze!) in den ersten Tagen nach der Geburt, bzw. bis die Milch ausreichend fließt, von außen in Richtung Brustwarze mit 2–3 Tr. Öl massieren.

■ Abstillen

Um die Muttermilchmenge zu reduzieren, nach dem Stillen 1–2 Tr. ätherisches Salbeiöl auf die Brustwarzen träufeln.

Ätherisches Salbei-, Lemongras- oder Pfefferminzöl können auch in Quark untergerührt und als Quarkumschlag angewendet werden.

9.14.3 Bewährte Tee-Rezepturen aus der Volksheilkunde

Förderung der Milchmenge

▶ Tee zur Anregung der Milchbildung

Rp:

Urticae folium conc. (Brennesselblätter)	20,0 g
Foeniculi fructus cont. (Fenchelfrüchte)	20,0 g
Anethi fructus cont. (Dillfrüchte)	10,0 g
Anisi fructus cont. (Anisfrüchte)	10,0 g
Carvi fructus cont. (Kümmelfrüchte)	10,0 g

M. f. spec. lactatus
D.S. 1 gehäuften TL Teemischung mit 1 Tasse kochendem Wasser (ca. 150 ml) übergießen und bedeckt ca. 10–15 Min. ziehen lassen. Abseihen und bis zu 5 Tassen frisch bereiteten Tee tgl. trinken.

 Die Teemischung kann auch mit nicht angestoßenen Früchten hergestellt werden, dann muß vor dem Aufbrühen die Teemischung mit einem Löffel in der Tasse zerdrückt werden.

9

Abstillen

▶ Tee mit laktationshemmender Wirkung

Rp:

Salviae folium conc. (Salbeiblätter)	40,0 g
Sambuci flos tot. (Holunderblüten)	20,0 g
Tiliae flos conc. (Lindenblüten)	20,0 g

M. f. spec. antilactatus
D.S. 1 gehäuften TL Teemischung mit 1 Tasse kochendem Wasser (ca. 150 ml) übergießen und bedeckt ca. 10–15 Min. ziehen lassen. Abseihen und bis zu 5 Tassen frisch bereiteten Tee tgl. trinken.

 Statt dieser Mischung kann auch reiner Salbeitee aus dalmatinischem Salbei (Salvia officinalis) getrunken werden. Die milchreduzierende Wirkung ist aus der Volksheilkunde gut bekannt.

9.15 Adjuvante Therapie des Mammakarzinoms

Mit ca. 25 % der häufigste maligne Tumor der Frau. Anstieg vom 20. bis zum 40. Lebensjahr, zweiter Anstieg in der Postmenopause. Häufigste Todesursache bei Frauen zwischen 40 und 50 Jahren.

Stellenwert der Phytotherapie

Phytopharmaka sind kein Ersatz für die konventionelle onkologische Therapie. Tumorpatienten weisen Immundefizite auf, die durch Chemo- und Strahlentherapie noch verstärkt werden. Daher ist eine **adjuvante** Misteltherapie aufgrund der immunmodulierenden Eigenschaften eine sinnvolle Ergänzung des übrigen Therapieregimes. Aus zahlreichen Studien ergeben sich Hinweise darauf, daß durch eine zusätzliche phytotherapeutische Therapie Patienten an Lebensqualität gewinnen können. Die Misteltherapie ist eine Form der endogenen Zytokintherapie und wird auch von der Kommission E als rationale Palliativtherapie anerkannt.

Bis heute fehlt der endgültige Nachweis, ob diese immunmodulierenden Wirkungen tatsächlich einen Einfluß auf das direkte Tumorgeschehen beim Patienten haben. Mehrere durchgeführte Studien entsprechen leider nicht dem wissenschaftlichen Standard einer „evidence-based-medicine". Der Einfluß der Misteltherapie auf rezidivfreie Zeit bzw. Überlebenszeit kann derzeit nicht endgültig abgeschätzt werden.

Die Misteltherapie ist aufgrund der klinischen Studien ganz besonders beim Mammakarzinom geeignet neben kolorektalen Karzinomen und dem Glioblastom und soll deshalb an dieser Stelle besprochen werden.

Zu unterscheiden ist, ob allopathische oder anthroposophische Mistelpräparate zum Einsatz gelangen, was von der Einstellung und Entscheidung des Anwenders abhängt.

Leukämien und Lymphomerkrankungen stellen eine Kontraindikation für eine Therapie mit Mistellektinen dar, da aufgrund ihrer immunmodulierenden Wirkungen bei solchen Neoplasien mit einer Verschlechterung der Grunderkrankung gerechnet werden muß.

9

Darreichungsform

Die Verwendung von Mistelpräparaten mit definiertem phytochemischen Spektrum ist Voraussetzung für eine rationale Misteltherapie; nur mit solchen Präparaten können Studien nach wissenschaftlichen Kriterien durchgeführt werden. Es handelt sich um wäßrige Auszüge aus verschiedenen Viscum-album-Arten, die standardisiert sind. Weiteres ☞ 13.3.

Praktische Durchführung der Misteltherapie

- Als optimale Dosierung gelten 0,5–1,0 ng ML (Mistellektin 1)/kg KG, 2 x pro Woche s.c. im Abstand von 72 Std. für 2 Monate.
- Von den Pharmafirmen wird eine subkutane Anwendung empfohlen, v.a. im Bereich der Oberschenkel und Oberarme. Tumornahe Injektionen und in Bestrahlungsfelder sind zu vermeiden.
- Nach einer Pause von 4–8 Wochen wird die Therapie wiederholt. Diese Pause ist nötig, um eine Reaktionsfähigkeit des ganzen Systems wiederherzustellen.
- Als Behandlungszeitraum gelten 5 Jahre, bzw. der zur Überschreitung des betreffenden Tumors geltende Rezidivzeitraum.

Phytotherapeutische Differentialtherapie

Mistelkraut ist die einzige Droge, die von der Kommission E für die palliative Karzinomtherapie verabschiedet worden ist. Nach einem jüngeren Review-Bericht (Mai 2000) stehen allerdings noch weitere 8 Arzneipflanzen zur Anwendung bei gynäkologischen Karzinomen zur Diskussion. Da die experimentellen und klinischen Studien noch nicht ausreichend abgeschlossen sind, werden sie in diesem Leitfaden im ☞ Kap. 13.3 nur kurz angesprochen.

Die **Misteltherapie** bei Tumorerkrankungen gilt als Domäne der anthroposophischen Medizin, wurde jedoch auch von der naturwissenschaftlich orientierten Phytotherapie aufgegriffen. Neben anthroposophischen Mistelpräparaten existieren auch allopathische, phytotherapeutische Fertigarzneimittel, die zum Teil auf einen Mindestgehalt an Mistellektinen standardisiert sind.

Zur Therapie von begleitenden Schlafstörungen ☞ 3.2, Angst ☞ 3.4, Depressionen ☞ 3.5.

Zusätzliche allgemeine Maßnahmen

- Psychologische Betreuung in Form von Selbsthilfegruppen und Gesprächstherapie, die dem Patienten hilft, mit seinen Ängsten und Problemen umzugehen. Auch Entspannungsverfahren und künstlerische Therapien (Mal-, Musiktherapie) können hilfreich sein.
- Eine „Anti-Krebs-Diät“ existiert nicht. Viel wichtiger ist es, eine abwechslungsreiche und schmackhafte, kohlenhydrat- und vitalstoffreiche Kost zu bevorzugen. Zu empfehlen sind z.B. kaltgepreßte Pflanzenöle mit einem hohen Anteil an ungesättigten Fettsäuren, viel frisches Obst und Gemüse, Kartoffeln, Fisch (v.a. Dorsch, Heilbutt, Hering), Milch und Milchprodukte, Kräuter, unbehandelte Weizenkeime.
- Mehrere klinische Studien zeigen, daß eine zusätzliche orale oder parenterale Verabreichung von Natriumselenit und hochdosierte Injektionen von Vitamin C sinnvoll sind. Selen als essentieller Bestandteil des Gluthathionperoxidase-Systems dient der Eliminierung exogener und endogener Sauerstoffradikale und schützt die noch gesunden Körperzellen vor oxidativen Zerstörungsvorgängen.

9.15.1 Phytopharmaka zur inneren Anwendung

▶ Mistelkraut (Visci albi herba) ☞ S. 164

> Die Misteltherapie muß genau nach Herstellerangaben erfolgen. Werden zu hohe Dosen (max. 2,5–3,0 ng Mistellektin I/kg KG) verabreicht, wirkt dies eher immunsupprimierend. Hochdosierte Lektinmengen wirken gemäß experimenteller Studien direkt zytotoxisch.

Darreichungsform: Nur in Form von geeigneten Fertigarzneimitteln.

Fertigarzneimittel: Z.B.
- Cefalektin® Injektionslösung, zur s.c.-Injektion erhalten Erw. in der 1. Woche 3 x wöchentlich 1 Amp. zu 1 ml, in der 2. Woche 4 x wöchentlich

1 Amp. zu 1 ml, ab der 3. Woche tgl. 1 Amp. zu 1 ml oder in 2tägigem Abstand 2 Amp. (2 ml) als Einmaldosis.

- Eurixor® Injektionslösung, Anfangstherapie: Nach Ausschluß einer Vorsensibilisierung durch Vortestung mit 0,1 ml Eurixor® streng i.c. wird die Dosierung beginnend bei 0,1 ml innerhalb von 1–2 Wochen bis 1 ml i.c., s.c. oder i.v. in Abhängigkeit von der individuellen Reaktionsbereitschaft des Patienten gesteigert. Die Injektionen erfolgen im Abstand von 2–3 Tagen. Dies gilt auch für eine mehr als 10 Tage unterbrochene Behandlung. Erhaltungstherapie: 1 ml 1–2 x wöchentlich i.c., s.c. oder i.v. Bei i.v.-Applikation ist darauf zu achten, daß keine Vorsensibilisierung besteht, die durch i.c.-Vortestung ausgeschlossen werden muß, und daß Eurixor® nur körperwarm injiziert wird, da sich sonst Kälteagglutinine bilden können. (☞ **Studie**)
- Lektinol® Injektionslösung s.c., i.v., ad infus., i.c.-Vortestung mit 0,1 ml Lektinol® 1:100 (mit isotoner Kochsalzlösung) auf Allergie gegen Mistelextrakt. Therapiedosis in Abhängigkeit vom Körpergewicht mit 2,5 µl/kg KG 2 x wöchentlich im Abstand von 3–4 Tagen s.c.-Injektion unter die Bauchhaut, in Oberschenkel oder Oberarm, i.v. bzw. Infusion mit 250 ml isotoner Kochsalzlösung. Dauer der Therapie mind. 3 Monate. (Das Vorgängerpräparat von Lektinol® war Plenosol®, das in 3 verschiedenen Stärken im Verkehr war, die am Tier anhand des sog. Nekrosefaktors eingestellt wurden. Plenosol®, dessen größere therapeutische Bedeutung in der Behandlung von Gelenkerkrankungen lag, ist nicht mehr im Verkehr.)

Kombinationen mit anderen Phytopharmaka: Sinnvolle Kombinationen sind bisher nicht bekannt.

Neben diesen allopathischen phytotherapeutischen Mistelpräparaten werden v.a. auch **anthroposophische Mistelpräparate** angewendet. Dazu gehören z.B. folgende **Fertigarzneimittel**, die nach Vorschrift der Hersteller gemäß der anthroposophischen Therapierichtung dosiert werden und den Richtlinien der Sachverständigenkommission C entsprechen:

- Abnobaviscum® Injektionslösung
- Helixor® A/-M/-P Injektionslösung
- Iscador® M/-P/-Qu Injektionslösung (☞ **Studie**)
- Vysorel® A/-M/-P Stärke 60 Injektionslösung

✓ Die anthroposophischen Mistelpräparate unterscheiden sich sowohl im Herstellungsverfahren als auch in der Verwendung unterschiedlicher Wirtspflanzen von phytotherapeutischen. Sie sind nicht miteinander vergleichbar und erfordern eine individuelle Erfahrung des Verordners.
Die phytotherapeutischen Mistelpräparate werden nicht nach anthroposophischen Herstellungsverfahren produziert und werden in erster Linie auf einen Mistellektin-Höchst- und -Minimal-Gehalt, bestimmt als Mistellektin I, eingestellt.

In einer prospektiv randomisierten Studie wurde die Wirkung einer adjuvanten Misteltherapie mit **Eurixor®** an 46 Patientinnen mit fortgeschrittenem Mammakarzinom untersucht, die ein gängiges Chemotherapie-Schema erhielten. Zielkriterien der Studie waren sowohl die Verbesserung des Blutbilds (Leukozyten, Thrombozyten) als auch die Hebung der Lebensquali- ➨

tät anhand einer Befindlichkeitstestskala und eines Angstindex. Ab dem 2. Therapiezyklus unterschieden sich die Leukozytenwerte im peripheren Blut signifikant, bei der Mistelgruppe stabilisierten sich die Werte auf dem Niveau nach der 2. Chemotherapie. Die positive Wirkung erklärt sich durch die Interleukin-1 induzierende Wirkung von Mistellektin, das den Teilungszyklus von Knochenmarkszellen stimuliert. Besonders gravierend waren die Unterschiede in der Bewertung der Lebensqualität, wobei die Einstufung mit Hilfe von standardisierten Selbst- und Fremdbeurteilungstests getroffen wurde. Die Lebensqualität war in der Mistelgruppe signifikant höher. Die Nebenwirkungen der Misteltherapie wie moderates Fieber und grippeähnliche Symptome können durch erhöhte Zytokintiter erklärt werden (Akut-Phase-Reaktion). Ähnliche Ergebnisse erbrachte eine retrolektive Kohortenstudie bei 689 Patientinnen mit Mammakarzinom. Durch die Therapie mit **Eurixor**® kam es zu einer Kompensation von Nebenwirkungen der Standardtherapie, Verbesserung der Lebensqualität und Verlängerung der rezidivfreien Zeit bei bestimmten Tumorstadien.

In einer multizentrischen, kontrollierten retrolektiven Kohortenstudie, durchgeführt nach GCP-Richtlinien, wurden die Wirksamkeit und Unbedenklichkeit von **Iscador**® in der postoperativen Therapie bei 1442 Patientinnen (Kontrollgruppe n = 732, Testgruppe n = 710) mit primärem Mammakarzinom geprüft. Im Gegensatz zu einer prospektiven Studie fehlt bei einer retrolektiven Studie die randomisierte Zuteilung der Patienten, jedoch sorgen ausgefeilte epidemiologisch-statistische Methoden dafür, daß sich die Daten der Gruppen auswerten lassen. In dieser Studie war das Risiko des primären Studienendpunkts, nämlich Nebenwirkungen bei der konventionellen Krebsbehandlung, im Vergleich zur Iscador®-Gruppe um das 4–6fache erhöht.

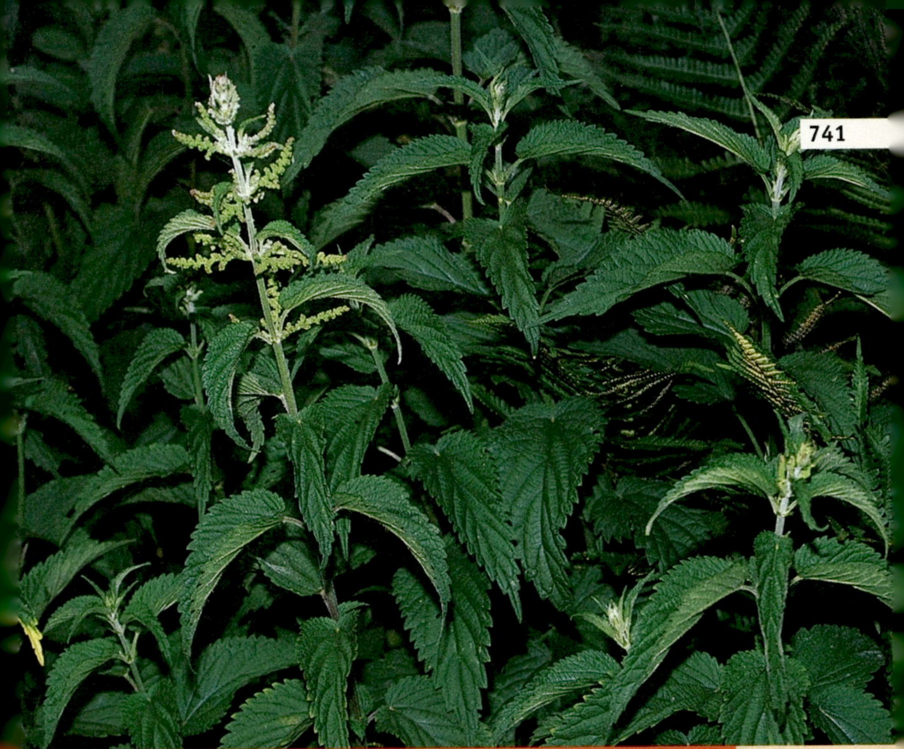

Erkrankungen des Bewegungsapparats

10

Inhalt

Erkrankungen des Bewegungsapparats sind keine ausschließlichen Probleme des Alters, sondern die degenerativen Beschwerden des Stütz- und Bindegewebes können – wie die rund 20 Mio. Arthrose-Patienten in Deutschland zeigen – bereits im mittleren Lebensalter Probleme bereiten. Hinzu kommen die entzündlichen Erkrankungen (z.B. rheumatoide Arthritis), deren genaue Ätiologie nicht abschließend geklärt ist und die damit eine rationale Therapiestrategie sehr schwierig machen. Obwohl die neu entwickelten, selektiven COX-2-Inhibitoren wie Celecoxib (Celebrex®) oder Valdecoxib (Bextra®) bzw. TNF-α-Hemmer wie Infliximab (Remicade®) einen wesentlichen Fortschritt bei der Therapie von Erkrankungen des rheumatischen Formenkreises darstellen und die NSAR mit ihren zahlreichen Nebenwirkungen nach wie vor zum Einsatz gelangen werden, bleibt ein beachtliches Feld für pflanzliche Arzneimittel übrig. Zudem ist die Therapie mit Phytopharmaka gerade im Vergleich zu den neuen Antirheumatika sehr kostengünstig.

Phytopharmaka bieten sich nicht nur aufgrund der wesentlich geringeren Nebenwirkungen an, sondern sie können bei adjuvanter Anwendung die Anwendungshäufigkeit und die Dosis von NSAR und weiteren chemisch-synthetischen Antirheumatika (z.B. Penicillamin) reduzieren.

Das **Therapieziel** ist sowohl bei alleiniger als auch bei adjuvanter Einnahme pflanzlicher Antirheumatika,

- die Lebensqualität des Patienten zu verbessern
- normale Abläufe des täglichen Lebens zu erleichtern
- die Arbeitsfähigkeit zu erhalten
- bleibende Funktionsbeeinträchtigungen zu verhindern
- die Progredienz der Erkrankung aufzuhalten
- von Schmerzen zu befreien bzw. diese zu lindern.

Darreichungsform

Für die **orale** Anwendung kommen ethanolisch-wäßrige Tinkturen (Tr.) und ethanolisch-wäßrige Trockenextrakte, verarbeitet in Tbl., Drg. und Kps., in Frage. Von einigen wenigen Arzneipflanzen stehen auch Frischpflanzenpreßsäfte zur Verfügung (z.B. von Brennesselkraut und Kamillenblüten).

Zur **topischen** Anwendung sind Salben, Cremes, Gele, Linimente und ethanolisch-wäßrige Lsg. (z.B. Campher-Spiritus) geeignet.

Wirkungseintritt

Ähnlich wie bei chemisch-synthetischen Rheuma-Basistherapeutika ist bei den **oral** anzuwendenden Phytopharmaka erst nach einer ca. **3wöchigen** Anwendung mit einer befriedigenden Wirksamkeit zu rechnen. Zur akuten Schmerzlinderung, die bei den Phytopharmaka nicht erstes Therapieziel ist, sind die chemisch-synthetischen Antirheumatika wie Diclofenac, Ibuprofen, Acemetacin, Indometacin, Ketoprofen u.a. den pflanzlichen Antirheumatika deutlich überlegen.

Bei **topisch** anzuwendenden Phyto-Antirheumatika und -Analgetika tritt dagegen **rasch** nach Applikation die Schmerzlinderung ein. Der Wirkungseintritt ist beispielsweise mit dem von Diclofenac bei äußerlicher Anwendung vergleichbar, die Wirkintensität dürfte bei Diclofenac größer sein.

Wirkungen

Die zur Verfügung stehenden pflanzlichen Zubereitungen wirken im wesentlichen symptomatisch, lindern also die Schmerzen. Experimentelle Studien zeigen aber, daß auch von einer kausalen Wirksamkeit, z.B. einer Hemmung der Matrix-Metallo-Proteinase, die für die Knorpeldestruktion verantwortlich gemacht wird, oder einer Hemmung des proinflammatorischen Zytokins Interleukin-1β, ausgegangen werden darf.

Folgende **symptomatischen** Wirkungen sind bekannt:
- **antiphlogistisch:** z.B. Auszüge aus Arnikablüten, Goldrutenkraut, Johanniskrautöl, Kamillenblüten, Pappelrinde und -blättern, Teufelskrallenwurzel, Weidenrinde, Weihrauch
- **analgetisch:** z.B. Auszüge aus Arnikablüten, Pappelrinde und -blättern, Teufelskrallenwurzel, Weidenrinde
- **hyperämisierend:** z.B. Campher, Cayennepfefferextrakt, ätherisches Eukalyptus- und Fichtennadelöl, Heublumen, Kiefernnadelöl, ätherisches Rosmarinöl, gereinigtes Terpentinöl

Folgende **kausale** Wirkungen werden aufgrund von in-vitro-Studien postuliert:
- Hemmung des proinflammatorischen Zytokins Interleukin-1β: z.B. Auszüge aus Teufelskrallenwurzel, Brennesselkraut
- Hemmung der Leukotrien- und Prostaglandinsynthese: z.B. Auszüge aus Brennesselkraut
- chondroprotektive Wirkung durch Hemmung der Matrix-Metallo-Proteinasen: z.B. Auszüge aus Teufelskrallenwurzel

10.1 Arzneipflanzen bei Erkrankungen des Bewegungsapparats

10.1.1 Aromatika (Ätherisch-Öl-Drogen)

Leicht flüchtige, stark riechende und alkohollösliche bzw. lipophile Stoffgemische aus einer Vielzahl chemisch sehr heterogener Verbindungen mit meist aromatischem Geruch. Lokalisation in sämtlichen Pflanzenteilen, Menge in einer Arzneipflanze 0,01–8 %. Chemisch sind sie ein Gemisch aus Monoterpenen, Sesquiterpenen, Phenylpropanverbindungen und phenolischen Verbindungen mit einem sehr breiten Wirksamkeitsspektrum. Arzneilich verwendet werden in der Regel die natürlichen ätherischen Öle, nur einige wenige synthetisierte Einzelverbindungen wie Campher, Cineol und Menthol finden medizinische Anwendung. Diese unterscheiden sich von den optisch aktiven natürlichen Verbindungen dadurch, daß bei der Synthese das optisch nicht-aktive Racemat entsteht, und können durch die Bestimmung der optischen Drehung identifiziert werden. Ätherische Öle besitzen ein breites Wirkungsspektrum, das experimentell gut belegt ist.

Aromatika (Ätherisch-Öl-Drogen), die bei Erkrankungen des Bewegungsapparats Verwendung finden		
Arzneidroge	**Indikationen**	**Bemerkungen**
Campher (Camphora)	• Muskelschmerzen, Weichteilrheumatismus ☞ 10.2.1 • Entzündlich-rheumatische Gelenkerkrankungen (Arthritiden) ☞ 10.4.2 • Distorsion, Kontusion, Kompression, Hämatom ☞ 10.5.1	Nach der Wasserdampfdestillation des Holzes scheidet sich im ätherischen Öl kristalliner Campher aus. Dies ist der natürliche Campher im Unterschied zu synthetisch gewonnenem Campher.
Eukalyptusöl, ätherisches (Eucalypti aetheroleum)	• Muskelschmerzen, Weichteilrheumatismus ☞ 10.2.1	Verwendet werden sollen nur cineolreiche Eukalyptusöle.
Fichtennadelöl, ätherisches (Piceae aetheroleum)	• Muskelschmerzen, Weichteilrheumatismus ☞ 10.2.1	Je nach Herkunft unterschiedliche Zusammensetzung und damit unterschiedlicher Geruch.
Kiefernnadelöl, ätherisches (Pini aetheroleum)	• Muskelschmerzen, Weichteilrheumatismus ☞ 10.2.1	Je nach Herkunft unterschiedliche Zusammensetzung und damit unterschiedlicher Geruch.
Kiefernsprossen (Pini turiones)	• Muskelschmerzen, Weichteilrheumatismus ☞ 10.2.1	Verwendet werden Zubereitungen aus den frischen oder getrockneten, ca. 3–5 cm langen Trieben.
Minzöl (Menthae arvensis aetheroleum)	• Muskelschmerzen, Weichteilrheumatismus ☞ 10.2.1	Im Verkehr ist kein genuines Minzöl, sondern ein auf einen Mentholgehalt von ca. 45 % reduziertes ätherisches Öl.
Pfefferminzöl (Menthae piperitae aetheroleum)	• Distorsion, Kontusion, Kompression, Hämatom ☞ 10.5.1	Besitzt gleichen Mentholgehalt wie Minzöl, ist im Geruch und Geschmack gegenüber Minzöl etwas „runder“.
Rosmarinblätter (Rosmarini folium)	• Muskelschmerzen, Weichteilrheumatismus ☞ 10.2.1	Zur Anwendung gelangt in erster Linie das aus den Blättern gewonnene ätherische Öl und weniger die Blätter selbst.
Teebaumöl, australisches (Melaleucae alternifoliae aetheroleum)	• Muskelzerrungen ☞ 10.2.1	Kleinflächig austesten, ob eine Allergie gegenüber Teebaumöl vorliegt.
Terpentinöl, gereinigtes (Terebinthinae aetheroleum rectificatum)	• Muskelschmerzen, Weichteilrheumatismus ☞ 10.2.1	Gereinigtes Terpentinöl wird durch fraktionierte Destillation des Terpentins von Pinus-Arten gewonnen.

Tab. 10.1

Wirkungen bei Erkrankungen des Bewegungsapparats:
- antiphlogistisch
- durchblutungsfördernd, hyperämisierend
- indirekt analgetisch über kutiviszerale Reflexe

Wirkmechanismus: Ätherische Öle wirken in niedrigen Konzentrationen durch Einlagerung in bestimmte Areale der Zellmembran und beeinflussen dort lokalisierte Enzyme, Carrier, Ionenkanäle oder Rezeptoren. Darauf basiert u.a. der keimhemmende Effekt. In mittleren Konzentrationen haben sie membranstabilsierende Effekte. In hohen Konzentrationen kommen unspezifische Effekte durch die Reizwirkung zum Tragen, dann Bezeichnung als Rubefazienzien, die sowohl antiphlogistisch als auch analgetisch wirken können.

Die antiphlogistische Wirkung kommt auch über die Hemmwirkung in der Arachidonsäurekaskade zustande, wobei laut klinischer Studien v.a. dem Cineol eine besondere Bedeutung zukommt.

Indikationen bei Erkrankungen des Bewegungsapparats:
- Muskelschmerzen, Weichteilrheumatismus ☞ 10.2.1
- entzündlich-rheumatische Gelenkerkrankungen ☞ 10.4.2
- stumpfe Verletzungen ☞ 10.5.1

Kontraindikationen: Unverdünnt nicht auf verletzte Haut auftragen

Nebenwirkungen: Bei äußerer Anwendung bei einigen ätherischen Ölen in hohen Konzentrationen, bei Überdosierung und v.a. bei mangelnder pharmazeutischer Qualität (z.B. bei unsachgemäßer Lagerung) Reizerscheinungen der Schleimhaut mit Übelkeit, Erbrechen, Durchfall (z.B. reines Fenchelöl). Kreislaufreaktionen, zentrale Erregung oder Sedierung, allergische Reaktionen (bei ätherischen Ölen aus der Gruppe der Korbblütler, v.a. wenn sie Sesquiterpenlactone enthalten).

Interaktionen: Eukalyptusöl bewirkt bei innerer Anwendung eine Induktion des fremdstoffabbauenden Enzymsystems in der Leber. Die Wirkung anderer Arzneimittel kann deshalb abgeschwächt und/oder verkürzt werden. Ob diese Induktion auch bei äußerer Anwendung eintritt, ist weder untersucht noch bewußt beobachtet worden.

Ätherische Öle sind z.T. chemolabil und müssen daher kühl, gut verschlossen, vor Sauerstoff und Licht geschützt, bei einer Temperatur nicht über 20 °C aufbewahrt werden. Ansonsten kann es zur Bildung von Hydroperoxiden und Kondensationsprodukten kommen, die ihrerseits für die Auslösung von Allergien verantwortlich sind.
Ätherisch-Öl-Drogen müssen ebenfalls unter 20 °C und trocken aufbewahrt werden.

10.1.2 Weitere Drogen

Arzneidrogen, die bei Erkrankungen des Bewegungsapparats Verwendung finden

Arzneidroge	Indikationen	Bemerkungen
Arnikablüten (Arnicae flos)	• Entzündlich-rheumatische Gelenkerkrankungen (Arthritiden) ☞ 10.4.2 • Distorsion, Kontusion, Kompression, Hämatom ☞ 10.5.1	Innerhalb der Korbblütler diejenige Arzneipflanze mit dem höchsten allergenem Potential (Kontaktdermatitis).
Beinwellwurzel (Symphyti radix)	• Entzündlich-rheumatische Gelenkerkrankungen (Arthritiden) ☞ 10.4.2 • Distorsion, Kontusion, Kompression, Hämatom ☞ 10.5.1	Die von der Kommission E vorgegebene Anwendungsdauer von 4–6 Wochen und Höchstmenge an Pyrrolizidin-Alkaloiden sind zu beachten.
Birkenblätter (Betulae folium)	• Entzündlich-rheumatische Gelenkerkrankungen (Arthritiden) ☞ 10.4.1	Frischpflanzenpreßsäfte sind die Darreichungsform der ersten Wahl.
Brennesselkraut/-blätter (Urticae herba/- folium)	• Degenerative Gelenkerkrankungen (Arthrosen) ☞ 10.3.1 • Entzündlich-rheumatische Gelenkerkrankungen (Arthritiden) ☞ 10.4.1, 10.4.2	Standardisierte Trockenextrakte und Frischpflanzenpreßsäfte garantieren die höchsten Gehalte an wirksamkeitsmitbestimmenden Inhaltsstoffen.
Cayennepfefferfrüchte (Capsici fructus acer)	• Muskelschmerzen, Weichteilrheumatismus ☞ 10.2.1 • Degenerative Gelenkerkrankungen (Arthrosen) ☞ 10.3.2 • Entzündlich-rheumatische Gelenkerkrankungen (Arthritiden) ☞ 10.4.2	Zubereitungen aus Cayennepfefferfrüchten zählen zu den wirksamsten pflanzlichen Antirheumatika.
Goldrutenkraut und echtes Goldrutenkraut (Solidaginis herba und Virgaureae herba)	• Entzündlich-rheumatische Gelenkerkrankungen (Arthritiden) ☞ 10.4.1	Die Droge erhielt für diese Indikation keine positive Monographie der Kommission E. Aufgrund der antiphlogistischen Wirkung ist aber eine Anwendung bei rheumatischen Erkrankungen gerechtfertigt.

Forts. ➨

Arzneidrogen, die bei Erkrankungen des Bewegungsapparats Verwendung finden		
Arzneidroge	**Indikationen**	**Bemerkungen**
Guajakholz (Guajaci lignum)	• Entzündlich-rheumatische Gelenkerkrankungen (Arthritiden) ☞ 10.4.1	Standardisierte Fertigarzneimittel mit einer klinischen Studie (☞ 10.4.1) stehen erst seit 1998 zur Verfügung.
Herbstzeitlosensamen/-knollen/-blüten (Colchici semen/-tuber/-flos)	• Gicht ☞ 10.6.1	Wegen der Vergiftungsgefahr ist auf die äußerst exakte Dosierung zu achten.
Heublumen (Graminis flos)	• Degenerative Gelenkerkrankungen (Arthrose) ☞ 10.3.1 • Distorsion, Kontusion, Kompression, Hämatom ☞ 10.5.1	Die einfachste praktische Anwendung ist die als Heublumensack in einer gebrauchsfertigen Kompresse.
Johanniskrautöl (Hyperici oleum)	• Muskelschmerzen, Weichteilrheumatismus ☞ 10.2.1 • Distorsion, Kontusion, Kompression, Hämatom ☞ 10.5.1	Bei Erkrankungen des Bewegungsapparats v. a. Einsatz von sogenanntem Rotöl, einem Auszug (1:10) mit Pflanzenölen, vornehmlich mit Olivenöl aus den frischen Blüten und den oberen Blättchen der Pflanze Hypericum perforatum L. Die Ölmazeration erfolgt über mehrere Wochen.
Meerrettichwurzel (Armoraciae rusticanae radix)	• Muskelschmerzen, Weichteilrheumatismus ☞ 10.2.1	Die bevorzugten Darreichungsformen sind frisch geriebener Meerrettich sowie das Meerrettich-Frischpflanzen-Destillat.
Pappelrinde/-blätter (Populi cortex/- folium)	• Entzündlich-rheumatische Gelenkerkrankungen (Arthritiden) ☞ 10.4.1	Pappelrinde/-blätter erhielten eine Negativ-Monographie (☞ S. 175), besitzen aber in der Erfahrungsheilkunde eine große Wertschätzung.
Roßkastaniensamen (Hippocastani semen)	• Distorsion, Kontusion, Kompression, Hämatom ☞ 10.5.1	Nur standardisierte Fertigarzneimittel mit genormten Escin-Mindestgehalten garantieren reproduzierbare therapeutische Effekte.
Senfsamen, weißer (Sinapis albae semen)	• Muskelschmerzen, Weichteilrheumatismus ☞ 10.2.1 • Degenerative Gelenkerkrankung ☞ 10.3.2	Nicht länger als 2 Wochen anwenden.

Forts. ➨

Arzneidrogen, die bei Erkrankungen des Bewegungsapparats Verwendung finden		
Arzneidroge	**Indikationen**	**Bemerkungen**
Steinkleekraut (Meliloti herba)	• Distorsion, Kontusion, Kompression, Hämatom ☞ 10.5.1	Zur Zeit ist kein Steinklee-extrakt-Fertigarzneimittel mehr im Verkehr.
Teufelskrallenwurzel, südafrikanische (Harpagophyti radix)	• Degenerative Gelenkerkrankung ☞ 10.3.1	Jüngste experimentelle und klinische Studien weisen standardisierte Teufelskrallenwurzelextrakte als das zur Zeit am besten untersuchte pflanzliche Antirheumatikum aus.
Weidenrinde (Salicis cortex)	• Degenerative Gelenkerkrankung ☞ 10.3.1 • Entzündlich-rheumatische Gelenkerkrankungen (Arthritiden) ☞ 10.4.1	Die Hauptwirkstoffe, die Salicine, sind nicht identisch mit Acetylsalicylsäure, was Grund dafür ist, daß die für ASS bekannten Nebenwirkungen bislang nicht beobachtet worden sind.
Weihrauch, Gummiharz des indischen (Boswellia serrata)	• Entzündlich-rheumatische Gelenkerkrankungen (Arthritiden) ☞ 10.4.1	Nach den bisher vorliegenden experimentellen Studien könnten möglicherweise standardisierte Weihrauch-Fertigarzneimittel die effektivsten Phytopharmaka bei der chronischen Polyarthritis sein.

Tab. 10.2

10.2 Muskelschmerzen, Weichteilrheumatismus

Muskelschmerzen: *Ursachen sind u.a. Muskelkater (kleinste Muskelfaserrisse), Myogelosen (muskuläre Verhärtung durch Stoffwechselentgleisung in einem vorwiegend statisch beanspruchten Muskel), Muskelkrämpfe, Muskelhartspann, während Infektionen, nach Trauma, Polymyalgia rheumatica, Polymyositis.*
Weichteilrheumatismus *(extraartikuläre rheumatische Erkrankungen): Erkrankungen der nicht-knöchernen Strukturen des Bewegungsapparats. Dazu gehören z.B. Tendopathie, Tendovaginitis, Periarthropathie, Bursitis, Fibromyalgie-Syndrom (= generalisierte Tendomyopathie; Schmerzen an den Sehnenansätzen und Muskeln mit schmerzhaften Druckpunkten, vegetativen Störungen und psychosomatischem Hintergrund). Geht mit Schmerzen und Bewegungseinschränkung einher. Ursachen sind degenerative und funktionelle, weniger entzündliche Erkrankungen.*

Stellenwert der Phytotherapie

In der Regel genügt eine **alleinige** topische Anwendung der im folgenden genannten Phytopharmaka, v.a. wenn die Anwendung mit physikalischen Maßnahmen (Lockerungsmassage, Hydrotherapie etc.) kombiniert wird. Zur schnellen Beseitigung von akuten Muskelschmerzen können jedoch gleichzeitig chemisch-synthetische Arzneimittel wie Diclofenac oder Indometacin mitverordnet werden. Gleiches gilt für die Initialtherapie bei Weichteilrheumatismus.

Darreichungsform

Geeignete Darreichungsformen sind Salben, Cremes und Linimente, in die ätherische Öle oder ethanolische Spissum-Extrakte eingearbeitet sind. Breiumschläge kommen für den Senfsamen in Frage.

Phytotherapeutische Differentialtherapie

Für die symptomatische Behandlung von Muskelschmerzen, z.B. nach einem Trauma, sportlicher Überbelastung oder als Folge von Fehlhaltungen werden äußerlich **Rubefazienzien** (= hautrötende Reizstoffe wie Cayennepfefferextrakt, ätherische Öle) eingesetzt. Durch den Hautreiz werden endogene, antiphlogistisch wirksame und schmerzstillende Substanzen freigesetzt, die auf humoralem Weg auch in das entfernt gelegene Entzündungs- bzw. Traumageschehen eingreifen können. Zudem besitzen die Rubefazienzien eine muskelrelaxierende Wirkung.

Bei **Muskelschmerzen**, verursacht durch Muskelkater, Myogelosen, Muskelhartspann und Muskelkrämpfe, eignen sich Einreibungen mit Campher, Eukalyptusöl, Fichtennadelöl, Kiefernnadelöl, Minzöl, Rosmarinöl und Terpentinöl sowie Lockerungsmassagen mit Johanniskrautöl. Das in der Selbstmedikation bei Muskelzerrungen und Gelenkschmerzen häufig verwendete Teebaumöl (Massage mit 30–40 ml Teebaumöl gelöst in 70–60 ml fettem Pflanzenöl) ist in der EU als Kosmetikum im Verkehr und gilt in Deutschland nicht als Arzneimittel.

Schmerzen beim **Weichteilrheumatismus** werden mit Cayennpfefferextraktzubereitungen bzw. capsaicinhaltigen Arzneimitteln therapiert oder mittels Meerrettichwurzel-, Senfsamen- oder Weißkohlblätterauflagen (Kompressen).

Von der Kommission E werden noch genannt: Frische Fichtenspitzen, Kapuzinerkressenkraut und Pfefferminzöl. Lediglich aufgrund der sehr geringen Bedeutung in der täglichen Praxis werden diese Drogen im folgenden nicht näher besprochen.

Eine beim **Fibromyalgie-Syndrom** vorhandene depressive Verstimmung immer mitbehandeln (☞ 3.5). Auch Spannungs- und Angstzustände können gelindert werden (☞ 3.4).

Zusätzliche allgemeine Maßnahmen

- **Muskelschmerzen:** Entspannungsübungen, Massagen, Stangerbad, Unterwassermassage.
- **Fibromyalgie-Syndrom:** Basenreiche, laktovegetabile Kost bevorzugen, Zucker, Weißmehl und Fett meiden. Regelmäßige Bewegung und körperliche Aktivität. Entspannungsverfahren erlernen wie autogenes Training, Feldenkrais. Ggf. systemische Familientherapie, wenn Ursache in der Familiendynamik liegt. Wärmeanwendung (z.B. heißes Kartoffelsäckchen) helfen.

- **Bursitis:** Im akuten Stadium das Gelenk mit einer Schiene ruhigstellen und kalte Anwendungen bevorzugen. Bei chronischen Beschwerden Wärmemaßnahmen bevorzugen.

10.2.1 Phytopharmaka zur äußeren Anwendung

▶ Campher (Camphora) ☞ S. 61

Darreichungsform: Bei äußerer Anwendung je nach umschriebener Anwendung im allgemeinen in Konzentrationen von max. 25 %, in halbfesten Zubereitungen 10–20 %, in Campherspiritus 1–10 %. Die einfachste Rezeptur und verordnungsfähige Zubereitung ist Campherspiritus, der in 10%iger Zubereitung auch bei empfindlicher Haut geeignet ist.

- Campherspiritus: Rp. Spiritus camphoratus nach DAB, Camphergehalt 9,5–10,5 %. 2 x tgl. den ganzen Körper bürsten und danach mit Campherspiritus einreiben.

Fertigarzneimittel: Z.B.

- Camphoderm® N Emulsion (in 100 g 10 g Campher), mehrmals tgl. auf die betroffenen Stellen auftragen und in die Haut einmassieren, gegebenenfalls mit einem weichen, warmen Tuch abdecken.

Kombinationen mit anderen Phytopharmaka: Eine Kombination mit anderen hyperämisierenden und analgetischen Phytopharmaka wie Eukalyptusöl, Menthol, Rosmarinöl ist sinnvoll. Z.B.

- Balsamka® Salbe (zusammen mit Menthol, ätherischem Nelkenöl), mehrmals tgl. auf die schmerzhaften Stellen dünn auftragen und leicht einmassieren, nicht auf offene Wunden auftragen.
- Rheumaliment® N Flüssigkeit zum Einreiben (zusammen mit Eukalyptusöl, gereinigtem Terpentinöl), mehrmals tgl. einreiben.
- Trauma-Salbe Rödler® 302 N (zusammen mit Eukalyptusöl, gereinigtem Terpentinöl), einen 5–10 cm langen Salbenstrang mehrmals tgl. auf die Haut über dem betroffenen Gelenk auftragen und einmassieren.

▶ Cayennepfefferfrüchte (Capsici fructus acer) ☞ S. 63

Bei längerer Anwendung am gleichen Applikationsort soll es laut Monographie zu einer Schädigung sensibler Nerven kommen. Daher wird eine Anwendungsdauer von nur 2 Tagen empfohlen. Die neueren klinischen Studien über einen Zeitraum von 4–9 Wochen zeigten jedoch keine irreversible Neurotoxizität. Diese Nebenwirkung ist offensichtlich nur bei Capsicaindosierungen von über 0,075 % sowie bei Pflastern und Okklusivverbänden zu erwarten, nicht dagegen, wenn Salben oder Cremes mit einem Capsaicingehalt nicht über 0,075 % 2–3 x tgl. dünn auf die Haut aufgetragen werden.

Darreichungsform: In halbfesten Zubereitungen entsprechend 0,02–0,05 % Capsaicinoide, in flüssigen Zubereitungen entsprechend 0,005–0,01 % Capsaicinoide, in Pflastern entsprechend 10–40 mg Capsaicinoide/cm^2.

– Creme: Rp. 0,025%ige Capsaicin-Creme, hergestellt mit Unguentum emulsificans.
– Tinktur (1:10): Haut über schmerzenden Gelenken mehrmals tgl. damit einreiben.

Fertigarzneimittel: Z.B.
– Capsamol®-Salbe (in 100 g 50 mg Capsaicinoide), 2–3 x tgl. sehr dünn einreiben.
– Dolenon® Liniment (in 100 g 50 mg Capsaicinoide), 2–3 x tgl. auf die schmerzenden Gelenke auftragen. (☞ **Studie**)
– Kneipp® Rheuma Salbe (in 100 g 4 g Cayennepfefferextrakt mit 1,4 % Gesamtcapsaicinoiden), 2–mehrmals tgl. bei Bedarf schmerzende Gelenke einreiben.
– Rheumaplast® N Pflaster (ca. 4 mg Capsaicinoide), auf die unverletzte Haut über dem schmerzenden Gelenk kleben und 2–max. 4 Tage belassen. Bei Bedarf Therapie nach 2 Wochen wiederholen.

Kombinationen mit anderen Phytopharmaka: Kombinationen mit anderen pflanzlichen Antirheumatika wie Campher oder synthetischen Antiphlogistika sind sinnvoll. Z.B.
– ABC Lokale Schmerz-Therapie Wärme-Pflaster (zusammen mit Arnikablüten), schmerzendes Gelenk mit dem Pflaster bedecken, max. 2 Tage anwenden. Eine erneute Anwendung an derselben Stelle ist erst wieder nach 14 Tagen sinnvoll.
– Capsamol® N Flüssigkeit (zusammen mit Campher, Benzylnicotinat), schmerzende Gelenke bei Bedarf einreiben.
– Finalgon® N Schmerzpflaster (zusammen mit Methylsalicylat), Pflaster an der Haut über dem schmerzenden Gelenk leicht andrücken.
– Thermo Bürger® Salbe (zusammen mit Kiefern-, Fichtennadelöl), Salbe auf betroffenes Gelenk auftragen und gut einmassieren.

Mit **Dolenon® Liniment** wurden 22 klinische Studien an über 1000 Patienten durchgeführt, davon 11 randomisiert, doppelblind und plazebokontrolliert. In diesen Studien führte die Therapie zu signifikanter Schmerzlinderung bei schmerzhaftem Muskelhartspann. Die Anwendung betrug bis zu 8 Wochen, ohne daß eine Nervenschädigung beobachtet werden konnte. Auch bei schmerzhaftem Muskelhartspann im Schulter-Arm-Bereich und an der Wirbelsäule zeigte **Dolenon® Liniment** gute Wirkungen.

▶ Eukalyptusöl (Eucalypti aetheroleum) ☞ S. 76

Darreichungsform: Zum Einsatz kommen bei äußerer Anwendung 5–20%ige ölige und halbfeste Zubereitungen (Salben) bzw. 5–10 % in wäßrig-ethanolischen Zubereitungen (Tinkturen, Linimente). Das ätherische Öl kann auch direkt angewendet werden. Dazu werden 5–8 Tr. auf die schmerzhaften Gelenk- und Muskelpartien eingerieben.

Fertigarzneimittel: Z.B.
– Bronchodurat® Eucalyptusöl Tropfen, bei Muskelschmerzen 5–10 Tr. an der schmerzenden Stelle einmassieren.

Kombinationen mit anderen Phytopharmaka: Eine Kombination mit anderen lokal hyperämisierend wirkenden pflanzlichen Drogen wie Campher, Rosmarinöl, Terpentinöl ist sinnvoll. Z.B.

- Angocin® percutan Salbe (zusammen mit Campher, gereinigtem Terpentinöl), mehrmals tgl. einen 2–4 cm langen Salbenstrang auf die schmerzenden Muskelpartien einreiben.
- Eucafluid N Lösung zum Einreiben in die Haut (zusammen mit Kiefernnadel-, Rosmarin-, Pfefferminzöl), die schmerzenden Muskelpartien mehrmals tgl. mit einigen Tr. einreiben.
- Tumarol®-Creme (zusammen mit Campher, Menthol), schmerzende Stellen morgens und abends mit einem 1–4 cm langen Salbenstrang gut einreiben und mit einem Tuch bedecken.
- Tumarol®-N-Balsam (zusammen mit Campher, Menthol), schmerzende Stellen morgens und abends mit einem 1–4 cm langen Salbenstrang gut einreiben und mit einem Tuch bedecken.

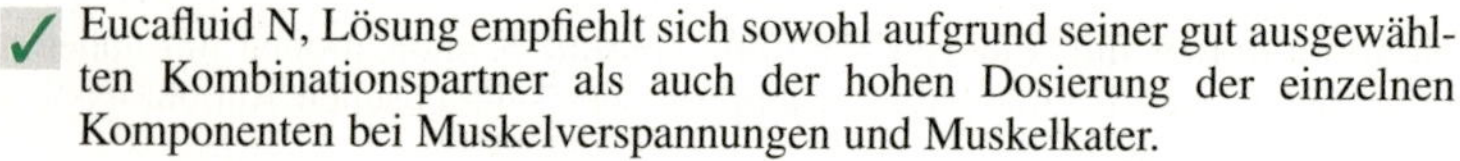
Eucafluid N, Lösung empfiehlt sich sowohl aufgrund seiner gut ausgewählten Kombinationspartner als auch der hohen Dosierung der einzelnen Komponenten bei Muskelverspannungen und Muskelkater.

▶ Fichtennadelöl (Piceae aetheroleum) ☞ S. 82

Darreichungsform: Flüssige und halbfeste Zubereitungen 10–15%ig. Einreibungen in Form von alkoholischen Lösungen, Salben, Gelen Emulsionen, Öle als Badezusatz.

- Salben: Mehrmals tgl. schmerzende Stellen mit 10–30%igen Salben einreiben.
- Vollbad: Für ein Vollbad 5 g ätherisches Fichtennadelöl in das Wasser geben. 1 x tgl. bzw. mind. 3 x wöchentlich ein Bad nehmen.

Fertigarzneimittel: Sind nicht erhältlich.

Kombinationen mit anderen Phytopharmaka: Eine Kombination mit anderen ätherischen Ölen, wie Eukalyptus-, Terpentinöl, die lokal hyperämisierend wirken, ist sinnvoll. Z.B.

- Kneipp® Tonicumbad Fichtennadel-Aquasan (zusammen mit Eukalyptus-, Terpentinöl), ca. 20 ml für ein Vollbad bei ca. 37 °C Badetemperatur.
- Kytta-Rheumabad® N Badezusatz (zusammen mit Edeltannenöl), ca. 20 ml für ein Vollbad bei ca. 37 °C Badetemperatur.
- Leukona-Eukalpinbad® Badezusatz (zusammen mit Eukalyptusöl), auf ein Vollbad 2 EL nehmen. Badedauer 10–20 Min.

▶ Johanniskrautöl (Hyperici oleum) ☞ Johanniskraut S. 118

Aufgrund der theoretisch möglichen photosensibilisierenden Eigenschaften von Johanniskraut sollte während der Therapie eine intensive Sonnen- bzw. UV-Bestrahlung vermieden werden. Bislang wurde diese aus der Tiermedizin bekannte Nebenwirkung beim Menschen nicht beobachtet und ist bei topischer Anwendung eher unwahrscheinlich.

Darreichungsform:
- Rotöl: Auszug (1:10) mit Pflanzenölen, v.a. mit Oliven-, Sonnenblumen- oder Weizenkeimöl aus den frischen Blüten und oberen Blättchen der Pflanze Hypericum perforatum. Die Ölmazeration erfolgt über mehrere Wochen, bis der Ölauszug eine kräftig rote Farbe angenommen hat. Sterilen Mull mit dem Rotöl tränken und auf die verletzten Stellen auflegen. Nach 8–10 Std. Verband wechseln. Auf eine mögliche Verfärbung der Wäsche achten.

Fertigarzneimittel: Z.B.
- Jukunda Rotöl Öl zum Einnehmen u. Einreiben (öliger Auszug 1:10 aus frischem, blühenden Johanniskraut mit Sojaöl), die entzündeten Stellen mit Rotöl leicht einmassieren bzw. eine Kompresse mit Rotöl tränken und mehrere Std. auflegen.
- Kneipp® Johanniskraut-Öl N (öliger Auszug aus frischen Johanniskrautblüten mit einem Olivenöl-Gemisch), mehrmals tgl. einreiben.

Kombinationen mit anderen Phytopharmaka: Eine Kombination mit anderen ätherischen Ölen ist sinnvoll und in der Sportmedizin gut erprobt. Z.B.
- Dolo-cyl® Muskel- und Gelenköl (zusammen mit Eukalyptus-, Latschenkiefern-, Rosmarin-, Wacholderbeer-, Arnikaöl), mehrmals tgl. 2–5 ml sanft in die Haut einmassieren (Öl soll von der Haut vollständig aufgenommen werden).

▶ Kiefernnadelöl (Pini aetheroleum) ☞ S. 132

Darreichungsform: Zur äußeren Anwendung in flüssigen und halbfesten Zubereitungen 10–15%ig bzw. einige Tr. des ätherischen Öls vorsichtig in betroffene Hautpartien einreiben.

Fertigarzneimittel: Sind nicht erhältlich.

Kombinationen mit anderen Phytopharmaka: Eine Kombination mit anderen ätherischen Ölen wie Eukalyptusöl, Terpentinöl ist sinnvoll. Z.B.
- Leukona®-Rheumabad N Badezusatz (zusammen mit Terpentinöl, Methylsalicylat), auf ein Vollbad 30 ml geben. Badedauer 15–20 Min. 2–3 x wöchentlich.
- Pinimenthol® Liquidum Flüssigkeit (zusammen mit Eukalyptusöl, Menthol), in ein Vollbad 30 ml geben und 1 x tgl. 15–20 Min. baden.

✓ Bei schmerzhaftem Muskelhartspann und Muskelkater empfehlen sich Einreibungen mit Kieferfranzbranntwein, v.a. mit Latschenkieferfranzbranntwein.

▶ Kiefernsprossen (Pini turiones) ☞ S. 133

Darreichungsform: Zur äußeren Anwendung einen Badezusatz zubereiten.
- Badezusatz: 100 g Kiefernsprossen auf ein Vollbad geben. Badedauer 15–20 Min.

Fertigarzneimittel: Sind nicht erhältlich.

Kombinationen mit anderen Phytopharmaka: Eine Kombination mit anderen ätherischen Ölen wie Rosmarinöl wäre denkbar, entsprechende Fertigarzneimittel sind nicht erhältlich.

▶ Meerrettichwurzel (Armoraciae rusticanae radix) ☞ S. 159

Darreichungsform: Zubereitungen mit max. 2 % Senfölen als Meerrettichauflage.

- Meerrettichauflage: 2 EL frisch geraspelten Meerrettich 1–2 cm dick gleichmäßig auf eine Kompresse verteilen und die Ränder einschlagen, so daß ein Meerrettich-Päckchen entsteht. Dieses nacheinander auf die schmerzenden Stellen auflegen und jeweils 3–5 Min. belassen. Dabei das Päckchen mit einem Leintuch oder Waschlappen abdecken. Nach dem Entfernen der Kompresse die gerötete Hautstelle dünn mit Olivenöl oder einer Hautpflege einreiben. Die Auflage nicht bei offenen Wunden oder akuten Hautentzündungen anwenden.

Fertigarzneimittel: Sind nicht erhältlich.

Kombinationen mit anderen Phytopharmaka: Sind nicht sinnvoll.

▶ Minzöl (Menthae arvensis aetheroleum) ☞ S. 163

Darreichungsform: Bei äußerer Anwendung in halbfesten und öligen Zubereitungen 5–20 % ätherisches Öl.

- Ätherisches Öl: Einreibungen der betroffenen Stellen mit einigen Tr.

Fertigarzneimittel: Z.B.

- JHP Rödler® Flüssigkeit, die betroffenen Stellen mehrmals tgl. mit wenigen Tr. einreiben
- Kneipp® Minzöl Trost® Tropfen, die betroffenen Stellen mehrmals tgl. mit wenigen Tr. einreiben.

Kombinationen mit anderen Phytopharmaka: Sind nicht erhältlich.

▶ Rosmarinblätter (Rosmarini folium) ☞ S. 201

Darreichungsform: Bei äußerer Anwendung 6–10% ätherisches Öl in halbfesten und flüssigen Zubereitungen.

- Badezusatz: Für ein Vollbad 50 g Rosmarinblätter mit 1 l Wasser heiß aufgießen, bedeckt 30 Min. ziehen lassen, abseihen und in das Badewasser geben.
- Rp. Spiritus Rosmarini EB.6: Damit schmerzende Stellen mehrmals tgl. einreiben.
- Rp. Unguentum Rosmarini compositum DAB 6: Damit mehrmals tgl. einreiben.

Fertigarzneimittel: Sind nicht im Verkehr.

Kombinationen mit anderen Phytopharmaka: Kombinationen mit anderen pflanzlichen Antirheumatika wie Campher, ätherischen Ölen sind sinnvoll. Z.B.

- Cor-Vel® Truw Herzsalbe (zusammen mit Campher, Menthol, Fichtennadelöl), 2–3 x tgl. 1–2 cm langen Salbenstrang auf schmerzende Stellen auftragen.
- Dolo-cyl® Muskel- und Gelenköl (zusammen mit Johanniskraut-, Eukalyptus-, Latschenkiefern-, Wacholderbeer-, Arnikaöl), mehrmals tgl. 2–5 ml sanft in die Haut einmassieren.
- Leukona®-Rheumasalbe (zusammen mit Campher, Terpentinöl), 2–3 x tgl. schmerzende Körperpartien einreiben.

▶ Senfsamen, weißer (Sinapis albae semen) ☞ S. 217

Nicht länger als 2 Wochen anwenden, da eine längere Anwendung zu einer Reizung des Nierenepithels führen kann. Bei Patienten mit Nierenerkrankungen kann es durch die Resorption des Senföls zu einer Albuminurie kommen.

Darreichungsform: Nur äußere Anwendung in Form von Breiumschlägen, Tagesdosis 60–240 g pulverisierte Droge (sogenanntes Senfmehl), aus der Umschläge bereitet werden.

- Umschläge: 3–4 EL zerkleinerte Droge unmittelbar vor der Anwendung mit warmem Wasser zu einer breiartigen Konsistenz verrühren und auf die betroffenen Stellen auftragen. Die Umschläge 10–15 Min. auf der Haut belassen. Die Anwendung kann mehrmals tgl., höchstens 4 x tgl. erfolgen.

Fertigarzneimittel: Z.B.

- Sano Goldkörner Gesundheitssenfkörner, 1–2 Breiumschläge tgl.

Kombinationen mit anderen Phytopharmaka: Sinnvolle Kombinationen sind bisher nicht bekannt.

▶ Teebaumöl, australisches (Melaleucae alternifoliae aetheroleum) ☞ S. 236

Darreichungsform: Massageöl zur äußeren Anwendung, bestehend aus 30–40 % Teebaumöl nach dem australischen Standard, gelöst in fetten Pflanzenölen. Mehrmals tgl. die schmerzenden Bezirke einreiben.

Fertigarzneimittel: Sind nicht erhältlich, da Teebaumöl in den EU-Ländern nur als Kosmetikum und nicht als Arzneimittel zugelassen ist.

Kombinationen mit anderen Phytopharmaka: Kombinationen mit anderen unter 10.2.1 genannten ätherischen Ölen, die den rechtlichen Status eines Arzneimittels besitzen, sind nicht im Verkehr. Kombinationen sind wegen des allergenen Potentials des Teebaumöls nicht zu empfehlen, auch wenn sie plausibel sind.

▶ Terpentinöl, gereinigtes (Terebinthinae aetheroleum rectificatum) ☞ S. 239

Darreichungsform: Zur äußeren Anwendung mit einigen Tr. den schmerzenden Bezirk einreiben oder mehrmals tgl. mit einer 20%igen Salbe oder einem Gel einreiben.

Fertigarzneimittel: Sind nicht erhältlich.

Kombinationen mit anderen Phytopharmaka: Eine Kombination mit anderen antirheumatisch wirksamen Phytopharmaka wie Campher, Rosmarinöl ist sinnvoll. Z.B.

- Angocin® percutan Salbe (zusammen mit Campher, Eukalyptusöl), schmerzhafte Stellen mehrmals tgl. mit der Salbe einreiben.

- Kneipp® Tonicumbad Fichtennadel-Aquasan (zusammen mit Eukalyptus-, Fichtennadelöl), 2–3 x wöchentlich ein Bad nehmen. 20–30 ml auf ein Bad geben.
- Leukona®-Rheumasalbe (zusammen mit Campher, Rosmarinöl), schmerzhafte Stellen 2–3 x tgl. mit der Salbe einreiben.

10.2.2 Monographierte fixe Kombinationen

▶ Fixe Kombination aus Campher, Eukalyptusöl und gereinigtem Terpentinöl ☞ S. 278

Darreichungsform: Halbfeste und flüssige Zubereitungen.

Rp:

Camphora (Campher)	10,0 g
Eucalypti aetheroleum (Eukalyptusöl)	10,0 g
Terebinthinae aetheroleum rectificatum (gereinigtes Terpentinöl)	10,0 g
Sonnenblumenöl oder Erdnußöl	ad 100,0 g

M. f. oleum
D.S. Mehrmals tgl. die betroffenen Bezirke einreiben.

10.2.3 Bewährte Salben-Rezeptur

▶ Unguentum hyperaemicum

10

Zur Einreibung schmerzhafter Muskelpartien.

Rp:

Levomenthol (natürliches Menthol)	1,0 g
Camphora (natürlicher Campher)	5,0 g
Methylsalicylicum (Methylsalicylat)	5,0 g
Unguentum emulsificans aquosum DAB (Wollwachsalkoholsalbe, wasserhaltige)	39,0 g

M. f. unguentum hyperaemicum
D.S. Mehrmals tgl. die schmerzhaften Muskelpartien mit der Salbe einmassieren.

10.3 Degenerative Gelenkerkrankungen (Arthrosen bzw. Osteoarthritiden)

Chronische, schmerzhafte Zerstörung des Gelenkknorpels und Entzündung der Innenschicht der Gelenkkapsel, die zur zunehmenden Funktionsbehinderung bis zur völligen Versteifung eines Gelenks führen kann. Folge eines Mißverhältnisses zwischen Belastungsfähigkeit und tatsächlicher Belastung eines Gelenks. Ursachen können sein: Abnutzung im Alter, angeborene oder erworbene Deformierungen, vorausgegangene Entzündungen, hormonelle Störungen. Risi-

kofaktoren sind v.a. Übergewicht, bestimmte Sportarten oder Schwerarbeit. Meist sind die großen Gelenke betroffen, v.a. Hüfte und Knie, es bestehen Anlauf und Belastungsschmerz, der abends stärker als morgens ist, von meist kürzerer Dauer. Langsam fortschreitender Verlauf. Weil der degenerative Prozeß in der Regel von inflammatorischen Prozessen begleitet wird, faßt man nach internationaler Übereinkunft die Beschwerden als ***Osteoarthritis*** *zusammen. Eine Überanstrengung kann zu einer* ***aktivierten Arthrose*** *mit entzündlicher Reizung der Gelenkinnenhaut führen. Das betroffenen Gelenk ist dann geschwollen, überwärmt und sehr schmerzhaft.*

Stellenwert der Phytotherapie

Wegen der Nebenwirkungen der NSAR bieten Phytopharmaka eine nebenwirkungsarme, gut verträgliche Therapiealternative. Je nach dem Grad der Beschwerden werden die zur Verfügung stehenden Phytopharmaka entweder **alleine oder adjuvant** zusammen mit chemisch-synthetischen Arzneimitteln eingesetzt. Die Linderung der Schmerzen erfolgt in der Regel mit oralen chemisch-synthetischen Arzneimitteln rascher, da aber bei den meisten Patienten eine Langzeittherapie notwendig ist, empfehlen sich die nebenwirkungsarmen bzw. -freien Phytopharmaka, auch wenn das Optimum der Wirksamkeit häufig erst nach ca. 3 Wochen eintritt. Eine notwendige Operation (z.B. bei Cox- oder Gonarthrose) kann weder durch chemisch-synthetische noch durch pflanzliche Arzneimittel verhindert werden. Sie können lediglich zur Schmerzlinderung bis zur Operation dienen.

Darreichungsform

Geeignete Darreichungsformen zur **inneren** Einnahme sind ethanolisch-wäßrige Tinkturen (Tr.) oder Trockenextrakte verarbeitet in Tbl., Drg. und Kps. Zur **äußeren** Anwendung stehen Salben, Cremes, Gele und Linimente zur Verfügung. Bei nicht-aktivierter Arthrose hat sich die Wärmetherapie in Form von Heublumen-Kompressen und Senfsamen-Wickeln nach Sebastian Kneipp sehr gut bewährt.

Phytotherapeutische Differentialtherapie

Die verwendeten Arzneidrogen wirken

- **analgetisch:** Brennesselkraut/-blätter, südafrikanische Teufelskrallenwurzel, Weidenrinde
- **hyperämisierend**, wobei reflektorisch auch innere Gewebsstrukturen beeinflußt werden: Cayennepfefferfrüchte, Heublumen, weißer Senfsamen.

Das **Senföl** und die **Capsainoide** in den Cayennepfefferfrüchten sind Rubefazienzien, die über den sogenannten „Counter-Irritant-Effekt" antiphlogistisch und analgetisch wirken. Counterirritanzien können die Aktivität von Leukozyten, v.a. der polymorphkernigen neutrophilen, hemmen. Ferner stimulieren sie die Bildung und Freisetzung von körpereigenen antiphlogistisch wirksamen Proteinen (z.B. α_2-Makroglublin, Akut-Phase-Protein). Durch die lokale Anwendung kommt es zu einer Konkurrenz um die Entzündungsmediatoren wie Kinine und zirkulierende Lymphozyten. Die Mediatoren reichen nicht aus, um beide Entzündungsherde aufrecht zu erhalten, was zur „Counterirritation" führt, die früher als Hautreizmethode bezeichnet wurde.

Ein ähnlicher Wirkmechanismus wird auch bei der parenteralen Applikation von wäßrigen **Mistelextrakten** vermutet, kann aber nicht mehr praktiziert werden, seitdem das Präparat Plenosol® nicht mehr im Verkehr ist. Gemäß der sog. Reizkörpertherapie wurden die früher vorhandenen 3 Plenosol®-Stärken anhand eines sog. Nekrosefaktors eingestellt. Diese biologische Standardisierung war eine plausible und sinnvolle Maßnahme. Da die im Verkehr befindlichen Mistelpräparate zur parenteralen Anwendung die Indikation „Zur Segmenttherapie bei degenerativ entzündlichen Gelenkerkrankungen durch intrakutane Injektion" nicht mehr ausweisen, wird Mistelkraut im folgenden nicht näher besprochen.

Sehr erfolgreich ist eine **gleichzeitige innere** Einnahme von Phytopharmaka (z.B. Teufelskrallenwurzelpräparate) zusammen mit einer **äußeren** Applikation (z.B. mit einem Cayennepfefferpräparat oder einer Heublumen- oder Senfsamenanwendung).

Zusätzliche allgemeine Maßnahmen

- Viel Bewegung ohne Belastung der Gelenke: Fahrradfahren statt Laufen, Schwimmen, Gymnastik. Im fortgeschrittenen Stadium Krankengymnastik.
- Gewichtsreduktion bei Adipositas.
- Hilfsmittel: Tragen von weichen Sohlen und gepufferten Absätzen, Stockbenutzung auf der Gegenseite, Toilettensitzerhöhung.
- Wärmeanwendungen (Fango, heiße Rolle), Elektrotherapie (Stangerbad). Bei **aktivierter Arthrose** sind Wärmeapplikationen kontraindiziert. Hier empfehlen sich kalte Packungen mit Heilerde, Moor und Quark.
- Basenreiche, laktovegetabile Kost bevorzugen mit viel frischen Obst und Gemüse.
- Entspannungsverfahren zur Schmerzprophylaxe erlernen, z.B. autogenes Training oder progressive Muskelentspannung nach Jacobson, Atemtherapie.

10.3.1 Phytopharmaka zur inneren Anwendung

▶ Brennesselkraut/-blätter (Urticae herba/- folium) ☞ S. 54

Darreichungsform: Mittlere Tagesdosis 8–12 g Droge. Besonders Frischpflanzensäfte sind zu empfehlen, da sie einen hohen Gehalt an wirksamkeitsmitbestimmenden Inhaltsstoffen aufweisen.

- Frischpflanzenpreßsaft: 3 x tgl. 1 EL einnehmen.
- Teezubereitung: 1 TL feingeschnittene Droge mit 1 Tasse kochendem Wasser übergießen und nach etwa 20 Min. abseihen. Mehrmals tgl. 1 Tasse heiß trinken.

Fertigarzneimittel: Z.B.

- florabio naturreiner Heilpflanzensaft Brennessel Preßsaft, morgens und mittags 1–2 EL unverdünnt oder mit etwas Flüssigkeit einnehmen.
- Hox alpha Hartkapseln (145 mg Trockenextrakt aus Brennesselblättern 19–33:1 mit standardisiertem Mindestgehalt an 13-Hydroxyoctadecatriensäure), 2–3 x tgl. 1 Hartkps. (☞ **Studie**)
- Kneipp® Brennesselkraut Pflanzensaft Kneippianum®, 2–3 x tgl. 1 EL nach den Mahlzeiten einnehmen.
- Rheuma Hek® Hartkapseln (335 mg standardisierter Trockenextrakt), 2 x tgl. 2 Kps. (☞ **Studie**)

Kombinationen mit anderen Phytopharmaka: In dieser Indikation nicht sinnvoll.

Im Rahmen einer klinischen Anwendungsbeobachtung an 1000 Arthrose-Patienten führte die Einnahme von **Hox alpha Hartkapseln** zu einer Reduktion der Gelenkschmerzen um bis zu 53 %. Der Druckschmerz des betroffenen Knies nahm um 63 % ab. 3 von 4 Patienten blieben weitere 6 Monate ohne erneuten Arthrose-Schub, wogegen die Patienten in den 6 Monaten vor der phytotherapeutischen Behandlung unter mindestens 3 schmerzhaften Arthrose-Schüben litten. Durch diese Therapie konnte die Einnahme von NSAR deutlich verringert werden: 38 % der 291 Patienten, die zu Beginn der Behandlung zusätzlich NSAR eingenommen hatten, setzten diese ab. Weitere 33 % reduzierten die NSAR-Dosis um die Hälfte. **Hox alpha Hartkapseln** enthalten die Wirksubstanz 13-Hydroxyoctadecatriensäure (13-HOTrE), die im Brennesselkraut nur in Spuren vorhanden ist, in hoch angereicherter Form. Diese Substanz hemmt die Expression der proinflammatorischen Zytokine TNF α und Interleukin-1 β.
In einer kontrollierten 3wöchigen Anwendungsbeobachtung an insgesamt 8955 Patienten reduzierte der Brennesselextrakt IDS 23 **(Rheuma Hek Kapseln)** deutlich die mit Osteoarthrose und rheumatoider Arthritis einhergehenden Schmerzen und Bewegungseinschränkungen. Der Brennesselextrakt wurde in der Monographie-konformen Dosis von 2 tgl. x 2 Kps. mit je 335 mg Brennesselblättertrockenextrakt verabreicht. Dabei bestand kein Unterschied zwischen der Gruppe, die den Brennesselextrakt als Monotherapie erhielt, und der, die ihn in Kombination mit NSAR zu sich nahm. 4302 Patienten erhielten bei Beginn oder während des Beobachtungszeitraumes NSAR: Bei 64 % von ihnen konnte die NSAR-Dosis im weiteren Verlauf reduziert (meist um mehr als 50 %), bei 26,2 % abgesetzt werden. Die Intensität der Bewegungsschmerzen verringerte sich um durchschnittlich 45 %, die des Ruheschmerzes um durchschnittlich 55 %. Die Bewegungseinschränkung nahm um 38 % ab. Der standardisierte Brennesselextrakt wurde sehr gut vertragen, Nebenwirkungen traten nur bei 1,2 % der behandelten Patienten auf. Ein deutlicher Therapieeffekt trat im Mittel nach 11 Tagen ein.

▶ Teufelskrallenwurzel, südafrikanische (Harpagophyti radix) ☞ S. 240

Darreichungsform: Tagesdosis 4,5 g Droge bzw. Extrakte mit 50–100 mg Harpagosid sowie konstante Mindestgehalte an Flavonoiden.

- Teezubereitung: 1 EL fein geschnittene Droge mit 2 Tassen kochendem Wasser übergießen, 8 Std. bei Raumtemperatur stehen lassen und dann abseihen. Diesen Teeauszug zum Kochen bringen (aus mikrobiellen Gründen). Diese Menge in 3 Portionen kurz vor den Mahlzeiten warm trinken.

Fertigarzneimittel: Mit den angegebenen Präparaten werden z.B. die gewünschten Tagesdosen von 50 bzw. 100 mg Harpagosid mit Sicherheit gut erreicht, bei gleichzeitigem Vorhandensein weiterer polarer Inhaltsstoffe.

- Arthrotabs Filmtabletten (410 mg Trockenextrakt), 3 x tgl. 2 Filmtbl.
- Cefatec® Brausetabletten (480 mg Trockenextrakt), 2 x tgl. 1 Brausetbl. (sehr patientenfreundliche Darreichungsform!). (☞ **Studie**)

- Doloteffin® Filmtabletten (400 mg Trockenextrakt), 3 x tgl. 2 Filmtbl. (☞ **Studie**)
- flexi-loges® Filmtabletten (480 mg Trockenextrakt), 2 x tgl. 1 Filmtbl.
- Harpagoforte ASmedic® Kapseln (375 mg Trockenextrakt), 3 x tgl. 2 Kps.
- Jucurba® forte Filmtabletten (480 mg Trockenextrakt), morgens und abends vor den Mahlzeiten mit etwas Flüssigkeit 1 Tbl. einnehmen. (☞ **Studie**)
- Matai® Filmtabletten (480 mg Trockenextrakt), 2 x tgl. 1 Filmtbl.
- Rheuma-Sern® Kapseln (400 mg Trockenextrakt), 3 x tgl. 1–2 Kps.
- Rivoltan® Filmtabletten (480 mg Trockenextrakt), 2 x tgl. 1 Tbl. morgens und abends. (☞ **Studie**)
- Soogon® Filmtabletten (480 mg Trockenextrakt), 2 x tgl. 1 Filmtbl. morgens und abends. (☞ **Studie**)
- Teltonal® 480 FT Filmtabletten (480 mg Trockenextrakt), 2 x tgl. 1 Filmtbl.

Kombinationen mit anderen Phytopharmaka: Geeignete Kombinationen sind nicht erhältlich.

✓ Da die wirksamkeitsmitbestimmenden Inhaltsstoffe der Teufelskrallenwurzel (Harpagosid und Flavonoide) gut wasserlöslich sind, ist auch eine Teezubereitung geeignet, um ausreichende Dosen zuzuführen. Falls 4,5 g Droge pro Tag zur Zubereitung des Tees verwendet werden, liegt die tgl. Harpagosidmenge im Mittel bei 92 mg und ist damit höher als in manchen Extrakt-Fertigarzneimitteln.
Der Tee kann (entgegen der unbegründeten Angaben einiger Hersteller) durchaus mit Zucker getrunken werden, die Wirkung ändert sich nicht.

📖 Neueren Studien zufolge – zwischenzeitlich liegen 10 Publikationen über klinische Erfahrungsberichte bzw. Anwendungsbeobachtungen und 4 Publikationen über plazebokontrollierte Doppelblindstudien vor – werden mit Zubereitungen, die in der Tagesdosis 100 mg Harpagosid enthalten, bessere therapeutische Effekte erzielt. Eine jüngste randomisierte, plazebokontrollierte Doppelblindstudie an 197 Patienten mit dem Teufelskrallenwurzel-Trockenextrakt WS 1531 zeigt, daß eine signifikante Dosis-Wirkungs-Beziehung besteht. Nach einer Therapie von 4 Wochen war die Anzahl der schmerzfreien Patienten in der Gruppe, die mit tgl. 1200 mg WS 1531-Extrakt therapiert wurden, deutlich höher ($p = 0{,}027$) gegenüber der 600 mg-Extraktgruppe. Die Prüfungen wurden aus methodischen Gründen in den meisten klinischen Studien am „Arhuser-Rückenschmerzindex“ vorgenommen, können aber auf arthrotische Beschwerden ganz allgemein übernommen werden. Sie zeigen aber auch, daß Teufelskrallenwurzelextrakte auch zur Therapie von Muskelschmerzen und Weichteilrheumatismus geeignet sind.
In einer randomisierten, plazebokontrollierten Doppelblindstudie wurden 118 Patienten eingeschlossen, die seit mind. ½ Jahr an Rückenschmerzen litten und jetzt akute Lumbalgien oder Lumboischialgien in Ruhe und Belastung zeigten. Durch die Therapie mit **Doloteffin® Filmtabletten** in einer Dosierung von 3 x 2 Tbl. mit jeweils 50 mg Harpagosid über die Dauer von 4 Wochen konnte eine stärkere Besserung der Schmerzen erreicht werden als durch Plazebo (20 % im Vergleich zu 8 %, gemessen im Arhuser Rückenschmerzindex). Die Anzahl der schmerzfreien Patienten nahm unter der Behandlung kontinuierlich zu. In dieser Indikation ist also die längerfristige Therapie mit standardisierten ➡

10

Teufelskrallenwurzelextrakt (mind. 50 mg Harpagosid/Einzeldosis) sinnvoll. Bei keinem der behandelten Patienten traten unter der Therapie Nebenwirkungen auf. Der Wirkungseintritt scheint allerdings langsam zu sein.
In einer Anwendungsbeobachtung an 102 Patienten mit akuten Rückenschmerzen auf der Basis eines chronischen Rückenleidens führte die 6wöchige Therapie mit **Doloteffin® Filmtabletten** zu demselben therapeutischen Erfolg wie die konventionelle Therapie mit NSAR und Krankengymnastik. In beiden Gruppen besserte sich der Arhuser Rückenschmerzindex um 20 %. Dabei war die Therapie mit Teufelskrallenextrakt signifikant kostengünstiger als die konventionelle Therapie.
In einer offenen Studie an 630 Patienten mit degenerativen Gelenkerkrankungen führte die Therapie mit **Jucurba®** nach 2–3 Monaten zu Schmerzlinderung bzw. Schmerzfreiheit bei 54–85 %.
In einer offenen Multicenter-Studie mit 130 Patienten und einer randomisierten, prospektiven, plazebokontrollierten Doppelblindstudie an 63 Patienten (31 Verum- und 32 Plazebopatienten) wurde die Wirksamkeit des Teufelskrallenwurzel-LI 174-Extrakts **(Rivoltan® Filmtabletten)** geprüft. Nach einer 4wöchigen Einnahme von 2 x tgl. 480 mg LI 174-Extrakt (= 2 Tbl. **Rivoltan®**) nahmen die Schmerzen nach dem Arhuser-Rückenschmerzindex um etwa die Hälfte ab. Beide klinischen Prüfungen zeigten ferner, daß Teufelskrallenwurzelextrakte auch zur Therapie von Muskelschmerzen und Weichteilrheumatismus geeignet sind.
Im Rahmen einer gut dokumentierten multizentrischen Anwendungsbeobachtung bei 141 niedergelassenen Ärzten wurde bei 675 Patienten, die unter Arthrosen oder Spondylosen litten, der Spezial-Teufelskrallenwurzelextrakt Steittap 69 **(= Sogoon® Filmtabletten)** untersucht. Ebenso wie bei Patienten mit fibromyalgischen Beschwerden konnte eine erhebliche Verbesserung der Schmerzsymptomatik beobachtet werden. Während der 8wöchigen Beobachtungsdauer konnten NSAR in mehr als 60 % der Fälle abgesetzt oder reduziert werden. Dabei gewannen die an rheumatiformen Erkrankungen leidenden Patienten unter der Therapie mit **Sogoon®** v. a. Lebensqualität, weil die Verträglichkeit im Vergleich zu den vorangegangenen antirheumatischen Therapien in 80 % der Fälle als besser beurteilt wurde.
In einer randomisierten, doppelblinden Studie wurde an 46 Patienten mit aktivierter Coxarthrose über 20 Wochen die Therapie mit dem Teufelskrallenwurzelextrakt LoHar-45 **(flexi-loges®)** mit einem Plazebo verglichen. Zunächst durfte zusätzlich ein NSAR eingenommen werden (max. 2 x 400 mg Ibuprofen, 2 x 50 mg Diclofencac oder 2 x 25 mg Indometacin). In den letzten 4 Wochen der Studie war die Einnahme eines NSAR verboten. Bei starken Schmerzen war jeoch die Einnahme eines NSAR als Notfallmedikament im gesamten Studienverlaufs erlaubt. Hauptzielparameter der Studie war die Responderrate. Als Responder galten Patienten, die die Studie ordnungsgemäß abgeschlossen hatten, im letzten Monat der Untersuchung nicht mehr als 10 Tbl. einer Nofallmedikation zu sich nahmen und deren Schmerzintensität am Ende der Studie im Vergleich zum Anfang nicht mehr als 20 % zugenommen hatte. Außerdem wurden Ergebnisse im WOMAC-Subscore Schmerz, Steifigkeit und Funktionseinschränkung erhoben.
Bei Teufelskralleneinnahme lag die Responderrate bei Studienende bei 70,8 %, bei Plazebo bei 40,9 %. Dieser Unterschied war statistisch signifikant (p = 0,041). Im Ibuprofen-freien Prüfungszeitraum benötigten 52,4 % ➡

der Verumgruppe, dagegen nur ein Drittel der mit Plazebo behandelten Patienten keine Notfallmedikation. Bei den WOMAC-Subscores Steifigkeit und Funktionseinschränkung konnte sich die Verumgruppe im Vergleich zu Plazebo ebenfalls signifikant verbessern, die Besserung der Schmerzen verfehlte die Signifikanz nur knapp. Die Verträglichkeit des Teufelskrallepräparats war gut.
Eine ähnlich konzipierte Studie wurde mit **flexi-loges®** an Patienten mit Gonarthrose durchgeführt. Von den 77 auswertbaren Patienten erfüllten 89,7 % der Patienten in der Teufelskrallengruppe und 79,5 % in der Plazebogruppe das oben definierte Responsekriterium. Ein deutlicher Unterschied zeigte sich beim Bedarf der Notfallmedikation. Wurden die Kriterien Responserate und Verbrauch an Notfallmedikamenten gemeinsam ausgewertet, schnitt die Behandlung mit Teufelskralle signifikant besser ab.
In einer multizentrischen, offenen Studie an 614 Patienten, die unter Gelenk-, Rücken-, Bewegungsschmerzen und Muskelverspannungen litten, konnte nach 8wöchiger Einnahme von tgl. 2 **Cafatec® Brausetabletten** bei 82,7 % der Patienten eine Heilung bzw. deutliche Besserung der Symptome beobachtet werden. Die Verträglichkeit wurde von 92,7 % mit sehr gut oder gut angegeben.

▶ Weidenrinde (Salicis cortex) ☞ S. 257

Darreichungsform: Mittlere Tagesdosis entsprechend 60–120 mg Gesamtsalicin. Da bei der Teezubereitung die Inhaltsstoffe nicht 100%ig in den Tee übergehen, sind 8–15 g Weidenrinde/Tag, die mind. 1 % Gesamtsalicin enthalten müssen, erforderlich, um diese Menge zu erreichen.

- Teezubereitung: 1 TL feingeschnittene Droge mit 1 Tasse kochendem Wasser übergießen und nach etwa 20 Min. abseihen. Mehrmals tgl. 1 Tasse heiß trinken.

Fertigarzneimittel: Am sichersten sind die hohen erforderlichen Dosen an Gesamtsalicin über geeignete Fertigarzneimittel zu erreichen. Z.B.

- Assalix® Dragees (60 mg Gesamtsalicin), 1–2 Drg. tgl. einnehmen. (☞ **Studie**)
- Assplant® Dragees (60 mg Gesamtsalicin), 1–2 Drg. tgl. einnehmen. (☞ **Studie**)
- Lintia® Kapseln (240 mg Weidenrindentrockenextrakt mit 60 mg Gesamtsalicin), 3 x tgl. 1 Kps. nach den Mahlzeiten.
- Rheumakaps Kapseln zum Einnehmen (60 mg Gesamtsalicin), 1–2 x tgl. 1 Kps. mit reichlich Flüssigkeit einnehmen.
- Salix Bürger® Lösung (in 100 ml 3000 mg Salicin), 1 x tgl. 2–4 ml (= 45–90 Tr.).
- Zeller®-Rheuma Dragees (60 mg Gesamtsalicin), bis zu 3 x tgl. 2 Drg. (☞ **Studie**)

Kombinationen mit anderen Phytopharmaka: Kombinationen mit anderen antiphlogistisch und analgetisch wirksamen Drogen wie Teufelskrallenwurzel sind sinnvoll. Z.B.

- Wiemanns Rheuma Tonikum (zusammen mit südafrikanischer Teufelskrallenwurzel, Birkenblättern, Heisteria-Rinde), morgens und abends 40–60 Tr.

✓ Da mit Weidenrindenzubereitungen Salicin aufgenommen wird, dem die Acetylgruppe im Gegensatz zu Acetylsalicylsäure (ASS) fehlt und das als Prodrug erst im Darm und der Leber zu Salicylsäure metabolisiert wird, hat der Weidenrindenextrakt im Gegensatz zu ASS keine aggregationshemmenden und damit die Blutgerinnung inhibierenden Eigenschaften. Die von der ASS bekannten Nebenwirkungen wie Mikroblutungen im Magen- und Darmtrakt konnten bislang bei Weidenrindenextrakt mit den von der Kommission E vorgegebenen Salicin-Mengen von 60–120 mg Gesamtsalicin (entspricht 37–76 mg ASS) nicht beobachtet werden.

In einer prospektiven, monozentrischen, plazebokontrollierten Doppelblindstudie wurden 21 Patienten mit degenerativen Zervikal-, Lumbal- oder Wirbelsäulensyndrom mit **Zeller®-Rheuma Dragees** (standardisiert auf 11 % Salicin, entsprechend einer Tagesdosis von 2160 mg Weidenrindenextrakt oder 240 mg Salicin) 3 x tgl. 2 Drg. behandelt. Bei Studienbeginn waren beide Gruppen bezüglich der Schmerzintensität vergleichbar, in der Verumgruppe besserten sich bei 8 von 10 Patienten nach 2wöchiger Therapie die Schmerzzustände, während dies unter Plazebo nur bei 5 von 10 Personen zutraf. In der Verumgruppe sank die mittlere Schmerzintensität um 40 %, in der Plazebogruppe um 18 %. Die **Zeller®-Rheuma Dragees** sind ein in der Schweiz zugelassenes Arzneimittel und können gemäß § 73 Abs. 3 AMG 76 vom Arzt verordnet und vom Apotheker beschafft werden.
Zu ähnlichen Ergebnissen kamen klinische Studien mit **ASSALIX® Dragees** und **ASSPLANT® Dragees**, die beide einen Salicinmindestgehalt von 60 mg Gesamtsalicin aufweisen und mit dem „Zeller-Extrakt" identisch sind.
In einer randomisierten, plazebokontrollierten geblindeten Studie wurden 210 Patienten eingeschlossen, die unter Rückenschmerzen litten. Die erste Gruppe erhielt Weidenrindenextrakt mit tgl. 120 mg Salicin, die zweite mit tgl. 240 mg Salicin, die dritte ein Plazebo. Nach 4 Wochen betrug der Anteil der schmerzfreien Patienten in der Gruppe mit 240 mg Weidenrindentrockenextrakt 39 %, in der mit 120 mg 21 %, in der Plazebogruppe lediglich 6 %. Viele Patienten in der Hochdosisgruppe waren schon nach 1 Woche schmerzfrei. Lediglich bei einem der mit Weidenrinde behandelten Patienten trat eine allergische Reaktion auf (Salicylsäureallergie).
Eine weitere offene, randomisierte Studie mit 228 Patienten wurde abgeschlossen. Sie verglich dabei den Heileffekt des Weidenrindenextrakts mit der Wirksamkeit des selektiven COX-2-Hemmers Rofecoxib. Zwischen der Wirksamkeit des Weidenrindenextrakts mit tgl. 240 mg Salicin und Rofecoxib zeigte sich kein signifikanter Unterschied. Die Verträglichkeit beider Behandlungsregimes war sehr gut. Der Vorteil des Weidenrindenextrakts besteht darin, daß er wesentlich kostengünstiger ist.
In einer 2wöchigen, randomisierten, doppelblinden und plazebokontrollierten Studie erhielt die eine Hälfte der 78 Patienten Plazebo, die andere einen Weidenrindenextrakt in einer Dosis entsprechend tgl. 240 mg Salicin. Hauptzielparameter der Studie war die Schmerzdimension des WOMAC-Arthrose-Index. Auch das abschließende Gesamturteil wurde sowohl von Seiten der Patienten als auch vom Arzt erfaßt. Bei der WOMAC-Schmerzdimension verringerte sich der Punktwert gegenüber dem Ausgangswert um 14 % in der Verumgruppe, in der Plazebogruppe stieg der Index dagegen um 2 % an ➡

Dieser Unterschied war statistisch signifikant. Auch die Funktionsfähigkeit des Gelenks verbesserte sich tendentiell. Darüber hinaus beurteilten sowohl die Patienten als auch die Ärzte die Wirksamkeit des Weidenrindextrakts bedeutend besser als die von Plazebo. Dieser Unterschied war hochsignifikant. Die Verträglichkeit war in allen Studien sehr gut bis gut.

▶ Kombinationspräparat: Phytodolor® Tinktur

Phytotherapeutisches Kombinationspräparat aus Extrakten von Pappelrinde und -blättern, echtem Goldrutenkraut und Eschenrinde.

Wirksamkeitsmitbestimmende Inhaltsstoffe: Salicine, Salicylalkohol, Gesamtflavonoide und Isofraxidin.

Wirkungen: Alle enthaltene Pflanzenextrakte wirkten in den einzelnen pharmakologischen Experimenten für sich und in Kombination
- analgetisch
- antipyretisch
- antiphlogistisch
- antiödematös

Wirkmechanismus: Die antiphlogistische Wirkung der fixen Kombination beruht auf einem Einfluß auf das Prostaglandinsystem. Pappelrinde, -blätter und Eschenrinde allein hemmen dosisabhängig die Biosynthese der proinflammatorischen Prostaglandine E_2, I_2 und D_2. Ferner konnte eine Hemmung von Leukotrienen und Histamin experimentell gezeigt werden.
Darüber hinaus hemmen sowohl die einzelnen Kombinationspartner, als auch die fixe Kombination die Lipoxygenase und die Synthese von Sauerstoffradikalen. Sie wirken deutlich als Sauerstoffradikalfänger. Der Extrakt hemmt schließlich die Aktivität der bei Entzündungsprozessen vermehrt gebildeten Enzyme Dihydrofolatreduktase bzw. Myeloperoxidase. Die klinisch beobachtete Gesamtwirkung, die in der Regel frühestens nach 2 Wochen Einnahme deutlich wahrnehmbar ist, basiert sowohl auf synergistischen als auch auf additiven Einzeleffekte und ist stärker als die Einzeleffekte der Kombinationspartner.

Indikationen:
- leichte bis mittelschwere Arthrosen
- Weichteilrheumatismus

Kontraindikationen: Überempfindlichkeit gegen Salicylate.

Nebenwirkungen: In seltenen Fällen Magen- und Darmbeschwerden, Überempfindlichkeitsreaktionen.

Interaktionen: Keine bekannt.

Dosierung: Erw. 3 x tgl. 30–40 Tr., bei starken Schmerzen bis zu 3 x tgl. 60 Tr. Kdr. unter Berücksichtigung des Ethanolgehalts von 45 Vol.% ab 4 Jahren 3 x tgl. 15–20 Tr. (☞ **Studie)**

Phytodolor® eignet sich sehr gut zur Kombinationstherapie mit NSAR, Glukokortikoiden, COX-2-Inhibitoren und Basistherapeutika. In mehreren klinischen Untersuchungen konnte durch die gleichzeitige Gabe von 3 x 50 Tr. **Phytodolor**® bei Patienten mit leichten bis mittelschweren rheumatischen Gelenkerkrankungen die Dosis der NSAR entweder reduziert oder sogar ganz abgesetzt werden.
Zur klinischen Wirksamkeit von **Phytodolor**® liegen insgesamt 30 klinische Studien mit 1151 Patienten vor. In erster Linie wurde **Phytodolor**® an Patienten mit rheumatischen und degenerativen Gelenkerkrankungen geprüft. In den Vergleichsstudien mit NSAR erwies sich das Phytotherapeutikum in einer Dosis von 3 x tgl. 30–40 Tr. in mehreren Studien gleichwertig mit 3 x 25 mg Diclofenac. In einer Studie an 108 Patienten mit degenerativen Gelenkerkrankungen war die Wirksamkeit von **Phytodolor**® vergleichbar mit derjenigen von 1 x 20 mg Piroxicam. Im Unterschied zu Diclofenac und Piroxicam tritt die Schmerzlinderung erst nach einigen Tagen bis Wochen der Einnahme ein. Eine Sofortwirkung darf nicht erwartet werden. Der Vorteil gegenüber einer Therapie mit NSAR liegt in der besseren Verträglichkeit von **Phytodolor**®. Unter Therapie mit dem Phytotherapeutikum kam es bei nur 8,3 % der Patienten zu unerwünschten Nebenwirkungen (gastrointestinale Beschwerden wie Magenkrämpfe, Übelkeit oder Erbrechen), in der NSAR-Gruppe litten fast doppelt so viele Patienten unter Nebenwirkungen (15,3–16,6 %).
Schwerwiegende unerwünschte Arzneimittelwirkungen wie Magenblutungen wurden bei der Therapie mit **Phytodolor**® nie beobachtet. Die Therapie mit **Phytodolor**® ist sicher und effektiv bei leichten bis mittelschweren rheumatischen Erkrankungen bzw. degenerativen Gelenkerkrankungen. Sie bietet sich v.a. für Patienten an, die NSAR nicht vertragen, für Patienten, die die Einnahme eines pflanzlichen Schmerz- bzw. Rheumamittels bevorzugen, zur Langzeittherapie bei degenerativen Gelenkerkrankungen und bei Sportverletzungen.

10.3.2 Phytopharmaka zur äußeren Anwendung

▶ Cayennepfefferfrüchte (Capsici fructus acer) ☞ S. 63

Bei längerer Anwendung am gleichen Applikationsort soll es laut Monographie zu einer Schädigung sensibler Nerven kommen. Daher wird eine Anwendungsdauer von nur 2 Tagen empfohlen. Die neueren klinischen Studien über einen Zeitraum von 4–9 Wochen zeigten jedoch keine irreversible Neurotoxizität. Diese Nebenwirkung ist offensichtlich nur bei Capsicaindosierungen von über 0,075 % sowie bei Pflastern und Okklusivverbänden zu erwarten, nicht dagegen, wenn Salben oder Cremes mit einem Capsaicingehalt nicht über 0,075 % 2–3 x tgl. dünn auf die Haut aufgetragen werden.

Darreichungsform: In halbfesten Zubereitungen entsprechend 0,02–0,05 % Capsaicinoide, in flüssigen Zubereitungen entsprechend 0,005–0,01 % Capsaicinoide, in Pflastern entsprechend 10–40 mg Capsaicinoide/cm^2.

- Creme: Rp. 0,025%ige Capsaicin-Creme, hergestellt mit Unguentum emulsificans.
- Tinktur (1:10): Haut über schmerzenden Gelenken mehrmals tgl. damit einreiben.

Fertigarzneimittel: Z.B.
- Capsamol®-Salbe (in 100 g 50 mg Capsaicinoide), 2–3 x tgl. sehr dünn einreiben.
- Dolenon® Liniment (in 100 g 50 mg Capsaicinoide), 2–3 x tgl. über den schmerzenden Gelenken auftragen. (☞ **Studie**)
- Kneipp® Rheuma Salbe (in 100 g 4 g Cayennepfefferextrakt mit 1,4 % Gesamt-Capsaicinoide), 2–mehrmals tgl. bei Bedarf schmerzende Gelenken einreiben.
- Rheumaplast® N Pflaster (ca. 4 mg Capsaicinoide), auf die unverletzte Haut über dem schmerzenden Gelenk kleben und 2–max. 4 Tage belassen. Bei Bedarf Therapie nach 2 Wochen wiederholen. (☞ **Studie**)

Kombinationen mit anderen Phytopharmaka: Kombinationen mit anderen pflanzlichen Antirheumatika wie Campher sind sinnvoll. Z.B.
- ABC Lokale Schmerz-Therapie Wärme-Pflaster (zusammen mit Arnikablüten), schmerzendes Gelenk mit dem Pflaster bedecken, max. 2 Tage anwenden. Eine erneute Anwendung an derselben Stelle ist erst wieder nach 14 Tagen sinnvoll.
- Capsamol® N Flüssigkeit (zusammen mit Campher, Benzylnicotinat), schmerzendes Gelenk bei Bedarf einreiben.
- Finalgon® N Schmerzpflaster (zusammen mit Methylsalicylat), Pflaster über dem schmerzenden Gelenk leicht andrücken.

10

In einer randomisierten Doppelblindstudie wurden 70 Patienten mit degenerativer Gonarthrose entweder lokal mit einer 0,025%igen Capsaicin-Creme (**Dolenon® Liniment**) oder mit Plazebo 4 x tgl. über 4 Wochen behandelt. Im Gesamturteil besserten sich die Kniebeschwerden signifikant gegenüber Plazebo. Die Schmerzen gingen bei der rheumatoiden Arthritis um 57 %, bei der Osteoarthritis um 33 % signifikant gegenüber Plazebo zurück. 80 % der Patienten berichteten über eine Linderung der Schmerzen. Auch eine Anwendung bei Arthrose ist plausibel.
In einer Doppelblindstudie wurden 51 Patienten mit Osteoarthritis entweder 4 x tgl. in den ersten 3 Wochen und anschließend 2 x tgl. mit einer 0,025%igen Capsaicin-Creme (**Dolenon® Liniment**) oder Plazebo über 9 Wochen behandelt. Die Gelenkschmerzen gingen beim Verumpräparat um 24 % signifikant zurück. Schwerwiegende Nebenwirkungen traten in den Studien nicht auf. Gelegentlich klagten Patienten über Brennen, Stechen oder Rötung im Bereich der Auftragungsstelle, die in der Regel innerhalb von 2 Wochen abklang und selten länger als 4 Wochen persistierte. Auch eine Anwendung bei Arthrose ist plausibel.
In einer doppelblinden, randomisierten Parallelgruppenstudie wurde bei 154 Patienten mit unspezifischen Rückenschmerzen die Wirksamkeit eines Capsaicin-haltigen Schmerzpflasters (**Rheumaplast® N Pflaster**) mit einem Plazebo verglichen. Zielparameter zur Beurteilung der Wirksamkeit war die Auswertung von insgesamt 3 Schmerzskalen. Sekundäre Studienendpunkte ➡

waren Testverfahren zur Mobilität, das Ausmaß der Behinderung und die Einschätzung des Therapieerfolgs von Arzt und Patient. Als Responder galten die Patienten, deren Schmerzen bei der Abschlußuntersuchung nach 3wöchiger Behandlung um mindestens 30 % zurückgegangen waren. In der Verumgruppe galten signifikant mehr Patienten als Responder als in der Plazebogruppe (60,8 % versus 42,1 %). Auch die Schmerzen gingen bei Therapie mit Capsaicin deutlicher zurück (um 38,5 % im Vergleich zu 28 % unter Plazebo). Die Mobilität und Funktionalität veränderten sich kaum. Sowohl Ärzte als auch Patienten beurteilten das Capsaicin-haltige Pflaster als besser als Plazebo.
In einer weiteren Studie wurden 320 Patienten mit unspezifischen Rückenschmerzen mit **Rheumaplast® N Pflaster** oder Plazebo behandelt. Hier betrug die Responderrate unter Capsaicin nach 3 Wochen 67 %, dagegen 49 % unter Plazebo. In beiden Studien lag die Compliance der Behandlung bei über 90 %.

▶ Heublumen (Graminis flos) ☞ S. 105

Darreichungsform: Anwendung mittels feucht-heißer Kompressen.
- Heublumenhandbad: Eine Handvoll Heublumen mit 2–3 l kochendem Wasser überbrühen, 20 Min. ziehen lassen und in dem Aufguß die Hände 10 Min. baden (Wassertemperatur bis 41 °C). Anschließend Hände mit Kytta-Plasma® f (Beinwellwurzelzubereitung) einreiben und Baumwollhandschuhe anziehen.
- Heublumensack: Ca. 42 °C warm auf die zu behandelnde Stelle legen, abdecken und 40–50 Min. liegenlassen. 1–2 x tgl. anwenden.

Fertigarzneimittel: Z.B.
- Florapress® Heublumen-Kompressen, den Heupack im Wasserdampf (in einem Sieb über einem Dampftopf) erhitzen, auf ca. 40 °C abkühlen lassen und nach mehrmaligem Lüften auf die zu behandelnde Stelle legen und mit einem leinenen Zwischentuch fixieren. Dann mit einem Wolltuch umwickeln. Anwendungsdauer ½–1 Std. Dann ½ Std. Bettruhe.
- Kneipp® Heupack Herbatherm® N Kompressen, den Heupack im Wasserdampf (in einem Sieb über einem Dampftopf) erhitzen, auf ca. 40 °C abkühlen lassen und nach mehrmaligem Lüften auf die zu behandelnde Stelle legen und mit einem leinenen Zwischentuch fixieren. Dann mit einem Wolltuch umwickeln. Anwendungsdauer ½–1 Std. Dann ½ Std. Bettruhe.

Kombinationen mit anderen Phytopharmaka: Sind bisher nicht bekannt.

▶ Senfsamen, weißer (Sinapis albae semen) ☞ S. 217

Nicht länger als 2 Wochen anwenden, da eine längere Anwendung zu einer Reizung des Nierenepithels führen kann. Bei Patienten mit Nierenerkrankungen kann es durch die Resorption des Senföls zu einer Albuminurie kommen.

Darreichungsform: Nur äußere Anwendung in Form von Breiumschlägen, Tagesdosis 60–240 g pulverisierte Droge (sogenanntes Senfmehl), aus der Umschläge bereitet werden.

- Umschläge: 3–4 EL zerkleinerte Droge unmittelbar vor der Anwendung mit warmem Wasser zu einer breiartigen Konsistenz verrühren und auf die erkrankten Hautpartien auftragen. Die Umschläge 10–15 Min. auf der Haut belassen. Die Anwendung kann max. 3 x tgl. erfolgen.

Fertigarzneimittel: Z.B.

- Sano Goldkörner Gesundheitssenfkörner, bis zu 3 x tgl. Breiumschläge mit 60–120 g Sano Senfkörnern machen.

Kombinationen mit anderen Phytopharmaka: Es empfiehlt sich, einen Heublumensack zeitversetzt anzuwenden.

✓ Die Überwärmungsbäder sind auch beim Fibromyalgie-Syndrom empfehlenswert, jedoch nicht bei schmerzhaften entzündlichen Prozessen.

10.3.3 Überwärmungsbäder

Bei einer chronisch degenerativen Gelenkerkrankung sollten 2–3 x wöchentlich Überwärmungsbäder durchgeführt werden: Das Bad beginnt mit 35 °C und wird im Laufe von 20 Min. auf max. 40 °C gesteigert. Im Anschluß soll ein schweißtreibender Tee (☞ 6.2.4) getrunken werden. Nach dem Bad eine Ruhepause von ca. ½ Stunde einhalten, die mit einer kühlen Waschung beendet wird.

Geeignete Badezusätze, gelöst in Sahne oder einem anderen Emulgator

- Pfefferminzöl aufgrund der kühlenden und lokal anästhesierenden Wirkung
- Fichtennadelöl aufgrund der hyperämisierenden und antiphlogistischen Effekte
- Salicylatdrogen wie Weidenrinde und ätherisches Wintergrünöl bzw. das daraus isolierte Methylsalicylat aufgrund der antiphlogistischen Wirkung

▶ Fertigpräparate für Überwärmungsbäder (z.B.)

Jeweils 20–30 ml auf ein Vollbad geben und 1 x tgl. baden.

- Kneipp® Rheuma-Bad spezial flüssiges Badekonzentrat (Wacholderholzöl, Wintergrünöl).
- Kytta-Rheumabad® N Badezusatz (mit Edeltannenöl, Fichtennadelöl).
- Leukona®-Rheumabad N Badezusatz (mit Methylsalicylat, Terpentinöl, Fichtennadelöl).
- SCHUPP's Heilkräuter-Rheumabad Flüssiger Badezusatz (mit ätherischem Fichtennadelöl, Salbeiöl, Rosmarinöl, Wacholderbeeröl, Methylsalicylat, Campher).

10.3.4 Bewährte Tee-Rezepturen

Rheumatees, in der Naturheilkunde werden sie als „Antidyskratika" bezeichnet, werden wissenschaftlich kontrovers diskutiert. Traditionell werden Drogen zur ausleitenden Therapie verordnet, in der Vorstellung, daß durch Ausscheidung von Stoffwechselabfallprodukten das entzündliche Geschehen gebessert werden kann, was zum Teil auch bewiesen werden konnte.

Wirkungen:
- diuretisch (aquaretisch)
- diaphoretisch
- schwach abführend

Wirkmechanismus:
- Eingriff in immunologische Prozesse im Sinne einer Umstimmungstherapie
- alle Rheumatees besitzen einen basischen pH-Wert → Einfluß auf die chronische Azidose bei chronisch entzündlichen Prozessen
- evtl. positiver Effekt auf das Mesenchym bei chronischer Polyarthritis

▶ Rheuma-Tee

Rp:

Salicis cortex conc. (Weidenrinde)	25,0 g
Sambuci flos tot. (Holunderblüten)	25,0 g
Dulcamarae stipites conc. (Bittersüßstengel)	30,0 g
Juniperi fructus tot. (Wacholderbeeren)	10,0 g
Santali lignum conc. (Sandelholz)	10,0 g

M. f. spec. antirheumaticae
D.S. 1 EL Teemischung mit 150 ml kochendem Wasser übergießen, 10–15 Min. ziehen lassen. Abseihen und 3–4 x tgl. 1 Tasse trinken.

▶ Species antidyscraticae Nr. 1 (bzw. Species antirheumaticae)

Rp:
Urticae herba conc. (Brennesselkraut)
Dulcamarae stipites conc. (Bittersüßstengel)
Graminis rhizoma conc. (Queckenwurzelstock)
Sennae folium conc. (Sennesblätter)
Foeniculi fructus cont. (Fenchelfrüchte) aa 20,0 g

M. f. spec. antidyscraticae
D.S. 1 EL Teemischung mit 150 ml kochendem Wasser übergießen, 10–15 Min. ziehen lassen. Abseihen und 3–4 x tgl. 1 Tasse trinken.

▶ Species antidyscraticae Nr. 2

Rp:
Taraxaci radix cum herba conc. (Löwenzahnwurzel mit -kraut)
Juniperi fructus tot. (Wacholderbeeren)
Sennae folium conc. (Sennesblätter)
Frangulae cortex conc. (Faulbaumrinde)
Graminis rhizoma conc. (Queckenwurzelstock) aa 20,0 g

M. f. spec. antidyscraticae
D.S. 1 EL Teemischung mit 150 ml kochendem Wasser übergießen, 10–15 Min. ziehen lassen. Abseihen und 3–4 x tgl. 1 Tasse trinken.

10.4 Entzündlich-rheumatische Gelenkerkrankungen (Arthritiden)

Entstehen durch Entzündung der Synovialis. Gehen meist mit Rötung, Schmerzen, Schwellung (auch ohne Belastung), Überwärmung, Bewegungseinschränkung und evtl. Gelenkerguß einher. Meist sind die kleinen Gelenke betroffen, v.a. der Hände, es bestehen Nacht- und Ruheschmerz, Morgensteifigkeit und lang anhaltende Schmerzen. Oft schubweiser Verlauf. Ursachen können sein: Infektion (eitrige A.), Autoimmunvorgänge (rheumatoide A. = chronische Polyarthritis, Psoriasis-A., bei Morbus Bechterew, Morbus Reiter, Morbus Crohn, Colitis ulcerosa, Morbus Behçet, Lupus erythematodes, Vaskulitissyndromen), allergische Reaktion, Stoffwechselerkrankungen (Gicht), Blutgerinnungsstörungen (Hämophilie).

Stellenwert der Phytotherapie

Die schmerzstillende bzw. antiphlogistische Wirkung der Phytopharmaka ist nicht mit den stark wirksamen chemisch-synthetischen Analgetika bzw. Antiphlogistika zu vergleichen, weshalb bisher nur eine **adjuvante** Phytotherapie empfohlen werden kann. Diese ermöglichen aber oft eine Reduktion von Anwendungshäufigkeit und Dosis der mit Nebenwirkungen behafteten NSAR.

Wie die Basistherapeutika wirken die oral anzuwendenden Phytopharmaka in der Regel erst nach mehrwöchiger Anwendung. Lediglich topisch anzuwendende pflanzliche Antirheumatika zeigen aufgrund ihrer hyperämisierenden Wirkung und über viszerokutane Reflexe einen vergleichsweise raschen Wirkungseintritt.

Darreichungsform

Für die **topische** Anwendung in Form von Salben, Cremes, Gelen und Linimenten ist es von großer Bedeutung, eine geeignete galenische Zubereitung zu finden, damit die Pflanzeninhaltsstoffe an den Wirkort im Gelenk gelangen. Dies wird z.B. sehr gut durch **Emulsionssalben** gewährleistet.

Für die **innere** Anwendung kommen ethanolisch-wäßrige Auszüge als Tinkturen (Tr.) oder Trockenextrakte verarbeitet in Tbl. und Drg. in Frage.

✓ Die Applikation der schmerzlindernden Salben erfolgt idealerweise gekühlt, deshalb Salben im Kühlschrank bei 5–10 °C lagern und nicht im Eisfach, da ansonsten die Emulsion „brechen", d.h. sich in eine wäßrige und ölige Phase auftrennen, kann.

Phytotherapeutische Differentialtherapie

Die verwendeten Arzneidrogen wirken

- **analgetisch:** Arnikablüten, Pappelrinde und -blätter, Weidenrinde
- **antiphlogistisch:** Arnikablüten, Beinwellwurzel, -kraut und -blätter, Brennesselkraut und -blätter, Guajakholz, Pappelrinde und -blätter, Weidenrinde, Gummiharz des indischen Weihrauch
- **hyperämisierend:** Campher, Cayennepfefferfrüchte

Die **Capsainoide** in den Cayennepfefferfrüchten sind Rubefazienzien, die über den sogenannten „Counter-Irritant-Effekt" antiphlogistisch und analgetisch wirken. Counterirritanzien können die Aktivität von Leukozyten, v.a. der polymorphkernigen neutrophilen, hemmen. Ferner stimulieren sie die Bildung und Freisetzung von körpereigenen antiphlogistisch wirksamen Proteinen (z.B. α_2-Makroglublin, Akut-Phase-Protein). Durch die lokale Anwendung kommt es zu einer Konkurrenz um die Entzündungsmediatoren wie Kinine und zirkulierende Lymphozyten. Die Mediatoren reichen nicht aus, um beide Entzündungsherde aufrecht zu erhalten, was zur „Counterirritation" führt, die früher als Hautreizmethode bezeichnet wurde.

Auch **Aquaretika**, die neben einer antiphlogistischen Wirkung die renale Ausscheidung fördern und den Stoffwechsel im Bindegewebe verbessern, kommen zum Einsatz: Birkenblätter, Brennesselkraut und -blätter, Goldrutenkraut.

Aufgrund der vorliegenden klinischen und experimentellen Studien und der Erfahrung sind die Drogen der ersten Wahl Weidenrinde, Brennesselkraut und -blätter und Gummiharz des indischen Weihrauchs.

In der Praxis und insbesondere im Rahmen der klassischen Naturheilverfahren hat sich eine **kombinierte** Anwendung von innerer und äußerer Anwendung von Phytopharmaka zusammen mit physikalischen und diätetischen Maßnahmen bewährt. Der Schwerpunkt der Phytotherapie ist die Linderung von Beschwerden bei der chronischen Polyarthritis.

Zusätzliche allgemeine Maßnahmen

- Physikalische Therapie, v.a. in Form von Kneipp-Anwendungen, unerläßlich. So wenig Schonung wie möglich, abgesehen vom akuten Schub.
  - Akuter Schub: Kälte auf entzündete Strukturen, passives und aktiv-assistiertes Bewegen der Gelenke, manuelle Therapie ohne Impulsmanipulation, vorübergehende Entlastung der Gelenke durch Bettruhe in funktionsgerechter Lagerung, ggf. Gehilfen.
  - Subakute- und Intervall-Phase: Aktive und passive Bewegungstherapie, warme Anwendungen (Bäder, Umschläge).
- Ergotherapie: Funktionstraining, Gelenkschutz, technische Hilfsmittel einsetzen.
- Basenreiche, laktovegetabile Kost bevorzugen mit viel frischen Obst und Gemüse.
- Gewichtsreduktion bei Adipositas.
- Psychische Betreuung anbieten, da die Schmerzen und Deformierungen der Gelenke für die Patienten sehr belastend sein können.

10.4.1 Phytopharmaka zur inneren Anwendung

▶ Birkenblätter (Betulae folium) ☞ S. 47

Darreichungsform: Mittlere Tagesdosis 2–3 g Droge.
- Teezubereitung: 1–2 EL mittelfein geschnittene Droge mit 1 Tasse kochendem Wasser übergießen und nach etwa 10 Min. abseihen. Mehrmals tgl. 1 Tasse warm trinken.

Fertigarzneimittel: Z.B.
- florabio naturreiner Heilpflanzensaft Birke Preßsaft, mind. 3 x tgl. 1–2 EL mit reichlich Flüssigkeit einnehmen.
- Urorenal® Brausetabletten (500 mg Trockenextrakt), 3 x tgl. 1 Brausetbl. mit reichlich Flüssigkeit einnehmen.

Kombinationen mit anderen Phytopharmaka: Eine Kombination mit anderen aquaretisch und antiphlogistisch wirksamen Drogen wie Hauhechelwurzel, Brennesselblättern, Weidenrinde ist sinnvoll. Z.B.
- Hevert® Gicht- und Rheuma-Tee (zusammen mit Hauhechelwurzel, Holunderblüten, Schafgarbenkraut, Süßholzwurzel, Wacholderbeeren, Weidenrinde), 3 x tgl. 1 Tasse möglichst heiß trinken.
- Salus Rheuma-Tee Kräutertee Nr. 12 (zusammen mit Brennesselblättern, Fenchelfrüchten, Löwenzahnblättern, Ringelblumenblüten, Schachtelhalmkraut, Schafgarbenblüten, Wacholderbeeren), tgl. 2–3 Tassen trinken.

▶ Brennesselkraut/-blätter (Urticae herba/- folium) ☞ S. 54

Darreichungsform: Mittlere Tagesdosis 8–12 g Droge. Besonders Frischpflanzenpreßsäfte sind zu empfehlen, da sie einen hohen Gehalt an wirksamkeitsmitbestimmenden Flavonoiden aufweisen.
- Frischpflanzenpreßsaft: 3 x tgl. 1 EL einnehmen.
- Teezubereitung: 1 TL feingeschnittene Droge mit 1 Tasse kochendem Wasser übergießen und nach etwa 20 Min. abseihen. Mehrmals tgl. 1 Tasse heiß trinken.

Fertigarzneimittel: Z.B.
- florabio naturreiner Heilpflanzensaft Brennessel Preßsaft, morgens und mittags 1–2 EL unverdünnt oder mit etwas Flüssigkeit einnehmen.
- Hox alpha Hartkapseln (145 mg standardisierter Trockenextrakt aus Brennesselblättern 19–33:1), 2–3 x tgl. 1 Hartkps.
- Kneipp® Brennesselkraut Pflanzensaft Kneippianum®, Erw. 2–3 x tgl. 1 EL, Kdr. 2–3 x tgl. 1 TL nach den Mahlzeiten einnehmen.
- Rheuma Hek® Hartkapseln (335 mg standardisierter Trockenextrakt), 2 x tgl. 2 Kps.
- Rheumaless® Kapseln (250 mg Trockenextrakt), 2 x tgl. 2 Kps.

Kombinationen mit anderen Phytopharmaka: Eine Kombination mit anderen aquaretisch und antiphlogistisch wirksamen Drogen wie Birkenblättern, Schachtelhalmkraut, Wacholderbeeren ist sinnvoll. Z.B.
- Salus Rheuma-Tee Kräutertee Nr. 12 (Brennesselblätter zusammen mit Birkenblättern, Fenchelfrüchten, Löwenzahnblättern, Ringelblumenblüten, Schachtelhalmkraut, Schafgarbenblüten, Wacholderbeeren), tgl. 2–3 Tassen trinken.

✓ Der Gehalt an Caffeoyläpfelsäure, einer wirksamkeitsmitbestimmenden Substanz in den Brennesselblättern, ist sehr unterschiedlich. In Teeaufgüssen wurden pro Tasse 2,4–7,5 mg gefunden, Handelspräparate enthalten oft geringere Mengen von max. 8 mg pro Tagesdosis. Die höchsten Mengen dieses wirksamkeitsmitbestimmenden Inhaltsstoffes werden durch die Verabreichung von Brennesselmus aus gedämpften Blättern erreicht. ➡

Eine Standardisierung auf diese Substanz und weitere Urtica-Inhaltsstoffe wird in Präparaten, die zur Therapie von rheumatischen Erkrankungen eingesetzt werden, angestrebt und zum Teil realisiert (z.B. im IDS 23-Extrakt).

Analgetika sparen mit Brennesselblättermus

Eine zweite Pilotstudie an 37 Patienten mit Brennesselblättermus weist darauf hin, daß damit NSAR bei akuten Exazerbationen von chronischen Gelenkerkrankungen eingespart werden können. Die Teilnehmer der Studie erhielten entweder 2 x 100 mg Diclofenac oder 50 mg Diclofenac und 50 g Mus aus gedämpften Brennesselblättern in 3 Portionen über den Tag verteilt. In beiden Gruppen verbesserten sich das C-reaktive-Protein und die Gesamt-Scores der Gelenke für Bewegungseinschränkung, subjektives Schmerzempfinden, Druckschmerz und Steifigkeit um etwa 70 % im Vergleich zu Beginn der Studie. Die Autoren sind der Ansicht, daß sich diese Auswirkungen durch den Einfluß des Brennesselextrakts auf Zytokinspiegel erklären lassen, da die Dosis von Diclofenac (50 mg/Tag) nicht ausreichend ist, um die Linderung der Beschwerden zu erklären. Der adjuvante Einsatz der Brennessel steigert nicht nur die Effektivität der NSAR, sondern läßt zugleich geringere NSAR-Dosierungen ohne Einbuße an therapeutischer Wirksamkeit zu, wodurch sich das Ausmaß an potentiellen NSAR-Nebenwirkungen reduzieren läßt. Diese aus rein wissenschaftlichen Gründen durchgeführte Pilotstudie sollte zeigen, daß die gesamte Droge und nicht einzelne Inhaltsstoffe für die Wirksamkeit verantwortlich sind. Dem Brennnesselblättermus am ähnlichsten sind die Frischpflanzenpreßsäfte.

▶ Goldrutenkraut (Solidaginis herba) und echtes Goldrutenkraut (Virgaureae herba) ☞ S. 98

Darreichungsform: Tagesdosis 6–12 g Droge.

- Teezubereitung: 2 TL feingeschnittene Droge, am besten Virgaureae herba, mit 1 Tasse heißem Wasser übergießen und nach etwa 10 Min. durch ein Teesieb abseihen. Mehrmals tgl. 1 Tasse trinken.

Fertigarzneimittel: Z.B.

- Canephron® S Solidago Tropfen (Fluidextrakt aus **echtem** Goldrutenkraut), 4 x tgl. 50 Tr.
- Cystinol long® Kapseln (425 mg Trockenextrakt aus **echtem** Goldrutenkraut), 3–4 x tgl. 1 Kps. mit reichlich Flüssigkeit einnehmen.
- CYSTO FINK Mono Kapseln (425 mg Trockenextrakt aus **echtem** Goldrutenkraut), Erw. und Kdr. ab 12 Jahren 3–4 x tgl. 1 Kps. mit reichlich Flüssigkeit einnehmen.
- Solidago Steiner® Tabletten (300 mg Trockenextrakt aus **echtem** Goldrutenkraut), 3–5 x tgl. 1 Tbl. mit reichlich Flüssigkeit einnehmen.
- Urol® mono Kapseln (186 mg Trockenextrakt aus **Riesen**goldrutenkraut), 3 x tgl. 2 Kps. mit reichlich Flüssigkeit nach den Mahlzeiten einnehmen.

Kombinationen mit anderen Phytopharmaka: Eine Kombination mit anderen antiphlogistisch wirksamen Drogen wie Brennesselkraut, Birkenblättern ist sinnvoll. Z.B.

- Aqualibra® Filmtabletten (zusammen mit Hauhechelwurzel, Orthosiphonblättern), 3 x tgl. 1–2 Tbl. mit reichlich Flüssigkeit einnehmen.
- Canephron® novo Filmtabletten (zusammen mit Birken-, Orthosiphonblättern), 3 x tgl. 1–2 Tbl. mit reichlich Flüssigkeit einnehmen.
- Nieron® S Liquidum (zusammen mit Löwenzahnwurzel, -kraut), 4–5 x tgl. 1 TL mit etwas Flüssigkeit einnehmen.
- Phytodolor® Tinktur (zusammen mit Eschenrinde, Pappelrinde und -blättern), 3 x tgl. 30–40 Tr., bei starken Schmerzen 3 x tgl. 60 Tr.

▶ Guajakholz (Guajaci lignum) ☞ S. 100

Darreichungsform: Mittlere Tagesdosis 4,5 g Droge.
- Teezubereitung: 2 TL feingeschnittene Droge mit 1 Tasse kochendem Wasser übergießen und nach etwa 10 Min. abseihen. Mehrmals tgl. 1 Tasse heiß trinken.

Fertigarzneimittel: Z.B.
- Cefadolor® Filmtabletten (200 mg Trockenextrakt) oder Tropfen (Auszug mit Ethanol 70 Vol.% 1:5), Erw. 3 x tgl. 1–2 Tbl. bzw. bis zu 5 x tgl. 20–30 Tr., Kdr. jeweils die Hälfte. (☞ **Studie**)

Kombinationen mit anderen Phytopharmaka: Sind nicht erhältlich.

> Mit **Cefadolor®** wurde eine multizentrische Praxisstudie an 785 Patienten mit chronischer Polyarthritis durchgeführt. Die Dosis betrug anfangs 6 Tbl. bzw. 90 Tr./Tag, am Studienende nach 8 Wochen 3 Tbl. bzw. 60 Tr./Tag. Unter der Behandlung besserten sich die Beschwerden bei mehr als 70 % der Patienten erheblich. 81 % der Ärzte und 81,8 % der Patienten beurteilten die Behandlung als sehr gut und gut. Empfohlen werden kann eine Initialtherapie mit **Cefadolor®** im Wechsel mit Rheuma Hek Kapseln.

▶ Pappelrinde/-blätter (Populi cortex/- folium) ☞ S. 175

Darreichungsform: Tagesdosis 4–8 g Droge.
- Teezubereitung: 2 TL feingeschnittene Droge mit 1 Tasse kochendem Wasser übergießen und nach etwa 10 Min. abseihen. Mehrmals tgl. 1 Tasse trinken.

Fertigarzneimittel: Sind nicht erhältlich.

Kombinationen mit anderen Phytopharmaka: Eine Kombination mit anderen antiphlogistisch wirksamen Drogen wie Eschenrinde, Goldrutenkraut ist sinnvoll. Z.B.
- Phytodolor® Tinktur (zusammen mit Eschenrinde, Goldrutenkraut), 3 x tgl. 30–40 Tr., bei starken Schmerzen 3 x tgl. 60 Tr.

▶ Weidenrinde (Salicis cortex) ☞ S. 257

Darreichungsform: Mittlere Tagesdosis entsprechend 60–120 mg Gesamtsalicin. Da bei der Teezubereitung die Inhaltsstoffe nicht 100%ig in den Tee übergehen, sind 8–15 g Weidenrinde/Tag, die mind. 1 % Gesamtsalicin enthalten müssen, erforderlich, um diese Menge zu erreichen.

- Teezubereitung: 1 TL feingeschnittene Droge mit 1 Tasse kochendem Wasser übergießen und nach etwa 20 Min. abseihen. Mehrmals tgl. 1 Tasse heiß trinken.

Fertigarzneimittel: Am sichersten sind die hohen erforderlichen Dosen über geeignete Fertigarzneimittel zu erreichen. Z.B.

- Assalix® Dragees (60 mg Gesamtsalicin), 1–2 Drg. tgl. nach den Mahlzeiten einnehmen. (☞ **Studie**)
- Assplant® Dragees (60 mg Gesamtsalicin), morgens und abends 1–2 Drg. nach den Mahlzeiten einnehmen. (☞ **Studie**)
- Rheumakaps Kapseln zum Einnehmen (60 mg Gesamtsalicin), 1–2 x tgl. 1 Kps. mit reichlich Flüssigkeit einnehmen.
- Salix Bürger® Lösung (in 100 ml 3000 mg Salicin), 1 x tgl. 2–4 ml (= 45–90 Tr.).
- Zeller®-Rheuma Dragees (60 mg Gesamtsalicin), bis zu 3 x tgl. 2 Drg. (☞ **Studie**)

Kombinationen mit anderen Phytopharmaka: Eine Kombination mit anderen antiphlogistisch wirksamen Drogen wie Süßholzwurzel, Schafgarbenkraut ist sinnvoll. Z.B.

- Hevert® Gicht- und Rheuma-Tee (zusammen mit Birkenblättern, Hauhechelwurzel, Holunderblüten, Schafgarbenkraut, Süßholzwurzel, Wacholderbeeren), 3 x tgl. 1 Tasse möglichst heiß trinken.
- Kneipp® Rheuma-Tee N (zusammen mit Bittersüßstengel, Holunderblättern, Wacholderbeeren, rotem Sandelholz), morgens 1 und abends 1–2 Tassen trinken.

✓ Da mit Weidenrindenzubereitungen Salicin aufgenommen wird, dem die Acetylgruppe im Gegensatz zu Acetylsalicylsäure (ASS) fehlt und das als Prodrug erst im Darm und der Leber zu Salicylsäure metabolisiert wird, hat der Weidenrindenextrakt im Gegensatz zu ASS keine aggregationshemmenden und damit die Blutgerinnung inhibierenden Eigenschaften. Die von der ASS bekannten Nebenwirkungen wie Mikroblutungen im Magen- und Darmtrakt konnten bislang bei Weidenrindenextrakt mit den von der Kommission E vorgegebenen Salicin-Mengen von 6–20 mg Gesamtsalicin nicht beobachtet werden.

2000 und 2001 wurden 4 kontrollierte klinische Studien mit dem jeweils gleichen phytochemisch definierten Weidenrindenextrakt durchgeführt. Eine 5. Studie wurde mit einem Kombinationspräparat (Passiflora-Weidenrindenextrakt) durchgeführt. Die unabhängig voneinander und von verschiedenen Arbeitskreisen ausgeführten klinischen Untersuchungen wurden mit den Präparaten **Assalix® Dragees**, **Assplant® Dragees** und **Zeller®-Rheuma Dragees** durchgeführt, wobei alle 3 Präparate gegenüber Plazebo eine deutliche Abnahme von Schmerzen bei Cox- und Gonarthrose sowie exazerbierten chronischen Rückenschmerzen zeigten. Die Ergebnisse einer randomisierten offenen Vergleichsstudie zeigten bei 228 Patienten mit exazerbierten Rückenschmerzen gleichwertige Effekte gegenüber dem COX-2 Hemmer Rofecoxib. Bei einer Tagesdosis von 240 mg Gesamtsalicin entsprachen die gemessenen Salicylatkonzentrationen etwa denen von 87 mg ➡

Aspirin. Da 87 mg ASS keine ausreichende schmerzhemmenden oder entzündungshemmenden Wirkungen aufweisen, müssen neben Salicin noch weitere wirksamkeitsmitbestimmende Inhaltsstoffe vorhanden sein. In allen klinischen Studien wurden Weidenrindenextrakte gut vertragen, auch bei einer Tagesdosierung von 240 mg Gesamtsalicin. In älteren Studien, die mit Weidenrindentee durchgeführt wurden und die Grundlage der E-Monographie waren, traten Nebenwirkungen in Form der bekannten Salicylsäureempfindlichkeit nur bei rund 4 % der Patienten auf. Im pharmakologischen Experiment waren 120 mg standardisierter Weidenrindenextrakt ebenso entzündungshemmend wie 600 mg ASS.

▶ Weihrauch, Gummiharz des indischen (Boswellia serrata) ☞ S. 258

Darreichungsform: Nur in Form standardisierter Fertigarzneimittel mit mind. 400 mg Weihrauchtrockenextrakt (standardisiert auf Mindestgehalte an 11-Keto-β-Boswelliasäure und Acetyl-11-Keto-β-Boswelliasäure).

Fertigarzneimittel: Z.B.

- Ayurmedica H15 (400 mg standardisierter indischer Weihrauchextrakt), 3 x tgl. 2 Tbl. Verordnungsfähig nach § 73 AMG. (☞ **Studie**)
- Olibanum RA-Weihrauch® Tropfen, 2–3 x tgl. 30–50 Tr.
- Olibanum RA-Weihrauch® Salbe (mit 10 % Urtinktur), mehrmals tgl. auf die schmerzenden Stellen dünn auftragen.

Kombinationen mit anderen Phytopharmaka: Sind nicht erhältlich.

📖 In einigen klinischen Studien wurde der Weihrauchextrakt, der in Indien als Arzneimittel zugelassen ist und für das Präparat **Ayurmedica H15** verwendet wird, bei Patienten mit chronischer Polyarthritis eingesetzt. Bei 60–70 % der Patienten kam es durch die Einnahme zu einem Rückgang der Schmerzen, Schwellungen und Gelenksteifigkeit.
In 2 Studien erhielten Patienten mit chronischer Polyarthritis zusätzlich zu ihrer Basistherapie entweder Plazebo oder **Ayurmedica H15**. Insgesamt konnten die Daten von 81 Patienten ausgewertet werden. Nach 6 und 12 Wochen zeigten die zusätzlich mit Weihrauch behandelten Patienten weniger Gelenkschmerzen und Schwellungen, eine geringere Morgensteifigkeit und ein besseres Allgemeinbefinden. Auch ihr Verbrauch an NSAR war geringer.

▶ Kombinationspräparat: Phytodolor® Tinktur

Phytotherapeutisches Kombinationspräparat aus Extrakten von Pappelrinde und -blättern, echtem Goldrutenkraut und Eschenrinde.

Wirkungen: ☞ S. 764

Wirkmechanismus: ☞ S.764

Indikationen:

- leichte bis mittelschwere Arthrosen
- Weichteilrheumatismus

Kontraindikationen: Überempfindlichkeit gegen Salicylate.

Nebenwirkungen: In seltenen Fällen Magen- und Darmbeschwerden, Überempfindlichkeitsreaktionen.

Interaktionen: Keine bekannt.

Dosierung: Erw. 3 x tgl. 30–40 Tr., bei starken Schmerzen bis zu 3 x tgl. 60 Tr. Kdr. unter Berücksichtigung des Ethanolgehalts von 45 Vol.% ab 4 Jahren 3 x tgl. 15–20 Tr.

10.4.2 Phytopharmaka zur äußeren Anwendung

▶ Arnikablüten (Arnicae flos) ☞ S. 31

> Unverdünnt Arnikatinktur nur zu kleinflächigen Pinselungen anwenden. Bei Behandlung großflächiger Hautbezirke mit unverdünnter Tinktur können Hautentzündungen mit Bläschenbildung (Kontaktdermatitis) auftreten, wenn eine Anwendung über einen längeren Zeitraum erfolgt.

Darreichungsform: Salben sollen 10–20 % Arnikatinktur nach gültigem DAB, max. jedoch 25 % Tinktur enthalten (entsprechend 5–10 % öliger Auszug, jedoch max. 15 % Arnikaöl). Für Einreibungen und Umschläge wird die Tinktur 3–10fach mit Wasser verdünnt, alternativ können Umschläge mit einem Aufguß aus der Droge angewendet werden. Bei entzündlichen Gelenkveränderungen empfehlen sich Arnikaumschläge aus Arnikatinktur und Kamillentee (1:10) oder besser noch mit Aluminium-Acetat-Tartrat-Lösung DAB (1:5) oder mit Retterspitzwasser (1:5).

- Umschläge: 2 g Blüten mit 100 ml kochendem Wasser übergießen, 10 Min. ziehen und abkühlen lassen, damit mehrmals tgl. Umschläge auf die betroffenen Partien.

Fertigarzneimittel: Z.B.

- arnica-loges® Gel (in 100 g 25 g Arnikablütentinktur), mehrmals tgl. auftragen.
- Arthrosenex® AR Salbe, mehrmals tgl. dünn auftragen
- Kneipp® Arnika Kühlgel (in 100 g 25 g Arnikablütentinktur), 2 x tgl. einen Gelstrang von ca. 3 cm Länge auf die entzündete Stelle auftragen und auf handtellergroßer Fläche verteilen. Nicht auf offene Wunden bringen.
- Kneipp® Arnika Salbe S (in 100 g öliger Auszug aus 10g Arnikablüten, Auszugsmittel: Sonnenblumenöl), 2 x tgl. für Salbenumschläge messerdick auftragen.
- Weleda® Arnika-Essenz, bei unverletzter Haut für Umschläge 1 EL auf ¼ l Wasser.

Kombinationen mit anderen Phytopharmaka: Eine Kombination mit anderen antiphlogistisch wirksamen Drogen wie Kamillenblüten, Zauberstrauchblättern und -rinde sowie ätherischen Ölen ist sinnvoll. Z.B.

- Dolo-cyl® Muskel- und Gelenköl (zusammen mit Johanniskraut-, Eukalyptus-, Latschenkiefern-, Rosmarin-, Wacholderbeeröl), mehrmals tgl. 2–5 ml sanft in die Haut einmassieren.

10

– Trauma-cyl® Salbe (zusammen mit Kamillenblüten, Salbeiblättern, Hamamelisblättern, -rinde, Roßkastaniensamen), mehrmals tgl. auf die Haut über den schmerzenden Gelenken auftragen.

▶ Beinwellwurzel/-kraut/-blätter (Symphyti radix/- herba/- folium) ☞ S. 41

Vorsorglich nicht länger als 4–6 Wochen/Jahr anwenden, da in sehr geringen Mengen hepatotoxische Pyrrolizidinalkaloide enthalten sein können. Obwohl diese durch die Haut nicht resorbiert werden, schlägt die Kommission E dennoch die zeitliche Anwendungseinschränkung aus theoretischen Risikoüberlegungen vor.

Darreichungsform: Zubereitung zur äußeren Anwendung mit 5–20 % getrockneter Droge. Die pro Tag applizierte Dosis an Beinwellwurzel darf nicht mehr als 100 µg Pyrrolizidinalkaloide enthalten.

- Salbe, Creme, Gel: Mit 5–10 % pulverisierter Droge (pulvis subtilis), eingearbeitet ad 100,0 g entweder in die wasserhaltige hydrophile Salbe nach DAB oder in die Basiscreme DAC 1986 bzw. in das Basis-Gel-Lederle. Mit dieser Angabe kann die Beinwellsalbe rezeptiert und in der Apotheke hergestellt werden.

Fertigarzneimittel: Z.B.

- Kytta-Plasma® f Umschlagpaste, ein angefeuchtetes Stück Verbandsmaterial 1–4 Handteller groß ca. 1 mm dick mit dem Plasma bestreichen und auf das betroffene Gelenk legen, mit einem Tuch gut abdecken und mit einer Binde fixieren für 1–2 x tgl. bis zu 5 Std. (warme Umschläge nicht länger als 2 Std.). Um ein Aufweichen empfindlicher Haut zu vermeiden, zwischen den Umschlägen 2–4 Std. Pause einhalten. Nach mehrtägiger Anwendung Behandlungspause von 1–2 Tagen. (**☞ Studie**)
- Kytta-Salbe® f, 2–4 x tgl. einen Salbenstrang von 2–6 cm auftragen und einmassieren. Auch als Salbenverband.
- Traumaplant® Salbe (in 100 g 10 g Frischpflanzenextrakt 2,5:1), 1–mehrmals tgl. auf die Haut über dem erkrankten Gelenk auftragen. Als Salbenverband besonders geeignet.

Kombinationen mit anderen Phytopharmaka: Eine Kombination mit anderen antiphlogistisch wirksamen Phytopharmaka wie Kamillenblüten ist sinnvoll. Ein geeignetes phytotherapeutisches Kombinationsarzneimittel, z.B. Consoliplast® Paste, steht aus arzneimittelrechtlichen Gründen seit 1994 nicht mehr zur Verfügung. Anwendungsbeobachtungen attestierten Consoliplast® Paste eine ausgezeichnete Wirksamkeit bei Sportverletzungen.

Bei nächtlichen Schmerzen haben sich laut einer klinischen Studie Breiumschläge in Form des **Kytta-Plasma® f** Umschlagpaste bewährt, die über die ganze Nacht angewendet werden.

▶ Brennesselkraut/-blätter (Urticae herba/- folium) ☞ S. 54

Darreichungsform:

- Tinktur/Spiritus (1:10): Rp. Spiritus urticae oder Tinctura urticae 100,0 g. 10–20 Tr. vorsichtig über den schmerzenden Gelenken einreiben.

Fertigarzneimittel: Nur zur inneren Anwendung erhältlich.

Kombinationen mit anderen Phytopharmaka: Eine Kombination mit anderen durchblutungsfördernden Drogen wie Campher, Arnikablüten ist als freie Rezeptur sinnvoll (☞ 10.4.3).

▶ Campher (Camphora) ☞ S. 61

Darreichungsform: Bei äußerer Anwendung je nach umschriebener Anwendung im allgemeinen in Konzentrationen von max. 25 %, in halbfesten Zubereitungen 10–20 %, in Campherspiritus 1–10 %. Die einfachste Rezeptur und verordnungsfähige Zubereitung ist Campherspiritus, der in 10%iger Zubereitung auch bei empfindlicher Haut geeignet ist.

- Campherspiritus: Rp. Spiritus camphoratus nach DAB, Camphergehalt 9,5–10,5 %. 2 x tgl. den ganzen Körper bürsten und danach mit Campherspiritus einreiben.

Fertigarzneimittel: Z.B.

- Camphoderm® N Emulsion (in 100 g 10 g Campher), mehrmals tgl. über den betroffenen Gelenken auftragen und in die Haut einmassieren, gegebenenfalls mit einem weichen, warmen Tuch abdecken.

Kombinationen mit anderen Phytopharmaka: Kombinationen mit pflanzlichen Antiphlogistika wie Nelkenöl sind sinnvoll. Z.B.

- Balsamka® Salbe (zusammen mit Menthol, ätherischem Nelkenöl), mehrmals tgl. über den schmerzhaften Gelenken dünn auftragen und leicht einmassieren, nicht auf offene Wunden auftragen.

▶ Cayennepfefferfrüchte (Capsici fructus acer) ☞ S. 63

> Bei längerer Anwendung am gleichen Applikationsort soll es laut Monographie zu einer Schädigung sensibler Nerven kommen. Daher wird eine Anwendungsdauer von nur 2 Tagen empfohlen. Die neueren klinischen Studien über einen Zeitraum von 4–9 Wochen zeigten jedoch keine irreversible Neurotoxizität. Diese Nebenwirkung ist offensichtlich nur bei Capsicaindosierungen von über 0,075 % sowie bei Pflastern und Okklusivverbänden zu erwarten, nicht dagegen, wenn Salben oder Cremes mit einem Capsaicingehalt nicht über 0,075 % 2–3 x tgl. dünn auf die Haut aufgetragen werden.

Darreichungsform: In halbfesten Zubereitungen entsprechend 0,02–0,05 % Capsaicinoide, in flüssigen Zubereitungen entsprechend 0,005–0,01 % Capsaicinoide, in Pflastern entsprechend 10–40 mg Capsaicinoide/cm^2.

- Creme: Rp. 0,025%ige Capsaicin-Creme, hergestellt mit Unguentum emulsificans.
- Tinktur (1:10): Haut über schmerzenden Gelenken mehrmals tgl. damit einreiben.

Fertigarzneimittel: Z.B.
- Capsamol®-Salbe (in 100 g 50 mg Capsaicinoide), 2–3 x tgl. sehr dünn einreiben.
- Dolenon® Liniment (in 100 g 50 mg Capsaicinoide), 2–3 x tgl. über den schmerzenden Gelenken auftragen. (☞ **Studie)**
- Rheumaplast® N Pflaster (ca. 4 mg Capsaicinoide), auf die unverletzte Haut über dem schmerzenden Gelenk kleben und 2–max. 4 Tage belassen. Bei Bedarf Therapie nach 2 Wochen wiederholen.

Kombinationen mit anderen Phytopharmaka: Kombinationen mit anderen pflanzlichen Antirheumatika wie Campher sind sinnvoll. Z.B.
- Capsamol®, Flüssigkeit (zusammen mit Campher, Benzylnicotinat), schmerzende Gelenke bei Bedarf einreiben.
- Finalgon® N Schmerzpflaster (zusammen mit Methylsalicylat), Pflaster über dem schmerzenden Gelenk leicht andrücken.

Insgesamt wurde die Wirksamkeit von Capsaicin bei rheumatischen Beschwerden in 22 klinischen Studien untersucht, wovon 11 doppelblind und plazebokontrolliert durchgeführt wurden. In einer randomisierten Doppelblindstudie mit einer capsaicinhaltigen Creme mußten 70 Patienten mit degenerativer und 31 Patienten mit rheumatischer Gonarthrose 4 x tgl. die Gelenke mit einer 0,025 %igen Capsaicin-Creme behandeln. Nach 4 wöchiger Therapie sanken die Schmerzen bei 57 % der Patienten mit rheumatischer Gonarthritis und bei 33 % der Patienten mit degenerativer Gonarthrose. In 4 Studien nahmen durch die Therapie die Gelenkschmerzen ab. Die Morgensteifigkeit scheint dagegen nicht beeinflußbar zu sein. In 2 Studien nahm die Griffstärke zu. Nach einer 4wöchigen Therapie mit 0,075%iger Capsaicin-Creme (4 x tgl.) verringerte die Substanz P-Konzentration in der Synovialflüssigkeit des Knies um 30 %, bei plazebohaltiger Creme um 3 %. Auch die Konzentration anderer Entzündungsmediatoren nahm durch die Therapie ab. Die meisten klinischen Prüfungen wurden mit **Dolenon® Liniment** durchgeführt.

10.4.3 Bewährte Rezeptur

▸ Schmerzstillende Einreibung bei Arthritis

Rp:

Urticae tinctura (spiritus) (Brennesseltinktur)	70,0 g
Arnicae tinctura DAB (Arnikatinktur)	25,0 g
Campher DAB	5,0 g

M. f. solutio antirheumaticae
Mehrmals tgl. die schmerzenden Gelenke mit 10 Tr. Tinktur einreiben.

10.4.4 Bewährte Tee-Rezepturen

☞ 10.3.4

10.5 Stumpfe Verletzungen

Dazu zählen: Hämatom, Distorsion (Verstauchung, Zerrung; durch Trauma entstehende Faserrisse im Bandapparat), Kontusion (Prellung mit sichtbaren Folgen) und Kompression (Quetschung).

Stellenwert der Phytotherapie

In der Regel ist eine **alleinige** phytotherapeutische Therapie ausreichend und durchaus vergleichbar mit chemisch-synthetischen Substanzen zur topischen Anwendung wie Benzylnicotinat oder Flufenaminsäure.

Darreichungsform

Geeignete Darreichungsformen zur **äußeren** Anwendung sind Pasten, Salben, Cremes und Gele, in die das Drogenpulver oder Drogenextrakte eingearbeitet sind. Ebenso kommen Tinkturen, Linimente und fette Ölzubereitungen in Frage.

Phytotherapeutische Differentialtherapie

Die bei stumpfen Verletzungen verwendeten Arzneidrogen wirken
- **antiphlogistisch:** Arnikablüten, Beinwellwurzel, -kraut und -blätter, Campher, Johanniskrautöl, Pfefferminzöl
- **abschwellend:** Beinwellwurzel, -kraut und -blätter
- **resorptionsfördernd:** Arnikablüten, Johanniskrautöl
- **hyperämisierend:** Arnikablüten, Beinwellwurzel, -kraut und -blätter, Heublumen, Pfefferminzöl
- **analgetisch:** Arnikablüten, Beinwellwurzel, -kraut und -blätter, Campher, Pfefferminzöl
- **ödemprotektiv** und **antiexsudativ**: Roßkastaniensamen, Steinkleekraut

Zusätzlich zu diesen an erster Stelle stehenden äußeren Anwendungen kann eine innerliche **Schmerztherapie** durchgeführt werden, z.B. mit Phytodolor® Tinktur (3 x tgl. 30–40 Tr.) oder Weidenrindenextrakten (z.B. Rheumakaps, 1–2 x tgl. 1 Kps. mit reichlich Flüssigkeit einnehmen).

Je nach **Erkrankung** werden eingesetzt bei
- **Distorsion:** Arnikablüten, Campher, Roßkastaniensamen, Steinkleekraut
- **Hämatom:** Arnikablüten in der Akutphase, nach Abklingen des akuten Zustands Beinwellwurzel, -kraut und -blätter, Campher, Johanniskrautöl
- **Kompression:** Arnikablüten, Beinwellwurzel, -kraut und -blätter, Heublumen
- **Kontusion:** Arnikablüten, Beinwellwurzel, -kraut und -blätter, Heublumen, Pfefferminzöl
- **Frakturödem:** Arnikablüten, Beinwellwurzel, -kraut und -blätter, Johanniskrautöl, Roßkastaniensamen, Steinkleekraut

Zusätzliche allgemeine Maßnahmen

- Kühlung (Eisauflage).
- Extremitäten hochlagern.
- Ruhigstellung.
- Lymphdrainage.

10.5.1 Phytopharmaka zur äußeren Anwendung

▶ Arnikablüten (Arnicae flos) ☞ S. 31

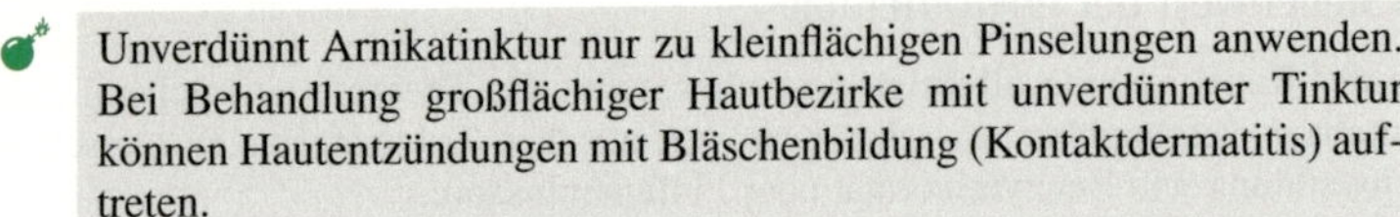

Unverdünnt Arnikatinktur nur zu kleinflächigen Pinselungen anwenden. Bei Behandlung großflächiger Hautbezirke mit unverdünnter Tinktur können Hautentzündungen mit Bläschenbildung (Kontaktdermatitis) auftreten.

Darreichungsform: Salben sollen 10–20 % Arnikatinktur nach gültigem DAB, max. jedoch 25 % Tinktur enthalten (entsprechend 5–10 % öliger Auszug, jedoch max. 15 % Arnikaöl). Für Einreibungen und Umschläge wird die Tinktur 3–10fach mit Kamillentee verdünnt oder besser noch mit Aluminium-Acetat-Tartrat-Lösung DAB (1:5) oder mit Retterspitzwasser (1:5). Alternativ können Umschläge mit einem Aufguß aus der Droge angewendet werden. Bei entzündlichen Gelenkveränderung empfehlen sich Arnikaumschläge aus Arnikatinktur und Kamillentee (1:10) oder besser noch mit Aluminium-Acetat-Tartrat-Lösung DAB (1:5) oder mit Retterspitzwasser (1:5).
- Umschläge: 2 g Droge mit 100 ml kochendem Wasser übergießen, 10 Min. ziehen lassen, damit mehrmals tgl. Umschläge auf die betroffenen Partien.

Fertigarzneimittel: Z.B.
- arnica-loges® Gel (in 100 g 25 g Arnikablütentinktur DAB), mehrmals tgl. auftragen.
- Kneipp® Arnika Kühlgel (in 100 g 25 g Arnikablütentinktur), 2 x tgl. einen Gelstrang von ca. 3 cm Länge auf die betroffene Stelle auftragen und auf handtellergroßer Fläche verteilen. Nicht auf offene Wunden.
- Kneipp® Arnika Salbe S (in 100 g öliger Auszug aus 10 g Arnikablüten, Auszugsmittel: Sonnenblumenöl), 2 x tgl. mit leichter Streichmassage auftragen, für Salbenumschläge messerdick auftragen. Bei Entzündungen nicht einmassieren, sondern Salbenumschlag mit verwenden.
- Weleda® Arnika-Essenz, bei unverletzter Haut für Umschläge 1 EL auf ¼ l Wasser, bei Wunden 1 TL auf ¼ l abgekochtes Wasser.

Kombinationen mit anderen Phytopharmaka: Eine Kombination mit anderen antiphlogistisch und/oder antiexsudativ wirksamen Drogen wie Kamillenblüten, Roßkastaniensamen, Johanniskrautöl und anderen ätherischen Ölen ist sinnvoll. Z.B.
- Arnikamill® Salbe (zusammen mit Kamillenblüten), mehrmals tgl. dünn auftragen.
- Dolo-cyl® Muskel- und Gelenköl (zusammen mit Johanniskraut-, Eukalyptus-, Latschenkiefern-, Rosmarin-, Wacholderbeeröl), mehrmals tgl. 2–5 ml sanft in die Haut einmassieren.

✓ Lagerung der Salbe im Kühlschrank (nicht im Eisfach!) verstärkt die kühlende Wirkung.

▸ Beinwellwurzel/-kraut/-blätter (Symphyti radix/- herba/- folium) ☞ S. 41

Vorsorglich, als rein theoretische Vorsichtsmaßnahme, nicht länger als 4–6 Wochen/Jahr anwenden, da in sehr geringen Mengen hepatotoxische Pyrrolizidinalkaloide enthalten sein können, die allerdings nicht durch die Haut penetrieren.

Darreichungsform: Zubereitungen zur äußeren Anwendung mit 5–20% getrockneter Droge. Die pro Tag applizierte Dosis darf nicht mehr als 100 mg Pyrrolizidinalkaloide enthalten.

- Salbe, Creme, Gel: Zubereitungen mit 5–10 % pulverisierter Droge, eingearbeitet ad 100,0 g Salben-, Creme-, oder Gelbasis entweder in die wasserhaltige hydrophile Salbe nach DAB oder in die Basiscreme DAC 1986 oder in das Basisgel „Lederle" nach individueller freier Rezeptur.

Fertigarzneimittel: Z.B.

- Kytta-Plasma® f Umschlagpaste, ein angefeuchtetes Stück Verbandsmaterial 1–4 Handteller groß und ca. 1 mm dick mit dem Plasma bestreichen und auf die betroffene Körperstelle legen, mit einem Tuch gut abdecken und mit einer Binde fixieren. 1–2 x tgl. bis zu 5 Std. (warme Umschläge nicht länger als 2 Std.) anwenden. Um ein Aufweichen empfindlicher Haut zu vermeiden, zwischen den Umschlägen 2–4 Std. Pause. Nach mehrtägiger Anwendung Behandlungspause von 1–2 Tagen. (☞ **Studie**)
- Kytta-Salbe® f, 2–4 x tgl. einen Salbenstrang von 2–6 cm auftragen und einmassieren. Auch als Salbenverband zu verwenden.
- Traumaplant® Salbe (in 100 g 10 g Frischpflanzenextrakt 2,5:1), 1–mehrmals tgl. auf die Haut über dem erkrankten Gewebe auftragen. Als Salbenverband besonders geeignet.

Kombinationen mit anderen Phytopharmaka: Eine Kombination mit anderen, die Wundheilung fördernden Phytopharmaka wie Kamillenblüten wäre sinnvoll. Ein geeignetes rein phytotherapeutisches Kombinationsarzneimittel, z.B. Consoliplast® Paste, steht aus arzneimittelrechtlichen Gründen seit 1994 nicht mehr zur Verfügung. Anwendungsbeobachtungen attestierten Consoliplast® Paste eine ausgezeichnete Wirksamkeit bei Sportverletzungen.

Die Anwendung als Beinwellwurzelpaste (**Kytta-Plasma® f Umschlagpaste**) ist durch klinische Beobachtungsstudien abgesichert. Blutergüsse werden rasch resorbiert und schmerzhafte Schwellungen verschwinden relativ schnell.

▸ Campher (Camphora) ☞ S. 61

Darreichungsform: Bei äußerer Anwendung je nach umschriebener Anwendung im allgemeinen in Konzentrationen von max. 25 %, in halbfesten Zubereitungen 10–20 %, in Campherspiritus 1–10 %. Die einfachste Rezeptur und verordnungsfähige Zubereitung ist Campherspiritus, der in 10%iger Zubereitung auch bei empfindlicher Haut geeignet ist.

- Campherspiritus: Rp. Spiritus camphoratus nach DAB, Camphergehalt 9,5–10,5 %. 2 x tgl. den ganzen Körper bürsten und danach mit Campherspiritus einreiben.

Fertigarzneimittel: Z.B.

- Camphoderm® N Emulsion (10 % Campher), dick auftragen und die Haut mit einem weichen Tuch abdecken oder die Emulsion in die betroffenen Bereiche einmassieren.

Kombinationen mit anderen Phytopharmaka: Kombinationen mit antiphlogistisch und hyperämisierend wirksamen ätherischen Ölen wie Eukalyptusöl, gereinigtem Terpentinöl sind sinnvoll. Z.B.

- Trauma-Salbe Rödler® 301 N (zusammen mit Methylsalicylat, Levomenthol), bei akuten Verletzungen der Muskeln, Gelenke, Sehnen und bei Muskelschmerz durch Überanstrengung, mehrmals tgl. auf betroffene Stellen aufragen. (☞ **Studie**)
- Trauma-Salbe Rödler® 302 N (zusammen mit gereinigtem Terpentinöl, Eukalyptusöl), bei chronischem Verlauf mehrmals tgl. auf betroffene Stellen aufragen. (☞ **Studie**)

In einer prospektiven vergleichenden Studie an 78 Patienten mit Schleudertrauma wurde durch **Trauma-Salbe Rödler® 301 N** innerhalb weniger Tage der Muskeltonus so günstig beeinflußt, daß die Nachbehandlung wesentlich frühzeitiger begonnen werden konnte.
In einer Anwendungsbeobachtung an 50 Sportlern konnten durch die Therapie mit **Trauma-Salbe Rödler® 302 N** eine Abnahme der Schwellung und Entzündung, Verringerung und Resorption von Hämatomen, schnelle Schmerzbefreiung und Linderung der Beschwerden bei Prellungen erreicht werden. Es kam auch zu einer Reduktion von Bewegungseinschränkungen bzw. positiver Beeinflussung der Gelenkbeweglichkeit. Die Verträglichkeit war ausgezeichnet, bei keinem der behandelten Fälle löste die Salbe unerwünschte lokale Reaktionen aus.

▶ Heublumen (Graminis flos) ☞ S. 105

Darreichungsform: Anwendung mittels feucht-heißer Kompressen.

- Heublumensack: Ca. 42 °C warm auf die zu behandelnde Stelle legen, zur Umgebung abdecken und 40–50 Min. liegen lassen. 1–2 x tgl. anwenden.

Fertigarzneimittel: Z.B.

- Kneipp® Heupack Herbatherm® N Kompressen, den Heupack im Wasserdampf (in einem Sieb über einem Dampftopf) erhitzen, auf ca. 40 °C abkühlen lassen und nach mehrmaligem Lüften auf die zu behandelnde Stelle legen und mit einem leinenen Zwischentuch fixieren. Anschließend mit einem Wolltuch umwickeln. Anwendungsdauer ½–1 Std. Dann ½ Std. Bettruhe.

Kombinationen mit anderen Phytopharmaka: Sind bisher nicht bekannt.

▶ Johanniskrautöl (Hyperici oleum) ☞ Johanniskraut S. 118

Aufgrund der theoretisch möglichen photosensibilisierenden Eigenschaften von Johanniskraut sollte während der Therapie eine intensive Sonnen- bzw. UV-Bestrahlung vermieden werden. Bislang wurde diese aus der Tiermedizin bekannte Nebenwirkung beim Menschen nicht beobachtet und ist bei topischer Anwendung eher unwahrscheinlich.

Darreichungsform:

- Rotöl: Auszug (1:10) mit Pflanzenölen, vornehmlich mit Olivenöl, Sonnenblumenöl oder Weizenkeimöl aus den frischen Blüten und den oberen Blättchen der Pflanze Hypericum perforatum. Die Ölmazeration erfolgt über mehrere Wochen, bis der Ölauszug eine kräftig rote Farbe angenommen hat. Sterilen Mull mit dem Rotöl tränken und auf die verletzten Stellen auflegen. Nach 8–10 Std. muß der „Ölverband" gewechselt werden. Auf eine mögliche Verfärbung der Wäsche muß geachtet werden.

Fertigarzneimittel: Z.B.

- Jukunda Rotöl Öl zum Einnehmen u. Einreiben (öliger Auszug 1:10 aus frischem, blühenden Johanniskraut mit Sojaöl), die entzündeten Stellen mit Rotöl leicht einmassieren bzw. eine Kompresse mit Rotöl tränken und mehrere Std. auflegen.
- Kneipp® Johanniskraut-Öl N (in 100 ml öliger Auszug aus frischen Johanniskrautblüten mit einem Olivenöl-Gemisch), mehrmals tgl. einreiben.

Kombinationen mit anderen Phytopharmaka: Eine Kombination mit anderen ätherischen Ölen und fettem Arnikaöl ist sinnvoll. Z.B.

- Dolo-cyl® Muskel- und Gelenköl (zusammen mit Arnika-, Eukalyptus-, Latschenkiefern-, Rosmarin-, Wacholderbeeröl), mehrmals tgl. 2–5 ml sanft in die Haut einmassieren.

▶ Pfefferminzöl (Menthae piperitae aetheroleum) ☞ S. 182

Keine Präparate mit höheren Konzentrationen an Menthol (> 10 %) einsetzen, weil dadurch die Schmerzempfindlichkeit erhöht werden kann.

Darreichungsform: Bei äußerer Anwendung einige Tr. in die betroffene Hautpartie einreiben, in halbfesten und öligen Zubereitungen 5–20%ig, in wäßrigethanolischen 5–10%ig.

- Einreibungen: Mentholkonzentration 0,5–2 %, Rp. 5–10 % Menthae piperitae aeth., gelöst in Pflanzenölen oder Miglyol®, ca. 20 Tr. auf die betroffenen Hautpartien auftragen.
- Waschungen: 5–10 Tr. Pfefferminzöl in 1 l Wasser durch heftiges Schütteln verteilen bzw. in wenig Salbe emulgieren, anschließend damit waschen. Geringe Mengen des ätherischen Öls, v.a. des kühlenden Menthols, lösen sich im Wasser.

Fertigarzneimittel: Z.B.

- China-Oel Destillat (100 % Pfefferminzöl), einige Tr. auf die betroffenen Hautpartien einreiben.

- Euminz® Lösung (10%ige ethanolische Pfefferminzlösung), mit dem Applikator großflächig auf die betroffenen Hautpartien auftragen. Kann bei Bedarf im Abstand von 15 Min. wiederholt werden.
- Schupp® Pfefferminzöl (100% Pfefferminzöl), einige Tr. in die betroffene Hautpartie einreiben.

Kombinationen mit anderen Phytopharmaka: Eine Kombination mit anderen durchblutungsfördernden ätherischen Ölen wie Eukalyptusöl, Kiefernnadelöl ist sinnvoll. Z.B.
- Babiforton® Inhalat Lösung (zusammen mit Eukalyptus-, Kiefernnadelöl), die schmerzenden Stellen mit wenigen Tr. einreiben.
- Eucafluid N Lösung zum Einreiben in die Haut (zusammen mit Kiefernnadelöl, Rosmarinöl), bei schmerzhaften Gelenks- und Muskelzerrungen die betroffenen Hautpartien mehrmals tgl. mit einigen Tr. einreiben.
- Nervencreme FIDES S Salbe (zusammen mit Eukalyptusöl), 2–4 x tgl., bei Bedarf auch häufiger, betroffene Stellen einreiben.

▶ Roßkastaniensamen (Hippocastani semen) ☞ S. 202

Darreichungsform: In dieser Indikation ist der Einsatz als Extrakt in Salben und Gelen sinnvoll. Alternativ kann auch reines Aescin (Tagesdosis 100 mg) verwendet werden. Wichtig sind die richtige Salbengrundlage und das gründliche Einmassieren.

Fertigarzneimittel: Z.B.
- Venostasin® N-Salbe, mehrmals tgl. auf die betroffene Stelle auftragen.

Kombinationen mit anderen Phytopharmaka: Eine Kombination mit anderen pflanzlichen Antiphlogistika wie Zauberstrauchrinde, Arnikablüten, Rosmarinöl ist sinnvoll. Z.B.
- Aescorin® N Salbe (zusammen mit Zauberstrauchrinde), mehrmals tgl. dünn auf die betroffene Hautstelle auftragen.
- Fagorutin Roßkastanien-Balsam N Emulsion (zusammen mit Arnikablüten, Rosmarinöl, Menthol, Rutosid-Schwefelsäureester), mehrmals tgl. auf die betroffene Stelle auftragen.
- Reparil®-Gel N (zusammen mit Diethylamin-salicylat), mind. 3 x tgl. dünn auf die betroffene Stelle auftragen.

▶ Steinkleekraut (Meliloti herba) ☞ S. 228

Darreichungsform: Mittlere Tagesdosis entsprechend 3–30 mg Cumarin.
- Kataplasma: 3 EL zerkleinertes Steinkleekraut mit 150 ml kochendem Wasser gut durchfeuchten, abkühlen lassen und äußerlich anwenden.

Fertigarzneimittel: Z.B.
- Meli Rephastasan® Flüssigkeit (in 1 ml Steinkleekraut-Fluidextrakt 1,07 mg Cumarin), 3 x tgl. einige Tr. auf die betroffenen Stellen auftragen.
- Venalot® mono Liniment (in 10 g 37,5 mg Cumarin), 1–3 x tgl. dünn auf die betroffenen Stellen auftragen.

Kombinationen mit anderen Phytopharmaka: Eine Kombination mit anderen gefäßaktiven Stoffen wie Roßkastaniensamenextrakt ist sinnvoll. Fertigkombinationen sind nicht erhältlich. Als freie Rezeptur könnte das Venalot® mono Liniment mit 30 % Roßkastaniensamenextrakt DAB kombiniert werden.

10.6 Gicht

Störung des Purinstoffwechsels, die mit einem Anstieg der Harnsäurewerte im Blut (Hyperurikämie; Serumwerte ≥ 7 mg/dl) beginnt. Primäre Form (90 %) genetisch bedingt mit Störung der tubulären Harnsäuresekretion in der Niere (99 %) oder Überproduktion von Harnsäure (1 %). Sekundäre Form (10 %) durch vermehrte Harnsäurebildung bei Leukämie, Polyzythämie, Tumoren, hämolytischer Anämie, Zytostatika- und Strahlentherapie oder durch verminderte renale Harnsäureausscheidung bei Nierenerkrankungen, Keto-, Laktatazidose, Einnahme von Thiazid-, Schleifendiuretika, Salizylaten, Nicotinsäurederivaten und L-Dopa. Eine Hyperurikämie kann jahrzehntelang ohne klinische Symptome bleiben. Der erste akute Gichtanfall erfolgt meist nach Anstrengung, Eß- oder Alkoholexzess und oft nachts, ist auf ein Gelenk beschränkt (meist Großzehengrundgelenk = Podagra) mit starken Schmerzen, Überwärmung, Hautrötung, Schwellung und mäßigem Fieber (38–39 °C). Bei der chronischen Gicht Auftreten von Weichteil-, Knochentophi und Gicht-Nephrophathie.

Stellenwert der Phytotherapie

Beim akuten Gichtanfall wird das Alkaloid Colchicin als **alleinige** Therapie als Reinsubstanz angewendet. Es stehen aber auch zwei Phytopharmaka zur Verfügung, die auf einen exakten Gehalt an Colchicin normiert sind. Da Colchicin rasch wirkt, ist eine Dauertherapie damit nicht notwendig. Eine Intervalltherapie sollte mit Allopurinol durchgeführt werden.

Colchicin bzw. die normierten Herbstzeitlosenpräparate können außerdem zur diagnostischen Abgrenzung der Gicht gegenüber einer unklaren akuten Arthritis herangezogen werden. Bessert sich diese, handelt es sich um Gicht.

Darreichungsform

Die im Verkehr befindlichen Darreichungsformen sind zum einen **Drg.**, die pro Drg. 0,5 mg Gesamtalkaloide enthalten, und zum anderen ein wäßrig-ethanolischer **Preßsaft** aus frischen Herbzeitlosenblüten (in 1 g Saft 0,5 mg Colchicin).

Phytotherapeutische Differentialtherapie

Normierte Auszüge aus den Samen der **Herbstzeitlose** sind die einzige Phytopharmaka zur Anwendung bei Gichtanfällen. Eine Alternative zu Allopurinol existiert in der Phytotherapie nicht.

Zusätzliche allgemeine Maßnahmen

- Betroffenes Gelenk ruhigstellen.
- Im akuten Anfall mehrmals tgl. kalte Umschläge machen, in der anfallsfreien Zeit werden dagegen meist warme Anwendungen als angenehm empfunden.
- Alkoholkarenz.
- Normalgewicht anstreben.

- Purinarme Diät halten (Innereien, Fleischextrakt, Fleisch, Wurst, Fisch, Schalentiere, Hülsenfrüchte wie Linsen, Erbsen, Sojabohnen weitgehend meiden), am besten ist eine fettarme, basenreiche ovolaktovegetabile Kost.
- Mind. 2–3 l/Tag trinken.
- Extreme körperliche Anstrengung und Unterkühlung meiden, da diese Anfälle auslösen können.

10.6.1 Phytopharmaka zur inneren Anwendung

▶ Herbstzeitlosensamen/-knollen/-blüten (Colchici semen/ - tuber/-flos) ☞ S. 104

Darreichungsform: Tagesgesamtdosis bis 8 mg Colchicin.
- Frischpflanzenpreßsaft: Im akuten Gichtanfall als Initialdosis 50 Tr. (= ca. 1 mg Colchicin), danach 25–75 Tr. alle 1–2 Std.; die Tagesdosis darf 400 Tr. (= ca. 8 mg Colchicin) nicht überschreiten.

Fertigarzneimittel: Z.B.
- Colchicum-Dispert® überzogene Tabletten (0,5 mg Gesamtalkaloide, berechnet als Colchicin), im Anfall 2 Drg., danach 1–3 Drg. alle 1–2 Std. bis zum Abklingen der Schmerzen; die Tagesdosis darf 16 Drg. nicht überschreiten. Zur Anfallsprophylaxe 1–3 Drg. tgl. oder jeden zweiten Tag.
- Colchysat® Bürger Lösung (wäßrig-ethanolischer Preßsaft 1:15–25 je nach Colchicingehalt aus frischen Herbstzeitlosenblüten, in 1 g 0,5 mg Colchicin), im akuten Gichtanfall als Initialdosis 50 Tr. (= ca. 1 mg Colchicin), danach 25–75 Tr. alle 1–2 Std.; die Tagesdosis darf 400 Tr. (= ca. 8 mg Colchicin) nicht überschreiten. Zur Anfallsprophylaxe 25–75 Tr. tgl.

Kombinationen mit anderen Phytopharmaka: Sind nicht sinnvoll.

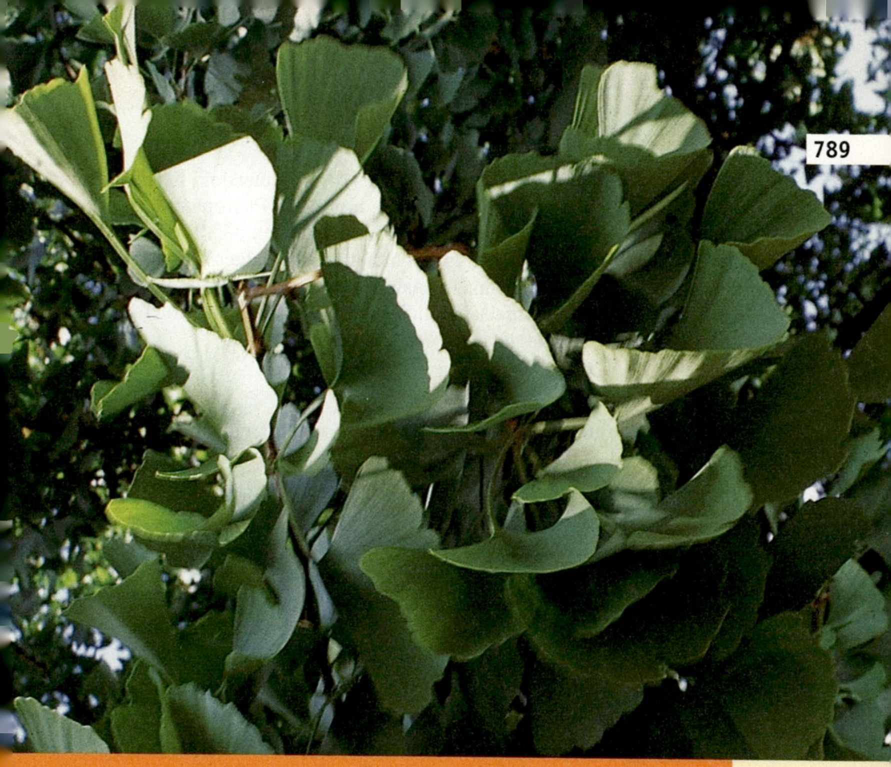

Neurologische Erkrankungen 11

Inhalt

Neurologische Erkrankungen bieten ein weites Anwendungsfeld für pflanzliche Arzneimittel. Je nach Indikation können die einzelnen Phytopharmaka entweder adjuvant zusammen mit anderen Therapiemaßnahmen oder allein angewendet werden. Die Wirksamkeit chemisch-synthetischer Analgetika zur Linderung neuralgischer Schmerzen ist – mit Ausnahme der Cayennepfefferextrakte – im Gegensatz zu den Phytopharmaka deutlich stärker, aber auch mit einem höheren Prozentsatz an unerwünschten Nebenwirkungen verbunden.

Darreichungsform

Die Ginkgoblätterzubereitungen können nur in Form von ethanolisch-wäßrigen Tinkturen (Tr.) oder als Trockenextrakte, verarbeitet in Tbl., Drg. oder Kps., und nicht als Teezubereitung verabreicht werden. In jedem Fall müssen sie aber den phytochemischen Vorgaben der E-Monographien entsprechen.

Die ätherischen Öle werden direkt oder in 10%iger ethanolischer Lsg. topisch appliziert. Die capsaicinhaltigen Zubereitungen (Cayennepfefferextrakte) werden als Salben, Linimente oder Pflaster angewendet. Die restlichen Drogen werden innerlich als ethanolisch-wäßrige Trockenextrakte verarbeitet in Tbl., Drg. oder Kps. gegeben.

Wirkungen

Mit ganz wenigen Ausnahmen wirken die Phytopharmaka **symptomatisch**, d.h. analgetisch (Auszüge aus Cayennepfefferfrüchten, Teufelskrallenwurzel, Weidenrinde, weißen Senfsamen, Pfefferminzöl und anderen ätherischen Ölen) oder antiemetisch (Auszüge aus Ingwerwurzel, Tollkirschblättern und -wurzel).

Bei Demenz und möglicherweise auch bei Tinnitus kann man auch von einer gewissen **kausalen** Wirksamkeit sprechen. Im ersten Fall wird durch die Ginkgolide in den Ginkgoblätter-Spezialextrakten die pathogenetisch bedeutsame hohe Aktivität des plättchenaktivierenden Faktors (PAF), die zu konsekutiver Störung der Mikrozirkulation und Ödembildung führen kann, antagonisiert. Im zweiten Fall werden die Mikro- oder Makrozirkulationsstörungen im Innenohr mittels Gingkoblätter-Spezialextrakten gelindert oder sogar behoben.

11.1 Arzneipflanzen bei neurologischen Erkrankungen

Arzneidrogen, die bei neurologischen Erkrankungen Verwendung finden		
Arzneidroge	**Indikationen**	**Bemerkungen**
Cayennepfefferfrüchte (Capsici fructus acer)	• Neuralgien ☞ 11.4.1	Wirksamkeit und Nebenwirkungen hängen vom Gehalt an Gesamtcapsaicinoiden ab.
Fichtennadelöl (Piceae aetheroleum)	• Neuralgien ☞ 11.4.1	Die hyperämisierende Wirkung hängt u. a. vom Gehalt an Monoterpenen, insbesondere α- und β-Pinen ab.
Ginkgoblätter (Ginkgo bilobae folium)	• Demenzerkrankungen ☞ 11.2.1 • Schwindel ☞ 11.6.1 • Tinnitus ☞ 11.7.1	Ein Mindestgehalt an Ginkgoliden und Flavonoiden ist Voraussetzung für eine Wirksamkeit.
Ingwerwurzelstock (Zingiberis rhizoma)	• Reisekrankheit (Kinetosen) ☞ 11.5.1	Die Droge erhielt von der Kommission E für neurologische Beschwerden keine positive Monographie, eine Wirkung von Ingwer ist aber aufgrund der enthaltenen Scharfstoffe (Gingerole) plausibel. Laut jüngster experimenteller Studien enthält die Droge potentielle antitumorale Wirkstoffe.
Kiefernnadelöl (Pini aetheroleum)	• Neuralgien ☞ 11.4.1	Je nach Herkunft unterschiedliche Zusammensetzung, am Geruch wahrnehmbar.
Minzöl (Menthae arvensis aetheroleum)	• Neuralgien ☞ 11.4.1	Genuines Minzöl mit über 80 % Menthol ist nicht im Verkehr, nur rektifiziertes Minzöl mit etwa 45 % Levomenthol.
Pestwurzwurzelstock (Petasitidis rhizoma)	• Migräne ☞ 11.3	Die Darreichungsform als Pestwurzeltee ist wegen des unterschiedlichen Gehalts an hepatotoxischen Pyrrolizidinalkaloiden obsolet. Nur Fertigarzneimittel verwenden, die pyrrolizidinarm oder -frei sind.

Forts. ➡

Arzneidrogen, die bei neurologischen Erkrankungen Verwendung finden		
Arzneidroge	**Indikationen**	**Bemerkungen**
Pfefferminzöl (Menthae piperitae aetheroleum)	• Kopfschmerzen vom Spannungstyp ☞ 11.3.2 • Neuralgien ☞ 11.4.1	Natives Pfefferminzöl enthält, wie rektifiziertes Minzöl, ca. 45 % Levomenthol.
Senfsamen, weißer (Sinapis albae semen)	• Neuralgien ☞ 11.4.1	Auf die Anwendungsdauer ist zu achten (Erw. 10–15 Min., Kdr. 5 Min.), da es bei zu langer Anwendungszeit zu starken Hautreizungen kommen kann.
Terpentinöl, gereinigtes (Terebinthinae aetheroleum rectificatum)	• Neuralgien ☞ 11.4.1	Gereinigtes Terpentinöl ist rektifiziertes ätherisches Öl aus dem Harz von Pinus-Arten.
Teufelskrallenwurzel, südafrikanische (Harpagophyti radix)	• Kopfschmerzen vom Spannungstyp ☞ 11.3.1	Verwendet werden muß die sekundäre Wurzelknolle, da nur dieser Pflanzenteil hohe Gehalte an Harpagosid enthält.
Tollkirschblätter/-wurzel (Belladonnae folium/-radix)	• Reisekrankheit (Kinetosen) ☞ 11.5.1	Nur Patienten mit hoher Complianceerwartung verordnen, da die Dosierung sehr genau eingehalten werden muß.
Weidenrinde (Salicis cortex)	• Kopfschmerzen vom Spannungstyp ☞ 11.3.1	Die Wirksamkeit ist abhängig vom Gehalt an Gesamtsalicinen und Polyphenolen.

Tab. 11.1

11

11.2 Demenzerkrankungen

Organisch bedingte, schwerwiegende, meist über längere Zeit progrediente und nur selten reversible Hirnleistungsstörung, die neben dem komplexen Symptombild eines chronischen Verwirrtheitszustands mit Gedächtnis-, Konzentrationsstörungen, depressiver Verstimmung, Schwindel, Ohrensausen, Kopfschmerzen, körperlichen Symptomen (Inkontinenz, Immobilität) einhergeht. Man unterscheidet die primäre (direkte Hirnschädigung durch Degeneration oder vaskuläre Schädigungen) von der sekundären Demenz (auf dem Boden internistischer oder neurologischer Grunderkrankungen).

■ Stellenwert der Phytotherapie

Die Wirksamkeit von Gingkoblätter-Spezialextrakten bei der **alleinigen** phytotherapeutischen Therapie der **primären**, degenerativ bedingten Demenz ist mindestens so gut wie die der chemisch-synthetischen Nootropika (z.B. Piracetam). Entscheidend ist ein frühzeitiger Therapiebeginn, um das Fortschreiten der Erkrankung zu verlangsamen. 3 Monate nach Therapiebeginn sollten psychometrische Tests durchgeführt werden, um den Erfolg beurteilen zu können. Bei **sekundärer** Demenz muß zunächst die Grundkrankheit behandelt werden bei gleichzeitiger **adjuvanter** phytotherapeutischer Therapie. Die klinischen Studien zeigen, daß standardisierte Ginkgoblätterextrakte auch zur Therapie von Mischformen der Demenz geeignet sind.

 Vor einer Behandlung mit Phytopharmaka muß geklärt werden, ob die Krankheitssymptome nicht auf einer spezifisch zu behandelnden Grunderkrankung beruhen.

Darreichungsform

Geeignete Darreichungsformen sind hoch dosierte acetonische Ginkgoblätter-**Trockenextrakte**, verarbeitet in Drg., Filmtbl. oder als Lsg. (Tr.), die nach Möglichkeit angesichts der Vergeßlichkeit der Patienten nur 1 x tgl. oder zu den Hauptmahlzeiten (3 x tgl.) eingenommen werden müssen.

Phytotherapeutische Differentialtherapie

In Frage kommen nur **Ginkgoblätter-Spezialextrakte**, die genau den phytochemischen Vorgaben der E-Monographie entsprechen. Homöopathische Urtinkturen oder andere ethanolisch-wäßrige Auszüge entsprechen nicht dem Spezialextrakt, der von der Kommission E aufgrund der experimentellen und klinischen Studien vorgeschrieben wird.

Zusätzliche allgemeine Maßnahmen

- Bewegungstherapie: Trainingsprogramme in Zusammenarbeit mit Ergotherapeuten oder Physiotherapeuten, z.B. Gehen, Gymnastik, Koordinationstraining. Fördern durch Fordern, nicht überfordern.
- Zerebrales Training: Gedächtnis-, Wahrnehmungs-, Realitäts-Orientierungstraining.
- Diät: Abwechslungsreich, ballaststoff- und eiweißreich, fettarm, Verwendung mehrfach ungesättigter Fettsäuren. Auf ausreichende Flüssigkeitszufuhr von mind. 1,5 l/Tag achten.
- Emotionale Zuwendung: Geduld, Verständnis, Fürsorge, körperliche Berührung erleichtern den Zugang zum verwirrten Patienten.
- Führung und Familienentlastung: Vorstrukturiertes Tagesprogramm, praktische Hilfen wie Stichwortlisten und einfache Anleitungen für Haushaltsgeräte, Zuteilung von festen Bezugspersonen, strukturierte verläßliche Umgebung, Angehörigenbetreuung sind wichtig.

11.2.1 Phytopharmaka zur inneren Anwendung

▶ Ginkgoblätter (Ginkgo bilobae folium) ☞ S. 93

Darreichungsform: Eine Anwendung ist nur in Form von Fertigpräparaten mit standardisierten Extrakten (35–67:1), die mind. 22–27 % Ginkgo-Flavonglykoside und mind. 5–7 % Terpenlactone enthalten, zu empfehlen. Der Gehalt an Ginkgolsäuren muß wegen möglicher allergischer Nebenwirkungen unter

5 ppm liegen. Beim dementiellen Syndrom müssen 120–240 mg nativer Trockenextrakt verabreicht werden. Nur der Ginkgo-Spezialextrakt zählt zu den Nootropika bzw. Antidementiva, dessen Wirksamkeit und Verträglichkeit in zahlreichen klinischen Studien belegt ist.

Fertigarzneimittel: Z.B.
- Duogink 3000 Dragees (60 mg Trockenextrakt), 2–3 x tgl. 1 Drg.
- Gingium® Filmtabletten (40 mg Trockenextrakt), 3 x tgl. 1–2 Filmtbl.
- Gingium® intens 120 Filmtabletten (120 mg Trockenextrakt), 2 x tgl. 1 Filmtabl.
- Gingium® Lösung (1 ml = 40 mg Trockenextrakt), 3 x tgl. 20–40 Tr.
- Gingopret® Filmtabletten (40 mg Trockenextrakt), 3 x tgl. 1–2 Filmtbl.
- Gingopret® Lösung (1 ml = 40 mg Trockenextrakt), 3 x tgl. 20–40 Tr.
- Kaveri® 40 Tropfen (1 ml = 40 mg Trockenextrakt), 3 x tgl. 20 Tr. **(☞ Studie)**
- Kaveri® 50 Filmtabletten (50 mg Trockenextrakt), 3 x tgl. 1 Filmtbl. **(☞ Studie)**
- Rökan® Plus 80 mg Filmtabletten (80 mg Trockenextrakt), 3 x tgl. 1–2 Filmtbl.
- Tebonin® forte 40 mg Filmtabletten (40 mg Trockenextrakt), 3 x tgl. 1–2 Filmtbl. **(☞ Studie)**
- Tebonin® forte 40 mg Lösung (1 ml = 40 mg Trockenextrakt), 3 x tgl. 20–40 Tr. **(☞ Studie)**
- Tebonin® spezial 80 mg Filmtabletten (80 mg Trockenextrakt), 2–3 x tgl. 1 Filmtbl. **(☞ Studie)**
- Tebonin® intens 120 mg Filmtabletten (120 mg Trockenextrakt), 2 x tgl. 1 Filmtbl. **(☞ Studie)**

Kombinationen mit anderen Phytopharmaka: Zur Zeit sind keine empfehlenswerten und erprobten Kombinationen bekannt.

✓ Die Behandlungsdauer richtet sich nach der Schwere des Krankheitsbildes und soll mind. 8 Wochen betragen. Nach einer Behandlungsdauer von 3 Monaten ist zu überprüfen, ob die Weiterführung der Behandlung noch gerechtfertigt ist.

11

Die Arzneimittel-Richtlinie sieht die Erstattung von Antidementiva vor, wenn der verordnende Arzt die Notwendigkeit dokumentiert (☞ 1.3, 1.4), nach 3monatiger Therapie einen Erfolg feststellen kann und eine Fortsetzung der Therapie für sinnvoll erklärt. Eine Aut idem-Substitution ist nur mit denjenigen Ginkgopräparaten möglich, deren Wirksamkeit durch EBM-Studien belegt ist. Eine reine Monographiekonformität reicht für Aut idem nicht aus.

Signifikante Besserung kognitiver Funktionen

Mit 120 mg EGb 761-Spezialextrakt (= 3 x tgl. 1 Filmtbl. **Tebonin® forte 40 mg** bzw. 1 x tgl. 1 Filmtbl. **Tebonin® intens 120 mg**) wurde eine 1-Jahres-Studie nach FDA-Kriterien durchgeführt, in der leicht bis mittelschwer demente Patienten tgl. mit 120 mg Ginkgo-Extrakt behandelt wurden 309 Patienten konnten ausgewertet werden. Die Therapie mit dem Ginkgospezialextrakt führte zu einem signifikant besseren Abschneiden der Patienten in kognitiven Testverfahren und in den sozialen Funktionen. Die Veränderun- ➨

gen waren zwar diskret, doch immerhin so deutlich, daß sie auch von den Verwandten der Demenzpatienten bemerkt wurden. In einer randomisierten, doppelzentrischen Studie wurden 216 Patienten mit leichter bis mittelschwerer Demenz über 24 Wochen mit 240 mg **Tebonin®** Spezialextrakt oder Plazebo behandelt. Die Daten von 156 Personen, die diese Studie nach Studienprotokoll abschlossen, konnten ausgewertet werden. Dabei waren signifikant mehr Patienten der Verum-Gruppe Responder im Vergleich zur Plazebogruppe, d.h. besserten sich klinisch signifikant im Arzturteil und bezüglich ihrer kognitiven Leistung.
In einer 6wöchigen, doppelblinden, randomisierten und plazebokontrollierten Untersuchung an 48 nicht dementen Studienteilnehmern zwischen 55 und 86 Jahren wurde anhand mehrerer neurophysiologischer Testverfahren eine eindeutige Verbesserung kognitiver und motorischer Fähigkeiten festgestellt. Die Studie wurde 2000 in den USA nach GCP-Vorgaben durchgeführt. Die Probanden erhielten entweder 180 mg EGb 761-Ginkgo-Spezialextrakt (entspricht ca. der Einnahme von 1½ Filmtbl. **Tebonin® intens**) oder Plazebo. Die Studienergebnisse zeigten v.a. statistisch signifikante Verbesserungen beim SCWT (= Stroop Color and Word Test) und weisen damit auf eine Verbesserung der Informationsverarbeitung im Gehirn hin.

Besserung depressiver Symptome bei dementen Patienten
In einer Doppelblindstudie wurden 60 Patienten mit klinischen Hirnleistungsstörungen, die als Symptome depressive Verstimmung angaben, über 12 Wochen mit 120 mg **Tebonin®** Spezialextrakt oder Plazebo behandelt. Bei Studienende hatte sich die depressive Symptomatik, gemessen anhand der Hamilton-Depressions-Skala, bei der Verumgruppe signifikant gebessert.
In einer multizentrischen Doppelblindstudie wurden 303 Patienten mit Hirnleistungsschwäche über 3 Monate mit **Kaveri® 50 Filmtabletten** behandelt. Dies führte nach 12wöchiger Therapie bei 8 von 11 typischen Symptomen (z.B. Gedächtnislücken, Vergeßlichkeit, Antriebsarmut etc.) zu einer statistisch signifikanten Verbesserung in der Gruppe, die das Ginkgopräparat einnahm. Sowohl nach Selbsteinschätzung als auch nach Einschätzung durch den Arzt zeigten sich zwischen Plazebo- und Verumgruppe signifikante Unterschiede bei der Wirksamkeit. Nebenwirkungen traten unter Therapie mit Ginkgo nur halb so häufig auf wie unter Therapie mit Verum. Mehrere weitere Studien, u.a. mit **Kaveri® 50 Filmtabletten** und **Kaveri® 40 Tropfen**, bei unterschiedlichen Demenzformen kamen zu dem gleichen Ergebnis.

Ginkgo ebenso wirksam wie Cholinesterasehemmer
Eine Auswertung von 5 Studien, von denen 4 mit Cholinesterasehemmern (Tacrin, Donepezil, Rivastigmin, Metrifonat) und 1 mit **Tebonin® forte 40 mg** durchgeführt wurden, zeigte, daß keine wesentlichen Unterschiede in der Wirksamkeit bei Demenz der eingesetzten Substanzen bestehen. Weder in der Verzögerung der Symptomprogression noch in den Verum-Plazebo-Differenzen der Responderraten unterschieden sich die Therapieregimes maßgeblich. Der Ginkgo-Extrakt war jedoch wesentlich besser verträglich.

11.3 Kopfschmerzen vom Spannungstyp und Migräne

Kopfschmerzen vom Spannungstyp: *Dumpfer, konstanter, nicht pulsierender, meist bilateraler Schmerz, okzipital, parietal oder frontal lokalisiert, oft auch ringförmig („wie ein Ring um den Kopf"). Manchmal mit Lärm-, Lichtüberempfindlichkeit verbunden, neurologische Ausfälle fehlen, vegetative Begleitsymptome sind selten. Dauer 30 Minuten bis 7 Tage. Man unterscheidet episodische Spannungskopfschmerzen (gelegentlich für 1–2 Tage) von chronischen (≥ 15 Tage/Monat). Pathophysiologie ungeklärt, disponierende Faktoren sind Depression, Angststörungen, psychosozialer Streß, muskuläre Überlastung, Schlafdefizit.*
Migräne: *Oft morgens einsetzender, klopfender Halbseitenkopfschmerz verbunden mit Übelkeit und Erbrechen, Lichtscheu, Geräuschempfindlichkeit sowie evtl. mit vegetativen Erscheinungen wie Schwitzen, Durchfall, Tachykardie oder neurologischen Fokalsymptomen wie Sensibilitätsstörungen, Skotomen, Hemianopsie, Aphasie, Schwindel, Ataxie, Paraparesen. In 20 % Beginn mit visuellen Erscheinungen (Lichtblitzen, Flimmerskotome). Man unterscheidet die Migräne ohne Aura (einfache Migräne) von der Migräne mit Aura (migraine accompagnée oder klassische Migräne), bei der gleichzeitig neurologische Symptome auftreten. Auslöser können sein: Dauerstreß, Anstrengung, Reisen mit Änderung des Schlaf-Wach-Rhythmus, Entlastung (sogenannte Wochenendmigräne), Angst, orale Kontrazeptiva, Schokolade, Käse, Alkohol, Berührung von Triggerzonen.*

Stellenwert der Phytotherapie

Ein Vorteil der Phytopharmaka liegt darin, daß sie zu keinen Analgetika-Kopfschmerzen führen, die durch eine regelmäßige Schmerzmitteleinnahme induziert und aufrechterhalten werden.

Äußerlich angewandtes ätherisches Pfefferminzöl ist bei **Spannungskopfschmerz** annähernd so wirksam wie Paracetamol und kann zur **alleinigen** Therapie empfohlen werden. Reicht der analgetische Effekt nicht aus, kann Pfefferminzöl auch in Kombination mit Paracetamol oder Acetylsalicylsäure eingesetzt werden. Zur **inneren** Anwendung stehen Phytopharmaka, die mit chemisch-synthetischen Kopfschmerzmittel vergleichbar wären, nicht zur Verfügung. Ein **adjuvanter** Versuch – kombiniert mit chemisch-synthetischen Analgetika – lohnt sich mit Teufelskrallenwurzeln- sowie Weidenrindenpräparaten. In Einzelfällen konnten die Dosierung und die Häufigkeit der chemisch-synthetischen Kopfschmerzmittel reduziert werden.

Zur Anfallstherapie der **Migräne** stehen keine geeigneten Phytopharmaka zur Verfügung. Treten Migräneanfälle häufiger als 2–3 x pro Monat auf, rechtfertigt dies eine **prophylaktische** Therapie mit Medikamenten, die die Anfallshäufigkeit bzw. Heftigkeit der Anfälle vermindern sollen. Eine 2002 veröffentlichte randomisierte 3armige Doppelblindstudie zeigte, daß durch die Therapie mit einem Pestwurzwurzelstock-Spezialextrakt, der mind. 15 % Petasin und Isopetasin enthält, die Anfallshäufigkeit von Migränepatienten um 60 % reduziert werden kann. Dies entspricht in etwa der Erfolgsquote von chemisch-synthetischen Präparaten, die zur Anfallsprophylaxe eingesetzt werden wie z.B. β-Blockern. Im Vergleich dazu sind Pestwurzwurzelstockextrakte jedoch erheblich besser verträglich.

Darreichungsform

Geeignet sind ätherisches Öl direkt oder in 10%iger Lsg. angewendet, ethanolisch-wäßrige Trockenextrakte oder CO_2-Trockenextrakte, verarbeitet in Tbl., Drg. und Kps.

Phytotherapeutische Differentialtherapie

Pfefferminzöl wird als Phytotherapeutikum der ersten Wahl wegen seiner analgetischen Wirkung äußerlich bei **Spannungskopfschmerzen** angewendet.

Teufelskrallenwurzel-Zubereitungen werden v.a. bei Kopfschmerzen verbunden mit einem **HWS-Syndrom** eingesetzt. Bei Spannungskopfschmerzen besitzen sie eher eine untergeordnete Rolle. Gleiches gilt für **Weidenrindenextrakte** in der von der Kommission E vorgeschlagenen Dosierung von 60–120 mg Gesamtsalicin, denn bei Kopfschmerzen sind höhere Dosen notwendig.

Zweckmäßig ist eine kombinierte **innere** und **äußere** Anwendung, wobei die äußere Anwendung von Pfefferminzöl v.a. bei akut auftretenden Kopfschmerzen Linderung bringt.

Bei **Migräne** werden Spezialextrakte aus **Pestwurzwurzelstock** eingesetzt. Deren Wirksamkeit beruht vermutlich auf den in pharmakologischen Untersuchungen nachgewiesenen krampflösenden Eigenschaften. Dieser Effekt scheint offenbar auch auf die Blutgefäße im Hals- und Kopfbereich zu wirken. Hinzu kommt eine Hemmung der Prostaglandinsynthese.

Zusätzliche allgemeine Maßnahmen

Bei Spannungskopfschmerzen
- Trinken von Alkohol und Rauchen einschränken.
- Auf ausreichenden Schlaf achten, Tagesablauf regulieren.
- Sport treiben.
- Eine basenreiche Kost bevorzugen (Kartoffeln, Gemüse).
- Entspannungsverfahren erlernen, z.B. Muskelrelaxation nach Jacobson, autogenes Training. Ggf. ist auch eine psychologische Unterstützung oder psychotherapeutische Behandlung hilfreich.
- Kneipp-Anwendungen, z.B. kalte Armbäder oder Armgüsse, abwechselnd an beiden Armen.
- Bei zusätzlichen Verspannungen der Nackenmuskulatur sind Dehn- und Streckübungen sowie Lockerungsmassagen hilfreich.

Bei Migräne
- Reizabschirmung in abgedunkelten, geräuscharmen Räumen.
- Bekannte Trigger vermeiden, z.B. Käse, Rotwein, Schokolade.
- Auf ausreichenden Schlaf achten, Tagesablauf regulieren.
- Entspannungsverfahren erlernen, z.B. Muskelrelaxation nach Jacobson, autogenes Training. Ggf. ist auch eine psychologische Unterstützung oder psychotherapeutische Behandlung hilfreich.
- Kneipp-Anwendungen, z.B. kalte Armbäder oder Armgüsse, abwechselnd an beiden Armen.

11.3.1 Phytopharmaka zur inneren Anwendung

▶ Pestwurzwurzelstock (Petasitidis radix) ☞ S. 179

Die früher gebräuchliche Anwendung von Pestwurzwurzelstock in Form eines Pestwurzeltees ist heute obsolet, da je nach Standort unterschiedliche Mengen von hepatotoxischen Pyrrolizidinalkaloiden in den Wurzeln enthalten sind. Diese unerwünschten Inhaltsstoffe werden durch Verwendung pyrrolizidinarmer Kultursorten und bei der Herstellung des CO_2-Spezialextraktes bis auf Spuren entfernt. Ihre Konzentration im Extrakt liegt unter der Nachweisgrenze (< 0,08 ppm).

Darreichungsform: Nur in Form von Fertigarzneimitteln möglich.

Fertigpräparate: Z.B.
- Petadolex®-Kapseln (25 mg Pestwurzwurzel-Trockenextrakt mit mind. 15 % Petasin und Isopetasin), zur Daueranwendung bei Migräne 2 x tgl. 2 Kps. einnehmen. (☞ **Studie**)
- Petaforce V Kapseln, beim Schmerzanfall tgl. bis zu 3 x 1–2 Kps.

Kombinationen mit anderen Phytopharmaka: Sind in dieser Indikation nicht sinnvoll und auch nicht erprobt.

Petadolex®-Kapseln wurden in 2 Doppelblindstudien jeweils gegenüber Plazebo geprüft. In der ersten zweiarmigen klinischen Prüfung an 60 Patienten über 3 Monate bei einer Tagesdosis von 100 mg Spezial-Trockenextrakt wurde nach 2 Monaten Therapie (2 x 50 mg **Petadolex®**) eine Senkung der Migräneattacken um 60 % objektiv beobachtet. Die zweite internationale, multizentrische, randomisierte, doppelblinde und plazebokontrollierte dreiarmige Studie mit 202 Patienten über 4 Monate ergab folgende Ergebnisse: Bei einer Dosierung von 2 x 50 mg **Petadolex®** erfolgte eine Senkung der Migräneattacken um 42 %, mit 2 x 75 mg um 58 %. Es zeigte sich ferner eine signifikante höhere Responderrate von 71 % gegenüber Plazebo, wobei die durchschnittliche Attackenreduktion 50 % betrug. Die Dauer der einzelnen Migräneattacken unterschied sich nicht zwischen den drei Gruppen. Darüber hinaus wurde eine gute Verträglichkeit beobachtet. Die klinischen Prüfungen wurden mit einem CO_2-Spezialextrakt durchgeführt.

▶ Teufelskrallenwurzel, südafrikanische (Harpagophyti radix) ☞ S. 240

Darreichungsform: Tagesdosis 4,5 g Droge bzw. 50–100 mg Harpagosid.
- Teezubereitung: 1 EL feingeschnittene Droge mit 2 Tassen kochendem Wasser übergießen, 8 Std. bei Raumtemperatur stehen lassen und dann abseihen. Diese Menge in 3 Portionen kurz vor den Mahlzeiten warm trinken.

Fertigarzneimittel: Z.B.
- Arthrotabs Filmtabletten (410 mg Trockenextrakt), 3 x tgl. 1–2 Filmtbl.
- Cefatec® Brausetabletten (480 mg Trockenextrakt), morgens und abends 1 Brausetbl.

- Dolo-Arthrosetten® H Kapseln (400 mg Trockenextrakt), 3–4 x tgl. 1 Kps.
- Doloteffin® Filmtabletten (400 mg Trockenextrakt), 3 x tgl. 1–2 Filmtbl.
- Harpagoforte ASmedic® Kapseln (375 mg Trockenextrakt), 3 x tgl. 2 Kps.
- Jucurba® forte Kapseln (300 mg Trockenextrakt), 3 x tgl. 2 Kps.
- Rivoltan® Filmtabletten (480 mg Trockenextrakt), 2–3 Filmtbl. tgl.

Kombinationen mit anderen Phytopharmaka: Sinnvolle Kombinationen sind bisher nicht bekannt.

Neueren Studien zufolge werden mit Tagesdosen von 100 mg Harpagosid zusammen mit weiteren noch nicht identifizierten wirksamkeitsmitbestimmenden Inhaltsstoffen bei rheumatischen und arthrotischen Schmerzen bessere therapeutische Effekte erzielt. Zur Wirksamkeit bei Kopfschmerzen existieren noch keine klinischen Studien, aber gute Erfahrungen.

▶ Weidenrinde (Salicis cortex) ☞ S. 257

Darreichungsform: Bei Kopfschmerzen müssen höhere Tagesdosen als die Kommission E angibt verwendet werden, nämlich 180–240 mg Gesamtsalicin. Da bei der Teezubereitung die Inhaltsstoffe nicht 100%ig in den Tee übergehen, sind 8–15 g Weidenrinde/Tag erforderlich, um diese Menge zu erreichen.

- Teezubereitung: 1 TL feingeschnittene Droge mit 1 Tasse kochendem Wasser übergießen und nach etwa 20 Min. durch ein Teesieb abseihen. Mehrmals tgl. 1 Tasse heiß trinken.

Fertigarzneimittel: Z.B.

- Assalix® Dragees (60 mg Gesamtsalicin), 2–3 x tgl. 1–2 Drg nach den Mahlzeiten einnehmen.
- Assplant® Dragees (60 mg Salicin), morgens und abends 2 Drg. nach der Mahlzeit einnehmen.
- Lintia® Kapseln (240 mg ethanolischer Weidenrindenextrakt mit 60 mg Gesamtsalicin), 3 x tgl. 1 Kps.
- Rheumakaps Kapseln zum Einnehmen (60 mg Salicin), 2–3 x tgl. 1–2 Kps.

Kombinationen mit anderen Phytopharmaka: Eine Kombination mit coffeinhaltigen Extrakten wie Kolasamen ist sinnvoll. Z.B.

- Zeller Kopfweh-Dragees (40 mg Salicin, 80 mg Colasamen-Trockenextrakt mit Coffein), 3 x tgl. 2 Drg. einnehmen.

✓ Da mit Weidenrindenzubereitungen Salicin aufgenommen wird, dem die Acetylgruppe im Gegensatz zu Acetylsalicylsäure (ASS) fehlt und das als Prodrug erst im Darm und der Leber zu Salicylsäure metabolisiert wird, hat der Weidenrindenextrakt im Gegensatz zu ASS keine aggregationshemmenden und damit die Blutgerinnung inhibierenden Eigenschaften. Die von der ASS bekannten Nebenwirkungen wie Mikroblutungen im Magen- und Darmtrakt konnten bislang bei Weidenrindenextrakt mit den von der Kommission E vorgegebenen Salicin-Mengen von 60–120 mg Gesamtsalicin nicht beobachtet werden. Langzeitstudien mit der doppelten Monographiemenge liegen zur Zeit nicht vor und die bisher nicht beobachteten Nebenwirkungen sind bei Salicinmengen über 200 mg/Tag theoretisch nicht auszuschließen, auch wenn eine experimentelle pharmakologische ➡

Untersuchung ein geringeres Schädigungspotential als eine ASS-Dosierung von 100 mg/kg zeigte.

11.3.2 Phytopharmaka zur äußeren Anwendung

▶ Pfefferminzöl (Menthae piperitae aetheroleum) ☞ S. 182

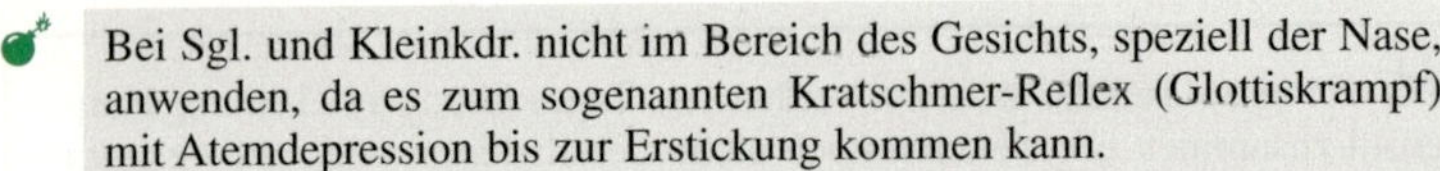

Bei Sgl. und Kleinkdr. nicht im Bereich des Gesichts, speziell der Nase, anwenden, da es zum sogenannten Kratschmer-Reflex (Glottiskrampf) mit Atemdepression bis zur Erstickung kommen kann.

Darreichungsform: Bei äußerer Anwendung in halbfesten und öligen Zubereitungen 5–20 % ätherisches Öl. Bei dieser Indikation sollte eine mind. 10%ige ethanolische Lsg. verwendet werden.

- Ätherisches Öl: Mehrmals tgl. auf Stirn und Schläfe einreiben. Wenige Tr. Pfefferminzöl können auch direkt auf diese Stellen aufgetragen werden, dabei ist lediglich darauf zu achten, daß kein Pfefferminzöl in die Augen gelangt.

Fertigarzneimittel: Z.B.

- China-Oel Destillat, einige Tr. vorsichtig auf Stirn und Schläfen einreiben.
- Euminz® Lösung (10%ige ethanolische Pfefferminzöllösung), bei leichten bis mittelschweren Kopfschmerzen mit Hilfe des Applikators auf Stirn und Schläfen auftragen. (☞ **Studie**)
- Inspirol Heilpflanzenöl Lösung, einige Tr. vorsichtig auf Stirn und Schläfen einreiben.

Kombinationen mit anderen Phytopharmaka: Sinnvolle Kombinationen sind bisher nicht bekannt.

In einer plazebokontrollierten Doppelblindstudie an 105 Patienten mit chronischen Kopfschmerzen vom Spannungstyp erwies sich **Euminz® Lösung** (= 10%ige ethanolische Pfefferminzöllösung), die auf Stirn und Schläfen eingerieben wurde, gleich wirksam wie 2 oral eingenommene Kps. Paracetamol (à 500 mg). Die klinische Kopfschmerzintensität war gegenüber Plazebo innerhalb von 15 Min. nach Behandlungsbeginn signifikant reduziert.
Auch den Vergleich mit dem „Klassiker" Acetylsalicylsäure braucht das Pfefferminzöl nicht zu scheuen: Bei der Analyse von 176 Kopfschmerzanfällen zeigte sich, daß sich **Euminz® Lösung** bezüglich Abnahme der Schmerzintensität und dem Anteil von Patienten mit einer klinisch bedeutsamen Besserung nicht von der Acetylsalicylsäure unterscheidet.

11.4 Neuralgien

Wellenförmiger, attackenweise auftretender, „heller", reißender-ziehender Schmerz im Ausbreitungsgebiet eines sensiblen oder gemischten Nervs. Provokation durch Dehnung oder Druck von Nerv oder Wurzel. Im eigentlichen Sinne ohne Sensibilitätsstörung und ohne nachweisbare Ursache.

Stellenwert der Phytotherapie

Zur Verfügung stehen nur äußerlich anzuwendende Phytopharmaka, die zur **alleinigen oder adjuvanten** Anwendung geeignet sind, um chemisch-synthetische Arzneimittel zu reduzieren. Sie sind bei relativ geringen Nebenwirkungen sehr effektiv und stehen in ihrer Wirksamkeit chemisch definierten Analgetika zur äußeren Anwendung wie z.B. Diclofenac oder Indometacin nicht nach.

Darreichungsform

Geeignete Darreichungsformen sind Salben, Linimente, ethanolische Lsg., Pflaster und Sprays.

Phytotherapeutische Differentialtherapie

Bei der Therapie von Neuralgien kommen zum Einsatz:
- **ätherische Öle:** Fichtennadelöl, Kiefernnadelöl, Minzöl, Pfefferminzöl, gereinigtes Terpentinöl. Deren Wirksamkeit beruht auf einem Kühlungseffekt, in dessen Folge die Schmerzweiterleitung verzögert ist. Eine lokalanästhesierende Wirkung ist experimentell und klinisch vom Levomenthol bekannt und zählt in der Sportmedizin in Form der Mentholsprays zu den bewährtesten „Schmerzmitteln".
- **antiphlogistisch wirkende Hautreizstoffe:** Cayennepfefferfrüchte, weißer Senfsamen. In der vornaturwissenschaftlichen Medizin wurden Schmerzen weitgehend durch sogenannte Hautreizmethoden gelindert. Heute weiß man, daß dies Schmerzlinderung auf dem Prinzip der „Counterirritation" basiert. Zunächst kommt es zu einem Entzündungsreiz, anschließend durch die Wirkung auf Entzündungsmediatoren und die Bildung von körpereigenen antiphlogistisch und analgetisch wirksamen Proteinen zur Schmerzlinderung in den Nerven und Muskeln. Cayennepfefferextrakte und Senfsamenwickel können daher bei neuralgischen Beschwerden gut eingesetzt werden.

Die Hautreizstoffe wirken stark, sind dafür aber in der Anwendungsdauer zeitlich begrenzt. Ätherische Öle wirken weniger stark, sind aber zur Langzeittherapie geeignet.

Je nach Ursache der Neuralgie werden eingesetzt bei
- **allgemeiner Neuralgie:** Fichtennadelöl, Kiefernnadelöl, Minzöl, Pfefferminzöl, gereinigtes Terpentinöl, wobei kein ätherisches Öl aufgrund klinischer Studien den Vorzug gegenüber einem anderen besitzt.
- **diabetischer Polyneuropathie:** Cayennepfefferfrüchteextrakte
- **Postzoster-Neuralgie:** Cayennepfefferfrüchteextrakte
- **Trigeminusneuralgie:** Minzöl, Pfefferminzöl und Cayennepfefferextrakt. Die früher verwendeten Auszüge aus Eisenhutknollen (Aconitum napellus L.) sind aufgrund der sehr starken Giftwirkung des Aconitins obsolet.

Zusätzliche allgemeine Maßnahmen

- Hydrotherapie: Wassertreten, ansteigende Fuß- oder Armbäder, sanfte Bürstenmassage. Je nach individueller Verträglichkeit warme oder kalte Anwendungen.
- Künstlerische Kreativität als Gegengewicht zu den chronischen Schmerzen empfehlen: Malen, Musizieren, handwerkliche Tätigkeiten.
- Entspannungsmethoden erlernen, z.B. Biofeedback, Muskelrelaxation nach Jacobson.

11.4.1 Phytopharmaka zur äußeren Anwendung

▶ Cayennepfefferfrüchte (Capsici fructus acer) ☞ S. 63

Bei längerer Anwendung am gleichen Applikationsort soll es laut Monographie zu einer Schädigung sensibler Nerven kommen. Daher wird eine Anwendungsdauer von nur 2 Tagen empfohlen. Die neueren klinischen Studien über einen Zeitraum von 4–9 Wochen zeigten jedoch keine irreversible Neurotoxizität. Diese Nebenwirkung ist offensichtlich nur bei Capsicaindosierungen von über 0,075 % sowie bei Pflastern und Okklusivverbänden zu erwarten, nicht dagegen, wenn Salben oder Cremes mit einem Capsaicingehalt nicht über 0,075 % 2–3 x tgl. dünn auf die Haut aufgetragen werden.

Darreichungsform: In halbfesten Zubereitungen zur äußeren Anwendung entsprechend 0,02–0,05 % Capsaicinoide, in Pflastern entsprechend 10–40 µg Capsaicinoide/cm^2.

- Tinktur (1:10): Schmerzende Stellen damit mehrmals tgl. einreiben.
- Creme: Rp. 0,025%ige Capsaicin-Creme, hergestellt mit Unguentum emulsificans als Salbengrundlage. Schmerzende Stellen mehrmals tgl. damit einreiben.

Fertigarzneimittel: Z.B.

- Capsamol®-Salbe (in 100 g 50 mg Capsaicinoide), 2–3 x tgl. sehr dünn die schmerzenden Stellen einreiben.
- Dolenon® Liniment (in 100 g 50 mg Capsaicinoide), 2–3 x tgl. auf die schmerzenden Bereiche auftragen. (☞ **Studie**; die bei den Studien verwendete Creme ist nicht mehr erhältlich und durch das Liniment ersetzt)
- Rheumaplast® N Pflaster (ca. 4 mg Capsaicinoide), auf die schmerzende, unverletzte Körperpartie kleben und 2–max. 4 Tage belassen. Bei Bedarf Therapie nach 2 Wochen wiederholen.

Kombinationen mit anderen Phytopharmaka: Eine Kombination mit Arnikablütendickextrakt ist sinnvoll. Z.B.

- ABC Lokale Schmerz-Therapie Wärme-Pflaster (zusammen mit Arnikablüten), auf die schmerzende, unverletzte Körperpartie kleben und 2–max. 4 Tage belassen. Bei Bedarf Therapie nach 2 Wochen wiederholen.

Wirksamkeit bei diabetischer Polyneuropathie

In einer plazebokontrollierten Studie wurden 58 Patienten mit schmerzhafter symmetrischer distaler diabetischer Polyneuropathie mit **Dolenon® Creme** behandelt. Patienten in der Verumgruppe wurden 4 x tgl. mit 0,075%igem Capsaicin eingecremt. In dieser Studie gaben nach 2 Wochen 66 % und nach 4 Wochen 71 % der mit Capsaicin behandelten Patienten gegenüber 45 % bzw. 50 % der Plazebogruppe ein Besserung der Beschwerden an. Nur bezüglich der Schmerzlinderung schnitt Capsaicin gegenüber Plazebo signifikant besser ab.

In einer weiteren Doppelblindstudie wurden 28 Patienten mit schmerzhafter diabetischer Polyneuropathie mit einer 0,075%igen Capsaicin-Creme **(Dolenon® Creme)** über 8 Wochen therapiert. Nach 2 Wochen wurde unter Therapie mit Capsaicin eine Besserung der Beschwerden bei 58,3 %, nach ➡

Plazebo in 48 % der Fälle angegeben. Eine Anwendung länger als 8 Wochen sollte vorerst, d.h. solange keine Studien über eine noch längere Anwendungsdauer vorliegen, nicht erfolgen. Bis zur 8. Woche stieg der gebesserte Anteil in der Verumgruppe signifikant auf 89,5 % an, während der Anteil bei Plazebo konstant bei 50 % blieb. Die Patienten gaben auch signifikant weniger Schmerzen an als unter Plazebo (65,7 % versus 36,6 %). 17 der 28 Capsaicin-Patienten klagten über Brennen im Bereich der Auftragungsstelle. Die Reaktionen waren in den ersten 2 Wochen am stärksten und ließen im weiteren Verlauf nach. Mit dem Nachlassen der Schmerzen besserten sich in dieser Studie auch der Allgemeinbefinden, Schlaf und Gehbeschwerden der Patienten.
In einer dritten multizentrischen Doppelblindstudie wurden 138 Patienten mit diabetischer Polyneuropathie 4 x tgl. mit einer 0,075%igen Capsaicin-Creme **(Dolenon® Creme)** und 139 Patienten mit Plazebo über 8 Wochen behandelt. 219 Patienten beendeten die Studie. Bereits nach 2 Wochen unterschieden sich Verum- und Plazebogruppe signifikant. Bei Studienende bestand für Capsaicin gegenüber Plazebo im Hinblick auf klinischen Befund, Schmerzintensität, Schmerzrückbildung, Besserung der Arbeitsfähigkeit, Freizeitbeschäftigung, Gehen und Schlafqualität ein signifikanter Unterschied. In der Verumgruppe wurden 135 Nebenwirkungen angegeben, besonders Brennen, Husten, Niesen, Irritationen und Erythem.

Postzoster-Neuralgie
In einer randomisierten Doppelblindstudie bei 32 Patienten mit Postzoster-Neuralgie wurden diese entweder mit einer 0,075%igen Capsaicin-Creme **(Dolenon® Creme)** oder Plazebo 3–4 x tgl. über 6 Wochen behandelt. Mit zunehmender Behandlungsdauer besserten sich klinischer Befund (77 % versus 31 %), Schmerzintensität (46 % versus 6 %), und Schmerzrückgang anhand der VAS-Skala (30 % versus 6 %) signifikant. Bei 54 % der Patienten unter Therapie mit Capsaicin, aber nur bei 6 % der Kontrollen war eine signifikante Linderung der Schmerzen eingetreten. An Nebenwirkungen wurde über Brennen, Stechen und Erythem am Applikationsort berichtet.
Nach positiven Hinweisen aus einer offenen Therapiestudie wurde eine Doppelblindstudie an 143 Patienten mit einer Postzoster-Neuralgie durchgeführt. Sie wurden 4 x tgl. mit einer 0,075%igen Capsaicin-Creme **(Dolenon® Creme)** oder Plazebo über 6 Monate behandelt. 64 % der Patienten mit Schmerzen länger als 12 Monate gaben nach 6wöchiger Capsaicin-Behandlung eine signifikante Besserung an gegenüber 25 % in der Plazebogruppe, auch die Schmerzintensität nahm signifikant ab. Patienten mit Beschwerden von mehr als 6 Monaten gaben ebenfalls eine subjektive Besserung (65 % versus 34 %), geringere Schmerzintensität (38 % versus 20 %) und Schmerzreduktion (20,9 % versus 5,8 %) an. Die Differenzen zwischen Verum und Plazebo waren jedoch geringer als bei Patienten mit längeren Beschwerden und nur beim Kriterium Schmerzlinderung signifikant.

Trigeminusneuralgie
In einer offenen Studie wurden 12 Patienten mit idiopathischer Trigeminusneuralgie mit einer 0,05%igen Capsaicin Creme **(Dolenon® Liniment)** 3 x tgl. im Ausbreitungsgebiet des schmerzhaften Trigeminusasts, die über 1 Jahr bestand, behandelt. Brennende Sensationen und Schmerzintensität besserten sich signifikant gegenüber dem Ausgangsbefund. Bei 6 Patienten trat ein vollständiger, bei 4 Fällen ein partieller Schmerzrückgang ein, in 2 Fällen versagte die Therapie.

▶ Fichtennadelöl (Piceae aetheroleum) ☞ S. 82

Darreichungsform: In flüssigen und halbfesten Zubereitungen 10–30%ig zur äußeren Anwendung.
- Salbe: Mehrmals tgl. schmerzende Stellen mit 10–30%igen Salben einreiben.
- Vollbad: Für ein Vollbad 5 g emulgiertes ätherisches Öl in das Wasser geben. 1 x tgl. bzw. mind. 3 x wöchentlich baden.

Fertigarzneimittel: Sind nicht erhältlich.

Kombinationen mit anderen Phytopharmaka: Eine Kombination mit anderen hyperämisierend und indirekt analgetisch wirksamen ätherischen Ölen wie gereinigtem Terpentinöl ist sinnvoll. Z.B.
- Kytta-Rheumabad® N Badezusatz (zusammen mit Edeltannenöl), 20 ml für 1 Vollbad, Badedauer 10–20 Min. 1 x tgl. bzw. mind. 3 x wöchentlich baden.

▶ Kiefernnadelöl (Pini aetheroleum) ☞ S. 132

Darreichungsform: In flüssigen und halbfesten Zubereitungen 10–15%ig zur äußeren Anwendung.
- Ätherisches Öl: Einige Tr. mehrmals tgl. vorsichtig in betroffene Hautpartien einreiben.
- Salbe: Mehrmals tgl. in die schmerzenden Stellen einreiben.

Fertigarzneimittel: Sind nicht erhältlich.

Kombinationen mit anderen Phytopharmaka: Eine Kombination mit anderen hyperämisierend und indirekt analgetisch wirksamen ätherischen Ölen wie Pfefferminz-, Eukalyptus-, Rosmarinöl ist sinnvoll. Z.B.
- Dolo-cyl® Muskel- und Gelenköl (zusammen mit Johanniskraut-, Eukalyptus-, Rosmarin-, Wacholderbeer-, Arnikaöl), mehrmals tgl. die betroffenen Hautpartien sanft einreiben.
- Eucafluid N Lösung zum Einreiben in die Haut (zusammen mit Pfefferminz-, Eukalyptus-, Rosmarinöl), betroffene Hautpartien mehrmals tgl. mit einigen Tr. einreiben.

▶ Minzöl (Menthae arvensis aetheroleum) ☞ S. 163

Darreichungsform: Bei äußerer Anwendung in halbfesten und öligen Zubereitungen 5–20 % ätherisches Öl.
- Ätherisches Öl: Einreibungen mit einigen Tr. im Bereich der schmerzenden Stellen.

Fertigarzneimittel: Z.B.
- JHP Rödler® Flüssigkeit, die betroffenen Stellen mehrmals tgl. mit wenigen Tr. einreiben
- Kneipp® Minzöl Trost® Tropfen, die betroffenen Stellen mehrmals tgl. mit wenigen Tr. einreiben.

Kombinationen mit anderen Phytopharmaka: Sind nicht erhältlich.

▶ Pfefferminzöl (Menthae piperitae aetheroleum) ☞ S. 182

Darreichungsform: Bei äußerer Anwendung in halbfesten und öligen Zubereitungen 5–20 % ätherisches Öl.

- Ätherisches Öl: Mentholkonzentration 0,5–2 % (Rp. 5–10 % Menthae piperitae aeth. gelöst in Pflanzenölen oder Miglyol®), ca. 20 Tr. auf die betroffenen Hautpartien auftragen.
- Waschungen: 5–10 Tr. Droge in 1 l Wasser durch heftiges Schütteln verteilen. Geringe Mengen des ätherischen Öls, v.a. des kühlenden Menthols, lösen sich im Wasser. Waschungen entweder an den schmerzenden Stellen oder als Ganzkörperwäsche durchführen, beginnend an Armen und Beinen. Anschließend mit einem Waschlappen abwaschen und nicht abtrocknen, da die Verdunstungskälte angenehm kühlend auf den Körper wirkt.

Fertigarzneimittel: Z.B.

- China-Oel Destillat (100 mg Pfefferminzöl), einige Tr. auf die betroffenen Hautpartien einreiben.
- Euminz® Lösung (10 ml = 0,81 g Pfefferminzöl, 10%ige ethanolische Pfefferminzlösung), mit dem Applikator großflächig auf die betroffenen Hautpartien auftragen. Kann bei Bedarf im Abstand von 15 Min. wiederholt werden.
- Inspirol Heilpflanzenöl Lösung, einige Tr. vorsichtig auf die schmerzende Stelle reiben.
- Schupp® Pfefferminzöl (100 % Pfefferminzöl), einige Tr. auf die betroffene Hautpartie einreiben.

Kombinationen mit anderen Phytopharmaka: Eine Kombination mit anderen analgetisch und hyperämisierend wirksamen ätherischen Ölen wie Eukalyptus-, Rosmarinöl ist sinnvoll. Z.B.

- Eucafluid N Lösung zum Einreiben in die Haut (zusammen mit Kiefernnadel-, Eukalyptus-, Rosmarinöl), betroffene Hautpartien mehrmals tgl. mit einigen Tr. einreiben.

▶ Senfsamen, weißer (Sinapis albae semen) ☞ S. 217

Nicht länger als 2 Wochen anwenden, da eine längere Anwendung zu einer Reizung des Nierenepithels führen kann. Bei Patienten mit Nierenerkrankungen kann es durch die Resorption des Senföls zu einer Albuminurie kommen, weshalb Senfsamenanwendungen kontraindiziert sind.

Darreichungsform: Nur äußere Anwendung in Form von Breiumschlägen, Tagesdosis 60–240 g Droge.

- Umschläge: 3–4 EL ganze oder besser zerkleinerte Droge (= Senfmehl) unmittelbar vor der Anwendung mit warmem Wasser zu einer breiartigen Konsistenz verrühren und auf die schmerzenden Hautpartien auftragen. Die Umschläge bei Kdr. 5–10 Min., bei Erw. 10–15 Min. auf der Haut belassen. Die Anwendung kann mehrmals tgl., max. 4 x tgl. erfolgen. Nicht länger als 2 Wochen anwenden.

Fertigarzneimittel: Z.B.
- Sano Goldkörner Gesundheitssenfkörner, 3–4 EL ganze oder besser zerkleinerte Droge (= Senfmehl) unmittelbar vor der Anwendung mit warmem Wasser zu einer breiartigen Konsistenz verrühren und auf die schmerzenden Hautpartien auftragen. Die Umschläge bei Kdr. 5–10 Min., bei Erw. 10–15 Min. auf der Haut belassen. Die Anwendung kann mehrmals tgl., max. 4 x tgl. erfolgen. Nicht länger als 2 Wochen anwenden.

Kombinationen mit anderen Phytopharmaka: Sinnvolle Kombinationen sind bisher nicht bekannt.

▶ Terpentinöl, gereinigtes (Terebinthinae aetheroleum rectificatum) ☞ S. 239

Darreichungsform: Bei äußerer Anwendung in flüssigen und halbfesten Zubereitungen 10–50%ig.
- Ätherisches Öl: Mit einigen Tr. den betroffenen Bezirk einreiben.
- Salbe oder Gel (20%ig): Mehrmals tgl. damit die schmerzenden Stellen einreiben.

Fertigarzneimittel: Sind nicht erhältlich.

Kombinationen mit anderen Phytopharmaka: Eine Kombination mit anderen analgetisch und hyperämisierend wirksamen ätherischen Ölen wie Eukalyptus-, Rosmarinöl, Campher ist sinnvoll. Z.B.
- Angocin® percutan Salbe (zusammen mit Campher, Eukalyptusöl), erkrankte Stellen mehrmals tgl. mit der Salbe einreiben.
- Leukona®-Rheumabad N Badezusatz (zusammen mit Fichtennadelöl, Methylsalicylat), auf ein Vollbad 30 ml geben, Badedauer 15–20 Min. 2–3 x wöchentlich.
- Leukona®-Rheumasalbe (zusammen mit Campher, Rosmarinöl), schmerzende Stellen 2–3 x tgl. mit der Salbe einreiben.

11.5 Reisekrankheit (Kinetosen)

Durch starke Reizung des Gleichgewichtsorgans infolge Einwirkung von Progressiv-, Zentrifugal- oder Winkel-Beschleunigungen und über eine Reizung vegetativer Stammhirnzentren hervorgerufen. Entsteht durch den Widerspruch zwischen vestibulären Reizen und den visuellen Informationen. Symptome sind u.a. Blässe, Erbrechen, Schwindel, Hypotonie, Schweißausbruch, Schlaffheit.

■ Stellenwert der Phytotherapie

Die phytotherapeutischen Möglichkeiten sind zwar sehr gering, aber zu rund 60 % erfolgreich. In der Regel werden die zur Verfügung stehenden 2 Phytopharmaka als **alleinige** Therapie bzw. Präventivmaßnahme verabreicht.

■ Darreichungsform

Als Darreichungsformen für den Ingwerwurzelstock kommen ein Teeaufguß, das Drogenpulver verabreicht in Kps.und ein Frischpflanzenauszug in Frage.

Phytotherapeutische Differentialtherapie

Als Phytopharmakon der 1. Wahl steht der Ingwerwurzelstock zur Verfügung. Der Frischpflanzenauszug aus Tollkirschblättern soll nur Patienten verordnet werden, von denen der Verordner mit Sicherheit eine exakte Einnahme erwarten kann.

Anstelle des früher häufig verwendeten Belladonnablätterauszugs, der heute nur ausgewählten Patienten mit hoher Compliance verordnet werden soll, empfiehlt sich die Anwendung des **Scopoderm TTS® transdermales Pflasters**, das auf dem gleichen Wirkmechanismus wie der Belladonnablätterauszug beruht. Das Pflaster enthält Scopolamin, ein Alkaloid der Belladonnablätter, und ist damit im erweiterten Sinne (☞ Kap. 1.1) eine Phytopharmakon. Das Membranpflaster wird 4–6 Std. vor Reiseantritt angebracht.

Zusätzliche allgemeine Maßnahmen

- Prophylaxe: Leichte, fettarme Mahlzeit vor und während der Reise, kein Alkohol.
- Nicht lesen, sondern nach vorne blicken und ein Objekt in der Ferne fixieren oder die Augen schließen.
- Kauen (Kaugummi, Apfel, Trockenobst) kann helfen.

11.5.1 Phytopharmaka zur inneren Anwendung

▶ Ingwerwurzelstock (Zingiberis rhizoma) ☞ S. 115

Darreichungsform: Tagesdosis 2–4 g Droge als Tee.
- Teezubereitung: 1 TL grobgepulverte Droge mit 1 Tasse kochendem Wasser übergießen, etwa 5–10 Min. bedeckt stehen lassen, dann abseihen. Mehrere Tassen vor Antritt der Reise trinken.
- Tinktur (1:5): ½ Std. vor Reiseantritt 20 Tr. in etwas Wasser gelöst einnehmen.

Fertigarzneimittel: Z.B.
- Zintona® Kapseln, Erw. und Kdr. über 6 Jahre 2 Kps. ½ Std. vor Reisebeginn, dann 2 Kps. alle 4 Std. **(☞ Studie)**

11

Kombinationen mit anderen Phytopharmaka: Sinnvolle Kombinationen sind bisher nicht bekannt. Eine Kombination mit motilitätsbeeinflussenden Drogen, z.B. bitterer Schleifenblume (enthalten in Iberogast® Tinktur), wäre denkbar.

Während der Reise kandierten Ingwer oder Ingwerstäbchen essen.

> 🕮 In mehreren Studien zeigten sich **Zintona® Kapseln** bei der prophylaktischen Bekämpfung der Reisekrankheit Diphenhydramin gleichwertig.

▶ Tollkirschblätter/-wurzel (Belladonnae folium/- radix) ☞ S. 243

Darreichungsform: Nur in Form von Fertigarzneimitteln, individuelle Rezepturen sind obsolet.

Fertigarzneimittel: Z.B.
- Belladonnysat® Bürger Saft, ¼–1 Meßlöffel 1–½ Std. vor dem Antritt der Reise einnehmen. Bewährt hat sich eine individuelle tropfenweise Einstellung/Titrierung des Patienten.

Kombinationen mit anderen Phytopharmaka: Sinnvolle Kombinationen sind bisher nicht bekannt.

11.6 Schwindel

Gefühl gestörten Gleichgewichts. Von den Betroffenen werden Scheinbewegungen der Umgebung wahrgenommen, die durch gegensätzliche Informationen der Sinnesorgane entstehen. Oft auch mit Nystagmus einhergehend. Ursachen können u.a. sein: Orthostatische Dysregulation, Hyper-, Hypotonie, Anämie, Herzrhythmusstörungen, Durchblutungsstörungen des Gehirns bei Arteriosklerose, Schädigungen des Gleichgewichtsorgans, Hirntumore, Morbus Menière oder Schlaganfall.
- *Drehschwindel: Gerichtet; Gefühl der Scheindrehung der Umwelt oder Eigendrehung.*
- *Schwankschwindel: Ungerichtet; Boden scheint zu schwanken.*
- *Lagerungsschwindel: Ungerichtet oder Drehschwindel; nach Kopfbewegung oder Änderung der Körperachse auftretend.*
- *Liftschwindel: Ungerichtet; Gefühl zu sinken oder angehoben zu werden.*

Stellenwert der Phytotherapie

In der Regel dienen die Phytopharmaka einer **adjuvanten** Therapie. Die Therapie der Grunderkrankung steht im Vordergrund.

Darreichungsform

11

Geeignet sind standardisierte Trockenextrakte verarbeitet in Drg., Filmtbl. und Lsg. (Tr.).

Phytotherapeutische Differentialtherapie

Als einziges Phytotherapeutikum steht bei Schwindel **Ginkgoextrakt** zur Verfügung. Er beseitigt Mikrozirkulationsstörungen, fördert die Kompensation von Gleichgewichtsstörungen und vermindert die Schwankamplituden bei vestibulärem Schwindel. In der Regel ist zusammen mit nichtmedikamentösen Maßnahmen eine Einnahme von mehreren Monaten notwendig, um laut Ergebnissen klinischer Studien eine volle Wirkung zu erreichen.

Zusätzliche allgemeine Maßnahmen

- Bei Lagerungsschwindel **Lagerungstraining**: Auf Bett oder Liege setzen. Bei rechtsseitigem Schwindel Kopf mit dem Kinn zur linken Schulter drehen (45°), Oberkörper schnell zur rechten Seite legen. Liegenbleiben, bis der Schwindel abklingt bzw. mind. 2 Min. Oberkörper so schnell wie möglich nach links legen, 3 Min. liegenbleiben. Aufsetzen, Kopf geradedrehen, 3 Min. sitzenbleiben. Bei linksseitigem Schwindel Kopf mit dem Kinn zur rechten

Schulter drehen (45°) und zuerst zur linken Seite legen. Übung mehrmals am Tag, 2–3 x hintereinander durchführen. Therapie beenden, wenn am nächsten Tag bei der Übung kein Schwindel mehr auftritt.

- Ggf. psychotherapeutische Therapie durchführen („Patient hat jeden Halt verloren, steht am Abgrund.“)
- Sportliche Betätigung (z.B. Radfahren auf dem Hometrainer).
- Phytaminreiche Ernährung, d.h. viel Obst und Gemüse essen.

11.6.1 Phytopharmaka zur inneren Anwendung

▶ Ginkgoblätter (Ginkgo bilobae folium) ☞ S. 93

Darreichungsform: Eine Anwendung ist nur in Form von Fertigpräparaten mit standardisierten Extrakten (35–67:1), die 22–27 % Ginkgo-Flavonglykoside und mind. 5–7 % Terpenlactone enthalten, zu empfehlen. Der Gehalt an Ginkgolsäuren muß wegen möglicher allergischer Nebenwirkungen unter 5 ppm liegen. Bei Schwindel sollten 120–160 mg nativer Trockenextrakt verabreicht werden.

Fertigarzneimittel: Z.B.

- Duogink 3000 Dragees (60 mg Trockenextrakt), 2–3 x tgl. 1 Drg.
- Gingium® Filmtabletten (40 mg Trockenextrakt), 3 x tgl. 1–2 Filmtbl.
- Gingium® Lösung (1 ml = 40 mg Trockenextrakt), 3 x tgl. 20–40 Tr.
- Gingopret® Filmtabletten (40 mg Trockenextrakt), 3 x tgl. 1–2 Filmtbl.
- Gingopret® Lösung (1 ml = 40 mg Trockenextrakt), 3 x tgl. 20–40 Tr.
- Kaveri® 40 Tropfen (1 ml = 40 mg Trockenextrakt), 3 x tgl. 20 Tr.
- Kaveri® 50 Filmtabletten (50 mg Trockenextrakt), 3 x tgl. 1 Filmtbl.
- Rökan® Plus 80 mg Filmtabletten, 3 x tgl. 1–2 Filmtbl.
- Tebonin® forte 40 mg Filmtabletten (40 mg Trockenextrakt), 3 x tgl. 1–2 Filmtbl.
- Tebonin® forte 40 mg Lösung (in 1 ml 40 mg Trockenextrakt), 3 x tgl. 20–40 Tr. (☞ **Studie**)
- Tebonin® spezial 80 mg Filmtabletten (80 mg Trockenextrakt), 2–3 x tgl. 1 Filmtbl.
- Tebonin® intens 120 mg Filmtabletten (120 mgTrockenextrakt), 2 x tgl. 1 Filmtbl.

Kombinationen mit anderen Phytopharmaka: Kombinationen mit anderen durchblutungsfördernden Drogen wie Buchweizenkraut, Kolasamen sind theoretisch denkbar, aber bislang noch nicht erprobt.

Effektiv bei idiopathischem und vestibulärem Schwindel
Eine 4wöchige plazebokontrollierte, randomisierte Doppelblindstudie an 35 Patienten, die trotz klassischer Therapie (Infusionen und durchblutungsfördernde Maßnahmen) weiterhin an Schwindel litten, untersuchte die Wirkung von **Tebonin® forte 40 mg Lösung** (2 x tgl. 40 Tr.) bei vestibulärem Schwindel. Die Wirksamkeit wurde durch Messung von Schwankungen des Körperkraftschwerpunktes mit Hilfe einer von Prof. Hamann, München, konstruierten Posturographie-Meßplattform überprüft. Bei den mit Ginkgo ➡

behandelten Patienten verbesserten sich die Schwankamplituden hochsignifikant um 39 % und damit erheblich stärker als durch das vestibuläre Training allein. Dies zeigt, daß durch eine Behandlung mit Ginkgo-Spezialextrakt die Effizienz eines vestibulären Kompensationstrainings verstärkt werden kann.

11.7 Tinnitus

Rauschende, klingende oder pfeifende Ohrgeräusche als rein subjektive Empfindung. In Charakter und Intensität sehr variabel. Ursachen können sein: Durchblutungsstörungen des Innenohrs (z.B. bei Hörsturz, Hyper-, Hypotonie, Anämie), Innenohrschädigungen (z.B. Lärmtrauma, Morbus Menière, Otosklerose, Infektionen), Erguß in der Paukenhöhle, Multiple Sklerose, Hirntumore (Akustikusneurinom), Medikamente (z.B. Aminoglykoside, Cisplatin, Chinidin, Salicylate, Indometacin, Carbamazepin, Propanolol, L-Dopa, Aminophyllin, Tetracyclin, Salbutamol), Schwermetalle, psychische Ursachen.

Stellenwert der Phytotherapie

Die phytotherapeutische Behandlung von Tinnitus kann entweder **alleine** mit Ginkgoblätterspezialextrakten **oder adjuvant** zusammen mit chemisch-synthetischen Arzneimitteln erfolgen. Eine erfolgreiche Tinnitustherapie nur mit Arzneimitteln, sei es mit Phytopharmaka, organspezifischen Ribonukleinsäuren oder durchblutungsfördernden chemisch-synthetischen Arzneimitteln, ist allerdings meistens nicht ausreichend.

Darreichungsform

Geeignet sind nur standardisierte und hoch dosierte Ginkgoblätterspezialextrakte verarbeitet in Drg., Filmtbl. und Lsg. (Tr.). Die früher sehr erfolgreich verwendeten Tebonin® Infusionslösungen stehen nicht mehr zur Verfügung.

Phytotherapeutische Differentialtherapie

Aufgrund der durchblutungsfördernden Wirkung von Ginkgospezialextrakten, v.a. der Mikrozirkulation und der Cochlea, und der antiischämischen Effekte im Gewebe eignen sich Ginkgoextrakte als einziges Phytopharmakon zur Therapie von Tinnitus. Dabei sind die nichtmedikamentösen Maßnahmen bei der Therapie nicht minder von Bedeutung. Laut Kommission E soll die Einnahme länger als 8 Wochen keine therapeutische Vorteile bringen, die klinischen Studie über 3 Monate und Berichte aus der Praxis besagen jedoch, daß eine mehrmonatige bis mehrjährige Dauertherapie sinnvoll sein kann.

Zusätzliche allgemeine Maßnahmen

- Entspannende Verfahren wie autogenes Training.
- Psychotherapie, psychologische Unterstützung anbieten, damit der Patient annehmen kann, daß sich die Beschwerden möglicherweise nur partiell bessern lassen.
- Musiktherapie.

- Kontakt zu Selbsthilfegruppen vermitteln (z.B. zur Deutschen Tinnitus-Liga in Wuppertal).
- Tragen eines Tinnitusmaskers. Sieht aus wie ein Hörgerät und erzeugt ein Rauschen, so daß der Patient die eigenen Ohrgeräusche nicht mehr wahrnimmt.
- Versuch der zusätzlichen Gabe von Antidepressiva in niedriger Dosierung.

11.7.1 Phytopharmaka zur inneren Anwendung

▶ Ginkgoblätter (Ginkgo bilobae folium) ☞ S. 93

Darreichungsform: Eine Anwendung ist nur in Form von Fertigpräparaten mit standardisierten Extrakten (35–67:1), die mind. 22–27 % Ginkgo-Flavonglykoside und mind. 5–7 % Terpenlactone enthalten, zu empfehlen. Der Gehalt an Ginkgolsäuren muß wegen möglicher allergischer Nebenwirkungen unter 5 ppm liegen: Bei Tinnitus sollten 120–160 mg nativer Trockenextrakt verabreicht werden.

Fertigarzneimittel: Die erfolgreichste medikamentöse Tinnitustherapie war die Infusion von Tebonin® i.v. 50 mg bzw. 175 mg, Phytopharmaka zur Infusionstherapie sind jedoch nicht mehr im Verkehr. Im Verkehr sind z.B.
- Duogink 3000 Dragees (60 mg Trockenextrakt), 2–3 x tgl. 1 Drg.
- Gingium® Filmtabletten (40 mg Trockenextrakt), 3 x tgl. 1–2 Filmtbl.
- Gingium® Lösung (1 ml = 40 mg Trockenextrakt), 3 x tgl. 20–40 Tr.
- Gingopret® Filmtabletten (40 mg Trockenextrakt), 3 x tgl. 1–2 Filmtbl.
- Gingopret® Lösung (1 ml = 40 mg Trockenextrakt), 3 x tgl. 20–40 Tr.
- Kaveri® 40 Tropfen (1 ml = 40 mg Trockenextrakt), 3 x tgl. 20 Tr.
- Kaveri® 50 Filmtabletten (50 mg Trockenextrakt), 3 x tgl. 1 Filmtbl.
- Rökan® Plus 80 mg Filmtabletten, 3 x tgl. 1–2 Filmtbl.
- Tebonin® forte 40 mg Filmtabletten (40 mg Trockenextrakt), 3 x tgl. 1–2 Filmtbl.
- Tebonin® forte 40 mg Lösung (40 mg Trockenextrakte) (1 ml = 40 mg Trockenextrakt), 3 x tgl. 20–40 Tr. (☞ **Studie**)
- Tebonin® spezial 80 mg Filmtabletten (80 mg Trockenextrakt), 2–3 x tgl. 1 Filmtbl. (☞ **Studie**)
- Tebonin® intens 120 mg Filmtabletten (120 mg Trockenextrakt), 2 x tgl. 1 Filmtbl. (☞ **Studie**)

Kombinationen mit anderen Phytopharmaka: Aus Einzelfallbeschreibungen ist bekannt, daß die Einnahme von Ginkgo-Präparaten im täglichen Wechsel mit standardisierten Roßkastanien-Präparaten zu überraschenden Erfolgen bei Tinnitus führen kann. Ein therapeutischer Versuch lohnt sich auf alle Fälle, auch wenn die wechselseitige Gabe beider Phytopharmaka noch nicht ausreichend klinisch überprüft ist.

In einer Studie an 99 Tinnituspatienten bewirkte die 12wöchige Therapie mit **Tebonin® forte 40 mg Lösung** (3 x tgl. 2 ml) eine signifikante Reduzierung der Tinnitus-Lautstärke ($p < 0,02$).
In einer Studie an 103 Tinnituspatienten war die 3monatige Therapie mit ➡

11

die Intensität als auch die Zeit bis zum Verschwinden der Ohrgeräusche verringerte sich signifikant gegenüber Plazebo ($p = 0{,}03$).
Laut einem unveröffentlichten Bericht einer „Tinnitus-Praxis" hat sich die Gabe von 2 x tgl. **Tebonin® intens 120 mg Filmtabletten** für 4 Wochen bewährt.

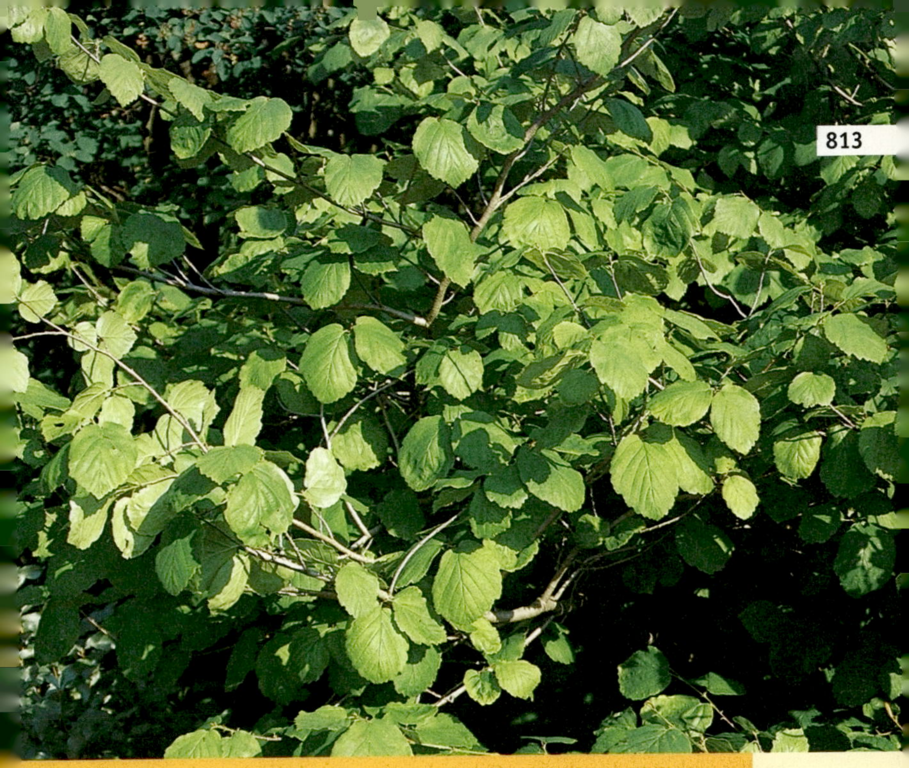

Hauterkrankungen 12

Inhalt

Phytopharmaka besitzen in der Behandlung von Hauterkrankungen, verursacht durch Bakterien, Viren, Pilze und Parasiten, sowie zur Therapie erregerunabhängiger Dermatosen und Wundbehandlung in der Erfahrungsheilkunde, Volksmedizin und Selbstmedikation einen großen Stellenwert. Dafür stehen rund 50 Arzneipflanzen zur Verfügung, wovon 25 von der Kommission E mit einer Positiv-Monographie bewertet wurden. Bei rund der Hälfte der in der Erfahrungsheilkunde sowie in der Selbstmedikation genutzten Arzneipflanzen konnte die Kommission E entweder aufgrund bekannter Risiken oder mangels ausreichend gut dokumentierter Wirksamkeitsnachweise eine Anwendung im Sinne einer rationalen und naturwissenschaftlich orientierten Phytotherapie nicht empfehlen.

Obwohl die Phyto-Dermatika ein breites Wirkungsspektrum aufweisen, das experimentell relativ gut abgesichert ist, besitzen sie in der zur Zeit praktizierten wissenschaftlichen „Schul-Dermatologie" eine untergeordnete Rolle, vermutlich weil zu wenige jüngere klinische Studien nach GCP-Richtlinien vorliegen. Die vorhandenen experimentellen, v.a. mikrobiologischen, und klinischen Daten zeigen, daß standardisierte Phytopharmaka durchaus eine rationale Ergänzung zu Glukokortikoiden, Bufexamac, Clotrimazol, Gentianaviolett u.a. sein können. Selbstverständlich dürfen die Möglichkeiten und Grenzen der Phytopharmaka nicht außer acht gelassen werden. Bei akuten Entzündungen bzw. bei einem massiven Befall mit Dermatophyten oder Bakterien ist den chemisch-synthetischen Dermatika Vorzug zu geben, da sie in vielen Fällen schneller wirken und auch eine stärkere keimhemmende Wirkung besitzen.

Darreichungsform

Die **Wirksamkeit** pflanzlicher und synthetischer Externa ist nicht nur von der Dosis und dem Gehalt an wirksamkeitsmitbestimmenden Inhaltsstoffen abhängig, sondern auch von verschiedenen pharmakokinetischen Parametern, die von Hautalter, -feuchtigkeit, -temperatur, Durchblutungsgrad sowie Dicke der Hornschicht abhängig sind:

- Adsorption: Bindung der Externa an die Hautoberfläche
- Absorption: Aufnahme der Substanzen in die Haut
- Penetration: Eindringen in die lebende Epidermis durch das Stratum corneum hindurch
- Permeation: Durchwanderung in die tieferen Hautschichten (Korium)
- Resorption: Aufnahme der Wirkstoffe durch Lymph- und Blutgefäße der Haut.

Dazu muß eine geeignete topische **Applikationsform** berücksichtigt werden. Als dermatologische Grundlagen (Vehikel) kommen dabei für pflanzliche Externa je nach Hauttyp, Entzündungsgrad der Hautveränderungen und Morphologie der Effloreszenzen zum Einsatz (mit Anwendungsbeispielen):

- **Wäßrige Lösungen:** Flüssige Grundlagen auf Basis wäßriger Auszüge, die als Bäder und Umschläge angewendet werden und kaum Tiefenwirkung haben. **Bäder** wirken reinigend, mit Ölzusätzen wird trockene Haut günstig beeinflußt, bei längerer Badedauer wirken sie allerdings austrocknend. Sie dienen als Träger von desinfizierenden, adstringierenden, rückfettenden, antiphlogistischen, keratolytischen und hyperämisierenden Wirkstoffen. **Umschläge** erzeugen Verdunstungskälte und müssen wegen der raschen Austrocknung regelmäßig angefeuchtet werden. Sie wirken kühlend, antiphlogistisch sowie juckreizlindernd und dienen der Säuberung sowie Granulationsanregung und Reepithelisierung von oberflächlichen Wunden. Die Anwendung erfolgt bei akuten, oberflächlich entzündlichen, nässenden, vesikulobullösen Hauterkrankungen und Ulzerationen.

- **Alkoholische Lösungen:** Meist Ethanol-Wasser-Gemische (50–70 % Ethanol). Kühlen stärker als wäßrige Lösungen durch die Alkoholverdunstung, trocknen dafür auch mehr aus und entfetten mehr. Einsatz v.a. bei Seborrhoe, am behaarten Kopf, im Gesicht, an den Händen und Füßen.
- **Cremes:** Hydrophile, abwaschbare Öl-in-Wasser-Emulsionen, z.B. Ungt. emulsificans aquosum oder Ungt. Lanette STADA (mit Wasser verdünnbar). Vaseline ist auch eine hydrophile Cremegrundlage. Wirken wegen der Abdunstungsbereitschaft antiphlogistisch und kühlend, trocknen dadurch allerdings aus und sind daher bei sebostatischen Erkrankungen (z.B. Neurodermitis) nicht indiziert. Sie kommen bei (sub)akuten und nässenden entzündlichen Dermatosen sowie Seborrhoe in Betracht und haben eine mittlere Tiefenwirkung.
- **Salben:** Hydrophobe Wasser-in-Öl-Emulsionen, z.B. Ungt. Alcoholes Lanae aquosum (= Eucerin® cum aqua) oder Ungt Cordes® cum aqua. W/O-Emulsionen lassen sich mit Fett/Öl verdünnen und eignen sich gut für individuelle Rezepturen, z.B. zur Behandlung sehr trockener Haut. Wegen des Okklusiveffekts (Behinderung der Wasser- und Wärmeabdunstung) sind sie bei akut-entzündlichen, nässenden Hauterkrankungen nicht indiziert. Verwendung finden sie bei chronischen Entzündungen (z.B. Psoriasis, chronischen Ekzemen) und Sebostase und haben eine ausgeprägte Tiefenwirkung, wobei Ungt. Cordes® besonders geeignet ist.

Für andere Applikationsformen können in Zusammenarbeit mit dem Apotheker die Wirkstoffe entsprechend der Menge, die in Cremes und Salben verabreicht werden, auch in andere Grundlagen (z.B. Gele, Hautmilch, Emulsionen, Schüttelmixtur etc.) eingearbeitet werden. Diese Darreichungsformen sind jedoch, wenn nicht ausdrücklich hier beschrieben, in der Behandlung nicht erprobt, es kann daher keine Garantie für ihre Wirksamkeit oder Verträglichkeit übernommen werden.

Wirkungen

Die pflanzlichen Dermatika weisen insgesamt ein **breites Wirksamkeitsspektrum** auf. Je nach Einzelfall wirken sie symptomatisch oder kausal bzw. aufgrund mehrerer wirksamkeitsmitbestimmender Inhaltsstoffe symptomatisch und kausal.

Sie **wirken** antiphlogistisch, antimikrobiell, antimykotisch, granulations- und wundheilungsfördernd, adstringierend, keratolytisch, juckreizstillend und sekretionshemmend. Als spezielle Einzeleffekte können folgende Wirkungen auftreten: antiallergische, antidyskratische, antihistaminische, bakterientoxinhemmende, desodorierende, immunmodulierende, konsekutiv analgetische, kortisonähnliche, mild oberflächenanästhesierende, vasokonstriktorische, zytostatische oder die Gefäßpermeabilität, die Kollagenbiosynthese oder die Talgdrüsenaktivität hemmende.

Als **Nebenwirkungen** können photosensibilisierende bzw. phototoxische und/oder photoallergische bzw. allergische Reaktionen bei einigen der eingesetzten Phyto-Dermatika auftreten, wobei die pharmazeutische Qualität eine große Rolle spielt. Allergien können z.B. von überlagerten ätherischen Ölen ausgelöst werden, die bei einem ordnungsgemäß gelagerten und gut verschlossenen ätherischem Öl nicht auftreten.

12.1 Arzneipflanzen bei Hauterkrankungen

12.1.1 Aromatika (Ätherisch-Öl-Drogen)

Leicht flüchtige, stark riechende und alkohollösliche bzw. lipophile Stoffgemische aus einer Vielzahl chemisch sehr heterogener Verbindungen mit meist aromatischem Geruch. Lokalisation in sämtlichen Pflanzenteilen, Menge in einer Arzneipflanze 0,01–8 %. Chemisch sind sie ein Gemisch aus Monoterpenen, Sesquiterpenen, Phenylpropanverbindungen und phenolischen Verbindungen mit einem sehr breiten Wirksamkeitsspektrum. Arzneilich verwendet werden in der Regel die natürlichen ätherischen Öle, nur einige wenige synthetisierte Einzelverbindungen wie Campher, Cineol und Menthol finden medizinische Anwendung. Diese unterscheiden sich von den optisch aktiven natürlichen Verbindungen dadurch, daß bei der Synthese das optisch nicht-aktive Racemat entsteht, und können somit durch die Bestimmung der optischen Drehung identifiziert werden. Ätherische Öle werden aus wirtschaftlichen Gründen relativ häufig mit qualitativ minderwertigeren Destillaten oder mit chemisch-synthetischen duftverstärkenden Stoffen verschnitten. Z.B. kann man das teure Pfefferminzöl mit dem billigeren Minzöl, das aus der Ackerminze gewonnen wird, verschneiden.

Aromatika (Ätherisch-Öl-Drogen), die bei Hauterkrankungen Verwendung finden

Arzneidroge	Indikationen	Bemerkungen
Arnikablüten (Arnicae flos)	• Follikulitis, Furunkel, Karbunkel ☞ 12.5.2 • Insektenstiche ☞ 12.17.1	Innerhalb der Korbblütler besitzen Arnikablüten die höchste allergene Potenz (v.a. Auslösen einer Kontaktdermatitis).
Gewürznelkenöl (Caryophylli aetheroleum)	• Insektenstiche ☞ 12.17.1	Die Droge erhielt von der Kommission E für die Indikation Insektenstiche keine positive Monographie, eine Wirkung ist aber plausibel und aus der Erfahrungsheilkunde und Volksmedizin bekannt.
Johanniskrautöl (Hyperici oleum)	• Dermatitis solaris (Sonnenbrand) ☞ 12.16.1 • Wundbehandlung ☞ 12.18.1	Eine Photosensibilisierung wurde bei äußerlichers Anwendung bislang noch nicht beobachtet.

Forts. ➡

12

Aromatika (Ätherisch-Öl-Drogen), die bei Hauterkrankungen Verwendung finden		
Arzneidroge	**Indikationen**	**Bemerkungen**
Kamillenblüten (Matricariae flos)	• Sebostase ☞ 12.2.1 • Candidamykose (Soor) ☞ 12.9.1 • Windeldermatitis ☞ 12.10.1 • Akute, nässende und chronische Hautentzündung (Dermatitis, Ekzem) ☞ 12.12.2 • Neurodermitis (atopische Dermatitis, endogenes Ekzem) ☞ 12.13.2 • Dermatitis solaris (Sonnenbrand) ☞ 12.16.1 • Wundbehandlung ☞ 12.18.1 • Hämorrhoiden ☞ 12.19.1, 12.19.2	Kamillenblütenzubereitungen sind diejenigen Phyto-Dermatika mit dem breitesten Wirksamkeitsprofil und der größten klinischen Erfahrung. Für eine effektive Therapie sind jedoch standardisierte Zubereitungen notwendig, die auf einen Mindestgehalt an wirksamkeitsmitbestimmenden lipophilen und hydrophilen Inhaltsstoffen eingestellt sind (z. B. (-)-α-Bisabolol, Chamazulen, Flavonoide).
Lärchenterpentin (Terebinthina Laricina)	• Follikulitis, Furunkel, Karbunkel ☞ 12.5.2	Da die Beschaffung des Rohstoffs schwierig ist, nur noch wenig verwendet.
Lebensbaumtriebspitzen, abendländische (Thujae summitates)	• Warzen, Feigwarzen ☞ 12.8.1	Die Droge erhielt von der Kommission E für die Indikation Warzen/Feigwarzen keine positive Monographie, eine Wirkung ist aber plausibel und aus der Erfahrungsheilkunde und Volksmedizin bekannt.
Melissenblätter (Melissae folium)	• Herpes simplex ☞ 12.6.1	Die Droge erhielt von der Kommission E für die Indikation Herpes simplex keine positive Monographie, eine Wirkung ist aber aufgrund der enthaltenen Rosmarinsäure und der Labiatengerbstoffen plausibel und auch in experimentellen und klinischen Studien nachgewiesen worden.
Minzöl (Menthae arvensis aetheroleum)	• Pruritus ☞ 12.4.1	Genuines Minzöl mit einem Gehalt von über 80 % Levomenthol ist nicht im Verkehr. Rektifiziertes Minzöl enthält rund 45 % Levomenthol.
Pfefferminzöl (Menthae piperitae aetheroleum)	• Pruritus ☞ 12.4.1	Pfefferminzöl enthält rund 45 % Menthol und besitzt gegenüber Minzöl einen etwas „runderen“ Geruch.

Tab. 12.1

Wirkungen bei Hauterkrankungen:
- antiphlogistisch
- antibakteriell
- antimykotisch
- bakteriostatisch

Wirkmechanismus: Ätherische Öle wirken in niedrigen Konzentrationen durch Einlagerung in bestimmte Areale der Zellmembran und beeinflussen dort lokalisierte Enzyme, Carrier, Ionenkanäle oder Rezeptoren. In mittleren Konzentrationen haben sie membranstabilsierende Effekte. In hohen Konzentrationen kommen unspezifische Effekte durch die Reizwirkung zum Tragen, dann Bezeichnung als Rubefazienzien. Mehrere ätherische Öle hemmen die Cyclooxygenase und/oder Lipoxygenase.

Indikationen bei Hauterkrankungen:
- Sebostase ☞ 12.2.1
- Pruritus ☞ 12.4.1
- Follikulitis, Furunkel, Karbunkel ☞ 12.5.2
- Herpes simplex ☞ 12.6.1
- Warzen, Feigwarzen ☞ 12.8.1
- Candidamykose ☞ 12.9.1
- Windeldermatitis ☞ 12.10.1
- entzündliche Hauterkrankungen ☞ 12.12.2
- Neurodermitis ☞ 12.13.2
- Sonnenbrand ☞ 12.16.1
- Insektenstiche ☞ 12.18.1
- Hämorrhoiden ☞ 12.19.1, 12.19.2

Kontraindikationen: Ergeben sich aus der jeweiligen Grunderkrankungen sowie dem Grad der Erkrankung und sind relativ gering.

Nebenwirkungen: Bei einigen ätherischen Ölen in hohen Konzentrationen, bei Überdosierung und v.a. bei mangelnder pharmazeutischer Qualität (z.B. bei unsachgemäßer Lagerung) Reizerscheinungen der Schleimhaut mit Übelkeit, Erbrechen, Durchfall (z.B. reines Fenchelöl). Kreislaufreaktionen, zentrale Erregung oder Sedierung, allergische Reaktionen (bei ätherische Öle aus der Gruppe der Korbblütler, v.a. wenn sie Sesquiterpenlactone enthalten).

12

Interaktionen: Die für Eukalyptusöl bekannte Induktion des fremdstoffabbauenden Enzymsystems in der Leber tritt nach den bisherigen Beobachtungen bei topischer Anwendung nicht auf.

Ätherische Öle sind z.T. chemolabil und müssen daher kühl, gut verschlossen, vor Sauerstoff und Licht geschützt, bei einer Temperatur nicht über 20 °C aufbewahrt werden. Ansonsten kann es zur Bildung von Hydroperoxiden und Kondensationsprodukten kommen, die ihrerseits für die Auslösung von Allergien verantwortlich sind.
Ätherisch-Öl-Drogen müssen ebenfalls unter 20 °C und trocken aufbewahrt werden.

12.1.2 Gerbstoffdrogen (Adstringenzien)

In heißem Wasser gut lösliche Naturstoffe, die in Alkoholzubereitungen stabiler sind. Man unterscheidet zwei Gruppen: Catechingerbstoffe (= kondensierte Gerbstoffe) und Tannine bzw. Gallussäuregerbstoffe (= hydrolysierbare Gerbstoffe). Der Name kommt von der Verwendung dieser Naturstoffe in hoher Dosierung bei der Umwandlung von tierischer Haut in Leder, dem Gerben. Gerbstoffe erkennt man an ihren adstringierenden Eigenschaften. Im Mund empfindet man ein stumpfes, trockenes Gefühl, das dadurch zustande kommt, daß die im Speichel gelösten Glykoproteine ausgefällt werden.

Gerbstoffdrogen (Adstringenzien), die bei Hauterkrankungen Verwendung finden

Arzneidroge	Indikationen	Bemerkungen
Eichenrinde (Quercus cortex)	• Akute, nässende und chronische Hautentzündung (Dermatitis, Ekzem) ☞ 12.12.2 • Neurodermitis (Atopische Dermatitis, endogenes Ekzem) ☞ 12.13.2 • Dermatitis solaris (Sonnenbrand) ☞ 12.16.1 • Hämorrhoiden ☞ 12.19.2	Wegen der starken adstringierenden Wirkung nicht länger als 3 Wochen anwenden, eine Ausnahme bilden Fußbäder bei übermäßigem Fußschweiß.
Odermennigkraut (Agrimoniae herba)	• Akute, nässende und chronische Hautentzündung (Dermatitis, Ekzem) ☞ 12.12.2	Besonders geeignet in der Pädiatrie und zur Langzeittherapie bei chronischen Hauterkrankungen.
Spitzwegerichkraut (Plantaginis lanceolatae herba)	• Akute, nässende und chronische Hautentzündung (Dermatitis, Ekzem) ☞ 12.12.2 • Wundbehandlung ☞ 12.18.1	Die Droge erhielt von der Kommission E für die Indikationen Dermatitis, Ekzem, Wundbehandlung keine positive Monographie, eine Wirkung ist aber aufgrund der enthaltenen antiphlogistisch wirksamen Iridoide plausibel und aus der Erfahrungsheilkunde und Volksmedizin bekannt.
Syzygiumrinde (Syzygii cumini cortex)	• Akute, nässende und chronische Hautentzündung (Dermatitis, Ekzem) ☞ 12.12.2	Wenig bekannte, dennoch sehr effektive Gerbstoffdroge.

Forts. ➡

Gerbstoffdrogen (Adstringenzien), die bei Hauterkrankungen Verwendung finden		
Arzneidroge	**Indikationen**	**Bemerkungen**
Teeblätter, schwarze und grüne (Theae nigrae folium und Theae viridis folium)	• Dermatitis (akut entzündliche, akut nässende Verlaufsform), subakutes und chronisches Ekzem ☞ 12.12.2 • Sonnenbrand ☞ 12.16.1	Besitzen keine E-Monographie, sind aber aufgrund des Gehalts an 10–25 % Gerbstoffen ein billiges und gleichzeitig wirksames Phytodermatikum.
Walnußblätter (Juglandis folium)	• Akute, nässende und chronische Hautentzündung (Dermatitis, Ekzem) ☞ 12.12.1,12.12.2	Die Droge erhielt von der Kommission E für die Indikation Dermatitis, Ekzem keine positive Monographie, eine Wirkung ist aber aufgrund der enthaltenen Gerbstoffe und des Juglons plausibel und aus der Erfahrungsheilkunde und Volksmedizin bekannt.
Zauberstrauchblätter und -rinde, virginische (Hamamelidis folium et cortex)	• Windeldermatitis ☞ 12.10.1 • Akute, nässende und chronische Hautentzündung (Dermatitis, Ekzem) ☞ 12.12.2 • Neurodermitis (Atopische Dermatitis, endogenes Ekzem) ☞ 12.13.2 • Wundbehandlung ☞ 12.18.1 • Hämorrhoiden ☞ 12.19.1, 12.19.2	Relativ gut untersuchte Droge. Zu unterscheiden sind Zubereitungen, die Gerbstoffe enthalten, und das gerbstofffreie Wasserdampfdestillat. Beide Wirkstoffgruppen besitzen therapeutische Effekte. Bewährt hat sich eine abwechselnde Anwendung beider Wirkstoffgruppen.

Tab. 12.2

Wirkungen bei Hauterkrankungen:
- adstringierend
- reizmildernd
- antiphlogistisch
- keimhemmend
- austrocknend
- sekretionshemmend auf Hautdrüsen
- hämostyptisch

Wirkmechanismus: Die Gerbstoffe reagieren mit den Polypeptidketten des Kollagens bzw. den Aminosäuren → Ausbildung von kovalenten Bindungen, Wasserstoffbrückenbildungen, oder Ionenbindungen → Eiweiß-Gerbstoffverbindungen, wodurch das kolloidale Gefüge der obersten Gewebsschichten verfestigt wird → Bildung unlöslicher Verbindungen mit Proteinen in der Haut → Verdichtung der Oberfläche →
- erschwertes Eindringen toxischer Substanzen und pathogener Keime

– Verhinderung eines günstigen Nährbodens für Keime
– Reduktion des Flüssigkeitsaustritts (Nässens)
– Belegung entzündeter oder verletzter Bereiche mit einer Koagulationsschicht
– Wiederherstellung physiologischer Verhältnisse

Indikationen bei Hauterkrankungen:
- Windeldermatitis ☞ 12.10.1
- Hautentzündungen ☞ 12.12.1, 12.12.2
- Neurodermitis ☞ 12.13.2
- Sonnenbrand ☞ 12.16.1
- Wundbehandlung ☞ 12.18.1
- Hämorrhoiden ☞ 12.19.1, 12.19.2

Kontraindikationen: Bei topischer Anwendung keine bekannt.

Nebenwirkungen: Bei topischer Anwendung keine bekannt.

Interaktionen: Bei topischer Anwendung keine bekannt.

12.1.3 Weitere Drogen

Arzneidrogen, die bei Hauterkrankungen Verwendung finden

Arzneidroge	Indikationen	Bemerkungen
Ballonrebenkraut (Cardiospermi herba)	• Pruritus ☞ 12.4.1 • Akute, nässende und chronische Hautentzündung (Dermatitis, Ekzem) ☞ 12.12.2 • Neurodermitis (Atopische Dermatitis, endogenes Ekzem) ☞ 12.13.2 • Insektenstiche ☞ 12.17.1	Ballonrebenkraut besitzt als „homöopathische" Pflanze eine Positiv-Monographie der Kommission D und kann als homöopathische Urtinktur im Sinne eines allopathischen Arzneimittels angewendet werden.
Bittersüßstengel (Dulcamarae stipites)	• Akute, nässende und chronische Hautentzündung (Dermatitis, Ekzem) ☞ 12.12.1, 12.12.2 • Neurodermitis (Atopische Dermatitis, endogenes Ekzem) ☞ 12.13.1, 12.13.2	Voraussetzungen für reproduzierbare therapeutische Effekte sind standardisierte Zubereitungen. Bewährt hat sich die Kombination aus äußerer und innerer Anwendung.
Borretschsamenöl (Oleum boraginis semen)	• Neurodermitis (Atopische Dermatitis, endogenes Ekzem) ☞ 12.13.1, 12.13.2	Die Droge wurde von der Kommission E nicht bearbeitet, eine Wirkung ist aber aufgrund des hohen Gehalts an γ-Linolensäure plausibel.

Forts. ➡

Arzneidrogen, die bei Hauterkrankungen Verwendung finden		
Arzneidroge	**Indikationen**	**Bemerkungen**
Cayennepfefferfrüchte (Capsici fructus acer)	• Pruritus ☞ 12.4.1 • Herpes zoster (Gürtelrose) ☞ 12.7.1 • Psoriasis vulgaris (Schuppenflechte) ☞ 12.14.1 • Urtikaria (Nesselsucht) ☞ 12.15.1	Die Droge erhielt von der Kommission E für die nebenstehenden Indikationen keine positive Monographie, eine Wirkung ist aber aufgrund der enthaltenen Capsaicinoide plausibel und aus der Erfahrungsheilkunde bekannt.
Fußblattwurzelstock und -harz (Podophylli peltati rhizoma et resina)	• Warzen, Feigwarzen ☞ 12.8.1	Die Droge erhielt von der Kommission E für die Indikation Warzen/Feigwarzen keine positive Monographie, eine Wirkung ist aber aufgrund der enthaltenen Lignane (darunter Podophyllotoxin) plausibel und aus der Erfahrungsheilkunde bekannt.
Haferstroh (Avenae stramentum)	• Akute, nässende und chronische Hautentzündung (Dermatitis, Ekzem) ☞ 12.12.2 • Neurodermitis (Atopische Dermatitis, endogenes Ekzem) ☞ 12.13.2	Diese Indikationen werden in der E-Monographie nur sinngemäß und nicht expressis verbis genannt.
Hirtentäschelkraut (Bursae pastoris herba)	• Wundbehandlung ☞ 12.18.1	Nach dem heutigen Kenntnisstand nur bei oberflächlich blutenden Hautverletzungen anwenden.
Mäusedornwurzelstock (Rusci aculeati rhizoma)	• Hämorrhoiden ☞ 12.19.1, 12.19.2	Wirksamkeit ist sehr von der Salben- bzw. Cremegrundlage abhängig.
Mahonienrinde (Mahoniae aquifolii cortex)	• Seborrhoe ☞ 12.3.1 • Acne vulgaris ☞ 12.11.2 • Psoriasis vulgaris (Schuppenflechte) ☞ 12.14.1	Mahonienrinde besitzt als „homöopathische" Pflanze eine Positiv-Monographie der Kommission D.
Medizinische Hefe (Faex medicinalis)	• Follikulitis, Furunkel, Karbunkel ☞ 12.5.1 • Acne vulgaris ☞ 12.11.1	Eine Tagesdosis von mind. 6 g, besser 10–20 g ist empfehlenswert.
Nachtkerzenöl (Oleum oenotherae semen)	• Neurodermitis (Atopische Dermatitis, endogenes Ekzem) ☞ 12.13.1	Die Droge wurde von der Kommission E nicht bearbeitet, eine Wirkung ist aber aufgrund des hohen Gehaltes an γ-Linolensäure plausibel.

Forts. ➨

Arzneidrogen, die bei Hauterkrankungen Verwendung finden		
Arzneidroge	**Indikationen**	**Bemerkungen**
Pappelknospen (Populi gemmae)	• Wundbehandlung ☞ 12.18.1 • Hämorrhoiden ☞ 12.19.1,12.19.2	Auf gelegentliche allergische Hautreaktionen ist zu achten.
Perubalsam (Balsamum peruvianum)	• Wundbehandlung ☞ 12.18.1	Die Allergiequote liegt bei ca. 2 %.
Pflanzenteere (Pix betulae = Birkenteer, Pix fagi = Buchenteer, Pix Liquida = Nadelholzteer)	• Psoriasis vulgaris (Schuppenflechte) ☞ 12.14.1	Pflanzenteere besitzen keine Monographie, eine Wirkung ist aber aufgrund der enthaltenen antiphlogistisch wirksamen Phenole, Kreosole und Naphthalin-Verbindungen plausibel.
Propolis (Kittharz der Honigbienen) (Apis mellifera)	• Follikulitis, Furunkel, Karbunkel ☞ 12.5.2 • Herpes simplex ☞ 12.6.1 • Acne vulgaris ☞ 12.11.2 • Schnitt-, Schürfwunden, Verbrennungen, gestörte Narbenbildung, Keloidbildung ☞ 12.18.1	Allergische Hautreaktionen sind je nach Qualität und Propolisherkunft möglich.
Ringelblumenblüten (Calendulae flos)	• Wundbehandlung ☞ 12.18.1	Qualitativ hochwertige Ringelblumenblütenzubereitungen werden nur aus den Zungenblüten (Calendulae flos sine calycibus) hergestellt.
Schachtelhalmkraut (Equiseti herba)	• Wundbehandlung ☞ 12.18.1	Auf relativ häufig vorkommende Verfälschungen mit anderen Equisetum-Arten und damit mindere Qualität ist zu achten.
Sonnenhutkraut, purpurfarbenes (Echinaceae herba)	• Herpes simplex ☞ 12.6.1 • Wundbehandlung ☞ 12.18.1	Standardisierten Fertigarzneimitteln sollte der Vorzug gegeben werden.
Stiefmütterchenkraut (Violae tricoloris herba)	• Seborrhoe ☞ 12.3.1 • Windeldermatitis ☞ 12.10.1 • Akute, nässende und chronische Hautentzündung (Dermatitis, Ekzem) ☞ 12.12.2	Besonders geeignet in der Pädiatrie und bei chronischen Hauterkrankungen.
Taubnesselblüten, weiße (Lamii albi flos)	• Akute, nässende und chronische Hautentzündung (Dermatitis, Ekzem) ☞ 12.12.2	Hauptwirkung basiert auf den Iridoidglykosiden und der zusätzlich milden Gerbstoffwirkung.

Forts. ➡

Arzneidrogen, die bei Hauterkrankungen Verwendung finden		
Arzneidroge	**Indikationen**	**Bemerkungen**
Teebaumöl, australisches (Melaleucae alternifoliae aetheroleum)	• Follikulitis, Furunkel, Karbunkel ☞ 12.5.2 • Herpes simplex ☞ 12.6.1 • Warzen ☞ 12.8.1 • Mykosen ☞ 12.9.1 • Acne vulgaris (leicht bis mittelschwer) ☞ 12.11.2 • Verbrennungen, Wunddesinfektion ☞ 12.18.1	Allergische Hautreaktionen sind je nach Qualität und applizierter Menge möglich. In Deutschland nicht als Arzneimittel, sondern nur als Kosmetikum im Verkehr.
Wassernabelkraut (Hydrocotylidis herba)	• Acne vulgaris ☞ 12.11.2 • Akute, nässende und chronische Hautentzündung (Dermatitis, Ekzem) ☞ 12.12.2 • Wundbehandlung ☞ 12.18.1	Die Droge erhielt von der Kommission E keine positive Monographie, eine Wirkung ist aber aufgrund des enthaltenen Asiaticosids plausibel und aus der Erfahrungsheilkunde bekannt.

Tab. 12.3

12.2 Sebostase

Trockene Haut und Haare aufgrund verminderter Talgproduktion, oft kombiniert mit Hypohidrosis. Idiopathisch bei sebostatischem Konstitutionstyp, symptomatisch v.a. bei atopischer Diathese und Ichthyosis vulgaris sowie im Alter, bei Entfettung der Haut durch häufiges Baden bzw. Waschen durch Anwenden von Seifen und mangelnde Rückfettung, bei Kälte und trockener Luft. Umschriebene oder generalisierte kleieeartige Schuppung v.a. der Arme, Unterschenkel und des seitlichen Stamms, trockene, spröde Haare.

Stellenwert der Phytotherapie

12

In der Regel ist die **alleinige** Anwendung eines Kamillenöls (= ätherisches Öl gelöst in fettem Mandelöl oder Miglyol®) oder einer fetthaltigen Kamillencreme ausreichend, zumal wirksamere chemisch-synthetische Arzneimittel nicht zur Verfügung stehen.

Darreichungsform

Geeignet sind ölige Lsg., Ölbäder und fetthaltige Salben.

Phytotherapeutische Differentialtherapie

Neben den allgemeinen Maßnahmen, wobei sich zur Rückfettung besonders pflanzliche fette Öle wie Weizenkeimöl, Sojaöl, Nachtkerzenöl oder Jojobaöl eignen, stehen aus phytotherapeutischer Sicht nur **Kamillenblütenzubereitungen** zur Verfügung, die in ölige bzw. fette Grundlagen eingearbeitet werden.

Zusätzliche allgemeine Maßnahmen

Trockene Haut ist nicht selten das Ergebnis übermäßiger Entfettung durch zu häufige oder falsche Hautreinigung, insbesondere mit Kali- oder Natronseifen. Daher

- regelmäßige Rückfettung mit fetthaltigen Salben und Ölen, bei Sgl. und Kleinkdr. jedoch fetthaltige Zubereitungen nur gezielt und zeitlich begrenzt einsetzen.
- regelmäßige Hautpflege mit Alfason® Basis Cresa (wirkstofffreie neutrale Creme- und Salbengrundlage)
- möglichst pH-neutrale Syndets verwenden und nicht schäumende Duschlotionen.
- nur Schaumbäder mit Rückfettungskomponenten wie z.B. Weizenkeimöl verwenden.
- alkoholhaltige Externa nur gezielt einsetzen.
- hat sich im Bereich der Kopfhaut die Anwendung eines 3%igen Salicylöls auf Basis von Miglyol® oder Mandelöl bewährt.

12.2.1 Phytopharmaka zur äußeren Anwendung

▶ Kamillenblüten (Matricariae flos) ☞ S. 123

Darreichungsform: Halbfeste Zubereitungen entsprechend 3–10 % Droge.

- Creme: Verwenden, wenn Salben nicht so gut vertragen werden. Rp. Chamomillae extract. fluidum 8,0 g, Wollwachsalkoholcreme DAB ad 50 g. Mehrmals tgl. dünn auftragen.
- Kamillenöl: Rp. Ätherisches Kamillenöl/ASTA 1,0 g, neutrales, fettes Öl, z.B. Miglyol® oder Freiöl®, ad 100,0 g. Oder: Rp. Kamillosan® Konzentrat Lösung oder Kamille® Spitzner N Lösung oder Kamillin Robugen® Konzentrat Lösung 5,0 g, neutrales, fettes Öl, z.B. Miglyol® oder Freiöl®, ad 100,0 g. Mehrmals tgl. dünn auftragen.
- Salbe: Rp. Chamomillae extract. fluidum 8,0 g, Ungentum Zinci oder Zinci pasta mollis ad 50,0 g. 1–mehrmals tgl. dünn auftragen.

Fertigarzneimittel: Z.B.

- Kamillenölbad:
  - Kamillenbad Intradermi® Badezusatz flüssig (in 10 g 500 mg ätherisches Kamillenöl), für 1 Vollbad (= 80 l) 10–20 ml, für ein Sitz- bzw. Teilbad (= 10 l) 2–3 ml dem Badewasser zugeben.
- Salben:
  - Chamo® S Bürger Salbe (in 100 g Triglycerolstearat-und-DAS-Basisgel-Grundlage ca. 580 mg ethanolischer Nativextrakt mit 20 mg ätherischem Kamillenöl und 20 mg Apigenin-7-glukosid), mehrmals tgl. dünn auf die trockenen Stellen auftragen.
  - Kamillen-Salbe-Robugen® (in 100 g Wollwachs- und Vaselin-Basis 1 g Kamillenblütentrockenextrakt mit mind. 30 mg (-)-α-Bisabolol), 2–3 x tgl. dünn auftragen.
  - Kamillosan® Salbe (in 100 g Wollwachs- und Vaselin-Basis 1 g Kamillenblütentrockenextrakt mit mind. 30 mg (-)-α-Bisabolol), 1–mehrmals tgl. dünn auftragen.

- Matmille® N-Salbe (in 10 g Macrogolstearylether-Basis 5 g Chamomillae extract. fluidum mit mind. 7 mg (-)-α-Bisabolol), 1–mehrmals tgl. auf die trockenen Hautstellen auftragen.

• Cremes: Verwenden, wenn Salben nicht so gut vertragen werden.
  - Azulon® Kamillen Creme (in 100 g Cetylstearylalkohol- und Wollwachsalkohol-Basis ca. 2 g ethanolischer Kamillenblütenextrakt mit 7–12 mg (-)-α-Bisabolol), 1–mehrmals tgl. dünn auftragen.
  - Kamillosan® Creme (in 100 mg Wasser-in-Öl-Cremegrundlage 2 g Kamillenblüten Ethanolauszug mit mind. 7 mg (-)-α-Bisabolol), 1–mehrmals tgl. dünn auftragen.

Kombinationen mit anderen Phytopharmaka: Kombinationen mit anderen antiphlogistisch wirksamen fetten Ölen wie Johanniskraut- oder Ringelblumenöl sind sinnvoll. Z.B.

- Befelka®-Öl (zusammen mit Ringelblumenblüten-, Johanniskraut-, Stiefmütterchenkrautöl), mehrmals tgl. die trockenen Hautpartien sanft einreiben.

 Nicht-reizende Neutralöle (z.B. Miglyol® oder pflanzliches Jojobaöl) verstärkt durch 1–2 % ätherisches Kamillenöl sind für die Pflege und Behandlung der trockenen Haut besonders geeignet. Die oft gleichzeitig vorhandenen Hautreizungen werden damit ebenfalls günstig beeinflußt.

12.3 Seborrhoe, Hyperhidrose

Seborrhoe: *Gesteigerte und pathologisch veränderte Absonderung der Talgdrüsen, die fast immer mit Hyperhidrosis, vegetativer Dystonie und funktioneller Störung der Gefäße der Endstrombahn kombiniert ist. Die Erkrankung tritt idiopathisch bei seborrhoischem Konstitutionstyp, symptomatisch bei Erkrankungen des ZNS (z.B. Morbus Parkinson), als Nebenwirkung von Medikamenten (z.B. Tranquilizer, Neuroleptika), bei Hormonstörungen sowie gesteigert im Sommer auf. Zentrofazial, über dem Sternum und in der Rückenmitte kommt es zur Bildung eines fettigen Oberflächenfilms auf der zum Teil grobporigen Haut, häufig zusammen mit fettiger Schuppung und fettigen Haaren. Sie ist eine Begleiterscheinung bei Acne vulgaris, Rosazea, seborrhoischem Ekzem und Dispositionsfaktor bei Bakterien- und Pilzinfektionen.*

12

Hyperhidrose: *Generalisierte oder lokale Überfunktion der Schweißdrüsen. Ursachen können sein: konstitutionell bedingt (v.a. axillär, palmar, plantar), veränderte Reizschwelle bzw. vegetativ-autonome Fehlsteuerung, subfebrile Temperaturen bzw. Fieber, emotionale oder physikalisch-chemische Faktoren, Medikamente (z.B. Sympathomimetika, Cholinergika), Intoxikationen (z.B. mit Pflanzenschutzmitteln), chronisch-infektiöse, entzündliche oder neoplastische Erkrankungen, Endokrinopathien, Adipositas, Klimakterium/Menopause, Erkrankungen mit Katecholaminausschüttung, neurologische Erkrankungen mit zentralen bzw. peripheren Reizsymptomen. Die vermehrte Schweißbildung führt z.T. zu nachfolgender Hautmazeration und Disposition für mykotisch-bakterielle Infektionen.*

Stellenwert der Phytotherapie

Da seborrhoische Haut zu verstärkter Besiedlung mit Bakterien und Pilzen und infolge dessen zu gehäuftem Auftreten von Pyodermien und sekundärer Candidabesiedlung neigt, ist eine **adjuvante** Phytotherapie neben einer gleichzeitigen Behandlung mit antibakteriell und antimykotisch wirkenden chemisch-synthetischen Arzneimitteln wie z.B. selendisulfidhaltigen Haarwaschmitteln im Akutstadium sinnvoll. Eine phytotherapeutische Fortsetzung der Seborrhoe-Behandlung nach der Keimbeseitigung ist zu empfehlen, da die zur Verfügung stehenden Phytopharmaka offensichtlich in die Pathogenese der Seborrhoe eingreifen können. Extrakte aus der **Mahonienrinde** hemmen in Zellkulturen die Zellteilung sowie die Proteinbiosynthese und wirken antiphlogistisch. Klinische Studien belegen die Wirksamkeit. Entzündungshemmend wirken auch Auszüge aus **Stiefmütterchenkraut**.

Darreichungsform

Als geeignete Darreichungsformen stehen wäßrige Auszüge, angewendet als Bäder oder Umschläge, eine Emulsions-Creme und ein Haarwaschmittel zur Verfügung.

Phytotherapeutische Differentialtherapie

Bei **Seborrhoe** ist außer zur Behandlung der Kopfhaut Mahonienrinden-Creme das Arzneimittel der ersten Wahl, zumal eine jüngere klinische Studie die Wirksamkeit absichert. Für die Kopfhaut hat sich eine kombinierte Anwendung von Criniton® Lösung und eine anschließende Kopfwäsche mit wäßrigem Stiefmütterchenkrautauszug bewährt.

Bei Hyperhidrose und speziell gegen **Nachtschweiß** eignen sich Zubereitungen aus den Blättern des dalmatischen Salbei (Salvia officinalis L.).

Zusätzliche allgemeine Maßnahmen

- Den fettigen Film mit saugfähigen Kosmetiktüchern von der Haut abnehmen.
- Kein intensives Entfetten (z.B. mit Kernseife, hochprozentigen alkoholischen Lösungen über 50 Vol.%), da dadurch die Talgsekretion angeregt wird.
- Abreibungen nur mit verdünnten alkoholischen Lösungen (ca. 30 Vol.%) durchführen.
- Nach Möglichkeit pH-neutrale Syndets verwenden.
- Dosierte UV-Lichtbestrahlung.

12

12.3.1 Phytopharmaka zur äußeren Anwendung

▶ Mahonienrinde (Mahoniae aquifolii cortex) ☞ S. 152

Darreichungsform: Mahonia aquifolium homöopathische Urtinktur topisch angewendet und eingearbeitet in eine Creme (10%ig) oder in der Potenz D2 innerlich. Die topische Anwendung ist gegenüber der oralen Therapie stärker wirksam. Eine Kombination beider Darreichungsformen ist zu empfehlen.

Fertigarzneimittel: Z.B.
- Rubisan® Creme (in 100 g 10 g homöopathische Urtinktur, standardisiert auf einen Berberin-Gehalt von 1 %), mind. 2–3 x tgl. auf die betroffenen Stellen auftragen und leicht einmassieren. (☞ **Studie**)

Kombinationen mit anderen Phytopharmaka: Sinnvolle Kombinationen sind bisher nicht bekannt.

> In klinischen Studien wurde für die **Rubisan® Creme** (enthält 10 % Mahonia-Urtinktur) eine normalisierende Wirkung auf die Talgdrüsentätigkeit nachgewiesen.

▶ Stiefmütterchenkraut (Violae tricoloris herba) ☞ S. 230

Darreichungsform: 1,5 g Droge auf 1 Tasse Wasser als Teeaufguß.
- Bäder: 2–3 EL Droge mit 1 l kochendem Wasser übergießen und nach ca. 15 Min. abseihen. Diesen Sud in das Badewasser geben.
- Umschläge: 1,5 g Droge mit 150 ml kochendem Wasser übergießen, 5 Min. ziehen lassen, dann abseihen. Mehrmals tgl. als Umschlag anwenden.

Fertigarzneimittel: Sind nicht erhältlich.

Kombinationen mit anderen Phytopharmaka: Fertigkombinationen sind nicht erhältlich. Kombinationen mit Odermennigkraut, Taubnesselblüten, Zauberstrauchblättern als individuelle freie Rezepturen sind sinnvoll.
- Freie Rezeptur: Rp. Odermennigkraut 40,0 g, Zauberstrauchblätter 40,0 g, Taubnesselblüten 20,0 g. 1–2 EL mit 250 ml kochendem Wasser übergießen, 5 Min. ziehen lassen, dann abseihen. Mehrmals tgl. als Umschlag anwenden.

▶ Fertigpräparat Haarwaschmittel (z.B.)

- Criniton® Lösung (mit ätherischem Rosmarinöl, Salicylsäure, Thymol), je nach Haarfülle 15–30 ml in die Kopfhaut einmassieren und nach ca. 30 Min. auswaschen.

12.3.2 Phytopharmaka zur inneren Anwendung

▶ Salbeiblätter (Salviae folium) ☞ S. 207

Darreichungsform: Tagesdosis 4–6 g Droge als Tee oder 2,5–5 g als ethanolische Zubereitungen.
- Teeaufguß: 1 TL geschnittene Droge mit 150 ml kochendem Wasser übergießen, 5–10 Min. ziehen lassen, dann abseihen. 3 x tgl. 1 Tasse trinken.
- Salbeitinktur EB6: 3 x tgl. 30–40 Tr., v.a. vor dem Schlafengehen.

Fertigarzneimittel: Z.B.
- Sweatosan® N Dragees (80 mg wäßriger Salbeiblättertrockenextrakt), bei Tagesschweiß 3 x tgl. 1–2 Drg. nach den Mahlzeiten; bei nervös bedingtem Nachtschweiß vor dem Schlafengehen 2–4 Drg.

Kombinationen mit anderen Phytopharmaka: Sind weder im Verkehr noch erprobt.

12.4 Pruritus

Juckreiz an Haut und/oder Schleimhäuten. Unangenehme Empfindung, die durch äußere oder innere Einflüsse entsteht und dann zur zentralen Wahrnehmung gelangt. Dermatologische Erkrankungen mit Pruritus sind z.B. Neurodermitis, Urtikaria, Exsikkationsekzeme, Epizootien wie Skabies, Lichen ruber planus, Dermatitis herpetiformis Duhring, internistische Erkrankungen z.B. akute Leukämie, Morbus Hodgkin, Cholestase, Hyperthyreose, Diabetes mellitus, Urämie.

Stellenwert der Phytotherapie

Je nach Grad des Juckreizes können die zur Verfügung stehenden Phytopharmaka entweder **allein oder im Wechsel** mit topisch anzuwendenden chemisch-synthetischen Antihistaminika (z.B. Fenistil® Gel oder Soventol® Gel) angewendet werden. In vielen Fällen reicht die alleinige Anwendung der Phytopharmaka aus, sie müssen aber im Unterschied zu den Antihistaminika in kürzeren Zeitabständen appliziert werden.

Darreichungsform

Geeignete Darreichungsformen sind das direkte Einreiben das ätherischen Öls oder bei starken Hautentzündungen der verdünnten Lsg. des ätherischen Öls sowie Cremes und Salben.

Phytotherapeutische Differentialtherapie

Die Auswahl des pflanzlichen Externa sollte sich an der Grunderkrankung orientieren. Die im folgenden aufgeführten Phytopharmaka eignen sich v.a. für Pruritus unbekannter Genese.

Als praktisches Vorgehen hat es sich bewährt, zunächst mit Pfefferminz- oder Minzöl zu versuchen, ob der Juckreiz ausreichend gelindert bzw. behoben werden kann. Wesentliche Unterschiede in der Wirksamkeit zwischen Pfefferminzöl und Minzöl gibt es nicht. Beide ätherischen Öle wirken kühlend und enthalten ca. 45 % Levomenthol. Pfefferminzöl ist jedoch „runder" im Geruch, da es weniger Menthon und mehr Menthylacetat gegenüber dem Minzöl enthält.

Bei entzündeter und/oder ekzematöser Haut ist die Ballonrebenkraut-Salbe, bei sehr starkem Juckreiz sind Zubereitungen aus Cayennepfefferfrüchten das Phytopharmakon der ersten Wahl.

Behandlung des Pruritus je nach Grunderkrankung bei
- akuten **Entzündungen** und **ekzematösen** Hauterkrankungen ☞ 12.12
- **Neurodermitis** ☞ 12.13
- **Urtikaria** ☞ 12.15
- **Insektenstichen** ☞ 12.17

Zusätzliche allgemeine Maßnahmen

- Kühlende Auflagen.
- Kratzen vermeiden, Nägel kurz schneiden, ggf. nachts Baumwollhandschuhe tragen, um ungewolltes Kratzen zu verhindern.

12.4.1 Phytopharmaka zur äußeren Anwendung

▶ Ballonrebenkraut (Cardiospermi herba) ☞ S. 38

Darreichungsform: Zubereitungen aus 10%iger homöopathischer Urtinktur.
- Salbe: 10 % Cardiospermum homöopathische Urtinktur eingearbeitet in Unguentum emulsificans als Salbengrundlage. Mehrmals tgl. dünn auftragen.

Fertigarzneimittel: Z.B.
- Halicar® Creme (10 % homöopathische Urtinktur), 3 x tgl. dünn auf die betroffenen Partien auftragen und leicht einmassieren.
- Halicar® Salbe (10 % homöopathische Urtinktur), 3 x tgl. dünn auf die betroffenen Partien auftragen und leicht einmassieren.

Kombinationen mit anderen Phytopharmaka: Sinnvolle Kombinationen sind nicht bekannt.

▶ Cayennepfefferfrüchte (Capsici fructus acer) ☞ S. 63

> Capsaicinhaltige Präparate nicht bei entzündeter Haut anwenden.
> Bei längerer Anwendung am gleichen Applikationsort soll es laut Monographie zu einer Schädigung sensibler Nerven kommen. Daher wird eine Anwendungsdauer von nur 2 Tagen empfohlen. Die neueren klinischen Studien über einen Zeitraum von 4–9 Wochen zeigten jedoch keine irreversible Neurotoxizität. Diese Nebenwirkung ist offensichtlich nur bei Capsicaindosierungen von über 0,075 % sowie bei Pflastern und Okklusivverbänden zu erwarten, nicht dagegen, wenn Salben oder Cremes mit einem Capsaicingehalt nicht über 0,075 % 2–3 x tgl. dünn, insbesondere bei Pruritus, auf die Haut aufgetragen werden.

Darreichungsform: In halbfesten Zubereitungen entsprechend 0,02–0,05 % Capsaicinoide.
- Creme: Rp. 0,025%ige Capsaicin-Creme, eingearbeitet in Unguentum emulsificans als freie Rezeptur. 2–3 x tgl. dünn auftragen.

Fertigarzneimittel: Z.B.
- Capsamol®-Salbe (in 100 g 50 mg Capsaicinoide), 2–3 x tgl. sehr dünn einreiben.
- Dolenon® Liniment (in 100 g 50 g Capsaicinoide), 2–3 x tgl. sehr dünn auf die betroffenen Hautpartien auftragen und leicht einmassieren.
- Kneipp® Rheuma Salbe (in 100 g ca. 56 mg Capsaicinoide), 2–3 x tgl. sehr dünn einreiben. Ein Salbenstrang von 2–4 cm Länge ist ausreichend für die Fläche eines Unterarms.
- Thermo Bürger® Salbe (in 100 g ca. 1,6 mg Capsaicinoide), 2–3 x tgl. sehr dünn einreiben.

Kombinationen mit anderen Phytopharmaka: Kombinationen sind bisher nicht erprobt worden und befinden sich auch nicht im Verkehr.

▶ Minzöl (Menthae arvensis aetheroleum) ☞ S. 163

Bei Sgl. und Kleinkdr. nicht im Bereich des Gesichts, speziell der Nase, auftragen, da es zum sogenannten Kratschmer-Reflex (Glottiskrampf) mit Atemdepression bis zur Erstickung kommen kann.

Darreichungsform: Bei äußerer Anwendung einige Tr. auf die betroffene Hautpartie auftragen, in halbfesten und öligen Zubereitungen 5–20 %, in wäßrig-ethanolischen Zubereitungen 5–10 % ätherisches Öl.

- Bäder: 2–4 Tr. Minzöl auf 1 l Badewasser, nicht mehr als 10 Tr./Bad. Das ätherische Öl kräftig im Badewasser „verschütteln" oder besser durch Zugabe von wenigen ml Milch oder Sahne im Badewasser emulgieren. Mehrmals tgl. baden, wenn Juckreiz vorliegt.
- Einreibungen: Rp. Menthae arvensis aeth. 10,0 g (in öligen Zubereitungen 5–10 %), ca. 10 Tr. mehrmals tgl. auf die betroffenen Hautpartien auftragen.
- Waschungen: 5–10 Tr. Minzöl in 1 l Wasser durch heftiges Schütteln verteilen, anschließend damit mehrmals tgl. waschen. Geringe Mengen des ätherischen Öls, v.a. des kühlenden Menthols, lösen sich im Wasser.

Fertigarzneimittel: Z.B.

- JHP Rödler® Flüssigkeit (in 100 g 95 g Minzöl), mehrmals tgl. mit einigen Tr. juckende Stellen einreiben.

Kombinationen mit anderen Phytopharmaka: Sinnvolle Kombinationen sind bisher nicht bekannt.

▶ Pfefferminzöl (Menthae piperitae aetheroleum) ☞ S. 182

Bei Sgl. und Kleinkdr. nicht im Bereich des Gesichts, speziell der Nase, auftragen, da es zum sogenannten Kratschmer-Reflex (Glottiskrampf) mit Atemdepression bis zur Erstickung kommen kann.

Darreichungsform: Bei äußerer Anwendung einige Tr. in die betroffene Hautpartie einreiben, in halbfesten und öligen Zubereitungen 5–20 %, in wäßrig-ethanolischen Zubereitungen 5–10 % ätherisches Öl.

- Bäder: 2–4 Tr. Pfefferminzöl auf 1 l Badewasser, nicht mehr als 10 Tr./Bad. Das ätherische Öl kräftig im Badewasser „verschütteln" oder besser durch Zugabe von wenigen ml Milch oder Sahne im Badewasser emulgieren. Mehrmals tgl. baden, wenn Juckreiz vorliegt.
- Einreibungen: Mentholkonzentration 0,5–2 %, Rp. 5–10 % Menthae piperitae aeth., gelöst in Pflanzenölen (z.B. Sojaöl oder Erdnußöl) oder Miglyol®, ca. 20 Tr. auf die betroffenen Hautpartien mehrmals tgl. auftragen.
- Waschungen: 5–10 Tr. Pfefferminzöl in 1 l Wasser durch heftiges Schütteln verteilen, anschließend damit mehrmals tgl. waschen. Geringe Mengen des ätherischen Öls, v.a. des kühlenden Menthols, lösen sich im Wasser.

Fertigarzneimittel: Z.B.

- China-Oel Destillat (100 % Pfefferminzöl), einige Tr. auf die betroffenen Hautpartien einreiben.

- Euminz® Lösung (10%ige ethanolische Pfefferminzöllösung), mit dem Applikator großflächig auf die betroffenen Hautpartien auftragen. Kann bei Bedarf im Abstand von 15 Min. wiederholt werden.
- Schupp® Pfefferminzöl (100 % Pfefferminzöl), einige Tr. in die betroffene Hautpartie einreiben.

Kombinationen mit anderen Phytopharmaka: Sinnvolle Kombinationen sind bisher nicht bekannt.

12.5 Follikulitis, Furunkel, Karbunkel

Follikulitis: *Entzündung des Haarfollikels, meist durch Bakterien (v. a. Staphylokokken) hervorgerufen. Gruppierte, ca. stecknadelkopfgroße, weißgelbliche follikuläre Pusteln mit rotem Entzündungssaum. Meist symptomlos. Prädispositionsfaktoren sind u. a. mangelnde Hygiene, Benutzung von Whirlpools, Kontakt mit Ölen und Schmierstoffen, Verwendung sehr fettiger Externa, Dermatosen mit Epitheldefekten, Diabetes mellitus.*
Furunkel: *Umschriebene, abszedierende Entzündung des Follikelapparats und des perifollikulären Gewebes. Erreger oft Staphylococcus aureus. Prädispositionsfaktoren sind Diabetes mellitus, Immundefekte, konsumierende Erkrankungen. Kleiner, derber, schmerzhafter Knoten mit zentraler gelber Pustel, rasche Größenzunahme, evtl. schlechter Allgemeinzustand. Nach einigen Tagen Fluktuation, zentrale Einschmelzung, evtl. Spontanentleerung von gelblich rahmigem Eiter.*
Karbunkel: *Entsteht durch Einschmelzung mehrerer Follikel. Multizentrische, konfluierende, plattenartige, sehr schmerzhafte Einschmelzungsherde mit brettharter Infiltration der Umgebung, bis zur Faszie reichende Nekrosen. Es bestehen Fieber und Abgeschlagenheit.*

Stellenwert der Phytotherapie

Bei **leichteren** Hautinfektionen kann ein **alleiniger** Behandlungsversuch mit Phytopharmaka empfohlen werden, vorausgesetzt diese enthalten eine ausreichende Menge an keimhemmenden Wirkstoffen. Bei **schwereren** Formen ist nur eine **adjuvante** Phytotherapie zusammen mit chemisch-synthetischen Externa oder oralen Antibiotikagaben sinnvoll und empfehlenswert. Diese vermindert die Rezidivgefahr bei gleichzeitig schnellerer Abheilung. Die Schmerzen werden durch die Phytopharmaka nicht gelindert. Beim Karbunkel sind phytotherapeutische Maßnahmen unzulänglich.

Es müssen regelmäßige Kontrollen erfolgen und bei Ausbreitung der Infektion Antibiotika eingesetzt werden. Bei Furunkulose müssen immer Antibiotika verordnet werden.
Vorsicht bei **Gesichtsfurunkeln** v. a. im Bereich der Oberlippe, Nase, Stirn: Gefahr der Keimverschleppung über die V. angularis in den Sinus cavernosus mit septischer Sinusvenenthrombose. Es darf keine Manipulation erfolgen, Sprechverbot, Kauverbot und systemische Antibiotikatherapie sind zu verordnen.

12

Darreichungsform

Die Hefe wird innerlich als Tbl. eingenommen, die Auszüge aus Arnikablüten und Lärchenterpentin werden als ethanolische Lsg. äußerlich appliziert. Bewährt hat sich eine kombinierte innere und äußere Anwendung der drei empfohlenen Phytopharmaka.

Phytotherapeutische Differentialtherapie

Die Einnahme von **Hefe** ist eine Art **innere Basistherapie**, die insbesondere bei chronischer Furunkulose zu empfehlen ist. Die äußere Behandlung der Follikulitis und von Furunkel kann mit Arnikablütenzubereitungen, Lärchenterpentinsalbe sowie versuchsweise mit Propolis- und Teebaumölzubereitungen (5%ig) erfolgen.

Um die **Reifung** des Furunkels zu beschleunigen und die Entleerung zu erleichtern, empfehlen sich warme Auflagen mit Leinsamen- oder Bockshornkleesamenpulver sowie Heublumensäckchen.

Zusätzliche allgemeine Maßnahmen

- Regelmäßige gründliche Hautreinigung mit desinfizierenden Präparaten durchführen.
- Kleidung und Handtücher regelmäßig wechseln.
- Fingernägel kurz halten, Furunkel und Karbunkel nicht auszudrücken versuchen.
- Kühlende Auflagen wirken schmerzlindernd.
- Im akuten Stadium sind feuchte Umschläge hilfreich.
- Rotlichtbestrahlung führt bei Furunkeln zu einer schnelleren Reifung und wirkt zudem antibakteriell.
- Als begleitende Behandlung bei bakteriellen Hautinfektionen haben sich Umschläge und Spülungen mit ethanolisch-wäßrigen **Kamillenblütenzubereitungen** wegen ihrer antibakteriellen, bakterientoxinhemmenden, antiphlogistischen, antimikrobiellen und wundheilungsfördernden Wirkung bewährt. Anwendung wie bei infizierten Wunden ☞ 12.18.1.
- Ernährungsumstellung: Fleischkonsum reduzieren, im optimalen Fall auf vegetarische Kost umstellen.

✓ Bei häufigen Rezidiven Diabetes mellitus, chronische Infekte, Leukämie, HIV-Infektion ausschließen.

12.5.1 Phytopharmaka zur inneren Anwendung

▶ Medizinische Hefe (Faex medicinalis) ☞ S. 158

Darreichungsform: Nur als Fertigarzneimittel zu empfehlen.

Fertigarzneimittel: Z.B.
- Faexojodan® Tabletten (100 mg nicht gärfähige Trockenhefe aus Saccharomyces cerevisiae), 3 x tgl. 20 Tbl. nach den Mahlzeiten zerkauen.
- Furunkulosin® 300 Tabletten (300 mg medizinische Hefe DAB 6), 3 x tgl. 7 Tbl.

– Levurinetten® N Tabletten (148 mg nicht gärfähige Trockenhefe aus Saccharomyces cerevisiae), 3 x tgl. 10–15 Tbl. unzerkaut oder zerkaut mit Flüssigkeit einnehmen. Eine Kur von 3–4 Wochen wird empfohlen.

Kombinationen mit anderen Phytopharmaka: Sind nicht erhältlich.

12.5.2 Phytopharmaka zur äußeren Anwendung

▶ Arnikablüten (Arnicae flos) ☞ S. 31

Unverdünnt Arnikatinktur nur zu kleinflächigen Pinselungen um den entzündeten Haarfollikel bzw. auf das Furunkel anwenden. Bei Behandlung großflächiger Hautbezirke mit unverdünnter Tinktur, die bei diesem Indikationsgebiet in der Regel nicht notwendig ist, können Hautentzündungen mit Bläschenbildung (Kontaktdermatitis) auftreten.

Darreichungsform: Für einen Aufguß 2 g Droge auf 100 ml Wasser. Für Umschläge Tinktur 3–10fach mit Wasser verdünnt.

- Tinktur: Rp. Arnicae tinct. DAB, 3–10fach verdünnen (z.B. 2 TL auf 250 ml Wasser oder besser auf 1 Tasse Kamillentee). Mehrmals tgl. damit abtupfen.
- Umschläge: 2 TL (= 2 g) Droge mit 1 Tasse (100 ml) kochendem Wasser übergießen, 10 Min. ziehen lassen, dann abseihen. Damit mehrmals tgl. Umschläge auf die betroffenen Partien.

Fertigarzneimittel: Z.B.

- Umschläge bzw. Pinselungen:
  - Arnikatinktur „Hetterich“ (Arnikatinktur DAB mit 65 Vol.% Ethanol), mehrmals tgl. die Follikulitisstelle bzw. die Furunkel kleinflächig mit der unverdünnten Tinktur bepinseln.
  - Weleda® Arnika-Essenz, bei unverletzter Haut 1 EL auf ¼ l Wasser, bei offener Haut 1 TL auf ¼ l abgekochtes Wasser. Damit mehrmals tgl. Umschläge auf die betroffenen Partien zum Aufweichen des Furunkels bzw. zur Beseitigung der Follikulitis.
- Gele:
  - arnica-loges® Gel (in 100 g 25 g Arnikablütentinktur DAB), mehrmals tgl. auftragen.
  - Kneipp® Arnika Kühlgel (in 100 g 25 g Arnikablütentinktur), 2 x tgl. einen Gelstrang von ca. 3 cm Länge auf die entzündete Stelle auftragen und auf handtellergroßer Fläche verteilen. Nicht auf offene Wunden auftragen.

Kombinationen mit anderen Phytopharmaka: Eine Kombination mit Auszügen aus Ringelblumenblüten-Urtinktur ist als freie Rezeptur zu gleichen Teilen sinnvoll.

▶ Lärchenterpentin (Terebinthina Laricina) ☞ S. 142

Darreichungsform: 10–20%ige flüssige und halbfeste Zubereitungen, vom Apotheker herstellen lassen.

- Ätherisches Öl: Mit einigen Tr. den betroffenen Bezirk einreiben.

Fertigarzneimittel: Sind nicht erhältlich.

Kombinationen mit anderen Phytopharmaka: Eine Kombination mit gereinigtem Terpentinöl ist sinnvoll. Z.B.
- Ilon-Abszeß-Salbe® (in 1 g zusammen mit 72 mg gereinigtem Terpentinöl), mehrmals tgl. Salbenverband auf Abszeß, Furunkel etc.

▶ Propolis (Kittharz der Honigbienen, Apis mellifera) ☞ S. 189

Darreichungsform: 5–10%ige halbfeste oder ethanolisch-wäßrige Zubereitungen mehrmals tgl. auftragen.

Fertigarzneimittel: Z.B.
- Propolisept Salbe (10 % ethanolischer Propolisauszug 1:3), 1–2 x tgl. auf die entsprechende Stelle auftragen oder auf Mull und diesen auflegen.

Kombinationen mit anderen Phytopharmaka: Sind nicht erprobt.

▶ Teebaumöl, australisches (Melaleucae alternifoliae aetheroleum) ☞ S. 236

Darreichungsform: Unverdünntes Teebaumöl nach dem australischen Standard. Wenige Tr. alle 3–4 Std. auf die betroffenen Stellen auftupfen.

Fertigarzneimittel: Keines im Verkehr, da Teebaumöl in Deutschland nur als Kosmetikum im Handel ist. Als individuelle freie Rezeptur (10%ig in Asche Basis® Creme) möglich, wobei der Verordner die Verantwortung trägt. 10%ige Creme 1–2 x tgl. auftragen.

Kombinationen mit anderen Phytopharmaka: Sind nicht im Verkehr.

12.6 Herpes simplex

Infektion mit dem Herpes simplex-Virus (HSV). Gruppiert auftretende, pralle, schmerzhafte Bläscheneruptionen der Haut und Schleimhaut. Oft rezidivierend auftretend (Persistenz in Spinal- und Hirnnervenganglien). HSV Typ 1: Manifestation extragenital, meist orofazial (Herpes labialis), HSV Typ 2: meist genital (Herpes genitalis). Übertragung durch Tröpfchen- und Schmierinfektion, Geschlechtsverkehr. Bei Neugeborenen intrauterine Infektion oder über den Geburtsweg. Bläschen sind kontagiös.

■ Stellenwert der Phytotherapie

Nur „einfache" Herpesinfektionen wie der Herpes labialis eignen sich zur Behandlung mit Phytopharmaka, die durchaus eine sinnvolle Alternative zur Standardtherapie mit Aciclovir darstellen. Generalisierte Herpes-simplex-Infektionen sind mit Phytopharmaka nicht zu behandeln. Eine **alleinige** Therapie mit einem standardisierten Melissenblätterextrakt kann in rund 50 % der Fälle zu einem Erfolg führen. Bewährt hat sich die prophylaktische Applikation vor einer starken Lichtexposition z.B. vor Bergtouren. Außerdem sollten die Phytopharmaka sofort bei den ersten Anzeichen (Brennen der Lippen) aufgetragen werden, auch wenn noch keine Bläschen sichtbar sind.

Vorsicht bei Patienten mit vorbestehenden Hauterkrankungen, z.B. einem Ekzem, da die Gefahr der Ausbreitung der Virusinfektion auf der vorgeschädigten Haut besteht (Eczema herpeticatum). Dann ist eine systemische antivirale Therapie erforderlich.

Darreichungsform

Als geeignete Darreichungsformen stehen Salben und als Kosmetikum ein Lippenstift mit Echinacea-Extrakt zur Verfügung.

Phytotherapeutische Differentialtherapie

Aufgrund klinischer Studien bei Herpes-simplex-Infektionen (Typ I und II) ist ein standardisierter **Melissenblätterextrakt** eindeutig das Phytopharmakon der ersten Wahl. Sonnenhutkraut-Salbe kann von Fall zu Fall auch wirksam sein. Klinische Studien damit liegen zur Herpes-simplex-Therapie nicht vor. Gleiches gilt für Propolis und Teebaumöl. Für ein Salbeikombinationspräparat existiert eine Vergleichsstudie gegen Aciclovir.

Zusätzliche allgemeine Maßnahmen

- Bei rezidivierenden Herpesinfektionen Vollwerternährung mit hohem Anteil an Frisch- und Rohkost bevorzugen. Zu meiden sind Nahrungsmittel mit der Aminosäure Arginin, das Substrat für die Herpesviren ist: Erdnüsse, Schokolade, Getreide, Samen.
- Überanstrengung, Streß und übermäßige Sonneneinstrahlung reduzieren, da dies prädispositionierende Faktoren sind, die die allgemeine Abwehr schwächen.
- Wechselduschen, kalte Güsse und ansteigende Bäder steigern die Abwehrkräfte.
- Häufig Hände waschen, um Keimverschleppung zu minimieren.
- Kontakt zwischen befallener Körperstelle und anderen Personen meiden, um eine Übertragung zu verhindern. Eigene Handtücher verwenden.
- Herpesstelle nur mit Einmalmaterial abtupfen.

12.6.1 Phytopharmaka zur äußeren Anwendung

▶ Melissenblätter (Melissae folium) ☞ S. 162

Darreichungsform: Für diese Indikation nur als Fertigarzneimittel mit einem auf Rosmarinsäure standardisierten Extrakt zu empfehlen, Melissentee ist für eine virustatische Therapie nicht ausreichend.

Fertigarzneimittel: Z.B.

- Lomaherpan® Creme (in 5 g 50 mg standardisierter Melissenblättertrokkenextrakt mit einem Mindestgehalt an Rosmarinsäure), 2–4 x tgl. dünn auftragen bzw. 10–20 mg Creme pro cm^2 Hautfläche. Die Creme frühzeitig, d.h. bei ersten Anzeichen, auftragen. (☞ **Studie**)

Kombinationen mit anderen Phytopharmaka: Sinnvolle Kombinationen sind bisher nicht bekannt.

In einer offenen Studie an 115 Patienten mit rezidivierenden Herpesinfektionen kam es unter Therapie mit **Lomaherpan® Creme** zu einer Abheilung vom 4.–8. Behandlungstag in 60–96 %.
In einer plazebokontrollierten Doppelblindstudie wurden 116 Patienten mit verschiedenen Herpes simplex-Erkrankungen mit **Lomaherpan® Creme** behandelt. Hinsichtlich der Symptombesserung war **Lomaherpan®** Plazebo signifikant überlegen. Die Effektivität der Therapie war um so größer, je früher mit der Behandlung begonnen wurde. Das bescheinigte auch eine weitere doppelblinde Studie an 66 Patienten.
Eine retrospektive Analyse von Daten verschiedener Studien zeigte vergleichbare Wirksamkeit von **Lomaherpan® Creme** und Aciclovir, wenn **Lomaherpan®** innerhalb von 8 Std. nach Auftreten der ersten Symptome appliziert wurde.

▶ Propolis (Kittharz der Honigbienen, Apis mellifera) ☞ S. 189

Darreichungsform: Halbfeste Zubereitungen mit 10–15 % Propolis.

Fertigarzneimittel: Z.B.
- Propolisept Salbe, vorbeugend 1–2 x tgl., während einer Bergtour mehrmals, bei vorhandenen Bläschen 2–3 x tgl. dünn auftragen.

Kombinationen mit anderen Phytopharmaka: Sind nicht erprobt.

▶ Salbeiblätter (Salviae folium) ☞ S. 207

Darreichungsform: Wäßriger Salbeiblättertrockenextrakt in Cremegrundlage (23 mg/g).

Fertigarzneimittel: Z.B.
- Salbei-Creme, alle 4 Std. dünn auftragen. (☞ **Studie**)

Kombination mit anderen Phytopharmaka: Laut einer komparativen randomisierten Doppelblindstudie ist eine Kombination mit einem eingestellten wäßrig-ethanolischen Rhabarbertrockenextrakt DAB (23 mg/g) sinnvoll. Z.B.
- Rhabarber-Salbeicreme (1:1), alle 4 Std. dünn auftragen. **(☞ Studie)**

Die Wirksamkeit eines topischen Kombinationsproduktes mit Rhabarber- und Salbeitrockenextrakt **(Rhabarber-Salbeicreme)** (1:1) bei Herpes labialis wurde in einer komparativen randomisierten Doppelblindstudie im Vergleich zu Salbeiblätter-Monoextrakt **(Salbei-Creme)** und Aciclovir (50 mg/g) untersucht. Die Heilungszeit aller geheilten Patienten betrug bei der Gruppe mit Salbei-Creme (40 Patienten) durchschnittlich 7,6 Tage, bei der mit Rhabarber-Salbeicreme (64 Patienten) 6,7 Tage und bei der mit Zovirax®-Creme (41 Patienten) 6,5 Tage. Das Kombinationspräparat ist vergleichbar mit der Wirksamkeit von Aciclovir.

▶ Sonnenhutkraut, purpurfarbenes (Echinaceae purpureae herba)
☞ S. 223

Darreichungsform: Halbfeste Zubereitungen mit mind. 15 % Preßsaft.

Fertigarzneimittel: Z.B.
- Echinacin® Lippenstift, zur prophylaktischen Anwendung, z.B. während einer Bergtour, stdl. auftragen.
- Echinacin® Salbe Madaus, Erw. und Kdr. tragen bis zu 3 x tgl. einen ca. 1–2 cm langen Salbenstrang dünn und gleichmäßig auf.

Kombinationen mit anderen Phytopharmaka: Sinnvolle Kombinationen sind bisher nicht bekannt.

▶ Teebaumöl, australisches (Melaleucae alternifoliae aetheroleum)
☞ S. 236

Darreichungsform: Unverdünntes oder verdünntes Teebaumöl nach dem australischen Qualitätsstandard. Die Verdünnung wird 1:1 mit Mandel- oder Sojaöl oder mit Miglyol® vorgenommen. Wenige Tr. unverdünntes oder verdünntes Teebaumöl mehrmals tgl. auf die Bläschen auftupfen. Im Genitalbereich nur verdünntes Öl auftragen.

Fertigarzneimittel: Keines im Verkehr, da Teebaumöl in Deutschland nur als Kosmetikum im Handel ist.

Kombinationen mit anderen Phytopharmaka: Nicht im Verkehr und wegen des schlecht einzuschätzenden allergischen Potentials des Teebaumöls auch nicht zu empfehlen.

12.7 Herpes zoster (Gürtelrose)

Endogene Reinfektion mit dem Varizella-Zoster-Virus. Nach typischer Varizellenerkrankung (Windpocken) endogenes Rezidiv oder Reaktivierung latent in Spinalganglien persistierender Viren bei (temporär) abgesunkener Immunität (z.B. postinfektiös, paraneoplastisch, Patienten mit Immundefekt). Halbseitiger, im Verlauf eines Spinalnervs sich ausbreitende Aussaat schmerzhafter herpetiform gruppierter Bläschen auf gerötetem Grund. Die Schmerzen können noch lange nach Abheilung der Hautläsionen bestehen bleiben (Post-Zosterneuralgie).

■ Stellenwert der Phytotherapie

Eine kausale, antivirale Therapie der Gürtelrose ist mit Phytopharmaka nicht möglich. Die Behandlung mit Acyclovir ist im Anfangsstadium unverzichtbar. Lediglich eine **adjuvante** Therapie zur Linderung der meist lange persistierenden Schmerzen kann mit Cayennepfefferextrakt aufgrund mehrerer klinischer Studien empfohlen werden.

Keine Anwendung von Phytopharmaka bei größeren Hautläsionen, beim hämorrhagischem Zoster und bei vorbestehenden Hauterkrankungen, z.B. Ekzem, Neurodermitis.

Darreichungsform

Geeignete Darreichungsformen sind Linimente und Salben.

Phytotherapeutische Differentialtherapie

Zur phytotherapeutischen Anwendung stehen nur Zubereitungen mit **Cayennepfefferextrakten** zur Verfügung. Sie dienen in erster Linie zur Linderung der Postzoster-Neuralgie (☞ 11.4).

Zusätzliche allgemeine Maßnahmen

- Zugluft, Kälte und Feuchtigkeit meiden, die die Beschwerden verschlimmern können.
- Entspannungsverfahren erlernen, die zum Abbau von Streß und zur Stabilisierung des Gleichgewichts beitragen.
- Ausreichende Bewegung an der frischen Luft stärkt das Immunsystem.
- Häufig Hände waschen, um Keimverschleppung zu minimieren.

12.7.1 Phytopharmaka zur äußeren Anwendung

▶ Cayennepfefferfrüchte (Capsici fructus acer) ☞ S. 63

Capsaicinhaltige Präparate nicht bei entzündeter Haut anwenden.
Bei längerer Anwendung am gleichen Applikationsort soll es laut Monographie zu einer Schädigung sensibler Nerven kommen. Daher wird eine Anwendungsdauer von nur 2 Tagen empfohlen. Die neueren klinischen Studien über einen Zeitraum von 4–9 Wochen zeigten jedoch keine irreversible Neurotoxizität. Diese Nebenwirkung ist offensichtlich nur bei Capsicaindosierungen von über 0,075 % sowie bei Pflastern und Okklusivverbänden zu erwarten, nicht dagegen, wenn Salben oder Cremes mit einem Capsaicingehalt nicht über 0,075 % 2–3 x tgl. dünn und bei Postzoster-Neuralgie über längeren Zeitraum auf die Haut aufgetragen werden.

Darreichungsform: In halbfesten Zubereitungen entsprechend 0,02–0,05 % Capsaicinoide.
- Salbe: Rp. 0,025–0,075%ige Capsaicin-Creme, eingearbeitet in die Salbengrundlage Unguentum emulsificans DAB. 1–3 x tgl. sehr dünn auftragen.

Fertigarzneimittel: Z.B.
- Capsamol®-Salbe (in 100 g 50 mg Capsaicinoide), 2–3 x tgl. sehr dünn einreiben.
- Dolenon® Liniment (in 100 g 50 mg Capsaicinoide), 2–3 x tgl. sehr dünn auf die betroffenen Hautpartien auftragen und leicht einmassieren.
- Kneipp® Rheuma Salbe (in 100 g 56 mg Capsaicinoide), 2–3 x tgl. sehr dünn einreiben. Ein Salbenstrang von 2–4 cm Länge ist ausreichend für die Fläche eines Unterarms.
- Thermo Bürger® Salbe (in 100 g 40 mg Capsaicinoide), 2–3 x tgl. sehr dünn einreiben.

Kombinationen mit anderen Phytopharmaka: Sinnvolle Kombinationen sind bisher nicht bekannt.

12.8 Warzen, Feigwarzen

Warzen (Verrucae): *Durch humane Papillom-Viren hervorgerufene rundliche, papillomatöse, hyperkeratotische, benigne, rückbildungsfähige Epithelhyperplasie. Auftretend v.a. bei kalten Händen/Füßen, Hyperhidrose, Immundefekt, Atopie und sebostatischem Hauttyp. Übertragung v.a. in Feuchtbereichen (Duschen, Schwimmbad, Sauna). Trotz regelrechter Therapie hohe Rezidivrate.* ***Feigwarzen (Condylomata acuminata, spitze Kondylome):*** *Durch humane Papillom-Viren hervorgerufene, gezähnte, maulbeerartig wachsende, livid-rötliche, blasse, weiche, schmalbasige spitze Warzen im genitoanalen Bereich. Risikofaktoren sind Promiskuität, Immunsuppression, HIV-Infektion, orale Kontrazeption, Rauchen, Vitaminmangel, feuchtwarmes Milieu, Epithelläsionen, Schwangerschaft.*

Stellenwert der Phytotherapie

Dornwarzen (Plantarwarzen) sind sehr hartnäckig und meist nur mit weitergehenden Maßnahmen zu entfernen (Kryotherapie, chirurgischer Eingriff). Der Einsatz von Fußblattwurzelextrakt und Auszügen aus den Zweigspitzen des Lebensbaums kann als **Versuch** unternommen werden. Klinische Studien liegen dazu nicht vor.

Feigwarzen können nur bei vereinzeltem Auftreten mit Phytopharmaka behandelt werden. Es können Fußblattwurzelextrakte aufgrund des Gehalts an Podophyllotoxin, einem Mitosegift, aufgrund der antiviralen Wirkung **versuchsweise** eingesetzt werden.

Die Therapie von Warzen mit dem Podophyllotoxin aus Fußblattwurzel und -harz ist auch in der Schulmedizin etabliert.

Darreichungsform

Als Darreichungssformen kommen ethanolische Auszüge bzw. Lsg. in Frage.

Phytotherapeutische Differentialtherapie

12

Kleinere und wenig ausgedehnte **Warzen** können mit Fußblattwurzelstock und -harz bzw. besser mit dem daraus isolierten **Podophyllotoxin** sowie abendländischen **Lebensbaumtriebspitzen** behandelt werden. Die Behandlung mit Lebensbaumtriebspitzen hat aufgrund des Wissens aus der Erfahrungsheilkunde jedoch nur bei kleinen Warzen Aussicht auf Erfolg. Die in der Volksmedizin praktizierte Behandlung von Warzen mit **Teebaumöl** ist klinisch nicht gesichert.

Für die Therapie von **Feigwarzen** sind die früher verwendeten 20–25%igen nicht standardisierten Extrakte aus Fußblattwurzelstock und -harz überholt. Für die lokale Behandlung dieser im Genital- und Analbereich eignen sich jedoch Zubereitungen mit dem isolierten Hauptinhaltsstoff des Podophyllum-Harzes, dem **Podophyllotoxin**. Die Behandlung führt innerhalb von 1–6 Monaten zum Erfolg. Bei ca. ⅓ der Patienten können die Feigwarzen persistieren. Bei therapierefraktären Warzen mit einem anderen Präparat einen erneuten Therapieversuch unternehmen.

Zusätzliche allgemeine Maßnahmen

- Suggestive Maßnahmen wie das Betupfen mit einer Farbstofflösung können zum Verschwinden eines signifikanten Anteils der Warzen führen.

12.8.1 Phytopharmaka zur äußeren Anwendung

▶ Fußblattwurzelstock/-harz (Podophylli peltati rhizoma/- resina) ☞ S. 87

> Auch bei äußerer Anwendung sind ernsthafte Vergiftungen möglich, deshalb darf die behandelte Hautfläche 25 cm^2 nicht überschreiten. Auf sorgfältige Abdeckung der angrenzenden Hautpartien mit einer Fettcreme oder weißer Vaseline ist zu achten. Nicht in die Augen bringen.

Darreichungsform: Als alkoholische Lösung oder Suspension des Harzes.
- Lösung zum Auftragen: 5–25%ige alkoholische Lsg. des Harzes 1–2 x pro Woche auf die Kondylome auftragen, alternativ eine 5–25%ige Suspension des Harzes in Neutral- bzw. Pflanzenöl.

Fertigarzneimittel: Z.B.
- Aldara® 5 % Creme, 2 x tgl. 3 Tage lang auftragen, nach 4 behandlungsfreien Tagen wiederholen. Die Behandlung endet nach max. 4 Wochen.
- Condylox® Lösung (0,5 % Podophyllotoxin), 2 x tgl. an 3 aufeinanderfolgenden Tagen auf max. 10 Warzen einer Größe von 1–10 mm auftragen, nach 4 behandlungsfreien Tagen wiederholen. Die Behandlung endet nach spätestens 4 Wochen. Einzeldosis nicht mehr als 0,25 ml. Die Lsg. möglichst mit einem Pinsel, Wattestäbchen oder dergleichen auf die Warzen auftragen. Dabei soll nur so viel Lsg. benutzt werden, wie notwendig ist, um die Warzen zu bedecken. Die Lsg. darf nicht auf die umliegende Haut bzw. Schleimhaut gelangen. Die behandelten Stellen müssen erst abtrocknen (ca. 1 Min.), bevor sie mit der Kleidung in Kontakt kommen.
- Wartec® Creme 0,15 % (0,15 % Podophyllotoxin), 2 x tgl. 3 Tage lang auftragen, nach 4 behandlungsfreien Tagen wiederholen. Die Behandlung endet nach spätestens 4 Wochen.

Kombinationen mit anderen Phytopharmaka: Nicht mit anderen Lokaltherapeutika, egal welcher Zusammensetzung, kombinieren.

▶ Lebensbaumtriebspitzen, abendländische (Thujae summitates) ☞ S. 143

Darreichungsform: Alkoholische Urtinktur nach dem Homöopathischen Arzneibuch zur Pinselung.
- Lösung zum Auftragen: Homöopathische Urtinktur aus Thuja occidentalis, ca. 20 Tr. mehrmals tgl. aufbringen.

Fertigarzneimittel: Z.B.
- Homöopathische Urtinktur (DHU) aus Thuja occidentalis, ca. 20 Tr. aufbringen.

Kombinationen mit anderen Phytopharmaka: Sinnvolle Kombinationen sind bisher nicht bekannt.

▶ Teebaumöl, australisches (Melaleucae alternifoliae aetheroleum) ☞ S. 236

Darreichungsform: Reines Teebaumöl oder 10%ige ethanolisch-wäßrige Lösung 2–3 x tgl. auftragen.

Fertigarzneimittel: Keines im Verkehr, da Teebaumöl in Deutschland nur als Kosmetikum im Handel ist.

Kombinationen mit anderen Phytopharmaka: Sind nicht im Verkehr und auch nicht sinnvoll.

12.9 Dermatomykosen

Candidamykose (Soor): *Durch Sproßpilze der Gattung Candida (meist C. albicans) hervorgerufene kutane, mukokutane oder systemische Krankheit. Hervorgerufen durch Störungen der Immunabwehr oder des Gleichgewichts zwischen Hefen im Darm und der übrigen Mikroflora. Begünstigt durch äußere (feuchtwarmes Klima), konstitutionelle (Adipositas, starkes Schwitzen), lokale Faktoren (enge Kleidung, Hautfalten, Mundprothesen), Stoffwechselstörungen (Diabetes mellitus, Hormonstörungen) und herabsetzte Immunität (Immundefekt, konsumierende Erkrankung, Unterernährung).*
Orale Candidose: *Weißlich, nur schwer abwischbare Beläge im Bereich der Mundhöhle, Zunge, des Gaumens und Pharynx, die beim Abstreifen bluten.*
Kutane Candidose: *In der Axillar-, Inguinalregion, im Bereich von Körperfalten oder im Windelbereich (Windeldermatitis ☞ 12.10) flächenhaft gerötete, mazerierte, teils weißlich-schmierig belegte Areale mit satellitenartig in der Peripherie angeordneten Papeln oder Pusteln, am Rand häufig feinlamelläre Schuppung. Meist juckend.*
Genitale Candidose: *Gelblich-weißliche, abstreifbare Beläge, weißlich-krümeliger Ausfluß, Juckreiz, Brennen.*
Tinea: *Syn. Dermatophytose. Durch Dermatophyten verursachte Erkrankung der Haut und Hautanhangsgebilde. Prädisponierende Faktoren sind Adipositas, Diabetes mellitus, feuchtes Klima, starkes Schwitzen, konsumierende Erkrankungen, Atopie, Mangelernährung, chronisches Lymphödem (für Tinea pedum), mechanisch oder traumatisch bedingte Schäden an den Füßen, v.a. zu enge Schuhe, (für Tinea unguium), Zirkulationsstörungen, v.a. CVI, (für Tinea unguium). Infektionsquellen sind Schuhe, Strümpfe, Teppiche, nasse Böden.*
Tinea pedum: *Meist chronische Mykose der Zehenzwischenräume, Fußsohlen und ggf. Fußrücken mit Mazeration, Rötung, Schuppung und Rhagaden.*
Tinea unguium (Onychomykose): *Chronische, langsam die Nagelplatte zerstörende Dermatophyteninfektion der Zehen- und/oder Fingernägel.*

■ Stellenwert der Phytotherapie

Für ethanolisch-wäßrige Kamillenblütenauszüge konnte eine dosisabhängige Wirkung gegen Candida albicans nachgewiesen werden. Diese eignen sich daher sehr gut zur **adjuvanten** Therapie bei **Candida-Infektionen** im Wechsel mit chemisch-synthetischen Antimykotika, wodurch letztere in der Regel früher abgesetzt werden können, was häufig von den Patienten bzw. den Eltern erwartet wird. Die in der Selbstmedikation häufig eingesetzte Myrrhentinktur – meist 1:1 mit Kamillentee verdünnt – wurde von der Kommission E mangels Studien nicht zur Anwendung bei Soor in die Monographie aufgenommen. Pinselungen der Zahn- und Mundschleimhaut sowie Mundspülungen können dennoch empfohlen werden.

Bei **Tinea pedum** führt eine Therapie mit Teebaumöl zwar zur Besserung der Symptome, aber im Gegensatz zu einer mit chemisch-synthetischen Mitteln, wie z.B. Tolnaftat, nicht zur Elimination der Mykose. Daher empfiehlt sich nur eine **adjuvante** Therapie bei ausgeprägten Infektionen.

Bei **Tinea unguium** konnte in Studien mit Teebaumöl eine Verbesserung sowohl der Symptome als auch des Erscheinungsbilds des Nagels nachgewiesen werden. Ein **adjuvanter** Therapieversuch scheint daher bei einer hartnäckigen distalen Onychomykose auf jeden Fall sinnvoll.

Darreichungsform

Geeignete Darreichungsformen sind ethanolisch-wäßrige Tinkturen für Bäder und Umschläge sowie Cremes.

Phytotherapeutische Differentialtherapie

Aufgrund der bislang vorliegenden experimentellen und klinischen Studien besitzen nur standardisierte Kamillenblütenzubereitungen eine ausreichende Wirksamkeit, um **Candidamykosen** im Wechsel mit chemisch-synthetischen Antimykotika therapieren zu können. Die Anwendung von Teebaumölzubereitungen bedarf noch einer klinischen Absicherung, auch wenn experimentelle Studien eine Wirksamkeit für möglich erscheinen lassen.

Zusätzliche allgemeine Maßnahmen

Candidamykose (Soor)

- Trockenhalten der Interdigitalräume, Submamillärfalten etc. Befallene Bereiche häufig lüften.
- Einlegen von Leinenläppchen, um Haut-Haut-Kontakt zu vermeiden, leichte, luftige Kleidung und Baumwollunterwäsche tragen.
- Bei oraler Candidose mit Therapiebeginn Zahnbürste wechseln.
- Bei genitaler Candidose Partner mitbehandeln.
- Gründliche Prothesenpflege.
- Ballaststoffreiche Vollwertkost mit viel grünem Salat, Joghurt und milchsauer vergorenen Lebensmitteln (z.B. Sauerkraut) bevorzugen. Zu meiden sind Zucker, Süßigkeiten, Alkohol, Weißmehl, süßes Obst.
- Wechselbäder für die Füße, ansteigende Arm- oder Fußbäder durchführen.

Tinea pedum

- Füße trocken und warm halten, v.a. nach Baden/Duschen abtrocknen oder fönen.
- Kochbare Baumwollstrümpfe tragen und diese tgl. wechseln.
- Leinenstreifen in Zehenzwischenraum einlegen.

- Nie barfuß auf Teppichboden, in Schwimmbädern oder Duschkabinen laufen, Gummisandalen (z.B. Adilette®) tragen.
- Schuhdesinfektion regelmäßig durchführen (z.B. mit Sagrotan®-Spray).
- Untersuchung und ggf. Mitbehandlung des Partners.

Tinea unguium
- Rauchen aufhören.
- Durchblutungsförderung, z.B. durch wechselwarme Bäder.
- Feuchtes Milieu meiden, beim Abspülen z.B. Gummihandschuhe tragen.

12.9.1 Phytopharmaka zur äußeren Anwendung

▶ Kamillenblüten (Matricariae flos) ☞ S. 123

Darreichungsform: Um die notwendigen keimhemmende Konzentrationen zu erreichen, empfiehlt es sich, Tees mit standardisierten Kamillenlösungen oder Salben mit einem standardisierten Mindestgehalt an antiphlogistischen Kamilleninhaltsstoffen (z.B. (-)-α-Bisabolol und Chamazulen) zu verstärken, da mit Teeumschlägen allein keine ausreichenden Wirkkonzentrationen erreicht werden. 1 EL Droge (ca. 3 g) wird mit heißem Wasser (ca. 150 ml) übergossen, zugedeckt und nach 5–10 Min. durch ein Teesieb filtriert. Halbfeste Zubereitungen entsprechend 3–10 % Droge.
  - Bäder: 50 g Droge mit 1 l kochendem Wasser übergießen, 15 Min. bedeckt ziehen lassen, dann abseihen und verstärkt mit 20 ml standardisierter ethanolisch-wäßriger Kamillenlösung dem Bad zugeben. Bei Teilbädern die Hälfte des Aufgusses verwenden und mit 10–20 ml standardisierter Kamillenlösung verstärken.
  - Creme: Rp. Chamomillae extract. fluidum (1:1) 8,0 g, Wollwachsalkoholcreme DAB ad 50 g. 1–2 x tgl. auftragen.
  - Spülungen: 1 EL (ca. 3–4 g) Droge mit 1 Tasse (150 ml) kochendem Wasser übergießen, 5–10 Min. abgedeckt ziehen lassen, dann abseihen. Verstärkt mit 5–10 ml standardisierter Kamillenlösung in Form von Spülungen mehrmals tgl. anwenden.

12

Fertigarzneimittel: Z.B.
- Bäder, Umschläge:
  - Kamillan® supra Auszug (in 100 mg mind. 180 mg ätherisches Öl), für Umschläge oder Teilbäder 1–mehrmals tgl. ½–1 EL auf ca. 1 l Wasser, für Sgl.-Bäder 1 x tgl. ½–1 EL auf ca.10 l Wasser.
  - Kamillin Konzentrat Lösung (in 100 g mind. 170 mg ätherisches Öl und 50 mg (-)-α-Bisabolol), für Umschläge 1 EL auf 1 l Wasser, für Bäder 15–30 ml (1–2 EL) auf 20 l Wasser.
  - Kamillosan® Konzentrat Lösung (in 100 g 100–300 mg ätherisches Öl und mind. 50 mg (-)-α-Bisabolol), für Umschläge 1–mehrmals tgl. 15–30 ml auf 1 l Wasser, für Teilbäder 1–mehrmals tgl. 15 ml auf ca. 1 l Wasser, für Sgl.-Bäder 1 x tgl. 15 ml auf 10 l Wasser.
- Spülungen:
  - Kamillan® supra Auszug, 1–mehrmals tgl. ½–1 EL auf ca. 1 l Wasser.
  - Kamillin Konzentrat Lösung (in 100 g mind. 170 mg ätherisches Öl und 50 mg (-)-α-Bisabolol), 1–mehrmals tgl. 1 EL auf 1 l Wasser.
  - Kamillosan® Konzentrat Lösung, 1–mehrmals tgl. 15–30 ml auf 1 l Wasser.

Kombinationen mit anderen Phytopharmaka: Kombinationen mit Arnikablüten, Schafgarbenkraut sind sinnvoll. Z.B.

- Kamillan® plus Auszug (zusammen mit Schafgarbenkraut), für Umschläge, Spülungen und Bäder 1 EL auf 1 l Wasser, zum Pinseln unverdünnt mehrmals tgl. anwenden.

▶ Teebaumöl, australisches (Melaleucae alternifoliae aetheroleum) ☞ S. 236

Darreichungsform: Unverdünntes Teebaumöl nach dem australischen Standard. Wenige Tropfen unverdünntes Teebaumöl vorsichtig 2 x tgl. auftupfen. Geeigneter ist eine individuell verordnete

- Creme (10%ig): Rp. Melaleuca alternifoliae aetheroleum australicum 10,0 g, Asche Basis®-Creme ad 100,0 g, 1–2 x tgl. auftragen.

Fertigarzneimittel: Keines im Verkehr, da Teebaumöl in Deutschland nur als Kosmetikum im Handel ist.

Kombinationen mit anderen Phytopharmaka: Sind nicht im Verkehr und auch nicht sinnvoll.

In einer randomisierten und doppelblinden Studie wurde bei 104 Patienten mit Tinea pedum die Wirksamkeit einer 10%igen Teebaumöl-Creme mit 1%iger Tolnaftat-Creme und Plazebocremes über einen Zeitraum von 4 Wochen verglichen. Die Cremes wurden 2 x tgl. aufgetragen. Am Ende des Studienzeitraums zeigten signifikant mehr Patienten in der Tolnaftat-Gruppe eine negative Pilzkultur im Vergleich zur Teebaumöl- und Plazebogruppe (85% versus 30% und 21%, $p < 0,001$). Alle 3 Gruppen zeigten deutliche klinische Verbesserungen bei den Parametern Schuppung, Entzündung, Juckreiz und Brennen. Bezüglich der Besserung der Symptomatik profitierten Patienten in der Tolnaftat- und Teebaumölgruppe signifikant mehr als solche in der Plazebogruppe. Die Autoren schließen daraus, daß Teebaumöl bei Tinea pedum wirksam ist. Allerdings zeigte sich bezüglich des mykologischen Befundes kein Unterschied im Vergleich zu Plazebo.
In einer randomisierten, doppelblinden und plazebokontrollierten Studie wurden 117 Patienten mit distaler Nagelmykose entweder 2 x tgl. mit einer 1%igen Clotrimazollösung oder mit 100%igem Teebaumöl über einen Zeitraum von 6 Monaten behandelt. Zusätzlich wurde nach 0, 1, 3 und 6 Monaten ein Debridement durchgeführt. Am Studienende waren die beiden Gruppen vergleichbar, was eine Ausheilung (negative Pilzkultur) betrifft (11 % unter Clotrimazol, 18 % in der Teebaumölgruppe). Dasselbe galt für die klinische Auswertung einer partiellen oder vollständigen Ausheilung (Clotrimazol 61 %, Teebaumöl 60 %). 3 Monate nach Studienende berichteten jeweils die Hälfte der Patienten in den beiden Gruppen, daß sich die Mykose weiterhin verbessert hätte, was angesichts der üblichen hohen Rückfallquoten ein positives Ergebnis ist. Die Autoren schließen daraus, daß die topische Therapie in Verbindung mit einem Debridement die geeignete initiale Behandlungsstrategie für die Nagelmykose darstellt, da sie zum einen wirksam sei und zum andern nicht die Nachteile einer systemischen Therapie wie hohe Kosten und schwerwiegende Nebenwirkungen aufweise. ➡

In einer randomisierten, doppelblinden und plazebokontrollierten Studie wurde die Wirksamkeit einer Creme untersucht, in die 2 % Butenafin und 5 % Teebaumöl eingearbeitet wurde. Mit dieser Creme wurden 60 Patienten 6–36 Monate lang behandelt (40 mit der Creme, 20 mit einer Plazebo-Creme). Nach 16 Wochen war eine Heilung bei 80 % der Patienten in der Verumgruppe, dagegen bei keinem Patient in der Plazebogruppe eingetreten. 4 Patienten in der Verum-Gruppe zeigten eine leichte Entzündungsreaktion nach Auftragen der Creme. Bei keinem der geheilten Patienten kam es im Nachbeobachtungszeitraum zu einem Rückfall. Keiner der Patienten in der Plazebogruppe und keiner der Patienten, der nicht auf die Behandlung ansprach, erfuhr eine Besserung.

12.10 Windeldermatitis

Nicht-allergische, oft durch Soorinfektion verstärkte und chronifizierte, kumulativ-toxische (durch irritierende körperfremde oder körpereigene Noxen wie bakterielle Zersetzung des Harns zu Ammoniak) entzündliche Rötung und Epithelabschilferung im Windelbereich junger Sgl., langsam gegen die Oberschenkelinnenseiten und zum Unterbauch hin wachsend. Begünstigt durch Feuchtigkeit, Reibung und Wärme.

Stellenwert der Phytotherapie

Je nach Grad der Windeldermatitis ist eine **adjuvante oder alleinige** Phytotherapie angezeigt. Im akuten Stadium mit starker Entzündung wird zunächst eine evtl. vorhandene Candidose mit chemisch-synthetischen Antimykotika beseitigt. Bei nässender Windeldermatitis wird nach wie vor die 0,1%ige Gentianaviolett-Lösung (☞ zusätzliche allgemeine Maßnahmen) verordnet. Anschließend kann eine Fortsetzung der Therapie mit standardisierten Kamillenblütenzubereitungen erfolgen.

Darreichungsform

12

Solange feuchte Stellen vorhanden sind, sind Lsg. als Zusätze für Bäder, zum Auftragen und für Umschläge sowie Schüttelmixturen geeignet, im weiteren Verlauf Cremes mit entsprechenden Zusätzen.

Phytotherapeutische Differentialtherapie

Kamillenblütenzubereitungen sind die Phytopharmaka der ersten Wahl, da man damit nach dem Motto „feucht auf feucht" gut vorgehen kann und standardisierte Zubereitungen die stärkste Wirksamkeit besitzen. Bewährt hat sich ein 2tägiger Wechsel mit Waschungen und Bädern mit Stiefmütterchenkraut und/oder Zauberstrauchblättern und -rinde.

Zusätzliche allgemeine Maßnahmen

- 0,1%ige Gentianaviolett-Lösung: Rp. Pyoctaninum (Gentianaviolett) 0,1 g, Aqua dest. ad 100,0 g. M. f. solutio Pyoctanini. D.S. 1 x tgl. die nässenden Stellen im Windelbereich einpinseln.

- Windelbereich trocken halten, häufiges Windelwechseln (nachts mind. 1 x), keine okklusiven Höschenwindeln verwenden.
- „Unten ohne“ krabbeln lassen.
- Keine Fruchtsäfte zum Trinken geben, da diese die Ausbildung von Soor begünstigen können.
- Behandlung mit austrocknenden Maßnahmen wie Bädern, Waschungen oder Pinselungen. Vorübergehend geeignet sind auch Zink-Schüttelmixturen oder Zinkpasten.

12.10.1 Phytopharmaka zur äußeren Anwendung

▶ Kamillenblüten (Matricariae flos) ☞ S. 123

Darreichungsform: Um die notwendigen Konzentrationen zu erreichen, empfiehlt es sich, den Teeauszug mit standardisierten Kamillenlösungen zu verstärken oder Salben mit einem standardisierten Mindestgehalt an antiphlogistischen Kamilleninhaltsstoffen (z.B. (-)-α-Bisabolol und Chamazulen) zu verwenden, da mit Teeumschlägen allein keine ausreichenden Wirkkonzentrationen erreicht werden. 1 EL Droge (ca. 3 g) wird mit heißem Wasser (ca. 150 ml) übergossen, zugedeckt und nach 5–10 Min. durch ein Teesieb filtriert. Halbfeste Zubereitungen entsprechend 3–10 % Droge.

- Bäder: 50 g Droge mit 1 l kochendem Wasser übergießen, 15 Min. bedeckt ziehen lassen, dann abseihen und verstärkt mit 20 ml standardisierter ethanolischer Kamillenlösung dem Bad zugeben. Bei Teilbädern die Hälfte des Aufgusses verwenden und mit 10–20 ml standardisierter Kamillenlösung (z.B. Kamillin Robugen®) verstärken. 1–2 x tgl. Bäder durchführen.
- Lösung zum Auftragen: Standardisierte alkoholische Kamillentinktur 1:4 mit abgekochtem Wasser verdünnen und vorsichtig auf die betroffenen Körperstellen auftragen (pinseln oder betupfen). Jeweils beim Wechseln der Windeln durchführen.
- Schüttelmixtur: Chamomillae extract. fluidum 3–5 g auf 100 g Lotio alba. 1 x tgl. auftragen.
- Sitzbad: 1 EL Chamomillae extract. fluidum oder eines standardisierten Fertigarzneimittels in 1–2 l warmem, am besten abgekochtem Wasser lösen. 1–2 x tgl. Sitzbäder durchführen.

Fertigarzneimittel: Z.B.

- Kamillan® supra Auszug (in 100 mg mind. 180 mg ätherisches Öl), für Teilbäder 1–mehrmals tgl. ½–1 EL auf ca. 1 l Wasser, für Sgl.-Bäder 1 x tgl. ½–1 EL auf ca.10 l Wasser.
- Kamillin Konzentrat Lösung (in 100 g mind. 170 mg ätherisches Öl und 50 mg (-)-α-Bisabolol), für Bäder 15–30 ml (1–2 EL) auf 20 l Wasser.
- Kamillosan® Konzentrat Lösung (in 100 g 100–300 mg ätherisches Öl und mind. 50 mg (-)-α-Bisabolol), für Teilbäder 1–mehrmals tgl. 15 ml auf ca. 1 l Wasser, für Sgl.-Bäder 1 x tgl. 15 ml auf 10 l Wasser.

Kombinationen mit anderen Phytopharmaka: Kombinationen mit Zauberstrauchblättern und -rinde, Ringelblumenblüten sind sinnvoll. Z.B.

- Kamillan® plus Auszug (zusammen mit Schafgarbenkraut), 1 x tgl. 1 EL auf ca. 10 l abgekochtes Wasser für ein Sgl.-Bad geben.

▶ Stiefmütterchenkraut (Violae tricoloris herba) ☞ S. 230

Darreichungsform: 1,5 g Droge auf 1 Tasse Wasser als Teeaufguß.
- Sitzbäder: 2–3 EL Droge mit 1 l kochendem Wasser übergießen und nach ca. 15 Min. abseihen. Diesen Sud in das Badewasser geben.
- Umschläge: 1 EL (= 1,5 g Droge) mit 150 ml kochendem Wasser übergießen, 5 Min. ziehen lassen, dann abseihen. Mehrmals tgl. als Umschlag anwenden.

Fertigarzneimittel: Sind nicht erhältlich.

Kombinationen mit anderen Phytopharmaka: Fertigkombinationen sind nicht erhältlich. Kombinationen mit Odermennigkraut, Taubnesselblüten, Zauberstrauchblättern sind als freie individuelle Rezeptur sinnvoll.
- Freie Rezeptur: Rp. Stiefmütterchenkraut 30,0 g, Odermennigkraut 20,0 g, Zauberstrauchblätter 30,0 g, Taubnesselblüten 20,0 g. 1–2 EL mit 250 ml kochendem Wasser übergießen, 5 Min. ziehen lassen, dann abseihen. Mehrmals tgl. als Umschlag anwenden.

▶ Zauberstrauchblätter/-rinde, virginische (Hamamelidis folium et cortex) ☞ S. 266

Darreichungsform: Für Dekokte 5–10 g Droge auf 1 Tasse (ca. 150 ml) Wasser zu Umschlägen und Spülungen.
- Bäder: 20 g Droge mit 250 ml Wasser aufkochen, 15 Min. ziehen lassen, nach Abseihen dem Bad zugeben. 1 x tgl. baden.

Fertigarzneimittel: Z.B.
- Bäder, Waschungen:
  - Hametum® Extrakt Flüssigkeit (in 100 g 25 g Destillat 1:1,6 aus frischen Zweigen und Blättern von Hamamelis virginiana, standardisiert auf 3 mg Hamamelisketone), 1–2 x tgl. damit unverdünnt oder verdünnt mit Wasser 1:3 baden bzw. waschen.
- Creme:
  - Hametum® Creme (in 100 g 5 g Destillat aus Blättern und Zweigen von Hamamelis virginiana mit 0,64 mg Hamamelisketonen, eingearbeitet in eine gut hautverträgliche Öl-in-Wasser-Emulsionsgrundlage), mehrmals tgl. dünn auftragen.

Kombinationen mit anderen Phytopharmaka: Fertigkombinationen sind nicht erhältlich. Eine Kombination mit Kamillenblütenzubereitungen ist als freie Rezeptur zu gleichen Teilen Kamillosan® Creme und Hametum® Creme sinnvoll.

✓ Bewährt hat sich ein 2tägiger Wechsel von Hamamelis-Bädern mit Creme-Anwendungen, sobald die entzündeten Stellen nicht mehr feucht sind.

12.10.2 Bewährte Salben-Rezeptur

▶ Kamillen-Schwefelsalbe

Rp:

Sulfur praecipitatum (gefällter Schwefel)	3,0 g
Extr. Chamomillae fluidum (Kamillenfluidextrakt)	10,0 g
oder	
Kamillosan® Konzentrat Lösung	10,0 g
Oleum Jecoris (Lebertran)	20,0 g
Zincum oxidatum (Zinkoxid)	30,0 g
Adeps lanae (Wollfett)	ad 100,0 g

M. f. unguentum
D.S. Die betroffenen Stellen 1–2 x tgl. vorsichtig mit der Salbe einreiben.

12.11 Acne vulgaris

Multifaktoriell bedingte, entzündliche Erkrankung des Haarfollikel-Talgdrüsen-Komplexes mit Komedonen. Bevorzugt in der Pubertät auftretend, Spontanabheilung meist bis zum 25. Lebensjahr. Ursachen sind: Genetische Disposition, immunologische Störungen, akneprovozierende Stoffe und Medikamente, androgenbedingte Talgdrüsenüberfunktion (Seborrhoe), Verhornungsstörung mit Hyperkeratose im Follikelausführungsgang des Talgdrüsenfollikels, was zu Mikro- und Makrokomedonen, bakterieller Besiedlung der Talgdrüsenfollikel (v.a. mit Propionibacterium acnes) führt. Durch bakterielle Lipasen Entstehung von komedogen und inflammatorisch wirkenden Fettsäuren. Je nach vorherrschendem Effloreszenztyp werden klinisch 3 Akneformen unterschieden: Acne comedonica (Komedone überwiegen), Acne papulopustulosa (v.a. Papeln und Pusteln) und Acne conglobata (schwerste Form mit schmerzhaften Knoten und Fistelkomedonen).

■ Stellenwert der Phytotherapie

Geeignet für die Therapie mit Phytopharmaka sind nur die Acne comedonica und leichte bis mittelschwere Formen der Acne papulopustulosa. Die Phytotherapie besitzt dabei neben den vorrangig kosmetischen Maßnahmen eine nützliche **adjuvante** Bedeutung und ist v.a. für eine unterstützende Langzeittherapie geeignet.

■ Darreichungsform

Als Darreichungsformen kommen Cremes, Salben und ethanolische Lsg. in Frage.

■ Phytotherapeutische Differentialtherapie

Das einzige Phytopharmakon, das wissenschaftlich untersucht ist, ist der ethanolisch-wäßrige Auszug aus **Mahonienrinde** zur äußeren Anwendung. Zusätzlich sollte eine gleichzeitige innerliche Einnahme von **Hefe** erfolgen und zwar entweder als getrocknete Bierhefe (Saccharomyces cerevisiae) oder als lebensfähige Spezialtrockenhefe HANSEN CBS 5926 (Saccharomyces boulardii). Für beide Hefen weist die Kommission E eine adjuvante Eignung bei der Acne vulgaris aus.

Eine homöopathische Mahonienrinden-Urtinktur ist in der Lage, in die zugrundeliegenden pathogenetischen Mechanismen einzugreifen, und wirkt

- antimikrobiell: Bekämpfung des Corynebacterium acnes
- keratolytisch: Reduzierung der Hyperkeratose
- antiseborrhoisch: Normalisierung der Seborrhoe
- antiphlogistisch: Linderung der Entzündung.

Bei **Wundheilungsstörungen** der Akneeffloreszenzen, v.a. bei Neigung zu keloidartigen Narben, empfiehlt sich ein Versuch mit **Wassernabelkraut**. Auch wenn für diese Indikation keine positive E-Monographie vorliegt, erscheint angesichts der experimentellen Studien und des Wirkmechanismus eine Wirksamkeit plausibel.

Teebaumöl- oder **Propoliszubereitungen** werden in der Selbstmedikation relativ häufig eingesetzt. Eine klinische Absicherung durch Dermatologen steht allerdings noch aus.

Zusätzliche allgemeine Maßnahmen

- Den fettigen Film mit saugfähigen Kosmetiktüchern von der Haut abnehmen.
- Kein intensives Entfetten (z.B. mit Kernseife, hochprozentigen alkoholischen Lösungen über 50 Vol.%), da dadurch die Talgsekretion angeregt wird.
- Mehrmals tgl. die Haut mit sauren Syndets mit entfettender Wirkung waschen.
- Abreibungen mit verdünnten alkoholischen Lösungen (ca. 30 Vol.%) durchführen.
- Austrocknende Lotionen, Gele oder fettarme Cremes verwenden, Fettsalben, Salben oder Wasser-in-Öl-Emulsionen meiden.
- Schälbehandlung z.B. mit Seesand, Weizenkleie durchführen.
- Aknetoilette beim Fachmann (Dermatologe, Kosmetikstudios) bei ausgeprägten Komedonen oder furunkelähnlichen Entzündungen: Eröffnung geschlossener Komedonen mit feiner, steriler Kanüle oder Lanzette mit Exprimierung der Komedonen und lokal antiseptische Behandlung.
- Ein Einfluß diätetischer Maßnahmen ist nicht sicher bewiesen, dennoch übermäßigen Genuß von fettreicher Nahrung, Fast-Food-Produkten, scharfen Gewürzen und Genußmitteln meiden. Frisches Obst und Gemüse bevorzugen.
- Ausreichend Zeit für die psychische Unterstützung nehmen.

12.11.1 Phytopharmaka zur inneren Anwendung

▶ Medizinische Hefe (Faex medicinalis) ☞ S. 158

Darreichungsform: Nur als Fertigarzneimittel empfehlenswert.

Fertigarzneimittel: Z.B.

– Faexojodan® Tabletten (100 mg nicht gärfähige Trockenhefe aus Saccharomyces cerevisiae), 3 x tgl. 20 Tbl. nach den Mahlzeiten zerkauen.
– Furunkulosin® 300 Tabletten (300 mg medizinische Hefe DAB 6), 3 x tgl. 7 Tbl.

- Levurinetten® N Tabletten (148 mg nicht gärfähige Trockenhefe aus Saccharomyces cerevisiae), 3 x tgl. 10–15 Tbl. unzerkaut oder zerkaut mit Flüssigkeit einnehmen. Eine Kur von 3–4 Wochen wird empfohlen.

Kombinationen mit anderen Phytopharmaka: Sind nicht erhältlich.

12.11.2 Phytopharmaka zur äußeren Anwendung

▶ Mahonienrinde (Mahoniae aquifolii cortex) ☞ S. 152

Darreichungsform: Für die innere Anwendung Mahonia aquifolium Tinktur innerlich als homöopathische Potenz D2. Cremes mit Urtinktur in 10%iger Konzentration, standardisiert auf einen Gehalt an Berberin von 1 % unterstützen die Therapie.

Fertigarzneimittel: Z.B.
- Rubisan® Creme oder Salbe (in 100 g 10 g Urtinktur aus Mahoniae aquifolii cortex, standardisiert auf einen Berberingehalt von 1 %), mind. 2–3 x tgl. auf die betroffenen Stellen auftragen und leicht einmassieren, bei hartnäckigen Läsionen sind Okklusivverbände sinnvoll. Sehr gut verträglich, v.a. zur Langzeittherapie geeignet. Sichtbare Wirkung nach ca. 2 Wochen.

Kombinationen mit anderen Phytopharmaka: Eine Kombination mit Wassernabelkraut und Stiefmütterchenkraut ist sinnvoll. Z.B.
- Ekzevowen® sanft Salbe (zusammen mit Wassernabelkraut-, Stiefmütterchenkrauturtinktur), mehrmals tgl. auf die betroffenen Hautstellen auftragen.

▶ Propolis (Kittharz der Honigbienen, Apis mellifera) ☞ S. 189

Darreichungsform: Als homöopathische Urtinktur mit 70%igem Ethanol hergestellt oder als 10%ige Salbe 1–2 x tgl. auftragen.

Fertigarzneimittel: Z.B.
- Propolisept Salbe, 1–2 x tgl. einen Salbenstrang von 2–3 cm auftragen.
- Propolisept Urtinktur, mehrmals tgl. mit 5–10 Tr. betupfen.

Kombinationen mit anderen Phytopharmaka: Sind nicht im Verkehr.

▶ Teebaumöl, australisches (Melaleucae alternifoliae aetheroleum) ☞ S. 236

Darreichungsform: Verdünntes Teebaumöl nach dem australischen Standard (1:1 verdünnen mit Miglycol®, Frei®-Öl oder Mandelöl), 5%iges Teebaum-Gel oder 10%ige Teebaumöl-Creme kleinflächig 1 x tgl. auftragen. Bei guter Verträglichkeit, d.h. wenn keine allergische Reaktionen auftreten, bis zu 3 x tgl. auftragen. (☞ **Studie**)

Fertigarzneimittel: Keines im Verkehr, da Teebaumöl in Deutschland nur als Kosmetikum im Handel ist. Nur als individuelle Rezeptur möglich.

Kombinationen mit anderen Phytopharmaka: Sind nicht im Verkehr.

In einer einfachblinden, randomisierten klinischen Studie an 124 Patienten mit leichter bis mittelschwerer Akne wurden die Wirksamkeit und Verträglichkeit von 5%igem Teebaumöl-Gel im Vergleich zu einer 5%igen Benzoylperoxid-Lösung untersucht. Durch die Anwendung beider Therapeutika konnten die Aknesymptome verbessert werden. Die Anzahl sowohl offener als auch geschlossener Komedone ging zurück. Der Wirkeintritt beim Teebaumöl dauerte etwas länger, das Phytotherapeutikum erwies sich aber als besser verträglich als die Benzoylperoxid-Lösung.

▶ Wassernabelkraut (Hydrocotylidis herba) ☞ S. 255

Darreichungsform: Wäßriger Aufguß (1:10) oder ethanolisch-wäßrige Tinktur (1:10) zur Herstellung von Teilbädern oder Umschlägen. 1–2 x tgl. anwenden.
- Creme: Centella asiatica homöopathische Urtinktur 5 % in Unguentum emulsificans aquosum DAB. 1–3 x tgl. dünn auftragen.
- Salbe: Centella asiatica homöopathische Urtinktur 5 % in neutraler Salbengrundlage, z.B. Wollwachsalkohole. 1–3 x tgl. dünn auftragen.
- Umschläge: 5 ml Centella asiatica ∅ auf 150 ml Kamillentee geben und damit Mull oder Leinentuch befeuchten. 2 x tgl. anwenden.

Fertigarzneimittel: Z.B.
- Madecassol®-Salbe (standardisiert auf Asiaticosid und weitere Triterpensäuren), 1–3 x tgl. dünn auftragen.

Kombinationen mit anderen Phytopharmaka: Eine Kombination mit Mahonienrinde und Stiefmütterchenkraut ist sinnvoll. Z.B.
- Ekzevowen® sanft Salbe (zusammen mit homöopathischer Mahonienrinden-, Stiefmütterchenkrauturtinktur), mehrmals tgl. auf die betroffenen Hautstellen auftragen.

12.12 Akute und chronische Hautentzündungen (Dermatitis, Ekzem)

12

Der Begriff „Hautentzündung" ist keine Diagnose, sondern eine unspezifische, immer ähnlich ablaufende Reaktionsform der Haut auf schädigende Einflüsse, die relativ unabhängig von der Art der Schädigung ein ähnliches Bild zeigt und mit Juckreiz verbunden ist. Man unterscheidet nach der Ursache eine toxische (UV-Strahlen, chemische Noxen, Hitze), allergische oder infektiöse Genese und nach der Verlaufsform ein akutes, ein nässendes und ein chronisches Stadium (Ekzem). Hauterscheinungen sind bei der
- *akuten entzündlichen Verlaufsform (Dermatitis): Rötung, Schwellung, Seropapeln, Papeln*
- *akuten nässenden Verlaufsform (Dermatitis): Bläschen, Blasen, Erosionen, nässende Flächen*
- *subakuten und chronischen Verlaufsform (Ekzem): trockene, schuppende Herde, Rhagaden, infiltrierte Herde, Lichenifikation.*

Stellenwert der Phytotherapie

Bei der **akuten Dermatitis** ist eine **adjuvante** Therapie mit Phytopharmaka insbesondere als Intervalltherapie möglich, lediglich bei leichten Formen kann eine alleinige Therapie ausreichend sein.

Bei leichtem **Ekzem** kann eine **alleinige** Therapie versucht werden, ansonsten werden Phytopharmaka **adjuvant** zusammen mit chemisch-synthetischen Arzneimitteln angewendet.

Der Vorteil der Phytopharmaka liegt auf der nebenswirkungsfreien **Langzeitanwendung**, wobei sowohl eine alleinige als auch eine adjuvante Applikation im Wechsel mit chemisch-synthetischen Dermatika möglich ist. Ziel der phytodermatologischen Maßnahmen ist, die topische Anwendung von Glukokortikoiden möglichst bald absetzen zu können.

Bei Exazerbation des Lokalbefunds oder ausbleibender Besserung sind weitergehende diagnostische und therapeutische Maßnahmen zu ergreifen (z.B. Kortison-, Antibiotikatherapie).

Darreichungsform

Mit Ausnahme der Bittersüßstengelzubereitungen als Tr. zur inneren Einnahme kommen nur die im folgenden aufgeführten äußerlichen Darreichungformen in Frage.

Akute entzündliche Verlaufsform
- Der Behandlungsgrundsatz lautet: **„Kühlen."**
- **Geeignet** sind feuchte Umschläge und Gele.
- Umschläge häufig wechseln und nicht mit Gummifolie oder Plastik abdecken, da trockene Umschläge keine Wirkung und warm-feuchte Umschläge eine gegenteilige (aufquellende, entzündungsfördernde) Wirkung zeigen.
- **Keine** Cremes, Salben oder okklusiven Verbände wegen eines Hitzestaus verwenden. Ausnahme ist eine trockene, entzündete Haut, bei der Umschläge und Bäder wegen der austrocknenden Wirkung ungeeignet sind.

Akute nässende Verlaufsform
- Der Behandlungsgrundsatz lautet: **„Feucht auf feucht."**
- **Geeignet** sind Bäder, Umschläge, wäßrige Lösungen und Cremes.
- Umschläge häufig wechseln und nicht mit Gummifolie oder Plastik abdecken, da trockene Umschläge keine Wirkung und warm-feuchte Umschläge eine gegenteilige (aufquellende, entzündungsfördernde) Wirkung zeigen.
- Bei nur wenig nässenden Dermatosen können auch Pasten (Salben mit einem hohen Anteil an Pulver), die dünn aufgetragen eine austrocknende Wirkung zeigen, und Schüttelmixturen (Lotio alba) verwendet werden.
- **Keine** Puder, Fettsalben oder Öle verwenden, die eine Abdunstung verhindern.

Subakute und chronische Verlaufsform (Ekzem)
- Der Behandlungsgrundsatz lautet: **„Je chronischer, desto fetter."**
- **Geeignet** sind im
  - subakuten Stadium mit Rötung und Schuppung Cremes (Öl-in-Wasser-Emulsionsgrundlagen), leicht fettende Salben und Pasten
  - chronischen Stadium mit Schuppung, Lichenifikation und Infiltration fettende Salben und rückfettende Ölbäder.

- **Keine** austrocknenden Umschläge, Bäder (außer Ölbädern), austrocknende Kühlsalben, Lotionen, Schüttelmixturen, Puder oder harte Pasten verwenden.
- **Seborrhoisches Ekzem:** Mild austrocknende Lotionen, Gele oder eine Hautmilch verwenden, keine fettenden Salben, Pasten. Abreibungen mit verdünnten alkoholischen Lsg. durchführen, kein intensives Entfetten (z.B. mit Kernseife, hochprozentigen alkoholischen Lösungen), da dadurch die Talgsekretion angeregt wird.
- Ekzematöse Hautveränderungen **bei Hyperhidrose** kommen v.a. beim dyshidrosiformen Hand- und Fußekzem vor. Zur Behandlung eignen sich feuchte Umschläge, austrocknende Pasten und evtl. Cremes.

Phytotherapeutische Differentialtherapie

Die **Therapie** richtet sich nicht nach der Ursache der Dermatitis, sondern im wesentlichen nach der **Verlaufsform** bzw. nach den symptomatischen Beschwerden.

Die verwendeten Arzneidrogen wirken
- **antibakteriell:** Ballonrebenkraut, Kamillenblüten, Zauberstrauchblätter und -rinde, Wassernabelkraut
- **antiphlogistisch:** Ballonrebenkraut, Bittersüßstengel, Eichenrinde, Kamillenblüten, Spitzwegerichkraut, weiße Taubnesselblüten, Walnußblätter, Wassernabelkraut
- **antisekretorisch:** Eichenrinde, Odermennigkraut, Syzygiumrinde, weiße Taubnesselblüten, schwarze und grüne Teeblätter, Walnußblätter
- **juckreizstillend:** Ballonrebenkraut, Bittersüßstengel, Odermennigkraut, Pfefferminzöl, Syzygiumrinde, weiße Taubnesselblüten, schwarze und grüne Teeblätter
- **reizmildernd:** Eichenrinde, Haferstroh, Kamillenblüten, schwarze und grüne Teeblätter

Von der Kommission E werden bei dieser Indikation noch Bockshornsamen und Leinsamen empfohlen. Diese werden als Breiumschläge bei lokalen Entzündungen (z.B. Follikulitis, Folikeln ☞ 12.5) angewendet, im folgenden aber wegen der eher geringen Bedeutung nicht näher besprochen.

12

Je nach **Form** bzw. vorherrschender **Symptomatik** werden eingesetzt bei
- **leichter entzündlicher Dermatitis:** Eichenrinde, Haferstroh, Odermennigkraut, Spitzwegerichkraut, Syzygiumrinde, weiße Taubnesselblüten, schwarze und grüne Teeblätter, Walnußblätter, Zauberstrauchblätter und -rinde
- **mittelschwerer bis schwerer entzündlicher Dermatitis:** Ballonrebenkraut, Kamillenblüten
- **nässender Dermatitis:** Eichenrinde, Haferstroh, Kamillenblüten, schwarze und grüne Teeblätter, Zauberstrauchblätter und -rinde
- **leichtem Ekzem:** Eichenrinde, schwarze und grüne Teeblätter, Wassernabelkraut
- **mittelschwerem bis schwerem Ekzem:** Ballonrebenkraut, Bittersüßstengel, Kamillenblüten, Zauberstrauchblätter und -rinde
- **bakteriell infiziertem Ekzem:** Eichenrinde, Kamillenblüten, Zauberstrauchblätter und -rinde
- **Ekzem mit Hyperhidrosis:** Bittersüßstengel, Eichenrinde, Kamillenblüten

- **seborrhoischem Ekzem:** Ballonrebenkraut, Bittersüßstengel, Haferstroh, Kamillenblüten, Stiefmütterchenkraut, schwarze und grüne Teeblätter, Zauberstrauchblätter und -rinde
- **Milchschorf bei Sgl.:** Bittersüßstengel, Stiefmütterchenkraut, Zauberstrauchblätter und -rinde
- **„Bäcker-Ekzem":** Eichenrinde
- **Intervalltherapie:** Ballonrebenkraut, Bittersüßstengel
- **Juckreiz bei Dermatitis:** Eichenrinde, Haferstroh, Odermennigkraut, Spitzwegerichkraut, Syzygiumrinde, weiße Taubnesselblüten, schwarze und grüne Teeblätter, Walnußblätter, Zauberstrauchblätter und -rinde
- **Juckreiz bei Ekzem:** Ballonrebenkraut, Bittersüßstengel, Eichenrinde, Haferstroh, Kamillenblüten, schwarze und grüne Teeblätter
- **trockener Haut:** Kamillenblüten, Zauberstrauchblätter und -rinde

Zusätzliche allgemeine Maßnahmen

- Blasen steril eröffnen, jedoch nicht abtragen, sondern als natürlichen Wundverband belassen.
- Kühlende Umschläge können gut mit Kühlelementen ergänzt werden.
- Günstig wirken sich oft Aufenthalte an der Nordsee oder im Gebirge aus.
- Zusätzliche Hautreizungen vermeiden, beim Ekzem insbesondere Zubereitungen mit Schwefel.
- Keine Pauschaldiäten, sondern individuelle Empfehlungen nach ausführlicher allergologischer Abklärung und Berücksichtigung der Anamnese.
- Keine alkalischen Seifen verwenden, die die Haut aufquellen.
- Psychologische Betreuung bei entsprechenden Auslösern.

12.12.1 Phytopharmaka zur inneren Anwendung

▶ Bittersüßstengel (Dulcamarae stipites) ☞ S. 49

Darreichungsform: Tagesdosis 1–3 g Droge. Nur in Form von standardisierten Fertigarzneimitteln anwenden.

Fertigarzneimittel: Z.B.
- Cefabene® Filmtabletten (200 mg Trockenextrakt 5:1 aus Dulcamarae stipites), Erw. 1–3 x tgl. 1 Tbl., Kdr. tgl. 1 Filmtbl.
- Cefabene® Tropfen (in 100 g 70 g ethanolischer Auszug 1:5 aus Dulcamarae stipites, enthält 26 Vol.% Alkohol), Erw. 4–5 x tgl. 30–40 Tr., Kdr. die Hälfte. (☞ **Studie**)

Kombinationen mit anderen Phytopharmaka: Sinnvolle Kombinationen sind bisher nicht bekannt.

> In multizentrischen Studien konnte mit **Cefabene® Tropfen** bei chronischen Ekzemen und juckenden Dermatosen ein deutlicher Rückgang der Krankheitssymptome erzielt und nachgewiesen werden.

12

▸ Walnußblätter (Juglandis folium) ☞ S. 254

Darreichungsform:
- Teezubereitung: 1 TL Droge mit 150 ml kochendem Wasser übergießen, 10 Min. ziehen lassen. 2 Tassen tgl. trinken.

Fertigarzneimittel: Sind nicht erhältlich.

Kombinationen mit anderen Phytopharmaka: Bei ekzematösen Erkrankungen bei Kdr. sind Kombinationen mit Feldstiefmütterchenkraut als freie Rezeptur zu gleichen Teilen als Bäder, Waschungen und Umschläge sinnvoll.

Zubereitungen aus Walnußblättern können laut Erfahrungsheilkunde gleichzeitig innerlich als Tee und äußerlich (☞ 12.12.2) angewandt werden.

12.12.2 Phytopharmaka zur äußeren Anwendung

▸ Ballonrebenkraut (Cardiospermi herba) ☞ S. 38

Darreichungsform: Zubereitungen mit 10 % homöopathischer Urtinktur.
- Salbe: 10 % Cardiospermum homöopathische Urtinktur mit Unguentum emulsificans als Salbengrundlage. Mehrmals tgl. dünn auftragen.

Fertigarzneimittel: Z.B.
- Halicar® Creme oder Salbe (10 % homöopathische Urtinktur), 3 x tgl. dünn auf die betroffenen Partien auftragen und leicht einmassieren. (☞ **Studie**)

Kombinationen mit anderen Phytopharmaka: Sinnvolle Kombinationen sind nicht erprobt.

Eine unizentrische Anwendungsbeobachtung mit 512 Neurodermitikern und eine kontrollierte, doppelblinde klinische Studie bei Patienten mit Ekzemen zeigten, daß Cardiospermum homöopathische Urtinktur (**Halicar® Salbe**) in seiner Wirksamkeit dem synthetischen Antiphlogistikum Bufexamac gleichwertig ist. Zudem konnte eine Einsparung von Kortikosteroiden erreicht werden. Die Verträglichkeit wurde von 82 % der Patienten mit gut bzw. sehr gut beurteilt.

▸ Bittersüßstengel (Dulcamarae stipites) ☞ S. 49

Darreichungsform: Bei äußerer Anwendung Aufgüsse oder Abkochungen entsprechend 1–2 g Droge auf ca. 250 ml Wasser.
- Umschläge: 1–2 g Droge mit 250 ml Wasser 10 Min. aufkochen, abseihen und damit Verbandsmull tränken, bis zu 3 x tgl. anwenden. Nach 1 Std. abnehmen.

Fertigarzneimittel: Z.B.
- Cefabene® Salbe (in 100 g 10 g ethanolischer Auszug aus Dulcamarae stipites), 3–5 x tgl. dünn auf die betreffenden Hautpartien sanft einmassieren. (☞ **Studie**)

Kombinationen mit anderen Phytopharmaka: Sinnvolle Kombinationen sind bisher nicht bekannt.

> In experimentellen Studien ließ sich für die isolierten Wirkstoffe Solasodin und Solasonin eine kortisonähnliche Wirkung nachweisen.
> In multizentrischen Studien konnte mit den **Cefabene® Salbe** bei chronischen Ekzemen und juckenden Dermatosen ein deutlicher Rückgang der Krankheitssymptome erzielt und nachgewiesen werden.

▸ Eichenrinde (Quercus cortex) ☞ S. 72

Darreichungsform: Für Spülungen, Umschläge 20 g Droge auf 1 l Wasser, für Voll- und Teilbäder 5 g Droge auf 1 l Wasser.

- Bäder: 5 g Droge mit 1 l kaltem Wasser ansetzen, 15 Min. auf kleiner Flamme aufkochen, abseihen und dem Fuß- oder Sitzbad zugeben. 1 x tgl. bzw. mind. 4 x wöchentlich ein Bad nehmen.
- Spülungen und Umschläge: 20 g zerkleinerte Droge mit 1 l Wasser aufkochen, 5–10 Min. ziehen lassen, abseihen, damit mehrmals tgl. Umschläge.

Fertigarzneimittel: Z.B.

- Eichenrinden-Extrakt FS Flüssiger Badezusatz (wäßriger, eingedickter Eichenrindenauszug standardisiert auf 44–49 % native Extraktionsstoffe), 1 x tgl. bis zum Abklingen der Entzündung 150 ml für ein Vollbad, 75 ml für ein Fußbad, 20 ml in 300 ml Wasser für Umschläge.

Kombinationen mit anderen Phytopharmaka: Sinnvolle Kombinationen sind bisher nicht bekannt.

▸ Haferstroh (Avenae stramentum) ☞ S. 100

Darreichungsform: 100 g Droge für 1 Vollbad.

- Badezusatz: 50–100 g Droge mit 2 l Wasser ca. 30 Min. kochen und nach dem Abseihen dem Badewasser zugeben. 1 x tgl. und bis zu 4 x wöchentlich baden.

Fertigarzneimittel: Z.B.

- Haferstrohextrakt naturrein Dr. Schupp, 100–150 ml für 1 Vollbad. 1 x tgl. bzw. mind. 4 x wöchentlich ein Bad nehmen.

Kombinationen mit anderen Phytopharmaka: Fertigkombinationen sind nicht erhältlich. Eine Kombination mit Kamillenblütenfluidextrakt als Badezusatz ist als individuelle freie Rezeptur mit 8 Teilen Haferstrohextrakt und 2 Teilen Kamillenfluidextrakt sinnvoll. 30–50 ml für 1 Vollbad verwenden, 1 x tgl. und bis zu 4 x wöchentlich baden.

✓ Haferstrohextrakt ist eine dunkelschwarze Flüssigkeit mit eher unangenehmen Geruch, die Emaille (z.B. Badewanne) dunkel verfärben kann. Daher bei Bädern am besten Plastikwannen verwenden und immer erst Wasser, dann den Haferstrohextrakt einfüllen und mit der Brause gleichmäßig verteilen.

▶ Kamillenblüten (Matricariae flos) ☞ S. 123

Darreichungsform: Um die notwendigen Konzentrationen an antiphlogistisch wirksamen Inhaltsstoffen zu erreichen, empfiehlt es sich, den Teeauszug mit standardisierten Kamillenlösungen zu verstärken oder Salben mit einem standardisiertem Mindestgehalt an antiphlogistischen Kamilleninhaltsstoffen (z.B. (-)-α-Bisabolol und Chamazulen) zu verwenden, da mit Teeumschlägen allein keine ausreichenden Wirkkonzentrationen erreicht werden. 1 EL Droge (ca. 3 g) wird mit heißem Wasser (ca. 150 ml) übergossen, zugedeckt und nach 5–10 Min. durch ein Teesieb filtriert. Bei äußerer Anwendung 3–10%ige Aufgüsse für Umschläge und Spülungen, als Badezusatz 50 g Droge auf 10 l Wasser, halbfeste Zubereitungen entsprechend 3–10 % Droge.

- Bäder: 50 g Droge mit 1 l kochendem Wasser übergießen, 15 Min. bedeckt ziehen lassen, dann abseihen und verstärkt mit 20 ml standardisierter Kamillenlösung dem Bad zugeben. Bei Teilbädern die Hälfte des Aufgusses verwenden und mit 10–20 ml standardisierter Kamillenlösung verstärken. 1 x tgl. bzw. mind. 3–4 x wöchentlich ein Bad nehmen.
- Creme: Rp. Chamomillae extract. fluidum 8,0 g, Wollwachsalkoholcreme DAB ad 50 g. 1 x tgl. dünn auftragen.
- Kamillenöl: Rp. Ätherisches Kamillenöl/ASTA 1,0 g, neutrales, fettes Öl, z.B. Freiöl oder Miglyol®, ad 100,0 g. Oder: Rp. Kamillosan® Konzentrat Lösung oder Kamille® Spitzner N Lösung oder Kamillin Robugen® Konzentrat Lösung 5,0 g, neutrales, fettes Öl, z.B. Freiöl oder Miglyol®, ad 100,0 g. 1 x tgl. dünn auftragen.
- Lösung zum Auftragen: V.a. bei nässendem seborrhoischem Ekzem der Kopfhaut und Milchschorf der Sgl. Kamillentinktur 1:4 mit Wasser verdünnen und auf die betroffenen Hautpartien mehrmals tgl. aufpinseln oder auftupfen.
- Salbe: Rp. Chamomillae extract. fluidum 8,0 g, Unguentum Zinci oder Zinci pasta mollis ad 50,0 g. 1 x tgl. dünn auftragen.
- Schüttelmixtur: Chamomillae extract. fluidum 3–5 g auf 100 g Lotio alba. 1–2 x tgl. bei nässenden Ekzemen auftragen.
- Umschläge und Spülungen: 1 EL (= 3–10 g) Droge mit 1 Tasse (150 ml) kochendem Wasser übergießen, 5–10 Min. abgedeckt ziehen lassen, dann abseihen. Verstärkt mit 5–10 ml standardisierter Kamillenlösung in Form von Umschlägen und Spülungen mehrmals tgl. anwenden.

Fertigarzneimittel: Z.B.

- Cremes:
  - Azulon® Kamillen Creme (in 100 g Cetylstearylalkohol- und Wollwachsalkohol-Basis ca. 2 g ethanolischer Kamillenblütenextrakt mit 7–12 mg (-)-α-Bisabolol), 1–mehrmals tgl. dünn auftragen.
  - Kamillosan® Creme (in 100 mg Wasser-in-Öl-Cremegrundlage 2 g Kamillenblüten-Ethanolauszug mit mind. 7 mg (-)-α-Bisabolol), 1–mehrmals tgl. dünn auftragen. (☞ **Studie**)
- Spülungen:
  - Kamillan® supra Auszug, 1–mehrmals tgl. ½–1 EL auf ca. 1 l Wasser.
  - Kamillin Konzentrat Lösung (in 100 g mind. 170 mg ätherisches Öl und 50 mg (-)-α-Bisabolol), 1 EL auf 1 l Wasser. 1–mehrmals tgl. anwenden.
  - Kamillosan® Konzentrat Lösung, 1–mehrmals tgl. 15–30 ml auf 1 l Wasser. (☞ **Studie**)

- Umschläge, Bäder, Teilbäder:
  - Kamillan® supra Auszug (in 100 mg mind. 180 mg ätherisches Öl), für Umschläge und Teilbäder 1–mehrmals tgl. ½–1 EL auf ca. 1 l Wasser, für Sgl.-Bäder 1 x tgl. ½–1 EL auf ca.10 l Wasser.
  - Kamillenbad Intradermi® Badezusatz flüssig (in 10 g 500 mg ätherisches Kamillenöl), für 1 Vollbad (80 l) 10–20 ml, für ein Sitz- bzw. Teilbad (10 l) 2–3 ml. Mehrmals tgl. baden.
  - Kamillin Konzentrat Lösung (in 100 g mind. 170 mg ätherisches Öl und 50 mg (-)-α-Bisabolol), für Umschläge 1 EL auf 1 l Wasser, für Bäder 15–30 ml (1–2 EL) auf 20 l Wasser. 1 x tgl. und bis zu 4 x wöchentlich anwenden.
  - Kamillosan® Konzentrat Lösung (in 100 g 100–300 mg ätherisches Öl und mind. 50 mg (-)-α-Bisabolol), für Umschläge 1–mehrmals tgl. 15–30 ml auf 1 l Wasser, für Teilbäder 1–mehrmals tgl. 15 ml auf ca. 1 l Wasser, für Sgl.-Bäder 1 x tgl. 15 ml auf 10 l Wasser. (☞ **Studie**)

Kombinationen mit anderen Phytopharmaka: Je nach Verlaufsform sind bei chronischen Ekzemen Kombinationen mit Zauberstrauchblättern und -rinde und Ringelblumenblüten, bei akuter Dermatitis Kombinationen mit Zauberstrauchblättern und -rinde und Arnikablüten sinnvoll.

- Freie Rezeptur: Rp. Chamomollae extractum fluidum 50,0 g, Hamamelidis extractum fluidum 30,0 g, Calendulae tinct. ∅ 20,0 g. für Umschläge 1–mehrmals tgl. 15–30 ml auf 1 l Wasser, für Teilbäder 1–mehrmals tgl. 15 ml auf ca. 1 l Wasser, für Sgl.-Bäder 1 x tgl. 15 ml auf 10 l Wasser.

Nach einer größeren klinischen Studie wird die Anwendung von **Kamillosan® Konzentrat Lösung und Creme** in der Therapie chronischer Ekzeme als sinnvolle Therapiestrategie zur Einsparung von Kortikosteroiden empfohlen. Einer anderen Studie zufolge an 161 Patienten zeigte sich **Kamillosan® Creme** bei der Behandlung chronischer Ekzeme in der Intervall- oder Erhaltungstherapie 0,25 % Hydrokortison gleichwertig, 0,75 % Fluocortinbutylester und 5 % Bufexamac sogar überlegen.

▶ Odermennigkraut (Agrimoniae herba) ☞ S. 169

Darreichungsform: Bei äußerer Anwendung mehrmals tgl. Umschläge mit einem 10%igen Dekokt.

- Umschläge: 10 g Droge mit 100 ml Wasser kurz aufkochen, nach Abkühlung abseihen. Die Umschläge alle 15–30 Min. erneuern.

Fertigarzneimittel: Sind nicht erhältlich.

Kombinationen mit anderen Phytopharmaka: Fertigkombinationen sind nicht erhältlich. Kombinationen mit Taubnesselblüten, Zauberstrauchblättern und -rinde sind sinnvoll.

- Freie Rezeptur: Taubnesselblüten 25,0 g, Odermennigkraut 25,0 g, Zauberstrauchblätter 50,0 g. Für Umschläge 50 g geschnittene Droge mit 500 ml heißem Wasser aufgießen, 10 Min. ziehen lassen, abseihen. Mehrmals tgl. lauwarm bis kalt auf die betroffenen Hautpartien.

▶ Spitzwegerichkraut (Plantaginis lanceolatae herba) ☞ S. 227

Darreichungsform: Mittlere Tagesdosis 3–6 g Droge.
- Umschläge: 3–6 g Droge mit 150 ml kaltem Wasser ansetzen, kurz aufkochen, abseihen und Umschläge mehrmals tgl. anwenden.

Fertigarzneimittel: Für die topische Anwendung sind keine erhältlich.

Kombinationen mit anderen Phytopharmaka: Sinnvolle Kombinationen sind nicht bekannt.

▶ Stiefmütterchenkraut (Violae tricoloris herba) ☞ S. 230

Darreichungsform: 1,5 g Droge auf 1 Tasse Wasser als Teeaufguß.
- Umschläge: 1,5 g Droge mit 150 ml kochendem Wasser übergießen, 5 Min. ziehen lassen, dann abseihen. Mehrmals tgl. als Umschlag anwenden.

Fertigarzneimittel: Sind nicht erhältlich.

Kombinationen mit anderen Phytopharmaka: Fertigkombinationen sind nicht erhältlich. Kombinationen mit Odermennigkraut, Taubnesselblüten, Zauberstrauchblättern sind als freie Rezeptur sinnvoll.
- Freie Rezeptur: Rp. Stiefmütterchenkraut 30,0 g, Odermennigkraut 20,0 g, Zauberstrauchblätter 30,0 g, Taubnesselblüten 20,0 g. 1–2 EL mit 250 ml kochendem Wasser übergießen, 5 Min. ziehen lassen, dann abseihen. Mehrmals tgl. als Umschlag anwenden.

▶ Syzygiumrinde (Syzygii cumini cortex) ☞ S. 232

Darreichungsform: Mittlere Tagesdosis 3–6 g Droge.
- Umschläge: 1 TL Droge mit 100 ml kochendem Wasser überbrühen, 15 Min. ziehen lassen, abseihen. Umschläge mehrmals tgl. anwenden.

Fertigarzneimittel: Sind nicht erhältlich.

Kombinationen mit anderen Phytopharmaka: Sinnvolle Kombinationen sind bisher nicht bekannt.

▶ Taubnesselblüten, weiße (Lamii albi flos) ☞ S. 234

Darreichungsform: Bei äußerer Anwendung 5 g Droge für ein Sitzbad.
- Sitzbäder: 5 EL Droge mit 500 ml kochendem Wasser übergießen, 10 Min. ziehen lassen, abseihen und dem Sitzbad zufügen. 1 x tgl. bzw. mind. 4 x wöchentlich Sitzbad durchführen.
- Umschläge: 50 g geschnittene Droge mit 500 ml heißem Wasser aufgießen, 10 Min. ziehen lassen, abseihen. Mehrmals tgl. lauwarm bis kalt auf die betroffenen Hautpartien.

Fertigarzneimittel: Sind nicht erhältlich.

Kombinationen mit anderen Phytopharmaka: Fertigkombinationen sind nicht erhältlich. Kombinationen mit Odermennigkraut, Zauberstrauchblättern und -rinde sind als freie Rezeptur sinnvoll.

- Freie Rezeptur: Taubnesselblüten 25,0 g, Odermennigkraut 25,0 g, Zauberstrauchblätter 50,0 g. Für Sitzbäder 5 EL Droge mit 500 ml kochendem Wasser übergießen, 10 Min. ziehen lassen, abseihen und dem Sitzbad zufügen. 1 x tgl. bzw. mind. 4 x wöchentlich Sitzbad durchführen. Für Umschläge 50 g geschnittene Droge mit 500 ml heißem Wasser aufgießen, 10 Min. ziehen lassen, abseihen. Mehrmals tgl. lauwarm bis kalt auf die betroffenen Hautpartien.

▶ Teeblätter, schwarze und grüne (Theae nigrae folium und Theae viridis folium) ☞ S. 238

Darreichungsform: 1 EL schwarze Teeblätter oder 1 TL grüne Teeblätter 10–15 Min. mit 250 ml Wasser kochen lassen, abseihen. Für Spülungen, Umschläge oder Waschungen mehrmals tgl. verwenden.

Fertigarzneimittel: Sind nicht im Verkehr.

Kombinationen mit anderen Phytopharmaka: Sind nicht im Verkehr.

▶ Walnußblätter (Juglandis folium) ☞ S. 254

Darreichungsform: Für Umschläge und Teilbäder 2–3 g Droge auf 100 ml Wasser.
- Umschläge oder Teilbäder: 2–3 g Droge mit 100 ml Wasser ca. 15 Min. aufkochen, anschließend abseihen. 1 x tgl. anwenden.

Fertigarzneimittel: Sind nicht erhältlich.

Kombinationen mit anderen Phytopharmaka: Bei ekzematösen Erkrankungen bei Kdr. sind Kombinationen mit Feldstiefmütterchenkraut sinnvoll. Z.B.
- Freie Rezeptur: Je 2 EL Walnußblätter und Stiefmütterchenkraut mit 500 ml kochendem Wasser übergießen, 10 Min. ziehen lassen, abseihen und als Badezusatz bzw. für Waschungen und Umschläge verwenden. 1 x tgl. baden bzw. mehrmals tgl. damit waschen und Umschläge machen.

✓ Zubereitungen aus Walnußblättern sollen laut Erfahrungsheilkunde gleichzeitig innerlich (☞ 12.12.1) und äußerlich angewandt werden.

▶ Wassernabelkraut (Hydrocotylidis herba) ☞ S. 255

Darreichungsform: Wäßriger Aufguß (1:10) oder ethanolisch-wäßrige Tinktur (1:10) zur Herstellung von Teilbädern oder Umschlägen.
- Creme: Centella asiatica homöopathische Urtinktur 5 % eingearbeitet in Unguentum emulsificans aquosum DAB. 1–mehrmals tgl. auftragen.
- Salbe: Centella asiatica homöopathische Urtinktur 5 % eingearbeitet in neutraler Salbengrundlage, z.B. Wollwachsalkohole gemäß Arzneibuch. 1–mehrmals tgl. auftragen.
- Teilbäder: 5 ml wäßrigen Aufguß (1:10) oder ethanolisch-wäßrige Tinktur (1:10) oder Urtinktur auf 500 ml Wasser geben. Mind. 1 x tgl., besser 2–3 x tgl. baden.

– Umschläge: 5 ml wäßrigen Aufguß (1:10) oder ethanolisch-wäßrige Tinktur (1:10) oder Urtinktur auf 500 ml Wasser geben. 2–3 x tgl. Umschläge machen.

Fertigarzneimittel: Z.B.
– Madecassol®-Salbe (standardisiert auf Asiaticosid und weitere Triterpensäuren), mehrmals tgl. dünn auf die betroffenen Hautstellen auftragen.

Kombinationen mit anderen Phytopharmaka: Sinnvolle Kombinationen sind bisher nicht bekannt.

▶ Zauberstrauchblätter/-rinde, virginische (Hamamelidis folium et cortex) ☞ S. 266

Darreichungsform: Bei äußerer Anwendung: Wasserdampfdestillat (Hamameliswasser) unverdünnt oder im Verhältnis 1:3 mit Wasser verdünnt zu Umschlägen, 20–30 % Destillat in halbfesten Zubereitungen. Extraktzubereitungen in halbfesten und flüssigen Zubereitungen entsprechend 5–10 % Droge. Für Dekokte 5–10 g Droge auf 1 Tasse (ca. 250 ml) Wasser zu Umschlägen und Spülungen.
– Bäder: 20 g Droge mit 250 ml Wasser aufkochen, 15 Min. ziehen lassen, nach Abseihen dem Bad zugeben. 1 x tgl. baden.
– Emulsion: Rp. Hamamelidis extract. fluidum 5,0 g, Unguentum emulsificans aquosum DAB ad 30,0 g. 1 x tgl. dünn auftragen.
– Salbe: Rp. Hamamelidis extract. fluidum 5,0 g, Unguentum molle ad 30,0 g. 1 x tgl. dünn auftragen.
– Umschläge: 5–10 g Droge mit 250 ml Wasser aufkochen, 15 Min. ziehen lassen, nach Abseihen und Abkühlung mehrmals tgl. anwenden.

Fertigarzneimittel: Z.B.
• Bäder:
  – Hametum® Extrakt Flüssigkeit (in 100 g 25 g Destillat 1:1,6 aus frischen Zweigen und Blättern von Hamamelis virginiana standardisiert auf 3 mg Hamamelisketone), mehrmals wöchentlich baden, 40–50 ml auf 1 Bad geben.
• Cremes:
  – Hametum® Creme (in 100 g 5 g Destillat aus Blättern und Zweigen von Hamamelis virginiana mit 0,64 mg Hamamelisketonen), mehrmals tgl. dünn auftragen. (☞ **Studie**)
• Salben:
  – DHU-Hamamelissalbe (ethanolisch-wäßriger Auszug aus Blättern und Zweigen von Hamamelis virginiana, enthält damit Gerbstoffe), 2–3 x tgl. auftragen.
  – Hamasana® Salbe (in 100 g 20 g Destillat aus Blättern und Zweigen von Hamamelis virginiana), 2–3 x tgl. dünn auftragen.
  – Hametum® Wund- und Heilsalbe Salbe (in 100 g 6,25 g Destillat aus frischen Blättern und Zweigen von Hamamelis virginiana standardisiert auf 0,75 mg Hamamelisketone), mehrmals tgl. dünn auftragen bzw. leicht einmassieren.
• Umschläge:
  – Hametum® Extrakt Flüssigkeit (in 100 g 25 g Destillat 1:1,6 aus frischen Zweigen und Blättern von Hamamelis virginiana standardisiert auf 3 mg Hamamelisketone), unverdünnt oder verdünnt mit Wasser 1:3. Damit mit Hilfe einer Mullauflage bis zu 3 x tgl. Umschläge machen.

Kombinationen mit anderen Phytopharmaka: Fertigkombinationen sind nicht erhältlich. Eine Kombination mit Kamillenblüten ist als freie Rezeptur mit 7 Teilen Zauberstrauchblätterextrakt und 3 Teilen Kamillenblütenextrakt sinnvoll. 50 ml für 1 Vollbad bzw. 30 ml auf 1 l kochendes Wasser für Umschläge geben. 1 x tgl. baden bzw. bis zu 3 x tgl. Umschläge machen.

✓ Bei Zauberstrauch-Fertigarzneimitteln muß unterschieden werden, ob der Auszug ein wäßrig-ethanolischer Extrakt ist und dann Gerbstoffe enthält oder ob ein verarbeitetes Wasserdampfdestillat vorliegt, dessen Wirkung auf dem ätherischen Öl beruht. Da beide Zubereitungen zwar antiphlogistisch wirken, aber auf zwei unterschiedliche Wirkmechanismen basieren (Gerbstoff bzw. ätherisches Öl), hat sich eine abwechselnde Anwendung beider Darreichungsformen bewährt, wobei zusätzlich die Grundlage (Creme oder Salbe) ausgewählt werden kann.

In einer Studie an 24 gesunden Probanden wurde die antiinflammatorische Wirkung von **Hametum® Creme**, einer anderen Hamamelis-Creme und Hydrocortison (1%ig) verglichen. Parameter zur Beurteilung der Wirksamkeit war das Abbleichen eines UV-induzierten Erythems. **Hametum® Creme** zeigte eine deutliche antiinflammatorische Wirkung nach 24 und v.a. nach 48 Std., die etwas geringer als die von Hydrocortison war.

12.13 Neurodermitis

Syn. Atopische Dermatitis, endogenes Ekzem. Erblich prädisponierte, durch Umweltfaktoren (Klima, Nahrung) und psychische Faktoren beeinflußbare endogene Hyperreagibilität des Immunsystems mit abnorm erhöhter Bildung von humoralen Antikörpern (IgE) unter dem klinischen Bild einer chronischen oder chronisch-rezidivierenden, entzündlichen, ekzematösen Hauterkrankung mit Sebostase und einer gegenüber der Norm erniedrigter Juckreizschwelle. Häufig kombiniert mit einer Neigung zu Rhinitis allergica und allergischem Asthma bronchiale.

Stellenwert der Phytotherapie

Da die Pathogenese der Neurodermitis multifaktoriell bedingt ist und u.a. psychische bzw. psychosomatische Faktoren sowohl die Entstehung als auch den Verlauf der Erkrankung beeinflussen können, ist für eine erfolgreiche Therapie ein Paket an Therapiemaßnahmen notwendig. Dies reicht von der gründlichen allergologischen Anamnese, psychotherapeutischen Interventionen und der Ernährung bis zu medikamentösen Maßnahmen. Die Phytotherapie spielt dabei eine große Rolle, die Symptome der Neurodermitis zu lindern und v.a. als intervalltherapeutische Maßnahme Glukokortikoide einzusparen. Je nach Hautzustand stehen bei den Phytopharmaka mehr Wirkstoffe und Darreichungsformen zur Verfügung als dies bei chemisch-synthetischen Dermatika der Fall ist. Sowohl die Hautveränderungen als auch der quälende Juckreiz können mit Phytopharmaka erfolgreich therapiert werden. Phytopharmaka eignen sich ferner zur Daueranwendung und können bei äußerer Anwendung mit der inneren Einnahme von z.B. Antihistaminika, Cromoglicinsäure u.a.

kombiniert werden. Die Phytotherapie ist allerdings nur ein nützliches **adjuvantes** Glied innerhalb der therapeutischen Gesamtstrategie.

Neurodermitisch veränderte Haut neigt zu bakteriellen und viralen Sekundärinfektionen sowie Infektion mit Candida albicans, die rechtzeitig mit Antibiotika bzw. Antimykotika behandelt werden müssen.
Auch bei Verwendung von Phytopharmaka ist bei Neurodermitis die Gefahr einer Allergisierung groß, insbesondere wenn qualitativ minderwertige oder durch falsche Lagerung verdorbene Zubereitungen (oxidierte fette Öle oder metabolisierte ätherische Öle) angewendet werden.
Vorsicht bei Ausbreitung einer Herpesinfektion auf der vorgeschädigten Haut (Eczema herpeticatum). Dann ist eine systemische antivirale Therapie erforderlich.

Darreichungsform

Die Darreichungsform richtet sich im wesentlichen nach der Verlaufsform und ist in erster Linie eine topisch anzuwendende. Die wenigen zur Verfügung stehenden innerlich einzunehmenden Phytopharmaka sollen zusätzlich zur topischen Applikation eingenommen werden. Bei der Auswahl einer geeigneten Darreichungsform gilt:

- im **akuten** Stadium nie fetthaltige Salben, sondern Cremes oder Gele verwenden
- **akute nässende** Läsionen: Prinzip „feucht auf feucht", feuchte Umschläge mit Desinizienzien, stundenweise fett-feuchte Umschläge (Creme auftragen, darüber feuchter Umschlag), wäßrige bzw. ethanolisch-wäßrige Auszüge (gerbstoffhaltig)
- Umschläge häufig wechseln und nicht mit Gummifolie oder Plastik abdecken, da trockene Umschläge keine Wirkung und warm-feuchte Umschläge eine gegenteilige (aufquellende, entzündungsfördernde) Wirkung zeigen
- **akute entzündliche** Läsionen: Umschläge, Gele, Lotionen, evtl. Cremes
- **krustöse** Läsionen, **Intervalltherapie**: Prinzip „fett und feucht", Salben auftragen und feuchte Umschläge darüber (Salbenverband), unparfümierte Ölbäder, halbfette Cremes, fette Salben 2–3 x wöchentlich bei sehr trockener Haut, Darreichungsformen mit Wasserdampfdestillaten (Gehalt an ätherischen Ölen)
- nicht-befallene Haut mit fettender Creme pflegen
- **Keine** okklusiven Verbände wegen eines Hitzestaus verwenden.

Phytotherapeutische Differentialtherapie

Die bei Neurodermitis verwendeten Arzneidrogen wirken

- **antiphlogistisch:** Ballonrebenkraut, Bittersüßstengel, Borretschsamenöl, Haferstroh, Kamillenblüten, Nachtkerzenöl, Zauberstrauchblätter und -rinde
- **juckreizstillend:** Ballonrebenkraut, Bittersüßstengel, Haferstroh, Pfefferminzöl (emulgiert in Milch oder Sahne), Zauberstrauchblätter und -rinde
- **adstringierend:** Eichenrinde
- **antiallergisch:** Bittersüßstengel
- **fettend:** Borretschsamen- und Nachtkerzenöl äußerlich angewendet

Je nach **Stadium** bzw. vorherrschender **Symptomatik** werden eingesetzt bei
- **akuten nässenden Läsionen:** Eichenrinde, Haferstroh, Kamillenblüten, Zauberstrauchblätter und -rinde
- **akuten entzündlichen Läsionen:** Haferstroh, Kamillenblüten, Zauberstrauchblätter und -rinde
- **chronischem Stadium** und **Intervallbehandlung**: Ballonrebenkraut, Bittersüßstengel, Borretschsamenöl, Haferstroh, Kamillenblüten, Nachtkerzenöl, Zauberstrauchblätter und -rinde
- **Juckreiz:** Ballonrebenkraut, Bittersüßstengel, Haferstroh, Pfefferminzöl (wenige Tr., emulgiert in Milch oder Sahne), Zauberstrauchblätter und -rinde
- **Superinfektionen** mit Bakterien oder Candida albicans: Kamillenblüten
- **trockener Haut:** Borretschsamenöl, Kamillenblüten, Nachtkerzenöl, Zauberstrauchblätter und -rinde

Zusätzliche allgemeine Maßnahmen

- Neurodermitispatienten reagieren individuell sehr unterschiedlich auf Cremes- und Salbengrundlagen, daher die einzelnen galenischen Grundlagen austesten und die Patientenangaben beachten.
- Rückfettende Externa und Ölbäder regelmäßig anwenden. Nur Schaumbäder mit Rückfettungskomponenten wie z.B. Weizenkeimöl verwenden.
- Hautreinigung mit nicht-schäumenden, möglichst sauren Mitteln, anschließend Haut vorsichtig abtupfen und Fettsalbe auf die noch feuchte Haut auftragen.
- Alkoholhaltige Externa, die austrocknend wirken, nur gezielt und kleinflächig einsetzen.
- Meiden von Irritantien wie häufigem Wasserkontakt, Reinigungs-, Desinfektionsmitteln, Wolle, Kosmetika, Schweiß. Nur kurz und lauwarm duschen.
- Hohe Temperaturen meiden, z.B. Wärmestau unter der Bettdecke, zu warme Räume oder Kleidung.
- Kleidung aus Baumwolle bevorzugen.
- Nägel kurz halten, für Sgl. Schlafanzüge mit integrierten Fäustlingen verwenden.
- Sofern sich anamnestisch Auslöser eruieren lassen, diese meiden, z.B. Wohnungssanierung bei Hausstauballergie, Verzicht auf Nahrungsmitteladditiva, Zitrusfrüchte. Auf Haustiere verzichten.
- Keine Pauschaldiäten, sondern individuelle Diät (z.B. Rotationsdiät) nach ausführlicher anamnestischer und allergologischer Abklärung (positive Reaktionen im Prick-Test sind klinisch häufig irrelevant). Ungesättigte Fettsäuren bevorzugen. Eine Unverträglichkeit besteht oft gegenüber Milch(produkten), Nüssen, Hühnereiweiß, Meerestieren, Zitrusfrüchten, Fisch, Weizen.
- Für eine Klimatherapie sind die Alpen, Mittelgebirge und Nordsee geeignet.
- Im akuten entzündlichen Stadium kühlende Abwaschungen und Umschläge durchführen.
- Verhaltenstherapie bei psychosomatischer Komponente, psychologische Betreuung bei entsprechenden Auslösern.
- Entspannungsverfahren wie Yoga oder autogenes Training können Juckreiz und Schmerzempfindung lindern sowie die innere Anspannung günstig beeinflussen.
- Die Lebersyntheseleistung längerfristig mit Silymarin aktivieren.

12.13.1 Phytopharmaka zur inneren Anwendung

▶ Bittersüßstengel (Dulcamarae stipites) ☞ S. 49

Darreichungsform: Tagesdosis 1–3 g Droge. Nur in Form von standardisierten Fertigarzneimitteln anwenden.

Fertigarzneimittel: Z.B.
- Cefabene® Filmtabletten (200 mg Trockenextrakt 5:1 aus Dulcamarae stipites), Erw. 1–3 x tgl. 1 Filmtbl., Kdr. tgl. 1 Filmtbl. (☞ **Studie**)
- Cefabene® Tropfen (in 100 g 70 g ethanolischer Auszug 1:5 aus Dulcamarae stipites, enthält 26 Vol.% Alkohol), Erw. 4–5 x tgl. 30–40 Tr., Kdr. die Hälfte. (☞ **Studie**)

Kombinationen mit anderen Phytopharmaka: Sind nicht vorhanden.

In multizentrischen Studien konnte mit den **Cefabene®-Präparaten** bei chronischen Ekzemen und juckenden Dermatosen eine deutliche Linderung der Krankheitssymptome erzielt und nachgewiesen werden.
In einer Anwendungsbeobachtung an 96 Patienten mit atopischem Ekzem, chronischer Urtikaria oder allergischem Kontaktekzem kam es nach mehrwöchiger Therapie zu einem Rückgang des Juckreizes um 61 %, der Rötung um 73 % und Schuppung um 45 %.

▶ Borretschsamenöl (Oleum boraginis semen) ☞ S. 53

Sichtbare Wirkung frühestens nach ca. 4–12 Wochen, in der Regel erst nach 12 Wochen. Nach vorliegenden Berichten scheinen Kdr. stärker zu profitieren als Erw.

Darreichungsform: Therapeutischer Effekt ab 240–320 mg Tagesdosis. Fettes Borretschsamenöl abgefüllt in Weichgelatinekps.

12

Fertigarzneimittel: Z.B.
- Glandol® Borretschsamenölkapseln (500 mg Borretschsamenöl mit 120 mg γ-Linolensäure), Erw. tgl. 3–6 Kps., Kdr. tgl. 1–3 Kps. (☞ **Studie**)
- Glandol® forte Kapseln (750 mg Borretschsamenöl mit 180 mg γ-Linolensäure), Erw. tgl. 2–4 Kps., Kdr. tgl. 1–2 Kps. einnehmen.
- Glandol® spezial Kapseln (1,5 g Borretschsamenöl mit 360 mg γ-Linolensäure), Erw. tgl. 1–2 Kps., Kdr. tgl. 1 Kps. einnehmen.

Kombinationen mit anderen Phytopharmaka: Sinnvolle Kombinationen sind bisher nicht bekannt. Dafür die Kps. aufschneiden.

✓ Eine innere Anwendung kann gut mit einer gleichzeitigen äußeren Anwendung zur Hautpflege (☞ 12.13.2) kombiniert werden. Dafür die Kps. aufschneiden

Die Wirksamkeit von **Glandol® Borretschsamenölkapseln** wurde in einer Dosierung von 4 x tgl. 500 mg bzw. 6 x tgl. 500 mg in 2 multi- ➡

zentrischen Anwendungsstudien und in 2 randomisierten, plazebokontrollierten Doppelblindstudien an Neurodermitis-Patienten geprüft. Als Prüfparameter wurde der ADASI-Score (Atopy Dermatitis Area Severity Index) angewendet und nach einem Behandlungszeitraum von 6 Monaten ausgewertet. Eine signifikante Besserung konnte in 71 % (bestes Ergebnis) in den 4 Untersuchungen nach 6 Monaten beobachtet werden. Im Durchschnitt berichteten 73 % der Patienten von einer sehr guten bis guten Besserung des Juckreizes.

▶ Nachtkerzenöl (Oleum oenotherae) ☞ S. 167

Die Wirkung tritt erst nach 4–12 Wochen ein und ist schwierig zu beurteilen, da in der Regel die Gabe von γ-Linolensäure nicht die einzige therapeutische Maßnahme ist. Nach vorliegenden Berichten scheinen Kdr. stärker zu profitieren als Erw.

Darreichungsform: Nur in Form von Fertigarzneimitteln abgefüllt in Weichgelatinekps. oder als Nahrungsergänzungsmittel im Handel erhältlich.

Fertigarzneimittel: Z.B.

- Epogam® (466–536 mg Nachtkerzensamenöl mit 40 mg γ-Linolensäure), Erw. 2 x tgl. 2–3 Kps., Kdr. von 1–12 Jahren 2 x tgl. 1–2 Kps. unzerkaut mit viel Flüssigkeit zu den Mahlzeiten einnehmen. **(☞ Studie)**
- Epogam® 1000 Kapseln (932–1073 mg Nachtkerzensamenöl mit 80 mg γ-Linolensäure), Erw. 2 x tgl. 4–6 Kps., Kdr. von 1–12 Jahren 2 x tgl. 2–4 Kps. zu den Mahlzeiten einnehmen. Kps. aufschneiden und ausdrücken. Das Öl direkt mit Milch einnehmen oder ins Essen geben. **(☞ Studie)**
- Gammacur® Kapseln (500 mg Nachtkerzensamenöl), Erw. 2 x tgl. 4–6 Kps., Kdr. von 1–12 Jahren 2 x tgl. 2–4 Kps., Behandlung mit höchster Dosis beginnen.
- Neobonsen Kapseln (500 mg Nachtkerzensamenöl mit 40 mg γ-Linolensäure), Erw. 2 x tgl. 4–6 Kps., Kdr. von 1–12 Jahren 2 x tgl. 2–4 Kps.
- Unigamol® Kapseln (382–518 mg Nachtkerzensamenöl mit 40 mg γ-Linolensäure), Erw. 2 x 4–6 Kps., Kdr. von 1–12 Jahren 2 x 2–4 Kps.

Kombinationen mit anderen Phytopharmaka: Sinnvolle Kombinationen sind bisher nicht bekannt.

Für Kleinkdr. werden die Kps. aufgeschnitten und der Inhalt dem Brei oder Müsli beigemischt.
Mit dem aus den Kps. herausgedrückten Nachtkerzenöl kann man auch Hautpflege durchführen.

In 4 kontrollierten Parallel- und 9 Cross-over-Studien wurde die Wirksamkeit von **Epogam®** und **Epogam® 1000 Kapseln** bei atopischem Ekzem auf Entzündungsgrad, Trockenheit, Schuppenbildung, Juckreiz und Gesamtzustand der Haut einer positiven kritischen Bewertung unterworfen. Es zeigten sich zwischen Verum- und Plazebogruppe hochsignifikante Unterschiede in der Besserung der Symptome (Verringerung des Juckreizes und der entzündlichen Schübe). Die Dosierung betrug 2–3 g Nachtkerzenöl tgl. über 6 Monate.

12.13.2 Phytopharmaka zur äußeren Anwendung

▶ Ballonrebenkraut (Cardiospermi herba) ☞ S. 38

Darreichungsform: Zubereitungen mit 10 % homöopathischer Urtinktur.
- Salbe: 10 % Cardiospermum homöopathische Urtinktur mit Unguentum emulsificans als Salbengrundlage. Mehrmals tgl. dünn auftragen.

Fertigarzneimittel: Z.B.
- Halicar® Creme oder Salbe (10 % homöopathische Urtinktur), 3 x tgl. dünn auf die betroffenen Partien auftragen und leicht einmassieren. (☞ **Studie**)

Kombinationen mit anderen Phytopharmaka: Sind nicht erhältlich.

> **Halicar® Salbe** zeigte sich in einer unizentrisch durchgeführten Anwendungsbeobachtung mit 512 Neurodermitikern und in einer randomisierten doppelblinden klinischen Studie an 55 Patienten bei der Therapie chronischer Stadien der Neurodermitis in seiner Wirksamkeit dem synthetischen Antiphlogistikum Bufexamac gleichwertig. Die Verträglichkeit wurde von 82 % der Patienten mit gut bis sehr gut beurteilt. In anderen Studien konnte eine Einsparung von Kortikosteroiden erreicht werden.

▶ Bittersüßstengel (Dulcamarae stipites) ☞ S. 49

Darreichungsform: Tagesdosis 1–3 g Droge. Nur in Form von Fertigarzneimitteln erhältlich.

Fertigarzneimittel: Z.B.
- Cefabene® Salbe (in 100 g 10 g ethanolischer Auszug aus Dulcamarae stipites), 3–5 x tgl. in die betroffenen Hautpartien sanft einmassieren. (☞ **Studie**)

Kombinationen mit anderen Phytopharmaka: Sind nicht erhältlich.

12

> In experimentellen Studien ließ sich für die isolierten Wirkstoffe Solasodin und Solasonin, glykosidisch gebundene Steroidalkaloide, eine kortisonähnliche Wirkung nachweisen.
> In einer multizentrischen offenen Anwendungsbeobachtung an 380 Patienten mit Neurodermitis und 106 mit einem Kontaktekzem besserten sich nach 5wöchiger Therapie mit **Cefabene® Salbe** bei mehr als 85 % der Patienten die Kardinalsymptome Juckreiz, Rötung, Nässeln, Schuppung, Quaddelbildung.

▶ Borretschsamenöl (Oleum boraginis semen) ☞ S. 53

Sichtbare Wirkung frühestens nach ca. 4–12 Wochen, in der Regel erst nach 12 Wochen.

Darreichungsform: Therapeutischer Effekt ab einer Tagesdosis von 500 mg Droge verarbeitet in Kps.

Fertigarzneimittel: Z.B.
- Bäder:
  - Glandol® Pflegeölbad (200 ml, abgefüllt in 10 x 20 ml, enthält 60 g Borretschsamenöl), für 1 Vollbad 20 ml verwenden und darin 1 x tgl. 10–15 Min. baden. (☞ **Studie**)
- Lotion:
  - Glandol® Lotion (in 150 ml 15 g Borretschsamenöl mit einem γ-Linolensäuregehalt von 2,2 %), mehrmals tgl. auf die betroffenen Hautpartien auftragen und vorsichtig leicht einmassieren. (☞ **Studie**)

Kombinationen mit anderen Phytopharmaka: Sinnvolle Kombinationen sind bisher nicht bekannt.

Eine äußerliche Anwendung zur Hautpflege kann gut mit einer gleichzeitigen inneren Anwendung (☞ 12.13.1) kombiniert werden.

> In je einer Anwendungsbeobachtung wurden **Glandol® Pflegeölbad** und **Glandol® Lotion** auf Hautverträglichkeit über 4 Wochen geprüft. In beiden Studien traten keine Nebenwirkungen auf, es wurde eine gute Hautverträglichkeit konstatiert und eine Reduzierung des Juckreizes festgestellt.

▶ Eichenrinde (Quercus cortex) ☞ S. 72

Darreichungsform: 5 g Droge für ein Vollbad.
- Bäder: 5 g Droge auf 1 l Wasser geben, ca. 10 Min. auf kleiner Flamme kochen und nach dem Abseihen die gesamte Abkochung in das Voll- oder Teilbad geben. Badedauer 20 Min., zu Beginn 1 x, später 2–3 x wöchentlich.

Fertigarzneimittel: Z.B.
- Eichenrinden-Extrakt FS Flüssiger Badezusatz, 100 ml für 1 Vollbad nehmen, 3 x wöchentlich baden.

Kombinationen mit anderen Phytopharmaka: Eine Kombination mit Haferstrohextrakt naturrein Dr. Schupp 1:1 ist sinnvoll und hat sich bewährt.

▶ Haferstroh (Avenae stramentum) ☞ S. 100

Darreichungsform: 100 g Droge für 1 Vollbad.
- Bäder: 50–100 g Droge mit 2 l Wasser ca. 30 Min. kochen und nach dem Abseihen dem Bad zugeben. 1 x tgl. 10–15 Min. lang baden.

Fertigarzneimittel: Z.B.
- Haferstrohextrakt naturrein Dr. Schupp, für 1 Vollbad dem Badewasser 100–150 ml zugeben. 1 x tgl. 10–15 Min. lang baden.

Kombinationen mit anderen Phytopharmaka: Eine Kombination mit Kamillenblüten ist als freie Rezeptur mit 7 Teilen Haferstrohextrakt und 3 Teilen Kamillenblütenfluidextrakt sinnvoll. Für 1 Vollbad 50 ml zugeben, 1 x tgl. 10–15 Min. lang baden.

Haferstrohextrakt ist eine dunkelschwarze Flüssigkeit mit eher unangenehmen Geruch, die Emaille (z.B. Badewanne) dunkel verfärben kann. Daher bei Bädern am besten Plastikwannen verwenden und immer erst Wasser, dann den Haferstrohextrakt einfüllen und mit der Brause gleichmäßig verteilen.
Zur alleinigen Therapie ist ein Haferstrohbad für die Neurodermitisbehandlung nicht ausreichend, als Zusatz zu Ölbädern hat es sich insbesondere zur Linderung des Juckreizes und bei trockener Haut bewährt.

▶ Kamillenblüten (Matricariae flos) ☞ S. 123

Darreichungsform: Um die notwendigen Konzentrationen an entzündungshemmenden Inhaltsstoffen zu erreichen, empfiehlt es sich, den Kamillentee mit standardisierten Kamillenlösungen zu verstärken oder Salben mit einem standardisierten Mindestgehalt an antiphlogistischen Kamilleninhaltsstoffen (z.B. (-)-α-Bisabolol und Chamazulen) zu verwenden, da mit Teeumschlägen allein keine ausreichenden Wirkkonzentrationen erreicht werden. 1 EL Droge (ca. 3 g) wird mit heißem Wasser (ca. 150 ml) übergossen, zugedeckt und nach 5–10 Min. durch ein Teesieb filtriert. Bei äußerer Anwendung 3–10%ige Aufgüsse für Umschläge und Spülungen, als Badezusatz 50 g Droge auf 10 l Wasser, halbfeste Zubereitungen entsprechend 3–10 % Droge.

- Bäder: 50 g Droge mit 1 l kochendem Wasser übergießen, 15 Min. bedeckt ziehen lassen, dann abseihen und verstärkt mit 20 ml standardisierter Kamillenlösung dem Bad zugeben. Bei Teilbädern die Hälfte des Aufgusses verwenden und mit 10–20 ml standardisierter Kamillenlösung verstärken. 1 x tgl. 10–15 Min. baden.
- Creme: Rp. Chamomillae extract. fluidum 8,0 g, Wollwachsalkoholcreme DAB ad 50 g. Mehrmals tgl. dünn auftragen.
- Öl: Rp. Ätherisches Kamillenöl/ASTA 1,0 g, neutrales, fettes Öl, z.B. Freiöl oder Miglyol®, ad 100,0 g. Oder Rp. Kamillosan® Konzentrat Lösung oder Kamille® Spitzner N Lösung oder Kamillin Robugen® Konzentrat Lösung 5,0 g, neutrales, fettes Öl, z.B. Freiöl® oder Miglyol®, ad 100,0 g. Mehrmals tgl. dünn auftragen.
- Ölbad: Rp. Kamillosan® Konzentrat Lösung oder Kamille® Spitzner N Lösung oder Kamillin Robugen® Konzentrat Lösung 5,0 g, neutrales, fettes Öl, z.B. Freiöl® oder Miglyol®, ad 100,0 g, davon 10–20 ml dem Bad zugeben. 1 x tgl. 10–15 Min. baden.
- Salbe: Rp. Chamomillae extract. fluidum 8,0 g, Unguentum Zinci oder Zinci pasta mollis ad 50,0 g. Mehrmals tgl. dünn auftragen.
- Umschläge: 1 EL (3–10 g) Droge mit 1 Tasse (150 ml) kochendem Wasser übergießen, 5–10 Min. abgedeckt ziehen lassen, dann abseihen. Verstärkt mit 5–10 ml standardisierter Kamillenlösung in Form von Umschlägen mehrmals tgl. anwenden.

Fertigarzneimittel: Z.B.

- Bäder, Umschläge:
  - Kamillan® supra Auszug (in 100 mg mind. 180 mg ätherisches Öl), für Umschläge/Teilbäder 1–mehrmals tgl. ½–1 EL auf ca. 1 l Wasser, für Sgl.-Bäder 1 x tgl. ½–1 EL auf ca. 10 l Wasser.
  - Kamillin Konzentrat Lösung (in 100 g mind. 170 mg ätherisches Öl und 50 mg (-)-α-Bisabolol), für Umschläge 1 EL auf 1 l Wasser, für Bäder 15–30 ml (1–2 EL) auf 20 l Wasser. 1 x tgl. 10–15 Min. baden.

- Kamillosan® Konzentrat Lösung (in 100 g 100–300 mg ätherisches Öl und mind. 50 mg (-)-α-Bisabolol), für Umschläge 1–mehrmals tgl. 15–30 ml auf 1 l Wasser, für Teilbäder 1–mehrmals tgl. 15 ml auf ca. 1 l Wasser, für Sgl.-Bäder 1 x tgl. 15 ml auf 10 l Wasser.

- Cremes:
  - Azulon® Kamillen Creme (in 100 g Cetylstearylalkohol- und Wollwachsalkohol-Basis ca. 2 g ethanolischer Kamillenblütenextrakt mit 7–12 mg (-)-α-Bisabolol), 1–mehrmals tgl. dünn auftragen.
  - Kamillosan® Creme (in 100 mg Wasser-in-Öl-Cremegrundlage 2 g Kamillenblüten-Ethanolauszug mit mind. 7 mg (-)-α-Bisabolol), 1–mehrmals tgl. dünn auftragen. **(☞ Studie)**
- Ölbad:
  - Kamillenbad Intradermi® Badezusatz flüssig (in 10 g 500 mg ätherisches Kamillenöl), für 1 Vollbad (80 l) 10–20 ml, für ein Sitz- bzw. Teilbad (10 l) 2–3 ml in das Badewasser geben. 1 x tgl. 10–15 Min. baden.
- Salben:
  - Chamo® S Bürger Salbe (in 100 g Triglycerolstearat-und-DAS-Basisgel-Grundlage ca. 580 mg ethanolischer Nativextrakt mit 20 mg ätherischem Kamillenöl und 20 mg Apigenin-7-glukosid), mehrmals tgl. dünn auf die erkrankten Stellen auftragen.
  - Kamillen-Salbe-Robugen® (in 100 g Wollwachs- und Vaselin-Basis 1 g Kamillenblütentrockenextrakt mit mind. 30 mg (-)-α-Bisabolol), 2–3 x tgl. dünn auftragen.
  - Kamillosan® Salbe (in 100 g Wollwachs- und Vaselin-Basis 1 g Kamillenblütentrockenextrakt mit mind. 30 mg (-)-α-Bisabolol), 1–mehrmals tgl. dünn auftragen. **(☞ Studie)**
  - Matmille® N-Salbe (in 10 g Macrogolstearylether-Basis 5 g Chamomillae extract. fluidum mit mind. 7 mg (-)-α-Bisabolol), 1–mehrmals tgl. auf die erkrankten Hautstellen auftragen.

Kombinationen mit anderen Phytopharmaka: Fertigkombinationen sind nicht erhältlich. Die Anwendung von Zauberstrauchrinden-Creme (z.B. Hametum® Creme) im wöchentlichen Wechsel ist sinnvoll.

> 🕮 Nach einer größeren Studie wird die Anwendung von **Kamillosan® Creme** in der Therapie chronischer Ekzeme als sinnvolle Therapiestrategie zur Einsparung von Kortikosteroiden empfohlen. Einer anderen Studie zufolge zeigte sich **Kamillosan® Salbe** bei der Behandlung chronischer Ekzeme in der Intervall- oder Erhaltungstherapie 0,25 % Hydrokortison gleichwertig, 0,75 % Fluocortinbutylester und 5 % Bufexamac sogar überlegen.

▸ Sanddornkernöl (Oleum hippophae rhamnoides)

Darreichungsform: 10 oder 20%ige Sanddornkern(samen)ölcreme auf der Cremegrundlage mit Bienenwachs, Glycerin und Paraffin.

Fertigarzneimittel: In Deutschland keine im Verkehr. Eine individuelle freie Rezeptur ist möglich.

Kombinationen mit anderen Phytopharmaka: Sind nicht im Verkehr.

In einer randomisierten, doppelblinden, monozentrischen Studie wurde die Wirksamkeit einer 20%igen Sanddornkernöl-Creme bei der atopischen Dermatitis leichten bis mittleren Grades (nach Scorad-Index) gegenüber einer Miglyolcreme als Plazebo untersucht. Eine klinische und subjektive Besserung der Symptome um 10,98 bzw. 9,52 Scorepunkte konnte nach 28 Tagen nachgewiesen werden. Die Autoren vermuten, daß an der Wirksamkeit das Sanddornkernöl nur zum geringen Anteil mitverantwortlich ist, da sich zwischen den Verum- und Plazebogruppen keine statistisch signifikanten Unterschiede zeigten.

▶ Zauberstrauchblätter/-rinde, virginische (Hamamelidis folium et cortex) ☞ S. 266

Darreichungsform: Bei äußerer Anwendung: Wasserdampfdestillat (Hamameliswasser) unverdünnt oder im Verhältnis 1:3 mit Wasser verdünnt zu Umschlägen, 20–30 % Destillat in halbfesten Zubereitungen. Extraktzubereitungen in halbfesten und flüssigen Zubereitungen entsprechend 5–10 % Droge. Für Dekokte 5–10 g Droge auf 1 Tasse (ca. 250 ml) Wasser zu Umschlägen und Spülungen.

- Ölbäder mit gerbstoffhaltigem Dekokt: 20 g Droge mit 250 ml Wasser aufkochen, 15 Min. ziehen lassen, nach Abseihen dem Ölbad zugeben. 1 x tgl. 10–15 Min. baden.
- Salbe: Rp. Hamamelidis extract. fluidum 5,0 g, Unguentum molle DAB 6 ad 30,0 g. 2–3 x tgl. dünn auftragen.
- Umschläge mit gerbstofffreiem Wasserdampfdestillat: Unverdünnt oder 1:3 verdünnt, Zubereitung 20–30%ig. Damit sterile Mullauflagen durchfeuchten und auflegen, diese bis zu 3 x tgl. wechseln.
- Umschläge mit gerbstoffhaltigem Dekokt: 5–10 g Droge mit 250 ml Wasser aufkochen, 15 Min. ziehen lassen, nach Abseihen und Abkühlung mehrmals tgl. anwenden.

Fertigarzneimittel: Z.B.

- Cremes:
  - Hametum® Creme (in 100 g 5 g Destillat aus Blättern und Zweigen von Hamamelis virginiana mit 0,64 mg Hamamelisketonen), mehrmals tgl. dünn auftragen. (☞ **Studie**)
- Ölbäder:
  - Hametum® Extrakt Flüssigkeit (in 100 g 25 g Destillat 1:1,6 aus frischen Zweigen und Blättern von Hamamelis virginiana standardisiert auf 3 mg Hamamelisketone), 5 EL auf 1 Sitzölbad. 1 x tgl. 10–15 Min. baden.
- Salben:
  - DHU-Hamamelissalbe (ethanolisch-wäßriger Auszug aus Blättern und Zweigen von Hamamelis virginiana, enthält damit keine ätherischen Öle, sondern Gerbstoffe), 2–3 x tgl. auf die betroffenen Stellen auftragen.
  - Hamasana® Salbe (in 100 g 20 g Destillat aus Blättern und Zweigen von Hamamelis virginiana), 2–3 x tgl. dünn auftragen.
  - Hametum® Wund- und Heilsalbe Salbe (in 100 g 6,25 g Destillat aus frischen Blättern und Zweigen von Hamamelis virginiana standardisiert auf 0,75 mg Hamamelisketone), mehrmals tgl. dünn auftragen bzw. leicht einmassieren.

- Umschläge:
  - Hametum® Extrakt Flüssigkeit (in 100 g 25 g Destillat 1:1,6 aus frischen Zweigen und Blättern von Hamamelis virginiana standardisiert auf 3 mg Hamamelisketone), unverdünnt oder verdünnt mit Wasser 1:3. Damit sterile Mullauflagen durchfeuchten und auflegen, diese bis zu 3 x tgl. wechseln.

Kombinationen mit anderen Phytopharmaka: Fertigkombinationen sind nicht erhältlich. Die Anwendung einer Kamillenblüten-Creme (z.B. Kamillosan® Creme) im wöchentlichen Wechsel ist sinnvoll.

✓ Es hat sich bewährt, stundenweise fett-feuchte Umschläge mit Hamameliscreme und darüber feuchten Umschlägen durchzuführen.

In einer randomisierten, referenzkontrollierten Doppelblindstudie mit **Hametum® Creme** bei Patienten mit Neurodermitis ergab sich eine erhebliche Besserung der Hautsymptome Rötung, Juckreiz, Schuppung und Lichenifikation im Laufe der Therapie. Dabei waren die Ergebnisse dem einer Behandlung mit dem Antiphlogistikum Bufexamac gleichwertig. In anderen Testreihen zeigte Hamamelis eine dem Hydrokortison entsprechende antiinflammatorische Wirkung.

12.14 Psoriasis vulgaris

Syn. Schuppenflechte. Chronische, schubweise verlaufende, entzündliche, erythemato-squamöse Hauterkrankung mit Hyperproliferation der Epidermis (Hyperkeratose) mit genetischer Disposition. Akut-exanthematischer schubweiser oder chronisch-stationärer Verlauf. Neben der Haut können auch Nägel sowie Gelenke befallen sein. Auslösende Faktoren können sein: Äußere mechanische (enge Kleidung, Köperauflagestellen), physikalische (Sonnenbrand) oder chemische sowie innere bei entzündlichen Foci (Tonsillitis, grippaler Infekt), Grunderkrankungen (HIV-Infektion, Diabetes mellitus), Medikamenteneinnahme (Resochin, Lithium, β-Blocker, Chlorthalidon, Gold, NSAR), psychische und saisonale Faktoren.

Stellenwert der Phytotherapie

Phyto-Dermatologika können nach der heutigen wissenschaftlichen Kenntnis nur bei **leichteren** Formen der Psoriasis **adjuvant** eingesetzt werden. Der Einsatz bei schweren Verlaufsformen ist weder durch Studien abgesichert noch existieren dazu ausreichende Erfahrungen. Sinnvoll ist eine Kombination von topisch anwendbaren Phytopharmaka zusammen mit der systemischen Therapie mit Retinoiden, Ciclosporin A, Methotrexat etc.

Zum Einsatz bei Psoriasis arthropatica, capillitii oder pustulosa palmaris et plantaris existieren keine Erfahrungswerte und kein wissenschaftliches Erkenntnismaterial im Gegensatz zur Therapie mit TNF-α-Blocker Infliximab.

Darreichungsform

Geeignet sind beim
- **exsudativen Typ:** feuchte Umschläge, Lotionen, später Cremes und austrocknende Pasten
- **eruptiv-exanthematischen Typ:** Cremes, Teerbäder, Salben, evtl. Fettsalben
- **chronisch-stationären Typ:** Okklusivverbände mit Fettsalben, Pflanzenteere pur, Vaseline.

Phytotherapeutische Differentialtherapie

Die bei Psoriasis eingesetzten Arzneidrogen wirken
- **antiphlogistisch:** Cayennpfefferfrüchte, Mahonienrinde, Pflanzenteere
- **keratolytisch** und reduzieren die Schuppenbildung: Mahonienrinde
- **antiproliferativ** und reduzieren die Epidermisverdickung: Mahonienrinde, Pflanzenteere

Arzneidroge der ersten Wahl ist die **Mahonienrinde**, da eine jüngere klinische Studie vorliegt. Die übrigen Phytopharmaka, v.a. die Pflanzenteere, müssen von Fall zu Fall individuell erprobt werden, wenn die Therapie mit einer Salbe aus der Mahonienrinde nicht zu dem gewünschten Therapieerfolg geführt hat.

Bei Psoriasis capillitii lohnt ein Therapieversuch mit einem pflanzenteerhaltigem Haarwaschmittel.

Zusätzliche allgemeine Maßnahmen

- Irritative Noxen wie beengende Kleidung, Chemikalien, Sonnenbrand, starke Hautaustrocknung, Verletzungen meiden.
- Hautreinigung mit milden, reizarmen Syndets, Haarwäsche mit milden Shampoos.
- Zum Hautschutz tgl. rückfettende Maßnahmen wie fettende Salben oder Ölbäder (z.B. 1 TL Olivenöl oder Weizenkeimöl auf 1 Glas Milch und ins Badewasser geben).
- Keine spezielle Diät bekannt, aber oft kann der Verlauf durch eine Vollwertkost mit hohem Rohkostanteil günstig beeinflußt werden. Scharfe Gewürze, zuckerhaltige Produkte, Zitrusfrüchte, Genußmittel (Kaffee, Alkohol) und fettreiche Speisen eher meiden, ggf. bestimmte Nahrungsmittel je nach individueller Verträglichkeit. Eine cholesterinarme Ernährung ist sinnvoll.
- Bei Gelenkbeteiligung ist neben der medikamentösen auch eine physikalische Therapie von großer Bedeutung.
- Günstig sind Sonnenbäder in Verbindung mit Baden am Meer (Meere mit hohem Salzgehalt sind vorzuziehen).
- Wegen häufiger Probleme bei der Krankheitsbewältigung evtl. psychotherapeutische Betreuung.
- Streßsituationen abbauen, tgl. an der frischen Luft bewegen, Entspannungsübungen (autogenes Training, Yoga) erlernen, regelmäßigen Schlaf-Wach-Rhythmus einhalten.

12.14.1 Phytopharmaka zur äußeren Anwendung

▶ Cayennepfefferfrüchte (Capsici fructus acer) ☞ S. 63

Capsaicinhaltige Präparate nicht bei entzündeter Haut anwenden. Bei längerer Anwendung am gleichen Applikationsort soll es laut Monographie zu einer Schädigung sensibler Nerven kommen. Daher wird eine Anwendungsdauer von nur 2 Tagen empfohlen. Die neueren klinischen Studien über einen Zeitraum von 4–9 Wochen zeigten jedoch keine irreversible Neurotoxizität. Diese Nebenwirkung ist offensichtlich nur bei Capsicaindosierungen von über 0,075 % sowie bei Pflastern und Okklusivverbänden zu erwarten, nicht dagegen, wenn Salben oder Cremes mit einem Capsaicingehalt nicht über 0,075 % 2–3 x tgl. dünn auf die Haut aufgetragen werden.

Darreichungsform: In halbfesten Zubereitungen entsprechend 0,02–0,05 % Capsaicinoide.

- Creme: Rp. 0,025%ige Capsaicin-Creme, hergestellt mit Unguentum emulsificans DAB. 1–2 x tgl. sehr dünn auftragen.

Fertigarzneimittel: Z.B.

- Capsamol®-Salbe (in 100 g 50 mg Capsaicinoide), 2–3 x tgl. sehr dünn einreiben.
- Dolenon® Liniment (in 100 g 50 mg Capsaicinoide), 2–3 x tgl. sehr dünn auf die betroffenen Hautpartien auftragen und leicht einmassieren. **(☞ Studie)**

Kombinationen mit anderen Phytopharmaka: Sinnvollen Kombinationen sind bisher nicht bekannt.

Obwohl die Hauptindikation der genannten Fertigarzneimittel Nervenschmerzen (z.B. Zoster-Neuralgie, diabetischen Neuropathie, Phantomschmerz) und rheumatische Gelenkschmerzen sind, können sie auch bei Psoriasis angewandt werden. Weitere klinische Studien wären allerdings erforderlich, dennoch lohnt sich aufgrund von Anwendungsbeobachtungen mit **Dolenon® Liniment** die Anwendung bei leichteren Formen der Psoriasis, wobei sehr darauf zu achten ist, daß das **Dolenon® Liniment** nur dünn aufgetragen und nicht einmassiert wird. Dosierung und Häufigkeit der Anwendung müssen individuell erprobt werden.

▶ Mahonienrinde (Mahoniae aquifolii cortex) ☞ S. 152

Darreichungsform: Mahonia aquifolium homöopathische Urtinktur.

- Cremes: Mit Urtinktur in 10%iger Lsg., standardisiert auf einen Gehalt an Berberin von 1 %. Mehrmals tgl. auftragen.
- Tinktur: Mahonia aquifolium L. Tinktur als homöopathische Potenz D2. Mehrmals tgl. die Tinktur auftragen.

Fertigarzneimittel: Z.B.

- Rubisan® Creme oder Salbe (in 100 g 10 g Urtinktur aus Mahoniae aquifolii cortex, standardisiert auf einen Berberingehalt von 1 %), mind. 2–3 x tgl. auf die betroffenen Stellen auftragen und leicht einmassieren, bei hartnäckigen Läsionen sind Okklusivverbände sinnvoll. Sehr gut verträglich, v.a. zur Langzeittherapie geeignet. Sichtbare Wirkung nach ca. 2 Wochen. (☞ **Studie**)

Kombinationen mit anderen Phytopharmaka: Sind nicht erhältlich.

49 Psoriasis-Patienten wurden entweder 3 x tgl. mit **Rubisan® Salbe** oder 1 x tgl. mit dem Standard-Antipsoriatikum Dithranol behandelt. Vor und 4 Wochen nach Therapiebeginn wurden die behandelten Areale biopsiert. Das Phytotherapeutikum wirkte unterdrückend auf typische Wachstumsfaktoren und die Hyperproliferation der Keratinozyten. Die Wirkung war nur geringfügig schwächer als die von Dithranol.
Klinischen Erfahrungen zufolge kann die Rezidivrate nach Absetzen von Kortikoiden durch Anwendung von **Rubisan® Creme bzw. Salbe** deutlich gesenkt werden.

▶ Pflanzenteere (Pices) ☞ S. 184

Darreichungsform: 0,25–10%ige Zubereitungen eingearbeitet in eine Zinkschüttelmixtur nach Arzneibuchvorschrift (z.B. Lotio alba DAB) oder eine hydrophile Salbengrundlage nach Arzneibuchvorschrift oder in das Basisgel „Lederle“. 1 x tgl., bei Bedarf 2 x tgl. anwenden.

Fertigarzneimittel: Z.B.

- Polytar Lösung (in 100 g 0,3 g Wacholderteer, 0,3 g Holzteer, 0,07 g Steinkohlenteer), zur Behandlung der Kopfhaut 1–2 x wöchentlich auftragen, kurz einwirken lassen, dann ausspülen.

Kombinationen mit anderen Phytopharmaka: Reine Phytokombinationen sind nicht erhältlich. Kombinationen mit Allantoin und/oder Salicylsäure sind sinnvoll. Z.B.

- POLORIS Fettcreme oder Lotion (in 1 g 50 mg Steinkohlenteerlösung zusammen mit 20 mg Allantoin), Anwendung bis höchstens 2 x pro Woche. Anwendungsdauer bis zu 4 Wochen, länger nur unter ständiger Kontrolle. Diese Kombination mit Steinkohlenteer wäre auch mit einem Pflanzenteer denkbar.

✓ Von erfahrenen Dermatologen werden die Pflanzenteere, insbesondere der Birkenholzteer, nach wie vor in individuellen Rezepturen verordnet. Die genannten Teere, deren Qualität im DAB 6 festgelegt ist, werden in steigenden Konzentrationen von 0,25 %, 0,5 % und 1 % in Trockenpinselungen (z.B. in die Lotio alba DAB) oder in Zinkpaste DAB eingearbeitet. Bei guter Verträglichkeit kann der Teeranteil bis 10 % gesteigert werden. Als zusätzlicher Kombinationspartner mit positivem Einfluß auf den Therapieerfolg hat sich das Einarbeiten von 2–5 % Johanniskrautöl bewährt.

12.15 Urtikaria

Syn. Nesselsucht. Akutes oder chronisch rezidivierendes (≥ 6 Wochen) Auftreten von exanthematischen oder lokalisierten, flüchtigen, stark juckenden Quaddeln (Ödeme im oberen Korium). Ursache bleibt meist unklar, ggf. infektallergisch, pseudoallergisch (v.a. durch ASS, NSAR), allergisch (Nahrungsmittel, Insektenstiche, Medikamente etc.). Fast ausnahmslos durch Histamin vermittelt.

Stellenwert der Phytotherapie

Phytopharmaka wirken nicht kausal, sondern können nur die **Symptome** lindern und sind **adjuvant** angewendet gut mit Antihistaminika kombinierbar.

> Bei wiederholtem Auftreten ist Abklärung der Ursachen dringend erforderlich.
> Auch eine Symptomverlagerung auf andere Reaktionsformen der Allergie vom Soforttyp (akuter Asthmaanfall, allergischer Schock) ist möglich.

Darreichungsform

Als geeignete Darreichungsformen stehen Cremes und Linimente zur Verfügung.

Phytotherapeutische Differentialtherapie

Von der Kommission E erhielten für die Indikation Urtikaria nur **Cayennepfefferfrüchte** eine positive Monographie. Sie lindern gut den Juckreiz, selbst wenn die Quaddeln nicht vollständig verschwinden.

Zusätzliche allgemeine Maßnahmen

- Verdächtige Auslöser wie Medikamente, Nahrungsmittel, Konservierungs- und Zusatzstoffe in Speisen, Waschmittel, Duftstoffe, Metalle meiden.
- Kühlende Auflagen lindern Beschwerden oder betroffene Stellen unter kaltes Wasser halten.
- Darmsanierung.

12.15.1 Phytopharmaka zur äußeren Anwendung

▶ Cayennepfefferfrüchte (Capsici fructus acer) ☞ S. 63

> Capsaicinhaltige Präparate nicht bei entzündeter Haut anwenden.
> Bei längerer Anwendung am gleichen Applikationsort soll es laut Monographie zu einer Schädigung sensibler Nerven kommen. Daher wird eine Anwendungsdauer von nur 2 Tagen empfohlen. Die neueren klinischen Studien über einen Zeitraum von 4–9 Wochen zeigten jedoch keine irreversible Neurotoxizität. Diese Nebenwirkung ist offensichtlich nur bei Capsicaindosierungen von über 0,075 % sowie bei Pflastern und Okklusivverbänden zu erwarten, nicht dagegen, wenn Salbe n oder Cremes mit einem Capsaicingehalt nicht über 0,075 % 2–3 x tgl. dünn auf die Haut aufgetragen werden.

Darreichungsform: In halbfesten Zubereitungen entsprechend 0,02–0,05 % Capsaicinoide.
- Salbe: Rp. 0,025–0,075 % Capsaicin, eingearbeitet in die Salbengrundlage Unguentum emulsificans DAB. 1–2 x tgl. sehr dünn auftragen.

Fertigarzneimittel: Z.B.
- Capsamol®-Salbe (in 100 g 50 mg Capsaicinoide), 2–3 x tgl. die betroffenen Stellen sehr dünn einreiben.
- Dolenon® Liniment (in 100 g 50 g Capsaicinoide), 2–3 x tgl. sehr dünn auf die betroffenen Hautpartien auftragen und leicht einmassieren.
- Kneipp® Rheuma Salbe (in 100 g ca. 56 mg Capsaicinoide), 2–3 x tgl. sehr dünn einreiben. Ein Salbenstrang von 2–4 cm Länge ist ausreichend für die Fläche eines Unterarms.
- Thermo Bürger® Salbe (in 100 g 40 mg Capsaicinoide), 2–3 x tgl. sehr dünn einreiben.

Kombinationen mit anderen Phytopharmaka: Sinnvolle Kombinationen sind bisher nicht bekannt.

12.16 Dermatitis solaris (Sonnenbrand)

Durch kurzwelliges UV-Licht (UVB) ausgelöste Verbrennung der Haut. Paradebeispiel einer akuten, toxischen Kontaktdermatitis. Schmerzhafte Erytheme an lichtexponierten Stellen, ggf. mit Bläschen/Blasen und Krustenbildung. Freisetzung von Entzündungsmediatoren, v.a. Prostaglandinen. Beginn 6–8 Std. nach Exposition, Maximum nach 24–36 Std., Abheilung in der Regel nach 1–2 Wochen.

Stellenwert der Phytotherapie

Die zur Verfügung stehenden Phytopharmaka reichen als **alleinige** Therapiemaßnahme aus, und können alle auf eine lange Erfahrung in der traditionellen Anwendung zurückgreifen.

Darreichungsform

In der akuten Phase sind kühlende Umschläge oder Gele, nach Abklingen des akuten Stadiums Johanniskrautöl, Lotionen, Gele oder Cremes geeignet. **Keine Salben** verwenden, da diese einen Hitzestau erzeugen.

Phytotherapeutische Differentialtherapie

Die bei Sonnenbrand verwendeten Drogen wirken
- **antiphlogistisch:** Eichenrinde, Johanniskrautöl, Kamillenblüten
- **adstringierend:** Eichenrinde, schwarze und grüne Teeblätter.

Bewährt hat es sich, tagsüber die betroffenen Stellen abwechselnd mit Kamillenblüten- und Eichenrindenzubereitungen zu betupfen und nachts einen Ölverband mit Johanniskrautöl anzulegen.

Laut Erfahrungsheilkunde wären auch Auszüge aus Pappelknospen und Propolis geeignet. Da hierfür keine klinischen Studien vorliegen, wird darauf im Folgenden nicht näher eingegangen.

Zusätzliche allgemeine Maßnahmen

- In dunklen, kühlen Räumen aufhalten.
- Weitere UV-Bestrahlung bis zur vollständigen Rückbildung vermeiden.
- Kühlen, z.B. mit nassem Baumwolltuch, Lotio.
- Viel trinken.

12.16.1 Phytopharmaka zur äußeren Anwendung

▶ Eichenrinde (Quercus cortex) ☞ S. 72

Darreichungsform: Für Umschläge 20 g Droge auf 1 l Wasser.
- Umschläge: 20 g zerkleinerte Droge mit 1 l Wasser aufkochen, 5–10 Min. ziehen lassen, abseihen; damit mehrmals tgl. Umschläge machen oder die betroffenen Hautstellen betupfen.

Fertigarzneimittel: Z.B.
- Eichenrinden-Extrakt FS Flüssiger Badezusatz (wäßriger, eingedickter Eichenrindenauszug standardisiert auf 44–49 % native Extraktionsstoffe), 20 ml in 300 ml Wasser für Umschläge oder zum Betupfen. Mehrmals tgl. anwenden.

Kombinationen mit anderen Phytopharmaka: Sinnvolle Kombinationen sind bisher nicht bekannt.

▶ Johanniskrautöl (Hyperici oleum) ☞ Johanniskraut S. 118

> Während der Anwendung von Johanniskrautöl sollte eine direkte Sonnenbestrahlung wegen der möglichen photosensibilisierenden Wirkung der Inhaltsstoffe v.a. bei hellhäutigen Personen vermieden werden.

Darreichungsform: 0,2–1 mg Gesamthypericin in Darreichungsformen zur äußeren Anwendung.
- Umschläge mit Rotöl: Auszug (1:10) mit Pflanzenölen, vornehmlich mit Olivenöl, Sonnenblumenöl oder Weizenkeimöl aus den frischen Blüten und den oberen Blättchen der Pflanze Hypericum perforatum. Die Ölmazeration erfolgt über mehrere Wochen, bis der Ölauszug eine kräftig rote Farbe angenommen hat. Mit dem Rotöl wird steriler Mull getränkt und auf die Sonnenbrandstellen aufgelegt. Nach 8–10 Std. muß der Ölverband gewechselt werden. Am besten über Nacht anwenden.

Fertigarzneimittel: Z.B.
- Jukunda Rotöl Öl zum Einreiben und Einnehmen (öliger Auszug 1:10 aus frischem, blühendem Johanniskraut mit Sojaöl), die entzündeten Stellen mit Rotöl leicht einmassieren bzw. eine Kompresse mit Rotöl tränken und für mehrere Std. auflegen.
- Kneipp® Johanniskraut-Öl N (in 100 ml öliger Auszug aus frischen Johanniskrautblüten mit einem Olivenöl-Gemisch), mehrmals tgl. die entzündeten Stellen einreiben.

Kombinationen mit anderen Phytopharmaka: Sinnvolle Kombinationen sind bisher nicht bekannt.

▶ Kamillenblüten (Matricariae flos) ☞ S. 123

Darreichungsform: Um die notwendigen Konzentrationen zu erreichen, empfiehlt es sich, einen Kamillentee mit standardisierten Kamillenlösungen zu verstärken oder Salben mit einem standardisierten Mindestgehalt an antiphlogistischen Kamilleninhaltsstoffen (z.B. (-)-α-Bisabolol und Chamazulen) zu verwenden, da mit Teeumschlägen allein keine ausreichenden Wirkkonzentrationen erreicht werden. 1 EL Droge (ca. 3 g) wird mit heißem Wasser (ca. 150 ml) übergossen, zugedeckt und nach 5–10 Min. durch ein Teesieb filtriert. Bei äußerer Anwendung 3–10%ige Aufgüsse für Umschläge und Spülungen, als Badezusatz 50 g Droge auf 10 l Wasser, halbfeste Zubereitungen entsprechend 3–10 % Droge.

- Creme: Rp. Chamomillae extract. fluidum 8,0 g, Wollwachsalkoholcreme DAB ad 50,0 g. Bis zu 3 x tgl. dünn auftragen.
- Umschläge: 1 EL (3–10 g) Droge mit 1 Tasse (150 ml) kochendem Wasser übergießen, 5–10 Min. abgedeckt ziehen lassen, dann abseihen. Verstärkt mit 5–10 ml standardisierter Kamillenlösung in Form von Umschlägen mehrmals tgl. anwenden.

Fertigarzneimittel: Z.B.

- Cremes:
  - Azulon® Kamillen Creme (in 100 g Cetylstearylalkohol- und Wollwachsalkohol-Basis ca. 2 g ethanolischer Kamillenblütenextrakt mit 7–12 mg (-)-α-Bisabolol), 1–mehrmals tgl. dünn auftragen.
  - Kamillosan® Creme (in 100 mg Wasser-in-Öl-Cremegrundlage 2 g Kamillenblüten-Ethanolauszug mit mind. 7 mg (-)-α-Bisabolol), 1–mehrmals tgl. dünn auftragen.
- Umschläge:
  - Kamillan® supra Auszug (in 100 mg mind. 180 mg ätherisches Öl), 1–mehrmals tgl. ½–1 EL auf ca. 1 l Wasser und damit die betroffenen Stellen betupfen.
  - Kamillin Konzentrat Lösung (in 100 g mind. 170 mg ätherisches Öl und 50 mg (-)-α-Bisabolol), 1 EL auf 1 l Wasser. Bis zu 3 x tgl. die betroffenen Stellen betupfen.
  - Kamillosan® Konzentrat Lösung (in 100 g 100–300 mg ätherisches Öl und mind. 50 mg (-)-α-Bisabolol), 1–mehrmals tgl. 15–30 ml auf 1 l Wasser.

Kombinationen mit anderen Phytopharmaka: Fertigkombinationen sind nicht erhältlich. Eine Kombination mit Zubereitungen aus Zauberstrauchblättern und -rinde zu gleichen Teilen ist für Umschläge oder zum Betupfen sinnvoll.

▶ Teeblätter, schwarze und grüne (Theae nigrae folium und Theae viridis folium) ☞ S. 238

Darreichungsform: 1 EL schwarze Teeblätter oder 1 TL grüne Teeblätter ca. 10 Min. mit 150–200 ml Wasser kochen, abseihen. Für Umschläge mehrmals tgl. verwenden bzw., sobald der Umschlag trocken ist, oder mehrmals tgl. die entzündeten Stellen betupfen.

Fertigarzneimittel: Sind nicht im Verkehr.

Kombinationen mit anderen Phytopharmaka: Sind nicht im Verkehr.

12.17 Insektenstiche

Typische Reaktion der Haut mit Schwellung, Rötung, Schmerz und Juckreiz auf die eingebrachten Gifte der Insekten. Auch allergische Reaktionen (Insektenstichallergie) können ausgelöst werden mit übermäßiger Lokalreaktion, Übelkeit, Erbrechen, Atemnot und Schockzeichen.

Stellenwert der Phytotherapie

Mit Phytopharmaka dürfen nur komplikationslose Insektenstichreaktionen behandelt werden. Dies kann durchaus als **alleinige** Maßnahme oder bei bekannter Allergiedisposition zusammen mit einem Antiallergikum erfolgen.

Darreichungsform

Geeignet sind ethanolische Auszüge (Tinkturen), Salben und ätherische Öle direkt oder verdünnt aufgetragen.

Phytotherapeutische Differentialtherapie

Die zur Verfügung stehenden Drogen wirken
- **antiphlogistisch:** Arnikablüten, Ballonrebenkraut, Gewürznelkenöl
- **juckreizlindernd:** Arnikablüten, Ballonrebenkraut, Gewürznelkenöl
- **abschwellend:** Arnikablüten, Gewürznelkenöl
- **keimhemmend:** Arnikablüten, Gewürznelkenöl.

Droge der ersten Wahl ist **Gewürznelkenöl**.

In der Volksheilkunde werden bei Insektenstichen frische, ganze oder zerriebene Spitzwegerich- oder Weißkohlblätter aufgelegt. Diese wirken zum einen antiphlogistisch und zum anderen kühlend.

Zusätzliche allgemeine Maßnahmen

- Ggf. Stachel mit Pinzette entfernen.
- Kühlkompressen auflegen, feuchte Umschläge machen.

12.17.1 Phytopharmaka zur äußeren Anwendung

▶ Arnikablüten (Arnicae flos) ☞ S. 31

Unverdünnt Arnikatinktur nur zu kleinflächigen Pinselungen anwenden. Bei Behandlung großflächiger Hautbezirke mit unverdünnter Tinktur können Hautentzündungen mit Bläschenbildung (Kontaktdermatitis) auftreten.

12

Darreichungsform: Für einen Aufguß 2 g Droge auf 100 ml Wasser. Für Umschläge oder zum Betupfen Tinktur 3–10fach mit Wasser verdünnt.
- Lösung zum Auftragen: Mit der Tinktur mehrmals tgl. betroffene Stellen betupfen.
- Tinktur: Rp. Arnicae tinct. DAB, 3–10fach verdünnen, z.B. 2 TL auf 250 ml Wasser oder besser auf 1 Tasse Kamillentee. Damit mehrmals tgl. Umschläge.
- Umschläge: 2 TL (2 g) Droge mit 1 Tasse (150 ml) kochendem Wasser übergießen, 10 Min. ziehen lassen, dann abseihen. Damit mehrmals tgl. Umschläge auf die betroffenen Partien.

Fertigarzneimittel: Z.B.
- Tinktur:
  - Arnikatinktur „Hetterich", die Einstichstelle mehrmals tgl. mit der unverdünnten Tinktur betupfen.
- Gele:
  - arnica-loges® Gel (in 100 g 25 g Arnikablütentinktur DAB), mehrmals tgl. auftragen.
  - Kneipp® Arnika Kühlgel (in 100 g 25 g Arnikablütentinktur), 2 x tgl. einen Gelstrang von ca. 3 cm Länge auf die entzündete Stelle auftragen und auf einer handtellergroßer Fläche verteilen. Nicht auf offene Wunden bringen.
- Umschläge:
  - Weleda® Arnika-Essenz, bei unverletzter Haut 1 EL auf ¼ l Wasser, bei offener Haut 1 TL auf ¼ l abgekochtes Wasser. Bis zu 3 x tgl. die Einstichstelle betupfen.

Kombinationen mit anderen Phytopharmaka: Eine Kombination mit Essigweinsaurer Tonerdelösung DAB (früher als Essigsäure Tonerde bekannt) ist sinnvoll.
- Freie Rezeptur: Rp. Arnikatinktur DAB 1 Teil, Aluminiumacetat-tartrat-Lösung DAB 1 Teil. Für Umschläge unverdünnt oder verdünnt (2 EL auf 1 Glas Wasser) anwenden.

▶ Ballonrebenkraut (Cardiospermi herba) ☞ S. 38

Darreichungsform: Zubereitungen mit 10 % homöopathischer Urtinktur.
- Salbe: 10 % Cardiospermum homöopathische Urtinktur mit Unguentum emulsificans als Salbengrundlage. Mehrmals tgl. dünn auftragen.

Fertigarzneimittel: Z.B.
- Halicar® Creme (10 % homöopathische Urtinktur), 3 x tgl. dünn auf die Einstichstelle auftragen und leicht einmassieren.

Kombinationen mit anderen Phytopharmaka: Sinnvolle Kombinationen sind bisher nicht bekannt.

▶ Gewürznelkenöl (Caryophylli aetheroleum) ☞ Gewürznelken S. 91

Darreichungsform: Ätherisches Öl unverdünnt oder als 10%ige ethanolische Lsg. (70 Vol.% Ethanol) verwenden.
- Nelkenöl: Rp. Caryophylli aeth. 10,0 g, die Einstichstelle mit wenig unverdünntem Nelkenöl mehrmals tgl. einreiben.

Fertigarzneimittel: Sind nicht erhältlich.

Kombinationen mit anderen Phytopharmaka: Sinnvolle Kombinationen sind bisher nicht bekannt.

12.18 Wundbehandlung

Bei Hautschädigungen durch mechanische Einwirkungen erforderlich. Dazu zählen:

- *geschlossene Verletzungen infolge von Einwirkung stumpfer Gewalt mit Gewebstraumatisierung ohne Verletzung der oberflächlichen Hautdecke (z.B. Quetschungen, Prellungen, Zerrungen, Verstauchungen, Hämatome, Schwellungszustände)* ☞ *10.5*
- *offene Verletzungen von oberflächlichen und tieferen Hautschichten durch stumpfe oder spitze Gewalteinwirkung (z.B. Kratz-, Schürf-, Riß-, Quetsch- oder Schnittwunden)*
- *Wunden mit erschwerter oder gestörter Heilungstendenz (z.B. nässende, leicht entzündete, schlecht heilende, infizierte Wunden, Verbrennungen, Frostbeulen, Ulcera cruris, Dekubitus, diabetisches Fußgeschwür)*
- *Wunden mit gestörter Narbenbildung (Keloidbildung).*

Gradeinteilung von Verbrennungen:

- *Grad 1: Erythem, Schmerz, Schwellung*
- *Grad 2: wie Grad 1, zusätzlich Blasenbildung*
- *Grad 3: Nekrosen, graufleckige bis weiße Haut, kein Schmerz.*

Stellenwert der Phytotherapie

Die Wundbehandlung ist eines der traditionellen Anwendungsgebiete der Pflanzenheilkunde und in der Selbstmedikation. Doch nicht alle in der Erfahrungsheilkunde zur Therapie von Wunden eingesetzte Phytotherapeutika können bezüglich ihrer Wirksamkeit modernen wissenschaftlichen Kriterien standhalten und haben von der Kommission E eine positive Monographie erhalten. Phytopharmaka sind zur Förderung der Wundheilung insbesondere wegen ihrer Nebenwirkungsarmut gut einsetzbar.

Bei **oberflächlichen Wunden** kann eine **alleinige** Therapie mit Phytopharmaka erfolgen, bei **tiefen** ist eine **adjuvante** möglich bzw. zu empfehlen.

Nässende Wunden eignen sich zur **adjuvanten oder alleinigen** Therapie.

Infizierte Wunden können nur **adjuvant** mit Phytopharmaka behandelt werden. Die Entscheidung, welche weitergehenden Maßnahmen ergriffen werden sollten, entscheidet sich am aktuellen Lokalbefund.

Zur **alleinigen** Behandlung mit Phytopharmaka eignen sich nur **Verbrennungen** Grad 1–2 und unter 5 % der Körperoberfläche.

Frostbeulen können mit guten Erfolgen **alleine** mit Phytopharmaka behandelt werden.

Beim **Ulcus cruris** werden Phytopharmaka **adjuvant** eingesetzt. Im Vordergrund stehen kausal wirksame Maßnahmen, die die Durchblutung verbessern (☞ 5.2.1, 5.3.1, 5.3.2; Roßkastaniensamen, Buchweizenkraut, Mäusedornwurzelstock).

Zur **Dekubitusbehandlung alleine** mit Phytopharmaka eignen sich nur leichte bis mittelschwere Druckulzera. Bei stark infizierten oder sezernierenden Wunden, großen Wundhöhlen oder Wundnekrosen sowie multilokalen Dekubiti ist immer eine chirurgische Therapie erforderlich.

Bei **gestörter Narbenbildung** können Phytopharmaka **adjuvant** eingesetzt werden.

Bei tieferen, stärker verschmutzten Wunden, beginnenden Entzündungszeichen, Lymphangitis oder systemischer Infektion sind weitergehende Maßnahmen zu ergreifen (Antibiotikagabe, chirurgische Intervention). Bei Ulcera cruris besteht eine große Neigung zu Sensibilisierung, Kontaktallergien und Sekundärinfektionen. Daher Drogen vermeiden, bei denen Kontaktallergien beobachtet werden (v.a. Perubalsam, Arnikazubereitungen), und evtl. eine zusätzliche Therapie mit Antibiotika oder Antimykotika durchführen.

Darreichungsform

Offene Verletzungen

- Frische Verletzungen: Umschläge oder Reinigungsbad mit sterilem Wasser, oberflächliche Wunden nach Reinigung möglichst trocken behandeln (Pflaster, Verband).
- Umschläge häufig wechseln und nicht mit Gummifolie oder Plastik abdecken, da trockene Umschläge keine Wirkung und warm-feuchte Umschläge eine gegenteilige (aufquellende, entzündungsfördernde) Wirkung zeigen.
- Erst wenn die Hautverletzungen wieder geschlossen sind, mit der „Nachbehandlung" mit Cremes und Salben beginnen.
- Eingetrocknete Krusten können mit Cremes oder Salben aufgeweicht werden.
- Niemals Puder, Salben, Cremes, Pasten oder Nahrungsmittel wie Butter oder Quark verwenden, was in der Volksmedizin empfohlen wird.

Nässende Wunden

- Therapieprinzip: „Feucht auf feucht."
- Geeignet sind Bäder und Umschläge, ethanolisch-wäßrige Tinkturen und fettarme Cremes, bei nur leichtem Nässen auch Schüttelmixturen und Pasten (Pulversalben), die dünn aufgetragen eine austrocknende Wirkung haben.
- Eine Alternative bei nässenden Wunden sind trockene Verbände, die das Sekret aufsaugen, ohne oder mit Fettgaze (verhindert Verkleben mit dem Verband).
- Ungeeignet zur Behandlung nässender Wunden sind Puder, Fettsalben und Öle, da sie die Abdunstung verhindern.
- Wundränder vor Sekret schützen, z.B. harte Zinkpaste am Wundrand auftragen.

Infizierte Wunden

- In der akuten Phase Behandlung mit kühlenden Umschlägen.
- Keine Okklusivverbände (→ Hitzestau), Cremes, Salben und alkalischen Seifen (→ Aufquellen der Haut) anwenden.
- Weiterbehandlung mit Lotion, Gel oder Creme.

Verbrennungen, Frostbeulen

- Geeignet sind wäßrige bzw. ethanolisch-wäßrige Auszüge (Tinkturen) und Johanniskrautöl.
- Keine Salben wegen des Hitzestaus verwenden.

Ulcus cruris, Dekubitus

- Haut trocken halten.
- Geeignet sind ethanolisch-wäßrige Tinkturen und Johanniskrautöl.
- Die Wundränder werden durch dünnes Auftragen einer Ringelblumenblüten-Creme oder durch Betupfen mit einer Tinctura calendulae bzw. einer homöopathischen Calendula-Urtinktur, 1:10 verdünnt mit steriler Ringerlösung, behandelt.
- Vorsicht mit feuchten Verbänden wegen der großen Infektionsgefahr im nekrotischen, schlecht durchbluteten Gewebe.
- Keine hochprozentigen (über 60 Vol.%) alkoholischen Abreibungen, da diese austrocknen.

Gestörte Narbenbildung

- Geeignet sind Tinkturen, Salben.

Phytotherapeutische Differentialtherapie

Die zur Wundbehandlung verwendeten Arzneidrogen wirken

- **antiphlogistisch:** Johanniskrautöl, Kamillenblüten, Pappelknospen, Propolis, Ringelblumenblüten, Spitzwegerichkraut, australisches Teebaumöl, Wassernabelkraut, Zauberstrauchblätter und -rinde
- **granulationsfördernd:** Perubalsam, Ringelblumenblüten, Schachtelhalmkraut
- **antibakteriell:** Johanniskrautöl, Kamillenblüten, Perubalsam, Propolis, Ringelblumenblüten, australisches Teebaumöl, Wassernabelkraut
- **hämostypisch:** Hirtentäschelkraut
- **immunstimulierend:** purpurfarbenes Sonnenhutkraut
- **regulierend auf die Bindegewebsneubildung:** Schachtelhalmkraut, Wassernabelkraut

Je nach **Art** der Wunde werden eingesetzt bei

- **oberflächlichen:** Kamillenblüten, Zauberstrauchblätter und -rinde
- **tiefen:** Kamillenblüten, Perubalsam, Ringelblumenblüten
- **infizierten:** Kamillenblüten, Pappelknospen, Spitzwegerichkraut, Zauberstrauchblätter und -rinde
- **blutenden:** Hirtentäschelkraut, Kamillenblüten
- **nässenden:** Kamillenblüten, Zauberstrauchblätter und -rinde
- **Verbrennungen Grad 1:** Johanniskrautöl, Perubalsam, Wassernabelkraut
- **Verbrennungen Grad 1–2:** Johanniskrautöl, Kamillenblüten
- **Frostbeulen:** Kamillenblüten, Perubalsam, Pappelknospen
- **Ulcus cruris:** Kamillenblüten, Ringelblumenblüten, Schachtelhalmkraut, purpurfarbenes Sonnenhutkraut
- **Dekubitus:** Johanniskrautöl, Kamillenblütenzubereitungen bzw. ätherisches Kamillenöl
- **schlecht heilenden Wunden:** Ringelblumenblüten, Schachtelhalmkraut, purpurfarbenes Sonnenhutkraut
- **gestörter Narbenbildung (Keloidbildung):** Wassernabelkraut

Zusätzliche allgemeine Maßnahmen

- Die kühlende Wirkung von Umschlägen kann gut mit Kühlelementen ergänzt werden.

- Entfernung von Schmutz und Fremdkörpern im Wundbereich mittels Kamillentinktur oder Ringelblumenblütenabkochung.
- Tetanusschutz überprüfen.
- Regelmäßige Verbandswechsel bei unkomplizierten Wunden jeden 2. Tag, bei nässenden tgl.
- **Wundblasen** steril eröffnen und nicht abtragen, da sie als natürlicher Wundverband dienen. Ausnahme: Infektion oder Schädigung tieferer Hautschichten.
- Bei **Verbrennungen** sofort mit kaltem Wasser kühlen.
- Bei **Frostbeulen** Kälte, Nässe und enge Strümpfe oder Handschuhe vermeiden. Starke Temperaturschwankungen meiden, Durchblutung durch warme Bäder fördern, Vorsicht mit Wechselbädern.
- Beim **Ulcus cruris** ist eine Kompressionsbehandlung unerläßlich. Patienten mobilisieren, in Ruhe Beine hochlagern.
- Bei **Dekubitus** für ständige Druckentlastung sorgen, alle 2–3 Std. Patienten umlagern. Verluste durch Wundsekret bei der notwendigen tgl. benötigten Trinkmenge mit berücksichtigen. Patienten mobilisieren bzw. Bettgymnastik durchführen.
- Bei bekannter Neigung zur **Keloidbildung** spannungsfreier Wundverschluß, Anlegen eines Druckverbands.

12.18.1 Phytopharmaka zur äußeren Anwendung

▶ Hirtentäschelkraut (Bursae pastoris herba) ☞ S. 106

Den Teeaufguß stets frisch zubereiten, da eine Umwandlung der wirksamen proteinogenen Amine in pharmakologisch unwirksame Produkte möglich ist und dann nicht die erwartete Wirkung eintritt.

Darreichungsform: Für die lokale Anwendung 3–5 g Droge auf 150 ml Aufguß.
- Umschläge: 3–5 g Droge mit 150 ml siedendem Wasser überbrühen, 15 Min. ziehen lassen, nach Abkühlung feuchtkalte Umschläge. Mehrmals tgl. anwenden.

Fertigarzneimittel: Sind nicht erhältlich.

Kombinationen mit anderen Phytopharmaka: Sinnvolle Kombinationen sind bisher nicht bekannt.

▶ Johanniskrautöl (Hyperici oleum) ☞ S. 118

Während der Anwendung von Johanniskrautöl sollte eine direkte Sonnenbestrahlung wegen der theoretisch möglichen photosensibilisierenden Wirkung der Inhaltsstoffe v.a. bei hellhäutigen Personen vermieden werden.

Darreichungsform: 0,2–1 mg Gesamthypericin in Darreichungsformen zur äußeren Anwendung.
- Umschläge mit Rotöl: Auszug (1:10) mit Pflanzenölen, v.a. mit Olivenöl, Sonnenblumenöl oder Weizenkeimöl aus den frischen Blüten und den

oberen Blättchen der Pflanze Hypericum perforatum. Die Ölmazeration erfolgt über mehrere Wochen, bis der Ölauszug eine kräftig rote Farbe angenommen hat. Mit dem Rotöl wird steriler Mull getränkt und auf die entzündeten, offenen Stellen aufgelegt. Nach 8–10 Std. muß der „Ölverband“ gewechselt werden.

Fertigarzneimittel: Z.B.
- Jukunda Rotöl Öl zum Einreiben und Einnehmen (öliger Auszug 1:10 aus frischem, blühendem Johanniskraut mit Sojaöl), die betroffenen Stellen mit Rotöl leicht einmassieren bzw. eine Kompresse mit Rotöl tränken und mehrere Std. auflegen. Nach ca. 8 Std. wechseln und neuen Ölverband auflegen.
- Kneipp® Johanniskraut-Öl N (öliger Auszug aus frischen Johanniskrautblüten mit einem Olivenöl-Gemisch), mehrmals tgl. die betroffenen Stellen einreiben.

Kombinationen mit anderen Phytopharmaka: Sinnvolle Kombinationen sind bisher nicht bekannt.

▶ Kamillenblüten (Matricariae flos) ☞ S. 123

Darreichungsform: Um die notwendigen Konzentrationen an antiphlogistisch wirksamen Inhaltsstoffen zu erreichen, empfiehlt es sich, einen Kamillentee mit standardisierten Kamillenlösungen verstärken oder Salben mit einem standardisierten Mindestgehalt an antiphlogistischen Kamilleninhaltsstoffen (z.B. (-)-α-Bisabolol und Chamazulen) zu verwenden, da mit Teeumschlägen allein keine ausreichenden Wirkkonzentrationen erreicht werden. 1 EL Droge (ca. 3 g) wird mit heißem Wasser (ca. 150 ml) übergossen, zugedeckt und nach 5–10 Min. durch ein Teesieb filtriert. Bei äußerer Anwendung 3–10%ige Aufgüsse für Umschläge und Spülungen, als Badezusatz 50 g Droge auf 10 l Wasser, halbfeste Zubereitungen entsprechend 3–10 % Droge.
- Bäder: 50 g Droge mit 1 l kochendem Wasser übergießen, 15 Min. bedeckt ziehen lassen, dann abseihen und verstärkt mit 20 ml standardisierter Kamillenlösung dem Bad zugeben. Bei Teilbädern die Hälfte des Aufgusses verwenden und mit 10–20 ml standardisierter Kamillenlösung verstärken. Nach Möglichkeit mehrmals tgl. Bad nehmen.
- Creme: Rp. Chamomillae extract. fluidum 8,0 g, Wollwachsalkoholcreme DAB ad 50 g. 2–3 x tgl. dünn auftragen.
- Lösung zum Auftragen: Auch zur Desinfektion Pinselung oder Betupfen mit standardisierter alkoholischer Kamillenblütentinktur, bei Erw. unverdünnt, bei Sgl. und Kleinkdr. 1:1 oder 1:2 mit abgekochtem Wasser verdünnen. Mehrmals tgl. die betroffenen Stellen mit sterilem getränktem Wattebausch betupfen.
- Salbe: Rp. Chamomillae extract. fluidum 8,0 g, Unguentum Zinci oder Zinci pasta mollis ad 50,0 g. 2–3 x tgl. dünn auftragen.
- Schüttelmixtur: Chamomillae extract. fluidum 2 g auf 100g Lotio alba DAB. 2–3 x tgl. bei nässenden Wunden dünn auftragen.
- Umschläge, Spülungen: 1 EL (3–10 g) Droge mit 1 Tasse (100 ml) kochendem Wasser übergießen, 5–10 Min. abgedeckt ziehen lassen, dann abseihen. Verstärkt mit 5–10 ml standardisierter Kamillenlösung in Form von Spülungen und Umschlägen mehrmals tgl. anwenden.

Fertigarzneimittel: Z.B.

- Bäder, Teilbäder, Umschläge:
  - Kamillan® supra Auszug (in 100 mg mind. 180 mg ätherisches Öl), für Umschläge bzw. Teilbäder 1–mehrmals tgl. ½–1 EL auf ca. 1 l Wasser, für Sgl.-Bäder 1 x tgl. ½–1 EL auf ca. 10 l Wasser.
  - Kamillin Konzentrat Lösung (in 100 g mind. 170 mg ätherisches Öl und 50 mg (-)-α-Bisabolol), für Umschläge 1 EL auf 1 l Wasser, für Bäder 15–30 ml (1–2 EL) auf 20 l Wasser. 2–3 x tgl. anwenden.
  - Kamillosan® Konzentrat Lösung (in 100 g 100–300 mg ätherisches Öl und mind. 50 mg (-)-α-Bisabolol), für Umschläge 1–mehrmals tgl. 15–30 ml auf 1 l Wasser, für Teilbäder 1–mehrmals tgl. 15 ml auf ca. 1 l Wasser, für Sgl.-Bäder 1 x tgl. 15 ml auf 10 l Wasser.
- Cremes:
  - Azulon® Kamillen Creme (in 100 g Cetylstearylalkohol- und Wollwachsalkohol-Basis ca. 2 g ethanolischer Kamillenblütenextrakt mit 7–12 mg (-)-α-Bisabolol), 1–mehrmals tgl. dünn auftragen.
  - Kamillosan® Creme (in 100 g Wasser-in-Öl-Cremegrundlage 2 g Kamillenblüten-Ethanolauszug mit mind. 7 mg (-)-α-Bisabolol), 1–mehrmals tgl. dünn auftragen.
- Salben:
  - Chamo® S Bürger Salbe (in 100 g Triglycerolstearat-und-DAS-Basisgel-Grundlage ca. 580 mg ethanolischer Nativextrakt mit 20 mg ätherischem Kamillenöl und 20 mg Apigenin-7-glukosid), mehrmals tgl. dünn auf die erkrankten Stellen auftragen.
  - Kamillen-Salbe-Robugen® (in 100 g Wollwachs- und Vaselin-Basis 1 g Kamillenblütentrockenextrakt mit mind. 30 mg (-)-α-Bisabolol), 2–3 x tgl. dünn auftragen.
  - Kamillosan® Salbe (in 100 g Wollwachs- und Vaselin-Basis 1 g Kamillenblütentrockenextrakt mit mind. 30 mg (-)-α-Bisabolol), 1–mehrmals tgl. dünn auftragen.
  - Matmille® N-Salbe (in 10 g Macrogolstearylether-Basis 5 g Chamomillae extract. fluidum mit mind. 7 mg (-)-α-Bisabolol), 1–mehrmals tgl. auf die erkrankten Hautstellen auftragen.
- Spülungen:
  - Kamillan® supra Auszug, 1–mehrmals tgl. ½–1 EL auf ca. 1 l Wasser.
  - Kamillin Konzentrat Lösung, 1 EL auf 1 l Wasser. 2–3 Spülungen tgl. durchführen.
  - Kamillosan® Konzentrat Lösung, 1–mehrmals tgl. 15–30 ml auf 1 l Wasser. (☞ **Studie**)

Kombinationen mit anderen Phytopharmaka: Kombinationen mit Zubereitungen aus Arnikablüten, Sonnenhutkraut, Perubalsam, Zauberstrauchblättern und -rinde sind als individuelle freie Rezeptur sinnvoll. Z.B.

- Freie Rezeptur Wundcreme: Nur zum Erweichen älterer Krusten und zur Behandlung nicht mehr frischer Verletzungen. Rp. Ätherisches Kamillenöl 1,0 g, Panthenol 2,0 g, Vitamin-A-Palminat 200.000 I.E., Echinacea homöopath. Urtinktur 2,0 g, Unguentum emulsificans aquosum ad 50,0 g. 2–3 x tgl. dünn auftragen oder 2–3 x tgl. Cremeverband anlegen (auf sterile Kompresse dünne Cremeschicht auftragen).

In klinischen Studien mit **Kamillosan® Konzentrat Lösung** wurde bei der Behandlung infizierter Wunden die hervorragende Wirkung eines standardisierten Kamillenblütenauszugs nachgewiesen. Besonders in Hinblick auf die Tatsache, daß die meisten desinfizierenden, zu Spülungen verwendeten chemisch-synthetischen Lösungen gleichzeitig eine granulationshemmende, zytotoxische Wirkung haben, zeigen ethanolisch-wäßrige Kamillenblütenzubereitungen mit ihrer granulations- und wundheilungsfördernden, den Hautstoffwechsel anregenden und antibakteriellen Wirkung deutliche Vorteile.
In einer Doppelblindstudie an 18 Patienten führte die Behandlung mit Kamillenextrakt zu einer signifikant beschleunigten Austrocknung und Wundheilung von nässenden Wunden nach der Dermabrasion von Tätowierungen.

▶ Pappelknospen (Populi gemma) ☞ S. 174

Darreichungsform: Halbfeste Zubereitungen entsprechend 20–30 % Drogenanteil.
- Bäder: 3–6 g Droge mit 300 ml kaltem Wasser ansetzen, kurz aufkochen, abseihen und dem Bad zugeben. 1 x tgl. baden.
- Creme: Rp. Populi tinct. fluidum (1:1) 20–30 g in Unguentum emulsificans DAB ad 100 g. Mehrmals tgl. dünn auftragen.
- Umschläge: 3–6 g Droge mit 300 ml kaltem Wasser ansetzen, kurz aufkochen, abseihen. Mehrmals tgl. in Form von Umschlägen anwenden.

Fertigarzneimittel: Sind nicht erhältlich.

Kombinationen mit anderen Phytopharmaka: Sinnvolle Kombinationen sind bisher nicht bekannt.

▶ Perubalsam (Balsamum peruvianum) ☞ S. 177

Nicht länger als 1 Woche anwenden, da Perubalsam zu den häufigsten Kontaktallergenen in der täglichen Praxis gehört und meist Kontaktallergien vom Typ IV, seltener auch vom Soforttyp auslöst. Das allergische Risiko liegt bei 2–3 %.

Darreichungsform: Galenische Zubereitungen mit 5–20 % Droge, bei großflächiger Anwendung mit max. 10 %.
- Salben: Rp. 5–20 % Balsamum peruvianum in Unguentum emulsificans DAB. 1 x tgl. Salbenverband anlegen (sterile Kompresse mit dünner Cremeschicht bestreichen).

Fertigarzneimittel: Z.B.
- Peru-Lenicet® Salbe (in 100 g 1,1 g Perubalsam), 2–3 x tgl. dünn auf die erkrankten Hautstellen auftragen.

Kombinationen mit anderen Phytopharmaka: Gut geeignet ist eine Kombination mit Kamillenblüten, Zauberstrauchrinde, Lebertran. Z.B.

- derma-loges N Wund- und Heilsalbe (zusammen mit Arnikablüten, Zauberstrauchrinde, Kamillenblüten, Sonnenblumen), tgl. messerrückendick auftragen.

▶ Propolis (Kittharz der Honigbienen, Apis mellifera) ☞ S. 189

Darreichungsform: Halbfeste Zubereitungen mit 10–15 % Propolis 1–3 x tgl. oder ethanolisch-wäßrige Propolis-Tinktur mehrmals tgl. auftragen.

Fertigarzneimittel: Z.B.
- Propolisept Salbe, 1–3 x tgl. auf die betroffene Stelle dünn auftragen.
- Propolisept Urtinktur, mehrmals tgl. die betroffene Stelle mit ca. 10 Tr. abtupfen oder für einen Umschlag eine Mullbinde mit ca. 20 Tr. betropfen.

Kombinationen mit anderen Phytopharmaka: Sind nicht im Verkehr.

▶ Ringelblumenblüten (Calendulae flos) ☞ S. 197

Vorsicht vor selbst hergestellten Ringelblumenprodukten, bei denen die Ringelblumen-Wirkstoffe mit Schweineschmalz oder Hammeltalg extrahiert werden. Durch oxidativ veränderte Fettsäuren kann es zu Hautreizungen kommen.
Eine qualitativ einwandfreie Ringelblumensalbe soll nur aus Calendulae flos sine calycibus (= Blüten ohne Kelchblätter) hergestellt werden.

Darreichungsform: 1–2 g Droge auf 1 Tasse Wasser (150 ml) oder 1–2 TL (2–4 ml) Tinktur auf ¼–½ l Wasser oder als Zubereitung in Salben entsprechend 2–5 g Droge in 100 g Salbe.
- Tinktur zur Spülung oder Reinigung: 10 ml auf 250–500 ml Wasser. Mehrmals tgl. anwenden.
- Umschläge: 1 EL geschnittene Droge mit ½ l kaltem Wasser ansetzen, kurz aufkochen, abseihen. Eine Mullbinde oder ein Leintuch mit dem Auszug tränken und einen Umschlag machen. 2–3 x tgl. anwenden.

Fertigarzneimittel: Z.B.
- Calendumed ® Gel, Creme oder Salbe (in 10 g 1 g Calendula-Urtinktur), 1–3 x tgl. dünn auf die betroffenen Stellen auftragen.
- Dr. Theiss Ringelblumen-Heilsalbe (in 10 g 1 g Calendula-Urtinktur), 1–3 x tgl. auf die betroffenen Stellen dünn auftragen.

Kombinationen mit anderen Phytopharmaka: Kombinationen mit Kamillenblüten, Sonnenhutkraut sind sinnvoll. Z.B.
- Calendula Echinacea Salbe (zusammen mit purpurfarbenem Sonnenhutkraut), 2–3 x tgl. auf die betroffene Haut- oder Wundfläche auftragen.

✓ Eine Ringelblumenabkochung ist auch zur Reinigung von verschmutzten Wunden gut geeignet. Dazu sollten nur die Blütenblätter ohne Kelch (Calendulae flos sine calycibus) verwendet werden. 2 TL (ca. 1,6 g) mit 150 ml kochendem Wasser übergießen, 10 Min. ziehen lassen und abseihen.

▶ Schachtelhalmkraut (Equiseti herba) ☞ S. 210

Darreichungsform: Bei äußerer Anwendung für Umschläge 10 g Droge auf 1 l Wasser.

- Freie Rezeptur Wundsalbe: Rp. Equiseti decoct. aquosum 10 % 80,0 g; Eucerin anhydricum ad 200,0 g; 1 x tgl. dünn auftragen.
- Umschläge: 10 g Droge mit 1 l Wasser 30 Min. kochen lassen, dann abseihen und damit sterilen Verbandsmull tränken. 2–3 x tgl. anwenden.

Fertigarzneimittel: Sind nicht erhältlich.

Kombinationen mit anderen Phytopharmaka: Sinnvolle Kombinationen sind bisher nicht bekannt.

▶ Sonnenhutkraut, purpurfarbenes (Echinaceae purpureae herba) ☞ S. 223

Darreichungsform: Bei äußerer Anwendung halbfeste Zubereitungen mit mind. 15 % Frischpflanzenpreßsaft.

- Umschläge: Echinaceae tinct. (homöopathische Urtinktur) unverdünnt oder 1:3–5 verdünnen. 2–3 x tgl. anwenden.

Fertigarzneimittel: Z.B.

- Echinacin® Salbe Madaus (in 100 g 16 g Frischpflanzenpreßsaft aus Purpursonnenhutkraut), mehrmals tgl. auf die zu behandelnden Stellen auftragen.

Kombinationen mit anderen Phytopharmaka: Kombinationen mit Kamillenblüten, Ringelblumenblüten sind sinnvoll. Z.B.

- Calendula Echinacea Salbe (zusammen mit Ringelblumenblüten), 2–3 x tgl. auf die betroffenen Haut- oder Wundflächen auftragen.
- Bewährte freie Rezeptur einer Wundsalbe: Rp: Echinacea homöopathische Urtinktur 2,0 g, ätherische Kamillenöl DAB 1,0 g (evtl. aus preislichen Gründen auch nur 0,5 g), Panthenol 2,0 g, Vitamin-A-palmitat 200000 IE, Ungt. emulsificans aquosum DAB ad 50,0 g. 2–3 x tgl. Salbenverbände mit dieser Wundsalbe anlegen.

▶ Spitzwegerichkraut (Plantaginis lanceolatae herba) ☞ S. 227

Darreichungsform: Mittlere Tagesdosis 3–6 g Droge.

- Umschläge: 3–6 g Droge mit 150 ml kaltem Wasser ansetzen, kurz aufkochen, abseihen. Eine Mullbinde oder ein Leintuch damit durchfeuchten und als Umschläge auflegen. Mehrmals tgl. anwenden.

Fertigarzneimittel: Für die topische Anwendung nicht erhältlich.

Kombinationen mit anderen Phytopharmaka: Sinnvolle Kombinationen sind bisher nicht bekannt.

> In der Volksmedizin werden frische, gesäuberte Spitzwegerichblätter zur primären Wundversorgung auf die offene Wunde gelegt und ständig durch frische Blätter ersetzt.

▶ Teebaumöl, australisches (Melaleucae alternifoliae aetheroleum) ☞ S. 236

Darreichungsform: Als halbfeste 5–10%ige Zubereitungen 1 x tgl. auftragen oder als individuelle freie Rezeptur:
- Creme (10%ig): Rp. Melaleuca alternifoliae aetheroleum australicum 10,0 g, Asche Basis®-Creme ad 100,0 g, 1–2 x tgl. auftragen.

Fertigarzneimittel: Keines im Verkehr, da Teebaumöl in Deutschland nur als Kosmetikum im Handel ist. Nur als individuelle Rezeptur.

Kombinationen mit anderen Phytopharmaka: Sind nicht im Verkehr und auch nicht sinnvoll.

▶ Wassernabelkraut (Hydrocotylidis herba) ☞ S. 255

Darreichungsform: Homöopathische Urtinktur eingearbeitet in eine Creme- oder Salbengrundlagen nach Arzneibuchvorschrift, z.B. Unguentum emulsificans aquosum DAB.
- Creme: Rp. Centella asiatica homöopathische Urtinktur 5 % in Unguentum emulsificans aquosum DAB. 2–3 x tgl. dünn auftragen und vorsichtig einmassieren.
- Salbe: Rp. Centella asiatica homöopathische Urtinktur 5 % in neutraler Salbengrundlage, z.B. Wollwachsalkohole. 2–3 x tgl. dünn auftragen und vorsichtig einmassieren.

Fertigarzneimittel: Z.B.
- Madecassol®-Salbe (standardisiert auf Asiaticosid und weitere Triterpensäuren), in der Schweiz erhältlich und kann in Deutschland nach § 73 AMG verordnet werden. 2–3 x tgl. leicht einmassieren.

Kombinationen mit anderen Phytopharmaka: Sinnvoll ist z..B eine homöopathische Salbe bestehend aus 3 Urtinkturen.
- Ekzevowen® sanft Salbe (zusammen mit Mahonia aquifolia Ø, Viola tricolor Ø), mehrmals tgl. auf die betroffenen Stellen auftragen.

▶ Zauberstrauchblätter/-rinde, virginische (Hamamelidis folium et cortex) ☞ S. 266

Darreichungsform: Bei äußerer Anwendung: Wasserdampfdestillat (Hamameliswasser) unverdünnt oder im Verhältnis 1:3 mit Wasser verdünnt zu Umschlägen, 20–30 % Destillat in halbfesten Zubereitungen. Extraktzubereitungen in halbfesten und flüssigen Zubereitungen entsprechend 5–10 % Droge. Für Dekokte 5–10 g Droge auf 1 Tasse (ca. 250 ml) Wasser zu Umschlägen und Spülungen.
- Bäder mit gerbstoffhaltigem Dekokt: 20 g Droge mit 250 ml Wasser aufkochen, 15 Min. ziehen lassen, nach Abseihen dem Bad zugeben. 2–3 x tgl. Wunde baden.
- Emulsion: Rp. Hamamelidis extract. fluidum 5,0 g, Unguentum emulsificans aquosum DAB ad 30,0 g. 2–3 x tgl. dünn auftragen und mit steriler Kompresse abdecken.

– Spülungen mit gerbstofffreiem Wasserdampfdestillat: Unverdünnt oder 1:3 verdünnt, 2 x tgl. spülen.
– Umschläge mit gerbstoffhaltigem Dekokt: 5–10 g Droge mit 250 ml Wasser aufkochen, 15 Min. ziehen lassen, nach Abseihen und Abkühlung mehrmals tgl. anwenden.
– Freie Rezeptur Wundsalbe: Rp. Hamamelidis extract. fluidum 5,0 g, Unguentum molle DAB 6 ad 30,0 g. 2–3 x tgl. auftragen oder Salbenverband anfertigen.

Fertigarzneimittel: Z.B.

- Bäder:
  – Hametum® Extrakt Flüssigkeit (in 100 g 25 g Destillat 1:1,6 aus frischen Zweigen und Blättern von Hamamelis virginiana, standardisiert auf 3 mg Hamamelisketone), 5 EL auf 1 Sitzbad. 1–3 x tgl. baden.
- Cremes:
  – Hametum® Creme (in 100 g 5 g Destillat aus Blättern und Zweigen von Hamamelis virginiana mit 0,64 mg Hamamelisketonen), mehrmals tgl. dünn auftragen.
- Salben:
  – DHU-Hamamelissalbe (ethanolisch-wäßriger Auszug aus Blättern und Zweigen von Hamamelis virginiana, enthält damit Gerbstoffe), 2–3 x tgl. auftragen.
  – Hamasana® Salbe (in 100 g 20 g Destillat aus Blättern und Zweigen von Hamamelis virginiana), 2–3 x tgl. dünn auftragen.
  – Hametum® Wund- und Heilsalbe Salbe (in 100 g 6,25 g Destillat aus frischen Blättern und Zweigen von Hamamelis virginiana, standardisiert auf 0,75 mg Hamamelisketone), mehrmals tgl. dünn auftragen bzw. leicht einmassieren.
- Umschläge, Spülung, Reinigung:
  – Hametum® Extrakt Flüssigkeit (in 100 g 25 g Destillat 1:1,6 aus frischen Zweigen und Blättern von Hamamelis virginiana, standardisiert auf 3 mg Hamamelisketone), unverdünnt oder verdünnt mit Wasser 1:3. Mehrmals tgl. anwenden.

Kombinationen mit anderen Phytopharmaka: Je nach Indikation sind Kombinationen mit Zubereitungen aus Kamillenblüten, Ringelblumenblüten sinnvoll. Z.B.

– derma-loges N Wund- und Heilsalbe (zusammen mit Arnika-, Kamillenblüten, Perubalsam, Sonnenblumen), tgl. messerrückendick auftragen.

✓ In der Praxis hat sich der Wechsel von Hamamelis-Bädern mit Hamamelis-Salbe und/oder Hamamelis-Creme bewährt.

▶ Fertigpräparat Wundsalbe in der Selbstmedikation (z.B.)

– Retterspitz® Heilsalbe (in 100 g 1,2 g Latschenkiefernöl, 1,2 g Kiefernöl, 0,3 g Thymol, 0,4 g Allantoin), 2–3 x tgl. dünn auftragen. Eine in der Selbstmedikation häufig angewendete Wundsalbe mit guter keimhemmender Wirkung, die auch zur Verordnung empfohlen werden kann.

12.19 Hämorrhoiden

Weiche bis derbknotige, leicht bläuliche Vorwölbungen des submukösen arteriovenösen Gefäßpolsters im Bereich der distalen Rektumschleimhaut (Plexus haemorrhoidalis superior). Meist bei 3, 7 und 11 Uhr in Steinschnittlage. Multifaktorielle Genese durch starkes und langes Pressen (chronische Obstipation, Geburt), langjähriges, schweres Heben, erbliche Disposition. Je nach Stadium hellrote, perianale Blutungen am Ende der Defäkation (auf dem Stuhl oder Toilettenpapier sichtbar). Häufig mit Juckreiz, Nässen, Brennen, schleimiger Sekretion und Fremdkörpergefühl einhergehend. Stadieneinteilung:

- *Grad I: Vergrößerung und Vorwölbung der Hämorrhoidalpolster oberhalb der Linea dentata; nur proktoskopisch nachweisbar*
- *Grad II: Knoten prolabieren beim Pressen; spontane Retraktion*
- *Grad III: Prolaps nach Defäkation; manuelle Reposition möglich*
- *Grad IV: Fixierter Prolaps, Reposition unmöglich; zusätzlich immer Analprolaps.*

Stellenwert der Phytotherapie

Pflanzliche Externa haben in der Hämorrhoidenbehandlung v.a. eine **präventive** Wirkung und können die Beschwerden wie Nässen, Brennen, Juckreiz und andere Mißempfindungen lindern. Nur Hämorrhoiden **Grad I(-II)** können mit Phytopharmaka je nach Beschwerden **alleine oder adjuvant** behandelt werden, wodurch chemisch-synthetische Arzneimittel eingespart werden können. Eine gleiche Wirksamkeit wie Lokalanästhetika besitzen die Phytopharmaka allerdings nicht.

Hamorrhoidalleiden mit erhöhter Sekretion (chronisches Nässen) haben eine große Neigung zur Sensibilisierung besonders auf Salben- und Zäpfchengrundlagenstoffe (z.B. Wollwachsalkohole, Kakaobutter) und zur Ausbildung eines Analekzems. Daher vor der Anwendung von Salben und Zäpfchen einen Allergietest durchführen.

Darreichungsform

12

Bewährt hat sich eine kombinierte therapeutische Strategie bestehend aus Sitzbädern bzw. Waschungen zusammen mit der anschließenden und dann häufiger wiederholten Applikation von Salben oder Suppositorien. Für die Sitzbäder bzw. Waschungen werden wäßrige oder ethanolisch-wäßrige Auszüge verwendet.

Phytotherapeutische Differentialtherapie

Die bei Hämorrhoiden eingesetzten Phytopharmaka wirken

- **antiphlogistisch:** Eichenrinde, Kamillenblüten, Mäusedornwurzelstock, Pappelknospen, Zauberstrauchblätter und -rinde
- **adstringierend** und **juckreizlindernd**: Eichenrinde, Mäusedornwurzelstock, Pappelknospen, Zauberstrauchblätter und -rinde
- **venentonisierend:** Mäusedornwurzelstock
- **hämostypisch:** Eichenrinde, Zauberstrauchblätter und -rinde

Je nach **Stadium** werden eingesetzt beim

- **akut entzündlichen:** Eichenrinde, Kamillenblüten, Zauberstrauchblätter und -rinde
- **chronischen:** Kamillenblüten, Mäusedornwurzelstock, Pappelknospen, Zauberstrauchblätter und -rinde

Das Mittel der ersten Wahl sind Zubereitungen aus **Zauberstrauchblättern und -rinde**.

Eine allgemein unterstützende Behandlung der Venenfunktion durch zusätzliche innerliche Einnahme z.B. von Buchweizenkrauttee oder Mäusedorn- und Roßkastanienpräparaten ist plausibel und sollte versucht werden, auch wenn zur Zeit noch keine klinischen Studien zur kombinierten Anwendung vorliegen (☞ 5.3.1, 5.3.2).

Früher wurden Perubalsam und Steinklee-Extrakte relativ häufig als Hämorrhoidenmittel verwendet. Zur Zeit befindet sich kein Fertigarzneimittel im Verkehr, weshalb die Drogen nicht näher besprochen werden, obwohl die Kommission E beiden Drogen eine Eignung aufgrund der langjährigen Erfahrung bescheinigt hat.

Zusätzliche allgemeine Maßnahmen

- Stuhlregulation, so daß der Stuhlgang weich ist: ballaststoffreiche Ernährung bevorzugen, auf ausreichende Flüssigkeitszufuhr achten, evtl. milde Stuhlregulantien einsetzen (☞ 7.10.1).
- Analhygiene: Analwäsche statt Toilettenpapier, feuchte Reinigungstücher verwenden.
- Beengende Kleidung vermeiden.

12.19.1 Phytopharmaka zur inneren Anwendung (als Suppositorien)

▶ Kamillenblüten (Matricariae flos) ☞ S. 123

Darreichungsform: Ethanolisch-wäßriger Spissum-Extrakt eingearbeitet in eine Zäpfchengrundmasse als DRF-Rezeptur.

- Suppositorien: Chamomillae suppositoria DRF, 1–2 x tgl. 1 Zäpfchen.

Fertigarzneimittel: Sind nicht im Verkehr, können aber als „Kamillenzäpfchen DRF" vom Apotheker angefertigt werden.

Kombinationen mit anderen Phytopharmaka: Sinnvolle Kombinationen sind bisher nicht bekannt.

▶ Mäusedornwurzelstock (Rusci aculeati rhizoma) ☞ S. 151

Darreichungsform: Nur in Form von Fertigarzneimitteln empfehlenswert.

Fertigarzneimittel: Z.B.

- Ruscorectal® Hämorrhoidalzäpfchen (0,008 g Ruscogenin), in akuten Fällen am 1. Tag 3–5 x 1 Zäpfchen in den Anus einführen, danach noch mehrere Tage lang 1–2 x tgl. 1 Zäpfchen.

– Ruscorectal® Kombipackung (Hämorrhoidalsalbe und -zäpfchen, 1 Zäpfchen enthält 8 mg Ruscogenin, in 100 g Salbe 80 mg Ruscogenin), in akuten Fällen am 1. Tag 3–5 x 1 Zäpfchen in den Anus einführen, danach noch mehrere Tage lang 1–2 x tgl. 1 Zäpfchen einführen.

Kombinationen mit anderen Phytopharmaka: Sinnvolle Kombinationen sind bisher nicht bekannt.

In experimentelle Studien konnten für die Steroidsaponine Ruscin und Ruscosid, den Hauptinhaltsstoffen im Mäusedornwurzelstock, ein tonisierender Effekt auf das Venensystem sowie eine antiphlogistische und antiexsudative Wirkung nachgewiesen werden.

▶ Pappelknospen (Populi gemma) ☞ S. 174

Darreichungsform: Ethanolisch-wäßriger Spissum-Extrakt eingearbeitet in eine Zäpfchengrundmasse laut DRF-Vorschrift.

– Suppositorien: Rp. Populi suppositoria DRF, 1–2 x tgl. 1 Zäpfchen.

Fertigarzneimittel: Z.B.

– Populus CP Hämorrhoidal-Zäpfchen, tgl. 1–2 Zäpfchen.

Kombinationen mit anderen Phytopharmaka: Sinnvolle Kombinationen sind bisher nicht bekannt.

▶ Zauberstrauchblätter/-rinde, virginische (Hamamelidis folium et cortex) ☞ S. 266

Darreichungsform: Ethanolisch-wäßriger Spissum-Extrakt eingearbeitet in eine Zäpfchengrundmasse.

Fertigarzneimittel: Z.B.

– Posterine® Zäpfchen (400 mg Hamamelisblätter-Fluidextrakt), morgens und abends 1 Zäpfchen einführen.

Kombinationen mit anderen Phytopharmaka: Eine Kombination mit venentonisierenden und antiexsudativ wirksamen Drogenextrakten wie Roßkastaniensamen ist sinnvoll. Z.B.

– Hametum®-N Hämorrhoidal-Zäpfchen (zusammen mit Roßkastaniensamenextrakt), 1–2 Zäpfchen tgl. möglichst nach der Stuhlentleerung einführen.

– Hametum®-N/Hametum® Kombipackung, Hämorrhoidalsalbe und -zäpfchen (zusammen mit Roßkastaniensamenextrakt), 1–2 Zäpfchen tgl. möglichst nach der Stuhlentleerung einführen, zusätzliche Lokalbehandlung mit der Salbe.

12.19.2 Phytopharmaka zur äußeren Anwendung

▶ Eichenrinde (Quercus cortex) ☞ S. 72

Darreichungsform: Für Voll- und Teilbäder 5 g Droge auf 1 l Wasser.
- Sitzbäder: 3 EL zerkleinerte Droge mit ca. 300 ml kochendem Wasser übergießen und 15 Min. auf kleiner Flamme kochen, abseihen und dem Sitzbad (ca. 20 l) zufügen. Badedauer ca. 20 Min. bei 32–37 °C zu Beginn 1 x tgl., dann 2–3 x wöchentlich.

Fertigarzneimittel: Sind nicht erhältlich.

Kombinationen mit anderen Phytopharmaka: Sind nicht erhältlich.

▶ Kamillenblüten (Matricariae flos) ☞ S. 123

Darreichungsform: Bei äußerer Anwendung 3–10%ige Aufgüsse für Umschläge und Spülungen, als Badezusatz 50 g Droge auf 10 l Wasser, halbfeste Zubereitungen entsprechend 3–10 % Droge.
- Creme: Rp. Chamomillae extract. fluidum 8,0 g, Wollwachsalkoholcreme DAB ad 50,0 g. 2–3 x tgl., v.a. nach der Defäkation, anwenden.
- Salbe: Rp. Chamomillae extract. fluidum 8,0 g, Unguentum Zinci oder Zinci pasta mollis ad 50,0 g. 2–3 x tgl., v.a. nach der Defäkation.

Fertigarzneimittel: Z.B.
- Cremes:
  - Kamillosan® Creme (in 100 mg Wasser-in-Öl-Cremegrundlage 2 g Kamillenblüten-Ethanolauszug mit mind. 7 mg (-)-α-Bisabolol), 1–mehrmals tgl. dünn auftragen.
- Salben:
  - Matmille® N-Salbe (in 10 g Macrogolstearylether-Basis 5 g Chamomillae extract. fluidum mit mind. 7 mg (-)-α-Bisabolol), 1–mehrmals tgl. auftragen.
- Tinkturen:
  - Kamillin Konzentrat Lösung, 1–mehrmals tgl. 15–20 ml für ein Sitzbad.
  - Kamillosan® Konzentrat Lösung, 1–mehrmals tgl. 15–20 ml für ein Sitzbad.

Kombinationen mit anderen Phytopharmaka: Sinnvolle Kombinationen sind bisher nicht bekannt.

▶ Mäusedornwurzelstock (Rusci aculeati rhizoma) ☞ S. 151

Darreichungsform: Nur in Form von Fertigarzneimitteln empfehlenswert.

Fertigarzneimittel: Z.B.
- Salben:
  - Ruscorectal® Hämorrhoidalsalbe (in 100 g 0,8 g Ruscogenin), 3–5 x tgl. eine Salbenanwendung in den Darm und um den Anus mittels beigefügter Spezialkanüle.
- Kombination Salbe und Suppositorien:
  - Ruscorectal® Kombipackung (Hämorrhoidalsalbe und -zäpfchen, 1 Zäpfchen enthält 0,008 g Ruscogenin, in 100 g Salbe 0,8 g Ruscogenin), in akuten

Fällen am 1. Tag 3–5 x 1 Zäpfchen in den Anus einführen, danach noch mehrere Tage lang 1–2 x tgl. 1 Zäpfchen einführen.

Kombinationen mit anderen Phytopharmaka: Sinnvolle Kombinationen sind bisher nicht bekannt.

In experimentelle Studien konnten für die Steroidsaponine Ruscin und Ruscosid, den Hauptinhaltsstoffen von Mäusedornwurzelstock, ein tonisierender Effekt auf das Venensystem sowie eine antiphlogistische und antiexsudative Wirkung nachgewiesen werden.

▶ Pappelknospen (Populi gemmae) ☞ S. 174

Darreichungsform: Halbfeste Zubereitungen entsprechend 20–30 % Drogenanteil.
- Cremes: Rp. Populi tinct. fluidum (1:1) 20–30 g in Unguentum emulsificans ad 100 g. Mehrmals tgl. dünn auftragen.

Fertigarzneimittel: Sind nicht erhältlich.

Kombinationen mit anderen Phytopharmaka: Sinnvolle Kombinationen sind bisher nicht bekannt.

▶ Zauberstrauchblätter/-rinde, virginische (Hamamelidis folium et cortex) ☞ S. 266

Darreichungsform: Bei äußerer Anwendung 20–30%iges Destillat in halbfesten Zubereitungen. Ethanolisch-wäßrige Extraktzubereitungen in halbfesten und flüssigen Zubereitungen entsprechend 5–10 % Droge.
- Salbe: Rp. Hamamelidis extract. fluidum 5,0 g, Unguentum molle ad 30,0 g. Mehrmals tgl. anwenden.

Fertigarzneimittel: Z.B.
- Cremes:
  - Hametum® Creme (in 100 g 5 g Destillat aus Blättern und Zweigen von Hamamelis virginiana mit 0,64 mg Hamamelisketonen), mehrmals tgl. dünn auftragen.
- Salben:
  - Hamasana® Salbe (in 100 g 20 g Destillat aus Blättern und Zweigen von Hamamelis virginiana), 2–3 x tgl. dünn auftragen.
  - haemo Duoform® Salbe (in 100 g 2,5 g ethanolisch-wäßrige Hamamelisblättertinktur), mehrmals tgl. 1–2 g Salbe einreiben.
  - Posterine® Salbe (in 100 g 20 g Zauberstrauchblätter-Fluidextrakt), 2 x tgl. auftragen, bei Bedarf auch häufiger.

Kombinationen mit anderen Phytopharmaka: Eine Kombination mit venentonisierenden und antiexsudativ wirksamen Drogenextrakten wie Roßkastaniensamen ist sinnvoll. Z.B.
- Hametum®-N/Hametum® Kombipackung, Hämorrhoidalsalbe und -zäpfchen (zusammen mit Roßkastaniensamenextrakt), 1–2 Zäpfchen tgl. nach der Stuhlentleerung einführen, zusätzliche Lokalbehandlung mit der Salbe.

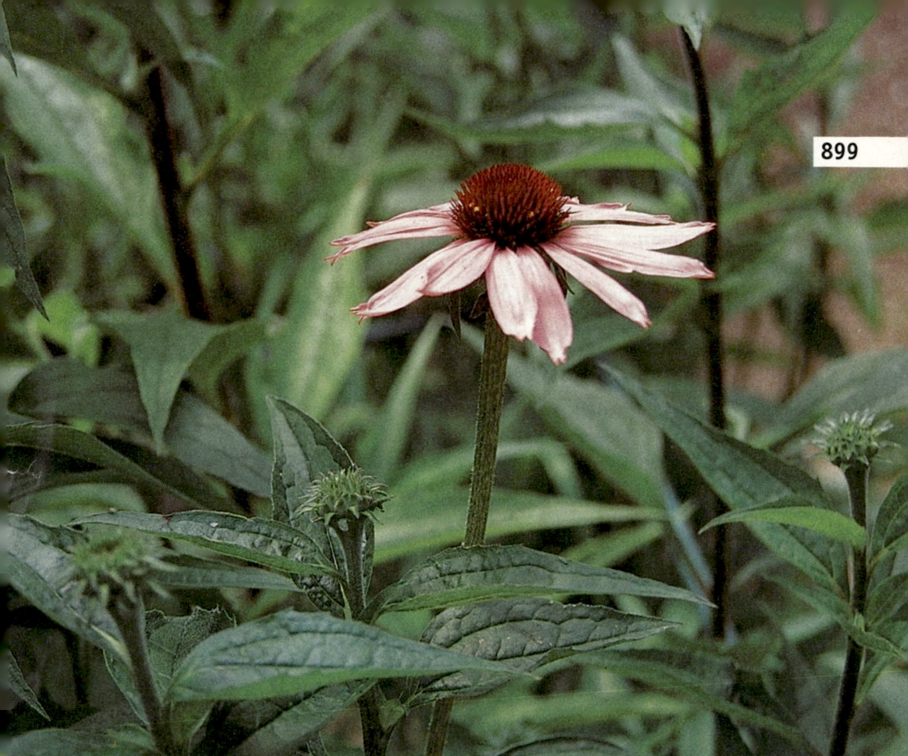

Phytopharmaka zur Steigerung der Abwehrkräfte und Leistung sowie bei Tumorerkrankungen

13

Inhalt

Vor der medikamentösen Immunstimulation bzw. der Behebung einer Abwehrschwäche stehen allgemeine und physikalische Maßnahmen sowie eine ausgewogene Ernährung. Dazu zählen ausreichender Schlaf, Entspannung, Vermeidung von Streß, Kneipp-Anwendungen (Kaltwassergüsse im Wechsel mit warmen bis heißen Güssen), Abhärtung durch Wechselduschen, regelmäßiger Saunabesuch sowie eine vitamin- und spurenelementreiche Mischkost mit reichlicher Einnahme von Fruchtsäften. Eine Kost, die reich an Phytaminen ist, zählt ebenfalls zu den Grundmaßnahmen.

Bei den Medikamenten zur Steigerung der Abwehrkräfte und Leistung muß man zunächst unterscheiden zwischen **Adaptogenen**, die den Organismus widerstands- und anpassungsfähiger gegenüber von außen einwirkenden Stressoren machen, und **Immunmodulatoren**, die die unspezifischen körpereigenen Abwehrmechanismen gegen Krankheitserreger, insbesondere gegen virale und bakterielle, aktivieren bzw. stimulieren sollen.

Die **chemisch definierten Immunstimulanzien** wie Interferon, Interferon α-2b u.a. besitzen völlig andere Anwendungsgebiete, z.B. Hepatitis B und C, kutanes T-Zell-Lymphom, Kaposi-Sarkom, Non-Hodgkin-Lymphom, und kommen bei „Infektanfälligkeit aufgrund einer temporären Abwehrschwäche“ oder „chronisch-rezidivierenden Erkrankungen der Atemwege“ nicht in Frage.

Die Phytopharmaka, die in der **Onkologie** eingesetzt werden, werden nur adjuvant verwendet mit Ausnahme der isolierten und zum Teil partialsynthetisch veränderten Zytostatika pflanzlichen Ursprungs, die Bestandteil diverser Chemotherapeutika-Regimes sind. Eine Wirkung ist sowohl bei Mistelzubereitungen als auch bei anderen Drogen, wie z.B. der Rinde des Lapachobaums, auf immunologischer Ebene plausibel. Allerdings stehen bei einigen Substanzen keine geeigneten und ausreichend geprüften Arzneimittelzubereitungen zur Verfügung, so daß trotz interessanter Eigenschaften eine Therapie derzeit noch nicht empfohlen werden kann.

Darreichungsform

Sowohl Adaptogene als auch Immunmodulatoren stehen als ethanolisch-wäßrige Tinkturen (Tr.), Tbl. und Lutschpastillen, bei Purpursonnenhutkraut als ethanolisch-wäßriger Frischpflanzenauszug und bei Eleutherokokkus- und Ginsengwurzel als Tonika zur Verfügung.

Wirkungen

Die pflanzlichen Immunmodulatoren greifen kausal in das Immunsystem ein. Nach der Aktivierung bzw. Stimulation des Immunsystems kommt es zur
- Stimulation der unspezifischen humoralen und zellulären Immunabwehr
- Steigerung der Phagozytoseleistung von Granulozyten und Makrophagen
- vermehrten Bildung von T-Lymphozyten
- Induktion von TNF-α, Interleukin-1 und Interleukin-6
- experimentell nachgewiesenen antiviralen Wirkung (bei Echinacea)

und dann zur symptomatischen Wahrnehmung der Reaktionsabläufe.

13.1 Adaptogene

Arzneimittel, die den Organismus gegenüber physikalischen, chemischen und biologischen nicht-infektiösen „Stressoren" widerstandsfähig machen sollen. Der zugrundeliegende Wirkmechanismus der Substanzen ist nicht abschließend geklärt. Vermutet wird, daß bestimmte Stoffe (u.a. Hormone) bei Streßsituationen die Anpassungsphase verlängern und so die Erschöpfungsphase hinausschieben bzw. gar nicht erst eintreten lassen. Adaptogene wirken normalisierend auf pathologische Zustandsveränderungen im Sinne einer Rückregulation, sie verbessern also die Anpassungsfähigkeit des Organismus an negativ veränderte innere oder äußere Milieubedingungen. Eine erhöhte Belastbarkeit (= adaptogene Wirkung) konnte in Stressmodellen bei verschiedenen Tierarten eindeutig nachgewiesen werden. Beim Menschen kommt es zur Verbesserung der max. anaeroben körperlichen Leistung sowie des Koordinationsvermögens und der Gedächtnisleistung.

Arzneipflanzen, die als Adaptogene Verwendung finden

Arzneidroge	Bemerkungen
Ginsengwurzel (Ginseng radix)	Verfälschungen mit anderen Panax-Arten kommen vor, für die keine Studien zur Wirksamkeit und Unbedenklichkeit vorliegen.
Kolasamen (Colae semen)	Enthalten bis zu 3 % Koffein und zählen damit neben Guaranasamen zu den koffeinreichsten Drogen.
Mateblätter (Mate folium)	Enthalten 0,4–1,7 % Koffein und werden als „geröstete" oder „grüne" Mateblätter verwendet.
Pollen	Der von Bienen gesammelte Blütenmischpollen besteht in der Regel aus 30–40 verschiedenen Blütenpollen.
Taigawurzel (Eleutherococci radix)	Wird zu unrecht als „Russischer Ginseng" bezeichnet, da sich die Taigawurzel phytochemisch stark vom asiatischen Ginseng unterscheidet.
Teeblätter, schwarze und grüne (Theae nigrae folium und Theae viridis folium)	Kurz überbrühter Tee ist aufgrund des Teeingehalts (syn. Koffein) anregend, länger gekochter wirkt aufgrund des höheren Gehalts an Gerbstoffen eher antidiarrhoisch.

Tab. 13.1

Wirkungen:
- roborierend
- tonisierend
- Steigerung der geistigen und körperlichen Aktivität

Wirkmechanismus: Welche Stoffe für die Steigerung der geistigen und körperlichen Aktivität verantwortlich sind, ist im einzelnen nicht bekannt mit Ausnahme der koffeinhaltigen Kolasamen (☞ S. 135) und Mateblätter (☞ S. 157). Die Erregung des ZNS, Wirkungen auf das Herz-Kreislauf-System, Broncho- und Vasodilatation durch Koffein sind ausreichend experimentell und klinisch belegt.

Indikationen:
- Erschöpfungszustände
- Verbesserung der Vitalität
- in der Rekonvaleszenz
- nachlassende Leistungs- und Konzentrationsfähigkeit
- Leistungssteigerung bei Leistungssportlern im physiologischen Bereich (kein Doping)

Kontraindikationen: ☞ jeweiliges Pflanzenprofil

Nebenwirkungen: ☞ jeweiliges Pflanzenprofil

Interaktionen: ☞ jeweiliges Pflanzenprofil

Stellenwert der Phytotherapie

Die Adaptogene können als **alleinige** therapeutische Maßnahme zusammen mit den nichtmedikamentösen Maßnahmen eingesetzt werden. Dadurch können den Studien zufolge eine Rekonvaleszenz verkürzt und die allgemeine Leistungsfähigkeit erhöht werden. Vergleichbare chemisch-synthetischen Arzneimittel sind nicht vorhanden.

Darreichungsform

Geeignet sind je nach Droge die direkte Einnahme (Pollen), wäßrige Auszüge (Mateblätter) und ethanolisch-wäßrige Extrakte verarbeitet in Tonika, Pastillen und Kps. (Ginsengwurzel, Kolasamen, Taigwurzel).

✓ Ginseng gehört in Deutschland zu den Tonika und kann daher nicht auf Kassenrezept verordnet werden, auch wenn Zubereitungen aus Ginsengwurzeln ähnlich wie ein Nootropikum (führt durch Steigerung der zerebralen Durchblutung und des Hirnstoffwechsels zu einer Verbesserung der Hirnleistung im Alter) wirken sollen.

Phytotherapeutische Differentialtherapie

Von den Adaptogenen besitzt die **Ginsengwurzel** mit Abstand nicht nur die größte traditionelle Erfahrung, sondern es liegen damit auch die meisten experimentellen und klinischen Studien zur Wirksamkeit und Unbedenklichkeit vor. Aus der Vielzahl der Anwendungsmöglichkeiten seinen genannt:
- Patienten, die unter starkem beruflichem Streß stehen
- Schul- und Prüfungsstreß von jungen Erw.
- Verhinderung des vorzeitigen Abbaus der körperlichen und geistigen Leistungsfähigkeit im Alter
- während der Rekonvaleszenz.

Aus der gleichen Pflanzenfamilie wie der Ginseng stammt die **Taigawurzel**. Sie weist allerdings ein teils ähnliches und ein teils völlig anderes Spektrum an Inhaltsstoffen auf und ist wissenschaftlich schlechter untersucht.

Je nach **Indikation** werden eingesetzt bei/zur
- **Müdigkeits- und Schwächegefühl:** Ginsengwurzel, Taigawurzel, Kolasamen, Mateblätter, Pollen, schwarze und grüne Teeblätter
- **nachlassender Leistungs- und Konzentrationsfähigkeit:** Ginsengwurzel, Taigawurzel, Kolasamen, Mateblätter, schwarze und grüne Teeblätter

- **Steigerung der Widerstandsfähigkeit** des Organismus: Ginsengwurzel, Taigawurzel
- Kräftigung in der **Rekonvaleszenz**: Pollen, Mateblätter, Kolasamen, Ginsengwurzel, Taigawurzel, schwarze und grüne Teeblätter
- Bewältigung von **Stresssituationen:** Ginsengwurzel, Taigawurzel

Zusätzliche allgemeine Maßnahmen

- Zerebrales Training: Gedächtnis-, Wahrnehmungs-, Realitäts-Orientierungstraining.
- Viel Bewegung an der frischen Luft.
- Moderate Ausdauersportarten wie z.B. Bergwandern, Skilanglauf, Radfahren.
- Ausgewogene Ernährung mit viel frischem Obst und Gemüse.
- Kneippanwendungen.

13.1.1 Phytopharmaka zur inneren Anwendung

▶ Ginsengwurzel (Ginseng radix) ☞ S. 95

Fertigpräparate, die noch keine Zulassungsnummer besitzen oder als Nahrungsergänzungsmittel im Verkehr sind, können unterdosiert sein.

Darreichungsform: Tagesdosis 1–2 g Droge, die mind. 1,5 % Ginsenoside enthält. Erforderlich ist eine Ginsenosid-Tagesmindestmenge von 10 mg Gesamtginsenosiden.
- Teezubereitung: 1–2 g zerkleinerte Droge, am besten in einem genau dosierten Filterbeutel, mit kochendem Wasser übergießen und 5–10 Min. ziehen lassen.
- Fluidextrakt: Mehrmals tgl. 20–30 Tropfen einnehmen.

Fertigarzneimittel: Mit folgenden Fertigarzneimitteln werden z.B. die von der Kommission E empfohlenen Tagesdosen gut erreicht:
- Ardey-aktiv Pastillen (100 mg ethanolisch-wäßriger Trockenextrakt), Erw. tgl. 2–3 Pastillen bis max. 5 Pastillen, Jugendl. und Schulkdr. 1–2 Pastillen tgl. (☞ **Studie**)
- Ginsana® G 115 Weichkapseln (100 mg Trockenextrakt), Erw. 2 x tgl. 1 Kps.
- Ginseng Twardypharm Kapseln (100 mg ethanolisch-wäßriger Trockenextrakt), Erw. tgl. 2–3 Pastillen zum Kauen oder Lutschen, in akuten Belastungssituationen kann die Dosis auf bis zu 5 Pastillen/Tag erhöht werden, Jugendl. und Schulkdr. 1–2 Pastillen tgl. (☞ **Studie**)
- Orgaplasma® Dragees (125 mg Trockenextrakt), Erw. 2 x tgl. 1–2 Drg.
- Roter Imperial Ginseng von Gintec® Extraktpulver (in 1 Beutel 1000 mg Trockenextrakt), tgl. 1 Beutel vor dem Frühstück. (☞ **Studie**)
- Tai Ginseng forte Pastillen (100 mg Trockenextrakt), 3–5 Pastillen tgl.

Kombinationen mit anderen Phytopharmaka: Kombinationen mit Vitaminen und anderen Drogenextrakten sind als freiverkäufliche traditionell angewendete Arzneimittel gemäß § 109a AMG im Verkehr, werden von den Krankenkassen aber nicht erstattet und daher nicht genannt.

✓ Einer Befragung zufolge nehmen viele Personen allein wegen des Geschmacks Ginseng ein. Für solche Patienten eignet sich die Verordnung von Pastillen oder flüssigen Zubereitungen. Wer einen neutralen Geschmack bevorzugt, sollte Kps. oder Drg. einnehmen.
Nur Extrakte, die aus der Spezies Panax ginseng C. A. MEYER gewonnen werden, sollten therapeutisch verwendet werden, da andere Ginsengarten geringere Wirkstoffmengen enthalten und nicht wissenschaftlich untersucht sind. Aus dieser Spezies werden zwei Handelsformen, der rote und der weiße Ginseng, gewonnen, die sich in ihrer Wirksamkeit nicht unterscheiden. Die meisten Studien wurden mit weißem Ginseng durchgeführt. Zur besseren Konservierung können weiße Ginsengwurzeln mit Wasserdampf behandelt werden, dabei verfestigt sich die Wurzelepidermis hornartig und wird rot. Roter Ginseng ist also lediglich galenisch veränderter weißer Ginseng und kein qualitativ besonders hochwertiger Ginseng.

Nach Erfahrungen der traditionellen chinesischen Medizin sollten während der Therapie mit Ginseng keine coffeinhaltigen Getränke eingenommen werden. Die sehr gute Verträglichkeit bestätigte sich in der Anwendung seit Tausenden von Jahren in Asien und ebenso in neueren europäischen Studien.

Zu Ginseng wurden zahlreiche pharmakologische und klinische Studien durchgeführt. Allein bei Verabschiedung der Monographie im Jahre 1991 lagen die Ergebnisse von 500 Untersuchungen vor, die allerdings überwiegend pharmakologische Einzelwirkungen im Tierversuch beschreiben bzw. oft nicht nach gängigen wissenschaftlichen Kriterien durchgeführt wurden.

Schnellere Rekonvaleszenz nach Operationen und Bestrahlungen
In einer einfachblinden Studie an 120 Patientinnen mit gynäkologisch bedingten Operationen wurde postoperativ die Rekonvaleszenz unter Ginsengtherapie beobachtet. Nach der Einnahme von tgl. 230 mg eines konzentrierten Ginsengextrakts **(Ardey-aktiv Pastillen)** über 3 Wochen verbesserten sich Leukozytenzahlen, Gesamtserumprotein und Körpergewicht signifikant. Im Gegensatz zu Plazebo kam es zu keiner Abnahme der Blutglukosespiegel.
Bei 50 Patientinnen mit Zervixkarzinom bewirkte in einer einfachblinden Studie die Einnahme von tgl. 5 g Pulver aus rotem Ginseng für 5 Wochen eine schnellere Normalisierung der Blutplättchen ab einer Einnahmedauer von 3 Wochen. Auf andere Blutparameter oder allgemeine Komplikationen der Bestrahlung hatte die Therapie keinen Einfluß.

13

Steigerung der allgemeinen Leistungsfähigkeit
In einer doppelblinden, plazebokontrollierten Studie wurden 60 Personen über 12 Wochen mit **Ginseng forte Kapseln** behandelt. Dadurch verbesserten sich die visuelle und auditive Reaktionszeit, die beidhändige Koordination und die im Treppen-Test ermittelte körperliche Leistungsfähigkeit. Die Erholungszeit nach Belastung (ermittelt über den Sauerstoffverbrauch) verkürzte sich durch die Ginsengeinnahme. Auch das Allgemeinbefinden besserte sich.
Eine weitere Studie an 120 Probanden bestätigte die Verbesserung der Reaktionszeit. In dieser Studie besserten sich auch verschiedene Lungenfunktionsparameter. ➡

In einer plazebokontrollierten Studie an 60 Bewohnern eines Altersheims besserten sich nach Einnahme von **Ginseng Twardyfarm Kapseln** über einen Zeitraum von 100 Tagen Arbeitsgenauigkeit, Merkfähigkeit sowie Koordinations- und Vorstellungsvermögen signifikant. Auch Leistung, Schaffensfreude und Fähigkeit zu klarer Ausdrucksweise besserten sich. Die Behandlungseffekte blieben bis 50 Tage nach Absetzen der Medikation erhalten.

Ginseng bei Leistungssportlern
In einer doppelblinden, plazebokontrollierten Studie an 30 Leistungssportlern führte die Therapie mit **Ardey-aktiv Pastillen** (100 mg Ginsengwurzel-Trockenextrakt 4:1) über einen Zeitraum von 9 Wochen zu einer signifikanten Verbesserung der aeroben Arbeitskapazität und einer signifikanten Verringerung des Laktatspiegels und der Herzfrequenz. Zu ähnlichen Resultaten kam eine andere Studie an 30 Sportlern. In einer weiteren Studie an 28 Sportlern verbesserte sich nach einer 9wöchigen Einnahme von **Ardey-aktiv Pastillen** die Sauerstoffaufnahmekapazität nach ergometrischer Belastung, die bis 3 Wochen nach Absetzen des Gingsengpräparats anhielt. Auch hier sank die Herzfrequenz, es verbesserten sich die Lungenfunktion und die Reaktionszeit auf optische Reize. Diese Wirkungen hielten ebenfalls bis 3 Wochen nach Einnahmestop an. Nach 7 Wochen gab es keine Unterschiede mehr zwischen Verum- und Plazebogruppe.
Nach einer Vorstudie mit niedrig dosiertem Ginseng, in der sich ein positiver Trend gezeigt hatte, wurde eine doppelblinde, plazebokontrollierte Studie an 16 Leistungssportlern der Disziplinen Skilanglauf und Nordische Kombination durchgeführt. Nach der Randomisierung erhielten 8 Sportler 3 x tgl. 1 Kps. **Ginseng forte Kapseln**, 8 Plazebo über einen Zeitraum von 4 Wochen. Anschließend erfolgte eine 8wöchige Wash-out Phase. Im Anschluß daran wurden die Medikamente für weitere 4 Wochen getauscht. In der ersten, aeroben Trainingsphase zeigten sich keine Unterschiede zwischen den Gruppen. In der zweiten, aerob-anaeroben Trainingphase nahm unter Ginseng die max. Leistungsfähigkeit (Zunahme der Laufgeschwindigkeit) signifikant zu, verbunden mit einer niedrigeren Laktatkonzentration. Das Verhalten biochemischer Parameter wies darauf hin, daß durch Ginseng bei dem aerob-anaeroben Training im Vergleich zu Plazebo eine höhere Energiebereitstellung aus Kohlenhydraten genutzt werden konnte, was eine günstigere energetische Stoffwechselsituation im anaeroben Bereich bedeutete.

Ginseng verbessert die Lungenfunktion
In einer Pilotstudie an 15 Patienten mit schweren chronischen Atemwegsinfektionen verbesserten sich bereits nach 6wöchiger Therapie mit tgl. 200 mg Ginsengsextrakt (**Ardey-aktiv Pastillen**; entspricht ca. 2 g Droge) verschiedene Lungenfunktionsparameter, z.B. forcierte Vitalkapazität, max. Atemsekundenvolumen und forciertes Exspirationsvolumen sowie die Sauerstoffaufnahme signifikant. Die Verbesserung setzte sich bis zum Studienende nach 3 Monaten fort, auch die Gehstrecke konnte signifikant verlängert werden. Allerdings wurde die Studie nicht plazebokontrolliert durchgeführt. Künftige Studien an größeren Patientenkollektiven müssen zeigen, ob diese Wirkung tatsächlich reproduzierbar ist. ➡

Antiermüdungswirkung
In einer doppelblinden Studie an 12 Probanden führte die Therapie mit Ginseng zu einer signifikanten Verbesserung des Gemütszustands und der Leistungsfähigkeit.
In einer doppelblinden Studie an 50 Probanden führte die Einnahme von **Roter Imperial Ginseng von Gintec® Extraktpulver** zu einer signifikanten Verbesserung der Leistungsgeschwindigkeit bei Reaktionszeittests und der Entscheidungsfreude. Allerdings hatte die Therapie keine Wirkung auf kognitive Funktionen, Stimmung und Wohlbefinden.

Hinweis auf antikarzinogene Wirkung
In epidemiologischen Studien aus Korea wurde retrospektiv beobachtet, daß Personen, die Ginsengextrakte oder -pulver einnahmen, weniger häufig an Krebs erkrankten. Diese Wirkung zeigte sich nicht bei Frauen mit hormonabhängigen Tumoren. Im Tierexperiment finden sich Hinweise auf eine antikarzinogene und antiangiogenetische Wirkung von Ginseng.
Pilotstudien aus Korea zeigten, daß Patienten mit präkanzerösen Läsionen des Ösophagus oder Endometriums von einer Therapie mit Ginseng profitieren: Ginseng hatte z.B. eine positive therapeutische Auswirkung bei Patienten mit chronisch erosiver Ösophagitis. Darüber hinaus konnte Ginseng bei einigen Patientinnen die Regression einer adenomatös-zystischen Hyperplasie des Endometriums induzieren.

Sehr gute Verträglichkeit
Die Unbedenklichkeit von Ginseng ist durch mehrere Langzeitstudien belegt, in denen Tagesdosen von bis zu 7 g Ginseng verabreicht wurden. Darüber hinaus wird Ginseng seit Jahrtausenden in Asien auch langfristig und in wesentlich höheren Mengen als in Europa eingesetzt. Immer wieder auftauchende Einzelbeobachtungen angeblicher Nebenwirkungen von Ginseng stammen aus Großbritannien, USA und Australien. Dort wird Ginseng nicht als Arzneimittel, sondern als Nahrungsergänzungsmittel (Health food) betrachtet. Es kommen daher zahlreiche, nicht näher definierte Ginsengprodukte auf den Markt (Getränke etc.), die auch eine Fülle anderer Inhaltsstoffe enthalten. Die bei diesen Produkten beobachteten Nebenwirkungen können nicht mit Sicherheit Ginseng zugeschrieben werden. In insgesamt 11 Doppelblindstudien an 476 Patienten und 5 Einfachblindstudien an 221 Personen wurden nie Nebenwirkungen beobachtet. Bei bestimmungsgemäßem Gebrauch hochwertiger Ginsengprodukte sind also keine Nebenwirkungen zu erwarten.
Koreanische Wissenschaftler haben HIV-Infizierte, die eine koreanische Ginsengzubereitung einnahmen, 75 Monate lang im Vergleich zu HIV-positiven Patienten, die keinen Ginsengextrakt einnahmen, beobachtet. Beide Gruppen erhielten eine Basistherapie mit Zidovudin. Bei der Ginseng-Gruppe blieb die Anzahl der CD4-(T-Helfer-)Zellen innerhalb der 75 Monate stabil, während sie in der Kontrollgruppe um etwa 50 % abfiel. Eine Resistenz gegen Zidovudin trat in der Ginseng-Gruppe bei 4,2 % und in der Kontrollgruppe bei 47 % auf. Da diese Studie eine nur kleine Fallzahl aufweist, mit methodischen Schwächen belastet ist und ein nicht näher phytochemisch definierter Extrakt verwendet wurde, kann noch keine wissenschaftlich abgesicherte Empfehlung für HIV-Patienten abgegeben werden.

▶ Kolasamen (Colae semen) ☞ S. 135

Darreichungsform: Tagesdosis 2–6 g Droge, 0,25–0,75 g Extrakt, 2,5–7,5 g Fluidextrakt, 10–30 g Tinktur, 60–120 g Kola-Wein mit rund 16 % Ethanol.

- Kolaextrakt: Eingearbeitet in Tbl. oder Tonika.
- Kolawein: Nach der Herstellungsvorschrift im Erg.-B. 6, Rp. Vinum colae EB 6 500 ml. Morgens und mittags 1 Likörglas voll einnehmen.

Fertigarzneimittel: Z. B.

- Kola-Dallmann Kautabletten, tgl. 3–5 Tbl. je nach Bedarf einnehmen.

Kombinationen mit anderen Phytopharmaka: Eine Kombination mit Vitaminen ist sinnvoll. Z. B.

- Florafit® Multi-Vitamin-Energetikum, Erw. 3 x tgl. 1 EL, Kdr. 3 x tgl. 1 TL.

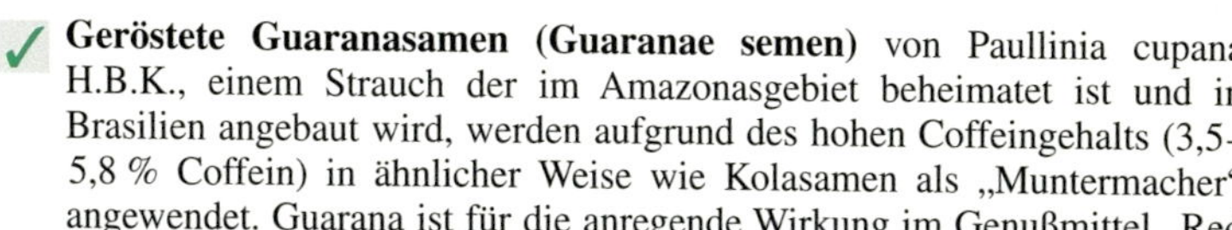

✓ **Geröstete Guaranasamen (Guaranae semen)** von Paullinia cupana H.B.K., einem Strauch der im Amazonasgebiet beheimatet ist und in Brasilien angebaut wird, werden aufgrund des hohen Coffeingehalts (3,5–5,8 % Coffein) in ähnlicher Weise wie Kolasamen als „Muntermacher“ angewendet. Guarana ist für die anregende Wirkung im Genußmittel „Red Bull“ verantwortlich.

Darreichungsform: Pulver in Kps. oder Kautbl., tgl. ca. 200 mg Coffein einnehmen (entspricht 4 Tassen Kaffee).

Fertigarzneimittel: Z. B.

- GUARANA-ratiopharm® Kapseln, je nach körperlicher Verfassung tgl. 1–3 Kps.
- Klosterfrau energy® Kapseln, je nach körperlicher Verfassung tgl. 1–3 Kps.

Kombinationen mit anderen Phytopharmaka: Sind nicht im Verkehr.

▶ Mateblätter (Mate folium) ☞ S. 157

Darreichungsform: Mittlere Tagesdosis 3 g Droge.

- Teezubereitung: 1–2 TL Droge mit 150 ml kochendem Wasser überbrühen, je nach persönlichem Geschmack 5–10 Min. ziehen lassen und abseihen. Morgens und mittags bis zu 2 Tassen trinken.

Fertigarzneimittel: Z. B.

- Martol Mate-Kapseln (250 mg Mateblätterextrakt), morgens und mittags 2 Kps.

Kombinationen mit anderen Phytopharmaka: Sinnvolle Kombinationen sind bisher nicht bekannt und auch in den Ursprungsländern in Südamerika nicht üblich.

In der Regel sind Mateblätter als Lebensmittel im Verkehr, wobei man zwischen gerösteten und ungerösteten bzw. grünen Matetee wählen kann. Der geröstete Matetee entspricht geschmacklich dem normalen fermentierten schwarzen Tee, während der ungeröstete Matetee dem grünen, unfermentierten Tee entspricht.

▶ Pollen (= Blütenpollen) ☞ S. 186

Darreichungsform: Tagesdosis 30–40 g Droge, die teelöffelweise zusammen mit Apfelmus, Joghurt, Quark, Fruchtsäften oder anderen Lebensmitteln eingenommen wird, bei mikronisierten (≤ 10 µm) oder fermentativ aufgeschlossenen Pollen (Pollysat 85) 3–4 g Droge abgefüllt in Hartgelatinekps oder Trinkfläschchen.

Fertigarzneimittel: Als Pollen in Gläsern oder in Kps. abgefüllt als Lebensmittel im Verkehr (nicht erstattungsfähig).

Kombinationen mit anderen Phytopharmaka: Zusammen mit Gelee Royal und/oder Vitaminen in Kps. oder Trinkampullen/-fläschchen abgefüllt als Lebensmittel im Verkehr. Z.B.

- Matricell® Königinnen Trank, tgl. 1–2 Trinkfläschchen.

▶ Taigawurzel (Eleutherococci radix) ☞ S. 233

Sämtliche Taigawurzelpräparate sind für Sgl. und Kleinkdr. nicht geeignet, da für dieses keine klinischen Dosisfindungsstudien vorliegen.

Darreichungsform: Tagesdosis 2–3 g Droge als Aufguß.

- Teezubereitung: 1 TL feingeschnittene Droge mit 1 Tasse kochendem Wasser aufgießen, 15 Min. ziehen lassen, dann abseihen. 2–3 Tasse tgl. warm trinken.
- Fluidextrakt (1:1): mehrmals tgl. 10–15 Tr. auf 1 Glas Wasser einnehmen.

Fertigarzneimittel: Z.B.

- Eleu-Kokk Dragees (65 mg ethanolisch-wäßriger Trockenextrakt), Erw. 3 x tgl. 1 Drg. zu oder nach den Mahlzeiten, die Dosis kann bis auf 3 x tgl. 2 Drg. gesteigert werden, Jugendl. 2 x tgl. 1 Drg., Schulkdr. tgl. 1 Drg.
- Eleu-Kokk Lösung (enthält 17 Vol.% Ethanol), 3 x tgl. 5 ml (= 1 TL) vor den Mahlzeiten einnehmen, die Dosis kann bis auf 3 x tgl. 15 ml (= 1 EL) gesteigert werden.
- Eleu-Kokk M Lösung (enthält 6,5 Vol.% Ethanol), Erw. 3 x tgl. 5 ml (= 1 TL) vor den Mahlzeiten, die Dosis kann bis auf 3 x tgl. 15 ml (= 1 EL) gesteigert werden, Kdr. 3 x tgl. 2,5 ml. (☞ **Studie**)
- Eleutherococcus Curarina Tropfen (Fluidextrakt 1:1 mit 32 Vol.% Ethanol), 2 x tgl. 30 Tr. nach den Mahlzeiten.
- Eleutherococcus-Kapseln BIO DIÄT (50 mg ethanolischer Trockenextrakt), 3 x tgl. 1 Kps, bei stärkerer Belastung 4 x tgl. 1 Kps.
- Eleutherococcus Lomapharm® überzogene Tabletten (60 mg Trockenextrakt), 3 x tgl. 1 Drg.
- Eleutheroforce Kapseln (120 mg Trockenextrakt), 1–2 x tgl. 1 Kps. unzerkaut mit etwas Flüssigkeit einnehmen.
- Konstitutin® forte Kapseln (50 bzw. 100 mg Trockenextrakt), 1–2 Kps. tgl., zu Beginn auch 3–4 Kps. tgl.
- VITAL-KAPSELN-ratiopharm (50 mg Trockenextrakt), 3 x tgl. 1 Kps.

Kombinationen mit anderen Phytopharmaka: Sinnvolle Kombinationen sind bisher nicht bekannt.

In einer Studie an gesunden Probanden kam es nach 4wöchiger Therapie mit dem Präparat **Eleu-Kokk M Lösung** zu einer hochsignifikanten Zunahme immunkompetenter Zellen, v.a. von T-Lymphozyten vom Helfer- bzw. Induktor-Typ, aber auch von zytotoxischen und natürlichen Killerzellen. Welche Auswirkungen diese Befunde haben, muß in klinischen Studien geklärt werden.

13.2 Immunmodulatoren („Biological response modifiers“)

Beeinflussen Funktionen des zellulären Immunsystems, besonders die Makrophagenaktivität, positiv. Sie werden daher v.a. bei banalen Erkältungskrankheiten eingesetzt. Sie sind sowohl prophylaktisch zur Verhütung einer Erkrankung wirksam als auch therapeutisch, da sie zu Beginn der Erkrankung eingesetzt deren Verlauf abschwächen bzw. verkürzen können.
Da diese Gruppe bei falscher Anwendung, z.B. bei progredienten Systemerkrankungen wie Tuberkulose, Leukosen, multipler Sklerose oder Autoimmunerkrankungen, oder bei mehrmonatiger Dauer-Prophylaxe auch immunsuppressiv wirken kann, ist der Begriff der Immunmodulatoren geeigneter und genauer gegenüber dem meist gebrauchten Begriff der Immunstimulanzien. Zum Teil wird auch noch die traditionell gebrauchte Bezeichnung der „Reizkörper- und Umstimmungstherapie“ verwendet, die aus klinischer und v.a. naturheilkundlicher Sicht gar nicht so schlecht ist.

Arzneipflanzen, die als Immunmodulatoren Verwendung finden

Arzneidroge	Bemerkungen
Echinacea-pallida-Wurzel (Echinaceae pallidae radix)	Verwechslung bzw. Verfälschungen mit Echinacea angustifolia D.C. und mit Parthenium integrifolium sind möglich. In diesem Fall kann die mit Echinacea pallida beschriebene Wirkung nicht erwartet werden.
Propolis (Kittharz der Honigbienen, Apis mellifera)	Von Bienen aus winzigen Mengen frischen Harzes und eigenen Säften hergestellt, um damit Fugen zwischen den Waben abzudichten, um das Einschleppen von Infektionskeimen zu verhindern.
Sonnenhutkraut, purpurfarbenes (Echinaceae purpureae herba)	Verwendet wird der Frischpflanzenpreßsaft der gesamten oberirdischen Pflanze zum Zeitpunkt der Blüte.
Taigawurzel (Eleutherococci radix)	Als Droge in der Apotheke nicht erhältlich, sondern nur in Form von Fertigpräparaten.

Tab. 13.2

Wirkungen:
- Steigerung der unspezifischen körpereigenen Abwehrkräfte gegenüber viralen und bakteriellen Infektionen

Wirkmechanismus: Immunmodulatoren beeinflussen
- in erster Linie die zelluläre Immunität, nämlich Makrophagen, natürliche Killerzellen und Granulozyten. Da die Makrophagen die vielfältigsten Aufgaben haben, sind sie primäres Ziel der Immunmodulation. Ihre Phagozytoserate kann auf das 200fache gesteigert werden.
- ferner die humorale Immunität, nämlich Monokine, Interferone und das Komplementsystem

Indikationen:
- Aktivierung des Immunsystems
- banale Infekte
- chronisch-rezidivierende Infekte der Atemwege und ableitenden Harnwege
- schlecht heilende, oberflächliche Wunden (äußere Anwendung)

Kontraindikationen: Überempfindlichkeit gegen Korbblütler bei Echinacea-Präparaten, Tuberkulose, Leukämien, Kollagenosen, Autoimmunerkrankungen, Multiple Sklerose, HIV-Infektion bzw. AIDS-Erkrankung (da noch keine klinischen Studien vorliegen), chronische Viruserkrankungen.

Nebenwirkungen: Selten Juckreiz. Die angestrebte Steigerung der körpereigenen Immunabwehr durch Immunmodulatoren kann theoretisch – und praktisch kaum beobachtet – bisher ruhende Autoimmunprozesse aktivieren.

Interaktionen: Keine bekannt.

Anwendungsdauer: Eine Immunstimulation muß als **kurzfristige** Aktivierung des Immunsystems erfolgen. Immunmodulatoren sollten ohne Unterbrechung nicht länger als 2 Wochen kontinuierlich eingenommen werden, da es bei einer Dauerstimulation auch zu unerwünschten Umkehreffekten im Sinne einer Immunsuppression, z.B. Senkung der Leukozytenzahl, kommen kann. Patienten hinsichtlich einer mehrmonatigen Prophylaxe von Oktober bis März daher aufklären, daß eine solche über mehrere Monate nur dann effektiv ist, wenn zwischen 1 Woche Einnahme immer rund 2 Wochen Pausen sind, und außerdem die effektivste therapeutische Maßnahme die hochdosierte Einnahme eines Immunmodulators bei den ersten Anzeichen eines banalen Infekts ist.
Da immunologische Reaktionen auf Kosten anderer immunologischer Reaktionen verstärkt werden können, kann z.B. ein Ungleichgewicht der einzelnen Immunglobuline entstehen. Bei längerer Anwendung muß daher der Immunstatus mit einem stufenweisen Vorgehen bestimmt werden, bis eine eindeutige Abklärung vorliegt (☞ Tab. 13.3). Stufe I ist der „Eingangstest“. Ist dieser negativ und es besteht Verdacht auf eine Immunschwäche, wird Teststufe II durchgeführt. Liegt auch danach noch keine klare diagnostische Abklärung vor, Stufe III durchführen.

Immun-Check während einer Therapie mit Immunmodulatoren nach Dr. M. Adler		
Stufe I (Eingangstest)	**Stufe II (Schnelldiagnostik des Immunsystems)**	**Stufe III (Großes Immunlabor)**
• Multitest Mérieux oder Immignost-Test	• Lymphozyten ≤ 20 % • Lymphozytenzahl ≤ 1000/ml • γ-Globuline ≤ 10 % relativ • IgG ≤ 700 mg% • Multitest Mérieux negativ • Neopterin im Harn	• Differentialblutbild • Lymphotzytensubpopulationen • Lymphozytentransformationstest • Immunglobuline • Komplement • Immunkomplexe • Serumproteine • Neopterin im Harn

Tab. 13.3

Stellenwert der Phytotherapie

Der Einsatz der Immunmodulatoren sollte **zu Beginn** eines **banales Infekts** als **alleinige** medikamentöse Maßnahme erfolgen, wenn die eingedrungenen Krankheitserreger einer Front unspezifischer Abwehrmechanismen gegenüberstehen: Makrophagen, Granulozyten und dem Komplementsystem. Bei diagnostizierten **bakteriellen Infekten** hat sich neben der Gabe von Antibiotika eine **adjuvante** Gabe bewährt, was in mehreren klinischen Studien verifiziert wurde.

Eine Therapie mit Immunmodulatoren wird zur Zeit **kontrovers** diskutiert.

Argumente **für** den Einsatz von Immunmodulatoren sind der klinische Nachweis einer
- Verminderung der Infektanfälligkeit bei vorbeugender Einnahme
- Verhinderung der Symptome des banalen Infekts bzw. von ausgeprägten Beschwerden
- Verminderung der Infektanfälligkeit bei Leistungssportlern während der Trainingsvorbereitungszeit sowie nach den Wettkämpfen
- Verhinderung von bakteriellen Sekundärinfektionen
- Verkürzung der Beschwerdezeit um rund 30–40 %
- positiven Beeinflussung der natürlichen Abwehr-Regulation

und der experimentelle Nachweis einer
- Steigerung der Phagozytoseaktivität menschlicher Granulozyten nach Inkubation von Hefepartikeln in vitro
- Steigerung der Phagozytoseaktivität von Makrophagen in Leber und Milz durch Kohlepartikel und Echinaceaextrakt in vivo.

Argumente **gegen** den Einsatz von Immunmodulatoren sind die
- angeblich nicht ausreichend belegte Wirksamkeit
- Auffassung, daß es bis heute nicht möglich ist, in das hochkomplexe Immunsystem gezielt einzugreifen
- berechtigte Kritik, daß die einzelnen Fertigarzneimittel eine Vielzahl unterschiedlicher Wirksubstanzen und Reaktionsmechanismen besitzen und in Einzelfällen auch Kombinationen aus allopathischen und homöopathischen Zubereitungen vorliegen

- Möglichkeit der Immunsuppression und/oder Exazerbation chronisch-entzündlicher Prozesse durch die Aktivierung von Autoimmunvorgängen.

Darreichungsform

Geeignet sind Frischpflanzensäfte und ethanolisch-wäßrige Auszüge verarbeitet in Lsg. (Tr.) sowie als Trockenextrakte in Tbl., Drg. und Kps.

Therapieschema

Prophylaxe
Muß als **Intervalltherapie** durchgeführt werden. Bei
- **oraler** Einnahme bis zu 6 Tagen lang 25–30 Tr. einer Echinacea-purpurea- oder Echinacea-pallida-Zubereitung einnehmen, danach eine Pause von ca. 1–2 Wochen machen. Laut Empfehlung der Kommission E insgesamt nicht länger als 6 Wochen durchführen.
- **parenteraler** Applikation folgt auf eine 3tägige Spritzenbehandlung (1 Spritze/Tag) eine Pause von 3 Tagen. Die Spritzenkur kann 5–6 x/Jahr wiederholt werden.

Kurative Anwendung
Folgende Empfehlungen sind für den richtigen Einsatz und die volle Wirksamkeit der Immunmodulatoren wichtig:
- möglichst **frühzeitig** zu Beginn der Erkrankung einsetzen, also bei Auftreten der ersten Symptome wie Niesreiz, Kratzen im Hals, Gliederreißen oder leicht erhöhter Temperatur aufgrund der Erfahrung und immunologischer Überlegungen
- die Lösung lange im Mund behalten bzw. auf die Zunge tropfen wegen der Wechselwirkung mit dem Immunsystem im Rachenraum
- die Initialdosis hoch wählen (z.B. für Erw. 50–80 Tr. einer Echinacea-Zubereitung) aufgrund zahlreicher Erfahrungsberichte
- die hohe Dosierung über 2–3 Tage mit 3 x tägl. 50 Tr. fortführen
- anschließend die Therapie noch einige Tage mit 3 x 30 Tr. fortsetzen.

Phytotherapeutische Differentialtherapie

Als Immunmodulatoren erhielten Echinacea-pallida-Wurzel, purpurfarbenes Sonnenhutkraut, Taigawurzel und Mistelkraut von der Kommission E eine positive Monographie.

13

Je nach Indikation kommen zum Einsatz bei/zur
- **banalen Infekten:** purpurfarbenes Sonnenhutkraut, Echinacea-pallida-Wurzel, Taigawurzel, Propolis
- **chronisch-rezidivierenden Infekten:** purpurfarbenes Sonnenhutkraut, Echinacea-pallida-Wurzel
- **Erkrankungen der Atemwege:** purpurfarbenes Sonnenhutkraut, Echinacea-pallida-Wurzel, Taigawurzel, Propolis
- **Rekonvaleszenz:** Taigawurzel
- **Leistungssportlern:** purpurfarbenes Sonnenhutkraut
- adjuvanten Therapie bei **Antibiotika-, Chemo-, Strahlentherapie**: purpurfarbenes Sonnenhutkraut

Weitere in der Erfahrungsheilkunde und Volksmedizin genutzte Drogen wie schmalblättrige Sonnenhutwurzel (Echinaceae angustifoliae radix), Wasserdostkraut (Eupatorium cannabini herba), Wasserhanfkraut (Eupatorium perfoliati herba), abendländische Lebensbaumtriebspitzen (Thujae summitates), Kermesbeerenwurzel (Phytolacca americanae radix) und Wurzel des Wilden Indigo (Baptisiae tinct. radix) erhielten für die Indikation Immunstimulation keine Positiv-Monographie und werden daher im folgenden nicht näher besprochen. **Wurzel des Wilden Indigo** und **abendländische Lebensbaumtriebspitzen** sind wichtige Kombinationspartner in den klinisch geprüften Kombinationspräparaten Esberitox® N Lösung und Tabletten.

Zusätzliche allgemeine Maßnahmen

- Viel Bewegung an der frischen Luft.
- Auf ausreichend Schlaf achten.
- Ausgewogene Vollwerternährung mit viel frischem Obst und Gemüse bevorzugen.
- Möglichst auf Alkohol und Nikotin verzichten.
- Abhärten mit Wechselduschen, Saunagängen, Kaltwasseranwendungen.
- Entspannungsübungen erlernen, Streß vermeiden.
- Kombination von Phytopharmaka mit Zink- und Selen-Präparaten, weil beide Spurenelemente sowohl zelluläre (Phagozytose, T-Zell vermittelte Immunantwort) als auch humorale (Komplementsystem, B-Zell vermittelte Immunantwort) Immunreaktionen positiv beeinflussen.

13.2.1 Phytopharmaka zur inneren Anwendung

▶ Echinacea-pallida-Wurzel (Echinaceae pallidae radix) ☞ S. 69

Die Einnahme als Intervalltherapie darf sich nicht länger als max. über 2 Monate erstrecken.

Darreichungsform: Tagesdosis Tinktur (1:5) mit 50 % Ethanol aus nativem Trockenextrakt (50 % Ethanol 7–11:1) entsprechend 900 mg Droge.
- Tinktur (1:5 mit 50%igem Ethanol): 3–4 x tgl. 30–40 Tr.

Fertigarzneimittel: Z.B.
- aar® vir Dragees (100 mg Trockenextrakt), 3 x tgl. 3 Drg.
- Echinacea-ratiopharm® Tabletten (8 mg Trockenextrakt), bei akuten Erkrankungen Initialdosis 3 Tbl., danach stdl. 1–2 Tbl.
- Pascotox® mono Tabletten (9 mg Trockenextrakt), bei akuten Erkrankungen Initialdosis 4–6 Tbl., danach stdl. 2 Tbl.

Kombinationen mit anderen Phytopharmaka: Eine Kombination mit anderen Drogen, die ebenfalls das Immunsystem stimulieren wie Wurzeln des wilden Indigos, abendländischen Lebensbaumtriebspitzen, erscheint sinnvoll. Z.B.
- Esberitox® N Lösung oder Tabletten (zusammen mit Lebensbaumspitzen, Echinacea-purpurea-, Echinacea-pallida-Wurzel, Wurzel des wilden Indigo), Erw. Initialdosis 80 Tr., danach 3 x tgl. 50 Tr. bzw. 3 x tgl. 3 Tbl., Sgl. und Kdr. je nach Alter 3 x tgl. 10–25 Tr. bzw. 3 x tgl. 1–2 Tbl.

▶ Propolis (Kittharz der Honigbienen, Apis mellifera) ☞ S. 189

Darreichungsform: Ethanolische Lsg., bei akuten Zuständen stdl. 5–10 Tr., bei chronischen Verlaufsformen 3 x tgl. 5–10 Tr.

Fertigarzneimittel: Z.B.

- Propolisept Urtinktur, je nach Krankheitszustand stdl. oder 3 x tgl. 5–10 Tr. einnehmen.

Kombinationen mit anderen Phytopharmaka: Sind nicht im Verkehr.

▶ Sonnenhutkraut, purpurfarbenes (Echinaceae purpureae herba) ☞ S. 223

> Die Einnahme als Intervalltherapie sollte laut Empfehlung der Kommission E insgesamt nicht länger als 6 Wochen dauern.
> Auch wenn die bekannten „Korbblütler-Allergien" beim Sonnenhutkraut bislang sehr selten beobachtet worden sind (von 1979 bis 2000 wurden von der australischen Arzneimittelbehörde 41 Fälle registriert), sollte dennoch die Möglichkeit allergischer Reaktionen vom Soforttyp in Betracht gezogen werden. Diskutiert wird eine IgE-stimulierte Hypersensitivität.

Darreichungsform: Bei innerer Anwendung Tagesdosis 6–9 ml Preßsaft der oberirdischen blühenden Pflanze.

- Frischpflanzenpreßsaft: Tagesdosis 6–9 ml. Bei ersten Anzeichen eines Infekts empfiehlt es sich, eine hohe Anfangsdosis, z.B. 50–80 Tr., zu nehmen, dann alle 2 Std. weitere 20–40 Tr. über mehrere Tage.

Fertigarzneimittel: Z.B.

- Echinacea Hevert purp. forte Tropfen, Erw. und Kdr. über 1 Jahr nehmen bei chronischen, rezidivierenden Erkrankungen 3–4 x tgl. 20 Tr. vor dem Essen ein, möglichst in 1 Glas heißem Wasser, Tee oder Kaffee. Bei akuten Zuständen kann die Dosis auf 6 x tgl. 50 Tr. erhöht werden.
- Echinacin® Capsetten® Madaus Lutschpastillen, Erw. 3–4 x tgl. 1 Lutschpastille, Kdr. von 6–12 Jahren 2–3 x tgl. 1 Lutschpastille, Kdr. von 2–5 Jahren 1–2 x tgl. 1 Lutschpastille.
- Echinacin® Liquidum Madaus und Echinacin® Saft Madaus, als Initialdosis vom Liquidum oder Saft 2,5 ml (ca. 80 Tr.), anschließend alle 1–2 Std. 1,25 ml (ca. 40 Tr.). **(☞ Studie)**
- Echinacin® Tee Madaus, 3–4 x tgl. 1 Tasse Instanttee hergestellt aus 1 TL Pulver trinken.
- Echinacea STADA® Classic Lösung, zur Stoßbehandlung einleitend 60 Tr., anschließend alle 1–2 Std. 20 Tr. Zur weiteren Behandlung 3 x tgl. 20 Tr. in Flüssigkeit einnehmen.
- Esberitox® mono Tabletten oder Tropfen, 3 x tgl. 2–3 Tbl. oder 3 x tgl. 4 ml Lsg. (1 Meßkappe).
- florabio naturreiner Heilpflanzensaft Sonnenhut/Echinacea Preßsaft, 2–3 x tgl. 5 ml.
- Immunopret® Echinacea Tropfen oder Tabletten, bei akuten Erkrankungen Erw. und Kdr. ab 12 Jahren 3–4 x tgl. 55–60 Tr. oder 3–4 x tgl. 1 Tbl.

- Resistan® Tropfen, zur Stoßbehandlung einleitend 60–80 Tr., anschließend mehrmals tgl. 40–50 Tr. bis zur deutlichen Besserung der Beschwerden einnehmen.

Kombinationen mit anderen Phytopharmaka: Eine Kombination mit anderen Drogen wie abendländischen Lebensbaumtriebspitzen, Wurzeln des wilden Indigos erscheint aufgrund klinischer Studien sehr sinnvoll. Z.B.

- Esberitox® N Lösung oder Tabletten (zusammen mit Lebensbaumspitzen, Echinacea-purpurea-, Echinacea-pallida-Wurzel, Wurzel des wilden Indigo), Erw. Initialdosis 80 Tr., danach 3 x tgl. 50 Tr. bzw. 3 x tgl. 3 Tbl., Sgl. und Kdr. je nach Alter 3 x tgl. 10–25 Tr. bzw. 3 x tgl. 1–2 Tbl.
- Virubact® Tabletten (zusammen mit Thujakraut), bei Bedarf 5 x tgl. 1 Tbl. einnehmen.

In einer doppelblinden, plazebokontrollierte Studie mit Echinagard®, identisch mit **Echinacin® Saft**, wurden in Schweden 120 Patienten eingeschlossen. Die Patienten litten akut an einer beginnenden, unkomplizierten Infektion der oberen Atemwege. Sie wurden max. 10 Tage lang mit Echinagard® oder Plazebo behandelt. Patienten wurden angewiesen, am 1. Tag jede 2. Std. 20 Tr. einzunehmen, anschließend tgl. je 3 x 20 Tr. Am Ende der Behandlungsphase wurde nach Intensität der Erkrankung und Zeitraum bis Besserung der Symptomatik gefragt. Nur 40 % der Patienten, die das Echinacea-Präparat (36 von 60 Patienten) eingenommen hatten, entwickelten ein voll ausgeprägtes Krankheitsbild ($p = 0,044$). Auch die Zeit bis zum Abklingen der Beschwerden war in der Echinacea-Gruppe signifikant kürzer ($p < 0,0001$). 31,7 % der Patienten, die das Verum einnahmen, aber nur 18,3 % der mit Plazebo behandelten Patienten konnten daher wegen Besserung der Beschwerden ihre Behandlung beenden.
Eine Metaanalyse von 26 klinischen Studien mit Echinacea-purpurea-Präparaten laut Monographie der Kommission E, von denen die meisten in der Indikation Erkältungskrankheiten durchgeführt wurden, zeigte mehrheitlich einen positiven Einfluß durch die Therapie mit Echinacea. Erkältungskrankheiten konnten in ihrer Dauer durch die Einnahme um ¼–⅓ (von 10 auf 7 Tage) verkürzt werden.
Zu einem ähnlichen Ergebnis kam eine weitere Metaanalyse, in die 16 Studien eingeschlossen werden konnten. Davon wurden in 8 Studien Echinacea purpurea-Zubereitungen *präventiv* eingesetzt, in den übrigen 8 *kurativ* zur Behandlung von Infektionen des oberen Respirationstrakts. Insgesamt wurden 3396 Studienteilnehmer eingeschlossen. Die Mehrheit der verfügbaren Studien erbrachte positive therapeutische Ergebnisse. Einige Echinacea-Zubereitungen wirken signifikant stärker als Plazebos.
In einer Studie an Leistungssportlern (Triathlon und Hockey) konnte im Vergleich zu einer Kontrollgruppe beobachtet werden, daß die Probanden der **Echinacin®-Gruppe** sowohl in der Vorbereitungszeit als auch nach den Wettkämpfen signifikant weniger unter Erkrankungen des Respirationstraktes litten bzw. keine banalen Infekte zeigten. Gleiches konnte der Autor persönlich bei Kanuleistungssportlern beobachten.

▶ Taigawurzel (Eleutherococci radix) ☞ S. 233

Sämtliche Taigawurzelpräparate sind für Sgl. und Kleinkdr. nicht geeignet, da für dieses keine klinischen Dosisfindungsstudien vorliegen.

Darreichungsform: Tagesdosis 2–3 g Droge als Aufguß.

- Teezubereitung: 1 TL feingeschnittene Droge mit 1 Tasse kochendem Wasser aufgießen, 15 Min. ziehen lassen, dann abseihen. Mehrmals tgl. 1 Tasse warm trinken.
- Fluidextrakt: mehrmals tgl. 10–15 Tr. auf 1 Glas Wasser einnehmen.

Fertigarzneimittel: Z.B.

- Eleu-Kokk Dragees (65 mg ethanolisch-wäßriger Trockenextrakt), Erw. 3 x tgl. 1 Drg. zu oder nach den Mahlzeiten, die Dosis kann bis auf 3 x tgl. 2 Drg. gesteigert werden, Jugendl. 2 x tgl. 1 Drg., Schulkdr. tgl. 1 Drg.
- Eleu-Kokk Lösung (enthält 17 Vol.% Ethanol), 3 x tgl. 5 ml (= 1 TL) vor den Mahlzeiten einnehmen, die Dosis kann bis auf 3 x tgl. 15 ml (= 1 EL) gesteigert werden.
- Eleu-Kokk M Lösung (enthält 6,5 Vol.% Ethanol), Erw. 3 x tgl. 5 ml (= 1 TL) vor den Mahlzeiten, die Dosis kann bis auf 3 x tgl. 15 ml (= 1 EL) gesteigert werden, Kdr. 3 x tgl. 2,5 ml. (☞ **Studie**)
- Eleutherococcus Curarina Tropfen (Fluidextrakt 1:1 mit 32 Vol.% Ethanol), 2 x tgl. 30 Tr. nach den Mahlzeiten.
- Eleutherococcus-Kapseln BIO DIÄT (50 mg ethanolischer Trockenextrakt), 3 x tgl. 1 Kps, bei stärkerer Belastung 4 x tgl. 1 Kps.
- Eleutherococcus Lomapharm® überzogene Tabletten (60 mg Trockenextrakt), 3 x tgl. 1 Drg.
- Eleutheroforce Kapseln (120 mg Trockenextrakt), 1–2 x tgl. 1 Kps. unzerkaut mit etwas Flüssigkeit einnehmen.
- Konstitutin® forte Kapseln, 1–2 Kps. tgl., zu Beginn auch 3–4 Kps. tgl.

Kombinationen mit anderen Phytopharmaka: Sinnvolle Kombinationen sind bisher nicht bekannt.

In einer Studie an gesunden Probanden kam es nach 4wöchiger Therapie mit **Eleu-Kokk M Lösung** zu einer hochsignifikanten Zunahme immunkompetenter Zellen, v.a. von T-Lymphozyten vom Helfer- bzw. Induktor-Typ, aber auch von zytotoxischen und natürlichen Killerzellen. Welche Auswirkungen diese Befunde haben, muß in klinischen Studien geklärt werden.

▶ Kombinationspräparat: Esberitox® N

Phytotherapeutisches Kombinationspräparat aus Echinacea-purpurea- und Echinacea-pallida-Wurzeln 1+1, Lebensbaumtriebspitzen und der Wurzel des wilden Indigo.

Wirkungen:

Wirkungen der enthaltenen Pflanzenextrakte in Esberitox® N	
Wirkung im Immunsystem	**Nachgewiesen für**
Steigerung der unspezifischen Abwehr	
Chemotaxis der Leukozyten	Echinacea-purpurea- und Echinacea-pallida-Wurzeln, Lebensbaumtriebspitzen, Wurzeln des wilden Indigo
Phagozytose- und Abtötungsleistung der Neutrophilen	Echinacea-purpurea- und Echinacea-pallida-Wurzeln, Lebensbaumtriebspitzen, Wurzeln des wilden Indigo
Makrophagenaktivierung	Echinacea-purpurea- und Echinacea-pallida-Wurzeln, Lebensbaumtriebspitzen, Wurzeln des wilden Indigo
Phagozytose durch Makrophagen	Echinacea-purpurea- und Echinacea-pallida-Wurzeln, Lebensbaumtriebspitzen, Wurzeln des wilden Indigo
α-TNF-Produktion	Echinacea-purpurea-Wurzeln
Interleukin-1-Produktion	Echinacea-purpurea- und Echinacea-pallida-Wurzeln, Wurzeln des wilden Indigo
Steigerung der spezifischen Abwehr	
T4-Helferzellen	Polysaccharide der Lebensbaumtriebspitzen
Interleukin-2-Produktion	Polysaccharide der Lebensbaumtriebspitzen
Plasmazellen und deren Antikörperproduktion (IgM)	Echinacea-purpurea- und Echinacea-pallida-Wurzeln, Wurzeln des wilden Indigo

Tab. 13.4

Indikationen: Akute und chronische Atemwegsinfekte (viral oder bakteriell bedingt), Begleittherapie zu einer Antibiotikatherapie bei schweren bakteriellen Infekten wie Bronchitis, Angina, Pharyngitis, Otitis media, Sinusitis, bei bakteriellen Hautinfektionen, Herpes simplex labialis, Infektanfälligkeit aufgrund einer temporären Abwehrschwäche, Leukopenie nach Strahlen- oder Zytostatikabehandlung.

Kontraindikationen: Überempfindlichkeit gegen Korbblütler, progrediente Systemerkrankungen wie Tuberkulose, Leukämie, Kollagenosen, multiple Sklerose und andere Autoimmunerkrankungen, HIV-Infektion bzw. AIDS-Erkrankungen.

Nebenwirkungen: Wie bei allen Immunmodulatoren möglich. Hautausschlag, Juckreiz, Gesichtsschwellung, Schwindel, Blutdruckabfall, Atemnot, Überempfindlichkeitsreaktionen (Einzelfälle).

Interaktionen: Keine bekannt.

Dosierung: Erw. 3 x tgl. 50–80 Tr. bzw. 3 x 3 Tbl., Sgl. und Kdr. je nach Alter 3 x tgl. 10–25 Tr. bzw. 3 x 1–2 Tbl. Tr. unverdünnt oder auf Zucker einnehmen, Tbl. unzerkaut mit Flüssigkeit. Diese Dosierung gilt als Initialdosis für die ersten Tage und wird nach ca. 4 Tagen auf die Hälfte reduziert.

✓ Für die Praxis von größter Bedeutung ist die an 249000 Kdr. von rund 1000 niedergelassenen Ärzten ermittelte altersabhängige Kdr.-Dosierung. Altersbezogene Angaben für **exakte Kinderdosierungen** existieren bei Immunstimulantien nur für Esberitox® N, Echinacin® und das homöopathische Arzneimittel Contramutan®.

Mit dem phytotherapeutischen Kombinationspräparat **Esberitox® N** wurde u.a. eine Studie an 242 Patienten mit viralem Atemwegsinfekt durchgeführt, die eines von 15 Prüfzentren (Arztpraxen) aufsuchten. Sie nahmen 7–9 Tage lang das Präparat nach Herstellerangaben ein. Die Patienten dokumentierten tgl. die Ausprägung von 17 Erkältungssymptomen und beurteilten den Schweregrad der Erkältung global auf einer 10stufigen Skala. Darüber hinaus wurden auch eine ärztliche Wirksamkeitsbeurteilung durchgeführt und unerwünschte Ereignisse, Globalurteile zur Verträglichkeit durch Arzt und Patient sowie Vital- und Laborparameter erfaßt. Patienten, die zu Beginn der Behandlung einen höheren Krankheitsgrad und danach stabile oder progrediente Erkältungssymptome aufwiesen, profitierten ab Tag 4 bis Ende der Therapie von dem Immunmodulator in der Gesamtskala aller Erkältungssymptome sowie im Globalurteil zum Schweregrad ($p < 0{,}05$ an allen Tagen). Bei Auswertung der Symptomskalen zeigte sich, daß die **Esberitox® N**-Therapie v.a. Rhinitis- und Bronchitis-Symptome mildern konnte. Bei der Subgruppe mit geringem Schweregrad der Erkältung zu Therapiebeginn oder mit rasch einsetzender Remission als Ausdruck einer bereits länger bestehenden Erkrankung war die Therapie nicht erfolgreich. Nebenwirkungen lagen im Plazebobereich. Diesen Studienergebnissen zufolge profitieren mind. 24 % der Patienten, die einen Arzt wegen einer Erkältung aufsuchen, von der Therapie mit dem Immunmodulator.
In einer multizentrischen, plazebokontrollierter Doppelblindstudie wurden 53 Patienten mit exazerbierter chronischer Bronchitis als Beispiel einer schwerwiegenden, bakteriellen, antibiotikapflichtigen Infektion eingeschlossen. Sie wurden in 2 Gruppen eingeteilt und erhielten entweder ein Makrolid-Antibiotikum und Plazebo oder ein Makrolid-Antibiotikum und **Esberitox® N**. **Esberitox® N** bzw. Plazebo wurden 28 Tage lang verabreicht. In der **Esberitox®-Gruppe** kam es zu einer signifikant schnelleren Erholung des FEV1-Wertes und zu einer rascheren Abnahme der Symptome als in der Plazebogruppe.
Eine Anwendungsbeobachtung bei Leistungssportlern zeigte eine verminderte Anfälligkeit der Sportler gegenüber banalen Infekten während des Trainings und nach Wettkämpfen.

13

▶ Kombinationspräparat: Contramutan®

V.a. in der Pädiatrie sehr bewährtes homöopathisches Kombinationspräparat aus Echinacea angustifolia, Aconitum, Belladonna und Eupatorium perfoliatum. Da die Kombinationspartner nicht als potenzierte Tinkturen, sondern als homöopathische Urtinkturen vorliegen und damit substantiell mit einem allopathischen Arzneimittel vergleichbar sind, wurde dieses Präparat aufgenommen.

Wirkungen:

Pflanzenextrakte und deren Wirkung in Contramutan®	
Enthaltene Pflanzenextrakte (gemäß HAB)	**Wirkung**
Blauer Eisenhut (Aconitum napellus L.) ganze, frische, zur Zeit der beginnenden Blüte gesammelte Pflanze	fiebersenkend und entzündungshemmend (in niedriger Dosierung und v.a. im Anfangsstadium einer Erkältung)
Sonnenhut, schmalblättriger (Echinacea angustifolia D.C.) frische, blühende, ganze Pflanze	abwehrsteigernd (v.a. Stimulation des unspezifischen Abwehrsystems)
Tollkirsche (Atropa belladonna L.) frische Pflanze mit Wurzelstock	krampflösend, kopfschmerzlindernd
Wasserhanf (Eupatorium perfoliatum L.) frische, zur Zeit der beginnenden Blüte gesammelte, oberirdische Pflanze	adstringierend, immunstimulierend; traditionell wird eine Wirkung beim Gefühl des Gliederreißens und der Abgeschlagenheit zugesprochen, die im Zusammenhang mit einer Erkältung auftreten

Tab. 13.5

Wirkmechanismus: Untersuchungen dazu liegen nicht vor.

Indikationen:
- fieberhafte und grippale Infekte
- Katarrh
- Entzündungen im Nasen- und Rachenraum
- Vorbeugung bei erhöhter Ansteckungsgefahr

Kontraindikationen: Überempfindlichkeit gegen Korbblütler, progrediente Systemerkrankungen wie Tuberkulose, Leukosen, Kollagenosen, multipler Sklerose, AIDS-Erkrankungen, HIV-Infektion, andere Autoimmun-Erkrankungen.

Nebenwirkungen: Überempfindlichkeitsreaktionen, Hautausschlag, Juckreiz, Gesichtsschwellung, Atemnot, Schwindel, Blutdruckabfall.

Interaktionen: Nicht bekannt.

Dosierung:
- Contramutan® D Dragees: Als Anfangsdosis für Erw. u. Kdr. 5 Drg., danach stdl. 1–2 Drg., nach Abklingen der Symptome und zur Vorbeugung 3 x tgl. 1–2 Drg. (☞ **Studie**)
- Contramutan® N Saft: Als Anfangsdosis 1 EL (15 ml), danach stdl. Erw. 1 EL (15 ml), Kdr. 1 TL (5 ml), nach Abklingen der Symptome und zur Vorbeugung Erw. 3 x tgl. 1 EL (15 ml), Kdr. 3 x tgl. 1–2 TL (5–10 ml), Sgl. erhalten jeweils die Hälfte der angegebenen Dosis. (☞ **Studie**)
- Contramutan® N Tropfen: Als Anfangsdosis für Erw. und Kdr. 50 Tr., danach stdl. 10–20 Tr., nach Abklingen der Symptome und zur Vorbeugung 3 x tgl. 20–30 Tr. (☞ **Studie**)

Die Tropfen enthalten 33,4 Vol.%, der Saft 3,6 Vol.% Ethanol.

Gemäß den Regeln für homöopathische Arzneimittel muß eine **stdl.** Einnahme, bis zu 12 x tgl. kleiner Dosen erfolgen. Bewährt hat sich allerdings die Gabe einer relativ hohen Initialdosis.
Für die Praxis von größter Bedeutung ist, daß für Contramutan® N Saft und Contramutan® N Tropfen in einer Anwendungsbeobachtung nach § 76 AMG 76 die altersabhängige Kdr.-Dosierung ermittelt wurde und zwar so, als ob es sich dabei um ein allopathisches Arzneimittel handeln würde. Diese klinische Prüfung und die Zusammensetzung veranlaßte die Autoren Contramutan® als empfehlenswerte Immunstimulantien in den Leitfaden mit aufzunehmen. Altersbezogene Angaben für exakte Kinderdosierungen existieren bei Immunstimulantien nur für Contramutan®, Esberitox® N und Echinacin®.
Contramutan® N Tropfen enthalten Echinacea angustifolia, Eupatorium perfoliatum, Aconitum und Belladonna als homöopathische Urtinkturen und können somit phytochemisch als allopathische Lsg. angesehen werden. Contramutan® N Saft enthält ebenfalls Echinacea angustifolia und Eupatorium perfoliatum als Urtinkturen sowie Aconitum und Belladonna in den Potenzen D4 und ist damit v.a. für Kdr. geeignet.

Mit **Contramutan®** wurde eine Anwendungsbeobachtung mit insgesamt 4443 Patienten mit fieberhaften grippalen Infekten und Entzündungen der oberen Luftwege durchgeführt. 5 Leitsymptome (Fieber, Halsschmerzen/Halsrötung, Schnupfen, Kopf- und Gliederschmerzen sowie Husten) wurden mit einer 4stufigen Skala vor und nach einer 6–7tägigen Therapie mit **Contramutan®** vom behandelnden Arzt beurteilt. Bezüglich der Besserung der Symptome wurde im Beobachtungszeitraum bei allen Altersgruppen, also vom Säugling bis zum Erwachsenen, in über 90 % eine Besserung bzw. Remission der Symptome erreicht. Im Mittel trat die deutliche Besserung bereits am 3. Behandlungstag ein.

13.3 Phytopharmaka bei Tumorerkrankungen

13

Stellenwert der Phytotherapie

Mit Ausnahme der isolierten Reinsubstanzen und deren partialsynthetisch abgeänderten Derivate können Phytopharmaka nur **adjuvant** und zusätzlich zur Therapie mit chemisch-synthetischen Zytostatika eingesetzt werden. Die einzige Droge, die in dieser Indikation eine positive Monographie der Kommission E erhielt und von allen Phytopharmaka bei dieser Indikation am besten untersucht ist, ist das **Mistelkraut**.

Die Misteltherapie wird allerdings **kontrovers** diskutiert. Mehreren Studien zufolge kann sie eindeutig die Lebensqualität von Krebspatienten verbessern; ob das Überleben verbessert werden kann, wird unterschiedlich bewertet.

13.3.1 Naturstoffe (= Reinstoffe) mit direkter Zytostasewirkung

Zytostatika, die pflanzlichen Ursprungs und Teil der gängigen chemotherapeutischen Regimes sind. Es handelt sich dabei um entweder direkt aus der Pflanze isolierte (z.B. Taxol) oder partialsynthetisch veränderte Naturstoffe (z.B. Podophyllotoxinderivat Etoposid), also um keine Phytopharmaka im engeren Sinn. Chemisch leicht veränderte Abwandlungsprodukte werden hergestellt, um die Löslichkeit, Pharmakokinetik, Bioverfügbarkeit oder auch Verträglichkeit der isolierten Naturstoffe zu verbessern. Wie synthetische Zytostatika greifen sie direkt phasenspezifisch in den Mechanismus der Zellproliferation ein und hemmen die Mitose oder DNS- bzw. Protein-Biosynthese. Da diese Naturstoffe schwierig synthetisiert werden können, werden sie kostengünstiger aus der Pflanze isoliert. Dies verursacht in manchen Fällen ökologische Probleme: So wird z.B. durch die Isolierung von Taxol der Bestand der langsam wachsenden pazifischen Eibe (Taxus brevifolia L.) gefährdet. Trotz verbesserter Extraktionsverfahren müssen immer noch ca. 1000 Bäume für die Gewinnung von 1 kg Taxol gefällt werden.

Wirkungen:
- zytostatisch
- immunmodulierend in niedriger, nicht kurativer Dosierung (gilt für die meisten der heute genutzten pflanzlichen Zytostatika im Gegensatz zu ihren synthetischen Verwandten)

Wirkmechanismus:
- Camptothecine: Hemmung des im Zellkern befindlichen Enzyms DNS-Topoisomerase I → Hemmung der DNS-Replikation
- Colchicin, Vinca-Alkaloide, Vindesin-Sulfat: Mitosehemmung durch Bindung an das Kernprotein Tubulin → Verhinderung der Tubulinpolymerisation
- Etoposid, Teniposid: Hemmung des Einbaus von Thymidin und Uridin in die DNS und RNS der Zelle → Hemmung der Proteinbiosynthese
- Taxane: Bindung an die Mikrotubuli, Beschleunigung der Tubulinpolymerisation → Bildung stabiler Mikrotubuli, die zur Ausbildung der normalen mitotischen Spindel nicht zur Verfügung stehen (selber Effekt, doch anderer Wirkmechanismus als andere Mitosehemmer)

Indikationen:
- Camptothecine: kolorektales Karzinom, Ovarial-, Lungenkarzinom
- Colchicin: in der Onkologie wegen der hohen Toxizität nicht mehr verwendet; Verwendung nur bei akutem Gichtanfall (☞ 10.6.1) und familiärem Mittelmeerfieber
- Etoposid, Teniposid: malignes Lymphom, Bronchialkarzinom, Hodentumor, Chorionkarzinom
- Taxane: Mamma-, Ovarial-, Lungenkarzinom, malignes Melanom
- Vinca-Alkaloide: akute lymphatische Leukämie (ALL), Morbus Hodgkin, Lymphosarkom, Mamma-, Ovarial-, Chorionkarzinom
- Vindesin-Sulfat: akute lymphatische Leukämie (ALL), malignes Melanom, Non-Hodgkin-Lymphom (NHL), Mamma-, Hodentumor, Karzinome im HNO-Bereich

Kontraindikationen:

- Camptothecine: Chronisch entzündliche Darmerkrankungen, schwere Knochenmarksdepression.
- Etoposid, Teniposid: Schwere Leber- und Nierenschäden, akute Infektionen, schwere Knochenmarksdepression.
- Taxane: Patienten mit einer Ausgangsneutrophilenzahl von < 1500 Zellen/mm.
- Vinca-Alkaloide, Vindesin-Sulfat: Akute Infektionen, schwere Knochenmarksdepression, vorbestehende neuromuskuläre Erkrankungen, vorausgegangene Leberbestrahlungen.

Nebenwirkungen: Aufgrund ihres Reaktionsmechanismus besitzen diese „natürlichen" Zytostatika ein ähnlich hohes Risiko an unerwünschten Nebenwirkungen wie die chemisch-synthetischen Zytostatika.

- Irinotecan: Akutes cholinerges Syndrom (Schüttelfrost, Schwitzen, Bauchkrämpfe, Speichelfluß), Übelkeit und Erbrechen, protrahierte Diarrhoe.
- Etoposid, Teniposid, Vinca-Alkaloide, Vindesin-Sulfat: Haarausfall, neurotoxische Störungen, gastrointestinale Störungen (z.B. Übelkeit, Stomatitis), Leberschäden, Hyperurikämie, Störungen der Blutbildung, Nierenschäden, Immunsuppression.
- Taxane: Knochenmarkssuppression, Myelosuppression, Infektionen, häufig geringfügige Überempfindlichkeitsreaktion (Erröten, Ausschlag).

Interaktionen:

- Camptothecine: Wechselwirkungen mit Myotonolytika.
- Etoposid, Teniposid, Vinca-Alkaloide, Vindesin-Sulfat: Bei Mitteln, die das Knochenmark beeinträchtigen, verstärkte Zytostatika-Toxizität.
- Taxane: Als Infusion nach Gabe von Cisplatin Myelosuppression, vor Gabe von Cisplatin Verträglichkeit wie bei Monotherapie.

Naturstoffe, die bei Tumorerkrankungen Verwendung finden

Naturstoff	Ursprung	Präparate	Bemerkungen
Camptothecin (ein Indol-Alkaloid), Ausgangssubstanz dieser Zytostatikafamilie, deren Vertreter Irinotecan und Topotecan zugelassen sind	Holz und Rinde des in China heimischen Baums Camptotheca accuminata DECNE (Camptothecae accuminatae lignum et cortex)	• Campto Infusionslösung • Hycamtin® Trockensubstanz zur Herstellung einer Infusionslösung	Die Substanzklasse der Camptothecine wurde in den 60er Jahren entdeckt, als unter der Schirmherrschaft des National Cancer Institute (USA) ein großangelegtes Forschungsprogramm mit dem Ziel gestartet wurde, Substanzen pflanzlichen Ursprungs systematisch auf ihre Antitumorwirkung zu untersuchen.

Forts. ➡

13

Naturstoffe, die bei Tumorerkrankungen Verwendung finden			
Naturstoff	**Ursprung**	**Präparate**	**Bemerkungen**
Colchicin	Herbstzeitlosensamen (Colchici semen) von Colchicum autumnale L. (☞ S. 104)	• Colchicum-Dispert® überzogene Tabletten • Colchysat® Bürger Lösung	Wird heute in der Onkologie nicht mehr verwendet.
Etoposid und Teniposid	partialsynthetisch abgeänderte Derivate des Podophyllotoxins aus dem Fußblattwurzelstock (Podophylli peltati rhizoma) von Podophyllum peltatum L. (☞ S. 87)	• Vepesid® Konzentrat zur Herstellung einer Infusionslösung • VM-26 Bristol Lösung zur i.v. Injektion	Die partialsynthetisch veränderten Lignane gewähren eine bessere Arzneimittelsicherheit gegenüber den genuinen Inhaltsstoffen.
Taxane, z.B. die Substanzen Docetaxel und Paclitaxel	Rinde der pazifischen Eibe (Taxus brevifoliae cortex) von Taxus brevifolia L.	• Taxotere® Infusionslösungskonzentrat (Docetaxel) • Taxol® Infusionslösungskonzentrat (Paclitaxel)	Die Rinde wird vom Herbst bis zum Frühjahr zur industriellen Taxolproduktion gesammelt.
Vinca-Alkaloide (= Catharanthus-Alkaloide), darunter die Substanzen Vinblastin und Vincristin als Sulfate	Wurzel und -blätter des Immergrüns (Vincae roseae radix et folium) von Vinca rosea L.	• cellblastin® Injektionslösung • cellcristin® Injektionslösung • FARMISTIN® CS Injektionslösung • Velbe® Trockensubstanz	Schon vor der Entdeckung der Alkaloide für die Onkologie in den 50er Jahren volksheilkundlich genutzt, z.B. in der Karibik.
Vindesin-Sulfat	partialsynthetisch gewonnenes Alkaloid aus dem Immergrün (Vinca rosea L.)	• Eldisine® Pulver	Entsteht partialsynthetisch aus Vinblastin. Wird oral nur unzureichend resorbiert.

Tab. 13.6

13

13.3.2 Pflanzenextrakte mit immuninduzierender indirekter Zytostasewirkung

Pflanzenextrakte, die eine indirekte antitumorale Wirkung vermutlich durch Stimulation des unspezifischen Immunsystems aufweisen. Man spricht hier auch von einer Tumor-antigenabhängigen Immunreaktion. Der prominenteste Vertreter dieser Gruppe ist das Mistelkraut. Die anderen Pflanzenextrakte (☞ Tab. 13.7) sind bezüglich ihres Einsatzes in der Onkologie deutlich schlechter belegt. Von ihnen wird aber aufgrund von experimentellen Untersuchungen und/oder Erfahrungsberichten eine immuninduzierende bzw. immunmodulierende Antitumorwirkung angenommen. Außer mit Mistelpräparaten ist eine therapeutische Anwendung dieser Pflanzenextrakte derzeit nicht möglich.

Wirkungen:
- indirekt antitumoral
- Besserung einer Leukopenie, die durch eine Zytostatikatherapie ausgelöst wurde (nachgewiesen in Studien und aus Erfahrung)
- immunmodulierend
- Pilzpolysaccharide (Lentinan), Glukanderivat Schizophyllan: Stimulation von Makrophagen, T-Lymphozyten, Komplementsystem, natürlichen Killerzellen, Interleukinen
- Sonnenhutkraut, purpurfarbenes: Steigerung der Phagozytoserate
- Venusfliegenfallenkraut: in vitro immunstimulierend und antibakteriell durch die enthaltenen Naphtochinonderivate Droseron, Plumbagin, Hydroplumbaginglucosid

Wirkmechanismus: Mistelkraut ☞ S. 164
- antitumoral: primär durch Stimulierung der unspezifischen Immunabwehr (Tumorantigenabhängige Immunreaktion), weil
  - die in Frage kommenden wirksamkeitsbestimmenden Hauptinhaltsstoffe in so geringen Konzentrationen vorliegen, daß eine direkte zytotoxische Wirkung sehr unwahrscheinlich ist
  - in in-vitro und in-vivo-Untersuchungen eine deutliche Stimulation einer Reihe von relevanten Immunparametern gemessen wurde.

Indikationen für Mistelkraut:
- Palliativtherapie im Sinne einer unspezifischen Reiztherapie bei malignen Tumoren; empirischen Erfahrungen zufolge reagieren solide Tumore relativ gut auf eine Misteltherapie (zumindest was die Immunaktivierung und die Verbesserung der Lebensqualität betrifft), nur Kopf-Hals-Tumoren, die auch gegenüber chemisch-synthischen Zytostatika weitgehend therapieresistent sind, sprechen auf Mistelkraut gleichfalls schlecht an

Kontraindikationen: ☞ Pflanzenprofil Mistelkraut S. 164

Nebenwirkungen: ☞ Pflanzenprofil Mistelkraut S. 164

Interaktionen: ☞ Pflanzenprofil Mistelkraut S. 164

Drogen mit immuninduzierender Wirkung, die bei Tumorerkrankungen Verwendung finden

Arzneidroge	Präparate	Bemerkungen
Mistelkraut (Visci albi herba)	• Cefalektin® Injektionslösung • Eurixor® Injektionslösung • Lektinol® Injektionslösung • Abnobaviscum® Injektionslösung • Helixor® A/-M/-P Injektionslösung (Tanne/Apfelbaum/Kiefer) • Iscador® M/-P/-Qu Injektionslösung (Apfelbaum/Kiefer/Eiche) • Vysorel® A/-M/-P Stärke 60 Injektionslösung (Tanne/Apfelbaum/Kiefer)	Ausschließlich parenterale Applikation, wobei streng zwischen allopathischen (Cefalektin®, Eurixor®, Lektinol®,) und anthroposophischen (Helixor®, Iscador®, Vysorel®) Mistelpräparaten unterschieden werden muß.

Forts. ➡

Drogen mit immuninduzierender Wirkung, die bei Tumorerkrankungen Verwendung finden		
Arzneidroge	**Präparate**	**Bemerkungen**
Pilzpolysaccharide, darunter Lentinan, ein Glukan aus dem Shiitake-Pilz (Leutinus edodes), oder das Glukan Schizophyllan aus Kulturen von Schizophyllum commune	sind nicht im Verkehr	In Japan zur adjuvanten parenteralen Anwendung erhältlich. In Deutschland liegt keine Arzneimittelzulassung vor. Laut japanischer Studien führt die adjuvante, intravenöse Injektionstherapie mit Lentinan zu einer Verlängerung der Lebenszeit und zu einer bis zu 50%igen Regression von Lungen-, Zervix-, Magen-, Darmtumoren.
Sonnenhutkraut, purpurfarbenes (Echinaceae purpureae herba)	• Echinacin® Capsetten® Madaus Lutschpastillen / Liquidum Madaus / Saft Madaus • Echinacea STADA® Classic Lösung / Junior Lösung / Lutschtabletten • Esberitox® mono Tabletten / Tropfen	Eine immunmodulierende Wirkung ist in vitro und in vivo belegt, es liegen aber keine Studien und Erfahrungen zum Einsatz bei onkologischen Patienten vor. Der Einsatz ist daher ausschließlich der Therapie und Prophylaxe von Infekten vorbehalten (☞ 13.2.1).
Venusfliegenfallenkraut (Dionaeae muscipulae herba)	sind nicht im Verkehr	Preßsaft aus der frischen Pflanze zur oralen Anwendung oder Injektion. Eine Zulassung existiert derzeit nicht. Experimentelle Studien aus Indien und Japan ergaben widersprüchliche Resultate. Teilweise konnte eine immunstimulierende und/oder zytostatische Wirkung nachgewiesen werden. Klinische Untersuchungen liegen nicht vor.

Tab. 13.7

▶ Mistelkraut (Visci albi herba) ☞ S. 164

Die Misteltherapie muß als adjuvante Tumortherapie genau nach Herstellerangaben erfolgen. Werden zu hohe Dosen (2,5–3,0 ng ML I/kg KG) verabreicht, kann dies zu einer Immunsuppression führen. Hohe Dosen von Mistellektinen wirken gemäß experimenteller Studien direkt zytotoxisch, was allerdings klinisch nicht genutzt werden kann.

Darreichungsform: Nur in Form von standardisierten Fertigarzneimitteln zur parenteralen Applikation. Mit einem Misteltee oder oral verabreichtem wäßrigen Mistelextrakt kann eine Tumortherapie nicht durchgeführt werden.

Fertigarzneimittel: Z.B.

- Cefalektin® Injektionslösung, zur s.c.-Injektion erhalten Erw. in der 1. Woche 3 x wöchentlich 1 Amp. zu 1 ml, in der 2. Woche 4 x wöchentlich 1 Amp. zu 1 ml, ab der 3. Woche tgl. 1 Amp. zu 1 ml oder in 2tägigem Abstand 2 Amp. (2 ml) als Einmaldosis.
- Eurixor® Injektionslösung, Anfangstherapie: Nach Ausschluß einer Vorsensibilisierung durch Vortestung mit 0,1 ml Eurixor® streng i.c. wird die Dosierung beginnend bei 0,1 ml innerhalb von 1–2 Wochen bis 1 ml i.c., s.c. oder i. v. in Abhängigkeit von der individuellen Reaktionsbereitschaft des Patienten gesteigert. Die Injektionen erfolgen im Abstand von 2–3 Tagen. Dies gilt auch für eine mehr als 10 Tage unterbrochene Behandlung. Erhaltungstherapie: 1 ml 1–2 x wöchentlich i.c., s.c. oder i.v. Bei i.v.-Applikation ist darauf zu achten, daß keine Vorsensibilisierung besteht, die durch i.c.-Vortestung ausgeschlossen werden muß, und daß Eurixor® nur körperwarm injiziert wird, da sich sonst Kälteagglutinine bilden können. **(☞ Studie)**
- Lektinol® Injektionslösung, s.c., i.v., ad infus., i.c.-Vortestung mit 0,1 ml Lektinol® 1:100 (mit isotoner Kochsalzlsg.) auf Allergie gegen Mistelextrakt. Therapiedosis in Abhängigkeit vom Körpergewicht mit 2,5 μl/kg KG 2 x wöchentlich im Abstand von 3–4 Tagen s.c.-Injektion unter die Bauchhaut, in Oberschenkel oder Oberarm, i.v. bzw. Infusion mit 250 ml isotoner Kochsalzlsg. Dauer der Therapie mindestens 3 Monate.

Kombinationen mit anderen Phytopharmaka: Sinnvolle Kombinationen sind bisher nicht bekannt und sind aus Plausibilitätsgründen auch nicht zu erwarten.

13

✓ Eine Misteltherapie muß langfristig durchgeführt werden, mind. in den ersten beiden Jahren nach der Operation, da in dieser Zeit die Gefahr für ein Rezidiv- bzw. eine Metastasierung am größten ist. Patienten sollen in allen Stadien der Erkrankung und in allen Phasen der Standardbehandlungen, also vor, während und nach einer Operation, Chemotherapie oder Bestrahlung behandelt werden.

Zur Zeit wird nur beim Präparat Eurixor® ein definierter Gehalt an Mistellektinen, bezogen auf ML I, deklariert. Auch wenn die Viscum-Lektine nicht die alleinigen Wirkstoffe sind, dürfte aufgrund der experimentellen Ergebnisse eine Standardisierung auf diese Naturstoffgruppe pharmazeutisch zweckmäßig und therapeutisch sinnvoll sein.

Neben diesen allopathischen phytotherapeutischen Mistelpräparaten werden v.a. auch **anthroposophische Mistelpräparate** angewendet. Dazu gehören

z.B. folgende **Fertigarzneimittel**, die nach Vorschrift der Hersteller gemäß der anthroposophischen Therapierichtung dosiert werden (☞ 1.1):
- Abnobaviscum® Injektionslösung
- Helixor® A/-M/-P Injektionslösung
- Iscador® M/-P/-Qu Injektionslösung (☞ **Studie**)
- Vysorel® A/-M/-P Stärke 60 Injektionslösung

✓ Die anthroposophischen Mistelpräparate unterscheiden sich von den allopathischen sowohl im Herstellungsverfahren als auch in der Verwendung unterschiedlicher Wirtspflanzen (z.B. A = Abies/Tanne, M = Malus/Apfel, P = Pinus/Kiefer, Qu = Quercus/Eiche). Sie sind nicht miteinander vergleichbar und erfordern eine individuelle Erfahrung des Verordners. Die allopathischen Mistelpräparate werden nicht nach anthroposophischen Herstellungsverfahren produziert und werden in erster Linie auf einen Mistellektin-Höchst- und -Minimalgehalt, bestimmt als Mistellektin I, eingestellt.

Die Mistel hat als Heilpflanze eine lange Tradition in der Medizingeschichte. Die Anwendung in der ergänzenden Krebstherapie basiert auf Überlegungen von Rudolf Steiner, dem Begründer der anthroposophischen Medizin, und ist somit erst anfangs des 20. Jahrhunderts zum ersten Mal erprobt und erforscht worden. Heute zählt die Misteltherapie zu der am häufigsten eingesetzten komplementären bzw. alternativen Krebsbehandlung.

In einer prospektiven randomisierten Studie wurde die Wirkung einer adjuvanten Misteltherapie mit **Eurixor**® an 46 Patientinnen mit fortgeschrittenem Mammakarzinom untersucht, die ein gängiges Chemotherapie-Schema erhielten. Zielkriterien der Studie waren sowohl die Verbesserung des Blutbilds (Leukozyten, Thrombozyten) als auch die Hebung der Lebensqualität anhand einer Befindlichkeitstestskala und eines Angstindexes. Ab dem 2. Therapiezyklus unterschieden sich die Leukozytenwerte im peripheren Blut signifikant, bei der Mistelgruppe stabilisierten sich die Werte auf dem Niveau nach der 2. Chemotherapie. Die positive Wirkung erklärt sich durch die Interleukin-1 induzierende Wirkung von Mistellektin, das den Teilungszyklus von Knochenmarkszellen stimuliert. Besonders gravierend waren die Unterschiede in der Bewertung der Lebensqualität, wobei die Einstufung mit Hilfe von standardisierten Selbst- und Fremdbeurteilungstests getroffen wurde. Die empfundene Lebensqualität war in der Mistelgruppe signifikant höher. Die Nebenwirkungen der Misteltherapie, wie moderates Fieber und grippeähnliche Symptome, können durch erhöhte Zytokintiter erklärt werden (Akut-Phase-Reaktion).
Ähnliche Ergebnisse erbrachte eine kürzlich abgeschlossene retrolektive Kohortenstudie bei 689 Patientinnen mit Mammakarzinom. Durch die Therapie mit dem Mistelextrakt kam es zu einer Kompensation von Nebenwirkungen der Standardtherapie, Verbesserung der Lebensqualität und Verlängerung der rezidivfreien Zeit bei bestimmten Tumorstadien.
In einer prospektiv randomisierten Studie an 79 Patienten mit fortgeschrittenem kolorektalen Karzinom führte bei ansonsten identischer Therapie ➡

die Behandlung mit einem Mistelpräparat nach einer Induktionsphase von ca. 2 Monaten zu einer signifikant höheren Lebensqualität. Darüber hinaus wurde die durch eine standardgemäße Tumortherapie verursachte Mukositis und Leukopenie kompensiert.
In einer prospektiv randomisierten Pilotstudie an Patienten mit Gliomen WHO-Grad III/IV kompensierte die Behandlung mit **Eurixor®** die durch eine standardgemäße Tumorresektion hervorgerufene Immunsuppression (sowohl Zellzahlen als auch Aktivitätsmarker) und steigerte die Lebensqualität (gemessen im Spitzer-Index). Im Follow-up ergaben sich auch für definierte Tumorstadien signifikante Verlängerungen der Überlebenszeit von median ca. 9 auf etwa 20 Monate.
Das gesamte Erfahrungsmaterial über die Misteltherapie mit **Iscador®** umfaßt ca. 46 Studien, von denen allerdings nur wenige die heute vom BfArM geforderten wissenschaftlichen Kriterien erfüllen. Da Mistelpräparate bis vor wenigen Jahren weder phytochemisch noch immunbiologisch standardisiert waren, sind die Ergebnisse der bisherigen Patientenstudien hinsichtlich ihrer Reproduzierbarkeit schwer zu beurteilen. Dennoch wird übereinstimmend berichtet, daß es nach Applikation von **Iscador®** bei Tumorpatienten zu einer signifikanten Stimulierung von Granulozyten, Lymphozyten, natürlichen Killerzellen, C-reaktivem Protein (CRP) und der Phagozytose kommt.
In vielen Verlaufsstudien besserte sich v.a. die Lebensqualität. In einer retrospektiven Studie an 447 operierten Mammakarzinompatientinnen der Stadien 1 und 2 (Einteilung nach UICC) erhielten 318 Patientinnen eine regelmäßige Misteltherapie mit **Iscador®**. Sie wurden mit 228 Patientinnen verglichen, die aus verschiedenen Gründen keine oder nur eine ungenügende Iscador®-Behandlung erhielten und als Kontrolle dienten. Die Patientinnen in der voll mit **Iscador®** behandelten Gruppen wiesen eine signifikant höhere Überlebensrate (5–10 Jahre) gegenüber der Kontrollgruppe auf. Diese Studie stammt aus dem Jahr 1977, allerdings liegen aus diesem Zeitraum auch Studien vor, die bei vergleichbaren Patientinnen mit metastasiertem Mammakarzinom zu keinen längeren Überlebenszeiten führten.
Als Teil einer großen, epidemiologischen Kohorten-Studie an mehr als 10000 Krebspatienten wurde die Behandlung mit **Iscador®** untersucht. Hier wurden 1668 Patienten, die mit **Iscador®** behandelt wurden, und 8475 Patienten, die keine Misteltherapie erhielten (Kontrolle), miteinander verglichen. In der nicht-randomisierten matched-pairs Studie ergab sich eine höhere Überlebenszeit der mit Iscador® behandelten Patienten für alle untersuchten Karzinomformen. Für die Gesamtheit der 396 matched pairs lag die mittlere Überlebenszeit in der Iscador®-Gruppe mit 4,23 Jahren und ca. 40 % höher als in der Kontrollgruppe mit 3,05 Jahren ($p < 0{,}001$).
In einer multizentrischen, kontrollierten retrolektiven Kohortenstudie, durchgeführt nach GCP-Richtlinien, wurden die Wirksamkeit und Unbedenklichkeit von **Iscador®** in der postoperativen Therapie bei 1442 Patientinnen (Kontrollgruppe n = 732, Testgruppe n = 710) mit primärem Mammakarzinom geprüft. Im Gegensatz zu einer prospektiven Studie fehlt bei einer retrolektiven Studie die randomisierte Zuteilung der Patienten, jedoch sorgen ausgefeilte epidemiologisch-statistische Methoden dafür, daß sich die Daten der Gruppen auswerten lassen. In dieser Studie war das Risiko des primären Studienendpunkts, nämlich Nebenwirkungen bei der konventionellen Krebsbehandlung, im Vergleich zur Iscador®-Gruppe um das 4–6fache erhöht. ➡

Tumorstimulation durch Misteltherapie?
Die Kritiker der Misteltherapie begründen ihre Bedenken mit einer möglichen tumorstimulierenden Wirkung des Mistelextrakts. In einer in vitro-Studie stimulierte isoliertes reines Mistellektin das Wachstum von Melanomzellen. Dagegen war dies in einer in vitro-Studie mit **Iscador**® nicht der Fall, in der die Wirkung des Mistelextrakts in verschiedenen Konzentrationen auf diverse Tumorzellen geprüft wurde, darunter auch 4 Zelllinien aus hämatologischen Neoplasien und Melanomen
In einer EORTC-Studie (European Organisation for Research and Treatment of Cancer) zur medikamentösen Therapie des malignen Melanoms soll bei Mistelgabe ein gehäuftes Auftreten von Hirnmetastasen beobachtet worden sein. Um die Unbedenklichkeit der Misteltherapie bei malignen hämatologischen und lymphatischen Erkrankungen zu belegen, wurde eine retrospektive Analyse durchgeführt, in die die Informationen von 213 Patienten einflossen. Hier zeigte sich kein Unterschied in der Überlebenszeit von Patienten, die additiv zur konventionellen Chemotherapie eine Misteltherapie erhielten. Im Gegensatz dazu erreichten Patienten bei den häufigsten Gruppen (Morbus Hodgkin und niedrig malignes Non-Hodgkin-Lymphom) sogar eine längere Überlebenszeit im Vergleich zu Patienten mit diesen Erkrankungen, die aus der Literatur bekannt sind. Diese Ergebnisse müßten allerdings noch in einer prospektiven Studie geprüft werden. Auch bei 31 Patienten mit hämatologischen Neoplasien, die mit einem Mistelpräparat behandelt wurden und deren Laborwerte regelmäßig untersucht wurden, zeigte sich kein Hinweis auf eine Verstärkung der Grunderkrankung.

Die bisherigen Studienergebnisse lassen folgendes Resümee zu:
- Verbesserte Verträglichkeit der konventionellen Therapie, z.B. Chemotherapie: Es finden sich zahlreiche Belege dafür, daß durch die Misteltherapie positive immunologische Veränderungen hervorgerufen werden, die negative Auswirkungen einer Chemotherapie ausgleichen können.
- Verbesserung der Lebensqualität durch Mistelpräparate: Diese Wirkung ist gut und auch durch neuere Mistelstudien belegt, wenn auch nicht für alle Krankheitsentitäten. Sie beruht sehr wahrscheinlich auf einer erhöhten endogenen Endorphinfreisetzung durch die Mistelpräparate.
- Verlängerung der Lebenszeit: Die hierzu publizierten Daten sind widersprüchlich, Studien mit heute anerkanntem Design liegen kaum vor.
- Tumorwirksamkeit: Experimentell ist eine Antitumorwirkung in verschiedenen Tumormodellen gut belegt. Sie dürfte klinisch allerdings nicht von Bedeutung sein.
- Tumorstimulation durch Mistel: Die in Zellkulturen und tierexperimentellen Studien gewonnenen Erkenntnisse, daß Mistel das Wachstum von Tumorzellen anregen könnte, sind widersprüchlich. Eine Reproduzierbarkeit von Untersuchungen, die eine solche Tumorstimulation (Enhancement-Potential) belegen, ist bisher nicht gegeben. Klinisch zeigten sich lediglich in einer EORTC-Studie als Nebenbefund Hinweise auf eine solche Wirkung bei Patienten mit malignem Melanom. Allerdings ist kritisch zu bedenken, daß das Design dieser Studie nicht darauf angelegt war, ein Enhancement-Potential der Mistel zu untersuchen. Mehrere retrospektive Untersuchungen an behandelten Patienten gaben keinen Hinweis auf eine Tumorstimulation. ➡

Fazit:
Zugegebenermaßen weisen die publizierten onkologischen Studien mit **Iscador®**, **Helixor®**, **ABNOBAviscum®**, **Isorel®** (**Vysorel®**) und **Eurixor®** nach heutiger Auffassung methodische Mängel auf, weswegen die Misteltherapie kontrovers diskutiert werden kann. Dennoch sollte nach dem Grundsatz „Salus aegroti, suprema lex" und im Sinne des „nihil nocere" nach Ansicht zahlreicher Autoren und Verordner auf Mistelpräparate in der Onkologie nicht verzichtet und diese sollten den Patienten, die sie wünschen, nicht vorenthalten werden. Dafür spricht die wenig umstrittene Erfahrung, daß eine individuelle Misteltherapie die Lebensqualität der Patienten verbessert. Die Durchführung von Studien mit modernem Design wäre natürlich im Sinne der Wissenschaft wünschenswert. Prof. Dr. med. J. Beuth, Präsident der Deutschen Gesellschaft für Onkologie e.V., ist ein Befürworter der gezielten Misteltherapie. Die in vitro-Daten zur Tumorstimulation sind seines Erachtens nicht relevant. Andererseits wird in der interdisziplinären „Leitlinie der Deutschen Krebsgesellschaft", die unter Federführung der Arbeitsgemeinschaft Internistische Onkologie (AIO) der Deutschen Krebsgesellschaft erstellt worden ist, die Meinung vertreten, daß die „antineoplastische Wirksamkeit von Verfahren mit einer unspezifischen Beeinflussung des Immunsystems (Mistelextrakte, Organextrakte) nicht bewiesen ist". Die Gewissensentscheidung des Verordners zum Wohle des Tumorkranken kann auch dieser Leitfaden nicht abnehmen.

13.3.3 Pflanzenextrakte mit direkt zytotoxischer Wirkung

Besitzen keine positiven Monographien der Kommission E und verfügen aufgrund arzneimittelrechtlicher Auflagen über keine Zulassung. Sie wurden aufgenommen, weil Anhaltspunkte für interessante Wirkungen vorlagen oder neuere Studien einen positiven Wirksamkeitsbeleg erbrachten, v.a. bei Tumorerkrankungen, bei denen echte schulmedizinische therapeutische Alternativen fehlen (z.B. beim metastasierten hormonrefraktären Prostatakarzinom). Ein therapeutischer Einsatz ist zum jetzigen Zeitpunkt jedoch nicht möglich. Z.B. liegen für den Lapacho-Baum keine Arzneimittelzubereitungen vor, die eine standardisierte und gleichbleibende Menge an wirksamkeitsmitbestimmenden Inhaltsstoffen garantieren. Bei dem chinesischen Therapeutikum PC-SPES sind in bestimmten Chargen Zusätze chemisch-synthetischer Stoffe gefunden worden (z.B. Warfarin), was zu einem Verbot durch die FDA (Food and Drug Administration, Washington D.C.) im Februar 2002 führte. Hinzu kommt, daß PC-SPES ein TCM-Kombinationspräparat ist, für das keine Zulassung als Arzneimittel vorliegt.

▶ Lapachorinde (Tabebuiae avellanedae cortex)

Lapacho-Baum (Tabebuia avellanedae L. oder Tabebuia impetiginosa L.)

Wirksamkeitsmitbestimmende Inhaltsstoffe: Naphthoquinone, z.B. Lapachol und β-Lapachon.

Wirkungen:
- direkt zytostatisch bei verschiedenen Tumorarten (experimentelle Studien in vivo mit einem ethanolischen Drogenextrakt)
- immuninduzierende Zytotoxizität (wird diskutiert)

Wirkmechanismus: β-Lapachon hemmt ähnlich wie Camptothecin die DNS-Topoisomerase I und wirkt so zytostatisch.

Kontraindikationen: Bisher keine bekannt, es wurde jedoch nicht gezielt darauf geachtet.

Nebenwirkungen: In hohen Dosen stark erhöhte Blutungsneigung.

Interaktionen: Bisher keine bekannt. Untersuchungen dazu wurden bislang nicht durchgeführt.

Darreichungsform: In Deutschland sind nur die zerkleinerte Rinde oder Rindenpulver zur Herstellung von Teezubereitungen („Juka-Tee") als Nahrungsergänzungsmittel erhältlich.

Fertigarzneimittel: Die Lapachorinde wird als Nahrungsergänzungsmittel vertrieben. Eine Zulassung als Arzneimittel existiert nicht.

Eine Untersuchung verschiedener Tees zeigte, daß der Gehalt an wirksamkeitsmitbestimmenden Inhaltsstoffen wie Lapachol von Tee zu Tee äußerst unterschiedlich ist. Mit einer Teezubereitung kann daher keine Therapie mit reproduzierbaren Wirkungen durchgeführt werden.

In einer Phase I Toxizitätsstudie erhielten 19 Patienten mit nicht näher spezifiziertem, fortgeschrittenen nicht leukämischen Tumor und 2 Patienten mit chronischer myeloischer Leukämie (CML) tgl. zwischen 250 und 3750 mg isoliertes Lapachol. Die Studie war nur darauf ausgerichtet, pharmakologische und toxische Effekte von Lapachol zu ermitteln. Dabei fiel jedoch auf, daß eine Patientin mit metastasiertem Mammakarzinom in einer von mehreren Knochenläsionen eine Regression erlebte, bei den anderen Patienten fand keine Regression statt. Hohe Lapacholdosen von über 1500 mg tgl. führten zu Übelkeit, Erbrechen und einer Verlängerung der Prothrombinzeit. Alle Beschwerden verschwanden, als Lapachol abgesetzt wurde.

In einer weiteren, unkontrollierten Studie wurden 9 intensiv vorbehandelte Krebspatienten mit verschiedenen oralen Dosen von Lapachol (20–30 mg/kg KG/Tag) für 20–60 Tagen oder länger behandelt. Bei 3 der 9 Patienten kam es zu einer Regression: Davon waren eine vollständig (Adenokarzinom der Leber) und 2 partiell (dermatologische Karzinome). Durch die Behandlung besserten sich bei allen Patienten tumorbedingte Schmerzen. Allerdings weist die Studie große methodische Mängel auf, es wurde z.B. nicht aufgeführt, wie die Regression und deren Dauer bestimmt wurde, und ist nicht reproduzierbar. 1970 wurden die Studien mit Lapachol abgebrochen, weil die für eine Antitumorwirkung erforderlichen Dosen von einer stark erhöhten Blutungsneigung begleitet sind. Nachdem eine neue Studie zeigte, daß dieses Problem durch die gleichzeitige Verabreichung von Vitamin K gelöst werden kann, wird mit Lapachol vermutlich weiter geforscht werden.

▶ Ukrain

Semisynthetisches Mischpräparat aus Alkaloiden des Schöllkrautes und dem alkylierenden Zytostatikum Thiotepa, wobei die Bindung der Schöllkraut-Alkaloide an Thiotepa die Affinität des Präparats an Tumorgewebe erhöhen soll.

Wirksamkeitsmitbestimmende Inhaltsstoffe: Schöllkraut-Gesamtalkaloide zusammen mit Thiotepa (vermutlich hauptsächlich für die Wirksamkeit verantwortlich). Angaben über die Reinheit der Alkaloide, und ob einzelne Alkaloide oder ein Gesamtextrakt verwendet werden, existieren jedoch nicht.

Wirkungen:
- direkt zytotoxisch auf Tumorzellen
- Immunstimulation
- Hemmung der Angioneogenese → Hemmung der tumorversorgenden Blutgefäße → „Aushungern des Tumors" und Unterdrückung der Metastasen

Wirkmechanismus:
- direkt zytotoxisch: Durch Hemmung der Tubulinpolymerisation und damit der DNS-, RNS- und Proteinbiosynthese (experimentell nachgewiesen für humane kolorektale Karzinomzellen, Glioblastomzellen). Laut Herstellerangaben wirkt Ukrain selektiv zytotoxisch auf Tumorzellen, experimentell wurde jedoch gezeigt, daß Ukrain ebenso auf gesunde Zelllinien wirkt.
- Zerstörung der Tumorzellen durch Apoptose
- Immunstimulation: Erhöhung der Anzahl der Monozyten, T-Helferzellen und natürlichen Killerzellen sowie Verstärkung deren funktioneller Aktivität

Kontraindikationen für Thiotepa: Akute Infektionen, vorausgegangene Strahlentherapie, Knochenmarksdepression.

Nebenwirkungen für Thiotepa: Appetitlosigkeit, Übelkeit, Erbrechen, Magen-Darm-Ulzera, Störung der Hämatopoese.

Interaktionen für Thiotepa: Bei Vor- und Parallelbehandlung mit knochenmarkstoxischen Präparaten Störung der Blutbildung verstärkt, Wirkungsverstärkung bei gleichzeitiger Behandlung mit Muskelrelaxantien vom Succinylcholin-Typ.

Darreichungsform: Ampullen zur i.m. oder i.v. Injektion. 2 x/Woche nach Herstellerangaben 5–20 mg 5 Wochen lang injizieren. Max. 9 Injektionszyklen mit jeweils ca. 1–2wöchiger Pause sind möglich.

Fertigarzneimittel: Das Präparat ist bisher nur in Weißrußland zugelassen und wird dort bereits seit mehr als 20 Jahren in der Komplementärmedizin verwendet. Eine Verwendung nach § 73 Abs. 3 AMG 76 sollte möglich sein, weil das Präparat in Weißrußland zugelassen ist. Die Arzneimittelkommission der deutschen Ärzteschaft und der Deutschen Krebsgesellschaft e.V. rät derzeit von einer Verwendung ab.

13

Neben zahlreichen Studien, die im Wesentlichen aus der Ukraine stammen und methodische Mängel aufweisen, existieren 2 aktuelle Studien aus Deutschland, die nahe legen, daß sich eine nähere Untersuchung der Substanz lohnen würde. Aus diesem Grund wurde sie in den Leitfaden aufgenommen. In der Villa Medica Clinic in Edenkoben wurden 203 Patienten mit diversen Krebserkrankungen im Endstadium, die alle konventionellen Therapien hinter sich hatten, 2½ Jahre lang mit Ukrain behandelt. 37,4 % der Patienten erhielten gleichzeitig eine regionale tiefe Hyperthermie, bei der das Tumorgewebe auf über 42,4 °C erhitzt wurde. Außerdem wurden die Patienten mit Selen, Cimetidin, Thymianextrakt und Vitamin A behandelt. ➡

Dieser retrospektiven Studie zufolge erreichten 20,2 % der Patienten eine totale Remission, 60,1 % eine partielle und nur 19,7 % sprachen nicht auf die Behandlung an. Am besten reagierten Patienten mit einem Seminom oder Prostatakarzinom auf die Behandlung.
Zwischen August 1999 und Juni 2001 wurden an der Universitätsklinik in Ulm 90 Patienten mit inoperablem Pankreaskarzinom in einer monozentrischen, kontrollierten Studie randomisiert in 3 Gruppen eingeteilt: Gruppe A erhielt 1000 mg/m^2 Gemcitabin, Gruppe B 20 mg Ukrain, Gruppe C zuerst Gemcitabin und dann Ukrain. Primärer Studienendpunkt war die Überlebensrate. Diese lag in der Gruppe A bei durchschnittlich 5,2 Monaten, in Gruppe B bei 7,9 Monaten und in Gruppe C bei 10,4 Monaten. Nach 6 Monaten waren noch 26 %, 65 % bzw. 74 % der Patienten in den Gruppen A, B bzw. C am Leben. Diese Differenzen erreichten statistische Signifikanz. Die Autoren schließen aus diesen Daten, daß Ukrain die Überlebenszeit von Patienten mit Pankreaskarzinom etwa verdoppelt. Dieses Ergebnis ist deshalb besonders bemerkenswert, weil es derzeit bei fortgeschrittenem Pankreaskarzinom noch keine wirklich effektive Therapie gibt.

▶ PC-SPES

Chinesisches Kombinations-Phytotherapeutikum aus insgesamt 8 TCM-Heilkräutern. Es enthält Auszüge aus Chrysanthemum morifolium, Ganoderma lucidum, Glycyrrhiza glabra, Isatis indigotica, Panax pseudoginseng, Rabdosia rubescens, Scutellaria baicalensis und Sereona repens.

Wirksamkeitsmitbestimmende Inhaltsstoffe: Nicht bekannt.

Wirkungen: experimentell wurden nachgewiesen
- Senkung der PSA-Werte (Prostata-spezifisches Antigen)
- zytotoxische und zytostatische Aktivität gegenüber einigen Tumorzellinien
- Reduktion von Tumorinzidenz und Wachstum beim Versuchstier
- Downregulation der Gene bcl-2 und bcl-6

Wirkmechanismus: Nicht bekannt.

Indikationen:
- hormonrefraktäres Prostatakarzinom

Kontraindikationen: Nicht bekannt.

Nebenwirkungen: Aufgrund der östrogenartigen Wirkung bei Männern Vergrößerung der Brustwarzen und Spannung in den Brustwarzen, Libidoverlust durch Senkung endogener Testosteronkonzentrationen.

Interaktionen: Nicht bekannt.

Darreichungsform: Kps. zur tgl. Einnahme, in der Studie wurden tgl. 2,88 g verabreicht.

Fertigarzneimittel: PC-SPES besitzt in den USA nicht den Status eines Arzneimittels, sondern war als Dietary Supplement (Nahrungsergänzungsmittel) bis Februar 2002 im Verkehr. Der Verordner haftete dabei für die Wirksamkeit und Unbedenklichkeit und das Einzelhandelsgeschäft für die ordnungsgemäße Qualität. Weil Beimengungen synthetischer Östrogene, teilweise auch von Warfarin im Präparat enthalten waren, wurde es von der FDA (Food and Drug-Administration, amerikanische Gesundheitsbehörde) 2002 vom Markt genommen. Eine Therapie ist daher derzeit nicht möglich und auch seitens des Arzneimittelgesetzes in Deutschland nicht gestattet. Die FDA sucht neue, zuverlässige Produzenten von PC-SPES, weil das Potential der Droge weiter erforscht werden soll.

Eine Studie an 9 Männern mit Prostatakarzinom, die 3 Monate PC-SPES einnahmen, zeigte, daß bei 5 Patienten die PSA-Werte um 62 % sanken. Allerdings kam es in diesem Zeitraum zu keiner Verkleinerung des Tumors oder Verlangsamung der Ausbreitung.
16 Männer mit fortgeschrittenem, metastasiertem Prostatakarzinom (Stadium D3) wurden in eine prospektive, klinische Studie eingeschlossen. Ihre Behandlung bestand entweder aus Orchidektomie oder einem luteinisierendem Hormon freisetzendem Agonisten mit oder ohne Anti-Androgen. Nachdem die ablative Hormon-Therapie versagt hatte und die Erkrankung bei den Patienten fortschritt, erhielten alle Studienteilnehmer additiv PC-SPES in einer Dosis von tgl. 2,88 g für 5 Monate. Während dieser Zeit wurde die Hormontherapie fortgesetzt. Die zusätzliche Einname von PC-SPES war mit einer signifikanten Verbesserung der Lebensqualität nach Selbsteinschätzung der Patienten verbunden ($p < 0,05–0,01$). Auch die Schmerzen ($p < 0,05–0,01$) sanken, so daß 14 Patienten, die zusätzlich Schmerzmittel einnahmen, nach 20wöchiger Behandlung mit dem Phytopharmakon diese um 40 % reduzieren konnten. Besonders deutlich war der Einfluß des Phytotherapeutikums auf die PSA-Werte ($p < 0,01$). Bei 13 der 16 behandelten Patienten sanken diese nach der PC-SPES-Therapie um mehr als 50 %. Allerdings stiegen bei 3 Patienten, die zu Beginn sehr gut auf die PC-SPES Therapie angesprochen hatten, die PSA-Werte wieder an und lagen nach 12wöchiger Therapie bei den Ausgangswerten.
Unter Therapie mit dem PC-SPES wurden keine bedeutenden Nebenwirkungen beobachtet. Nach Ansicht der Autoren dieser Studie kann durch die Therapie mit PC-SPES die Lebensqualität von Patienten mit hormonrefraktärem Prostatakarzinom deutlich verbessert werden, was insbesondere angesichts der fehlenden therapeutischen Alternativen ein lohnendes therapeutisches Ziel darstellt.

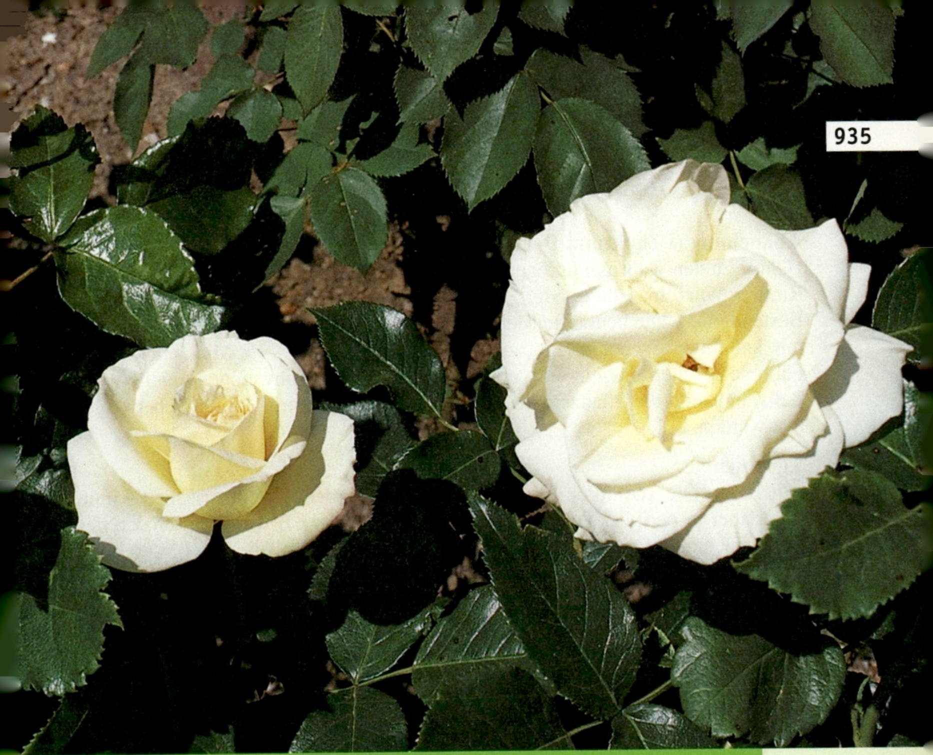

14 Informationen

Inhalt

14.1 Glossar

Abkochung (Dekoktum, Dekokt)
Gehört zu den wäßrigen Drogenauszügen und eignet sich für harte Drogen wie Rinden, Wurzeln, Hölzer oder zur Extraktion von Drogen mit schwer löslichen Bestandteilen. Die benötigte Menge Droge (ist im Arzneibuch genau festgelegt) mit kaltem Wasser ansetzen, zum Sieden erhitzen, 10–15 Min. auf kleiner Flamme kochen lassen und abseihen. Durch das Einweichen quellen die Zellwände und die Pflanzeninhaltsstoffe können aus dem Zellinneren herausgelöst werden.

Agrumenöle
Ätherische Öle, die durch Pressung gewonnen werden. Das ätherische Öl muß sich dabei in peripher gelegenen Exkreträumen, wie z.B. bei den Schalen der Zitrusfrüchte, befinden. Die ätherischen Zitrusschalenöle, die im Agrumenverfahren hergestellt wurden, enthalten neben ätherischem Öl auch Cumarine und werden dadurch in der Regel geruchlich besser beurteilt als destillierte Citrusöle. In Kölnisch Wässern wird daher lieber Agrumen-Bergamottöl verwendet. Allerdings besitzen Agrumenöle aufgrund ihres Gehaltes an Furano-Cumarinen phototoxische Nebeneffekte, weshalb bei deren Anwendung Sonnenlicht vermieden werden muß.

Allopathische Tinktur
Alkoholisch-wäßriger Auszug, der in den meisten Fällen nach einer Arzneibuchvorschrift hergestellt wird und bei dem das Verhältnis von Droge : Auszug meistens 1 : 10 beträgt.

Anti-Aging
Kein neues Teilgebiet der Medizin, sondern ein Marketingbegriff der Kosmetikindustrie und Wellnesss-Anbieter und als Modetrend auch in ärztlichen Praxen angeboten. Inhaltlich handelt es sich um eine erweiterte Gerontologie bzw. um die „Präventiv-Medizin des 21. Jahrhunderts" mit der Zielsetzung „später altern, gesünder sterben". Eine positive Wirkung der verabreichten Hormonpräparate ist nicht belegt.

Arzneibuch
Darin sind in Drogenmonographien die Qualitätsanforderungen sowohl für nicht bearbeitete Rohdrogen als auch für Drogenzubereitungen (Tinkturen etc.) enthalten. In den Drogenmonographien werden die Merkmale der Droge sowie in vielen Fällen ein Mindestgehalt an wirksamkeits**mit**bestimmenden Inhaltsstoffen vorgeschrieben. Die Arzneibuchqualität wird entweder durch Prüfungen in der Apotheke oder durch spezialisierte Untersuchungslaboratorien garantiert.

Arzneimittel
Stoffe und Zubereitungen aus Stoffen, die dazu bestimmt sind, durch Anwendung am oder im menschlichen oder tierischen Körper Krankheiten, Leiden, Körperschäden oder krankhafte Beschwerden zu heilen, zu lindern, zu verhüten oder zu erkennen.

Arzneimittel, pflanzliche (Phytopharmaka)
Enthalten als wirksame Bestandteile ausschließlich pflanzliche Drogen und/oder Zubereitungen aus pflanzlichen Drogen (z.B. pulverisierte bzw. zerkleinerte Droge, Extrakte, Tinkturen, Pflanzensekrete wie Harze und ätherische Öle usw.).

Aufguß (Infusum, Infus)
Eignet sich für Pflanzenteile wie Blüten, Blätter, Krautdrogen und Samen, fein zerkleinerte Rinden- und Wurzeldrogen sowie für Drogen, deren Inhaltsstoffe sich beim Kochen verflüchtigen. Die benötigte Menge Droge pro Tasse mit etwa 150 ml kochendem Wasser übergießen, 10–15 Min. abgedeckt ziehen lassen und durch ein Teesieb abseihen. Zu empfehlen ist die Verwendung einer Kräuterteetasse mit Siebeinsatz und Deckel, womit ein Kräuterteeaufguß nicht nur einfach, sondern auch optimal hergestellt werden kann.

Aromatherapie
Eine Teildisziplin der Phytotherapie, die in nahezu sämtlichen Kulturkreisen seit dem Altertum genutzt wird. Im wissenschaftlichen Sinne versteht man darunter die innere und äußere sowie olfaktorische Anwendung von ätherischen Ölen sowohl in pharmakologisch relevanten als auch in geruchlich gerade noch wahrnehmbaren Dosen. Im engeren Sinne versteht man (so wie die meisten nichtärztlichen „Aromatherapeuten") darunter die Wahrnehmung von „aromatischen Düften" über den Nervus olfactorius und die Reizung des Nervus trigeminus durch Riechstoffe. Als gesichert kann gelten, daß die komplexe Zusammensetzung der ätherischen Öle diverse zentralnervöse Wirkungen auslösen kann. Die therapeutischen Schwerpunkte im engeren Sinne liegen daher bei psychosomatischen Erkrankungen, aber auch in der Schwangerschaft und Geburtshilfe. In pharmakologisch relevanten Dosen besitzen die ätherischen Öle ein breites Wirksamkeitsprofil (☞ Aromatika 7.1.2). Trotz guter wissenschaftlicher Datenlage wird die Aromatherapie im wesentlichen von Nichtmedizinern, sog. „Aromatherapeuten", angewendet, die keine gesetzlich vorgeschriebene Berufsausbildung absolvieren müssen und nicht selten die Aromatherapie hinsichtlich ihrer Wirksamkeit in nicht vertretbarem Maß überfordern.

Aromatologie
Die Lehre von den ätherischen Ölen, ihrer Gewinnung und Anwendung sowie die Lehre von den Ätherisch-Ölpflanzen.

Aut-idem-Regel
„Aut idem" (lateinisch; abgekürzt aut id.) bedeutet wörtlich übersetzt „oder dasselbe", womit wirkstoffidentische Arzneimittel gemeint sind. In der Praxis heißt das, daß der Arzt lediglich den Wirkstoff verordnet und der Apotheker nach dem Willen des Gesetzgebers das kostengünstigste Fertigarzneimittel abgibt. Dabei wird allerdings zu wenig bzw. in der Regel gar nicht berücksichtigt, daß die Wirksamkeit eines Wirkstoffes stark von der galenischen Formulierung des betreffenden Arzneimittels abhängig ist. Sog. galenische Hilfsstoffe können z.B. die Pharmakokinetik des Wirkstoffes stark beeinflussen. Aufgrund der stofflichen Zusammensetzung eines Phytopharmakons (☞ 1.2) ist die Aut-idem-Regel bei pflanzlichen Arzneimitteln nur dann möglich, wenn eine detaillierte vergleichende phytochemische Analyse, unter Berücksichtigung der Koeffektoren, vorliegt oder bekannt ist, daß das Aut-idem-Phytopharmakon aus dergleichen Herstellungscharge stammt und lediglich aus Marketinggründen unter einem anderen Namen in den Verkehr gelangt. Für Phytopharmaka ist allerdings die Aut-simile-Regel (abgekürzt aut simil.) denkbar, womit wörtlich übersetzt „oder Ähnliches" gemeint ist. Bewertungskriterien dazu ☞ 1.2, 1.3.2 (z.B. phytochemische Daten in Klammern).

Bitterwert

Laut Arzneibuch Ziffer V.4.4.N1 reziproker Wert derjenigen Konzentration eines Arzneimittels, in der es eben noch bitter schmeckt. Zur Validierung dient Chininhydrochloid, dessen Bitterwert mit 200000 angegeben wird. Zur Geschmacksprüfung werden jeweils 10 ml der einzelnen Verdünnungen im Mund – v.a. am seitlichen und oberen Zungengrund – 30 Sek. lang hin und her bewegt. Diese organoleptische Prüfung sollte im Idealfall von 3 verschiedenen Personen durchgeführt werden. Dabei wird der individuelle Korrekturfaktor (k) nach folgender Formel ermittelt: k = 5:n, wobei n der Menge Stammlösung in ml in der als bitter empfundenen Verdünnung entspricht.

Counter-Irritant-Effekt

Ein Phlogistikum (z.B. Cayennepfefferextrakt, Senföl) stimuliert körpereigene Mediatoren, die ihrerseits am entfernten Entzündungsort dadurch antiphlogistisch wirken können, daß eine lokal gesetzte Irritation in eine „Gegenreaktion" umgewandelt wird.

Dekokt

☞ Abkochung

Destillat

Durch Wasserdampfdestillation können wasserdampfflüchtige Inhaltstoffe wie ätherische Öle sowie Senf- und Lauchöle aus den Drogen abgetrennt werden. Für thermolabile Inhaltsstoffe eignet sich besonders die Vakuumdestillation.

Deutscher Arzneimittel-Codex (DAC)

Sammlung von Qualitätskriterien für pharmazeutisch verwendete Rohstoffe, Zubereitungen und Arzneimittel zusätzlich zu dem jeweils gültigen Arzneibuch, ohne jedoch die gleichen gesetzlichen Verbindlichkeiten des DAB zu besitzen.

Deutsche Rezepturformeln (DRF)

Vorgänger des heute gültigen ☞ Neuen Rezeptur-Formulariums (NRF), die bis Ende der 70er Jahre gültig waren. Sowohl bei den DRF als auch bei dem NRF handelt es sich um eine Sammlung von Individualrezepturen, die nach den dort festgelegten Vorschriften in der Apotheke hergestellt werden müssen. Die DRF- und NRF-Vorschriftensammlungen werden vom Verlag Duncker & Humblot, Berlin herausgegeben und eignen sich ganz besonders für Individualrezepturen.

Deutsches Arzneibuch (DAB)

Die in Deutschland jeweils gültige Fassung des Arzneibuchs wird laufend dem jeweiligen Wissensstand angepaßt. Die meisten Drogen beziehen sich auf den unverändert gültigen Qualitätsstandard des DAB 10 von 1991. Seit September 1997 besteht die gültige Fassung des Deutschen Arzneibuchs aus 2 Teilen: Einem, das nur die in Deutschland geltenden Arzneibuchvorschriften enthält, und einer amtlichen deutschen Fassung des europäischen Arzneibuchs, das für Deutschland, Österreich und die Schweiz gültig ist. Zur Zeit ist das DAB 2003 gültig.

Drogen, pflanzliche

Pflanzliche Materialien, die zu Arzneizwecken verwendet werden. Eine pflanzliche Droge oder eine Zubereitung aus einer solchen wird insgesamt als ein wirksamer Bestandteil betrachtet, unabhängig davon, ob die wirksamkeitsmitbestimmenden Inhaltsstoffe bekannt sind. Als Droge bezeichnet man getrocknetes und damit haltbar gemachtes Pflanzenmaterial, das für arzneiliche Zwecke verwendet wird.

Einstellen eines Extrakts oder Drogenpulvers
Sind die wirksamkeitsmitbestimmenden Inhaltsstoffe bekannt und analytisch erfaßbar, kann der Extrakt mit inerten Materialien (z.B. Milchzucker) oder durch Mischen von Pflanzenextrakten unterschiedlichen Gehalts auf einen bestimmten, vorher festgelegten Gehalt dieser Substanz eingestellt werden (☞ Normierung, Standardisierung).

Erg.-B. 6
Ergänzungsband zum Deutschen Arzneibuch 6. Ausgabe. Einige Rezepturen, z.B. für Tees, werden noch heute nach dem Ergänzungsband zum DAB 6 durchgeführt. Der Erg.-B. 6 enthält viele Drogenmonographien, die im aktuell gültigen DAB nicht mehr enthalten sind.

Europäisches Arzneibuch
Die Pharmacopoea Europaea (Pharm.Eur.) ist eine Sammlung von Arzneistoffen im Bereich der Europäischen Union. Sitz der europäischen Arzneibuchkommission ist Straßburg. Die Mitglieder der Kommission stammen aus den einzelnen Ländern der EU.

Evidence-based-Medicine (Evidenzbasierte Medizin, EbM, EBM)
Anwendung von Arzneimitteln, deren Wirksamkeit und Unbedenklichkeit mittels validierter klinischer Studien nachgewiesen ist. Eine deutsche Übersetzung lautet wohl am besten „nachweisgestützte Medizin“. Der Begriff wurde bereits Mitte des 19. Jahrhunderts geprägt und v.a. vom Deutschen Cochrane Zentrum, Institut für Medizinische Biometrie und Medizinische Informatik in Freiburg, wieder in Erinnerung gebracht. Die Krankenkassen erhoffen sich durch die EBM die beste gesicherte Therapie.

Extrakt, alkoholischer
Wird durch ☞ Perkolation, Mazeration (☞ Kaltauszug), Gegenstromextraktion oder andere Extraktionsverfahren hergestellt. Konzentrierte, gegebenenfalls auf einen bestimmten Gehalt an Wirkstoffen (z.B. Alkaloide) oder wirksamkeitsmitbestimmende Inhaltsstoffe (z.B. Arbutin, Aescin, (-)-α-Bisabolol) eingestellte Zubereitung aus Drogen, die ganz oder teilweise vom Extraktionsmittel befreit wurde. Ein Extrakt kann flüssig (z.B. Tinktur), zähflüssig (☞ Spissum-Extrakt) oder trocken (Siccum-Extrakt = ☞ Trockenextrakt) sein. Als Extraktionsmedien dienen Ethanol, Methanol, Isopropanol und andere Alkohole.

Extrakt, eingestellter (extractum siccum normatum)
In der Regel stark wirksame Drogenzubereitung, die laut Arzneibuch nicht nur einen vorgeschriebenen Mindestgehalt, sondern auch einen genau festgelegten Höchstgehalt an pharmakologisch aktiven Inhaltsstoffen besitzt. Der eingestellte Belladonnatrockenextrakt enthält z.B. mind. 1,30 % und max. 1,45 % Solanaceae-Alkaloide, berechnet als Hyoscyamin.

Filterbeuteltee
Durch Abfüllung eines Drogenfeinschnitts kann ein Auszug aus wesentlich geringerer Teilchengröße, fast bis zum Pulver ermöglicht werden. So werden Inhaltsstoffe schneller und vollständiger extrahiert. Vorteile sind die praktische Handhabung, die stets gleiche Dosierung und Zusammensetzung, z.B. einer fixen Kombination. Nachteil ist, daß eine schlechte Drogenqualität (z.B. Stengel in Blütendrogen) nicht visuell erkannt werden kann. Bei qualitativ hochwertigen Filterbeuteltees sollte jeder einzelne Teebeutel aromageschützt

verpackt sein, insbesondere dann, wenn der Feinschnitt Ätherisch-Öl-Drogen enthält.

Fluidextrakt
Alkoholischer Extrakt, der sich von den üblichen Tinkturen durch die höhere Wirkstoffkonzentration unterscheidet. Das Verhältnis von Droge zu Fluidextrakt beträgt 1:1, wobei in der Regel zunächst mit Ethanol-Wasser 1:10 extrahiert und dann das Extraktionsmittel bis zum Verhältnis 1:1 abdestilliert wird.

Forte-Phytopharmaka
Nach Prof. Dr. med. R. F. Weiss, dem Nestor der modernen Phytotherapie, pflanzliche Arzneimittel mit starker pharmakodynamischer Wirkung (z.B. Zubereitungen aus Tollkirschblättern, Fingerhutblättern u.a.). In der Regel tritt die klinische Wirksamkeit rasch ein und in höheren Dosen bzw. bei Mißbrauch kommt es zu toxischen Reaktionen, die auch tödlich sein können. Forte-Phytopharmaka müssen normiert sein, d.h. sowohl auf den Mindest- als auch auf den Höchstgehalt ihrer Wirkstoffe gleichbleibend eingestellt sein. Das Gegenstück zu ihnen sind die ☞ Mite-Phytopharmaka (z.B. Kamillenblüten, Artischockenblätter u.a.).

Frischpflanzenpreßsaft
Im Sinne des AMG 76 § 44.1 Preßsaft aus frischen Pflanzenteilen, der nur mit geringem Zusatz an Wasser hergestellt werden darf. Enthält hydrophile und lipophile Pflanzeninhaltsstoffe.

Glukosinolate
Trivialname für eine Gruppe von Glukose-β-thioglykosiden, syn. als Senföl-Glykoside bezeichnet. Nach enzymatischer Spaltung, z.B. mit Hilfe der Myrosinase, entstehen Isothiocynate (syn. Rhodanide). Kommen in Kohlarten, im Senf (daher auch als Senföl bezeichnet), Meerrettich und in anderen Kreuzblütlern vor. Die genuinen Glukosinolate sind nicht flüchtig, erst die nach enzymatischer Spaltung entstandenen Metaboliten sind flüchtig.

Halbfeste Zubereitungen
☞ Salben

Homöopathische Urtinktur
Arzneimittel der homöopathischen Therapierichtung, die meist aus frischen Pflanzenteilen hergestellt werden. Sie werden in der Homöopathie als Urtinktur (abgekürzt als ∅), kaum verwendet, sondern nach genauen Angaben des Homöopathischen Arzneibuchs (HAB) potenziert (∅ → D1 → D2 usw.). Die Urtinkturen enthalten Pflanzeninhaltsstoffe in Mengen wie eine ☞ allopathische Tinktur und können daher in vielen Fällen wie Phytopharmaka angesehen und eingesetzt werden.

Hydrolate
Die älteren bzw. nicht ganz richtigen synonymen Bezeichnungen sind Aromatische Wässer oder Blütenwässer. Nach heutiger Definition Nebenprodukte, die bei der Gewinnung ätherischer Öle mittels Wasserdampfdestillation anfallen. Es handelt sich dabei um die wäßrige Phase in der sog. Florentiner Flasche, wobei das überdestillierte ätherische Öl auf der Wasserphase schwimmt. Ganz bestimmte Einzelverbindungen des jeweiligen ätherischen Öls lösen sich zu einem geringen Anteil in dem „Destillationswasser“. Beim „Rosenwasser“ ist dies z.B. der β-Phenylalkohol oder beim „Pfefferminzwasser“ das Menthol. Ein

Lavendel-Hydrolat enthält maximal 0,08 %, ein Rosen-Hydrolat 0,028 % oder ein Pfefferminz-Hydrolat 0,05 % ätherisches Öl. Bei den Aromatischen Wässern älterer Arzneibücher, z.B. beim DAB 6-Fenchelwasser, wurde ätherisches Öl destilliertem Wasser zugegeben und kräftig verschüttelt.

Infus
☞ Aufguß

Instanttee
Tassenfertige Tees, die außer den wäßrigen Pflanzentrockenextrakten noch Füll-, Träger-, Aroma- und Farbstoffe enthalten. Sie werden aus wäßrigen Drogenauszügen hergestellt, denen durch spezielle Verfahren Wasser entzogen wird. Die Menge der Füllstoffe kann je nach Qualität 50–92 % betragen, so daß der Drogenextraktanteil unter Umständen unter 10 % liegen kann und damit einem Filterbeuteltee deutlich unterlegen ist.

Kaltauszug (Mazerat)
Ist die geeignete Extraktionsform bei schleimhaltigen Drogen, die mit heißem Wasser verkleistern würden (z.B. Eibischwurzel/-blätter), hergestellt. Wenn durch heißes Wasser Begleitstoffe mit unerwünschten Wirkungen in Lösung gehen (z.B. bei Bärentraubenblättern die magenreizenden Gerbstoffe oder bei Mistelkraut das toxische Viscotoxin), ist ein Mazerat zu empfehlen. Die zerkleinerte Droge mit kaltem Wasser übergießen, den Ansatz mehrere Std. bei Raumtemperatur unter gelegentlichem Umrühren stehen lassen und durch ein Sieb abseihen. Aus mikrobiologischen Gründen ist es ratsam, das Mazerat unmittelbar vor der Verwendung kurz aufzukochen.

Koeffektoren
Laut Prof. Heinz Schilcher (1965) Pflanzeninhaltsstoffe, die selbst über keine pharmakodynamische Wirkung in dem betreffenden Pflanzenauszug verfügen, aber die pharmakokinetischen Eigenschaften der pharmakologisch aktiven Pflanzeninhaltsstoffe positiv oder negativ beeinflussen können. Z.B. können Saponine die Resorption schwer resorbierbarer Pflanzeninhaltsstoffe verbessern, Gerbstoffe dagegen verschlechtern und Schleimstoffe verzögern.

Leitsubstanzen
Sind laut Prof. Heinz Schilcher (1977) chemisch definierte Inhaltsstoffe einer pflanzlichen Droge, die in erster Linie zu phytochemischen Kontrollzwecken von Interesse sind. Dies ist unabhängig davon, ob sie wirksamkeitsbestimmende bzw. wirksamkeits**mit**bestimmende Eigenschaften haben. Sie können eine Droge oder einen Drogenauszug entweder nur phytochemisch charakterisieren oder aber auch gleichzeitig an der Wirksamkeit mitbeteiligt sein. Im zweiten Falle handelt es sich um eine ideale Leitsubstanz (z.B. Harpagosid für die Teufelskrallenwurzel).

Linimente
Flüssige Öl-in-Wasser-Emulsionen zum Einreiben. Enthalten meist emulgierte ätherische Öle in ethanolisch-wäßriger Basis.

Mazerat
☞ Kaltauszug

Mite-Phytopharmaka
Im Gegensatz zu Forte-Phytopharmaka pflanzliche Arzneimittel mit milder Wirksamkeit, die in vielen Fällen nicht sofort eintritt und in einzelnen Fällen

sogar erst nach 2–3 Wochen vom Patienten wahrgenommen wird (z.B. Zubereitungen aus Johanniskraut). Sie sind arm bzw. frei von unerwünschten Nebenwirkungen. Die Begriffe stammen von Prof. Dr. R.F. Weiss.

Neues Rezeptur-Formularium (NRF)
Nachfolge-Rezeptur der ☞ Deutschen Rezepturformeln (DRF), die bis Ende der 70er Jahre gültig waren. Sowohl bei den DRF als auch bei dem NRF handelt es sich um eine Sammlung von Individualrezepturen, die nach den dort festgelegten Vorschriften in der Apotheke hergestellt werden müssen. Die DRF- und NRF-Vorschriftensammlungen werden vom Verlag Duncker & Humblot, Berlin herausgegeben und eignen sich besonders für Individualrezepturen.

Normierung
Einstellung auf einen bestimmten Gehalt einer bekannten wirksamkeitsbestimmenden (z.B. Alkaloide) oder wirksamkeits**mit**bestimmenden Substanz oder Substanzgruppe (z.B. Aescin, (-)-α-Bisabolol). Sie kann durch Vermischen mit indifferenten Füllstoffen oder Extrakten, die einen höheren oder niedrigeren Gehalt besitzen, vorgenommen werden.

Ölige Pflanzenauszüge
Werden mit Hilfe nicht trocknender Pflanzenöle wie Oliven-, Erdnuß- oder Mandelöl hergestellt. Arzneiliche Öle enthalten die fettlöslichen Bestandteile der Pflanze (z.B. ätherische Öle, Carotinoide). Zur innerlichen Anwendung können sie in Weichgelatinekps. abgefüllt werden (z.B. Knoblauchöl).

Perkolation
Kontinuierliche, erschöpfende Extraktion. Die Droge wird in einem Perkolator mit dem entsprechenden Lösungsmittel ausgezogen. Man gibt so lange frisches Extraktionsmittel hinzu, bis die gewünschten Inhaltsstoffe zu 98 % aus der Droge herausgelöst sind. Das filtrierte Perkolat wird in den meisten Fällen anschließend eingeengt, z.B. wird Ethanol entweder ganz oder nur zum Teil abdestilliert.

Phytamine
Dürfen nicht mit Vitaminen verwechselt werden, auch wenn sie teilweise ähnliche Wirkungen haben. Den Begriff hat die Ernährungswissenschaft eingeführt. Phytamine sind Pflanzeninhaltsstoffe des sekundären Stoffwechsels, die in Nahrungsmitteln vorkommen und pharmakologische bzw. therapeutische Effekte besitzen. Besitzen in ausreichender Konzentration z.B. antioxidative, lipidsenkende oder antisklerotische Wirkungen. Chemisch handelt es sich um Polyphenole, Anthocyane, Flavonoide, Carotinoide u.a. sekundäre Pflanzeninhaltsstoffe. In letzter Zeit machten die Polyphenole des Rotweins auf sich aufmerksam, weil sie für die geringe Inzidenz tödlicher Herzinfarkte in Frankreich verantwortlich sein sollen.

Phytoöstrogene
☞ Phyto-SERMs

Phytopharmaka, Phytotherapeutika
Von einigen Autoren werden die Begriffe Phytopharmaka und Phytotherapeutika synonym verwendet. Andere Autoren meinen mit Phytopharmaka pflanzliche ☞ Arzneimittel der sog. evidenzbasierten Phytotherapie und unter Phytotherapeutika verstehen sie sämtliche pflanzliche Arzneimittel, auch solche, von denen kein Wirksamkeitsnachweis vorliegt (☞ 1.3.1).

Phyto-SERMs (Selective estrogen receptor modulators)
Bessere Bezeichnung für die synonym verwendeten Phytoöstrogene, weil damit zum Ausdruck gebracht wird, daß es sich chemisch um keine Steroidhormone wie das Östradiol handelt und sie vielfältige Wirkungen in Abhängigkeit vom endogenen hormonellen Milieu entfalten können (östrogen-, antiöstrogen-, progesteronartig). Phenolische Pflanzeninhaltsstoffe, die aufgrund gewisser sterischer Voraussetzungen selektiv an beide Östrogenrezeptoren binden und östrogenähnlich wirken können. Chemisch handelt es sich um Cumestane, Isoflavone wie Genistein und Daidzein in Soja und Rotklee, Formononetin, Lignane in Lein-, Sesamsamen und Sonnenblumenkernen, Stilbene wie Resveratrol im Rotwein sowie organische Säuren und andere Naturstoffe. Die synthetischen SERMs sind auch eine recht unterschiedliche Substanzklasse, wie z. B. Triphenylethylenderivate (Tamoxifen, Clonifen) oder Benzothiophenderivate (Raloxifen).

Pulver, eingestelltes (pulvis normatus)
Die herzwirksamen Drogen (Digitalisblätter, Maiglöckchenkraut usw.) verfügen darüber. Die Pulver werden dabei im Tierexperiment auf einen bestimmten „Wirkwert", bezogen auf eine Mono-Reinsubstanz, eingestellt. ☞ auch Extrakt, eingestellter

Quellungszahl
Laut Arzneibuch Ziffer V.4.4 Volumen in ml, das 1 g Droge einschließlich des anhaftenden Schleims nach dem Quellen in einer wasserhaltigen Flüssigkeit nach 4 Std. einnimmt. Bestimmt wird sie in einem genau vorgeschriebenen 25 ml-Mischzylinder. Die für Leinsamen vorgeschriebene Quellungszahl 4 besagt somit, daß das Volumen von 1 g trockenem Leinsamen nach dem Versetzen mit 25 ml Wasser um das 4fache nach 4 Std. zugenommen haben muß.

Saft (Succus)
Frische saftige Früchte lassen sich zu Säften auspressen. Nach einigen Std. Stehenlassen können sie abgeseiht werden. Sie sind nur mit zugelassenen, d. h. im Arzneibuch oder im Deutschen Arzneimittel-Codex (= DAC) vorgeschriebenen, Konservierungsmitteln zu konservieren. Preßsäfte können auch aus anderen Pflanzenteilen hergestellt und eingeengt werden, z. B. Süßholzdicksaft (Succus Liquiritiae = wäßriger Auszug aus der Süßholzwurzel, der bis zur sirupösen Konsistenz eingeengt wird) oder Aloe vera-Saft (Zellsaft, der aus den abgeschnittenen fleischigen Blättern von Aloe barbadensis MILLER tropft, nachdem vorher die äußeren Zellschichten entfernt wurden).

Salben
Halbfeste Zubereitungen zur Anwendung auf der Haut oder Schleimhaut. Sie bestehen aus einer Grundlage, in der Wirkstoffe gelöst oder fein verteilt (dispergiert) sind. Wasserhaltige Zubereitungen werden zur Behandlung akuter Entzündungen bevorzugt, da sie kühlend wirken. Fetthaltige Zubereitungen bilden auf der Haut einen Lipidfilm und eignen sich eher zur Behandlung chronischer Hautveränderungen. Man unterscheidet:

- **Cremes:** Mehrphasige Systeme von weicher Konsistenz, die aus einer fettigen und einer wäßrigen Phase bestehen. Je nach Emulsionstyp unterscheidet man die abwaschbare Öl-in-Wasser-Emulsion oder die fettende Wasser-in-Öl-Emulsion.
- **Salben** im engeren Sinn enthalten kein Wasser. Fettsalben sind wasserabstoßend, allerdings können emulgierende Salben Wasser aufnehmen.

- **Pasten** enthalten in der Salbengrundlage einen Feststoffanteil von 20–50 % (z.B. Beinwellwurzelpulver). Dadurch können sie Wasser binden und werden bei nässenden Hauterkrankungen eingesetzt.
- **Gele** sind fettfrei und bilden einen kühlenden Film auf der Haut. Sie bestehen aus mit Wasser quellfähigen Grundstoffen (wie Hydroxyethylzellulose oder Polyacrylsäure) und müssen konserviert werden. Im Arzneibuch und im DAC stehen verschiedene Herstellungsvorschriften.

sensu latiore (s.l.)
„Im weiteren Sinne“, lat., in der botanischen Systematik verwendet (z.B. Valeriana officinalis s.l.).

Sirup
Flüssige Zubereitung mit hohem Zuckeranteil (Weißzucker, Fruchtzucker u.a.), dem Pflanzenauszüge zugesetzt werden. Sirupe dienen z.B. als Grundlage für Hustensäfte, v.a. in der Pädiatrie. Der einfachste Sirup ist der Zuckersirup (Sirupus simplex). Bei einem Zuckeranteil über 65 % benötigen die Sirupe keine Konservierungsmittel, um haltbar zu bleiben.

Spezialextrakt
Durch ausgewählte Extraktions- und Reinigungsverfahren werden unerwünschte Substanzen abgetrennt. Gleichzeitig erhöht sich dabei die Konzentration an wirksamkeitsrelevanten bzw. wirksamkeits*mit*bestimmenden Inhaltsstoffen. Mit dem Spezialextrakt, der modernsten phytotherapeutischen Arzneiform, kann eine ausreichende Dosierung pflanzlicher Wirkstoffe bei günstigem Nutzen-Risiko-Verhältnis erreicht werden. Durch diese Anreicherung läßt sich die erforderliche Tagesdosis in nur einer Kps. oder Tbl. einarbeiten, wodurch sich die Compliance verbessert, z.B. Kürbissamenextrakt 25:1, davon sind 500 mg in nur 1 Kps. ausreichend, damit die von der Kommission E empfohlene Dosierung erreicht wird.

Spissum-Extrakt
Wenn das Extraktionsmittel wäßriger oder ethanolisch-wäßriger Auszüge abdestilliert wird, entsteht der zähflüssige, honigartige Spissum-Extrakt.

Standardisierung
Das Einstellen der Drogenzubereitung (Tinktur, Trockenextrakt etc.) auf Mindestgehalte an bestimmten Leitsubstanzen bzw. wirksamkeitsmitbestimmenden Inhaltsstoffen und alle Maßnahmen, die zu einer reproduzierbaren Qualität der Droge und daraus hergestellter Extrakte führen. Die Standardisierung beginnt bereits auf dem Feld bzw. beim Sammeln und ist durch die genaue Festlegung der einzelnen Produktionsschritte bis zum fertigen Phytopharmakon nachvollziehbar.

Standardzulassungen
Nach AMG 76 § 36 pauschal zugelassene Arzneimittel im Sinne von Fertigarzneimitteln, die durch Rechtsverordnung von der Pflicht der individuellen Einzelzulassung freigestellt sind. In Monographien sind nicht nur die pharmazeutische Qualität und Anwendungsgebiete genau vorgeschrieben, sondern auch die Behältnisse, in die das betreffende Arzneimittel vom Apotheker abgefüllt werden muß sowie die Verfallszeiten. Die meisten Mono-Drogen und einige fixe Kombinationen (z.B. Blasen- und Nieren-, Husten-, Magentees) verfügen über Standardzulassungs-Monographien. Der Verordner tut gut daran, die verschiedenen Drogen in Form der Standardzulassungen zu verschreiben, da damit eine einheitliche Qualität garantiert wird.

Stoffcharakteristik
Darunter versteht die Kommission E Drogenmonographien für Drogen, die als Monodroge keine Verwendung finden, sondern nur in fixen Kombinationen vorkommen.

Stomachikum
Sogenanntes pflanzliches „Magenmittel", das aufgrund des Gehalts an ätherischen Ölen und/oder Bitterstoffen appetitanregend, sekretionsfördernd und motilitätssteigernd wirkt. Ist in der Regel eine flüssige Arzneipflanzenzubereitung (Teeaufguß, Tinktur, medizinischer Wein etc.).

Tinktur (Tinctura)
Flüssige Zubereitung, die mit wenigen Ausnahmen aus getrocknetem pflanzlichen Material hergestellt wird. Wird durch ☞ Mazeration, ☞ Perkolation oder in begründeten Fällen durch andere geeignete Methoden, z.B. Gegenstromextraktion, unter Verwendung von Ethanol geeigneter Konzentration oder anderen Lösungsmitteln hergestellt. Tinkturen werden üblicherweise aus 1 Teil Droge und 10 Teilen Extraktionsflüssigkeit hergestellt. Das Verhältnis von Droge zu Extraktionsflüssigkeit ist jeweils im Arzneibuch festgelegt und beträgt in vielen Fällen bei den Arzneibuch-Tinkturen 1:10. Tinkturen vor Licht ge-schützt und kühl aufbewahren und innerhalb von 1 Jahr aufbrauchen.

Tinktur, eingestellte
☞ Extrakt, eingestellter

Trockenextrakt
Feste Zubereitung mit einer Restfeuchtigkeit von max. 5 %, die durch vorsichtiges Einengen und Trocknen (bzw. durch Vakuum-Band-Trocknung) flüssiger Auszüge unter schonenden Bedingungen gewonnen wird. Trockenextrakte werden im Anschluß zu festen Arzneiformen (Tbl., Drg., Kps.) oder als Wirkstoff in Salben und Cremes weiterverarbeitet.

Urtinktur
☞ homöopathische Urtinktur

Wirksamkeitsmitbestimmende Inhaltsstoffe
Inhaltsstoffe, die nach Prof. Dr. Heinz Schilcher (1995) für die pharmakodynamische Gesamtwirkung des Extrakts mitverantwortlich sind und von denen als Einzelsubstanz die Wirkungen aus experimentellen oder klinischen Studien bekannt sind. Die Einzeleffekte müssen nicht vollständig mit der Gesamtwirksamkeit identisch sein, weil sie additiv oder synergistisch wirken können (☞ 2.1).

Zubereitungen aus pflanzlichen Drogen
Zerkleinerte oder pulverförmige pflanzliche Drogen, Extrakte, Tinkturen, fette oder ätherische Öle, Frischpflanzenpreßsäfte usw. aus pflanzlichen Drogen und Zubereitungen, deren Fertigung eine Fraktionierung, Reinigung oder einen Konzentrierungsprozeß erfordert. Isolierte, chemisch definierte Inhaltsstoffe sind dagegen keine Zubereitungen aus pflanzlichen Drogen.

14.2 Literatur

14.2.1 Bücher

- Bauer R., Wagner H.: Echinacea. Handbuch für Arzte und Apotheker. Wissenschaftliche Verlagsgesellschaft, Stuttgart, 1990
- Benedum I., Loew D., Schilcher H.: Arzneipflanzen in der Traditionellen Medizin. Kooperation Phytopharmaka, Bonn, 2000
- Bocksch M.: Das praktische Buch der Heilpflanzen. Kennzeichen, Heilwirkung, Anwendung, Brauchtum. BLV Verlagsgesellschaft, München, 1996
- Burkhard B.: Anthroposophische Arzneimittel – Eine kritische Betrachtung. PZ-Schriftenreihe Nr. 10, Govi, Eschborn, 2000
- Dorsch W., Loew D., Meyer-Buchtela E., Schilcher H.: Kinderdosierungen von Phytopharmaka. Kooperation Phytopharmaka, Bonn, 1999
- Englert S.: Praxishandbuch der Chinesischen Phytotherapie. Ganzheitliche Medizin, 1999/2000
- Fintelmann V., Weiss R.F.: Lehrbuch der Phytotherapie. 10. Auflage, Hippokrates, Stuttgart, 2002
- Hänsel R., Kammerer S.: Kava-Kava. Aesopus, Basel, 1996
- Hänsel R., Sticher O., Steinegger, E.: Pharmakognosie - Phytopharmazie. 6. Auflage, Springer, Berlin/Heidelberg/New York, 1999
- Kaul R.: Der Weißdorn. Handbuch für Ärzte, Apotheker und andere Naturwissenschaftler. Wissenschaftliche Verlagsgesellschaft, Stuttgart, 1998
- Kluge H.: Brennessel-Heilpflanze und mehr. Hüthig Medizinverlage, Heidelberg, 1999
- Kluge H, Fernando C.: Weihrauch und seine heilende Wirkung. Hüthig Medizinverlage, Heidelberg, 1998
- Kraus J.: Vademecum für Pharmazeuten. 17. Auflage, Editio cantor, Aulendorf, 2001
- Länger R., Kubelka W.: Phytokodex – Pflanzliche Arzneispezialitäten in Österreich 2002. Krause & Pachernegg, Gablitz, 2002
- Lindemann G.: Tee-Rezepte. Foitzick, München, 1994
- Loew D., Habs M., Klimm H.-D., Trunzler G.: Phytopharmaka Report. Rationale Therapie mit pflanzlichen Arzneimitteln. Steinkopff, Darmstadt, 1999
- Möhring W., Augustin M.: Natürlich gesund mit Hamamelis. Die Zaubernuß – ein indianisches Heilmittel. Midena, Augsburg, 1999
- Paturi F. R.: Indianische Heilpflanzen. Ludwig, München, 1999
- Phytopharmaka und Homöopathika Liste, Ergänzung zur Gelben Liste - Pharmaindex, MediMedia, Neu-Isenburg
- Pschyrembel: Wörterbuch Naturheilkunde. Phytotherapie bearbeitet von B. Schilcher und H. Schilcher. 2. Auflage, de Gruyter, Berlin, 1999
- Rätsch C.: Heilkräuter der Antike in Ägypten, Griechenland und Rom. Diederichs, München, 1995
- Saller R., Hellenbrecht D., Reichling J.: Phytotherapie. Klinische, pharmazeutische und pharmakologische Grundlagen. Hüthig Medizinverlage, Heidelberg, 1996
- Schilcher H.: Die Kamille – Handbuch für Ärzte, Apotheker und andere Naturwissenschaftler. Wissenschaftliche Verlagsgesellschaft, Stuttgart, 1987

- Schilcher H.: Kleines Heilkräuter-Lexikon. Walter Hädecke, Weil der Stadt, 1999
- Schilcher H.: Pflanzliche Arzneizubereitungen. In: Bauer K., Frömming K. H., Führer C.: Pharmazeutische Technologie. 7. Auflage, Wissenschaftliche Verlagsgesellschaft, Stuttgart, 2002
- Schilcher H.: Phytotherapie in der Kinderheilkunde. Handbuch für Ärzte und Apotheker. 3. Auflage, Wissenschaftliche Verlagsgesellschaft, Stuttgart, 1999
- Schilcher H., Vahlensieck W.: Phytotherapie in der Urologie. 2. Auflage, Hippokrates, Stuttgart, 2001
- Schulz V., Hänsel R.: Rationale Phytotherapie. Ratgeber für die ärztliche Praxis. Springer, Berlin, 1999
- Schneider G., Hiller K.: Arzneidrogen. Spektrum Akademischer Verlag, Heidelberg, 1999
- Treben M.: Gesundheit aus der Apotheke Gottes. Ratschläge und Erfahrungen mit Heilkräutern. Ennsthaler, Steyr, 1998
- Wagner H., Wiesenauer M.: Phytotherapie. Phytopharmaka und pflanzliche Homöopathika. Wissenschaftliche Verlagsgesellschaft, Stuttgart, 1995
- Wenigmann M.: Phytotherapie. Arzneipflanzen Wirkstoffe Anwendung. Urban & Fischer, München, 1999
- Wichtl M.: Teedrogen und Phytopharmaka. Ein Handbuch für die Praxis auf wissenschaftlicher Grundlage. 4. Auflage, Wissenschaftliche Verlagsgesellschaft, Stuttgart, 2002
- Zoller A., Nordwig H.: Heilpflanzen der Ayurvedischen Medizin. Wirkung, Indikation und Anwendung, Hüthig Medizinverlage, Heidelberg, 1997

14.2.2 Zeitschriften

- Ärzte-Zeitschrift für Naturheilverfahren, Organ des Zentralverbands der Ärzte für Naturheilverfahren, Medizinisch Literarische Verlagsgesellschaft MBH, Postfach 11511152, 29501 Uelzen. Erscheinungsweise: Monatlich. 💻 www.zaen.org/html/zeitung/inhalt.htm
- Pharmaceutical Biology, Swets & Zeitlinger Publishers, PO Box 825, 2160 SZ Lisse, The Netherlands. Erscheinungsweise: 5 Hefte/Jahr. 💻 www.szp.swets.nl/szp/frameset.htm
- Phytochemistry, Offizielles Organ der Phytochemical Society of Europe, Elsevier Science BV Verlag, PO Box 211, 1000 AE Amsterdam, Holland. Erscheinungsweise: Monatlich. 💻 www.sciencedirect.com/science?_ob=JournalURL&_cdi=5275&_auth=y&_acct=C000050221&_version=1&_urlVersion=0&_userid=10&md5=31eb7356138aa7576855b50ec607f058
- Phytomedicine. International Journal of Phytotherapy and Phytopharmacology, Urban & Fischer Verlag, Löbdergraben 14a, 07743 Jena. Erscheinungsweise: Zweimonatlich. 💻 www.urbanfischer.de/journals/frame_template.htm?/journals /phytomed/phytmed.htm
- Planta Medica, Offizielles Organ der Gesellschaft für Arzneipflanzenforschung, Zugriff auf verkürzte Online-Version über die Homepage der Gesellschaft für Phytotherapie, Georg Thieme Verlag, Rüdigerstr. 14, 70469 Stuttgart. Erscheinungsweise: Zweimonatlich. 💻 www.thieme.de/plantamedica/
- The European Phytojournal, offizielles Organ der European Scientific Cooperative of Phytotherapy (ESCOP), verkürzte Online-Version unter

http://www.ex.ac.uk/phytonet/phytojournal/. Centre For Complementary Health Studies, University of Exeter, Streatham Court, Rennes Drive, EXETER, EX4 4PU. ☎ 0044/1392–264498 ✆ 0044/1392–433828 e-Mail: PhytoNET@Exeter.ac.uk. Erscheinungsweise: Zweimonatlich.

- Zeitschrift für Phytotherapie, Organ der Gesellschaft für Phytotherapie e.V., Hippokrates Verlag in MVS Medizinverlage Stuttgart GmbH & Co. KG, Steiermärkerstr. 3–5, 70469 Stuttgart. Erscheinungsweise: Zweimonatlich. www.thieme.de/phyto/fr_inhalt.html

14.3 Internetadressen

- http://www.phytotherapy.org/ Homepage der dt. Gesellschaft für Phytotherapie mit Veranstaltungshinweisen, Berichte über Symposien und Kongresse, Texte für Laien in Vorbereitung, zahlreiche medizinische Links zu vielen phytotherapeutischen Organisationen
- http://www.smgp.ch Homepage der schweizerischen medizinischen Gesellschaft für Phytotherapie mit Informationen zu Studien, Veranstaltungen und ähnlichem
- http://www.tee.org Bad Heilbrunner Selbstmedikationsdatenbank mit Informationen zu 204 Heilpflanzen mit Bildern
- http://www.biosyn.de Homepage der Firma biosyn mit Informationen für geschlossene Benutzergruppe zu den Präparaten und der Möglichkeit, Informationsmaterial anzufordern
- http://www.steigerwald.de Homepage der Firma Steigerwald mit einigen Informationen zu Präparaten und Phytopharmaka allgemein und der Möglichkeit, Infos und Sonderdrucke anzufordern
- http://www.lichtwer.de Homepage der Firma Lichtwer mit einigen Informationen zu Präparaten und Phytopharmaka allgemein
- http://www.madaus.de Homepage der Firma Madaus mit Arzneipflanzendatenbank und Produktinformationen
- http://www.schwabe.de Homepage der Firma Schwabe mit zahlreichen Produktinformationen und Presseservice
- http://www.botanikus.de Zahlreiche Bilder von heimischen Heilpflanzen, die auch per e-Mail angefordert werden können, Pflanzendatenbank und Übersetzung deutscher Pflanzennamen ins Englische und zurück
- http://www.herbmed.org/index.asp Amerikanische Heilkräuterdatenbank der Alternative Medicine Foundation Inc., Potomac, Maryland; sehr informativ mit zahlreichen Verweisen zu in medline gelisteten Studien, die mit den Pflanzen durchgeführt wurden
- http://www.herbs.org/current/topnews.html Amerikanische Seite der Herb Research Foundation mit vielen interessanten Neuigkeiten zu zahlreichen Heilpflanzen
- http://www.planzen-bilder.de Hier können nach lateinischem oder deutschem Namen Heilpflanzenbilder und mehrere Tausend weiterer Pflanzenbilder abgerufen werden.
- http://www.pharmakobotanik.de Zahlreiche Informationen rund um das Thema Heilpflanzen und Botanik für Ärzte, Apotheker und interessierte Laien.
- http://ridgwaydb.mobot.org/mobot/rarebooks/ Knapp 300 Chromolithographien des 1887 in Gera herausgegebenen Großwerks „Medizinal-Pflanzen" des Botanikers Hermann A. Köhler, darunter auch etliche Heilfplanzen

- http://www.phytotherapie-komitee.de/index_kfn.htm Homepage der Initiative Komitee Forschung Naturmedizin e.V. (KFN) Zahlreiche Informationen und kostenlose Dokumentationen über einige Heilpflanzen können angefordert werden

14.4 Fachgesellschaften

- Ärztegesellschaft für Erfahrungsheilkunde e.V., Ärztliche Vereinigung für praktische Heilkunde, auch Fortbildungsveranstaltungen und Weiterbildungskurse, Fritz-Frey-Str. 21, 69121 Heidelberg. ☎ 06221/4564508 ✆ 06221/4564508 💻 e-Mail: iris.fuell@medizinverlage.de, Internet: www.medwoche.de
- Bilz-Bund für Naturheilkunde e.V., Dr. Külz-Str. 4, 01445 Radebeul. ☎ 0351/8385360
- Deutscher Naturheilbund (DNB) e.V., Kreuzbergstr. 45, 74561 Crailsheim. ☎ 07951/5504 ✆ 07951/45568 💻 e-Mail: info@naturheilbund.de, Internet: www.naturheilbund.de
- European Scientific Cooperative on Phytotherapy (ESCOP), Sekretariat: Argyle House, Gandy Street, Exeter, Devon EX4 3LS, UK. ☎ 0044/1392 424 626 ✆ 0044/1392 424 864 💻 e-Mail: phytonet@ex.ac.uk, Internet: www.ex.ac.uk/phytonet/
- Expertenkreis Naturmedizin (EKN), Sekretariat: Schiffenberger Weg 55, 35394 Gießen. ☎ 0641/7960118 ✆ 0641/7960119
- Gesellschaft für Arzneipflanzenforschung e.V. (GA), Sekretariat Dr. Renate Seitz, Emmeringer Str. 11, 82275 Emmering. ☎ 08141/613749 ✆ 08141/613749 💻 e-Mail: GA-Sekretary@t-online.de, Internet: www.GA-online.org
- Gesellschaft für Phytotherapie e.V., Siebengebirgsallee 24, 50939 Köln. ☎ 0221/4201915 ✆ 0221/9417020 💻 e-Mail: ges-phyto@t-online.de, Internet: www.phytotherapie.org
- Hufeland-Gesellschaft für Gesamtmedizin e.V., Vereinigung der Ärztegesellschaften für Biologische Medizin, Ortenaustr. 10, 76199 Karlsruhe. ☎ 0721/886276 ✆ 0721/886278
- Kneippärztebund e.V. Gesellschaft für Naturheilverfahren, Postfach 1436, 86817 Bad Wörishofen. ☎ 08247/90110 ✆ 08247/90111 💻 e-Mail: kneippaerztebund@t-online.de, Internet: www.Kneipaerztebund.de
- Komitee Forschung Naturmedizin e.V. (KFN), Sekretariat: Marienplatz 3, 80331 München. ☎ 089/22802500 ✆ 089/22802501
- Münchener Modell. Projekt zur Integration von Naturheilverfahren in Forschung und Lehre an der Ludwig-Maximilians-Universität München, auch Fortbildungsveranstaltungen, Kaiserstr. 9, 80801 München. ☎ 089/38889833 ✆ 089/393484 💻 e-Mail: MuenchenerModell@lrz.uni-muenchen.de, Internet: www.muemo.med.tu-muenchen.de
- Naturheilverfahren in der Medizin (NIDM) GmbH, Keplerstr. 13, 93047 Regensburg. ☎ 0941/54838 ✆ 0941/565331 💻 e-Mail: nidm.regensburg@t-online.de, Internet: nidm.com. Bieten auch Fortbildungsveranstaltungen an.
- Niedersächsische Akademie für Homöopathie und Naturheilverfahren N.A.H.N., Markt 14–16, 29221 Celle. ☎ 05141/12173 und 12563
- Schweizerische Medizinische Gesellschaft für Phytotherapie SMGP, Keltenstr. 40, CH-8044 Zürich. ☎ und ✆ 00411/2521879 💻 e-Mail: sekretariat-smgp@swissonline.ch, Internet: www.smgp.ch

- Stiftung Gesundheit – gemeinnützige rechtsfähige Stiftung bürgerlichen Rechts, Hindenburgufer 87, 24105 Kiel. ☎ 0431/8810150 ✆ 0431/88101555 💻 e-Mail: sg@arztmail.de, Internet: www.stiftung-gesundheit.de
- The Phytochemical Society of Europe, Sekretariat c/o Dr. Jack G. Woolley, Faculty of Applied Sciences, Department of Pharmaceutical Sciences, De Montfort University, The Gateway, Leicester LE1 9BH U.K. ☎ 0044/1162506386 ✆ 0044/1162577287 💻 e-Mail: jgw@dmu.ac.uk, Internet: www.dmu.ac.uk/ln/pse/frameset.html
- Zentralverband der Ärzte für Naturheilverfahren c.V. (ZÄN), Am Promenadenplatz 1, 72250 Freudenstadt. ☎ 07441/918580 ✆ 07441/9185822 💻 e-Mail: ZAEN-Freudenstadt@t-online.de, Internet: www.zaen.org. Der ZÄN ist die größte und bekannteste ärztliche Vereinigung für Naturheilverfahren, bietet regionale Fort- und Weiterbildung an und veranstaltet jährlich im März und September/Oktober 2 große Fort- und Weiter-bildungskongresse in Freudenstadt.

14.5 Weiterbildungsmöglichkeiten

14.5.1 Weiterbildungsordnung für die Zusatzbezeichnung „Naturheilverfahren"

Voraussetzungen

Für die Zusatzbezeichnung Naturheilverfahren sind folgende **Unterlagen** den jeweiligen Landesärztekammern vorzulegen:

- Nachweis einer mind. **2jährigen klinischen Tätigkeit**
- testierte Teilnahmebescheinigungen an **4 Weiterbildungs-Kursen** zu je 40 Unterrichtsstunden (z.B. beim Zentralverband der Ärzte für Naturheilverfahren = ZÄN ☞ 14.4)
- Nachweis einer **3monatigen Hospitation** in der Praxis, bzw. in der Klinik eines Weiterbildungsermächtigten für Naturheilverfahren. Die Weiterbildungsermächtigung wird von den Landesärztekammern erteilt.

Inhalte

Die Inhalte der Weiterbildungsordnung wurden am 25.8.1994 von der Arbeitsgemeinschaft westdeutscher Ärztekammern verabschiedet. Die **160 Unterrichtsstunden** wurden unterteilt in:

- **104** Std. für Verfahren, über die der Kursteilnehmer „eingehende Kenntnisse" erwerben sollte, dazu zählt mit **26** Stunden die Phytotherapie
- **41** Std., in denen lediglich „Kenntnisse" vermittelt werden müssen
- **15** Std. für andere Therapieprinzipien, die nicht zu den klassischen Naturheilverfahren gezählt werden.

Der Zentralverband der Ärzte für Naturheilverfahren (ZÄN ☞ 14.4) hat ein detailliertes Curriculum für Phytotherapie ausgearbeitet, das sich nicht nur an den Bedürfnissen des niedergelassenen Arztes orientiert, sondern nahezu identisch mit dem Gegenstandskatalog Naturheilverfahren des IMPP in Mainz für die schriftliche zweite ärztliche Prüfung ist.

Regulationsmedizin

Seit 2000 bietet der Zentralverband der Ärzte für Naturheilverfahren e.V. (ZÄN; ☞ 14.4) eine eigenständige 320stündige Ausbildung Regulationsmedizin an, die in 20 Modulen à 16 Std. gelehrt wird. Diese geht deutlich über die Weiterbildung „Naturheilverfahren" hinaus, wobei die in der Weiterbildung „Naturheilverfahren" gelehrten Methoden die Basis der Regulationsmedizin sind. Geplant ist eine Zusatzbezeichnung bzw. ein Facharzt für Regulationsmedizin. Nähere Informationen können abgerufen werden unter: www.zaen.org

14.5.2 Curriculum des ZÄN für die Disziplin Phytotherapie in der Weiterbildungsordnung Naturheilverfahren (insgesamt 26 Std.)

Kurs I

- ca. 2 Stunden
  - **Einführung** in die Phytotherapie (Definition, Möglichkeiten und Grenzen, Neben- und Wechselwirkungen von Phytopharmaka etc.)
  - wissenschaftliche Bewertung von Phytopharmaka (Pharmakologie und klinische Studien, Monographien der Kommission E und der ESCOP, Erläuterung der arzneimittelrechtlich vorgesehenen Kategorien an Phytopharmaka)
  - pharmazeutische Zubereitungen und die Bedeutung der pharmazeutischen Qualität für die Wirksamkeit von Phytopharmaka
  - Übersicht der wichtigsten sekundären Pflanzeninhaltsstoffe
  - Verordnungsmöglichkeiten von Phytopharmaka
  - Literaturempfehlungen
- ca. 3 Stunden Phytotherapie bei
  - Funktionsstörungen und Erkrankungen des **Magen-** und **Darm-Trakts**
  - **Lebererkrankungen**
  - Erkrankungen der **Gallenblase** und der **Gallenwege**

Kurs II

- ca. 4 Stunden Phytotherapie bei
  - **Atemwegs-** und **Erkältungskrankheiten** einschließlich der Besprechung von **Immunmodulatoren**
- ca. 2 Stunden Phytotherapie bei
  - **Herz-** und **Kreislauferkrankungen**
  - arteriellen, venösen und zerebralen **Durchblutungsstörungen**
  - **Hypertonie** und **Hypotonie**

Kurs III

- ca. 3 Stunden Phytotherapie bei
  - Beschwerden bzw. **Erkrankungen im Urogenitaltrakt**
- ca. 2 Stunden Phytotherapie bei
  - Störungen und Krankheitszuständen des **Nervensystems**
  - **Schlafstörungen**
- ca. 1 Stunde Phytotherapie bei
  - **Endokrinopathien**

- ca. 1 Stunde Phytotherapie bei
  - **Tumorerkrankungen**

Kurs IV

- ca. 3 Stunden
  - Phytotherapie in der **Pädiatrie**
- ca. 2 Stunden
  - Phytotherapie in der **Geriatrie**
- ca. 1 Stunde
  - Phytotherapie in der **Gynäkologie**
- ca. 1 Stunde
  - Phytotherapie in der **Dermatologie**, bei **Hautverletzungen** und **Wunden**

Die meisten in diesem Leitfaden aufgenommenen Arzneimittel stehen in dem zur Diskussion gestellten **Entwurf zur Positivliste** vom September 2001 und sollten damit von den gesetzlichen Krankenkassen erstattet werden.
Die *kursiv* gekennzeichneten aufgenommenen Arzneimittel standen 2001 *nicht* oder *noch nicht* im Entwurf zur Positivliste, weil sie noch nicht im Verkehr waren oder, obwohl sie durch die Negativliste betroffen sind, dennoch aus therapeutischen Gründen empfohlen werden.
Die mit einem (A) gekennzeichneten Arzneimittel sind in die Liste der anthroposophischen, die mit einem (H) gekennzeichneten in die Liste der homöopathischen Arzneimittel aufgenommen worden.

A

B

C

D

E

F

G

H

I

J

K

L

Präparate

M

N

O

P

Q

R

S

T

U

V

W

Z

Präparate

A

Index

B

C

D

Index

E

G

H

L

M

N

Index

O

P

Index

Q

R

S

T

U

V

W

Index

Z

Die folgenden ESCOP-Monographien wurden erst endgültig verabschiedet, als der Leitfaden bereits fertig gesetzt war. Deshalb erscheinen sie an dieser Stelle.

ESCOP-Monographie Ginkgo Leaf (Ginkgo bilobae folium) ☞ S. 95

- **Therapeutic indications:** Preparations based on standardised extracts: Symptomatic treatment of dementia syndromes including primary degenerative dementia, vascular dementia and mixed forms. Symptomatic treatment of peripheral arterial occlusive disease. Neurosensory disturbances such as tinnitus, dizziness and vertigo.
- **Dosage:** Preparations based on standardised extracts. *Adults:* 120–240 mg standardised dry extract, divided into 2–3 doses. *Elderly:* Dose as for adults. *Children:* Not recommended for children. *Duration of administration:* Treatment should be maintained for at least 6–8 weeks.

ESCOP-Monographie Kava-Kava (Piperis methystici rhizoma) ☞ S. 131

- **Therapeutic indications:** Nervous anxiety, tension and restlessness.
- **Dosage:** *Adults and children over 12 years:* Dried rhizome or extracts corresponding to a daily dose of 60–120 mg kavalactones. *Duration of administration:* Generally 4 weeks, with a maximum of 8 weeks.

ESCOP-Monographie Butcher's Broom (Rusci aculeati rhizoma) ☞ S. 152

- **Therapeutic indications:** Supportive therapy for symptoms of chronic venous insufficiency, such as painful, tired and eavy legs, tingling and swelling. Supportive therapy for symptoms of haemmorrhoids, such as itching and burning.
- **Dosage:** Daily dosage: Solid or liquid extract, equivalent to 7–11 mg total ruscogenins. *Duration of administration:* No restriction, long-term administration could be advisable. If symptoms persist or worsen, medical advice should be sought.

ESCOP-Monographie Plantain herb (Plantaginis lanceolatae herba) ☞ S. 228

- **Therapeutic indications:** Catarrhs of the respiratory tract. Temporary, mild inflammations of the oral and pharyngeal mucosa.
- **Dosage:** *Adults and children over 4 years:* Average daily dose equivalent to 3–6 g of the drug, preparations accordingly. *Elderly:* Dose as for adults. *Children 1–4 years:* Average daily dose equivalent to 2,5–4 g of the drug, preparations accordingly

Lateinische Abkürzung	Lateinische Anweisung
aa	ana partes aequales
add.	adde
aqu.	aqua
aut simil.	aut similia
c.	cum
conc.	concisus
cont.	contusus
cort.	cortex/cortices
d.	da
decoct.	decoctum
• D.S.	da signa
extract.	extractum
f.	fiat
flor.	flos/flores
fol.	folium/folia
fruct.	fructus/fructus
gtt.	gutta/guttae
herb.	herba/herbae
inf.	infunde bzw. infusum
m.	misce
macer.	maceratio
• m. f. spec.	misce fiat species
m. f. tinct.	misce fiat tinctura
m. f. ungt.	misce fiat unguentum
p.c.	post cenam
pulv.	pulvis, pulveratus
quan. sat.	quantum satis
rad.	radix/radices
rhiz.	rhizoma/rhizomae
rp.	recipe
s.	signa
sol.	solutio
spec.	species
spir	spiritus
supp.	suppositorium
tal. dos.	tales doses
tinct.	tinctura
tot.	totus
ungt.	unguentum